ENCYCLOPÉDIE FRANÇAISE

D'OPHTALMOLOGIE

ENCYCLOPÉDIE FRANÇAISE

D'OPHTALMOLOGIE

Publiée sous la direction de

MM.

<table>
<tr><td>

F. LAGRANGE

Professeur agrégé
à la Faculté de médecine de l'Université
de Bordeaux.

</td><td>

E. VALUDE

Médecin
de la Clinique nationale ophtalmologique
des Quinze-Vingts.

</td></tr>
</table>

TOME DEUXIÈME

PHYSIOLOGIE GÉNÉRALE DU GLOBE
EMBRYOLOGIE — TÉRATOLOGIE
ANATOMIE ET PHYSIOLOGIE COMPARÉES

PAR MM.

A. Angelucci — E. Kalt — L. Motais — E. Sulzer — Van Duyse

Avec 570 figures dans le texte.

PARIS

OCTAVE DOIN, ÉDITEUR

8, PLACE DE L'ODÉON, 8

1905

ENCYCLOPÉDIE FRANÇAISE

D'OPHTALMOLOGIE

Publiée sous la direction de

MM.

F. LAGRANGE	E. VALUDE
Professeur agrégé	Médecin
à la Faculté de médecine de l'Université	de la Clinique nationale ophtalmologique
de Bordeaux.	des Quinze-Vingts.

TOME DEUXIÈME

PHYSIOLOGIE GÉNÉRALE DU GLOBE
EMBRYOLOGIE — TÉRATOLOGIE
ANATOMIE ET PHYSIOLOGIE COMPARÉES

PAR MM.

A. ANGELUCCI — E. KALT — L. MOTAIS — E. SULZER — VAN DUYSE

Avec 570 figures dans le texte.

PARIS

OCTAVE DOIN, ÉDITEUR

8, PLACE DE L'ODÉON. 8

1905

PHYSIOLOGIE GÉNÉRALE DE L'ŒIL

Par M. A. ANGELUCCI (de Palerme.)

(Traduit par le Dr ZANOTTI (de Verceil).

L'étude de la physiologie générale de l'œil nous fait connaître la vie intrinsèque de l'organe et les lois qui président soit à sa conservation, soit à sa fonction spécifique.

Ces lois ne peuvent se diviser facilement en chapitres systématiques, pas plus que s'enchaîner sans interruption.

La raison en est claire : on ne peut guère réunir des faits multiples et en rechercher les causes sans connaître les lois élémentaires qui les produisent et les réunissent. Or, malheureusement nous ignorons encore en grande partie les lois trophiques ; nos connaissances sur la manière dont l'agent nerveux provoque une sensation, un mouvement, un acte réflexe sont encore incomplètes ; les faits multiples qui répartissent ou réunissent certaines activités fonctionnelles restent très obscurs.

Nous nous bornerons donc à examiner ici les lois générales qui régissent l'état physiologique de l'œil, surtout au point de vue de l'agent nerveux.

Ces lois peuvent être exposées en trois chapitres : 1° Fonctions nutritives ; 2° Fonctions motrices intrinsèques; 3° Fonctions sensitives, divisées elles-mêmes en : *a*) sensibilité spécifique, *b*) sensibilité générale de l'œil.

CHAPITRE PREMIER

FONCTIONS NUTRITIVES

La croissance et la conservation physiologiques des tissus de l'œil sont sous la dépendance des lois ordinaires qui règlent la nutrition de chaque tissu ; ces lois s'appuient entièrement sur les échanges fonctionnels. Les sources principales de ces échanges émanent des grandes voies sanguines et lymphatiques ; mais le plasma du sang est la cause efficiente de la nutrition, tandis que les causes provocatrices qui excitent ou dépriment l'échange nutritif dans l'élément cellulaire ont leur source dans les rapports fonctionnels de l'élément même. C'est pourquoi nous voyons dans l'œil que le nerf sympathique cervical et le nerf trijumeau ont une influence décisive sur la nutrition du bulbe oculaire ; et, en outre, que la fonction de l'élément même est indispensable à l'accroissement et au maintien de son état trophique.

Il faut donc examiner la fonction nutritive de l'œil sous deux points de vue spéciaux, dont l'un considère l'acte nutritif, lié à la circulation sanguine et lymphatique, pendant que l'autre se charge d'examiner les rapports fonctionnels qui règlent les échanges nutritifs dans l'élément même, et qui maintiennent son état trophique.

Considérations physiologiques sur l'échange nutritif dans les voies sanguines de l'œil. — La circulation sanguine endoculaire est la source de la lymphe endoculaire qui joue un si grand rôle dans la fonction nutritive de l'organe. Si dans l'œil chaque tissu possédait des vaisseaux sanguins, si la noblesse de la fonction n'exigeait pas bien des compensations dans la circulation sanguine, compensations constatées aussi par l'expérimentation, si la circulation endoculaire sanguine ne s'était pas pliée aux exigences de la physiologie spécifique de l'organe, je n'aurais pas besoin de m'occuper ici de certains détails anatomiques locaux, surtout après la description étendue, déjà donnée dans cet ouvrage, de la circulation sanguine endoculaire. Mais, la circulation rétinienne, aussi bien que la circulation uvéale méritent, au point de vue physiologique, de telles considérations, que je ne puis m'empêcher d'en parler.

La disposition anatomique des branches de l'artère centrale qui se ramifient sur la lame interne de la rétine, même autour de la macula complètement dépourvue de vaisseaux, a évidemment un but lié à la fonction de la couche neuro-épithéliale. En effet, c'est cette disposition qui laisse entièrement libres les mouvements protoplasmatiques des éléments rétiniens les plus externes, comme c'est elle qui a donné naissance à l'opinion presque générale que les vaisseaux rétiniens n'envoient aucun courant nutritif à la couche des bâtonnets et des cônes, et que cette couche reçoit ses matériaux nutritifs de la chorio-capillaire.

En effet, la disposition de la circulation choroïdienne est très favorable à cette supposition.

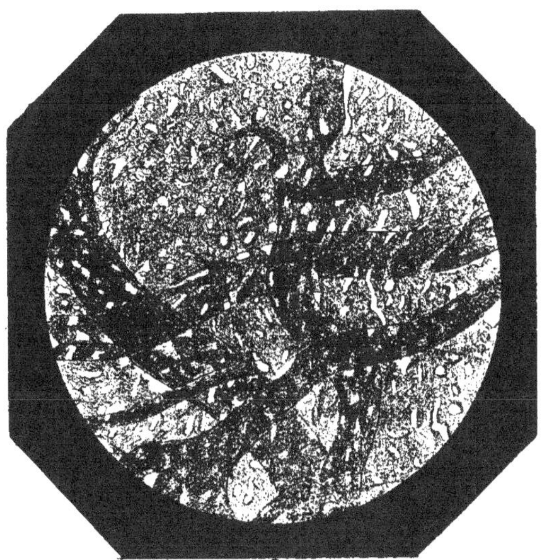

Fig. 1.
(D'après Passera).

Chez l'homme, on trouve dans la choroïde trois couches vasculaires distinctes dont l'une est formée par les veines, l'autre en grande partie par les artères, et la troisième, du côté interne, par les capillaires. C'est cette couche, appelée aussi membrane chorio-capillaire, qui offre une importance considérable au point de vue physiologique. Elle est formée principalement par les ramifications des artères ciliaires postérieures courtes et en avant par les ciliaires postérieures longues; cette couche existe dans toute l'extension de la choroïde, et se termine en se modifiant à *l'ora serrata*, où la rétine ne sert plus à la vision. Or, dans la partie postérieure de l'œil, où l'importance de la rétine atteint son maximum, s'observe un réticulum serré (fig. 1); ce réticulum est beaucoup moins compact dans sa partie équatoriale (fig. 2), où l'action de la rétine pour la vision diminue.

Conformément à cette circonstance, chez le lapin et chez l'éléphant, où la circulation rétinienne manque, le réticulum de la chorio-capillaire est très serré (SATTLER). On pourrait en déduire que l'intensité de la circulation dans la membrane chorio-capillaire est en rapport direct avec la sensibilité et l'activité fonctionnelle des surfaces rétiniennes, et que la chorio-capillaire supplée à l'absence de circulation rétinienne. Cette conception théorique de l'influence de la circulation choroïdienne sur la circulation de la rétine fut confirmée par des expériences faites par WAGENMANN. Si on sectionne les artères ciliaires longues médianes, on observe, une demi-heure après l'opération, une opacité dans la partie périphérique de la rétine; deux heures après l'opacité prend un aspect blanchâtre et s'étend sur presque toute la moitié

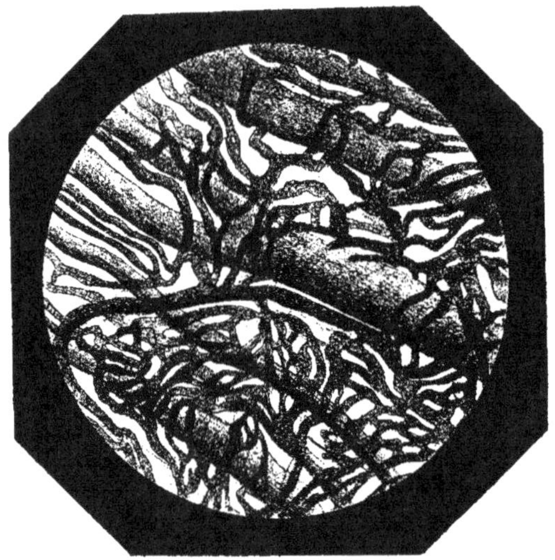

Fig. 2.
(D'après PASSERA).

médiane de la rétine ; les vaisseaux rétiniens, aussi bien que la papille, demeurent complètement normaux. Des taches de dégénérescence et pigmentaires se produisent, après ce trouble nutritif, dès les premiers jours. Les mêmes phénomènes s'observent dans la moitié latérale correspondante de la rétine par la section des artères ciliaires longues latérales. La section des artères ciliaires courtes postérieures produit les mêmes troubles au-dessus et au-dessous de la papille.

Étant donné que dans l'œil les milieux réfringents sont dépourvus de vaisseaux sanguins et qu'il existe un espace assez considérable (chambre antérieure) rempli de lymphe, on conçoit aisément que la disposition anatomique des vaisseaux sanguins réponde aux exigences physiologiques qui demandent des sources spéciales très actives pour la lymphe endoculaire. J'ai déjà dit que la lymphe de la membrane chorio-capillaire nourrit les couches externes de la rétine ; cela explique en partie l'intensité de la circulation choroïdienne ; mais.

dans les procès ciliaires l'amas des capillaires est encore plus remarquable, ce qui laisse supposer que la fonction sécrétoire peut atteindre ici son maximum. Les artères se divisent dans ces organes en une grande quantité de

capillaires qui forment de nombreuses mailles pendant que les veines très abondantes donnent lieu à un réseau très développé ; cette disposition vasculaire trouve seulement presque son équivalent dans les corps de Malpighi, dans les reins. En effet, cette analogie anatomique semble se confirmer parce que, s'il n'est pas encore prouvé que l'humeur aqueuse dérive presque totalement des procès ciliaires, il résulte de plusieurs expériences que la diffusion des substances fluorescentes commence et est très intense dans ces organes.

La circulation endoculaire dans une autre partie de l'œil, appelle encore l'attention des physiologistes et précisément sur les compensations nutritives qu'on observe dans la circulation uvéale et entre celle-ci et celle de la rétine. Le tractus uvéal, en effet (voir fig. 3 et fig. 4), se divise en deux régions relativement indépendantes. La partie antérieure (corps ciliaire et iris) est nourrie par les artères ciliaires antérieures et par les ciliaires longues postérieures ; la partie postérieure (choroïde) reçoit le sang des artères ciliaires courtes. Les capillaires de la portion antérieure de la choroïde s'anastomosent avec dix ou douze rameaux qui reviennent en arrière provenant des réseaux vasculaires antérieurs, c'est-à-dire des artères

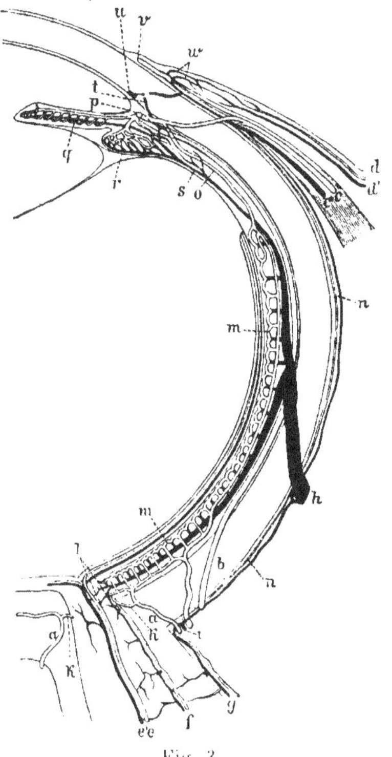

Fig. 3.

Schéma des vaisseaux sanguins de l'œil (d'après Leber)

Coupe horizontale. Artères en blanc, veines en noir. — a, art. ciliaire post. courte. — b, art. cil. post. longue. — c, c', art. et veine ciliaires ant. — d, d', art. et veine conjonctivale post. — e, e', art. et veine centrale de la rétine. — f, vaiss. de la gaine piale du nerf optique. — g, vaiss. de la gaine durale. — h, veine vortiqueuse. — k, branche d'une art. cil. post. courte passant dans le nerf optique. — l, anastomose des vaisseaux choroïdiens avec ceux du nerf optique. — m, choriocapillaire. — n, vaisseaux épiscléraux. — o, art. récurrente. — p, coupe transversale du cercle artériel de l'iris. — q, vaiss. iriens. — r, vaiss. d'un procès ciliaire. — s, veine irido-ciliaire. — t, veine cil. ant. — u, plexus veineux du canal de Schlemm. — v, vaisseaux péricornéens. — w, vaisseaux conjonctivaux antérieurs.

ciliaires postérieures longues, du grand cercle artériel, des artères ciliaires antérieures (Passera). Les ciliaires antérieures arrivent à la conjonctive et unissent les vaisseaux extra-oculaires avec les vaisseaux endo-oculaires.

Les études expérimentales ont confirmé la supposition fondée sur ces dispositions anatomiques. Licharewski observa après la section des vaisseaux de la région sclérale postérieure, et après la résection du nerf optique chez les chiens, que la circulation oculaire se rétablit au moyen des artères ciliaires antérieures. Ces vaisseaux se dilatent, et le sang circule dans la choroïde au niveau des ciliaires postérieures et du cercle de HALLER.

Au niveau de la lame criblée, les vaisseaux venant de l'artère centrale s'anastomosent avec ceux des gaines optiques et de la choroïde. L'artère centrale de la rétine irrigue encore l'extrémité du nerf optique; au delà de la pénétration dans le nerf, la circulation du nerf même se fait aux dépens des vaisseaux orbitaires et intracraniens.

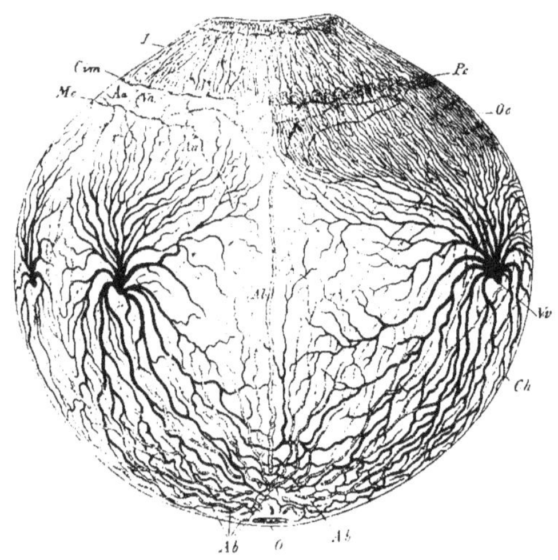

Fig. 4.

Schéma des vaisseaux du tractus uvéal (d'après LEBER).

À droite on voit les vaisseaux des procès ciliaires et ceux de la portion plane du corps ciliaire. À gauche le muscle ciliaire cache ces vaisseaux. — I, iris. — Mc, muscle ciliaire. — Pc, procès ciliaire. — Oc, anneau ciliaire (orbiculus ciliaris). — Ch, choroïde. — O, entrée du nerf optique. — Ab, art. cil. courte. — Al, art. cil. longue. — Aa, art. cil. ant. — Cac, cercle art. de l'iris. — Vv, veine vorticineuse. — Va, veine cil. ant. — Vr, art. récurrente de la choroïde.

WAGENMANN, ayant sectionné, avec le nerf optique, l'artère centrale, constata après une ou deux semaines, le rétablissement de la circulation rétinienne.

Nutrition lymphatique endo-oculaire. — L'ensemble des échanges lymphatiques endo-oculaires a pour but de conserver à l'appareil optique, dans un état constant, aussi bien sa forme que sa transparence. La circulation de la lymphe offre pour l'œil une importance essentielle par le fait que le vitréum, le cristallin et la cornée tout à fait dépourvus de vaisseaux sanguins, se nourrissent à ses dépens.

Ce n'est que dans la conjonctive et dans les paupières que nous retrouvons de vrais vaisseaux lymphatiques: dans les autres parties de l'œil, la lymphe se répand dans les lacunes interstitielles des tissus, par exemple dans la cornée, dans la sclérotique, dans le cristallin et dans le vitréum. Dans la rétine, la choroïde et l'iris, la circulation se fait dans les espaces péri-vasculaires; la lymphe s'accumule dans les grandes chambres de l'œil (chambres antérieure et postérieure) et dans les grands espaces lymphatiques existant dans le bulbe et dans le nerf optique.

Quant à la nutrition générale des tissus, il n'est pas certain (LEBER) que toutes les parties du corps se trouvent en état continuel de renouvellement, même quand elles n'ont pas de pertes, et qu'elles demandent un contingent non interrompu de nutrition. Il résulte de ceci que le besoin de nourriture des éléments qui constituent l'œil : cornée, cristallin et corps vitré, est très peu intense, et que la simple diffusion suffit pleinement à leur entretien. L'absence de vaisseaux sanguins dans ces différents tissus (LEBER) n'est donc pas un défaut, mais au contraire une disposition réellement avantageuse qui évite un trop grand afflux de matériel nutritif. Un exemple très évident que cette nutrition se fait seulement par diffusion, nous est offert par le cristallin où l'apport des substances nutritives s'opère, à travers une capsule close, par l'intermédiaire de la substance intercellulaire.

Cette affirmation me conduit à parler avec détails de la nutrition du cristallin et des principales questions qui s'y rattachent.

Au premier abord il semblerait que la direction des liquides nutritifs endo-oculaires venant des parties postérieures et latérales du cristallin devrait être un coefficient de quelque valeur pour imposer une loi de nutrition à celui-ci. En effet, on a prétendu que les liquides nutritifs pénètrent dans le cristallin de préférence par la surface postérieure, à cause du fait aussi que la capsule postérieure est dépourvue d'épithélium. On a cru également que l'équateur était une autre voie d'entrée, soit parce que la source principale des liquides nutritifs se trouve dans les environs des bords du cristallin, soit parce que les liquides séjournent dans cette région à cause de la zonule de Zinn, avant d'arriver dans la chambre aqueuse.

Par conséquent, d'après ces opinions, il existerait des courants dans lesquels le cristallin prendrait sa nourriture, courants qui traversent le vitréum, et qui éliminent le matériel déjà employé dans l'humeur aqueuse de la chambre antérieure.

OVIO n'est pas de cet avis; après de longues études, il s'est convaincu que dans le cristallin n'existent pas de courants spéciaux, ni de lieux spéciaux de pénétration ; il est bien vrai que des substances colorées, injectées dans le sang, arrivant en grande partie dans l'intérieur de l'œil au moyen du corps ciliaire, pénètrent dans le cristallin : mais une telle pénétration se fait longtemps après leur diffusion dans le vitréum et dans l'humeur aqueuse ; ces substances ensuite imbibent le cristallin d'une manière uniforme et de la même façon que nous l'observons dans les yeux énucléés et dans le cristallin isolé.

D'autres auteurs, parmi lesquels HESS et LEBER, peu convaincus de l'existence des courants cristalliniens, pensent aussi que l'absorption du matériel nutritif de la part de cet organe, est un phénomène de simple diffusion. Puisque la pénétration des substances en solution se fait dans l'intérieur du cristallin seulement quand elles arrivent à un certain degré de concentration (Ovio, Manca), il semble que cette pénétration se fasse d'après les lois de la dyhosmose. En effet, le cristallin se comporte, quant aux solutions salines, exactement d'après les lois de la dyhosmose, partageant cette propriété avec les globules rouges du sang et avec beaucoup de membranes animales, etc. L'exactitude de cette façon de se comporter, est si grande, que facilement on peut noter dans le cristallin, des différences d'aspect, correspondant à des variations très minimes de la pression osmotique.

Les phénomènes de la nutrition de la cornée sont aussi complexes que sa structure.

Les espaces intercellulaires de cette membrane, qui forment un système communiquant, injectable, ont surtout pour but la nutrition des éléments cellulaires qu'ils contiennent. Ce système peut se dilater en cas de transport excessif de liquide nutritif, comme nous le voyons dans certains états phlogistiques de la cornée. Une véritable circulation dans ces espaces lymphatiques n'est pas admissible, car il n'existe aucune voie de retour ou d'élimination. Tandis que dans les tissus composés de substances intercellulaires constituées par des fibrilles (iris, choroïde) l'afflux nutritif se fait généralement au moyen des espaces interstitiels remplis de liquide, dans la cornée ses rapports sont tout à fait spéciaux, sa nutrition ne se fait point par les canalicules lymphatiques cornéens, leur existence n'étant pas du tout démontrée, mais simplement au moyen de toute la substance intercellulaire (Leber).

La nutrition de la cornée se fait en grande partie par le réseau vasculaire marginal ; je dis en grande partie, parce que quelques auteurs (Knies), n'excluent pas d'une façon absolue la participation du liquide de la chambre antérieure. Anciennement (Leuwenhoek 1722, Zinn 1780, Haller 1657, Janin 1852, His 1856) l'opinion générale était que des canaux traversaient la cornée d'un côté à l'autre avec des pores ouverts à la surface antérieure. Le microscope démontra l'inexistence de ces canaux ; l'expérience (Leber 1873) démontra que, chez les vivants, étant donnée la continuité de l'endothélium de la cornée, cette filtration n'a pas du tout lieu.

La cornée, de même que les autres tissus fibreux, incorpore par imbibition à l'état cadavérique, une grande quantité de liquide. Chevreuil a constaté que la cornée absorbe une énorme proportion d'eau vis-à-vis de la sclérotique qui n'en absorbe que des minimes quantités ; c'est ainsi que l'humeur aqueuse qui traverse la cornée quand l'endothélium est lésé, n'y pénètre pas par une vraie filtration, mais par l'altération que le tissu propre de la cornée exerce sur l'humeur aqueuse ; altération qu'on doit considérer comme un phénomène d'imbibition. De ce qui précède, on conçoit facilement pourquoi les sections de cornée acquièrent dans l'eau une épaisseur 13 ou 14 fois plus grande. Dans les mêmes conditions, les sections de la sclérotique augmentent simplement de 2 ou 3 fois en épaisseur (Donders). La force qui aspire dans de telles circonstances les liquides dans la cornée est considérable (Leber).

Étant donné que, dans l'état normal, la cornée, bien qu'elle soit en contact avec des liquides tant par sa face antérieure, que par la postérieure, ne subit pas de phénomènes d'imbibition, il semble que ce fait soit dû au revêtement endothélial de sa face postérieure et épithélial de sa face antérieure. Nuel se demande si la protection de la cornée contre l'imbibition est une fonction vitale du protoplasma vivant des cellules endothéliales et épithéliales, ou bien si elle est une fonction simplement physique de ces revêtements. Si nous considérons comment l'endothélium des cornées mortes s'oppose d'une manière énergique à l'imbibition, il ne paraît pas que le fait énoncé soit simplement dû aux propriétés vitales de l'endothélium, mais aussi à l'action purement physique de ces cellules.

Comme conclusion (Nuel) si nous pouvons exclure l'existence d'une vraie filtration de l'humeur aqueuse à travers la cornée, nous devons pourtant admettre que le revêtement épithélial et endothélial ne supprime pas les phénomènes osmotiques, mais les réduit à un minimum nécessaire pour le maintien de la transparence de la cornée. Cette conclusion est logique, la cornée étant perméable à des substances diffusibles, et il est établi et incontesté que des substances diffusibles en solution aqueuse, mises en contact avec une surface ou l'autre de la cornée, peuvent pénétrer dans cette membrane, et cela même profondément (Nuel). Déjà en 1853 Derriter démontra l'absorption d'une solution d'atropine, même si cette substance se trouve en contact avec la cornée seule : le même phénomène se produit avec l'iodure de potassium, l'ésérine, la pilocarpine etc. ; ce passage a lieu aussi d'arrière en avant si on injecte dans le corps vitré une solution de ferrocyanure de potassium ; le ferrocyanure, en traversant la cornée dans sa progression en avant, ne passe pas par les canalicules cornéens de Bowmann, ni à travers le protoplasma cellulaire, mais d'une manière diffuse dans les substances intercellulaires. Les cellules de l'épithélium et de l'endothélium ne retiennent pas la substance diffusible, celle-ci passe surtout entre les interstices cellulaires. (Nuel).

Dans la rétine et dans la choroïde, les échanges nutritifs sont plus intenses que ceux des milieux réfringents.

Tirant maintenant une conclusion de nature générale, mais laissant de côté l'activité spécifique de chaque élément pour parler de sa propre nutrition, on peut dire que, dans l'œil vivant, les liquides nutritifs ne sauraient traverser les diverses membranes intactes que par l'osmose ; en effet Koster, se servant d'une solution de chlorure de sodium à 9 pour 1000 pour expérimenter si les diverses membranes de l'œil laissent passer ce liquide par filtration, a trouvé que l'iris et la choroïde, la cornée, la sclérotique et la capsule du cristallin sont absolument inaptes à toute filtration pendant les dix premières minutes de l'expérience. Après ce temps, la filtration a lieu parce que les tissus sont alors altérés. Les membranes de Bowman et de Descemet munies de leur épithélium et de leur endothélium s'opposent à la filtration ; mais si on enlève l'épithélium ou l'endothélium, la filtration a lieu dans une certaine mesure.

Composition, sécrétion de la lymphe endoculaire, causes qui l'influencent. — On trouve la lymphe endoculaire infiltrée dans les tissus, dans l'espace du vitréum, on la trouve libre dans la cavité supra-choroïdienne et dans les deux chambres, dont l'antérieure est assez vaste.

La lymphe du corps vitré a la même origine que celle de l'humeur aqueuse, sauf que la lymphe du vitréum contient un peu plus d'albumine. La raison n'en est pas bien connue : LEPLAT attribue cette circonstance à la circulation plus lente de lymphe dans les aréoles du corps vitré, d'où résulte une augmentation de l'albumine ; certains auteurs croient que cela dépend d'une consommation moindre que subirait l'albumine en traversant par filtration le vitréum, organe presque dépourvu d'éléments cellulaires. Le vitréum étant un organe dépourvu de vaisseaux propres, reçoit son matériel nutritif des vaisseaux des tissus voisins, de la même manière que le reçoivent la cornée et le cristallin.

La quantité plus grande de la lymphe endoculaire contenue dans la chambre antérieure et postérieure constitue l'humeur aqueuse, incolore et parfaitement limpide. On a trouvé que ce liquide ne se coagule pas spontanément ; sa quantité calculée chez l'homme est de 30 à 35 centigrammes d'après PETIT et de 40 à 45 d'après SAPPEY. Son poids spécifique diffère peu de celui de l'eau : il est de 1,005 d'après BREWSTER ; l'indice de réfraction est de 1.338 d'après CHAUSSA et de 1.336 d'après HELMHOLTZ. Quant à sa composition chimique, d'après les analyses de BERZELIUS, elle serait comme suit :

Eau	98,10
Chlorure de sodium	1,15
Matières solubles en H^2O	0,75
Extrait alcoolique	traces
Albumine	traces

Ce qui démontre que sa composition diffère peu de celle du sérum sanguin ; elle s'en distingue, en effet, seulement par la quantité moindre de l'albumine, de l'extrait alcoolique et de l'urée. L'humeur aqueuse selon les auteurs ne renferme pas de substances fibrinogènes et est un liquide à tension osmotique supérieure à celle du plasma sanguin. C'est à cette qualité qu'il doit sa grande diffusibilité.

Histologiquement l'humeur aqueuse ne présente pas d'autres éléments figurés que des leucocytes, et ces éléments sont très rares.

Quelles sont maintenant les lois de sécrétion de l'humeur aqueuse ? Partout où des vaisseaux capillaires viennent émerger dans les tissus parenchymateux de l'œil, ils laissent filtrer une partie du plasma sanguin ; mais l'humeur aqueuse diffère, non seulement du plasma du sang, mais aussi du liquide céphalo-rachidien. Ceci autorise la supposition que l'humeur aqueuse même, étant un produit des vaisseaux sanguins, est aussi influencée dans sa composition par des circonstances spéciales. Or, plusieurs auteurs supposant que la source principale de l'humeur aqueuse est représentée par les procès ciliaires, ont déjà tenté d'établir à quels éléments constitutifs de ces organes est due la composition spéciale de l'humeur aqueuse. Boucheron, Nicati et d'autres, attribuent ce rôle à l'épithélium qui en recouvre la surface. Boucheron n'hésite pas à appeler épithélium *aquifère* l'épithélium qui tapisse la face interne de l'iris et épithélium *vitripare* celui qui tapisse les procès ciliaires. D'après cet auteur l'épithèle en question, provenant du tissu embryonnaire qui constitue la vésicule oculaire, serait devenu un épithèle sécrétant par une naturelle différentiation. De la même façon que des cellules épithéliales suivant un caractère protéiforme se changent en épithélium de revêtement, de même d'autres se changent en cellules nerveuses, etc. Nicati de même a fait des procès ciliaires de la choroïde et de l'iris une vraie glande qu'il a appelée *glandula uvea* et il y a étudié un épithèle sécrétant, un appareil musculaire, un nerveux, des conduits sécréteurs, et un appareil de sécrétion. Pour cet auteur, la choriocapillaire, close entre deux lames imperméables fournit la plus grande partie de la lymphe oculaire et la collecte (puits de l'humeur aqueuse). Les procès ciliaires seraient chargés de la sécrétion. Venneman aussi attribue aux procès ciliaires un certain pouvoir sur la composition chimique de la lymphe endoculaire.

La question s'est donc doublée ; on discute les lieux d'émergence de l'humeur aqueuse, la part que prend l'épithèle des procès ciliaires dans la formation de ladite humeur.

Deutschmann ayant arraché l'iris à un lapin, n'observa aucune modification dans la sécrétion ; la chambre antérieure se maintint pleine d'humeur aqueuse. Ayant arraché l'iris et le corps ciliaire ensemble, la chambre antérieure ne se refit plus, le vitreum s'altéra et disparut. Dernièrement Nicati répéta ces expériences, et parvint au même résultat. En injectant de la fluorescéine sous la peau du lapin, et en arrachant de suite le corps ciliaire et l'iris, les liquides de cet œil ne se colorent plus (Nicati) ; quelques minutes après l'injection la coloration se fait au contraire dans l'œil sain : mais ces expériences, vu l'étendue de la lésion, ne méritent aucune considération physiologique.

En thèse générale, Leber, Ullrich, Ehrlich, Schöler, Uhthoff, et le plus grand nombre des auteurs sont d'accord pour attribuer la production des liquides oculaires, pour la plus grande part aux vaisseaux des procès ciliaires, en partie à ceux de l'iris, de même qu'à ceux de la choroïde et de la rétine. Niesnamoff, partageant une idée soutenue par plusieurs auteurs, croit que l'humeur aqueuse est aussi produite, mais en petites quantités, par la surface postérieure de l'iris, la plus grande quantité provenant des procès ciliaires. Hamburger, au contraire, nie tout pouvoir de sécrétion aux procès ciliaires les ayant trouvés incolores après l'injection de fluorescéine, et il attribue cette sécrétion à l'iris. Schirck et Ovio, cependant, ayant pratiqué une iridectomie, ont observé que la couleur passait à travers le colobome. Pendant que Ullrich et Schirck attribuent à l'iris un grand rôle dans la sécrétion. Romano, qui contrôla leurs expériences, n'a pas constaté les bandes de filtration attribuées par ces auteurs à l'iris. Toutefois, par rapport au rôle que peut avoir l'iris dans la sécrétion de l'humeur aqueuse, il faut tenir compte de la bande d'Ehrlich (c'est-à-dire d'une bande verdâtre perpendiculaire au corps), qui paraît dans la chambre antérieure après les injections massives de fluorescéine.

J'ai fait beaucoup d'expériences pour arriver à la solution de ces problèmes, en étudiant le point d'origine de l'humeur aqueuse au moyen d'injections de fluorescéine. J'ai observé, en injectant sous la peau 3,5 centimètres d'une solution de fluorescéine au 20 p. 100, dix à vingt minutes environ après l'apparition d'un reflet verdâtre accentué dans le trou pupillaire précédé ordinairement d'une bande colorée, et, à la base de l'iris, peu de temps après se montre clairement la ligne d'Ehrlich qui quelquefois disparaît pour reparaître. Dans des cas où la chambre antérieure contenait beaucoup de fluorescéine, au lieu de la ligne d'Ehrlich on voyait paraître une ligne noire (ligne de Nicati). Quelquefois le phénomène de fluorescence commençait par des taches jaunâtres dans l'iris, taches qui s'élargissaient jusqu'à toucher le bord libre, d'où un flot de couleur envahissait le champ pupillaire. J'ai, moi aussi, observé, mais très rarement, les bandes de filtration décrites par Schiück. Enfin les phénomènes de fluorescence varient dans une certaine mesure à chaque expérience. Si on injecte chez des lapins albins 5 centimètres de fluorescéine, solution 20 p. 100, ou dans la veine marginale de l'oreille 3 centimètres, 60 centigrammes de fluorescéine, et qu'on énuclée l'œil aussitôt qu'apparaît la ligne d'Ehrlich, on voit sur toute l'étendue de l'uvée se colorer seulement les procès ciliaires. On observe aussi une ligne, mince mais bien marquée, située à la périphérie de l'iris. Dans d'autres cas on trouve les procès ciliaires et la ligne à la base de l'iris fortement colorés en jaune, et moins fortement la choroïde et la rétine; le vitréum et l'iris apparaissent complètement incolores.

Après avoir injecté de la fluorescéine à doses faibles et avoir pratiqué la paracentèse de la cornée ou réchauffé l'œil, les liquides fluorescents sortaient en nuage compacts du trou pupillaire sans être précédés ni suivis par la ligne d'Ehrlich. Dans ce cas les procès ciliaires étaient plus chargés de matière colorante. Seulement dans cette dernière expérience on se convainquait que la matière colorante passait par le trou pupillaire, pendant que dans les autres expériences ci-dessus mentionnées il semblait que la fluorescence émanait, soit du bord pupillaire, soit de la base de l'iris et surtout par la ligne d'Ehrlich.

Je crois qu'on a trop discuté les phénomènes de fluorescence, et cela parce qu'on a voulu connaître par leur moyen le point d'où jaillit l'humeur aqueuse, en oubliant que l'expérience donne une réaction qui ne représente pas toujours l'effet d'une loi de physiologie. En effet on trouve l'iris tout à fait incolore, sauf une ligne dans sa base, tandis qu'il semblait dans certains cas, à l'œil de l'observateur, être la source de la fluorescence, qui jaillit surtout à son bord libre. Les procès ciliaires se trouvent toujours colorés et cela plus intensément après la paracentèse, mais à la suite de cette opération on trouve des exsudats albumineux dans leurs replis.

Or, si on devait tirer une conclusion d'après les phénomènes de fluorescence, la sécrétion de l'humeur aqueuse serait surtout due aux procès ciliaires et à la base de l'iris, la choroïde ayant aussi un pouvoir de sécrétion. La structure anatomique est du reste en pleine harmonie avec cette donnée expérimentale.

La substance fluorescente qui émane de la choroïde et surtout des procès ciliaires parvient-elle dans la chambre antérieure en traversant le trou pupillaire? La ligne d'Ehrlich jaillit-elle de la bande périphérique fluorescente que nous avons décrite à la base de l'iris? Jusqu'à présent on n'a aucune donnée probante pour répondre à ces questions, bien que nous puissions affirmer que les substances fluorescentes qui émanent des procès ciliaires ne sont pas destinées d'abord au vitréum. En effet, pendant que les procès ciliaires sont les premiers à être infiltrés par les substances diffusibles, l'infiltration de ces substances dans le vitréum se fait bien après que ces substances ont apparu dans la chambre antérieure; par exemple Mimocki en injectant sous la peau une solution de ferrocyanure de potassium a trouvé que cette substance se laissait constater, après vingt minutes dans l'humeur aqueuse, et après une heure et demie dans le vitréum. La diffusion de l'iodure de potassium dans les humeurs de l'œil se comporte de la même manière (Leplat): ces substances diffusibles infiltrent lentement le vitréum de l'avant en arrière.

Si on devait tenir ici compte de plusieurs faits cliniques, synéchies totales postérieures, blessures du corps ciliaire, occlusion de la pupille par le cristallin luxé, on devrait conclure non seulement que les procès ciliaires jouent un grand rôle dans la sécrétion de l'humeur aqueuse, mais aussi, qu'un courant lymphatique passe par le trou pupillaire.

On sait, grâce aux phénomènes de fluorescence, que, après la paracentèse, l'humeur aqueuse, chargée d'albumine et coagulable, passe par le trou pupillaire. Je dois ajouter qu'on peut voir l'humeur aqueuse dans le même état sans que la substance fluorescente suive la même route. En effet, soit deux jours après l'extirpation du ganglion cervical supérieur, soit après des instillations longtemps répétées de collyres de cocaïne, de pilocarpine et d'ésérine, l'humeur aqueuse se charge d'albumine et de fibrine; dans ces cas-là les phénomènes de fluorescence se manifestent par la ligne d'Ehrlich, pendant que la couleur se répand dans le trou pupillaire comme si elle émanait du bord de l'iris. La ligne d'Ehrlich semble dans ces cas être ample et diffuse.

Toutes les substances constatables dans l'humeur aqueuse n'emploient pas un temps identique pour y passer. Je donne ici un résumé des expériences instituées dans mon laboratoire. La fluorescéine, l'iodure de potassium et le ferrocyanure de potassium, injectés sous la peau dans la même quantité (3 cmc. d'une solution à 20 p. 100) chez des lapins à peu près du même poids (gr. 850-950) passent dans l'humeur aqueuse, la fluorescéine quelquefois déjà après 7-8 minutes, l'iodure de potassium après 5 minutes, et le ferrocyanure après 20-22 minutes. Le sublimé aussi, injecté sous la peau d'animaux du même poids mais en moindre quantité (1 cmc. de solution à 6 p. 100) passe après 6 minutes, c'est-à-dire à peu près dans le même temps que l'iodure de potassium et la fluorescéine, injectée en quantité dix fois plus forte et dans un temps trois fois plus court que celui employé par le ferrocyanure de potassium, lui aussi injecté en quantité dix fois plus forte.

J'ai voulu voir également si, en mêlant dans les injections différentes substances diffusibles, les plus diffusibles entrainaient les autres. J'ai injecté avec le sublimé (6 cent.) ou avec l'iodure de potassium (2 gram.) des petites doses de fluorescéine (10-12 cent.). L'iodure de potassium et le sublimé passent dans l'humeur aqueuse, mais non la fluorescéine.

J'ai estimé la présence et la concentration de l'iodure de potassium en employant la méthode de LEPLAT. Pour la recherche de l'albumine j'ai employé le réactif de SPIEGLER; pour celle du sublimé j'ai employé la méthode ordinaire avec le chlorure d'étain.

OVIO a déjà écrit que les phénomènes de fluorescence sont accélérés par les instillations d'ésérine et retardés par les instillations d'atropine. Il provoquait des mouvements pupillaires en faisant tomber sur l'œil un faisceau lumineux; il voyait à chaque mouvement pupillaire surgir une nouvelle onde colorée, si bien qu'en peu de minutes la chambre antérieure était devenue absolument verte bien avant les autres yeux d'animaux injectés en même temps.

J'ai moi aussi cherché à établir l'action des alcaloïdes sur la composition de l'humeur aqueuse, aidé par mon élève TORNABENE. Voici les résultats:

Atropine — On instille dans l'œil droit pendant une demi-heure quelques gouttes de solution à 1 p. 100; on instille dans l'œil gauche quelques gouttes d'eau distillée. Ensuite on injecte une solution de fluorescéine (60 centigrammes); la fluorescéine paraissait toujours environ une minute plus tard dans l'œil atropinisé et la couleur était moins intense. Ayant atropinisé de la même manière d'autres lapins et ayant vidé, trente minutes après la première instillation, la chambre antérieure des deux yeux, on a constaté que l'humeur aqueuse de l'œil atropinisé contenait ordinairement moins d'albumine que l'œil normal; l'empoisonnement par l'atropine fait aussi diminuer le taux de l'albumine dans l'humeur aqueuse. L'action de l'atropine ne favorise pas la coagulation de l'humeur aqueuse. J'ai constaté également que pendant la mydriase maxima, on trouve une légère diminution de l'albumine, même si on a instillé l'atropine seulement avant quelques heures. L'iodure de potassium retarde son apparition dans l'humeur aqueuse de l'œil atropinisé.

Cocaïne — On instille dans l'œil droit, pendant dix minutes, quelques gouttes de cocaïne à 4 p. 100 en tenant l'œil fermé; dans l'œil gauche on instille de l'eau distillée; voici les résultats des expériences sur l'œil cocaïnisé après trente minutes d'instillation: apparition plus rapide (une minute) de la fluorescence; l'iodure de potassium parait plus vite dans l'œil cocaïnisé où on trouve l'albumine augmentée d'une manière sensible déjà après dix minutes d'instillation.

Pilocarpine — Instillation dans l'œil droit; pendant une demi-heure on injecte de la fluorescéine (60 centigrammes); la fluorescence parait dans l'œil droit après huit minutes, dans l'œil gauche après neuf minutes et demie. Le taux albumineux dans l'humeur aqueuse de l'œil droit, recherché après trente minutes d'instillation est augmenté. Dans les yeux pilocarpinisés l'humeur aqueuse se coagule déjà trois, quatre minutes après l'extraction.

L'humeur aqueuse de l'œil normal se coagule, mais pas aussi fortement et après plusieurs heures. L'iodure de potassium passe plus vite du côté de l'œil influencé par l'alcaloïde.

Ésérine. — Sous cette action le passage de la fluorescéine se trouve accéléré de une à une minute et demi environ. La substance fluorescente passe en moindre quantité. Le taux de l'albumine est augmenté lors de la recherche pratiquée trente minutes de la première instillation.

Le fait trouvé par Ovio que le mouvement pupillaire augmente la fluorescence, peut être mis en rapport avec la loi connue que les mouvements musculaires favorisent la circulation de la lymphe.

Cette loi ne peut pas expliquer le fait observé dans nos expériences sur l'action desdites alcaloïdes, non seulement parce que l'atropine et la cocaïne qui sont des mydriatiques donnent des résultats différents, mais parce que les faits observés sont trop complexes et qu'il ne s'agit pas seulement de circulation mais aussi de modalité de sécrétion.

D'une façon générale j'ai observé que les instillations répétées, même d'eau distillée, sur la cornée produisent une légère augmentation du taux de l'albumine de la chambre antérieure ; c'est pour cette raison que lorsqu'on expérimente avec les alcaloïdes instillés en solution, il importe de mettre les deux yeux dans les mêmes conditions [1].

La question de la sécrétion de l'humeur aqueuse s'est développée davantage ; Schöler, Uhthoff s'étant occupés de l'action exercée par les nerfs sympathiques cervical et trijumeau sur la sécrétion de l'humeur aqueuse, et ayant trouvé que la lésion de ces nerfs accélère le passage de la fluorescéine dans l'humeur aqueuse, ils en déduisirent que la sécrétion de l'humeur aqueuse était également accélérée. Nicati conclut que la section du sympathique produit un retard dans la coloration de l'humeur aqueuse de l'œil opposé, et que la section du trijumeau accélère la coloration dans l'œil du côté lésé.

Selon Nicati l'action des nerfs susmentionnés s'étend aussi à la composition chimique de l'humeur aqueuse. Déjà Grünhagen et Jesner, en écrasant le nerf trijumeau ou en piquant les racines médullaires, ont vu se coaguler l'humeur aqueuse de la première évacuation ; ils ont attribué le fait à un phénomène de vaso-dilatation active. Au contraire, Nicati croit que la présence de la fibrine dans l'humeur aqueuse n'est pas, comme disent Grünhagen et Jesner, un symptôme d'irritation, mais bien de paralysie. Le trijumeau est un nerf modérateur de la sécrétion, tandis que le ganglion ophtalmique est le foyer de l'énergie sécrétoire. En sectionnant le trijumeau on obtient un reflexe

---

[1] Pour la recherche de l'albumine j'ai extrait 2 à 4 gouttes d'humeur aqueuse avec la seringue de Pravaz et les ai versées dans un tube contenant 10 gouttes de réactif de Spiegler.

sécrétoire de paralysie comme il arrive pour la section des nerfs glandulaires. En coupant les nerfs sensibles de la cornée par la paracentèse il se produit une humeur aqueuse qui se coagule et qui est chargée de fluorescéine ; dans ce cas là l'acte réflexe est secondaire à la perte d'énergie de l'appareil nerveux inhibitif situé dans la moelle bulbaire et dans le ganglion de GASSER. NICATI établit donc une véritable doctrine de fibres antagonistes dans la production de l'humeur aqueuse, les unes sécrétoires, les autres inhibitives. L'hypothèse de l'existence des fibres sécrétoires trouve son fondement dans l'observation que l'enlèvement du ganglion ophtalmique n'a pas pour conséquence l'apparition de la fluorescéine dans l'œil, et celle de l'existence des fibres modératrices dans le fait que la section de la cinquième paire du trijumeau donne un passage facile à la fluorescéine et rend l'humeur aqueuse coagulable.

Le résultat de mes recherches n'est pas tout à fait semblable à celui des auteurs ci dessus mentionnés, et je n'arrive pas non plus aux mêmes conclusions.

Quelques heures déjà après avoir sectionné le trijumeau, j'ai vu le passage de la fluorescéine être plus accéléré et plus abondant du côté de la lésion. J'ai observé que le même fait se produisait déjà une heure après l'extirpation du ganglion cervical supérieur. Cependant si l'injection de fluorescéine est faite deux ou trois semaines après l'extirpation du ganglion cervical, on observe l'effet opposé, c'est-à-dire que la coloration retarde même de douze minutes dans l'œil du côté lésé. En expérimentant avec l'iodure de potassium, en injectant 2 grammes deux jours après l'extirpation du ganglion cervical supérieur on trouve que l'iodure de potassium est passée en plus grande quantité du côté sympathectomisé ; vingt jours après l'extirpation on constate le fait opposé. En injectant 1 centimètre cube de solution de sublimé à 6 p. 100 on constate un mois et demi après la sympathectomie que le sublimé est passé en plus grande quantité dans l'œil du côté sain. Des expériences entreprises quatre mois après l'ablation *unilatérale* du ganglion cervical supérieur, chez deux lapins, ne m'ont pas montré une différence appréciable dans les phénomènes de fluorescence sur les deux yeux. Si cette constatation était confirmée aussi pour les autres substances diffusibles on en pourrait conclure que les troubles vasculaires produits par la sympathectomie sont seulement temporaires.

Je puis aussi confirmer que l'humeur aqueuse se coagule après la section de la cinquième paire. La même chose arrive à l'humeur aqueuse, soit après l'excitation faradique, soit après la section du cordon sympathique ; dans ces cas l'humeur aqueuse contient de l'albumine en grande quantité (LODATO).

Voilà les phases que subit ce phénomène :

Après l'excitation faradique l'albumine augmente aussitôt dans l'humeur aqueuse tandis qu'il faut douze heures après l'ablation du ganglion cervical supérieur pour obtenir le même résultat. Vingt-quatre heures après ladite lésion l'humeur aqueuse contient 4 à 5 fois plus d'albumine que d'ordinaire et cet état peut durer jusqu'à soixante-dix heures ; après sept à neuf jours le taux de l'albumine redevient normal. Si on excite avec un courant faradique le ganglion cervical supérieur pendant cinq ou sept minutes et qu'on injecte 3 centimètres cubes de fluorescéine à 20 p. 100, on voit passer la substance fluorescente à peu près cinq minutes plus tôt et en quantité plus considérable dans l'œil du côté normal.

Quant à l'opinion de SCHÖLER, UHTHOFF et NICATI, que la lésion des nerfs trijumaux et sympathiques accélère la sécrétion de l'humeur aqueuse, je ne puis pas la partager, attendu que la section de ces nerfs, comme je le démontrerai plus loin, produit une diminution de la sécrétion quantitative de l'humeur aqueuse, pendant que celle-ci se charge d'albumine et de fibrine. Par conséquent, le passage rapide de la fluorescéine, de la fibrine et le taux majeur de l'albumine du côté de la lésion nerveuse sont dus à un abaissement de fonctions électives qu'ont, selon moi, les éléments cellulaires de la paroi des vaisseaux pour les substances contenues dans le plasma du sang. C'est précisément, grâce à cette faculté, que les vaisseaux de l'uvée à l'état physiologique, ne laissent pas passer dans l'humeur aqueuse de la substance fluorescente si celle-ci a été injectée en petite quantité; mais si on a sectionné le sympathique cervical ou le trijumeau, alors ces petites quantités ont le pouvoir de colorer intensivement l'humeur aqueuse. Le passage dans l'humeur aqueuse de faibles proportions de substances fluorescentes est favorisé, comme je l'ai vu, par le réchauffement de l'œil et par une profonde irritation locale (WESSELY).

Tout ce que j'ai exposé sur l'influence qu'ont les nerfs sur la sécrétion de l'humeur aqueuse rend assez importante une discussion sur la manière dont les alcaloïdes peuvent agir sur la constitution chimique du contenu de la chambre antérieure.

On sait que l'atropine diminue la sécrétion salivaire, stomacale, pancréatique, etc.; pendant que la pilocarpine l'augmente; on considère ces effets comme dépendant d'une action nerveuse.

Voici quelques détails sur la question:

Si l'on excite la corde du tympan avec un faible courant on voit un fort afflux de salive arriver dans la petite canule introduite dans le canal de WARTON; si, après avoir injecté dans la jugulaire une petite quantité d'atropine on excite de nouveau la corde du tympan, on n'obtient aucun résultat. Évidemment l'atropine a paralysé l'action de l'excitant, par une action sur les extrémités motrices de la corde, de la même manière que le curare agit sur les muscles.

L'action de la pilocarpine, en parfaite antithèse avec celle de l'atropine, augmente considérablement la sécrétion salivaire par irritation tant centrale que périphérique des centres nerveux qui sont en rapport avec la glande.

La pilocarpine provoque aussi la sécrétion gastrique tandis que l'atropine l'arrête; l'atropine diminue la sécrétion pancréatique pendant que l'effet opposé est produit par la pilocarpine. Enfin nous savons aussi que l'atropine fait diminuer la quantité de l'urine et de l'urée.

On explique généralement l'influence de l'atropine sur les sécrétions en admettant qu'elle paralyse l'activité des nerfs sécréteurs en respectant celle des nerfs vaso-dilatateurs.

N'admettant pas de nerfs spéciaux pour la sécrétion (nerfs sécréteurs), je me range avec ceux qui cherchent une autre explication dans des faits bien établis.

On sait que les nerfs qui se distribuent dans les membranes internes des vaisseaux (nerfs sensitifs) sont ceux qui provoquent à distance des effets moteurs dans le système vasculaire même. L'atropine suspend ces effets; un exemple nous est offert par l'effet négatif de la stimulation du nerf vague, après l'action de l'atropine. Donc comme l'atropine empêche les effets vasculaires du vague on peut admettre qu'elle influence la composition de l'humeur aqueuse (diminution du taux de l'albumine, retard des phénomènes de fluorescence) en exerçant une action inhibitive sur les échanges nerveux des vaisseaux de l'œil.

L'action de la pilocarpine qui aussi dans l'œil est en antithèse avec celle de l'atropine peut de même être expliquée en admettant que la pilocarpine exerce un pouvoir sur les nerfs des vaisseaux oculaires.

Cette conclusion est logique parce que nous avons vu qu'une action aussi bien excitative que dépressive des nerfs qui contiennent des fibres vasculaires pour l'œil comporte un changement dans la composition de l'humeur aqueuse et dans les phénomènes de fluorescence.

L'état de pression sous lequel l'humeur aqueuse maintient les tissus qui limitent la chambre antérieure exerce une certaine influence sur la sécrétion et sur la composition chimique de l'humeur aqueuse ; en effet, si la pression dans la chambre antérieure diminue rapidement par suite d'une paracentèse, la sécrétion de l'humeur aqueuse est plus considérable (ADAMUCK, NIESNAMOFF). Dans ce cas la lymphe contenue dans la chambre antérieure devient plus riche en albumine (ADAMUCK) et contient de la fibrine. Les opinions diffèrent sur l'interprétation de ce fait. Selon d'anciennes opinions, l'albumine provient en ces cas-là du corps vitré par filtration directe. D'après NICATI, comme je l'ai déjà dit, cet effet est secondaire à la section des nerfs sensitifs de la cornée et d'après GREEF, dès qu'on ouvre la chambre antérieure, dans toute la région du corps ciliaire apparaissent de nombreuses vésicules qui proviennent du soulèvement de l'épithélium. Au-dessous d'elles se rassemble la nouvelle humeur aqueuse ; les vésicules se rompent et leur contenu se déverse dans la chambre postérieure. L'épithéle ainsi soulevé ne se perd ordinairement pas, mais s'applique de nouveau : les procès ciliaires se maintiennent très hyperhémiques. GREEF en conclut que les procès ciliaires sont sans doute les producteurs de l'humeur aqueuse, en outre que la fibrine n'existe pas normalement dans la chambre antérieure, et que l'épithélium retient plus vigoureusement le contenu albumineux du sang. BAUER, sans nier la formation des vésicules décrites par GREEF dans le corps ciliaire sous l'influence des conditions indiquées ci-dessus, trouve que l'humeur aqueuse contient une plus grande quantité de fibrine même avant l'apparition de ces vésicules.

J'ai vu chez les animaux, notamment chez le chien et le lapin, que de dix à trente minutes après leur mort le taux de l'albumine et le pouvoir de coagulation de l'humeur aqueuse extraite après la seconde ponction étaient moindres que dans l'humeur aqueuse extraite dans la première. Le taux de l'albumine et le pouvoir coagulant sont augmentés anormalement dans l'humeur aqueuse extraite huit heures après la mort. Par conséquent l'augmentation de l'albumine dans l'humeur aqueuse et le pouvoir coagulant n'ont pas leur origine dans des filtrations du vitréum ; le cas peut se produire, mais alors c'est un fait cadavérique.

Mon élève TORNABENE a observé aussi chez les animaux vivants qu'après la paracentèse l'albumine augmente dans l'humeur aqueuse avant qu'apparaissent les vésicules. Aussi, après l'excitation du ganglion cervical supérieur qui cause le rétrécissement des vaisseaux, après la section du nerf sympathique cervical qui cause la dilatation des vaisseaux, l'albumine augmente dans l'humeur aqueuse et cependant on ne voit pas de vésicules sur les procès ciliaires. Ce dernier fait nous démontre que l'augmentation du taux d'albumine n'est pas liée constamment à un état de dilatation ni même de constriction vasculaire et pas davantage à une lésion de l'épithèle démontrée par la présence des vésicules.

L'image des procès ciliaires après plusieurs paracentèses, montre une forte hyperémie avec dilatation des vaisseaux, un gonflement des tissus, des hémorragies par diapédèse et des substances coagulées entre les tissus et autour d'eux ; tout ceci par le fait d'une grave altération de nutrition. Or, si l'excitation ou la section du sympathique cervical fait augmenter le taux de l'albumine dans l'humeur aqueuse qui se coagule et cela à cause d'une altération fonctionnelle des rapports entre les parois de vaisseaux et leurs nerfs moteurs et sensitifs, cette altération doit avoir lieu, à bien plus forte raison, dans le cas où les paracentèses, outre la lésion, produisent de fortes hyperémies *ex vacuo* dans des tissus délicats et d'un fonctionnement si actif pendant que ces tissus sont fortement tendus et transportés en avant par le cristallin qui va toucher la cornée. Je mets donc en rapport les faits cités ci-dessus, avec les circonstances complexes qui constituent un traumatisme.

Les irritations électriques, mécaniques et chimiques provoquées sur la cornée ont fait constater à GRÜNHAGEN et JESNER, à BACH et à TORNABENE une augmentation d'albumine et de coagulabilité dans l'humeur aqueuse ; TORNABENE a remarqué dans les jours qui suivaient l'opération un léger abaissement de tension endoculaire.

De tous les faits que j'ai exposés, il ne résulte pas de données qui puissent faire supposer que le système sympathique a des fibres sécrétantes spéciales pour l'humeur aqueuse et encore moins que ces fibres hypothétiques agissent sur l'épithélium des procès ciliaires. Un épithélium glandulaire peut sécréter à ses dépens un produit spécial dans le plasma qui traverse le parenchyme ; or, on ne trouve rien de pareil dans l'humeur aqueuse, car en dernière analyse elle ne possède pas d'autres éléments que ceux du plasma sanguin.

Mais si l'épithélium des procès ciliaires n'influence pas de la même manière que certains tissus glandulaires, la constitution chimique de l'humeur aqueuse, il est toutefois possible que des échanges métaboliques que nous ignorons existent entre les cellules épithéliales et celles des capillaires et que ces échanges aient une influence sur l'état de la sécrétion vasculaire comme l'exercent les rapports physiologiques qu'il y a entre les parois des vaisseaux et les nerfs vasculaires.

Et on peut aussi penser que non seulement la composition (variable sous l'influence de plusieurs circonstances) de l'humeur aqueuse peut être due à l'état de l'épithélium des procès ciliaires mais aussi que l'endothélium qui tapisse la chambre antérieure et, au moins dans certains cas, les tissus qui environnent cette cavité lymphatique jouent eux aussi un rôle important.

Mécanisme de production de l'humeur aqueuse. — Le mécanisme qui produit l'humeur aqueuse rentre dans le problème de la production de la lymphe vasculaire. COHNSTEIN, soutenant une idée logique, s'était opposé à la théorie de LUDWIG selon laquelle la lymphe est un transudat du sang poussé à travers la membrane des capillaires sanguins par un processus de filtration, processus dépendant de la différence qui existe entre la pression du sang qui circule dans les capillaires et la lymphe contenue dans le système lacunaire. COHNHEIM, au contraire, croyait que la paroi vasale était un organe vivant et non un simple filtre passif. HEIDENHAIN partage cette idée, se rapportant aux effets de lymphagogue, et il croit que les cellules épithélioïdes qui constituent les parois des capillaires ont une fonction sécrétoire comme les éléments glandulaires ; ces cellules sont capables de séparer du sang certaines substances et de les verser dans le système lacunaire lymphatique pour pourvoir aux besoins nutritifs, spécifiques et variés des différents tissus.

A cette *doctrine sécrétoire*, COHNSTEIN a opposé la soi-disant *doctrine de la transsudation*, d'après laquelle la formation de la lymphe serait l'effet de deux processus physiques bien connus, c'est-à-dire la *filtration* dépendant de la différence des pressions qui existe entre les deux liquides séparés par la membrane perméable représentée par la paroi des capillaires et la *diffusion* produite par la différente constitution chimique des deux liquides susmentionnés. Pour expliquer, par exemple, la quantité extraordinaire de chaux séparée par les capillaires de la mamelle, COHNSTEIN pense que les épithèles sécrétoires de cet organe, en soustrayant la chaux de la lymphe, occasionnent un courant de diffusion par lequel de la chaux passe toujours du sang dans la lymphe en traversant la paroi capillaire. De façon que ce n'est pas la cellule épithélioïde vasale qui est l'arbitre de la sécrétion comme le voudrait HEIDENHAIN, mais au contraire c'est l'activité métabolique des cellules parenchymales, qui puise dans la lymphe les substances dont elle a besoin. Il est bon d'observer que COHNSTEIN n'a pas trouvé une explication suffisante qui concilie sa doctrine avec l'action des lymphagogues injectées dans le sang, attendu que, dans ce cas, l'augmentation du courant lymphatique ne s'explique pas par l'augmentation de la pression intercapillaire qui baisse au contraire.

Selon ma manière de voir la fonction sécrétoire est soumise à plusieurs influences parmi lesquelles celle des nerfs vasculaires tient la première ligne. En rapport avec ce fait, on sait que les vaisseaux sanguins sont influencés par des nerfs sensitifs et par des nerfs moteurs, et aussi que l'activité nerveuse implique des échanges multiples. En effet, un nerf est un petit électromoteur de la même façon qu'un muscle ; un nerf (nerf optique) et un muscle, quand ils fonctionnent, prennent une réaction acide. Or, quand on coupe les nerfs vasculaires, le réflexe sensitif et moteur dans la paroi s'altère ou se suspend ; il s'ensuit des conséquences, des faits anormaux dans les échanges métaboliques qui se font entre la paroi et le nerf : de cet état anormal dans les échanges surgit le trouble de fonction dans les éléments qui constituent la paroi vasculaire. Cette dernière circonstance est prouvée par la tension endoculaire qui baisse peu de minutes après la lésion vasculaire, ce qui exprime clairement que l'altération des échanges métaboliques est étroitement liée à la lésion et que cette altération marche de pair avec le trouble de la fonction vasculaire. Les fortes irritations faradiques des nerfs vasculaires de même que leurs lésions produisent une humeur aqueuse chargée d'albumine, de fibrine, et l'hypotonie de l'œil.

Une influence sur la fonction sécrétoire de la paroi vasculaire et sur la diminution de la lumière du vaisseau est exercée, comme je l'ai dit, par les tissus ambiants. En voici des preuves : dans les lésions irritatives de la cornée et après la paracentèse, l'humeur aqueuse rapproche sa constitution chimique de celle du plasma du sang et entraine après elle des substances étrangères qui y sont contenues, telle que la fluorescéine. Après la lésion de la 5ᵉ paire, les vaisseaux endoculaires sont très rétrécis ; mais dès qu'un processus ulcératif irrite la cornée, les calibres des vaisseaux se dilatent de nouveau. En général, la paroi vasale, qui est la source de l'humeur aqueuse, montre une affinité différente pour certaines substances chimiques dissoutes dans le plasma du sang ; en effet, la fluorescéine, le cyanure de fer, l'iode, le sublimé passent dans l'humeur aqueuse en employant un temps différent et tous n'ont pas besoin d'être injectés à la même dose. La composition chimique du sang a certainement une influence sur la quantité de la lymphe sécrétée. En effet, les lymphagogues injectés dans le sang produisent une augmentation de la sécrétion lymphatique. Je crois que la même chose a lieu pour l'humeur aqueuse. Après avoir injecté dans les veines d'un très jeune lapin deux grammes de solution à 10 p. 100 de chlorure de sodium, j'ai vu couler, d'une canule placée dans la chambre antérieure, vingt gouttes de liquide en trente minutes. Dans l'œil opposé, avant l'injection, avaient coulé dans le même temps douze gouttes de liquide. Ayant injecté dans la veine auriculaire d'un très jeune lapin deux grammes d'une solution à 10 p. 100 de chlorure de sodium, j'ai observé une variation dans la tension endoculaire. Celle-ci commençait à augmenter quelques minutes après l'injection ; après 15-20 minutes, le manomètre placé dans la chambre antérieure s'était élevé de 3 millimètres. L'injection de deux grammes de solution physiologique 0,5, ne m'a pas montré de différences appréciables entre l'écoulement dans les deux yeux : la tension endoculaire augmentait quelquefois de 1 millimètre. Beaucoup d'autres expériences instituées en injectant 2 grammes, soit de solution à 10 p. 100, soit de solution à 0,75 p. 100, ont confirmé que la solution massive augmentait la sécrétion de l'humeur aqueuse et la tension endoculaire, pendant que la solution physiologique ne donnait pas de résultats appréciables.

La sécrétion de l'humeur aqueuse ne se soustrait donc pas aux influences chimiques; d'autant plus que certains alcaloïdes instillés dans l'œil ont aussi une influence appréciable sur la composition chimique de l'humeur aqueuse et sur les phénomènes de fluorescence.

Ludwig a soutenu que la paroi vasale est un filtre passif et que la pression endovasale est l'arbitre de la sécrétion lymphatique. Je n'admets pas cette théorie qui a été infirmée par une expérience pratiquée par Ludwig même et à son insu. Il coupa tous les nerfs cervicaux et brachiaux; il vit diminuer instantanément la lymphe des courants dans le tronc lymphatique de l'aorte, il électrisa la moelle cervicale provoquant à la suite d'un fort afflux de sang l'augmentation de la pression artérielle : la quantité de la lymphe, malgré cela, continua à diminuer, l'augmentation de la pression endovasale ne pouvant rien contre l'effet de la lésion nerveuse.

Une autre série de faits expérimentaux démontre que les courants lymphatiques peuvent s'accroître d'une manière tout à fait indépendante de l'augmentation de la pression dans les capillaires. En effet, grâce au lympha-gogue (peptone, albumine, curare) injecté dans les veines, la sécrétion lymphatique augmente tout de suite jusqu'au quadruple, sans que la pression endovasale augmente. Ce fait n'exclue pas du tout que la pression endovasale puisse avoir une certaine influence sur la sécrétion lymphatique, mais il démontre que la pression endovasale n'est pas le principal et surtout exclusif facteur de la sécrétion.

Enfin, je dois m'éloigner de la théorie de Counstein dans un de ses points principaux. Counstein croit que la paroi vasale est une membrane inerte située entre deux liquides de différentes compositions chimiques, dont l'un est le sang et l'autre la lymphe extracapillaire, sujets pendant la vie à des changements continuels produits par l'activité métabolique de la cellule parenchymale. Quant à moi, je crois que la paroi vasale est un organe vivant dont la mission principale est la sécrétion lymphatique et, par conséquent, je crois que la sécrétion de l'humeur aqueuse est toujours en relation avec un état métabo-lique des éléments et surtout des cellules épithélioïdes qui constituent la paroi : ledit état métabolique dépend des trois facteurs principaux : échange entre les nerfs vasculaires (de sensibilité et de mouvement) et la paroi vasale; échange entre la paroi et les tissus ambiants; échange entre la composition chimique du sang et la paroi vasale.

Circulation de la lymphe. — Les liquides sécrétés par les parties de l'uvée, comme en général tous les produits de la sécrétion, s'échangent continuelle-ment, en s'éliminant dans les proportions mêmes de leur sécrétion ; cette con-dition de fait donne lieu à une circulation lymphatique endoculaire.

Plusieurs circonstances plaident en faveur de l'existence de ce fait, comme par exemple la résorption des exsudats, du pus, du sang, collecté dans les chambres de l'œil, dans la cornée, dans le vitréum. Ainsi certaines substances injectées dans l'œil disparaissent après un certain laps de temps, après s'être diffusées d'un espace à l'autre. En injectant une solution de chlorure de sodium dans la chambre antérieure, on augmente la pression endo-bulbaire, mais quelques minutes après, le bulbe reprend de nouveau la pression normale ; ceci indique que le liquide s'élimine du bulbe (LEBER, NIESNAMOFF). Des substances injectées dans le sang pénètrent dans la cavité oculaire, y circulent et en sortent peu à peu en suivant pour cela des voies spéciales. En général, étant admise l'existence dans les procès ciliaires de la source principale, des liquides lymphatiques endo-oculaires, les liquides au fur et à mesure qu'ils se

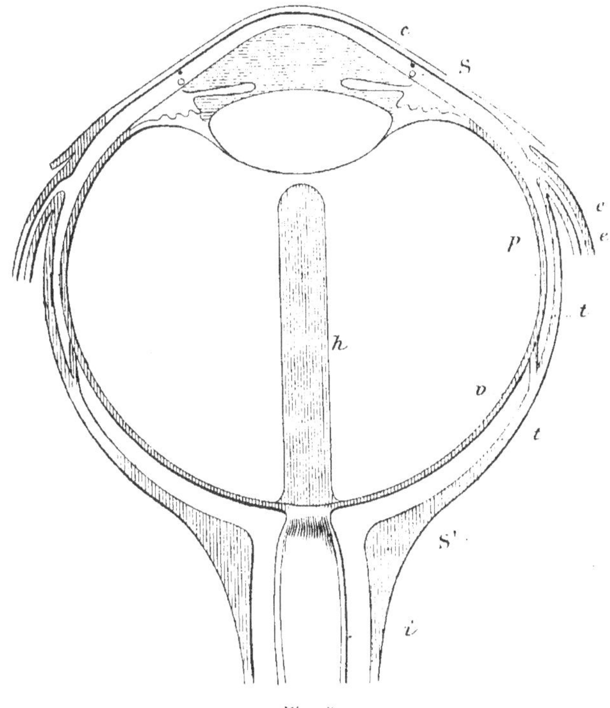

Fig. 5.

S, canal de Schlemm. — c, veines ciliaires antérieures. — h, canal hyaloïde. — p, espace périchoroïdal qui le long des veines vorticineuses ee, communique avec l'espace de Tenon t, t. — S', espace sus-vaginal. — e, e, continuation de la capsule de Tenon sur les tendons des muscles oculaires. — i, espace sous-vaginal.

produisent, se collectent dans la chambre postérieure d'où on croit, qu'en grande partie, ils passent dans la chambre antérieure par le trou pupillaire, espèce de soupape qui divise les deux chambres ; une partie arrive aussi à la chambre antérieure en traversant par diffusion les tissus de l'iris. Une autre partie de la lymphe, de peu d'importance, se dirige en arrière et pénètre dans le vitréum.

Tout le liquide nutritif qui se déverse en avant est contenu dans la chambre antérieure, qui forme comme un réservoir, limité en avant par la membrane de DESCEMET, en arrière par l'iris et par le cristallin. Anciennement on croyait que les liquides endo-oculaires étaient en grande partie éliminés à travers la cornée, et précisément par des pores qui s'ouvraient à la surface antérieure; on croyait même que l'état de transparence de la cornée était dû précisément à l'imbibition de l'humeur aqueuse.

Les expériences de Schwalbe, de Leber, de Niesnamoff démontrèrent que la plus grande partie de la lymphe endo-oculaire trouve une voie de décharge dans l'angle iridien : une autre voie mentionnée par Stilling et actuellement confirmée, existe dans le nerf optique, car la plus grande partie de la lymphe du vitréum paraît sortir à travers le nerf optique. On admet encore que le liquide lymphatique endo-oculaire sort par les vaisseaux veineux de la choroïde et de l'iris.

Nuel et Benoit nous ont fourni une étude complète et soignée des voies d'élimination, en pratiquant des injections d'encre de Chine dans l'équateur d'yeux humains qu'on devait énucléer et d'yeux d'animaux. Les voies d'élimination peuvent être divisées, d'après ces auteurs, en primaires et en secondaires; les primaires sont les voies interstitielles jusqu'aux vaisseaux, les secondaires sont les vaisseaux mêmes : chaque voie secondaire est précédée par des voies primaires plus ou moins longues. Le tissu de l'angle iridien représente le filtre principal; chez l'homme ce tissu est plutôt rudimentaire, mais correspond parfaitement à l'espace cilio-scléral des mammifères, ou espace de Fontana; cette voie primaire est une des plus courtes. On a prétendu que le canal de Fontana était une vraie voie lymphatique, de même que l'angle iridien de l'œil, mais je ne suis pas de cet avis. Par des recherches embryologiques j'ai pu me convaincre que le canal en question, étant données ses origines embryologiques, est simplement la partie de la chambre antérieure qui se développe en dernier lieu, en pénétrant entre les tissus qui la délimitent: celle-ci par le liquide qu'elle contient, raréfie les éléments qui forment ces limites; ces éléments en se développant progressivement, donnent origine à la texture trabéculaire qui, chez les adultes, forme les insertions en marge de la cornée, de l'iris, des procès et du muscle ciliaires.

De l'angle iridien l'humeur aqueuse se dirige dans les directions suivantes :

a. Vers les veines du corps ciliaire en traversant les voies primaires qui sont chez l'homme formées aussi par le tissu fibrillaire qui entoure les veines iridiennes dans leur passage à travers le muscle ciliaire, par les tissus périvasculaires des veines situées à la face interne du corps ciliaire et dans les procès ciliaires;

b. Vers le canal de Schlemm en traversant des tissus particuliers finement réticulés du ligament pectiné;

c. A travers l'iris qui a des voies primaires interstitielles très longues, constituées par les tissus fibrillaires qui remplissent les espaces interstitiels de la membrane.

Le canal de Schlemm est une des voies secondaires les plus importantes d'élimination de l'humeur aqueuse; les différents vaisseaux veineux et capillaires que l'humeur aqueuse touche dans différentes directions sont aussi des voies secondaires. L'humeur aqueuse, quand elle arrive en contact avec les vaisseaux sanguins, y pénètre ; nulle part pourtant il n'existe autour des vaisseaux oculaires, de vraies « stomates » béantes analogues à celles qui entourent, par exemple, les vaisseaux du cerveau, et qui communiquent largement avec les espaces sous-arachnoïdiens, dans lesquels se déverse la lymphe cérébrale. On a beaucoup discuté sur le rôle et sur la construction du canal de Schlemm, mais en réalité, par sa structure, il se rapproche des sinus de la dure-mère, et on pourrait l'appeler *sinus scléral :* intérieurement tapissé par de l'endothélium, il est recouvert, du côté de la chambre antérieure, par un système de trabécules ayant une structure caractéristique, comme une espèce de grillage jouant le rôle de protéger la surface absorbante du canal contre les éléments figurés qui peuvent y passer de la chambre antérieure.

Ce canal est donc un canal veineux (Leber), je n'ai plus d'hésitation à ce sujet, après avoir étudié cette question ; aujourd'hui, après les recherches de Panas et Rochon-Duvigneaud, ce fait est établi d'une façon indiscutable. Schwalbe, qui le considérait comme un sinus lymphatique, admettait l'existence de communications ouvertes à la façon de stomates, entre la chambre antérieure et le canal de Schlemm ; mais ce canal est un sinus clos, et il constitue comme on l'a déjà vu une voie veineuse, permettant seulement le passage des substances diffusibles, y compris l'humeur aqueuse. Le sang qui coule dans ce canal se verse dans le torrent veineux en choisissant spécialement les veines perforantes, à tel point que la plus grande partie de l'humeur aqueuse afflue par les vaisseaux épiscléraux.

Les vaisseaux absorbants de l'iris représentés par les capillaires, spécialement de nature veineuse, fonctionnent à travers l'épaisseur de leurs parois. Les artères paraissent ne pas participer à cette absorption ; les vaisseaux absorbants du corps ciliaire sont tous veineux et capillaires. Les études récentes d'Asayama confirment que l'iris et les vaisseaux capillaires du corps ciliaire prennent part à la réabsorption de l'humeur aqueuse. D'après Asayama on retrouve les particules d'encre de Chine dans le tissu de l'iris, ayant pénétré dans la face antérieure ; et on observe cette circonstance si les matières colorantes sont injectées dans la chambre antérieure aussi bien que si elles ont été injectées dans le corps vitré. Dans le premiers cas la substance colorante est contenue de préférence dans les parties les plus internes du tissu de l'iris, dans le second dans les parties plus externes. Il semble que la matière colorante s'arrête aux parois des vaisseaux sanguins sans y pénétrer et on a cette impression que le liquide de la suspension passe à travers les parois dans l'intérieur des vaisseaux, tandis que les grains sont retenus comme par un filtre. La face postérieure de l'iris ne présente aucune perméabilité. La présence de l'encre de Chine dans les veines vorticineuses n'est pas une preuve qu'elle pénètre aussi dans les vaisseaux de l'iris, car l'encre pénètre dans les vaisseaux à l'endroit du corps ciliaire, et ici, à ce qu'il semble, avec plus de facilité que dans l'iris.

Celles que nous avons jusqu'à présent examinées sont les plus importantes voies antérieures pour l'élimination de l'humeur aqueuse.

Les voies primaires postérieures d'élimination et les intermédiaires sont représentées surtout par l'espace supra-choroïdien, interposé entre la face interne de la sclérotique et la surface externe de la choroïde; cet espace est cloisonné et communique avec la cavité sous-ténonienne par les gaines des veines vorticineuses; avec la chambre antérieure et avec le canal de Schlemm à travers les insertions ciliaires et de l'iris, enfin avec l'espace arachnoïdien et sous-vaginal du nerf optique.

L'élimination de la lymphe endo-oculaire se fait, comme nous l'avons dit, également par le fond de l'œil, à travers des voies primaires constituées par les espaces péri-vasculaires des vaisseaux du nerf optique et de la rétine (Stilling, Giffort, Leplat et Priestley-Smith). Nous avons la preuve de cette élimination dans l'augmentation assez persistante de la tension de l'œil que l'on obtient en liant, sur des animaux vivants, le nerf optique; nous l'avons en outre par les injections de substances colorantes; il n'est pas difficile, par exemple, chez le lapin, en l'injectant dans l'espace du vitréum, de remplir d'encre de Chine des espaces entourant les vaisseaux sanguins qui débouchent dans l'espace intervaginal. Comme conclusion, chez le lapin, le courant lymphatique postérieur arrive facilement dans l'espace intervaginal, au moyen des espaces périvasculaires des vaisseaux du fond de l'œil.

D'après Noel et Benoit, chez le chien et chez le chat, il n'existe pas de courant lymphatique remarquable qui, partant du corps vitré, se dirige vers le nerf optique et sorte par les vaisseaux centraux. Un tel courant doit être assez faible; pourtant, ces auteurs après avoir injecté des yeux humains glaucomateux avec de l'encre de Chine avant d'en pratiquer l'énucléation, regardent aussi, comme possible un écoulement de lymphe par ces voies chez l'homme.

Évidemment le mécanisme de l'élimination de la lymphe endo-oculaire consiste en une vraie filtration à travers les voies primaires, de même qu'est dû, à la filtration interstitielle, le passage des liquides lymphatiques endo-oculaires dans les voies secondaires à travers les parois vasculaires, y compris le canal de Schlemm.

Si on examine la figure 5 jointe à ce chapitre, et si on étudie la manière de se comporter des substances colorées injectées dans la chambre antérieure et dans le vitréum, on comprendra facilement ce que nous venons d'exposer sur les voies d'élimination des liquides lymphatiques endo-oculaires.

En voici les différentes phases, selon lesquelles, d'après De Bono et Frisco, le liquide coloré, injecté dans la chambre antérieure, progresse entre l'iris et la cornée jusqu'à la partie la plus éloignée de l'angle iridien; à ce niveau on aperçoit, dans le bord scléral, des vaisseaux; les parois de ces vaisseaux, dans leurs gaines périvasculaires et rarement dans leur lumière apparaissent colorées en bleu. De ces vaisseaux qui parcourent le bord scléro-cornéen, soit en s'irradiant, soit plus ou moins obliquement, soit en traversant toute son épaisseur en direction circulaire, on voit la couleur se continuer dans le tissu sous-conjonctival épibulbaire.

Au moyen des injections et des sections macroscopiques, en suivant la coloration de ce point, on voit que la couleur passe dans la gaine musculaire du muscle droit correspondant, s'avance jusqu'au limbe conjonctival pour se confondre de l'autre côté au niveau du ligament orbitaire (prolongement de la capsule de Texon), et dans les deux surfaces de la membrane nictitante (chien et lapin). Il ne paraît pas possible d'avoir une issue dans les veines ciliaires antérieures, comme Gifford, Heisrat et d'autres auteurs l'ont affirmé. Le liquide injecté dans la chambre antérieure, paraît passer, au moins en partie, dans les espaces lymphatiques périvasculaires de la limite scléro-cornéenne et dans les lymphatiques de celle-ci et de l'épisclère, pour se déverser enfin dans la capsule de Texon.

En outre de cette voie antérieure, la couleur passe, de la face antérieure de l'iris, entre le corps ciliaire et la sclérotique, et dans l'espace suprachoroïdien, et ensuite, par les espaces périvasculaires des veines vorticineuses, elle va se déverser dans l'espace ténonien.

Une autre partie de cette coloration entoure le cristallin en suivant l'espace périlenticulaire, d'où elle paraît devoir rejoindre le canal central de la papille; à travers les gaines périvasculaires du nerf optique, elle se déverse ensuite dans l'espace intervaginal. Les injections dans le vitréum (lapin, rat albinos, chien et homme) montrent que la couleur s'avance autour de la zonule de Zinn pour arriver à la périphérie de l'iris; de celle-ci, en rayonnant, elle descend vers la pupille (stries de Ullrich); une partie pénètre dans la pupille, comme a soutenu Leber. De la chambre antérieure, n'importe qu'elle qu'ait été la voie de pénétration, la couleur gagne l'angle iridien, et ensuite, le canal de Schlemm, pour reprendre son chemin comme dans les injections faites directement. De là, la couleur se répand dans l'espace suprachoroïdien, et ensuite, dans l'espace de Texon, où il arrive aussi de l'épisclère.

La couleur s'aperçoit dans les voies postérieures, si bien décrites par Schwalbe et par Gifford; elle se retrouve dans l'espace supra-vaginal de Schwalbe, provenant de celle qui s'était déversée dans la capsule de Texon, dans l'espace intervaginal provenant des voies lymphatiques périvasculaires de l'œil, comme l'a décrit Gifford, et aussi dans la trame du nerf optique.

La couleur qu'on a injectée dans la chambre antérieure, arrive à l'espace supervaginal de Schwalbe et aux gaines des muscles qui s'insèrent au tendon de Zinn; ceci démontre que le liquide, en partie venant de l'épisclère et en partie longeant l'espace suprachoroïdien, est arrivé dans la capsule de Texon sans se limiter à cet espace, mais en suivant tous les prolongements de la séreuse orbitaire. Dans les bulbes où l'injection est faite dans le vitréum, on voit coloré, outre ces espaces, l'espace subdural du nerf optique; quelques traces de couleur se rencontrent aussi dans la trame du nerf. Les sections des vaisseaux ciliaires postérieurs présentent aussi un anneau coloré périphérique, qui sert à démontrer les voies lymphatiques périvasculaires de ces faisceaux.

L'examen du sommet de la cavité orbitaire et de son contenu, montre qu'une partie du liquide coloré en passant par la fissure sphénoïdale supérieure, se jette dans le sinus caverneux, d'où elle peut arriver aux autres sinus de la base du crâne, et par les voies lymphatiques, qui entourent les vaisseaux méningés, peut se dissoudre à la dure-mère (portion convexe). Le contenu de l'espace supervaginal sort de l'orbite par la fissure sphénoïdale, tandis que celui de l'espace subvaginal va jusqu'au chiasma. Finalement, la capsule de TENON représente une voie d'élimination de l'œil. Le liquide injecté de la capsule de TENON chemine jusqu'au ligament orbitaire pour sortir de l'orbite tout le long du bord orbitaire et se jette dans les lymphatiques péri-orbitaires et de la face, pour arriver ensuite au ganglion lymphatique pré-auriculaire et sous-maxillaire. Mais dans le plancher de l'orbite il existe une autre voie de sortie par la fissure sphénoïdale inférieure et, chez le chien aussi par la gaine périneurale du maxillaire supérieur; la première est celle qui, longeant les veines maxillaires internes, va aux ganglions ptérygoïdiens et carotidiens profonds, l'autre se déverse dans les lymphatiques de la face pour arriver aux ganglions sous-maxillaires.

Les injections d'encre de Chine faites sous la conjonctive bulbaire chez les lapins albinos (MELLINGER et BOSSALINO) s'étendent très vite. Un jour après l'injection, la peau palpébrale jusqu'au voisinage du dos du nez, apparaît noire. L'iris devient d'un gris sale et on a l'impression qu'il est très pigmenté. L'examen microscopique démontre que la cornée contient l'encre de Chine en grande quantité dans les espaces interstitiels; il en est de même pour la sclérotique, spécialement dans les espaces lymphatiques qui sont plus près du nerf optique; les muscles extrinsèques et les gaines tendineuses en contiennent aussi. Ces petits grains noirs qui sont en très petite quantité dans le tractus uvéal, dans l'iris et qui manquent tout à fait dans la rétine, se trouvent en grosses agglomérations dans le nerf optique, spécialement dans la substance intercellulaire et dans le tissu adipeux qui existe autour; les gaines du nerf sont remplies de ces granulations, principalement la gaine durale; on en trouve un bon nombre aussi dans la capsule de Tenon; quelques-uns pénètrent avec les prolongements de la pie-mère entre les faisceaux nerveux.

On sait que les substances diffusibles passent avec grande facilité dans l'humeur aqueuse. Les sels de potassium (ADDARIO) injectés sous la conjonctive emploient de une à deux minutes pour passer dans l'humeur aqueuse. Le maximum se retrouve presque une heure après et il y a des traces après trois heures encore. La quantité de substance qui passe dans l'humeur aqueuse croît et décroît en raison directe de la concentration du liquide injecté. On arrive au même résultat en injectant le liquide près du limbe conjonctival ou près de l'équateur.

Taux d'élimination des liquides lymphatiques endo-oculaires; influence de l'agent nerveux. — La pression endo-oculaire agissant comme *vis à tergo* est l'agent du mécanisme d'élimination de la lymphe qui circule dans l'œil. La pression endo-oculaire étant à peu près égale à celle de 25 millimètres de mercure, est supérieure à celle des veines et des capillaires. Cette différence de pression semble être une nécessité ; en effet, dans le cas spécial, bien que la pression oculaire soit supérieure à la pression sanguine, le sang ne cesse pas d'arriver dans l'œil.

Au premier abord la chose paraîtrait paradoxale ; il suffit en effet d'exercer une pression de 20 à 25 millimètres sur les organes (LUDWIG et KRIES) pour les voir pâlir à cause de l'accolement des parois des capillaires et probable-

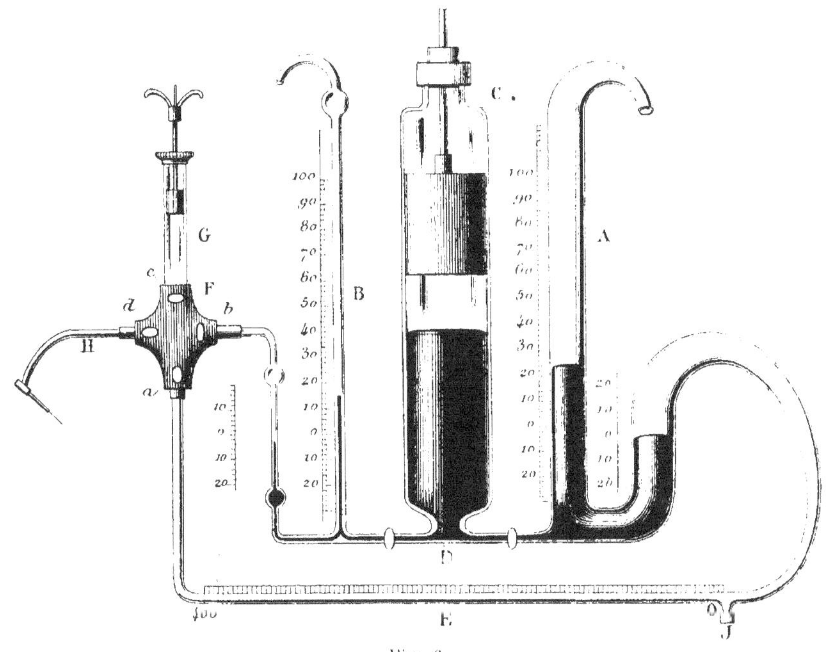

Fig. 6.

A, manomètre pour la filtration. — B, manomètre pour mesurer la tension oculaire. — C, récipient pour le mercure dont on charge les manomètres A et B. — E, tube divisé en 400 mm. dans lequel on voit une bulle d'air. — F, morceau dans lequel débouchent la petite branche du manomètre. — A, la grande branche du manomètre B, la seringue G, le tube H — G, récipient pour la solution de ClNa avec laquelle on charge les manomètres A. B. — H, tube qui met l'appareil en rapport avec l'œil en opération et qui contient l'aiguille canule. — I, ouverture par où l'on fait entrer la bulle d'air $a. b, c, d$, petites clefs : la clef a, ferme le manomètre de filtration (A), la clef (b) ferme le manomètre pour la tension oculaire (B), la clef (c) ferme le récipient (G), la clef (d) ferme le tube (H).

ment aussi des petites artères. Mais l'iris, prenons cette membrane comme exemple, étant certainement un des organes les moins compacts, une pression exercée sur sa surface sera presque complètement transmise à ces vaisseaux ; c'est ainsi que se forment les conditions voulues pour qu'une filtration se fasse à travers les capillaires et les veines là où la pression est inférieure à la pression oculaire ; les petites artères étant douées d'une paroi épaisse, celle-ci tend à neutraliser une fraction de pression ; de cette façon la pression des artérioles pourra être un peu inférieure à la pression oculaire sans que, pour cela, le courant sanguin qui arrive dans l'œil, soit arrêté. C'est ainsi que, pendant que l'afflux sanguin se continue, la filtration, soit dans les veines, soit dans les capillaires, se trouve favorisée.

Il a été très difficile d'arriver à une méthode pour déterminer et démontrer expérimentalement les différentes conditions dans lesquelles peut se trouver l'élimination de l'humeur aqueuse et le taux de cette élimination. Les injections dans la chambre antérieure, faites par des substances colorantes, comme le carmin, le bleu de Prusse et le ferrocyanure de potassium avec l'action ultérieure du perchlorure de fer, ne répondent pas au but ; non seulement à cause d'une certaine diffusibilité des substances employées, mais parce que cette méthode ne nous donne pas un chiffre quantitatif exact de l'élimination.

C'est avec raison que PANAS croit ces méthodes incomplètes pour l'étude des phénomènes physiologiques de filtration, bien qu'elles servent pour la démonstration grossière des voies anatomiques. LEBER, selon moi, a résolu jusqu'à un certain point le problème en construisant un appareil spécial (fig. 6).

Cet appareil permet d'évaluer en même temps la pression sous laquelle a lieu l'injection, et la quantité de liquide (solution physiologique de chlorure de sodium) qui pénètre dans la chambre antérieure par la canule terminale de l'appareil. Puisque, sous une pression donnée, on a un écoulement continu d'une certaine quantité de liquide de l'appareil dans la chambre antérieure, il ressort de ce fait la preuve indiscutable que cette chambre antérieure élimine à son tour le liquide injecté ; en effet, si on se sert d'une solution colorée de chlorure de sodium, on voit les veines ciliaires antérieures injectées ; ceci est une preuve que la filtration se fait à travers l'angle iridien et le canal de Schlemm.

Le principal mérite de l'appareil de LEBER dont je donne la figure en renvoyant les lecteurs à la description donnée par NIESNAMOFF, est de permettre l'évaluation du débit de cet écoulement, que des expériences pratiquées avec des substances diffusibles avaient fait supposer supérieur à la réalité. Indirectement la mensuration de ce débit nous a conduits à l'évaluation des sécrétions, puisque ces deux fonctions se balancent à l'état normal (NIESNAMOFF). La connaissance de la mesure de la quantité de sécrétion physiologique nous permet non seulement de connaître la valeur de l'équilibre physiologique entre la pression endo-oculaire, la sécrétion et l'élimination, mais elle nous permet encore de décider de quelle manière ces circonstances varient avec le changement de l'état local et des influences nerveuses qui règlent la sécrétion.

NIESNAMOFF chercha à élucider la première question, tâchant spécialement d'évaluer la quantité d'humeur aqueuse qui se sécrète à l'état physiologique, et qui filtre au dehors de la chambre antérieure des animaux vivants ; la seconde question, c'est-à-dire celle de connaître quelle modification se fait dans la filtration par l'arrachement du ganglion cervical supérieur du nerf sympathique, par la section du trijumeau, et par l'iridectomie, et de déduire indirectement l'influence exercée sur la sécrétion par ces lésions, a formé le but de nos recherches spéciales.

Les incidents issus de telles recherches, les considérations et conclusions physiologiques qui en dérivent, forment un chapitre des plus intéressants et des plus nouveaux de la physiologie oculaire ; nous allons examiner ceux-ci séparément.

Filtration dans les yeux normaux d'animaux vivants. — LEBER et NIESNA-MOFF cherchèrent en se servant de l'appareil sus-mentionné, à établir la quantité de liquide qui filtre au dehors de la chambre antérieure en une unité de temps donnée dans un œil en expérience : si une telle quantité correspond à celle qui, sur les vivants, filtre sans artifices expérimentaux, de ses expériences ressort un moyen pour connaître la quantité de la sécrétion. BENTZEN et LEBER ont trouvé que le débit du liquide de la chambre antérieure dans l'œil du cadavre humain est de 5 millimètres cubes par minute. NIESNAMOFF est arrivé au même résultat et croit que ce chiffre est presque égal à celui de l'œil vivant ; le contenu de la chambre antérieure emploierait par conséquent une demi-heure pour se vider.

Quelques auteurs (STILLING) ont admis qu'une quantité considérable de liquide filtre à travers la papille. PRIESTLEY, SMITH, et LEPLAT ont trouvé que la filtration postérieure est la cinquantième partie de l'antérieure, NIESNAMOFF a obtenu un résultat identique. En effet la région papillaire ne possédant pas d'organes de filtration semblables à l'angle iridien, doit nécessairement être en défaut pour une telle fonction, au point qu'ici l'équivalent de filtration serait réduit à $0^{mm\,3}{,}001$ par minute.

Les lois de filtration de l'humeur aqueuse sont étroitement liées aux lois de sécrétion de la même humeur, et entre la filtration et la sécrétion il y a des rapports intimes, attendu que la filtration varie avec la variation de la pression endoculaire, mais avec la variation de cette dernière la valeur de la sécrétion change aussi ; en outre, entre l'extension de l'iris, la profondeur de la chambre antérieure et la rapidité de la filtration il y a un rapport très étroit.

On sait depuis longtemps (ADAMUCK) que plus est basse la pression dans la chambre antérieure, plus forte est la sécrétion de l'humeur aqueuse. En effet GESSNER a trouvé qu'une pression de zéro dans la chambre antérieure portait dans une minute la sécrétion de l'humeur aqueuse à 48 millimètres cubes ; sous une pression de 15^{mm} Hg la sécrétion était de 13 millimètres. NIESNAMOFF a confirmé ce résultat et a trouvé que la chambre antérieure des lapins qui contient environ 250 millimètres cubes se remplirait à peu près en trois minutes et demie lorsque la pression est à zéro ; en ce cas-là la sécrétion de l'humeur aqueuse est de 68 millimètres cubes par minute. Sous une pression de 17^{mm} Hg la sécrétion est seulement de $4{,}mm\,5$ par minute et la chambre antérieure se remplit en cinquante-cinq minutes.

En admettant qu'un contenu majeur de la chambre antérieure corresponde à un taux majeur de sécrétion, il est certain que le taux de filtration y correspondra. En effet, en observant le tableau A on voit que la filtration est en rapport avec la grandeur de la chambre antérieure, mais le total de la filtration ne suit pas proportionnellement la valeur du contenu. En même temps avec l'augmentation de la chambre antérieure (voir tableau B) la surface de l'iris augmente; dans ce cas, selon NIESSAMOFF, la valeur de la filtration surpasse de beaucoup l'augmentation de la surface de l'iris.

L'œil humain a l'iris plus petit, une chambre antérieure moindre, et par conséquent un chiffre quantitatif de filtration et, vraisemblablement de sécrétion, moindre aussi non seulement que le chien et le chat, mais aussi que le lapin.

TABLEAU A

RAPPORT ENTRE LA DIMENSION DE LA CHAMBRE ANTÉRIEURE AVEC LA FILTRATION DANS LA MÊME UNITÉ DE TEMPS

	MESURE DE LA CHAMBRE antérieure.		QUANTITÉ d'humeur aqueuse mm^3	FILTRATION mm^3	PRESSION H g.
	Diamètre vertical.	Diamètre horizontal.			
Homme	11	12	150	5,5	25 $^{m}/_{m}$
Lapin	12	13	250	7	—
Porc	13	16	450	11	—
Chien	14	16	850	18	—
Chat	15	17	1300	24	—
Agneau	16	18	1450	28	—
Bœuf	23	20	3100	62	—

TABLEAU B

RAPPORT ENTRE LE RAYON DE L'IRIS ET LA FILTRATION

	RAYON MOYEN de l'iris.	FILTRATION réelle.	FILTRATION calculée.
Homme	5,75	5,5	5,75 × 0,96 — 5,5
Lapin	6,25	7	6,25 × 0,96 — 6
Porc	7,25	11	7,25 × 0,96 — 6,9
Chien	7,5	18	7,5 × 0,96 — 7
Chat	8	24	8 × 0,96 — 7,6
Agneau	8,5	28	8,5 × 0,96 — 8,1
Bœuf	13	62	13 × 0,96 — 12,5

NIESSAMOFF, dans l'œil énucléé d'un porc, trouva que la filtration dans la chambre antérieure, augmente avec la pression; si on a l'unité de filtration sous une pression de 25 millimètres de Hg (tension physiologique) on a le double avec 50, le triple avec 75 millimètres.

Les expériences faites par NIESSAMOFF sur l'œil vivant du lapin et du chien, ont donné des résultats différents de ceux obtenus avec les expériences sur l'œil cadavérique: dans celui-ci la filtration augmente progressivement avec la pression. Dans l'œil vivant la filtration est moindre quand on emploie une pression de 25 à 50 millimètres, par conséquent la chambre antérieure du vivant se prête moins à recevoir du liquide. En effet, dans l'œil du lapin vivant sous la pression de 25 millimètres, 50 millimètres, 75 millimètres, la filtration est, selon Niesnamoff, de 1, 14, 21 millimètres cubes par minute, pendant que, dans l'œil du lapin mort, la filtration est de 7, 14, 21 millimètres cubes par minute. Avec ces expériences on ne mesure pas, à vrai dire, le total de la filtration de l'humeur aqueuse de la chambre antérieure, mais bien la quantité de liquide que la chambre antérieure reçoit de l'appareil; la quantité reçue est égale à celle que la chambre antérieure peut émettre par filtration. Sous 50 millimètres de pression la filtration de l'œil devient égale à celle de l'œil cadavérique. Par rapport à ce fait Niesnamoff admet que lorsque la pression dans la chambre antérieure oscille entre 25 et 50 millimètres, la sécrétion des procès ciliaires se fait encore de façon que cette sécrétion compense la diminution apparente de filtration en rapport à l'œil cadavérique ; en d'autres termes, sous une pression de 50 millimètres, la filtration du liquide dans l'œil vivant est égale à celle de l'œil cadavérique parce que la sécrétion des procès ciliaires est complètement supprimée; la sécrétion des procès ciliaires pour Niesnamoff est à peu près égale à la filtration du canal de Schlemm. Puisque la sécrétion des procès ciliaires s'arrête à 50 millimètres de pression, celle-ci contrebalance exactement la pression des vaisseaux internes de l'œil et, par conséquent, sert à la mesurer (Niesnamoff). La pression endo-oculaire étant de 25 millimètres, celle des vaisseaux sera de 50 millimètres. Par conséquent, la sécrétion de l'humeur aqueuse est en proportion de la différence entre la pression endo-oculaire et la pression endo-vasculaire. Ces opinions de Niesmanoff se basent évidemment sur la théorie mécanique de la sécrétion vasculaire ; toutefois il est évident qu'une forte pression inhibe la sécrétion.

Bentzen et Leber ont constaté, par quelques expériences, que la filtration, très abondante au début, diminue progressivement. Niesnamoff a constaté le même fait, mais, d'après cet auteur, le ralentissement de la filtration ne se fait pas de la manière qu'ont supposé Leber et Bentzen, c'est-à-dire par la tuméfaction des tissus, mais par un dépôt des corpuscules sur la paroi interne du canal de Schlemm, quand on emploie des solutions non filtrées. Avec des solutions filtrées, les résultats des expériences sont plus réguliers; en effet, quand nous nous servons de solutions d'encre de Chine ou de bleu de Prusse, la filtration diminue dans des proportions considérables. Un liquide contenant du pigment oculaire en suspension, même s'il a été filtré de manière à avoir très peu de granulations en suspension, provoque un ralentissement remarquable de la filtration. On peut donc en déduire que, si dans les parois du canal de Schlemm viennent à se trouver des granulations par une migration de pigment de l'iris, ceci peut provoquer une difficulté de filtration à travers les parois du dit canal, et provoquer une diminution de filtration et une augmentation dans la tension oculaire.

Les tableaux 1, 2 et 3 donnent une idée bien nette de la filtration du liquide injecté dans la chambre antérieure des lapins avec l'appareil de Leber. Il sera utile de donner quelques explications sur ces tableaux. Chaque tableau est divisé en cinq colonnes; dans la première est marquée l'heure solaire dans laquelle a lieu l'expérience, progressant de minute en minute; dans la seconde sont marquées la position initiale et la position successive que prend la bulle d'air sur l'échelle graduée en millimètres de 1 à 400 par rapport au temps. Chaque déplacement de 1 millimètre correspond à 1 millimètre cube de liquide injecté dans l'oeil. Dans la troisième colonne se trouve marqué le total du déplacement en millimètres, déplacement que la bulle d'air fait en une minute. Dans la quatrième colonne se trouve marquée la pression sous laquelle on fait l'expérience.

Il ressort de mon tableau I, qui rapporte une expérience pratiquée sur un lapin vivant, que l'écoulement du liquide dans l'oeil avec pression de 25 millimètres est de 2,mm5 par minute, avec une pression de 50 millimètres de 4,mm7, avec la pression de 75 millimètres il est de 6,mm^{3}1.

Si l'on tue les animaux en les exposant aux vapeurs concentrées de chloroforme, une demi-heure après la mort, en employant comme d'habitude des pressions croissantes de 25, 50, 75 millimètres, on trouve que chez les lapins la filtration croit davantage que dans l'oeil vivant, mais les chiffres se maintiennent beaucoup plus bas que ceux donnés par Niesnamoff (Tornabene).

Les chiffres de filtration que j'ai obtenus et qui sont marqués au tableau I diffèrent beaucoup de ceux obtenus par Niesnamoff. Cette différence peut être due à ce que mon appareil (voir fig. 6), fourni par le même fabricant, me semble différer du sien, dont il a donné la reproduction dans son travail. En dix-huit expériences que j'ai faites sur les yeux des lapins sous la pression de 25 millimètres j'ai eu comme moyenne 3 millimètres cubes à la minute. La filtration oscillait de 1,7 à 5 millimètres cubes par minute. Les chiffres de filtration que j'ai obtenus chez des lapins tout à fait normaux, n'étaient pas en rapport avec la grandeur de la chambre antérieure et du poids du lapin, mais peut être plus en rapport avec l'âge du sujet. En effet, chez un jeune lapin de taille moyenne, j'ai presque obtenu le chiffre le plus élevé 4^{mm},8. Chez un lapin du poids de 760 grammes, j'ai obtenu 4 millimètres cubes. Chez un autre lapin du poids de 1 400, j'ai obtenu 3^{mm3},6. Chez un autre du poids de 1 800, j'ai obtenu 3^{mm},9. Chez un autre encore du poids de 1 970, j'ai obtenu 1^{mm3},7. Le lapin qui avait le poids le plus élevé (**2 220**) donnait par minute 4 millimètres cubes.

Les tableaux II et III sont le produit d'expériences dans lesquelles, pendant l'introduction de l'aiguille dans la chambre antérieure, il n'était pas sorti d'humeur aqueuse, je puis en dire autant pour les chiffres ci-dessus mentionnés.

FILTRATION DANS LES YEUX D'ANIMAUX SYMPATHECTOMISÉS (Lapins). — On a fait l'expérience vingt-quatre heures après l'ablation du ganglion cervical supérieur quand le doigt pouvait déjà percevoir une différence de tension entre les deux yeux. La diminution de tension dans l'oeil du côté opéré, a toujours été constante.

TABLEAU I

LAPIN (OEIL NORMAL)

HEURE H. M.	BULLE D'AIR		MESURE de la pression.	OBSERVATIONS
	position.	Déplacement dans 1 minute.		
			millimètres.	
10,4	236		25	Le manomètre mar-
10,5	252	16		que 23 millimètres de
10,6	256	4		pression endoculaire.
10,7	259 1/2	3 1/2		
10,8	261 1/2	2		
10,9	263	1 1/2		
10,10	265	2		
10,11	267	2		
10,12	267 1/2	1/2		
10,13	268 1/2	1		
10,14	274 1/2	6		
10,15	278	3 1/2		Moyenne 2.5.
10,25	158		50	La bulle d'air est con-
10,26	191	33		duite à 158.
10,27	195	4		
10,28	199	4		
10,29	207	8		
10,30	211	4		
10,31	214 1/2	3 1/2		
10,32	219 1/2	5		
10,33	223 1/2	4		
10,34	229	5 1/2		
10,35	233	4		
10,36	238	5		Moyenne 4.7
10,37	277	39	75	
10,38	281	4		
10,39	287	6		
10,40	293	6		
10,41	300	7		
10,42	306 1/2	6 1/2		
10,43	314	7 1/2		
10,44	320	6		
10,45	327	7		
10,46	332	5		Moyenne 6.1
10,47	338	6		

Dans ce tableau, comme dans les suivants, on n'a pas tenu compte dans les calculs de la moyenne du chiffre élevé de filtration qui arrive toujours quand on commence l'expérience ou qu'on augmente la pression.

Les résultats de la filtration dans les yeux des lapins se trouvent dans la tableau II, d'après lequel on voit clairement que, du côté sympathectomisé, une pression de 20 millimètres ne fait pas passer quoi que ce soit de liquide de l'appareil dans l'œil ; avec une pression de 25 millimètres le passage est de 3 millimètres cubes par minute. Dans l'œil opposé normal la valeur de filtration était en moyenne de 1ᵐᵐ,8 par minute. La tension endoculaire de **22** milli-mètres et demi.

TABLEAU II

LAPIN (COTÉ SYMPATHECTOMISÉ)

HEURES	BULLE D'AIR		MESURE	OBSERVATIONS
H. M.	position.	Déplacement dans 1 minute.	de la pression.	
			millimètres.	
3.46	0	0	20	Le manomètre marque 20 millimètres de tension endoculaire.
3.47	0	0		
3.48	0	0		
3.49	0	0		
3.50	23	23	25	
3.51	26	3		
3.52	29	3		
3.53	33	4		
3.54	36	3		
3.55	39 1/2	3 1/2		
3.56	42	2 1/2		
3.57	45	3		
3.58	47 1/2	2 1/2		
3.59	50	2 1/2		
3.60	53 1/2	3 1/2		
4	56	2 1/2		
4.1	60	4		
4.2	62	2		
4.3	64 1/2	2 1/2		
4.4	68	3 1/2		Moyenne 3

FILTRATION DANS LES YEUX D'ANIMAUX OPÉRÉS PAR LA SECTION DU TRIJUMEAU. — Chez les lapins, la section du trijumeau se fait par la méthode sous-cutanée de CL. BERNARD.

Les effets généraux de la section du trijumeau ont été, pour l'œil, l'insensibilité de la cornée, le myosis, la diminution de tension et le début de la kératite neuro-paralytique.

Les expériences sur les animaux ont été faites en moyenne deux jours après l'opération. Le manomètre de l'appareil de LEBER a toujours marqué dans l'œil, du côté opéré, une tension qui varie entre 17 et 19. Les résultats d'une des expériences instituées sur le côté lésé se trouvent marqués dans le tableau III; dans laquelle on voit s'arrêter la filtration sous une pression de 18 millimètres; avec une pression de **25** millimètres la filtration est de 7ᵐᵐ,1 par minute.

Dans l'œil opposé la valeur de filtration était en moyenne de 2ᵐᵐ,9 par minute. La tension endoculaire de **21** millimètres.

Voici les faits tels qu'ils se présentent à notre observation.: Quelle est maintenan l'interprétation que nous devons donner à ces faits ? Pour pouvoir établir quelles sont les modifications que nous avons notées, et de quelle nature elles sont, il faut examiner séparément les phénomènes qui se présentent quand on élimine les influences vaso-constrictives (section du sympathique) quand on élimine les influences vaso-dilatatrices (section du trijumeau) et les étudier séparément,

TABLEAU III

LAPIN (COTÉ DE LA LÉSION DE LA Ve PAIRE)

HEURES H. M.	BULLE D'AIR		MESURE de la pression.	OBSERVATIONS
	position.	Déplacement dans 1 minute.		
14,59	0	0	millimètres. 18	Le manomètre marque 18.
15,00	0	0		
15,1	0	0		
15,2	0	0		
15,3	15	15	25	
15,4	22	7		
15,5	29	7		
15,6	37	8		
15,7	43 1/2	7 1/2		
15,8	50	6 1/2		
15,9	56 1/4	6 1/2		
15,10	63 1/2	7		
15,11	70	6 1/2		
15,12	76 1/2	6 1/2		
15,13	83	7		
15,14	91	8		
15,15	98	7		
15,16	105 1/2	7 1/2		
15,17	113	7 1/2		Moyenne 7,1

L'extirpation du ganglion cervical supérieur, produit dans l'œil une diminution de tension, et un plus grand débit de liquide de l'appareil, débit qui est en moyenne de 3 millimètres cubes par minute chez le lapin (voir tableau II), c'est-à-dire qu'on a, étant donné le débit de l'œil normal, une augmentation équivalente à presque deux fois la quantité normale de filtration.

Ces deux faits, considérés ensemble, font penser, ou bien à une diminution de la sécrétion, ou bien à une augmentation de l'élimination de l'humeur aqueuse ; la seconde supposition doit être éliminée au premier abord, parce que ces deux fonctions de sécrétion et d'élimination sont équivalentes : en effet, dans les yeux sympathectomisés dont la pression endo-oculaire est de 20 millimètres, chiffre qui indique une diminution de la sécrétion, il résulte qu'il ne se fait pas d'élimination. Le tableau II peut nous en fournir la preuve ; ici la tension endo-oculaire dans l'œil du côté lésé, apparaît diminuée ; or, le liquide injecté dans la chambre antérieure avec une pression égale à celle endo-oculaire, ne filtre pas à travers l'appareil dans la chambre antérieure ; de façon que l'on doit conclure aussi que, le liquide contenu dans la chambre antérieure et qui exerce la même pression que le liquide contenu dans l'appareil ne sortait pas de la chambre antérieure ou au moins que le chiffre de filtration était tout à fait insignifiant. Par conséquent, il est évident, que, dans les yeux sympathectomisés hypotoniques, 1° la sécrétion et l'élimination sont diminuées ; 2° ces deux fonctions suivent tout à fait la même allure. Cela admis, on peut admettre que dans l'œil hypotonique, par suite de la sympathectomie, quand on porte la pression dans l'appareil à 25 millimètres, l'unité plus grande de débit par rapport à l'œil normal va remplacer d'une certaine façon la quantité de sécrétion qui manque.

La section du trijumeau, en thèse générale, a produit des effets identiques à ceux de la section du sympathique cervical chez les lapins : hypotonie, diminution de sécrétion, équilibre de sécrétion et d'excrétion, un débit plus grand du liquide ; des effets analogues doivent logiquement suivre des conclusions également analogues. Nous devons pourtant observer que chez le lapin, les anormalités de filtration sont plus sensibles dans la section du trijumeau que dans les lésions du sympathique.

Donc, par suite de la lésion des troncs nerveux qui exercent une influence vasculaire, le taux normal du contenu lymphatique diminue dans l'œil, et cela par une diminution de sécrétion. L'œil devient hypotone parce que l'élimination s'accomplit même quand la sécrétion et, par conséquent la vis à tergo, diminue. Mais, quand celle-ci est arrivée à un certain degré de diminution, elle arrête la sortie des liquides lymphatiques de l'œil, en maintenant l'élimination à un taux constant ; ou, puisque la sécrétion produit la vis à tergo, il s'établit un rapport direct entre la sécrétion et l'excrétion du liquide lymphatique endo-oculaire.

Un tel rapport nous explique, comment la réduction de la sécrétion de l'humeur aqueuse qui se produit dans le cas de lésion de la Vᵉ paire conduit la tension à être beaucoup plus basse que dans les lésions du sympathique cervical.

Nous pouvons donc affirmer que la section d'un nerf ayant une action vasculaire dans l'œil, que par cette section on élimine des influences vaso-constrictives ou vaso-dilatatrices, donne comme résultat constant un abaissement de la tension oculaire, abaissement qui est dû, comme nous l'avons déjà dit, à une diminution de sécrétion, et peut-être, en minime partie, à l'augmentation de perméabilité des voies d'élimination. L'augmentation de la perméabilité des voies de filtration, si ce fait existait, peut logiquement s'expliquer en admettant que la paralysie, de la même façon qu'elle déprime la sécrétion vasculaire, peut rendre anormal l'état des voies excrétoires. Récemment DE BONO et FUSCO, en confirmant mes observations précédentes, ont trouvé la lumière de la gaine péri-vasculaire dilatée, après la section du nerf sympathique cervical ; ils ont aussi trouvé un agrandissement des espaces lymphatiques, spécialement de l'espace supra-choroïdien ; dans ces espaces ils ont vu s'accumuler une plus grande quantité d'encre de Chine que dans l'œil normal qui servait pour contrôler.

FILTRATION ET PHÉNOMÈNES DE FLUORESCENCE DANS LES YEUX IRIDECTOMISÉS. — Dans les yeux iridectomisés, ainsi qu'il résulte des expériences de mon élève TORNABENE, le débit du liquide injecté dans la chambre antérieure, est plus abondant que dans l'œil normal. Chez plusieurs lapins où on avait fait d'un côté depuis deux mois une large iridectomie avec section sclérale et cornéale, (voir tableau IV). On a constaté que dans l'œil normal la filtration se maintenait toujours plus basse que dans les yeux où on avait fait l'iridectomie ; la tension endo-oculaire constatée par un manomètre de l'appareil était aussi diminuée du côté iridectomisé.

A l'examen de ces cas on trouvait que la filtration était beaucoup plus grande dans les yeux iridectomisés avec section sclérale.

TABLEAU IV

(ŒIL DE LAPIN)

N°	EXPÉRIENCES	TENSION	MOYENNE de filtration	MESURE de la pression.
1	Œil normal.	$T = 21^{mm}$	2.5	25^{mm}
	Œil iridectomisé avec incision sclérale	$T = 16^{mm}$	4.7	
2	Œil normal.	$T = 23^{mm}$	4.8	
	Œil iridectomisé avec incision sclérale	$T = 14^{mm}$	7.3	
3	Œil normal.	$T = 21^{mm}$	5.7	
	Œil iridectomisé avec incision sclérale	$T = 18^{mm}$	6.3	
4	Œil normal.	$T = 22^{mm}$	3.8	
	Œil iridectomisé avec incision cornéenne	$T = 19^{mm}$	4	

Dans les yeux iridectomisés avec incison sclérale, quatre mois même après l'opération, le passage de la fluorescéine se fait plus vite et en plus grande quantité que dans l'œil opposé normal. La fluorescence se comporte comme dans la normale produisant parmi les premiers phénomènes la ligne d'Ehrlich.

Dans l'œil iridectomisé avec incision cornéenne, le passage de la fluorescéine se fait aussi plus vite que dans l'œil opposé mais la différence semble moindre que dans le cas de l'iridectomie sclérale. On observe aussi la ligne d'Ehrlich dans le cas d'iridectomie cornéenne.

Lois générales qui règlent la croissance et l'état trophique de l'œil. Effets de l'altération de ces lois. — Chaque tissu, ainsi que chaque cellule, se nourrit en s'appropriant les substances des sucs nutritifs qui lui conviennent ; la cellule naît, arrive à sa maturité et meurt selon des lois propres à elle-même : cette propriété s'appelle trophisme de l'élément cellulaire. Selon Samuel, l'activité cellulaire subit dans le monde animal hautement organisé, une impulsion spéciale par la continuelle influence des nerfs spéciaux (soi-disant nerfs trophiques) ; grâce à cette influence les éléments cellulaires se nourrissent, augmentent de volume, se multiplient.

L'influence des nerfs sur la nutrition des tissus est un fait indéniable et, dans l'œil, le nerf sympathique cervical et le nerf trijumeau ont une action évidente sur l'état trophique des éléments cellulaires locaux. La démonstration de cet énoncé ressort clairement des expériences suivantes :

La section du sympathique cervical produit, chez les animaux opérés à la naissance, comme j'ai eu l'occasion de le confirmer (cochons d'Inde et chiens), un certain arrêt du développement de l'œil. Quelques mois après cette lésion l'ouverture palpébrale est plus petite, on peut trouver le nerf optique plus mince : la bandelette et le tubercule quadrijumeau antérieur (Vulpian et Cl. Bernard) sont aussi moins développés.

Une diminution de la moitié correspondante du cerveau et l'atrophie de la face correspondante (Brown-Séquard) peuvent avoir lieu.

Dans une expérience (chien) j'ai trouvé le bulbe oculaire, du côté opéré, diminué de presque un millimètre dans ses diamètres en comparaison de l'œil du côté non opéré ; la cornée était moins grande et elle était aplatie. Chez les cochons d'Inde aussi l'arrêt du développement dans quelques expériences ressort bien évident, l'œil peut atteindre même un sixième en moins du poids de l'œil sain. La cornée s'aplatit et la capacité sclérale en est moindre. Chez les chiens qu'on opère à leur naissance, on peut observer l'alopécie de la face, la dystrophie des os du crâne, le développement vicié des dents. Chez les lapins l'arrêt de développement de l'œil est peu évident ou ne survient pas et Hertel, qui a fait ses expériences sur ces animaux, ne l'a pas constaté, bien qu'il eût noté une légère usure du rebord orbitaire, et l'atrophie du paquet graisseux rétro-bulbaire.

Toutes ces circonstances se manifestent plus évidemment, comme l'avaient observé Cl. Bernard et Charcot, si l'animal a été maintenu avec une nourriture peu abondante ; pour une raison individuelle encore obscure, les résultats ne sont pas les mêmes chez tous les animaux, tantôt ils manquent, et surtout on observe tantôt les uns et tantôt les autres (Beyne).

Chez les animaux adultes, la section du sympathique cervical produit, dans les premiers jours, la rougeur de la conjonctive et une sécrétion catarrhale. Chez les animaux débilités par de longues maladies, par le jeûne et les mauvaises conditions hygiéniques, le catarrhe conjonctival persiste et la phlogose peut même s'étendre à la cornée (Cl. Bernard). Quelques heures après l'arrachement du ganglion cervical supérieur, la tension oculaire diminue (Wegner, Nerschüler, Angelucci) et la composition chimique de l'humeur aqueuse s'altère. La lésion de la Ve paire produit aussi dans la composition quantitative et qualitative de l'humeur aqueuse des troubles graves.

Les conséquences varient selon que l'on a mis hors de cause l'influence vaso-constrictive ou l'influence vaso-dilatatrice. Dans le premier cas on peut avoir arrêt de développement et dystrophie; la section des vaso-dilatateurs devient nuisible pour les tissus de l'œil au point de produire l'ophtalmie neuro-paralytique. En rapport étroit avec les dites circonstances, j'ai vu, chez les lapins infectés par des injections sous-cutanées d'une culture de pyogènes, les blessures de la cornée s'infecter plus rapidement et les conséquences en être plus fâcheuses du côté où on avait extirpé le ganglion cervical supérieur ou sectionné la V⁵ paire.

Puisque l'arrêt du développement de l'œil et les dystrophies que nous avons exposés tout à l'heure, sont dus à une altération des lois de la nutrition, il est nécessaire de connaître le mécanisme qui lie la nutrition des tissus oculaires à l'intégrité des nerfs de la Vᵉ paire et du sympathique cervical.

Les théories émises jusqu'à nos jours pour l'explication de ces faits sont au nombre de deux :

1° Le système nerveux agirait sur la nutrition des différentes parties au moyen de fibres spéciales, chargées de régler la nutrition des éléments, et qui pour cela furent appelées fibres trophiques (SAMUEL).

2° Les nerfs règleraient la nutrition et l'état physiologique de l'élément en présidant à l'afflux du matériel nutritif par l'agrandissement ou le rétrécissement des petits vaisseaux, au moyen des fibres vasomotrices (VULPIAN).

On a cru pouvoir démontrer l'existence de ces nerfs trophiques, soit par la section, soit par l'irritation des nerfs, et les expériences faites dans ce but ont été portées spécialement sur la Vᵉ paire, la Xᵉ et le sciatique. Les conséquences en sont graves : kératites neuro-paralytiques, atrophie musculaire, inflammation de la peau, du tissu connectif sous-cutané et inter-musculaire, du périoste, abcès, arthrites, caries des os, gangrènes des phalanges. Seulement il est démontré que l'atrophie musculaire étant sous la dépendance du défaut de fonctionnement, elle intéresse seulement la substance contractile (BIZZOZERO) et qu'on peut obvier aux autres dystrophies en mettant les parties à l'abri de l'irritation extérieure ; de cette façon les phlogoses et la gangrène ne sont pas des conséquences directes de la lésion.

La section et l'irritation de ces nerfs n'arrivent pas à mettre en évidence l'existence des nerfs trophiques (BIZZOZERO). Les anciennes expériences de SAMUEL ne furent pas confirmées par les expériences de O. WEBER, de TOBIAS, et d'autres auteurs. Pourtant ces idées furent partagées par GAULE, d'après lequel, chez le lapin, une irritation faite sur certains ganglions sympathiques et spinaux produiraient presque instantanément des exsudations, des hémorragies et des lésions de continuité dans les fibres de certains muscles. SALVIOLI a fait les mêmes expériences que GAULE, mais les résultats l'ont amené à des interprétations très différentes. Les lésions des muscles se produisent réellement, mais elles sont la conséquence de violentes contractions faites par l'animal. En effet, ces lésions musculaires font défaut quand, tout en produisant l'irritation des ganglions, on laisse la jambe où devrait se produire l'altération, en toute liberté.

Nous allons envisager maintenant la question du côté qui nous intéresse davantage, c'est-à-dire les altérations de la cornée secondaires à la section de la Vᵉ paire.

Aujourd'hui, même les partisans de la théorie des nerfs trophiques, parmi lesquels GAULE, se déclarent opposés à l'affirmation de MAISSNER et de BUTTNER : que les fibres trophiques sont situées dans le faisceau médian et les sensitives dans le faisceau latéral de la Vᵉ, et que les fibres trophiques de l'œil émergent, comme prétend SAMUEL, des cellules du ganglion de GASSER. C'est à GAULE que nous devons une étude très complète des troubles nutritifs que produit la section de la Vᵉ paire sur la cornée, et une hypothèse sur le mécanisme de l'action trophique exercée par ce nerf sur la cornée.

GAULE part de l'idée que la dégénérescence après la section, de la même façon que la nutrition, ou du moins le transport du matériel nutritif nécessaire, se fait d'une manière centripète : de cette façon, pour ce qui est du transport de la nutrition, plutôt que de parler de terminaisons nerveuses dans la cornée, on devrait parler de racines nerveuses, puisque dans l'épithélium il se fait une sécrétion ininterrompue, et une absorption continuelle, le long des voies nerveuses, du matériel sécrété. Évidemment, il existe un courant dans les expansions de la Vᵉ paire qui, de la périphérie, va au centre ; ce courant, d'après GAULE, nécessite un réservoir ; ce réservoir est représenté par les cellules spinales ganglionnaires. Ces cellules prennent le matériel à la périphérie et le conservent. Ce réservoir non seulement influence les parties centrales, mais aussi les parties périphériques ; par conséquent le ganglion exerce une influence sur les matériaux qui circulent dans ces nerfs. La chromatine constitue le matériel nutritif du nerf ; la production et le débit de cette substance existent dans les cellules cornéennes sous l'influence des nerfs ; cette influence assure le matériel nutritif aux éléments, et ce matériel doit être constamment équilibré. Dans les parties où cet équilibre manque trop vite, il y a nécrose ; dans les parties où le matériel nutritif s'accumule, nous observons des proliférations. Nous pouvons observer un trouble de cette sécrétion quand les cellules sont stimulées par une voie externe, mais nous pouvons aussi l'observer quand les mêmes voies nerveuses sont dérangées, par exemple par un trauma. Les altérations de nutrition s'observent, selon GAULE, après la production d'une lésion du ganglion de GASSER ou bien quand la branche ophthalmique a été sectionnée ; si la section arrive derrière le ganglion, comme MAGENDIE l'a mis en relief depuis longtemps, ceci ne s'observe pas. La kératite neuroparalytique est, pour GAULE, d'après ce qu'on a exposé, l'effet d'une altération du courant nutritif qui se fait aux dépens de la cellule épithéliale et de celle du parenchyme cornéen par suite de la section du nerf.

Par des études que j'ai entreprises sur cette question, je suis arrivé à des conclusions tout à fait différentes. En effet, j'ai pu observer que, quand on sectionne un nerf qui a une fonction vasculaire sur l'œil, la paroi des vaisseaux oculaires non seulement se dilate et se rétrécit, mais s'altère de suite ; la fibre musculaire du vaisseau influencé par le nerf lésé, devient parétique, la paroi manquant de tonus, tombe en inertie, et la lumière du vaisseau perd sa courbe régulière et peut-être aussi sa sensibilité démontrée par PAGANO. Si le sympathique cervical, nerf à action vaso-constrictive marquée a été sectionné, facilement on constate, dès les premiers temps de la lésion, outre une dilatation de la lumière du vaisseau, également une dilatation de la gaine lymphatique périvasculaire, faits facilement visibles dans les artères de l'iris. Pendant cette période, si on provoque artificiellement *in loco* un processus phlogistique, les symptômes de réaction paraissent se faire tumultueusement, certainement à cause du trouble nutritif de la paroi vasculaire ; ensuite, si la lésion a eu lieu sur un animal nouveau-né, nous pouvons observer comme effet tardif, un aspect scléreux de la paroi des vaisseaux oculaires accompagné de dystrophies évidentes dans les textures de l'iris. Si la Ve paire, nerf pourvu de fibres vaso-dilatatrices du tractus antérieur et postérieur de l'uvée a été sectionnée, la lumière se réduit, apparaît irrégulière et les altérations de la musculaire et de l'adventice deviennent très manifestes.

Au moyen de la méthode de VULPIAN, j'ai sectionné presque complètement chez des lapins le tronc de la Ve paire à son passage sur le rocher du temporal. J'ai obtenu, dans ce cas, une anesthésie complète de la cornée, mais pas de troubles apparents de la nutrition cornéenne ; j'ai sacrifié ces animaux deux jours après. À l'examen microscopique, j'ai trouvé la cornée d'aspect normal, mais les vaisseaux de l'uvée étudiés dans l'iris présentaient des altérations graves ; leur lumière réduite montre des contours irréguliers, les noyaux de la tunique musculaire se colorent mal, la paroi épaissie et sans contours bien délimités donne l'impression que le vaisseau sans parois propres se confond dans les tissus voisins ; les cellules pigmentées qui s'y trouvent autour en bon nombre, sont situées sur des lignes ondulées irrégulièrement. L'iris apparaît plus mince que normalement, ces cellules sont rétractées, ratatinées ; l'extrémité de l'iris est plus mince et brusquement recourbée à crochet, ce qui rend plus évident le ratatinement de la texture ; les plissements des procès ciliaires paraissent plus minces et fortement réunis. À la face antérieure de l'iris et y adhérant, on observe une substance coagulée sans corpuscules, située par-ci, par-là ; ce qui fait supposer une humeur aqueuse contenant de la fibrine.

Chez les chiens, auxquels on extirpe complètement le ganglion de GASSER, ou qu'on sectionne la première branche, et que l'on sacrifie de douze à vingt-quatre heure après l'opération, on constate des altérations microscopiquement visibles dans la couche épithéliale de la cornée, altérations qui consistent en petites opacités et pertes de substance spécialement sur la ligne des extrémités libres des paupières, que j'avais soin de réunir par des points de suture immédiatement après l'opération.

Au microscope, les cellules épithéliales de la cornée apparaissent plus ou moins tuméfiées, parfois proliférées ou nécrotiques ; souvent elles font défaut par petits espaces, dans toute la couche ou en partie. Dans les endroits où l'épithélium est plus altéré et dans ceux où il manque souvent en partie ou en totalité, la cornée se rétracte et se creuse en forme de cratère avant qu'une ulcération ait lieu dans sa propre substance. Dans l'endroit où a lieu cette rétraction, les lames cornéennes paraissent très minces, comprimées les unes sur les autres, et elles se colorent davantage. L'iris offre des phénomènes d'altérations graves : ses vaisseaux à parois tuméfiées ont une lumière réduite parfois régulièrement. Les tissus de l'iris et des procès ciliaires se montrent ratatinés et presque momifiés, l'iris apparaît plus noirâtre pendant que ses caractères histologiques restent pourtant assez nets. L'ulcère neuroparalytique de la cornée se fait ensuite et progresse, conséquence naturelle des graves troubles nutritifs de l'uvée, lorsque le contact avec les agents extérieurs rend moins résistants les tissus de la cornée. On voit alors les tissus devenir œdémateux et tomber dans des phénomènes de phlogose corpusculaire pendant que la lumière des vaisseaux se dilate.

Ces observations, faites par moi dans la partie la plus essentielle, c'est-à-dire pour ce qui a rapport aux altérations des vaisseaux, ont été déjà pleinement confirmées. Par la section du nerf lacrymal Lodato constata des altérations de la couche musculaire des vaisseaux de la glande lacrymale. Lepinski observa la sclérose des carotides du côté où eut lieu l'extirpation du sympathique. Miuro la sclérose des vaisseaux linguaux après la section du nerf lingual. La littérature clinique contient beaucoup de cas dans lesquels on a trouvé une altération des vaisseaux sanguins provoquée par des névrites.

Il est évident, d'après ce que j'ai exposé, que Gaule est arrivé à une interprétation inexacte sur la cause du trouble nutritif de la cornée, n'ayant pas vu ou ne s'étant pas occupé des altérations vasculaires qui se développent dans l'uvée par suite des lésions de la cinquième paire, et n'ayant pas connu que la section d'un nerf vasculaire produit une diminution et une altération chimique des liquides nutritifs provenant des vaisseaux influencés par les nerfs lésés. Les phénomènes de dystrophie que nous avons examinés, sont dus aux faits qui renforcent la théorie de Vulpian, théorie que je ne puis pas admettre de la manière dont elle a été formulée.

Vulpian soutient qu'un trouble d'innervation et le trouble hydraulique qui en est la conséquence, peuvent produire des altérations des parois vasculaires. Pour ma part il me paraît impossible qu'un simple trouble hydraulique puisse produire ces phénomènes : en effet, chez les animaux auxquels j'ai fait la ligature de la carotide primitive, les vaisseaux de l'iris se montrèrent assez réduits, mais ils ne présentèrent pas d'altérations dans les tissus de leurs parois. Il résulte, au contraire, de ce que je viens d'exposer que la lésion du nerf vasculaire altère, non seulement le calibre vasculaire, mais aussi l'intégrité anatomique et fonctionnelle des éléments constituant la paroi des vaisseaux sanguins. Il s'en suit un pervertissement immédiat de la fonction ; c'est-à-dire que la quantité de la sécrétion diminue, pendant que le taux de l'albumine augmente et l'humeur aqueuse se coagule.

Mais, attendu qu'on ne peut nier que le nerf vasculaire exerce une action sur la paroi et par conséquent sur la sécrétion lymphatique, cette action est-elle la démonstration de l'existence des véritables fibres trophiques ? Avant d'arriver à une conclusion, il me semble nécessaire de discuter certaines considérations de SAMUEL. Il observe que l'absence des nerfs trophiques dans le règne végétal n'est pas une preuve contre l'existence de ce nerf dans les tissus animaux ; la faculté de se *auto-nourrir* est propre aussi au règne animal, mais dans celui-ci elle n'est pas suffisante pour maintenir le processus de nutrition à la hauteur qu'il lui faut pour l'échange continuel des conditions de l'ambiance dans laquelle les animaux doivent vivre. L'arrêt de cette influence trophique nerveuse ne réduit pas à rien la nutrition et par conséquent les conditions de la croissance et de la néoformation, mais l'abaisse. Ensuite, il admet soit des nerfs trophiques centrifuges, soit des nerfs trophiques centripètes qui peuvent provoquer des reflets trophiques. En ce qui regarde le chemin suivi par les fibres trophiques, SAMUEL croit qu'elles accompagnent les nerfs sensitifs. Le point d'origine des nerfs trophiques serait surtout les ganglions spinaux, ainsi que la moelle.

Pour ce qui est de la première conclusion de SAMUEL, rien n'est plus juste. En effet, l'absence de l'influence des nerfs ne détruit pas la nutrition et l'accroissement de l'œil : la section du nerf trijumeau est conciliable avec l'intégrité anatomique de l'organe visuel, seulement il faut avoir recours aux artifices ; c'est-à-dire coudre devant l'œil l'oreille du côté lésé (SNELLEN). En outre, dans les animaux nouveau-nés, l'ablation du ganglion cervical produit seulement un certain arrêt de développement et pas dans tous les cas.

Quant à la seconde opinion de SAMUEL, je ne la partage pas, car je ne crois pas qu'il existe des nerfs spéciaux qui exercent la fonction trophique.

En effet, la physiologie moderne tend à réunir toutes les fonctions d'un degré élevé à un mécanisme unique, mécanisme auquel semble aussi liée, comme nous le verrons plus loin, la fonction visuelle rétinienne et cérébrale. Selon les idées modernes, la vie physiologique d'un élément cellulaire est entièrement égoïste ; l'élément choisit ses matériaux de nutrition et en vit ; mais quand il est uni à d'autres éléments pour concourir à une fonction, alors la vie de l'élément cellulaire devient vie de relation, dans laquelle jouent un rôle important les réflexes nerveux, (exercé par le système de sensibilité et de mouvement), et aussi les changements de métabolisme cellulaire qui varient selon les relations et la structure de l'élément.

Observons par exemple la fonction d'un vaisseau sanguin : il est muni de nerfs, de sensibilité et de mouvement, lesquels nerfs ont des échanges fonctionnels avec les éléments cellulaires de la paroi ; supprimons ces échanges, la vie et le produit de la vie des éléments fonctionnants ne peuvent pas être les mêmes. En effet, les nerfs vasculaires étant lésés, la lymphe qui provient de ces vaisseaux n'a pas la même composition normale et diminue ; de ce pervertissement des fonctions nutritives les parties qui n'ont aucun rapport avec la fonction nerveuse s'en ressentent aussi. En d'autres termes, les nerfs vasculaires exercent un trophisme sur les parois des vaisseaux et sur les parties environnantes, et ce trophisme n'est pas lié à des fibres trophiques spéciales mais à des fibres qui exercent la fonction motrice et sensitive de la paroi.

Dans les glandes l'effet de la section des nerfs est beaucoup plus complexe parce que le défaut d'échanges nerveux s'étend directement non seulement aux vaisseaux, mais aussi au parenchyme. Par la section du nerf lacrymal, on obtient d'abord une augmentation de sécrétion ; puis celle-ci semble cesser entièrement, au moins dans les cas où la sécrétion est produite par un acte réflexe. Si on observe au microscope la glande, on trouve que beaucoup d'éléments épithéliaux ont disparu et que parmi ceux qui restent, la plus grande partie est altérée, tandis que d'autres semblent normaux. Ces derniers faits sont un exemple évident qu'une cellule peut vivre même privée de l'action bienfaisante des excitations nerveuses, et que la fonction est essentiellement liée à ces excitations.

Pendant la fonction l'élément consomme et par conséquent doit introduire du matériel nouveau pour compenser les pertes. Si la fonction cesse, les éléments subissent une altération trophique. En voici une preuve. Si on suture les paupières d'un chien nouveau-né, comme l'a fait LODATO et qu'on tue l'animal sept ou huit mois après sa naissance, on trouve le nerf optique correspondant plus mince et la partie postérieure de l'hémisphère cérébral opposé moins développée.

Mais le défaut des échanges nutritifs, comme il est secondaire aux troubles de la fonction nerveuse, peut aussi avoir lieu quand il existe une cause générale qui les gêne. Dans le choléra des adultes, par la forte diminution de sérosité, on observe des phénomènes de xérosis dans la cornée et dans la conjonctive : dans la cornée on observe aussi une opacité diffuse, justement attribuée au défaut des échanges nutritifs. Dans le choléra des enfants, cette diminution de sérum peut être profuse au point de produire un processus avec aspect clinique et microscopique dans la cornée et dans l'uvée, parfaitement identique à celui qu'on observe dans l'ophthalmie expérimentale par suite de l'ablation du ganglion de GASSER. Il m'est arrivé d'étudier un cas semblable. Dans les kératites susdites, la cause est différente, mais l'effet identique ; dans la lésion de la cinquième paire, le liquide nutritif ne filtre pas suffisamment à travers les parois des vaisseaux, à cause de la paralysie et de l'altération de la paroi vasculaire : dans mon cas de choléra infantile, la filtration des vaisseaux manquait ou elle était réduite à un minimum par défaut du matériel d'échange.

Un défaut modéré des échanges nutritifs produit des phénomènes moins accentués : ceci résulte clairement de l'étude des phénomènes de l'inanition.

L'inanition prolongée produit dans l'organe visuel des altérations que l'on peut relever à l'examen clinique. Le réflexe pupillaire à la lumière est retardé, les papilles des nerfs optiques deviennent blanches, les artères rétiniennes minces, les veines amincies augmentent de calibre à mesure qu'elles s'éloignent de la papille, l'acuité visuelle assez conservée. A l'examen histologique on observe : Iris aminci, anémique avec vaisseaux rétrécis et à parois presque aplaties, endothéliums antérieurs faisant défaut ; cellules cylindriques des procès ciliaires tuméfiées, choroïde anémiée. Les cellules de l'épithélium pigmenté de la rétine sont tuméfiées, leurs prolongements granuleux ; on observe des altérations de dégénérescence dans les spongioblastes, dans beaucoup de cellules ganglionnaires de la rétine, et des phénomènes d'atrophie des nerfs ciliaires (LODATO).

Le poids de l'œil et celui des substances solides et liquides qui le constituent se trouvent peu ou point modifiés (CATTANEO). Dans l'inanition avancée, la quantité des substances protéiques diminue dans l'œil, pendant qu'augmentent les substances inorganiques, et, en général aussi, les hydrocarbonates ; les substances grasses présentent très peu de changements.

L'inanition même très avancée ne modifie pas la production du pourpre, de même elle n'altère pas la fonction et l'excitabilité électrique des fibres dilatatrices de l'iris contenues dans le sympathique cervical. Au contraire, elle diminue la fonction pupillo-constrictive des fibres de l'oculo-moteur commun (CATTANEO) ; ce fait explique le retard du réflexe pupillaire (LODATO). Toutes ces données résultent de recherches expérimentales ; chez l'homme nous savons seulement que les états d'inanition s'accompagnent d'héméralopie, ce que l'on peut expliquer par les altérations que l'on retrouve dans la rétine spécialement dans l'épithélium pigmenté, et que, si d'un côté ils confirment la théorie que le phénomène d'adaptation est dû en grande partie à la fonction de la cellule épithéliale rétinienne, ils laissent penser à la possibilité que le pourpre rétinien n'ait aucune influence sur ce phénomène.

Troubles réflexes de la nutrition oculaire. — MOOREN et RUMPF, après avoir fait une incision de la cornée chez un lapin, ont extrait un morceau de l'iris et l'ont aspergé d'essence de moutarde provoquant immédiatement une intense hypérémie des vaisseaux iridiens ; ils ont en même temps observé une forte anémie dans l'iris de l'œil opposé, anémie qui était suivie d'hypérémie sitôt que l'action irritante était interrompue. En faisant usage de pulvérisation d'éther sulfurique, ils ont observé la même chose après irritation de la cornée.

Avant eux, GRUNHAGEN et JESNER, après avoir cautérisé la cornée et écrasé la branche ophtalmique, ont trouvé de la fibrine, non seulement dans l'humeur aqueuse de l'œil correspondant, mais aussi en plus petite quantité dans l'œil opposé. Plusieurs années après, BACH a repris les mêmes expériences. Il trouva dans la chambre antérieure de l'albumine, de la fibrine et des globules blancs du sang. On a aussi trouvé ces produits dans la chambre postérieure, entre les procès ciliaires et dans la partie antérieure du corps vitré. Quelquefois l'épithélium du procès ciliaire était soulevé en vésicules.

WESSELY n'est pas d'accord avec ces auteurs par rapport aux altérations de l'œil opposé, œil qu'il a toujours trouvé normal. Mon élève TORNABENE s'est consacré dernièrement à la solution de ces questions en employant un moyen simple, mais assez sûr. Il a étudié l'indice de réfraction de l'humeur aqueuse dans les deux yeux, sachant que l'indice augmente lorsque l'humeur aqueuse contient de la fibrine et un taux majeur d'albumine. Voilà quelles sont ses conclusions : toute irritation produite dans un œil y augmente l'indice de réfraction de l'humeur aqueuse. L'indice de réfraction de l'humeur aqueuse dans l'œil opposé ne subit dans ces expériences aucune variation.

Ces faits prouvent au moins que les troubles réflexes ne sont pas constants.

Évidemment, même dans le cas ci-dessus, l'augmentation de l'albumine dans l'humeur aqueuse est secondaire aux altérations fonctionnelles produites par le traumatisme sur les tissus.

Tension oculaire; causes qui l'influencent. — Si la sécrétion des liquides endo-oculaires était constamment proportionnelle aux différences existant entre la pression endo-oculaire et la pression sanguine, il résulterait dans le vrai sens physiologique que la vis à tergo représente la tension oculaire. Mais dans sa signification clinique la tension oculaire est la résistance de l'œil à la pression, et dans ce cas elle résulte du rapport qui existe entre le volume du contenu et celui du contenant. L'enveloppe scléro-cornéenne étant à peu près rigide, la pression oculaire dépendra du volume du contenu : membrane, vitréum, cristallin, humeur aqueuse, sang et lymphe. La tension normale de l'œil équivaut en moyenne à 25 millimètres de mercure.

Dans l'état physiologique il doit exister entre la pression du sang et celle des liquides endo-oculaires, une espèce d'équilibre ; et on croit que, avec la pression du sang augmente la production des liquides endo-oculaires, si la pression sanguine diminue, la production des liquides oculaires décroît. La pression endo-oculaire, en obéissant à une loi réflexe, oppose une pression égale aux pressions sanguines, empêchant ainsi, soit la difformité que pourrait produire une pression sanguine exagérée, soit les ischémies qu'une pression sanguine trop faible produirait inévitablement si l'œil maintenait une pression constante (NICATI). Selon cette théorie, on établit ainsi un équilibre presque parfait. Cet équilibre est lié à plusieurs faits parmi lesquels les principaux sont : 1° L'état de la circulation générale; 2° l'agent nerveux qui influe sur la circulation sanguine locale. L'augmentation comme la diminution de la tension oculaire seront donc sous la dépendance de l'état anormal de ces facteurs.

La circulation sanguine de l'œil étant intimement liée à la circulation générale, les altérations de celle-là se répercutent sur la circulation oculaire et sur les faits qui s'y relient. Les recherches expérimentales le confirment; ADAMUCK trouva diminuée de 6-8 millimètres la tension endo-oculaire après la ligature de la carotide; GOLOVIN de 2-5 mm. après la compression ; LEBER constata les mêmes faits après avoir provoqué *l'anémie traumatique profonde*, faits qui se manifestent aussi par l'excitation du nerf pneumogastrique et du nerf dépresseur de CYON, ainsi que par l'action de l'opium et de la digitaline qui abaisse la tension sanguine. La ligature de l'aorte ascendante, de la jugulaire et des veines vortiqueuses produit au contraire une augmentation de tension (WECKER, ADAMUCK, LEBER et SCHÖLER).

Les irritations, les sections de la moelle, d'où proviennent les vaso-moteurs abdominaux, et la compression de l'aorte abdominale, peuvent, selon d'anciennes expériences, élever aussi la pression endo-oculaire.

Comme le lien de la tension endo oculaire avec l'état général de la circulation sanguine est certain, même étant mis en évidence par des moyens rudimentaires, on en peut dire autant dans les cas où entre en jeu, comme modérateur de la circulation sanguine locale, l'agent nerveux. Naturellement, les nerfs qui ont attiré notre attention comme des modificateurs probables de la tension endo-oculaire sont le sympathique cervical et le trijumeau. On a cherché à démontrer l'influence de ces nerfs sur la tension endo-oculaire expérimentalement, en produisant des phénomènes irritatifs (excitation faradique) et en produisant des phénomènes déprimants (section des troncs nerveux).

C'est maintenant le moment le mieux choisi pour exposer l'influence qu'exercent ces troncs contenant des fibres vaso-motrices sympathiques sur les vaisseaux de différentes parties de l'œil.

Morat et Doyon ont vu, qu'en excitant, soit le sympathique, soit le trijumeau, on a comme effet univoque chez le chat et chez le chien, l'augmentation de la circulation dans la rétine. Chez le lapin, la section du sympathique cervical provoque une dilatation paralytique dans les artères qui émergent de la papille; quand on excite ces nerfs, les vaisseaux rétiniens se rétrécissent et diminuent de la moitié de leur calibre; quand on asphyxie l'animal ces vaisseaux se dilatent d'une façon très visible. Le fait que le sympathique cervical du lapin contient des nerfs constricteurs des vaisseaux de la rétine, pendant que celui des chiens et des chats contient des nerfs qui produisent des effets vaso-dilatateurs pour ces mêmes vaisseaux, ne fait pas supposer que des fibres antagonistes entre elles existent dans le sympathique cervical, en s'excluant réciproquement, mais plutôt que chez une espèce d'animaux prédominent les fibres qui provoquent des effets dilatateurs dans le sympathique cervical et chez l'autre les fibres d'effets constricteurs. Cette supposition de l'existence simultanée de deux ordres d'éléments vaso-moteurs dans le sympathique comme il semble être de même pour les autres nerfs qui contiennent des fibres d'action vasculaires, s'appuie sur bien d'autres considérations : par exemple la dilatation produite dans les vaisseaux de la rétine du lapin par l'excitation due à l'asphyxie après la section du sympathique, démontre qu'outre le sympathique, il existe d'autre voies nerveuses pour ladite dilatation.

On observe des effets vaso-moteurs inverses par rapport peut-être à ces faits, si au lieu d'exciter le cordon cervical, on excite la chaîne sympathique thoracique. Dans le premier cas on a l'activité des muscles vasculaires, c'est-à-dire la constriction des vaisseaux, tandis que l'excitation de la partie thoracique supérieure produit la vaso-dilatation, c'est-à-dire l'inhibition de ces mêmes muscles.

Chez le chien et chez le chat, des nerfs vasculaires destinés à la rétine arrivent à cette membrane par le trijumeau; en effet, si on sectionne la V° paire chez un chien, et qu'on excite le sympathique cervical du même côté, on n'observe pas la vaso-dilatation, mais celle-ci a lieu si l'on excite le sympathique cervical du côté opposé; en somme les nerfs vasculaires de l'œil paraissent être contenus dans le trijumeau et dans le sympathique cervical thoracique. Par rapport aux vaisseaux du fond de l'œil, le sympathique réunit les deux fonctions de provoquer des effets constricteurs et des effets dilatateurs. Mais dans la partie antérieure de l'uvée, il envoie seul, ou bien en plus grande partie, des fibres qui provoquent seulement des effets constrictifs. Les fibres vasculaires contenues dans le trijumeau paraissent être exclusivement destinées à la dilatation des vaisseaux du tractus uvéal antérieur et postérieur.

C'est un fait soutenu par plusieurs auteurs, que l'excitation en masse de l'un ou de l'autre tronc nerveux qui donne des fibres d'action vasculaire à l'œil produit de l'hypertension; la section, au contraire, produit de l'hypotension oculaire.

Bien que ce soit l'opinion générale que l'excitation du nerf sympathique cervical produit l'hypertension oculaire, la cause en est pourtant différemment conçue. ADAMÜK croit que l'augmentation de tension est, dans ce cas, de courte durée, et due à une contraction passagère des vaisseaux de la tête, faits qui augmentent la tension dans le réseau carotidien, mais on observe de suite la compensation dans le fait du rétrécissement des artères endo-oculaires. D'après le même auteur, il n'existe pas d'expériences qui permettent de croire à l'existence des fibres nerveuses produisant des phénomènes de sécrétion intra-oculaire : ces fibres ne produisent que des effets vaso-moteurs.

HIPPEL et GRÜNHAGEN, tout en estimant que les nerfs vaso-constricteurs de l'œil jouent le rôle de rendre moins appréciable les fortes augmentations de tension sanguine, déterminées par des causes extra-oculaires, constatent que l'excitation du sympathique cervical chez les chiens et chez les chats, produit une augmentation de tension oculaire. Les auteurs expliquent cet effet contradictoire, en admettant une contraction des fibres lisses de l'orbite, qui comprimeraient les bulbes oculaires et resserreraient les veines de l'œil, d'où une action hypertonisante même en présence de la vaso-constriction intra oculaire. WEGNER et plusieurs auteurs ont aussi constaté que l'excitation du sympathique cervical chez le lapin produit une hypertonie.

Un fait que chacun peut contrôler c'est que l'excitation du cordon sympathique cervical produit de l'hypertension : ce phénomène ne peut pourtant être d'abord mis en rapport avec l'état du calibre vasculaire au moment de l'excitation, car si l'on excite comme je l'ai fait, sur les chiens et sur les lapins, les filets carotidiens qui émergent du ganglion cervical supérieur, ce qui fait que l'œil et l'oreille s'anémient, on n'observe pas d'augmentation de tension endo oculaire, mais celle-ci se produit au contraire quand on excite le filet moteur qui va au ganglion de GASSER, et par une telle excitation on obtient la dilatation pupillaire, l'exophtalmie, l'ouverture des paupières et aussi la contraction des fibres lisses de l'orbite. Donc, l'augmentation de la tension endo oculaire dans ce cas n'a rien à faire avec le rôle des fibres vaso-constrictives existant dans le sympathique cervical. Après cette constatation on pourrait conclure que l'augmentation de tension ne peut être, dans aucun cas, sous la dépendance des fibres vasculaires du sympathique cervical, mais je m'abstiens d'une déduction tellement précise parce que je ne crois pas que l'excitation électrique d'un tronc nerveux vaso-moteur, surtout après la lésion qu'il faut produire dans une expérience semblable, puisse nous donner entièrement le secret d'une loi de physiologie.

Aussi n'y a-t-il aucune donnée pour admettre que l'augmentation de tension qui suit l'excitation des filets moteurs soit due à l'influence du sympathique sur l'accommodation et à la dilatation de la pupille.

La preuve que le phénomène de l'hypertension peut être la conséquence des effets nerveux vaso-dilatateurs, a été expérimentalement fournie par HIPPEL et GRÜNHAGEN.

Ces deux auteurs affirment avoir observé que l'excitation des nerfs qui produisent des effets vaso-dilatateurs dans les vaisseaux oculaires, peut élever la tension endo-oculaire ; en effet, l'irritation des racines du trijumeau, selon eux, a produit avec la vaso-dilatation, l'augmentation de tension. Mais ces expériences sont peu probantes vu la difficulté de l'expérience, les lésions qu'il faut provoquer et l'irradiation de l'excitation.

Comme conclusion, il n'existe pas de preuves expérimentales, nous permettant d'admettre que de simples phénomènes locaux de vaso-constriction ou vaso-dilatation active en augmentant la pression endovasale, augmentent la sécrétion de l'humeur aqueuse et par conséquent la tension endoculaire. Cette absence de preuves est un fait logique, puisque la pression endovasale est dans le cas d'exercer un pouvoir réflexe sur les nerfs vasculaires (nerf de CYON), mais les sécrétions vasculaires ne sont pas du tout exclusivement produites, comme il est prouvé pour la sécrétion rénale, par un simple effet mécanique.

C'est probablement pour cela que je n'ai pas obtenu de résultats en expérimentant avec une solution d'adrénaline injectée soit dans les veines, soit sous la conjonctive. Les vaisseaux oculaires se rétrécissaient, la tension endovasale croissait en conséquence, mais le manomètre placé dans la chambre antérieure n'a jamais marqué aucune augmentation de tension.

La section du sympathique du cou, comme celle du trijumeau, produit la diminution de la tension oculaire (PETIT, DONDERS, WAGNER, ADAMUK, HIPPEL, GRÜNHAGEN, ANGELUCCI, NEUSCHÜLER). Après ce que j'ai dit sur les altérations des parois vasculaires et de la sécrétion lymphatique de l'œil après la section des deux nerfs en question, il semble qu'il faille mettre un terme à la théorie erronée qui reliait l'explication de ce phénomène à l'ampleur de la lumière du vaisseau. J'ai trouvé déjà dans les premiers moments de l'expérience les parois vasculaires altérées, plus visiblement dans la forme et dans la grandeur de la lumière que dans les changements protoplasmatiques ; mais quand même on n'aurait trouvé aucune trace d'anormalité dans la paroi, les expériences de filtration de la chambre antérieure avec l'appareil de LEBER et la différente composition chimique de l'humeur aqueuse, auraient suffi à elles seules à démontrer que l'exclusion d'une influence nerveuse vasculaire est plus que suffisante pour altérer d'une manière plus ou moins grande la finalité fonctionnelle de la paroi vasculaire, c'est-à-dire la filtration du plasma à travers les parois.

Il me semble maintenant en avoir fini avec ce que j'ai dit sur le désaccord existant jusqu'à présent sur l'action hyper ou hypotonisante des deux ordres d'effets vaso-moteurs provoqués par des fibres vasculaires contenues dans les nerfs oculaires, en observant que, dans l'excitation électrique du sympathique, l'augmentation de tension n'est pas due, au moins pour un degré inappréciable à l'action des fibres vasoconstrictives, et que, si l'on exclue l'action d'un nerf vasculaire, aussi bien vaso-constricteur que produisent des effets vaso-dilatateurs, on observe la diminution de la sécrétion vasculaire, due à la paralysie, aussi bien avec le vaisseau dilaté qu'avec le vaisseau rétréci.

Ce dernier fait, qui met ainsi en évidence la grande action qu'exerce le système nerveux sur la sécrétion de la lymphe endo-oculaire, détruit complètement la supposition que la section des fibres vaso-motrices accélère les échanges vasculaires. En effet, des substances fluorescentes qu'on injecte à des animaux, après la section du sympathique et du trijumeau (SCHÖLER, URTHOFF, NICATI, apparaissent plus vite dans l'œil du côté correspondant à la lésion nerveuse ; on en a déduit que la section aussi bien du sympathique que du trijumeau, active la sécrétion de l'humeur aqueuse. J'ai confirmé aussi la diffusion plus rapide de la fluorescéine dans l'œil correspondant à la section, fait qui, selon mon expérience, arrive seulement dans les premiers jours après l'opération, mais ce fait, pour moi, veut seulement dire que la fluorescéine très diffusible, n'étant pas retenue par des parois normales, se diffuse seule, sans être entraînée hors des vaisseaux par une sécrétion croissante. En effet l'hypotension et le résultat des injections dans la chambre antérieure avec l'appareil de LEBER et les expériences de LUDWIG prouvent d'une manière indiscutable que la section d'un nerf vasculaire a pour effet une diminution de sécrétion lymphatique dans le district vasculaire qui en dépend.

Puisque l'excitation faradique du sympathique cervical augmente le taux de l'albumine dans l'humeur aqueuse, ainsi que la section de ce nerf et de la Ve, il est facile de constater que l'augmentation du taux de l'albumine dans l'humeur aqueuse n'est pas un facteur de l'hypertension. Il ne faut pas oublier que l'albumine augmente par les instillations de l'ésérine et de la pilocarpine et diminue en instillant l'atropine.

J'ai pu mettre en évidence, chez des individus buphtalmiques, des troubles considérables dans le mécanisme vasculaire et, comme conséquence, des états de vaso-dilatation qui facilitent l'augmentation de tension qui caractérise la maladie et, en outre, un degré élevé d'émotivité et de tachycardie. Dans les accès glaucomateux, après avoir arraché le nerf nasal externe, j'ai vu se faire, outre une immédiate vaso-constriction de l'œil correspondant au côté opéré, une diminution de tension, l'arrêt de la douleur et le rétrécissement de la pupille. Le mécanisme de ce résultat thérapeutique est évident ; la lésion faisait arrêter temporairement l'irritabilité du trijumeau, d'où la cessation de la douleur et de l'hyperémie, la tension revenait à la normale et pour une longue période. Si les accès se répétaient, on avait, comme phénomène constant, la douleur avant l'augmentation de la tension, douleur qui mettait en évidence le lien manifeste reliant une hyperémie active et les phénomènes qui suivaient aux douleurs névralgiques ; du reste l'érythromélalgie en est un exemple évident.

Dernièrement Lodato a réussi à provoquer des phénomènes prolongés d'excitation du sympathique cervical en introduisant un très mince fil de soie dans le ganglion cervical supérieur.

Parmi ces phénomènes on observe l'hypertension oculaire ; quand elle avait lieu, cette hypertension se maintenait pendant plusieurs jours et même dans certains cas pendant quelques mois. Il est à remarquer que l'hypertension se montrait indépendante des phénomènes de constriction et de dilatation vasculaire. En effet, la tension était augmentée soit qu'il existât dans l'œil de la dilatation ou de la constriction vasculaire. La tension se montrait aussi indépendante des phénomènes pupillaires ; on l'observait que le trou pupillaire fût dilaté ou rétréci.

A l'examen histologique des yeux de ces animaux, Lodato a trouvé de nombreuses altérations, principalement dans les segments antérieurs. Ces altérations peuvent se résumer ainsi : œdème de la substance propre de la cornée, spécialement dans ses parties superficielles, chute partielle de l'endothélium de la membrane Descemet, présence de coagulation amorphe (albumineuse), et de nombreuses granulations et masses pigmentaires dans la chambre antérieure et adhérentes à la membrane de Descemet et non à l'endothélium ; légères infiltrations parvicellulaires au voisinage de l'angle de l'iris, sur la membrane de Descemet et dans le réticulum scléro-cornéen. L'épithélium postérieur de l'iris est gonflé ; les granulations pigmentaires sont déplacées à la périphérie avec leur noyau quelquefois disparu ; quelques cellules sont transformées en vésicules claires. Des altérations analogues sont présentées par l'épithélium cylindrique des procès ciliaires. Les cellules sont gonflées et souvent présentent une vacuolisation du protoplasme. En quelques cas graves on observe des points hémorragiques dans la chambre antérieure, dans l'iris, dans les parois ciliaires et dans l'espace supra-choroïdal. Le segment postérieur du bulbe ne présente pas d'altérations dignes d'être relevées.

De tout ce que nous avons exposé dans ce chapitre résulte avec certitude simplement le fait que la section des nerfs a pour résultat une hypotension. Cela n'empêche pourtant pas la possibilité que les échanges nerveux qui évidemment concourent à la sécrétion de l'humeur aqueuse ne puissent en certains cas en augmenter la production ; de même un état donné du sang et une demande de la part des tissus de l'œil peuvent aussi en augmenter la production.

Il reste toutefois possible que dans ces cas, au premier abord, la tension endoculaire n'augmente pas, parce qu'il s'accomplit immédiatement ou presque immédiatement une compensation dans l'élimination, surtout si les tissus destinés à l'élimination de la lymphe endoculaire sont en parfait état physiologique. L'augmentation de la tension endoculaire peut devenir un état durable mais alors c'est un phénomène clinique. De là on peut déduire que les effets produisant l'accroissement persistant de la tension ne doivent pas se rechercher dans les mécanismes physiologiques ordinaires, mais bien dans les incidents qui les font dévier de la normale. Une fois que ces phénomènes se sont établis, il faut tenir compte aussi des tissus sujets à ces déviations de l'état normal.

De ces faits résulte une déduction clinique importante : étant donné que les tissus de l'œil et surtout ceux de l'angle iridien sont très sensibles au changement de la sécrétion de l'humeur aqueuse, (dans la section de la V⁰ paire, les premiers signes de prolifération phlogistique s'observent dans lesdits tissus), on peut supposer que l'augmentation pathologique de la tension est produite par plusieurs causes, étant d'un côté produite par l'altération qualitative et quantitative de la sécrétion lymphatique, et de l'autre, étant la conséquence des effets produits par lesdites causes sur les tissus oculaires et sur les voies de l'élimination de l'humeur aqueuse. Cette hypothèse a des bases assez solides dans les lignes générales, mais les détails nous sont tout à fait inconnus.

Pour compléter ce chapitre, il nous reste à exposer les opinions des différents auteurs sur les effets produits sur la tension endo-oculaire par les mouvements iridiens et ceux du corps ciliaire.

L'opinion que la dilatation pupillaire produit une augmentation de tension, et que le rétrécissement produit une diminution (HOLZ et GRASER) n'a trouvé que des contradicteurs, de même que la discussion sur les variations de la tension endo-oculaire pendant l'accommodation, a été la source d'études multiples. HENSEN et WÖLKERS, les premiers qui se sont occupés de la question, n'ont pas constaté l'augmentation de la tension oculaire in toto, car, pendant que, dans l'accommodation, la tension dans la chambre antérieure diminue passagèrement, elle augmente par contre celle du corps vitré. HIPPEL et GRÜNHAGEN n'ont pas pu confirmer l'augmentation de la tension pendant l'accommodation, pas même dans la chambre antérieure.

Hiss admet qu'une légère augmentation de tension est produite par la convergence et non par l'accommodation : en effet, lui, aussi bien que HEINE, ayant provoqué un mouvement d'accommodation chez les mammifères et chez les oiseaux, remarqua en observant un manomètre communiquant avec la chambre antérieure, qu'il ne marquait pas d'augmentation de pression ; il obtint le même résultat négatif en excitant le ganglion ciliaire. Mais, si l'animal n'était pas fortement curarisé, la pression augmentait par les contractions musculaires. Ainsi restent sans appui les conclusions de FIK et GRUBBER qui expliquent l'augmentation de tension, spécialement dans le corps vitré, après excitation du ganglion ciliaire, parce que le fond oculaire pâlit comme quand on y exerce une pression.

Ce dernier fait est aussi nié par HISS et HEINE, qui repoussent également les conclusions de HOLZ et GRASER, c'est-à-dire que l'action de la pupille peut provoquer des changements de tension, faits qu'ils n'ont pu constater en instillant de l'ésérine ou de l'atropine. Par conséquent, d'après ces auteurs, on ne peut admettre l'idée généralement acceptée et consacrée dans les traités (NIMIER et DESPAGNET) que, sous l'influence de l'ésérine, le myosis se fait en même temps que se produit une diminution de la pression au-devant de l'iris, et de l'exagération de pression en arrière, pendant que l'atropine produit des effets opposés.

Tonométrie oculaire. — Les changements qui ont lieu dans la tension endo-oculaire pour différentes causes, ont attiré l'attention des savants seulement au commencement du siècle dernier, époque à laquelle HIMLY, BAEER ont affirmé que l'œil pouvait changer de dureté. Rapidement on a senti la nécessité d'établir la valeur de ces variations, et BOWMAN a trouvé un moyen

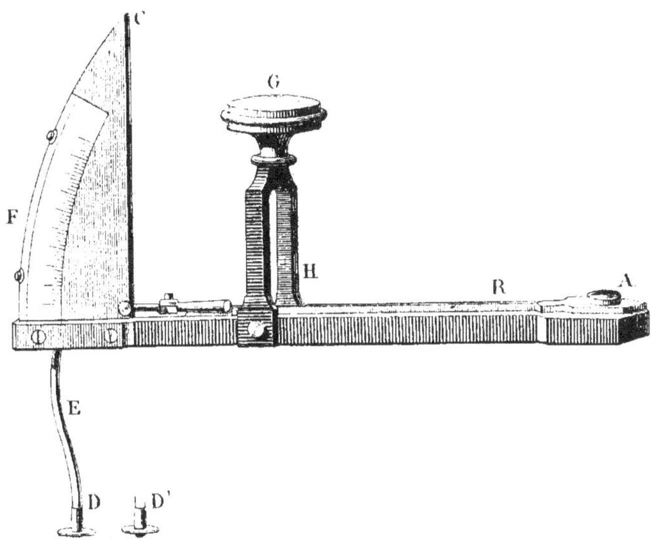

Fig. 7.
Tonomètre de Fick modifié par OSTWALD.

assez simple. Il appliquait deux doigts sur le globe oculaire ; et il divisait les anormalités de tension tant par rapport à l'augmentation qu'à la diminution en trois degrés. T + 1, T + 2, T + 3: T — 1, T — 2, T — 3.

Une semblable mensuration si grossière et beaucoup trop arbitraire ne pouvait pas satisfaire les savants, et on a été ainsi conduit à chercher un instrument (*tonomètre*) qui pût donner une mesure plus précise de l'état de la tension oculaire ; GRAEFE (1863), HAMMER (1863), DOR (1865), DONDERS (1863), ont construit chacun le leur, mais ont dû les abandonner à cause du peu de praticabilité de ces instruments.

Le tonomètre de WEBER marque un progrès ; le principe de cet instrument est le même que celui de MONNIK ; il établit comme point de départ, une unité de pression donnée, et il mesure ensuite la forme et la profondeur que cette pression détermine. SNELLEN et LANDOLT ont, eux aussi, contribué à la solution du problème de la tonométrie oculaire.

Parmi tous les tonomètres construits jusqu'à nos jours, le tonomètre de

Fick mérite la plus grande considération, spécialement après les corrections faites par Ostwald. Cet instrument (voir figure 7), est formé par un ressort en forme de bande fixée en A. Dans ce ressort il existe un levier B qui adhère à un petit morceau de parchemin lequel glisse sur une plaque de verre qu'on noircit avant la mensuration. Le disque D, à surface parfaitement plane, est relié au ressort A au moyen d'un bras métallique E. Pour la mensuration de la tension on fait mettre le patient la tête renversée, et on ouvre les paupières. En tenant l'instrument par le manche H e G, on place le disque sur l'œil, une surface plane (disque) vient alors en contact avec une surface convexe (œil); on exerce alors une pression progressive jusqu'à ce que la partie du globe oculaire qui est en dessous s'aplatisse et se coapte exactement avec les bords du disque.

Sous cette pression le ressort quitte sa position de repos, et s'élève pendant que la plume inscrit sur le verre noirci le parcours de ce déplacement.

Quand on a obtenu la coaptation des bords du disque avec la surface oculaire sous-jacente, on enlève l'instrument de l'œil, le ressort revient à sa position primitive, mais la lame de verre porte imprimé l'indice du déplacement qui peut être lu en chiffres sur l'échelle graduée F; en lisant le numéro correspondant à l'extrémité du parcours de la plume, on en déduit le degré de tension.

Ce tonomètre d'Ostwald part d'un principe assez exact, c'est-à-dire qu'il mesure le degré de pression nécessaire pour qu'une calotte de la sclérotique soit changée en une surface plane.

À la suite de différentes expériences faites dans cette direction, j'ai trouvé, chez le lapin, que le degré de tension marqué par ce tonomètre se maintenait constant avec celui indiqué par le manomètre de l'appareil de Leber. Le problème du tonomètre paraît donc résolu, du moins pour ce qui est d'un instrument qui marque à peu près le même chiffre qu'un manomètre planté dans la chambre antérieure. Toutefois, le tonomètre d'Ostwald, présente encore, comme l'avait noté mon assistant Signorino, de grands inconvénients : 1° la difficulté de calculer exactement le moment où le disque appuie entièrement sur la sclérotique sans que la pression déprime trop de son niveau la surface de la calotte comprimée par le disque; 2° L'obstacle que la conjonctive souvent chémotique oppose à l'évaluation du contact précis des bords du disque avec la sclérotique. Pour y obvier l'auteur a proposé d'ajouter au disque D une petite boule à son centre. Cette simple modification D remédie en grande partie aux inconvénients sus-indiqués, car il sera ainsi bien plus facile de préciser l'instant où les bords du disque arrivent à comprimer la sclérotique.

Ainsi modifié, le tonomètre d'Ostwald pourrait être employé de la même manière, sauf qu'il faudrait modifier la graduation de cette échelle.

Gradenigo a proposé dernièrement un tonomètre qui semble très exact.

Température oculaire. — Comme la tension oculaire, la température est aussi en rapport avec l'état de la circulation générale et locale; en effet la température de la conjonctive, plus basse que celle du corps, varie, comme celle-ci, le matin et le soir ; pendant que le matin la température du corps est de 35,73, celle du sac conjonctival est de 35,47 ; le soir, celle du corps est du 37,21 et celle du sac conjonctival de 35.82 (HERTEL).

Si par rapport aux températures axillaire et rectale normales, la différence en moins de la température oculaire n'est pas grande, cette différence devient remarquable quand la température rectale et axillaire s'élève au point d'atteindre presque 3 degrés de plus. L'ouverture et la fermeture des paupières modifient la température oculaire, c'est-à-dire que l'occlusion palpébrale augmente la température. Les différentes parties de l'œil ne paraissent pas avoir la même tempéraraturе ; par exemple la cornée a une température inférieure à celle de la conjonctive.

Après la section du sympathique cervical, on a une augmentation de température de 0,56, qui correspond à l'hypérémie produite par cette section, de même l'excitation du sympathique cervical qui produit l'anémie, abaisse la température du sac conjonctival de 0,4 à 0.9 ; la compression sur la carotide abaisse la température de 0,7.

La température du sac conjonctival s'élève dans différents états pathologiques ; les augmentations qu'on a constatées dans les maladies suivantes sont :

Conjonctivite aiguë	0.93
Épisclérite	0.49
Kérato-hypopion	1.45
Brûlure par la chaux	1.29
Blennorrhée	0.8
Irido-choroïdite	1.18
Dacryo-cystite	0.56

Les compresses chaudes augmentent la température depuis un minimum de 0,9 jusqu'à un maximum de 1,6 ; les compresses glacées peuvent produire un abaissement de température jusqu'à 4.7.

BIBLIOGRAPHIE DE LA PHYSIOLOGIE GÉNÉRALE DU GLOBE DE L'ŒIL

FONCTIONS NUTRITIVES

ADDARIO. *Gräfe's Archiv f. Ophth*. XLVIII, 2 fasc., 1899.
ADAMÜK. Neue Versuche uber den Einfluss der Nerven auf die Höhe des intra ocularen Drukes. *Gräfe's Arch. f. Ophth*. XIV, 3, 1868.
— Zur Leher von Einfluss des sympathicus auf den inneren Augendrük. *Centralb. f. d. med. Wis*. N° 28, 1867.
— Manometrische Bestim. des intraoc. Druk. *Centralbl. f. d. med. Wis*. 36, 1866.
ANGELUCCI. Alterazioni trofiche dell occhio. *Archivio di Oltalmologia*. An. I, 1893.
— Sulle influenze del ganglio cervicale superiore. *Archivio di Ottalmologia*. An. I, 1893.
BAUER. *Gräfes Arch. f. Ophth*. vol. XLVIII. 2 fasc. 1899.
BEYNE. Contribution à l'étude des troubles trophiques qui suivent la section du sympathique cervical. *Paris*. 1902.

BENTZEN und Th. LEBER. Ueber di Filtration. *Gräfe's Arch.* XLI, 4, 1893.

BENTZEN. Ueber experimentelles Glaukom beim Kaninchen. *Gräfes Arch.* XLI, 4, 1893.

CL. BERNARD. Lecons sur la physiologie et pathologie du système nerveux. *Paris*, 1858. II. p. 469.

BIZOZZERO. *Atti dell'XI cong. medico Internaz.*, 1894.

BOUCHERON. Sur l'epithelium aquipare et vitreipare des procés ciliaires *Soc-, Franc. d'Ophth.* pag. 81.

BROWN-SÉQUARD. *Comptes rendus de la Société de Biologie.* Paris, 1872.

CATTANEO. *Bulletino delle Scienze mediche di Bologna.* Ser. VII, XI. an., 1900.

DASTRE et MORAT. *Presse Medicale*, 22 décembre, 1897.

DE BONOE FRISCO. Sul comportamento dell'occhio nelle infezioni sperimentali. *Boll. Soc. Siciliana d'ig.* Palermo, 1900.

DEUTSCHMANN. Z. Regeneration des humor aqueus nach Entlehrung desselben aus der vorderem Augenkammer. *Gräfe's. f. Ophth.* XXV, 1879.

DONDERS. Ueber Glaukom. Sitzungsber di Ophth. Gesellsch. *Zehend. Monatsbl.* VI, 1863.

GAULE. *Centralblatt. f. Physiologie.* 1891-92.

GIFFORD. *Arch. de Knapp.* 1893, XXVI.

GREEF. *Bericht über die XIII Versamlung d. Ophth. Gesellschaft zu Heidelberg.*

HAMBURGER. *Klin. Monats. für Augen.* 1900.

HEIDENHAIN. *Archiv. für die ges. Physiol.* XLIX.

HERTEL. *Gräfe's Arch.* vol. XLIX. fasc. 2, 1899.
    — *Gräfe's Arch.* XLVI

HESS, HEINE. *Gräfe's Arch.* XLVI.

HIPPEL und GRÜNHAGEN. Ueber die Einfluss der Nerven auf die Höhe des intraoc. Druk. *Arch. f. Ophth.* vol. XIV, 1868.

KNIES. Zur Leher, V. der Flussigkeitsströmung in lebenden Auge, etc. *Virchow. Arch.* LVI, 1875.

KOSTER *Gräfe's Archiv. für Ophthal.* LI. 2.

LEBER. Der gegenwartige Stand unserer Kentnisse von Flussig. des Auges. *Anat.* IV, II fasc.
    — Ueber der Flussigkeitswechsel in der vorder Augenkammer. *Sitzungsber der Opht. Gesellsch*, 1895.
    — Die Blut Gefässe des Auges. *Gräfes und Saemisch Handbuch. Leipzig*, 1875.
    — Die Circulation und Ernahrungsverhaltnisse des Aug. *Gräfe's Arch. f. Ophth.* II 1874.

LEPLAT. Nouvelles recherches sur la circulation du liquide intraoculaire. *Annales d'ocul.*, 1889.

LOBATO. *Arch. di Ottalmologia* Vol. 8 e 9. Palermo, 1898.

MELLINGER und BOSSALINO. *Arch. für Augenheilkünde*, XXXI.

MÜLLER. Gesammelte und hinterlassene Schriften. *Leipzig*, 1872.

NEUSCHÜLER. *Annali di Ottalmologia.* XXVIII. Fasc. 3, 4.

NICATI. La glande de l'humeur aqueuse. *Arch. d'Oph.* 1890-1891.

NIESNAMOFF. Ueber die quantativen Verhältnisse der filtration und secretion des Kammerwassers. *Gräfe's Arch. Oph.* XLII, 4.

NUEL et BENOIT. Des voies d'élimination des liquides intra-oculaires hors de la chambre antérieure et du fond de l'oeil. *Arch. d'Opht.* Avril, 1900.
    — La cornée. *Dictionnaire de physiol.* par G. Richet. *Paris*, 1899.

OTTOLENGHI. Sul passaggio del joduro di potassio nei liquidi endo-oculari. *Atti della Associ. Ottalmica Italiana.* Genova, 1886.

OVIO. La circolazione dei liquidi intra-oculari. *Tema per docenza*, 1892.

PANAS. etude sur la nutrition de l'oeil d'après les expériences faites avec la fluorescéine et la naphtaline. *Bull. de l'Acad. de Med. de Paris.* 8 février 1887.

PANAS et ROCHON DUVIGNEAUD. Recherches sur le glaucome. *Paris*, 1898.

PASSERA. Ricerche del laboratorio di anatomia umana della R. Università di Roma, 1897.

PRIESTLEY-SMITH. On the escape of fluide ecc. *Opthh. Rew.* juill. 1888.

SAMUEL. Real. Encycl. vol. 20, 1890 pag. 229 e 233.

SATTLER. *Arch. für Opht.* XXII. 1876.

SCHOCK. *Gräfe's Arch. für Ophthal.* 1885.

SCHÖLER und UHTHOFF. Das fluorescéine in seiner Bedenteung für den Flüssigkeitswechsel des Aug. *Jahresbericht d. Prof. Schöler Augen Klinik. Berlin.* 1882.

SCHWALBE. Microscop. Anat. des Cornea sklera ecc. *Gräfes Saemisch Handb.* vol. 1874.

SEMPOLA. *Archivo di Ottalmologia.* 1894.

STADERINI. *Annali di Oftalmologia*, 1891. XXXVII, f. 3.
STILLING. Ueber die Pathogenese des Glaukoms. *Arch. f. Augenheilk.* XVI, 1886.
ULLRICH. Ueber die Ernährung des Auges. *Graef's Arch. f. Oph.* XXVI, fasc. 3. 1880.
VENNEMAN. Encyclopédie française d'ophthalm. *Paris*, 1903. vol. I.
VULPIAN. Leçons sur l'appareil vasomoteur. *Paris*, 1875, pag. 398, II.
WAGENMANN *Archiv. für Opht.*
WEBER. Discussion über die Untersuch. von Adamuk u. v. Hippel u. Grünhagen. *Zehend.
        Monast.* XIV. fasc. 3, 219, 259.
WEGNER. Experimentelles Beiträge zur Leber v. Glauk, *Graefe's Arch.* XII.
WESSELEY. Expérimentelle Untersuchung ueber Reizübertragung son einem auge zum ande-
        ren. *Grafe's Archiv. für Ophthalm.,* 1900.

SUR LA TONOMÉTRIE

DONDERS. Vorzeigung einer ophtalmometrischen Instrumente *Klinik Monathl. für Augenheil.*
        1863.
DON. Ueber ein verbessertes Tonometer. *Klinik. Monatsbl. für Augenheilkunde.* III. 1865.
GRADENIGO. Un nuovotonometro oculare. *Venezia*, 1899.
HAMER. Soc. ophtal. de Heidelberg, *Klin. Monatsbl. für Augenheil.* 1863.
MONNIK. Ein neuer Tonometer und sein Gebrauch. *Arch. für Ophthal.* XVI. 1870.
OSTWALT. Ophthal. monometrische Studien. *Arch. für Ophthal.* XL. 1894.
SNELLEN et LANDOLT. Ophthal. manometrische. Wecker et Landolt. *Traité d'Ophtal.,* 1880.
WEBER M. *Klinik Monatsbl. für Augenheil.,* X.

A la suite de ce premier chapitre nous intercalons, pour la plus grande commodité du lecteur, l'article *Ophtalmotonométrie* de notre collaborateur Sulzer. Le second chapitre de la physiologie générale de l'œil viendra ensuite. — N. D. L. R.

DÉTERMINATION
DE LA TENSION DE L'ŒIL
OPHTALMOTONOMÉTRIE

Par M. D. E. SULZER (de Paris)

La détermination de la tension intra-oculaire est d'un intérêt clinique capital, et nombreuses ont été les tentatives, de créer un manomètre de l'œil vivant. Toutefois aucun des instruments destinés à être mis en contact avec la sclérotique et à permettre de lire sur une échelle graduée la hauteur de la pression de l'œil vivant intact n'a pu remplacer jusqu'ici les doigts du clinicien dans l'appréciation des variations de la tension intra-oculaire.

Mesure de la pression intra-oculaire par le toucher digital. — La détermination de la pression intra-oculaire par le toucher se fait de la façon suivante : tandis que le malade dirige le regard en bas le clinicien place les pulpes de ses deux index sur la paupière supérieure du malade ; en enfonçant alternativement et légèrement l'un et l'autre des doigts il apprécie la résistance qu'offre le globe aux tentatives de déformation. Selon la proposition de Bowman on désigne par T la tension normale, et tandis que

$$T + 1, T + 2, T + 3,$$

désignent les trois degrés de l'exagération de tension, qu'un doigt exercé n'hésite pas à reconnaître comme tels,

$$T - 1, T - 2, T - 3$$

désignent les degrés correspondants de ramollissement.

Coccius proposa d'appliquer les pointes des doigts directement sur la sclérotique, en faisant regarder le malade en haut.

Manomètre ordinaire applicable à l'œil humain mort et à l'œil des animaux, et tonomètres applicables à l'œil humain vivant. — Sur l'œil humain mort la tension peut être déterminée à l'aide du manomètre. Cet instrument a été également mis en communication avec l'œil vivant de l'animal. La tension intra-oculaire moyenne est, chez le chat, de 24. 2 millimètres de mercure (Adamuk).

Albrecht de Graefe avait essayé (1863) de déterminer la pression du globe humain vivant à l'aide d'une petite balance à levier.

Le point fixe du levier est appuyé sur le pourtour orbitaire ; une petite tige transmet au globe la pression des poids suspendus au bout mobile du levier. La profondeur de la dépression du globe est lue sur une échelle ; cette dépression est proportionnée, d'un côté au poids appliqué, qu'on connaît et qu'on peut varier à souhait, et de l'autre côté à la pression oculaire, qu'on peut déterminer chez un grand nombre de personnes normales par une série de mesures faites avec des poids variables. On peut ainsi créer, dans l'idée de l'auteur de l'instrument, une échelle empirique de la tension normale et anormale. Malheureusement les petits mouvements incessants de l'œil laissé libre rendent l'emploi de cet instrument difficile, tandis que la fixation du globe fausse les résultats par la compression inévitable de l'œil qu'elle produit.

En suivant les indications de Donders, Hamer, Schuurman et Dor construisirent des instruments qui mesurent la tension intra-oculaire par la dépression que subit la sclérotique sous l'influence d'une pression déterminée. L'échelle qui indique les pressions fut trouvée expérimentalement, à la fois en adaptant à l'œil mort un manomètre communiquant avec la cavité du vitré, et en lui appliquant extérieurement le tonomètre.

Le tonomètre de Weber repose sur le même principe. La pression sur la sclérotique destinée à produire un applatissement déterminé s'exerce par une tige mousse commandée par un ressort. L'échelle de l'instrument indique la pression qu'il fut nécessaire de faire agir sur la sclérotique, par l'intermédiaire du ressort, pour produire un applatissement déterminé, toujours le même pour tous les yeux.

Maklakoff étudia la pression oculaire à l'aide d'un procédé fort original. Son instrument est composé d'une lamelle en verre dépoli fixée sur une tige et enduite d'une couche mince d'une couleur d'aniline sèche (crayon dermographique). L'instrument appliqué verticalement sur la cornée cocaïnisée du malade couché sur le dos, aplatit celle-ci par l'action de son poids, qui est de 10 grammes. La surface de contact entre la lamelle plane et la cornée sera proportionnée à l'aplatissement de la cornée ; celui-ci dépend évidemment de la tension de l'œil examiné. La couleur d'aniline que porte la lame de verre dépoli s'humecte dans toute l'étendue du contact avec la cornée. En posant la lamelle sur une feuille de papier on obtient une reproduction de cette surface de contact.

La dépression de la cornée produite par la plaque plane du tonomètre de Maklakoff est nécessairement plane, tandis que les tiges mousses produisent une dépression concave de la sclérotique. L'ophtalmotonomètre de Fick qui sera décrit plus loin, produit également une dépression plane.

Les tonomètres qui déterminent la tension oculaire par la pression qui est nécessaire pour déterminer un enfoncement déterminé de la sclérotique mesurent outre la pression oculaire la résistance qu'offrent à la déformation les membranes de l'œil sur lesquelles on applique l'instrument. S'il faut pour produire une dépression de 1 millimètre, une pression de 20 grammes dans un œil et une pression de 30 grammes sur un second, il est clair que le second est plus dur que le premier. Mais il est impossible de savoir, dans quelle mesure cette différence doit être attribuée à une différence de la résistance à la déformation des tissus de l'œil ou à une pression différente des liquides intra-oculaire.

Maklakoff évite en partie cet inconvénient en produisant l'aplatissement plan de la cornée, qui constitue la partie la plus mince et la plus uniforme des enveloppes de l'œil et qui renferme la partie la plus liquide du contenu oculaire. Ses résultats sont malheureusement faussés par l'emploi de la cocaïne, qui modifie fortement la tension intra-oculaire.

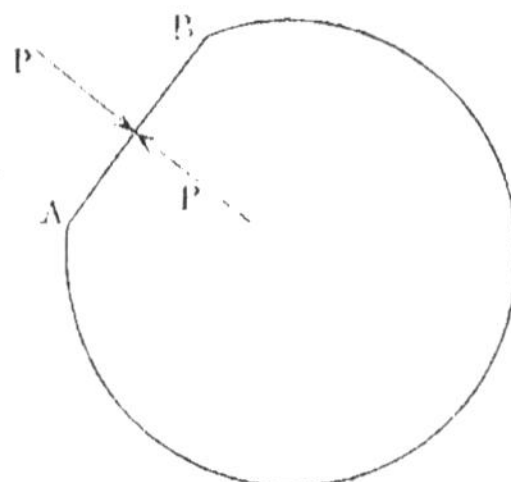

Fig. 8.
Condition d'équilibre d'un ophtalmotonomètre à dépression plane.

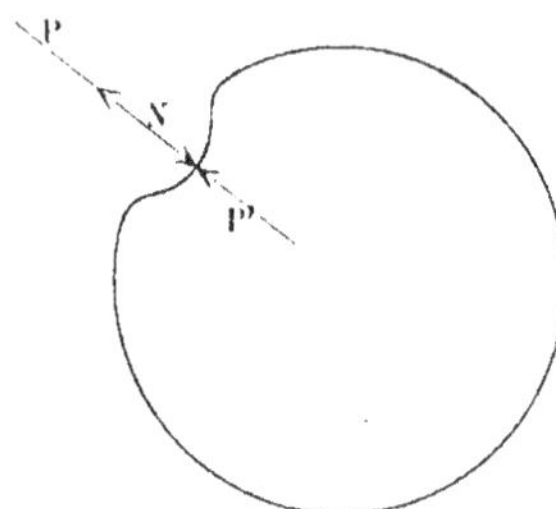

Fig. 9.
Condition d'équilibre d'un ophtalmotonomètre à dépression concave.

Théorie de l'ophtalmotonométrie. — Les instruments dont nous venons d'énoncer les lignes fondamentales reposent sur deux principes semblables.

1° À l'aide d'une force extérieure variable l'on produit une dépression concave ou plane déterminée de la sclérotique : la grandeur de la force nécessaire pour produire cette dépression de profondeur donnée mesure la pression intra-oculaire (Ophtalmotonomètres à tiges mousses et ophtalmotonomètre de Fick).

2° Faisant agir sur les enveloppes de l'œil (la cornée) une force constante on mesure le diamètre de la dépression plane produite par la lame plane de contact de l'instrument : le diamètre de la dépression mesure la tension intra-oculaire.

Imbert a montré que c'est au principe de la dépression plane qu'il y a lieu de donner la préférence.

L'instrument étant appliqué au globe oculaire, il y a équilibre entre l'action déformante exercée par le tonomètre et la résistance à la déformation opposée à cette action par le globe oculaire. De cette dernière on déduit la valeur de la pression intra-oculaire.

Soit fig. 8, un globe oculaire, supposé sphérique, ayant subi une dépression plane AB par l'application d'un disque plan, exerçant une pression

P, répartie uniformément sur la surface aplatie. La pression hydrostatique intérieure qui fait équilibre à cette pression, est nécessairement égale à P. La valeur P de la pression extérieure fait donc connaître la valeur de la pression intra-oculaire sur une surface égale à la portion de l'enveloppe du globe rendue plane, à condition que la résistance à la déformation offerte par cette enveloppe soit très petite, c'est-à-dire que sa rigidité tende à zéro.

La condition d'équilibre est plus complexe lorsqu'on détermine une dépression concave de la sclérotique. Dans ce cas, en effet (fig. 9), et par suite même de la concavité de la dépression, la résistance à la déformation de l'enveloppe du globe oculaire entre en jeu pour une part appréciable. Elle fait entrer dans le système en équilibre une composante N, dont l'effet s'ajoute à celui de la pression intra-oculaire P' agissant dans le même sens.

Or, les auteurs des ophtalmotonomètres produisant une dépression concave, ont admis, pour pouvoir établir une graduation susceptible de s'appliquer à tous les cas, que dans les divers yeux sur lesquels une même pression extérieure P produit une dépression concave de même profondeur, la pression intra-oculaire P' présente la même valeur. Cela suppose que la valeur de N est la même dans ces divers cas. Or, il est fort probable que cette valeur présente des inégalités sensibles d'individu à individu.

Une autre considération encore doit faire donner la préférence aux instruments produisant une dépression plane. Toute dépression, plane ou concave, entraîne une diminution du volume intérieur du globe et par suite une augmentation de la pression intra-oculaire. Ce n'est donc pas la pression intérieure primitive, mais la pression modifiée par l'application de l'instrument que l'on mesure. Or, pour une même étendue de la surface primitive déformée, la variation de la pression intérieure est plus considérable dans le cas d'une dépression concave que dans celui d'une dépression plane.

Les ophtalmotonomètres produisant une dépression concave doivent donc être abandonnés en faveur des instruments avec lesquels on réalise une dépression plane.

Description détaillée et emploi des ophtalmotonomètres produisant une dépression plane. — C'est Maklakoff qui a réalisé le premier instrument de cette catégorie. Cet instrument, que l'on ne peut souhaiter plus simple, se compose d'un petit tube métallique, de forme cylindrique ou doublement conique (fig. 10), dont les bases sont constituées par des disques de verre de 1 centimètre de diamètre. L'instrument, dont le poids est de 10 grammes, est tenu à la main par l'intermédiaire d'une anse métallique, comme l'indique la figure.

Pour faire une détermination de pression intra-oculaire, on enduit d'abord la face inférieure de l'instrument d'une mince couche d'une solution concentrée d'éosine ou d'aniline bleue dans la glycérine, puis l'ophtalmotonomètre est posé sur une région du globe qu'il déprimera, par l'action de son propre poids, de préférence la cornée, rendue insensible à l'aide de la cocaïne. A cet effet, le contact de l'instrument avec le globe étant réalisé, l'observateur

abaisse légèrement l'anse qu'il tient à la main de manière à permettre à
l'ophtalmotonomètre de peser de tout son poids, puis il enlève aussitôt l'instrument. La couleur dont était enduite la base de celui-ci a été ainsi enlevée
sur toute l'étendue de cette base qui a été en contact avec le globe et l'on a
ainsi la grandeur exacte de la dépression plane réalisée. Pour conserver cette
donnée expérimentale, il suffit d'ailleurs d'appliquer fortement la base de
l'instrument sur une feuille de papier que l'on a préalablement humectée

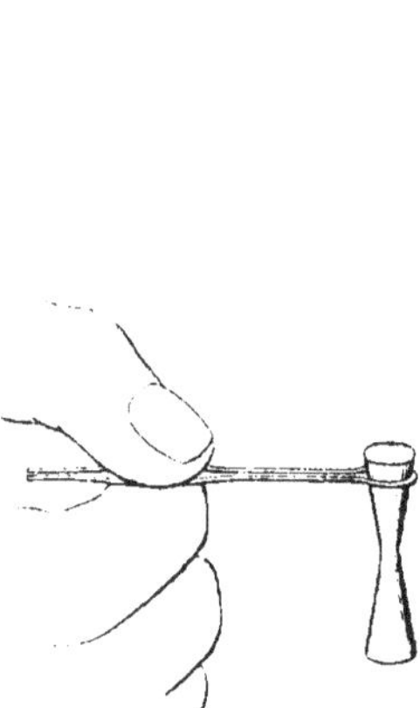

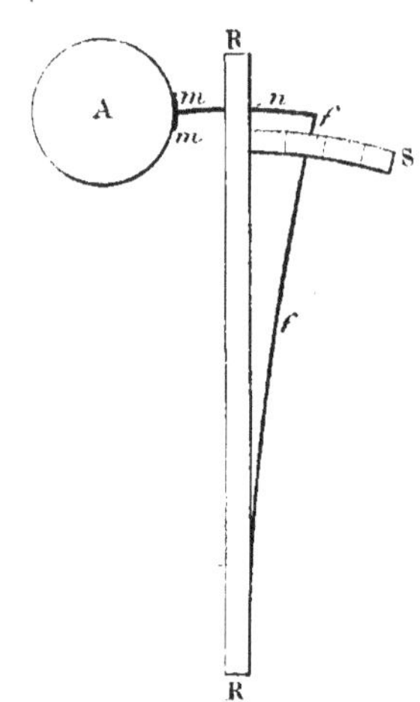

Fig. 10.

Ophtalmotonomètre de MAKLAKOFF.

Fig. 11.

Principe de l'ophtalmotonomètre de FICK.

d'alcool avec un pinceau. (Cette légère modification du procédé primitif de
MAKLAKOFF est due à IMBERT, que nous suivons dans cette description). L'instrument de MAKLAKOFF pèse 10 grammes. On sait ainsi que la pression intra-oculaire a une valeur telle qu'elle exerce une action égale à 10 grammes sur une
surface égale à S, la surface S représentant la grandeur de la dépression produite par l'instrument et imprimée sur le papier.

Tandis que, avec l'instrument de MAKLAKOFF, on note la surface S, de grandeur variable, que rend plane une pression extérieure constante égale à
10 grammes l'instrument de A. FICK fait connaître la valeur variable de la
pression extérieure qu'il faut exercer pour rendre plane une portion de surface du globe oculaire constante dans les diverses observations.

L'ophtalmotonomètre de A. FICK se compose d'un petit disque circulaire
mm (fig. 11) réuni au moyen d'une tige n à une lame élastique ff fixée, par
l'une de ses extrémités, à une tige RR, munie d'une échelle S, et que l'observateur tient à la main. L'observateur doit alors presser sur le globe jusqu'à
ce qu'il juge que le disque mm est exactement en contact par toute sa surface
avec le globe oculaire ; si ce moment de contact est dépassé, une dépression
concave se forme qui fausse les indications de l'instrument et c'est là la

partie délicate de l'opération. La valeur de la pression est donnée par le
numéro de la graduation, inscrite sur l'échelle S, en face duquel se trouve la
lame *ff* lorsque le disque plan *mm* est exactement en contact avec le globe
oculaire.

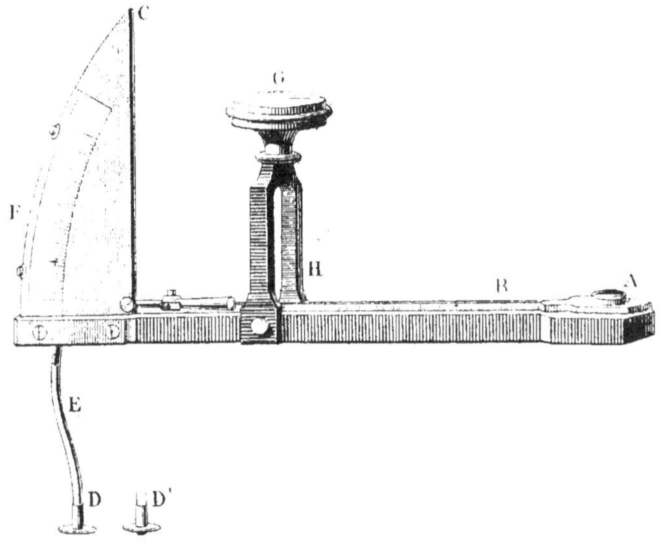

Fig. 12.

Tonomètre de Fick modifié par Oiswald.

La figure 12 représente la forme que Oiswald a donné à l'ophtalmotonomètre de Fick.

BIBLIOGRAPHIE DE LA MESURE DE LA TENSION
INTRA-OCULAIRE

Adamuk. Noch einige Bemerkungen uber den Intraocuiardruck. *Klin. Monatsbl. f. Augenhk.*,
    1867, p. 386.
Donders. Ueber einen Spannungsmesser des Auges. *Arch. f. Ophthalm.*, IX, 2, p. 215,
    1863.
Dor. Le tonomètre perfectionné. *Compte rendu du congrès intern. d'Opht.* tenu à Paris
    en 1867, p. 161 et *Ann. d'ocul.*, LVII, p. 44.
Fick. Ueber Messung des Druckes im Auge. *Arch. f. die ges. Phys.*, XLII, p. 86, 1888.
Hamer. Soc. ophth. de Heidelberg, 1863 (*Klin. Monatsbl.*, 1863, p. 502).
Imbert. Théorie des Ophthalmotonomètres. *Arch. d'Opht.*, V, 1885.
Koster. Beiträge zur Tonometrie und Manometrie des Auges. *Arch. f. Ophthalm.*, XL,
    p. 113, 1895.

MAKLAKOFF. L'ophtalmotonométrie *Arch. d'Opht.*, V. p. 159-165, 1885.
 — Contribution à l'ophtalmotonométrie. *Arch. d'Opht.*, XII. p. 321, 1892.
 — Contribution à l'ophtalmotonométrie. *Bulletins et mémoires de la Société française d'ophtalmologie*, X. p. 236, 1892.
MORANO. Mensurations manométriques de la tension intra-oculaire. *Ann. d'ocul.*, vol. LXVII, p. 110, 1872.
OSTWALD. Études ophtalmotonométriques. *Bulletins et mémoires de la Société française d'Ophtalmologie*, XIII. p. 414, 1895.
SNELLEN. Un tonomètre. *Ann. d'ocul.*, LXI. p. 270.

PHYSIOLOGIE GÉNÉRALE DE L'ŒIL

(Suite)

Par M. ANGELUCCI

CHAPITRE II

FONCTIONS MOTRICES

MOUVEMENTS DU TRACTUS UVÉAL

Les mouvements du tractus uvéal se localisent dans sa portion antérieure à cause des couches musculaires qui y sont contenues et, pour mieux préciser, ces mouvements se font dans l'iris et dans le corps ciliaire.

I. — MOUVEMENTS DE L'IRIS ; RÔLE DES MOUVEMENTS IRIDIENS

Comme beaucoup d'instruments d'optique, l'iris forme une sorte de diaphragme interposé entre les différentes parties de l'œil réfractant la lumière ; ce diaphragme est parfaitement opaque, l'iris étant pourvu de cellules pigmentaires et d'une couche pigmentée à sa face postérieure. Le rôle de ce diaphragme est double, il a pour but : 1° de régler d'une certaine façon la quantité de lumière qui se projette sur la rétine ; 2° d'empêcher les rayons lumineux, qui traversent la cornée et le cristallin à leur périphérie, de troubler avec leur réfraction irrégulière la clarté de l'image rétinienne. Le diaphragme optique constitué par l'iris arrive à un haut degré de perfectionnement, en adaptant la grandeur de son orifice aux différentes conditions de la vision. Suivant ces exigences, l'iris contracte ou relâche son bord libre et produit un changement dans la grandeur de l'orifice pupillaire.

Les mouvements pupillaires sont dus à des actes réflexes ; ces mouvements pupillaires sont involontaires et inconscients.

Le mouvement de constriction est dû à une réaction active ; celle-ci est directe si l'excitation est transmise aux nerfs de l'iris par les voies nerveuses centripètes ; elle est associée si le stimulus de la constriction pupillaire, provenant de l'oculo-moteur, est uni à d'autres actes moteurs, dépendant du même centre.

La réaction directe de la pupille est produite par l'action de la lumière ; la branche sensitive de l'arc diastaltique est, dans ce cas, fournie par les fibres optiques qui partent de la rétine et la branche motrice descend du centre iridien de l'oculo-moteur.

La réaction lumineuse de la pupille est en rapport direct avec l'intensité de l'agent lumineux, en suivant une loi constante qui est en rapport avec le total de la lumière influente, c'est-à-dire qu'un objet gros comme 1 s'il est illuminé avec une intensité lumineuse de 4, produit le même degré de réaction pupillaire que produirait un objet quatre fois plus grand, mais quatre fois moins éclairé (VERVOORT).

La réaction associée de la pupille, complètement sous la dépendance de l'oculo-moteur, se manifeste toujours par un rétrécissement de l'ouverture pupillaire : 1° pendant la convergence, par suite d'une action synergique entre le centre pupillaire de l'oculo-moteur et celui du muscle droit interne ; 2° pendant l'accommodation, par la synergie qui existe entre l'acte de la convergence, le rétrécissement de la pupille et la contraction du muscle ciliaire. Par les excitations qui passent dans les nerfs sensitifs et par le sympa-

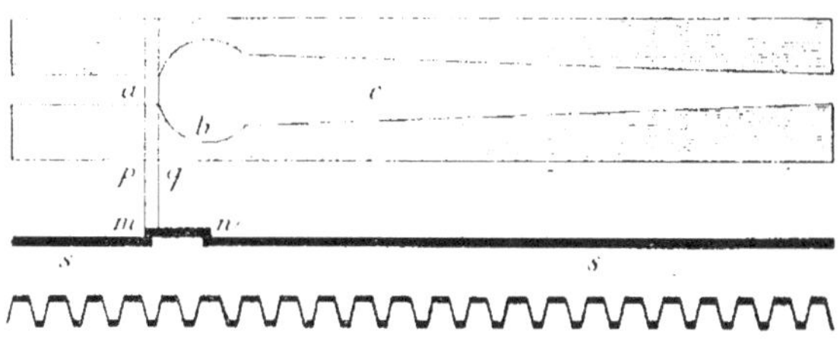

Fig. 13.

a, pupille après la section du nerf sympathique. — b, dilatation maximum après l'excitation sympathique. — c, rétrécissement progressif jusqu'à l'état normal. — m, moment du commencement de l'excitation. — n, fin de l'excitation. — p, q, période de l'excitation latente. — s, s, secondes.

thique du cou, la pupille réagit en se dilatant ; les excitations psychiques intenses ont la même action, par exemple, la peur. Ainsi, pendant la narcose profonde ou pendant le sommeil profond où il y a dépression de toute excitation sensitive, la pupille est fortement rétrécie. L'ouverture pupillaire est donc toujours en mouvement, soit par les expansions actives du sarcolemne, soit par un changement de lumière : l'acte de convergence et même l'état psychique y exercent leur influence.

La pupille présente la même grandeur dans les deux yeux, et a une réaction identique aux différentes influences, réaction dite consensuelle.

L'ampleur du trou pupillaire est assez différente d'un individu à l'autre ; l'âge aussi influe sur sa grandeur. Très rétrécie chez les nouveau-nés, elle est plus grande chez les jeunes gens, pour se rétrécir de nouveau à l'âge adulte et surtout pendant la vieillesse.

Le mouvement de dilatation se fait dans l'iris de deux façons distinctes (BELLARMINOFF) : 1° la dilatation directe (sympathique) ; 2° la dilatation réflexe (nerfs sensitifs).

Le premier type de dilatation, photographiée sur des papiers sensibles tournants (voy. fig. 13), par excitation du sympathique, est caractérisé par une courte période latente, l'apparition subite de la dilatation, l'arrivée rapide à son maximum et le rapide retour à la normale ; en somme, une durée très courte de l'entière période de dilatation.

Le second type, c'est-à-dire la dilatation pupillaire par l'excitation des nerfs sensitifs (nerfs sciatiques), se différencie du premier (voy. fig. 14), soit par une durée plus longue de la période latente, soit parce que, à la dilatation primaire, fait suite un rétrécissement qui commence aussitôt après l'arrêt de l'excitation, et est suivi d'une dilatation secondaire. Cette dernière descend peu à peu jusqu'à la normale, après être arrivée au maximum.

Irido-constriction. — ACTION DE L'OCULO-MOTEUR. — HERBERT-MAYO (1823) annonça que le muscle sphincter de l'iris est innervé par l'oculo-moteur. L'excitation de ce nerf, a-t-il dit, produit la constriction de la pupille.

Cette dernière affirmation est inexacte (LONGET et CL. BERNARD), au point que

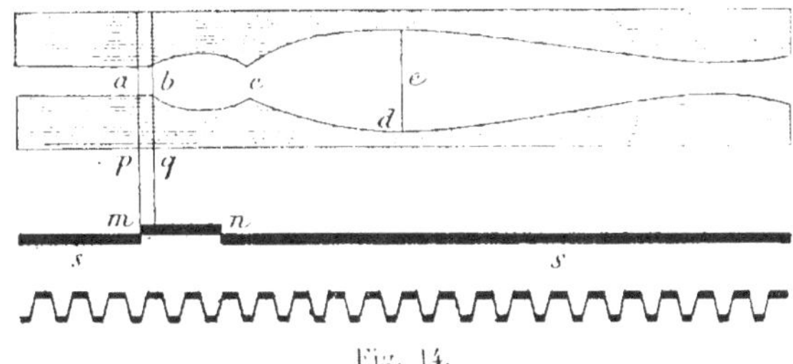

Fig. 14.

a, pupille après la section du nerf sciatique. — b, dilatation primaire à l'excitation de la portion centrale du nerf sciatique. — c, rétrécissement de la pupille après la suspension de l'excitation. — d, dilatation secondaire. — e, dilatation maximum. — m, n, commencement et fin de l'excitation. — p, q, période latente. — s, s, secondes.

MÜLLER et PIEGUT nièrent toute influence directe de l'oculo-moteur sur la pupille ; CL. BERNARD pourtant n'a pas contesté que l'oculo-moteur ait une action sur la pupille, mais il a affirmé que les fibres de l'oculo-moteur acquièrent cette action dans leur passage à travers le ganglion ophtalmique. En effet, pendant que l'excitation de la branche intracranienne de l'oculo-moteur ne produit pas de contraction du sphincter iridien, l'excitation des nerfs ciliaires courts, produit une myose très marquée.

La section de l'oculo-moteur, produit la mydriase : les effets de la section de ce nerf ne correspondent pas à ceux de son excitation. SPALLITTA et CONSIGLIO entreprirent des études pour éclaircir ce paradoxe expérimental. Ils constatèrent chez les chiens que l'excitation de la branche de l'oculo-moteur, si elle est produite près de son point d'entrée dans la fissure sphénoïdale, près des sinus caverneux, produit une vive contraction de la pupille. Ils ont déduit de ce fait que les effets de l'excitation sur ce point, où la IIIe paire présente des connexions anatomiques avec la branche ophtalmique du trijumeau, et avec les filets du sympathique, étaient produits par l'excitation simultanée d'autres filets nerveux. Si cette déduction explique les différents effets obtenus par CL. BERNARD et LONGET d'un côté et par HERBERT MAYO de l'autre, en admettant que les premiers aient excité probablement l'oculo-moteur à son origine, et les seconds au contraire, au niveau du sinus caverneux, elle n'éclaire pas complètement la raison d'être d'une telle différence.

Pouvoirs physiologiques du ganglion ciliaire. — La phrase de CL. BERNARD « les fibres de la III⁣ᵉ paire deviennent actives par le passage dans le ganglion ciliaire », se rattache à l'opinion de cette époque (VALENTINI, BUDGE et REICHARDT) où l'on croyait que le ganglion ciliaire appartenait à l'oculo-moteur et agissait comme une station de repos.

REMAK et HISS au contraire, ont prétendu que le ganglion ciliaire provient embryologiquement du ganglion de GASSER,. et que, par conséquent, le ganglion ciliaire ne devait pas être considéré comme appartenant au système de l'oculo-moteur. Il est inutile de répéter ici l'historique de ces deux opinions, car de nombreux auteurs s'en sont occupés, d'autant plus que des recherches récentes de MICHEL, de d'ERCHIA, de KÖLLIKER et de LANGLEY et ANDERSON, s'accordent toutes pour soutenir l'origine sympathique du ganglion ciliaire admise par RAUBER en 1875.

La raison anatomique, les effets de la nicotine et les études de la dégénérescence, démontrent, d'une façon indiscutable, la présence de cellules sympathiques dans le ganglion ciliaire. D'après MICHEL, les fibres qui traversent le ganglion ciliaire sont la continuation de la racine longue qui provient du trijumeau, tandis que les fibres qui se terminent dans le ganglion par un enchevêtrement de fibrilles qui contournent la cellule nerveuse, enchevêtrement caractéristique et spécial au système sympathique, sont des rameaux terminaux de la racine motrice. D'après ces observations, KÖLLIKER et MICHEL furent portés à croire que l'oculo-moteur commun agit sur les sphincters de l'iris et sur les muscles ciliaires, grâce au ganglion ciliaire qui est chargé de recevoir l'excitation provenant de l'oculo-moteur commun et de la transmettre, au moyen d'une articulation neuronique de nature sympathique, à la musculature lisse de l'oeil. Cette fonction du ganglion ciliaire concorde avec l'observation des *arrectores pilorum* (LANGLEY et SHERRINGTON); en effet les arrectores pilorum du chat et du singe (et vraisemblablement de tous les animaux chez qui a lieu l'horripilation) sont sous l'influence de rameaux provenant des racines spinales antérieures : cette influence n'agit pas directement, mais par l'interposition des fibres nerveuses qui proviennent de la chaîne ganglionnaire du sympathique.

Deux expériences d'une haute valeur viennent confirmer l'opinion de MICHEL et de KÖLLIKER :

En sectionnant la III⁣ᵉ paire chez le chat, qui possède un ganglion ciliaire très grand, après huit ou dix jours, APOLANT n'a retrouvé, par la méthode de MARCHI, aucune dégénérescence des fibres nerveuses dans les nerfs ciliaires. Ce résultat montre que toutes les fibres de l'oculo-moteur commun se terminent dans le ganglion, et que les cellules de ce ganglion forment l'origine d'un nouveau neurone, qui transmet, le long des nerfs ciliaires, l'excitation provenant de l'influence fonctionnelle de l'oculo-moteur.

La nicotine est un poison spécifique des cellules sympathiques. Or, la nicotine (Langley et Anderson) mise en solution sur le ganglion cervical supérieur, détruit les effets de l'excitation pré-ganglionnaire, et laisse persister les effets de l'excitation post-ganglionnaire, de façon que la mydriase nicotinique provoquée par des instillations sur la conjonctive ou par des injections dans l'orbite, est probablement due à ce que les excitations réflexes qui passent dans le tronc de la IIIᵉ se trouvent arrêtées dans le ganglion ciliaire par l'action que la nicotine exerce sur les cellules sympathiques contenues dans celui-ci. Si on injecte de la nicotine dans l'orbite d'un singe, elle produit une mydriase au maximum, tout en laissant la cornée sensible (Marina). Bien que l'hypothèse de l'origine sympathique du ganglion ciliaire ait eu les preuves sus-mentionnées, du moins pour les mammifères supérieurs, la question n'est pas suffisamment élucidée, puisque le ganglion ciliaire chez différents animaux présente une structure et une position différente.

Chez les grenouilles il paraît composé de cellules spinales ; chez les oiseaux, il est adhérent au tronc de l'oculo-moteur commun ; ces éléments ne reproduisent exactement ni le type des cellules spinales, ni celui des cellules sympathiques, ce sont seulement des éléments unipolaires et bipolaires, par conséquent de nature spinale (Holzmann). Chez le chat, le ganglion ciliaire se trouve adhérent au tronc de l'oculo-moteur, au point de division de ces rameaux, il est composé uniquement de cellules sympathiques. Chez le chien, le ganglion ciliaire est situé de façon variable ; il est composé de deux types de cellules, les unes grosses avec noyaux centraux, considérées par Holzmann comme des cellules spinales ; les autres plus petites et plus nombreuses sont considérées comme des cellules sympathiques. Chez le lapin, le ganglion ciliaire est situé derrière le rameau de l'oculo-moteur commun, qui va au muscle droit interne. D'après Holzmann, il est composé de cellules spinales ; tandis que, d'accord avec Péchel, qui les décrit pour la première fois, Holzmann estime que le système d'éléments ganglionnaires disséminés dans l'orbite est de nature sympathique ; l'auteur, confirmant l'opinion de Péchel, attribue à ces éléments une influence sur les mouvements des muscles internes de l'œil.

Les conclusions de Holzmann ont trouvé des contradicteurs ; Lenhossek en faisant une critique sévère, met en relief ce fait que les raisons morphologiques sur lesquelles s'était basé Holzmann, n'apportent pas une preuve suffisante à l'appui de son opinion. Bernheimer et Marina aussi estiment que les ganglions ciliaires des singes et des chiens sont composés de cellules spinales sensitives et motrices sympathiques. Bach, se basant principalement sur les données fournies par la méthode de Golgi, pense que le ganglion ciliaire est de nature sympathique, sans pourtant se croire autorisé à arriver à une conclusion définitive. En effet, des recherches récentes et très intéressantes de Huber ont, de plus en plus ébranlé la valeur donnée au nombre des prolongements, comme élément de différenciation de la nature des cellules nerveuses, puisque les cellules de neurone sympathique peuvent être unipolaires, bipolaires, et multipolaires, bien que chez tous les vertébrés, exclusion faite des amphibiens, le type prédominant soit le multipolaire ; chez les amphibiens il a trouvé que presque toutes les cellules sympathiques sont unipolaires.

Pour éclaircir cette question, plutôt que pour étudier la nature du ganglion ciliaire par la dégénérescence des voies efférentes, comme l'ont fait BERNHEIMER, MARINA et BACH, j'ai expérimenté au moyen des dégénérescences de branches afférentes. En me servant des chiens comme prototypes, j'ai extirpé chez quelques-uns le ganglion cervical supérieur, chez d'autres la première branche de la V° paire, ou bien j'ai extirpé le ganglion de GASSER: chez d'autres enfin, j'ai sectionné le tronc de la III° paire. J'ai confié les recherches histologiques à mon assistant LODATO, et voici les résultats obtenus :

Les cellules du ganglion ciliaire du chien peuvent être divisées en deux types principaux :

1° De grandes cellules de forme ronde ou ovale en nombre assez considérable.

2° De petites cellules très rares de forme ronde ou piriforme, de 1/3 plus petites que les précédentes.

Les cellules du premier type sont contenues dans le ganglion ciliaire et en outre se trouvent disséminées dans l'orbite, dans les tissus connectifs, et dans les branches nerveuses.

Par l'extirpation du ganglion cervical supérieur, on constate des altérations évidentes dans un grand nombre de cellules du premier type. Dans quelques éléments cellulaires l'altération va jusqu'à l'atrophie et la nécrobiose et les autres éléments sont frappés de phénomènes chromatolitiques réparables en un ou deux mois. Les cellules nerveuses (grandes) disséminées en dehors du ganglion, soit dans le tronc nerveux, soit dans le connectif orbitaire, se présentent toutes altérées, et ces altérations ne se différencient pas des altérations que l'on rencontre dans les cellules du ganglion principal.

Par la destruction du ganglion de GASSER, on observe rapidement des altérations importantes des grandes cellules situées dans le ganglion ciliaire et ces altérations sont plus nombreuses qu'après l'extirpation du ganglion cervical supérieur. Les cellules disséminées en dehors du ganglion ciliaire principal, restent indemnes ou bien présentent des altérations à peine visibles.

Il semble pourtant que l'on peut distinguer parmi les cellules du premier type existant dans le ganglion, celles qui s'altèrent plutôt après la destruction du ganglion de GASSER, que celles qui s'altèrent après l'extirpation du ganglion cervical supérieur ; mais, dans un cas comme dans l'autre, les cellules du second type, c'est-à-dire les petites cellules du ganglion ciliaire, ne sont pas altérées. Ces cellules au contraire montrent évidemment des phénomènes de chromatolyse après la section intracranienne de l'oculo-moteur commun ; d'où il résulte qu'elles ne paraissent pas appartenir au sympathique cervical, bien que la méthode de NISSL les montre assez semblables aux cellules du ganglion cervical supérieur. Comme conclusion, en admettant une relation directe entre la lésion d'une voie nerveuse et l'altération que l'on rencontre dans le ganglion ciliaire, les grandes cellules contenues dans celui-ci paraissent en partie sympathiques et en partie spinales, tandis que les grandes cellules disséminées dans l'orbite et dans les rameaux nerveux, paraissent toutes de nature sympathique.

Au contraire, ce sont probablement les petites cellules situées dans le ganglion ciliaire qui se trouvent en rapport avec le nerf oculo-moteur commun, ou, du moins, ce sont elles qui ressentent les effets des lésions. Lesdites cellules sont en petit nombre et de forme imparfaite. Ceci pourrait faire supposer que ces cellules sont des éléments restés à l'état rudimentaire dans la classe des mammifères. En effet, chez les oiseaux, le ganglion ciliaire paraît composé seulement de cellules spinales motrices, où les éléments sympathiques font défaut : au point que, chez les gallinacés, intoxiqués par la nicotine, ainsi que j'ai pu l'observer dans mes expériences, non seulement la pupille ne se dilate pas sous l'effet toxique, mais elle se contracte encore davantage par l'excitation de l'écorce, du lobe optique et du nerf oculo-moteur.

Les altérations, très différentes, que l'on rencontre dans les grandes cellules du ganglion ciliaire chez le chien, dans un cas après l'extirpation du ganglion cervical supérieur, et dans l'autre, après l'extirpation du ganglion de Gasser, font supposer que, aussi bien le trijumeau que le sympathique cervical, se mettent en communication avec quelque groupe de cellules nerveuses dans le ganglion ciliaire.

Il ressort de là, que le ganglion ciliaire du chien est un ganglion mixte dans lequel se trouvent entremêlées, avec les cellules spéciales de l'oculo-moteur commun et des cellules sympathiques, des cellules spinales sensitives. Les différents types de cellules nerveuses propres au ganglion ciliaire ne se trouvent pas dans les mêmes proportions chez les différentes familles des mammifères. Par suite peut-être de cette loi anatomique, une goutte de solution de nicotine instillée dans le sac conjonctival ou injectée dans l'orbite, produit chez le chien, chez le lapin et chez le singe, d'abord le rétrécissement de la pupille, ensuite la dilatation. Le rétrécissement est remarquable chez le lapin, visible chez le singe et à peine sensible chez le chien est plus sensible à la mydriase niconitique.

De même que par la lésion de la IIIe paire, les nerfs ciliaires ne dégénèrent pas, même 30 jours après la lésion, ainsi, à la suite de l'ablation du ganglion de Gasser, chaque fibre des nerfs ciliaires se montre, ici aussi, sans altérations le 7e jour après la lésion, quand la kératite neuroparalytique est en évolution. Les mêmes phénomènes s'observent, ainsi que nous l'avons déjà dit, quand on fait l'ablation du ganglion cervical supérieur. Cette circonstance prouve évidemment que le ganglion ciliaire agit comme station d'arrêt pour les atrophies descendantes dans les lésions des racines qui vont à ce ganglion.

La neurotomie optico-ciliaire (MARINA), l'exentération du bulbe (BERNHEIMER) font dégénérer toutes les cellules du ganglion ciliaire. Les brûlures de la cornée (BERNHEIMER, MARINA) produisent la dégénérescence de 1/6 des cellules seulement, quelques cellules du ganglion ciliaire, dégénèrent encore après l'extirpation de l'iris, de telle sorte que les cellules du ganglion ciliaire, paraissent sensibles aussi aux lésions qui viennent de la périphérie. Dans leurs expériences, BERNHEIMER et MARINA n'ont pas tenu grand compte des cellules situées en dehors du ganglion ciliaire, c'est-à-dire précisément de celles qui paraissent de nature sympathique.

Pour conclure, l'idée de MICHEL et KÖLLIKER, qu'il existe dans le ganglion ciliaire des cellules sympathiques, paraît soutenue par ces recherches. Toutefois il est assez difficile dans l'état actuel de nos connaissances, de se former un jugement exact sur la question de savoir par quels liens physiologiques avec les branches motrices efférentes, les éléments cellulaires du ganglion ciliaire peuvent participer à l'irido-constriction ; cependant on peut penser avec CL. BERNARD que, chez les mammifères, les fibres de l'oculomoteur sont rendue capables de produire l'irido-constriction précisément par les rapports qu'elles contractent dans le ganglion ciliaire. Ces faits ne justifient pas l'opinion suivante de VAN GEHUCHEN : « que si la dégénérescence des fibres motrices portée au ganglion ciliaire par la branche afférente de l'oculomoteur commun, s'arrêtait au ganglion ciliaire, cela prouverait que le centre réflexe de la contraction pupillaire ne se trouve pas dans le noyau d'origine de la IIIᵉ paire comme on le croit généralement, mais bien dans le ganglion ophtalmique », attendu que le ganglion ciliaire est un centre intercalé entre les voies fonctionnelles. MARINA admet que le ganglion ciliaire est assurément un centre pour le sphincter iridien, et même le seul centre vraiment démontré, les autres étant encore en discussion. Il base son opinion sur l'action de la nicotine, injectée dans l'orbite, qui paralyse l'irido-constriction et sur la constatation que, dans tous les cas de tabes et de paralysie progressive avec réactions pupillaires défectueuses, les ganglions et les nerfs ciliaires sont lésés tandis que les noyaux de WESTPHALL, EDINGER et DARKTSCHEWITCH restent normaux ; au contraire on ne trouve jamais de lésions du ganglion et des nerfs ciliaires quand les réactions pupillaires étaient normales. Que, le ganglion ciliaire soit une articulation neuronique dont il faille tenir compte dans la production des mouvements intrinsèques de l'œil et une station d'arrêt pour les atrophies descendantes, le fait me semble évident d'après les études d'APOLANT et de LOBATO.

En outre des recherches faites par F. FRANK laissent supposer que le ganglion ciliaire peut intervenir comme centre réflexe pour provoquer la réaction irido-dilatatrice ; en effet, d'après l'auteur, si on isole le ganglion de ces racines et qu'on excite les extrémités périphériques d'un des nerfs ciliaires sensitifs, on observe une dilatation pupillaire qui n'a plus lieu si, avec une pince, on comprime le ganglion.

LANGENDORF soutient que chez le chat, l'excitation du tronc de la IIIᵉ paire perd son action sur la pupille presque immédiatement après la mort de l'animal, tandis que l'excitation des nerfs ciliaires provoque encore, pendant un certain temps, le rétrécissement pupillaire ; les muscles extrinsèques de l'œil innervés par l'oculo-moteur commun ressentent l'excitation de celui-ci.

Voies centrales de la constriction pupillaire. — Comme la constriction pupillaires à la lumière se fait par un acte réflexe, le ganglion ciliaire étant une simple articulation neuronique, il faut qu'il existe encore des centres et des branches nerveuses afférentes et efférentes de l'irido-constriction ; d'après MADDEN, la branche diastaltique sensitive ou afférente provient des cellules ganglionnaires spéciales placées dans les couches internes de la rétine (SCHIRMER). Ces fibres pupillaires parcourent le nerf optique avec d'autres très minces (fibres visuelles).

D'après DARKESCHEVITSCH la voie nerveuse afférente du réflexe lumineux serait représentée par un faisceau qui, par le nerf optique et la bandelette gagne la glande pinéale, ensuite par la commissure postérieure, se termine après s'être croisé dans le noyau de la IIIᵉ paire. MENDEL arrive à des conclusions presque identiques : « les fibres pupillaires arrivent à la bandelette par le nerf optique, et, de la bandelette se jettent sur le ganglion habenula du même côté. »

Mais MONAKOW, MASSEAU, BERNHEIMER ont démontré que le ganglion de l'habenula n'a rien à faire avec le mouvement de l'iris.

Il paraît, au contraire (BERNHEIMER) que les fibres pupillaires ou sensitives s'entre-croisent dans le chiasma et continuent dans les deux bandelettes : à proximité du thalamus, elles se réunissent en un faisceau qui se rend des deux côtés dans le tubercule quadrijumeau antérieur, arrive jusqu'au niveau de l'aqueduc, et pénètre enfin, avec leurs extrémités dépourvues de myéline, dans la région latérale de la tête des noyaux pairs moyens à petites cellules, appelés noyau du sphincter iridien. Chaque noyau du sphincter est en rapport avec les fibres pupillaires du nerf optique du même côté, fibres directes, et avec les fibres croisées du côté opposé. Outre cette double connexion des deux noyaux du sphincter avec chacun, il existe encore une connexion centrale d'un noyau du sphincter avec l'autre. Cette connexion est probablement due au contact des longs prolongements des cellules ganglionnaires qui arrivent à la ligne moyenne et la dépassent ; les préparations faites avec la méthode de GOLGI démontrent clairement ceci, que BERNHEIMER croit aussi, à savoir que le neurone central moteur du muscle ciliaire est situé dans le noyau central à grandes cellules impaires.

BACH, à la suite de longues études, reste opposé à la localisation donnée par BERNHEIMER au centre pupillaire et à celui de l'accommodation ; enfin sans se prononcer d'une façon définitive, il estimerait que les noyaux moyens et latéraux à petites cellules innerveraient en même temps le sphincter de la pupille et le muscle ciliaire ; que le centre des mouvements internes de l'œil réside dans les alentours de l'aqueduc de Sylvius, mais un peu plus en avant, et, avec des limites non nettement définies, dans l'endroit décrit par BERNHEIMER.

Comme conclusion, BACH aussi bien que BERNHEIMER, placent les centres des mouvements pupillaires dans les points déjà désignés par HENSEN et VÖLKERS ; du reste, le noyau d'EDINGER, WESTPHAL, et les cellules, qui d'après BACH influencent la musculature interne de l'œil, se trouvent situés très près l'un de l'autre (BIERVLIT) et non loin du gris cavitaire du ventricule III (BECHTEREW).

L'existence d'un centre pupillaire constricteur, dans les parages de l'embouchure antérieure de l'aqueduc de Sylvius, est confirmée d'une certaine manière par les récentes recherches de PREFS, qui a observé chez plusieurs animaux que l'excitation des tubercules quadrijumeaux antérieurs est souvent suivie de rétrécissement pupillaire.

Les observations cliniques sur ce sujet ne s'accordent cependant pas. PANEGROSSI se basant sur des cas cliniques nie que les noyaux de WESTPHAL, d'EDINGER et les médianes antérieures soient des centres d'innervation pour les muscles internes de l'œil. BIANCONE a observé pareillement dans certains cas de tumeurs des tubercules quadrijumeaux antérieurs, que la réaction pupillaire est toujours la même. CASSIER et SCHIFF ont trouvé, dans un cas d'ophtalmoplégie externe et interne, compliquée de paralysie bulbaire, que les noyaux de la IIIᵉ sont lésés, mais pas ceux de WESTPHAL et d'EDINGER. Dernièrement MAJANO a nié aussi que les noyaux de WESTPHAL et d'EDINGER et les médianes antérieures fussent en relation avec le sphincter de l'iris. Il soutient, contrairement à l'affirmation de BERNHEIMER, que le noyau central de PERLIA présiderait comme le croit EDINGER, au mouvement associé de convergence. Il admet l'existence d'un faisceau de fibres qui émergeraient des tubercules quadrijumeaux antérieurs et qui suivraient un parcours direct et croisé; celles qui s'entre-croisent prennent cette disposition dans la portion dorsale de l'entrecroisement de MEYNERT : toutes vont se réunir aux fibres radiculaires de l'oculo-moteur. Il croit que ces fibres (fibres efférentes) trouvent leurs terminaisons dans le ganglion ciliaire.

J'ai moi-même observé, dans une tumeur qui occupait les parties postérieures du IIIᵉ ventricule et les parties plus antérieures de l'aqueduc de SYLVIUS, chez le malade, comme symptômes initiaux, la dilatation pupillaire et la paralysie d'accommodation. Non seulement à cause de cette observation clinique, mais aussi en considération des recherches expérimentales, je suis enclin à admettre que les centres d'irido-constriction et du mouvement du muscle ciliaire sont situés dans les parties antérieures de l'aqueduc de Sylvius, sans pouvoir préciser la localisation.

En effet, si on excite les couches superficielles des trois quarts antérieurs des tubercules quadrijumeaux antérieurs, on obtient une myose bilatérale sans mouvement du bulbe ; si on excite à quelques millimètres en avant, le rétrécissement se fait beaucoup plus vite et d'une façon plus accentuée dans l'œil du côté opposé. Si, dans les portions actives des tubercules quadrijumeaux antérieurs, on enfonce un peu plus l'aiguille excitatrice, on a de la mydriase et des mouvements du bulbe, de la tête et des membres. Si on excite les portions postérieures de la même région, on observe de la mydriase; l'excitation des tubercules postérieurs ne provoque pas de mouvements de la pupille ni du bulbe : si on enfonce les aiguilles, on a un mouvement forcé des yeux et constamment de la mydriase, phénomènes que l'on obtient aussi en excitant les régions situées en dessous des tubercules quadrijumeaux, après la destruction de ceux-ci.

Si on enlève les tubercules quadrijumeaux antérieurs, et qu'on laisse libres les portions latérales de l'aqueduc de Sylvius, et si l'on excite à proximité du raphé, à droite ou à gauche, la portion antérieure de l'aqueduc de Sylvius, celle qui est en contact direct avec le troisième ventricule et qui forme la portion la plus antérieure du noyau de l'oculo-moteur, on observe dans les deux yeux le rétrécissement de l'ouverture pupillaire et le déplacement de l'aiguille plantée dans le bulbe en arrière des muscles ciliaires : parfois on obtient le mouvement isolé de l'iris, mais non celui du muscle ciliaire. Si on sectionne le raphé, on a la contraction de l'iris et du muscle ciliaire du même côté que l'excitation, ce qui prouve que les fibres pupillaires et celles de l'accommodation sont, elles aussi, directes et croisées. Si on éloigne l'excitation à deux milli-mètres du raphé, les phénomènes pupillaires et l'accommodation ne se pro-duisent plus. Si on excite le raphé un peu plus en arrière, les mouvements endoculaires cessent et on observe des mouvements de convergence.

Hypothèse d'un centre irido-constricteur situé dans la moelle cervicale. — Récemment Bach a soutenu que le centre réflexe de la constriction pupillaire à la lumière réside dans la moelle cervicale.

Il a observé que, chez les singes, les chats et les lapins blancs, la sensibilité du réflexe pupillaire persistait, après la décapitation, pendant qu'une partie de la moelle cervicale restait adhérente à la moelle allongée ; si la portion supérieure de la moelle cervicale était détruite, le réflexe cessait. Ainsi Bach conclut que le centre réflexe de la pupille est situé dans les portions supé-rieures de la moelle cervicale. Grünhagen et Eckart, étaient arrivés à la même conclusion. Bach remarque que l'excitation électrique de la moelle allongée jusqu'à la Ve vertèbre cervicale provoque chez les lapins une constriction pupillaire, même quand le sympathique a été sectionné et quand l'oculo-moteur est paralysé par l'atropine. Stilling avait déjà soutenu la connection anatomique entre la moelle cervicale et les fibres du nerf optique, en décri-vant dans des préparations macroscopiques, un faisceau de fibres du nerf optique qui, en passant par les voies du pédoncule, se jette dans la moelle. Pour ma part, je n'ai pas pu confirmer cette donnée ; il est pourtant certain aujourd'hui que, au moyen des fibres qui constituent le faisceau de Held, les tubercules quadrijumeaux antérieurs sont reliés à la moelle par des articu-lations neuroniques.

Après l'entre-croisement partiel dans le chiasma, les fibres optiques arri-vées au mésencéphale se séparent, d'après quelques auteurs, en deux fais-ceaux, quelques-unes se jetant dans la partie postérieure de la capsule interne, d'autres se terminant par des ramifications libres dans la masse grise du cerveau moyen et du cerveau intermédiaire. Or, nous savons que les fibres optiques courtes, qui partent de la rétine, viennent se terminer en partie par des ramifications libres dans les tubercules quadrijumeaux antérieurs. Des cellules multipolaires qui constituent la substance de ces éminences partent du cylindraxe qui se dirige en avant et à l'intérieur pour former un faisceau descendant (Held, van Gehuchten, Ramon y Cajal), faisceau qui se perd dans la moelle cervicale et envoie, d'après Held, des faisceaux collatéraux aux noyaux moteurs des nerfs crâniens, et par conséquent aussi aux noyaux des nerfs qui innervent les muscles oculaires. Ces derniers faisceaux servent aux mouvements réflexes de ces muscles, mouvements qui sont déterminés par l'action réflexe rétinienne. Outre le rattachement des fibres de la voie optique centrale, les faisceaux de Held exercent le même rôle pour les voies acoustiques.

Van Gehuchten croit que ce faisceau, en descendant, augmente considérablement de volume parce qu'il s'y ajoute des fibres provenant des grosses cellules situées dans la substance grise terminale du nerf acoustique et du nerf trijumeau. D'après Kölliker et Cajal, au contraire, le faisceau de Held est un faisceau sensitivo-ascendant.

Des expériences que j'ai faites à ce sujet ne m'ont pas confirmé l'existence d'un centre réflexe d'irido-constriction dans la moelle. En effet, en excitant par le courant faradique les cordons postérieurs et latéraux au niveau de la troisième vertèbre cervicale jusqu'à la moelle allongée (chien et lapin) j'ai constamment observé la dilatation de la pupille dans l'œil du côté opposé au cordon excité. Quand j'ai augmenté d'intensité l'excitation faradique par suite de la généralisation des symptômes, j'ai observé alors la dilatation pupillaire dans les deux yeux. Ces expériences ne sont pas ébranlées par les expériences de Bach sur la décapitation, car, ayant moi-même répété ses expériences, je n'ai jamais pu constater les faits décrits par cet auteur.

Galassi, Mingazzini, Westfall et Piltz font mention de l'existence d'un réflexe de constriction pupillaire pendant les fortes contractions des muscles orbiculaires des paupières : l'origine de ce réflexe n'est pas bien connue, toutefois il peut plaider en faveur de l'existence possible d'un lien entre les tubercules quadrijumeaux et les noyaux bulbaires.

Action des poisons sur la pupillo-constriction. — Holzmann a cru devoir rattacher le fait bien connu de la différente action de l'atropine sur le sphincter iridien et sur le muscle de l'accommodation, à la structure différente du ganglion ciliaire dans les différentes classes et espèces d'animaux. D'après Holzmann, l'atropine produit son maximum d'action sur la pupille et sur l'accommodation chez les animaux qui possèdent un ganglion formé exclusivement, ou avec forte prépondérance, d'éléments sympathiques ; cette atropine n'a pas d'action chez les animaux ayant un ganglion ciliaire de nature spinale ; en effet, l'action de l'atropine atteint son maximum chez le chat tandis qu'elle fait entièrement défaut chez les oiseaux.

Lodato estime que si la différente action de l'atropine chez les différents animaux était vraiment démontrée par l'explication donnée par Holzmann, on devrait sans réserve admettre la nature purement ou en grande partie spinale du ganglion ciliaire de la grenouille, animal qui n'est nullement sensible à l'action de l'atropine. Cette manière de concevoir l'action de l'atropine est certainement plus logique que l'explication que l'on donnait autrefois, c'est-à-dire que l'atropine agissait sur le tronc de la IIIe paire ; mais la conception de Holzmann, que l'action de l'atropine arrive à son maximum chez le chat, doit être interprétée dans le sens que chez tous les mammifères l'action de l'atropine est égale à la mydriase maxima qu'on observe après la section de la IIIᵉ paire, y compris l'homme.

Chez les singes auxquels j'avais sectionné la IIIᵉ paire, l'atropine n'a pas produit une plus grande dilatation pupillaire ; de façon que, étant donnée l'extrême analogie de structure entre le singe et l'homme, on doit logiquement croire que les conclusions de PIEGOUT, POÏSTER et DONDERS sont basées sur des cas cliniques de paralysie oculo-motrice incomplète, plutôt qu'admettre sans preuves que l'innervation irido-constrictive de l'homme est différente de celle des autres animaux. LITTAUER soutient que la pupille dilatée par la paralysie de la IIIᵉ paire (chien, chat, lapin) se dilate davantage par l'irritation galvanique, mécanique et chimique du nerf sympathique cervical ; cela n'est pas exact, car la paralysie oculo-motrice aussi bien que l'atropinique ne subissent pas d'augmentation par les excitations du sympathique ; tous ces faits démontrent clairement que, pour ce qui se rapporte à la dilatation pupillaire, l'atropine n'agit pas en excitant le sympathique cervical.

La nicotine paralyse au même degré que l'atropine les forces irido-constrictives périphériques ; en effet, son action ne se fait pas sur le tronc de la IIIᵉ paire, ainsi que les expériences sur les oiseaux en sont une preuve évidente.

LITTAUER prétend que, chez le chat, la pupille qui devient mydriatique par la section de la IIIᵉ paire, ne se rétrécit pas sous l'action de l'ésérine ; il estime qu'il en est de même chez les autres animaux. Il en déduit que l'ésérine agit en excitant la fonction du tronc ou les centres de la IIIᵉ paire. Il ressort pourtant de mes expériences que chez le chat, aussi bien que chez les autres animaux auxquels on sectionne la IIIᵉ paire, l'ésérine instillée dans l'œil correspondant à la section produit une myose du même degré que celle qu'on observe du côté sain. On peut expliquer l'erreur commise par LITTAUER, en admettant qu'il a instillé une seule goutte de collyre ; en effet, pour obtenir la myose ésérinique après la section de la IIIᵉ paire, aussi bien chez le chat que chez les autres animaux, il faut un temps plus long et une dose plus forte dans l'œil du côté opéré. En outre, la durée de la myose est plus courte ; on doit par conséquent tenir pour erroné l'énoncé de LITTAUER, qui pense que l'ésérine agit chez les animaux supérieurs sur le tronc de la IIIᵉ paire.

Action du trijumeau sur la pupille. — Bien qu'HERBERT MAYO ait prétendu que le trijumeau ne prend aucune part aux mouvements de l'iris, un an après, MAGENDIE, reconnut que la section du trijumeau dans le crâne produit un rétrécissement pupillaire très accentué ; ce rétrécissement se produit lentement (LONGET-BUDGET) ; il disparaît après une demi-heure à peu près : c'est un rétrécissement passager si la section est faite derrière le ganglion de GASSER, et il est permanent si la branche ophtalmique a été sectionnée. D'où il résulte que, par ces faits, BALOGH, NAWALIGHI et VULPIAN ont admis l'existence, dans le trijumeau, de nerfs irido-dilatateurs. Si ce fait était exact, on aurait dû admettre, pour la V° paire, un pouvoir opposé à l'irido-constriction.

Les recherches de GUTMANN et de OEHL ont mis en évidence des faits mieux définis, montrant que la première branche de la V° paire contient des fibres irido-dilatatrices ; celles-ci, d'après ces auteurs, ne proviennent pas toutes du sympathique, mais en partie du ganglion de Gasser. SALKOWSKI et BRAUNSTEIN arrivent à la conclusion que, en arrière du ganglion de Gasser, le trijumeau ne contient pas de fibres irido-dilatatrices.

GRUNHAGEN, ECKART, SPALITTA et CONSIGLIO ont démontré que, par l'excitation électrique du trijumeau, la pupille se rétrécit, de la même manière qu'elle se contracte après la section de ce nerf ; de sorte que l'excitation de la V° paire ne confirme pas la théorie émise sur les effets de la lésion du tronc. L'iris, rétréci par la section de la branche ophtalmique, non seulement ne présente pas de dilatations quand on excite le bout périphérique de cette même branche, mais se rétrécit d'une manière plus prononcée. Ce résultat paradoxal a été l'objet de différentes interprétations basées sur l'action vasculaire qui se produit par irritation ou par paralysie des nerfs vaso-moteurs de l'œil, la V° paire étant fournie de fibres constrictives (SCHIFF) et de fibres dilatatrices (HIPPEL, JESNER, ADAMUK, GRUNHAGEN et MORAT).

Malgré toutes ces divergences d'opinions, je suis d'avis que le trijumeau, sans artifices expérimentaux (excitation faradique) n'exerce aucune influence sur la pupille, puisqu'il est complètement dépourvu de fibres irido-motrices. En effet, ayant mis hors de cause, par section, l'influence irido-constrictive de la III° paire et l'influence irido-dilatatrice du sympathique cervical, la section de la première branche de la V° paire ne produisait pas de changements sur le diamètre pupillaire. Or donc, si le trijumeau contenait des fibres irido-constrictives (BUDGE, ECKART) la section de la première branche aussi bien que la destruction du ganglion de Gasser, devrait produire une augmentation de la mydriase moyenne qui résulte de la lésion de la III° paire et du sympathique cervical. Pour ma part, les fibres de la V° paire ne se montrèrent pas actives dans la production de l'irido-dilatation, directe ou réflexe, car, ayant sectionné la III° paire et le sympathique cervical, non seulement je n'ai pas constaté la dilatation de l'iris dans l'obscurité, mais elle ne se produisit pas même à l'excitation des nerfs sensitifs et pendant l'état d'asphyxie ; l'ouverture pupillaire est demeurée inactive à n'importe quelle excitation directe ou réflexe, et même sous l'action de la strychnine qui exagère les réflexes.

Pour expliquer les effets irido-constricteurs produits par l'excitation électrique du trijumeau, il faut faire une supposition, c'est-à-dire admettre la possibilité qu'une telle myose est un phénomène transmis à des articulations neuroniques (ganglion ciliaire) reliées à la périphérie ; cela expliquerait encore les différents effets qu'on obtient chez les différents animaux. L'anatomie ne montre pas de différences de structure chez le chien, chez le lapin, chez le chat, dans le tronc de la V° paire, et dans les centres d'où celle-ci provient ; mais, au contraire, l'excitation électrique des racines de la V° paire produit le rétrécissement de la pupille chez le chien et le lapin, et la dilatalion chez le chat (Braunstein). Chez le lapin, les cellules du ganglion ciliaire sont plutôt de nature spinale ; chez le chien, avec celles-ci on retrouve des cellules sympathiques; chez le chat, on ne trouve que ces dernières.

Comme conclusion, si l'excitation électrique de la première branche de la Vᵉ paire à proximité du sinus caverneux produit une myose, ce fait, pour les raisons que nous avons exposées, ne démontre pas un pouvoir spécifique de la Vᵉ paire sur l'irido-constriction.

La myose qui ordinairement apparaît de suite après la section de la première branche, n'est pas d'un degré élevé ; elle n'est pourtant pas le résultat de la mise hors d'action des véritables fibres du trijumeau, mais bien des fibres irido-dilatatrices du sympathique qui se trouvent dans cette branche. La myose qui apparaît, d'après quelques auteurs, immédiatement après la section de la Vᵉ paire, avant que le nerf arrive au ganglion de Gasser, peut s'expliquer de plusieurs manières ; c'est-à-dire qu'elle pourrait être le résultat d'un phénomène d'inhibition traumatique, à distance, des fibres sympathico-dilatatrices comme aussi avoir pour cause la cessation de la sensibilité oculaire, qui a un pouvoir réflexe sur l'irido-dilatation ; il se produirait en somme un état de myosis identique à celui qui se développe par l'action du sommeil.

Ensuite, la myose ne s'accentue pas par phénomènes hypérémiques produits, comme le prétendent Scalitta et Consiglio, par la paralysie des vaso-constricteurs, ou par une légère irritation des vaso-dilatateurs, la constriction vasculaire étant de règle ; l'ouverture pupillaire, au contraire, se rétrécit parce que l'iris est frappé par de graves troubles de nutrition dus à la perturbation de la sécrétion lymphatique qui suit la section des fibres ayant des effets vaso-dilatatrices ; perturbation déjà décrite ailleurs, qui se manifeste dans la cornée avec l'image classique de la kératite neuro-paralytique.

Les excitations douloureuses sur le trijumeau, peuvent vraisemblablement produire la mydriase pour la même raison et avec le même mécanisme que l'excitation de n'importe quel nerf périphérique sensitif.

Influence du sympathique cervical. — Depuis longtemps on sait que l'irido-dilatation dépend du sympathique cervical. Dès 1727, Pourfour du Petit avait démontré ce fait, car, en sectionnant le sympathique au cou, il avait vu se produire la paralysie de la IIIᵉ paupière, l'enfoncement du bulbe oculaire dans l'orbite, l'hypérémie de la conjonctive et la constriction de la pupille. Différents auteurs après lui (Molinelli, Arnold et Stilling) arrivèrent aux mêmes constatations. En 1846, Serafino Biffi non seulement confirma l'assertion de de Petit, mais observa que, en excitant le sympathique cervical, on produit la dilatation pupillaire. Depuis lors, on n'eut plus de doute sur l'action du sympathique comme nerf dilatateur de la pupille, et les physiologistes se sont occupés à suivre le parcours des dilatateurs et à en définir l'origine.

Ces études furent entreprises d'abord par Budge; cet auteur avait localisé l'origine de ces nerfs dans la moelle spinale entre la VIᵉ vertèbre cervicale et la IVᵉ thoracique. Il avait admis la probabilité d'un autre centre situé plus en haut (centre spinal supérieur) ; mais celui-ci fut nié par Schiff.

De la moelle, les fibres irido-dilatatrices passent par les racines antérieures du VIIe et du VIIIe nerf cervical et du Ier et du IIe dorsal.

F. FRANK affirme encore qu'une partie des dilatateurs pupillaires va dans la direction ascendante avec le nerf vertébral, il confirme les recherches de CL. BERNARD sur le différent parcours des dilatateurs pupillaires et des fibres vaso-motrices de l'iris, puisque ces fibres réunies dans le cordon cervical, se divisent en dessus du ganglion cervical : les rameaux vaso-moteurs vont comme les rameaux carotidiens dans le canal carotidien ; les rameaux pupillaires se réunissent en un tronc qui se jette dans le ganglion de Gasser. En excitant tantôt l'un et tantôt l'autre de ces nerfs, F. FRANK a obtenu séparément les effets vaso-moteurs et dilatateurs de l'iris. Cet auteur observa en outre que la dilatation se faisait avant que les vaisseaux se rétrécissent et que le maximum de la dilatation pupillaire est réalisé avant le maximum de la constriction des vaisseaux. En excitant les nerfs ciliaires il a observé que ceux-ci sont presque tous pupillo-constricteurs, à l'exception des deux ou trois filets qui produisent par leur excitation de la dilatation : il dit que BUDGE, CL. BERNARD et SALKOWSKI n'ont pas assigné les vraies limites aux centres cilio-spinaux. Les dilatateurs pupillaires, chez les chats, quittent la moelle avec les filets communiquant avec les quatre derniers nerfs cervicaux et avec le V, le VI et même le VIIe nerf thoraciques. Tous ces faisceaux irido-dilatateurs se réunissent dans le ganglion thoracique, et de là, par le rameau antérieur de l'anneau de WIERSSENS, vont dans le ganglion cervical inférieur puis dans le supérieur.

BRAUNSTEIN fait naître les dilatateurs pupillaires dans les racines antérieures du VIIe et VIIIe cervicaux, et du Ier et IIe thoraciques. Conformément à ces recherches HOEBEN trouva que l'extirpation du ganglion cervical supérieur est suivie d'une réaction intense dans les groupes centraux de la moelle cervicale du Ier au VIIe segment.

BUDGE et VALLER d'abord, BOLAY et F. FRANK ensuite, puis d'autres auteurs encore, ont démontré que les fibres irido-dilatatrices du sympathique du ganglion de Gasser, pour arriver à l'iris, suivent le parcours de la branche ophtalmique. Ces auteurs ont vu que, en sectionnant la Ve paire, en avant du ganglion de Gasser, l'excitation du sympathique cervical ne produit pas des mouvements de l'iris. BRAUNSTEIN, mettant à découvert le nerf optique, isole les ciliaires longs et, en extirpant le ganglion ciliaire, obtient la dilatation pupillaire par l'excitation aussi bien du sympathique cervical que des nerfs ciliaires longs. De cette manière, il a confirmé ce qu'avaient prétendu JEGOROW, NAWROKI et PRZBYLSKI, c'est-à-dire que les nerfs irido-dilatateurs vont à l'œil par les nerfs ciliaires longs sans traverser le ganglion ciliaire. En outre, il a démontré que l'extirpation du ganglion ophtalmique n'empêche pas la pupillo-dilatation pendant l'excitation de la portion supérieure du sympathique cervical.

F. FRANK admet que les nerfs ciliaires longs contiennent, outre les fibres centrifuges dont l'excitation produit la dilatation pupillaire des filets centripètes, comme la branche postérieure de l'anneau de WIERSSENS, qui, si elle est excitée dans son segment centripète, produit l'irido-dilatation bilatérale. Ayant excité les ciliaires longs, j'ai vu la pupille se dilater.

EFFETS TARDIFS DE LA LÉSION DU SYMPATHIQUE CERVICAL SUR LES MOUVEMENTS DE L'IRIS. — La section du sympathique cervical n'abolit pas complètement les mouvements de la pupille provoqués par la lumière (Buffi). Les mouvements pupillaires persistent même dans toute leur intensité physiologique, après la section du sympathique (Scherf); en effet, la dilatation après que s'est fait le rétrécissement du bord pupillaire, n'est pas, chez le chien, moindre du côté opéré que du côté sain. Il est établi, depuis longtemps, que la mydriase est d'un degré moindre si, outre la section de la III° paire, on fait celle du sympathique cervical; cette action n'existe presque pas si la section du sympathique a été faite déjà depuis quelques semaines. Cette mydriase, d'un degré moyen, n'est pas augmentée par les excitations des nerfs sensitifs et par l'état d'asphyxie.

La lésion du sympathique cervical fait cesser complètement le réflexe pupillaire à la lumière, seulement pendant les premiers instants; la strychnine, qui exagère les réflexes, ne produit pas de changements dans cette paralysie transitoire causée évidemment par l'inhibition traumatique.

LANGENDORFF a confirmé les expériences de Budge en démontrant que chez les chats et chez les lapins, la pupille rétrécie par l'extirpation du ganglion cervical supérieur montre, après peu de temps, une tendance à se dilater davantage du côté de la lésion quand on soumet l'animal à l'influence de la narcose, de la douleur, et de la peur. Ces circonstances, comme j'ai pu l'observer dans des expériences faites dans mon laboratoire, ne sont pas strictement nécessaires, la pupille pouvant se dilater même spontanément chez les lapins du côté sympathitomisé.

LANGENDORFF a désigné cet état sous le nom de *dilatation paradoxale* de la pupille et, il l'attribuait, de même que Robbeck, à une irritation dégénérative des fibres périphériques du sympathique cervical blessé par l'opération, irritation qui amène une contracture du muscle dilatateur: LEVINSOHN réfute cette manière de voir en disant que cette irritation qui pourrait exister pendant quelques semaines, n'a plus raison d'être six mois après, et pourtant on a observé cette dilatation paradoxale plus de six mois après l'opération. Il croit, ainsi que Budge, qu'il faut l'attribuer à une diminution du tonus du sphincter, semblable à celle que l'on observe dans un muscle quelconque lorsque son antagoniste est paralysé.

De récentes études sur ce point (Lonato) ont prouvé qu'après l'extirpation du ganglion cervical supérieur on obtient d'abord un rétrécissement du trou pupillaire. Dans certains cas, on observe, quelques heures et même quelques jours après l'opération, une dilatation maximum de la pupille du côté de la sympathectomie. Cette dilatation est tout à fait transitoire et disparaît trois ou quatre jours après la sympathectomie. La narcose chloroformique quelques jours après la sympathectomie est suivie d'une dilatation pupillaire plus forte du côté lésé. Une action semblable est produite par l'excitation des nerfs sensitifs, l'asphyxie et les convulsions épileptiques. L'ésérine instillée pendant les premiers jours produit un état de myose plus rapide et plus accentué du côté de la sympathectomie; l'atropine, au contraire, donne une action moindre sur la pupille dudit côté.

L'hypothèse de Langendorff n'est nullement confirmée par ces faits. D'ailleurs, Levinsohn, aussi bien que moi, nous avons trouvé un certain temps après la sympathectomie, des altérations trophiques, et que, dans les premiers moments, l'humeur aqueuse s'altère; par conséquent la nutrition des éléments musculaires de l'iris n'est pas normale. Lodato a trouvé des altérations précoces dans les cellules du ganglion ciliaire. D'après ces faits, Lodato croit qu'un double mécanisme agit dans la production de la dilatation paradoxale c'est-à-dire, que dans l'état récent de la sympathectomie, la dilatation paradoxale est due à l'équilibre physiologique troublé du ganglion ciliaire; dans l'état tardif le phénomène trouve aussi sa raison d'être dans les altérations périphériques iris qui impliquent un état de faiblesse fonctionnel du sphincter. Cette hypothèse est confirmée par la comparaison, des résultats obtenus dans la pupille par les instillations des myotiques et des mydriatiques d'un côté, et par la narcose chloroformique et l'excitation des nerfs sensitifs de l'autre. Tandis que la dilatation paradoxale est mise en évidence par la narcose chloroformique et les excitations des nerfs sensitifs, aussi bien à une époque récente qu'à une époque tardive de la sympathectomie, l'ésérine et l'atropine agissent d'une façon différente selon le temps écoulé après la lésion du sympathique. Les résultats obtenus par ces alcaloïdes qui ont une action tout à fait périphérique, montrent que c'est seulement un certain temps après la sympathectomie qu'on trouve le sphincter dans un état d'insuffisance fonctionnelle. C'est pour cela qu'il réagit imparfaitement, et en effet le myosis est moindre après les instillations de l'ésérine, tandis que l'action des alcaloïdes mydriatiques est plus rapide. Ces faits montrent aussi que l'action de l'atropine produit un état d'inhibition sur les neurones moteurs du sphincter.

THÉORIE DE LA DILATATION PUPILLAIRE. — Trois hypothèses ont été émises pour expliquer l'action du grand sympathique sur la dilatation pupillaire. Dans la première, le sympathique agirait en provoquant la contraction des fibres musculaires radiées de l'iris; dans la seconde le sympathique agirait par les vaisseaux iridiens comme nerf vaso-moteur. Dans la troisième hypothèse, celle de F. Franck, le grand sympathique aurait une action inhibitoire sur les cellules de la IIIe paire. Cette action inhibitoire se produirait dans les ganglions périphériques.

Critique de la théorie musculaire. — La première théorie, la musculaire, s'appuie tout entière sur l'existence d'un muscle dilatateur. Henle, Kölliker, Ivanoff, Merkel, Grynfeltt et d'autres, admettent dans l'iris, outre le muscle sphincter, un muscle dilatateur à fibres radiées, et, puisque l'oculo-moteur commun, rétrécit la pupille, tandis que l'excitation du sympathique la dilate, ils concluent que l'un agit sur le sphincter, et l'autre sur les fibres radiées; Grünhagen le premier, en 1846, a vivement combattu la description détaillée donnée par HENLE sur le muscle radié. Avec lui se sont rangés BOÉ, KOGARNEI, RETTERER, et dernièrement FRUGICELE.

Sur cette question, la discussion est toujours pendante ; cependant de récentes recherches n'accordent pas à la membrane de BRÜCKE ou de HENLE (synonyme de la prétendue couche myoïde iridienne) la structure définie à fibres musculaires lisses qu'on voit dessinées dans la planche du travail de MERKEL. GRYNFELT même, partisan de la nature musculaire de la membrane de BRÜCKE dit : « Elle est formée par une lame continue fibrillaire qui n'est pas divisible en fibres cellules ; elle a une épaisseur qui varie suivant les espèces, ne présente pas de noyaux dans son épaisseur : ces fibres sont au contraire situées dans la partie postérieure de la membrane, et entourées par une couche de protoplasma plus ou moins abondante qui contient du pigment dans les iris pigmentés. Ces noyaux allongés dans une direction radiée, ressemblent, sans être absolument identiques, aux noyaux des fibres lisses. SCHWALBE les a appelés cellules fusiformes, et les a cru indépendants de la membrane de HENLE, tandis qu'ils en font partie. Cette membrane se colore comme la substance des muscles lisses, se différenciant ainsi des parties qui sont situées autour d'elle. A cause de ses caractères et de la contractilité certaine qui lui est attribuée par les physiologistes, cette membrane paraît constituer une variété de tissu contractile, s'approchant beaucoup du tissu musculaire lisse proprement dit, dont elle ne diffère que par la fusion en une lame continue de la substance contractile ». GRYNFELTT en outre partage la théorie de VIALLETON, c'est-à-dire, que cette lame myogène provient embryologiquement des cellules pigmentées de l'iris, et est un produit épithélial comme la couche musculaire des glandes sudoripares.

VIALLETON, s'appuyant sur les caractères anatomiques, déclare que la membrane de BRÜCKE, tout en n'étant pas constituée par des fibres ou cellules musculaires, doit être considérée comme une membrane contractile provenant selon toute probabilité de l'épithélium rétinien. GRYNFELTT a cherché à fournir la preuve de cette opinion : d'après lui, dans l'iris du lapin blanc de quinze jours, l'épithélium rétinien s'appuie sur une lame vitrée (la même que j'ai décrite quand j'étudiais le développement du tractus uvéal antérieur) qui se réfléchit au niveau du bord pupillaire sur le feuillet profond de la vésicule oculaire, où elle constitue la limitante interne de la rétine. Or, cette membrane vitrée, d'après GRYNFELTT, disparaît sans laisser de traces, et fait place à la membrane contractile qui naît de l'épithélium rétinien.

GRÜNERT, GABRIELIDES, MYAKE, DE VRIES, PETELLA et SZILI émettent des opinions semblables, mais pas tout à fait identiques.

Le premier, grâce à une nouvelle méthode de dépigmentation, a cru constater qu'une des deux couches des cellules épithéliales qui recouvrent le corps ciliaire, fait défaut à la surface postérieure de l'iris, tandis que l'on trouve des couches radiées de cellules du type musculaire organique situées sous la seule couche épithéliale iridienne, cellules qui constituent le muscle dilatateur de la pupille. DE VRIES soutient qu'il a vu, dans le fœtus humain, ces cellules musculaires se former par transformation de la couche épithéliale.

Les cellules épithéliales se changent en cellules musculo-épithéliales, forme de tissu qui se trouve chez les animaux inférieurs, et peut-être aussi dans les glandes sudoripares de l'homme.

Voici quelques détails à ce propos : l'iris, dans le fœtus humain comme dans le corps ciliaire, est revêtu d'un double rang de cellules épithéliales qui s'unissent au niveau du bord pupillaire. A cette période le muscle dilatateur et la membrane de Bruckе manquent complètement. Chez les nouveaux-nés et chez les enfants en bas âge, on peut observer une métamorphose de la couche épithéliale antérieure : la métamorphose commence à la base de l'iris et s'avance jusqu'au sphincter, mais elle n'arrive pas au bord pupillaire. Elle est telle que la délimitation des cellules disparaît, et que les noyaux, jusqu'alors ronds, prennent d'abord la forme ovale, et puis la forme de bâtonnets. Le plasma cellulaire situé au-devant des noyaux, devient strié (membrane de Bruckе) et prend la coloration du tissu musculaire ; en somme la couche épithéliale se transforme en tissu musculaire organique.

Pezelli attribue également la nature d'une membrane myogène à la couche élastique pré-épithéliale, et pense que chez les adultes la couche mentionnée contient également des fibres musculaires lisses, de plus, il la croit embryologiquement constituée par le rang antérieur des cellules épithéliales de l'iris, cellules qui disparaissent quand la dite couche se transforme. Chez le chat cet état est dans son complet développement au 35e jour, et au 30e jour on n'en trouve pas trace ; ensuite il se forme progressivement jusqu'à ce que, au second mois, il se trouve complètement constitué.

Salzer affirme avec Nussbaum que le muscle sphincter de la pupille de l'homme est un muscle épithélial : il se développe, chez l'homme, au commencement du 4e mois aux dépens des cellules épithéliales venant du repli des deux feuillets de la soi disant vésicule secondaire. A la fin du 2e mois il n'y a pas encore trace de muscles dilatateurs ; les noyaux des cellules du rang antérieur de l'épithélium iridien sont au centre des cellules ; au 3e mois ils se trouvent plus près du feuillet postérieur, et sont alors pour la plupart ronds ou légèrement ovales. Ensuite les limites plus antérieures des cellules du rang antérieur se convertissent en une lame qui prend bientôt l'aspect de fibres ; la portie cellulaire contenant le noyau devient toujours plus basse, se dispose en sens rayonné, tandis que les noyaux s'aplanissent progressivement. Chez l'adulte, le dilatateur est composé de cellules épithéliales contenant un noyau en contact avec des fibres contractiles ; la portion fibrillaire contractile constitue la soi disant membrane de Bruckе. Herzbronn s'exprime d'une façon à peu près identique. Fragnelle au contraire n'estime pas que la membrane de Bruckе soit une membrane mixte : 1° à cause de sa structure finement fibrillate, sans noyaux, puisque ceux-ci sont superposés à la membrane ; 2° à cause des réactions micro-chimiques ; réaction négative de Gaetano et positive de Magrassi ; 3° à cause de sa continuation ininterrompue avec la membrane élastique du reste du tractus uvéal.

Les opinions de ceux qui soutiennent l'existence d'une couche dilatatrice, et celles de Fragnelle, totalement dissemblables, s'accordent pourtant sur deux points essentiels : la membrane de BRUCKE est une production des cellules de la couche antérieure de l'épithélium iridéen ; il n'existe dans l'iris aucune autre couche qui puisse être considérée comme couche dilatatrice.

Par conséquent, on diverge sur un seul point : est-ce que le feuillet antérieur de l'épithélium iridien, partie intégrante des feuillets épithéliaux qui constituent la vésicule oculaire secondaire, a produit, entre lui et les tissus connectifs de l'iris, une membrane basale, comme l'a produit l'épithélium de la rétine entre lui et la choroïde, est-ce qu'il a engendré dans l'iris une couche myoïde ?

En tenant compte des dernières recherches de STOCK et de HANS WIRCHOW, la question semble résolue en faveur de ce dernier cas. Ces auteurs ont trouvé une relation entre le développement du muscle sphincter et la couche du dilatateur. C'est pour cela que cette couche est très peu développée chez les lapins, les chiens, les chats, le cheval et le lion, tandis que dans la loutre, le phoque chez qui le muscle sphincter est très développé, la couche du dilatateur est aussi très épaisse, jusqu'à être constituée dans la loutre par huit ou dix couches de cellules à noyau très aplati, couches qui prennent la couleur de la même façon que le tissu musculaire lisse.

GRINFELTT, pour donner une valeur à son opinion, qui fait de la membrane de BRUCKE une membrane de nature myoïde, se base sur l'opinion des physiologistes, mais ce sont précisément les physiologues qui doivent faire les plus grandes réserves sur les fonctions de cette couche myoïde, et, en effet, j'ai élevé ces doutes sur ce sujet déjà depuis 1890. Dans la description anatomique de la couche dilatatrice, je ne disconvenais pas, avec ceux qui la croyaient une couche myoïde ; j'écrivais que, dans l'iris des chats, il existe, entre la couche épithéliale et le connectif, un double contour sur sa surface antérieure ; mais plus souvent un peu en avant, on trouve de petits amas de pigment stratifiésen petits fuseaux qui contournent les noyaux allongés très grêles, mais ne semblant pas situés dans le parenchyme de la membrane de BRUCKE. Quand des sections spéciales permettent de voir de face cette membrane, elle apparaît parcourue par de très fines lignes parallèles qui lui donnent un aspect fibrillaire. A sa partie postérieure adhèrent des masses pigmentaires amorphes, dont quelques-unes avec noyaux, sans doute d'aspect et de nature épithélioïde.

Chez les lapins, la membrane en question ne montre pas de structures évidentes comme chez les chats. Chez le chien, la couche vitrée pré-épithéliale présente un aspect fibrillaire plus défini.

Je différais au contraire avec eux dans l'appréciation physiologique. Selon moi, pour se décider à admettre l'existence d'un vrai muscle dilatateur, il faut, avant tout tenir compte en cette circonstance que la structure anatomique de la couche supposée dilatatrice, différente comme elle est du muscle constricteur, doit se répercuter dans la fonction au moins comme valeur de quantité, et se rappeler que la paralysie du nerf qu'on suppose être destiné à la fonction de la dite couche dilatatrice n'empêche pas la dilatation pupillaire ; au contraire, dans certains cas elle l'accentue.

Or, le supposé muscle dilatateur est une couche *sui generis* qui, même, étant différente des membranes élastiques produites comme lui par l'épithélium de la rétine n'arrive jamais à la vraie structure des couches musculaires lisses ; cet arrêt dans le développement, son peu d'épaisseur en rapport avec les masses du sphincter, le peu de probabilité que la couche ci-dessus soit influencée directement par des forces nerveuses, le phénomène de la dilataion paradoxale dans laquelle les énergies actives du dilatateur sont absolument hors d'action, laissent douter que cette couche d'aspect myoïde soit une vraie force musculaire en absolue antithèse avec le muscle constricteur. D'autres faits augmentent ce doute : la dilatation paradoxale semble être l'effet de la diminution du tonus du constricteur, de même que l'effet de la diminution de ce tonus est la dilatation pupillaire qu'on observe après la lésion de la Ve pa.re et du nerf sympathique cervical en excitant le nerf sensitif.

Cela considéré, je craindrais d'accorder à la soi-disante couche du dilatateur une action fonctionnelle dans le mouvement de l'iris, en parfaite antithèse avec le muscle constricteur. Je pense, par conséquent, que la mydriase se fait, plutôt grâce à l'élasticité propre des tissus iridiens, aussitôt que les fonctions de constricteurs de l'iris perdent leur activité, et même que ce muscle peut régler le degré de mydriase en raison inverse de sa propre énergie de contraction.

Je tiens à déclarer de suite que, cette hypothèse même étant admise, la couche, agissant par antagonisme aux constricteurs, peut être constituée en partie par la membrane de Bruch dont la valeur d'action est dans tous les cas beaucoup moindre que celle du constricteur, et surtout par l'ensemble des tissus propres de l'iris construits *ad hoc*. En effet, quel but aurait la texture iridienne composée d'amas de fibres élastiques et conjonctivales, et d'éléments cellulaires qui s'anastomosent en de vastes réseaux à mailles circonscrites, si elle aussi n'avait pas la fonction de se faire distendre et de revenir à une position statique après que les constricteurs cessent de fonctionner ?

Critique de la théorie casale. — Le sympathique qui va à l'œil contient des fibres vaso-motrices ; sur l'action vasculaire de ces fibres se base cette théorie qui fut spécialement soutenue par GRÜNHAGEN et SALKOWSKI. D'autres auteurs se sont rangés parmi ses partisans, mais elle a eu aussi de nombreux opposants, parmi lesquels DONDERS et FRANK. D'après F. FRANK l'indépendance des mouvements de l'iris par rapport aux changements de la pléthore sanguine, repose sur des preuves essentielles : 1° On peut obtenir encore la dilatation de la pupille en excitant le sympathique cervical, même quand une hémorragie abondante a, d'une manière démesurée, vidé les vaisseaux ; 2° L'excitation des rameaux vaso-moteurs carotidiens, dans leur trajet entre le ganglion cervical supérieur et la région oculaire, fait rétrécir les vaisseaux oculaires, sans modifier le diamètre pupillaire ; l'excitation du rameau sympathique destiné à l'appareil iridien (filet sympathique de GASSER et de F. FRANK) produit au contraire la dilatation de la pupille sans agir sur les vaisseaux oculaires. JEAROW a vu, après la section des nerfs ciliaires longs, l'excitation du nerf sympathique produire la constriction des vaisseaux de l'œil sans dilater la pupille; ARLT a noté que la contraction des vaisseaux de l'œil, n'est pas synchrone avec la dilatation pupillaire.

Des expériences que j'ai faites confirment pleinement l'affirmation de F. FRANK. Du ganglion cervical supérieur se détachent, en haut, différents rameaux ; pour les suivre sur l'animal vivant (le chien) il faut détacher avec une gouge, la proéminence osseuse formée par la caisse du tympan, et avec des pinces, la paroi interne de cette caisse ; on met ainsi à découvert le canal osseux dans lequel passe la carotide interne, une veine et des filets nerveux. De ces filets, un ou deux vont à la carotide interne, tandis qu'un autre, le plus externe, n'a pas de rapports avec elle.

Si on excite ce filet, on a comme effet une augmentation de tension, de la dilatation pupillaire, de l'exophtalmie et la diminution de réfraction sans que l'œil et l'oreille du côté correspondant deviennent anémiques, tandis que si l'on excite les autres filets, on observe une constriction vasculaire dans l'œil et dans l'oreille, l'orifice pupillaire restant immobile, l'œil ne proéminant pas, la tension et la réfraction restant comme elles sont.

Dans le canal osseux, la carotide et les filets irido-dilatateurs se tiennent toujours l'un à côté de l'autre. Les filets vont ensuite se jeter en totalité dans la face interne du ganglion de Gasser, en correspondance avec le point d'où la branche ophtalmique se détache. Chez le lapin, le ganglion cervical supérieur se trouve situé beaucoup plus bas, et il est plus facile de se rendre un compte exact des filets qui en émergent ; chez cet animal, étant donnée cette position du ganglion, on peut faire la section des différents filets sans produire aucune destruction des os.

L'excitation fait constater les mêmes phénomènes notés chez le chien, avec ceci de remarquable que l'excitation des filets carotidiens, outre qu'elle produit l'anémie de l'œil et de l'oreille, provoque une légère myose qui peut être secondaire à des excitations anémiques.

Critique de la théorie d'inhibition. — La troisième théorie, c'est-à-dire celle de F. FRANK, si elle était acceptable, devrait être fusionnée selon moi avec la théorie de HALLER, c'est-à-dire que la dilatation pupillaire se produit par relâchement du muscle sphincter d'un côté, et par l'élasticité de la texture de l'iris de l'autre.

Aperçu sur le mécanisme du mouvement pupillaire. — Le mouvement de l'iris, comme le démontre celui des iris des oiseaux et des mammifères supérieurs, auxquels a été enlevée la connexion de l'iris avec la Ve paire et le cordon sympathique cervical, même des deux côtés, peut s'accomplir aux dépens de la IIIe paire seulement ; dans ce cas, le mouvement de l'iris des mammifères est soumis à cette loi que des excitations centripètes partant de l'œil produisent des mouvements de constriction ; des excitations centripètes qui partent du système périphérique, des excitations corticales, excepté une région circonscrite de l'écorce, ou bien des excitations psychiques, produisent la dilatation pupillaire. Le mouvement constricteur réflexe est produit par un acte d'activité du premier neurone (cellules nerveuses irido-constrictives mésocéphaliques), ou Ier neurone irido-constricteur qui est excité par la branche dystaltique centripète ; le mouvement mydriatique réflexe, le sympathique étant hors de cause, provient d'un acte d'inhibition exercé par les centres psycho-moteurs, par le sang dyspnéique dans la dilatation asphyxique et par les excitations douloureuses sur le dit neurone. Le changement de nature du muscle constricteur à fibres striées chez les oiseaux, à fibres lisses chez les mammifères, a produit comme conséquence logique que le système sympathique intervient dans la fonction dynamique et avec des limites définies au point de permettre au sympathique du cou de jouer un rôle dans le mouvement ; en effet, l'excitation du sympathique cervical qui reste inefficace pour les mouvements pupillaires chez les oiseaux, est suivie d'effet chez les mammifères ; en outre, un neurone sympathique, deuxième neurone irido-constricteur chez le chien, le chat et le singe, contenu dans le ganglion ciliaire entre en jeu, comme intermédiaire entre l'iris et le centre mésocéphalique (noyau de la IIIe paire de l'irido-constriction) ou premier neurone. Par conséquent, l'action du sympathique de l'iris est plus complexe qu'on ne l'avait cru universellement. Pour expliquer l'action du sympathique comme nerf dilatateur de la pupille, si l'on n'admet pas une couche musculaire dilatatrice, jouissant d'une force musculaire autonome, il faut supposer que les fibres du système sympathique cervical qui provoquent un effet d'irido-dilatation sont en rapport avec les neurones sympathiques irido-constricteurs ; le rapport avec celui qui est situé dans le ganglion ciliaire est douteux ; plus probable est la connexion avec l'autre, correspondant aux cellules nerveuses décrites par Müller, au IIIe neurone irido-constricteur dans les ramifications du muscle ciliaire. Cette conception est purement hypothétique, mais il me semble qu'il faut aussi recourir à des hypothèses pour voir dans la couche myoïde iridienne une force musculaire en antagonisme avec le constricteur et admettre que cette couche myoïde est influencée directement par le nerf sympathique cervical.

De sorte que, si d'un côté les pouvoirs constricteurs qui viennent du noyau de la IIIe paire, trouvent leur voie de continuation et d'accentuation d'action, le sympathique cervical, d'un autre côté, soit qu'il agisse sur une couche musculaire dilatatrice, soit qu'il inhibe la tonicité du constricteur, fonctionne comme équilibre antagoniste à cette énergie. Dans un tel schéma simple et précis, serait compris le rôle physiologique entier de tout le système sympathique de l'iris.

Par rapport à ce rôle physiologique il me semble assuré que : *le sympathique cervical exerce une action antagoniste sur les neurones constricteurs.* — A la section du sympathique cervical la pupille se rétrécit. Chez les animaux auxquels on a extirpé le ganglion cervical supérieur, et chez qui on a injecté dans l'orbite une solution de nicotine, la pupille se dilate plus tardivement, et se rétrécit en moins de temps que dans les cas où on pratique l'expérience avec la nicotine sans toucher au sympathique cervical. La cause en est claire, le manque de l'action du sympathique cervical permet la fonction des faibles énergies constrictives qui précèdent et qui suivent la paralysie.

Il est un fait acquis que la pupille se dilate au maximum par l'excitation électrique du sympathique cervical; et, si nous nous en tenons au premier schéma qu'on vient d'exposer, la cause est indiscutable, l'excitation fait cesser complètement par inhibition l'activité du second et du troisième neurone irido-constricteur; il se reproduit en somme, dans un autre district sympathique, le phénomène classique de l'excitation du nerf vague inhibiteur des pouvoirs des ganglions sympathiques cardiaques; le même mécanisme peut aussi être invoqué pour la dilatation pupillaire, causée par l'excitation faradique des nerfs ciliaires longs, puisque ceux-ci peuvent avoir pour rôle principal l'inhibition des fonctions du III⁰ neurone. Dans ces circonstances, les fonctions du premier neurone irido-constrictif n'ont aucun effet par suite de l'interruption des voies de conduite.

Au contraire, étant donnée l'existence d'une couche dilatatrice, le sympathique cervical agirait sur le pouvoir de celle-ci; cependant, il n'y a aucune preuve que le nerf sympathique cervical exerce une influence motrice sur la dite couche myoïde. En effet, la pupille devient mydriatique également quand le sympathique cervical est lésé; comme par exemple dans les cas de la dilatation paradoxale, et dans la mydriase maximum qui se manifeste par l'action locale de la nicotine, même du côté où le sympathique est hors d'action; donc la mydriase ne se manifeste pas exclusivement et toujours par le fait du sympathique cervical.

Cependant on peut concilier les controverses qui s'élèvent entre les partisans de la structure anatomique et ceux qui considèrent le résultat expérimental.

Le sympathique cervical est formé de fibres qui donnent lieu à des effets différents : 1° de sensibilité (en effet l'animal crie à la stimulation faradique du sympathique du cou); 2° vasculaires; 3° moteurs. Les effets vasculaires et l'action motrice sur les muscles lisses, des paupières et de l'orbite, sont indiscutables; la discussion au contraire commence à propos des pouvoirs moteurs du sympathique du cou sur la couche myoïde. Cela est très naturel, et la raison en est évidente, si on considère : 1° que la membrane myoïde par sa structure anatomique ne peut qu'exercer un pouvoir très modeste; 2° que le sympathique du cou est un nerf qui renferme des nombreuses fibres sensitives; 3° la facilité avec laquelle l'excitation, faite même à distance de nerfs sensitifs, inhibe le pouvoir de constriction.

L'excitation du sympathique du cou est une excitation aussi douloureuse que l'excitation des surfaces sensitives motrices de l'écorce cérébrale. Or, puisque la couche myoïde chez les lapins, les chats, les chiens, (espèces où on a expérimenté) est très mince, et que la dilatation s'exerce aussi par le pouvoir de contractilité de la texture de l'iris, il est évident que, alors même qu'on voudrait reconnaître un pouvoir de dilatation à la couche myoïde influencée par des fibres motrices du sympathique du cou, on doit admettre que la mydriase maximum qui suit l'excitation faradique du sympathique du cou, n'est pas exclusivement secondaire à l'excitation de ladite couche; il faut surtout y voir un effet d'inhibition que les fibres sensitives du sympathique du cou exercent en ce cas sur les neurones moteurs de l'irido-constriction.

En acceptant même cette seconde explication, le sympathique cervical représente l'équilibre plutôt que le facteur d'une fonction qui peut s'exercer indépendamment de celui-ci : parmi les vertébrés inférieurs, les oiseaux en sont un exemple.

Enfin l'intromission du sympathique cervical dans le mouvement iridien des mammifères, doit être considérée comme une nécessité philogénétique, entraînant la substitution des fibres lisses aux fibres striées, et consécutive à l'augmentation des connexions nerveuses chez les mammifères supérieurs ; peut-être cette intromission ne se borne-t-elle pas à mettre le seul muscle constricteur sous la direction de neurones sympathiques d'énergies opposées, elle peut aussi étendre son action à la coordination harmonique du mouvement des deux ordres de fibres lisses du muscle ciliaire, et des rapports qui existent entre le mouvement de celui-ci et celui de l'iris. Mais dans l'état actuel de la science cette conception n'est qu'une hypothèse ; c'est pourquoi le parcours dans plusieurs racines médullaires, le trajet compliqué des fibres dilatatrices et la mission limitée qu'elles ont sur l'iris est encore un problème.

Centres cérébraux de l'irido-constriction. — Beckterew et Plitz affirment qu'il existe dans l'écorce cérébrale des mammifères une région qui par son excitation produit la contraction pupillaire. D'après ces auteurs, cette région est située dans les lobes occipitaux et précisément dans la seconde circonvolution primitive.

Chez le lapin, on peut la déterminer par les mensurations suivantes : elle se trouve à 9 millimètres en avant, en partant du pôle occipital sur la ligne médiane et, à la même distance dans la direction latérale, en partant de la scissure interne hémisphérique.

Chez le chien, le point désigné est à peu près identique. Ces faits sont exacts, car aussi bien chez les lapins que chez les chiens l'excitation de ladite région m'a toujours donné la constriction de la pupille de l'œil opposé au côté excité. Les excitations furent faites par des courants faibles et pendant quelques secondes. J'ai noté que cet effet se produisait d'une manière fugace ; en effet, si on prolongeait l'excitation, on avait de l'irido-dilatation. Une excitation entrecoupée donne aussi l'irido-constriction, mais à la condition d'augmenter la force du courant.

Si dans le cristallin on plantait une aiguille à travers la périphérie de la cornée, cette aiguille restait immobile au moment de la constriction pupillaire; de même que restait immobile une aiguille plantée en avant de l'équateur.

Hypothèse sur l'existence d'un centre cortical du sympathique. — Nawroki.

Prytzbilski pensent que le centre des dilatateurs pupillaires est situé dans le cerveau, et qu'on n'a pas de preuve suffisante de l'existence d'un second centre dans la moelle épinière.

Ferrier, Katchanowski, Hensen et Völkers, en partant de la conception de l'existence, dans l'écorce, d'un centre pupillo-dilatateur, placé dans la région qui préside à la sensibilité du corps, y localisent l'origine du sympathique cervical. Grünhagen, Bochefontaine, Braunstein, tout en n'excluant pas l'existence d'un centre irido-dilatateur dans l'écorce des mammifères, centre situé dans la zone de la sensibilité du corps, près de la scissure croisée et, plus exactement dans le *gyrus centralis anterior* et dans le *gyrus centralis posterior*, se sont opposés à la nature du centre sympathique, n'ayant pas vu s'arrêter les manifestations corticales par la section du sympathique cervical. J'ai trouvé cette observation exacte, et j'ai pu établir que la dilatation pupillaire réflexe, due à l'excitation corticale, se suspend seulement dans les premiers temps de la lésion du sympathique cervical, par suite de l'inhibition exercée par les traumas sur les réflexes. Les idées différentes des auteurs susmentionnés pourraient être conciliées en admettant que les seconds ont excité les écorces longtemps après la lésion du sympathique cervical ; les premiers, au contraire, immédiatement après la lésion du sympathique cervical.

L'excitation électrique des centres visuels dilate la pupille sans que des phénomènes convulsifs s'y manifestent ; mais en réalité la dilatation est moins active que dans les régions de la sensibilité du corps.

Que peut-on conclure après les faits qui viennent d'être exposés ? L'arc réflexe du mouvement pupillaire aboutit, comme nous avons vu, aux tubercules quadrijumeaux. Or, il est certain que dans le centre méso-céphalique ont lieu tous ces réflexes d'ordre inférieur qui lient la convergence au rétrécissement pupillaire, et celle-ci avec l'excitation des fibres optiques percevant la lumière. Mais avec le développement des hémisphères cérébraux chez les vertébrés supérieurs, aux ganglions méso-céphaliques s'ajoutent de nouvelles associations sur des voies neuroniques ; sur celles-ci se font de nouveaux échanges réflexes, et les actes physiologiques, localisés chez les vertébrés inférieurs dans les ganglions méso-céphaliques, deviennent aussi une qualité fonctionnelle des hémisphères.

Cela étant admis, il est facile d'expliquer comment les hémisphères ont, en certains cas donnés, une action sur les mouvements pupillaires, puisqu'il est connu que l'acte de la vision se transporte des lobes occipitaux dans les écorces occipitales. Les détails de cette thèse sont cependant très obscurs.

L'excitation, même légère, des zones motrices du corps produit l'irido-dilatation, qui se produit aussi par l'excitation des régions visuelles ; l'excitation des écorces occipitales produit au contraire l'irido-constriction. Or, en admettant que celles-ci soient de vrais centres corticaux pour la pupille, on ne s'explique pas comment l'excitation des régions antérieures motrices, où il existe un centre pour l'ouverture de la paupière, ne produit pas l'irido-constriction ; d'autant plus que, dans cette région, devraient être inclus, s'ils y existaient, les autres centres corticaux de la IIIe paire. Moins encore conçoit on comment un centre constricteur autonome pour la pupille peut se trouver dans l'écorce occipitale isolée et sans but défini : puisque celle-ci a pour rôle bien connu et prouvé la fonction des projections latérales visuelles sensitives et motrices, qui ne sont pas du tout liées à la motilité de la pupille. On pourrait expliquer cette action tout à fait problématique, si on refusait d'admettre dans l'écorce l'existence de vrais centres pupillaires, et en voici la raison : les régions corticales sont sensitives, or, l'excitation des nerfs sensitifs dilate la pupille de façon que l'excitation de l'écorce provoque un fait analogue à celui qui produit la dilatation pupillaire par les impressions douloureuses, c'est-à-dire qu'ils exercent un acte d'inhibition sur le centre méso-céphalique irido-constricteur. Puisqu'il n'y a pas, dans la région qui préside à la sensibilité du corps, un centre constricteur de la pupille, il est évident que l'excitation de cette région doit provoquer un acte de dilatation pupillaire. En outre le centre cortical où est situé celui du muscle releveur de la paupière est relié intimement aux noyaux moteurs de l'œil situés dans le mésocéphale ; cette connexion sensitivo-motrice peut faciliter l'effet qui rend l'excitation de la région de la sensibilité du corps très active dans la production de la dilatation pupillaire.

En admettant qu'il n'y ait pas un centre pupillo-constricteur, on peut logiquement expliquer l'irido-constriction par l'excitation corticale, en admettant que celle-ci est provoquée par excitation efférente de la cellule corticale visuelle qui perçoit la lumière, excitation qui se porterait au centre méso-céphalique visuel, c'est-à-dire au centre optique primitif. L'irido-constriction résultant d'une excitation corticale serait par conséquent le résultat d'une réaction par excitation à distance ; de façon que la sensibilité corticale de la zone de Bechterew se manifesterait de deux façons : en produisant la myose quand l'excitation, sans produire d'effets douloureux, stimule les fibres efférentes des cellules corticales visuelles ; par de la mydriase, quand l'excitation se change en une sensation qui déprime le tonus du constricteur.

II. — MOUVEMENT DU TRACTUS UVÉAL ANTÉRIEUR PENDANT L'ACCOMMODATION

Le chapitre de l'accommodation devant être traité ailleurs et amplement, je me limiterai ici à examiner brièvement les influences nerveuses qui ont rapport aux mouvements des muscles ciliaires.

Les théories actuelles le plus en honneur pour expliquer le mouvement d'accommodation, c'est-à-dire la théorie de Helmholtz et celle de Tscherning, s'accordent pour dire que la vision rapprochée correspond à l'activité de l'appareil musculaire soumis à l'influence du nerf oculo-moteur, tandis que la vision de loin coïncide avec le repos.

Cette dernière proposition n'est pas admise par Morat et Doyon, qui se proposèrent de démontrer qu'en réalité, dans la vision à l'infini intervient une force nerveuse antagoniste à la première; en d'autres termes, qu'il existe deux nerfs pour l'accommodation.

Ces auteurs ont sectionné chez les chiens et chez les lapins le sympathique cervical; une fois cette lésion produite ils ont vu d'une manière inconstante, une diminution de la grandeur de l'image cristallinienne, diminution qui correspond à une augmentation de courbure de la surface réfringente. Ce changement est généralement peu accentué et parfois difficilement appréciable, cela dépend, du reste, de l'état antérieur dans lequel se trouve l'appareil accommodatif au moment de la section du nerf.

Les effets de l'excitation furent plus nets et mieux démontrés. Cette excitation, produite au moyen des courants d'induction dits tétanisants, donne pour résultat un agrandissement de l'image cristallinienne dans tous ses diamètres. Cette augmentation varie suivant l'espèce animale, l'âge de l'individu, l'état de repos ou de fatigue du nerf, l'intensité de l'excitation, enfin suivant l'état de courbure du cristallin immédiatement avant l'excitation. Dans le but de rendre ces effets plus visibles, les auteurs produisirent le spasme de l'accommodation au moyen d'instillations de substance myotique. Voici leurs conclusions : Étant donné que l'excitation du sympathique produit l'agrandissement de l'image cristallinienne antérieure, évidemment cette excitation fait accommoder l'œil pour l'infini; en considérant ensuite qu'il n'existe pas de partie dans le muscle ciliaire qui puisse, par sa contraction, produire un aplatissement de la lentille, ces auteurs pensent, par analogie, ce qui se vérifie pour beaucoup d'autres muscles de l'intestin et des vaisseaux, que le sympathique agit par inhibition.

Ils affirment qu'on trouve en effet, dans le voisinage immédiat et dans l'épaisseur même du muscle ciliaire, un plexus ganglionnaire qui peut être considéré comme le siège des phénomènes nerveux dit d'arrêt ou d'inhibition.

Hess et Heine se sont opposés aux conclusions de Morat et Doyon en instituant une série d'expériences pour chercher à démontrer que l'accommodation n'est pas influencée par l'excitation ou par la section du sympathique.

Ils ont obtenu, chez un chien, en excitant localement le bulbe oculaire avec un faible courant, le rétrécissement de la pupille et la contraction du muscle ciliaire, contraction qui s'expliquait par le mouvement d'une aiguille implantée dans l'équateur du bulbe. Pendant cette excitation, et en même temps, on excita le sympathique avec des courants d'énergie différente et on constata que le sympathique avait bien pu dilater la pupille, mais qu'il n'avait pas relâché le muscle ciliaire. Dans un autre cas, chez un chien, chez lequel la réfraction au repos était à la skiaskopie de $+ 1$ D, sous l'excitation du sympathique, on eut une réfraction de $+ 2$, $+ 2,50$ D, c'est-à-dire une diminution de réfraction.

Cette seconde expérience serait bien en faveur des idées de Morat et Doyon, toutefois Hess et Heine ne rapportent pas cette diminution de réfraction à une accommodation négative, mais bien au fait que les courbures de la surface lenticulaire sont moins accentuées dans les portions périphériques de la lentille que dans le voisinage des pôles, et que ces parties plus planes peuvent avoir une influence sur la réfraction.

À l'appui de leur opinion, ils citent les faits suivants :

1° Par la lumière latérale on n'observe aucun changement de forme ou de position de la lentille;

2° Une aiguille implantée dans l'équateur du bulbe, qui se meut distinctement pendant l'excitation de l'oculo-moteur, reste immobile même sous l'action d'un fort courant pendant l'excitation du sympathique.

Hess et Heine n'ont pas obtenu de résultats satisfaisants par l'observation de l'image réflexe de la face antérieure de la lentille.

Dor, Langley et Anderson n'accordent au sympathique aucune action sur l'accommodation. Chez le chien, ils n'ont pas aperçu le mouvement de l'aiguille pendant l'excitation du sympathique; ils ont noté la diminution de réfraction avec la skia-skopie, mais de même que Hess et Heine, ils ont expliqué ce fait en admettant que, pendant la dilatation des pupilles, les portions périphériques du cristallin, moins réfringentes, se présentent à l'examen.

On a fait de nouvelles recherches sur ce point, mais les résultats en ont été contradictoires. Rames et Devoir concluent que le sympathique est sans action sur l'accommodation. Terrien et Camus, au contraire, rapportent des expériences sur des lapins, chez lesquels l'excitation du sympathique cervical après section donne lieu dans tous les cas à une augmentation de la réfraction de l'œil du côté correspondant (1 à 2.50 dioptries).

Pour ma part, ayant implanté chez le lapin une aiguille dans la lentille, soit par la chambre antérieure, soit à proximité de l'équateur du bulbe, j'ai constaté dans plusieurs expériences un léger mouvement de l'aiguille, aussi bien à l'excitation qu'à l'arrachement du ganglion cervical supérieur. J'ai fait les mêmes expériences chez le chien curarisé, mais chez cet animal les aiguilles ne bougeaient pas. Pourtant cette immobilité de l'aiguille, chez le chien, est probablement due à l'épaisseur des membranes qui maintiennent ferme l'aiguille en empêchant les légers mouvements qu'on constate chez les lapins qui ont ces membranes plus minces. La skiaskopie chez les lapins, dans une seule expérience, me montra une augmentation de réfraction à l'excitation du ganglion cervical supérieur; dans toutes les autres, je n'ai eu ni augmentation, ni diminution; l'arrachement du ganglion a été également négatif. Chez les chiens l'excitation de la branche antérieure de Wilessens m'a donné une diminution de réfraction de 1 D à peu près, mais accompagnée d'autres phénomènes, c'est-à-dire l'irido-dilatation, l'exophthalmie, l'augmentation de tension endoculaire. L'excitation des filets carotidiens n'a produit aucun mouvement de l'aiguille implantée dans la lentille, par conséquent pas de mouvements du muscle ciliaire.

Les faits que j'ai constatés dans les expériences faites pour voir quelle part peut prendre le sympathique pendant l'accommodation, semblent d'accord avec la thèse de Morat et Doyon, parce que j'ai obtenu, par l'excitation, le mouvement de l'aiguille et le changement de la réfraction constaté par la skiascopie ; à l'arrachement du ganglion cervical supérieur, j'ai également constaté le mouvement de l'aiguille. Mais j'ai obtenu une seule fois chez les lapins le changement de réfraction avec une augmentation ; dans une seule expérience faite sur les chiens j'ai obtenu, au contraire, une diminution de réfraction. Il résulte de ces faits que je ne puis tirer de conclusion précise, toutefois je ne puis cacher le doute que la diminution de réfraction observée par la skiascopie chez le chien, par l'excitation du sympathique, pourrait aussi s'attribuer, au moins en bonne partie, à l'augmentation de la pression endo-oculaire que l'on observe pendant une telle excitation. Dans les observations faites chez deux malades glaucomateux, auxquels j'ai fait extirper le ganglion cervical supérieur, la réfraction ne changea pas après l'opération ; si l'arrachement du ganglion cervical supérieur comme l'excitation faradique ont fait constater un mouvement de l'aiguille, cela ne me surprend pas; à ces faits expérimentaux succèdent des constrictions et des dilatations vasculaires, des déplacements du bulbe, des phénomènes d'arrêt occasionnés par le traumatisme et l'excitation, en somme une pléiade de faits qui, tout en pouvant agir d'une manière singulière, laissent indécise la cause principale du déplacement susdit.

Néanmoins, il est juste de constater que jusqu'à présent on manque de preuves certaines pour admettre que le sympathique cervical fonctionne périphériquement comme un nerf d'arrêt de l'accommodation.

Dans ces considérations ne rentre pas l'observation de Lodato, c'est-à-dire une augmentation de l'indice de réfraction de l'humeur aqueuse vingt-quatre heures après l'arrachement du ganglion cervical supérieur chez le lapin (de 1,355 à 1,375). Ce fait peut seulement expliquer pourquoi on constate une légère augmentation de réfraction oculaire quelque temps après la section du sympathique cervical supérieur.

Centre du mouvement du muscle ciliaire. — On connaît, par les expériences de Hensen et Völkers, répétées aussi par moi, que, si on enlève les tubercules quadrijumeaux et qu'on excite, à proximité du raphé, les portions antérieures de l'aqueduc de Sylvius, en contact avec le 3e ventricule, il se fait un rétrécissement de la pupille et un mouvement d'accommodation des deux côtés ; on excite donc une place voisine du noyau supposé de l'accommodation qui, d'après Bernheimer, est constitué par l'amas de grosses cellules qui constituent le noyau impair.

Si on porte l'excitation un peu plus en arrière, les mouvements endo-oculaires cessent et on observe des mouvements de convergence. En excitant l'écorce de la pointe du lobe occipital, chez les lapins, j'ai obtenu l'iridoconstriction, mais pas de mouvements de l'aiguille implantée dans la lentille au niveau de la périphérie de la cornée. Cela me laisse supposer qu'on ne peut pas démontrer chez le lapin l'existence d'un centre cortical pour l'accommodation.

Phénomènes périphériques pendant l'acte d'accommodation. — La démonstration plus ancienne que l'accommodation provoque un mouvement dans le corps ciliaire, s'appuie sur les observations de HENSEN et VÖLKERS qui ont vu l'aiguille implantée dans l'équateur de l'œil se mouvoir par l'excitation du centre accommodatif mésencéphalique. En excitant la périphérie, on observe aussi le mouvement de l'aiguille, celle-ci s'éloignant du point d'excitation quand les électrodes sont situés du côté cornéen comme quand ils sont situés latéralement à l'aiguille implantée dans l'équateur du bulbe. Si les électrodes sont situés entre l'aiguille et le nerf optique, l'extrémité libre se tourne aussi en arrière, et on n'arrive jamais à faire incliner l'aiguille du côté de la cornée Hess et Heine). Par conséquent, le point fixe du muscle doit se trouver nécessairement situé dans le segment antérieur du bulbe. Les mouvements de l'aiguille, pendant les excitations faradiques du bulbe, faites un peu en arrière de l'équateur, sont très faibles ou cessent tout à fait.

Considérons maintenant séparément l'état de la zonule, du muscle, des procès ciliaires, de l'iris pendant l'acte accommodatif. Pendant l'accommodation, la tension de la zonule est diminuée (Hess). À cet égard, dans les conditions voulues, on peut observer chez des personnes de n'importe quel âge, voire même chez des enfants, chez lesquels par instillation d'ésérine on a produit une forte contraction du muscle ciliaire, que par suite de petits mouvements de l'œil, le cristallin devient considérablement mobile et tremblotant.

On a cherché à expliquer ces mouvements du cristallin par de petites contractions involontaires du muscle, dont l'irritabilité serait augmentée par l'ésérine. Mais cette explication n'est pas soutenable (Hess), car le cristallin ne se meut que pendant les mouvements de l'œil et immédiatement après eux ; il reste complètement inerte aussi longtemps que l'œil est au repos.

De plus, Hess a trouvé que, pour beaucoup de personnes, surtout lorsqu'elles sont maîtresses de leur accommodation, il suffit de faire spontanément un effort d'accommodation pour faire mouvoir leur cristallin pendant les petits mouvements de l'œil. Cette observation peut être faite objectivement avec l'aide d'une loupe, du microscope cornéen, ou bien subjectivement par la méthode entoptoscopique. Enfin, il a montré que, pendant un effort d'accommodation sans mouvement de l'œil, le cristallin descend de 1/4 à 1,2 millimètre, suivant l'inclination de la tête vers le nez ou vers les tempes, vers la joue ou vers le front. Si par l'instillation de plusieurs gouttes d'ésérine, le muscle ciliaire est à l'état de contraction maximum, on observe encore que, même les plus grands efforts de l'accommodation, sont sans influence sur la position du cristallin. La zonule étant complètement relâchée, le cristallin reste complètement immobile, au fond de l'espace zonulaire. Ce fait est, lui aussi, en contradiction avec la supposition que le phénomène en question serait dû à de petites excursions de l'œil.

Mais pour pouvoir arriver à la connaissance plus exacte des détails de la question, il faut surtout étudier l'œil iridectomisé. Selon Hess voici le fait le plus important que l'on peut observer ici : pendant la contraction du muscle ciliaire, produite par exemple par l'ésérine, on voit les procès ciliaires se déplacer en avant et vers les centres de la cornée. L'observation, à l'aide de la loupe binoculaire permet de démontrer qu'à ce moment les procès ciliaires se trouvent situés considérablement en avant de l'équateur du cristallin, près de sa face antérieure. Dans beaucoup de manuels d'optique, les procès ciliaires de l'œil en accommodation sont placés un peu trop en arrière, c'est-à-dire trop près du plan équatorial du cristallin.

Le fait est en contradiction avec les idées de Schön et Tscherning, car cette théorie déplace les procès ciliaires en arrière vers le corps vitré. Les observations faites sur l'œil vivant sont confirmées par l'étude microscopique de l'œil du singe ésérinisé, faite par Heine, qui lui aussi a trouvé les procès ciliaires, pendant l'accommodation, déplacés en avant vers le centre de la cornée. De plus, Hess a pu montrer, que l'on voit souvent dans des yeux iridectomisés, à l'état de repos, près du cristallin, et sur sa face antérieure, de petites élévations en forme de tente, à l'endroit même où s'insèrent les fibres de la zonule. Ces élévations disparaissent plus ou moins complètement, lorsque le muscle ciliaire est contracté par l'action de l'ésérine. D'après les théories qui admettent une traction accommodative de la zonule, on devrait au contraire s'attendre à ce que ces élévations fussent plus sensibles pendant l'accommodation.

Chez les singes, mammifères qui possèdent d'une façon remarquable la faculté d'accommoder, Heine a étudié la position du corps ciliaire et de l'iris, soit au moment de l'accommodation soit pendant le repos de celle-ci.

Pour provoquer l'accommodation, il a instillé un collyre d'ésérine à un demi p. 100, et pour obtenir le relâchement, il s'est servi d'un collyre d'atropine à 1 p. 100. L'accommodation par l'ésérine chez les singes fait augmenter la réfraction de 12 à 14 D. Une fois l'animal tué, et ayant placé les yeux dans le mélange de Flemming, voici le résultat obtenu par Heine : dans les yeux accommodés, par rapport au cristallin on observe un aplatissement relatif de la face postérieure de la lentille, et une légère proéminence équatoriale. Heine ne donne pas de valeur à ce fait, estimant qu'il est dû au défaut d'une méthode de durcissement capable de fixer les couches de la lentille dans les conditions exactes où cette lentille se trouvait, dans un tel moment, pendant la vie.

Le corps ciliaire et l'iris nous offrent, au contraire, des images décisives. La pupille de l'œil ayant subi l'action de l'ésérine présente une grandeur de 2,5 mm., celle de l'œil atropinisé de 4 millimètres ; par conséquent, l'iris dans l'œil atropinisé est plus épais. Dans les figures 15 et 16 on voit clairement, en observant le pointillé de ces figures que, quand la pupille se dilate et que l'iris s'avance vers l'équateur, en même temps les muscles et les procès ciliaires se portent en arrière. La même chose arrive naturellement à la racine de l'iris, de façon que, dans l'œil atropinisé, les *septa* du canal de

Fontana, s'accolent les uns aux autres, ce qui rend le canal de Schlemm moins accessible. Dans l'œil traité par l'ésérine, les *septa* du canal de Fontana restent moins accolés entre eux ; par conséquent, le canal de Schlemm reste plus perméable.

Les procès ciliaires dans l'œil traité par l'ésérine, s'avancent en s'approchant des bords de la lentille. Le fait contraire s'observe dans l'œil atropinisé. La forme du muscle ciliaire (voir fig. 16) change d'une manière très évidente ; dans l'œil ésériné (le tractus uvéal se trouve marqué par des lignes dans les figures 15 et 16), le muscle ciliaire se pousse en avant et augmente d'épaisseur dans ses portions antérieures ; dans l'œil atropinisé le muscle ciliaire se rétracte en arrière et

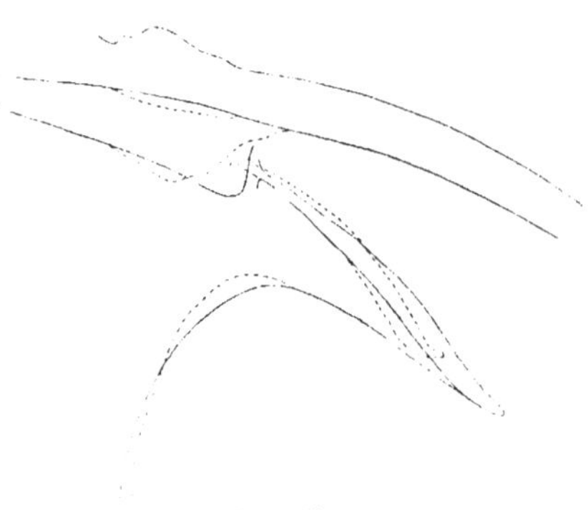

Fig. 15.

Contours du pigment (d'après HEINE).

accommodé : ...... non accommodé.

son épaisseur se porte vers les parties moyennes. ALESSANDRO est arrivé aux mêmes conclusions. Il est intéressant, en jetant un coup d'œil sur les figures 15 et 16 de constater la ressemblance du muscle ciliaire atropinisé avec le muscle ciliaire d'un œil myope, et la ressemblance d'un œil ésériné avec le muscle ciliaire hypéropique (IWANOFF).

Rapport entre la constriction de la pupille et l'acte accommodatif. — Se basant sur d'anciennes recherches (DONDERS et DE RUYTER) et par un accord presque général on admet que le rétrécissement de la pupille est le produit de deux faits : la convergence et l'accommodation. VERVOORT n'est pas de cet avis ; et il s'est remis à soutenir les idées de

Fig. 16.

Contours des muscles (d'après HEINE).

accommodé : ...... non accommodé.

WEBER, c'est-à-dire la pupille ne se rétrécit pas sous l'effort accommodatif, à moins qu'il n'y ait un mouvement de convergence ; la pupille au contraire se contracterait sans que cela nécessite un acte accommodatif, si les axes visuels convergent. VERVOORT conclut par ces deux propositions :

1° La réaction pupillaire qui se fait par le changement de fixation d'un objet éloigné à un objet rapproché, s'associe à la convergence et non pas à l'accommodation.

2° Les recherches faites pour trancher cette question n'ont pas tenu compte que des mouvements de convergence accompagnaient l'accommodation. Pourtant la question reste pendante, si on veut tenir compte du cas décrit par GRAEFE en 1856 ; dans ce cas la convergence faisait absolument défaut, mais la pupille se contractait quand même pendant l'acte de l'accommodation. À ce propos, en me basant sur mes recherches personnelles, exposées dans le chapitre suivant, je puis dire que la période de contraction du muscle ciliaire n'est pas en rapport avec le temps employé pour la contraction du sphincter de l'iris.

Durée des mouvements d'accommodation. — On sait (VIERORDT) que, pour accommoder successivement en deux points inégalement éloignés de l'œil, on emploie un temps donné ; temps qui est plus long quand on passe de P à R, que quand on passe de R à P ; par exemple : pour accommoder de 18 mètres à 10 centimètres, il fallut en moyenne une 1″,18 : pour l'acte opposé, 0″.84.

Si on fait changer la distance du point de fixation, le temps augmente d'autant plus que le point P se rapproche de l'œil. AEBY est arrivé à fixer ces variations de temps par des recherches multiples, mais pourtant il ne nous dit pas en combien de temps se fait la contraction du muscle ciliaire et son relâchement, aux moments respectifs de l'accommodation positive et négative : de quelle manière le cristallin se comporte pendant ce mouvement : en quel rapport enfin est la durée du mouvement iridien avec celui du muscle ciliaire.

Nous avons recherché avec AUBERT la solution de ces questions et nous n'avions d'autres moyens de solution pour déduire le mouvement ciliaire que d'observer l'image de KRAMER, et de mettre en relation le temps du déplacement avec l'accommodation subjective.

Nous avons commencé par rechercher si le changement de la forme du cristallin, en jugeant d'après le déplacement de l'image cristallinienne antérieure, réclamait plus de temps pour la vision de près que pour la vision de loin. Le point R fut placé à 22 mètres en avant et le point P à 11 et à 22 centimètres. Nous sommes arrivés aux résultats suivants, que le temps nécessaire pour produire l'accommodation, c'est-à-dire passer d'un point de fixation à un autre, et voir nettement ce dernier, est très différent du temps qu'exige le déplacement de l'image cristallinienne. Celui-ci est toujours plus court que le premier ; il n'est sujet, contrairement au premier, qu'à de faibles variations. La durée la plus longue pour le déplacement de l'image catoptrique a été de 0″53 secondes, et la plus courte de 0″21 ; le chiffre moyen de toutes ces expériences a été de 0″33. La seule influence qui ait fait varier, a été le rapprochement du point P : quand celui-ci se trouvait près du *punctum proximum*, la durée était un peu plus longue que quand il s'en éloignait. Pour 11 centimètres d'éloignement de ce point par rapport à l'œil, la durée était de 0″37 ; pour 20 centimètres, elle était de 0″31.

Il n'existe pas une différence sensible dans la durée du déplacement de l'image cristallinienne, soit que l'œil passe de la vision d'un point rapproché à celle d'un point éloigné, soit que celui-ci s'adapte en sens inverse. Au contraire, nous avons trouvé, comme Vierordt et Aeby que l'accommodation subjective se comporte autrement : pour passer de R à P, la durée est en moyenne de 1″,57 : pour passer de P à R, elle était de 0″,82.

Comme les auteurs qui précèdent, nous avons également vu que sa durée augmentait quand le point P se rapprochait de l'œil ; quand il en était éloigné de 11 centimètres l'accommodation de R à P employait 1″,75, et de P à R 0″,82. Quand P se trouvait à 20 centimètres, pour passer de R à P, il fallait 0″,93 ; de P à R 0″,62. Nous nous sommes demandé quelle était la cause de la différence entre la durée de l'accommodation subjective et la durée du déplacement de l'image catoptrique, et nous avons trouvé l'explication suivante : l'individu qui accommode note immédiatement, sans perte appréciable de temps, l'instant où il commence à accommoder pour le nouveau point de fixation ; pour l'observateur qui marque le début du déplacement observé de l'image catoptrique, il faut tenir compte au contraire, de l'équation personnelle provenant du développement de la perception. Ce déplacement sera donc noté avec un certain retard. Quand le sujet accommode de P à R, ce retard équivaut approximativement à la différence entre la durée de l'accommodation subjective et celle de la variation de l'image. Mais quand le sujet accommode pour le point rapproché, ce retard ne suffit plus pour rendre compte de la différence considérable (0″,79) qui existe entre le chiffre qui exprime la durée de l'accommodation subjective et celle qui exprime la durée du déplacement de l'image. La raison de cette différence est la suivante : dans nos expériences, le point de fixation étant assez éloigné de l'œil (22 m.), s'accordait à peu près avec le *punctum remotum* de l'œil emmétrope ; ainsi l'adaptation pour ce point devait se faire par un relâchement presque complet du muscle ciliaire, sans que le mouvement ait besoin d'être exactement corrigé. Mais, quand il s'agit d'accommoder pour un point rapproché, l'action volontaire ne peut être assez exactement réglée pour que la vision se fasse d'emblée complètement distincte ; une correction ultérieure du mouvement, pour que le point soit nettement vu, est nécessaire, et elle ne se fera pas à l'aveuglette. Quand la contraction primitive n'aura pas encore atteint le but, il se produira une série d'excitations volontaires qui n'apporteront que de faibles déplacements de l'image, assez minimes pour échapper à l'observation. Il existe donc une première position accommodative, approximative, et une autre définitive et plus délicate.

L'observateur pourra constater seulement les grands changements de l'image optique, c'est-à-dire les changements qui se produisent quand a lieu l'acte accommodatif de près, et non les légers déplacements qui se font ensuite ; tandis que le sujet marquera la fin de l'accommodation seulement après avoir fait les mouvements de correction nécessaires. Ainsi s'explique la différence qu'il y a dans la durée de l'accommodation subjective, soit que l'œil s'adapte au point éloigné ou au point rapproché. En effet, ce point étant plus près de l'œil, la contraction du muscle ciliaire deviendra d'autant plus difficile, et il faudra plus de temps pour les derniers mouvements de correction. Comme conclusion, la cause de la différence entre la durée de l'accommodation pour le *punctum proximum* et celle de l'adaptation au *punctum remotum*, ne dépend pas du déplacement de l'image cristallinienne, puisque la modification du cristallin emploie à peu près le même temps dans les deux cas.

De 32 observations concernant la durée de l'accommodation subjective et celle du mouvement de l'iris, on a obtenu les chiffres suivants :

MOYENNE DE LA DURÉE POUR L'ACCOMMODATION SUBJECTIVE

De R à P	1,705
De P à R	1,014
Par le rétrécissement de la pupille	0,905
Par la dilatation de la pupille	1,051

Les mouvements de l'iris emploient donc à peu près le même temps, soit que l'œil accommode pour P ou pour R, et la durée du mouvement iridien coïncide presque exactement avec la durée de l'accommodation subjective à distance.

Pendant que l'iris exécute son mouvement en 1 seconde environ, le muscle ciliaire modifie la forme du cristallin en 0,37. Les mouvements de l'iris se comportent donc, par rapport au temps, d'une façon différente de celle des mouvements du muscle ciliaire. Cette différence montre, selon certains auteurs, une indépendance d'innervation entre l'iris et le muscle ciliaire; mais il n'y a pas de données spéciales pour savoir si cette indépendance est seulement relative ou bien si elle est absolue comme le prétend VERVOORT, c'est-à-dire que le mouvement accommodatif n'a aucune relation avec le mouvement pupillaire.

BIBLIOGRAPHIE DES FONCTIONS MOTRICES

ADAMUK. *Centrabl. für die Medizin. Wissensch.* 170, pag. 65.

ALESSANDRO. Modificazioni del tessuto del l'angolo irideo. *Messina*, 1898.

ANGELUCCI. Sullo sviluppo e sulla struttura del tratto uveale anteriore dei vertebrati. *Atti. della R. Academia dei Lincei*. 1883.

— *Archiv. d'oftalmologia*, 1901.

— und AUBERT. *Pflügers Archiv. f. d. Gesammt. Physiologie*. XXII, 1880.

APOLANT. *Archiv. für Mikrosk. Anatomie*. XLVII. P. 655, 1896.

ARNOLD. Bemerkungen über den Bau des Hirns und Rückenmarckes pag. 123.

BALOGH. Molesch. Unters. VIII. 1862.

BACH. *Graefe's Arch. f. Ophth.* 84, 1887.

— Les noyaux d'origine des nerfs moteurs de l'œil. *Arch. d'Ophth*. Mai 1899. *Paris*.

BECHTEREW. *Pflüger's Arch* XXXI, 1883.

— *Neurolog. Centralblatt.* N° 9, 1900.

CL. BERNARD. Recherches expérimentales sur les nerfs vasculaires et dolorifiques, III⁰ partie.
    Journal de la Physiologie du Dr. Brown-Séquard. V, 1862.
    -- Système nerveux. II. 1858.
BERNHEIMER. *Graefe's Arch. f. Ophth*. 44. 1897.
    -- Des voies réflexes centripètes de la réaction pupillaire. *Arch. d'Ophth*. Mai
    1899. *Paris*.
BERVLIT. La cellule. T. XVI. f. 1. 1898. *Paris*.
BIFFI SERAFINO. Intorno all'influenza che hanno sull'occhio i due nervi grande simpatico e
    vago. *Thèse Paris* 1846.
BOCHEFONTAINE. *Arch. de Physiol. norm. et pathologique*, 1876.
BOE. *Arch. d'Ophth*. 1895.
BRAUNSTEIN. Zur Lehre von der Innervation der Pupillenbewegung. *Wiesbaden*, 1894.
BECK. *Revue neurol*. 1899, pag. 770.
BUDGE et WALLER. *C. R. Acad. des Sciences*, octobre 1851.
    — Ueber die Bewegungen der Iris. 1855.
DARKESCHIEWITSCH et MEUDL. Cités dans Parinaud. La Vision. *Paris*, 1898.
D'ERCHIA. *Monitore zoologico*. N⁰ fasc. 9-10, 1894 et VI, fasc. I, 1895
DE VRIES. *Archires d'Ophthalmologie*. Août 1891.
DOR. *Compte rendu du XIII⁰ Congrès de Méd. Paris*, 1900.
EKKARD. Zur topographie der die Pupille vereng fasern des Trigeminus innerhalb der
    Centralorgane. *Centralblatt für Physiologie*. 1892. Juin, pag. 129.
FERRIER. Les fonctions du cerveau. *Paris*, 1878.
FRANCK. *Arch. de Physiologie* (1894).
FREGUELLE. *Giornale delle associazioni napoletane di naturalisti e medici*. Napoli, 1899.
GABRIELIDÈS. *Thèse de Paris*. 1895.
GRÜNERT. *Arch. für Augenheilkunde*. 1898.
GRÜNHAGEN. *Berliner Klinische Wochenschrift*. 1877.
    — *Henle's and Pflüger's Zeitschrift für rationelle Med*. 3 R. XIX pag. 283.
    Trigeminus und Pupille. *Centralblatt. f. Physiol*. VI, 1892.
GUTTMANN. *Centralb. f. d. med. Wiss*. 1864, pag. 598.
HALL. *The Edinburgh medical and surgical Journal*. Juil., 1849.
HEINE. Die Anatomie des accomodirten Auge. *Graefe's Arch*. XLIX, 1900.
HENSEN et VÖLCKERS. Ueber den Ursprung des Accomodations nerven neben Bemerkung
    über die Funktion der Wurzeln des N. Oculomotorius. *Graefe's Arch. für Ophth*. 1878.
    XXIV. fasc. I. page 11.
HERBERT MAYO. *Journal de Physiol. expériment*. III. page 348 et 349.
HERFORDT. *Revue générale d'Ophtalmologie*. Janvier 1902.
HESS. *Rapport du XIII congrès de medecine*. Paris 1900.
HESS et HEINE. *Loc. cit*.
HÖLTZMANN. Morphologischen Arbeiten. VI, 1896.
HUBER. *Journal of comparative neurology*. VII. N⁰ 2, 1897.
IRIGOROW. Ueber den Einfluss der langen Ciliarnerven auf die Pupillenerweiterung. *Kasan
    Inaug. Dissert*. 1885. (Russisch).
KATSCHANOWOSKI. *Medizinische Jahrbücher*. 1855.
KOGANEI. *Arch. f. mikr. Anat*. 1885.
KÖLLIKER. Gewebslehre II. 2 Hälfte (1896). p. 837.
LANGLEY et ANDERSON. *Journal of Physiol*. XIII. pag. 460-468 (1892).
    — On the mecanism of the movement of the iris. *Journal of Physiol*.
    XIII. 6. 1892.
LANGLEY et SHERRINGTON. *Journal of Physiol*., XII. pag. 271-291, 1891.
LANGENDORFF. *Pflüger's Arch*. LVI. p. 522. 1894.
    -- *Klin. Monatsbl. f. Augenheilkunde*. XXXVIII. 1900.
LENHOSSÉK. *Nägel's Jahresbericht*. Compte rendu du 1896.
LEVINSHON. *Klin. Monatsbl*. Oct. 1900. p. 625.
LEHALLER. *Thèse de Paris*, 1892.
LOBATO. *Archivio d'ottalmologia*. VII. fasc. 5-6. 1900. Palermo.
LONGET. Traité de Physiol., III. *Paris*, 1869.
MAGENDIE. *Journal de Physiol. expérimentale*. IV, 1824.
MARANO. *Monatsschrift für Psychiatrie u. Neurologie*, fasc. 1-4, 1903.
MARINA. Rivista di Patologia nervosa e mentale. III. fasc. XII. Déc. 1898. *Annali dei
    Neurologia*, anno XIX. 1901.

MAYO. *Journal de physiol. experim.* III.

MOLINELLI. Comenta de Bononiensi scientiarum et artium institutio atque acad. Bon. 1748-91, III (1755). pag. 280.

MORAT. *Archives de Physiologie*, 1892.

MORAT et DOYON. Il gran sympatico nervo dell accomodazione per la visione degli oggetti lontani. *C. R. de l'Acad. de Sc.*, 1891.

MICHEL. *Transact. of the VIII internat. Ophth. Congress* Edinburg, 1894, page 195.

MINGAZZINI. *Neurolog. Centralblatt*, 1899, pag. 482.

MÜLLER. Physiol. du système nerveux. *Paris* 1840. C. E.

MYAKE. *Phys. med. Gesellsch. in Wurzburg*, 1900.

PARINAUD. La Vision. *Paris*. 1898.

PETELLA. *Annali di Medicina navale. Roma*, 1900.

PLITZ. *Congrès internat. de Med. Section de Neurologie.* Août, 1900.

— *Neurolog. Centralblatt*. 1899, 19.

POURFOUR du PETIT. *Mémoires de l'académie des sciences*. 1727, pag. 1.

PRZYBYLSKI-NAWROCKI. Pupillenerweiternden Nerven der Katze. *Arch. f. d. Auges Physiologie*. L.

RAMON y CAYAL. Cité par Van Gehuchten.

RAUBER. *Naturforsch. Gesellschaft zü Leipzig*, 1895.

REICHART. Beitrag zur Anatomie des ganglion ophth. *München*, 1875, p. 13.

REMAK. Untersuchungen über die Entwickelung der Wirbel. *Th. Berlin*. 1855.

ROEMER et DUFOUR. *Arch. f. Oph.* LIV. III, 1902.

SALKOWSKI. *Zeitschrift für rationelle Medizin*, 1867. XXIX. pag. 167.

— Ueber das Budge'sche cilio-spinal. Centrum *Zeitschrift für rationnelle Medizin*. 1867, XXIX, page 167.

SCHIFF. Untersuchungen zur physiologie des Nervensystems mit Berücksichtigung der Pathologie, *Frankfurt*, 1885.

SPALLITTE-CONSIGLIO. *Archivio di Ottalmologia.* Palermo, 1893. I.

SZILI-GRAEFES. *Arch. d'Ophl.*, 53, III.

TERRIEN et CAMUS. *Arch. d'Oph.*, juin 1902.

VAN GEHUCHTEN. Le système nerveux de l'homme, 1891.

VALENTIA. Enciclopedia Anatomica, 1843.

VERVOORT. *Graefe's Arch.* XLIX, 1900.

WOLF. *Arch. f. Psych. Nerv.* 1899, 57.

CHAPITRE III

FONCTION SPÉCIFIQUE. SENSIBILITÉ OCULAIRE

I. — FONCTION SPÉCIFIQUE

La lumière et les couleurs arrivant sur la rétine produisent dans cette membrane des modifications bien appréciables. Ces modifications peuvent se diviser en deux grandes catégories : modifications chimiques et modifications physiques.

Par rapport à l'état chimique on connaît dans la rétine : les modifications du pourpre rétinien — les modifications de la réaction chimique — les différentes manières de colorer des éléments, dans certains cas et par des substances colorantes spéciales.

Par rapport aux modifications physiques on connaît : la contraction des éléments rétiniens — la migration du pigment rétinien — la différente distribution et quantité de la substance chromatique dans les éléments cellulaires.

Modifications chimiques. — *Le pourpre rétinien* (pourpre visuel, rodophyline, rodopsine, érythropsine) fut découvert en 1876 par Boll : à dater de ce moment commencent les connaissances sur les changements fonctionnels de la rétine.

En 1842 Krohn ayant noté chez les céphalopodes une coloration rouge de la rétine avait déjà parlé de cette substance ; plus tard Leydig décrivit une coloration rouge des bâtonnets chez les amphibiens, et une coloration jaune chez les poissons, mais ces deux auteurs n'accordèrent pas d'importance à cette coloration spéciale de la rétine. C'est à Boll qu'était réservée la découverte que le rouge de la rétine constitue, à peu d'exceptions près, une qualité physiologique appartenant aux parties externes des bâtonnets chez tous les animaux qui en contiennent dans leur rétine.

Le pourpre rétinien disparaît à la lumière et se reconstitue dans l'obscurité ; la décoloration complète de la rétine à la lumière se fait après quinze minutes, mais elle débute déjà après 5: la reconstitution commence à se faire après une heure de séjour dans l'obscurité; après deux heures la couleur rouge parvient au maximum d'intensité. Une preuve plus décisive que les modifications du pourpre sont en rapport avec l'action de la lumière, a été donnée par Boll; il a fait tomber un faisceau de lumière sur une partie limitée de la rétine d'une grenouille qui avait séjourné dans l'obscurité, et il trouva ensuite à l'examen que la rétine était décolorée aux endroits frappés par la lumière, tandis que les segments de la rétine non frappés par la lumière étaient rouges. Boll attribua au pourpre rétinien un rôle important dans la vision. En poussant ses recherches plus loin, c'est-à-dire, en cherchant la manière de se comporter du pourpre rétinien dans l'action de la lumière monochromatique, Boll trouva que la lumière rouge, non seulement conserve, mais renforce le pourpre, la jaune l'altère un peu, et les autres couleurs le détruisent d'une façon progressivement plus rapide: en d'autres termes, l'action des lumières spectrales sur le rouge rétinien va en augmentant en rapport direct avec leur réfrangibilité. Parmi les bâtonnets rouges des rétines des grenouilles ayant séjourné dans l'obscurité, Boll trouva aussi quelques bâtonnets de couleur verte, mais il ne put pas se prononcer sur la signification physiologique de ces derniers. Il ne sut pas reconnaître si le pourpre représentait une couleur propre de la substance lamellaire des parties externes des bâtonnets, c'est-à-dire, si c'était un vrai et propre pigment ou bien si cette couleur était due à l'effet optique des lamelles superposées, mais dépourvues elles-mêmes d'une couleur propre.

Cette question fut résolue peu de temps après par Kühne, qui, avec ses élèves Ewald et Ames apporta une contribution des plus complètes à la connaissance du rouge rétinien dans différentes classes d'animaux. Kühne arriva à isoler le pourpre rétinien au moyen de solutions biliaires et trouva que le rouge rétinien en solution est sensible à la lumière qui le transforme en une substance jaune (jaune visuel); il arriva ainsi à démontrer que les modifications du rouge rétinien rentrent dans l'ordre des phénomènes photo-chimiques.

Il décrivit les différentes phases de coloration par lesquelles passe une rétine rouge, qu'on porte de l'obscurité à la lumière, avant d'arriver à la décoloration complète: ces phases passent du rouge pourpre au rouge pur, à l'orangé, au jaune, au chamois; cette dernière couleur disparaît graduellement jusqu'à la décoloration. Il a déterminé la rapidité différente de la décoloration du pourpre, non seulement par l'action des lumières spectrales, mais encore par l'action des lumières artificielles : cette décoloration est moins rapide (une heure) par la lumière du gaz ou de la chandelle, beaucoup plus rapide par la lumière électrique et par celle du magnésium; il a trouvé que la décoloration des solutions de pourpre à l'action des lumières mono-chromatiques suit la même courbe que le pourpre *in situ*. Quant à la composition chimique du pourpre, Ewald et Kühne affirment que cette substance ne contient pas de fer et n'a aucune analogie avec l'hématine. La genèse du pourpre visuel revient à l'épithélium pigmenté: en effet une rétine déjà isolée et décolorée par la lumière reprend sa couleur rouge si on la remet en contact avec l'épithélium pigmenté et dans l'obscurité (Kühne). Les modifications du pourpre sont indépendantes des modifications des centres nerveux (Langendorff, Colasanti, Holmgren, Ewald et Kühne).

Après les travaux fondamentaux de Boll, de Kühne et de ses élèves, les recherches postérieures ont fourni peu de nouvelles connaissances sur le pourpre visuel. Ces recherches ont seulement mis en relief la présence du pourpre chez les différentes espèces d'animaux avec rétines pourvues de bâtonnets, et son absence dans les rétines d'animaux composées exclusivement de cônes. (Puglia, Biegelow, Dreser, Hamburger, Köttgen, Albersdorff).

Il faut se rappeler que, chez l'homme adulte, peu après la communication de Boll, le rouge rétinien fut retrouvé par Schenk et Zukerkandler sur un sujet exécuté. Le pourpre rétinien se trouve aussi dans la rétine pendant la vie intra-utérine ; en effet on le retrouve chez les fœtus humains de sept à neuf mois (Fuchs et Velponer). Déjà, avant la découverte du rouge rétinien, Helmholtz et Setschenow avaient reconnu que la rétine possède des propriétés fluorescentes. Ewald et Kühne, en faisant des expériences sur des rétines de grenouilles, de bœufs, de lapins et de porcs, ont démontré que la rétine doit ses propriétés fluorescentes au pourpre, et ils ont trouvé que la fluorescence est bleu-blanchâtre dans les rétines d'animaux maintenus dans l'obscurité, tandis qu'elle tend à une couleur blanc-verdâtre par l'action de la lumière ordinaire du jour.

Les modifications de la réaction chimique de la rétine furent d'abord examinées par Kühne, qui a fait ses recherches sur des rétines broyées dans un mortier : il conclut que la rétine fraîche a toujours une réaction alcaline. Choroin peu après arrive à un résultat opposé ; c'est-à-dire, que la rétine fraîche soigneusement séparée du vitréum possède une réaction légèrement acide ; il a cru voir que, après un séjour prolongé dans l'obscurité, la rétine devenait neutre ou légèrement alcaline. Kahn arrive à peu près à la même conclusion que Choroin, tandis que Michel et Wagner ont trouvé, comme Kühne, que la réaction était toujours alcaline. Ces résultats, qui diffèrent entre eux, s'expliquent vraisemblablement par l'imperfection des méthodes de recherche employées : mais, cette question mise à part, il faut observer que les auteurs cités ci-dessus n'ont accordé aucune importance fonctionnelle aux phénomènes étudiés.

Les modifications de la réaction chimique furent interprétées par moi comme des phénomènes dépendant de l'état d'activité ou de repos fonctionnel de la rétine, ayant trouvé que la rétine est alcaline dans l'obscurité, et acide dans la lumière.

Dernièrement cette question a été reprise par de nouvelles et concluantes recherches faites par mon assistant Lodato. De ces recherches il résulte que :

1° La rétine de grenouille maintenue dans l'obscurité et que l'on a décapitée, présente dans la majorité des cas une réaction alcaline : parfois la réaction est neutre, et très rarement, légèrement acide.

2° La rétine de grenouille exposée à la lumière solaire directe ou maintenue à une lumière diffuse, est toujours acide ; cette acidité est évidemment supérieure à celle que présentent très rarement les rétines des grenouilles ayant séjourné dans l'obscurité.

Pour que la rétine s'acidifie il suffit d'une courte exposition à la lumière directe du soleil (dix minutes) ; l'acidité est beaucoup plus forte après une heure d'exposition ; à la lumière ordinaire, après un séjour de plusieurs heures, l'acidité est presque toujours plus forte que celle qui est provoquée par l'action du soleil pendant une heure.

Ce fait exclut que l'acidité de la rétine soit un phénomène qui augmente en raison directe de l'intensité lumineuse.

3° Les lumières spectrales produisent aussi des changements chimiques de la rétine ; pour que le phénomène soit bien appréciable, la durée du séjour à la lumière doit dépasser au moins trente minutes. Après quarante-cinq minutes ou une heure de séjour aux lumières monochromatiques le degré d'acidité paraît être à son maximum.

Cette acidité pourtant n'est pas égale pour toutes les lumières spectrales : quelle que soit la durée de l'exposition, cette acidité est minime pour le vert, plus grande pour le rouge et le jaune et elle atteint son maximum pour le bleu et le violet. Si l'exposition à la lumière a duré quarante-cinq minutes, souvent l'acidité présentée par les rétines sous l'action de la lumière bleue et violette, est égale à celle des rétines exposées à la lumière directe du soleil, étant donnée une égale durée de la pose ; les rétines exposées aux autres lumières monochromatiques présentent dans chaque cas une acidité moindre que celle des rétines sur lesquelles a agi la lumière blanche. Avec une pose inférieure à trente minutes le plus souvent la réaction est neutre, ou légèrement alcaline pour les rétines ayant subi l'action de la lumière verte ; pour les lumières rouges et jaunes, l'acidité est minime, à peine appréciable ; cette acidité est légère pour les lumières bleues et violettes ; dans ces cas-là, cette acidité est moindre que celle présentée par les rétines ayant, pendant un temps d'égale durée, subi l'action de la lumière blanche.

La réaction chimique est absolument indépendante des modifications du pourpre ; mais elle est au contraire intimement liée aux autres modifications (physiques) que la rétine subit en passant de l'obscurité à la lumière. Il est ainsi confirmé que les changements de la réaction chimique sont de vraies modifications fonctionnelles de la rétine.

Les éléments de la rétine présentent une affinité différente pour les différentes substances colorantes, selon que les animaux ont été abattus dans l'obscurité ou bien après l'exposition à la lumière (Birnbacher, Lodato, Dor et Pergens). Ainsi la rétine de la perche d'eau douce présente une plus grande affinité pour les couleurs acides d'aniline et moindre pour les couleurs basiques, si l'animal a séjourné dans l'obscurité ; le fait inverse a lieu chez les animaux abattus après l'exposition à la lumière (Birnbacher) ; ces différences sont beaucoup plus manifestes dans les ellipsoïdes des cônes des rétines-obscurité, qui se teignent bien par l'éosine, la fuchsine acide, le violet acide et aurantia, en rose, rouge, bleu et jaune (fig. 17), tandis qu'ils restent presque décolorés dans les rétines-lumière (fig. 18).

On observe encore une différence de coloration dans le mélange BIOXDI-HAIDENAIN, qui colore les rétines-obscurité en jaune, et les rétines-lumière en vert.

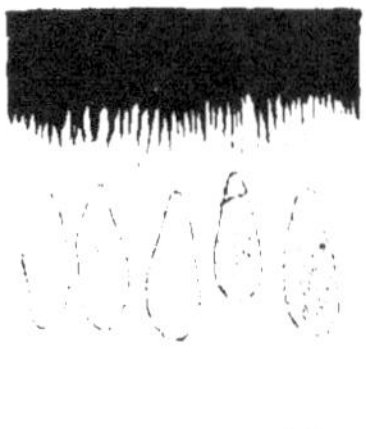

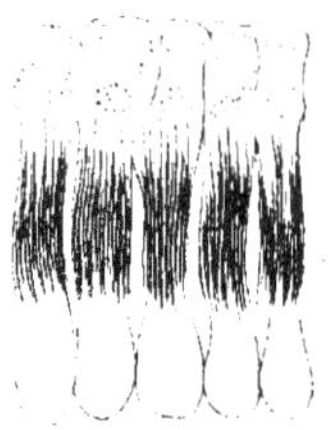

Fig. 17.   Fig. 18.

(D'après BIRNBACHER.)

Il existe en outre des différences de coloration de la rétine sous l'influence des différentes lumières spectrales; la lumière rouge agit par rapport à l'affinité de la rétine pour les différentes substances colorantes acides, comme agit l'obscurité. Le bleu se comporte comme la lumière blanche. Pour les autres lumières l'affinité pour les couleurs acides diminue du rouge au bleu. Ces différences dans la coloration de la rétine sous l'influence des lumières monochromatiques, s'observent mieux dans la couche des graines externes.

Modifications physiques. — Les granulations pigmentaires de l'épithélium rétinien émigrent sous l'influence de la lumière parmi les bâtonnets et les cônes (BOLL).

Fig. 19.

J'ai établi les limites de cette migration: dans l'obscurité le pigment arrive jusqu'au tiers supérieur des parties externes des bâtonnets (fig. 19); tandis que, sous l'influence de la lumière, ce pigment descend jusqu'à la membrane limitante externe: mais dans ce cas, la distribution des granules pigmentés n'est pas égale dans les différents niveaux des bâtonnets et des cônes, puisque la partie supérieure des membres externes des bâtonnets, c'est-à-dire celle qui est située vers la choroïde, est plus fortement pigmentée que la partie inférieure.

Par rapport aux lumières monochromatiques, la migration du pigment semble, chez les grenouilles, augmenter en sens direct du spectre ou au moins jusqu'à la lumière bleue; à peine marquée pour la lumière rouge (fig. 20) elle est assez intense pour l'azur (fig. 24), où elle arrive dans dix minutes presque à la membrane limitante externe (m. l. e.).

Pour les autres lumières le pigment arrive dans le même espace de temps moins loin (voy. fig. 20 lumière rouge, fig. 21 lumière jaune, fig. 22 lumière verte, fig. 23 lumière violette).

Par rapport au temps nécessaire pour la descente du pigment à la lumière

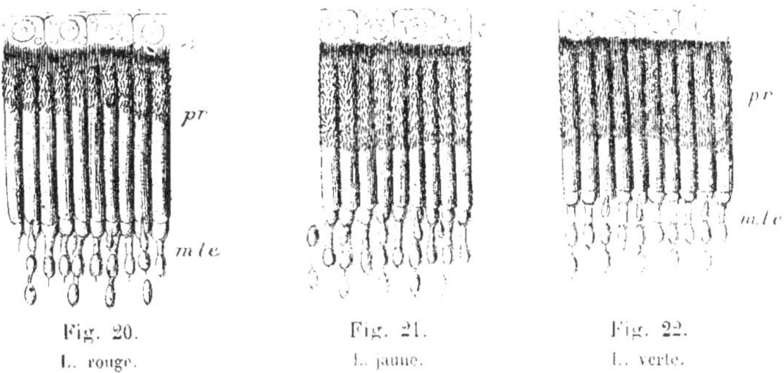

Fig. 20.
L. rouge.

Fig. 21.
L. jaune.

Fig. 22.
L. verte.

et aux couleurs, et à son ascension dans l'obscurité, il existe, comme j'ai eu l'occasion de le voir, un parallélisme avec le temps nécessaire pour que, dans des conditions identiques d'expérience, se fasse la décomposition et la reconstitution du rouge rétinien. Mais ces deux changements sont indépen-

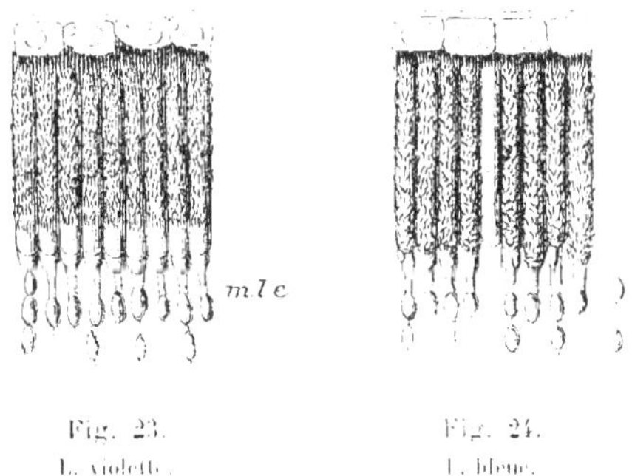

Fig. 23.
L. violette.

Fig. 24.
L. bleue.

dants; en effet, la migration du pigment a lieu également dans les rétines de quelques reptiles (lucerta agilis, testudo) composées exclusivement de cônes et dépourvues de pourpre. La migration du pigment est aussi indépendante de la connexion de la rétine avec les centres nerveux : en effet, elle a lieu aussi sous l'action de la lumière chez des grenouilles ayant subi la section du nerf optique (ANGELUCCI, ARCOLEO, AMBURGER, LODATO et PIRRONE).

Les granules pigmentaires ne se meuvent pas par la force seule de migration le long des prolongements de cellules épithéliales situées entre les membres des bâtonnets et des cônes, mais c'est le protoplasma de la cellule pigmentaire qui, en se contractant, les transporte dans la direction de sa contraction. PERGENS estime que, quand la rétine reste longtemps exposée à la lumière, il se fait une diminution du pigment. Cette diminution de substance pigmentaire s'explique (Pergens) en admettant que l'épithélium pigmenté joue, outre le rôle de protection, celui de nutrition : par conséquent l'épithélium pigmenté, pendant l'activité de la rétine, en cédant des éléments nutritifs aux bâtonnets et aux cônes, cède une partie de son pigment. Les modifications des cellules épithéliales, sont, comme je l'ai décrit, intimement liées à la migration du pigment rétinien. Ces modifications peuvent ainsi se résumer : la cellule épithéliale se contracte sous l'action de l'excitation lumineuse et diminue en hauteur aussi bien considérée *in toto* avec ses prolongements, que dans sa portion externe, cupule protoplasmique (fig. 26, *c. p.*) et que dans la section intermédiaire, base pigmentée (*b. p.*, fig. 26). Dans l'obscurité ces deux sections sont toutes les deux plus épaisses (fig. 25).

L'intensité de la contraction des cellules de l'épithélium rétinien, de même que la migration des granules pigmentaires (*pr.*) augmente pour les lumières monochromatiques en raison directe du spectre, c'est-à-dire du rouge aux lumières plus réfringentes.

Fig. 25.

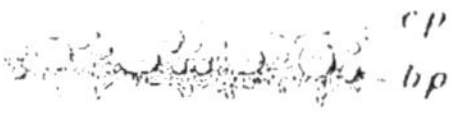

Fig. 26.

Sous l'influence de la lumière et des couleurs, les bâtonnets subissent des modifications très intéressantes dans leurs différentes parties. J'ai observé le premier ces changements (1882-84), ils consistent dans les contractions de la partie externe : cette contraction existe au plus haut degré pour la lumière blanche ; pour les lumières monochromatiques ce changement suit, comme pour le pourpre et le pigment rétinien, une courbe croissante du rouge aux lumières les plus réfringentes (voir fig. 20, 21, 22, 24).

Les membres internes des bâtonnets se contractent aussi de la même façon (Gradenigo, Angelucci) et, sous l'action de la lumière et des couleurs, deviennent plus gros et plus courts. Les cônes allongés dans l'obscurité (voir fig. 19), sous l'action de la lumière et des couleurs se contractent aussi bien dans leurs parties externes (Angelucci) que dans la partie interne (Van Genderen, Sorte). Cette contraction, d'après mes expériences, s'accomplit lentement sous l'action de la lumière rouge : pour les autres lumières spectrales elle est presque identique ; aussi, d'après Pergens, cette contraction des cônes ne suit pas exactement la courbe qui place la migration du pigment et la contraction des bâtonnets au même degré. La première modification appréciable qui a lieu dans la rétine sous l'influence de la lumière et des couleurs est la contraction des cônes.

Sous l'action de la lumière solaire les grains externes dans les rétines des grenouilles, se présentent allongés et même fusiformes (voir fig. 20, 21, 22, 23, 24), tandis qu'ils sont arrondis chez les grenouilles ayant séjourné dans l'obscurité (voy. fig. 19). CZERNY avait observé ces faits déjà depuis 1876, mais il avait cru que l'allongement de ces images était une altération pathologique produite par la lumière solaire intense et prolongée. Longtemps après (1885), ce fait fut confirmé par GRADENIGO, qui avait trouvé que dans les rétines des grenouilles tenues dans l'obscurité les grains externes sont arrondis, tandis qu'ils sont d'une forme ovale dans les rétines des grenouilles exposées à la lumière ; on doit à GRADENIGO d'avoir interprété ces changements comme un fait fonctionnel en le mettant en rapport avec les autres modifications rétiniennes connues jusqu'à cette époque. Dans le leuciscus rutilus (PERGENS) a lieu le fait inverse de celui décrit par GRADENIGO : c'est-à-dire que les noyaux de la couche granuleuse externe se présentent allongés si on sacrifie l'animal après un séjour d'un certain temps dans l'obscurité, et les noyaux s'arrondissent quand la rétine a été soumise à l'action de la lumière. La couche intermédiaire, la couche granuleuse interne, la couche moléculaire interne ressentent aussi l'action de la lumière : les noyaux de la couche intermédiaire deviennent plus ronds et plus petits (PERGENS), ceux de la couche granuleuse interne prennent un aspect fusiforme (DENISSENKO). Cette couche diminue d'épaisseur à la lumière, et, d'après Ricci, c'est dans cette couche qu'a lieu la contraction au maximum de la rétine. Sous l'action de la lumière, les corpuscules de la couche moléculaire interne grossissent (DENISSENKO).

Les changements physiques que la lumière produit dans la couche des cellules ganglionnaires sont mieux connus. On y voit nettement un agrandissement des espaces péri-cellulaires : ce fait fut observé par moi-même, par DENISSENKO, et confirmé ensuite par d'autres. L'agrandissement des espaces péri-cellulaires, d'après PERGENS, n'est pas un phénomène actif, mais bien la conséquence de la diminution des corps des cellules ganglionnaires sous l'action de la lumière. En outre de la diminution du corps cellulaire, les prolongements protoplasmatiques diminuent aussi d'épaisseur (PERGENS). La couche des fibres nerveuses, sous l'action de la lumière, montre un épaississement de ces fibres (DENISSENKO et PERGENS).

Par les faits de modification qu'on vient de décrire, la rétine ayant subi l'action de la lumière, se montre moins épaisse que la rétine d'animaux ayant séjourné dans l'obscurité. PERGENS a mesuré la différence d'épaisseur existant entre la rétine-lumière et la rétine-obscurité, soit pour toute la rétine, soit pour chaque couche. Cet auteur a trouvé que, dans la rétine du leuciscus rutilus, la distance existant entre la marge externe des cellules épithéliales et la membrane limitante interne est de 224 si l'animal a été maintenu et tué dans l'obscurité ; cette distance se réduit à 165 si l'animal a été tué après exposition à la lumière. PERGENS nous donne aussi les mensurations exactes des différences en épaisseur dans les différentes couches de la rétine. Ricci est arrivé à des résultats un peu différents, ayant fait cette mensuration sur le leuciscus aula Bonaparte. Voici les mensurations d'après ces deux auteurs :

	PERGENS			RICCI		
	Obscurité.	Lumière.	Différence.	Obscurité.	Lumière.	Différence.
De la limite externe de l'épithélium a la limitante externe	126	76	50	122.5	105	17,5
De la limitante externe à toute la zone granuleuse externe	17	14	3	20	17.5	2,5
De la zone granuleuse externe à toute la zone intermédiaire	19	16	3	28	26,25	1,75
De la zone intermédiaire a la zone granuleuse interne comprise .	20	17	3	24.5	17,5	7
De la zone granuleuse interne jusqu'à la limitante interne	42	42	—	43.75	43,75	—
	224	165	59	238.75	210	28.75

ÉTAT DE LA CHROMATINE ET DE LA NUCLÉINE. — La chromatine se présente en quantité variable dans les éléments rétiniens suivant que les animaux séjournent dans l'obscurité ou dans la lumière. Les noyaux de la couche granuleuse externe sont très riches en cette substance dans les rétines-obscurité, tandis que la chromatine existe en très petites quantités sous l'action de la lumière. Sous l'influence de la lumière les noyaux de la couche intermédiaire, de la couche granuleuse interne (PERGENS) et des cellules ganglionnaires (MANN et BIRCH-HIRSCHFELD) perdent la même quantité de substance chromatique.

De ces faits, il résulte que la chromatine s'accumule pendant l'état de repos des cellules rétiniennes et se consomme pendant l'état d'activité. Il n'y a pas de couleur spectrale qui produise un effet différent, en ce qui concerne la diminution de la chromatine, pour les bâtonnets et les cônes.

La quantité de nucléine contenue dans les cônes et les bâtonnets diminue sous l'influence de tous les rayons des spectres. La plus forte diminution s'observe sous l'action du rouge, la plus légère a lieu sous l'action de la lumière jaune verdâtre.

Le fait que la diminution de la nucléine est plus accentuée dans les noyaux des bâtonnets et des cônes que partout ailleurs, est une preuve de plus que, dans ces éléments, a lieu la principale réaction rétinienne à la lumière et aux couleurs.

Dans les bâtonnets, le déchet de la nucléine est plus grand que dans les cônes, mais la courbe du déchet de la nucléine conserve toujours le même rapport proportionnel.

Actions réflexes. — Quand la lumière agit sur un seul œil, tandis que l'autre est tenu dans l'obscurité, on observe aussi dans cet œil la contraction des éléments rétiniens (ENGELMANN). Le même fait a lieu pour les lumières monochromatiques (ANGELUCCI) qui, quand elles agissent sur une seule rétine, provoquent sur la rétine qui est au repos, les mêmes modifications physiques et chimiques que sur la rétine qui a été directement excitée. La manière de se comporter du pourpre seul fait exception à cette loi : cette substance se décompose dans l'œil seulement quand celui-ci a été directement illuminé par la lumière et par les couleurs, mais elle ne subit pas de modifications appréciables dans la rétine opposée maintenue dans l'obscurité (EWALD et KÜHNE, ANGELUCCI).

Quant à la contraction des éléments de la rétine et à la migration du pigment, on voit que ces deux modifications sont de même intensité aussi bien dans l'œil directement illuminé que dans celui qui est resté dans l'obscurité, mais ici ils emploient un temps plus long pour se produire (ENGELMANN, ANGELUCCI, VAN GENDEREN STORT, PERGENS) : la diminution de chromatine est au contraire plus accentuée dans l'œil directement illuminé que dans celui qui est resté en repos (PERGENS). Une certaine différence s'observe aussi, comme l'a dernièrement observé et décrit mon élève MAGATO, pour la modification de la réaction chimique ; celle-ci est, d'une façon bien appréciable, plus acide dans la rétine directement excitée par la lumière que dans celle qui est restée dans l'obscurité.

Mais l'intérêt de cette recherche m'oblige à m'étendre davantage sur ce sujet. Ce fait est absolument nouveau, bien qu'il ait déjà été soupçonné par moi-même, car j'ai, dans des travaux précédents, soutenu que, par les chaînes efférentes et afférentes, un changement des chimismes devait produire l'action réflexe. Dans la bibliographie on ne trouve pas de travaux mentionnant des expériences sur des modifications chimiques appréciables réflexes d'une rétine à l'autre ; par contre, on sait que, en exposant un seul œil à la lumière, le pourpre rétinien disparaît dans celui-ci, mais persiste dans l'autre. Une telle persistance du pourpre, observée chez les grenouilles par KÜHNE et EWALD, a perdu sa valeur comme phénomène parlant contre la probabilité des modifications chimiques réflexes d'une rétine à l'autre, par suite de l'observation de l'indépendance qui existait entre les états acides de la rétine et la présence du pourpre rétinien ; en effet les rétines d'une grenouille laissée dans l'obscurité, mais exposée à la chaleur, deviennent acides tout en conservant leur pourpre rétinien (LODATO).

Dans chaque expérience, on prenait deux grenouilles de même poids, sortant de la même cuve, après un séjour de vingt-quatre à quarante-huit heures dans l'obscurité ; dans cette cuve, on changeait l'eau pour éviter l'œdème marastique qui aurait modifié à lui seul, comme je l'ai démontré, les conditions des rétines.

Chaque grenouille était fixée sur un liège par quatre rubans élastiques, et non pas par des aiguilles métalliques, afin d'éviter quelque acidification par ce fait des rétines, en vue justement des changements électriques que provoquent dans la grenouille la présence d'un métal, ou du moins, pour diminuer les effets excitants de la fixation du corps. On laissait à découvert un seul œil sur lequel tombait la lumière, tandis que le corps tout entier gisait dans une chambre obscure richement pourvue d'air: on évitait ainsi la réaction photodermique, l'accumulation des produits gazeux provenant de l'activité cutanée, et l'augmentation de la température, tous faits qui pouvaient être cause de variations dans les résultats. Pour procéder à l'extraction des rétines on ne se servait pas de la lumière rouge habituellement employée, pour l'étude des mouvements cellulaires, mais de la lumière verte, puisque la réaction chimique des rétines était en jeu et que c'est précisément la lumière verte qui provoque le moindre degré d'acidité.

Après trente à soixante minutes de pose, en tâchant d'éviter des tiraillements ou des pressions qui auraient pu modifier la condition de la rétine, on extrayait rapidement les deux rétines de chaque animal qu'on immergeait séparément, chacune dans une éprouvette contenant le réactif de Moleschott N 2. On marquait l'heure exacte de l'immersion de chaque rétine, et on jugeait approximativement du degré d'acidité, d'après le temps qu'il fallait pour que le réactif se décolorât complètement. Constamment, on retrouva dans les deux grenouilles une réaction acide dans la rétine de l'œil resté dans l'obscurité, réaction qui ne pouvait être provoquée que par un réflexe de l'autre rétine, étant données les conditions de l'expérience. Le degré d'acidité dans la rétine-obscurité, a toujours été un peu moindre que celui de la rétine-lumière, mais cette différence diminuait si la pose de la rétine-lumière se prolongeait.

La différence qui existe entre le degré de l'acidité directe et celui de l'acidité réflexe, bien qu'elle soit très petite, est dans les mêmes rapports que la différence existant entre la rétine-lumière et la rétine-obscurité, pour la diminution de la chromatine dans les cellules rétiniennes visuelles. Cette différence s'accorde aussi avec ce que j'ai affirmé depuis longtemps, c'est-à-dire que, pendant que la rétine de l'œil en repos se comporte comme la rétine influencée par la lumière, pour la réaction réflexe il faut une pose plus longue pour que la rétine qui ne fonctionne pas arrive au même état de contraction des éléments de la rétine fonctionnante. Or donc, en tenant compte que l'état chimique de l'œil au repos est acide comme celui de l'œil influencé par la lumière, et en supposant que les changements physiques soient sous la dépendance de l'état chimique, je pense que le mécanisme du réflexe est l'effet d'un échange de chimisme le long des branches nerveuses afférentes et efférentes, échange qui, vraisemblablement, doit être accompagné de changements protoplasmatiques des éléments des voies conductrices.

Choboy a démontré que le nerf optique devient acide pendant la durée de l'action de la lumière; on ne peut pourtant mettre en doute dans le cas spécial le changement de chimisme sur le trajet de la branche afférente. Quant aux voies par lesquelles se manifestent ces actions réflexes entre les deux rétines, il est certain que les voies afférentes et efférentes sont représentées par les nerfs optiques, qui, comme on sait, contiennent en majorité des fibres centripètes, mais aussi, et en nombre non négligeable, des fibres centrifuges.

Les centres de cet arc réflexe sont en grande partie représentés par les centres optiques primaires; mais pourtant une association fonctionnelle plus périphérique entre les deux rétines a lieu à travers le chiasma (LODATO et PIRRONE).

Ce fait est appuyé anatomiquement par quelques recherches de ces dernières années, en particulier par celles de PAGANO qui ont mis en évidence des fibres qui se rendent d'une rétine à l'autre en traversant le chiasma.

HYPOTHÈSE DE ROUX. — D'après ROUX, la contraction de l'épithélium pigmenté de la rétine à la lumière, n'est qu'un simple mouvement réflexe analogue aux réflexes iridiens soit dans le mécanisme des productions, soit dans sa signification physiologique.

Comme chaque réflexe, le mouvement pigmentaire a aussi, d'après ROUX, son arc diastaltique, la rétine, son nerf optique, son chiasma, sa bandelette qui constitueraient la voie centripète; le point de réflexion probablement se trouverait dans les noyaux gris de la base. Autour de la voie centrifuge, ROUX émet deux hypothèses : une voie peut être constituée par les fibres centrifuges du nerf optique; ou bien par les fibres de la IIIᵉ paire, par le ganglion ophtalmique et par les nerfs ciliaires. L'auteur pourtant repousse la première hypothèse en disant que les fibres centrifuges du nerf optique n'ont pas été suivies au delà de la couche granuleuse interne; voilà pourquoi la seconde hypothèse lui paraît plus probable.

Il est certain que la contraction de l'épithélium rétinien et la migration du pigment peuvent effectivement se faire par voies réflexes; et à ce propos il suffit de se rappeler la migration du pigment qui se fait dans un œil séjournant dans l'obscurité, quand l'autre œil est excité par la lumière. Mais ROUX a tort, soit quand il affirme que la contraction de l'épithélium rétinien est toujours un mouvement réflexe, soit quand il soutient que la voie centrifuge du réflexe est représentée par la IIIᵉ paire et non par le nerf optique.

La première proposition est fausse, parce que la contraction de l'épithélium rétinien (ANGELUCCI, ARCOLEO, LODATO) peut se faire également par l'action directe de la lumière sur des yeux avec les nerfs optiques sectionnés et, par conséquent, sans connexion avec les centres nerveux. Quand au second énoncé de ROUX, le fait que (ENGELMANN, ARCOLEO, NAUMACHER, GOTCH et HORSELEY) l'excitation électrique et chimique des moignons des nerfs optiques dans les yeux énucléés provoque la migration du pigment rétinien, et y augmente la contraction des éléments rétiniens, démontre jusqu'à l'évidence que la voie centrifuge du réflexe est bien représentée par le nerf optique (fibres centrifuges).

L'objection anatomique faite par ROUX, c'est-à-dire que les fibres centrifuges ne vont pas au delà de la couche granuleuse interne, n'a plus de valeur si l'on pense au riche mécanisme d'association anatomique et fonctionnelle dont est pourvue la rétine, et si l'on considère que ces associations donnent la possibilité d'étendre à toute la membrane les excitations arrivant sur une de ses parties très limitées.

En effet, l'excitation qui est transmise des fibres centrifuges du nerf optique aux spongioblastes de la rétine, s'étend à d'autres éléments rétiniens, puisque on a, par voie réflexe, outre la contraction des bâtonnets et des cônes, également celle des autres éléments rétiniens, y compris la cellule épithéliale. Cette circonstance, qui montre dans les fibres centrifuges du nerf optique la branche efférente du réflexe, rend invraisemblable que la contraction des bâtonnets, des cônes, et les modifications des autres éléments qui sont au delà de spongyoblaste, soient dues à l'influence de la III⁰ paire.

Rapport entre les différentes modifications fonctionnelles de la rétine. — Les modifications physiques de la rétine (contraction des éléments, différence de colorabilité, manière de se comporter de la substance cromatique), n'ont pas un rapport intime avec les modifications du pourpre : en effet, comme il a été dit, quand on éclaire un seul œil, on a aussi dans l'œil resté dans l'obscurité la contraction des éléments, les changements protoplasmatiques, etc., tandis que le pourpre dans l'œil resté dans l'obscurité demeure inaltéré.

Une indépendance complète existe aussi entre les modifications du pourpre rétinien et les modifications chimiques : on peut en effet avoir une réaction alcaline soit dans des rétines qui conservent le pourpre (rétine-obscurité) soit dans des rétines ayant perdu le pourpre (rétines de grenouilles empoisonnées par la cocaïne et exposées ensuite à la lumière) ; de l'autre côté, on peut avoir une réaction acide soit dans des rétines dans lesquelles le pourpre visuel s'est déjà décomposé (rétines de grenouilles exposées à la lumière et aux couleurs), soit encore dans des rétines qui conservent intact leur pourpre (grenouilles électrisées ou strychnisées dans l'obscurité), soit enfin dans les rétines ayant le pourpre renforcé (rétine-chaleur).

Les modifications physiques (contractions) présentent, au contraire, un lien intime avec la réaction chimique ; pour s'expliquer : à l'état de repos (allongement des bâtonnets, des cônes) correspond la réaction alcaline ou faiblement acide ; à l'état d'activité (contraction des éléments) correspond la réaction nettement acide. Sous l'action des lumières mono-chromatiques marchent parallèlement les deux courbes de la contraction des éléments et de la réaction chimique ; la seule lumière verte qui provoque un degré minime d'acidité et une contraction accentuée dans les éléments rétiniens fait exception.

En outre, il existe des rapports directs entre le degré de descente du pigment et le degré de non-colorabilité du protoplasma par l'éosine, et la quantité de nucléine contenue dans les bâtonnets et les cônes. En thèse générale, on peut dire, du moins pour la rétine des grenouilles et du leuciscus, que la contraction de la cellule épithéliale et la descente des granules arrivent à leur maximum sous l'action de la lumière bleue, tandis que, sous cette action, l'affinité des rétines pour l'éosine est minime, la dépense de nucléine est moindre, et, d'après Piragens, le raccourcissement des cônes dans le leuciscus est aussi minime.

Quelques auteurs ont cru que la contraction maximum du bâtonnet ne dépassait pas les limites de la couleur verte ; pour ma part, j'ai estimé qu'elle arrivait au moins à la lumière bleue ; la diminution minime de la nucléine paraît être en rapport avec la couleur verte, ainsi pendant que l'acidité a une limite progressive pour les lumières plus réfringentes, elle est pourtant plus petite dans la couleur verte. Au contraire, il semble que le rouge rétinien dans sa disparition suit parfaitement les ondes plus courtes du spectre.

La rétine répond dans sa fonction par des actes complexes à l'action de la lumière et des couleurs, mais les différents actes fonctionnels démontrent de l'indépendance entre eux.

Il existe, dans les rétines, un antagonisme parfait seulement entre les réactions locales à l'obscurité et à la lumière ; de même il existe un antagonisme entre l'action des lumières avec ondes plus longues et entre celle des lumières à ondes plus courtes. Mais le mouvement réactif dans chaque réaction en particulier, ne suit pas la progression spectrale. Ainsi, chaque lumière chromatique possède respectivement une image réactive propre, c'est-à-dire que pour une affinité donnée aux couleurs d'aniline, elle possède une contraction donnée dans ses éléments, une quantité donnée de gain ou de dépense de chromatine, de rouge rétinien, d'acidité, etc., mais, dans chaque lumière spectrale ces changements particuliers ne sont pas proportionnels entre eux.

Il me semble, que, dans les grenouilles, les contractions de la cellule épithéliale et celles du bâtonnet sont en complète harmonie entre elles : de la figure 20 à la figure 24 on trouve reproduits les profils des éléments contractiles de la rétine des grenouilles soumises, pendant dix minutes, à l'action des lumières spectrales rouges, jaunes, vertes, bleues et violettes.

Dans la figure 20 est reproduite l'action de la lumière rouge, dans la figure 21 et 22 la réaction des éléments à la lumière jaune et verte ; des deux dernières (fig. 23 et 24), la première appartient à la lumière violette et l'autre à la lumière bleue. La cellule épithéliale perd progressivement en hauteur du rouge au vert et du violet au bleu, tandis que des traces de pigment s'étendent progressivement vers la membrane limitante externe, m. e. l ; le mouvement contractile des bâtonnets s'accentue de la même façon que la migration du pigment ; au contraire, les cônes présentent la même position dans toutes les figures. Nous pouvons donc diviser en deux groupes cette réaction des lumières spectrales sur la rétine de la grenouille : l'action de la lumière rouge et jaune appartenant au premier groupe et celle de la lumière verte et bleue au second.

La réaction de la cellule épithéliale et du bâtonnet est peu accentuée dans les deux premières lumières, elle atteint son plus haut degré dans les autres ; pendant une même période de temps, il semble que les éléments rétiniens soumis à l'action de la lumière bleue, présentent le plus de contraction.

Une action des différentes lumières chromatiques spectrales de la durée de vingt à vingt-cinq minutes, spécialement si la lumière est très intense, produit la descente des granulations de pigment jusqu'à la plus grande limite de migration, c'est-à-dire jusqu'à la membrane limitante externe. La descente des granulations est moindre, comme nombre, pour les lumières les moins réfringentes, tandis que, pour les lumières avec ondes plus courtes, dans le voisinage de la membrane limitante, s'accumulent des amas considérables de pigment. Pour une telle période de temps, aussi bien que pour un temps plus long, on constate, pour les lumières du côté droit ou du côté gauche du spectre, des différences constantes dans les contractions de la cellule épithéliale et du bâtonnet.

En ce qui concerne la migration des granules de pigment, il semble que la lumière violette est dépassée ou du moins égalée par la lumière bleue. Cette différence chronométrique de réaction de la rétine à la lumière violette, plutôt qu'avec un défaut d'observation est probablement en rapport avec la propriété que les milieux réfringents ont de disperser une quantité de rayons violets. A ceci peut être due l'action moins rapide de la lumière violette dans les premiers temps de pose. Toutefois, il n'échappe pas à un œil expérimenté que les réactions contractiles de la rétine ne s'égalisent jamais sous les lumières différentes du spectre, de quelque durée que soit cette action. L'action des lumières monochromatiques sur les contractions des principaux éléments visuels se manifeste avant tout sur le cône, lequel apparaît déjà bien contracté quand la cellule et le bâtonnet donnent à peine un signe de réaction ; rarement on arrive à surprendre le cône au début de sa contraction, et cela même sous l'action de la lumière rouge, où il n'est pas encore arrivé au maximum de sa contraction après trois à cinq minutes. La vision des étoffes colorées produit sur les éléments visuels de la rétine les mêmes réactions observées par l'action des lumières spectrales.

Réactions à la lumière dans la rétine d'animaux inférieurs . — L'action de la lumière laisse sur la rétine des arthropodes les mêmes stigmates que sur les yeux des mammifères. Sur la cristalis libellula stenobothrus, la lumière a une influence sur la distribution du pigment (STEFANOWSKA MICHELINE). Les mêmes faits ont lieu dans les yeux des arthropodes et des céphalopodes (RAWITZ : sous l'action de la lumière le pigment descend recouvrir les bâtonnets, tandis que, chez les animaux gardés dans l'obscurité, les bâtonnets ne contiennent pas de granules pigmentaires. RAWITZ a admis, selon ma conception, que l'avancement du pigment sous l'action de la lumière sert à mitiger la forte impression lumineuse.

EXNER observa aussi les mêmes mouvements pigmentaires à la lumière sur les écrevisses et sur quelques insectes.

Expériences contradictoires de Fick. — Parmi les opinions concordantes de nombreux auteurs qui signalent et admettent une réaction dans les éléments rétiniens pour chaque lumière et pour l'obscurité, une protestation n'a pas manqué, et c'est Fick qui la fit. Cet auteur, dans une série de travaux, a contesté un grand nombre des résultats qui viennent d'être exposés, et les déductions physiologiques qu'on en avait tirées. Fick nie que la position externe du pigment (pigment remonté) et la distension des cônes doivent être considérées comme positions de repos dues à l'obscurité ; il soutient qu'une telle situation des cônes et du pigment a lieu après peu d'instants de séjour dans l'obscurité, mais qu'elle disparait par un séjour plus long. Dans ce dernier cas, on a une position intermédiaire du pigment et des cônes ; si on prolonge davantage le séjour des grenouilles dans l'obscurité (pendant une semaine), on observe dans la rétine la descente du pigment et la contraction des cônes comme à la lumière. Fick conclut que le mouvement du pigment et des cônes n'a aucun rapport avec la vision et avec l'adaptation rétinienne.

Fick doute que le mouvement réflexe dans les éléments rétiniens observés par Engelmann, quand on illumine seulement le dos d'une grenouille, dépende vraiment de l'éclairage du dos ; il estime plutôt que ce fait est dû à l'obstacle dans la respiration dont souffre la grenouille dans les expériences de Engelmann à cause du masque appliqué sur la tête pour empêcher toute impression lumineuse sur les yeux.

A l'appui de cette hypothèse Fick rapporte avoir pu constater la migration du pigment dans les rétines de grenouilles ayant séjourné dans l'obscurité, dans des boîtes hermétiquement fermées, ou dans un milieu chargé d'acide carbonique, et, pour mieux confirmer ce qu'il dit, il rappelle le fait observé par moi, que l'œdème marastique, duquel souffrent les grenouilles par suite d'un séjour prolongé dans l'eau décomposée, peut modifier la position du pigment rétinien.

Fick nie l'existence de fibres centrifuges dans le nerf optique, fibres admises par Engelmann pour expliquer la contraction des cônes et la migration du pigment dans l'œil opposé quand on éclaire un œil seul. En opposition à la conclusion de Engelmann, l'auteur cite le résultat de l'expérience suivante : il ferma avec une bande mouillée l'œil droit d'une grenouille maintenue dans l'obscurité, puis, en passant avec une paire de ciseaux par le palais il sectionna le nerf optique droit ; cela fait, il exposa à la lumière le seul œil gauche en sacrifiant ensuite l'animal. A l'examen histologique il trouva que la descente du pigment s'était faite dans les deux yeux. Fick n'admet pas que, pour expliquer la descente du pigment dans l'œil n'ayant pas été impressionné par la lumière, on puisse dans les cas spéciaux invoquer une action éventuelle de la section du nerf optique ; et, pour confirmer son opinion, il rappelle quelques expériences de Hamburger. Mais les conclusions de Fick ne résistent pas à la critique ; mes propres expériences et celles de Hamburger, qu'il a citées, ne parlent pas en faveur de ses conclusions.

Le fait que j'ai observé, c'est-à-dire que l'œdème marastique qui atteint les grenouilles après un séjour prolongé dans l'eau pourrie, provoque la descente du pigment rétinien, aurait dû mettre en garde Fick que le même fait pouvait se produire sur les grenouilles qu'il avait gardées pendant une semaine dans l'obscurité et dans la même eau. En effet, dans ces conditions, l'eau après quelques jours (même moins d'une semaine) commence à pourrir, et bientôt les grenouilles deviennent œdémateuses ; par conséquent, la première conclusion de Fick, c'est-à-dire que la descente du pigment peut avoir lieu par suite d'un séjour prolongé dans l'obscurité, n'est pas justifiée.

Du reste, il a été démontré plus tard que cette conclusion est erronée, par des expériences de mon élève GALLO, qui avait constaté que, dans les rétines des grenouilles ayant longtemps séjourné dans l'obscurité, on a toujours la position externe du pigment, pourvu qu'on ait eu soin de renouveler fréquemment l'eau dans le réservoir contenant les animaux d'expérience.

LODATO ne croit pas juste l'hypothèse de FICK que, dans le cas de l'éclairage du dos de la grenouille (expérience de ENGELMANN) la contraction des éléments rétiniens et la descente du pigment soient dues à l'obstacle dans la respiration dont souffrent les grenouilles par suite du masque appliqué sur le museau. Dans l'expérience d'ENGELMANN, on ne pouvait pas trouver un tel obstacle, car le moyen employé, pour exclure des yeux l'impression lumineuse, laissait librement passer l'air.

La dernière des expériences de FICK, qui cherchait à prouver l'inexistence d'une conduction centrifuge dans le nerf optique, n'est pas probante. FICK a oublié de vérifier si la grenouille sur laquelle se fit l'expérience était œdémateuse, car ce fait seul pouvait provoquer la contraction des éléments rétiniens. La citation des expériences de HAMBURGER, que FICK donne à l'appui de sa thèse, n'est pas de grande valeur. HAMBURGER trouva, en confirmant un fait déjà énoncé par moi, que la section du nerf optique n'empêche pas la descente du pigment et la contraction des cônes à la lumière, et en outre que les mêmes mouvements des cônes et des granules pigmentaires à la lumière ont lieu aussi dans les yeux énucléés. Comme on le voit, les expériences de HAMBURGER ne plaident pas en faveur de la conclusion de FICK; ce fait démontre simplement que les phénomènes de réaction rétinienne se produisent aussi quand les voies par lesquelles s'accomplissent les réflexes, sont hors d'action. De plus, FICK n'a pas tenu compte du fait que j'avais énoncé, c'est-à-dire que la pression sur l'œil provoque la contraction des éléments rétiniens; or, cette circonstance ne peut pas s'éliminer avec certitude dans la dernière des expériences de FICK qu'on a citées. Mais, en laissant de côté toutes ces considérations, deux seuls faits seraient suffisants pour ne pas permettre d'accorder d'importance à toutes les considérations négatives de FICK, c'est-à-dire la variabilité de l'acidité sous l'action des différentes lumières chromatiques, et l'acidité réflexe de la rétine au repos.

Toutes ces réactions physiques et chimiques de la rétine à la lumière blanche et chromatique ont été étudiées spécialement chez les vertébrés inférieurs, amphibiens, poissons, reptiles, oiseaux; mais elles sont aussi communes aux familles des mammifères du moins par la présence du pourpre rétinien, par la contraction du bâtonnet, du cône, des cellules épithéliales et par la migration du pigment.

Réactions des rétines aux différents agents. -- *a. Modifications électriques.* — Il est connu que les nerfs sectionnés possèdent un courant électrique, un courant propre qui, à travers le fil du multiplicateur, va de la section longitudinale naturelle à la section transversale artificielle (ainsi appelée par DUBOIS-REYMOND, parce qu'elle est obtenue artificiellement au moyen de la section); pourtant, la surface naturelle longitudinale se comporte comme une électrode positive par rapport à la surface transversale artificielle.

Dans la rétine, à l'état de repos, existe un courant (Kühne et Steiner) qui, à travers le fil conducteur, va de la couche des fibres du nerf optique à la couche des bâtonnets et des cônes; par conséquent, les bâtonnets et les cônes agissent comme la section transversale artificielle des nerfs, tandis que la couche des fibres se comporte comme la section longitudinale naturelle.

Quand la rétine est excitée par la lumière, des oscillations ont lieu dans ce courant, caractérisées par une augmentation rapide du courant (oscillation positive), suivie immédiatement par une diminution (oscillation négative). Parfois, on a seulement l'oscillation négative (Fuchs).

b. *L'électricité faradique et galvanique* provoque dans la rétine les mêmes modifications que la lumière, soit en ce qui concerne les contractions des éléments, soit au sujet des modifications de la colorabilité et de la réaction chimique (Engelmann, Angelucci, Lodato); mais elle ne modifie pas le pourpre.

Le courant électrique appliqué sur un œil provoque aussi la contraction des cônes et des bâtonnets dans l'œil opposé (Angelucci, Arcoleo).

Dans les yeux énucléés dans l'obscurité, l'excitation électrique du moignon des nerfs optiques adhérents au bulbe, produit les mêmes modifications dans les éléments de la rétine (Engelmann, Arcoleo).

c. *Action sur la rétine de certains agents physiques.* — La chaleur agit sur la rétine de la même façon que la lumière, pour ce qui est de la contraction des éléments et de la réaction chimique (Gradenigo, Angelucci, Lodato), cependant, loin de décolorer le pourpre, elle le rend légèrement plus intense (Lodato).

La *pression* sur l'œil exerce aussi sur les éléments contractiles de la rétine la même action que la lumière (Angelucci); les sons et les bruits (Angelucci), exercent le même pouvoir sur ces éléments.

d. *Quelques substances chimiques* produisent des modifications bien définies dans les éléments rétiniens. La strychnine produit dans la rétine la contraction des éléments rétiniens, et une réaction acide d'une manière identique à celle produite par la lumière (Angelucci, Lodato). L'ésérine (Lodato) et l'holocaïne (Calvi) ont la même action que la strychnine, mais à un degré moindre. La quinine, contrairement à la strychnine, paralyse les mouvements des éléments rétiniens; les grenouilles empoisonnées par cet alcaloïde et exposées ensuite à la lumière, montrent dans la rétine la réaction caractéristique de l'obscurité (De Bono).

La quinine et la cinchonine ont une action analogue; de la même manière que la quinine agissent aussi la cocaïne (Lodato, Ovio), la tropo-cocaïne et l'eucaïne β (Calvi). La cocaïne ne paralyse pas seulement les mouvements des éléments rétiniens, mais encore empêche les modifications de la substance chimique à la lumière (Lodato). En somme, toutes les substances qui arrêtent le mouvement moléculaire paralysent les éléments contractiles de la rétine; toutes les substances qui ont la propriété d'exciter la substance contractile (ésérine, strychnine) produisent la contraction de ces éléments.

c. Action des rayons ultra-violets et des rayons X. — PERGENS a étudié sur la rétine du leuciscus l'action des rayons ultra-violets, placés entre M et *m*.

Cette action produit la contraction maximum des cônes, la dépense minimum de nucléine, l'affinité la plus marquée du protoplasma par les couleurs basiques, et une descente de pigment égale à celle que l'on a par la couleur orangée.

Les rayons RÖNTGEN ne provoquent sur la rétine aucune modification appréciable : tout procède ici comme dans l'obscurité.

PERGENS démontra que ces rayons ne produisent aucun changement appréciable dans les éléments rétiniens sur des poissons dépourvus de cristallin. Les recherches faites par LODATO ont abouti à la même conclusion ; GATTI trouva en outre que le pourpre visuel n'est pas du tout modifié par les rayons RÖNTGEN ; FRENS et KREIDEL étaient arrivés au même résultat négatif pour ce qui en est du pourpre.

Critique des modifications physiques et chimiques de la rétine en rapport avec les théories de la vision. — Les théories de YOUNG-HELMHOLTZ et de HERING réduisent toutes les deux, à trois processus élémentaires chaque sensation de lumière et de couleur, mais ces théories sont basées sur des considérations complètement hypothétiques. YOUNG admet que la sensation rétinienne de la lumière blanche est le résultat de l'action locale de trois couleurs, et, naturellement, il conclut, dans la rétine, à l'existence de trois espèces de fibres nerveuses, dont chacune est impressionnée par la couleur fondamentale pour laquelle elle est sensible, de manière que la sensation du rouge provient de l'excitation des fibres percevant cette couleur ; la même chose a lieu pour le vert et pour le violet quand ils sont excités par les fibres sensibles aux dites couleurs.

HELMHOLTZ accepta cette théorie en la modifiant.

Il avait reconnu que, pour obtenir la saturation maximum d'une couleur, il faut avoir précédemment rendu l'œil insensible à la couleur complémentaire ; il a admis par là, que, quand une des couleurs fondamentales faisait vibrer sa fibre percevante, elle faisait en même temps vibrer, mais avec une intensité différente, les deux autres espèces de fibres. L'excitation, à peu près égale, de toutes les fibres, donne la sensation du blanc, l'absence d'excitation provoque la sensation du noir.

La théorie de YOUNG ne fut plus soutenable, du jour où SCHULTZ, par ses travaux, eût déplacé le champ d'activité de la rétine, du nerf optique dans la couche neuro-épithéliale.

Après la découverte du pourpre rétinien, c'est-à-dire d'une substance qui réagit à la lumière sans être contenue dans les fibres du nerf optique, et qui ne pouvait s'expliquer avec la théorie de YOUNG, quelques auteurs, ont voulu reconnaître l'existence de la substance visuelle sur laquelle se base la théorie de HERING. Cet auteur, au lieu des trois espèces de fibres, admet l'existence de trois substances visuelles dont chacune aurait la propriété de provoquer les sensations fondamentales blanches-noires, rouges-vertes, bleues-jaunes. Ces sensations proviennent des processus chimiques d'assimilation et de désassimilation, car, à chaque perte de couleur fondamentale, dans la rétine, correspond une substance dont la dépense ou désassimilation provoque la sensation du blanc, du rouge, du jaune, tandis que sa réparation ou assimilation provoque la sensation du noir, du vert et du bleu. Quand sur le même point de la rétine a lieu tantôt l'assimilation et tantôt la désassimilation, c'est la sensation du gris qui se produit.

C'est à ce moment que se montrent les effets du contraste, quand à un endroit déterminé a lieu la désassimilation, tandis qu'autour de lui se fait l'assimilation.

Même avant que la physiologie de la rétine ne fût arrivée au degré actuel, on avait reconnu les désavantages d'avoir restreint dans de trop petites limites le mécanisme rétinien dans l'acte de la vision.

Avec la théorie de Young on ne peut pas concilier la cécité qu'on observe dans quelques cas pour le violet, et aussi pour le rouge vert et violet, avec la persistance de la sensation de la lumière blanche et de la lumière bleue. Selon la théorie de Hering on concilie mal la conservation de la vision de la couleur rouge et de la bleue avec la disparition de la vision de la couleur violette. En outre, aucune des deux théories n'explique la production de sphotopsies, de phosphènes dus à l'électricité, etc.

Dans la rétine existe le rouge rétinien : la réaction est tantôt alcaline, tantôt acide à différents degrés, mais la manière de se comporter de ces phénomènes chimiques, de la nucléine et de la chromatine, détruit d'une façon absolue la théorie d'assimilation et de désassimilation de Hering. Il ne pouvait pas en être autrement, parce que cet auteur formula une hypothèse laissant à d'autres le soin de rechercher si vraiment un changement de chimisme était constatable dans la rétine pendant l'action sur cette membrane des couleurs et de la lumière.

Quand j'ai exposé ma théorie sur la vision, j'ai prétendu que la multiplicité et la spécificité de nos sensations de lumière et de couleur correspondent exactement à des modalités différentes d'énergies physiques et chimiques que l'action d'une lumière et d'une couleur provoque dans les éléments rétiniens, et que les lois subjectives de la vision répondent d'une manière harmonique aux réactions de l'organe périphérique.

THÉORIE PERSONNELLE TIRÉE DES MODIFICATIONS RÉTINIENNES. — Un rayon de lumière qui tombe sur la rétine détermine, comme on a vu ci-dessus, des réactions bien définies et communes à chaque classe de vertébrés dans la cellule épithéliale rétinienne, dans le bâtonnet, le cône et dans la couche des cellules visuelles.

La cellule épithéliale est diminuée de hauteur aussi bien dans la partie protoplasmatique que dans la pigmentée, et son noyau présente une forme ovoïde ; les bâtonnets sont larges et aplatis aussi bien dans leur partie externe que dans la portion myoïde ; les cônes subissent la contraction maximum, phénomène mieux appréciable dans la partie myoïde, et ils se trouvent tout près de la limitante. Les bâtonnets et les cônes jusqu'à proximité de la limitante, sont entourés dans toute leur extension par des granulations de pigment ; les cellules visuelles contractées dans le sens horizontal apparaissent allongées ; la rétine dépourvue de pourpre rétinien est décolorée et offre une réaction acide. Les noyaux de la couche granuleuse externe ceux de la couche moyenne aussi bien que ceux de la couche granuleuse interne, ont peu de chromatine ; les fibres nerveuses s'épaississent.

Dans l'obscurité, le sommet des cônes touche la base de la cellule pigmentée, les granulations sont remontées au tiers supérieur des membres externes des bâtonnets, et ceux-ci apparaissent minces et longs ; les cellules visuelles arrondies se montrent riches en chromatine, le pourpre rétinien est à saturation, la rétine a une réaction alcaline.

Les couleurs du côté gauche du spectre ont peu d'influence sur le pourpre rétinien, et sur la contractilité des éléments rétiniens ; les lumières de la partie droite ont une plus grande action, et cette action, intense pour le vert et le bleu, décroît pour le violet. L'action des différentes lumières chromatiques produit dans la rétine des degrés différents d'acidité. Celle-ci est en rapport direct avec la contraction des éléments rétiniens, exception faite pour la lumière verte.

Il n'existe pas de rapports directs entre le pourpre rétinien et la contraction des éléments rétiniens, non plus qu'entre le rouge rétinien et le degré d'acidité. Une rétine laissée dans l'obscurité, mais exposée à la chaleur, conserve le rouge rétinien en devenant en même temps acide.

Tous ces résultats, constatés expérimentalement chez les amphibiens, sont communs, en général, comme je l'ai dit, aux rétines des autres vertébrés, y compris les mammifères.

Les rétines exposées à la lumière présentent une plus grande affinité pour les couleurs basiques que pour les couleurs acides (BIRNBACHER, LODATO, PERGENS, L. DOR). L'effet inverse a lieu dans l'obscurité. Les bâtonnets exposés à la lumière rouge se comportent à l'action du mélange BIONDI-HAIDENHAIN comme ceux des rétines gardées dans l'obscurité, les noyaux des cônes, au contraire se comportent exactement comme ceux des rétines exposées à la lumière. Les rétines séjournant dans la lumière bleue ont une affinité moindre pour l'éosine que les rétines soumises à la lumière rouge.

La nucléine contenue dans les cônes et dans les bâtonnets diminue davantage sous l'action de la lumière jaune verte.

L'action de la lumière et des couleurs dans la rétine est donc un ensemble complexe et ce n'est pas un seul élément qui reçoit une impression, mais c'est la membrane tout entière qui prend part à la réaction vers l'agent lumineux, par des changements bien définis et constants.

Or donc, pour ma part, je rapporte la sensation de la lumière blanche à ce degré invariable de réaction physique et chimique qu'exerce la lumière blanche sur l'élément rétinien, tandis qu'au contraire, l'état d'alcalinité de la membrane, le relâchement de l'état contractile, les richesses chromatiques des cellules nerveuses, le travail de reconstitution du rouge rétinien, etc., produisent, je le crois, la sensation de l'obscurité. Conformément à ces prémisses, en effet, les animaux intoxiqués par la quinine, la cocaïne et autres substances similaires qui arrêtent le mouvement moléculaire, subissent pendant l'action de ces substances, une période de cécité, parce que la rétine de ces animaux, soumise pendant cette période à l'action de la lumière, reste alcaline et inerte ; ainsi, puisque nous devons la sensation de la lumière à un état de contraction, d'acidité des éléments, et à la disparition de la chromatine, on explique facilement la raison pour laquelle nous obtenons une sensation de lumière même en toute absence de celle-ci, quand les circonstances spéciales, comme courants électriques, compressions sur l'œil, poussent l'élément à se contracter et les tissus rétiniens à s'acidifier.

Nous avons vu que chaque lumière chromatique produit dans la rétine des réactions spéciales, et propres à cette individualité de lumière donnée. Évidemment, c'est là ce qui constitue le travail rétinien qui différencie l'excitation extérieure et permet au centre la variété de la perception chromatique.

Dans la rétine humaine, à l'exception peut-être de quelques variations de peu d'importance, ont lieu les réactions sus-exposées : les éléments sont très minces, et les connexions sont beaucoup plus développées que chez les vertébrés inférieurs. Cela constitue un avantage, puisque le changement de réaction physique des éléments rétiniens humains, étant donnée la célérité avec laquelle l'œil humain arrive à la perception visuelle de l'objet, doit être assez rapide pour pouvoir répondre sans retard au temps minimum employé par une onde lumineuse à changer l'état chimique de la rétine, état chimique que doit suivre la réaction physique de l'élément. Il est encore vraisemblable que la sensation a lieu aussitôt que le protoplasma cellulaire est capable d'une certaine impulsion de mouvement et d'agrégation protoplasmatique qui est propre à la nature de l'excitation. Pourtant, quand la persistance de fixation sur un objet donné fatigue l'élément contractile et peut-être le sature d'un état chimique donné, à ce moment-là, l'agilité réceptive pour de nouvelles réactions tombe, et cela à tel point, que, quoique l'excitation ait disparu, les effets persistent ; on observe alors l'*image accidentelle positive* qui est évidemment la persistance d'un état physique et chimique donné, produite par l'action directe d'une couleur ou d'une image clair-obscur. Cette image accidentelle positive correspond donc à la persistance d'une énergie que j'appelle *primaire* ; cette énergie, dans la période de temps qu'emploie l'élément pour s'adapter à l'influence d'un autre agent, que ce soit la lumière, l'obscurité ou la lumière chromatique, passe à un état que j'appelle *énergie secondaire*, c'est-à-dire à une période intermédiaire de lutte entre une influence qui disparaît et une autre qui entre en jeu.

Cet état intermédiaire implique nécessairement un changement dans l'état physique et chimique de l'élément périphérique ; ce changement donne lieu à une nouvelle sensation, image accidentelle négative qui correspond à celle de la couleur complémentaire, ou bien à l'antithèse dans le sens du clair obscur.

Les cellules horizontales de la rétine, comme on sait, jouent le rôle d'associer des régions de la membrane plus ou moins éloignées, et les parties associées paraissent être les bâtonnets et les cônes. Ce fait explique, suivant ma théorie, le contraste simultané, étant admis que la réaction des éléments rétiniens atteints par l'influence d'une couleur donnée s'irradie dans les portions rétiniennes circumvoisines ; une lutte aura lieu ici entre deux influences, c'est-à-dire entre celle qui s'irradie et celle qui agit directement ; et on aura comme résultat une réaction intermédiaire qui donnera lieu à la sensation complémentaire de la couleur influente.

Le phénomène de l'adaptation, interprété d'après ma théorie, a obtenu l'approbation unanime des physiologistes. En passant rapidement d'un milieu éclairé à un milieu pauvre en lumière, cette lumière, absorbée en grande partie par les granulations, ne pourra pas agir rapidement sur l'élément et provoquer une nouvelle sensation avant que le pigment soit remonté et que les éléments contractiles se soient distendus au moins dans certaines proportions.

La période de temps, pendant laquelle on reste ébloui quand on arrive de l'obscurité à la lumière, se relie en quelque manière au temps employé pour la descente des granulations pigmentaires : car si l'adaptation à la lumière se fait plus rapidement, cela est dû au mouvement plus accéléré des granulations dans la descente. Cette fonction des granulations facilite l'adaptation, mais on arrive seulement à celle-ci quand l'état physique et chimique de l'élément rétinien équivaut, comme réaction, au degré de potentialité lumineuse qui frappe la rétine.

Une nouvelle preuve que l'adaptation se relie aux phénomènes de la migration du pigment, a été fournie récemment par mon élève TORNABENE. Chez des crapauds intoxiqués par une injection de bile, il constata que celle-ci gêne la production du pourpre dans l'obscurité, et empêche dans les mêmes conditions la remonte des granulations pigmentaires. Or, les malades atteints d'ictère souffrent d'héméralopie, et celle-ci est due, comme on le sait, à un trouble d'adaptation.

La délicatesse du sens du clair obscur, est due, semble-t-il, aux mouvements du pigment ; c'est précisément par ces mouvements que nous corrigeons les fortes excitations, et que nous sommes à même de ressentir des excitations très délicates. Conformément à ce que je viens d'exposer, nous voyons que les albinos ne sont pas en condition de percevoir les excitations lumineuses très faibles, ni de supporter une puissante lumière. Les amphibiens et les poissons, obligés à passer de l'obscurité ou d'une lumière très faible à la lumière intense, ont la migration du pigment très développée, tandis que les reptiles et les oiseaux qui demeurent dans des lieux abondamment éclairés, ont la migration du pigment très limitée (à l'exception des oiseaux nocturnes) ; on conçoit, après cela, combien ces animaux se trouvent mal à leur aise dans une semi-obscurité.

KRÜCKMANN attribue une autre fonction aux granulations pigmentaires ; ces granulations empêcheraient la diffusion intra-épithéliale, c'est-à-dire la diffusion de l'excitation lumineuse d'un élément neuro-épithélial à l'autre. La vision deviendrait ainsi plus nette.

Un individu est jugé partiellement aveugle pour les couleurs quand deux couleurs différentes paraissent identiques à ses yeux, et sont par conséquent confondues l'une avec l'autre ; ces couleurs sont complémentaires entre elles. On est complètement aveugle pour les couleurs, quand la sensation du blanc et du noir est seule conservée. La cécité des couleurs s'explique très bien par la théorie des énergies spécifiques des éléments neuro-épithéliaux de la rétine, si l'on admet que, pour une cause congénitale, les éléments réactifs perdent pour une couleur donnée ou pour les couleurs, la faculté d'exercer comme il le faut la réaction physico-chimique qui correspond à ces couleurs. L'interprétation de la cécité partielle des couleurs est facilement explicable si on pense au mécanisme opposé, par lequel la sensation de la couleur complémentaire se développe, c'est-à-dire que l'énergie qui donne la sensation de la couleur vue directement est primitive, tandis que l'énergie qui produit la sensation de la couleur complémentaire est secondaire ; et que la couleur qui suit l'énergie négative, comme sensation complémentaire, est produite par une énergie positive si elle exerce d'abord son influence sur les éléments visuels. Si donc l'énergie primitive pour une couleur donnée manque en partie ou en totalité (le daltonien voit souvent correctement la couleur éclairée), si elle est bien il est clair que l'énergie secondaire manquera de même, ces deux réactions étant entre elles en justes proportions.

Evidemment, la rétine ne participe pas à la vision d'une couleur, parce que probablement il y a un défaut d'association dans les actes réactifs propres à l'agent chromatique donné. Mais puisque la vision de la couleur complémentaire est absolument liée à l'intégrité de ces actes, il résulte donc clairement que ladite couleur n'est pas perçue, puisque toutes les données nécessaires pour sa perception ne sont pas d'une normalité absolue.

La cécité des couleurs acquise par dégénérescence des voies de conduction et des éléments nerveux de la rétine a comme cause un défaut local des fonctions ; en outre, l'excitation produite par une réaction déficiente, est mal transmise au centre.

Une autre forme de cécité acquise des couleurs se retrouve chez les hystériques hémi-anesthésiques. Les troubles chromatiques existent toujours avec la diminution de l'intensité de la sensation de la lumière blanche ; les perceptions de la couleur violette et du bleu sont les premières à disparaître ; ces couleurs sont aperçues noires. La même chose a lieu ensuite pour la couleur verte. Les dernières couleurs qui disparaissent sont le jaune et le rouge. L'hystérique perd donc la sensation des couleurs en sens inverse de ceux qui sont placés dans le spectre, mais en sens direct de l'intensité de contraction que ces couleurs semblent provoquer sur les éléments rétiniens des animaux inférieurs : c'est-à-dire que les premières couleurs qui ne sont pas aperçues sont celles qui nécessitent pour leur perception un plus grand travail de contraction.

On pourrait admettre pour expliquer la dyschromatopsie dans l'hystérie, que dans l'élément rétinien le tonus de réaction s'abaisse ; nous aurons pour résultat qu'il se produira un manque absolu de réaction ou du moins une insuffisance pour les couleurs pour lesquelles il faut une plus grande énergie physique, et par conséquent la vue de cette couleur ne sera en condition de produire aucune sensation.

L'idée émise par Schulze et partagée par Parinaud et Kries, que les bâtonnets sont plutôt aptes pour la vision des lumières faibles et les cônes pour les lumières intenses se base sur le développement des bâtonnets dans les animaux dont le système de vie comporte la nécessité de voir à une faible lumière, sur la supériorité des cônes dans ceux qui se trouvent mal à leur aise dans une telle lumière, et en outre sur le fait que la partie de la rétine humaine plus riche en cônes, possède une sensation lumineuse moins développée. L'observation est juste, mais la conception limitée à un trouble d'équilibre dans la disposition des éléments est trop simple ; les faits nouveaux acquis par la physiologie trop compliquée de la rétine, nous laissent à juste titre supposer que bien d'autres circonstances encore inconnues doivent entrer en jeu précisément à cause de la différente position et du différent développement anatomique.

En effet, la fonction provient de causes multiples et collectives, puisque, si la force dynamogène minimum développée par la contraction d'un cône et d'un bâtonnet était le travail tout entier chargé de différencier ou de caractériser l'excitation extérieure, l'action n'arriverait certainement pas jusqu'à l'écorce ; de là, la nécessité que, sur la route, l'acte soit multiplié ou, peut-être, mieux défini et individualisé par des mécanismes complexes d'association qui changent en un certain nombre d'effets ce qui est unique à la périphérie.

Ces connexions d'accentuation qui siègent dans la rétine et dans les ganglions visuels sous-corticaux, n'agissent pas seulement en associant les terminaisons percevantes de la rétine à beaucoup d'autres éléments cellulaires, mais elles donnent plus de valeur au travail périphérique en y associant, comme on l'a vu, une réaction propre ; réaction que l'expérience a démontré avoir lieu aussi dans les cellules du corps genouillé externe et du tubercule quadrijumeau antérieur. De même que le neurone rétinien, ces cellules accumulent pendant le séjour de la rétine dans l'obscurité, la substance chromatique du cytoplasma ; et cette substance se consomme pendant la période d'activité cellulaire, c'est-à-dire quand l'animal est exposé à la lumière.

Avec la perte de la substance chromatique, le corps cellulaire se ratatine ; le noyau prend une coloration uniforme.

Ainsi, pendant que les éléments rétiniens réagissent d'une manière différente aux excitations extérieures en ce qui regarde les sensations de lumière et des couleurs, les cellules sensitives des ganglions visuels sous-corticaux ou centres optiques primaires, s'associent à ce travail par des modifications protoplasmiques.

Durée de la perception des couleurs. — Nous avons vu dans les rétines des grenouilles et du leuciscus que le degré d'acidité, la contraction des éléments et la descente du pigment rétinien varient avec chacune des lumières spectrales.

Or, si chaque mouvement requiert une certaine durée pour s'accomplir et si le mouvement et le degré d'acidité provoqués par une couleur donnée dans les éléments rétiniens diffèrent l'un de l'autre, il est permis d'inférer de là que le temps employé dans la perception de chaque couleur particulière varie également.

En effet, DE BONO, après de longues et minutieuses recherches, a établi que la durée de perception n'est pas identique pour chaque couleur. Quand on adapte la rétine humaine à la lumière diffuse, le temps moindre de perception est pour le jaune et pour le vert, c'est-à-dire entre la ligne D et *b* de FRAUNHOFER; du vert la durée augmente vers les deux directions du spectre; cependant cette augmentation n'est pas proportionnelle dans les deux directions. Vers la gauche, plus on s'éloigne du centre, plus la durée augmente; du côté droit la durée augmente également, mais pour le rouge (B) il faut une durée moins longue que pour l'orangé (C).

Ces circonstances sont mieux expliquées dans le tableau suivant :

Durée de perception des couleurs spectrales par des rétines adaptées à la lumière diffuse, ouverture du photomètre, 3 millimètres :

COULEUR	LIGNES DE FRAUNHOFER	DURÉE DE PERCEPTION en dixièmes et millièmes de seconde.
Rouge	H	6.63
Orangé	C	7.26
Jaune	D	4.05
Vert.	E — b	4.56
—	b — 7	5.98
Indigo	7	6.26
Bleu.	7 — G	7.29
Violet	G — H	7.05
—	H	7.16

Dans la rétine adaptée pendant dix minutes à l'obscurité, le minimum de durée est nécessité par la zone centrale, c'est-à-dire pour le vert (E-*b*), et cette durée augmente d'un côté et de l'autre du spectre, mais davantage à gauche qu'à droite ; dans ces séries aussi le rouge a besoin d'une durée moindre que l'orangé.

Durée de perception des couleurs spectrales par des rétines adaptées pendant dix minutes à l'obscurité, ouverture du photomètre, 3 millimètres :

COULEUR	LIGNES DE FRAUNHOFER	DURÉE DE PERCEPTION en dixièmes et millièmes de seconde.
Rouge	B	3.73
Orangé	C	4.96
Jaune	D	2.92
Vert	E — b	2.37
Indigo	7	5.61
Bleu	7 — G	7.00
Violet	H	9.27

Échanges entre la rétine et le centre visuel cortical. — Nous avons déjà vu que la lumière apporte des modifications chimiques et physiques dans la rétine, chimiques dans le nerf optique et protoplasmiques dans les neurones situés dans les ganglions optiques primaires. On constate aussi de sensibles modifications de chimisme dans l'acte de la vision, ainsi que l'ont démontré récemment mes élèves LODATO et MICELI, dans le cerveau et surtout dans les parties qui président à la vision.

Ces différences dans l'état chimique du cerveau sont mieux appréciables chez les grenouilles, mais sont néanmoins sensibles chez les oiseaux et les mammifères. Le cerveau de la grenouille maintenu dans l'obscurité est neutre ou légèrement acide ; exposé à la lumière il est toujours acide. L'acidité est plus forte dans les lobes optiques que dans les hémisphères (cerveau antérieur) où parfois il est à peine sensible. L'état acide des centres nerveux est déjà appréciable après cinq minutes d'exposition à la lumière et arrive au maximum après une heure. L'exposition à la lumière de grenouilles auxquelles on a d'abord énucléé les bulbes oculaires ne cause pas d'acidité dans les lobes optiques : les hémisphères cependant se montrent légèrement acides. Les ganglions optiques primaires ainsi que les hémisphères des petits oiseaux et des souris blanches tenus dans l'obscurité sont acides ; le degré d'acidité n'apparaît pas identique dans toute l'extension des hémisphères ; il semble que les parties antérieures aient une acidité plus grande que celle des parties postérieures.

L'exposition des petits oiseaux et des souris blanches à la lumière n'augmente pas sensiblement le degré d'acidité des ganglions optiques primaires et des parties antérieures des hémisphères ; elle augmente au contraire manifestement le degré d'acidité des parties postérieures des hémisphères.

Les lumières monochromatiques produisent les mêmes modifications dans la réaction chimique, mais pas toutes dans la même mesure ; dans les lobes optiques des grenouilles l'acidité est plus grande sous l'action du bleu que sous l'action du rouge.

Les échanges chimiques qui ont lieu entre la rétine et le cerveau, progressant par voie afférente (rétine, cerveau), s'expliquent aussi en sens différent (cerveau, rétine). L'acidité réflexe dans l'œil opposé est la manifestation la plus belle de ce phénomène, mais, comme j'ai pu le voir, ce n'est pas là l'unique exemple.

Chez les grenouilles où les échanges réflexes sont très actifs, une excitation, par exemple une rumeur prolongée et intense, rend acides le cerveau et la rétine où l'on aperçoit en outre des signes évidents de contraction dans les éléments. L'état acide de la rétine et du cerveau est tellement connexe que les grenouilles frappées d'œdème marastique, parce qu'elles ont été obligées de rester longtemps dans la même eau, montrent une augmentation d'acidité dans le cerveau et dans la rétine; la même circonstance se présente chez les grenouilles exposées à la chaleur, excitées par l'électricité, ou strychnisées. Encore chez ces grenouilles les éléments de la rétine s'adaptent-ils à la position de la lumière. Toutes ces réactions, soit dans la rétine, soit dans le cerveau, sont moins intenses que celles suscitées directement par la lumière.

Les fonctions physiologiques exposées ci-dessus démontrent quelle partie fonctionnelle les éléments visuels corticaux ajoutent au travail périphérique et à celui des ganglions sous-corticaux. Sur ce point, sans hésitation aucune, je réponds : De même que la chaîne neuronique visuelle de la rétine et des ganglions mésocéphaliques réagit aux excitations lumineuses externes par des changements constatés dans les nombreux éléments qui la composent, c'est-à-dire de la cellule épithéliale aux éléments des différentes couches rétiniennes, des fibres des nerfs optiques aux cellules des ganglions visuels sous-corticaux ; de même il me paraît sûr que des changements physiques et chimiques propres à une réaction périphérique donnée, ont lieu aussi dans le neurone visuel qui possède la cellule et les dendrides dans l'écorce, et le cylindraxe dans les radiations optiques.

L'expérience nous donne la preuve qu'un neurone central visuel entre en action comme cellule chef d'un arc diastaltique ; j'ai dit ailleurs que si l'on expose un œil de grenouille à la lumière, l'autre étant tenu dans l'obscurité, la rétine de ce dernier œil présente les mêmes changements que la rétine éclairée. Si on fait la même expérience avec des lumières chromatiques, la rétine de l'œil au repos montre constamment les mêmes réactions que la rétine de l'œil influent; celle-ci, comme on le sait, varie avec le changement de la couleur employée.

L'interprétation de ces faits est très simple. Dans le système nerveux central de la grenouille existent des éléments cellulaires qui subissent différentes actions suivant les différences de l'excitation périphérique; ces centres cellulaires influencés directement transmettent leur excitation par réflexe à l'élément visuel périphérique de l'œil opposé.

Je suppose donc que ce travail s'accomplit de cette manière : les arborisations terminales des fibres nerveuses centrifuges qui paraissent toucher les seuls spongioblastes, (chargés d'après RAMON y CAJAL de transporter quelques excitations, émanées des centres, aux cellules nerveuses de la rétine), au moyen de ceux-ci irradient dans l'œil au repos les énergies rétiniennes de l'œil influencé. Chez l'homme, beaucoup de données me poussent à conclure que les neurones visuels cérébraux agissent comme centres de connexion au même degré que les neurones visuels centraux des grenouilles. Quand nous nous exposons à la lumière en fermant un œil et qu'ensuite, après quelques instants, nous l'ouvrons, nous ne percevons presque pas d'éblouissement, parce que, étant donnée l'analogie des expériences sur les grenouilles, dans la rétine de l'œil ayant séjourné dans l'obscurité, doivent par voie réflexe avoir eu lieu la descente du pigment, la contraction des éléments, les changements protoplasmiques et un état d'acidité conforme à ces changements.

Mais si la perception de la lumière revient aux centres corticaux, il est évident que le phénomène de l'éblouissement provient de l'action trop brusque que les cellules visuelles corticales, placées dans un état physique et chimique de repos égal à celui d'une rétine dans l'obscurité, ressentent du changement rapide physique et chimique auquel les éléments périphériques sont obligés par l'action intempestive de la forte lumière ; de sorte que le phénomène de l'éblouissement, phénomène purement central, répond au changement trop rapide du repos à la réaction maximum du neurone cortical, à cause d'un état identique qui a lieu dans le neurone périphérique percevant la lumière. Or, dans le cas que je viens de citer, deux circonstances empêchent le phénomène de l'éblouissement : les neurones périphériques, au moment de l'incidence des rayons lumineux sur eux, étaient adaptés à une condition donnée de lumière ; le neurone cortical de l'œil au repos avait déjà été par réflexe influencé par la réaction rétinienne à la lumière de l'œil en action.

Ainsi, dans la vision avec un œil, toute la chaîne neuronique visuelle de l'œil opposé, depuis l'élément le plus périphérique jusqu'à la cellule corticale, renferme un état physique et chimique parfaitement d'accord avec celui de la chaîne neuronique visuelle de l'œil influencé. Une telle réaction des neurones visuels efférents et afférents, explique d'une manière séduisante le mécanisme d'évolution de ce que l'on appelle l'image cérébrale, c'est-à-dire, de l'image que perçoit l'œil non influencé.

Quand un œil humain fixe longuement une surface différemment éclairée ou une couleur, à l'endroit fixé de la rétine ont lieu des changements physiques et chimiques dans la texture de celle-ci, changements qui sont spéciaux à une lumière et à une couleur données. La même réaction (l'analogie de faits expérimentaux nous le laisse supposer) a lieu aussi dans les éléments rétiniens de l'œil opposé qu'on a maintenu à l'abri de toute impression lumineuse. Si on découvre cet œil, le centre perçoit dans la projection de l'œil, qui observe à ce moment, l'image observée par l'œil opposé ; là perception est purement corticale. Mais la cellule corticale influencée par réflexe est dans le cas même de percevoir le travail du tronc afférent de l'œil en action sur le parcours du tronc efférent de l'œil au repos, seulement quand, par suite de la persistance de l'excitation, l'état du neurone cortical s'unifie à celui des neurones efférents intermédiaires et périphériques. Dans ce cas, par réflexe, la réaction rétinienne s'est adaptée à l'état des centres, mais, si les réactions propres à cette sensation n'avaient pas eu lieu dans la rétine, le centre se serait trouvé dans l'impossibilité de l'apercevoir; puisque les actes différents dont se compose la perception d'une couleur ou d'une lumière sont soumis à la réaction synergique de tous les neurones visuels qui se trouvent de la périphérie au centre cortical.

Pour que les centres perçoivent l'image cérébrale, il faut que, par des artifices, l'attention visuelle soit éveillée sur les phénomènes qui ont évolué dans les neurones visuels influencés par réflexe; c'est-à-dire, il faut que l'observateur sépare la perception des effets du tronc efférent des effets du tronc afférent.

Les effets afférents et les effets efférents sont entre eux intimement liés. En effet si après la fixation avec un œil, pendant qu'on attend la répercussion ou l'extériorisation de l'image dans l'autre œil, on comprime fortement l'œil premier actif, on a une image déformée dans l'œil en repos. Et si cette compression dans l'œil premier actif se fait après qu'on a obtenu l'image réflexe normale dans l'œil opposé, cette image, dans les phases ultérieures d'apparition, se montre déformée.

De tout ce qui vient d'être exposé, il ressort une loi importante de physiologie : *les actions de la lumière et des couleurs exerçant leur influence sur les éléments visuels corticaux d'un œil, s'irradient aussi aux éléments visuels corticaux de l'œil opposé.*

Ce fait prouve d'une façon évidente que le neurone cortical fonctionne également comme anneau de conjonction pour les chaînes neuroniennes visuelles afférentes d'un œil et efférentes de l'autre, et que le neurone cortical est l'élément indispensable pour que le travail de ces chaînes devienne conscient, à tel point que les images accidentelles sont aperçues en surface plane en relief et à la même distance que l'objet. Pour compléter le tableau de ces sensations conscientes, il ne manque certainement pas, du moins pour le jugement de la position, le concours du tronc neuronien qui relie le neurone visuel cortical au centre des muscles oculaires.

On ne sait pas encore si les chaînes neuroniennes visuelles qui aboutissent au neurone cortical jouissent d'une conductibilité indifférente, ou bien si ce neurone est relié à deux chaînes dont l'une est afférente, et l'autre efférente; les données anatomiques laissent supposer plutôt cette dernière probabilité.

L'acte qui provoque l'action réflexe dans les colonnes efférentes, dépend, je crois, d'un changement de chimisme dans les cellules corticales déléguées, elles aussi, à l'arc diastaltique, et j'estime que le même fait a lieu dans les troncs afférents par l'excitation provenant de la rétine. Si nous pensons que le travail de ces chaînes est lié à un acte chimique, on s'explique comment il est suffisant à l'élément périphérique d'avoir un minimum de temps pour différencier une excitation externe, et produire un changement protoplasmique dans toute la chaîne neuronienne.

Pour que la cellule centrale puisse transmettre sur le parcours de la chaîne efférente l'état de la chaîne afférente, il semble qu'une accumulation de puissance qui est toujours incomplète soit nécessaire : en effet, les images accidentelles de la chaîne efférente se produisent après un long travail de la branche afférente, et ces images sont très pâles et indistinctes.

Le changement de chimisme qui a lieu dans l'écorce pendant l'acte de la vision, semble varier avec la variation de l'onde chromatique excitatrice ; c'est l'unique changement local tangible dans l'expérience. Nous avons cependant vu quelle part les neurones intermédiaires et périphériques prennent à la fonction visuelle ; tout laisse donc supposer que la différenciation d'une lumière ou d'une couleur ne peut pas être encadrée exclusivement dans le pouvoir fonctionnel de l'écorce cérébrale. Il vaut donc mieux admettre que le neurone cortical est un organe perceptif qui jouit de vastes rapports d'association, soit avec les deux rétines, soit avec d'autres centres cérébraux.

Cette seconde circonstance lui laisse le monopole exclusif du pouvoir psychique, tandis qu'il reçoit probablement de sa connexion avec les neurones visuels intermédiaires et périphériques, la faculté de différencier l'excitation extérieure en ce qui a rapport avec la lumière et les couleurs. En effet, l'excitation est déjà différenciée à la périphérie quand le neurone central reçoit une onde chimique égale à celle que la lumière ou une couleur a suscitée dans la rétine ; le neurone central peut cependant éveiller par action réflexe une réaction chimique identique à la sienne dans le neurone périphérique.

II. — SENSIBILITÉ OCULAIRE OU SENSIBILITÉ GÉNÉRALE DE L'ŒIL

Les membranes externes du bulbe (et parmi les membranes internes, l'uvée), sont douées d'une sensibilité générale. La rétine douée de sensibilité spécifique manque de sensibilité générale de même que le nerf optique. La sensibilité générale aussi bien que la spécifique exercent sur l'organe visuel même des actions réflexes.

Les milieux oculaires dépourvus de nerfs (vitreum, cristallin, humeur aqueuse), ne sont pas directement soumis à cette loi, mais ils sont indirectement influencés par les actions nerveuses dans leur composition chimique. Quant au degré de cette sensibilité générale, elle est très développée dans la cornée et dans la conjonctive ; la sclérotique, même quand elle est irritée, jouit d'une faible sensibilité ; la choroïde est peu sensible aussi, de façon que les processus inflammatoires de cette membrane ne provoquent pas une douleur bien remarquable. L'iris et le corps ciliaire se comportent bien différemment. La sensibilité de ces deux membranes dans l'état pathologique s'accroît énormément, au point que le malade souffrant de processus iritiques et cyclitiques éprouve des douleurs parfois intolérables.

Du reste, la sensibilité de l'iris est remarquable même à l'état normal et la douleur vive que provoque l'iridectomie sans anesthésie, suffit pour le prouver. Pendant les états irritatifs, par exemple dans le glaucome, l'hyperesthésie de l'iris ne cède pas à l'anesthésie locale, mais seulement à l'anesthésie générale.

Voulant entrer dans les particularités de la sensibilité que possèdent la conjonctive et la cornée, je dois dire tout d'abord que je partage l'opinion que le sens tactile, thermique et de pression est une variété d'une même espèce, c'est-à-dire de la sensibilité générale.

La conjonctive, comme on sait, est très sensible, et ses nerfs proviennent des nerfs ciliaires, de la portion palpébrale de la branche ophtalmique et du nerf orbitaire. D'après Krause la conjonctive est pourvue de corpuscules terminaux tactiles situés spécialement dans la couche palpébrale dans le voisinage du bord ciliaire où la sensibilité est plus accentuée : ces corpuscules n'ont pas pu être démontrés par Waldeyer ni par d'autres auteurs. La conjonctive présente la spécialité de réagir avec une exagération de sensibilité aux corps étrangers, mais cet état est de courte durée. La sensation, d'abord très douloureuse, est ensuite facilement supportée.

La cornée, d'après Ranvier, répond très imparfaitement aux sensations tactiles. Si successivement on touche la cornée en différents endroits, le sujet très souvent se trompe dans l'indication et la sensation est le plus souvent ressentie au centre, tandis que cette indication est presque toujours exacte si on pratique l'attouchement sur les bords de la membrane. Si avec des poils on touche la cornée, en les tenant à une distance de 5 à 6 millimètres, l'impression qu'on produit est unique. Si, avec un poil on touche la cornée et avec un autre la conjonctive, l'impression reçue est double. L'exercice accentue la sensibilité cornéenne concernant la position et la duplicité de l'excitation ; par la force de volonté et par l'exercice, on peut arriver à éliminer le réflexe palpébral secondaire à l'attouchement de la cornée, mais on ne peut pas empêcher le larmoiement réflexe.

Ranvier a sectionné les portions superficielles de la cornée à sa périphérie, et il a observé l'anesthésie des parties périphériques jusqu'au centre ; ceci prouve que la sensibilité des parties superficielles n'est pas sous la dépendance du plexus fondamental et sous-épithélial, mais qu'elle dépend exclusivement du plexus épithélial.

Ranvier, ayant observé ces cornées quelque temps après, trouva que le réseau nerveux superficiel était complètement détruit, tandis que le plexus fondamental, les filets nerveux qui y aboutissent et les branches qui en émanent étaient absolument conservés.

Fuchs et Krückmann, ne partageant pas l'opinion de Ranvier, estiment que la cornée est complètement dépourvue de sensibilité tactile; seulement sa périphérie possède la sensibilité thermique ; les sensations douloureuses au contraire peuvent être perçues sur toute la surface de la membrane. D'après Krückmann, d'une façon analogue à ce que l'on observe dans la peau, il existerait dans la cornée de nombreux points percevant la douleur, séparés par des zones qui ne reçoivent pas cette sensation.

La couche superficielle de la périphérie cornéenne (Boucheron) reçoit des filets nerveux de la conjonctive, filets qui émanent des nerfs orbitaires voisins du segment antérieur de l'œil.

Le centre de la cornée dans toute son épaisseur et les couches profondes de la périphérie, reçoivent des filets des nerfs ciliaires postérieurs ; grâce à cette disposition, la section des nerfs ciliaires abolit la sensibilité du centre de la cornée, tout en laissant persister celle de la périphérie (MAGENDIE et CLAUDE BERNARD).

La sensibilité s'accentue dans les états pathologiques de la cornée en devenant douloureuse : et les conséquences de cette hyperesthésie sont le larmoiement, la photophobie et le blépharospasme. Les parties superficielles de la cornée sont plus sensibles que ses portions profondes, et en effet, comme c'est le cas pour la peau, les douleurs sont beaucoup plus vives dans les lésions superficielles ; une preuve d'une certaine valeur appuie ces observations cliniques : en effet, dans les ulcérations superficielles douloureuses, si on cautérise les terminaisons nerveuses, la douleur diminue d'une façon très appréciable.

Les agents qui ont une action sur la sensibilité cornéenne et conjonctivale ne possèdent pas tous sur elle une action analogue.

Dans l'empoisonnement par la strychnine la cornée perd toute la sensibilité, tandis que la conjonctive la conserve ; au contraire, dans l'anesthésie par le chloroforme, la sensibilité cornéenne cesse la dernière. Les anesthésiques locaux (cocaïne, eucaïne, holocaïne, etc.) anesthésient aussi bien la cornée que la conjonctive, et l'iris aussi, mais pour celui-ci, il faut beaucoup plus de temps pour obtenir un degré d'anesthésie suffisant parce que cette membrane n'est pas influencée directement.

Le nerf optique et la rétine, ne paraissent pas jouir de sensibilité générale ou du moins, celle-ci n'est pas appréciable, car l'hyperesthésie est très rare dans les neurites et dans les rétinites. Et encore celle-ci pourrait être secondaire à la diffusion du processus, ou bien être provoquée par des phénomènes réflexes.

TRUC et VALUDE affirment que la section du nerf optique au delà des nerfs ciliaires ne provoque plus de sensation et pas même la sensation lumineuse.

Les piqûres de la rétine (MAGENDIE) provoquent des sensations lumineuses, de même par la compression sur l'œil et par l'action des courants électriques on a eu des sensations lumineuses (phosphènes). Les courants électriques déterminent, comme on le sait, des phénomènes lumineux à l'ouverture et à la fermeture des courants, selon qu'on place sur l'œil le pôle positif ou bien le pôle négatif. Des faits pathologiques locaux qui excitent la sensibilité rétinienne (rétinites, glaucomes, décollement de la rétine) produisent la photopsie. Ces photopsies peuvent être perçues sans qu'un agent local agisse sur la rétine, comme on l'observe par exemple dans le scotome étincelant, où il semble que la production de ce phénomène soit d'origine corticale. Les phénomènes de l'audition colorée rentrent dans cette catégorie.

Je ne crois pas que, dans des cas semblables, les phénomènes de l'étincellement et la vision des couleurs doivent être interprétés comme une simple projection périphérique d'un phénomène cortical, mais je pense que les neurones phériphériques (rétine), adaptent par réflexe leur réaction à celle qui a eu son origine dans le neurone cortical, c'est-à-dire que, par réflexe, ont lieu une contraction et un changement de chimisme dans le neurone périphérique; le mécanisme serait en somme identique à celui par le moyen duquel s'extériorise ce que l'on appelle l'image visuelle cérébrale dont j'ai parlé.

De la même façon que par un acte réflexe ont lieu les phénomènes visuels, de même par acte réflexe l'iris se dilate par l'excitation des nerfs de sensibilité, même si le sympathique est sectionné. Cette dilatation est le produit des phénomènes d'arrêt produits par les excitations sensitives sur le système central irido-constricteur (noyau de la IIIe paire).

Si l'absence dans l'iris des nerfs moteurs destinés à la couche myoïde dilatatrice pouvait se prouver, ou si les pouvoirs dilatatoires de celle-ci n'étaient, comme c'est très probable, que très faibles, on devrait de même interpréter l'action du sympathique (nerf mixte) dans la dilatation pupillaire comme le résultat d'actions douloureuses, c'est-à-dire que la dilatation est un acte inhibitoire sur les neurones sympathiques moteurs du constricteur; la même explication servirait pour la mydriase qui a lieu quand on applique les électrodes au bord de la cornée, car, dans ce cas aussi une action douloureuse inhibe les pouvoirs toniques des neurones moteurs du constricteur situés à la périphérie.

Les annexes de l'œil pourvues d'un nerf aussi sensible que celui de la Ve paire, sont douées d'une sensibilité générale exquise, et perçoivent d'une manière très accentuée la douleur si elles sont frappées par des processus phlogistiques. Les bords des paupières sont très sensibles; les cils sont doués d'une sensibilité tactile beaucoup plus marquée que les poils des sourcils: la région cutanée des paupières ainsi que ses muscles jouissent d'une sensibilité plus grande que les parties qui sont autour. En se rapportant à cette circonstance on comprend comment les processus phlogistiques des paupières sont très gênants comment et les opérations qu'on pratique sur ces parties sont douloureuses au point d'exiger l'anesthésie locale.

Les muscles droits et obliques de l'œil, dans leur insertion oculaire sont sensibles à la douleur, aussi bien à la traction qu'on peut exercer sur eux qu'à la section.

BIBLIOGRAPHIE
DE LA FONCTION SPÉCIFIQUE

ANGELUCCI. Ricerche istologiche sullo epitelio retinico dei vertebrati. *Atti della R. Academia dei Lincei*, 1877-78.

— Ricerche sulla funzione visiva della retina e del cervello. *Atti della R. Academia medica di Roma*, XV, IV, Série II. Rome, 1888.

ARGOLEO. Osservazioni sperimentali sugli elementi contrattili della retina sugli animali a sangue freddo. *Annali di ottalmologia*, XIX, fasc. 3-4, 1890.

BIRCH-HIRSCHFELD. Beitrag zur Kenntnis Netzhaut ganglienzellen unter physiologischen und pathologischen Verhältnissen. *Graefe's Arch. f. Ophth.* L. fasc. 1-1900.

BIRNBACHER. Ueber eine Farben-Reaction der Belichteten und umbelichteten Netzhaut. *Graefe's Arch. f. Ophth.* XL, fasc. V, 1894.

BOLL. Sull'anatomia e fisiologia della retina *Atti della R. Accademia dei Lincei*. Anno CCLXXIV. Série 3 a. Memoria delle classi di scienze fisiche, anatomiche e naturali. I, 1876.

CALVI. Ricerche sulla fisiologia dello strato neuro-epiteliale della retina *Archivio di Ottalmologia*. VI, 1898.

CHODIN. Ueber die chemische Reaction der Netzhaut und des Sehnerven-*Sitzungberichte der Wiener Akademie d. Wiss*, 1877.

DE BONO. L'amaurosi e l'ambliopia da chinino. *Archivio di Ottalmologia*, II, pag. 146.

DENISSENKO. *Revue générale d'Ophtalmologie*, 1887.

DOR (L.). De l'action de la lumière sur les éléments de la rétine. *Soc. Franc. d'Opht.* 14, session 1896.

ENGELMANN. Ueber Bewegungen der Zapfen und Pigmentzellen der Netzhaut unter dem Einfluss Gesichtes und des Nerven-Systems. *Pflüger's Arch.* XXXV, p. 498-1885).

EXNER. *Nagel's Jahresbericht*, 1891.

FUCHS. Untersuchungen über die im Gefolge der Belichtung auftretenden galvanischen Vorgänge in der Netzhaut und ihren zeitlichen Verlauf *Pflüger's Arch. f. d. ges Physiologie*. 56. s. 408.

GAGLIO. *Archivio di ottalmologia*. I. fasc. VII, 1894.

VAN-GENDEREN STORT. *Resoconto del Congresso medico internazionale* dei Copenhague, 1884.

GOTCH et HORSLEY. V. Richet. Dictionnaire de Physiologie II, fasc. III, p. 916, 1897.

GRADENIGO. Intorno all'influenza della luce e del calore sulla retina della rana. *Padova, Stabilimento Prosperini*, 1883).

KRUCKMANN. *A. von Graefe's Arch.* XLVIII. 1897.

KUHNE. Untersuchungen aus dem Physiolog. Institute der Universität Heidelberg Vol. I, 1878. II, III, IV, 1882.

LODATO. I mutamenti della retina sotto l'influenza delle luce, dei colori ecc. *Archivio di Ottalmologia*. VII. 1900.

LODATO-E PIRONE. Sulle vie associative fra le due retine. *Archivio di Ottalmologia*, VIII, 1901.

LODATO-E MICELI. Influenza dell'eccitazio ne retinica sulla reazione chimica dei centri nervosi. *Archivio di Ottalmologia*, IX, fasc. 7-8.

MAGGIO. Sulle modificazioni chimiche riflesse da una retina all'altra. *Archivio di Ottalmologia*. 1901.

MANN. Histological changes induced in sympatetic, motor sensory nerve-celles by fonctional activity. *Journal of. anat. aut. physiol.* XXIX. Octo. 1894.

NARMACHER. *Pflüger's Arch.* LIII. pag. 375, 1893.

OVIO. Di una speciale azione della cocaina sulla funzione visiva *Annali di Ottalmologia*, XXV. fas. 2, 3. 1896.

PERGENS. Action de la lumière sur la rétine. *Annales de la soc. r. des Sciences méd. et nat. de Bruxelles*. V. Travaux de laboratoire de l'Institut Salvay, fasc. 1, 1896.

Pergens. Action de la lumière colorée sur la rétine (*Annales de la Soc. des Sc. méd. et nat. de Bruxelles*. II, fasc. 1, 1897.
— Ueber Vorgänge in der Netzhaut bei farbiger Beleuchtung gleicher Intensität *Zeitschrift f. Augenheilk*. II. fasc. 2, 5. 125, 1899.
Ricci. Sulle modificazioni della retina all'oscuro ed alla luce *Rivista italiana di Scienze naturali.*, an. XXI, 1901.
Roux. *Archives d'Ophthalmologie*. XVIII, 1898.
Rowitz. *Anzeiger. Zoolog*. XIV. 363. 1891.
Stefanowska Micheline. *Recueil zoologique*. S, 2. 1890.
Tornabene. *Archivio di Oftalmologia*. IX. 1901.

DE LA SENSIBILITÉ OCULAIRE

Boucheron. *Bull. Soc. franc. d'Ophthal.* 1896, 330
Fuchs. *Med. Jahrbücher* 1878. fasc. 4.
Kkückmann. *Arch. f. Ophthal.* 1895, LXI, fasc, 4, 21.
Ranvier. Leçons d'anatomie générale, 1878-79. *Paris*, 1881.
Truc et Valude. Nouveaux éléments d'ophthalmologie. *Paris*, 1896.
Waldeyer. Lider und Conjunctivæ. *Graefe und Saemisch Handbuch der Augenheilkunde*. I. *Leipzig*. 1876.

EMBRYOLOGIE DE L'ŒIL

Par M. Van DUYSE (de Gand.)

VÉSICULE OCULAIRE PRIMITIVE

Première ébauche de l'encéphale et de l'œil. — Le système nerveux central et les appareils sensoriels des organes des sens se développent aux dépens

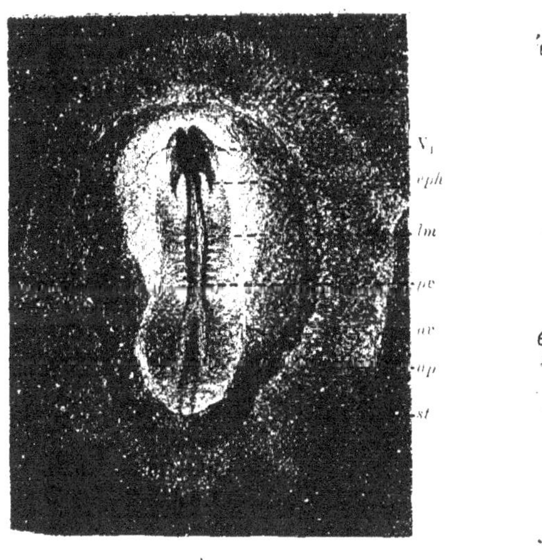
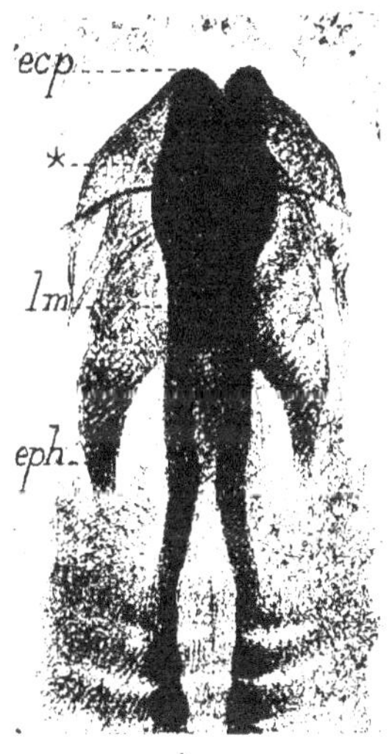

A   B

Fig. 27.

A. Embryon de poulet vu par la face supérieure ou dorsale. Fin du 1er jour
(environ 13 diamètres).
B. Détails de l'extrémité céphalique.

lm, bourrelets ou lames médullaires. La soudure des bords de la gouttière médullaire a commencé à l'extrémité céphalique, en *. A ce niveau un renflement dessine la vésicule cérébrale antérieure V₁. — *ecp*, ectoderme périphérique. — *pv*, protovertèbres. — *eph*, bord de l'entrée du pharynx. — *av*, aire vasculaire. — *st*, sinus terminal. — *ap*, aire transparente.

de cette partie de l'ectoderme épaissie connue sous le nom de *plaque médul-*

laire. Une invagination longitudinale (*sillon médullaire*) s'y dessine et amène, par le relèvement des bords (*bourrelets médullaires*, fig. 27, *lm*) du sillon ainsi engendré, la création d'une gouttière se transformant en un tube (*gouttière et tube médullaires*).

Le tube médullaire ou neural entoure un espace canaliculaire rempli de lymphe primordiale, *canal central embryonnaire*, dont les dilatations vers la partie antérieure ou céphalique répondront aux ventricules cérébraux.

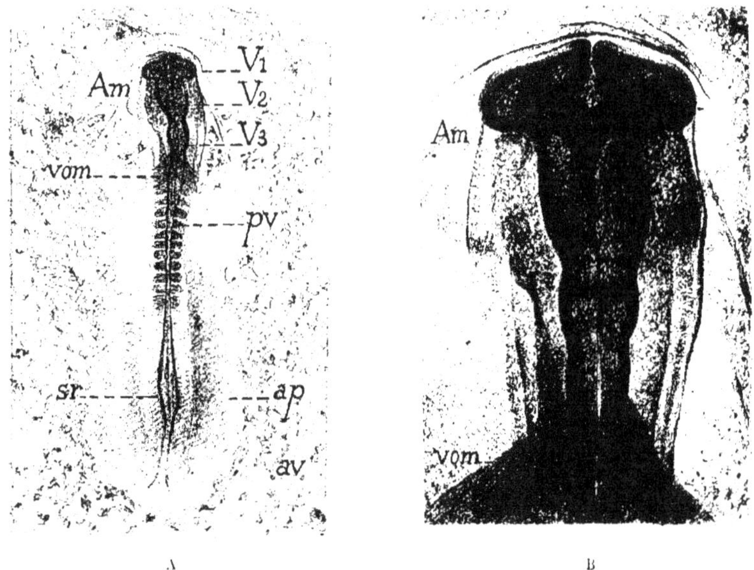

Fig. 28.

A. Embryon de poulet, vu par la face dorsale. Début du 2e jour (environ 18 diamètres).
B. Détails de l'extrémité céphalique.

V₁, vésicule cérébrale antérieure. Le diamètre transversal s'est élargi : premier indice des vésicules oculaires primitives. — V₂, vésicule cérébrale moyenne. — V₃, vésicule cérébrale postérieure. — *sr*, sinus rhomboïdal, partie postérieure du canal médullaire ouvert. — *pv*, protovertèbres. — *vom*, veine omphalo-mésentérique. — *Am*, plis du capuchon céphalique de l'amnios. — *av*, et *ap*, aires vasculaire et transparente.

Deux étranglements légers divisent l'extrémité céphalique en trois vésicules : ce sont les *vésicules cérébrales primitives antérieure, moyenne et postérieure* (fig. 28, V₁ V₂ V₃). Elles communiquent entre elles, la postérieure s'ouvrant dans la gouttière médullaire. La subdivision de l'extrémité céphalique du tube s'effectue en effet alors que la gouttière médullaire n'est pas encore fermée dans l'étendue d'où naîtra la moelle épinière.

Une fois clos le tube neural subit une inflexion ventrale à son extrémité antérieure (*courbure nuchale*). Cette courbure à angle droit de la vésicule cérébrale antérieure recouvre l'extrémité voisine de la corde dorsale et rapproche la vésicule cérébrale antérieure de la postérieure (fig. 31 et 32).

Avant que la courbure nuchale ne se dessine, le premier vestige de l'œil apparaît sous forme d'une voussure légère, évagination des parois latérales de la vésicule cérébrale antérieure : ce sont les *vésicules oculaires primitives* appartenant à cette partie de la vésicule cérébrale antérieure qui répondra plus tard au cerveau intermédiaire (fig. 28, V₁ et fig. 29, VO).

Les toutes premières phases de l'évolution oculaire ne sont guère connues chez l'homme.

Les constatations faites chez les mammifères et les vertébrés inférieurs démontrent chez eux l'identité de ces phases.

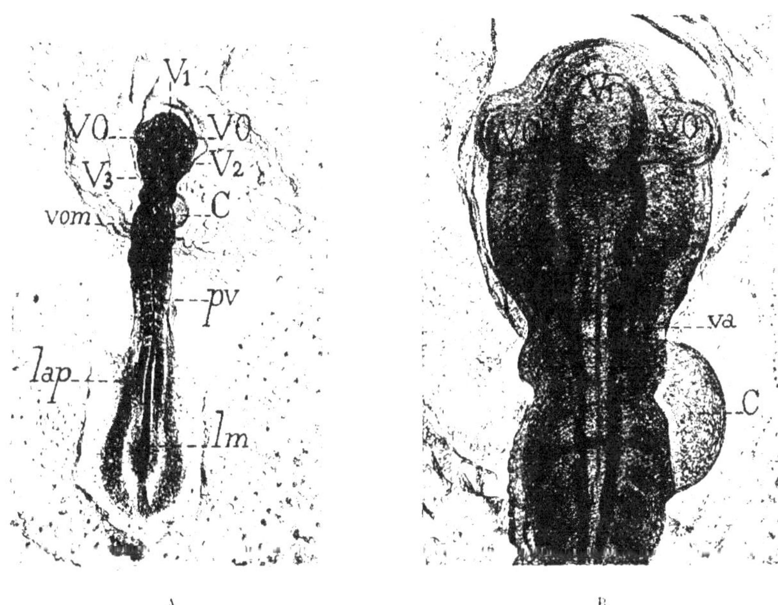

Fig. 29.

A. Embryon de poulet, vu par la face dorsale. Milieu du second jour (environ 18 diamètres).

B. Détails de l'extrémité céphalique.

V₁, V₂, V₃, vésicules cérébrales antérieure, moyenne et postérieure. Sur les parties latérales de la première, l'ébauche VO des vésicules oculaires primitives. — *va*, vésicule auditive. — C, cœur. — *vom*, veine omphalo-mésentérique. — *pv*, protovertèbres. — *lap*, lame protovertébrale. — *lm*, lames médullaires dans le sinus rhomboïdal. — Aux côtés de VO, plis du capuchon céphalique de l'amnios.

Que l'on étudie la genèse de l'œil chez les oiseaux ou chez les mammifères, le premier rudiment de l'œil se trahit par l'apparition de deux diverticules, les vésicules oculaires primitives, sur les côtés de la vésicule cérébrale antérieure (fig. 28, V₁ et fig. 29, VO).

Nous mettons en parallèle les premiers stades du développement de l'embryon de poulet et de l'embryon de taupe.

Chez le *poulet*, à la fin du premier jour, la soudure des bords de la gouttière médullaire a commencé près de l'extrémité céphalique qui montre un renflement, la vésicule cérébrale antérieure. Cette dernière s'élargit rapidement en son diamètre transversal (fig. 28), modification que l'on peut considérer avec RYDER comme la différenciation initiale de la partie oculaire du rudiment cérébro-spinal.

Au début du second jour la gouttière médullaire est fermée sur toute l'étendue de la région céphalique, sauf en un point antérieur; les trois vésicules

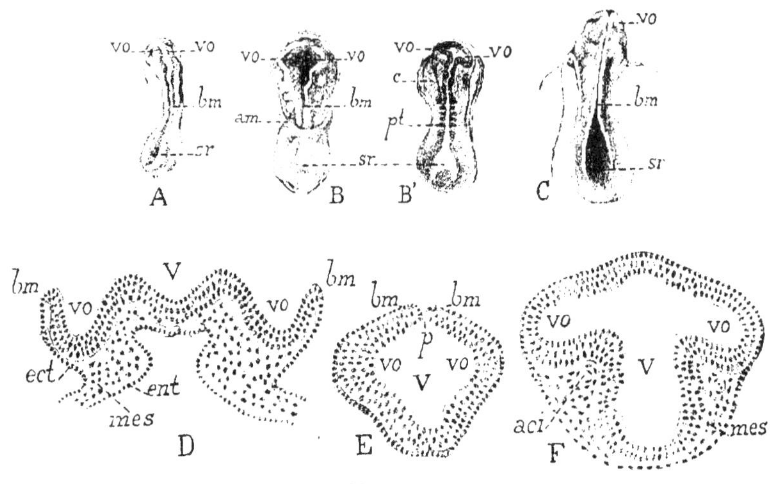

Fig. 30.

A. B. B'. C. Embryons de Talpa europea (d'après W. HEAPE).

A. Embryon de 1,82 millimètres de long, vu en surface. — bm, gouttière médullaire élargie à ses deux extrémités avec sr, sinus rhomboïdal.

B. Embryon de 2,12 millimètres de long, vu en surface. Les bords bm de la gouttière médullaire se rapprochent vers le milieu du corps dont la moitié est recouverte par l'amnios. Vers ro, fossettes oculaires.

B'. Le même embryon vu par transparence et du côté de la face ventrale. Les vésicules oculaires ro apparaissent comme des prolongements latéraux de la gouttière médullaire à sa partie antérieure. — C, ébauche du cœur. — pt, protovertèbres au nombre de 5,

C. Embryon de 2,43 millimètres de long, vu en surface. Gouttière médullaire fermée du côté céphalique, sauf à l'extrémité antérieure. Sinus rhomboïdal sr encore ouvert. Les divisions cérébrales de l'extrémité céphalique apparaissent et les vésicules oculaires sont nettement visibles sur le côté.

D. E. F. Sections transversales à travers l'extrémité céphalique de l'embryon B-B' de 2,12 millimètres de long, à 5 protovertèbres (d'après W. HEAPE).

D. Plaque médullaire V, excavée sur la ligne médiane, assise du cerveau antérieur. De chaque côté une large fossette optique ro, niveau des futures vésicules oculaires primitives. — ect, ectoderme et bm, bourrelets médullaires. — mes, mésoderme. — ent, entoderme.

E. Les bourrelets médullaires se sont rejoints sur la ligne dorsale sauf vers l'extrémité antérieure où le sillon dorsal du tube neural reste ouvert par un pore p. La section très antérieure passe par l'origine des vésicules oculaires ro.

F. La section passe par le centre des vésicules oculaires ro. Elles communiquent largement avec le canal neural V et sont dirigées en dehors, en bas et en arrière. — mes, mésoderme. — aci, artère carotide interne

cérébrales se sont dessinées vers le milieu du second jour et l'ébauche des vésicules oculaires est nettement affirmée (fig. 29).

KÖLLIKER a fait observer que chez les mammifères la vésicule oculaire primitive se forme à une époque à laquelle la vésicule cérébrale antérieure est entièrement ouverte en dessus, alors qu'elle est fermée chez les oiseaux.

L'analogie serait plus étroite si l'on consentait à regarder comme rudiments des vésicules oculaires primitives les premiers renflements de la vésicule cérébrale antérieure tels que les représente la figure 28.

Le lecteur rapprochera les figures relatives à l'embryon d'un mammifère, la taupe, de celles qui montrent les phases correspondantes du développement oculaire chez le poulet : la figure 30, A et B, montre à l'extrémité céphalique de la lame médullaire encore étalée deux fossettes, situées aux côtés d'une excavation axiale, la future cavité ventriculaire. Lorsque par la rencontre des bourrelets médullaires cette excavation (*gouttière médullaire*) s'est transformée en un canal fermé, les fossettes à situation dorsale (fig. 30, D. VO), deviennent de larges diverticules latéraux, les vésicules oculaires primitives (fig. F. VO), proéminant à la partie antérieure du cerveau. Elles occu-

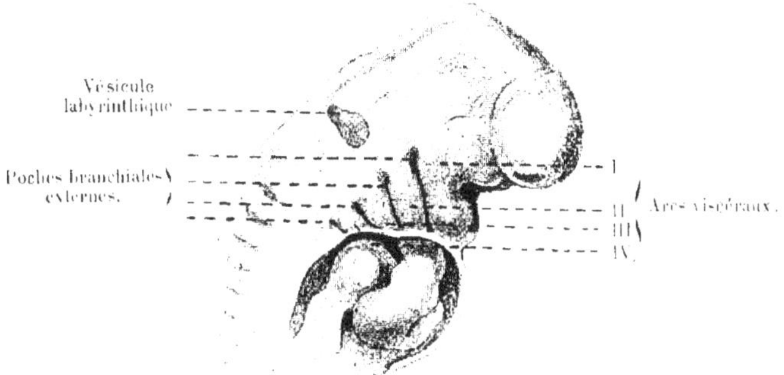

Fig. 31.

Avant-corps d'un embryon humain de 4.2 millimètres de long, vu de côté : 30 diamètres (d'après His et Kollmann).

Proéminence de la région cérébro-oculaire. Cavité du péricarde primitif, ouverte, avec le tube cardiaque.

pent une situation dorsale de chaque côté de la ligne médiane ; elles sont dirigées en dehors, un peu en bas et en arrière. L'embryon vu en surface montre aisément ces particularités (fig. 30, C).

His, étudiant les embryons humains du premier mois, constate que chez ceux mesurant 4 millimètres de longueur et âgés de trois semaines, le premier vestige de l'œil se montre à l'examen externe comme une voussure arrondie. Cette voussure n'est pas visible à la fin de la deuxième semaine. La région cérébro-oculaire proémine légèrement (fig. 31), trahissant la vésicule oculaire sous-jacente.

L'ablation de l'ectoderme externe de la tête (fig. 32) permet de voir les vésicules oculaires et leur large attache à la portion de vésicule cérébrale qui représente à présent le cerveau intermédiaire ou diencéphale. Ce stade répond à la phase observée chez l'embryon de poulet alors que la courbure faciale s'est déprimée.

Chez l'embryon humain la situation de la vésicule oculaire est latérale à ce moment. Cette position des yeux demeure telle par rapport à l'axe du corps chez les vertébrés inférieurs, les poissons et les batraciens. Le jeune embryon humain possède encore un autre caractère commun avec les poissons : les fentes branchiales nettement visibles sur les côtés de la future région cervicale supérieure (fig. 31 et 32).

Courbures de l'embryon du premier mois. Action des tensions amniotiques. — Les changements de position de la vésicule oculaire et certaines malformations de l'œil et de la face étudiées en *Tératologie*, nous obligent à

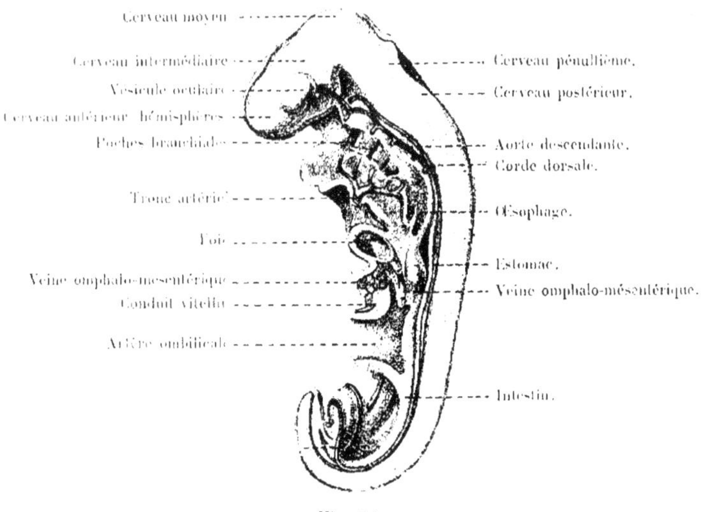

Fig. 32.

Embryon humain de la 3ᵉ semaine d'après His et Schultze.

La paroi gauche du corps est enlevée. Les tubes neural et intestinal sont à nu ainsi que la vésicule oculaire. La moitié gauche de la paroi du tube intestinal antérieur et du conduit vitellin, encore large, sont enlevés.

relever quelques points relatifs aux flexions du tube neural et à l'amnios.

Deux courbures se dessinent sur le corps cylindrique de l'embryon humain entre le quinzième et le vingt et unième jour du développement. L'extrémité antérieure de la tête s'infléchit autour de l'extrémité de la corde dorsale vers la face ventrale de l'embryon et forme un angle droit avec la moitié postérieure (fig. 32).

C'est la *courbure céphalique, antérieure ou faciale* qui se montre la première. Le sommet de la courbure, niveau où se rencontrent les moitiés antérieure et postérieure de la tête, constitue une saillie : *éminence du vertex, éminence apicale*. Elle correspond à la vésicule cérébrale moyenne, cerveau moyen ou mésencéphale. Le prolongement frontal qui regardait directement en avant se trouve à présent infléchi de haut en bas et d'arrière en avant (fig. 32).

La *courbure nuchale*, moins marquée, détermine la formation d'une saillie superficielle, *l'éminence nuchale*, et répond à la limite entre le cerveau postérieur, métencéphale et la moelle allongée, myélencéphale (voy. fig. 32 et 33).

Une troisième flexion plus accusée que la précédente se trouve sur la troisième vésicule cérébrale au niveau où naîtra le pont de VAROLE : c'est la *courbure du pont*. Sa convexité, au lieu d'être tournée comme celles des précédentes, vers la voûte du cerveau, est dirigée inférieurement (fig. 33).

Ces trois courbures s'observent chez tous les amniotes, et sont des plus

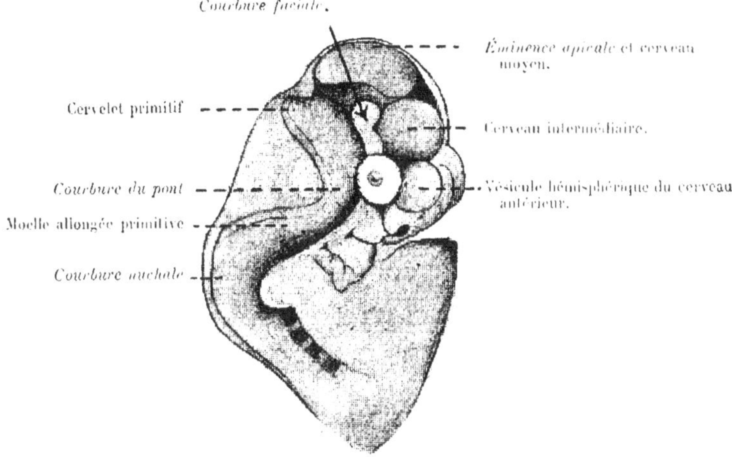

Fig. 33.

Embryon humain de 10 millimètres de longueur (5e semaine), avec les courbures du tube médullaire (d'après KOLLMANN).

Tête dans la position naturelle et supposée transparente (14 diamètres).

accentuées chez l'homme. La courbure faciale, très prononcée chez l'homme, est faible chez les vertébrés inférieurs.

Tandis que RATHKE expliquait les courbures faciale et nuchale par l'excès de développement en longueur que présentent les parties antérieures du système nerveux central, His estime que ces courbures sont déterminées par l'action de tensions amniotiques. Le manque d'espace dans les enveloppes de l'œil joue ici apparemment un rôle, car les courbures se produisent également — suivant la surface — chez les poissons et les amphibiens.

KÖLLIKER croit que les causes mécaniques jouent un certain rôle dans les transformations du tube cérébral primitif, la résistance offerte par le repli amniotique devenant, comme le pense His, une cause auxiliaire de la flexion céphalique.

On sait que l'amnios est une formation précoce, achevée du douzième au quinzième jour. Le corps minuscule de l'embryon de 2,5 millimètres à 3 millimètres (His) est complètement enfermé dans la vésicule amniotique. La cavité amniotique, minime au début, contient peu de liquide (lymphe primordiale).

Son feuillet est encore contigu à la surface du corps de l'embryon de 10 millimètres.

A partir de cette dimension il s'en écarte quelque peu. Il en est éloigné de 1 à 3 millimètres chez l'embryon de 11 à 15 millimètres de longueur. Lorsque le fœtus acquiert une longueur de 2.5 centimètres environ, le sac amniotique s'élargit et la quantité du liquide qu'il contiént augmente.

On doit admettre, avec VAN WYHE, HOFFMANN, KUPFER, NUSSBAUM et HEAPE,

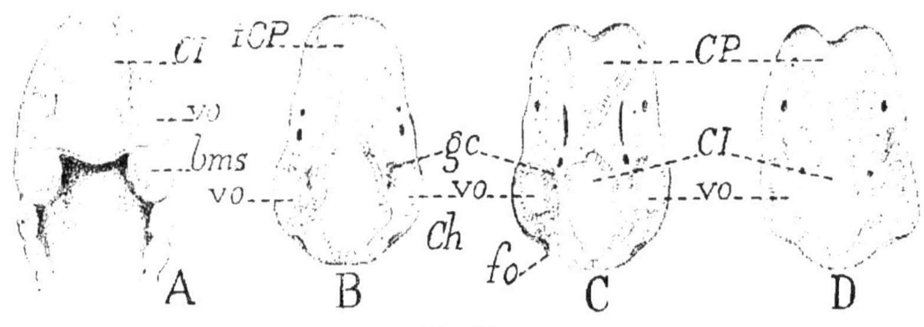

Fig. 34.

Embryon z de His de 4 millimètres (environ 3 semaines), 20 diamètres.

A. Reconstruction frontale de la tête. Cerveau avec les vésicules oculaires primitives et le pharynx.

B, C, D. Sections passant au niveau des vésicules oculaires ro.

Ch, cerveau des hémisphères. — CI, cerveau intermédiaire. — iCP, isthme du cerveau postérieur CP. — gc, ganglion ciliaire. — fo, fossette olfactive. — bms, bourgeon maxillaire supérieur.

ce que la figure 30 démontre : les vésicules oculaires ont une origine dorsale.

En raison de la courbure céphalique elles ont, sur les coupes transversales, une situation en apparence ventrale. Entre la phase où la vésicule apparaît sur la face dorsale du tube médullaire ouvert et celle où elle se montre sur le plancher du troisième ventricule, il doit exister une série de stades intermédiaires. La démonstration de ce transfert établirait que le développement de la vésicule oculaire est à l'origine pareil à celui des ganglions céphaliques : ils dérivent d'évaginations ou, comme chez les poissons, d'épaississements latéraux à la face du tube médullaire encore ouvert (NUSSBAUM).

Remarquons encore avec VAN WYHE et NUSSBAUM que l'inflexion céphalique change les rapports de situation entre le nerf optique et le nerf olfactif, considéré comme premier nerf cranien chez les vertébrés. Le premier, quoique primitivement situé sur la face dorsale, au-devant de l'autre, devient néanmoins le second nerf cranien.

Les premières assises de l'œil, avons-nous dit, ne sont pas connues chez l'homme.

Nous devons à His la connaissance de quelques données précises sur des phases précoces de l'ébauche oculaire.

Tandis que BEIGEL ne découvre point, comme His, le rudiment oculaire chez l'embryon de 4 millimètres, Janosik lui reconnaît à l'inspection externe, chez un embryon de 3 millimètres (œuf d'environ quinze jours), une forme ovale avec un champ central sombre à la lumière incidente et une partie périphérique claire.

Sur les coupes de l'embryon de 4 millimètres (embryon z). His trouve les vésicules oculaires en communication large avec la cavité cérébrale, du côté ventral. Leur surface n'est pas encore convertie en fossette (indice de l'évolution en vésicule oculaire secondaire). La partie supérieure convexe des vésicules s'élève librement en haut et du côté dorsal (fig. 34, A, vo); l'inférieure est aplatie. L'épiderme couvrant la vésicule oculaire est un peu épaissi là où il touche à la base de celle-ci (premier indice du cristallin).

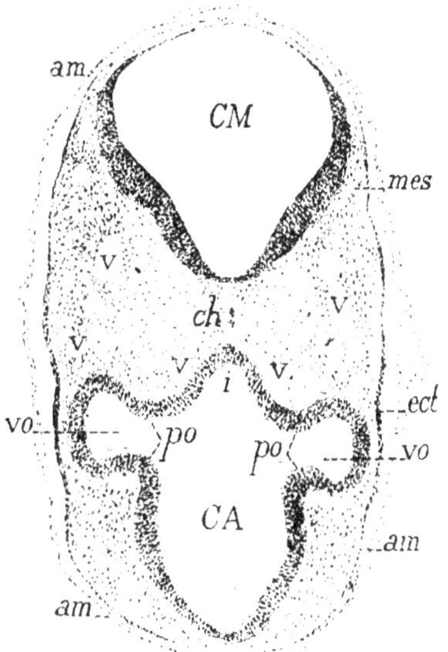

Chez des produits plus jeunes, de la fin de la deuxième semaine (embryon M de 2, 6 millimètres et embryon L de 2, 4 millimètres), — l'examen externe ne trahissant pas leur présence, — His trouve des vésicules oculaires convexes à leur surface et séparées du cerveau par des sillons profonds. Une assise cristallinienne n'est pas encore visible.

Chez l'embryon de Janosik qui mesurait 3 millimètres du vertex à la courbure caudale, la vésicule cérébrale intermédiaire se confondait presque tout entière avec le *pédicule optique*. Les parois des pédicules et des vésicules oculaires étaient moins épaisses que celle des vésicules cérébrales, mais avaient la même constitution histologique. Il n'existait dans l'ectoderme, contigu aux vésicules optiques et composé d'une seule rangée de cellules cylindriques, aucun épaississement indiquant la formation du cristallin.

Ainsi les coupes nous montrent les vésicules creuses de von Baer (1828) répondant à une évagination latérale, symétrique du cerveau antérieur, dont la paroi de même texture se continue directement avec celle des vésicules (fig. 35).

Remak (1855), parlant de l'entrée d'abord très rapprochée de leurs larges pédicules, avait déjà indiqué le changement de position de ces vésicules, changement dérivant du développement en avant du télencéphale ou cer-

Fig. 35.

Coupe de la partie antérieure de la tête d'un embryon de lapin au 10e jour (d'après une préparation du prof. VAN DER STRICHT).

vo, vo, vésicules optiques, évaginations du cerveau antérieur *CA*, dans lequel le liquide cérébro-spinal primordial s'est coagulé sous forme de filaments (liquide de Kreibenberg). — *po*, pédicule de la vésicule optique. — *CM*, cerveau moyen. — *i*, infundibulum. — *ch*, chorde dorsale. — *ect*, ectoderme. — *mes*, mésoderme. — *v. v*, vaisseaux. — *am*, amnios.

veau des grands hémisphères : elles s'éloignent l'une de l'autre en gagnant davantage la paroi inférieure du cerveau intermédiaire.

D'après KÖLLIKER, chez le poulet, le sommet des vésicules vient en contact avec l'ectoderme périphérique ou feuillet corné qui les recouvre, donnée confirmée par KESSLER, IHS, ARNOLD et repoussée par SERNOFF, LIEBERKUHN. W. MULLER. Il en demeure séparé chez les mammifères par une mince couche de cellules mésodermiques (LIEBERKÜHN, MIHALKOVICZ, ARNOLD, KÖLLIKER). L'in-

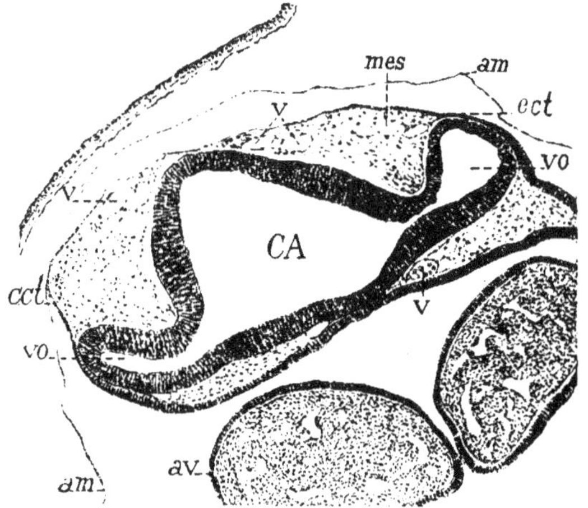

Fig. 36.

Coupe de l'extrémité céphalique d'un embryon de Vesperugo murinus, passant par la vésicule cérébrale antérieure et les vésicules oculaires primitives. Zeiss, objectif 16 millimètres, oculaire 8, réduction 2 = 1 (d'après une préparation du prof. VAN DER STRICHT).

vo, vésicules optiques primitives avec leur pédicule. — *CA*, cerveau antérieur. — *ect*, ectoderme. — *mes*, mésoderme. — *v, v*, vaisseaux. — *av*, arc viscéral. — *am*, amnios.

terposition de cette couche mésodermique entre la vésicule oculaire primitive et l'ectoderme est niée par TORNATOLA.

VÉSICULE OCULAIRE SECONDAIRE

Métamorphoses de la vésicule oculaire primitive. — En se rétrécissant progressivement à son point d'union avec la vésicule cérébrale (fig. 36, CA), la vésicule oculaire *vo* se constitue un *pédicule* qui servira plus tard de voie conductrice aux fibres optiques.

Avec l'élargissement de la tête se produit aussi l'allongement de ce pédicule creux. Au point où elle touche à l'ectoderme de recouvrement, la paroi distale de la vésicule s'épaissit et se déprime en arrière, vers la partie proximale, en prenant l'aspect d'une coupe ou d'un calice à double paroi (fig. 37, B).

Elle donne ainsi naissance à la *vésicule oculaire secondaire*. Tandis que dans la cupule ainsi formée pénètre l'ébauche du *cristallin*, la partie ventrale et médiane de la vésicule (fig. 37, A et C), y compris la partie distale correspondante de son pédicule (fig. 38), se déprime et s'invagine également pour recevoir un bourgeon de tissu mésoblastique, le futur *corps vitré* de beaucoup d'embryologistes (*corps vitré provisoire* de Tornatola).

L'invagination ventrale de la vésicule oculaire et d'une partie de son pédicule détermine la formation d'une fissure s'étendant depuis le bord du

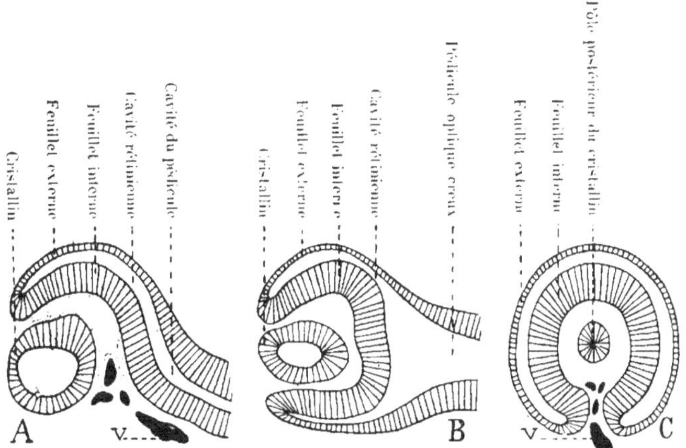

Fig. 37.

Représentation demi-schématique de la vésicule oculaire secondaire et de la fente fœtale d'un mammifère.

A. Section sagittale passant par toute l'étendue de la fente rétinienne et pédiculaire. — *v*, vaisseau situé au niveau où le vitré primitif est en relation avec le mésoblaste pénétrant dans la vésicule.

B. Section sagittale, parafissurale, passant par la vésicule et son pédicule.

C. Section frontale de l'œil passant un peu en avant du pôle postérieur du cristallin. À l'équateur cristallinien, la fente dans laquelle s'engage le vaisseau *v* est plus large.

calice oculaire jusqu'à une certaine distance de l'insertion proximale du nerf optique : c'est la *fente* ou *fissure rétinienne, fente choroïdienne, fente embryonnaire de l'œil.* Disons la *fente fœtale de l'œil*, dénomination que nous employons couramment en clinique. Il faut rejeter celle de fente choroïdienne (voy. fig. 37, 38, 39, 40).

Le bourgeon de tissu muqueux pénétrant dans la dépression centrale de la vésicule porte une anse vasculaire, originaire du mésenchyme ambiant (fig. 37, C).

Il semble que, sous la poussée de ce bourgeon et du cristallin en voie de développement, la paroi distale de la vésicule oculaire primitive soit refoulée contre la proximale, la première, l'invaginée devenant le *feuillet interne ou rétinien* de la vésicule oculaire secondaire ; la seconde, la non-invaginée se transformant en *feuillet externe* ou *pigmenté* de la même vésicule.

Le cristallin demeure étranger à cette invagination : elle s'observe chez la myxine, un poisson dépourvu de cristallin. Il n'existe d'ailleurs pas de contact entre le cristallin et le feuillet rétinien : le bord antérieur du calice embrasse l'équateur de la lentille primitive, mais l'ouverture du calice n'est nullement comblée par cet organe.

Certains embryologistes ont cherché la cause de la transformation de la vésicule primitive en vésicule secondaire dans une action mécanique. Les uns la font dériver du dehors (pression du mésoderme : HESCHKE, SCHÖLER ; action du cristallin : KESSLER). D'autres la placent dans les éléments mêmes de

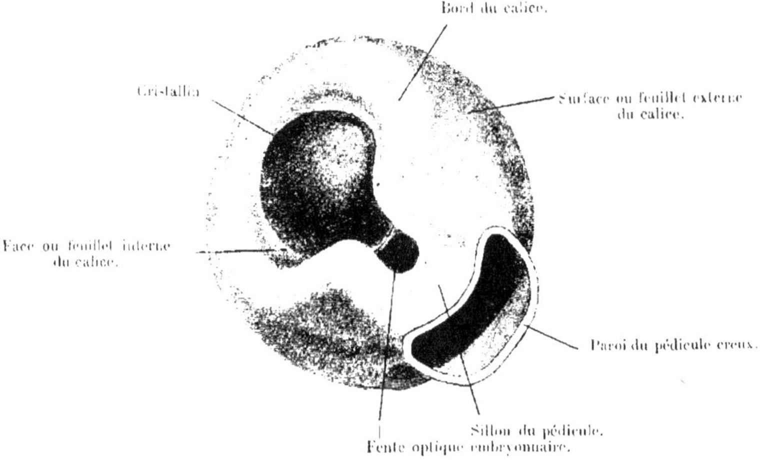

Fig. 38.

Schéma de la vésicule oculaire secondaire avec le cristallin et la fente optique embryonnaire (d'après E. FICK).

L'aire de section du pédicule représente sa cavité communiquant avec l'espace primordial, temporaire compris entre les deux feuillets non encore juxtaposés de la vésicule oculaire. La fente optique, qui s'étend sous le pédicule creux, conduit dans la cavité secondaire de cette vésicule.

la vésicule : les multiplications cellulaires déterminent un phénomène semblable à celui de l'évolution de la blastule en gastrule, sans l'intervention d'une force extérieure. Tout accroissement d'un organe, a dit KÖLLIKER, doit être ramené en première ligne au mode d'accroissement de ses éléments anatomiques.

Au niveau de son invagination, le pédicule de la vésicule primitive, — c'était d'abord un cylindre creux à paroi épithéliale simple (fig. 36), — s'est successivement aplati, excavé (fig. 38) puis transformé en un sillon ou demi-gouttière constituée comme la vésicule secondaire par une double paroi épithéliale (fig. 37 A, à droite, 39, 40).

La *cavité primitive ou rétinienne* (fig. 37) de la vésicule disparaît progressivement : les deux feuillets, la rétine et son épithélium, s'adossent à mesure que grandit le corps vitré pour remplir la *cavité secondaire* de la vésicule.

On se représente bien la double invagination de la vésicule oculaire par la figure 38 empruntée à Fick et conçue sur le modèle de Manz-Ziegler, ainsi que sur le schéma de His et Hertwig (fig. 39). Ce dernier, en faisant abstraction du mésoderme, montre que les deux parois du calice optique se réunissent l'une avec l'autre au bord de l'orifice antérieur et le long des lèvres de la fente embryonnaire ou « fœtale ».

Au point de vue des coupes le schéma (fig. 37, A) montre une section sagittale de la vésicule oculaire passant par la fente fœtale ouverte, c'est-à-dire avant que les deux bourrelets de celle-ci, marchant à la rencontre l'un de l'autre, ne soient soudés. Une telle coupe, tombant dans l'aire de la fente rétinienne et dans celle du pédicule, réalise

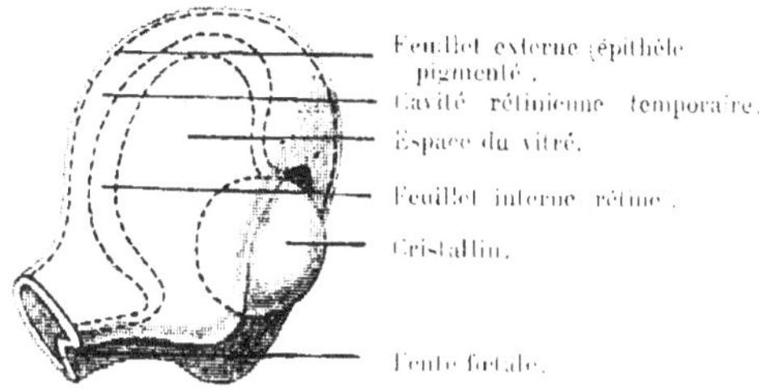

Fig. 39.

Vésicule oculaire secondaire ou calice oculaire et cristallin libérés de leurs rapports avec le mésoderme ambiant (schéma d'après His).

La fente fœtale s'étend en forme de gouttière sous le pédicule creux du calice oculaire.

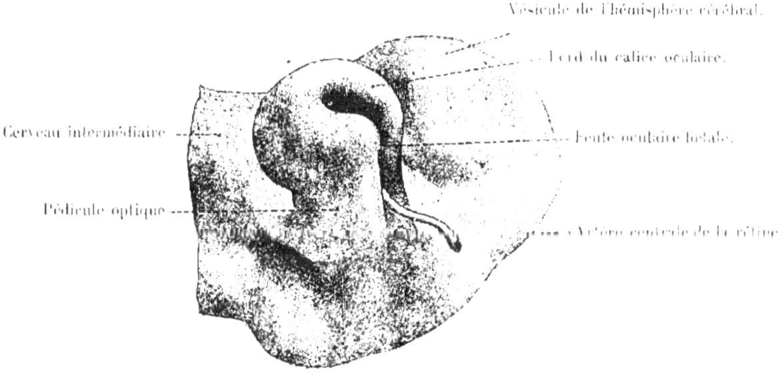

Fig. 40.

Calice oculaire avec la fente fœtale et le pédicule vus d'en bas (d'après Kollmann).
Embryon humain de 6,9 millimètres de longueur nuchale (environ 4 semaines).
L'artère centrale de la rétine est dessinée d'après les conditions où elle se trouve chez un embryon de 6 semaines.

une figure en forme de palette à deux feuillets. Un peu en deçà ou au delà paraît dans la série des coupes le segment inférieur du schéma B avec la cavité rétinienne primitive. Ce segment inférieur représente avec le supérieur les deux branches d'une pince embrassant le cristallin. Enfin, en C, coupe frontale de l'œil ou perpendiculaire à son grand axe, la fente intéresse toute l'épaisseur de la paroi des deux feuillets : ils passent à ce niveau l'un dans l'autre, comme ils le font au bord antérieur du calice oculaire.

La fente fœtale ne conduit à aucun moment, les figures le démontrent, dans l'espace rétinien de la vésicule oculaire primitive.

Sa largeur varie suivant l'époque du développement et le type de vertébré choisi pour les recherches.

D'après la description de Mixot la fente fœtale est d'abord courte et large. Elle affecte la forme d'un triangle à base située au niveau du bord du cristallin, la pointe se trouvant au-dessous du pédicule optique, comme le montrent les coupes frontales en série. L'écartement des bords de la fente donne à la vésicule oculaire l'aspect d'une calotte, d'une cuillère dont la concavité s'étendrait, sur une certaine étendue, au-dessous du manche (Manz-Kölliker).

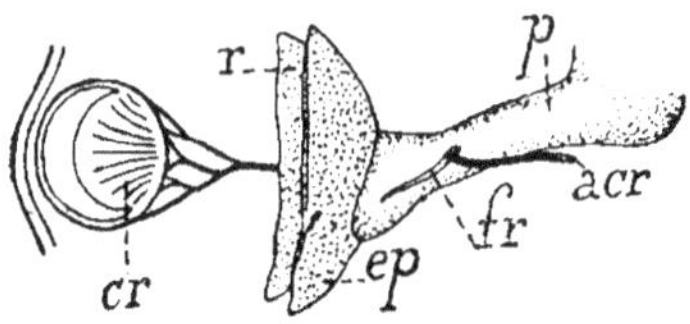

La fermeture de la fente rétinienne se fait d'arrière en avant. La plupart des auteurs se sont prononcés pour cette direction. Von Ammon avait admis que l'occlusion se faisait d'avant en arrière. On a aussi admis que la fente existait le plus longtemps au voisinage du nerf (Nuel).

Fig. 41.

Projection du pédicule optique *p* et de l'artère centrale *acr* de l'embryon *sch* de His ; longueur nuchale 13,8 millimètres, 6ᵉ semaine (d'après His et Mixot).

cr. cristallin. — *r.* rétine. — *ep.* épithélium pigmenté. — *fr.* fente rétinienne fœtale. Grossissement environ 40 diamètres.

Son existence n'est que temporaire chez l'homme. Chez d'autres vertébrés elle devient partie constitutive d'organes importants (*peigne* des oiseaux, *procès falciforme* des poissons).

La fermeture de la fente commence à la quatrième semaine chez l'homme ; elle se termine de la sixième à la septième semaine.

Mixot, qui admet également l'occlusion initiale à l'extrémité proximale de la fente, la décrit comme se faisant de ce point vers l'extrémité rétinienne du pédicule. Un peu plus tard se produit l'occlusion de la partie vésiculaire. La fente resterait donc ouverte pendant un temps fort court. La figure que l'auteur emprunte à His montre la future artère centrale de la rétine pénétrant dans la capsule rétinienne, pour traverser le vitré et se diviser en branches gagnant la surface postérieure du cristallin.

Chez les jeunes embryons de tous les mammifères et de l'homme on voit après la disparition de la fente, du côté inféro-interne de l'œil, une strie non pigmentée allant du bord pupillaire au point d'entrée du nerf optique. Cette strie répond (Kölliker) à la ligne de soudure de la fente fœtale, les deux lamelles de la vésicule secondaire se coaptant comme le tube médullaire et le feuillet corné lors de la fermeture du sillon dorsal. La visibilité de la strie est due à ce fait que les cellules épithéliales du feuillet externe demeurent quelque temps encore privées de granulations pigmentaires.

Les fissures pathologiques de la choroïde (*colobomes choroïdiens*) ne se conçoivent, en tant que productions congénitales, que par le fait d'une fermeture défectueuse de la rétine retentissant sur l'évolution de la choroïde juxtaposée (voir *Tératologie*).

Seules les parties composantes de la vésicule oculaire secondaire présentent une fente. Les autres couches du bulbe point.

La vésicule oculaire secondaire nous montre les relations de tous les tissus d'origine ectodermique entrant dans la composition de l'œil d'un vertébré et compris dans les limites de la cornée et de la sclérotique, développées beaucoup plus tard.

Chez l'homme, le calice oculaire est entouré de mésoderme céphalique à la fin de la troisième semaine. Il passe donc également devant le cristallin. Toutes les parties qui mettent l'organe en état de fonctionner sont présentes : le cristallin, la rétine et l'épithélium pigmenté, le mésoderme engendrant d'après la plupart des auteurs le corps vitré, les assises de la *cornée* et celles, non encore différenciées, de la *tunique vasculaire* ou *choroïde* et de la *tunique fibreuse* ou *sclérotique*.

L'importante évolution de la vésicule oculaire primitive en vésicule secondaire comporte deux raisons : elle permet à la future artère centrale de la rétine de pénétrer dans le pédicule et la cavité secondaire de la vésicule (artère hyaloïdienne) et, aux fibres optiques, de se distribuer le long du pédicule pour gagner le cerveau.

Changement de position des yeux. — Les vésicules oculaires sont d'abord, de par leur position latérale, directement opposées l'une à l'autre (analogie avec les poissons) (fig. 91 et 92). Puis s'opère pour elles un déplacement progressif en bas et en avant, du côté du nez. Jusqu'à la fin du premier mois la position demeure latérale par rapport au cerveau intermédiaire, mais à un niveau plus élevé que l'infundibulum.

C'est au cours de la troisième semaine que l'œil descend plus bas et opère sa conversion en avant, de façon à se placer vers la fin du second mois sous le rhinencéphale.

Au cours de la seconde moitié du deuxième mois les deux axes oculaires font entre eux un angle de 90° (fig. 95). Cet angle diminue progressivement pour aboutir au parallélisme de ces mêmes axes.

Le pédicule ou nerf optique primitif a dès le début une insertion excentrique qui lui demeure. Situé à la partie inférieure du calice, il gagne pendant la migration de l'œil la face interne de l'organe.

LÉGENDES DES FIGURES 42 ET 43.

Les figures 42 A-O, p. 159, dont les chiffres 12 à 53 se rapportent aux numéros d'ordre de la série des coupes *frontales*, perpendiculaires au grand axe de l'œil d'un embryon de lapin de 3 1 2 millimètres de longueur. Elles sont destinées à démontrer la configuration de la fente fœtale et les rapports de la vésicule oculaire secondaire avec son pédicule, de ce dernier avec la vésicule cérébrale antérieure.

A 12 montre, à droite, la fente fœtale largement ouverte à sa partie antérieure et le segment postérieur de la vésicule cristallinienne.

B 17. La fente est plus étroite ; on y voit une portion de l'anse vasculaire et la paroi postérieure de la vésicule cristallinienne.

C 20. Vaisseau hyaloïdien montant vers la face postérieure du cristallin dont on voit les dernières coupes en D 21, E 22.

D 21. Image analogue à la précédente : vaisseau montant au-devant de la partie antérieure du pédicule ; ce dernier est aplati à sa face inférieure, mais non encore creusé en gouttière ainsi que le montrent les figures I 32 à K 36.

La cavité primordiale de la rétine est encore large.

Les rapports du feuillet interne de la vésicule oculaire avec l'externe vient à cesser en G 28 ; H 30 montre le segment postérieur ultime de la vésicule.

La section tombant un peu obliquement sur l'axe du pédicule, le feuillet externe et le pédicule lui-même sont coupés simultanément I 32 à L 38, jusqu'au moment où le pédicule est isolément sectionné et passe dans la paroi de la vésicule cérébrale M 43, N 45, et s'ouvre dans sa cavité O 53.

Les quinze images de la figure 43, de A à O, p. 160-161, répondent à une série non interrompue de 20 coupes *sagittales* d'un œil d'embryon de lapin. Les coupes 3, 6, 13, 16, 17 ne sont pas représentées. Les coupes A-O démontrent la configuration des rapports de la vésicule oculaire secondaire avec son pédicule, ainsi que leur forme.

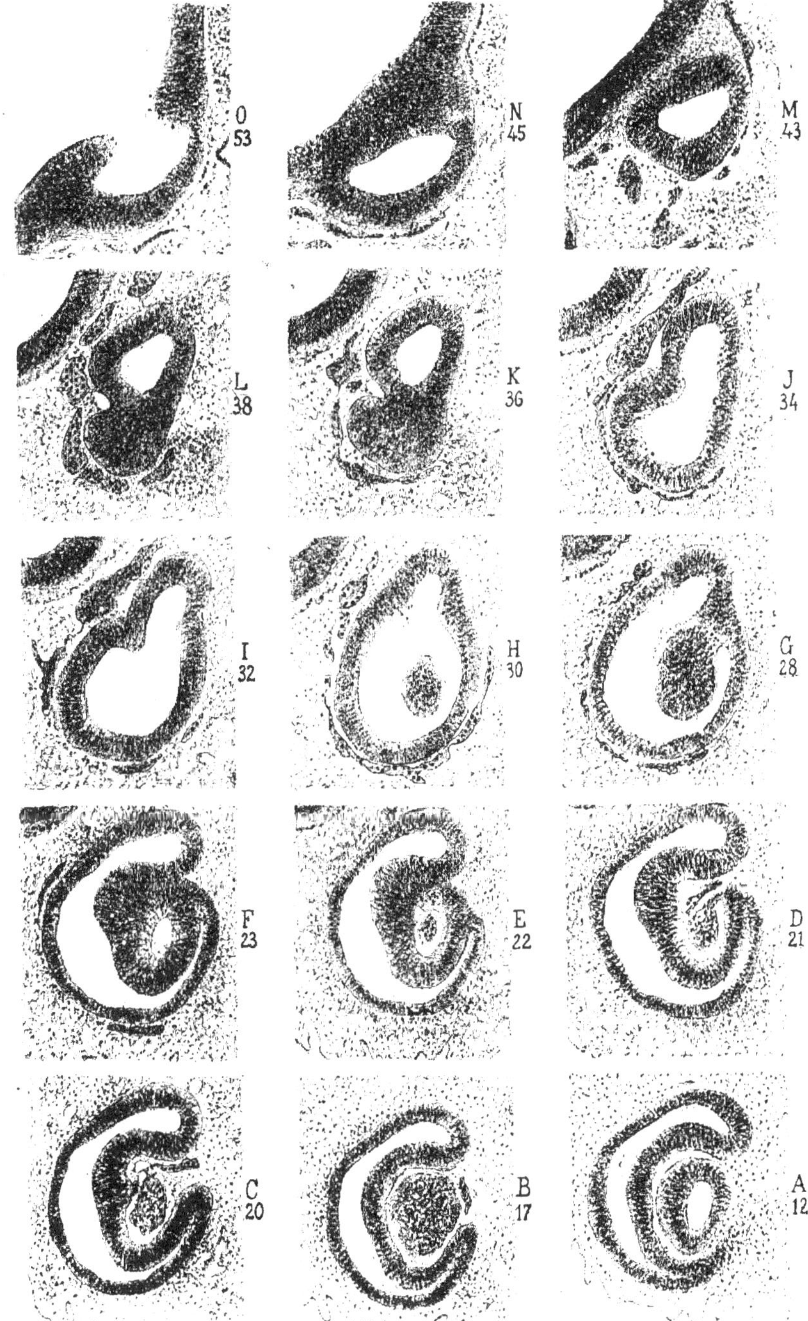

Fig. 12.

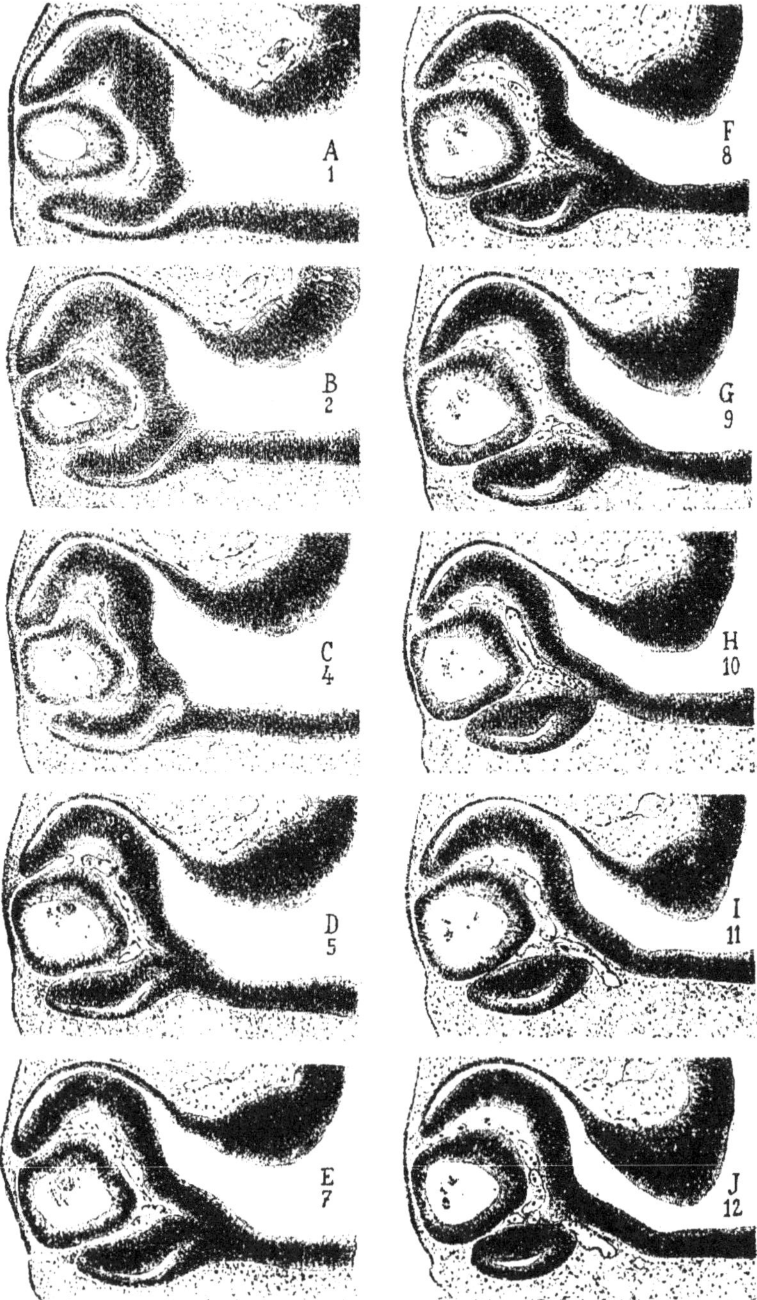
A
1
B
2
C
4
D
5
E
7
F
8
G
9
H
10
I
11
J
12

La première coupe A représente une coupe parafissurale de la vésicule oculaire secondaire et réalise le schéma B de la figure 37, les segments inférieur et supérieur figurant les deux branches d'une pince entourant le cristallin sans toucher à sa périphérie.

La branche supérieure à en juger par l'examen de la série des coupes a une plus grande étendue. C'est que le pédicule s'insère au-dessous du pôle distal du calice rétinien (Comp. fig. 39). La cavité rétinienne primordiale n'a pas encore disparu. Elle est plus réduite dans le segment inférieur.

Sur les coupes A à J la cavité rétinienne primordiale communique largement avec le pédicule et ce dernier avec le segment de la vésicule cérébrale antérieure répondant au cerveau intermédiaire.

En K, 14e coupe, la communication du pédicule avec la vésicule cérébrale n'existe plus et la section entame obliquement d'arrière en avant la paroi du pédicule (K à O).

I est la coupe passant par la fente fœtale, très étroite à ce stade du développement, et de façon à n'atteindre que sa partie postérieure par laquelle pénètre l'artère centrale future. A cause d'une légère obliquité de la section le schéma de A, figure 37, en forme de palette à deux feuillets, n'est qu'approximativement réalisé en M 18. A ce niveau la coupe atteint légèrement la partie interne de la gouttière pédiculaire, à sa partie la plus reculée ou proximale. Un peu au delà, les deux feuillets du segment inférieur du calice

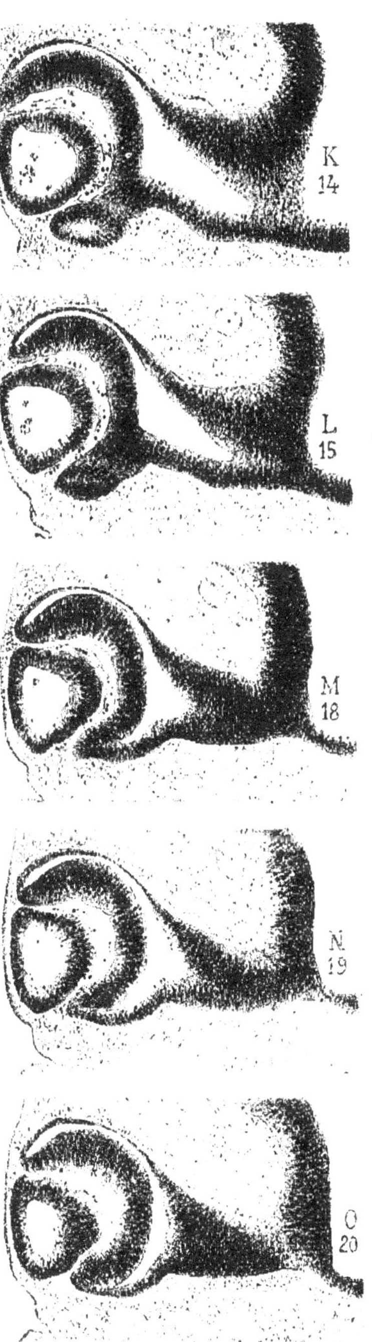

Fig. 43, de A à O, 1 à 20. — Coupes sagittales (suivant le grand axe) de l'œil d'un embryon de lapin de 8 1/2 millimètres. Sublimé acétique, carmin boracique, vert de lumière. Zeiss, obj. A, oc. 4. Réduction d'un quart.

rétinien tendent à reparaître, la cavité primordiale de la rétine se dessine de rechef (N 19) et s'accentue (O 20).

CRISTALLIN

Nous décrirons la formation du cristallin, suivant le schéma actuellement adopté pour nous arrêter ensuite à quelques particularités.

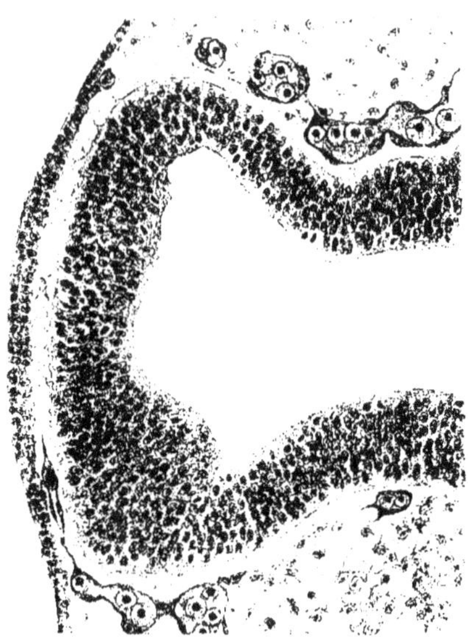

Fig. 44.

Coupe de la vésicule oculaire primitive du lapin en voie d'évolution vers sa forme secondaire.

Section sagittale, suivant le grand axe de la vésicule oculaire. — Assise cristallinienne et assise rétinienne avec prolongements protoplasmiques. — Liquide de Hermann, safranine. — Zeiss, objectif D, oculaire 4. Détails ? mm, hom. 2 millimètres. Réduction 2 : 1.

Le cristallin s'ébauche aux dépens de la partie de l'ectoderme arrivant au contact de la vésicule oculaire. En s'épaississant le champ ectodermique en regard de cette dernière se délimite (*assise cristallinienne*, fig. 44) en même temps que le segment correspondant, distal de la vésicule, augmente d'ampleur (*assise rétinienne*). L'assise cristallinienne s'invagine et forme chez l'embryon humain de la quatrième semaine une fossette (*fossette cristallinienne*, fig. 45 et 48 A) ouverte à l'extérieur.

La fossette s'approfondit, ses bords se rejoignent, se soudent et, au cours de la quatrième semaine, la transformation en un sac est accomplie (*vésicule cristallinienne*, fig. 47 et 48 B). La vésicule close, d'abord reliée à l'ectoderme par un pédicule (*pédicule cristallinien*, fig. 47 et 48 B), s'en sépare et se loge dans l'ouverture du calice oculaire dont les bords embrassent son équateur tout en livrant, pour quelques auteurs, passage au mésoderme céphalique. A ce stade le cristallin représente une vésicule plus ou moins arrondie, à parois épaisses.

Dans une nouvelle phase survient une diminution de l'épaisseur de la paroi antérieure, distale de cette vésicule, tandis que se dessine une rapide augmentation de celle de la paroi postérieure, proximale (fig. 49). Au niveau de cette dernière surgit une papille, un bourgeon (*bourgeon cristallinien de* Kolliker, fig. 50) dont la croissance réduit progressivement la cavité de la

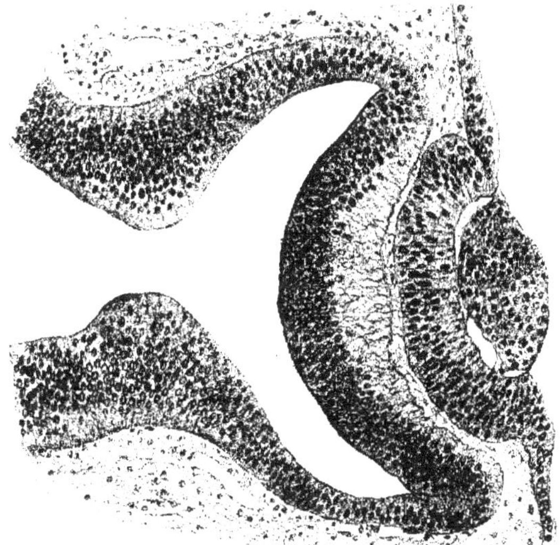

Fig. 45.

Coupe de la vésicule oculaire d'un embryon de vache affectant la forme de calice.

Formation de la vésicule cristallinienne : stade de *fossette cristallinienne* comblée par un bouchon d'éléments ectodermiques dégénérés. — Zeiss, objectif D, oculaire 4. Réduction 4 : 3.

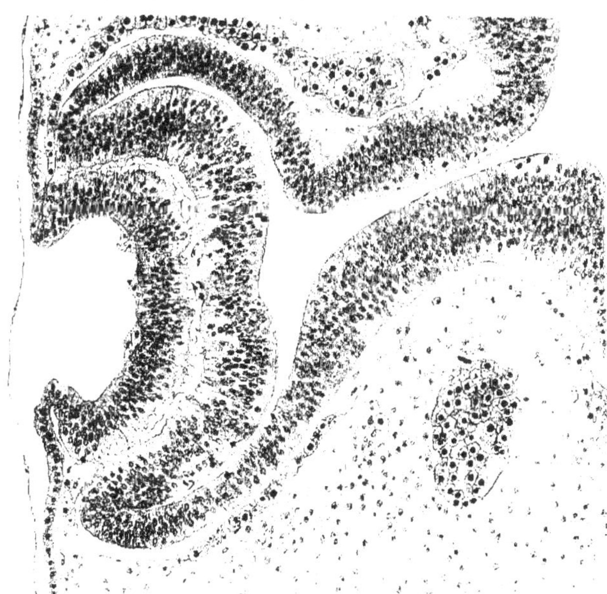

Fig. 46.

Coupe de la vésicule oculaire secondaire d'un embryon de lapin.

Les bords de la fossette cristallinienne tendent à se rejoindre : formation de la *vésicule cristallinienne*. Zeiss, objectif D, oculaire 2. Réduction 4 : 3.

vésicule, remplie de liquide chez les oiseaux et logeant chez les mammifères des éléments dégénérés, transitoires.

La paroi antérieure, d'abord pluristratifiée et dont les éléments s'étendaient au delà de l'équateur, se réduit à une couche unique de cellules cubiques à noyaux arrondis (*épithèle cristallinien*).

L'ampleur de la paroi postérieure est due à l'allongement des cellules se transformant en *fibres du cristallin*. Les noyaux des cellules en voie d'allongement tendent à gagner le milieu des fibres. Ainsi naît un arc de noyaux parallèle à la limite antérieure du cristallin (*zone nucléaire de* H. MEYER, voir fig. 64, 65). Une fibre cristallinienne répond à une cellule épithéliale allongée, dont le protoplasma se transforme pour s'adapter à sa fonction future. Au bord du cristallin l'épithèle antérieur est en rapport avec la couche épaissie des fibres ; les deux couches se rejoignent progressivement.

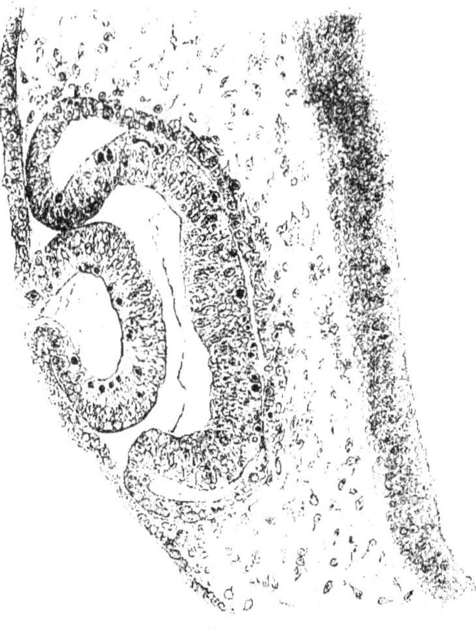

Fig. 47.

Coupe de la vésicule oculaire secondaire du poulet.

La vésicule cristallinienne sur le point de se clore du côté distal formation du *pédicule cristallinien*. — Zeiss, objectif D, oculaire 4. Réduction 4 : 3.

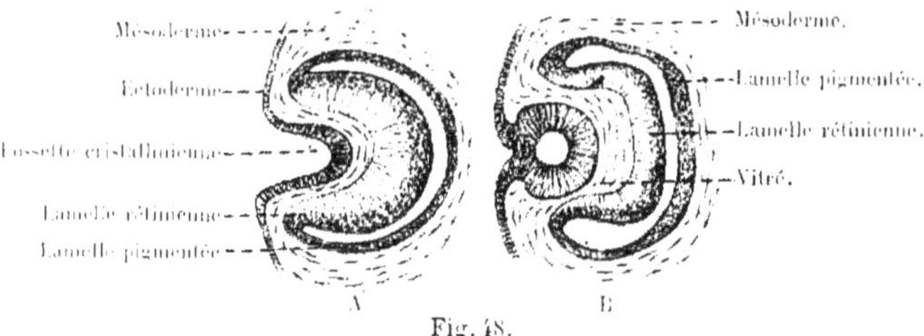

Fig. 48.

A et B. Deux sections à travers la vésicule oculaire de deux embryons humains de 4 semaines (d'après KOLLMANN modification des figures originales de KÖLLIKER et de VAN BAMBEKE).

En A, fossette cristallinienne ouverte ; en B, pédicule cristallinien et début de la déhiscence de la vésicule cristallinienne.

Les cellules équatoriales de l'épithèle antérieur se multiplient par karyokinèse et, tandis que dans la rangée surgissent des cellules nouvelles, les cellules de l'équateur prennent des formes cylindriques. Elles s'allongent, et, sans s'élargir, sauf au niveau du noyau, elles se transforment en fibres cristalliniennes. De nouvelles fibres surgissant de l'équateur, les plus anciennes gagnent le centre de plus en plus consistant (*noyau* du cristallin). Les fibres de la vésicule cristallinienne actuelle représentent l'assise fondamentale du cristallin adulte, assise à laquelle s'en ajoutent sans cesse de nouvelles. De là la structure lamellaire.

A certain moment toutes les fibres s'étendent de la face antérieure à la face postérieure du cristallin. Leurs courbures répondent à trois systèmes qui affectent, chez le nouveau-né, une disposition opposée pour les deux faces de la lentille. Les fibres ne se réunissent nullement en un point ; elles se rencontrent suivant des lignes de soudure appelées *étoiles antérieure et postérieure* du cristallin. Les figures stellaires siègent aux pôles, leurs trois branches formant des angles de 120°. Les branches ou rayons de l'une alternent avec les rayons de l'autre. A l'époque où l'étoile antérieure se trouve tournée à 60° par rapport à la postérieure, toutes les fibres situées dans une même couche peuvent avoir la même longueur. Chez l'adulte la figure est moins simple : les trois noyaux principaux émettent des rayons secondaires. O. Becker voyait dans l'inégal accroissement des fibres la raison de l'apparition de ces rayons secondaires.

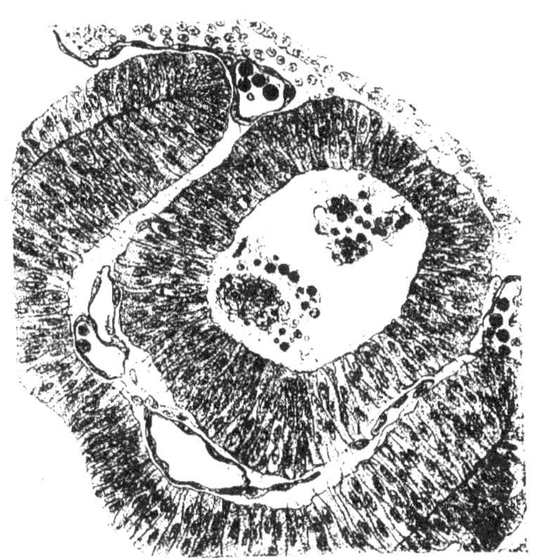

Fig. 49.

Vésicule cristallinienne détachée de l'ectoderme (embryon de lapin).

Augmentation d'épaisseur de la paroi postérieure ou proximale de la vésicule. — Liquide de Hermann, safranine. Zeiss, imm. homog. 2 millimètres, oc. 2. Réduction 5 : 3.

Capsule du cristallin. — L'opinion la plus généralement admise reconnaît à la capsule la valeur d'une formation cuticulaire. C'est un produit de sécrétion des cellules épithéliales du cristallin.

Kölliker s'est rallié à cette manière de voir : la capsule se montre déjà lors de l'invagination et avant que la vésicule cristallinienne ne soit fermée. Elle apparaît, ligne de démarcation nette, derrière la paroi postérieure en voie de s'épaissir.

Van Bambeke penchait vers l'idée d'une production cuticulaire. Kessler, Keibel, Cirincione, Rabl, von Lenhossek l'ont admise.

SERNOFF fait dériver la capsule de la couche mésodermique intercalée entre

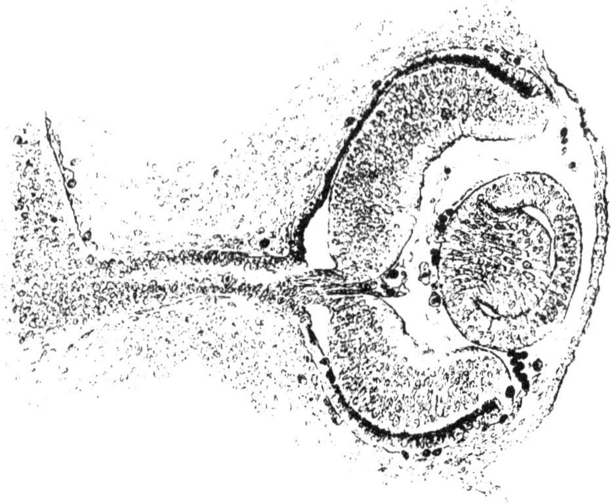

Fig. 50.

Coupe sagittale suivant le grand axe de la vésicule oculaire (Vesperugo noctula).

Transformation en papille des éléments de la couche proximale des cellules cristalliniennes *bourgeon cristallinien* de KOLLIKER. Préparation du prof. VAN DER STRICHT. Zeiss, objectif D, oculaire 2. Réduction 3 : 2.

l'ectoderme et la vésicule oculaire primitive, opinion défendue par BABUCHIN, ARNOLD, LIEBERKÜHN, REAL Y BEIRO et d'autres.

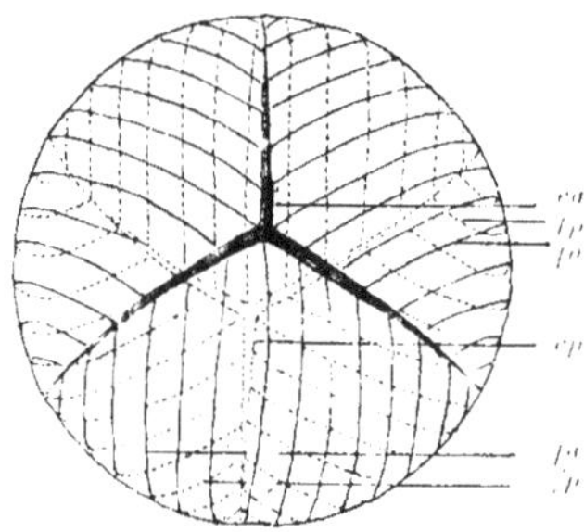

Fig. 51.

Schéma de la disposition des fibres du cristallin d'après HERTWIG.

On voit la disposition alternante de l'étoile antérieure *ea* et de l'étoile postérieure *ep*. Trajet des fibres à la face antérieure du cristallin *fa*, leur trajet à la face postérieure de l'organe. On voit comment chaque fibre se comporte vis-à-vis des deux étoiles.

La formation de la cristalloïde a été conçue de façon différente par quelques auteurs sur les faces antérieure et postérieure du cristallin. En avant ce serait un reliquat du segment antérieur de la *capsule vasculaire* (voir plus loin) ou une excrétion des cellules de la paroi antérieure. En arrière la signification histogénétique serait autre : c'est le reliquat de la capsule vasculaire postérieure atrophique (SERNOFF et LIEBERKÜHN), ou bien c'est une simple membrane livrée par le vitré.

RABL la montre déjà visible chez les embryons de Pristiurus de 17 millimètres de longueur, avant toute apparition de tissu connectif au pourtour du cristallin.

Son origine est donc ectodermique. De cette cuticule des prolongements fibrillaires pénètrent entre le cristallin et la rétine dans l'espace interjacent. Ils n'atteignent pas la rétine. Ce point paraît important à l'auteur pour la genèse du corps vitré.

Un argument de nature à entraîner la conviction peut être emprunté à l'anatomie pathologique expérimentale. A la suite d'une perte de substance infligée à la capsule, Schirmer observe la prolifération active des éléments de l'épithèle du cristallin. Les cellules aplaties, tassées se transforment en cuticule homogène.

Rappelons *au point de vue historique* que Huschke a le premier placé la genèse du cristallin dans l'invagination de l'ectoderme. Il croyait toutefois que la seule capsule était engendrée par ce processus et admettait comme von Baer l'origine du corps cristallinien aux dépens d'une coagulation du contenu primitif de la vésicule oculaire.

La plupart des auteurs ont attribué un rôle aux cellules superficielles de l'ectoderme invaginé : elles dégénèrent, après prolifération supposée, et emplissent le cul-de-sac, puis la cavité de la vésicule cristallinienne d'un amas cellulaire dont les éléments se résorbent lorsque se forment les fibres du cristallin.

Remak plaçait l'origine de cet organe, chez la grenouille, dans la couche ectodermique profonde (voir la phase correspondante chez le Triton dans l'atlas de Kessel, pl. IV, fig. 55 et 56).

Nussbaum fait ressortir que chez tous les vertébrés la cristalloïde se forme de la couche *germinative ou basale* de l'ectoderme. La *couche superficielle* (Deckschicht) manque chez les mammifères, les oiseaux, les reptiles, les sélaciens. Elle existe chez les téléostiens et les amphibiens, mais n'intervient pas dans la formation du cristallin.

Chez les sélaciens seuls l'assise cristallinienne est libre au dehors ; chez les poissons osseux et les amphibiens elle est protégée par la couche externe, superficielle ; chez les reptiles, les oiseaux, les mammifères par l'amnios.

Un bouchon cellulaire d'existence éphémère occupe la fossette cristallinienne chez les sélaciens, les téléostiens et certains mammifères. Les cellules superficielles ne participent pas à sa formation. D'après la position des mitoses, lors de l'apparition du premier indice de la cavité cristallinienne, on reconnaît le rôle de la couche germinative. Le bouchon de tantôt joue pour Nussbaum le rôle d'un organe protecteur chez les animaux privés de l'épithèle superficiel ; chez les vertébrés supérieurs, il répond à un processus régressif (voir fig. 45).

Des divergences d'opinion ont existé sur le mode d'apparition du cristallin. Était-ce le produit d'une prolifération solide, en forme de bourgeon plein (Schöler) ? L'organe débutait-il comme une invagination creuse ? (C. Vogt, Kölliker, Babuchin, Barkan, Schenk). Le doute disparaît avec les progrès de l'embryologie comparée : les deux modalités existent. La dernière est propre à l'homme et aux vertébrés. Une étude comparée de la genèse du cristallin récemment publiée par Rabl est de nature à nous fixer sur la première.

Chez les sélaciens, l'assise cristallinienne représente un bourgeon, une masse pleine dans laquelle naît ultérieurement une cavité. Une invagination ne s'est donc pas produite. La cavité embryonnaire du cristallin des sélaciens se distingue de celle des autres vertébrés par le fait qu'elle s'agrandit d'abord et délimite ainsi une couche épithéliale externe et une couche épithéliale interne, laquelle se transforme en fibres. Chez les vertébrés supérieurs la cavité cristallinienne se rétrécit de plus en plus et de prime abord sépare l'épithèle antérieur des cellules de la paroi postérieure, ces dernières devenant fibres cristalliniennes.

Chez le Pristiurus pourvu de 45 vertèbres, Rabl a vu la séparation d'avec l'ectoderme monostratifié d'un bourgeon solide et, dans une phase ultérieure, Nussbaum a constaté dans la cavité cristallinienne les débris des cellules régressives.

Chez le Salmo salar, Nussbaum a relevé une assise en forme de bourgeon plein. Les mitoses entourent en demi-cercle un bouchon d'éléments qu'une fente sépare, au vingtième jour de l'incubation, d'avec la couche périphérique proliférante. La déhiscence du cristallin s'opère à l'extrémité rostrale. Les cellules de la paroi postérieure prolifèrent et forment un globe de cellules cubiques et concentriques. Le bouchon central, décollé de la couche épithéliale antérieure, s'aplatit, prend la forme d'un ménisque dans la cavité centrale devenue plus grande. Ses cellules dégénèrent, tandis que l'épithèle de la capsule postérieure s'avance en forme de bourgeon dont les cellules latérales s'érigent en fibres au pourtour du globe à couches concentriques. Au trente-cinquième jour, la fente méniscoïdale a disparu. Une couche cuticulaire (capsule proprement dite) s'est constituée. Une capsule vasculaire ne se forme point.

Chez les amphibiens, dont la couche ectodermique est bistratifiée, l'évagination apparaît sous la couche superficielle.

Chez les reptiles et les oiseaux, dépourvus de cette dernière, et dont l'assise cristallinienne est adossée à l'amnios, se montre l'évagination typique, évagination masquée dans les autres classes et par la couche superficielle et par le bouchon protecteur.

Deux manières de voir ont également surgi quant au mode de développement des fibres.

1° Pour Bischoff et Morracia, elles dérivent de la fusion de plusieurs cellules ; 2° elles naissent de l'accroissement des cellules.

Schwann, le père de la théorie cellulaire, l'avait dit, ainsi que G. Vogt et Valentin, auquel la vraie nature des éléments échappait encore. Leur avis fut partagé par Barkan, Babuchin, Lereboullet, H. Meyer, Kölliker, Ritter, Frey, von Becker, Sernoff et d'autres.

Pour Schwann et H. Meyer, chaque fibre correspond à une cellule. Frey décrit la fibre à plusieurs noyaux et Becker le voit unique, comme Meyer l'avait soutenu.

Le point d'où s'opère l'accroissement du cristallin ébauché et séparé de l'ectoderme a fait également l'objet de controverses. Elles s'expliquent comme les précédentes par les variantes propres au développement du cristallin des vertébrés supérieurs. ainsi que par les dissemblances plus réelles qu'offre celui des vertébrés inférieurs. Il en a été question plus haut.

Rappelons l'opinion de KÖLLIKER : les fibres dérivent d'une multiplication des cellules de la capsule antérieure. VON BECKER, qui admettait des cellules mères spéciales au niveau de l'équateur, a suivi leur développement progressif en fibres. Pour SCHENK le rôle exclusif de cellules formatrices des fibres revient chez les poissons aux éléments invaginés situés dans la partie postérieure de la vésicule. Ils s'allongent, tandis qu'à la partie antérieure les éléments se transforment en épithèle à petites cellules. SCHENK ne se prononce pas sur la participation de cet épithèle à la croissance ultérieure du cristallin. LEREBOULLET et RITTER placent l'origine des fibres, chez la truite et la grenouille, dans le centre du cristallin.

Nous consignons ici les *données acquises à l'embryologie humaine.*

Chez un embryon de trois semaines (d'après le texte), KESSLER représente la fossette cristallinienne. nettement visible à la loupe (Pl. VI, fig. 88 de l'auteur). La coupe microscopique lui a fourni une image semblable à celle de l'évagination cristallinienne chez la souris (Atlas de l'auteur, Pl. V, fig. 67).

His n'a pas trouvé d'assise cristallinienne chez un embryon de 4 à 5 millimètres (troisième semaine). Chez un autre exemplaire de 5 millimètres. l'indice de la fossette cristallinienne existait. Elle n'était pas formée chez des embryons de 7 à 7,5 millimètres (trois semaines), et commençait à se clore chez un autre de 7 à 8 millimètres (quatrième semaine).

Chez l'embryon A, de 8 millimètres (fin de la quatrième semaine), — l'âge est celui qu'assignent les auteurs cités. — KÖLLIKER trouve la fossette large ouverte. profonde de 0,21 millimètre et la couche ectodermique en voie d'épaississement. Elle est entourée d'une fine membrane que l'auteur se représente comme la première assise de la capsule (voir plus haut). Chez l'embryon B, de la même époque, la séparation d'avec l'ectoderme s'est à peine accomplie. La paroi de la vésicule arrondie et mesurant 0,16 millimètre de diamètre, est d'inégale épaisseur

Chez un embryon de quatre semaines, VAN BAMBEKE trouve le cristallin non séparé de l'ectoderme. Le pédicule est large, court, étranglé. La coupe du cristallin creux a une forme pyramidale. la base de la pyramide dirigée du côté de l'ectoderme. La plus grande épaisseur du corps cristallinien est de 50 μ. Dans la paroi qu'occupent de nombreux noyaux ovalaires, une vague striation converge vers le centre. Les cellules sont disposées en trois ou quatre rangées. Une substance granuleuse occupe la cavité de la vésicule.

A 12-14 millimètres de longueur, His trouve le cristallin relié à la cornée par un pédicule étranglé et pas entièrement fermé. Au niveau de celui-ci, le cristallin est pyriforme; en dehors de lui, biconvexe avec face antérieure aplatie. Le cristallin mesure 0,18 millimètre suivant le diamètre équatorial; la paroi mesure 40-45 μ.

A 15 millimètres (six semaines). KÖLLIKER reconnaît aisément le bourgeon cristallinien et la capsule.

Au cours de la sixième semaine, le bourgeon mesure 80 à 90 μ. La capsule est une fine membrane s'accroissant par le dépôt de couches successives. RITTER la signale également comme une mince lamelle vitreuse chez un embryon de 10 semaines. Elle n'est pas toujours nettement reconnaissable chez des embryons de 17 à 22 millimètres (neuvième semaine).

Chez l'embryon de 21 millimètres (huit à neuf semaines), KÖLLIKER ne constate plus de cavité dans le cristallin. A cette époque, le cristallin sphérique mesure, d'après KOLLMANN, suivant le diamètre dorso-ventral, 0,35 à 0,38 millimètre.

VON AMMON avait déjà été frappé de la petitesse excessive du cristallin fœtal comparé à celui des autres vertébrés.

Au moment de la naissance, le cristallin a acquis les deux tiers de ses dimensions définitives. Son accroissement est progressif pendant toute la vie, jusque dans l'extrême vieillesse.

Le poids assigné par VON AMMON au cristallin est de 1,23 gramme chez le nouveau-né ; chez l'adulte, de 1,90 gramme. O. BECKER a trouvé une moyenne de 1,169 gramme (après immersion dans le liquide de Müller).

D'après PRIESTLEY SMITH la plus grande épaisseur de la capsule se trouve chez le nouveau-né derrière l'équateur.

TREACHER COLLINS, après étude des diamètres de l'œil fœtal et de sa lentille, consigne les chiffres suivants :

AGE	DIAMÈTRES DU GLOBE			DIAMÈTRES DU CRISTALLIN	
	Antéro-postérieur.	Latéral.	Vertical.	Antéro-postérieur.	Transver-sal.
Quatre mois .	8.1	7.8	7.5	2.8	3,3
Cinq mois .	11.75	11.5	10,5	3.5	4
Six mois .	12.5	12	11,1	3.8	4.5
Sept mois .	14.3	13.2	12.6	4	5
Huit mois .					
Neuf mois .	16.75	16	15,3	4.3	5,75
Adulte (Merckel) .	24.3	23.6	23,4	3.7	9

RÉTINE

Description générale. — Nulle partie composante de l'œil n'a peut-être fait, à l'exception du cristallin, l'objet d'autant de recherches au point de vue de l'histogenèse.

La rétine naît de la transformation des deux lamelles ou feuillets de la vésicule oculaire secondaire. De bonne heure, tandis qu'évolue la vésicule cristallinienne, le feuillet interne du calice, la future rétine, s'épaissit, tandis que le feuillet externe, le futur épithèle pigmenté s'amincit. La cavité qui sépare les deux feuillets, demeurée en relation avec le cerveau intermédiaire par le pédicule oculaire creux (fig. 46), se réduit et disparaît : les deux feuillets se soudant, la rétine est constituée et le calice oculaire ne comporte plus qu'un feuillet (voy. fig. 50).

Un contraste se dessine à un moment donné entre le fond et le bord du calice oculaire. Le premier représente la rétine ; le second intervient ultérieurement dans la formation du corps ciliaire et de l'iris. Le feuillet interne épais du calice forme la partie optique de la rétine, se terminant à l'ora serrata, ainsi que la lamelle bistratifiée de la partie ciliaire et irienne de la rétine. Le feuillet externe aminci donne naissance à l'épithèle pigmenté de la partie optique et à la couche cellulaire externe de la partie ciliaire et irienne. L'histogenèse de la rétine comporte bien des points obscurs encore. Les auteurs toutefois demeurent d'accord sur la plupart des données suivantes.

Le feuillet externe de la rétine (lamelle externe de la vésicule oculaire secondaire) comporte plusieurs rangées de cellules. Malgré la multiplication karyokinétique des éléments, l'expansion ultérieure du feuillet (3e mois) réduit ces rangées à une strate unique composée de cellules cubiques. Elles s'aplatissent chez les poissons osseux jusqu'à prendre un aspect endothélial. Ce développement peut être mis en opposition avec celui du feuillet interne juxtaposé, dont l'accroissement est régi par la prolifération, le glissement ainsi que les modifications dans la forme et le volume de ses éléments. Les granulations pigmentées s'observent tôt dans les épithèles du bord et des parties antérieures du feuillet externe. Elles naissent du protoplasme cellulaire sous forme de bâtonnets fins, allongés, ovalaires, de couleur brun foncé. Le cytoplasme en est rempli ; les noyaux restent libres. Le pigment se montre d'abord du côté distal des épithèles (du côté de la cavité oculaire primitive (fig. 50). Chez les oiseaux il survient du côté proximal ou choroïdien. Indiquons le fait avec Nussbaum sans chercher à l'expliquer.

Dès l'époque où le cristallin se sépare de l'ectoderme (embryon humain), le feuillet externe devient *l'épithèle pigmenté, tapetum nigrum*, élaboré au cours de la sixième semaine et encore épais, pluristratifié à la fin du deuxième mois (16 à 48 μ d'après O. Schultze).

Nussbaum constate chez un embryon de quatre mois que les grains pigmentés ont gagné en volume soit par fusion, soit par accroissement moléculaire. Lorsque surgissent en dernier lieu les cônes et bâtonnets de la rétine, les cellules primitivement adjacentes à la membrane limitante externe augmentent de hauteur et poussent leur chevelure de fins prolongements vers l'épithèle sensoriel.

Le feuillet interne de la rétine, rétine proprement dite. — Ainsi que W. Müller l'avait avancé les cellules épithéliales de la rétine se différencient chez les vertébrés dans deux directions. Les unes engendrent l'épithèle sensoriel et les organes spécifiques du système nerveux central, les cellules ganglionnaires et les fibres nerveuses. Les autres deviennent des éléments de soutien et d'isolement en se transformant en fibres de Müller et en couches finement granulées. A ces éléments épithéliaux neurogliens se joignent ultérieurement des éléments connectifs représentés par les branches de l'artère centrale entourées d'éléments mésodermiques.

Dans un premier stade on distingue, de très bonne heure, chez les mammifères deux zones, l'une externe; l'autre interne, *privée de noyaux* (v. fig. 46, 48, 50). MIXOT considère cette couche anucléée comme étant l'homologue de la couche anucléée de la face externe de la moelle épinière embryonnaire [*bordure marginale* (Randschleier) de His]. La couche nucléée externe de la rétine est l'homologue de la couche interne neurogliale et ganglionnaire de la paroi de cette moelle. On sait que celle-ci se différencie en *plaque interne* (Innenplate) de His, entourant le canal central et en *couche enveloppante* (Mantelschicht) de His, assise de la substance grise tandis que la plaque interne devient l'épithèle entourant le canal central ainsi que la matrice de soutien, les spongioblastes. Ceux-ci poussent à travers la couche enveloppante des fibres gliales, engendrant à la surface de la moelle une mince couche privée de cellules, la couche marginale de tantôt. Les cellules de la

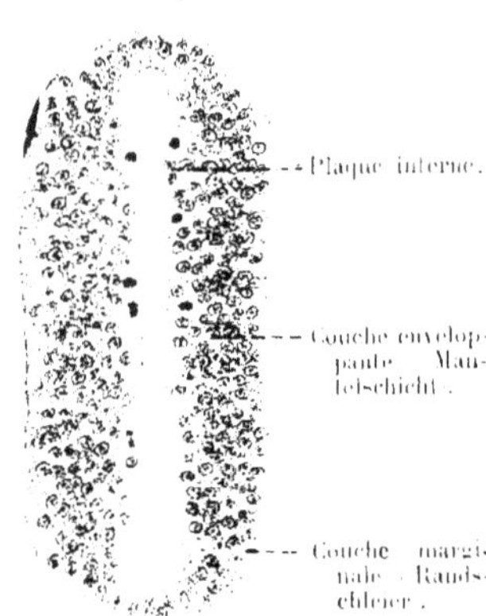

Fig. 52.

Coupe de la moelle épinière embryonnaire (lapin de 5 millimètres de long).

A comparer avec la rétine de la figure 47, spécialement au point de vue de la topographie des caryocinèses. Zeiss, objectif 16 millimètres, oculaire 8. Réduction 2 : 3.

couche enveloppante représentent les formes jeunes des cellules nerveuses, les neuroblastes. Leurs prolongements pénètrent dans la couche marginale et forment la première assise de la substance blanche de la moelle.

Ces données sur le développement embryonnaire du système nerveux central permettent de bien comprendre les modifications subies par la rétine. Comme dans le cerveau et la moelle épinière vont naître à présent, des neuroblastes et des spongioblastes, une différenciation spéciale en cônes et bâtonnets s'effectuant, phénomène secondaire, dans la couche externe des cellules de la rétine.

Pour MIXOT la limitante externe de la rétine est l'homologue de la limitante interne de la moelle épinière et du cerveau. Les cellules adjacentes à cette membrane répondent à la couche neurogliale interne, plaque interne de la moelle épinière embryonnaire et constituent les couches des grains externes, granuleuse externe et des grains internes (couches épendymaires). La couche des fibres nerveuses est l'homologue de la bordure marginale. La portion moyenne de la rétine située entre la couche des grains et celle des fibres est l'homologue de la substance grise ou couche enveloppante de la paroi du tube médullaire : elle comprend la couche granuleuse interne et la couche des cellules ganglionnaires. Il reste à savoir si les progrès de l'histogenèse rétinienne permettront de maintenir ces homologies.

Dans un second stade on observe la subdivision de la large couche nucléée externe (7 à 8 rangées de cellules superposées) en deux zones d'épaisseur à peu près semblable, mais se distinguant par l'aspect de leurs noyaux. Ceux de la zone externe sont moins volumineux, moins sphériques, mais plus riches en chromatine que ceux des éléments reportés du côté du corps vitré. Les noyaux de la zone externe doivent être considérés comme l'assise de la *couche des grains externes* (corps des cellules visuelles) donnant ultérieurement naissance aux cônes et bâtonnets.

Dans un troisième stade, la couche nucléée interne fournit la *granuleuse interne* et les *cellules ganglionnaires*. Le noyau et le corps cellulaire de ces éléments grandit. Leurs prolongements ramifiés ou dendrites s'étendent vers la couche des grains ; leurs axones vont occuper la *couche dite des fibres optiques* pour gagner le cerveau par la voie du pédicule optique. Une fine couche de fibres optiques anastomosées apparaît dans la rétine avant que les cellules ganglionnaires ne soient différenciées et forment sa couche interne. Elles se montrent d'abord au pôle postérieur. La couche nucléée externe donne naissance à trois couches nouvelles : la *couche définitive des grains externes*, la *couche granuleuse externe* ou *moléculaire* et la *couche des grains internes* (cellules bipolaires). Les cinq couches sont distinctes, mais non entièrement différenciées.

Enfin *dans un quatrième et dernier stade* se fait le développement *de la couche des cônes et bâtonnets*, bien étudié par MAX SCHULTZE.

La membrane limitante externe reste lisse jusqu'au moment où surgissent à sa surface de petites saillies hémisphériques et d'inégale dimension. Les plus volumineuses répondent aux assises des bâtonnets ; les moindres, à celles des cônes. Chacune de ces saillies est le prolongement d'une cellule sensorielle dont le noyau se trouve dans la couche externe des grains. Les cônes et bâtonnets s'allongent et pénètrent dans la couche épithéliale pigmentée. Leur article interne se développe en premier lieu. Leurs pointes prennent ultérieurement la forme de l'article externe.

Chez un fœtus de 215 mm. décrit par FALCHI le développement des cônes avait commencé. Il ne débute chez le chat et le lapin qu'après la naissance (M. SCHULTZE).

D'après KOLLMANN les noyaux des cellules contiguës à la limitante externe s'étirent, se transforment en bâtonnets courts dont l'extrémité externe porte un petit appendice protoplasmique et l'extrémité interne, un prolongement pâle. Ce dernier se résout en filaments qui se perdent dans le réticule, assise de la couche granuleuse externe ou moléculaire. Ultérieurement les bâtonnets, passant à travers le crible de la limitante externe, se complètent.

Quant aux cônes, ils naissent de cellules à noyaux ovalaires, qui deviennent plus épaisses et plus longues. Les noyaux portent également à leur extrémité interne un prolongement pâle qui se perd en filaments dans le réticule déjà cité et du côté externe, un appendice protoplasmique. Comme les bâtonnets, les cônes traversent la limitante externe pour rejoindre l'épithèle pigmenté.

Les articles des cellules visuelles se trouvent placés dans de petites dépressions des épithèles et les éléments se trouvent isolés par l'interposition de grains pigmentés. Les articles externes dont la texture est lamellaire ont été

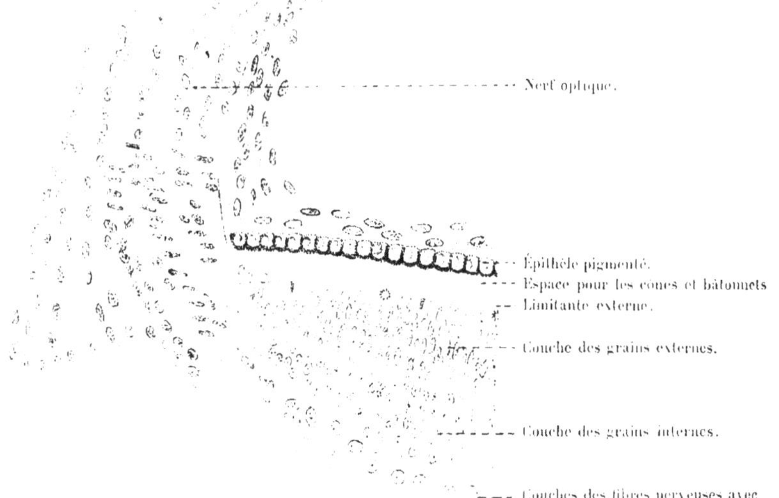

Fig. 53.

Rétine d'un embryon humain de 3,8 centimètres (d'après Falchi).

Couche des grains externes : cellules de la zone externe sombre. Caryokinèses du côté de l'épithèle. Couche des grains internes : cellules de la zone claire, avec gros noyaux pâles.

comparés par Max Schultze et W. Müller à une production cuticulaire.

Les cellules de la rétine peuvent être divisées en deux groupes : cellules nerveuses ou ganglionnaires et cellules neurogliales ou de soutien.

Les cellules adossées à la limitante externe appartiennent au groupe des cellules nerveuses. Elles deviennent par l'évolution des cônes et bâtonnets les cellules sensorielles de l'adulte.

Les neuroblastes, fusiformes au début, comme ceux de la moelle épinière, et visibles dans plusieurs couches de la jeune rétine, fournissent d'abord un prolongement nerveux, le cylindre axe, et ensuite, les dendrites. Les cellules nerveuses ou ganglionnaires sont de deux espèces : celles qui envoient des prolongements dans les couches granuleuses et celles qui émettent un cylindre-axe dans le nerf optique. Ces dernières ont des prolongements arborisés dans la couche granuleuse interne, d'après Dogiel et Ramon y Cajal. Elles répondent à la deuxième espèce et occupent la couche dite des cellules ganglionnaires. Les cellules de la première espèce, dont les arborisations passent dans et sur les couches granuleuses, en formant un réticule à leur surface, occupent la couche des grains internes.

Le développement des cellules sensorielles et de ces neurones se fait du pôle postérieur vers les bords du calice oculaire.

Le protoplasme des spongioblastes devient fibrillaire. Les fibrilles qui en naissent (fibres de soutien, fibres radiaires de Müller) se dirigeraient vers les surfaces externe et interne pour fournir les *limitantes externe et interne*. des ouvertures étant ménagées dans la première pour le passage des cônes et bâtonnets. Les spongioblastes sont les premiers éléments différenciés de la rétine.

Historique. — L'historique des recherches sur l'histogenèse de la rétine a été écrite par WALDEYER dans les Comptes rendus ophtalmologiques de NAGEL (année 1870). Nous lui empruntons quelques données.

C'est l'origine des cônes et bâtonnets qui a été surtout discutée : HUSCHKE, SCHÖLER, A. MÜLLER l'ont placée dans le feuillet externe de la vésicule oculaire secondaire, le feuillet interne demeurant la source de toutes les autres couches rétiniennes. HENSEN admet cette opinion, mais les cellules sensorielles naissent pour lui conjointement avec l'épithèle pigmenté auquel il reconnaît ainsi sa vraie origine.

MAX SCHULTZE fait dériver les articles interne et externe des cônes et bâtonnets de la lamelle rétinienne interne. A. BABUCHIN avait déjà indiqué les grains externes comme étant leur matrice. opinion qui fut reconnue exacte par KÖLLIKER, SCHENK, KUPFFER, FOSTER et BALFOUR, LIEBERKÜHN.

Chez les mammifères qui naissent les yeux fermés on ne trouve pas les cônes et bâtonnets au moment de la naissance (MAX SCHULTZE), fait nié par W. KRAUSE. D'autre part chez les oiseaux, à l'exception des hiboux, les cônes existent en plus grand nombre que les bâtonnets.

Les données de BABUCHIN se rencontrent avec celles de MAX SCHULTZE : les articles externe et interne des cônes et bâtonnets se développent de l'excroissance d'une cellule de la couche externe des grains, cette cellule représentant le corps du cône ou bâtonnet futur. Les gouttelettes colorées et brillantes relevées dans ces éléments chez beaucoup d'animaux doivent être considérées comme des excrétions cellulaires endogènes.

W. KRAUSE admet que les cônes et bâtonnets sont des excrétions cuticulaires apparaissant d'abord comme des bourgeons solides de la limitante externe. Pour KUPFFER les cônes naissent de deux cellules se soudant l'une à l'autre, l'une devenant l'article interne et l'autre, l'article externe. Les bâtonnets ne se forment que d'une cellule et plus tardivement que les cônes.

Il y a une trentaine d'années que BABUCHIN avait fourni les données les plus complètes sur les époques auxquelles se fait le développement des couches de la rétine. Les fibres de Müller apparaissent d'abord dans l'assise rétinienne. Puis du cinquième au septième jour, chez le poulet, se montrent les cellules ganglionnaires et la couche des fibres optiques. Vient ensuite la couche moléculaire et, presque simultanément, à partir du neuvième jour, s'opère la formation des cônes et des bâtonnets, ainsi que la différenciation de la couche des grains. Les fibres de Müller sont des produits d'excrétion des cellules primordiales.

Les cellules ganglionnaires naissent par division des cellules formatrices d'aspect fusiforme et les plus proches des pieds des fibres de Müller. Les produits de division s'arrondissent, s'accroissent et fournissent plusieurs prolongements, prenant ainsi l'aspect de corps ganglionnaires multipolaires. Quelques prolongements se dirigent vers les couches rétiniennes externes et établissent des liaisons avec les cellules moins volumineuses appartenant probablement aux futures couches des grains. Pour Babuchin la couche des fibres optiques dérive d'une part des prolongements des cellules ganglionnaires et d'autre part de fibres émanant du nerf optique. Quant aux couches moléculaire (granuleuse externe) et intermédiaire (granuleuse interne), une strie homogène brillante apparaît d'abord à leur niveau. Qu'une cellule fusiforme formatrice se trouve dans le domaine des stries : elle se divise en deux segments, dont l'un glisse du côté externe et l'autre du côté interne de la future couche moléculaire. Les couches granuleuses coupent en ligne droite les éléments rétiniens ; de part et d'autre de ces lignes ont lieu d'actifs processus de division. La masse des couches granuleuses est une substance intermédiaire, un produit d'excrétion cellulaire. Chez les oiseaux une striation concentrique de la couche moléculaire prouve un accroissement par couches.

Données à diverses époques du développement. — Nous consignons ici quelques données sur la rétine humaine à diverses époques du développement.

4e semaine. Embryons de 7 et 7, 5 millimètres (embryons A et B de His). Stade de vésicule oculaire secondaire. Cavité optique primitive encore existante. Le pédicule optique s'ouvre à la moitié inférieure de la vésicule oculaire et communique largement avec la cavité du cerveau intermédiaire. Le feuillet externe encore épais et libre de pigment mesure 25-30 μ ; l'interne, 30 à 40 μ. Chez des embryons du même âge, (embryons A et B. de 8 millimètres), Kölliker fait les mêmes constatations pour le feuillet externe. Le feuillet interne est composé de 4 à 6 couches de cellules placées perpendiculairement au plan du feuillet, mais non encore différenciées.

C. Ritter constate chez un embryon humain de quatre semaines que le feuillet interne se compose : 1° de cellules allongées avec gros noyaux et prolongements centraux ; 2° de petites cellules à noyaux arrondis avec prolongements bipolaires au niveau de la couche interne des grains. Il fait naître les grains externes plus tard ; 3° de cellules à prolongements multiples ou cellules ganglionnaires.

6e semaine. Embryon C de 15 millimètres (Kölliker). Le feuillet externe a deux couches de cellules avec pigment. La différenciation a commencé dans le feuillet interne : mince couche de cellules avec noyaux ronds du côté interne ;

couche épaisse avec noyaux allongés du côté externe. Fines fibrilles optiques à la face interne de la rétine.

8e à 9e semaine. Embryon de 21 millimètres (KÖLLIKER). Dans le feuillet externe deux rangées de cellules (4 à 5 au niveau des futurs procès ciliaires). Le pigment est plus accentué du côté interne, distal des cellules épithéliales. C'est là qu'il est le plus accumulé dès le début. La rétine, de structure régulière au niveau de la partie ciliaire ou segment antérieur, présente dans son segment postérieur une différenciation en diverses couches. Celle des fibres optiques est très nette.

10e semaine. RITTER constate la présence des couches des grains et celle des fibres radiaires, notablement développées. Les cellules nerveuses sont relativement petites. A l'exception de la limitante interne, on distingue les diverses couches. L'auteur voit l'article interne et l'article externe des cònes et bàtonnets. Il leur attribue un prolongement filiforme poursuivi jusque dans l'intérieur des bàtonnets.

Chez un embryon de la mème époque (deux mois et demi) KRISCHEWSKY ne trouve que les deux couches constatées chez l'embryon C de Kölliker (15 millimètres) et, chez un autre embryon, qu'il estime ètre du troisième mois, il ne trouve que la couche des fibres optiques en plus.

3e mois. Embryons de 3,8 et 7 centimètres. (FALCHI). Le feuillet externe, tant à l'équateur qu'à son pòle postérieur, se compose de deux zones : 1° la zone claire, interne avec faisceau de fibres optiques dans lesquelles les noyaux affectent la mème direction qu'elles : 2° la zone sombre, externe de cellules d'où partent de fins prolongements qui se relient aux fibres optiques. Entre ces éléments s'en trouvent d'autres, ainsi que des indices des fibres de soutien de Müller.

Fin du 4e mois fœtal. Les cònes et bàtonnets se forment aux dépens du protoplasme des cellules embryonnaires de la couche externe des grains. Des cellules de soutien existent entre les noyaux des cònes et bàtonnets. La différenciation de la couche externe des grains se fait du pòle postérieur à la périphérie.

Fin du 5e mois. Les cònes et bàtonnets commencent seulement à se montrer d'après Falchi.

5e mois. Fœtus de 21 centimètres décrit par FALCHI. La limitante externe est nette. Les noyaux qui l'avoisinent se développent en bàtonnets et cònes. De ces noyaux partent de fins filaments pénétrant dans la couche moléculaire ou granuleuse externe. La couche granuleuse (réticulée) interne, est formée par un réseau de fins filaments. Les cònes et bàtonnets sont développés au moment de la naissance chez l'homme et le cobaye. Ils manquent chez le lapin (*contra* KOGANEI).

L'épaisseur absolue des couches nucléées de la rétine montre des fluctuations au cours du développement. Elles se font en partie dans l'étendue de la rétine, en partie dans le domaine de son aire centrale.

La rétine d'un embryon de huit semaines (CHIEVITZ) a encore le caractère épithélial du côté distal ; du côté de la choroïde un liséré mince de substance cellulaire s'étend sur les noyaux. La couche fibrillaire est bien développée dans le fond de l'œil : on reconnaît les indices des fibres de soutien. Les noyaux sont disposés en deux strates : l'une répond à la future couche des cellules ganglionnaires ; l'autre, plus épaisse, engendre les autres couches de la rétine. Entre les deux se trouvent les noyaux des spongioblastes.

La rétine se maintient quelques mois en cet état : la différenciation se fait ensuite.

Au 5ᵉ mois la couche moléculaire est formée, mais pas la couche intermédiaire ou granuleuse interne (voir macula). La couche intermédiaire existe au 6ᵉ mois jusqu'à l'équateur ; la couche moléculaire, jusqu'à la partie ciliaire (CIEVITZ).

Dans la région postérieure de la rétine, de sept et demi à huit mois, toutes les couches sont bien prononcées, de même que les fibres de Müller (CHIEVITZ).

Rotation de l'œil. — On s'est longtemps contenté de la donnée de HÜSCHKE, VON BAER et STARK, donnée adoptée par W. KRAUSE et d'après laquelle la **fovea** centrale est un reliquat de la fente fœtale.

BRÜCKE, H. SCHÖLER et HENSEN ont combattu cette conception. HENSEN faisait observer que la situation de la fente fœtale ne correspondait pas avec celle de la macula, la vésicule oculaire se fermant d'ailleurs complètement avant que la fovea n'apparaisse, idée juste, que CHIEVITZ devait faire prévaloir plus tard.

Le siège différent de la fente fœtale et de la macula était une difficulté pour la solution du problème de l'origine de cette dernière. MANZ tournait la difficulté en émettant l'hypothèse que la fovea centrale représente le reliquat de la partie supérieure de cette fente : la fente peut s'étendre au-dessus de l'insertion du nerf, non au-dessus du pédicule oculaire. La preuve en était donnée par l'existence du colobome maculaire (voir *Tératologie*) et par l'existence assez fréquente de colobomes du fond de l'œil empiétant au-dessus de la papille. MANZ invoquait aussi les courbes que les fibres nerveuses et les vaisseaux rétiniens décrivent autour de la macula.

La conception défendue par MANZ paraissait acceptable à KÖLLIKER, mais ce dernier ne tenait pas pour démontrée la rotation du bulbe invoquée pour expliquer le siège latéral de la macula.

La rotation du bulbe fœtal, énergiquement défendue par VOSSIUS et admise par SCHWALBE, est aujourd'hui controuvée, au moins dans l'étendue indiquée par VOSSIUS, de par les recherches de HENCKEL et DEYL. D'autre part les travaux de CHIEVITZ ne laissent plus aucun doute quant à l'évolution tardive de la macula, *évolution indépendante de la fente fœtale*.

D'après des données concordantes nous plaçons avec HIS la fente fœtale dans le quadrant *inféro-interne* du bulbe et du pédicule oculaire.

Chez l'embryon B₃ de HIS (lo. 6,9 millimètres) de la quatrième semaine, l'axe de l'œil est encore sensiblement perpendiculaire à la coupe sagittale médiane (fig. 54). Sur le dessin de la partie latérale l'observateur voit direc-

tement dans le calice oculaire. Si l'on trace à ce niveau une croix dont
l'un des bras est horizontal, l'autre perpendiculaire, leur point d'intersection correspondant avec le milieu de l'ouverture d'entrée du calice, on
établit quatre quadrants à la surface antérieure de la vésicule. La fente
de la vésicule se trouve alors dans le quadrant inféro-antérieur, c'est-à-dire
dans le quadrant inféro-interne futur. La fente ne court pas en ligne droite :
elle gagne obliquement la profondeur
et elle est plus proche du bras inférieur perpendiculaire que du bras antérieur, horizontal de la croix.

Pour Vossius, comme pour His, la
fente fœtale occupe le quadrant inféro-interne du nerf optique, point dans
lequel les vaisseaux pénètrent avec
l'assise mésodermique du vitré. Dans
ses recherches anatomiques il constate que l'artère centrale de la rétine
pénètre à 12 millimètres environ en
arrière du bulbe dans le quadrant
inféro-externe du nerf optique (homme, veau, chat, agneau). Le nerf subirait donc une torsion sur son axe,
le bulbe effectuerait une rotation de
90°. L'auteur cherche un argument
dans le changement de rapports qui
s'opère entre le releveur de la paupière et le muscle droit supérieur,
lequel se déplacerait de dehors en dedans.

Deyl nie la torsion du nerf et la
rotation du bulbe. Il ne peut admettre
les idées de Vossius et de Schwalbe sur
les déplacements musculaires. Le point
d'entrée des vaisseaux, qui dans le
principe se fait au niveau de la face

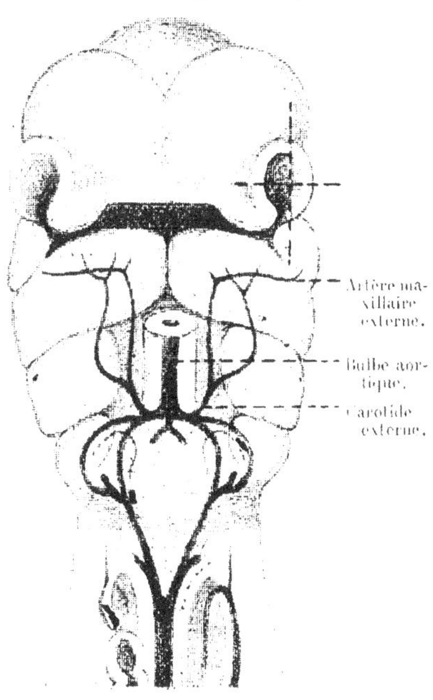

Fig. 54.

Embryon B₃ de His. Construction frontale du système vasculaire. Extrémité céphalique artificiellement
redressée. A droite de la figure le plan frontal de la
vésicule oculaire est divisé en 4 secteurs ou quadrants
par deux lignes qui se coupent à angle droit. L'une
est horizontale, l'autre verticale. La fente fœtale
tombant dans le quadrant inféro-interne se rapproche
davantage de cette dernière (d'après His, Atlas, Pl.
VII).

antérieure et inférieure du pédicule, doit se trouver, la migration des yeux
achevée, dans le quadrant inféro-interne du nerf optique. Pour Deyl, que
l'artère centrale fasse son entrée dans le nerf optique à 6 ou 15 millimètres
du bulbe, qu'elle naisse de l'ophtalmique, d'une branche musculaire ou d'une
ciliaire postérieure, elle pénètre dans le quadrant inféro-nasal, inféro-interne
du tronc optique.

Si l'on divise ce tronc par un plan parallèle au toit de l'orbite, en
un segment supérieur et un segment inférieur et si l'on fait passer par ce
même tronc une verticale qui le sépare en deux moitiés, on obtient sa
division en quatre quadrants. Or, d'après Henckel et Strahl, le point de

pénétration des vaisseaux centraux, chez tous les fœtus examinés par lui,
répond à cette ligne verticale. Le point de pénétration n'a donc pas reculé
vers le quadrant inféro-externe (Vossius). Il n'est pas non plus resté dans

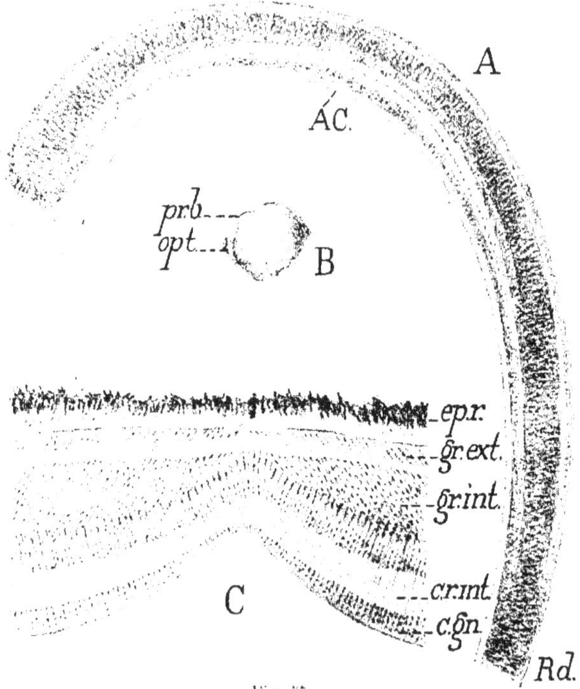

Fig. 35.

A. Fringilla domestica. Embryon de 19 millimètres de long. Coupe (75/1) passant par l'*aire
centrale* AC. et l'extrémité distale Rd. de la rétine. La différenciation des couches est la
plus avancée au niveau de l'aire centrale et n'a pas encore débuté à la périphérie Rd.
(d'après Chievitz). Réduction = 4 : 5.
B. Corvus frugilegus. Jeune de 25.5 (au nid). Partie postérieure du globe de l'œil avec la
protubérance bulbaire prb. — *op.* nerf optique (d'après Chievitz). Réduction = 4 : 5 (grandeur naturelle).
C. Fringilla domestica (jeune pinson de 80 à 99 millimètres de long). *Aire centrale.* La
fovea est en voie de développement (150 1., (d'après Chievitz). Réduction = 4 : 5.

Ganglion optique *c.gn.* excavé et aminci au milieu (cellules déficientes au centre). Couche réticulée interne
cr.int. amincie. Les fibres radiaires convergent vers la fovea. Couche interne des grains (*gr.int.*) épaissie
dans l'aire, diminuée dans la fovea et un peu excavée. La couche des grains externes (*gr.ext.*) a gagné en
épaisseur comparativement aux stades plus jeunes (3 noyaux superposés. Chez l'homme nouveau-né, couche unique
des grains externes). Les cellules visuelles sont obliques. Leurs extrémités choroïdiennes ne sont pas encore
étirées en fibres. — *ep.r.*, épithélium pigmenté.

le quadrant inféro-interne. *Il est situé directement sous le bord inférieur
du nerf optique.*

La fente de la vésicule oculaire (et par conséquent le point d'entrée
des vaisseaux centraux, chez l'embryon humain, est située autrement au
deuxième mois qu'elle ne l'est après cette époque. Une rotation du nerf

autour de son axe longitudinal doit avoir lieu pour expliquer ce déplacement. Elle se fait avant l'époque indiquée par Vossius. De plus, au lieu de se faire suivant un angle de 90°, elle n'atteint pas la moitié de ce chiffre (Comp. Strahl). Quant à la rotation axiale du bulbe invoquée par Vossius, elle n'est pas admissible.

Nos propres recherches confirment l'assertion de Henckel. Des fœtus humains du troisième mois, de 28 millimètres, 37 millimètres, et 5.5 centimètres (longueur du tronc) et de la fin du quatrième mois (9 centimètres), — voy. fig. 99), permettent de démontrer sur les coupes frontales en série de l'orbite, que l'artère centrale de la rétine pénètre directement de *bas en haut*, sous le bord inférieur de la corde optique.

Avec Deyl, Henckel rejette la migration du droit supérieur de *dehors en dedans*, admise par Vossius comme une preuve de la rotation. Un certain glissement s'opère dans la position des deux muscles. Il est dû à un accroissement de volume. Le releveur quitte sa position à côté du droit supérieur; ses portions d'origine remontent en haut et surplombent le bord du muscle droit. Ce dernier garde à toutes les périodes du développement sa position le long de la ligne moyenne de la paroi supérieure de l'orbite. Le déplacement finit avec le cinquième mois et n'atteint nullement le degré invoqué par Vossius.

Aire et fovea centrales. — Chez les animaux, dont la rétine est pourvue d'une *aire centrale*, c'est de là que s'effectue, d'après Chievitz, de la face vitréenne vers la choroïdienne, la différenciation progressive des couches rétiniennes ; elle se dirige vers la périphérie. L'aire est la plus épaisse à l'époque où cette différenciation s'est faite.

A partir de ce moment elle s'amincit pour s'épaissir derechef à la fin du développement: le ganglion optique est plus développé que dans les autres couches au moment de la différenciation. La couche interne des grains diminue d'épaisseur dans l'aire, comme les autres couches, mais elle regagne en épaisseur à la fin du développement. La couche externe des grains est disposée en couche unique chez le nouveau-né.

Au cinquième mois la couche moléculaire est formée, la couche intermédiaire (granuleuse interne) manque dans la rétine, mais est présente dans la région maculaire où se dessinent les premières assises des cônes.

La *fovea* est constituée chez l'homme du huitième au neuvième mois. Elle débute par un amincissement progressif de la rétine survenant du côté du corps vitré comme si une papille émanant de ce dernier la repoussait. Avec une fovea profonde se forme une *protubérance* bulbaire, une saillie circonscrite de toute la paroi bulbaire et dans laquelle la partie répondant à l'aire est évaginée. Cette formation transitoire disparaît à la période où la fovea commence à se former. Le plus jeune embryon sur lequel ait été constatée l'apparition de l'aire centrale ou macula avait dix-sept semaines (Chievitz). A la vingt-quatrième semaine l'aire se trahit par un épaississement de la couche ganglionnaire, dû à l'extension en surface de la périphérie, non à une multiplication cellulaire. La fovea se dessine après le sixième mois. A sept mois et demi

la fovea est moins profonde qu'à huit mois et demi. A cette époque-là
l'épaisse couche de fibres optiques, voisine de la papille, diminue pour s'in-
terrompre au bord de la macula et reparaître au delà. Les cellules ganglionnaires entourent la fovea sous forme de couche annulaire épaisse. Elles manquent dans la fovea. La couche réticulée interne s'amincit légèrement, tandis que
la couche interne des grains se dispose sur deux rangées. La couche intermédiaire et la couche externe des grains sont fort réduites. Les cônes sont surbaissés dans la fovea.

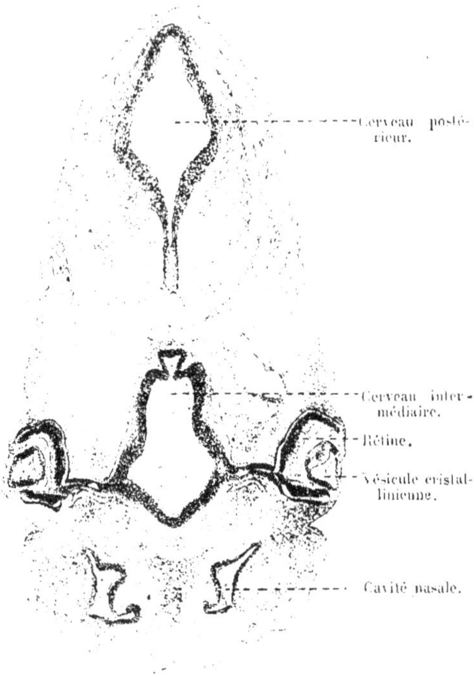

Plis rétiniens. — Si l'on veut distinguer entre les plis accidentels et les plis réels, il faut concevoir l'existence des premiers comme lésion cadavérique. Les autres se retrouveraient au niveau de la fente fœtale par exemple et au niveau du corps ciliaire en voie de formation.

Fig. 56.

Coupe horizontale, un peu oblique de l'extrémité céphalique d'un embryon de vache (14 millimètres).

Rapports du pédicule optique avec la vésicule oculaire et le cerveau intermédiaire.

Les pédicules optiques encore creux se sont allongés. La cavité du
pédicule de droite est atteinte dans presque toute son étendue.

NERF OPTIQUE

En considérant le stade où le pédicule optique est invaginé (fente fœtale), on peut définir la situation en disant que la moitié supérieure du pédicule est en rapport avec le feuillet proximal et sa moitié inférieure avec le feuillet distal du calice oculaire. La fente fœtale disparaît chez
l'homme vers la septième semaine, après avoir admis dans sa cavité la future
artère centrale de la rétine. Cette dernière y arrive préformée d'après la plupart des auteurs. La formation de la fente fœtale a créé d'autre part une
relation directe du nerf optique avec les couches internes de la rétine.

La partie proximale, creuse, du pédicule oculaire, située en arrière de la
portion distale, invaginée, s'allonge notablement. Son canal central disparaît
et se ferme du cerveau vers la rétine au moment où l'oblitération de la fente
fœtale s'achève (W. His). Le canal central est fermé chez le poulet au septième

jour (Mihalkovicz), probablement au troisième mois chez l'homme (Minot).

Le long tronçon proximal et le court tronçon distal se transforment en un cordon plein par suite de la prolifération des cellules dans la paroi primordiale. Les éléments pluristratifiés y affectent une disposition radiaire (fig. 58).

Au cours de cette transformation surgissent les fibres nerveuses. Elles se

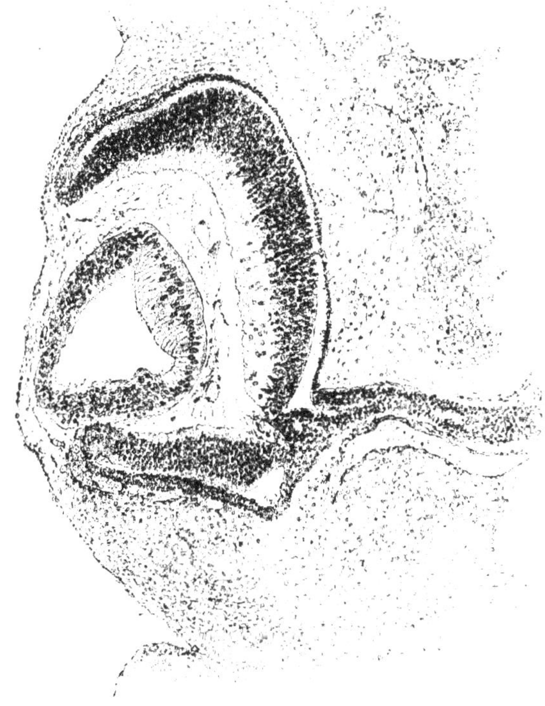

Fig. 57.
Détails de l'œil situé à la gauche de la figure 56.

glissent le long du nerf encore creux sans occuper la gouttière pédiculaire (O. Schultze) ; elles pénétreraient entre les parois externe et interne du pédicule, donc dans sa cavité primitive d'après Bergmeister.

Le nerf optique se composera, outre les fibres de myéline, dont la gaine n'apparaît que tardivement, de vaisseaux, de cloisons connectives d'origine mésodermique et de cellules gliales, d'origine ectodermique et faisant office d'éléments de soutien. Les fibres myéliniques se montrent, au cours du dernier tiers de l'évolution, dans les tractus optiques pour apparaître lentement dans le chiasma et ensuite dans le nerf optique lui-même (Bernheimer) où elles n'ont pas encore atteint la lame criblée au moment de la naissance.

L'origine des fibres optiques est-elle centrifuge, les fibres se dirigent-elles du cerveau vers la rétine ou cette origine est-elle centripète ?

Ne citons que pour mémoire l'opinion de Lieberkühn, Balfour, Manz, imputant aux cellules mêmes du pédicule l'origine des fibres nerveuses. Il n'est pas inadmissible que le pédicule optique, émanation du tube médullaire, forme des neuroblastes. Falchi les a vainement cherchés dans le nerf primordial des bovidés.

Le pédicule optique n'est qu'un canal vecteur reliant l'œil au cerveau

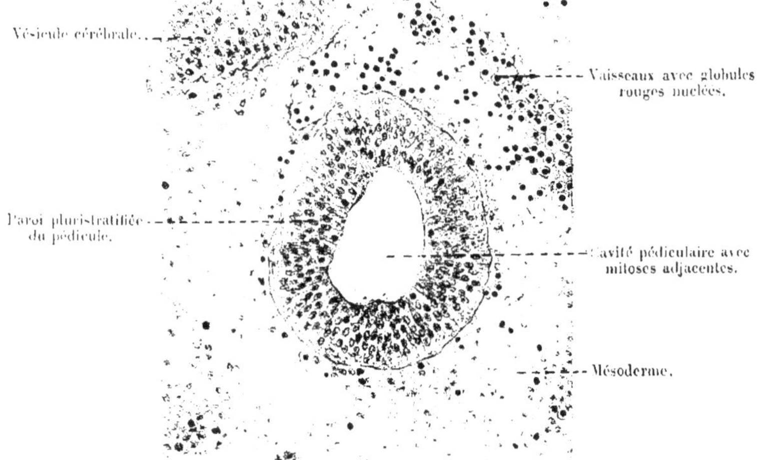

Fig. 58.

Coupe sagittale d'un embryon de lapin de 3 1/2 millimètres de long, passant par le pédicule oculaire dans sa portion proximale, voisine de la vésicule cérébrale antérieure (coupe perpendiculaire au grand axe de l'œil). Extrémité céphalique redressée. Disposition radiaire des éléments pluristratifiés. Zeiss, objectif D, oculaire 4. Réduction 2 : 3.

(His). Les éléments propres ne forment qu'une partie du tissu de soutien représentée par la neuroglie. Le nerf optique est bien plus une commissure qu'un nerf. Le nerf et la vésicule optiques sont des parties du cerveau comparables au tractus et au bulbe olfactifs, naissant comme eux par évagination. Kölliker et Mikalcovicz se prononcent pour l'origine cérébrale, centrifuge des fibres nerveuses. W. Müller, Keibel (reptiles), Froriep (sélaciens), Robinson (le rat), O. Schultze, Nussbaum (le saumon et Vespertilio murinus) admettent la naissance intra-oculaire, centripète de ces mêmes fibres.

Pour les partisans de l'origine centrifuge les fibres naissent de cellules ganglionnaires de la couche optique et des tubercules quadrijumeaux.

Le nerf optique évolue à la façon des nerfs périphériques, excroissances du cerveau et de la moelle épinière. Kölliker a observé les fibres nerveuses du tractus optique avant celles des nerfs. Il a vu des fibrilles délicates (embryon de brebis), à une époque où le pédicule est sur le point de se clore, mais où il est encore creux. Les cylindres axes des deux tractus optiques, arrivés à la base du cerveau intermédiaire, se croisent en s'entrelaçant (*chiasma optique*) et pénètrent ensuite d'arrière en avant dans les pédicules optiques. Ils courent d'abord dans leurs assises superficielles et plus tard dans leur épaisseur. Il résulte de ce processus que l'ensemble des fibres d'un côté doit croiser l'ensemble des fibres de l'autre côté.

Ceux qui font naître les fibres optiques dans la rétine les rapportent aux neuroblastes, dont les fibres centripètes passent par le pédicule optique pour gagner le cerveau.

Ramon y Cajal (embryon de poulet de dix jours) et His (embryon de 13 millimètres, — environ cinq semaines) — estiment que le nerf optique contient des fibres centripètes et centrifuges, venant les unes des cellules ganglionnaires de la rétine et les autres, des cellules ganglionnaires du cerveau.

His voit apparaître les premières fibres nerveuses, dans la rétine de l'embryon humain de cinq semaines, cette rétine montre à son côté interne, un système lacunaire, que traversent les fibres de Müller. Les premières fibres nerveuses naissent d'une couche de cellules adjacentes, neuroblastes en forme de cornues dont les pointes recourbées se continuent en ces fibres lesquelles se dirigent vers le cerveau. Dans la couche interne des grains il existe des neuroblastes à pointes dirigées du côté externe. Ce renversement des prolongements a été observé par His notamment dans les hémisphères cérébraux où de nombreuses jeunes cellules dirigent leurs pointes vers la face ventriculaire.

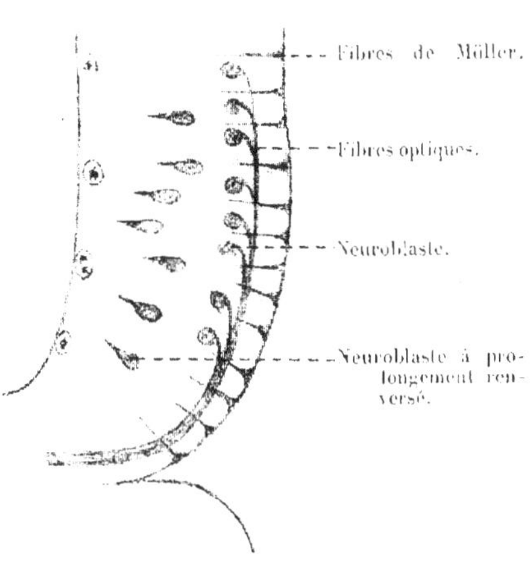

Fig. 59.

Schéma de la rétine (d'après His). Embryon de 13 millimètres (environ 5 semaines).

Premières fibres optiques centripètes, naissant des prolongements des neuroblastes en forme de cornue. Dans la couche granuleuse interne, neuroblastes à prolongements dirigés du côté externe.

D'après Nussbaum (chez Vespertilio murinus de 8 millimètres), les prolongements des cellules ganglionnaires dirigés vers le corps vitré passent du côté ventral dans le voisinage de la fente fœtale et pénètrent dans la zone centrale du pédicule pour gagner le cerveau. Arrivés à la base du cerveau, au voisinage rostral de l'hypophyse, ils abandonnent la voie suivie jusque-là et forment le chiasma, suivant un mode, qui varie dans les diverses classes et espèces des vertébrés. Ce dernier s'établit donc après le nerf optique. La formation des fibrilles nerveuses progresse du pôle postérieur de la rétine vers sa partie antérieure ; les fibrilles néoformées, en traversant le pédicule, font disparaître sa cavité (troisième mois). Après avoir envahi sa partie centrale elles ne tardent pas à traverser son côté dorsal. Les cellules du pédicule, d'abord disposées autour de la lumière centrale à la façon d'un épithèle, se rangent à la façon d'un tissu intermédiaire entre les faisceaux de fibrilles nerveuses. Après l'apparition des fibres nerveuses les cellules mésodermiques, entourant le pédicule optique sous forme d'une gaine unique d'abord, cloisonnent le nerf en séparant des groupes de faisceaux nerveux.

O. Schultze voit les premières fibres nerveuses apparaître à la périphérie de la portion distale invaginée du pédicule ; elles s'étendent sur le feuillet externe du nerf primitif. La lumière de celui-ci s'oblitère jusqu'au point où le feuillet externe se continue avec l'épithélium pigmenté de la rétine. Le point terminal de l'occlusion pédiculaire se trouve là où le feuillet externe supérieur du nerf passe à l'épithèle pigmenté. La transformation totale du pédicule épithélial en nerf fibrillaire fait perdre tout rapport existant entre le feuillet externe du pédicule et l'épithèle pigmenté de la rétine.

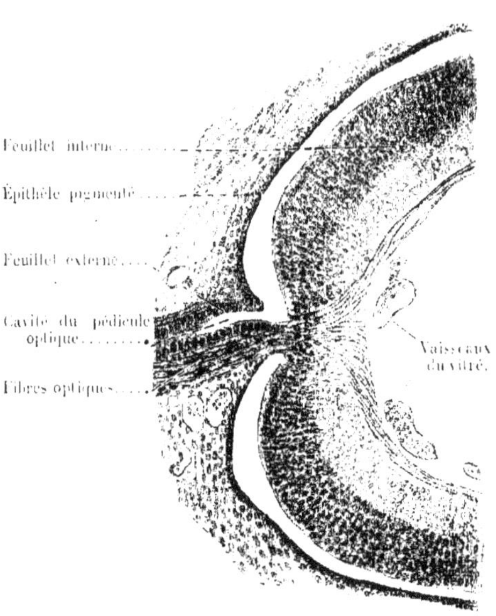

Fig. 60.

Coupe frontale, parallèle au grand axe de l'œil, du point d'entrée du nerf optique dans la rétine (embryon de vespertilio murinus), d'après O. Schultze.

Fibres nerveuses se répandant à la périphérie du pédicule optique dont la lumière se ferme vers le point de transition de son feuillet externe avec le feuillet pigmenté : point ultime de l'oblitération du pédicule.

Le développement en longueur et en largeur du nerf optique se fait par la multiplication des fibres nerveuses immigrées et des cellules neuro-épithéliales. Après l'apparition des fibres optiques, son extension semble condenser le mésoderme environnant et il s'entoure d'une couche de cellules plates et concentriques avec substance intermédiaire. Cette couche d'abord unique se différencie ultérieurement en deux autres : 1° une couche interne, *gaine piale*, très vasculaire, en relation d'une part avec la pie-mère du cerveau et de l'autre, avec la choroïde de l'œil ; 2° une couche externe, *gaine durale*, fibrillaire, répondant à la dure-mère du cerveau et à la sclérotique de l'œil.

La structure du nerf se complique attendu que la gaine piale envoie à l'intérieur des prolongements vascularisés formant des gaines connectives aux faisceaux nerveux, ainsi qu'à leurs cellules neuro-épithéliales de soutien. Ces dernières, cellules neurogliales, se disposent en des séries radiaires d'éléments reliés de façon à former un treillis délicat dont les mailles sont disposées en

longueur. Dans ces mailles existent quantité de faisceaux nerveux, de 7 à 15 μ
d'épaisseur, et composés de fines fibres anucléées et de nombreuses cellules

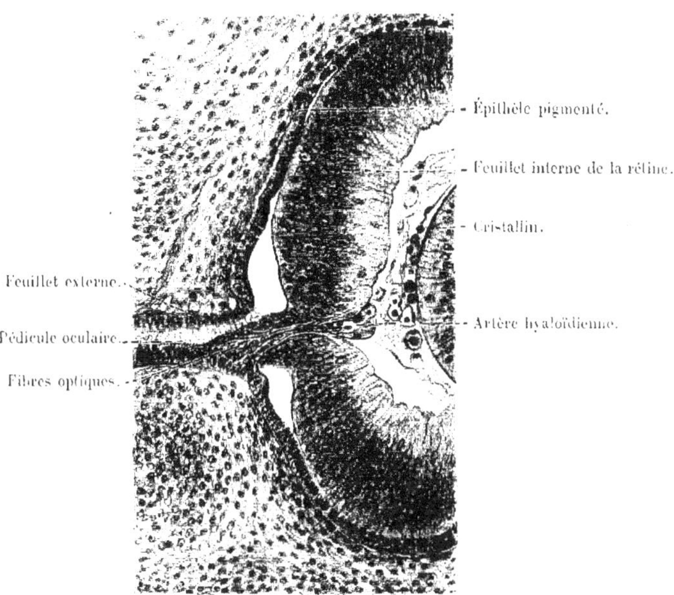

Fig. 61.

Coupe frontale, parallèle au grand axe de l'œil, au niveau du point d'entrée du pédicule
optique dans la rétine. Embryon de Vesperugo noctula (préparation du prof. VAN DER
STRICHT). Figure de comparaison avec le stade représenté par SCHULTZE.

Fibres nerveuses, axones des cellules ganglionnaires rétiniennes, passant de la rétine à la périphérie du feuillet
invaginé du pédicule optique.

gliales disposées en séries longitudinales, lesquelles s'entre-croisent avec les

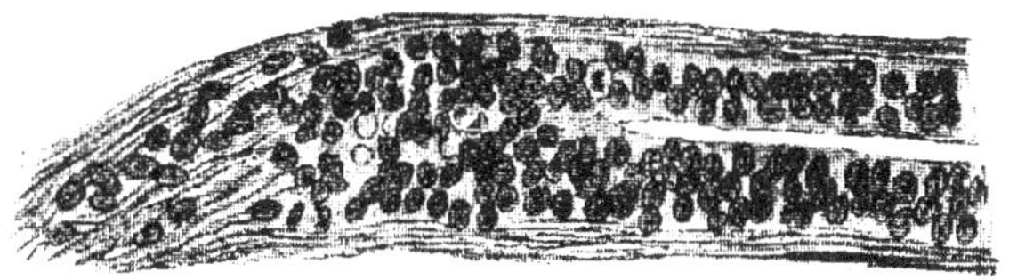

Fig. 62.

Section longitudinale du nerf optique d'un embryon de souris de 11 millimètres de long
(d'après A. SCHULTZE).

Le pédicule encore constitué par des éléments cellulaires montre les fines fibres nerveuses, anucléées, superficielles, *périphériques* dans la moitié gauche. A droite la section passe par l'axe longitudinal du nerf.

éléments en disposition radiaire, complétant ainsi le stroma de soutien des
fibres nerveuses (O. SCHULTZE).

Les faisceaux optiques et les éléments cellulaires qui les étayent vont jusqu'à la surface interne de la rétine, s'étendant encore au delà de l'aire du nerf optique, mais les fibrilles nerveuses rayonnent seules dans la rétine et passent à la surface externe du corps vitré pour se diriger vers l'ora serrata.

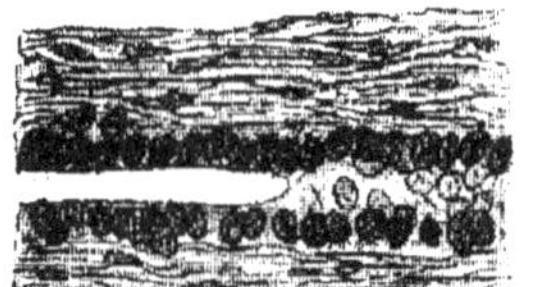

Fig. 63.

Coupe longitudinale du nerf optique d'un embryon de vespertilio murinus d'après O. Schultze.

Au point où les fibres nerveuses pénètrent dans la rétine se forme généralement une dépression légère, cupule ou entonnoir. Cette excavation conserverait pendant longtemps d'après Ucke un revêtement épithélial (cône épithélial de Bergmeister), reliquat épithélial séparé des éléments du pédicule par le mode de pénétration des fibres optiques. Il n'y aurait pas là de reliquat de cellules épithéliales cylindriques d'après Voll : les images observées répondent à celles des premiers stades de développement du stratum cel-

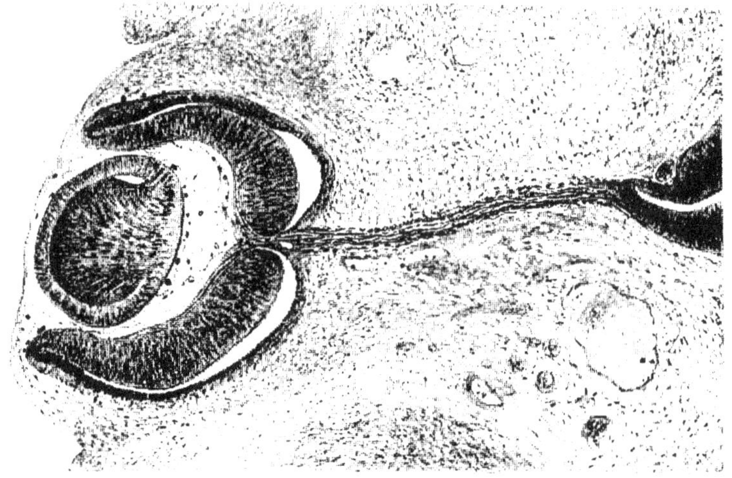

Fig. 64.

Coupe axiale du nerf optique et de la vésicule oculaire secondaire au stade de bourgeon cristallinien complet (Vesperugo noctula), d'après une préparation du prof. van der Stricht.

Le nerf optique déjà allongé est représenté par les fibres nerveuses tendues entre la rétine et le cerveau intermédiaire ainsi que par des éléments neurogliens à noyau allongé et de direction axiale interposés entre les fibrilles nerveuses. Les cellules neurogliennes existent aussi par places à la surface externe du faisceau nerveux.
Autour de ce dernier aucune condensation des éléments mésodermiques. Ceux-ci commencent à se tasser, en même temps que des vaisseaux apparaissent au pourtour de l'épithèle chargé de bâtonnets de pigment (choroïde initiale).

lulaire formant les vaisseaux rétiniens (voy. *Membrane vasculaire de la rétine*.

Les images de la figure 65 et A à L page 190 sont destinées à montrer la configuration du pédicule optique se transformant en nerf optique.

CORPS VITRÉ. — HYALOIDE. — ZONULE DE ZINN

Corps vitré. — La genèse du corps vitré a fait l'objet de travaux récents contradictoires.

Une question préalable dominait, il y a peu de temps, le problème : la vésicule oculaire primitive est-elle en contact direct avec l'ectoderme ? En est-elle séparée par une couche mésodermique, plus ou moins épaisse (*couche intermédiaire*), provenant des lames céphaliques ? De la présence ou de l'absence de cette couche intermédiaire semblait dépendre la réalité ou l'inanité des théories bâties sur l'origine du corps vitré. En effet, au moment où la vésicule cristallinienne se sépare de l'ectoderme, beaucoup d'auteurs la croient entourée d'une couche de mésoderme invaginée avec l'assise cristallinienne dans le calice rétinien. Ce mésoderme ambiant forme pour eux le vitré, dont il occupe l'endroit.

Il existe chez tous les vertébrés d'après W. MÜLLER, AYRES, SERNOFF. Il n'existe que chez les mammifères pour KÖLLIKER, MIHALKOVICS, LIEBERKÜHN, HIS, VAN BAMBEKE. — REMAK. KESSLER, CIRINCIONE nient son existence.

Pour d'autres auteurs le rôle de créer le vitré incombe à un bourgeon de tissu mésodermique, chargé d'une anse vasculaire et pénétrant par la fente fœtale de la rétine.

Dans l'un et l'autre cas l'origine du vitré est mésodermique, mais la modalité de l'évolution est différente.

SCHOELER, affirmant que, chez le poulet, le vitré naît de l'invagination du mésoderme cutané entraîné par le cristallin, est l'auteur de la *théorie mésodermique* du vitré.

BABUCHIN, KÖLLIKER, SCHWALBE, HERTWIG, MINOT, O. SCHULTZE, KOLLMANN, défendent la théorie mésodermique.

KEIBEL accorde la pénétration de vaisseaux dans le calice oculaire ; il nie celle du mésenchyme.

Pour SCHWALBE le corps vitré est un tissu connectif très riche en eau et dont les cellules s'atrophient de bonne heure ; sa substance fondamentale interfibrillaire infiltrée d'eau est ensuite parcourue par des cellules migratrices.

MINOT exprime la même opinion.

SCHENK concède l'immigration de cellules du feuillet moyen dans la cavité du futur vitré (poissons); dès le début il le voit homogène et privé de cellules : les cellules sont destinées aux seules assises vasculaires.

Pour CIACCIO le vitré a en tout temps la même constitution que le vitré adulte et ne montre les éléments cellulaires qu'à sa périphérie.

ANGELUCCI (1879) considère la couche intermédiaire comme la première assise du vitré, mais, en même temps que l'artère hyaloïdienne, pénètrent dans le vitré des cellules mésodermiques étoilées qui sont utilisées dans l'édi-

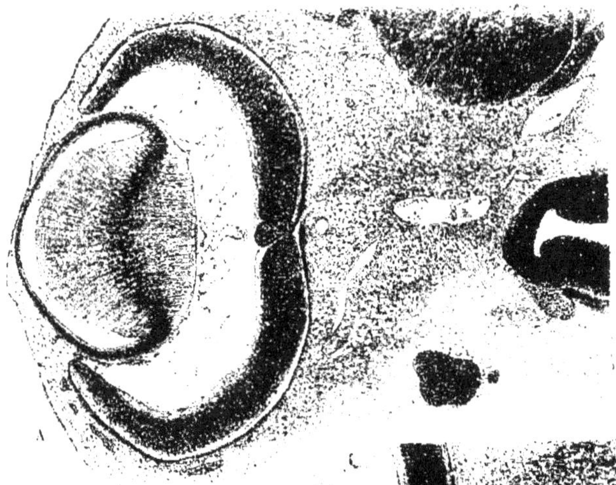

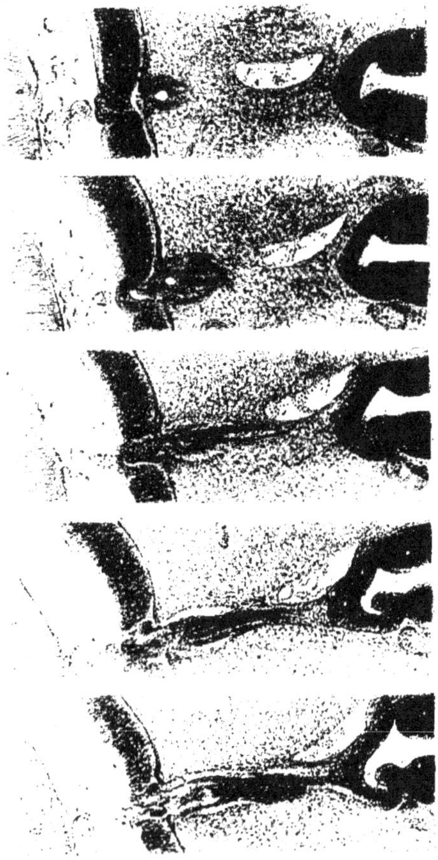

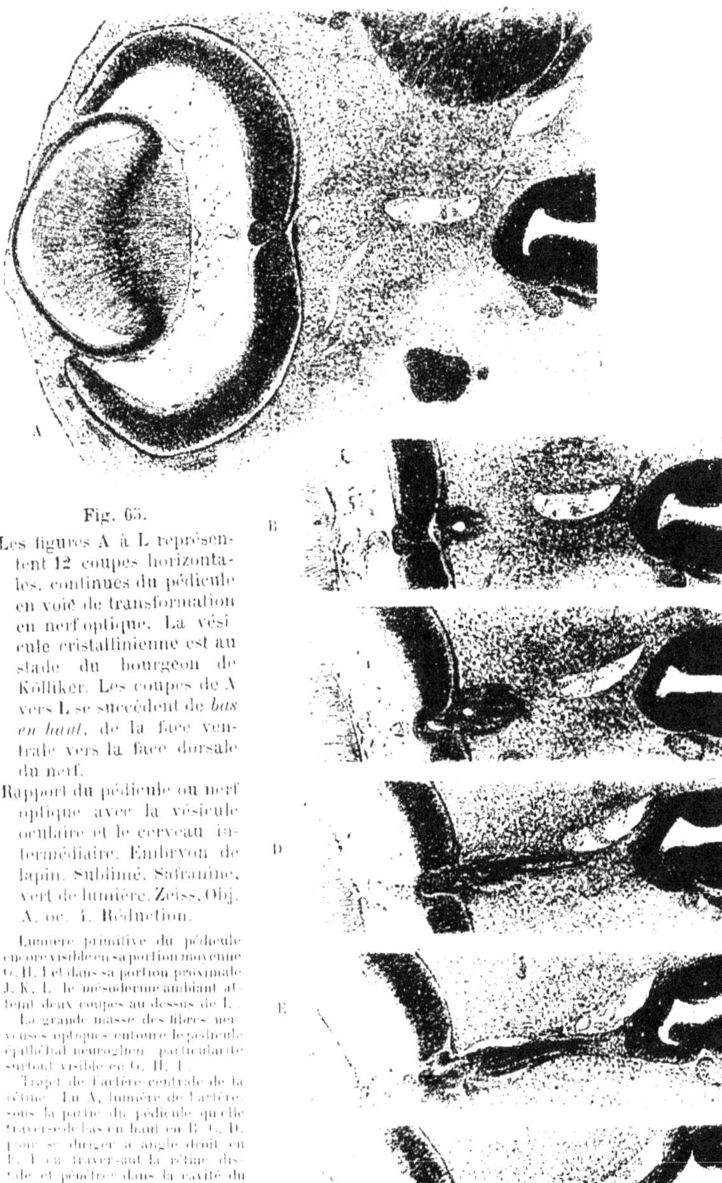

Fig. 65.

Les figures A à L représentent 12 coupes horizontales, continues du pédicule en voie de transformation en nerf optique. La vésicule cristallinienne est au stade du bourgeon de Kölliker. Les coupes de A vers L se succèdent de *bas en haut*, de la face ventrale vers la face dorsale du nerf.

Rapport du pédicule ou nerf optique avec la vésicule oculaire et le cerveau intermédiaire. Embryon de lapin. Sublimé. Safranine, vert de lumière. Zeiss, Obj. A, oc. 4. Réduction.

Lumière primitive du pédicule encore visible en sa portion moyenne G. H. I et dans sa portion proximale J. K. L. le mésoderme ambiant atteint deux coupes au dessus de L.

La grande masse des fibres nerveuses optiques entoure le pédicule épithélial neuroglien particularité surtout visible en G. H. I.

Trajet de l'artère centrale de la rétine. En A, lumière de l'artère, sous la partie du pédicule qu'elle traverse de bas en haut en B. C. D. pour se diriger à angle droit en E. F en traversant la rétine distale et pénètre dans la cavité du vitré avec une expansion répondant à l'artère hyaloïdienne. En H. le vaisseau est entouré par les fibres optiques. Il a disparu en J. où se produit un bourgeon ante-rétinien visible en J. en K et en 3 ou 4 coupes situées plus haut.

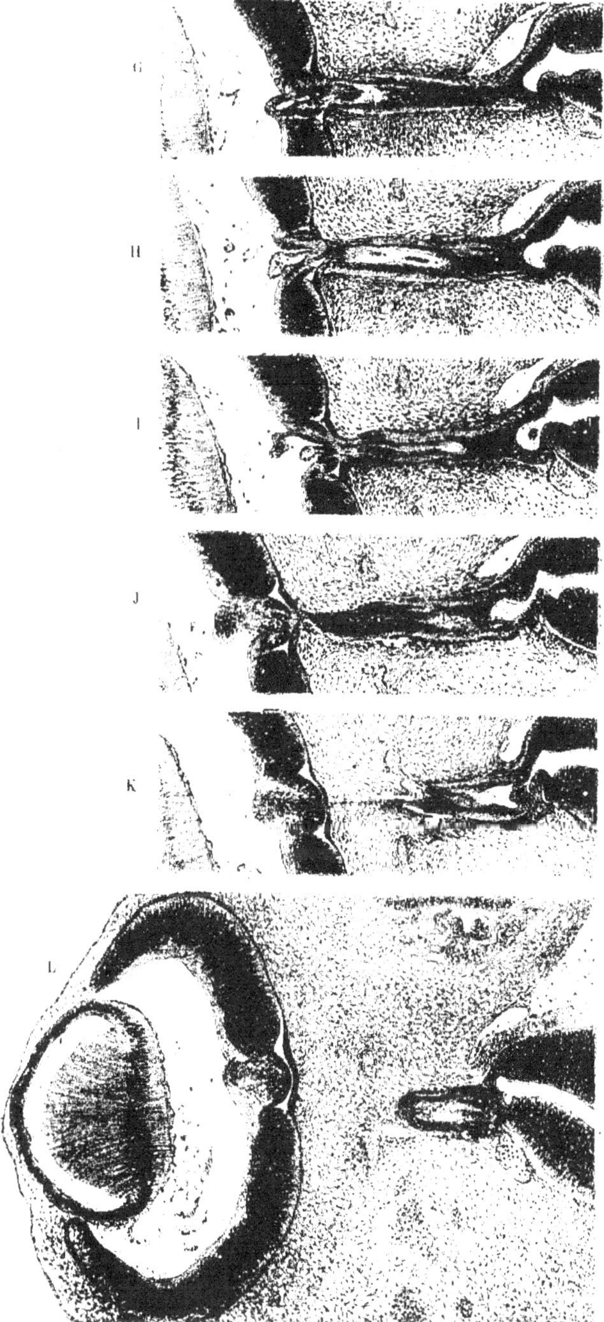

fication des bourgeons vasculaires. La genèse est la même chez les mammifères et chez les oiseaux.

D'après une autre conception le vitré n'est pas un produit d'origine mésodermique, ce n'est pas une formation cellulaire. C'est un *transsudat ou liquide excrété par les vaisseaux sanguins*, lesquels existent en grand nombre dans la cavité rétinienne de l'embryon. La structure du vitré rappelle le liquide cérébro-spinal à l'état coagulé. Telle est la théorie avancée par KESSLER et contre laquelle KÖLLIKER et LIEBERKÜHN se sont élevés.

REMAK avait nié chez les oiseaux, puis chez les mammifères, l'existence de la couche intermédiaire. KÖLLIKER l'admit et fut suivi par LIEBERKÜHN, ARNOLD, KEIBEL, REAL Y BEIRO et d'autres.

Le corps vitré décrit par LIEBERKÜHN naît avant l'apparition de la fente fœtale puisqu'il est invaginé avec le cristallin. Ce vitré primordial, rétro-cristallinien, d'où naît la capsule vasculaire transitoire, enveloppant la lentille, est suivi plus tard de la formation de la substance propre du vitré laquelle est liquide chez beaucoup d'oiseaux.

KÖLLIKER concédait à KESSLER la différence existant au point de vue de la couche intermédiaire entre les mammifères et les oiseaux. C'était vouloir distinguer au point de vue de l'invagination mésodermique rétro-cristallinienne entre les mammifères d'une part et les oiseaux d'autre part. (Ajoutons-y avec CIRINCIONE les reptiles, les amphibies et les poissons). Cette distinction n'est pas admissible pour CIRINCIONE attendu que, ni chez les uns ni chez les autres, le cristallin en voie d'évolution n'entraîne de mésoderme. Elle porte atteinte à l'harmonie génétique. Il n'est guère admissible que dans ses transformations le corps vitré, organe fondamental, se comporte différemment en deux classes de vertébrés aussi proches voisines que les mammifères et les oiseaux.

NUSSBAUM a récemment rejeté à son tour la théorie de KESSLER. Il représente les cellules connectives propres du vitré chez l'embryon de 8 millimètres de Vespertilio murinus, cellules dont le nombre va augmentant (mitoses) et qui sont figurées distantes des vaisseaux (fig. 33). Il semble vouloir aller à l'encontre d'une opinion de CIRINCIONE d'après laquelle les images vues par KÖLLIKER, VAN BAMBEKE, KEIBEL, CIACCIO dans le calice oculaire et derrière le cristallin, images considérées par eux comme assises connectives du vitré, ne sont que des produits pathologiques (avortement pour l'embyron humain). NUSSBAUM fait observer que les réseaux de coagulation observés par lui dans le liquide cérébro-spinal sont différents des réseaux qu'il relève dans le vitré. Les réseaux obtenus dans la vésicule oculaire secondaire et dans les ventricules cérébraux rappellent les coupes de glande lymphatique traitées au pinceau, mais vierges de noyaux cellulaires intercalés, tandis que ceux observés dans le vitré naissant sont bien plus fins et contiennent réellement des cellules dont les prolongements sont faciles à reconnaître.

Pour les partisans de la théorie mésodermique, surtout défendue par KÖLLIKER, l'espace minime séparant primitivement le cristallin et le calice rétinien, augmente avec l'agrandissement de ce dernier, avec le développement du bourgeon mésodermique immigré, avec l'apparition d'un liquide clair.

L'anse vasculaire introduite par le pédicule émet des bourgeons devenant branches latérales de l'artère hyaloïde (voy. plus loin). La consistance du tissu devient gélatineuse; à la périphérie se rencontrent les éléments les plus nombreux, cellules fixes et leucocytes.

Le corps vitré reste en rapport avec le mésoderme aussi longtemps que les lèvres de la fente fœtale ne se sont pas rencontrées.

Pour KEIBEL (souris, poulet), le mésoderme n'intervient pas dans la for-

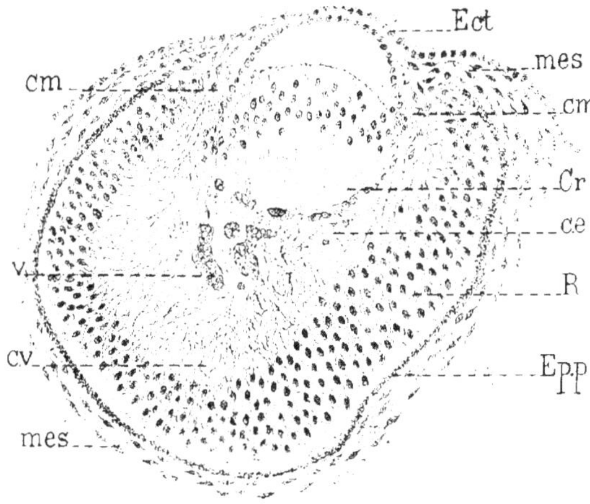

Fig. 66.

Section centrale et sagittale de l'œil d'un embryon humain de six semaines, conservé dans le sublimé (d'après TORNATOLA). Zeiss, objectif C, oculaire 3. Réduction 3 : 2.

ect, ectoderme. — *mes*, mésoderme. *ep.p*, feuillet externe pigmenté et R feuillet interne de la rétine. — *cm*, cellules mésodermiques pénétrant au pourtour du cristallin Cr dans l'ouverture antérieure et dans la cavité du calice. — *ce*, cellules mésodermiques endothéliales en voie de régression. — Les fibres du vitré montrent leur origine aux dépens des cellules rétiniennes. — *v*, vaisseau.

mation du vitré embryonnaire. Il n'existe pas de couche intermédiaire. Les cellules rétro-cristalliniennes appartiennent à des vaisseaux. Chez deux embryons humains, de 8,5 et 13,5 millimètres de longeur, il a vu une couche intermédiaire dont les noyaux pénétraient dans la vésicule oculaire pour passer dans une masse granuleuse contractée. L'auteur les tient pour des corpuscules sanguins et des endothèles vasculaires.

CHIEVITZ nie formellement l'invagination du mésoderme intermédiaire et de l'assise cristallinienne. La lamelle rétro-cristallinienne, considérée comme mésoderme entraîné, est une masse de liquide coagulé, destiné à remplir la cavité du calice oculaire, espèce de substance de « remplissage » dans le sens de HENSEN.

La lamelle mésodermique apparaît plus tard derrière le cristallin, sous forme d'un cône mésodermique pénétrant par la fente fœtale, en un point situé derrière l'extrémité postérieure de la vésicule oculaire secondaire et la face inféro-postérieure du cristallin. C'est le moment où le cristallin, ayant pénétré dans la vésicule oculaire secondaire, est encore adjacent à l'ecto-

derme. Le cône se dirige d'abord de bas en haut suivant l'axe vertical de la
cavité du calice et gagne lentement la voûte de ce dernier, entre le cristallin
et la face distale du calice, sans s'étendre latéralement. Arrivé à la voûte,
son tissu étend un fin prolongement qui le fait entrer en conjugaison avec
le mésoderme périvésiculaire. Tandis que ce dernier évolue, il s'étend aussi
sur toute la face postérieure et latérale du cristallin. Plus tard il revêt la
face supérieure et antérieure de cet organe, en lui constituant une enveloppe

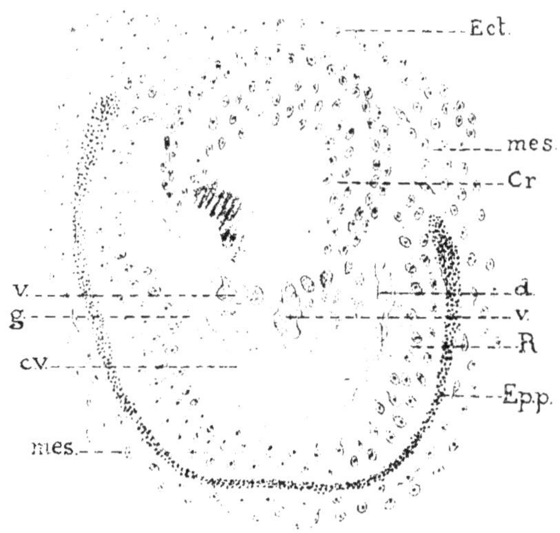

Fig. 67.

Section centrale et sagittale de l'œil d'un embryon humain de six semaines, conservé dans
le sublimé (d'après TORNATOLA). Zeiss, objectif E, oculaire 4. Réduction 3 : 2.

En *g*, le vitré *cv*, se continue dans les cellules rétiniennes; en *d*, les filaments rétiniens se réunissent en un cordon
qui simule l'hyaloïde (voir le texte). Ect, mes, Cr, R, Epp, v, v, comme dans la figure précédente.

complète, riche en éléments anastomosés et libre de vaisseaux. C'est la *capsule
périlenticulaire*.

Elle naît donc des éléments qui paraissaient pour beaucoup d'auteurs
engendrer le vitré.

Si l'affirmation de CHIEVITZ est exacte, la théorie d'après laquelle chez
les mammifères « le corps vitré est un tissu connectif sous-cutané modifié »
LIEBERKÜHN est controuvée. Celle qui invoque la naissance aux dépens d'un
transsudat, en refusant au tissu mésodermique toute entrée dans le calice
oculaire, ne l'est pas moins.

CHIEVITZ se demande : « quelle est donc la vraie origine du corps vitré ? »
Engagé en des recherches d'embryogénie comparée, il comptait se prononcer
ultérieurement sur cette question à laquelle les travaux de TORNATOLA semblent
d'ores et déjà donner une réponse.

TORNATOLA fait pénétrer les cellules mésodermiques dans le calice rétinien,

mais les vaisseaux que l'on y trouve sont engendrés par ces cellules et non
le corps vitré (voy. plus haut SCHENK).

Le corps vitré est d'origine *ectodermique*, rétinienne.

Battant en brèche les idées admises sur l'origine mésodermique du vitré,
TORNATOLA démontre chez les vertébrés l'existence purement transitoire du
bourgeon mésodermique pénétrant dans la vésicule oculaire : son rôle est
d'organiser les vaisseaux du vitré. Les vaisseaux n'arrivent donc pas préformés dans le calice oculaire :
ils y évoluent par la transformation des cellules mésoblastiques en cellules endothéliales et par celle des
mérocytes en noyaux vitellins
immigrés, ces derniers devenant des corpuscules san-
guins.

Quant au corps vitré lui-
même, il provient directement du protoplasme des cellules rétiniennes embryonnaires (fig. 66), que la totalité
ou une partie seulement de
ces cellules intervienne (différenciation en cellules visuelles
et cellules sécrétantes).

Sur la figure 67, emprun-
tée à TORNATOLA, la cavité
du cristallin *Cr.* détaché de
l'ectoderme périphérique *ect.*
ou feuillet corné, est déjà
oblitérée. Le feuillet externe
Ep. p. de la vésicule ocu-

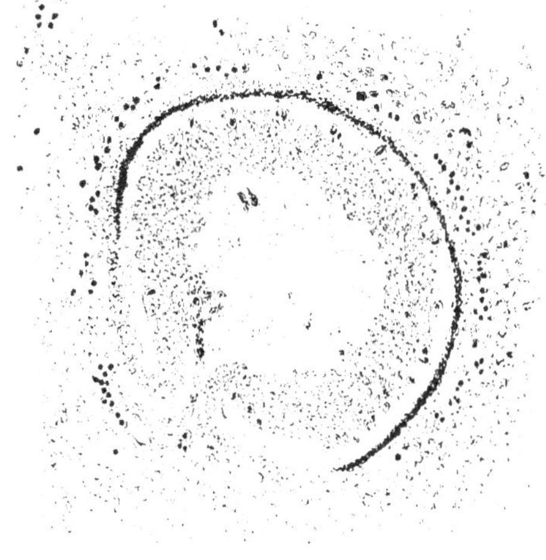

Fig. 68.

Rapports du vitré avec la rétine. Coupe transversale de la vésicule oculaire normale de l'embryon
de vache (congénère de l'œil à deux fentes fœtales
(voir *Tératologies*, Zeiss, objectif D, oculaire 2. Réduction 3 : 2.

La coupe passe par la *fente fœtale normale, typique* à gauche
et en bas de la vésicule optique secondaire. Vaisseau hyaloïdien
se distribuant au niveau de la fissure dans le réticule vitré en
émanant de la rétine.

laire est pigmenté et entouré d'éléments mésodermiques *mes.* Les éléments du feuillet interne *R* sont disposés sur plusieurs couches et leur
pôle distal émet des prolongements qui s'entre-croisent en un plexus
constituant le vitré *cv.* Les rapports des fibres du vitré et des cellules
rétiniennes sont évidents du côté gauche *g.* Les filaments se réunissent à
droite *d* en un cordon qui simule l'hyaloïde. Les fibres du vitré se poursui-
vent entre les cellules rétiniennes de sorte que celles-ci paraissent plongées
en un réticule que KOGANEI a décrit. De jeunes vaisseaux *v. v.* se dessinent
derrière le cristallin au voisinage d'éléments mésodermiques non utilisés et
en voie de dégénérescence.

La substance du corps vitré (fixation par le sublimé, à l'état très frais) est,
d'après TORNATOLA, constituée par de très minces fibrilles dirigées en des sens
différents. Parfois elles s'associent pour créer des fibres plus épaisses, rare-

ment des cordons. Ces derniers peuvent se résoudre derechef en fibrilles dirigées en divers sens et retourner à leur fin calibre primitif.

L'humeur vitrée représente ainsi une substance analogue au tissu de sécrétion étudié par HENSEN, EMERY et FICALBI. Ce n'est pas là un tissu, puisqu'on n'y trouve point de cellules propres et point de substance intercellulaire. Les cellules fixes, analogues aux cellules mésodermiques de l'embryon au moment de leur introduction dans l'espace du vitré, sont vaso-formatrices.

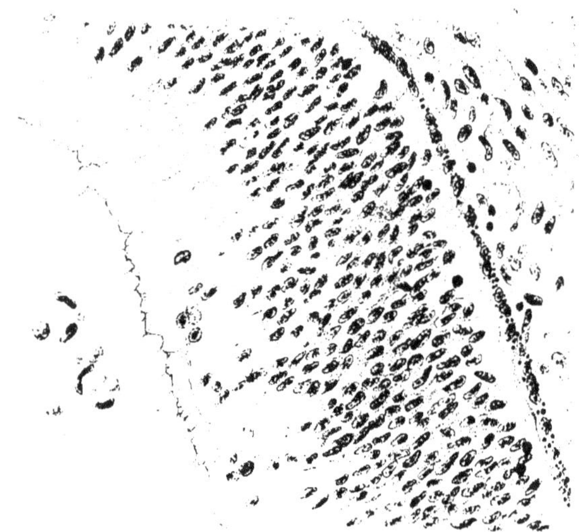

Fig. 60.

Rapports du vitré avec la rétine. Segment supérieur de la rétine à sa partie moyenne.

Embryon de vache de 14 millimètres. À droite, l'épithèle pigmenté et le mésoderme contigu. Dans le vitré deux coupes transversales de capillaires (dans l'intérieur, hématies nucléées). — Sublimé acétique, carmin boracique. Leitz, Imm. 1/12, oc. 2. Réduction 3 : 2.

On observe chez les mammifères, dès le premier moment de la constitution de la vésicule oculaire secondaire, des cellules mésodermiques passant entre le cristallin et l'ouverture du calice rétinien et pénétrant dans sa cavité. Leur destination est également temporaire.

TORNATOLA étaie ses conclusions avec des arguments tirés de l'anatomie pathologique et de l'embryologie comparée.

L'anatomie pathologique fournit des faits rapportés par CIACCIO et le duc CHARLES EN BAVIÈRE. CIACCIO a vu une altération du vitré représentée par une quantité de filaments très minces, dont l'origine se trouve dans la partie postérieure du vitré. De ce point ils se dirigent pour la majeure partie, tantôt en se séparant, tantôt en se rejoignant, vers le cristallin. Le duc CHARLES a observé dans la rétinite brightique des filaments du corps vitré se divisant ou s'unissant en forme de réseau.

D'autre part, CARRIÈRE décrit chez les gastéropodes un corps vitré et **un** ristallin fournis par des cellules rétiniennes sécrétantes, identiques aux cellules pigmentées de HILGER et différentes des cellules visuelles.

Chez les alcyopodes le corps vitré est sécrété par de grosses cellules visuelles [« glandes unicellulaires du vitré »]. GRENACHER fait dériver le vitré chez les céphalopodes et les hétéropodes de cellules rétiniennes dites « de remplissage » (Emplemzellen). Leur fonction est de remplir de leur produit la cavité de l'œil.

Dans le même ordre d'idées nous retrouvons avec SCHEWIAKOFF dans les yeux en calice de charybdea (ordre des acalèphes) un corps vitré provenant des cellules rétiniennes pigmentées : il ferme le calice oculaire et protège les cellules visuelles.

TORNATOLA déclare l'origine mésodermique du corps vitré inacceptable, étant donnés les faits observés par lui. Il est invraisemblable que le vitré continue à augmenter alors que ses vaisseaux ont disparu et que la fente oculaire est close. Il est peu probable aussi que le tissu « connectif » embryonnaire dure toute la vie sans se reproduire, sans se renouveler.

Enfin, le corps vitré apparaît dans la cavité rétinienne avant la forma-

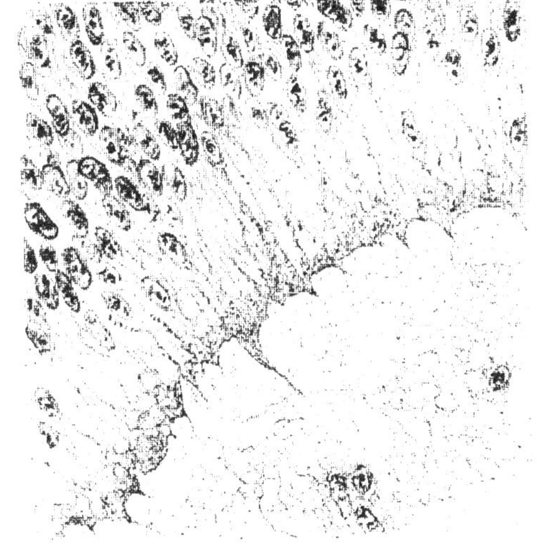

Fig. 70.

Rapports du vitré avec la rétine. Segment supérieur de la rétine, à sa partie moyenne.

Embryon de vache. Cellules vasoformatrices dans le réticule du vitré. — Liqueur de Hermann, safranine, acide picrique. Leitz Imm. homog. 1 12, oc. 3.

tion des vaisseaux, fait observé également par VAN BAMBEKE.

Il apparaît aussi avant l'entrée des cellules mésodermiques dans la cavité rétinienne. Le corps vitré reste toujours en rapport avec la rétine : il croît avec l'animal, il continue à exister, ce qui ne pourrait être le cas en l'absence de cellules propres, si le rapport susdit n'existait pas.

De même que l'expérimentation a déterminé, après des ablations partielles de la capsule du cristallin, que cette dernière se régénère par l'intervention de l'épithélium antérieur, il était intéressant d'étudier, après des soustractions partielles du vitré, les rapports qui s'établissent entre la rétine et le vitré néoformé.

Un de nos élèves, A. HAEMERS, a constaté, en étudiant la régénération du vitré, que ce dernier naissait comme les données embryologiques de TORNATOLA le faisaient concevoir. Au point de vue histologique les fibrilles du vitré affectent des rapports étroits avec la rétine à tous les âges de l'embryon,

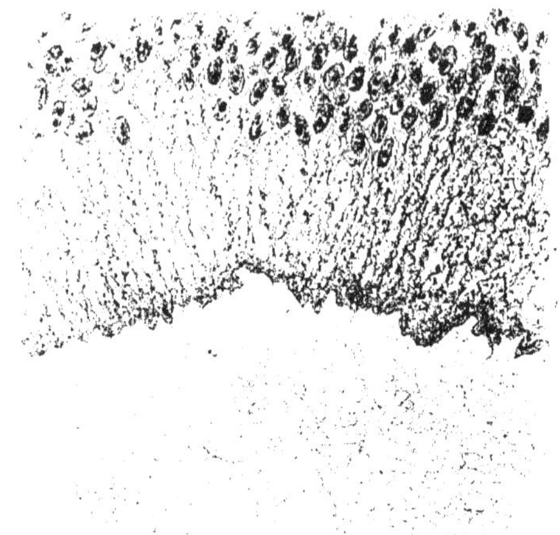

Fig. 71.

Rapports du vitré avec la rétine. Segment inférieur de la rétine, à sa partie moyenne.
Même embryon, même fixation et coloration. Leitz, Imm. 1/12, oc. 3. Réduction de 1/4.

notamment avec les spongioblastes et, chez l'adulte, avec le tissu de soutène-

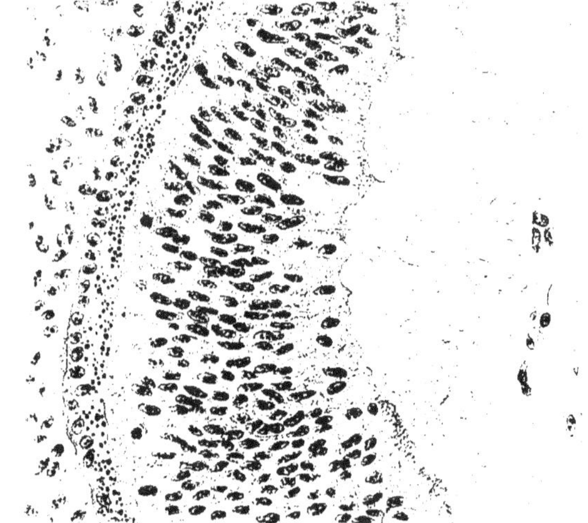

Fig. 72.

Rapports du vitré avec la rétine.

Partie terminale de la vésicule oculaire coupée suivant son grand axe. Embryon de chèvre. — Sublimé acétique,
hématoxyline. — Heidenhain, Zeiss, objectif D, oculaire 4, détails dessinés à l'imm. 1/12. Réduction 1/3.

ment de la rétine. Au point de vue expérimental la régénération rappelle le

plan de la rétine embryonnaire : le vitré régénéré est constitué par une
trame fibrillaire naissant du tissu neuroglien, à la façon des productions
exoplasmiques que STUDNIČKA fait dériver des cellules épendymaires. Ce
que TORNATOLA appelle un tissu de sécrétion est pour HAEMERS un produit cuticulaire engendré par les éléments rétiniens, comme la capsule
cristallinienne est engendrée par les cellules épithéliales sous-jacentes.

L'un et l'autre proviennent
en dernière analyse de l'ecto-
blaste. Ils sont différents en
raison des fonctions physiologiques qui leur sont dévolues.

Rappelons ici le rappro-
chement que STUDNIČKA lui-
même a fait entre les cellules
épendymaires et les éléments
de soutien de la rétine : les
cellules épendymaires sont représentées par les fibres de
Müller.

Nous nous rallions à la
manière de voir de notre col-
lègue italien. Nos figures 68 à 72 démontrent la véracité de ses assertions.

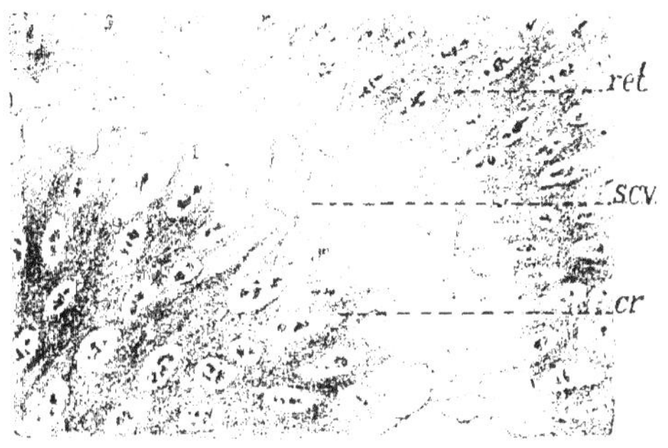

Fig. 73.

Embryon de lapin de 10 jours. (HAEMERS).

SCV, espace entre le cristallin cr et la rétine ret avec le réseau formé par les prolongements de la vésicule cristallinienne et de la vésicule oculaire secondaire.

Dans son mémoire sur le développement du cristallin des mammifères, le
plus complet que nous ayons sur cette matière, C. RABL a été, quoique inci-
demment, des plus explicite au sujet de la genèse ectodermique du vitré.

FISCHEL, d'autre part, fait naître le réseau des fibres vitréennes aux dépens
de prolongements des cellules de la partie ciliaire de la rétine. Pour lui la
membrane limitante interne (voir plus loin) et le vitré sont des produits rétiniens. Les cellules du vitré ne sont que des leucocytes.

Pour ADDARIO, l'épithèle ciliaire situé devant l'ora serrata, est la matrice
dont l'activité engendre le réticule vitréen et lui assure une croissance lente
mais continue.

Une théorie mixte a surgi récemment. D'après VAN PÉE (de Liège), le vitré,
montre à son origine (mouton) deux espèces d'éléments : les uns d'origine
épithéliale, les autres, d'origine mésodermique.

Les premiers sont formés au début de la même façon par la rétine et par
le cristallin, ainsi que HAEMERS l'a observé également : fibrilles réfringentes,
à direction radiaire, naissant du sommet de saillies coniques (voy. fig. 73) et
constituées par des prolongements profonds des cellules épithéliales de la
rétine et du cristallin. En s'entre-croisant elles donnent le *corps vitré épithélial* et se distinguent dans le cours du développement par la continuation de
leur disposition nettement radiaire.

D'autre part on distingue de bonne heure la présence d'éléments fibrillaires
qui se présentent sous l'aspect d'une membrane réfringente parsemée de cel-

lules fusiformes et en continuité sur tout le parcours de la capsule optique avec le mésoderme extra-oculaire. C'est l'ébauche du *corps vitré mésodermique*.

Les fibrilles cristalliniennes disparaissent: les rétiniennes s'allongent et s'étendent de la rétine au cristallin, représentant presque à elles seules le corps vitré. Ce n'est que peu à peu que les cellules mésodermiques pénètrent dans la cavité oculaire. Un feutrage de fines fibrilles se forme à leurs dépens: il représente le *corps vitré mésodermique*. Ce dernier est constitué par des éléments pour la plupart concentriques aux parois de la cavité oculaire et croisant par conséquent à angle droit les fibrilles épithéliales. Il constitue la majeure partie du vitré.

Les fibrilles rétiniennes naissent pour VAN PEE de cellules neurogliales ayant la valeur d'éléments de soutien et de différenciation précoce, attendu que dès le plus jeune stade elles se montrent terminées du côté de la cavité oculaire par une saillie protoplasmique se continuant elle-même en un filament réfringent. Les fibrilles vitréennes radiaires ne seraient qu'un prolongement des fibres de MÜLLER.

Les vaisseaux ne se forment pas de toutes pièces aux dépens des cellules mésodermiques primitivement isolées. Elles pénètrent progressivement à l'intérieur du corps vitré par bourgeonnement des vaisseaux extra-oculaires.

TORNATOLA aurait méconnu la signification des éléments mésodermiques sur lesquels ses devanciers avaient tant insisté.

Il nous paraît que la plupart des auteurs ont considéré comme cellules mésodermiques engendrant un tissu propre, semblable au tissu muqueux de la gelée de Wharton, le « tissu » apparemment créé par les cellules mésodermiques vaso-formatives, plongées dans le fin réticule, d'origine rétinienne, réticule contenant dans ses mailles le liquide clair qui y est déversé par la circulation.

Si l'on étudie la série des coupes bien fixées, on se convainc que les cellules « du tissu muqueux » sont des éléments se rattachant à des tubes endothéliaux en voie d'évolution. Celles qui ne sont pas utilisées *ad hoc* passent à la régression.

Le beau mémoire de RETZIUS nous donne la preuve de l'embarras que cause l'interprétation des dites cellules au double point de vue de leurs qualités de cellules mésodermiques ou endothéliales. RETZIUS exprime des doutes sur leur nature réelle. Pour lui le développement du tissu vitré est en rapport avec l'artère hyaloïde. Très peu abondant au début, il augmente progressivement autour du tronc et des branches du vaisseau. RETZIUS voit des cellules rondes et fusiformes en rapport direct avec les vaisseaux ou s'en éloignant sous forme de traînées. Une partie de ces cellules appartient nettement aux vaisseaux de néoformation. Il est possible que la plupart soient de nature vaso-formative, mais comme il en est qui ont une forme ronde ou de fuseau, on ne peut affirmer s'ils n'appartiennent pas au tissu et jouent un rôle dans sa formation. Après la disparition des vaisseaux hyaloïdiens il reste quelques cellules, rondes irrégulièrement distribuées et paraissant en rapport par leur protoplasma avec le fin réticule qui les entoure.

D'autre part l'auteur suédois insiste, pour le fœtus humain et celui du lapin, sur la constitution fibrillaire du vitré, notamment dans la seconde moitié du développement. L'ensemble du tissu est un feutrage de fines fibrilles d'une extrême intrication, se croisant en tous sens, se rencontrant en des points nodulaires ou se rejoignant pour s'écarter ensuite, tout en circonscrivant des espaces qui contiennent le vitré. RETZIUS ne décide pas s'il y a un rapport entre les fibrilles et les cellules, hésitation qui corrobore notre réflexion de tantôt.

Le réseau dont il parle avait été observé par R. VIRCHOW, C.-O. WEBER et C. BLIX et bien décrit par CIACCIO et Hans VIRCHOW.

L'origine ectodermique du corps vitré trouve un nouveau défenseur en VON LENHOSSEK, mais ce n'est point la rétine qui en représente la matrice, c'est le cristallin. Les fibrilles du corps vitré sont de fins prolongements des extrémités basales des cellules cristalliniennes (cellules vitréoformatives), nées par différenciation morphologique du pôle cellulaire basal, à la façon des cellules épendymaires du système nerveux central. Ce n'est pas un tissu de sécrétion comme le pense TORNATOLA. Les premières fibres sont *méridionales*. Il en naît de *radiaires* qui, des premières, s'étendent vers la rétine. Ces fibres radiaires fournissent à leur tour des fibres *radiaires secondaires*. Un troisième système de fibres entoure l'axe oculaire de grands et de petits cercles : ce sont les fibres latitudinales très marquées dans la couche corticale et dans la partie antérieure rétrécie de la vésicule oculaire secondaire. Les fibres latitudinales proviendraient des fibres radiaires. Cette partie antérieure du corps vitré, se condensant en avant, se délimitera d'avec la zonule et l'espace de Petit (*espace zonulaire* de CZERMAK). Les fibres zonulaires naissent des épithélés de la partie ciliaire de la rétine. D'après VON LENHOSSEK l'ensemble du réseau vitréen se détache à un moment donné de sa matrice, le cristallin. Or, les cellules ectodermiques de cet organe ne formeraient que la première assise du corps vitré. VON LENHOSSEK admet que cette masse protoplasmique réticulée, malgré l'absence de tout noyau, aurait par la suite un développement autochtone.

Membrane hyaloïde. — HENLE (membrane limitante hyaloïde, 1866). IVANOFF, SCHWALBE admettent l'existence de l'hyaloïde. SCHWALBE la considère comme la seule membrane existante entre la rétine et le vitré. Elle répond à une métamorphose de ce dernier.

BABUCHIN, ARNOLD, LIEBERKÜHN, se basant sur leurs études embryologiques, se sont prononcés dans ce sens.

Pour BABUCHIN, ARNOLD, GERLACH il existe, à côté de la limitante interne de la rétine, une membrane hyaloïde appartenant en propre au corps vitré.

Il convient de rappeler ici que la limitante interne de la rétine n'existe pas en tant que membrane : elle est une marge limitante (margo limitans) constituée par les petites plaques cuticulaires terminant vers la surface externe du vitré les cônes des fibres radiaires. L'imprégnation argentique de la surface interne de la rétine dessine une mosaïque de champs répondant aux surfaces terminales des fibres de Müller (Schultze, Retzius).

Pour Ivanoff, l'hyaloïde est constituée par une condensation du vitré connectif.

Retzius décrit la membrane hyaloïde fine, résistante, amorphe et vitreuse, présentant à sa surface interne des cellules fusiformes ou ramifiées, plus ou moins aplaties et disséminées à d'inégales distances. Il ne peut comprendre comment O. Schultze la met en rapport génétique avec la rétine. Mihalkovick, Kessler, Berger, Real y Beiro admettent ce rapport. Berger fait intervenir les fibres de soutien de Müller dans la formation de l'hyaloïde. Real y Beiro rapporte à la rétine une membrane d'enveloppe primordiale du vitré. Ce n'est que plus tard que surgit une membrane vraie, définitive, due à l'épaississement de la périphérie du vitré.

Pour Angelucci l'hyaloïde n'existe pas : une membrane limitante revêt la vésicule oculaire secondaire, excrétion cuticulaire de sa paroi. Elle séparera plus tard le vitré de la rétine et celle-ci de la choroïde. L'origine est donc plutôt rétinienne. Cette membrane périvésiculaire arrive d'après Angelucci jusqu'à la pupille, car elle revêt les deux faces de l'iris.

Au début du développement Kölliker voit aux confins de la rétine une ligne de démarcation. On ne peut dire s'il s'agit d'une membrane particulière, mais plus tard une cuticule lui semble évidente. Elle se sépare avec le corps vitré sur une plus ou moins grande étendue, quand ce dernier est détaché de la rétine, mais elle appartient à cette dernière.

Elle ne s'étend pas sur la partie antérieure du corps vitré, mais se relève au bord du calice rétinien pour se porter sur la couche pigmentée en devenant extrêmement fine ou en disparaissant. Kessler et Kölliker font de cette fine membrane la limitante interne primitive, une partie de la rétine passant sur la partie ciliaire de la rétine et le pigment de l'iris, le vitré fœtal ne possédant pas de membrane démarquante à l'origine. L'hyaloïde proprement dite se constitue à l'époque où la zonule s'ébauche et où les vaisseaux hyaloïdiens se résorbent.

Deux courants d'opinions existent d'après ce qui précède : 1° l'hyaloïde dérive génétiquement de la rétine (formation cuticulaire dans le sens de Kölliker, fournie par les assises correspondantes de la vésicule oculaire); 2° l'hyaloïde est une membrane qui appartient en propre au corps vitré (membrane basale, représentant les couches limitantes du mésoderme et provenant de lui).

Remarquons avec Kollmann qu'elle n'existe pas dans le segment postérieur du bulbe en tant que couche solide, dans les premières périodes du développement.

Tornatola nie l'existence de l'hyaloïde chez le poulet et chez les mammifères. Il se réserve toutefois un jugement définitif sur son existence après l'étude de nouveaux matériaux. Étant donnée l'origine qu'il assigne au vitré, on comprend l'importance qu'il attache à cette étude.

Zonule ciliaire ou de Zinn. — La zonule a fait l'objet de recherches histologiques bien plus que d'investigations embryologiques. Son histogenèse n'a pas été formulée sans être appuyée sur des déductions théoriques, dont les auteurs ont eu peine à se défendre, suivant qu'ils ont assigné à l'hyaloïde une origine vitréenne ou rétinienne par exemple.

Trois théories sont en présence : 1° la zonule dérive du vitré ; 2° elle provient du vitré et de la rétine ciliaire ; 3° elle naît de la rétine ciliaire.

Lieberkühn décrit les fibres de la zonule sur des yeux qui n'ont pas atteint la moitié de la dimension de ceux de l'animal nouveau-né et au moment où la capsule vasculaire existe encore. On les poursuit en arrière, à la surface du vitré, en avant, sur les surfaces antérieure et postérieure de la capsule cristallinienne.

Valentin avait constaté l'existence de la zonule au début du cinquième mois.

Kölliker la voit au quatrième mois et la considère comme produite dans le corps vitré et dans la membrane hyaloïdienne par une différenciation. Nussbaum la représente également comme le résultat d'une différenciation dans le domaine des cellules antérieures du vitré.

Pour Angelucci les fibres zonulaires naissent de la partie antérieure du vitré (produit d'excrétion). Elles ne forment pas le « canal » de Petit, produit artificiel.

Retzius, insistant comme Hocquart et Masson, sur la nature des fibres (système de fibrilles et cordelettes et non membrane), montre chez l'embryon de quatre mois et demi que le vitré est en rapport avec les vaisseaux de la membrane capsulaire : au début, il se dirige en avant de façon à embrasser le cristallin. Dans le vitré séparant le corps ciliaire du cristallin naît un système de fibres qui se tendent entre ces deux parties et se fixent fréquemment aux vaisseaux. Le vitré proprement dit se délimite de l'espace, triangulaire sur les coupes et devenant plus tard *espace de Petit*. Le vitré encore existant à ce moment et les vaisseaux se résorbent : seules les fibres restent.

Dans cet ordre d'idées J. Arnold avait vu que la formation de la zonule de Zinn est précédée d'une soudure de la capsule vasculaire du cristallin avec la partie ciliaire de la rétine, pendant que s'esquissent les procès ciliaires. Les vaisseaux deviennent plus rares à ce point de soudure et un tissu finement fibrillaire surgit qui, des procès ciliaires, passe sur la capsule du cristallin. Pour Arnold l'hyaloïde ne fait pas partie de la rétine. D'après l'homonyme de l'auteur, Fr. Arnold, la zonule en provient. Même origine admise par Schöler. Loewe affirme que la zonule naît du vitré et n'a rien de commun avec la rétine. Rumschewitch rapporte le vitré, la zonule et la capsule du cristallin au mésoderme.

Quant aux recherches histologiques (œil adulte) qui pour la plupart concluent à l'origine rétinienne de la zonule, il nous faut renvoyer aux mémoires de Hocquart et Masson, Czermak, Topolansky et Berger pour ne citer que ceux-là.

Ivanoff, Hocquart, Berger invoquent l'origine de la zonule aux dépens du corps vitré et de la rétine ciliaire. D'après Czermack, Gerlach, Agababow, les fibres zonulaires naissent seulement de la rétine ciliaire, idée depuis longtemps exprimée par von Baer. Hensen considérait la zonule comme une excrétion basale des cellules de la partie ciliaire de la rétine. Au point de vue histologique Schön décrit les fibres zonulaires comme prolongements des cellules claires. Pour Agababow les fibres ne se terminent pas à la lamelle vitreuse de Brücke ; elles se prolongent au delà et se perdraient entre les cellules claires. D'après Terrien elles aboutissent entre les cellules claires et les cellules pigmentées pour gagner jusqu'à la choroïde.

Avec la théorie ectodermique du vitré on est fatalement ramené à l'origine ectodermique de la zonule de Zinn.

Pour Rabl les fibres zonulaires, d'origine ectodermique comme le vitré, ne partent pas de la pointe des procès ciliaires, mais d'une région située un peu en avant de l'ora serrata. De ce point les fibres se dirigent en avant en traversant les espaces situés entre les procès ciliaires. Les fibres zonulaires sont des prolongements issus de la base des cellules rétiniennes tournées vers le vitré et représentant la limitante interne de la portion ciliaire de la rétine ; elles appartiennent donc à la rétine.

De ce qui précède il résulte que la rétine, le corps vitré et la zonule sont des formations ectodermiques ayant des liens génétiques étroits.

TRACTUS UVÉAL

Iris. — **Procès ciliaires et partie ciliaire de la rétine**. — **Choroïde ou membrane vasculaire.** — A cause des rapports étroits, existant entre ces parties du système ou tractus uvéal, elles peuvent être envisagées dans leur ensemble.

Nous nous sommes borné à esquisser la genèse de la rétine dans le segment postérieur du calice oculaire. La différenciation des éléments rétiniens en spongio- et neuroblastes ne s'effectue pas dans toute l'étendue de cette membrane.

De là un contraste entre le bord et le fond du calice rétinien. Au niveau de ce bord existe une ceinture de rétine non destinée à la vision et dont le développement est autre. A une certaine époque la rétine comprend de la sorte trois segments représentant : 1° la *partie optique* déjà décrite, et la plus considérable, 2° la *partie ciliaire* et 3° la *partie irienne* répondant à la zone marginale du calice et participant d'une part à la formation du corps ciliaire et de l'autre à celle de l'iris.

C'est un fait acquis que les premières assises du corps ciliaire et de l'iris appartiennent à la rétine, à l'ectoderme et non à la choroïde, au mésoderme ; elles se dessinent entre le deuxième et le troisième mois de la vie intra-utérine. Le segment antérieur de la zone marginale du calice, *partie rétinienne du futur iris*, s'accroît en avant pour s'avancer au-devant de la face antérieure du cristallin, et circonscrire en avant un orifice, celui de la future pupille. Il s'amincit par la réduction de la lamelle interne, stratifiée, en une couche de cellules uniques, tandis que la partie de la zone marginale située derrière et répondant au futur *corps ciliaire* s'étale surtout en surface, d'où, nécessité pour elle de se disposer en des plis méridiens, les futurs *procès ciliaires*. Cette extension en surface est peu marquée pour la portion rétinienne de l'iris chez l'homme. Elle l'est davantage chez le lapin par exemple.

La formation du pigment y est abondante d'abord dans la lamelle externe, dans la lamelle rétinienne ensuite, de sorte que chez le fœtus de huit mois toutes deux sont chargées de pigment. La soudure des deux lamelles leur donne l'aspect d'une couche pigmentée unique (*urée ou couche pigmentée de l'iris*).

Disons dès à présent que le mésoderme, en s'organisant en avant de l'assise rétinienne de l'iris, y engendrera les parties connectives du futur iris (vaisseaux et tissu connectif proprement dit). Fidèle à son rôle le mésoderme se glisse dans les recessi et sillons de l'assise rétinienne du corps ciliaire; des anses vasculaires s'y dessinent, entourées d'une faible quantité de tissu connectif, la couche contiguë aux procès se transformant en muscle ciliaire pour certains auteurs.

L'extrême abondance des vaisseaux de l'iris, du corps ciliaire et de la choroïde trahit la part considérable que le feuillet moyen prend à la formation de ces parties, mais pour les deux premiers il semble bien que le rôle capital, primordial en tous cas, reste réservé à la zone marginale du calice rétinien.

Tandis qu'au niveau du futur corps ciliaire la rapide extension en surface détermine une couronne de plis radiaires, à direction méridionale, que les bords du calice rétinien s'étendent de leur côté en surface pour créer l'iris, le mésoderme céphalique, qui entoure ce calice, ébauche la trame connective du corps ciliaire et de l'iris et continue l'organisation de celle de la choroïde.

La capsule mésodermique périvésiculaire d'abord unique, se différencie à la fin de la sixième semaine, au niveau de la partie rétinienne du calice, en une couche interne, *l'assise choroïdienne* et une couche externe, *l'assise scléro-cornéenne*. L'assise mésodermique qui se développe au-devant du cristallin éloigne l'ectoderme de la surface antérieure de la lentille.

Pour Rᴇᴀʟ ʏ Bᴇʀʀᴏ, la choroïde, analogue à l'enveloppe vasculaire entourant les vésicules cérébrales pour se transformer en pie-mère, dérive des capillaires entourant la vésicule oculaire primitive.

La disposition des vaisseaux sera décrite plus loin.

La limite interne de la choroïde est indiquée par la *lamelle vitreuse*; la limite externe, par de légères fentes qui s'élargissent ultérieurement pour constituer l'*espace périchoroïdien* traversée par des cellules et des fibres mésodermiques. L'espace périchoroïdien s'arrêterait chez l'homme et chez les mammifères au niveau du bourrelet scléro-cornéen. Il manque encore chez l'embryon de 21 millimètres (Kᴏʟʟᴍᴀɴɴ).

Pour Angelucci (1898) une membrane basale de la choroïde n'existe pas plus qu'une enveloppe hyaloïde du corps vitré. Toutes deux répondent au point de vue embryologique à une même membrane enveloppant les éléments de la rétine : en avant elle forme la limitante interne ; en arrière elle constitue un épaississement cuticulaire la transformant en membrane *réticulaire* de la rétine. Ce serait d'après une donnée antérieure d'Angelucci (1879) un tout

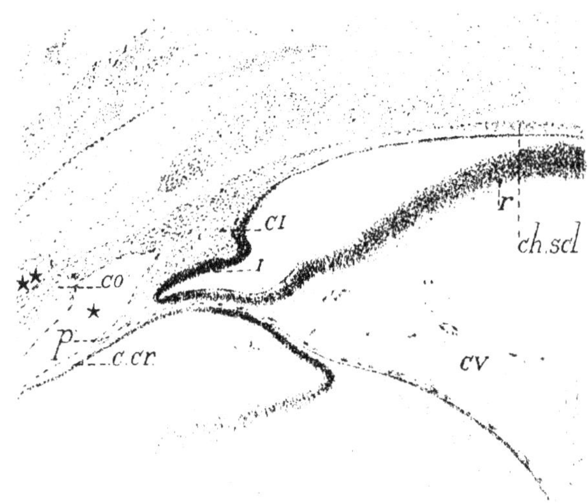

Fig. 74.

Développement de l'iris et des parties adjacentes. Embryon de chien. Zeiss, objectif A, oculaire 4. Réduction 4 : 3.

r, partie optique de la rétine. — *ci*, corps ciliaire au niveau duquel les deux feuillets rétiniens sont accidentellement très écartés. La partie mésodermique du corps ciliaire se prolonge au-devant de *i*, bord antérieur de la vésicule oculaire, ce dernier répondant à la partie rétinienne de l'iris.

Un vaisseau de la membrane pupillaire *p*, reçoit l'anastomose d'un vaisseau longeant la capsule postérieure du cristallin. — *cv*, corps vitré avec vaisseaux. — *c.cr*, capsule du cristallin. — *ch.scl*, assise de la choroïde et de la sclérotique. — *co*, cornée. — *p*, membrane pupillaire. — *, chambre antérieure. — **, cul-de-sac conjonctival à la gauche de la figure.

continu par la formation d'une membrane qui fournit aux deux faces de l'épithèle pigmenté de l'iris et des procès ciliaires.

L'iris possède d'autre part à sa surface antérieure un *revêtement endothélial* : il procède des cellules mésodermiques constituant le revêtement antérieur de la chambre antérieure.

D'après Nussbaum le *muscle sphincter de la pupille* chez les mammifères et les oiseaux, le muscle rétracteur du cristallin chez les poissons proviennent non du mésoderme, comme on l'admet généralement, mais de la vésicule rétinienne. Il resterait à déterminer si le *muscle dilatateur de l'iris* et le *muscle accommodateur* sont également d'origine ectodermique. Le sphincter pupillaire dont les fibres lisses dérivent des cellules pigmentées, antérieures du bord du calice, existe au troisième mois de la vie intra-utérine. Le pigment se perd graduellement par la suite. On peut établir un état semblable chez l'em-

bryon de lapin de treize jours. Au cinquième mois le stroma irien ne contient
pas encore de *pigment*, mais les deux feuillets rétiniens sous-jacents au stroma
en contiennent dans toutes leurs cellules.

KÖLLIKER constatait, en 1879, deux rangées épithéliales dans la couche
pigmentée de l'iris. HIRSCHBERG avait relevé le fait, en 1876, chez un enfant
de sept ans. L'une des couches, la plus proche de la substance irienne, se

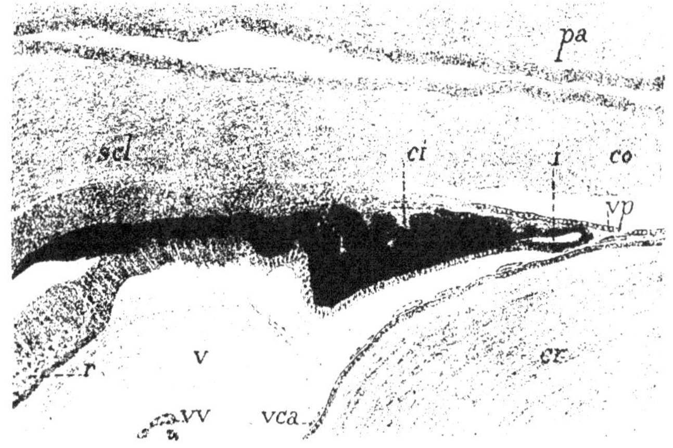

Fig. 75.

Développement de l'iris. Embryon humain. Zeiss. obj. 16 mm., oc. 8. Réduction 4 : 3.

Coupe montrant les trois segments de la rétine : à gauche la partie optique *r*, au voisinage de la partie ciliaire
et séparée par cette dernière *ci* de la partie irienne *i*. Entre les deux lamelles rétiniennes de celle-ci, reliquat
de la cavité de la vésicule optique primitive. — *ci*, corps ciliaire composé de la partie rétinienne à deux
lamelles, dont l'externe est fortement pigmentée, et du mésoderme. — *vp*, vaisseau de la membrane pupillaire,
anastomosé en avant avec une branche ciliaire-irienne et, en arrière, avec une branche capsulaire. — *vca*, vaisseaux
capsulaires — *cr*, cristallin — *v* vitré et fibres zonulaires — *vv* vaisseaux du vitré — *co* cornée, *scl*,
sclérotique. — *pa*, paupière.

composé de cellules polygonales ; l'autre, continuation de la partie ciliaire
de la rétine, est représentée par des cellules allongées, fusiformes.

Les modifications de l'iris embryonnaire, en rapport avec le développement
du muscle *dilatateur*, ont été bien étudiées dans un travail récent de HERZOGDT
et confirmées par celui de A. SZILI, jun. La cellule, dans le dilatateur, est représentée par deux parties : une *fibre contractile* et une *partie cellulaire nucléée*
laquelle, située en arrière, représente une partie du revêtement épithélial de
la face postérieure de l'iris (fig 76).

RETZIUS avait démontré antérieurement que le muscle dilatateur peut
naître d'une transformation de la couche antérieure de l'épithèle pigmenté, mais il admettait la transformation éventuelle d'une cellule
épithéliale en cellule musculaire. Pour GRYNFELLT le dilatateur naît des
pôles antérieurs des cellules épithéliales de la couche rétinienne antérieure. Le pôle postérieur de la cellule conserve son caractère épithélial
et forme une partie de la couche pigmentée de l'iris. La partie qui devient

muscle dilatateur forme une lamelle fibrillaire anucléée, la *membrane dilatatrice*.

D'après A. Szili, jun., le muscle dilatateur de l'homme dérive d'une transformation de la couche épithéliale antérieure de l'iris, au septième mois de la vie embryonnaire. Les noyaux de la lamelle épithéliale antérieure ou externe occupant le milieu des éléments, à la fin du sixième mois, sont disposés, au septième, un peu en retrait vers la lamelle interne ou postérieure. Ils

Fig. 76.

Coupe radiaire de la couche postérieure de l'iris adulte (d'après A. Szili, jun.). Fixation par la formaline. Décoloration par la méthode d'Alfieri. Zeiss, obj. E, oc. 2. Réduction 1, 3 :

Ei, épithèle interne. — *c.fi*, couche fibrillaire et *c.ce*, couche cellulaire du muscle dilatateur. — *Str*, stroma irien.

tendent à devenir ovalaires. Cette première modification est suivie dans le pôle cellulaire antérieur et anucléé d'un deuxième phénomène en rapport avec la naissance de la membrane de Bruch : les limites cellulaires sont devenues indécises de sorte que la série tout entière des segments cellulaires anucléés confluent en une lamelle où se dessine une différenciation fibrillaire, tandis que les segments cellulaires nucléés se surbaissent et s'allongent dans le sens radiaire, les noyaux s'aplatissant de plus en plus.

Le développement du dilatateur commence chez le lapin quinze jours après la naissance. Il est déjà notablement formé chez le nouveau-né.

La donnée de l'origine épithéliale du *sphincter* pupillaire, annoncée par Nussbaum, lui assure la priorité dans cette question.

Les connexions génétiques du sphincter et de l'épithèle irien se laissent démontrer aisément, grâce aux méthodes actuelles de dépigmentation.

A. Szili, jun., décrit, au quatrième mois, le développement du sphincter pupillaire aux dépens des cellules épithéliales, au point où se replie autour du *sinus annulaire* les deux feuillets de la vésicule oculaire secondaire (fig. 77). Sa première assise est représentée par un petit amas de noyaux irrégulièrement disposés (Embryon de 10 centimètres de long), amas se développant en un *prolongement* lamellaire dirigé vers le corps ciliaire. Chez l'embryon, de 19 centimètres de long, cet amas devient claviforme ; ses éléments s'étirent et prennent par le réactif de van Gieson la coloration caractéristique de la musculature lisse. Le *prolongement sphinctérien* naît au point de réflexion de la vésicule oculaire secondaire, à un moment où la pigmentation diffuse du feuillet externe diminue notablement. Il n'est donc guère riche en pigment. Plus tard, lorsque surgit la fibrillation de la partie périphérique des cellules, des granules de pigment s'observent encore dans le protoplasme périnucléaire.

Chez le nouveau-né le sphincter est encore en rapport étroit avec l'épithèle. Du tissu connectif surgit, vers la fin du cinquième mois, qui effectuera la dissociation de ce rapport. La subdivision du muscle en deux ou trois faisceaux s'opère par l'interposition de tissu connectif, au 6e mois.

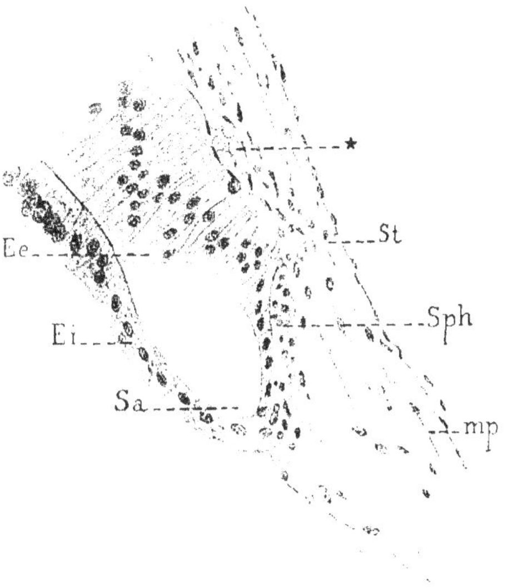

Les *fibres radiaires* (Speichenfasern, voy. fig. 79) appartiennent d'après Rioccu Miyake aux fibres musculaires de la membrane de Bruch. Les fibres radiaires sont à leur origine toujours en un rapport intime avec les fibres du muscle dilatateur, tandis que leur liaison avec les fibres circulaires ou sphinctériennes ne peut être observée partout, sauf pour celles qui surgissent au bord périphérique extrême du sphincter.

Les fibres radiaires appartiennent au dilatateur. Leur ensemble représente un système musculaire en opposition avec celui du sphincter.

Chez l'adulte, les faisceaux radiaires surgissent, parallèlement avec ceux du dilatateur, de la même matrice, savoir des prolongements pigmentés ou saillies antérieurement connues de la lamelle épithéliale. Les faisceaux les plus forts et les plus constants, *fibres d'attache* (Anzalsfasern) dérivent du plus volumineux de ces prolongements, *l'éperon pigmenté* de Michel. Cet éperon dépasse constamment le bord de l'assise sphinctérienne à l'endroit où chez l'adulte existe le faisceau de conjugaison le plus fourni et d'emplacement invariable (Grünert).

Pour Grünert les divergences d'opinion des auteurs, relatives à l'origine du dilatateur, proviennent du fait des examens à des degrés divers de contraction. Dans la contraction proprement dite du dilatateur, les noyaux se retirent dans la direction de la moindre résistance, c'est-à-dire vers l'épithèle. Les fibrilles non contractées du dilatateur apparaissent alors comme une

Fig. 77.

Coupe radiaire de l'iris d'un embryon de 10,2 centimètres de long, d'après A. Szili, jun. Fixation dans le liquide de Tellyesniczky. Décoloration par la méthode d'Altieri. Zeiss. Imm. 1 12, oc. 2. Réduction 4 : 3.

Ei, épithèle interne. — *Ee*, épithèle externe. — *Sph*, prolongement sphinctérien. — *Sa*, sinus annulaire. — *, inflexion épithéliale au niveau d'un vaisseau (futur procès ciliaire). — *St*, stroma irien. — *mp*, membrane pupillaire.

membrane annelée, répondant à la membrane de BRUCH-HENLE et, derrière cette lamelle, se trouve placé un double épithèle. Dans le cas de relâchement avec pupille étroite, on établit la nature musculaire du dilatateur et le rapport des noyaux allongés avec cette couche musculaire.

On est d'accord pour faire naître l'iris et le corps ciliaire à la fin du deuxième mois ou au début du troisième.

A deux mois et demi. KRISCHEWSKY reconnaît les assises antérieures du

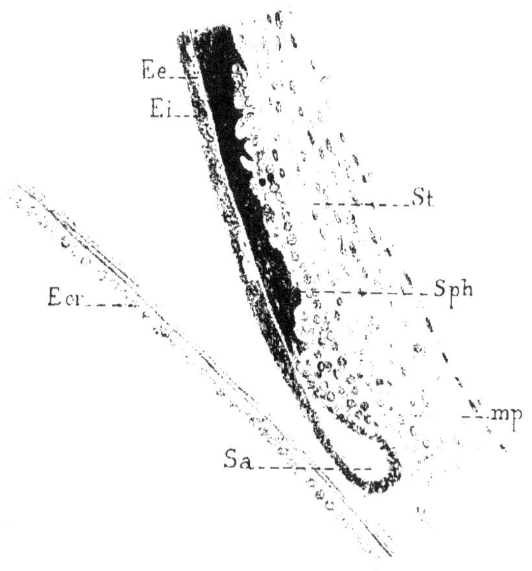

Fig. 78.

Coupe radiaire de l'iris d'un embryon de 24 centimètres de long (d'après SZILI, jun.). Fixation dans le liquide de Flemming. Zeiss, objectif E, oculaire 2. Réduction 4 : 3.

Ei, épithèle interne. — *Ee,* épithèle externe. — *Sph,* prolongement sphinctérien. — *Sa,* sinus annulaire. — *St,* stroma oréen. — *mp,* membrane pupillaire. — *Ecr,* épithèle du cristallin.

tractus uvéal. L'assise connective est déjà passablement épaisse. Elle est en apparence attachée à la face postérieure de la cornée.

A trois mois, les deux feuillets rétiniens forment des plis épais dans la région du corps ciliaire et de l'iris. Ils sont confondus au niveau de l'assise irienne en une couche épithéliale pluristratifiée et paraissent l'être dans la région du corps ciliaire. L'espace périchoroïdien s'étend jusqu'au bord pupillaire traversé par un système de travées et de fentes, à rapporter aux prolongements des cellules connectives étoilées (KRISCHEWSKY).

A trois mois et demi. KÖLLIKER consigne les chiffres suivants : Largeur de l'iris, de couleur brun clair, 0,2 millimètre. Procès ciliaires bien formés, recouverts par un pigment noir très foncé et une couche de cellules claires (partie ciliaire de la rétine), de 0.035 millimètre d'épaisseur et apparemment constituée par 4 ou 5 couches cellulaires. Il existe une limitante interne nette et une zonule finement fibrillaire.

A cinq mois, d'après le même, l'iris mesure 0,058 millimètre et la couronne ciliaire, à partir de l'ora serata, 0.50 à 0,57 millimètre. La hauteur des procès ciliaires est de 0.12 à 0.18 millimètre ; leur largeur est de 0.10 à 0,12 millimètre. Enfin, la portion de la rétine ciliaire monostratifiée, avec cellules, maintenant allongées, a 0,015 millimètre. Le pigment le plus foncé est au procès cilliaire. Le calcul établit que, chez l'embryon de cinq mois, 5 procès ciliaires occupent la place qui leur est assignée chez l'adulte : leur nombre n'augmente guère mais leur longueur s'accentue (NUSSBAUM).

MICHEL rencontre à cette époque des cellules pigmentées, transversales, les muscles lisses du sphincter, dont la première assise parait être observée au quatrième mois. La partie ciliaire de l'iris, bandelette étroite au début, dépasse le sphincter en longueur. KÖLLIKER avait vu les éléments pigmentés dont parle MICHEL. Ce qu'il y a de frappant, ce sont à l'iris, des cellules pigmentaires transversales qui cependant ne peuvent guère être attribuées au sphincter.

Au *septième mois*, MICHEL décrit dans l'iris un pli, le pli irien, qui s'élève dans le milieu de la portion ciliaire et disparaît après trois ou quatre semaines.

De même que dans la choroïde (SATTLER) l'adventice manque d'abord aux vaisseaux iriens. Jusqu'à la fin du septième mois deux couches cellulaires revêtent la face postérieure de l'iris :

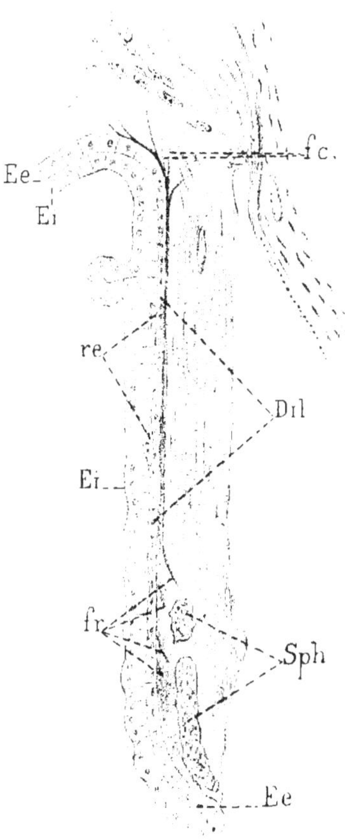

Fig. 79.

Coupe radiaire de l'iris adulte. Schéma des couches postérieures dépigmentées. Dilatation moyenne de la pupille d'après A. SZILI, jun.

Ei, épithèle interne. — *Ee*, épithèle externe. — *re*, reliquats épithéliaux, mais cellulaires non transformés de l'épithèle externe. — *Sph*, sphincter de la pupille. — *Dil*, dilatateur de la pupille. — *fc*, faisceaux ciliaires, terminaison ciliaire du dilatateur. — *fr*, faisceaux radiaires, terminaison pupillaire du dilatateur, le plus périphérique des faisceaux, le plus volumineux, inséré vers le bord périphérique du sphincter, occupe le niveau de l'éperon pigmenté de Michel.

une antérieure large, l'épithèle pigmenté ; une autre, postérieure, continuation de la partie ciliaire de la rétine.

La couche pigmentée s'étend au delà du sphincter dans la pupille (éperon pigmenté). En avant de cette couche se trouve comme une membrane délicate, la continuation de la limitante primitive de la rétine (KÖLLIKER). Les couches encore séparées des cellules pigmentées confluent après le septième mois en une couche unique.

MICHEL ne voit pas de muscle dilatateur. Ce qu'on a désigné comme étant les fibres musculaires qui s'y rapportent, ne sont que des cellules du stroma en disposition radiaire.

La pigmentation du stroma irien se fait d'arrière en avant.

A la naissance, la choroïde est encore fort mince et ses cellules privées de pigment d'après KÖLLIKER.

HISTORIQUE. — L'iris, dont la formation est relativement tardive, apparaît d'après FR. ARNOLD à la fin de la septième semaine, à la fin du quatrième mois d'après VALENTIN. KESSLER en constate les premières traces chez l'embryon de poulet du dixième jour.

Son développement coïncide avec celui des artères ciliaires longues dont l'expansion, avec l'adjonction d'une substance cellulaire délicate, crée la choroïde (FR. ARNOLD).

Pour RATHKE et SCHOELER l'iris est une simple excroissance de la choroïde; opinion partagée par HENLE, KÖLLIKER, HENSEN, LIEBERKÜHN.

En vue de la genèse du *colobome de l'iris* il est presque superflu de faire observer que, dans l'évolution normale de la fente fœtale de l'œil, ce colobome n'a rien de commun avec une fente qui préexisterait dans l'iris au cours du développement. Il convient de rappeler ici que la fente fœtale (fente « choroïdienne »que VON BAER ne plaçait même pas dans la choroïde, dès 1837) doit son apparence à un moment donné à l'absence du pigment rétinien à son niveau. SCHOELER et les observateurs venus après lui reconnaissaient là une lacune dans la rétine et le tapis noir, une fente génératrice de la fovea et de la macula centrales (HUSCHKE, VON BAER et W. KRAUSE, rôle que lui ont dénié SCHOELER, BRÜCKE et HENSEN). Elle répond en réalité au niveau où le feuillet interne de la vésicule oculaire secondaire se replie dans le feuillet externe, à cette solution de continuité qu'une soudure fait disparaître et que décèle pendant quelque temps l'absence de pigment. Jamais une fente ou strie n'existe dans l'iris. VON BAER l'avait dit, mais elle avait été admise par MALPIGHI et HALLER au dire de BISSCHOFF.

SCHOELER se prononce le premier sur le développement de la choroïde. Il la fait dériver, mais avec le tapis, de la même assise germinative que la sclérotique, c'est-à-dire de la partie céphalique du système vertébral de REICHERT, répondant à la partie céphalique des plaques protovertébrales de REMAK.

Pour ce dernier le segment antérieur de l'assise mésodermique devient la membrane pupillaire qui se résorbe plus tard; il fait naître la choroïde et le tapis noir de la lamelle externe de la vésicule oculaire secondaire, idée combattue par KÖLLIKER, à qui revient l'honneur d'avoir indiqué en premier lieu la genèse différente de la choroïde et du tapis, ainsi que leur vraie origine : le feuillet sensoriel pour le tapis, le mésoderme pour le stroma choroïdien.

De son côté VON AMMON avait séparé la couche rétinienne pigmentée du stroma irien, et BABUCHIN avait défini exactement le rôle des éléments descendant du feuillet moyen et entourant la vésicule oculaire chez le poulet de trois jours. Il leur attribuait la formation de la choroïde, du cercle ciliaire et de l'iris.

SCHENK défend les mêmes données.

M. SCHULTZE, observant chez le poulet l'apparition de la choroïde au neuvième jour, fait remarquer que le pigment ne se montre que tardivement dans les cellules choroïdiennes, comme dans certaines cellules de la sclérotique : l'assise choroïdienne non pigmentée se sépare ainsi du tapis ou lamelle externe, chargée de pigment. Chez les embryons de mouton de 7 centimètres la choroïde est sans pigment ; chez ceux de 14 centimètres, les cellules fusiformes et étoilées, pigmentées existent.

Signalons encore quelques points, d'intérêt historique seulement :

KESSLER connaît la formation exacte de l'iris chez le triton et le poulet. Son bord pupillaire est un de ces points où l'endothèle et de l'épithèle véritable confinent directement. Un double plissement de la paroi de la vésicule oculaire permet de diviser celle-ci en partie postérieure ou rétinienne, partie moyenne ou ciliaire, partie antérieure ou irienne.

J. ARNOLD signale les parties participant à l'édification du corps ciliaire. Il ne croit pas, comme le pensait KESSLER, que c'est de la lamelle rétinienne externe que part l'énergie formatrice pour le développement de ce corps.

LIEBERKÜHN fait remarquer que la participation de la vésicule oculaire à l'évolution de l'iris est moins prononcée pour les mammifères que pour les oiseaux. Il décrit le premier indice de la choroïde chez le poulet du neuvième jour ; une mince couche de vaisseaux capillaires, intimement unie à la sclérotique.

D'après KÖLLIKER le corps ciliaire se montre assez longtemps après la première apparition de l'iris. Sa formation est basée sur une prolifération de la tunique vasculaire, près de l'iris et derrière celui-ci, prolifération à laquelle prend part la vésicule oculaire secondaire en se plissant avec ses deux lamelles de façon correspondante aux prolongements vasculaires de la tunique vasculaire. Contrairement à l'opinion de KESSLER, le *primum movens* est à placer ici dans la prolifération de cette tunique, sans qu'on puisse nier une participation de la vésicule oculaire, puisqu'elle s'étale en surface.

SCLÉROTIQUE ET CORNÉE

Sclérotique. — Formation tardive, la sclérotique dérive de la couche externe de la capsule mésodermique disposée autour de la vésicule oculaire et qui avait déjà fourni une couche pour le développement de la choroïde.

Cette couche externe se fait remarquer par l'apparition de traînées de cellules parvinucléaires, serrées les unes contre les autres et le petit nombre des capillaires interposés.

Chez l'homme la sclérotique se développe vers la sixième semaine et se sépare de la choroïde vers le troisième, quatrième mois. Elle demeure long-temps sans limites nettes en dehors. A mesure que l'œil grandit, elle s'épais-sit par l'adjonction de couches externes (von Ammon) au niveau d'une zone annulaire moyenne, couches s'étendant de là en avant et en arrière.

A la fin de la gestation la sclérotique est encore mince au niveau de la cornée et du nerf optique, surtout en arrière et latéralement par rapport à ce dernier (*protubérance sclérale* de von Ammon, comp. Chievitz p. 181).

Schoeller, première donnée exacte, fait dériver la sclérotique du système vertébral, une partie du feuillet moyen, ce que confirment Remak et Kölli-ker en plaçant son origine dans la partie céphalique des lames protoverté-brales, ainsi que Babuchin, Barkau, Schenk.

Ritter, étudiant de jeunes embryons, ne voit pas, à cinq semaines, de membrane entourant la vésicule oculaire. Il aperçoit des cellules fusiformes ayant de la tendance à s'accumuler. Il reconnaît une sclérotique chez un fœtus de dix semaines (longues cellules fusiformes en transformation fibrillaire.

Chez l'embryon de deux mois Kölliker indique la scléro-cornée comme une membrane fermée, visible.

Cornée. — Waldeyer affirmait, en 1870, l'entente établie entre les auteurs touchant l'origine de la cornée chez tous les vertébrés : elle appartient à la même assise primordiale que la sclérotique, au mésoderme.

Wilckens seul l'avait fait dériver du feuillet corné de Remak. Hensen et Kessler devaient plus tard reprendre cette idée.

Après la séparation de l'ectoderme et du cristallin, la couche mésodermique est nettement prononcée au-devant des bords du calice rétinien et sur les côtés de la vésicule cristallinienne. Elle est des plus minimes entre la face antérieure de cette dernière et l'ectoderme. C'est là la première assise de la *substance propre de la cornée*

Peut-être le développement centripète du mésoderme contribue-t-il à la séparation de la vésicule cristallinienne d'avec l'ectoderme ou futur *épithèle cornéen*.

Les éléments mésodermiques qui s'accumulent à ce niveau viennent-ils de l'immigration latérale ? Une partie dérive-t-elle de la division de ceux qui pénétrèrent en premier lieu dans cette région ? Ce point est à élucider. Chez des embryons de saumon, dont la cornée est jusqu'au centième jour d'une minceur extrême, Nussbaum a relevé des mitoses dans les cellules mésoder-miques. Il est probable qu'une multiplication caryokinétique augmente sur place l'épaisseur de la future cornée.

Mais l'assise cornéenne mentionnée n'est pas la seule qui s'interpose entre l'ectoderme et le cristallin. Le mésoderme irien et la membrane pupillaire s'y insinuent aussi.

On peut dire que la substance fondamentale de la cornée est constituée chez les mammifères du jour où la *membrane pupillaire* s'est dessinée. Chez les amphibies, les reptiles, les poissons, l'assise cornéenne est représentée au moment où le mésoderme céphalique s'est réuni au-devant du cristallin.

Ce qui, chez l'homme et les mammifères, sépare primitivement l'ectoderme et le cristallin, c'est l'assise commune de la partie connective de la cornée et de la membrane pupillaire. Cette assise commune augmente de volume jusqu'à l'époque où une fente, une fissure séreuse y apparaît, qui la subdivise en deux couches. L'une, postérieure, très mince, très riche en vaisseaux, est la *membrane pupillaire*; l'autre répond à la *cornée définitive*.

Cette fente est le rudiment de la future *chambre antérieure* et représente un espace séreux devenant nettement visible avec les premiers linéaments de l'iris et se revêtant d'endothèles.

L'origine mésodermique de la cornée est un fait acquis (BABUCHIN, LIEBERKÜHN, KÖLLIKER, MANZ et d'autres). Néanmoins la conception de KESSLER est encore exposée en des publications récentes. Elle rapporte la genèse de la cornée à la fois à l'ectoderme et au mésoderme. Pour KESSLER, la première assise de la substance propre de la cornée est, chez le poulet, une substance homogène sécrétée par l'épithèle cornéen (*cornea propria*) et remplissant la fente étroite qui le sépare de la face antérieure de la vésicule cristallinienne. Entre cette couche vitreuse et la vésicule pénètrent des cellules mésodermiques qui s'aplatissent, se disposent en une couche endothéliale, le futur *endothèle*. Sa formation est suivie de l'immigration d'autres cellules mésodermiques dans la cornea propria : elles aussi s'aplatissent dans cette couche claire et se mettent en rapport par leurs prolongements. L'épithèle cornéen continue à sécréter des lamelles homogènes et les cellules mésodermiques continuent à doter les couches nouvelles de corpuscules cornéens. De là la disposition lamellaire de la cornée adulte. Les couches antérieure et postérieure de la substance homogène restant privées de cellules se distinguent par là de la substance propre. Elles deviennent, l'une la *lame élastique antérieure* ou *membrane de Bowman*; l'autre la *lame élastique postérieure* ou *membrane de Descemet*. KÖLLIKER fait observer que KESSLER lui-même a frayé la voie à une autre interprétation de ces phénomènes : elle cherche à faire dériver la cornée tout entière du mésoderme. L'assise homogène, décrite par lui chez le poulet, a été représentée aussi par KESSLER chez le bœuf et le mouton. La *cornea propria* de KESSLER n'est pour KÖLLIKER que la substance fondamentale du mésoderme.

Les opinions varient quant à l'aspect primordial de la cornée. BABUCHIN, HENSEN, RITTER représentent la première assise à l'état de membrane très mince. RITTER la décrit chez un embryon humain de 10 semaines comme une membrane sans structure, avec des noyaux disséminés que J. ARNOLD constate également : l'assise n'est donc pas sans structure. ANGELUCCI (1881) affirme qu'il s'agit de cellules migratrices ultérieurement suivies par les cellules fixes.

La plupart des auteurs admettent que l'assise cornéenne est d'abord claire. Minime chez l'oiseau, d'après LIEBERKÜHN, elle est pour cet auteur plus abondante chez les embryons de taupe et de porc : les éléments qui la forment n'existent guère qu'au bord de la vésicule oculaire. Vers son milieu la couche est amorphe. Les divergences d'opinions des auteurs pourraient dépendre notamment de l'inégal développement en avant du mésoderme.

Citons encore AYRES pour qui des cellules existent en tout temps dans la couche claire, mais en nombre extrêmement réduit au début.

Une différenciation entre la cornée et la sclérotique se révèle par le fait de la condensation du tissu de cette dernière. Il existe un rapport génétique entre la cornée et la membrane pupillaire, analogue à celui qui existe entre la sclérotique et la choroïde ; la membrane pupillaire est la couche vasculaire de l'assise qui lui est commune avec la cornée (J. ARNOLD).

A la fin du deuxième mois ou dans la première moitié du troisième la portion antérieure de la capsule fibreuse périvésiculaire (la cornée) et la portion postérieure (la sclérotique) sont encore semblables.

La cornée ne devient transparente qu'à la fin du troisième, au commencement du quatrième mois, époque à laquelle la vraie cornée est constituée (KÖLLIKER).

MULLER, HENLE et d'autres anatomistes ont attribué un système vasculaire à la cornée. Ce sont des constatations pathologiques (kératite superficielle fœtale, de HYRTL ; vascularisation fœtale de cornées d'agneau relevée par RICCHIARDI). A part les anses périphériques épithéliales (*plexus marginal*), dont les capillaires dérivent des artères ciliaires antérieures, anses qui s'avancent quelque peu en haut et en bas chez certains mammifères, la cornée ne possède pas de vaisseaux. J. RYDER est seul à affirmer qu'un réseau vasculaire s'étend entre les couches profondes de l'épithèle et la membrane limitante antérieure : il pourrait recouvrir toute la surface antérieure de la cornée. Il est vrai que la cornée de certains poissons osseux est vasculaire la vie durant.

La couche la plus superficielle, l'*épithèle cornéen*, répond à l'ectoderme ante-cristallinien, et se compose au début de deux rangées cellulaires. L'embryon de cinq mois montre encore une rangée profonde d'éléments cubiques et une rangée superficielle d'éléments aplatis. Cette rangée superficielle ou couche externe représentait pour SCHENK la couche cornée proprement dite de l'épithèle, la couche profonde, interne dérivant du feuillet corné de STRICKER. Ainsi se trouvaient placés, dans la couche recouvrante de la cornée, des éléments appartenant par leur genèse au même feuillet d'où procèdent la rétine et le système nerveux central. D'après Waldeyer les découvertes de HOYER et COHNHEIM recevaient du fait de cette conception une confirmation embryologique.

L'*endothèle* revêtant la face postérieure de la cornée est le résultat d'une différenciation des cellules mésodermiques qui bordent la substance propre de la cornée, au moment où se dessine la fente de la future chambre antérieure. Sa morphologie a été étudiée par LÖWE.

Quand à l'origine de la *membrane limitante postérieure, membrane de Descemet*, il semble bien prouvé qu'elle est la descendante de l'endothèle. Son apparition est précoce pour la plupart des auteurs, tardive pour quelques-uns, pour AYRES notamment. Selon MANZ la *membrane limitante antérieure*, *membrane de Bowmann*, est d'origine mésodermique : elle est pour lui une couche limitante de la substance fondamentale de la cornée. AYRES la voit apparaître chez l'embryon de 16 à 21 millimètres comme une couche anucléée se séparant de l'assise cornéenne, mésodermique, claire et possédant des cellules en tous temps.

Tandis que pour LIEBERKÜHN les membranes élastiques ou limitantes de Bowman et Descemet proviennent toutes deux du mésoderme, ANGELUCCI leur attribue une genèse distincte. Elles sont dissemblables par la genèse comme elles le sont plus tard par certaines propriétés chimiques et physiques (MANZ, ANGELUCCI). La membrane de Descemet est originaire de l'endothèle, mais la substance fondamentale claire, primordiale engendre par sa couche antérieure homogène la future membrane de Bowman.

Ligne fine et précoce — (DONDERS la voyait au deuxième et troisième mois), la membrane de Descemet apparaît entre les cellules les plus internes de la substance fondamentale de la cornée et les endothèles dont elle est la descendante. Ligne encore mince sur les coupes, au quatrième mois, elle s'épaissit à compter du sixième. Produit de sécrétion cuticulaire des cellules endothéliales (ANGELUCCI), elle se montre après elles. Après blessure (SCHIRMER), c'est à leurs dépens qu'elle se reforme. TREACHER COLLINS s'est prononcé dans le même sens.

La cornée montre au début du *quatrième mois* une forte voussure (KOLLIKER, MANZ) qui se perd plus tard. Son épaisseur est plus grande que celle de la sclérotique.

Au cinquième mois (MICHEL). L'épaisseur de la cornée est à son bord de 0,49 millimètre ; vers le centre, 0,35 millimètre.

Au sixième mois (MICHEL), l'épaisseur est au bord supérieur de 0,63-0,70 millimètre, au centre de 0.65 millimètre, au dessus du centre de 0.32 millimètre, dans le centre 0.28-0,35 millimètre et au bord inférieur de 0,63-0,70 millimètre. Il y aurait un développement un peu plus prononcé de la moitié supérieure de la cornée, d'après KOLLIKER : il le met en rapport avec le développement de la paupière. MICHEL observe une bandelette transversale au niveau du diamètre horizontal (*bandelette cornéenne*), observée par KOLLIKER chez les embryons de bœuf et de lapin avant la soudure des paupières. Au niveau de cette élevure, plus abrupte en dessous et s'élargissant vers le bord de la cornée, le parenchyme de cette dernière est épaissi, comme spongieux et contient plus d'éléments fusiformes et de noyaux arrondis dans sa moitié antérieure. Contrairement aux constatations de KOLLIKER, l'épithèle n'est guère intéressé à ce niveau. MICHEL voit dans cette anomalie une signification pour l'éclosion de certaines difformités congénitales de la cornée.

Septième mois (Michel). — Épaisseur de la cornée au bord supérieur : 1,4 millimètre, vers le centre : 1.05 millimètre.

Nouveau-né (MICHEL). — Épaisseur du bord : 1.99 millimètre ; épaisseur du milieu : 1.71 milimètre. La bandelette cornéenne, qui existait encore au septième mois, a disparu.

L'épaisseur de la membrane de Descemet est chez le nouveau-né de 3.8 à 4.3 μ. Elle est de 12 μ chez l'adulte, au bord de la cornée (MÜLLER). D'après AYRES la cornée est plus mince au centre qu'au bord, la différence se perdant ultérieurement.

Nous empruntons à KÖNIGSTEIN les données relatives aux diamètres de la cornée, dont le rapport quasi constant avec le diamètre oculaire présente de l'intérêt.

KÖNIGSTEIN a fourni les chiffres de mensuration d'yeux embryonnaires, du quatrième mois au dixième mois lunaire. Les bulbes, injectés d'eau en cas d'affaissement cadavérique, ont été mesurés (Compas de Donders et moulages en plâtre) du sommet de la cornée à la protubérance sclérale de plus grand diamètre, du sommet de la cornée au nerf optique (diamètre antéro-postérieur). La largeur de la cornée a été déterminée, ainsi que la hauteur, pour quelques exemplaires du moins.

N°s	AGE mois lunaires.	POIDS grammes.	DIAMÈTRE maximum millimètres.	DIAMÈTRE antéro-postérieur millimètres.	LARGEUR de la cornée (millimètres.)	HAUTEUR de la cornée (millimètres.)
1	4	137	8.7	7.0	4.2	
2	5	350	10.8	9.8	4.9	
3		400	10.9	9.6	5.2	
4		539	11.7	10.9	5.9	
5	7		13.9	12.9	7.0	
6	7	1450	15.2	14.5	8.6	
7	7	1480	15.5	14.9	8.7	8
8		1630	15.1	14.4	8.8	8.3
9		1950	15.2	14.6	9	8.4
10	8	2100	16.1	15.6	8.6	
11		2400	16.4	15.9	9.3	8.9
12		2500	16.3	15.9	9.2	
13	9	2550	16.7	16.2	9.5	
14	a terme.	3220	17.3	17.0	9.9	9.5
15	a terme.		17.8	17.4	10	10
16	a terme.		18.1	17.8	10.1	9.7

Chambre antérieure. — L'assise cornéenne et celle de la membrane vasculaire sont communes. Une fente se produit entre les deux, qui se revêt d'endothèles.

ANGELUCCI (1881) représente la chambre antérieure chez les oiseaux par une fente fine entre le cristallin et la cornée, fente qui s'élargit progressivement. Chez les mammifères cette chambre antérieure procède de fentes séparant l'iris de la membrane pupillaire et qui confluent ultérieurement. A la base de la cornée et de la racine de l'iris se développe le muscle ciliaire, d'une couche mésodermique y existante. Il existe aussi à ce niveau une couche pénétrant en forme de cône dans la membrane de Descemet. Le ligament pectiné procéderait de cette dernière. Le canal de Schlemm existe à un stade précoce en qualité de plexus veineux.

Chez l'embryon humain de un mois et demi (quarante-deux jours, 18 millimètres de longueur), JEANNULATOS constate déjà l'espace de la chambre antérieure entre la cornée et la face antérieure du cristallin. Il est d'abord rempli de tissu connectif embryonnaire lâche en rapport direct, d'une part avec la première assise choroïdienne entourant le calice rétinien à l'extérieur et de l'autre, par l'étroite fente ménagée entre le bord antérieur du calice et celui du cristallin, avec le tissu emplissant la cavité du calice. Lorsque la fente se produit, deux feuillets se séparent dont l'un va s'adosser à titre de *substance propre* contre l'assise épithéliale de la cornée. L'autre feuillet, plus mince, *lame irido-pupillaire* se dispose devant la face antérieure du cristallin et la région marginale du calice. La lame irido-pupillaire, en vue de sa transformation, peut se diviser en trois parties : 1) partie centrale, *membrane pupillaire*, alimentée par les vaisseaux de la tunique vasculaire du cristallin ; 2) partie périphérique, devenant *stroma irien*; 3) partie la plus externe, prenant part à la formation du *ligament pectiné*.

Chez le fœtus de quatre mois la chambre, encore peu développée, est revêtue par un endothèle. Une différenciation du stroma se montre : les muscles sphincter et dilatateur (membrane de Bruch) apparaissent. On constate des vaisseaux et des cellules pigmentées.

Plus tard la résorption de la membrane pupillaire commence. Elle disparaît chez l'homme vers le milieu du septième mois (chez l'embryon de lapin, au vingt-cinquième jour; chez ceux du mouton et de porc, lorsqu'ils ont acquis 30 à 40 centimètres). La disparition des vaisseaux pupillaires est en rapport avec une réduction de la tunique vasculaire du cristallin.

Vers cette époque le ligament pectiné, composé de plusieurs couches fibrillaires, disparaît progressivement. Il se conserve chez les quadrupèdes et les oiseaux dans tout le cours de la vie.

La transformation du ligament pectiné amincit la racine de l'iris. JEANNULATOS a trouvé, chez un enfant de 21 jours, des reliquats en cordelettes du ligament pectiné.

GABRIELIDÈS a étudié la même question que JEANNULATOS chez les embryons de poulet et chez des embryons humains de trois et sept mois.

A *trois mois*, l'iris déjà bien développé repose sur la périphérie du cristallin. L'endothèle de la face postérieure de la cornée passe sur la surface antérieure de l'iris et se trouve en rapport avec un groupe d'éléments mésodermiques, endothélioïdes qui s'étend dans la substance de l'angle irien, derrière lequel quelques-uns de ces éléments sont pourvus de courts prolongements. C'est l'assise du ligament pectiné. Latéralement par rapport à ce groupe commence le muscle ciliaire, déjà bien développé.

Au *septième mois*, l'iris est à complet développement. Le groupe « endothélioïde » au niveau de l'angle irien conserve sa situation et sa direction primitive. Il forme la paroi postérieure du canal de Schlemm. Les éléments subissent une métamorphose fibrillaire accentuée. Le ligament pectiné peut être tenu pour achevé. Il consiste en faisceau de fibrilles avec cellules connectives interjacentes. Les faisceaux en s'anastomosant forment les espaces de Fontana. Contrairement à ce qu'il observait chez le poulet, l'auteur trouve le *muscle ciliaire* avec une portion unique et éloigné du côté latéral par rapport au canal de Schlemm. Il s'insère, partie à la pointe de l'angle irien, partie à la choroïde.

CIRCULATION

Les premiers vaisseaux de l'œil apparaissent à l'époque où le cristallin ne s'est pas encore séparé de l'ectoderme. Ils sont disposés dans le mésoderme

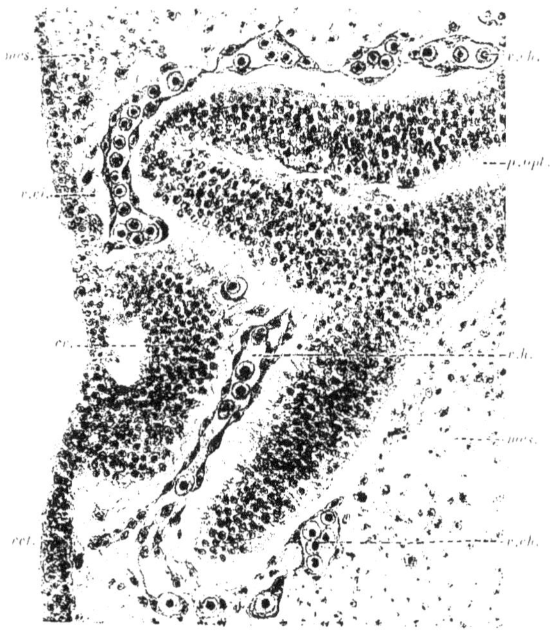

Fig. 80.

Coupe horizontale, un peu oblique de la vésicule optique secondaire. Elle atteint dans le haut de la figure la cavité rétinienne primitive, dans la partie supérieure de la vésicule oculaire secondaire : elle passe plus bas par le rebord de la fente fœtale où se confondent les lames distale et proximale de la rétine. — Embryon de lapin de 3 1 2 millimètres. Liqueur de Hermann, safranine, acide picrique.

c.ch. capillaires périoculaires entourant le feuillet externe de la vésicule oculaire. — *c.ci.* vaisseau d'ordre ciliaire. — *vh.* vaisseau hyaloïdien. — *ect.* ectoderme. — *cr.* cristallin. — *mes.* mésoderme. — *p.opt.* pédicule optique.

entourant la vésicule oculaire secondaire, soit au pourtour de son feuillet externe. On les voit aussi au pourtour du col du cristallin déhiscent et dans l'espace du futur corps vitré. Charriant des globules rouges nucléés, ils ont le caractère de capillaires, de simples tubes endothéliaux.

C'est surtout au niveau de la fente fœtale que les jeunes vaisseaux appa-

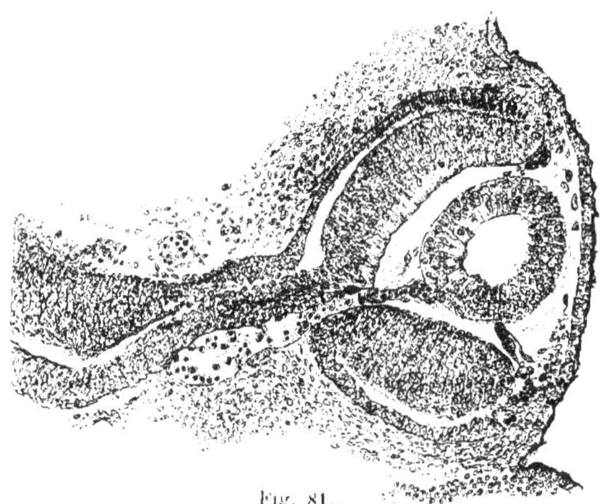

Fig. 81.

Artère hyaloïdienne aboutissant à la vésicule cristallinienne. Vaisseaux au-dessus et au-dessous de la vési-cule cristallinienne récemment séparée de l'ectoderme : *artères ciliaires* du col du cristallin déhiscent. En haut, premiers vestiges des *vaisseaux choroïdiens*. Embryon de Vesperugo murinus (d'après une préparation du prof. VAN DER STRICHT).

raissent, s'engageant entre le cristallin et le feuillet distal de la rétine. qu'ils

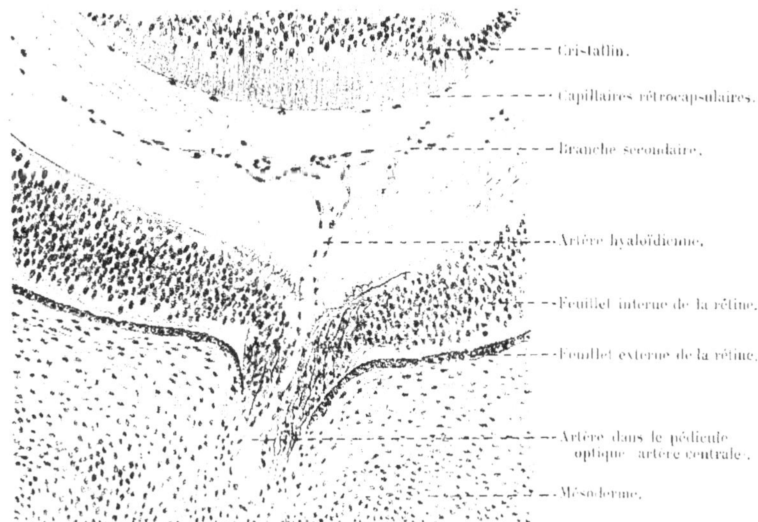

Fig. 82.

OEil d'embryon de chèvre au stade de bourgeon cristallinien
Artère centrale et hyaloïdienne se subdivisant dans le vitré.

se présentent préformés dans le bourgeon mésodermique invaginant l'hiatus sous-oculaire où se développent dans l'espace du vitré aux dépens des cellules mésodermiques y engagées.

Derrière le cristallin se forme ainsi l'assise de *l'artère hyaloïdienne*, au col du cristallin celle des *artères ciliaires* et au pourtour de la vésicule oculaire les premiers rameaux du *système vasculaire choroïdien*. Parmi tous ces vaisseaux il en est de transitoires ; la plupart sont permanents.

À l'exemple de O. Schultze dans son magistral mémoire sur le *Développement du système vasculaire de l'œil des mammifères*, nous aurons à décrire successivement :

1° Les vaisseaux du corps vitré.

2° La tunique vasculaire du cristallin.

3° Le développement du système vasculaire de la rétine.

1. **Vaisseaux du corps vitré**. — Chez les embryons humains du troisième

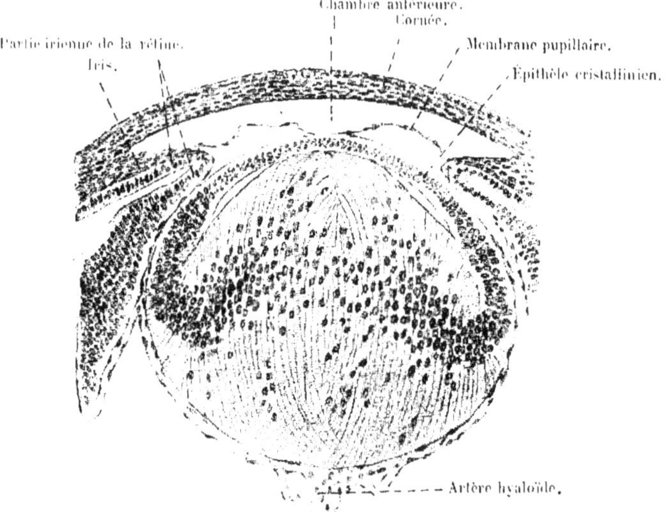

Fig. 83.

Réseau vasculaire péricristallinien et membrane pupillaire.

Section méridionale du segment antérieur du bulbe chez un embryon de souris à développement complet. La membrane pupillaire s'est décollée de la face antérieure du cristallin. Le bord du calice oculaire se développe en partie irienne de la rétine. La partie dermique de l'iris est encore peu développée et la pupille encore fort grande. d'après O. Schultze.

mois l'artère centrale de la rétine, désignée sous le nom d'*artère hyaloïdienne ou capsulaire*, à son passage dans le vitré, sort de la papille et fournit, après un court trajet, un faisceau de huit branches environ, de volume plus ou moins égal et dont l'ensemble forme un cône vasculaire à base dirigée vers la capsule postérieure du cristallin. Schultze leur maintient la dénomination de *vaisseaux hyaloïdiens proprement dits* (*vasa hyaloïdea propria*), employée par Kölliker et que leur avait donné Zinn, Haller et d'autres. Ces vaisseaux hyaloïdiens naissent bien loin de la face postérieure du cristallin et atteignent, en divergeant, la périphérie équatoriale du vitré, sans pénétrer dans les couches périphériques postérieures. Ils fournissent de multiples divisions, anses et anastomoses. De ce réseau vasculaire, plus du côté temporal que du côté nasal, de nombreux vaisseaux se dirigent vers la face postérieure du cristallin. Dès le troisième mois Schultze a constaté des phénomènes de régression dans

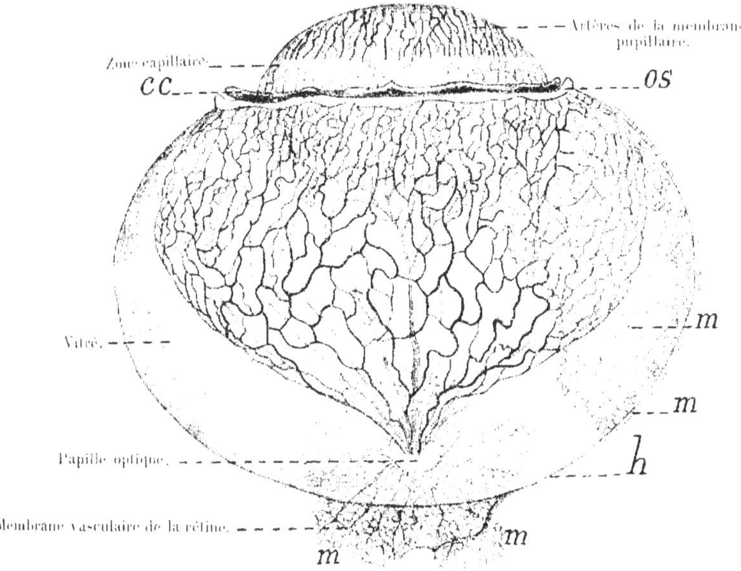

Fig. 84.

Vaisseaux intra-oculaires d'un embryon de porc de 11 centimètres (d'après O. Schultze)
12 diamètres.

Les tuniques oculaires sont éloignées sauf une partie du corps ciliaire CC, et de la rétine au voisinage de l'ora serrata OS. Le point d'entrée du nerf optique, avec l'artère hyaloïdienne et les artères du vitré, vaisseaux hyaloïdiens proprement dits, pénétrant en compagnie de la première, est entouré d'une partie de la rétine, libérée (en avant), vue à travers le vitré et déjà vascularisée à partir du bord de la papille. A droite, sur l'hyaloïde h du vitré, est figurée l'assise de la membrane vasculaire de la rétine m, ayant l'aspect d'un réseau à mailles fines. Elle est éloignée sur les autres parties. Le réseau artériel des vaisseaux du vitré s'est retiré vers l'intérieur.

ce domaine vasculaire. Du côté temporal notamment on voit dans les couches périphériques avasculaires des tronçons dirigés perpendiculairement vers la surface du vitré qu'ils atteignent : ils finissent brusquement en moignon et, creux encore, ils se terminent en une fibre fine, reliquat du vaisseau oblitéré.

Ces phénomènes de régression que l'on peut aisément étudier chez les mammifères, établissent péremptoirement qu'ils existent pour les vaisseaux hyaloïdiens du fœtus humain et surviennent de la périphérie vers le centre. Primitivement ces vaisseaux périphériques existent donc avant l'époque où s'est fait l'examen de Schultze. Chez un fœtus du cinquième et sixième mois, chez un autre de six mois, le même auteur a constaté que le tronc de l'artère hyaloïdienne se montre plus nettement. Son expansion, en pinceau de branches se rendant à la face postérieure du cristallin, s'opère plus près de ce dernier. Il en résulte que les couches périphériques et moyennes du vitré sont libres. Le centre seul est traversé par l'artère hyaloïde, ce tronc court et isolé, signalé plus haut, et représentant le prolongement de l'artère centrale de la rétine enchâssée dans le tronc optique. Relevons en passant la situation nasale et inférieure du nerf optique par rapport au pôle postérieur du bulbe, jusqu'au sixième mois. On distingue par là l'œil droit et le gauche.

Les conceptions antérieures de la vascularisation du vitré étaient les suivantes :

Fr. Arnold. Des vaisseaux occupent la périphérie du vitré. Ils émanent du vaisseau émergeant de la papille optique et courent entre la membrane limitante et la membrane vitreuse externe, s'anastomosent largement au pourtour du vitré et forment un réseau à larges mailles sur la zonule de Zinn pour aller former un cercle, double par places, au pourtour de la capsule du cristallin. C'est le *cercle artériel de Mascagni* d'où partent les vaisseaux destinés à la capsule antérieure du cristallin. D'autre part l'artère capsulaire traverse le canal hyaloïdien pour aller se ramifier sur la capsule postérieure du cristallin. Le vitré lui-même est avasculaire.

H. Müller, Reich et Valentin : la périphérie du vitré ne contient pas de vaisseaux. Ils sont situés vers l'intérieur et se retirent vers la capsule postérieure. Les arcs et anses formés par ces canaux ne méritent pas le nom de cercle artériel de Mascagni.

Kessler : Les vaisseaux hyaloïdiens existent dans toutes les parties du vitré des mammifères étudiés, la branche centrale étant la plus forte chez le mouton. Toutes arrivent à la paroi proximale et à l'équateur du cristallin, après avoir formé un réseau des plus fourni.

Kölliker : A part les premiers stades du développement, il y a toujours contraste entre l'artère capsulaire et les vaisseaux hyaloïdiens proprement dits logés dans la périphérie du vitré. Ceux-ci s'anastomosent çà et là du côté antérieur avec les vaisseaux de la tunique vasculaire du cristallin.

Les données de Schultze se rencontrent avec celles de Kölliker qui avait antérieurement admis une localisation des artères hyaloïdiennes à la surface externe du vitré (capsule vasculaire du vitré).

H. Virchow (embryons de porc) : les constatations sont concordantes avec celles de Schultze. Les vaisseaux hyaloïdiens proprement dits existent à la surface, mais demeurent recouverts par une mince couche de vitré. Ils arrivent aux vaisseaux de la capsule, au niveau de l'équateur du cristallin, sans avoir contracté de liaison avec eux et sans avoir formé le cercle de Mascagni. Comme l'indique la figure empruntée à Schultze, les vaisseaux hyaloïdiens se divisent à la papille optique, plus droits, moins divisés surtout qu'à la zone équatoriale du vitré.

II. Tunique vasculaire du cristallin. — Le schéma de Schultze est le suivant : la tunique artérielle du cristallin est alimentée chez l'embryon humain par trois sources qui sont d'origine *postérieure*, *équatoriale* et *antérieure*. En arrière les deux premières amènent le sang de l'artère centrale du corps vitré, sang de l'artère hyaloïdienne et sang amené par ses branches périphériques ; la dernière source, l'antérieure, répond aux artères ciliaires longues, au grand cercle artériel de l'iris. L'échappement veineux se fait uniquement dans les veines vorticineuses de la choroïde.

Les vaisseaux hyaloïdiens proprement dits, après production derrière les procès ciliaires d'anses arciformes, anastomosées avec les branches de la face postérieure du cristallin, branches venant de l'artère hyaloïdienne centrale, forment à l'équateur du cristallin une zone étroite composée de branches courtes, parallèles et à direction méridionale, zone à laquelle manquent les riches anastomoses de la face postérieure du cristallin [Comp. fig. 84 et la fig. 85 chez le cheval]. Ces vaisseaux à course droite forment, avant de passer sur la face antérieure du cristallin et de s'anastomoser avec les vaisseaux passant de la choroïde dans la membrane pupillaire, un réseau extrêmement fin. Cette *zone vasculaire réticulée* (voir fig. 84

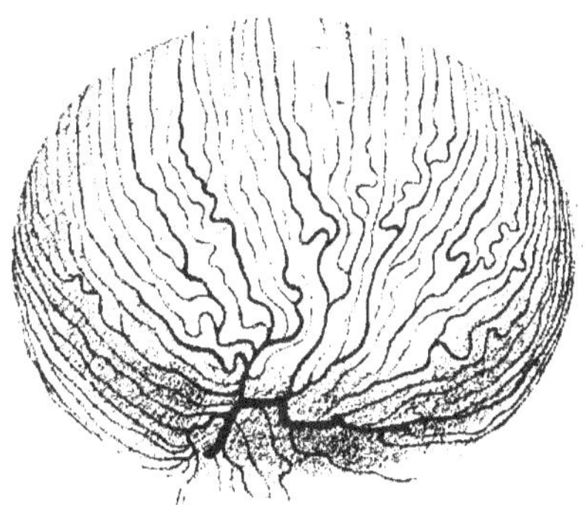

Fig. 85.

Cristallin d'un fœtus de cheval de 34 centimètres de longueur nuchale (44 de longueur totale). Injection au bleu de Prusse.

h, artère hyaloïde ou capsulaire. — *r*, rameaux partant du réseau postérieur, dans la zone équatoriale, pour aboutir en avant dans le système capillaire équatorial.

au-dessus de *cc.-os.*) disposée un peu en avant de l'équateur, est la partie la plus importante de la tunique vasculaire au point de vue de la nutrition et de l'accroissement du cristallin (addition de fibres cristalliniennes nouvelles, partant du niveau équatorial). L'expansion des trois voies artérielles s'opère dans ce réticule ante-équatorial. Les racines veineuses, passant dans l'iris, en procèdent. Les branches veineuses croisent le grand cercle artériel pour gagner la choroïde.

Nous appelons *membrane pupillaire*, le segment de la tunique vasculaire du cristallin intéressant plus spécialement l'ophtalmologiste : c'est le segment occupant la partie antérieure.

C'est, dit Fick, une cuticule extrêmement fine que Kessler considère comme étant la continuation des cellules endothéliales revêtant d'une part la face postérieure de la cornée et de l'autre, la surface antérieure de l'iris. Pas plus que les autres parties de la capsule vasculaire, elle n'a rien de commun avec la capsule du cristallin.

La tunique vasculaire n'est qu'un réseau qui se trouve disposé librement entre le cristallin et le vitré ou le contenu des chambres antérieure et postérieure.

Avec KÖLLIKER et SCHULTZE nous pouvons établir que pendant la majeure partie de la vie fœtale le centre de la capsule antérieure n'est nullement privé de vaisseaux. La formation typique d'anses (fig. 87) ne se constate qu'à un stade fœtal relativement avancé et répond à une régression commen-

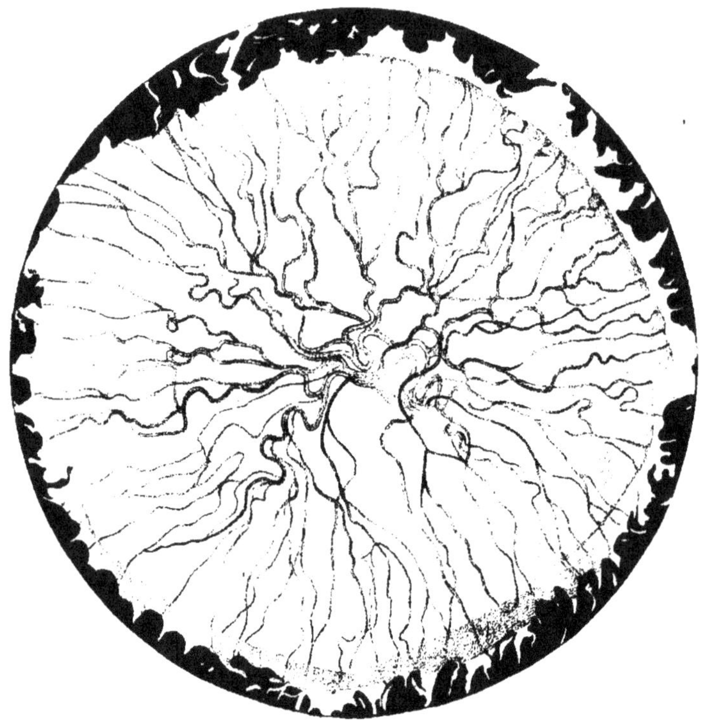

Fig. 86.

Membrane capsulaire ou réseau hyaloïdien de la capsule postérieure chez un fœtus de 7 mois. Injection au carmin gélatiné.

Au centre l'artère hyaloïde à sa partie rétrocristallinienne (artère capsulaire). Hartnack, objectif 2, oculaire 2. Réduction de 17 1/2 à 10 centimètres.

çant du centre de la membrane pupillaire vers la périphérie. La membrane pupillaire, avec le réseau vasculaire couvrant entièrement le pôle antérieur, répond à une disposition normale.

Tandis que l'on rencontre, au cours de la vie extra-utérine, des reliquats de la membrane pupillaire, on ne constate rien de semblable pour la capsule postérieure. Cette particularité démontre l'indépendance de la partie antérieure et de la partie postérieure de la capsule vasculaire du cristallin. Si la membrane capsulaire antérieure, dite pupillaire, persiste dans certains cas, tandis que la postérieure disparaît entièrement, c'est que la première a une circulation qui lui est propre : elle possède des artères à elle; en elle se trouvent des veines de la tunique vasculaire. De plus, le système vasculaire de la face postérieure du cristallin n'est en relation avec celui de la face antérieure que par le domaine de la *zone capillaire équatoriale*, commune aux

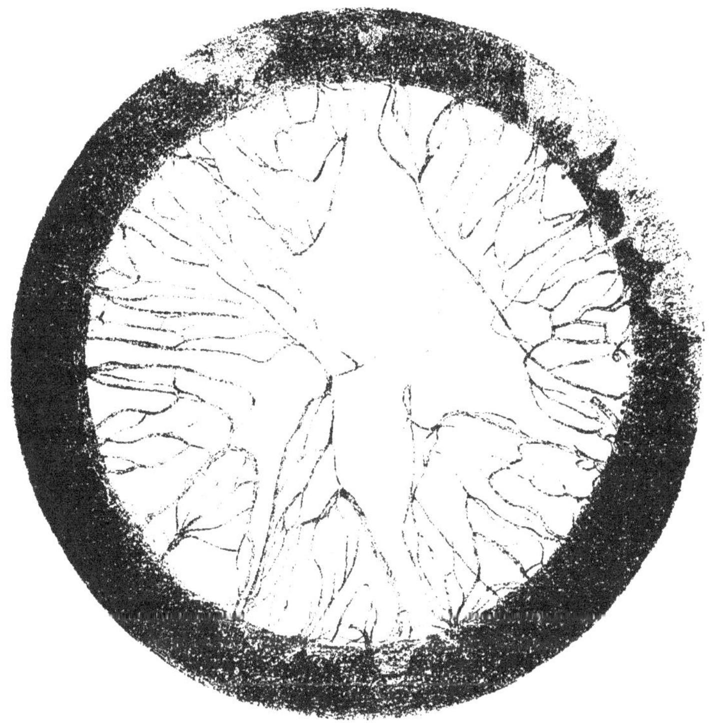

Fig. 87.

Membrane pupillaire chez un fœtus de 7 mois. Injection au carmin gélatiné. Hartnack, objectif 2, oculaire 2. Réduction de 17 1 2 à 10 centimètres.

trois sources artérielles. On conçoit dans ces conditions une régression dans les parties postérieures, la circulation antérieure, indépendante de la postérieure, étant maintenue dans une plus ou moins grande étendue par elle-même. Les reliquats persistants de la vie extra-utérine (membranes, filaments pupillaires persistants (V. *Tératologie*) trahissent suffisamment leur origine irienne par leur naissance en avant du stroma de l'iris : ils partent généralement du petit cercle de cette membrane.

Tandis que la régression des vaisseaux du vitré débute à la périphérie pour gagner le centre, c'est l'inverse qui s'opère pour les vaisseaux de la capsule antérieure du cristallin. Le pôle antérieur se libère en premier lieu ; les régions équatoriales en dernier lieu. Les endothèles vasculaires subissent une métamorphose granulo-graisseuse, ainsi que les adventices mésodermiques qui flanquent les parois des gros troncs.

Réduits à l'état de filaments sans lumière centrale, les vaisseaux se résorbent et disparaissent.

Une manière de voir qui s'écarte tout à fait de la précédente au point de vue de l'écoulement du sang veineux est celle de RICHIARDI : l'artère hyaloïde est accompagnée d'une série de veines qui, traversant les couches moyennes du vitré, se jettent dans la veine centrale. Elles seraient originaires de l'équateur du cristallin d'où elles naissent par 20 à 30 troncules. KÖLLIKER a fait justice de cette conception : aucune veine n'accompagne l'artère capsulaire.

La participation des vaisseaux iriens à la formation de la membrane pupillaire a été reconnue et publiée par HENLE, LIEBERKÜHN, WIEDERSHEIM, RUMSCHEWITSCH.

III. Système vasculaire de la rétine. — Le système vasculaire de la rétine n'a rien de commun, d'après SCHULTZE, avec les vaisseaux hyaloïdiens. Cette filiation était admise autrefois. A aucune époque de la vie embryonnaire on ne voit, à la face externe du vitré, des bourgeons provenant des vaisseaux hyaloïdiens et allant pénétrer dans la rétine.

Le système vasculaire de la rétine se développe au point d'entrée du nerf optique dans cette membrane. De là se répand sur le corps vitré une cuticule réticulée constituée par des cellules et des travées cellulaires. Au début on peut l'éloigner, tant de la surface du vitré que de la face interne de la rétine sous forme d'une fine membrane, *membrane vasculaire de la rétine*, représentant un développement autochtone de capillaires sans communication avec des vaisseaux préexistants (fig. 84). La canalisation ultérieure débute près des vaisseaux de la papille. Avec la vascularisation de cette assise solide, primitivement cellulaire, s'opère d'arrière en avant une soudure, une pénétration dans la couche des fibres de la rétine. Ainsi le développement des vaisseaux dans la membrane vasculaire et la soudure des réseaux avec la rétine s'opèrent de la papille vers l'ora serrata. La soudure accomplie, des bourgeons immigrent dans la couche ganglionnaire *système capillaire interne*. Ultérieurement les vaisseaux s'étendent de là, dans une direction radiaire, vers la couche moléculaire et les grains internes *système capillaire des grains internes*.

Le développement de la membrane vasculaire se fait du troisième au sixième mois de la vie intra-utérine. Au sixième mois la rétine serait vascularisée jusqu'à l'ora serrata (SCHULTZE).

Le développement des vaisseaux rétiniens, si bien étudié par SCHULTZE chez les mammifères, ne nous est connu pour l'homme que par des embryons du troisième et du sixième mois, c'est-à-dire pour deux stades où les vaisseaux manquent dans l'un, où ils sont parvenus très loin en avant dans l'autre.

A ce moment ils sont en rapport avec l'artère centrale de la rétine. Le mode de production de ce rapport n'a pas été vu chez l'homme.

Chez les mammifères, SCHULTZE affirme que, pour la plupart, les vaisseaux rétiniens proviennent des vaisseaux ciliaires et pénètrent par le nerf optique dans l'espace situé entre le vitré et la rétine sous la forme primitive de la membrane vasculaire de la rétine. Ainsi les artérioles émergeant du bord de la papille proviennent d'un réseau traversant les gaines optiques et alimenté par les artères choroïdiennes, fait bien évident chez le chat nouveau-né où l'artère centrale de la rétine reste artère du vitré et du cristallin. Chez beaucoup de mammifères les vaisseaux cilio-rétiniens primordiaux se maintiennent la vie durant à côté de l'artère centrale fournissant à la rétine (voir le mémoire de F. W. HOFFMANN).

Lorsque les vaisseaux du vitré viennent à disparaître chez l'homme, une relation s'établirait secondairement entre les vaisseaux rétiniens préalablement canalisés et le tronc de l'artère centrale de la rétine comprise dans le nerf optique et desservant primitivement le corps vitré sous le nom d'artère hyaloïdienne.

Avec l'artère centrale se développe dans le tronc optique la veine centrale de la rétine, de sorte que le sang du segment postérieur du bulbe ne doit plus s'évacuer par les veines vorticineuses : il est éconduit par les veines rétiniennes dans la veine centrale.

L'artère hyaloïdienne disparaît, laissant après elle, chez le nouveau-né, un court tronçon oblitéré situé dans le segment nasal de la papille (TERRIEN).

Les artères rétiniennes sont-elles chez l'homme d'abord en rapport intime avec le système vasculaire de la choroïde et leur conjugaison avec l'artère centrale de la rétine s'opère-t-elle plus tard ? Les artères rétiniennes sont-elles à l'origine des branches de l'artère centrale de la rétine ? Cette question n'est pas résolue.

Si la dernière version est la vraie, les artères cilio-rétiniennes fréquemment vues à l'ophtalmoscope, ne peuvent être considérées comme le reliquat d'un état embryonnaire. La liaison vasculaire anormale exprimerait plutôt un état d'atavisme (SCHULTZE).

Par artères cilio-rétiniennes on entend des branches qui établissent dans le domaine de la papille un rapport entre la rétine et le cercle artériel de Zinn et le système vasculaire choroïdien. Venant de la sclérotique au voisinage du nerf optique, elles vont dans la direction de la papille, se recourbent sur le bord de la choroïde et les couches rétiniennes externes pour pénétrer dans la couche des fibres nerveuses. (V. *Tératologie :* artères cilio-rétiniennes).

ELSCHNIG et RUMSCHEWITSCH ont décrit des veines cilio-rétiniennes. Elles apparaissent au bord de la papille en sortant de la choroïde et se dirigent sur la papille vers le tronc de la veine centrale de la rétine. (V. *Tératologie :* veines rétino-ciliaires).

Le *canal hyaloïdien, canal central du vitré,* dont le reliquat a été observé nombre de fois chez l'adulte, renferme en son intérieur l'*artère hyaloïdienne* et s'étend avec elle de la papille à la face postérieure du cristallin. En raison de la position excentrique de la papille, le canal ne traverse pas le vitré suivant l'axe oculaire : sa situation est également excentrique (G. SCHWALBE). Il a la valeur d'une gaine lymphatique périvasculaire. Il commence à la papille optique avec une légère dilatation (*Area Martegiana*) dont le diamètre répond à celui de la papille du nerf optique. Son fourreau se termine au voisinage de

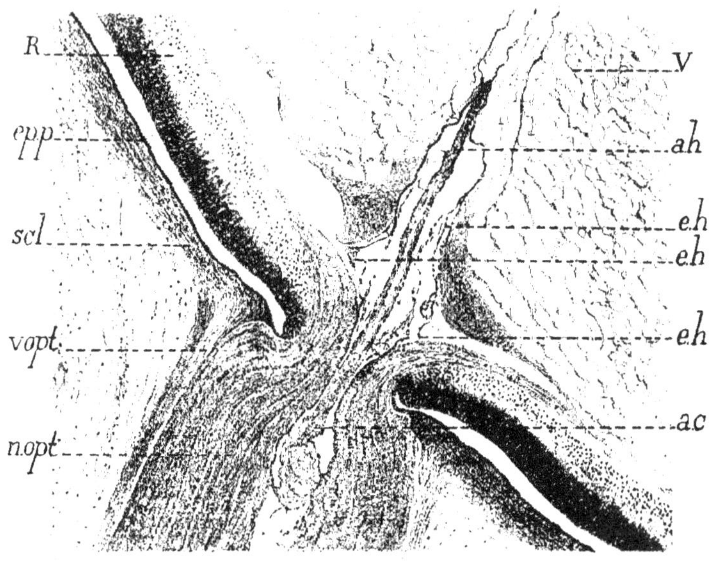

Fig. 88

Artère centrale de la rétine et son prolongement, l'artère hyaloïdienne, avec l'aire de Martegiani et le canal hyaloïdien du vitré. Fœtus humain de 77 millimètres. Zeiss, objectif A, oculaire 4. Réduction 4 : 3.

n.opt. nerf optique. — *e.vnt.* espace vaginal du nerf. — *scl.* sclérotique. — *ep.p.* épithèle pigmenté de la rétine. — R. rétine. V. vitre. — *a.c.* artère centrale de la rétine. — *a.h.* artère hyaloïde avec le canal hyaloïdien dilaté au niveau de la papille (aire de Martegiani). — *eh.* endothèle du canal hyaloïdien, différenciation des éléments connectifs entourant la partie initiale de l'artère hyaloïde (mésoderme de la fente pédonculaire et niveau ultérieur de l'excavation physiologique de la papille.

la cristalloïde postérieure par une extrémité arrondie en forme d'ampoule ou par un élargissement semblable à celui de l'area Martegiana et que BERGER considère comme un espace lymphatique (espace post-lenticulaire). STILLING avait signalé cette fente entre le cristallin et le vitré. Elle communiquerait en avant avec la chambre antérieure par l'intermédiaire des espaces zonulaires et en arrière avec les espaces intervaginaux du nerf optique.

Au cours de la vie fœtale et au delà l'excavation de la papille optique est occupée par un tissu connectif embryonnaire demeurant en rapport étroit avec l'artère centrale qu'elle enveloppe.

Les reliquats de ce tissu se rencontrent dans les années ultérieures sous forme de masses irrégulières de texture délicate située dans l'excavation et l'emplissant en partie (G. PIERSOL).

Le ménisque de tissu connectif souvent inclus dans l'excavation physiologique de la papille, répond à ces reliquats. Chez quelques animaux il fait saillie sous forme de cône dans le canal central, notamment chez le bœuf où il est très visible et se termine parfois en un prolongement filiforme (H. MÜLLER, cité par LEBER).

PAUPIÈRES

La cornée de l'embryon reste à découvert pendant les premières semaines du développement.

Les paupières apparaissent sous forme de plis périoculaires, peu saillants,

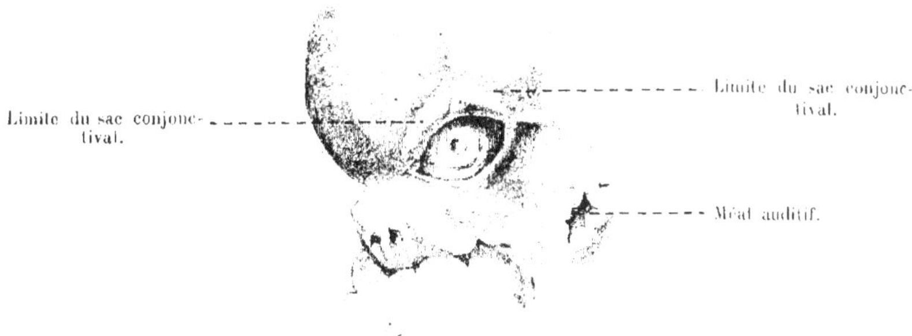

Fig. 89.

Œil d'un embryon humain de la 7e semaine encore dépourvu de paupières, 15 diamètres (d'après KOLLMANN).

arciformes que His figure chez un embryon de 15,5 millimètres de largeur, âgé de quarante jours (fig. 93). A cette époque la tête subit un commencement de redressement vertical, achevé chez l'embryon de deux mois.

Les paupières se montrent chez les embryons de veau de 23 millimètres et chez ceux du lapin ayant atteint 16 millimètres de longueur. Elles grandissent assez rapidement et sont déjà très marquées chez l'embryon humain de 21 millimètres, bien que le bord libre de la paupière supérieure n'atteigne pas encore le bord cornéen dans l'exemplaire se rapportant à la figure 90.

EWETSKY décrit les paupières naissantes comme un bourrelet circulaire s'élevant au pourtour de l'œil dont elles demeurent séparées par un sillon. Le bourrelet est plus large en haut et en bas que sur les côtés. La paupière supérieure dérive du tégument cutané recouvrant le segment antérieur des hémisphères cérébraux ; l'inférieure, du bourgeon maxillaire supérieur du premier arc branchial. A l'angle interne s'adjoint le bourgeon frontal latéral.

Les bourrelets palpébraux marchent à la rencontre l'un de l'autre. Au cours du troisième mois ils couvrent la totalité de la cornée et se soudent entre eux par l'épiderme proliféré des bords libres.

Cette soudure s'opère des angles vers le milieu.

Lorsqu'elle est accomplie, le *sac conjonctival*, espace étroit entre le bulbe et les paupières, se trouve constitué. La limite de ces dernières disparaît tout à fait à ce moment (DONDERS, SCHWEIGGER-SEIDEL).

Les surfaces externe et interne des paupières ont au début la même structure. Tandis que l'externe se transforme en peau, l'interne se métamorphose en conjonctive à revêtement épithélial composé de deux couches : la superficielle à épithèle aplati; la profonde, à épithèle cylindrique. Une transformation de ce genre se fait encore chez l'adulte à l'occasion de l'intercalation de lambeaux cutanés dans la plaie d'un symblépharon libéré. Entre les deux surfaces de la paupière la couche moyenne plus dense se différencie en partie palpébrale du muscle orbiculaire.

La conjonctive palpébrale aboutit au bord adhérent (cul-de-sac conjonctival) en une couche lâche revêtant la partie antérieure de la sclérotique (*conjonctive bulbaire*) et se continue directement avec les couches cornéennes superficielles.

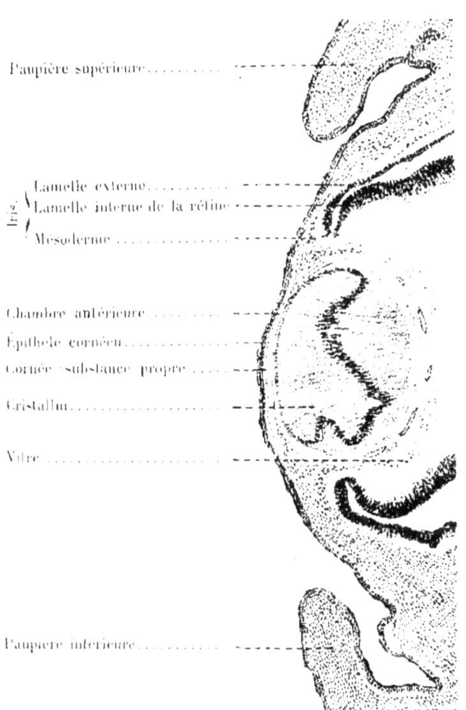

Fig. 90.
Paupières chez un embryon humain de 21 millimètres de long.

La soudure palpébrale se défait chez l'homme avant la naissance; chez beaucoup de mammifères (rongeurs, carnivores), après celle-ci. Elle est permanente chez les ophidiens, les paupières demeurant minces et transparentes.

Dans l'angle interne se forme chez l'homme le *pli semi-lunaire*, troisième paupière rudimentaire, dont la disposition verticale contraste avec la direction horizontale des deux autres qui la recouvrent.

A sa surface existe une petite production verruqueuse, la *caroncule lacrymale*. Malgré son aspect charnu, la présence de poils follets qu'on y découvre trahit son origine cutanée.

La première assise des *cils* (épaississement de l'épithèle) naît de façon typique, au niveau de la soudure palpébrale, chez l'embryon du quatrième mois (8 centimètres de longueur d'après KÖNIGSTEIN). Ultérieurement une papille connective pénètre dans la masse épithéliale. Au sixième mois, sur une coupe sagittale des paupières, on reconnaît successivement : les assises des follicules des poils follets de la peau avec leurs glandes sébacées ; le muscle orbiculaire, transversalement sectionné ; les cils se dirigeant dans l'épaisseur de la soudure épithéliale interpalpébrale vers la surface tégumentaire ; les glandes de Meïbomius encore peu développées et dans lesquelles apparaissent les premières vacuoles, ainsi que le tissu en voie de condensation pour se transformer en cartilage tarse.

Les glandes de Meïbomius apparaissent d'après Königstein chez les embryons de 9 centimètres.

Chez la plupart des animaux examinés la soudure des paupières est épidermoïdale. D'après DONDERS elle dépend seulement d'une soudure des couches du réseau muqueux, la couche cornée de l'épiderme ne se glissant pas entre les bords palpébraux. Le réseau de Malpighi de la peau externe communique avec la couche homologue de la conjonctive. D'après SCHWEIGGER-SEIDEL de la couche interpalpébrale du réseau muqueux se développent les follicules pileux par accroissement dans la profondeur. Il en est de même des glandes de Meïbomius. La poussée externe des cils est précédée de la formation de canaux remplis d'écailles épidermiques kératinisées qui se fraient une route à travers les réseaux muqueux soudés jusqu'à l'épiderme externe et dans lesquels les cils passent ensuite. Une formation creuse semblable se fait des glandes de Meïbomius vers les couches en question. Ainsi la couche épithéliale est d'abord morcelée, atrophiée en avant, de même qu'elle se disjoint en arrière. La minime portion médiane se désagrège facilement.

Les données de SCHWEIGGER-SEIDEL sont contestées par SEILER et NUSSBAUM. La soudure interpalpébrale disparaît simplement par le fait du processus de kératinisation qui, de l'extérieur, pénètre dans la fente palpébrale. On n'y trouve, avant la séparation des bords libres, que quatre rangées de cellules : de part et d'autre existe une couche de cellules germinatives et une rangée de cellules du stratum muqueux. La séparation étant sur le point de se faire, le dépôt de granulations de Ranvier, colorables par l'acide osmique, lequel précède pour la peau la formation du stratum corné, s'opère dans la fente palpébrale (entonnoir pénétrant dans la profondeur). Il ne s'agit donc pas d'une dégénérescence de l'épithèle de la fente.

KÖLLIKER fournit une description détaillée de la formation des poils des cils et des sourcils. C'est au niveau de ces derniers qu'apparaissent les premiers cheveux du corps.

SATTLER donne des détails sur les glandes de Meïbomius. A six mois elles occupent la moitié de la longueur du tarse. Le segment qui en est dépourvu répond encore à un tissu lâche avec de nombreux éléments cellulaires, mais il est déjà condensé sur ses faces antérieure et postérieure. Les réseaux qui entoureront les grappes glandulaires sont déjà formés. Les acini supérieurs sont encore peu développés et leurs cellules épithéliales ne contiennent que des traces de granulations graisseuses. On trouve aussi dans le tarse des glandes acino-tubuleuses ; peu riches en tubes terminaux, elles sont tapissées par un épithèle cylindrique.

GREFBERG fait observer que le développement des glandes de Meïbomius se fait à une époque où les paupières, déjà soudées, commencent à se séparer l'une de l'autre, tandis que les cils se développent à l'époque de la fermeture, en nombre plus grand qu'ils n'existent plus tard. Beaucoup s'atrophient pendant ce stade, faute de quoi existe un distichiasis congénital (Comparez SCHENN). Les glandes de Meïbomius procèdent des cellules cylindriques, basales du réseau muqueux. Dans les premiers stades on constate la présence des cellules ailées de LOTT, dérivant des cellules cylindriques et se transformant en cellules glandulaires. Les acini se forment au voisinage du conduit glandulaire de sorte que l'acinus le plus ancien devient le plus élevé.

APPAREIL LACRYMAL

La *glande lacrymale* naît, comme les glandes salivaires, sous forme de bourgeons pleins, dus à la prolifération de l'épithèle du cul-de-sac conjonctival. Leur formation a lieu au troisième mois (après la neuvième et dixième semaine) chez l'homme. « A cette époque, dit KÖLLIKER, leurs extrémités, pleines en apparence, mesurent jusqu'à 0.1 millimètre et ont déjà une enveloppe mésodermique très distincte ». La paroi des tubes épithéliaux (troisième mois), est constituée par un épithèle cylindrique et un épithèle cubique. Plusieurs ouvertures abductrices se forment dans le cul-de-sac conjonctival supérieur.

Le *canal lacrymo-nasal* naît dans le sillon lacrymal situé entre le bourgeon nasal externe et le bourgeon maxillaire supérieur. VON BAER le considérait comme une évagination de la cavité buccale, opinion que RATHKE a également émise pour la glande de Harder des bovidés.

Le *sillon lacrymal ou oculo-nasal*, conduisant de l'angle interne de l'œil vers la cavité nasale, ne répond nullement à la lumière du futur canal lacrymo-nasal. Chez les mammifères, oiseaux, reptiles, amphibiens, il naît de la profondeur du sillon (BORN, LEGAL, EWETZKY), où l'épithèle se transforme en cordon ou travée pleine, diminuant la profondeur du sillon. Ce cordon épithélial ectodermique pénètre dans la profondeur du tissu connectif cutané et se sépare des cellules épidermiques, sauf à ses deux extrémités. Il se canalise de haut en bas par suite de la dégénérescence de ses cellules axiales. La lumière se dessine chez l'embryon de 4 centimètres, d'après EWETSKY, et s'abouche après la formation des paupières et du palais avec le sac conjonctival et la cavité nasale. COSMETTATOS, étudiant cette phase, indique le troisième mois pour l'embryon humain et les dimensions de 38 millimètres pour le porc, de 25 millimètres pour le lapin. Le canal communique en haut avec le sac conjonctival par un bras transversal, d'abord plus large que lui. C'est le *canalicule lacrymal inférieur* d'après Cosmettatos. En bas il se termine d'abord par un cul-de-sac, une extrémité borgne, *valvule* séparant le canal lacrymo-nasal de la cavité nasale. Cette cloison valvulaire se résorbe ultérieurement. Si la résorption n'est pas faite au moment de la naissance, il survient une dacryocystite que l'on peut qualifier de congénitale et que l'on distingue de la dacryocystite purulente acquise par son peu de ténacité : un sondage unique peut amener la guérison.

La *caroncule lacrymale* part du bord libre de la paupière inférieure, se réunit avec la paupière supérieure et se sépare ultérieurement de l'une et de l'autre (Cosmettatos).

Le *sac lacrymal* répond à une dilatation de la partie supérieure du conduit lacrymo-nasal.

Le *canalicule lacrymal supérieur*, autre bras ou diverticule transversal de cette partie, naît au niveau où le canalicule inférieur sort du conduit. Cette constatation a été faite par Cosmettatos chez le porc et le lapin. Le canal lacrymo-nasal et le canalicule inférieur sont formés en premier lieu ; le canalicule inférieur naît comme diverticule de l'assise primitive.

Chez le lapin (Legal. Nussbaum), la portion moyenne du canal est d'abord ébauchée.

Déjà bien développé au deuxième mois, le canal abducteur des larmes apparaît au début de la sixième semaine (embryons de 10 à 12 millimètres de long.

Les canalicules lacrymaux naissent au quatrième mois d'après von Ammon. Ils naissent à la face interne de la conjonctive, près des bords internes des paupières et sur des éminences papillaires. Au cinquième mois les points lacrymaux existent et les canalicules sont perméables (Manz). Waldeyer disait, il y a trente ans, que leur mode de formation n'était pas clair. La question n'est pas définitivement résolue pour l'embryon humain.

Chez un embryon de 7 à 8 millimètres (cinquième semaine), Ewetsky ne voit aucune prolifération dans l'épithèle du sillon lacrymal. Chez un embryon de 42 millimètres, le cordon épithélial est séparé de la surface et formé par des cellules cylindriques à la périphérie, rondes ou polygonales dans l'axe. Un canal central à bords irréguliers se dessine à la suite de la destruction des cellules axiales. Les canalicules lacrymaux sont encore pleins. Des cellules mésodermiques fusiformes ébauchent l'enveloppe membraneuse du canal. D'après Kölliker, il est flexueux au quatrième mois et présente, dès le troisième, des culs-de-sac.

Pour se faire une idée exacte des rapports des parties composantes de la face, notamment de ceux des paupières et de l'œil ou des premières avec le sillon où naîtra le canal lacrymo-nasal, il convient d'étudier les figures de l'atlas de His, figures qui n'ont pas été égalées jusqu'ici.

La figure 91 (fig. 6, Pl. XIV de His), représente la tête d'un embryon de 8 millimètres (début de la cinquième semaine). La courbure du corps a déjà

diminué à ce stade. La fosse nasale, antérieurement large ouverte, s'est rétrécie en forme de fente avec une entrée étroite.
Le deuxième arc viscéral couvre le troisième.
Entre la bouche et l'angle formé par le cou, le
bourgeon maxillaire inférieur et le deuxième
arc sont visibles, séparés par une fente.

L'œil est entièrement à nu. En dedans de
ce dernier, le bourgeon nasal latéral, *bnl* et le
bourgeon maxillaire supérieur *bms* se juxta-
posent, séparés par une fente, le sillon lacrymal *sl*. Ce dernier se continue dans la bouche et
la cavité nasale.

La fosse nasale se trouve entre le bourgeon
nasal latéral et le bourgeon nasal médian
bnm. Le maxillaire inférieur *mi* limite en bas
l'entrée de la bouche.

La figure 92 A se rapporte à un embryon
humain de 13.7 millimètres (fig. 7, Pl. XXV
de His), et la figure 92 B à un embryon de 14,5
millimètres.

Au stade représenté par ces figures (37 à 38
jours pour 92 B), la tête est encore fortement
fléchie sur le thorax. Le dos néanmoins perd sa
courbure et la tête a commencé à se redresser.
Sous la saillie nuchale le profil dorsal convexe s'incurve (fosse nuchale). La

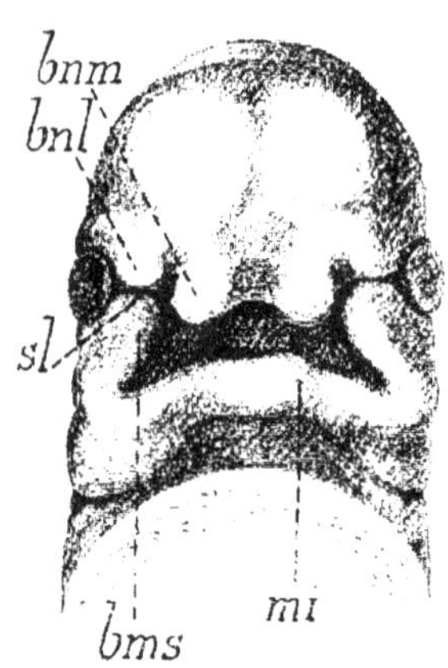

Fig. 91.

Tête d'un embryon humain de
8 millimètres, 12 diamètres
d'après His).

bnl, bourgeon nasal latéral. — *bnm*,
bourgeon nasal médian. — *sl*, sillon
lacrymal. — *bms*, bourgeon maxillaire
supérieur. — *bmi*, bourgeon maxillaire
inférieur.

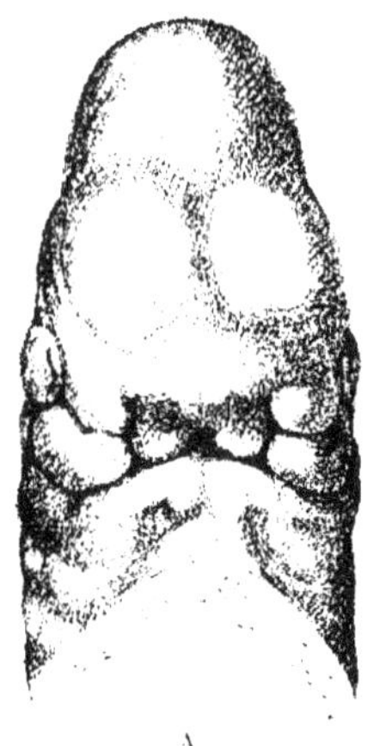
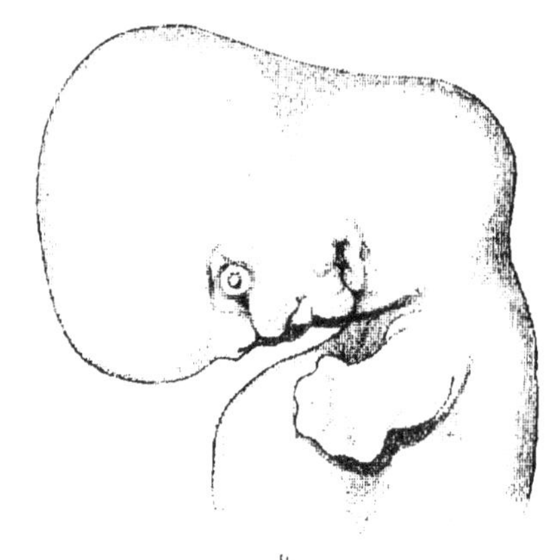

Fig. 92.

A. Tête d'un embryon humain de 13,7 millimètres, vue de face. 10 diamètres.
Réduction 10 : 6 (fig. 7, pl. X de His).
B. Tête d'un embryon humain de 14,5 millimètres. 5 diamètres. (fig. 20, pl. X, de His).

courbure du pont s'exagère (partie supérieure de la nuque future). On note la première apparition des doigts. Les hémisphères cérébraux se sont développés et le front bombe. Par là la racine du nez nullement proéminent rentre d'avantage et le pourtour des yeux s'est déprimé.

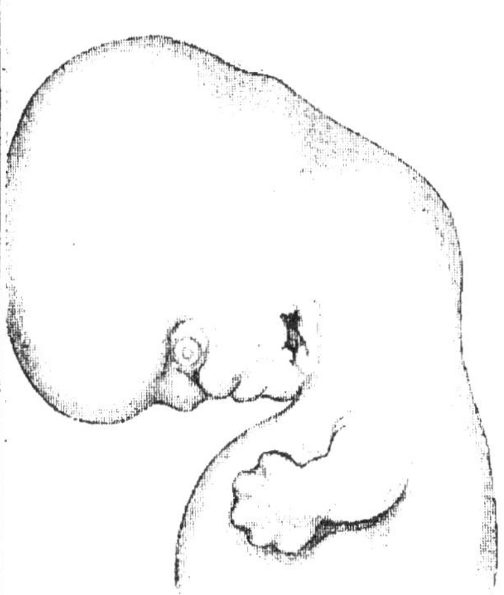

Fig. 93.

Embryon humain de 15.5 millimètres (fig. 21, pl. X de His). Vue latérale. 5 diamètres.

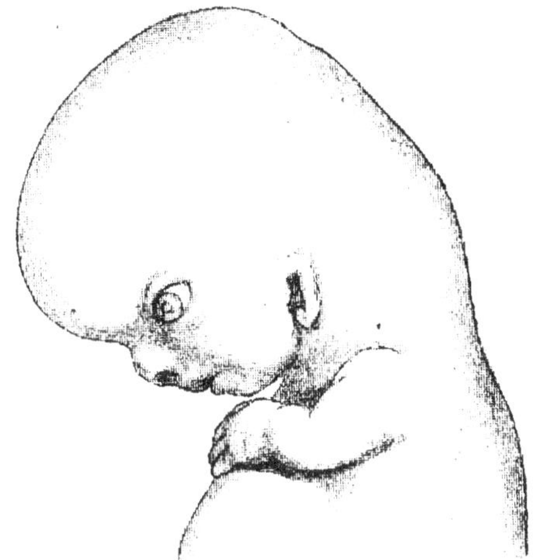

Fig. 94.

Embryon humain de 16 millimètres (fig. 22. pl. X de His). Vue latérale de la tête. 5 diamètres.

La limite supérieure du domaine de la conjonctive représente un bourrelet arciforme. La limite inférieure de ce même domaine est déterminée par le bord du maxillaire supérieur qui de bonne heure avait borné l'œil en forme d'arc.

Les rapports du méat auditif externe avec le reliquat de la première fente viscérale sont encore visibles.

Dans la phase suivante, figure 93 (fig. 21. Pl. X de His), figurant l'extrémité céphalique d'un embryon de 15.5 millimètres (trente-neuf à quarante jours), les premières traces, rudiments des paupières futures, se montrent au-dessus et au-dessous de l'œil. Le nez devient un peu plus proéminent. Les yeux commencent à se tourner obliquement en avant. Les axes optiques convergent à présent derrière la tête.

Avec la figure 94 (embryon de 16 millimètres. quarante à quarante-cinq jours), on voit disparaître la forte flexion de la tête. La nuque a une convexité prononcée. Le

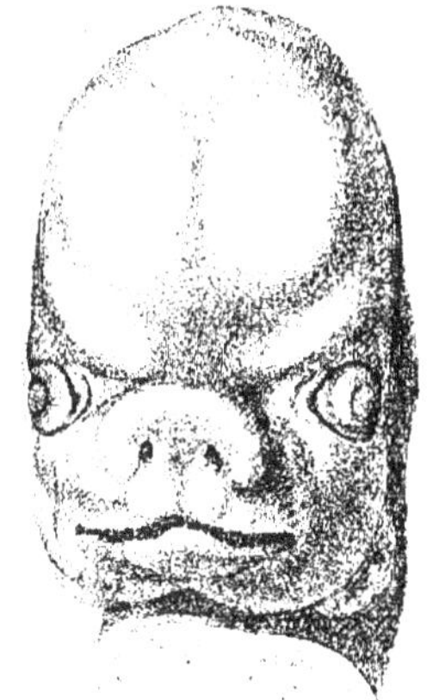

Fig. 95.

Tête d'un embryon humain de 17 millimètres (fig. 9, pl. XIV de His). 6 à 7 diamètres.

développement du cerveau l'emportant encore, la tête parait plus grosse
que le tronc. L'oreille externe se modèle.

Les paupières sont mieux différenciées. Les yeux regardent obliquement
en dehors et en avant. Leur forme rappelle celle des personnages profilés sur
les monuments de l'Egypte ancienne. La figure humaine se dessine. Le trajet
de la ligne de fermeture du sillon lacrymal peut être tracé en mettant en

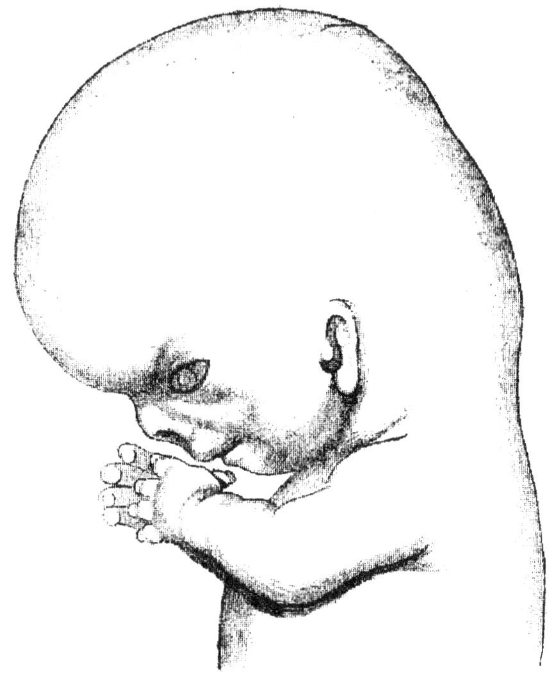

Fig. 96.

Embryon de 23 millimètres (fig. 25, pl. X de His). Vue latérale de la tête, 5 diamètres.

parallèle les figures 93 et 94. Il semble que l'angle interne de l'œil soit
légèrement dévié vers l'aile du nez et qu'une ligne, partant de la pointe de
cet angle à la partie postérieure de l'ouverture nasale, marque la ligne de
fermeture du sillon.

Les figures 95 et 96 (embryon de 17,67 millimètres, à huit semaines et
embryon de 23,58 millimètres, à soixante-deux jours), montrent le développement plus avancé des angles. La tête redressée est plus grosse que le
tronc. Le dessin de l'oreille est plus complet. Le sac conjonctival demeure
incomplet, jusqu'au moment où les paupières se seront soudées.

Les figures 91, 92, 93 permettent d'apprécier la direction progressivement oblique du sillon et du canal lacrymaux : l'extrémité médiane, les
bords du sillon se soudent par leur portion moyenne (LEGAL, NUSSBAUM). Chez

l'embryon de 16 millimètres, le sillon est clos et plus oblique que dans les stades précédents. Chez l'embryon de 17 millimètres, le canal est presque vertical. Ce changement de direction est tout à fait manifeste chez l'embryon de 23 millimètres (fig. 96).

ORBITE

L'œil est d'abord entouré d'une capsule mésodermique.

La plupart des os qui entrent dans la composition de l'orbite appartiennent à l'ossification directe du tissu connectif : ce sont des *os de revêtement*. Tels sont l'*os lacrymal*, le *frontal*, le *maxillaire supérieur* et le *jugal*.

Chez l'embryon de 30 millimètres de long le *sphénoïde* semble constituer avec ses grandes ailes la masse prépondérante du chondro-crâne. Les petites ailes falciformes et émanant du présphénoïde circonscrivent une ouverture pour le passage du nerf optique. C'est par la partie postérieure de l'orbite que commence l'évolution de cette dernière. Vox Ammox tenait pour partie initiale une fourche osseuse (*furca orbitalis*) entourant le nerf optique. Elle répond à l'expansion de la petite aile sphénoïdienne, partie du chondro-crâne. On retrouve cette fourche osseuse chez les anencéphaliens : elle persiste sous forme de pont osseux ou fibreux passant sur le pseudo-nerf, privé de fibres nerveuses (Manz).

Le crâne primordial fournit encore à l'orbite la *partie orbitaire du frontal*, la *grande aile du sphénoïde* et par les expansions cartilagineuses de ce dernier, l'*ethmoïde*.

La *lame orbitaire du frontal*, ébauchée sous forme de plaque cartilagineuse (*lame frontale de Spöndli*, *lame orbitaire de Dursy*), se développe avec l'ensemble du frontal sous forme d'os de revêtement.

D'après Kölliker, au deuxième mois s'ossifient : le *maxillaire supérieur*, par de multiples points d'ossification ; l'*os palatin*, fournissant à l'orbite par la facette de son apophyse orbitaire, par un point d'ossification et le *facial*, par trois points. Tous ces os dérivent de la branche maxillaire supérieure du premier arc viscéral.

Au troisième mois le *présphénoïde, sphénoïde antérieur* a deux points d'ossification, un pour chacune de ses ailes et situés en dehors du trou optique. Deux autres points se développent plus tard dans le corps de l'os. Les quatre points se réunissent entre eux et avec le sphénoïde à partir du sixième mois. Le *sphénoïde postérieur* a huit points d'ossification, dont deux situés dans les grandes ailes. Les sphénoïdes antérieur et postérieur se soudent avant la naissance, mais à ce moment les grandes ailes sont encore séparées du corps. Leur soudure au corps sphénoïdien s'effectue au cours de la première année.

Le *frontal*, qui présente des noyaux volumineux à la fin du troisième mois, et le *lacrymal* ou *unguis* s'ossifient à la même époque. Valentin a soutenu que l'os lacrymal était le plus développé des os de l'orbite au moment de la naissance. D'après von Semmering l'os facial serait le premier prêt.

Vers le milieu de la vie fœtale le cartilage ethmoïdal s'ossifie : la *lame papyracée* en premier lieu, les cornets ensuite.

Le toit orbitaire est d'abord étroit et guère étendu au moment de la naissance : la *marge sus-orbitaire* est encore obtuse, sa saillie ne s'accusant qu'ultérieurement.

Peu profonde dans les premiers temps du développement, l'orbite est d'abord privée de paroi externe. A peine héberge-t-elle, au troisième mois, la partie postérieure du bulbe sur laquelle elle se moule, « comme si l'œil se construisait son orbite » (von Ammon). Au quatrième, cinquième mois, l'orbite s'agrandit et l'œil s'éloigne de ses parois par l'interposition du tissu cellulo-graisseux et des muscles.

MUSCLES DE L'OEIL

On sait que les muscles du squelette naissent de plaques musculaires, *myotomes* (Balfour) ou somites originaires des protovertèbres et situés de chaque côté du tube neural. Les muscles viscéraux striés (cœur) ou non striés naissent par contre du mésoderme non segmenté, non métamérique.

Les muscles des yeux, comme ceux de la tête et de la cavité du tympan, naissent dans le mésoderme de la tête. Il existe ici des somites que leur position fait qualifier de pré- ou post-otiques par rapport à la vésicule labyrinthique. Les somites affectent à ce niveau la forme de myotomes ou celle de *cavités céphaliques* (Balfour). Les somites pré-otiques répondent à ces dernières et enserrent une cavité plus grande que les myotomes du tronc (lézards, oiseaux aquatiques, poissons cartilagineux). Les cavités des arcs branchiaux répondent à une partie des myotomes. Les plus antérieurs de ces myotomes livrent des muscles pour les yeux.

Les sélaciens ont neuf myotomes céphaliques, dont plusieurs dans l'extrémité céphalique antérieure, les autres dans l'extrémité postérieure (van Wyhe). Quatre sont proximaux, pré-otiques; cinq sont distaux, post-otiques. Le sixième myotome, à compter de la vésicule labyrinthique est le premier myotome du tronc (Rabl).

Quelques cavités céphaliques pré-otiques ont été trouvées chez les vertébrés supérieurs, reptiles et oiseaux. La figure 97 montre une cavité céphalique chez Lacerta viridis, première assise des muscles oculaires. Chez les mammifères et chez l'homme on n'a guère trouvé de figures analogues, permettant de démontrer l'origine des groupes musculaires de l'œil en des assises isolées. Kollmann exprime l'espoir que malgré des processus caenogétiques (évolutions vers des formes nouvelles, non ancestrales), de nouvelles recherches feront ressortir les reliquats de ces assises.

Nussbaum rappelle à ce point de vue l'opinion des auteurs sur les somites de la tête chez les embryons des vertébrés supérieurs. Sauf Zimmerman, qui croyait pouvoir considérer comme myotomes céphaliques trois petites cavités observées chez un embryon humain de trois millimètres et demi, les auteurs sont portés à nier la segmentation du mésoderme. Les conditions seraient ici celles de la musculature des extrémités. Chez les sélaciens on saisit la formation de bourgeons dérivant des myotomes, mais chez les animaux élevés de la série, le processus est plus ou moins masqué. Van Wyhe estime que, chez les sélaciens, des groupes déterminés de muscles oculaires surgissent d'assises déterminées. Ils sont innervés par des nerfs déterminés. Chez les raies et les requins les muscles oculaires proviennent d'évaginations, de proliférations creuses, secondaires, de la cavité céphalique. Chez les poissons osseux existent des formations analogues aux myotomes encore pleins.

Les myotomes de la tête atteignent leur plus haut degré de développement chez les vertébrés de l'ordre des sélaciens. Ils existent temporairement chez les très jeunes embryons. C'est là que BALFOUR les a, le premier, constatés (*cavités céphaliques*). Les myotomes céphaliques, dont les muscles de l'œil dérivent,

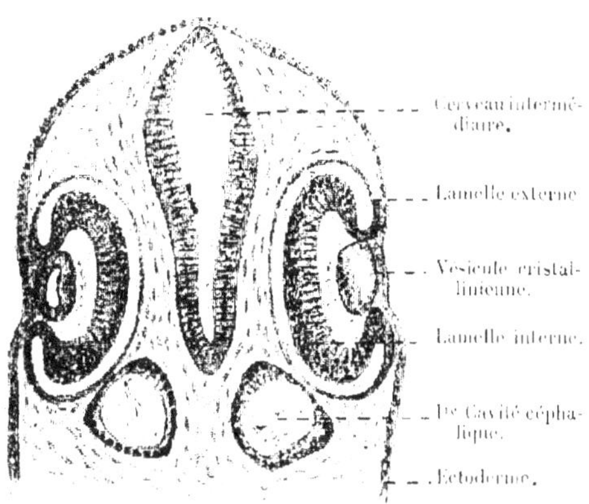

Fig. 97.

Première cavité céphalique. Portion préchordale du crâne.

Lacerta viridis à 28 protovertèbres. Peu diamètres. Les détails dessinés à un grossissement plus fort, d'après KOLLMANN, Embryologie.

sont des parties de ces cavités, dont les parois subissent une série de métamorphoses complexes étudiées par JULIA B. PLATT chez Acanthias vulgaris. Les figures de l'auteur permettent de bien saisir le processus de transformation des quatre cavités céphaliques, paires existant de chaque côté de la tête et représentant des espaces, les homologues des somites mésodermiques situés plus loin en arrière dans le tronc de l'embryon.

On le voit, l'origine des muscles des yeux et celle des nerfs, se trouve avoir des rapports étroits avec la théorie de la segmentation ou métamérie du crâne (travaux de GŒTTE, BALFOUR, MILNES, MARSHALL, VAN WYHE).

KOLLMANN, se basant sur les données de l'embryologie, de la myologie comparées et sur les lois régissant les rapports des muscles et des nerfs, résume l'état de la myogénie oculaire comme suit :

1° Les muscles innervés par l'oculo-moteur commun droit supérieur, droit interne, droit inférieur, releveur des paupières, dérivent de la première cavité céphalique préotique et préchordale (BALFOUR, MARSHALL). 2° L'oblique supérieur dérive d'une deuxième et le droit externe, d'une troisième cavité céphalique. L'auteur ajoute que le droit externe naît chez les oiseaux et les mammifères dans le mésoderme. Il n'y a pas de doute qu'il soit l'homologue du muscle né de l' «épithèle» de la troisième cavité céphalique (VAN WYHE).

NUSSBAUM fait observer que les désignations musculaires afférentes à la topographie humaine ont été dans cet énoncé reportées sur l'animal : les muscles eu égard aux axes corporels sont autrement orientés, mais ils sont innervés par les nerfs homologues.

Le développement des muscles oculaires des mammifères nous est partiellement connu par les travaux de REITER.

Chez l'embryon de porc, de 6 millimètres de longueur nuchale, l'assise

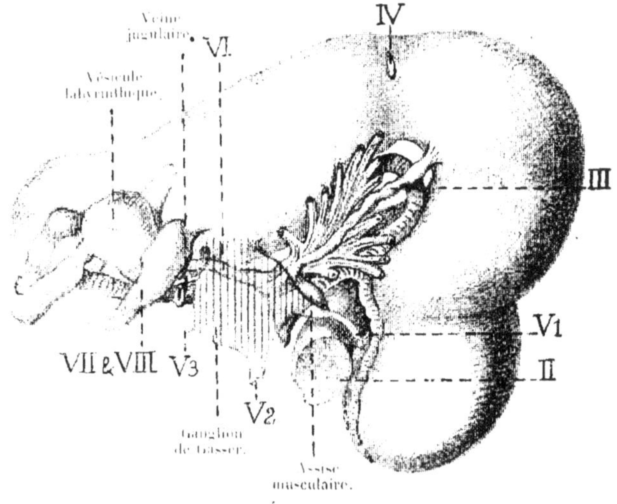

Fig. 98.

Rapports topographiques de l'assise musculaire primordiale chez l'embryon de porc de 6 millimètres de longueur nuchale (d'après REITER).

Le ganglion de Gasser et la veine jugulaire sont figurés à l'état transparent. Les nerfs crâniens sont indiqués par des chiffres romains.

primordiale des muscles oculaires se trouve sous le plancher du cerveau postérieur, en dedans du ganglion du trijumeau, entre la veine jugulaire et la carotide interne (fig. 98).

Elle a la forme d'une faucille, emmanchée par le milieu de la lame, en ⊥, la concavité des branches embrassant le pédicule optique. Dans la branche postérieure, la troisième, pénètre le nerf abducteur. La pointe de la branche supérieure avec son nerf, le trochléaire, est celle qui se forme le plus tardivement.

L'assise musculaire, chez l'embryon de porc de 12 millimètres de longueur nuchale, a émigré en avant vers le nerf optique. Elle perd sa branche postérieure ; elle est repoussée en avant par l'intermédiaire de la veine jugulaire. Les deux branches restantes se ferment en forme d'anneau, l'ensemble entourant l'assise oculaire comme un calice.

De ce calice musculaire complexe des prolongements, répondant aux muscles isolés, se dirigeant vers le bulbe, ainsi s'ébauchent d'abord les muscles droits et obliques. Leur séparation s'effectue du bulbe vers le plancher de l'orbite ; le tissu connectif, interposé entre les prolongements cloisonnant progressivement la masse musculaire. Avant que ce cloisonnement ne s'achève, le manteau intérieur du calice se sépare des muscles droits pour devenir le muscle rétracteur du bulbe. Le muscle releveur naît le dernier : il se sépare du bord nasal du droit supérieur (voy. fig. 99).

Henckel s'est occupé de la question du développement du muscle releveur

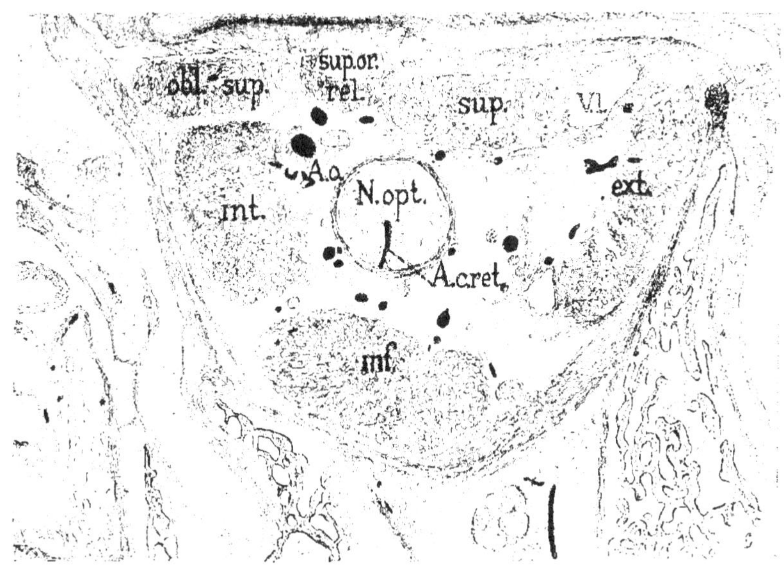

Fig. 99.

Section frontale de l'orbite passant par le point de pénétration de l'artère centrale de la rétine A.c.rét. Fœtus de la fin du 4° mois (longueur du tronc, 9 centimètres). Injection des vaisseaux au carmin gélatiné.

obl. sup., *int.*, *inf.*, *ext.*, muscles oblique supérieur, interne, inférieur, externe. — *sup.* et *rel.*, muscles droit supérieur et releveur de la paupière. — *N.opt.*, nerf optique. — *A.o.*, artère ophtalmique. — *V.l.*, niveau de la veine (et du nerf lacrymal?). — *sup. or.*, nerf supra-orbitaire.

Une cloison connective a séparé l'assise d'abord commune des muscles droit supérieur et du releveur palpébral : ils sont situés côte à côte. Le releveur un peu plus élevé commence à surplomber au niveau dessiné le bord interne du droit supérieur.

de la paupière, de sa séparation d'avec le droit supérieur, ainsi que de son changement de position par rapport à ce dernier, donnée dont Vossius s'était emparé pour prouver la participation du bulbe à la torsion du nerf. Chez l'embryon humain de 29 millimètres, le releveur et le droit supérieur forment encore un faisceau unique. Chez l'embryon de 29 millimètres, un mois plus tard, la séparation est faite. Un certain glissement s'effectue : le releveur primitivement situé au côté interne du droit supérieur, s'élève légèrement par sa partie initiale et se développe ultérieurement quelque peu au-dessus du bord de ce dernier, processus terminé au cinquième mois de la vie fœtale. Le droit supérieur garde en tout temps sa position (Devl) au niveau de la ligne médiane du toit orbitaire. Son attache au globe ne subit aucun déplacement. Le glissement invoqué par Vossius n'existe nullement au degré invoqué par cet auteur. Minime, il appartient au seul releveur et doit être interprété comme un processus de simple croissance. Chez les jeunes fœtus son segment inférieur est ténu et mince. L'augmentation ultérieure de ses diamètres ne peut, de par la compression des organes voisins, se faire qu'en hauteur et au-dessus du muscle droit supérieur : le releveur doit s'adapter aux conditions d'espace qui lui sont dévolues à la pointe de la pyramide orbitaire.

Manz assignait aux muscles une différenciation précoce aux dépens de la masse commune, disposée comme un muscle rétracteur sur la paroi postérieure du bulbe. Les segments antérieurs des muscles existent à l'état de tractus ténus où la striation transversale se distingue déjà. Les faisceaux musculaires très fins s'attachent loin derrière le bord de la cornée avec lequel une membrane connective mince les met en rapport. En la détachant on décolle une couche superficielle des muscles. Cette membrane répond au fascia de Tenon. Les rapports de cette membrane avec les extrémités antérieures des muscles sont donc indiqués à ce moment. A cette époque aussi le muscle droit externe se trouve être le plus large : le droit supérieur vient ensuite. Le droit interne n'a que la moitié du volume du droit externe. Van Ammon dit avoir vu à diverses reprises chez des embryons de trois mois la course diagonale du grand oblique.

Chez une série de mammifères, Nussbaum s'est assuré que les muscles extrinsèques de l'œil se rapprochent progressivement du bord cornéen.

L'orbiculaire des paupières reconnaît la même origine que le platysma myoïdes ou peaucier cervical : la musculature de la face dérive d'un myotome dont le nerf est le facial et que l'on constate dans l'arc hyoïdien (Ruge, Kollmann).

D'après Nussbaum, le *muscle de Horner*, tenseur du tarse, bien développé chez les mammifères inférieurs (Ongulés), serait créé par une émigration secondaire dans la cavité orbitaire. Ce muscle étant innervé comme l'orbiculaire par le facial, il paraît rationnel que son développement soit rapporté au facial et au muscle peaucier.

NERFS DE L'ORBITE ET GANGLION CILIAIRE

Outre le nerf optique, déjà étudié, nous avons à considérer dans l'orbite le développement de l'oculo-moteur commun, du trochléaire, de l'abducteur et du trijumeau.

Comme les nerfs spinaux moteurs les nerfs moteurs, IIIe, IVe, VIe nerfs, naissent, — de même que l'accessoire et le spinal, — de racines ventrales originaires de noyaux spéciaux.

La partie motrice du trijumeau, — ainsi que le facial, — naît de racines dorsales.

Quant aux nerfs crâniens sensitifs, les cellules des fibres nerveuses sensitives, étant situées dans les ganglions spinaux et céphaliques, il faut, pour

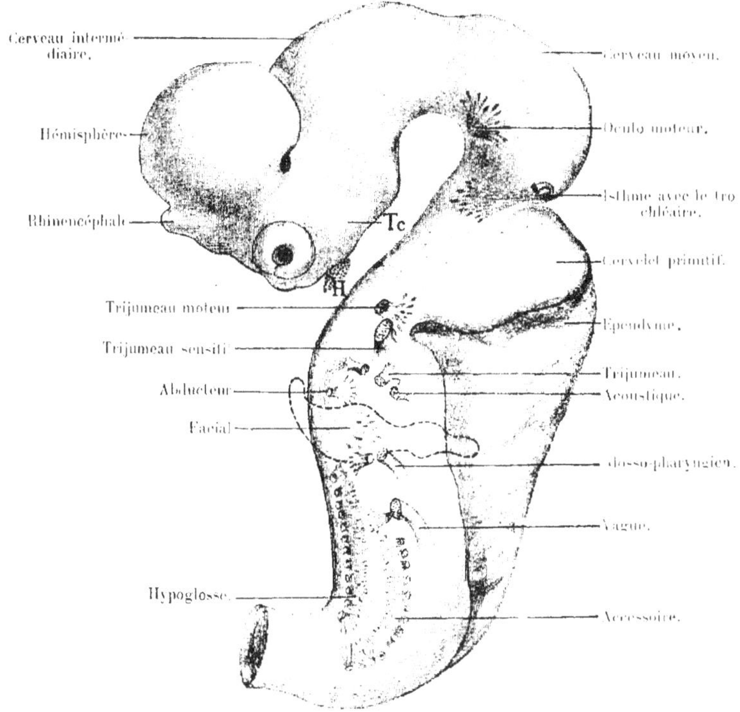

Fig. 100.

Cerveau et origine des nerfs crâniens. Embryon humain de 10 millimètres de longueur nuchale, d'après une reconstruction. Environ 18 diamètres (KOLLMANN. Embryologie, d'après HIS).

Tc, tubercule cendré. — H, hypophyse.

concevoir le développement de ces fibres, remonter au développement des ganglions.

Oculo-moteur ou III⁰ paire. — D'après His il naît de neuroblastes pyriformes de la zone ventrale du cerveau moyen. Cette masse grise située plus tard au niveau des tubercules quadrijumeaux antérieurs, entre l'aqueduc de Sylvius et le faisceau longitudinal postérieur, est comparable à une corne antérieure. L'oculo-moteur répond donc à un nerf issu de la corne antérieure de la moelle dorsale. Cette masse grise d'origine qui s'étend chez l'adulte, sur une étendue d'un centimètre environ, comprend plusieurs groupes de cellules nerveuses, groupes plus ou moins distincts chez le nouveau né. On sait qu'un groupe déterminé de cellules répond aux fibres d'innervation d'un muscle

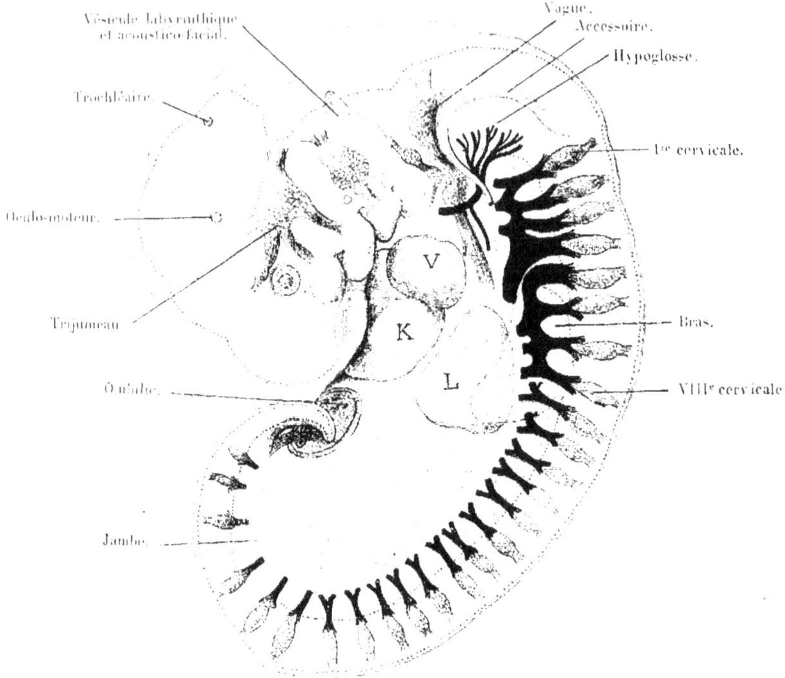

Fig. 101.

Racine des nerfs craniens et du système nerveux périphérique. Embryon humain
de 6 millimètres (26 jours), d'après MALL.

déterminé. L'histologie pathologique a démontré, dans les cas de paralysies isolées d'un muscle innervé par la troisième paire, l'altération limitée d'un noyau correspondant (PERLIA, STARR).

Chez l'embryon de 10 millimètres de longueur nuchale, l'oculo-moteur sort de la paroi ventrale de la calotte à travers le mésoderme de la travée moyenne du fornix. Dans sa route vers l'œil il croise, du côté nasal, le trochléaire et, plus loin, le rameau ophtalmique du trijumeau. Il se dirige en droite ligne vers la paroi caudale du bulbe où il se relie à l'assise des muscles oculaires. Le nerf se ramifie

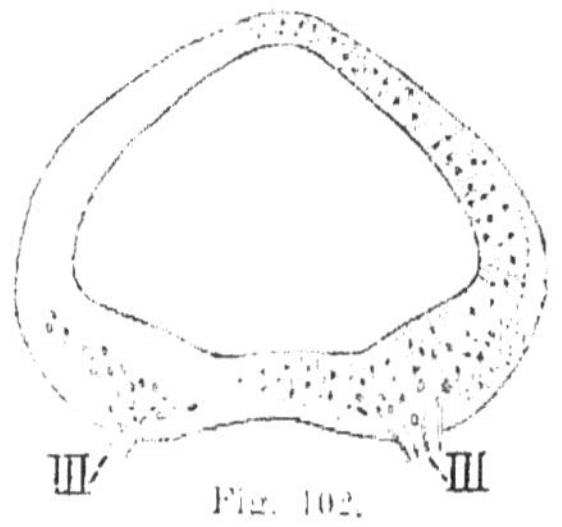

Fig. 102.

Coupe transversale de la partie postérieure du cerveau moyen d'un embryon humain de 3 semaines (embryon Ko de His).
Noyaux d'origine de l'oculo-moteur, IIIe, dans la zone ventrale (d'après His).

à ce niveau, ayant à innerver cinq muscles, le releveur de la paupière, le droit supérieur, le droit interne, le droit inférieur, le petit oblique.

Kollmann indique l'existence d'une racine dorsale au moment où s'ébauche l'assise de l'oculo-moteur.

Ganglion ciliaire. — La signification morphologique du ganglion ciliaire est celle d'un ganglion sympathique, ainsi qu'il résulte des recherches de Retzius. La méthode de Golgi démontre qu'il est constitué par des cellules nerveuses multipolaires pourvues de nombreux dentrites, identiques aux cellules constitutives des ganglions de la chaîne sympathique.

Schwalbe et van Gehuchten ont considéré le ganglion ciliaire comme un ganglion cérébro-spinal et Krause, défen-
dant une opinion mixte, l'a représenté comme un ganglion double, formé par la fusion de deux ganglions, l'un sympathique, l'autre cérébrospinal.

Schwalbe, étudiant l'oculo-moteur des Sélaciens, avait trouvé un ganglion iden-
tifié par lui avec le ganglion ciliaire de l'homme.

Le ganglion oculo-moteur vu par van Wyhe et différencié par lui d'avec le ganglion ciliaire n'a pas été retrouvé chez les mammifères (Mixot).

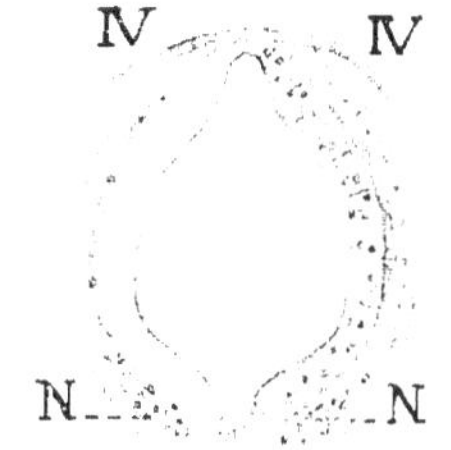

Fig. 103.

Coupe transversale du cerveau d'un embryon humain de 5 semaines.

Noyaux d'origine N, du trochléateur IV, dans la zone ventrale (d'après His).

Peut-être le vrai ganglion du III⁰ nerf est-il le nerf thalamique décrit par Julia B. Platt, chez l'embryon d'Acan-
thias : rudimentaire et dorsal, il siège dans le cerveau moyen au proche voisinage du cerveau antérieur. Il naît de la bandelette neurale et se relie au ganglion ciliaire que l'on doit considérer comme une commissure épibran-
chiale. Ce ganglion n'est que transitoire (Mixot).

Nerf trochléaire, pathétique, IV⁰ paire. — Son origine, — elle avait échappé aux recherches de Marshall, de Spencer, de van Wyhe, — a été relevée par His. Le nerf se laisse poursuivre depuis son point de sortie (fig. 103, au voisinage de la ligne médiane dorsale), sous la forme d'un faisceau de fibrilles traversant la couche enveloppante de la paroi cérébrale pour se diriger vers un groupe de neuroblastes occupant la paroi ventrale de l'isthme. La situation de ce groupe dans la zone ventrale assigne au IV⁰ nerf le rôle de nerf moteur. En quittant le tube cérébral le nerf IV traverse le mésoderme de la base du cerveau pour prendre la direction de l'œil.

Froriep et Julia B. Platt ont découvert le ganglion du trochléaire chez les Sélaciens. Pour le dernier auteur le ganglion trochléaire renforcerait le ganglion ciliaire.

Nerf trijumeau, V⁰ paire. — Les racines motrices (courte portion du nerf) naissent d'un noyau de neuroblastes situé dans la zone ventrale, au niveau du pont. La racine émergente se trouve en dedans du ganglion de Gasser.

Les racines sensitives (prolongements centripètes de cellules bipolaires) se développent du ganglion vers le tube cérébral.

Les prolongements périphériques prennent trois directions : 1° vers l'œil, *rameau ophtalmique*. Il se dirige chez l'embryon de 10ᵐᵐ,2 de longueur nuchale jusqu'au bulbe et un peu plus avant du côté nasal ; 2° *rameau maxillaire supérieur* ; 3° *rameau mandibulaire*. Les rameaux maxillaire et mandibulaire se mettent secondairement en rapport par une partie de leurs fibres avec l'ectoderme et les fentes branchiales.

Tandis que les ganglions sphéno-palatin et otique représentent, à l'instar du ganglion ciliaire, des ganglions sympathiques (cellules nerveuses multipolaires) le ganglion du trijumeau, *ganglion de Gasser*, appartient aux ganglions cérébro-spinaux (cellules nerveuses unipolaires).

Par le développement et la structure de ses racines le trijumeau est l'homologue d'un nerf de la moelle dorsale. Répond-il à un nerf spinal isolé ou à des nerfs spinaux multiples ? Le problème n'est pas résolu d'après Kollmann.

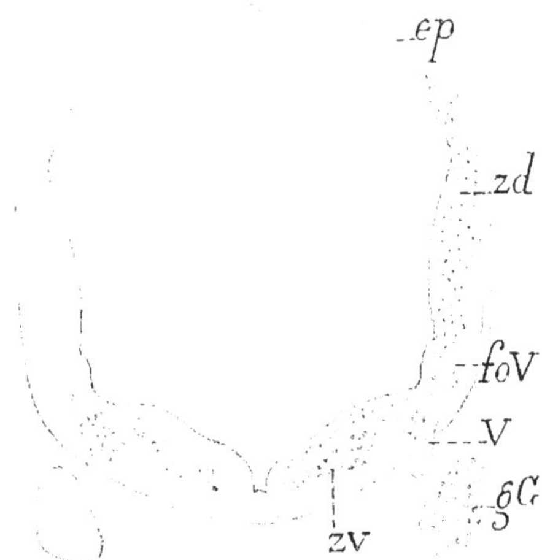

Fig. 104.

Coupe transversale du cerveau d'un embryon humain de 5 semaines (embryon KO de His).

ep, épendyme. — *zd*, zone dorsale. — *foV*, faisceau ovale ou racine ascendante du trijumeau V. — *zv*, zone ventrale. — *gG*, ganglion de Gasser (d'après His).

Les fibres du trijumeau qui pénètrent dans le cerveau, au niveau du point de réunion des zones ventrale et dorsale, y constituent un faisceau homologue de celui des nerfs spinaux, racine ascendante du trijumeau située près de la surface cérébrale. Son aplatissement latéral lui donne une forme ovale sur les coupes transversales. Le faisceau se dirige progressivement en bas vers la moelle dorsale. Chez l'adulte il s'étendrait jusqu'à la moelle cervicale.

Nerf abducteur. VIᵉ paire. — Ce nerf surgit dans le faisceau de la corne antérieure du rhombencéphale embryonnaire. Il possède donc les caractères d'une racine motrice (fig. 105).

Chez l'embryon de 10ᵐᵐ,2 de longueur nuchale il est développé jusqu'au voisinage de l'œil. Il passe à côté du pilier moyen du fornix et arrive à son muscle du côté nasal, en croisant les rameaux maxillaire et mandibulaire du trijumeau à leur sortie du ganglion de Gasser.

On ne lui connaît pas de ganglion (MARSHALL, VAN WYHE).

NUSSBAUM, adoptant la manière de voir de RABL, rapporte les nerfs de la cavité orbitaire à deux domaines.

Les nerfs suivant la voie de l'oculo-moteur et du trochléaire appartiennent au groupe du trijumeau. Le nerf abducteur, moteur et d'origine ventrale, répond au groupe de l'acoustique et du facial.

Les nerfs sensibles de l'orbite appartiennent au trijumeau.

Cette donnée qui s'applique à la fois aux troncs connus de l'orbite et du bulbe et aux nerfs sensibles des muscles oculaires, est facile à vérifier chez les mammifères domestiques.

Des branches du nerf frontal du trijumeau pénètrent à l'état isolé dans les muscles droit supérieur et latéral par leur surface externe, tandis que les nerfs moteurs pénètrent comme chez l'homme par leur partie interne. Des fibres du nerf frontal se mêlent au trochléaire. Néanmoins toutes les fibres pénètrent dans l'oblique supérieur par la surface externe de sorte que pour ce dernier il est fort difficile de poursuivre leur trajet.

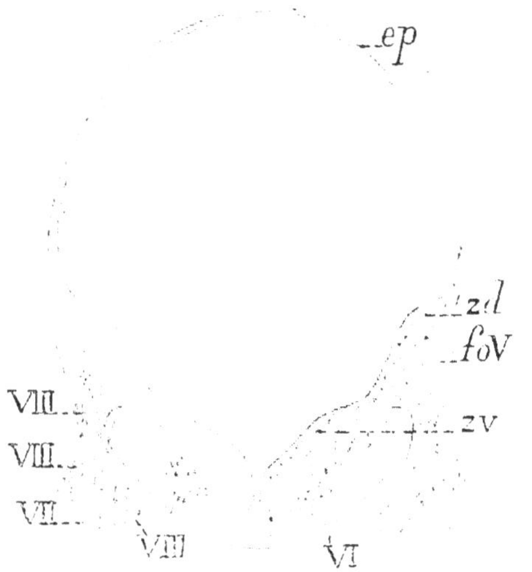

Fig. 105.

Coupe transversale du cerveau d'un embryon humain de 3 semaines (embryon KO de His).

ep. épendyme. — *zd*, zone dorsale. — *foV*, faisceau ovale ou racine ascendante du trijumeau V. — *zv*, zone ventrale. — VI, *nerf abducteur*. — VII, facial. — VIII, acoustique avec ganglions d'après His.

Nussbaum estime que les conditions dans lesquelles se trouvent les nerfs moteurs et sensibles ne permettent pas d'invoquer la métamérie de leurs assises.

ENCÉPHALE

Quelques malformations de l'œil ont une relation si évidente avec le développement irrégulier de l'encéphale, les rapports entre les diverses parties constituantes de ce dernier et l'organe visuel sont si étroits, si importants à connaître pour l'ophtalmologiste au point de vue de la physiologie et de l'anatomie pathologique spéciale, qu'une description sommaire du cerveau en voie de développement paraît légitime à cette place.

Les dispositions simples du cerveau embryonnaire (fig. 106, 107, 108) permettent de saisir aisément celles fort complexes du cerveau parachevé (fig. 109), l'évolution des parties composantes étant indiquée par des signes identiques.

Les trois vésicules cérébrales primitives (v. p. 144) répondent aux trois segments de von Baer : le *cerveau postérieur primitif* ou *rhombencéphale*, le *moyen* ou *mésencéphale* et l'*antérieur* ou *prosencéphale*. Les deux derniers répondent au cerveau des anatomistes.

Le cerveau antérieur primitif, vésicule cérébrale antérieure, se recourbe en bas à angle droit, recouvrant ainsi l'extrémité voisine de la corde dorsale. L'angle rentrant ainsi créé est occupé ultérieurement par l'*hypophyse*, organe important comme formation ancestrale.

Tandis que dans le cours du développement le mésencéphale ne se divise plus et devient le cerveau moyen proprement dit, la vésicule cérébrale postérieure ou rhombencéphale et l'antérieure ou prosencéphale se différencient à bref délai davantage et se divisent chacune en deux vésicules secondaires.

Au niveau de la postérieure His distingue l'*arrière-cerveau* ou *myélencéphale*, outre un segment distinct, l'*isthme*, partie nette chez l'embryon, entourant l'extrémité supérieure du sinus rhomboïdal et à laquelle appartiennent les pédoncules cérébelleux et le voile du 4ᵉ ventricule.

La vésicule antérieure se décompose en *cerveau intermédiaire* ou *diencéphale* et en *cerveau antérieur, terminal* ou *télencéphale*.

Le schéma de l'évolution des trois vésicules primitives en cinq autres par le fait d'un étranglement au niveau de la troisième et de la première est le suivant :

Les six parties distinctes de l'encéphale représentent à un moment donné six anneaux, placés à la suite l'un de l'autre et formés d'une moitié ventrale ou antérieure et d'une moitié dorsale ou postérieure (fig. 106). Cette subdivision en demi-anneaux de chacun des segments est indiquée de bonne heure par deux sillons longitudinaux existant sur les parois des cavités ventriculaires, *sillons limitants*, que l'on retrouve dans le cerveau développé.

Les sillons limitants des ventricules semblent séparer la partie motrice de l'axe nerveux de la partie sensitive. Dans chaque moitié de cet axe les noyaux moteurs se trouvent en avant et en dedans du sillon limitant ; les masses grises en rapport avec les nerfs sensitifs périphériques se trouvent en arrière ou en dehors du sillon.

Les divers segments du tube neural participent au développement dans une mesure inégale. Les parties issues des segments ventraux se développent moins que les parties latérales, les éléments nerveux s'y amassant en quantité moindre, (dans l'épendyme, par exemple).

La paroi dorsale du tube cérébral répond à un arc de cercle plus étendu que la partie basale (figure 106). Le développement de cette paroi dorsale n'est guère proportionnel à celui de la partie basale. De là des glissements de parties primitivement situées en regard l'une de l'autre. C'est le cas pour le cerveau moyen et surtout pour le cerveau antérieur ou l'un de ses dérivés. La vésicule-hémisphère prend de part et d'autre un développement répondant aux hautes fonctions physiologiques qui lui incombent chez l'homme et chez les mammifères.

Les parties à naître des segments ventraux et dorsaux sont indiquées par des chiffres communs aux figures 106, 108 et 109 se rapportant au cerveau embryonnaire de la quatrième semaine, à celui du troisième mois et au cerveau adulte.

L'*arrière-cerveau*, I, *myélencéphale*, se transforme en moelle allongée.

Le *cerveau postérieur*, II, ou *métencéphale* fournit par son segment dorsal II^2 le cervelet II^2 et par le ventral II^1, le pont de Varole II^1 reliés au cervelet par les pédoncules cérébelleux moyens.

L'*isthme du rhombencéphale*, III, donne du côté dorsal III^2 la valvule de Vieussens et les pédoncules cérébelleux supérieurs, III^2; du côté ventral, III^1, la partie des pédoncules cérébraux répondant aux noyaux d'origine des deux nerfs pathétiques et au ganglion interpédonculaire, III^1. Le canal du tube neural représentant les trois parties du rhombencéphale, I, II, III^1, répond au 3e *ventricule*.

Tandis que le *cerveau moyen* ou *mésencéphale* IV, est relativement volumineux chez les amniotes et chez l'homme, ses dimensions seront plus tard minimes eu égard à celle des autres vésicules cérébrales. Le cerveau moyen engendre les tubercules quadrijumeaux, IV^2, et la majeure partie des pédoncules cérébraux, IV^1. Il est traversé par l'*aqueduc de Sylvius*.

Le sillon hypothalamique ou de Monro, *Sm* court de part et d'autre sur la face interne du cerveau intermédiaire ou diencéphale V et de la partie voisine du cerveau antérieur ou télencéphale VI; il s'étend jusqu'au recessus optique Ro (fig. 107) et répond à la partie supérieure du sillon limitant. Il divise les cerveaux intermédiaire, V, et antérieur VI, en un étage inférieur et un étage supérieur.

Dans le *cerveau intermédiaire* ou *diencéphale* V l'étage inférieur V^1 représente la partie mamillaire de la région hypothalamique ou hypothalamus Ps. et le supérieur, le thalamencéphale, V^2 V^3.*Th* se décomposant en couche optique proprement dite, thalamus, V^2, en corps pinéal ou épiphyse représentant avec la région de l'habenula l'épithalamus V^3 et en corps genouillés ou métathalamus, V^3, Rg. La cavité du cerveau intermédiaire devient le 3e *ventricule*.

Enfin le *cerveau inférieur*, *télencéphale* VI forme du côté ventral la partie optique VI^1 de la région hypothalamique, le tubercule cendré, Tc, la partie postérieure de l'hypophyse, le chiasma optique, C.o., le recessus optique Ro et la lame terminale Lt, et du côté dorsal, le corps strié, VI^2, Cst, le bulbe olfactif et ses dépendances rhinencéphale VI^3 rR et hR, ainsi que le pallium VI^4 ou volumineux manteau des hémisphères. La cavité du cerveau antérieur donne naissance aux *ventricules latéraux*.

Les hémisphères naissent d'abord sous forme d'une évagination unique, demi-sphérique. Cette vésicule impaire se sépare, chez l'homme, à la fin de la quatrième semaine en vésicule hémisphérique droite et gauche par l'interposition d'une cloison longitudinale. Ce qui reste de la vésicule cérébrale anté-

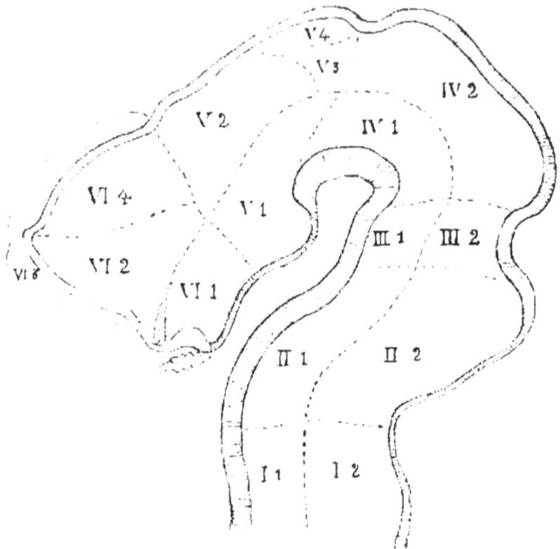

Fig. 106.

Coupe médiane de l'encéphale d'un embryon humain de la fin du premier mois.
(d'après W. His).

I. *Myélencéphale* (moelle allongée) : I¹, partie ventrale ; I², partie dorsale.
II. *Métencéphale* (cerveau postérieur) : II¹, pont de Varole ; II², cervelet.
III. *Isthme du rhombencéphale* : III¹, pédoncules cérébraux ; III², pédoncules cérébelleux supérieurs et valvule de Vieussens.
IV. *Mésencéphale* (cerveau moyen) : IV¹, pédoncules cérébraux ; IV², tubercules quadrijumeaux.
V. *Diencéphale* (cerveau intermédiaire) : V¹, partie mamillaire de l'hypothalamus ; V², thalamus ; V³, métathalamus ; V⁴, épithalamus.
VI. *Télencéphale* (cerveau terminal) : VI¹, partie optique de l'hypothalamus ; VI², corps strié ; VI³, rhinencéphale ; VI⁴, pallium (manteau des hémisphères).

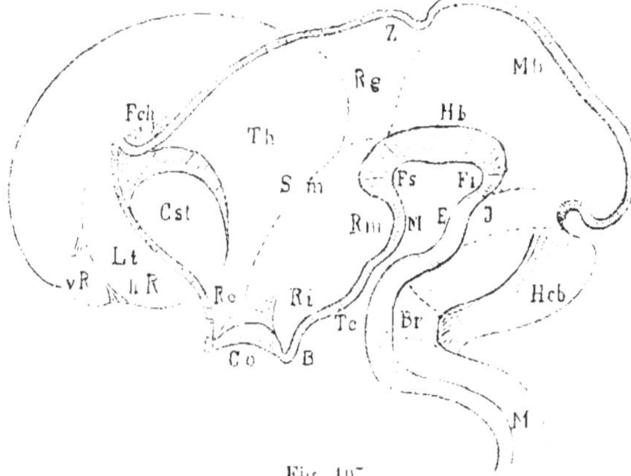

Fig. 107.

rieure, après la naissance des hémisphères, répond au cerveau intermédiaire d'où procèdent les *vésicules oculaires*.

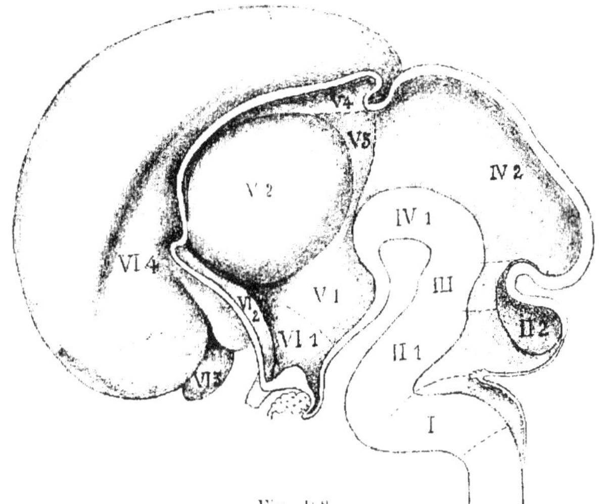

Fig. 108.

Fig. 107 et 108. — Coupe médiane de l'encéphale d'un embryon humain au 3ᵉ mois
(d'après W. His).

Dans la légende commune de ces figures les lettres et les chiffres se complètent.

I.   *M*, moelle allongée.
II. *Br*, courbure du pont ; *Hcb*, hémisphère cérébelleux.
III. *J*, isthme du rhombencéphale ; *E*, éminence interpédonculaire.
IV. *Mh*, cerveau moyen ; *Hb*, bourrelet de la calotte ; *Fi*, fosse interpédonculaire.
V.   *Sm*, sillon de Monro ou hypothalamique ; *Ps*, partie sous-thalamique hypothalamus ; *Th*, thalamus ; *Rg*, région des corps genouillés (métathalamus) ; *Z*, corps pinéal (épithalamus ; *Rm*, récessus mamillaire ; *Ri*, récessus de l'infundibulum ; *Te*, tubercule cendre ; *M*, corps mamillaires ; *Fs*, fosse supra-mamillaire.
VI. *Ro*, Récessus optique ; *Co*, chiasma optique ; *Lt*, lame terminale ; *Cst*, corps strié ; *rR*, *hR*, rhinencéphale ; *Fch*, fissure choroïdienne.

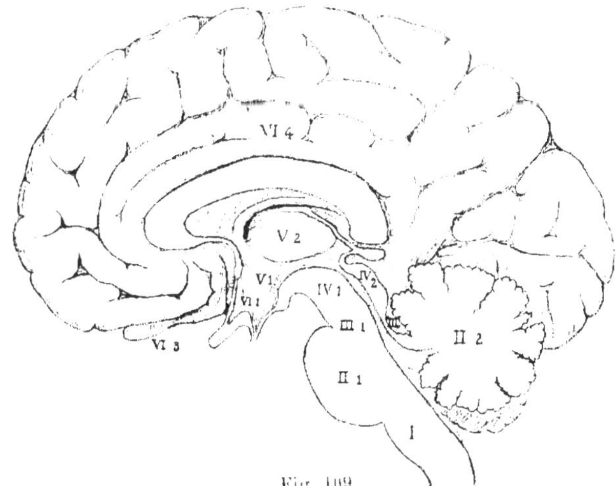

Fig. 109.

Coupe médiane de l'encéphale adulte.
Signification des chiffres comme dans les figures 106 et 108.

Le développement des segments de tube neural et leurs dérivés peut être résumé comme suit :

I. *Arrière-cerveau ou moelle allongée* (myélencéphale).

I[1] Partie ventrale.

I[2] Partie dorsale.

II. *Cerveau postérieur* (métencéphale).

II[1] Pont de Varole.

II[2] Cervelet.

III. *Isthme du rhombencéphale.*

III[1] Pédoncules cérébraux.

III[2] Pédoncules cérébelleux supérieurs valvule de Vieussens.

IV. *Cerveau moyen* (mésencéphale).

IV[1] Pédoncules cérébraux.

IV[2] Tubercules quadrijumeaux.

V. *Cerveau intermédiaire* (diencéphale).

V[1] Partie mamillaire de la région hypothalamique (hypothalamus).

VI[2] à VI[4] Thalamencéphale.

VI[2] Couche optique proprement dite (Thalamus).

VI[3] Corps genouillés (Métathalamus).

VI[4] Corps pinéal et région de l'habenula (Epithalamus).

VI. *Cerveau terminal ou antérieur* (télencéphale).

VI[1] Partie optique de la région hypothalamique.

VI[2] Corps strié.

VI[3] Bulbe olfactif et dépendances (Rhinencéphale).

VI[4] Manteau des hémisphères (Pallium)

BIBLIOGRAPHIE DE L'EMBRYOLOGIE DE L'OEIL

BIBLIOGRAPHIE GÉNÉRALE

La littérature ancienne relative à l'embryologie de l'œil est donnée par HILDEBRAND-WEBER dans le *Traité « de l'Anatomie »* et par BURDACH dans le *Traité « de la Physiologie »* (cités par WALDEYER).

Les données les plus importantes de la littérature moderne (jusqu'en 1870) sont consignées par WALDEYER dans les *Nagel's Jahresberichte für Ophtalmologie*. I, 1870 (Ophtalmogenèse des vertébrés, p. 75 à p. 109).

Trois travaux importants sur l'ensemble de l'ophtalmogenèse ont été écrits par MANZ. dans la 1re édit. du *Traité de* DE GRAEFE *et* SAEMISCH, 1876, par KESSLER (*Zur Entwicklung des Auges. Leipzich*, 1897) et par KÖLLIKER (*Entwicklung des Menschen*, 2e édit., 1879 et trad. française de Schneider. 1882).

Le lecteur trouvera une bibliographie étendue dans les travaux suivants : *Dictionnaire encyclopédique des sciences médicales*. article Développement de l'œil par NUEL. 1882. p. 345 à 370 ; dans le *Lehrbuch der Entwicklungsgeschichte des Menschen* de MINOT. traduction allemande de Sandor Kaestner. 1894 (*Die Entwicklung des Auges*. p. 755) et dans la 2e édit. du *Traité de de Graefe et Saemisch*. 1899 (*Entwicklungsgeschichte des menschlichen Auges*. liv. 14. p. 75) par NUSSBAUM.

VÉSICULES OCULAIRES PRIMITIVE ET SECONDAIRE

Von Ammon. Entwicklungsgesch. des menschlichen Auges. *Arch. f. Ophth.*, IV, 1, 1858.

Arnold (J.). Beiträge zur Entwicklungsgesch. des Auges. *Heidelberg*, 1874.

von Baer (C.-E.). Ueber Entwicklungsgesch. der Thiere. *Königsberg*, 1° partie, 1828-1834 ; 2° partie, 1837, mémoire complété par Stieda, 1888.

Beigel. Der kleinste bisher bekannte menschliche Embryo. *Arch. f. Gynaek.*, XIII, 3, p. 457, 1878.

Bock (E.). Die angeb. Colobome des Augapfels. *Vienne*, 1893.

Fick (E.). Die Entwickl. des Auges (Collection Magnus), f. XIII, 1897.

Heape (W.). *Quarterly Journ. of microsc. Sc.* XXVII, p. 123-163, 1887.

Hertwig (O.). Traité d'embryologie de l'homme et des vertébrés, 1891.

His (W.). Untersuchungen über die erste Anlage des Wirbelthierleibes. *Leipzig*, 1878.

Huschke (E.). Ueber die Entwickl. des Auges und die damit zuzammenhängende Cyclopie. *Meckel's Arch.*, 1832.

Janosik. Zwei junge menschlichen Embryonen. *Arch. f. mikr. Anat.*, XXX, p. 559, 1888.

Kessler. Ueber die Entwickl. des Glaskörpers. *Dorpat. Med. Zeitschr.*, p. 589, 1874.

von Kölliker (A.). *a)* Entwicklungsgesch. des Menschen und der höheren Thiere, etc. *Leipzig*, 1861, 1re édit., p. 791 et 2° édit., p. 297, 1879.

— *b)* Gewebelehre. 4° édit., p. 519 ; 2° édit., p. 653.

— *c)* Embryologie de l'homme et des animaux supérieurs (trad. franç. de Schneider), *Paris*, 1883 (V. p. 412 et 650).

Kupffer. *a)* *Verhandl. der anat. Gesellsch.*, p. 22-25, 1891.

— *b)* Entwicklungsgesch. des Selachierkopfes, f. 2, *Munich* et *Leipzig*, 1894.

Manz. Entwicklungsgesch. des menschlichen Auges. H-ndb. de Graefe-Saemisch, 1er édit., II. *Leipzig*, 1876.

Mihalcovicz. Ein Beitrag zur ersten Anlage des Wirbelthierleibes. *Archiv. f. mikr. Anat.*, XI, 1875.

Minot. Lehrb. der Entwicklungsgesch. (trad. Sander-Kaetsner), 1894.

Müller (W.). Ueber die Stammesentwickl. des Sehorgans der Wirbelthiere. *Beitr. z. Anat. u. Physiol.* als Festgabe für C. Ludwig, f. 2, *Leipzig*, 1874-1875.

Nuel. Dictionn. encyclop., *loc. cit.*, p. 355, 1882.

Nussbaum. Entwicklungsgeschichte des menschlichen Auges. *Hdb. der ges. Augenheilk.* de Graefe-Saemisch, 1899.

Remak (R.). Untersuch. über die Entwickl. der Wirbelthiere. *Berlin*, 1855.

Rijder (John. A.). Development of the Eye. *System of diseases of the Eye*, I. *Philadelphia*, 1897.

Schöler (H.). De oculi evolutione in embryon. gallinaceis. Diss. inaug., *Dorpat*, 1848.

Sernoff. Zur Entwickl. des Auges. *Centralbl. f. d. med. Wissensch.*, n° 13, 1872.

Spee (F.-Graf). Mitteil. f. d. Verein Schleswig-Holsteinscher Artze, f. 11, 1887 et *Arch. f. Anat.*, 1889.

Tornatola (S.). Ricerche embriologiche sull' occhio dei Vertebrati. *Atti della R. acad Peloritana*, anno XIII, *Messine*, 1898.

van Wijhe (J.-W.). Développement des nerfs craniens des Sélaciens. *Verhandl. der k. akad. der Wetensch. Amsterdam*, D. 22, 1883.

CRISTALLIN

Arnold (J.). *a)* Capsule du cristallin. (V. l).

— *b)* Die Linse und das Strahlenplättchen, in Graefe-Saemisch, I, chap. III. 1874.

Ayres. Beiträge zur Entwicklung der Hornhaut und der vorderen Kammer. *Arch. f. Augenheilk.*, VIII, 1879 (mésoderme péri-cristallinien).

Babuchin. *a)* Beiträge zur Entwicklungsgeschichte der Retina. *Würzburger naturwissensch. Zeitschr.*, IV, p. 71, 1863.

— *b)* Vergleichend histologische Studien. *Würzburger Naturwiss. Zeitschr.*, V, p. 41. 1864

— Die Linse, chap. XXXVI de Stricker's Hdb. der Gewebelehre, p. 1090, 1871.

van Bambeke. Développement de l'œil humain. *Annales. Soc. méd. Gand.*, 1879.

Barkau. *a* Beiträge zur Entwicklungsgeschichte der Thiere. *Königsberg*. 1re partie
    1828-1831. 2e partie, 1837.
— *b* Beiträge zür Entwicklungsgesch. des Auges der Batrachier. *Wiener akadem.*
    Sitzungsber. LIV. (Mathem. natur. Klasse. 1re partie, p. 70. 1866.
von Becker (F.-G.). Untersuchungen über den Bau der Linse bei dem Menschen und der
    Wirbelthieren. *Arch. f. Ophth*.. IX. 2. p. 1, 1863.
Becker (O.). Zur Anat. der gesunden und kranken Linse. 14 pl. *Wiesbaden*, 1883.
Bisschof (Th.-L.-W.). Entwicklungsgesch. der Säugethiere und des Menschen, VII. Edit.
    nouv. de « Bau des Menschlichen Körpers », de S. Th. Soemering. *Leipzig*, 1842, 8.
Chincione (G.). *Uber die Entwicklung der Capsula « perilenticularis »*. Festschrift für His.
    Archir. f. Anat. und Entwicklungsgesch. Suppl. 1897.
Frey (H.). Lehrb der Histol. und Histochemie des Menschen. 3e édit. *Leipzig*. 1870.
Gotts hav. Zür Entwicklung der Säugethier Linse. *Anat. Anzeiger*, p. 581. 1887.
Gradenigo. Die embryonale Anlage des Mittelohrs. *Wien. med. Jahrb*. N. F.. p. 61. 1887.
Hensell. Contribution à l'étude de l'embryogénie du cristallin. *Bull. clin. nat. opht. de*
    l'hospice des Quinze-Vingts. V.. p. 147. 1887.
Herr (F.). Beitrag zür Entwicklungsgeschichte des menschl. Auges. *Diss. Inaug.. Berlin*.
Henle. Zur Anatomie der Krystallinse. Abhandl. d. Ges. d. Wissensch. in. *Göttingen*. **XXIII**.
    p. 62. 1878.
— Zur Entwickelung der Krystallinse, etc. *Arch. f. mikrosk. Anat*.. **XX**. p. 413, 1882.
His (W.). Anatomie menschlicher Embryonen. Fasc. I. II, III. *Leipzig*. 1880-1885.
Hoffmann (C.-K.). *Arch. f. mikr. Anat*.. **XXIII**. p. 82. 1884.
Huschke (E.). Ueber die Erste Entwickl. des Auges und die damit zuzammenhängende
    Cyclopie. *Meckel's Archiv*.. 1832.
Keibel (F.). *Arch. f. Anat. und Entwicklungsgesch*. p. 358-369. 1886.
Kessler (L.). Zur Entwicklung des Auges der Wirbelthiere. *Leipzig*, 1877.
Kölliker (A.). *a*) Mikroskop. Anatomie. II. *Leipzig*, 1850-54.
    b) Entwicklungsgeschichte des Menschen und der höheren Thieren. Akade-
        mische Vorträge. *Leipzig*. 8. 1861.
    c) Uber die Entwicklung der Linse. *Zeitschr. für wissensch. Zool*., t. VI,
        p. 142. 1855.
    d) Gewebelehre, 5e édit.. p. 701. 1867.
    e) Entwicklungsgeschichte des Menschen und der höheren Thiere, 1re édit.
        1861 ; 2e édit., 1879.
    f) Zur Entwicklung des Auges und Geruchsorganes menschlicher Embryo-
        nen. *Würzbourg*. 2 pl.. 1887.
Königstein (L.). Histiologische Notizen. *Arch. f. Ophth*.. XXX, f. 1. p. 135. 1884.
von Lenhossek (M.) Die. Entwicklung des Glaskörpers, in-4°, *Leipzig*, 1903.
Lennox Richmond. Développment of the crystalline lens. *Brooklyn med. J*., juin 1889.
Lereboullet. Recherches d'embryologie comparée sur le développement du Brochet, de la
    Perche et de l'Ecrevisse. *Ann. sciences natur*., IV. ser. zool.. I et II, 1854.
→ 1. Développement de la Truite. *Ann. sciences natur*.. IV, sér. zool., XVI.
    1861, p. 113 ; 2. Développement du Lézard. *Ibid*., XVII, 1862, p. 86 ; 3. Déve-
    loppement du Limnée. *Ibid*.. XVIII, p. 1 ; 4. Résumé. *Ibid*.. XIX. 1863.
Lieberkühn. Ueber das Auge der Wirbelthierembryo. *Cassel*. p. 42. 1872.
Meyer (H.). Beitrag zur der Streitfrage über die Entstehung der Linsenfasern. *J. Müller's*
    Arch. f. Anat. und Physiol., p. 202. 1851.
von Mihalkovicz (V.). Beitrag zur ersten Anlage der Augenlinse. *Arch. f. Mikr. Anat*..
    t. XI. 1875.
Morrigga. Ueber die beste Darstellungsweise und die Entwicklung der Rörchen der Krystal-
    linse. Moleschott's Untersuch. zur Naturlehre, X. 6. p. 658. 1870.
Müller (W.). V. 1.
Nessbaum. V. 1.
Priestley Smith. The Growth of the cristalline lens. *Lancet*. 20 janvier 1883. (Le cristallin
    croit sans arrêt toute la vie.)
Rabl (C.). *a*) Ueber den Bau und die Entwicklung der Linse (Selaciens et Amphibies).
    Zeitschr.f. wiss. Zool., LXIII, p. 496. 1898.
— *b*) Ueber den Bau und die Entwicklung der Linse (2e partie. Reptiles et Oiseaux).
    Zeitschrift. f. wiss. Zool.. LXV, p. 257. 1899.
Realy Berro. Contribution à l'étude de l'embryologie de l'œil. *Thèse de Paris*. p. 124, 4 pl. 1885.
Remak (E.). V. 1.

Ritter (C.). a) Zur histologischen Entwicklungsgesch, des Auges. *Arch. f. Ophth.*, X, 1. p. 60, 1864.
— b) Ueber den Bau des Centrums der Kalblinse. *Arch. f. Ophth.*, XXII, f. 2, p. 255, 1876.
— c) Uber den Bau der Linse der neugebornen Katze. *Ibid.*, f. 4. p. 26. 1876.
— Ueber die Entwicklungsgeschichte der innern concentrischen Faserschicht der Vogellinse. *Ibid.*, XXIII. f. 3. p. 104. 1877.
— d) Beiträge zur Entwicklungsgeschichte der Linse. *Arch. f. Augenheilk.*, XXXIV, p. 187, 1897.
Rumschewitsch. Ueber die Entwicklung der Linse und des Glaskörpers. *Centralbl. f. Augenheilk.*, 1877.
Schenk (S.-C.). Zr Entwicklungsgeschichte des Auges der Fische. *Wiener Acad. Sitzungsber.*, Math. natur. Klasse. Fasc. 2, 55, p. 480, 1867.
Schirmer. Histolog, und histochem. Untersuch. über Kapselnarbe und Kapselcataract. *Arch. f. Ophth.*, XXXV, 1889.
Schwann (Th.). Mikroskopische Untersuch. uber die Uebereinstimmung in der Structur und dem Wachsthum der Thiere und Pflanzen. *Berlin*, 8, p. 99, 1839.
Sernoff. Zum mikroskop. Bau der Linse beim Menschen und bei den Wirbelthieren. *Arch. f. Ophth.*, XIII, p. 521, 1867.
— Zur Entwicklung des Auges. *Centralbl. f. d. med. Wiss.*, p. 13. 1872.
Traecher Collins. Lectures of the Anat. and Physiol. of the Eye. *Lancet. Londres*, 8 et 22 décembre 1894.
Valentin (G.). Handb. der Entwicklungsgesch. des Menschen mit vergleichender Rucksicht der Entwicklung der Saügethiere und Vögel. *Berlin*, 8, 1835.
Vogt (C.). Embryologie du Saumon. *Neufchâtel*, p. 72, 1842. (Histoire naturelle des poissons d'eau douce de l'Europe centrale par Agassiz).

RÉTINE

Babuchin. Beiträge zur Entwicklungsgeschichte der Retina. *Würsburger naturwiss. Zeitsch.*, IV. p. 71. 1863.
Chievitz. Nagel's Jahresb. f. 1887, p. 517.
Dogiel. Ueber das Verhalten der nervösen Elementen in der Retina der Ganoïden. Reptilien, Vögel und Saügethiere. *Anat. Anzeiger*. III, 1888.
Falchi. a) *Arch. ital. biol.*, p. 382. 1887,
— b) Sull' istogenesi della retina e del nervo ottico. *Arch. ital. biol.*, p. 382 et *Annali di Ottalm.*, XV, 5 et 6. p. 528. 1887.
— c) Ueber die Histogenese der Retina und des Nervus opticus. *Arch. f. Ophth.*, XXXIV, 2, p. 67, 1888.
— d) Histogenese der Retina und des Nervus opticus. *Arch. f. Ophth.*, XXXIV, f. 2. p. 67, 1888.
Foster et Balfour. Grundzüge der Entwicklungsgesch. der Thiere. Trad. allem. de Kleil nenberg. *Leipzig*, 1876.
Gradenigo V. II. (Cônes et bâtonnets).
Hannover. La rétine de l'homme et des vertébrés. *Paris*, 1876 (Macula, reliquat de la fente fœtale).
Hensen (V.). Zur Entwicklung des Nervensystems. *Virchow's Arch.*, XXX. p. 76, 1864.
— Uber den Bau des Schneckenauges, etc. *Max Schultzes Arch. f. mikr. Anat.*, II, p. 399, 1866.
His. Anatomie menschlicher Embryonen. I. Embryonen des ersten Monats. Atlas gr. in-fol., 1880.
Huschke. Sommering's Lehre von den Eingeweiden. *Leipzig*, p. 714. note. 1844.
Koganei. Histogenese der Retina. *Arch. f. mikrosk. Anat.*, XXIII, p. 335. 1884.
Kölliker (von A.), a) Entwicklungsgesch. des Menschen und der höheren Thiere, 1er édit., 1861 ; 2e édit. *Leipzig*, 1879.
— b) Entwicklungsgesch. des Menschen und der höheren Thiere. 2e édit., p. 693.
— c) Zur Entwicklung des Auges und Geruchsorganes menschlicher Embryonen. *Würzbourg*. 1883.
Kollmann. Lehrb. der Entwicklungsgesch. des Menschen.. p. 580, 1898.

KOSTENNITSCH. Die Entwicklung der Stäbchen, der Zapfen und der aüsseren Körnerschich in der Netzhaut des menschlichen Fötus. *Diss. inaug., Saint-Petersbourg*, 1885.

KRAUSE (W.). Die membrana fenestrata der Retina. *Leipzig*, 1868.

KRTSCHEWSKY (F.). Zur Entwicklung des menschlichen Auges. Annexe : Zur Etiologie der angeborenen Lidcolobome. *Verhandl d. physik.-med Gesellsch. z. Würzburg, N. J.* XXVIII, n° 5 et Diss. inaug., 1894.

KUHNT. Zur Kenntnisss des Sehnerven und der Netzhaut. *Arch. f. Ophth.*, XXV, f. 3, p. 179, 1879.

KUPFFER (C.). Die Entwickl. der Retina des Fischauges. *Centralbl. f. die medic. Wissensch.* n° 4. *Berlin*, 1868.

LIEBERKÜHN (N.). Beiträge zur Anat. des embryonalen Auges. *Arch. f. Anat. und Entwicklungsgesch.* Anat. Abt., 1879.

LOEWE (L.). a) Zur Anat. des Auges. *Berl. Klin. Wochenschr.*, n° 8. 1876.
    — b) Histiogenese der Retina. *Centralbl. f. die med Wissensch.*, n° 51 et 52, 1877.
    — c) Die Histogenese der Retina. *A. f. mikr. Anat.*, XV, p. 596, 1878.

MALL (J.). Histogenesis of the retina in Amblystoma and Necturus. *Journ. Morph.*, V, 8, p. 2, 1893.

MARTIN (H.). Die Entwicklung der Netzhaut bei der Katze. *Zeitschr. f. vergl. Augenheilk.*, VII, p. 25, 1891.

MINOT. V. I.

MÜLLER (A.). Die Entstehung der Retina. *Allgem. med. Centralzeit.*, Berlin, p. 361. 1858.

MÜLLER (W). V. I.

NAOUMOW. Zur Frage über die Entwicklung des gelben Fleckes der Netzhaut beim Menschen. *Tagebl. d. III. Kongr. d. russ. Aerzte*, 1889.

NUSSBAUM. V. I.

OGNEFF. Histogenese der Retina. *Centralbl. f. die Med. Wissensch.*, n° 35, 1881.

OPPENHEIMER. Die Stäbchen in der Netzhaut der Fröschenembryonen. Mitteil. aus dem embryol. Institut in Wien, f. 2, p. 163, 1878.

RITTER (C.). Zweiter Beitrag zur Histogenese des Auges. *Achiv. f. Ophth.*, X, p. 42, 1864.

RYDER (F.). V. I. (Cellules amacrines.)

SCHANZ. Die Entwicklung der Sehnervenkreuzung. XII° *Congrès internat., section ophtalm.* XI, p. 43, 1898.

SCHENK (S.-L.) V. II.

SCHMIDT (H.). Ueber die Farbe der macula lutea im Auge des Menschen. *Marburger Sitzungsber.* n° 7, p. 95, 1874.

SCHÖLER (H.). V. I.

SCHULTZE (MAX). a) *Arch. f. mikr. Anat.*, II, p. 175, 1866.
    — b) Zur Anat. und Physiol. der Retina. *Arch. f. mikr. Anat.*, II et III, 1866 et 1867.
    — c) Entwicklung der Netzhaut, in Stricker's Hdb. der Gewebelehre, chap. XXXVI, p. 1030. 1871.

SCHULTZE (O.). Grundriss. der Entwicklungsgesch. des Menschen und der Saügethiere. p. 297. *Leipzig*, 1897.
    — *Ibid.* Das Rückenmark.

TORNATOLA (S.). V. I.

UCKE. a) Epithelreste am Opticus und auf der Retina. *Arch. f. mikr. Anat.*, XXXVIII, 24, 1891.
    — b) Zur Entwicklung des Pigmentepithels, *St.-Petersburg med. Wochensch.*, n° 11, 1891.

WÜRZBURG. a) Beitrag zur Bildungsgegeschichte der Iris und der Retina beim Kaninchen. *Med. Centralbl.*, p. 820. 1875.
    — b) Zur Entwicklungsgeschichte des Saügethierauges. *Arch. f. Augenheilk.*, V, f. 2, p. 252, 1876.

MACULA ET ROTATIONS DE L'OEIL

V. BAER (C. E.). V. I.

BRÜCKE. Anat. Beschreib. des menschl. Augapfels. *Berlin*, 1847.

CHIEVITZ (J. H.). a) Die Area und Fovea centralis retinae beim menschlichen Foetus. *Internat. Monatschr. f. Anat. in Physiol.*, IV, p. 201, 1887.
    — b) Entwickelung der Fossa centralis retinae. Verhand. d. II anatom. Congresses in Würzburg, *Anat. Anzeiger*, p. 578, 1888.

CHEVITZ (J. H.). c) Untersuchungen über die Area centralis retinae. *Arch. f. mikr. Anat.*, p. 139, 1889.
— d) Untersuchungen über die Entwicklung der Area und fovea centralis retinae. *Arch. f. Anat. und Physiol.* (Anat. Abth.), p. 332, 1890.
DEYL (F.). Ueber den Eintritt der Arteria centralis retinae in den Sehnerven beim Menschen. *Anat. Anzeiger*, n° 22, p. 687, 1896.
F. HENCKEL. Beiträge zur Entwicklungsgesch. des Menschlichen Auges, *Anat. Hefte*, X, f. 3, p. 487, 1898.
HENSEN. Bemerkungen zu W. Krause (Die Membrana fenestrata der Retina). *Arch. f. mikrosk. Anat.*, IV, p. 350, 1868.
HIS (W.). Abhandl. der math. phys. Klasse des königl. *Sachsischen Gesellsch. der Wissensch.*, XV, n° VIII, et Anat. menschl. Embryonen, Atlas I, pl. VII (Embryon B 3). 1880.
HUSCHKE (S.-T.) V. III.
VON KÖLLIKER (A.). V. I, a, 2° édit.
KRAUSE (W.). V. III.
MANZ. V. I, p. 49.
— *Nagels' Jahresber. f. Ophth.*, IX, p. 66, note. 1878 (macula).
REUTER. Ueber die Entwicklung der Augenmusculatur beim Schwein *Anat. Hefte von Merkel und Bonnet*, IX, f. 28-30, 1897.
STARCK. *Jenaer allgem. Litteraturzeitung*, 1835.
SCHÖLER (H.). V. I.
SCHWALBE. Anatomie der Sinnesorgane, p. 83 et 311, 1885.
STRAHL. Zur Entwicklung des menschlichen Auges. *Anat. Anzeiger*, XIV, n° 11, 1897.
VOSSIUS (A.). Beiträge zur Anat. des N. opticus. *Arch. f. Ophth.*, XXIX, f. 4, p. 119, 1883.

PÉDICULE OPTIQUE

BERGMEISTER. Zur Entwicklunsgsgechichte des Saügetierauges. *Mitteil. des embryol. Instit. in Wien.*, f. 1, p. 63, 1877.
BERNHEIMER. Ueber die Entwicklung und den Verlauf der Markfasern in Chiasma nervorum opticorum des Menschen. *Arch. f. Augenheilk.* XX, p. 133, 1889.
FALCHI (F.). V. III. a.
FRORIEP. Ueber die Entwicklung des Sehnerven. *Anat. Anzeiger*, VI, n°. 6, p. 155, 1891.
VON HIPPEL (E.). Sind die markhaltigen Nervenfasern der Retina eine angeborne Anomalie. *Arch. f. Ophth.*, XLIX, f. 3, p. 591, 1900.
HIS (W.). a) Riechganglion. *Verh. anat. Gesellsch.* Berlin, III, p. 63, 1889.
— b) Nervengewebe. *Arch. f. Anat. Auns Physiol. nat. Abtheil.* Suppl., p. 95, 1890.
KEIBEL. Ueber die Entwicklung des Sehnerven. *Deustch., med. Wochenschr.*, n° 6, 1889.
VON KÖLLIKER (A.). Embryologie de l'homme etc., trad. franç. de la 2° édit. allem., p. 709, 1882.
LIEBERKÜHN (W.). Ueber das Auge des Wirtelthierembryo. *Schriften der Marburger Gesell. z. Beförd. der Naturw.*, X, p. 299, 1872.
MIHALKOVICS. Entwicklungsgeschichte des Gehirns. *Leipzig*, p. 195, 1877.
MINOT. V. I.
MÜLLER (W.). Phylogenie des Auges. *Beiträge z. Anat. u. Physiol.* als Festgabe an CARL LUDWIG, 15 oct. 1874, gewidmet. 1874.
NUSSBAUM. V. I.
ROBINSON (A.). On the formation and structure of the optic nerve and its relation of the optic stalk. *J. of anat. and physiol.*, XXXI, p. 319, 1896.
UCKE (A.). Epithelreste am Opticus und auf der Retina. *Arch. f. mikr. Anat.*, XXXVIII, p. 24, 1891.
VOLL (Adam). Ueber die Entwicklung der membrana vasculosa retinæ. Livre jubil. de A. VON Kölliker. *Würzbourg*, 1892.

CORPS VITRÉ

ADDARIO (C.). Uber die Matrix der Glaskörpers in menschlchen und thierischen Auge. *Anat. Anzeiger*, XXI, n° 1, p. 9, 1902.
BABUCHIN. V. II.

Van Bambeke. Contrib. a l'histoire du développement de l'œil humain, 1879.

Blix (G.). Eine Studie über den Bau des Glaskörpers. *Arch. f. Ophthalm.*, XV. 1869.

Charles, duc en Bavière. Ein Beitrag zur pathol. Anat. des Auges bei Nierenleiden, *Wiesbaden*. 1887.

Cabrière. Die Sehorgane der Thiere. *Münich et Leipzig*. 1885.

Ciaccio (G.-V.). *a)* Beobachtungen über den inneren Bau des Glaskörpers des Menschen, etc. Moleschotts Untersuch. zur Naturlehre. X. p. 583, 1870.

  — *b)* Del modo... formazione e interna tessitura dell' umor vitreo. *Atti Accad. delle Scienze di Bologna*, p. 13. 1892.

  — *c)* Intorno all'ossificazione dello intero umor vitreo, etc. *Rendiconto d. sessioni della Accad. d. Scienze dell' Inst. di Bologna*. Anno accad.. 1878.

Cirincione (G.). Über die Entwicklung der « Capsula perilenticularis », *Arch. f. Anat. u. Physiol.*, part. anat., t. supplém., p. 171, 1897.

Ficalbi (E.). Zoologia generale. *Florence*. 1895-1898.

Fischel (A.). Über die Regeneration der Linse (Salamandre). *Anat. Hefte*, f. 44, p. 1, t. XIV. 1900.

Gerlach (F.). 1853.

Grenacher. Abhandl. zur vergl. Anat. des Auges. I. Die Retina der Cephalopoden. *Halle*, Max Niemeyer, 1884. — II. Das Auge der Heteropoden (Pterotrachea coronata). *Ibid.*, 1886.

Henle. Eingeweidelehre. 1866.

Hertwig. V. I.

Ivanoff. Zur normalen und pathol. Anat. des Glaskörpers. *Arch. f. Ophth.*, XI, f. 1. 1865 (hyaloïde).

Keibel. Zur Entwickl. des Glaskörpers. *Arch. f. Anat. u. Physiol.*, part. anat., f. 5 et 6 p. 358, 1886.

Haemers (Ach.). Genèse et régénération du vitré. *Arch. d'opht.*, février 1903.

Kessler (L.). V. II.

Kleinenberg (N.). Die Entstehung des Annelids aus der Larve von Lopadorynchus. *Leipzig*, W. Engelmann, 1786.

Koganei. Untersuch. über die Histiogenese der Retina. *Arch. f. mikr. Anat.*, XXII, f. 3.

Kölliker. *a)* Gewebelehre, 5e édit., 1867, p. 701.

  — *b)* VI, c. p. 666, 1882.

  — *c)* Ibid., p. 685.

  — *d)* — 687.

Kollmann. V. III.

Kupffer (C.). Ibid.

Von Lenhossek. V. II.

Lieberkühn (N.). Zur Anat. des embryonalen Auges. *Sitzungsber. d. Marburg. naturf. Ges.*, n° 8. 1877.

Mihalcovicz. V. I.

Minot. V. I.

Nussbaum. V. I.

Van Pee (P.). Recherches sur l'origine du corps vitré (Institut. anat. de l'Univ. de Liège). *Arch. de Biol.*, p. 317, 1902.

Rabl (C.). Ueber den Bau und die Entwickl. der Linse (3e partie. Cristallin des Mammifères) *Zeitschr. f. wiss. Zool.*, LXVII, f. 1, p. 1, 1899.

Real y Beiro. V. II.

Remak (R.). V. I.

Retzius (G.). Ueber den Bau des Glaskörpers und der Zonula Zinnii in dem Auge des Menschen und einiger Thiere. *Biol. Untersuch.* Neue Folge, t. VI, n° 9. *Stockholm*, 1894.

Schenk (S.-L.). V. II.

Schwalbe. V. IV, t. c., p. 80.

Schewiakoff (W.). Beiträge zur Kenntnis des Acalephenauges. *Morphol. Jahrb. C. Gegenbaurr*, XV, p. 21, 1889.

Schoeller (H.). V. I.

Schultze (O.). V. III, p. 286.

Schwalbe (G.). V. IV, p. 136 et 140.

Studnicka (F.-K.). Untersuch. über den Bau des Ependyms der nervösen Centralorgane. *Anat. Hefte*, t. 48, 1900.

Tornatola (S.). Ricerche embriologiche sull'occhio dei vertebrati. *Messine*. 1898.

Virchow (Hans). Die morphol. Natur des Glaskörpergewebes. 17° réunion de la soc.
        d'Ophtalm. de Heidelberg. *Klin. Monatsbl. f. Augenheilk.* 23° année, Suppl.
    —   *Arch. f. pathol. Anat.*, IV. p. 468 et V. p. 468, 1852 et 1853.
Weber (C.-O.). Uber den Bau des Glaskörpers. *Virchow's Arch.*, XIX. 1860.

ZONULE

Angelucci. *a*) Ueber Entwickl. und Bau des vorderen Uvealtractus der Vertebraten. *Arch.
        f. mikr. Anat.*, XIX. 2. p. 152, 1881.
    —   *b*) Sulla istogenesi della membrana del Descemet, delle membrana limitante in-
        terna, basale della coroidea e della Zonula ciliare. *Arch. d'ottalmol.*, V.
        p. 383, 1898.
    —   *c*) Ueber den Bau und die Entwicklung des vorderen Uvealtractus der Verte-
        braten. *Centralbl. f. med. Wissensch.*, n° 4. 1879.
Arnold (J.). *a*) Beiträge zur Entwicklungsgesch. des Auges, 4 pl. *Heidelberg*, 1874.
    —   *b*) Linse und Sthrahlenplättchen, Graefe-Saemisch, I, 3, chap. II. 1874.
Arnold (Fr.). Untersuch. über das Auge des Menschen. *Heidelberg*, 1832.
von Baer, cité par W. Waldeyer. Nagel's *Jahresb. f. Ophth.*, p. 99, 1870.
Berger (E.). Traité d'Anat. norm. et pathol. de l'œil, 1893.
Czermak. Zur Zonulafrage. *Arch. f. Ophth.*, t. XXXI.
Gerlach. Beiträge zur normalen. Anat. des menschlichen Auges. *Leipzig*, 1880.
Hensen. Ueber den Bau des Schneckenauges, etc. Max Schulze's *Arch. f. mikrosk. Anat.*,
        II, p. 399, 1886, cité par Waldeyer, Nagel's Jahresb., p. 99, 870.
Hocquart et Masson. Etude sur les rapports, la forme et le mode de suspension du cristal-
        lin à l'état physiologique. *Arch. d'Ophtalm.*, 1883.
Iwanoff. Beiträge zur normalen und pathol. Anat. des Auges. *Arch. f. Ophth.*, XV, 1869.
Kölliker. V. I. p. 686.
Lieberkühn. V. II.
Loewe (L.). V. III, a.
Nussbaum. V. I.
Rabl. V. VI.
Retzius. Ueber den Bau des Glaskörpers und der Zonula Zinnii. *Biol. Untersuch.*, VI.
        n° 9, 1894.
Rumschewitz. Ueber die Entwickl. der Linse und des Glaskörpers Schr. der naturf. Gesellsch.
        in Kiew. — *Centralbl. f. prakt. Augenheilk.*, 1877.
Schoen (W.). Der Uebergangssaum der Netzhaut oder die sogen. Ora serrata. *Arch. f.
        Anat. u. Physiol.*, 1895.
Topalansky. Ueber den Bau der Zonula und Umgebung etc... *Arch. f. Ophth.*, XXXVII.
        f. 2., p. 28.
Valentin (G.). V. II.

TRACTUS UVÉAL

Ammon (von). Die Entwiklungsgesch. des menschlichen Auges. *Arch. f. Ophth.*, XIV, f. 1,
        p. 1. 1858.
Angelucci. Ueber den Bau und die Entwicklung des vorderen Uvealtractus der Vertebraten.
        Centralbl. f. d. med. Wissensch., n° 24. 1879.
    — *Ibid.* XIX. 2. 1881.
    — V. VI, a.
Arnold (Fr.). V. VI.
Arnold (J.). V. VI. a. p. 79.
Babuchin. V. VI. a.
von Baer (C. E.). V. I.
Bischoff (Th. L. W.). V. II.
Grunert. Der Dilatator pupillae des Menschen, ein Beitrag. z. Anat. und Physiol. der
        Irismusculatur. *Arch. f. Augenheilk.*, XXXVI. p. 319.
Heerforut. Studien uber den Musculus dilatator pupillae. Sammtangabe von gemein-
        schaftlichen Kennzeichen einiger Fälle epithelialer Musculatur. *Anat. Hefte*, XIV.
        f. 46, p. 487. 1900.

HENSEN (W.). Bemerk. z. W. Krause. Die membrana fenestrata der Retina. *Schultze's Arch. f. micr. Anat.*, IV. 1868.

HIRSCHBERG. *Arch. f. Ophth.*, XXII, f. 1, p. 147.

KESSLER (L.). Untersuchungen über die Entwicklung des Auges, angestellt in München und Triton, *Diss. inaug. Dorpat.*, 1871.

KOLLMAN. V. III.

KÖLLIKER (V). Entwicklungsgeschichte des Menschen und der höheren Thiere. *Leipzig*, 2° édit., p. 678, 1879.

— V. I, a, 1re édit., et 2e édit., *Leipzig*, p. 673, 1879. V. I. c.

KRAUSE (W.). V. III.

KRISCHEWSKY. V. III.

LIEBERKÜHN (N.). Ueber das Auge der Wirbelthierembryo. *Schriften der Marburg. Gesellsch. zu Beförd. der Naturwissenschaft*. X, p. 299-331, 1872.

MICHEL. Ueber Iris und Iritis. *Arch. f. Ophth.*, XXVII, 1, p. 27, 1881.

NUSSBAUM. V. I.

RATHKE (H.). Entwicklungsgesch. der Natter. *Königsberg*. 1839.

REAL Y BEIRA. V. II.

RETZIUS. Sur le muscle dilatateur de la pupille chez l'homme. *Arch. d'anat. micr.*, I, f. 3, 1897.

RIOICHI MIYAKE. Ein Beitrag zur Anat. des musculus dilatator pupillae bei den Saügethiere. *Verhandl. d. Phys. med. Gesellsch. zu Würzburg*, XXXIV, 1901.

SCHENK (S. L.). V. II.

SCHOELER (H.). V. I.

MAX SCHULTZE. V. I. c. III, a. p. 236.

SCHULTZE (O.). V. III.

SZILI jun. (A.). Beitrag z. Kenntniss der Anat. und Entwicklungesgeschichte der hinteren Irisschichten mit besonderer Berücksichtigung des Musculus sphincter pupillae des Menschen. *Arch. f. Ophth.*, LIII, f. 3, p. 459, 1902.

SCLÉROTIQUE ET CORNÉE

VON AMMON (H.). V. I

ANGELUCCI. Ueber den Bau der membrana Descemetii. *Arch. f. mikr. Anat.*, XIX. 2, p. 152, 1889.

ARNOLD (J.). V. II. b.

AYRES (W.-C.). Beiträge zur Entwicklung der Hornhaut und der vorderen Kammer. *Arch. f. Augenheilk.*, VIII, 1, p. 1, 1879.

BABUCHIN. V. II. b.

BARKAU (A.). V. II. b.

BISSCHOFF. V. II.

DONDERS. *Nederl. Lancet*, 1851.

GABRIÉLIDES (A.). Embryologie et anatomie comparée de l'angle de la chambre antérieure chez le poulet et chez l'homme. *Arch. d'Opht.*, XV. p. 176, 1895.

HENSEN (W.). V. VIII.

HYRTL (J.). Ein precorneales Gefässnetz am Menschen Auge. *Wien. Acad. Sitzungsber*, LX. Math. naturw. Klasse, f. 1. p 769.

JEANNULATOS (Paraglin. H.). Recherches embryologiques sur le mode de formation de la chambre antérieure chez les mammifères et chez l'homme. *Thèse de Paris*. 1896.

KESSLER (L.). V. II, 1. c. p. 82.

KÖNIGSTEIN. V. II.

KÖLLIKER. V. II, c.

— V. II. c., 2° édit.

LIEBERKÜHN. V. II.

— Beiträge zur Entwicklung der Hornhaut und der vorderen Kammer. *Arch. f. Anat. u. Physiol. V, Anat.*, I. p. 1, 1879.

LÖWE. Zur Kenntniss. des Bindegewebes. *Arch. f. Anat. und Physiol.* (Part. anat.) 2 et 3, p. 108, 1878.

MANZ. V. II.

— Entwicklungsgesch. des Auges. *Nagel's Jahresb. f. Ophth.*, X, p. 48. 1879.

MICHEL. Die Cornealeiste des menschlichen Embryo. *Zeitschrift*, Würzbourg, I, p. 53. 1882.
REMAK (E.). V. I.
RITTER (C.). V. II, a, et III, p. 144.
J. RYDER. V. I, p. 155.
SCHENK. V. II.
SCHÖBL. Ueber die Blutgefässe der Hornhaut in normalen und pathol. Zustand. *Centralbl f. Augenheilk.*, p. 34, novembre 1886.
SCHOELER (H.). V. I.
TREACHER COLLINS. The development of the posterior elastic lamina of the cornea or membrane of Descemet. *Ophth. Hosp. Reports*, XIV. II, p. 305, 1896.
WALDEYER (W.). Entwicklungsgesch. des Auges. *Nagel's Jahresb. f. Ophth.*, I, p. 88. 1870.
WILCKENS. Ueber die Entwicklung der Hornhaut des Wirbelthierauges. *Henle's und Pfeifer's Zeitschr. f. rat. Med.*, 3e série, i. XI, p. 167.

VAISSEAUX

ARNOLD (Fr.), Hdb. der Anat. des Menschen. II, 185.
BERGER. Traité d'anatomie normale et pathol. de l'œil. p. 34.
BIRNBACHER. Ueber cilioretinale Gefässe. *Arch. f. Augenheilk.*, XV. 1885.
ELSCHNIG. Optico-ciliares Gefäss. *Arch. f. Augenheilk*, XVIII.
HENLE (J.). De membrana pupillari aliisque oculi membranis pellucentibus. *Bonn.* 1832.
HOFFMANN (J. W.). Zur vergleichende Anatomie der lamina cribrosa nervi optici und einiger angrenzenden Verhältnisse. *Arch. f. Ophth.*, XXIX. 2, p. 45, 1883.
LEBER. Die Circulations und Ernährungsverhältnisse des Auges. *Hdb. de Graefe-Saemisch*, 1re édit., II. p. 311, 1876.
LIEBERKÜHN (W.). V. III.
KESSLER. V. II.
KÖLLIKER.V. I, a.
MICHEL. Lehrb. der Augenheilk., 2e édit., *Wiesbaden*, 1890.
MÜLLER (H.). Ueber die Netzhautgefässe von Embryonen. *Würsburger naturw. Zeitschr.* II. p. 222 et 223.
MÜLLER. Ueber Niveau Veränderungen an der Eintritstelle des Sehnerven. *Arch. f. Ophth.*, IV, f. 2.
NETTLESHIP. Cilioretinal bloodvessels. *Ophth. Hosp. Reports*, IX, p. 161.
PIERSAL (G. A.). The microscopical Anatomy of the eyeball. *System of eye diseases*, I, p. 337, 1897.
STILLING. Eine Studie über den Bau des Glaskörpers. *Arch. f. Ophth.*, XV, f. 3.
RICCHIARDI. Sopra il sistema vascolare sanguifera dell'occhio del feto umano e dei mammiferi. *Bologne*. 1860.
RUMSCHEWITSCH. Zur Anat. der sogen. persistirenden Pupillarmembran. *Arch. f. Augenheilk.*, 1889.
RUMSCHEWITSCH. Ueber die Anastomosen der hinteren Ciliargefässe mit denen des Opticus und der Retina. *Klin. Monatsbl f. Augenheilk.* XXVII, p. 41, 1889.
SCHLEICH. Der Augengrund des Kaninchen und des Frosches, etc. *Ophthalm. Klin. in Tübingen*, II. 1884.
SCHULTZE (O.). Zur Entwicklungsgesch. des Gefäss-systems im Saügethierauge. *Festchr. f. A. von Kölliker*. 1892.
TERRIEN. Constance chez l'homme d'un vestige de l'artère hyaloïde dans le premier mois de l'existence. *Arch. d'Opht.*, XVII, p. 675, 1897.
VIRCHOW (Jun). Glaskörpergefässe u. gefässhaltige Linsenkapsel bei tierischen Embryonen. Sitzungsb. der physikal. med. Gesellsch. zu *Würzburg*, 24 mai, 1879.
WIEDERSHEIM. Lehrb. der vergl. Anat. der Wirbelthiere, 2e édit., *Jena*, 1886.

PAUPIÈRES

DONDERS. *Arch. für Ophthalm*, IV, p. 291.
EWETSKY. Beiträge zur Entwicklungsggeschichte des Auges. *Arch. f. Augenheilk*, VIII. f. 3, 4, p. 305, 1879.
GREFBERG. Zur Lehre über die Entwicklung d. meibomischen Drüsen. *Mittheil. a. d. embryol. Institut in Wien*, II, p. 2, 1882.

von Kölliker. Zur Entwicklungsgesch. der aüsseren Haut. *Zeitschr. f. wiss. Zool.*, II., p. 66, 1850.

Königstein. Cilien und meïbomischen Drüsen. *Arch. f. Ophth.*, XXX.

Nusbaum. V. I.

Sattler. Beitrag zur Kenntniss der normalen Bindehaut des Menschen. *Arch. f. Ophth.*, XXIII, f. 4, p. 16, 1877.

Schenk. Ueber die Entwickelung der meïbomischen Drüsen. *Wien. med. Wochensr.*, n° 53, 1881.

Schweigger-Seidel. Ueber die Vorgänge bei Lösung der miteinander werklebten Augenlider des fœtus. *Virchow's Arch.*, XXXVII, f. 2, p. 228, 1865.

Seiler (H.). Zur Entwicklung des conjonctivalsackes. *Arch. f. micr. Anat. und Phys.*, 1890.

APPAREIL LACRYMAL

von Baer. V. I.

Born. Die Nasenhöhlen und der Tränennasengang d. amnioten Wirbeltiere. *Morphol. Jahrb.*, V. p. 62. 1879.

Cabannes. Sur l'embryogénie des anomalies congénitales des points et canalicules lacrymaux. *Archives d'opht.*, XVI, p 423, 1896.

Cosmettatos. (J. F.). Recherches sur le développement des voies lacrymales. *Thèse de Paris*, 1898.

Ewetsky. V. XI.
   — Zur Entwicklungsgeschichte des Thränennasengangs beim Menschen. *Arch. f. Ophth.*, XXXIV, 1, p. 23, 1888.

von Kölliker. Traité d'Embryologie, trad. franç., 1882, p. 724.

Legal. Zur Entwicklungsgesch., der Thränennasenganges bei Saügethieren. *Diss. inaug.* Breslau, 1881.

Nussbaum. V. I.

Peters. Ueber die sogen. Thränensack-B'ennorrhœ bei Neugeborenen. *Klin. Monatsbl. f. Augenh.*, XXIX, 1891.

ORBITE

von Kölliker. V. I, c.

Manz. Das Auge der hirnlosen Missgeburten. *Virchow's Arch.*, LI, p. 313, 1870.

Valentin (G.). V. II.

MUSCLES DE L'ŒIL

Corning (H. K.). Ueber einige Entwicklungsvorgänge am Kopfe der Anuren. *Morphol. Jahrb.*, XXVII, p. 173, 1899.

Deyl. *Anat. Anzeiger*, t. XI.

Dohrn (A.). Studien zur Urgeschichte des Wirbelthierkörpers. — Ueber die erste Anlage und Entwicklung der Augenmuskelnerven bei Selachiern und das Einwandern von Medullarzellen in die motorischen Nerven. *Mittheil. der Zool. Station zu Neapel*, X. 1, p. 1, 5 pl., 1891.

Henckel (F.). V. I.

Kupffer (C.). Die Entwickl. von Petromyzon Planeri. *Arch. f. mikrosk. Anat.*, XXXV, 1890.

Manz. V. I.

Nussbaum. V. IV.

Rabl. Neue Belege für die Metamera des Kopfes durch Urwirbel bei von Kuppfer. *Arch. f. mikrosk. anat.*, 35, 1890. — Studien zur vergleichenden Entwicklungsgeschichte der Kranioten. 3e fasc. *Munich*, 1895.

Reuter (C.). Ueber die Entwicklung. der Augenmusculatur beim Schwein. *Festschrift für Merkel.* Wiesbaden, 1897. — V. aussi IV.

van Wijhe. *Zool. Anzeiger*, 1886.

Vossius. V. IV.

Zimmerman K. W. *Archiv. f. mikrosk. Anat.*, I, III, p. 481-484.

Nerfs de l'orbite. Ganglion ciliaire

Beard (J.). The ciliary or motor oculi ganglion and the ganglion of the ophthalmicus profundus in sharks. *Anat. Anzeiger* (Ganglion ciliaire), 1887.

Froriep. Verhandl. Anat. Gesellsch. *München*, V, p. 55, 1891.

— Zur Entwickungsgeschichte der Kopfnerven. Ueber die Entwickl. des Trochlearis bei Torpedo. Verhandl. d. Anat. Gesellsch. auf der 5ᵉʳ Versamml. zu *München*. p. 55, 1891. — V. aussi V.

van Gehuchten. De l'origine du nerf oculo-moteur. *La cellule*, 1892 et Anat. du syst. nerveux. p. 611, 1897.

His (W.). Anat. menschl. Embryonen. f. 1, II, III. *Leipzig*, 1880-1885.

— Gehirn. Abhand. math. phys. cl. k. sächs. wiss. Gesellsch., XIV, p. 341-392, 1888.

Kollmann. V. III.

Mall (F.). *Journ. of morphol.*. 1891.

Marshall. Quarterly Journ., XVIII, p. 10, 1878.

Milnes Marshall (A.). *Quartely Journ. micr. sc.*, XXI. 1881.

Martin (P.). Die neuroblasten des oculomotorius und Trochlearis. *Anat. Anzeiger*, n° 18, 1890.

Minot. V. I, p. 659.

Nussbaum. V. I.

Retzius (G.). Ueber das Ganglion ciliare. *Anat. Anzeiger*, IX, p. 633. 1894.

Perlia. Anatomie des Oculo-motoriuscentrum beim Menschen. *Arch. f. Ophth.*, 1889.

Platt Julia (B.). Kopf. *Journ. morph.*, V, 79, 189.

— Augennerven. *Anat. Anzeiger*. p. 251, 1891. — V. aussi System of diseasse of the Eye de Norris et Olliver, I. p. 65-69. fig. 48 à 52. 1897.

Starr.

Schwalbe. Das Ganglion oculomotorio. *Zeitschr. f. Naturnwiss.*, XIII. 1879.

van Wyhe. Mesoderm segmente des Kopfes 5. Verhandl. k. Akad. d. Wetensch. *Amsterdam*, XXII, 3 art., 50 p.

Cerveau

His. Die Anatomische Nomenclatur. *Arch. f. Anat.*, suppl., p. 156, 1895.

— Zur allgem. Morphol. des Gehirns. *Arch. f. Anat.*, p. 373, 1892.

ÉLÉMENTS DE TÉRATOLOGIE DE L'ŒIL

ANOMALIES ET MALFORMATIONS CONGÉNITALES)

AVEC 298 FIGURES, DONT 170 ORIGINALES

Par M. Van DUYSE

COLOBOMES DE L'ŒIL

Définition. — La dénomination de *colobome congénital* (κολοβόω, mutiler ;
κολόβωμα, mutilation) s'applique aux malformations de certaines parties de
l'œil. Leur configuration, leur siège donnent un aspect caractéristique à ces
anomalies. Ce sont des fentes (iris), des lacunes (choroïde, rétine), le tissu
normal étant absent, aplasique, ou remplacé par un tissu connectif ; ce sont
des modifications de forme (nerf optique), révélant pour toutes ces anomalies
un processus pathologique au cours de la vie intra-utérine.

Ces malformations siègent d'ordinaire dans le méridien répondant au
niveau de la fente fœtale, soit directement en bas, ou dans un méridien un
peu plus interne (colobomes *typiques*). Elles peuvent être localisées en d'autres méridiens quelconques (colobomes *atypiques*).

La ressemblance entre les colobomes typiques et atypiques est telle au point
de vue clinique et anatomique qu'un rapprochement étiologique devient loi-
sible. L'auteur s'efforcera de justifier ces vues.

A. — Aperçu historique

L'historique du colobome de l'œil semble pouvoir s'arrêter à   magis-
trale publication de Manz dans l'Encyclopédie de de Græfe et Saemisch
(1876).

BARTHOLINUS (1673) fait le premier allusion au colobome de l'iris qu'il décrit et figure. Il faut remonter de plus d'un siècle pour retrouver son existence signalée dans les écrits d'ALBINUS (1764). HAGSTRÖM et ACRELL (1773), BLOCH (1774), TODE (1775), CONRADI, KUHN, SYBEL, WARDROP, BEER (1813), RUDOLPHI, HELLING, cités par HIMLY, y font successivement allusion.

PH. VON WALTHER (1821) est seul à l'étudier de près et crée le nom de *colobome*.

De nouvelles publications sur ce sujet sont faites par W. WAGNER (1821), von GRÆFE, ERDMAN (1826), BEHR, JÄGER (1828), von ESSCHER, SCHOEN, von AMMON, ROSAS, JUNGKEN, HEYFELDER, WUTZER, LECHLA, SEILER, BLASIUS, PLIE-NINGER (1835), WARNATZ, DRESSEL, CHELIUS, BUMGER (1836) et RAU. Les indications bibliographiques afférentes à ces noms sont fournies par HIMLY.

HEYFELDER, GESCHEIDT (*iridoschisma*), BLOCH, RUDOLPHI, CONRADI, HAGSTRÖM, ont signalé l'hérédité du colobome irien. ROSAS l'a relevée chez plusieurs sœurs et suivie en deux ou trois générations. BLOCH a constaté la cataracte centrale concomitante chez plusieurs membres de la même famille.

Quant aux complications éventuelles du colobome irien, von AMMON décrit le colobome de la choroïde ; GESCHEIDT, le colobome du corps ciliaire ; HEY-FELDER le colobome de la paupière supérieure et le bec-de-lièvre ; von AMMON, un cristallin allongé et JÄGER un cristallin « comme sectionné en bas » ; GESCHEIDT, un aplatissement du segment inférieur de la cornée ; SCHOEN, von WALTHER, von ESSCHER, von AMMON et GESCHEIDT consignent le microph-talmos. JÄGER et STILLING considèrent comme une polycorie aboutissant au colobome de l'iris deux pupilles séparées par un filament et que leur description ramène au colobome en pont figuré page 272.

HIMLY indique la direction en bas, sur la ligne médiane, comme étant l'habituelle, mais, outre ce colobome typique, on avait avant lui signalé la direction suivant d'autres méridiens.

Ces colobomes atypiques ont été vus s'étendant vers le bord supérieur de l'iris par ACRELL et HELLING ; en haut et en dehors par WARNATZ ; en dedans par HELLING et HEYFELDER ; un peu en dehors par CONRADI, SEILER et DRESSEL.

Au point de vue étiologique et conformément aux idées alors régnantes, ont attribuait à chaque organe une naissance par deux moitiés confluentes. von WALTHER s'était imaginé que les deux segments composants de l'œil ne s'étaient qu'imparfaitement adossés à leur partie inférieure. Il s'agissait donc d'un arrêt de formation comparable au bec-de-lièvre et au spinabifida.

L'hypothèse de von WALTHER devait être ruinée par les constatations ana-tomiques de von AMMON (1830) : il ne pouvait plus être question du maintien d'une des prétendues phases du développement oculaire. L'évolution normale de l'iris suppose une fermeture complète de la choroïde. La fente irienne est la conséquence directe de la non-fermeture de la fente *choroïdienne*.

A part cette appellation erronée de la fente fœtale de l'œil, conforme aux idées anatomiques de l'époque, la donnée de von AMMON, exprimée dans le texte suivant, se rapproche de la conception génétique actuelle des colo-bomes :

A l'époque où l'iris devient visible sous forme d'un cercle mince, la fente de la choroïde s'est déjà fermée en un point, notamment à la partie antérieure du bulbe, vers le corps ciliaire. Elle n'existe qu'à la partie postérieure, là où le nerf optique a pénétré dans la bulbe. Il n'existe pas de fente dans l'iris, en cas de développement régulier. Qu'une solution de continuité se dessine en bas ou un peu obliquement en dedans : il s'agit alors d'un état anormal, résultant de la non-fermeture, au moment voulu, de la fente naturelle de la choroïde. Un état pathologique de l'iris naît ainsi d'un arrêt de formation dans la choroïde, lequel demeure (colobome choroïdien) ou se dissipe. Ainsi l'arrêt de formation d'un organe, la choroïde, exerce une influence pathologique sur un autre organe, l'iris.

L'opinion de von Ammon fut attaquée par John Muller : le colobome de l'iris est un reste de la fente fœtale de l'iris, fente régulièrement observée sur l'œil fœtal des diverses classes d'animaux.

A quoi Arnold (1832) répliquait que, sur les yeux embryonnaires, on trouvait fréquemment l'iris complètement fermé et la choroïde ouverte. Il fournissait d'autre part une théorie nouvelle. Le colobome de l'iris est dû à une progression imparfaite en avant de la couronne vasculaire surgissant de la choroïde comme un premier vestige de l'iris. Le colobome exprime un développement rudimentaire de ce système vasculaire.

Les idées de Arnold et de von Ammon étaient plus saines quant à la genèse de l'iris. Arnold toutefois, au rebours de von Ammon, niait la connexion des colobomes irien et choroïdien.

A la conception de Arnold, adoptée par Seiler, von Ammon opposa ses nombreuses constatations embryologiques : avant la naissance des vaisseaux iriens, le parenchyme de l'iris représente dans sa formation primordiale un anneau complet, situé près du niveau où surgissent de la choroïde fermée les procès ciliaires.

Les vaisseaux n'y pénètrent qu'ultérieurement.

L'opinion de von Ammon l'emporta jusque vers 1850, époque à laquelle les idées ontogéniques de Schöler (1848) et de Remak (1850) se firent jour. L'hiatus choroïdien de von Ammon n'était plus à démontrer.

La fente choroïdienne était-elle d'ordre physiologique ou pathologique ?

Or Schöler et Remak avaient établi l'existence de la double invagination de la vésicule oculaire primitive, en rapport avec le développement du cristallin et du corps vitré. Ils croyaient que de la lamelle externe de la vésicule oculaire secondaire naissait la choroïde, la rétine se formant de la lamelle interne. Remak distinguait dans la rétine et dans la choroïde une fente méridienne là où les doubles bords de la vésicule oculaire secondaire s'adossent. La fente disparaît dans la rétine. Chez le poulet, cette disparition est précoce ; dans la choroïde elle se maintient sous forme de ligne privée de pigment jusqu'à la fin de l'incubation.

Schöler affirme que la fente ne peut exister que dans la rétine, qui seule s'invagine. Il rapporte toutefois l'origine de l'épithèle pigmenté à la choroïde.

Les idées de REMAK se reflètent dans les études de BAUMLER : le colobome est le reliquat d'une fente existante dans les membranes appartenant aux assises primordiales de l'œil (rétine et choroïde) et les anomalies coexistantes (iris, sclérotique, cornée, choroïde) sont des malformations consécutives, secondaires.

Les travaux embryologiques de KÖLLIKER et de MAX SCHULTZE, avec la conception exacte de l'origine de l'épithèle pigmenté, aux dépens de la lamelle externe de la vésicule oculaire secondaire, devaient réformer ces idées. Si la vésicule oculaire secondaire ne se ferme pas, il ne peut être question de colobome primitif de la choroïde. La formation d'une fente intéresse la rétine et sa couche épithéliale pigmentée. La choroïde et la sclérotique ne peuvent être que secondairement intéressées. Le nom de fente choroïdienne ne peut être maintenu.

Pas plus que pour l'iris, il n'existe de fente primordiale de la choroïde. Le fond de l'anomalie doit dès lors être attribué aux deux feuillets de la vésicule oculaire secondaire. La participation de la choroïde à l'évolution fautive est consécutive, secondaire comme l'est sa formation.

Les idées de KESSLER (1871) sur la formation de l'iris et du corps ciliaire (feuillet rétinien postérieur de l'iris et mésenchyme, générateur du stroma) ayant vu le jour, elles devaient entraîner l'idée que l'origine du colobome irien pouvait être indépendante de celle du colobome choroïdien. Les deux anomalies peuvent se combiner ; elles se montrent aussi, indépendantes l'une de l'autre. Le colobome irien se crée lorsque la tendance à la soudure de la fente rétinienne est plus puissante dans le segment postérieur du bulbe ; le colobome choroïdien, lorsque cette tendance l'emporte en avant.

Le développement normal étant entravé, les bords de la fente rétinienne ou fente fœtale ne se fermant pas, il fut admis qu'une évolution incomplète de la membrane vasculaire de l'œil devait en résulter à ce niveau, attendu qu'il y a des rapports de dépendance intime entre le développement des feuillets épithéliaux de la vésicule oculaire secondaire et de son enveloppe connective, issue du mésenchyme. Dans l'étendue de la région primitivement défectueuse manque le pigment rétinien et choroïdien. La blancheur de la sclérotique transparait et se montre à l'ophtalmoscope. Si cette formation primitive d'une fente persiste au cours du développement du corps ciliaire, alors qu'un développement rudimentaire de l'enveloppe connective de l'œil coexiste, la cause efficiente du développement du colobome de l'iris se trouve créée.

B. — CLINIQUE

Colobome typique de l'iris. — Il se présente une fente dans le tissu de l'iris directement dirigée en bas ou quelque peu en bas et en dedans. Les dimensions et la forme du secteur déficient sont des plus variables. On note toutefois un caractère commun de la forme : le diamètre transversal du colobome est plus grand au niveau du segment pupillaire qu'au niveau du segment ciliaire.

Les dimensions répondent en moyenne au sixième ou au cinquième de la
surface totale de l'iris. Elles peuvent être moindres ou dépasser ce chiffre,
égaler le quart de cette surface.

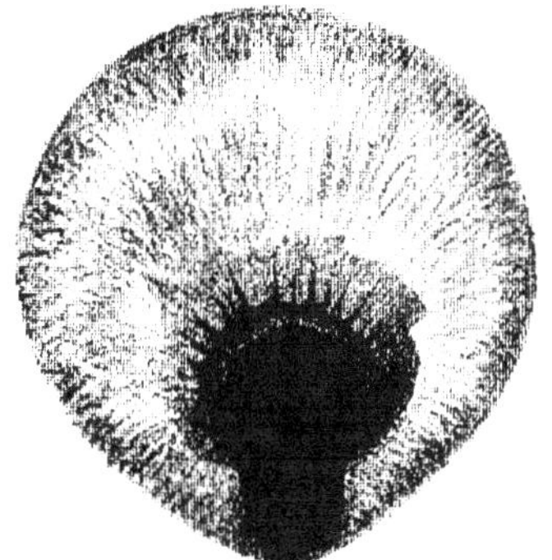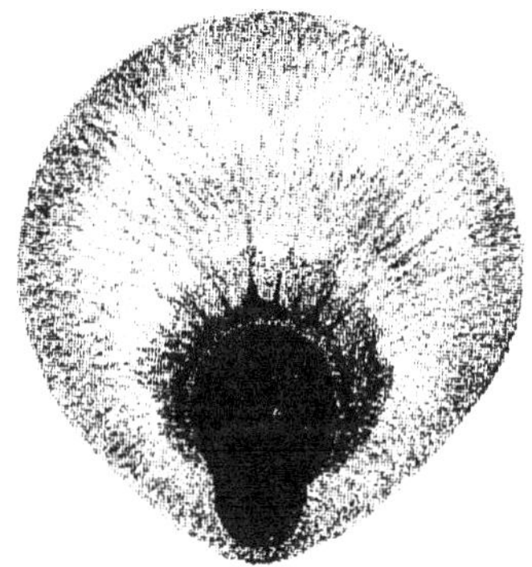

Fig. 110.
Colobome total typique des iris.

La forme la plus fréquente du colobome est celle d'un arc gothique ou
d'un triangle à côtés égaux et courbés en dehors, dont la pointe arrondie siège
au voisinage du bord ciliaire. Si la pointe n'atteint pas ce dernier, le colobome
est dit *partiel*. Il est total si ce niveau
est atteint ou dépassé. La convergence
des côtés du colobome peut être minime (voy. fig. 111); on voit aussi des
marges parallèles, voire divergentes
(forme en trou de serrure). Dans ce

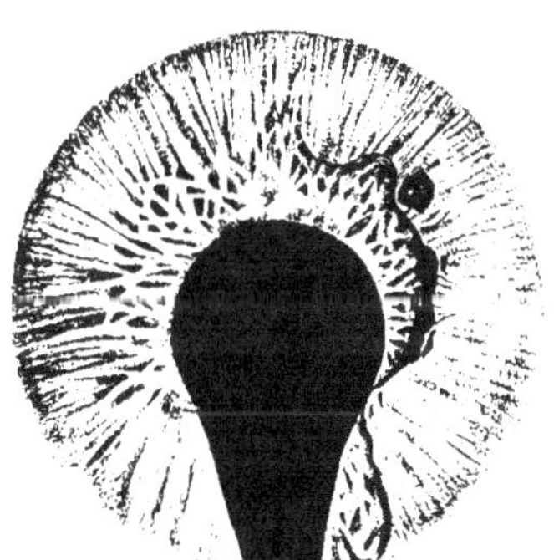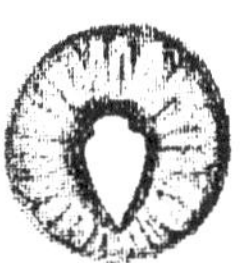

Fig. 111.
Colobome typique de l'iris
(d'après SEGGEL).

Fig. 112.
Colobomes partiels de l'iris
(d'après BOCK).

dernier cas cette configuration devient tout à fait apparente si au point de
transition de la pupille et du segment absent existe un léger étranglement
(saillie du relief du petit cercle irien, visible sur la figure 111).

Le colobome partiel peut n'être représenté que par une faible encoche du
bord pupillaire (voy. fig. 112, à droite).

Dans le *colobome à pont* (*colobome à bride* de CORNAZ) les extrémités du
bord du colobome situées au niveau de la pupille se rejoignent par une

membrane ou un filament procédant de la surface antérieure de l'iris et attribués à la membrane pupillaire ou, en l'absence de celle-ci, à une liaison des bords pupillaires (fig. 113).

La liaison par des filaments connectifs (membrane pupillaire) réalise la condition la plus fréquente d'après von HIPPEL; la liaison par une couche pigmentée se fait rarement.

Dans la plupart des colobomes partiels on établit que la partie ciliaire persistante de l'iris porte une strie pigmentée médiane ou un sillon médian dont la profondeur varie (comp. les figures 118 et 119 des colobomes iriens atypiques).

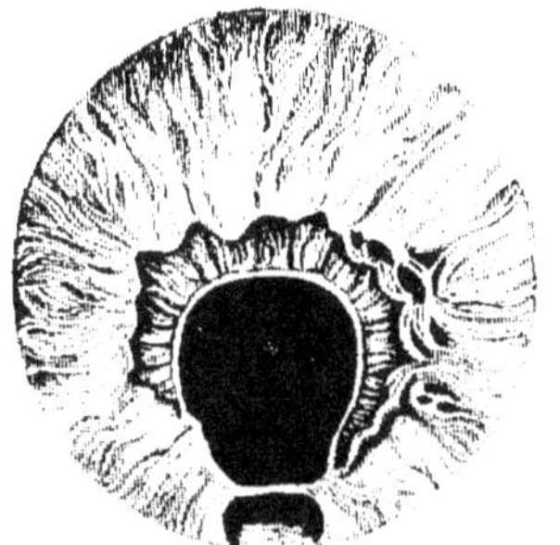

Fig. 113.

Colobome à pont (d'après SAEMISCH).

BOCK signale deux modalités qui changent la forme du colobome total typique : 1° La moitié ou les deux tiers du colobome, à compter du bord pupillaire, sont fendus, mais une fine membrane comble la partie ciliaire. Cette masse intercalée peut être exprimée par un filament connectif lequel, privé ou pourvu de pigment, fait saillie dans le diamètre pupillaire. 2° La perte de substance ne porte que sur le stroma de l'iris, mais non sur le pigment uvéal. En bas ou quelque peu en dedans court alors une strie, une bandelette de pigment. Elle tranche d'autant plus sur le reste de l'iris que son tissu est moins foncé. Elle siège sous le niveau de la face antérieure de l'iris, caractère qui la distingue du nævus.

Un degré moins accusé de colobome est représenté par l'absence de pigment du tissu irien dans la direction déjà indiquée. Il s'agit d'une strie radiaire étroite, de couleur plus claire que le reste de l'iris. C'est le *pseudo-colobome* de CORNAZ. Sa situation dans le quadrant inférieur ou inféro-interne de l'iris permet de le distinguer de taches généralement plus sombres que le parenchyme environnant et existant à ce niveau (MANZ).

BOCK décrit d'autres indices d'une fente congénitale de l'iris : c'est un sillon de la ligne médiane inférieure en rapport avec un amincissement du tissu irien, ou bien une strie pigmentée vers laquelle se dirige les fibres radiaires. Cette strie peut venir à manquer. Le colobome est alors indiqué par le cours irrégulier des fibres du relief irien. S'il existe une gouttière avec sillon médian, ce dernier ne répond pas à la couche uvéale, attendu que cette dernière est toujours interrompue : un tissu connectif est intercalé à ce niveau, fortement pigmenté. Ces indices de colobome sont surtout intéressants lorsqu'il existe concurremment des colobomes des membranes profondes. Le bourrelet uvéal pigmenté habituel de la pupille s'accentue sur les bords du colobome. Il prend la forme de grains, de dentelures, de filaments faisant saillie dans l'aire pupillaire.

Quelle que soit la variété de forme, le petit cercle de l'iris existe. Le relief de la surface irienne, la forme de la pupille et celle de la brèche irienne dépendent de la constitution anatomique.

Si le colobome est incomplet, le sphincter entoure sa pointe. S'il est complet, on poursuit les fibres sphinctériennes jusque vers la pointe, à moins qu'elles ne se perdent le long des bords de la fente. (Voy. fig. 116.)

Ces particularités permettent de différencier aisément le colobome congénital d'une fente irienne traumatique ou opératoire.

Les rapports des muscles sphincter et dilatateur jouent un grand rôle dans la forme, la position et le jeu physiologique de la pupille, ainsi que dans l'action des mydriatiques et des myotiques.

Habituellement la pupille est reportée plus bas (voy. fig. 110) réalisant ainsi une forme de *corectopie*. Ce nom toutefois mérite d'être réservé au déplacement excentrique de la pupille dans un iris normal.

Le colobome irien monolatéral est le plus fréquent ; c'est le côté gauche qui est le plus atteint (dans la proportion de 3 à 2 d'après Bock). Panas par contre admet que l'anomalie est presque toujours bilatérale.

Complications. — Ce sont le plus souvent d'autres modalités du colobome principalement décelées par l'examen ophtalmoscopique et anatomique (colobome du cristallin, du cercle ciliaire, du plancher de l'œil, de la « gaine du nerf optique »).

On observe des anomalies dans les dimensions, la forme et la courbure de la cornée, ainsi que dans la transparence du cristallin, lesquelles contribuent à diminuer le pouvoir visuel. Le strabisme et le nystagmus ne sont pas rares.

Outre la microphtalmie, on a relevé le dermoïde épibulbaire, le colobome palpébral (Heyfelder), les anomalies de conformation de l'extrémité céphalique, du tronc et des membres.

Colobome atypique de l'iris. — Les colobomes atypiques, dont la ressemblance avec les typiques est complète, se distinguent de ceux-ci par la direction de leur axe : ils n'occupent pas le segment inférieur ou inféro-interne de l'iris, niveau de la fente fœtale typique ; ils sont dirigés suivant un méridien quelconque, mais autre, du cadran irien.

Ils répondent aux *pseudo-colobomes* (comp. Cornaz, p. 272) de certains auteurs (von Mittelstadt, Rumschewitsch). Manz appelle pseudocolobome le colobome *incomplet*, dans lequel des couches de l'iris manquent en un point, quelle que soit la direction de l'anomalie, sans rapport avec la fente fœtale (*iridérémie congénitale partielle*).

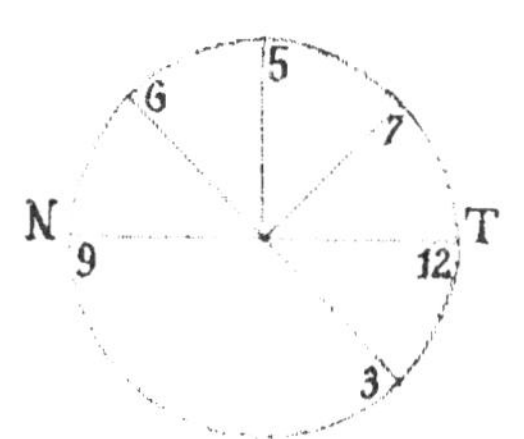

Fig. 114.

Schéma du degré de fréquence du colobome typique dans les divers méridiens de l'œil.

N, côté nasal. — T, côté temporal.

Malgré l'affirmation de l'existence de ces fentes à direction atypique par von Ammon, Manz ne s'exprime qu'avec beaucoup de réserve à leur sujet.

Plusieurs observateurs de la période préophtalmoscopique (voy. Historique), — il faut y joindre Lerche, Manz, Tourtual, Jüngken). — avaient néanmoins décrit, à côté de la fente irienne en bas, celle qui existe en d'autres méridiens.

Les statistiques de Bock, de Rumschewitsch et de von Hippel permettent de dresser le schéma (fig. 114), indiquant le degré de fréquence du colobome atypique dans les divers méridiens. C'est le méridien temporal qui l'emporte ; le nasal vient en deuxième ligne, l'inféro-externe en dernière ligne. La fréquence du colobome est à peu près la même dans les divers méridiens du segment supérieur de l'iris.

La littérature du colobome atypique de l'iris est la suivante : *Colobome inféro-externe, en bas et en dehors :* von Hippel (1898), Lechner (1900), Leber (cité par von Hippel, 1900).

Colobome externe, temporal : von Mittelstadt (1880), Bayer (1881) Makrocki (1884), Francke (1885), Nuel et Leplat (1889), Lang (1890), Plange (1890), Rumschewitsch (1891), Adams Frost (1893), Rahlman (1897), Leber (cité par von Hippel, 1900), van Duyse.

Colobome supéro-externe, en haut et en dehors : Hutchinson (1870), Theobald (1888), Fage (1890), Bock (1893), Pfanmuller (1894), Gillivray (1898), Leber (cité par von Hippel, 1900).

Colobome supérieur, en haut : Theobald (1888), Rumschewitsch (1891), Simonson (1892), Bock (1893), Gillivray (1898).

Du côté supéro-interne, en haut et en dedans : von Reuss (1886), Schiess-Gemuseus (1887), Fage (1890), Pollak (1890), Hess (1892), Leber (cité par von Hippel, 1900).

Colobome interne, nasal : Heyl (1857), von Mittelstadt (1880), Makrocki (1884), Czapodi (1885), Steinheim (1885), Rindfleisch (1892), Seggel (1893), Bock (1893), Gillivray (1898).

De même que pour les colobomes iriens typiques, il est des colobomes atypiques purs. *simples,* non compliqués de colobomes du fond de l'œil. Il en est qui présentent un colobome des membranes profondes, dirigé dans le même méridien qu'eux, en regard de l'anomalie irienne (Steinheim, Nuel et Leplat, Adams Frost) ou dans le méridien des colobomes typiques (von Mittelstadt, von Reuss, Hess). Les colobomes iriens atypiques de Bock et de Lechner se compliquent de cônes sous-papillaires et de colobome « de la gaine du nerf optique ».

Les formes *totales* et *partielles, complètes* du colobome typique de l'iris se retrouvent avec leurs caractères dans les atypiques : forme de l'œuf (fig. 115), de l'ogive (fig. 117), de la poire (fig. 116 et 120), du colobome à pont.

Les figures de Lechner (118) et de von Mittelstadt (fig. 120) représentent des colobomes partiels, transition vers les colobomes totaux pupillo-ciliaires de Pollak (116) et de Bock (fig. 115), colobomes atypiques.

Dans près de la moitié des cas il s'agit de colobomes *partiels* et *incomplets* dont le degré le plus minime est représenté par une ligne pigmentée ou un raphé (Plange, von Mittelstadt).

Plange (fig. 119). La pupille, pyriforme dans l'iris droit, se dirige en dehors. Le pigment qui la borde se continue en un raphé traversant la portion sphinctérienne

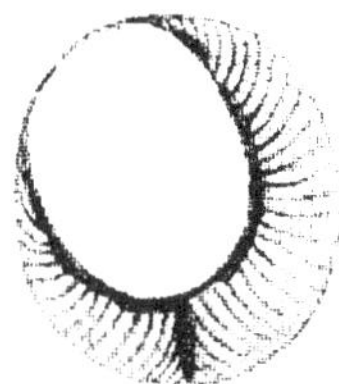

Fig. 115.

Colobome complet, total, supéro-externe
(d'après Bock).

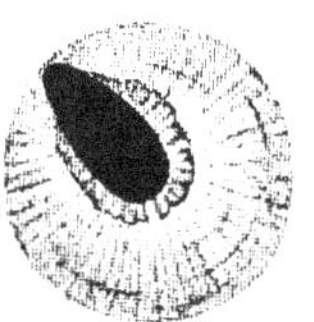

Fig. 116.

Colobome complet, total, supéro-interne
(d'après Pollak).

pour aboutir en une ouverture radiaire de la partie ciliaire. — L'anomalie est moins prononcée dans le rayon nasal de l'iris gauche.

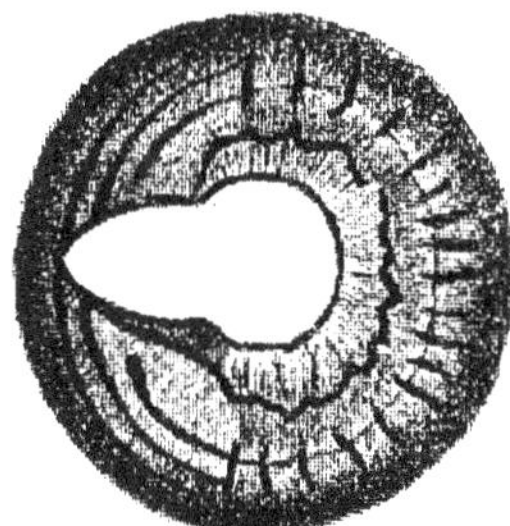

Fig. 117.

Colobome complet partiel externe
(Makrocki).

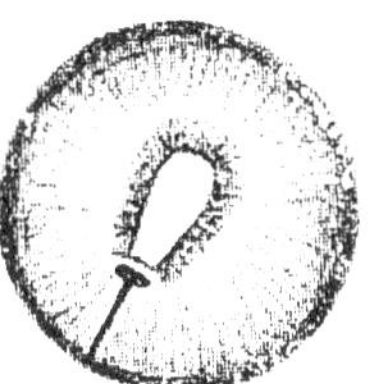

Fig. 118.

Colobome complet partiel inféro-externe
(Lechner).

Von Mittelstadt (fig. 120). Colobome partiel, à pointe dirigée en dehors, pointe aboutissant à un sillon peu profond ou raphé horizontal et n'atteignant pas le bord ciliaire. Le sillon naît de la réunion des fibres radiaires seules existantes à son niveau.

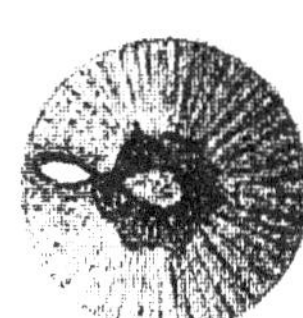
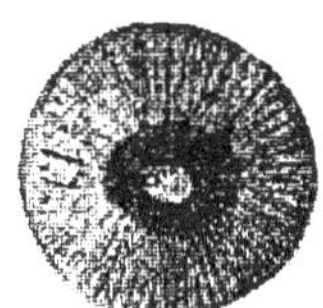

Fig. 119.

Colobome atypique rudimentaire (d'après Plange).

Les dimensions du colobome atypique, complet, varient. La perte de substance est à bords convergents (fig. 116), parallèles, divergents. Près de la moitié de l'iris peut venir à manquer. La conception de l'aniridie partielle est d'autant plus justifiée alors que dans l'observation de Rindfleisch (voy. fig. 368), l'iris était totalement absent dans l'œil congénère.

Dans le cas de CZAPODI, outre la polycorie, le tiers interne de l'iris manque à droite. A gauche l'iris est réduit à l'état de mince faucille en bas.

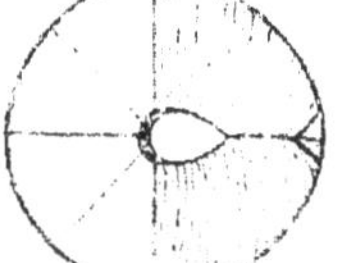

Fig. 120.

Colobome atypique externe et raphé latéral (d'après v. MITTELSTADT).

Le *colobome atypique à pont* a été décrit par QUAGLINO et par SEGGEL, dont l'observation se rapproche de la nôtre ayant trait à un colobome atypique incomplet (comp. fig. 121 et 123).

SEGGEL. En dedans et un peu en bas manque un segment triangulaire de l'iris (colobome partiel). La pointe inférieure de ce segment est remplie par le feuillet postérieur de l'iris et des reliquats du feuillet antérieur. Une travée, reste de la membrane pupillaire, sépare le colobome d'avec l'aire pupillaire. Il existe des incisures de la pupille en haut et en dedans.

FRANKE figure une forme de colobome atypique incomplet à direction latérale (fig. 122). La pupille de l'œil droit A est centrale, oviforme, à diamètre transversal, la pointe située en dehors. Elle réagit peu à la lumière. Le colobome a la forme d'un arc gothique surbaissé. A l'éclairage direct et à l'éclairage focal de l'œil gauche B, on constate que la couche pigmentée postérieure de l'iris manque. Le rouge de l'œil transparaît dans la zone non ombrée de la figure, zone ne se dilatant pas par l'atropine. A ce niveau le segment anormal de l'iris parait comme atrophique. La couleur de cette zone est plus claire à l'observation directe. La ligne dentelée de séparation, entre le grand et le petit cercle de l'iris manque.

J'ai observé chez deux sujets un colobome atypique incomplet rappelant ceux de SEGGEL et de FRANKE. L'un des cas se rapporte à une femme de cinquante-cinq ans et siège du côté latéral (voy.

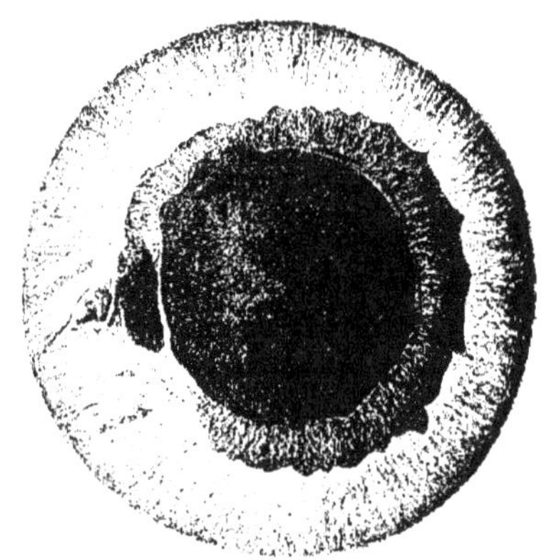

Fig. 121.

Colobome atypique à pont (d'après SEGGEL).

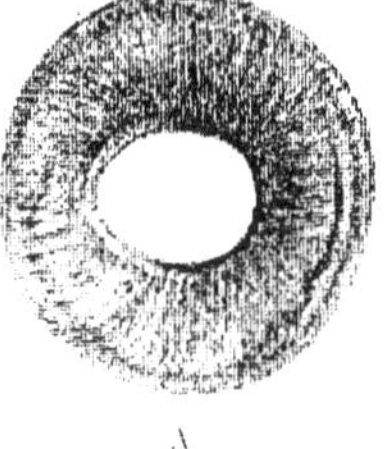
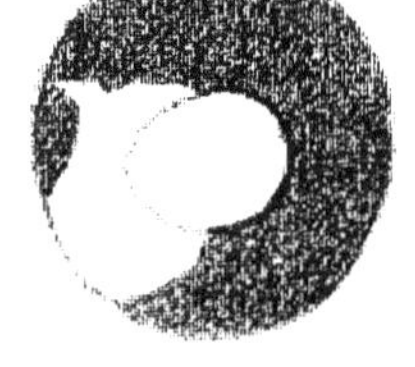

Fig. 122.

Colobome atypique incomplet de l'iris droit (d'après FRANKE).

fig. 123), dans l'iris gauche de l'œil emmétrope et doué d'une vision parfaite. La pupille centrale est légèrement déplacée en dehors. L'iris est polychrome : petit

cercle brun jaunâtre ; portion interne du stroma ciliaire, verdâtre : périphérie, bleu
grisâtre. A l'inspection directe le colobome
atypique latéral ne se révèle que par une
coloration plus sombre de l'ensemble du
segment affecté. Le bord temporal de la
pupille n'est plus constitué par le sphincter
irien. Ce dernier est remplacé par quelques
filaments arciformes, dont le plus interne
représente la corde de l'arc pupillaire intéressé. A en juger actuellement par le
dessin fait à la loupe de Westien-Zehender,
il s'agit à ce niveau moins de filaments
pupillaires persistants que de fibres du
tissu irien. La zone ciliaire du colobome
est représentée par un système de fibres
d'inégale grosseur, à direction radiaire de
la pupille vers la marge cornéenne. Ces
fibres sont blanc grisâtres mais les espaces
interfibrillaires sont sombres. A l'éclairage
direct la large pupille supplémentaire apparaît rouge : les filaments principaux du

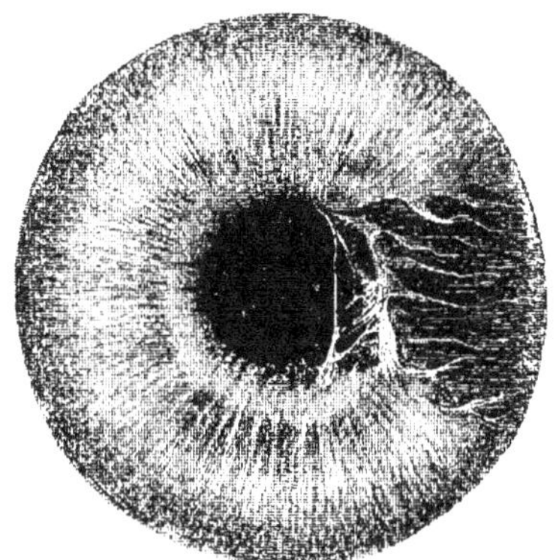

Fig. 123.

Colobome atypique incomplet (iris gauche).

stroma irien apparaissent à demi noyés sur le fond éclairé de la brèche ; les plus
fins deviennent translucides, se noient tout entiers dans l'éclairage du miroir concave. Le stroma est manifestement raréfié et le feuillet pigmenté de l'iris absent.

Il est donc constaté que la zone colobomateuse peut être représentée d'une
part par une lacune totale ou partielle d'un segment d'iris, d'autre part par
un tissu raréfié.

Le *colobome multiple* est celui où plus d'une solution de continuité de
l'iris se montre en rapport avec la pupille. Si le précédent, le colobome à
pont, est un acheminement vers la diplocorie, on
peut dire que le colobome multiple établit comme
un passage vers la polycorie, idée que Stellwag,
Rumschewitsch et Bock ont reproduite.

Rumschewitsch englobe dans une même statistique la diplo- et la polycorie, l'irido-dialyse et le
pseudo-colobome (colobome atypique), dont il
résume une trentaine d'observations.

Bock décrit un triple colobome de l'iris du porc
(voy. fig. 124), le domaine pupillaire ayant pris une
forme triangulaire (colobome en bas, en dedans et
en dehors, ce dernier allant jusqu'au bord ciliaire).

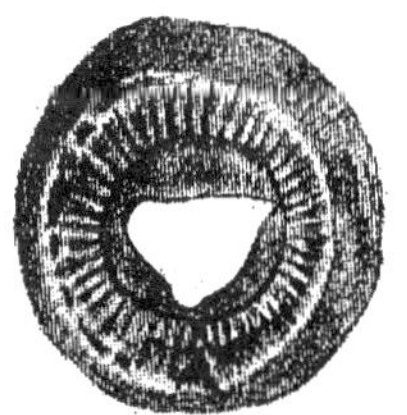

Fig. 124.

Triple colobome (d'après
Bock).

Citons avec Bock les cas déjà anciens de von Ammon : inférieur et supéro-
externe (iris de poulet) ; inférieur et supéro-interne (2 cas) ; Lerche : interne
et externe ; Tourtual : inférieur et interne. (Manz indique ici une pupille traversant diamétralement l'iris, une pupille transversale de chat) ; puis les cas
plus récents de Ewers : en bas et en dedans (1873) ; de Magnus : en bas et en
dedans ; de Manz : en bas, en forme d'encoche, et en dehors, — autant de cas
où le colobome typique se marie le plus souvent avec l'atypique.

La configuration du stroma irien peut être normale.

Les figures démontrent la variabilité des reliefs. Tantôt le sphincter manque, la partie ciliaire existant seule (fig. 120); tantôt il passe dans les bords du colobome (fig. 116) ou bien il côtoie la lacune jusqu'à la région ciliaire (WAGENMAN, cité par von HIPPEL).

D'après von HIPPEL le dessin de l'iris est dans un tiers des cas extrêmement flou, irrégulier, dans la partie où se trouve le colobome. L'irrégularité des reliefs iriens se montre bien dans le cas de BOCK (fig. 115). Le raphé inférieur émanant du colobome supéro-externe, devient une ligne d'insertion pour les fibres circulaires du stroma, interrompues à son niveau. Si dans le cas de FRANKE (fig. 112) le contour frangé du petit cercle irien manque en totalité, les fibres radiaires étant seules présentes, le dessin radiaire manque au moins dans la moitié externe de l'iris dessiné par MAKROCKI (fig. 117). Il est remplacé par trois plis circulaires plus ou moins complets. Enfin, le domaine colobomateux peut n'être représenté que par des fibres radiaires du stroma, le feuillet uvéal, pigmenté ou rétinien faisant défaut.

Complications. Une complication fréquente, représentée dans la moitié des cas d'après PLANGE, consiste en des *reliquats de membrane pupillaire.* On a signalé le *colobome cristallinien* (HESS), la *cataracte* (HESS), le *colobome palpébral* et le *dermoïde épibulbaire* (SCHIESS-GEMUSEUS, voir fig. **368**), et les *colobomes du fond de l'œil,* les uns attribuables à la fente physiologique de l'œil fœtal, les autres situés en des méridiens qui n'y répondent pas (voir colobomes atypiques du fond de l'œil).

Colobome typique de la rétine et de la choroïde. (Synonymes cliniques : *colobome choroïdien, colobome du plancher oculaire.*)

Observé pour la première fois anatomiquement par von AMMON (1831), retrouvé sur le vivant par DE GRAEFE, il a fait l'objet d'un premier dessin dû à RUETE.

Le colobome choroïdien peut exister indépendamment de toute anomalie irienne. L'examen ophtalmoscopique seul précise son existence.

Couleur. — A l'éclairage direct, la malformation intraoculaire se décèle par la clarté, le reflet blanc bleuâtre émanant de la moitié inférieure du fond de l'œil et alternant avec le rouge de ce fond dans les déplacements latéraux. L'éclat perlé de cette région (image droite ou renversée), dû à la sclérotique plus ou moins dénudée, varie avec la qualité du tissu qui la tapisse. La couleur, blanc nacré par places, devient en d'autres grisâtre, jaunâtre, bleuâtre, verdâtre (nature de la source d'éclairage).

Cette région claire, nettement délimitée représente le colobome « choroïdien ».

Peu de dessins afférents ont été aussi consciencieusement reproduits que ceux de notre maître DE JAEGER. Ils n'ont pas été égalés malgré les progrès des arts de reproduction.

Forme. — Elle est variable tout en se rapprochant le plus souvent de l'ovale à grand axe sagittal, parfois un peu reporté du côté interne. Il est aussi des colobomes arrondis, discoïdes ou en forme d'écu dont la pointe s'étend vers la région ciliaire (atlas de LIEBREICH, pl. XII, fig. 5). LITTEN en décrit un réniforme, à grand axe transversal, demeurant à 3 diamètres papillaires du disque optique. La grosse extrémité de l'ovale, extrémité postérieure, est généralement dirigée du côté de la papille. Elle en demeure distante ou elle l'englobe. Dans ce dernier cas, pour peu qu'elle soit perceptible, la papille affecte une forme ovalaire à grand axe transversal (vue oblique de la section nerveuse) et le colobome chorio-rétinien est dit compliqué de *colobome « de la gaine du nerf optique », colobome à l'entrée du nerf optique*. Le sommet, la partie de l'ovale tournée en avant, se prolonge vers la zone ciliaire, où l'on cesse de la voir, à moins qu'un large colobome de l'iris ne coexiste. Même dans ce cas un pont uvéal intermédiaire sépare les deux fentes. Le liséré noir qui borde le contour du colobome est plus ou moins continu, plus ou moins marqué. Sa ligne devient moins précise lorsque le liséré envoie des prolongements vers le fond normal de l'œil ou bien à l'intérieur du domaine colobomateux, parfois divisé en champs par le fait de cette distribution. Si les bords du colobome sont flous, c'est plutôt vers les parties antérieures ou postérieures. Des taches de pigment multiples peuvent être disséminées sur divers points du colobome et lui communiquent un aspect tigré. Elles se disposent de préférence vers les marges.

Fond du colobome. — Dans la majeure partie des cas, la paroi oculaire est située dans le domaine colobomateux, plus bas que le niveau du fond normal environnant. Parfois ce domaine se dispose en étages concentriques et souvent des travées saillantes, qui se rejoignent, y encadrent des dépressions ou ectasies, de couleur gris sombre à leur périphérie. Les étages et les creux se décèlent par le coude que font les vaisseaux à leur bord et par les mouvements parallactiques notamment.

Le fond du colobome peut être modifié par l'existence d'un tissu choroïdien modifié, raréfié, aplasique, sur les bords par exemple (voy. fig. 139). Une traînée d'un pareil tissu subdivisait par le milieu un colobome choroïdien décrit par HIRSCHBERG (1885).

Vaisseaux. — Deux espèces de vaisseaux s'observent dans le colobome choroïdien, les *rétiniens* et les *choroïdiens*, ces derniers appartenant au groupe des ciliaires postérieurs.

Les vaisseaux ciliaires postérieurs apparaissent aux bords du colobome, parfois avec un coude, ou bien surgissent en perforant la sclérotique. Beaucoup sont extrêmement flexueux et se subdivisent dans le domaine colobomateux. Ils sont sous-jacents aux vaisseaux rétiniens. Il faut attribuer la même signification à des divisions vasculaires irrégulières qui se comportent à la façon des vaisseaux choroïdiens et réalisent des figures bizarres, des anses par exemple. Les vaisseaux vorticineux subissent une modification en ce sens que le vortex inférieur manque dans les grands colobomes et que les latéraux sont reculés (cas V de BOCK).

Les vaisseaux rétiniens faciles à reconnaître à raison de leur continuité, sur les marges, avec les vaisseaux de la rétine normale, peuvent avoir une origine apparente fort distante. Dans les grands colobomes, ils naissent exceptionnellement d'un pore vasculaire qui les enserre (DE JAEGER, fig. 88 du petit atlas). Lorsque la papille est excavée à sa partie inférieure, ils émergent à son bord inférieur, comme c'est le cas dans les colobomes « de la gaine du nerf optique ».

Acuité visuelle. — Tandis que dans les colobomes atypiques du fond de l'œil la vision est le plus souvent bonne, que la macula se retrouve ophtalmoscopiquement, notamment dans plusieurs colobomes *extra-papillaires* de LINDSAY JOHNSON, il est rare qu'elle ait été figurée dans le colobome typique (SAEMISCH, COHN). Les larges colobomes empiètent naturellement sur la région de la fovea.

La possibilité de l'existence d'une macula est d'autant plus admissible que les données de CHIEVICZ, sur l'évolution tardive de la macula et l'indépendance de cette dernière vis-à-vis de la fente fœtale, sont irrémissiblement démontrées. On n'a toutefois pas encore montré une préparation de la macula dans les coupes d'yeux colobomateux. L'acuité visuelle ne dépend pas seulement de la *non-évolution de la fovea*, mais du *développement défectueux des membranes*, notamment de la sensorielle, ainsi que de l'œil tout entier (*microphtalmie*), des *anomalies de courbure* et *de forme de la cornée* (cornée oviforme ou ellipse verticale à pointe dirigée vers le bas, microcornée, astigmatisme), *colobome* et *astigmatisme du cristallin*, *opacités du cristallin* (cataracte nucléaire, cataracte progressive), des *inflammations chorio-rétiniennes* et de l'*atrophie des fibres optiques*. Il faut compter avec la *myopie axile*, la correction ne donnant, pour l'une ou l'autre des raisons énumérées, qu'un résultat médiocre.

Champ visuel. — Au territoire colobomateux répond une encoche périmétrique située au-dessus de la tache de MARIOTTE, tantôt de dimension correspondante, tantôt sensiblement au-dessous de l'étendue présumée. Un rétrécissement concomitant du champ visuel peut être relevé (VAN DUYSE, 1881). Le périmètre à test lumineux dénonce souvent dans le colobome la présence d'éléments sensoriels rétiniens (SCHMIDT-RIMPLER). HAAB a démontré dans le champ déficient la perception du bleu et du rouge. BENSON, au lieu d'un scotome correspondant, a constaté seulement une diminution de la perception visuelle périphérique. Puisque les examens anatomiques de HAAB, PAUSE, MANHARDT et BOCK ont établi l'existence éventuelle d'une rétine normale dans le colobome, on peut admettre la possibilité d'un champ visuel normal à côté des scotomes relatifs et absolus que créent l'aplasie et l'atrophie de la rétine.

Comme *troubles fonctionnels*, il faut citer encore la photophobie — elle est de règle — ainsi que le strabisme et le nystagmus qui sont fréquents.

Le colobome choroïdien est bilatéral dans la proportion de deux contre un. Unique, il occupe de préférence l'œil gauche ; double, celui de gauche est habituellement le plus prononcé (PANAS).

Complications. — Le colobome choroïdien peut n'être que l'expression *partielle* d'un colobome oculaire dans lequel l'iris et l'entrée du nerf optique dans le bulbe sont intéressés. Nous l'avons étudié plusieurs fois à l'état isolé, sans colobome irien, de même que von Hoffmann, von Becker, Litten, Horstman, Eichhoff et Talko, qui a fait quatre publications sur ce point.

Ont été décrits en outre : la *membrane pupillaire persistante* (Schiess-Gemuseus, Seggel), la cataracte nucléaire (Ebhart) et, avec les vastes colobomes, les anomalies du crâne, la surdité-mutité, le bec-de-lièvre et des malformations des membres.

Un point important et qu'on ne saurait perdre de vue : les yeux colobomateux deviennent volontiers la proie de troubles nutritifs et inflammatoires chroniques. (Voy. notre interprétation, p. 576.)

Sur huit yeux colobomateux, Arlt observait trois *cataractes*. De Lapersonne décrit une *choroïdite centrale*. Ricker, des foyers de *choroïdite disséminée*.

J'ai vu Hirschberg énucléer un œil colobomateux, atteint d'*irido-cyclite* subaiguë, spontanée, et observé, d'autre part, un œil présentant un colobome typique (colobome à pont, distant de 2 diamètres du disque optique papillaires, avec reliquats de membrane pupillaire) chez une femme de cinquante-neuf ans : cet œil s'est perdu sous l'influence d'une *irido-cyclite* venant compliquer un glaucome chronique simple.

Observation I (résumée). — *Colobome chorio-rétinien typique* (colobome du plancher) et *colobome de la gaine du nerf optique*.

Clémence P., 21 ans, cheveux châtains. Le système des vaisseaux choroïdiens, bien visible en dehors du domaine colobomateux, n'a pas été représenté.

Œil gauche. — Microcornée circulaire (dimension 9mm1/2). *Pas de colobome de l'iris: colobome chorio-rétinien typique*, légèrement déplacé en dehors (fig. 125). La forme générale est celle d'un ovale ou plus exactement d'une poire dont la pointe, située en haut ou en arrière, est séparée du bord inférieur de la papille par une languette de membranes « du fond normal ». La grosse extrémité, tournée en avant, se perd à la limite inférieure du champ ophtalmoscopique. Le bord latéral, « flou » vers le haut, s'accentue en bas par suite de l'accumulation du pigment rétinien, extra-colobomateux. Remarque analogue pour la marge nasale. Ponctuation pigmentée dans le colobome vers les marges de la partie moyenne ; plaques irrégulières de pigment surtout accumulées dans la partie inférieure. Une tache hémorragique existe en dehors du colobome, à 1 d. p. du disque optique, au niveau d'un volumineux vaisseau ciliaire postérieur traversant obliquement le colobome de haut en bas et de dehors en dedans.

Le niveau du colobome n'est que faiblement situé au-dessous de celui des tuniques oculaires limitantes.

Les vaisseaux rétiniens passent en partie dans le domaine colobomateux. A ce dernier correspond une encoche périmétrique au-dessus de la tache aveugle. Amblyopie.

L'anomalie au niveau de l'entrée du nerf optique est révélée par l'agrandissement du disque, par l'excavation de sa partie inférieure et par le mode de distribution des vaisseaux rétiniens, notamment au bord inférieur.

Œil droit. — *Microcornée* de forme ovalaire, à grand axe vertical (dimensions : 10mm1/2 sur 9mm1/2), *colobome total de l'iris*, directement dirigé en bas, à marges concaves vers la brèche irienne. *Opacités au niveau de la cristalloïde postérieure, au* pôle postérieur. *Colobome chorio-rétinien englobant la papille optique* dont le contour échappe à l'appréciation (absence de teintes rosées). Le colobome s'étale largement sur les côtés. Les vaisseaux rétiniens naissent d'un pore vasculaire commun. Le colobome présente une ectasie centrale de forme ovalaire dans laquelle les vaisseaux rétiniens ne pénètrent pas et qu'une marge de 2 à 3 d. p. sépare du bord pigmenté du colobome.

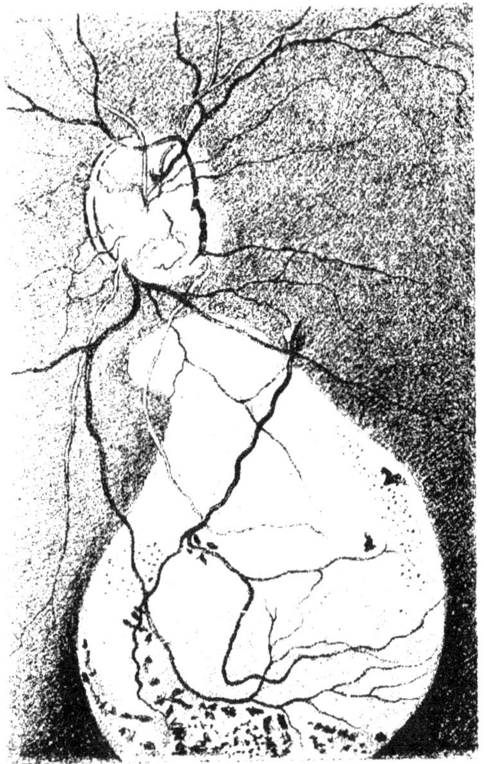

Fig. 125.

Colobome chorio-rétinien, du plancher oculaire et colobome « de la gaine du nerf optique » O. G.

L'aspect général rappelle d'assez près la figure 8 *a* de Haab (Atlas d'ophtalmoscopie, 1897) représentée sous la dénomination de *colobome de la choroïde et du nerf optique*.

Observation II. — *Colobome chorio-rétinien et colobome de la gaine du nerf optique.* Valentine B..., 14 ans ; chorée légère intermittente. Iris bruns. Cheveux châtains, très foncés.

Œil droit. — *Microcornée*, ovalaire à grand arc vertical. Colobome total de l'iris à bords sensiblement parallèles, à direction un peu interne. *Colobome du cristallin* dont le bord inférieur représente un arc concave en bas, regardant légèrement le côté nasal. *Colobome chorio-rétinien* englobant la papille et affectant la forme d'une ruche à base inférieure (fig. 126). Il est situé plus bas que le niveau de la rétine normale et délimité de toute part par un liséré pigmentaire. Une dizaine d'excavations ou d'ectasies sclérales de forme ovalaire, d'inégales dimension et profondeur occupent la moitié supérieure du colobome, vers la ligne médiane. Une grande partie de ce segment supérieur est divisée en deux moitiés par une travée ou bandelette saillante, d'aspect plus ou moins translucide, un peu bleuâtre. Mince à sa partie supérieure, s'élargissant en bas, sa partie inférieure passe par-dessus une profonde excavation transversale, la plus inférieure de toutes. La bandelette est ici contournée et déprimée

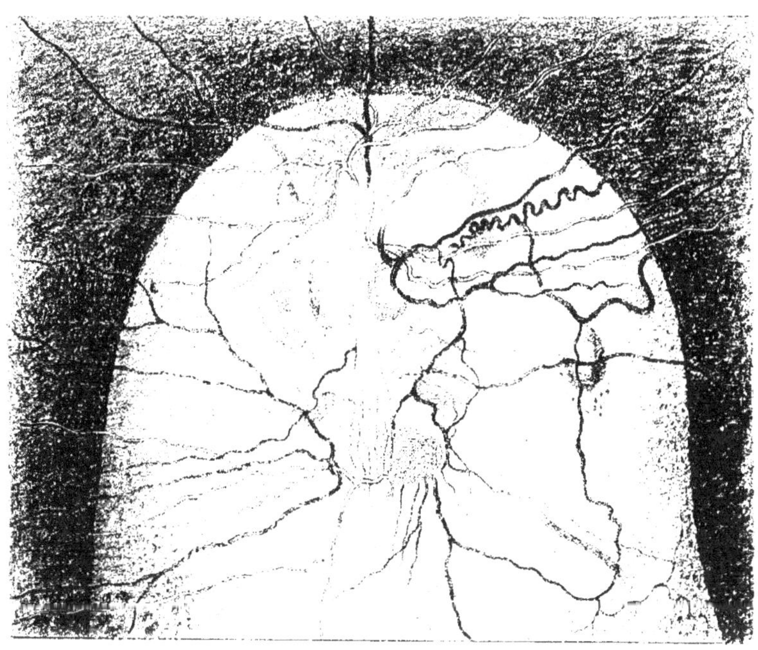

Fig. 126.

Colobome chorio-rétinien et colobome de la gaine du nerf optique. O. D.

à son bord nasal par une artère rétinienne qui *la croise et gagne* à travers le colobome la rétine temporale.

L'artère sort de l'excavation mentionnée, son origine apparente demeurant fort éloignée de celle des autres vaisseaux rétiniens. Ceux-ci émergent d'une figure conique, dont la base s'appuie à la limite supérieure de la figure du colobome et dont la pointe se confond avec le haut de la bandelette décrite. Les vaisseaux ciliaires sont faciles à distinguer par leur arrêt aux bords du colobome où ils sont masqués par l'épithèle pigmenté du fond. Un tissu choroïdien normal aplasique, atrophique, avec pigment disséminé, occupe les parties marginales du domaine colobomateux. En bas et en dehors de celui-ci, il y a une tendance à la saturation du pigment du fond normal.

Acuité visuelle : 1/10 à droite, 1/8 à gauche. Nystagmus horizontal.

Œil gauche. — *Microcornée*, ovalaire. *Pas de colobome de l'iris. Colobome « de la gaine du nerf optique »* (voy. p. 287, fig. 129).

Colobome dit du nerf optique ou de la gaine du nerf optique. Synonyme : *Colobome à l'entrée du nerf optique* (von Hippel).

La dénomination dont von Hippel se sert, tout en indiquant que la malformation est localisée au niveau de la papille, a le mérite de ne rien préjuger au point de vue des parties atteintes dans la papille ou a son pourtour immédiat. L'examen anatomique sera bien souvent seul en état de révéler la situation vraie.

Il peut être fort difficile de dire si l'on a devant soi une défectuosité réelle de la papille ou un colobome choroïdien ou la combinaison des deux anomalies. L'assertion de Vossius d'après laquelle cet auteur n'a rencontré que trois colobomes de l'espèce sur près de 12 000 malades permet d'affirmer qu'elle n'est pas commune.

Il s'agit d'un trouble d'évolution de signification analogue à celui qui engendre les autres malformations colobomateuses du fond de l'œil. Fréquemment combinée avec celle du plancher de l'œil, elle doit être localisée à l'extrémité postérieure de la fente fœtale.

Dans sa thèse de 1885, Caspar réunit une vingtaine de cas. Le nombre en a triplé ; Saemisch a indiqué le chiffre 48 dans le livre jubilaire de Helmholtz (1891).

Malgré la diversité des images recueillies, on peut revendiquer, pour le colobome dit du nerf optique, quelques caractères communs :

1° Agrandissement apparent et forme irrégulière de la papille (pseudo-disque) ;

2° Excavation partielle ou totale de sa surface, la plus grande profondeur existant généralement en bas ;

3° Blancheur et aspect miroitant de la surface alternant avec la teinte grise des ectasies éventuelles. Il existe souvent une teinte rosée de la partie supérieure du disque analogue à celle de la papille normale ;

4° Distribution spéciale des vaisseaux.

La forme de l'anomalie est fréquemment celle d'un disque ou d'un ovale dont les dimensions peuvent égaler d'après von Hippel vingt fois les diamètres normaux de la papille.

L'excavation totale du pseudo-disque se retrouve dans le cas de Caspar, de Blessig et dans nos figures 127 et 129, cette dernière notamment avec la plus grande profondeur en bas comme dans les cas caractéristiques de Nieden. Fehr et Remak ont décrit des ectasies latérales.

Dans le pseudo-disque, les ectasies secondaires (fig. 127) sont séparées par des arêtes saillantes en tout comparables à celles d'un colobome du plancher. Ce dernier peut d'ailleurs coexister (fig. 125). Dans ces cas, on peut ne pas retrouver le tissu rosé d'une papille normale et d'autre part les points de pénétration des vaisseaux rétiniens peuvent être fort distants.

La distribution vasculaire qui constitue pour quelques auteurs la caractéristique du « colobome du nerf ou de la gaine du nerf optique » se présente d'après Caspar sous trois formes :

1° Le disque optique opère un retrait marqué en arrière, dans sa partie inférieure. De cette partie, la plus profonde, naissent des vaisseaux rétiniens se répandant, les inférieurs, avec un coude, dans la partie inférieure de la rétine ; les supérieurs, sortant de cette même excavation, remontent sur le disque (comp. la fig. 172, p. 322, de MANZ) ou bien ils naissent plus haut, sur le disque même et plus ou moins rapprochés ;

2° Les vaisseaux viennent de la partie centrale ou naissent plus près du bord supérieur du colobome. Leur distribution est passablement régulière (fig. 128) ;

3° Les vaisseaux surgissent déjà divisés de la périphérie du pseudo-disque ou de l'expansion en entonnoir du nerf optique (notre figure 127 indiquée par CASPAR lui-même) ou ils se dirigent vers la partie centrale, la plus excavée, en demeurant distants les uns des autres (fig. de CASPAR).

Il faut ajouter de l'importance à cette distribution des vaisseaux : les recherches histologiques sur les yeux colobomateux permettront ultérieurement de se faire une idée plus nette de l'anomalie ophtalmoscopique.

Troubles fonctionnels. — L'amblyopie est fréquente. La vision peut être intacte. Elle peut être nulle (CASPAR, rétinite pigmentaire).

Le champ visuel était fortement réduit dans l'observation I ; NIEDEN l'a trouvé rétréci dans sa partie supérieure.

Le strabisme et le nystagmus s'observent.

Complications. — Le colobome à l'entrée du nerf optique se complique de colobome du plancher englobant la papille ou demeurant distant de cette dernière (voy. fig. 126 et fig. 125). SÆMISCH, CASPAR et KRUTZER fournissent un bel exemplaire de cette dernière catégorie et rappellent les spécimens connus (Livre jubilaire de HELMHOLTZ 1891).

Les colobomes atypiques se retrouvent ici. Exemples : colobome atypique de l'iris (LECHNER) ; colobome de la macula (MICHAELSEN, LINDSAY JOHNSON, fig. 4, fig. 13, de cet auteur), colobome choroïdien atypique (LINDSAY JOHNSON, fig. 14 du même) ; le colobome atypique de NUEL est en somme un colobome de la papille qui s'étend du côté externe.

Les reliquats du système vasculaire fœtal ont été fréquemment relevés (BECKER, BAYER, REMAK, VON REUSS, MAKROCKI, VAN DUYSE (voy. fig. 257, p. 413), HEGG, GINSBERG et d'autres).

Dans 20 p. 100 des cas, le colobome à l'entrée du nerf optique se trouve en des yeux microphtalmes (VON HIPPEL, BLESSIG, HEGG, LINDSAY JOHNSON, PFANMULLER, WEISS et GÖRLITZ, LOKTEW et d'autres.

Ont été signalés : les plaques de fibres myéliniques (EVERBUSCH, fig. 282), WÜRDERMAN, cité par TERESCHKOWITSCH et ce dernier), le cône mésodermique saillant dans le vitré, les foyers atrophiques de chorio-rétinite (chorio-rétinite centrale dans le cas de EVERBUSCH), chorio-rétinite de l'œil du lapin (vue par GINSBERG), opacités de la capsule postérieure, reliquats

de la capsule vasculaire fœtale (PFAXMULLER), lenticône, corectopie (PFAX-
MULLER).

OBSERVATION I (1885). — Fille de neuf ans. *Œil droit.* — Les diamètres du pseudo-
disque papillaire, fortement excavé, sont triplés (fig. 127). Il représente un ovale,
à grand axe oblique de haut en bas et dedans en dehors. Du côté maculaire double
anneau pigmenté dont l'externe délimite la papille, dont l'interne occupe le
rebord scléral. Liséré pigmentaire du côté nasal, le rebord scléral étant remplacé

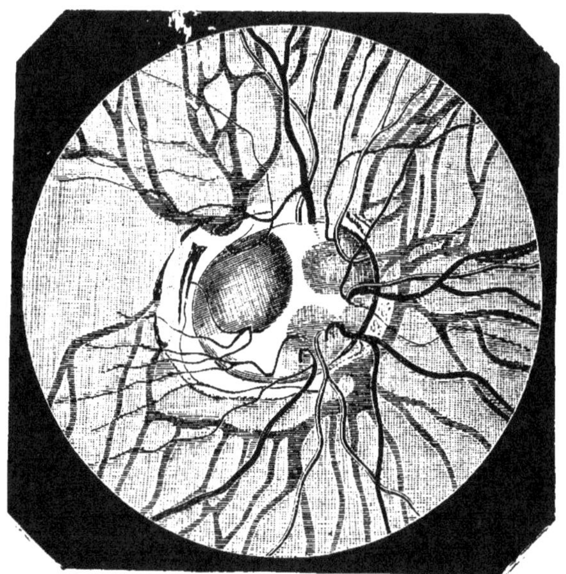

Fig. 127.

Colobome à la papille. O. D.

par un anneau choroïdien. La cavité papillaire est subdivisée par trois travées
tendineuses, chatoyantes en trois ectasies dont le reflet varie du gris blanc au gris
bleuâtre. Les points de pénétration des vaisseaux sont distants les uns des autres.
Ils se dirigent vers un centre fictif et décrivent en arrivant au disque un arc ou
crosse disparaissant dans le fond de l'une des ectasies partielles ou derrière le
rebord scléral. Pas de lame criblée visible. L'examen vasoscopique indique une
myopie forte. S = doigts à 30 centimètres. Strabisme interne de 40°. Le champ visuel
est réduit a un ilot situé presque tout entier dans le segment inféro-externe du champ
visuel. T. normale.

Œil gauche. — Le pseudo-disque, plus que doublé, représente à première vue une
excavation physiologique de la papille (fig. 128). Un liséré pigmenté, double du côté
nasal, entoure un large bord blanc, anneau scléral de dimension insolite et délimitant
une large excavation centrale, non subdivisée par des travées. L'origine des vaisseaux
n'est pas distante comme dans l'œil congénère. En dedans et en dehors les vaisseaux
forment un coude et disparaissent comme dans une excavation glaucomateuse. —
Myopie — 7 D ; S = 0.4 ; faible rétrécissement du champ visuel en dehors et en bas.
T. normale.

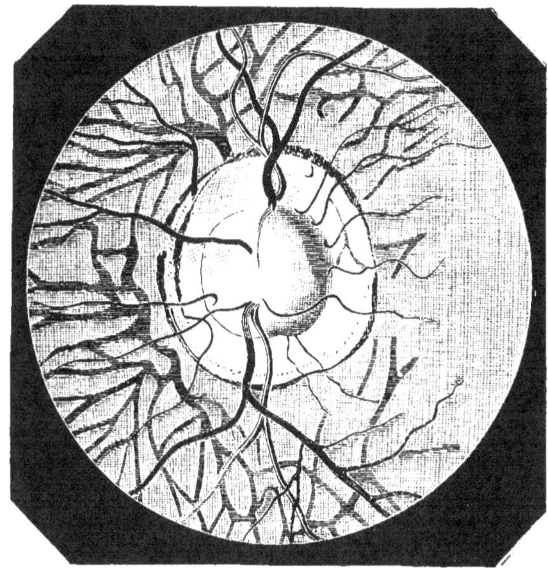

Fig. 128.
Colobome à la papille. O. G.

OBSERVATION II. — Valentine B., 14 ans. *Œil droit*. — Colobome typique du plancher englobant la papille et représenté par la figure 126.

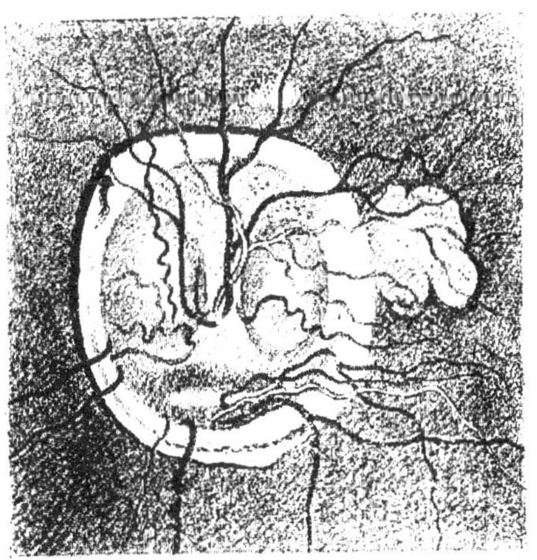

Fig. 129.
Colobome à la papille. O. G.

Œil gauche. — Microcornée, de forme ovalaire, à grand axe vertical. Macules cornéennes et opacités cristalliniennes. Pas de colobome de l'iris et du cristallin comme à droite. — Pseudo-disque (fig. 129) de l'étendue de quatre d. p. L'ensemble, ovalaire, est entouré en haut, en dedans et en bas par un liséré pigmenté et par un large anneau blanc circonscrivant tout le fond en retrait : le fond — la surface du disque — est divisé par une travée médiane, saillante, s'élargissant en bas et en haut, en deux ectasies, interne et externe.

Cette travée a une teinte rougeâtre dans presque toute son étendue et notamment à sa partie supérieure élargie où l'on observe une ponctuation pigmentée. L'origine des vaisseaux rétiniens est distante. L'excavation du disque est apparemment plus profonde à la partie inféro-interne à en juger par la disparition en crochet des vaisseaux. L'ectasie nasale a une couleur gris bleuâtre à sa périphérie ; la temporale, un reflet gris rosé — Une plaque de coloration rougeâtre de 1 d. p. (choroïdite probablement) est adossée au bord externe, temporal du disque ; une autre, plus petite est visible au-dessus du liséré délimitant. — Forte myopie à la skiaskopie ; S = un dixième ; nystagmus horizontal.

Cône sous-papillaire. Syn. Staphylome inférieur. — Liebreich (1859) a, le premier, exprimé l'idée d'un rapport possible entre le colobome et une malformation de la choroïde se dessinant au-dessous de la papille optique, ovalaire et mal délimitée à sa partie inférieure, malformation qu'il comparait au staphylome postérieur.

Plus tard E. de Jaeger (1861) a émis la supposition que le conus ou cône, accolé à la papille, pourrait bien n'être pas seulement l'expression d'une modification des tissus, survenue dans certaines périodes de la vie extra-utérine, mais l'indice d'une anomalie de fermeture dans la fente fœtale de l'œil (d'après les idées embryologiques de l'époque, l'auteur la désigne sous le nom de fissure choroïdienne et scléroticale).

Cette distinction a été adoptée par Schnabel (1874), qui établit une division en cône congénital, cône acquis et sclérectasie postérieure. Le cône congénital est l'analogue du colobome choroïdien : c'est une aplasie congénitale, ne correspondant pas à une atrophie pure de la choroïde. Il se présente avec une fréquence égale dans les yeux de toute réfraction. Le cône acquis, dont les caractères ophtalmoscopiques sont autres, ne se présente que dans les yeux myopes : il est la conséquence de la sclérectasie postérieure, due elle-même à une extensibilité congénitale de la sclérotique. Plus affirmatif encore au sujet du cône congénital, Schnabel, dans son travail de 1876, demeure convaincu que la genèse du cône congénital est sous la dépendance de la fente embryonnaire de la vésicule optique. *C'est un colobome partiel de la choroïde.* Il est, plus fréquemment que le colobome acquis, dirigé en bas ; la moitié des cônes congénitaux ont une direction inférieure et la grande majorité des cônes dirigés du côté externe, appartiennent à la catégorie des staphylomes acquis.

Le cône congénital s'observe quelquefois du côté maculaire : des cônes caractéristiques de ce genre ont été observés par E. de Jaeger, en des yeux de nouveau-nés et en des yeux fortement hypermétropes. Schnabel a consigné des faits analogues.

Fuchs (1882) partage les idées de Schnabel, il déclare qu'il faut nettement séparer les demi-lunes externes (adjacentes à la papille), exprimant une atrophie acquise de la choroïde, de celles qui occupent le bord inférieur du nerf optique. Celles-ci correspondent à un défaut congénital de la choroïde, à un reliquat de la fente oculaire fœtale. L'étude de cet auteur a établi d'une façon certaine que les staphylomes sous-papillaires congénitaux sont, le plus souvent, accompagnés de vices de la réfraction et presque toujours d'acuité visuelle défectueuse, donnée intéressante pour certains cas d'amblyopie congénitale.

Les cônes sous-papillaires excèdent parfois les dimensions de la papille : l'anomalie établit ainsi une espèce de transition vers les colobomes du plancher oculaire. Dans la figure 131 (FUCHS), la papille représente une ellipse oblique de dehors en dedans. Au-dessous d'elle, surface blanche embrassant la papille optique sur les côtés et s'étendant à 4 d. m. en bas. Vers le $\frac{1}{3}$ inférieur, sa largeur est de 2 $\frac{1}{2}$ d. p. Sa moitié supérieure est d'un blanc pur ; sa moitié inférieure montre quelques gros vaisseaux choroïdiens et des taches pigmentaires. Réfraction : région maculaire, h 3 D ; papille, emmétropie ; à l'union du tiers supérieur et du tiers moyen de la surface blanche, M 5 D et plus bas, M 6 à 7 D. Il s'agissait là d'une ectasie locale du fond oculaire correspondant à la surface blanche.

Pour SZILI (1883) l'amblyopie existante dans ces cas est la conséquence d'un développement défectueux de la rétine. L'astigmatisme subjectif, fréquemment relevé, serait dû à des conditions anatomiques, à la disposition défectueuse de l'écran percepteur des images. SZILI note l'albinisme constant du fond de l'œil au-dessous du cône.

VOSSIUS (1885) a également considéré le cône sous-papillaire comme un colobome rudimentaire (voy. notre mémoire de 1884).

WALLENBERG a attaché une grande importance à la relation existante, d'après lui, entre le cône sous-papillaire et les maladies mentales (1, 3 p. 100 des cas). Vossius, le constate chez les sujets de sa clinique dans une proportion de 0, 9 p. 100. Dans les psychoses congénitales le pourcentage s'élève jusqu'à 4,7 p. 100, ce qui justifie jusqu'à un certain point, en cas de combinaison avec d'autres malformations, l'idée d'une disposition aux maladies mentales (VON HIPPEL).

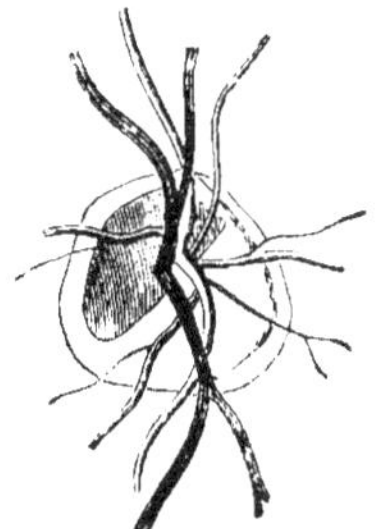

Fig. 130.

Papille séparée du cône sous-jacent par une ligne droite. Le cône semble constituer la moitié inférieure, plus claire, du disque optique. Staphylome atrophique, étroit, adjacent au côté interne (d'après Fuchs. O. D.)

La papille représente une ellipse à axe horizontal ou oblique, d'étendue moindre qu'à l'état normal, son bord inférieur pouvant affecter un trajet rectiligne (fig. 130) et flanquée à sa partie inférieure d'une figure en forme de lune, demi-lune, ménisque ou faux. Cette figure ou annexe congénitale est de couleur blanchâtre, souvent délimitée par un liséré pigmenté et se distingue à première vue, par sa localisation, des staphylomes acquis, apanage des yeux myopes.

La papille et son annexe affectent généralement dans leur ensemble une configuration arrondie. L'annexe occupe le plan des membranes environnantes ou elle est plus ou moins excavée. D'après VON HIPPEL, l'excavation physiologique est souvent déplacée de son côté. L'albinisme partiel du méridien inférieur (SZILI), tout en étant fréquent, ne serait pas constant. On note habituellement une mauvaise acuité visuelle et de l'astigmatisme, en partie susceptible de correction.

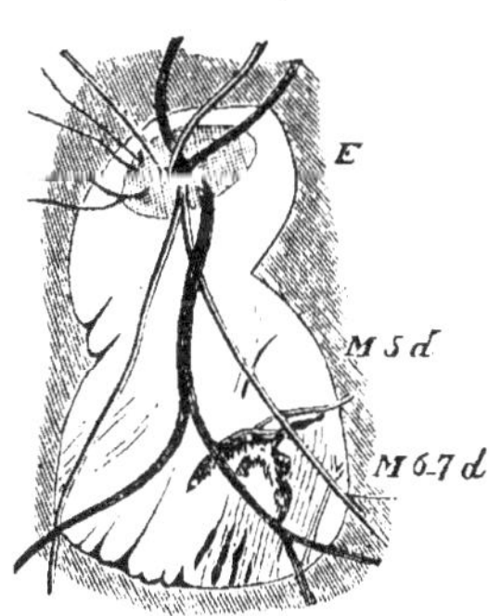

Fig. 131.

Colobome sous le nerf optique. O. G.

Le cône sous-papillaire a été considéré comme un *colobome de la gaine du nerf optique* ou comme un *colobome rudimentaire de la choroïde adjacente*.

Si la localisation au-dessous de la papille est fréquente, il existe pourtant des cônes congénitaux occupant un autre emplacement. Vossius fournit la statistique suivante : sur 111 yeux, il trouve le cône

73 fois en bas	67	p. 100
8 — en bas et en dedans	7,3	—
9 — en dedans	8,1	—
5 — en haut	4,5	—
8 — en haut et en dehors	7,2	—
6 — en bas et en dehors	5,4	—

Les cônes sous-papillaires représentent pour Vossius des colobomes rudimentaires, les autres cônes, un défaut de l'attache choroïdienne du nerf optique. La différence de localisation lui fait donc admettre une pathogénie dissemblable.

Elschnig (interprétation basée sur des recherches histologiques), distingue entre le *cône* et le *colobome*. Le critérium unique est le siège de la surface conique.

La surface blanche du cône, adjacente au nerf optique, demeure-t-elle au niveau du fond environnant, il s'agit très probablement d'un cône. Subit-elle un retrait, est-elle ectatique, il s'agit d'un colobome.

L'ectasie indique la nature colobomateuse. Si l'ectasie fait défaut, on ne peut toutefois conclure contre l'existence du colobome.

L'image d'une faux étroite et régulière plaide pour le cône, celle d'une grande surface ou d'une forme bizarre, en faveur du colobome. Elschnig conclut à l'impossibilité de distinguer dans tous les cas entre le cône inférieur et le colobome, deux modalités anatomiques ayant une expression ophtalmoscopique parfois la même (Voy. Pathogénie).

Quoi qu'il en soit, l'ophtalmoscope aurait donc à distinguer entre un colobome de la gaine du nerf, un cône dans le sens indiqué par Elschnig, un colobome choroïdien adjacent au nerf. Il sera bien des fois téméraire d'affirmer, par l'examen clinique, la nature de la lésion observée : on ne saurait prouver si le nerf n'est pas ou est intéressé dans la lésion, si l'on n'a pas devant soi une combinaison de l'anomalie de la gaine et de la chorio-rétine adjacente, s'il existe une ectasie colobomateuse rétro-oculaire, etc.

Les images ci-après recevront, d'après ce qui précède, l'interprétation suivante :

Fig. 132 et fig. 133 : *colobome sous le nerf optique*, probablement avec ectasie sclérale, kyste colobomateux rudimentaire. Absence dans le disque sous-papillaire de la choroïde, de l'épithèle rétinien ; aplasie, atrophie de la rétine elle-même.

L'agrandissement de la tache de Mariotte permet de conclure au non-fonctionnement de la rétine, non à son absence.

La figure 134 représente-t-elle un *colobome choroïdien isolé* ou associé à une malformation *de la gaine du nerf?* Elschnig désigne un cas analogue [anatomiquement étudié après l'ophtalmoscopie], par la dénomination de *colobome sous le nerf optique.*

Quant aux figures 135 et 136, ce sont des *cônes congénitaux sous-papil-*

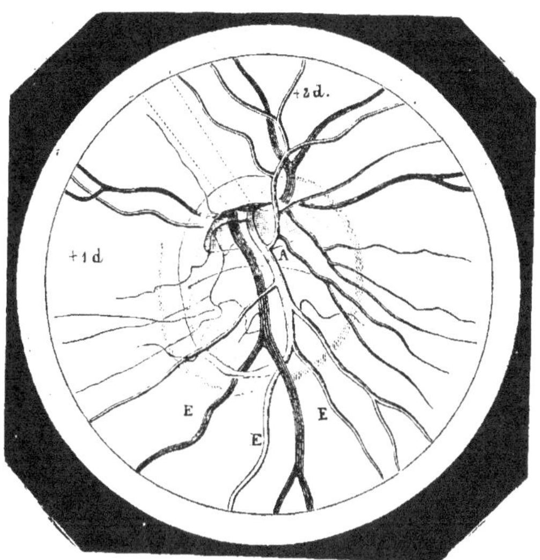

Fig. 132.
Colobome sous le nerf optique, O. D.

laires (dans le sens de Elschnig), que l'on rencontre très souvent et qui sont accompagnés ici de cônes ou staphylomes atrophiques *acquis*.

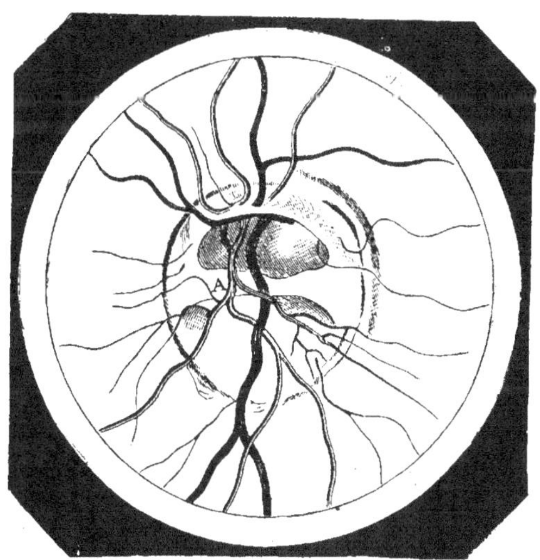

Fig. 133.
Colobome sous le nerf optique. O. G.

La figure 137 (Schœler), représente un colobome que décèlent les ectasies de la partie supérieure et latérale de l'énorme annexe blanche sous-papillaire. Le diagnostic de Schœler est-il exact ? S'agit-il d'un colobome chorio-rétinien sous-papillaire ou de sa combinaison avec un colobome de la gâine ? Le diagnostic demeure ici forcément réservé. On penchera vers la première hypothèse.

Observation I. — *Colobome sous le nerf optique, œil droit* (fig. 132). — Homme de vingt ans. L'ensemble de l'appareil papillaire à une étendue plus grande que la papille

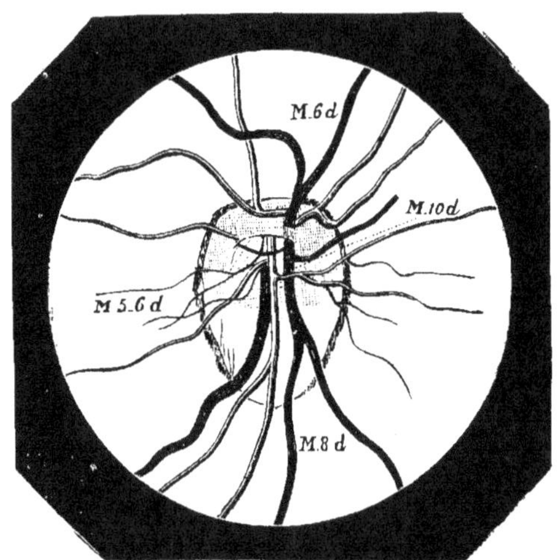

Fig. 134.
Colobome sous le nerf optique O. D.

normale. Sa configuration est arrondie, ovalaire, à grand axe vertical. Il se compose d'un rebord demi-circulaire, supérieur, surplombant une cavité ovalaire, à grand axe horizontal, progressivement approfondie de bas en haut et d'avant en arrière, surtout du côté temporal. Ce rebord supérieur a une teinte rosée, comme les papilles normales et rejoint un rebord, non rosé comme le premier, mais d'un blanc jaunâtre et limitant transversalement l'excavation qu'elle sépare d'un demi-disque blanc ou annexe sous-papillaire, à limites latérales nettes (liséré nasal grisâtre). La papille occupe selon toute probabilité deux plans : sa partie antérieure visible est située dans le plan normal à l'axe du regard de l'observateur; la partie postérieure plus considérable, se recourbant en arrière pour se diriger de bas en haut dans un cul-de-sac analogue à celui que représente la figure 202, un microphtalmos avec colobome ectatique sous-papillaire que je dois au professeur Gayet, de Lyon. Une telle papille ne devait être que partiellement accessible à l'exploration ophtalmoscopique, l'axe du regard de l'observateur (axe optique passant par le centre de la cornée), restant, s'il est dirigé de bas en haut tangentiel à la surface inférieure, infléchie en arrière de la papille. Chez le sujet de la figure 132, la vision a toujours été défectueuse, mais elle est amoindrie par l'existence d'une *rétinite externe centrale*. On note : réfraction, 0 à + 1.50 D.; S = 0.1.

La figure 133 représente les mêmes particularités ophtalmoscopiques de l'*œil* *gauche*. Réfraction : 0 à + 2 D.; S = 0.1.

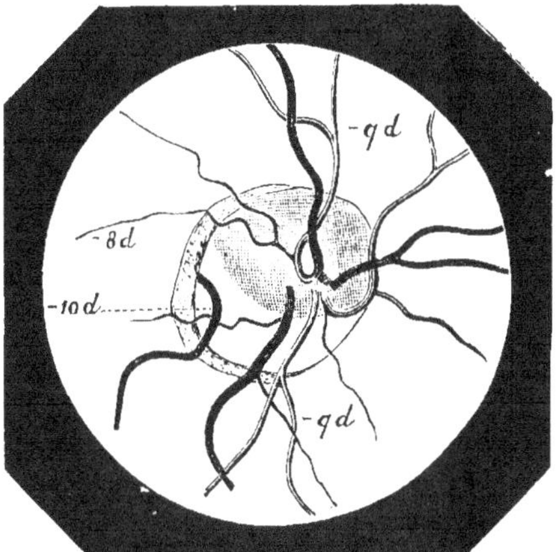

Fig. 135. O. D.

Avant l'altération survenue dans les deux régions maculaires le sujet ne jouissait guère d'une bonne vision.

Observation II. — *Colobome sous le nerf optique* (Comp. Elschnig, 1892, fig. 1). —

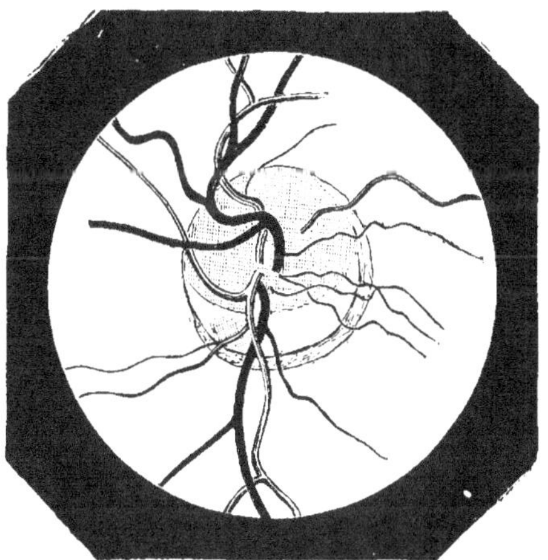

Fig. 136.
Cônes sous-papillaires O. G.

Homme de vingt-quatre ans. *Œil gauche*, normal, emmétrope. — *Œil droit* (fig. 134). La papille et son annexe, « *cône sous-papillaire* », ont la forme d'un œuf. Le rebord supérieur de la papille, au-dessus de l'excavation centrale, contourne les vaisseaux pour former un segment situé au-dessous de celle-ci, également rosé et se confondant sans limites nettes avec le cône blanc. Les vaisseaux fuient sous le rebord supérieur. mais réapparaissent sur lui un un peu plus haut; $S = < \frac{1}{10}$; avec $- 4$ D cyl. $- 1,50$ D. $135°$. $S = 0,5$ (astigmatisme myopique composé oblique).

OBSERVATION III. — *Cônes inférieurs.* — *Œil droit* (fig. 135). Cône sous-papillaire, à direction inféro-externe. Coexistence d'un staphylome acquis, atrophique au bord externe de la papille et de son annexe. Un vaisseau naît dans le cone à sa limite temporale (vaisseau cilio-rétinien). Albinisme du fond de l'œil dans le rayon vertical inférieur. Astigmatisme composé oblique : M—7D cyl. — 1 D. 15° (subjectif), S = 0,4; pas de réduction du champ visuel.

Œil gauche (fig. 136). — Cône sous-papillaire et staphylome atrophique à direction inférieure ; même albinisme. M — 8 D cyl — 1 D axe horizontal (subjectif), S = 0,4.

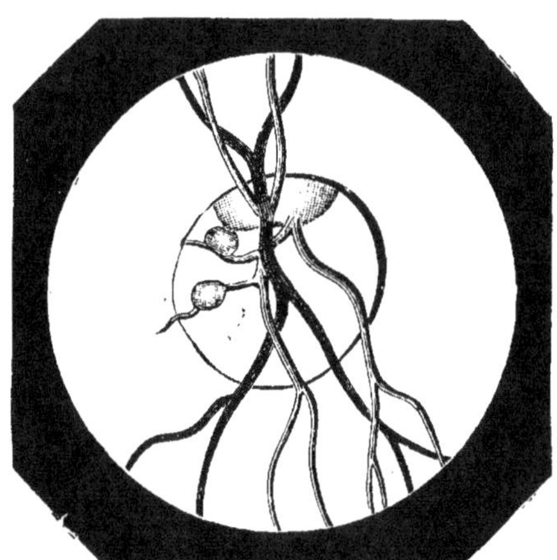

Fig. 137.

Colobome sous le nerf optique O. D.

OBSERVATION IV. — *Colobome sous le nerf optique.* — Figure 137 empruntée à SCHOELER : il qualifie l'anomalie de *Colobome de la gaine du nerf optique.* Elle a été reproduite dans Nagel's Jahresbericht pour l'année 1874 (à l'image renversée, d'après une communication écrite de l'auteur). Homme de vingt-six ans. O. G. S $\frac{1}{7}$, H $+ \frac{1}{2}$ — O. D. Emmétropie, hypermétropie légère. Le stroma irien était raréfié dans le quadrant inféro-interne (raie foncée de 3/4 à 1 1/2 millimètre de largeur). Tache de Mariotte agrandie.

Colobome atypique de la rétine et de la choroïde. — Aucune différence essentielle ne sépare, au point de vue clinique, les colobomes chorio-rétiniens ou choroïdiens atypiques et typiques.

Le colobome atypique est ou n'est pas compliqué de colobome irien. Son caractère distinctif essentiel est d'être, par son axe, dirigé dans un autre méridien que celui répondant au niveau de la fente fœtale (direction inférieure ou inféro-interne).

Vu l'importance de la question, les cas de colobomes atypiques du fond de l'œil seront énumérés ici succinctement.

Ils peuvent être divisés en trois groupes : 1° le colobome irien et le « choroïdien » sont dirigés dans le même méridien. 2° Il n'existe pas de brèche irienne ; 3° le colobome irien et le choroïdien sont dirigés dans un méridien différent.

I. — COLOBOME CHORIO-RÉTINIEN ATYPIQUE AVEC COLOBOME DE L'IRIS

1. STEINHEIM (1886) : O. D. anophtalme. O. G. Colobome irien à direction interne, nasale. Colobome atypique englobant la papille et se dirigeant du côté interne.

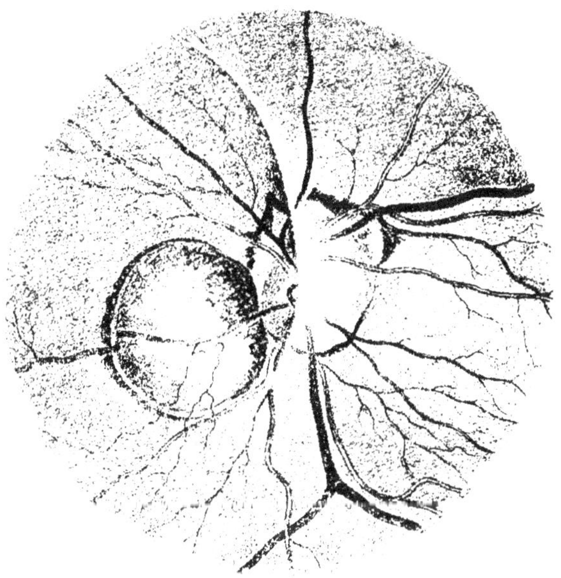

Fig. 138.

Colobome choroïdien atypique à direction nasale (d'après RANDALL et de SCHWEINITZ).

2. NUEL et LEPLAT (1889) : O. G. Colobome irien externe, temporal. Colobome du nerf optique indiqué par un raphé horizontal touchant à la papille et colobome choroïdien temporal situé à 3 D. P. de la papille.

3. ADAMS FROST (1893) : Colobome de l'iris et colobome de la choroïde dans le méridien temporal.

II. — COLOBOME CHORIO-RÉTINIEN ATYPIQUE SANS COLOBOME DE L'IRIS

1. PFLÜGER (1884) : Colobome bilatéral, attenant à la papille du côté externe avec lésions chorio-rétiniennes.

2. NUEL (1885) : O. D. Colobome temporal de la papille du nerf optique, s'étendant vers la région maculaire.

3. Randall et de Schweinitz (1889) : O. G : Colobome dirigé du côté nasal. Il existe un prolongement falciforme, translucide, verdâtre dans le corps vitré, se résolvant en avant en fins filaments. L'arc de ce prolongement saillant traverse la papille avec la concavité dirigée vers le colobome (fig. 138).

4. Lindsay Johnson (1890) : Colobome de la gaine du nerf optique et colobome discontinu dans le méridien inféro-externe, « extra-papillaire ».

Garçon de 14 ans, *œil gauche* (fig. 139). Léger nystagmus. Astigmatisme composé myopique de faible degré. $S = \dfrac{20}{50}$. Champ visuel rétréci en dehors pour le blanc

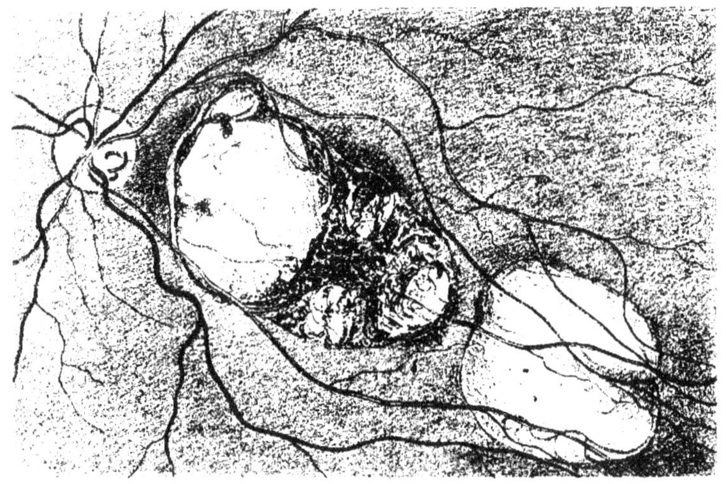

Fig. 139.

Colobome choroïdien atypique à direction inféro-externe : colobome « extra-papillaire »
(d'après Lindsay Johnson).

et les couleurs. Une grande encoche dans le quadrant nasal supérieur. Pas de scotome. Un segment de la papille fait défaut entre les deux artères temporales (couleur blanche, présence de vaisseaux choroïdiens et stries pigmentaires). Cette encoche (col. du nerf optique) est orientée dans le même sens que le colobome à pont du fond de l'œil, dont l'axe est *dirigé obliquement en bas et en dehors*.

Les deux foyers colobomateux, d'une profondeur de 1 millimètre environ rappellent celui de l'*œil droit* du même sujet. On constate ici la même anomalie de la papille et l'existence, à 2 d. p. du côté externe, d'un foyer volumineux (5 d. p.) *occupant la région maculaire*.

Les deux colobomes sont donc différemment orientés dans les deux yeux : l'un est *central*, l'autre *inféro-externe*.

5. Pfannmüller (1894) : Colobome situé au bord temporal de la macula.

6. G. Rindfleisch (1894) : O. D. normal. O. G (fig. 140). Colobome ectatique dirigé dans le méridien supérieur, sus-papillaire, vertical. Ce colobome choroïdien mesure 3 1/2 sur 2 1/2 d. p. et est situé 1 d. p. au-dessus du disque optique. Il est excavé 4 à 5 D). Petit foyer de choroïdite périphérique. Plissement de la rétine maculaire. Doigts vus à 5 ou 6 mètres. Rétrécissement nasal du champ visuel.

III. — LE COLOBOME IRIEN EST ATYPIQUE, LE COLOBOME CHOROÏDIEN EST TYPIQUE.

1. Von MITTELSTADT (1880) : O. G. Colobome irien nasal, colobome inféro-interne attenant à la papille.

2. VON REUSS (1891) : O. G. Colobome irien supéro-interne. Colobome inféro-interne attenant à la papille (cône à direction inféro-interne).

3. HESS (1892) : Colobome bilatéral de l'iris à direction supéro-interne. Colobome des cristallins cataractés. A droite, colobome choroïdien englobant la papille.

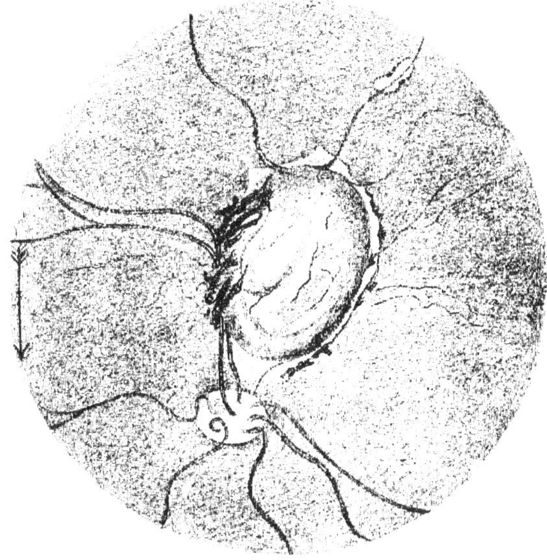

Fig. 140.

Colobome choroïdien atypique, sus-papillaire, dirigé en haut (d'après G. RINDFLEISCH).

4. BOCK (1893) : Colobome bilatéral de l'iris à direction supéro-externe. Cônes sous-papillaires.

5. LECHNER (1900) : O. D. Colobome irien à direction inféro-externe. Colobome du nerf optique (cône sous-papillaire).

Sur 9 colobomes relevés ci-dessus, 5 sont dirigés en dehors, 2 en dedans, 1 en bas et en dehors et 1 en haut dans une direction diamétralement opposée à celle de la fente fœtale.

PFLUGER et NUEL ont signalé dans leur cas une disposition spéciale des vaisseaux rétiniens : direction temporale de l'ensemble des troncs vasculaires qui se retrouve sur la figure 142 (colobome central).

Dans le nombre restreint de colobomes atypiques publiés jusqu'à ce jour, on ne retrouve guère les analogues des larges colobomes typiques pareils à ceux de la figure 126.

A part cela, on peut se demander en quoi les lésions ophtalmoscopiques des colobomes atypiques diffèrent de celles des colobomes typiques ? Question que l'on se posera aussi pour les colobomes centraux ou « maculaires ».

Troubles fonctionnels. — *L'activité visuelle* est tantôt fort atteinte (Pflüger, Steinheim), tantôt quasi normale (Randall, Pfanmüller), ou médiocre (Nuel et Leplat, Rindfleisch).

Le champ visuel n'était pas à déterminer dans les cas de Pflüger et Steinheim. Nuel et Leplat, Adams Frost, Rindfleisch ne l'ont pas relevé. Il n'existait pas d'encoche dans le colobome paramaculaire de Pfanmüller. Lindsay Johnson, dans le cas de la figure 139 consigne : champ visuel rétréci en dehors pour le blanc et les couleurs ; une forte encoche diminue le champ visuel dans le quadrant supéro-interne. Nuel établit l'existence d'une encoche qui répond mal au colobome temporal (cas de 1885). Le colobome de Randall et de de Schweinitz détermine l'existence d'un scotome relatif (ectasie).

Colobome centraux. — Synonymes : *Colobome maculaire, colobome de la région de la macula, colobome «partiel», staphylome scléral de la région maculaire* (Wiethe).

La dénomination de colobome *maculaire* ne doit plus être employée. La lésion congénitale ne saurait avoir rien de commun avec la formation de la tache jaune pas plus qu'avec l'évolution de la fente fœtale normale. Le nom de colobome *de la région maculaire* ou plus simplement de colobome *central* a l'avantage de dégager sa pathogénie de la formation de la tache jaune et des rapports autrefois invoqués avec la fente fœtale.

Von Ammon (1852) décrit un œil présentant un colobome de l'iris et une modification anatomique qui permet de parler de colobome de la région maculaire. Après lui, de Jaeger (Atlas, fig. 127), désigne cette anomalie sous le nom de *modification spéciale de la choroïde*. Manz (1re édit. de de Graefe et S.emisch) cite 5 exemples de colobome de la région maculaire. Notre mémoire de 1884 consigne les faits connus. Bock (1893) relève 31 cas et y ajoute les deux siens. Une dizaine d'autres ont été publiés depuis.

Lésion congénitale localisée au niveau de la région maculaire, le colobome central représente un foyer analogue à celui des colobomes typiques et atypiques. C'est un colobome atypique situé dans le méridien latéral.

Von Hippel range parmi les colobomes atypiques les figures 7 et 8 de Lindsay Johnson (colobomes extra-papillaires) situés du côté temporal. Je dois partager cet avis : j'ai choisi la figure 14 de Johnson comme exemple de colobome atypique (voy. p. 296) ; on trouve chez Johnson une série de colobomes extra-papillaires, *atypiques*, reportés du côté temporal et para-maculaires. Les figures 4 (macula perdue dans le colobome), 9 et 13 de cet auteur, accompagnées au surplus d'anomalie congénitale du nerf optique (colobome plus ou moins accentué), ne sont que des colobomes atypiques reportés dans le méridien latéral et plus ou moins rapprochés de la macula. Pour les figures 9 et 13, Johnson appelle lui-même l'attention sur la fréquente localisation des colobomes de ce côté.

La macula n'ayant rien de commun, pas plus que la fente fœtale normale

avec le colobome central, le colobome atypique « extra-papillaire », étant si
fréquemment situé dans le méridien externe de l'œil, pourquoi hésiter à ranger le colobome central parmi les atypiques? Qu'il soit exactement situé au
niveau de la macula, qu'il y confine ou soit reporté plus en dehors, conçoit-on
pour sa production une étiologie différente, en admettant que ces anomalies

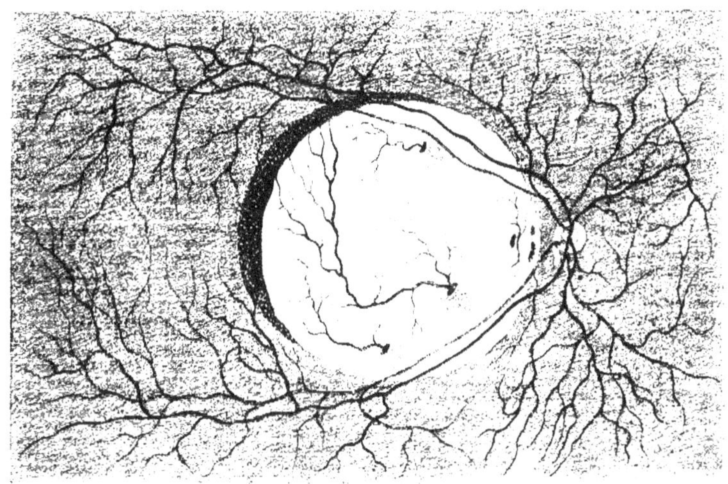

Fig. 141.
Colobome central ou « maculaire » (d'après Kimpel).

soient vraiment des colobomes? C'est un colobome atypique pour lequel le
qualificatif indique bien l'emplacement.

Comme dans les colobomes typiques, le foyer à situation centrale a une
couleur claire, blanc jaunâtre, blanc bleuâtre, d'aspect perlé, une teinte grise
au bord des excavations. La forme est arrondie (fig. 141), ovalaire (fig. 144),
elliptique (fig. 143), rhombique, parfois pyriforme ou triangulaire (fig. 142) :
le plus grand diamètre occupe le méridien horizontal. Les dimensions varient
entre 1 d. p. et 10 d. p. (fig. 141).

Le fond du colobome est plus ou moins ectatique (1 à 6 D.). La différence
de niveau pourrait être de 10 D. (Bock.) Les limites sont nettes, le plus souvent arrêtées par un liséré pigmentaire plus ou moins continu et envoyant
des prolongements dans le territoire colobomateux et à son pourtour. On
note aussi des taches isolées disséminées dans le colobome.

Trois ordres de vaisseaux sont à relever au niveau du colobome :

1° Les *vaisseaux rétiniens*. Ce sont pour les colobomes de petite dimension des branches émanant des vaisseaux temporaux et formant généralement un coude en passant dans le territoire colobomateux. Les vaisseaux
rétiniens principaux passent eux-mêmes dans les grands colobomes (voy·
fig. 141 d'après Kimpel);

KIMPEL. Deux colobomes centraux chez le même sujet et ayant mêmes forme, aspect et dimensions (10 d. p.). La myopie existante ne permet pas l'interprétation d'une atrophie par suite de l'expansion des parois postérieures du bulbe. D'ailleurs le pigment est absent et il n'existe pas de reliquats de vaisseaux choroïdiens.

2° Les *vaisseaux choroïdiens* sont représentés par WIETHE, ainsi que par LINDSAY JOHNSON dans ses colobomes extra-papillaires attribués à des *nævi choroïdiens* ;

3° Des *vaisseaux ciliaires postérieurs* pénètrent dans le cas de KIMPEL,

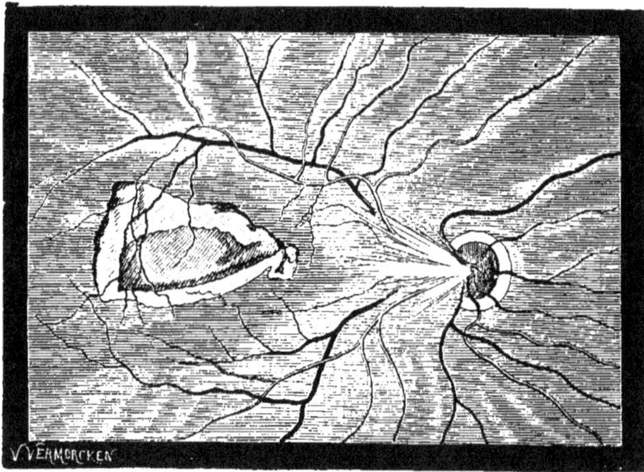

Fig. 142.

Colobome central.

comme par une dépression en entonnoir de la sclérotique, pour disparaître au bord du colobome (fig. 141).

L'anomalie siège aux deux yeux dans les cas de DE WECKER, SCHMIDT-RIMPLER, FUCHS, DOR, BOCK, KASTALSKY, KIMPEL. Monolatérale, elle s'observe principalement à gauche. L'œil indemne est souvent normal ; fréquemment sa réfraction est la même que celle de l'œil anormal.

Troubles fonctionnels. Réfraction. — Sur 20 cas où la réfraction est indiquée, BOCK trouve 11 cas de myopie générale, dont 5 de myopie élevée, 6 d'hypermétropie, 1 d'emmétropie.

Acuité visuelle. — L'amblyopie est le cas le plus fréquent. La vision peut être quasi normale (REICH). VON HIPPEL rapproche ce fait de celui de la choriorétinite centrale évoluée, surtout en cas de myopie forte, où le malade lit encore les caractères les plus fins.

Champ visuel. — Les cas dans lesquels la lecture est possible démontrent la présence des éléments sensoriels de la fovéa. Ces cas alternent avec ceux où le scotome est *relatif* (outre la perte du champ nasal dans l'observation II) ou *absolu* (Schnabel, Michaelsen). Kastalsky a observé un scotome annulaire avec acuité visuelle normale au centre. Avec une acuité visuelle normale et un scotome central (Bock), von Hippel estime que ce dernier est en réalité paracentral, ce que certaines figures de Lindsay Johnson semblent justifier, à moins d'admettre une situation anormale de la macula.

La rétine fonctionne physiologiquement ou à peu près dans les cas où l'on ne décrit pas d'ectasie dans le colobome (atrophie progressive des membranes et ectasie consécutive). La myopie générale a été surtout constatée là où existe un staphylome postérieur péripapillaire (Streatfeild, de Wecker. Comp. obs. II).

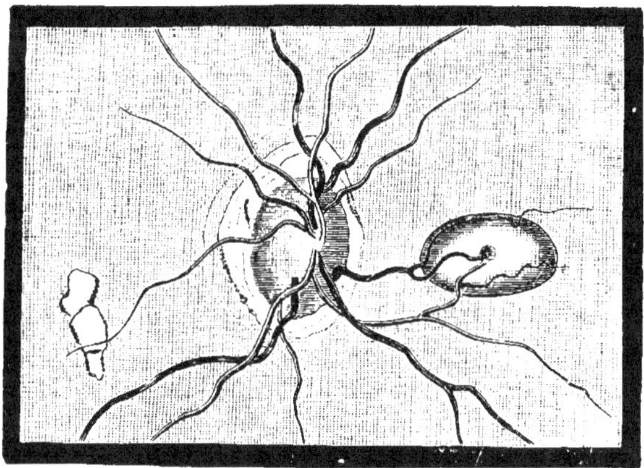

Fig. 143.
Colobome central.

Observation I (1884). — Homme de vingt-trois ans. *OEil droit* : emmétrope et normal. *OEil gauche* (fig. 142). Strabisme interne et amblyopie depuis l'enfance. Papille excavée de la périphérie vers le centre, avec large anneau scléral.

Origine des troncs vasculaires reportée vers le côté temporal et masquée par un faisceau de fibres optiques myéliniques. Les gros vaisseaux contournent le territoire du colobome. Celui-ci est limité par un liséré pigmenté plus ou moins interrompu et représente un territoire triangulaire distant de 2 d. p. du nerf optique. Sa surface d'un blanc jaunâtre est brillante à la périphérie, laquelle forme un cadre situé sous le niveau du fond environnant $\left(1\frac{1}{2}\text{D}\right)$. Le centre est davantage excavé, ectasié (4 D) et a des reflets nacrés. Le test lumineux montre à l'examen que le territoire colobomateux n'est pas privé en entier d'éléments sensoriels et que la région temporale de la rétine est insensible aux impressions lumineuses (pas de lésions apparentes en dehors du colobome).

Observation II (1886). — Fille de treize ans. *OEil droit* : astigmatisme myopique faible. *OEil gauche* (fig. 143) : Amblyopie; doigts à 2 mètres. Pas de fixation centrale. Staphylome péripapillaire. Ectasie ovalaire, à reflets bleuâtres, tendineux (— 6 D) occupant la région maculaire. Au centre de l'ectasie existe une petite cupule, dans laquelle paraissent se perdre deux vaisseaux rétiniens. Taches de choroïdite atrophique surtout équatoriales. Champ visuel : limites périphériques normales pour le blanc. Au centre, scotome relatif englobant le punctum cæcum.

OBSERVATION III (1887). — Homme de trente-neuf ans. Amblyopie toxique, alcoolique. *OEil droit :* Pas de lésions appréciables. $S = \dfrac{1}{10}$, scotome central pour les couleurs. *OEil gauche* (fig. 144) : doigts à 30 centimètres avec fixation excentrique, amblyopie persistant après la guérison de l'œil droit. Colobome central représenté par un ovale à grand axe transversal faiblement excavé, éloigné de deux d. p. du nerf optique. L'excavation de couleur blanc nacré, à reflets bleuâtres, est entourée d'un

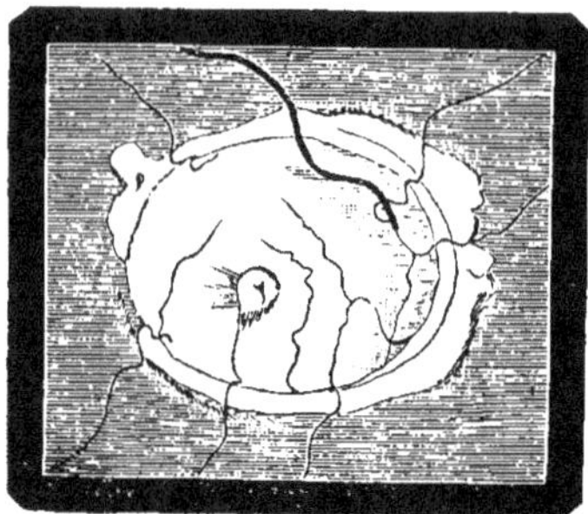

Fig. 144.
Colobome central.

anneau ou marge blanc jaunâtre, séparée du fond normal par un liséré pigmentaire plus ou moins épais. Le vaisseau qui traverse obliquement la partie supérieure du colobome et finit près de son bord externe est une branche secondaire de l'artère temporale supérieure. Vers le centre du colobome se trouve un renflement (+ 1.50 D) portant une tache pigmentaire.

Les *complications* des colobomes centraux peuvent s'énumérer ainsi : *Membrane pupillaire persistante* (MICHAELSEN). *Iridérémie* (MONTMEJA). *Colobome de la gaine du nerf optique* (DOR, MICHAELSEN (voy. fig. 145), LINDSAY JOHNSON). Large *anneau scléral* (voy. fig. 142). *Staphylome péripapillaire* (STREATFEILD, DE WECKER, WIETHE et d'autres ; voy. fig. 143). *Microphtalmie* (MICHAELSEN). *Microcéphalie* (DOR). La *choroïdite disséminée* est fréquemment signalée (SCHNABEL, WIETHE, DOR, SILEX, LINDSAY JOHNSON et d'autres ; voy. fig. 143).

Établir les caractères différentiels du *colobome central considéré comme arrêt de développement* et le *reliquat d'une chorio-rétinite fœtale ou acquise en bas âge,* paraît chose délicate.

D'une part, dans la première hypothèse, l'image est celle des colobomes typiques et atypiques du fond de l'œil ; d'autre part, dans la deuxième, il est admissible qu'une plaque de choroïdite subisse des modifications qui donnent à la région un aspect semblable à celui du colobome, spécialement si elle évolue avant la naissance.

La dénomination de colobome de la région de la macula a dû, dans certains cas, être appliquée à des lésions de choroïdite de l'espèce. JODKO notamment décrit une choroïdite circonscrite à titre de colobome (1876).

La théorie inflammatoire de DEUTSCHMANN (1881) a fait abandonner à plusieurs de nos confrères et momentanément à nous-même (1886) l'idée de toute relation du colobome central avec la fente fœtale, dans laquelle KÖLLIKER et MANZ avaient placé jusque-là l'origine de la macula. Il leur a paru préférable d'admettre une inflammation choroïdienne, démontrée ailleurs, que l'ectasie hypothétique de la fente fœtale au pôle postérieur. Les travaux de CHIEVICZ sur le développement tardif de la macula et ceux des adversaires de la rotation de VOSSIUS doivent ruiner la théorie de l'origine fissurale du colobome central, bien entendu si l'on a égard à la fente fœtale normale, typique.

Supposons un instant que *le colobome central, comme les colobomes paramaculaires ou atypiques quelconques, soit dû à un arrêt de développement* (Voy. Pathogénie des colobomes), comme le montre pour le colobome central notre examen histologique chez un cyclope (voy. fig. 348 et 350). Comment distinguer leur image ophtalmoscopique des *choroïdites*

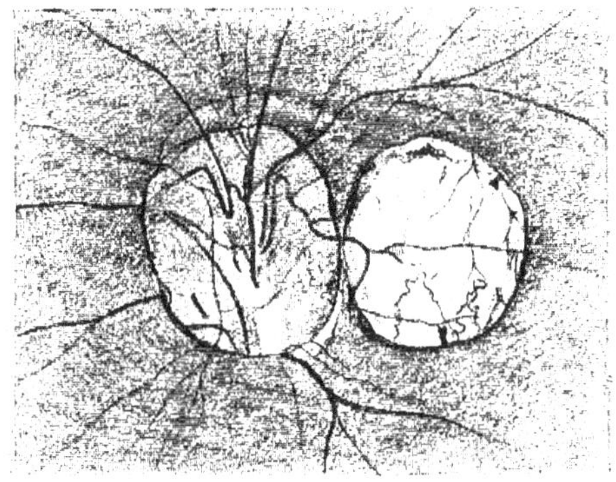

Fig. 145.

Colobome « de la gaine du nerf optique » et colobome central (d'après MICHAELSEN).

circonscrites évoluées dont PANAS a observé des exemples probants chez des enfants issus de syphilitiques notamment, d'autres diathèses — la tuberculose par exemple — pouvant entraîner leur production (MONPROFIT, 1885)?

Le staphylome scléral de la région maculaire, une ectasie circonscrite analogue aux colobomes, a été rapportée par WIETHE (1884) à une origine inflammatoire.

Les idées de PANAS se réflètent dans le mémoire de DE LAPERSONNE, qui décrit comme produits d'une inflammation fœtale les plaques de la région maculaire dans un cas de colobome irien double avec cône sous-papillaire de l'un des yeux, cône sus-papillaire de l'autre et taches pigmentaires disséminées. Les images de la région maculaire n'en imposent que faiblement pour des colobomes.

Faut-il tabler, pour admettre le colobome, sur la netteté du liséré pigmenté qui le délimite, sur l'existence d'une zone normale entre le staphylome latéral du nerf optique et la figure maculaire et, au cas où de la myopie existe, sur la monolatéralité de l'affection? Ce sont là arguments peut-être de moindre valeur que les *anomalies concomitantes de l'œil* et des autres organes. A-t-on suffisamment tenu compte des malformations de ceux-ci?

La présence de vaisseaux choroïdiens et de pigment disséminé dans le colobome ne saurait être invoquée comme un argument en faveur de la choroïdite. Une aplasie relative de l'épithèle rétinien et de la choroïde est admissible dans un colobome. La bonne acuité visuelle démontrant l'intégrité de la rétine, encore qu'elle soit l'apanage d'anciennes chorio-rétinites centrales (von HIPPEL) n'est pas un argument contre le colobome (Comp. Anat. pathol. du colobome).

Enfin une plaque de choroïdite fœtale peut en intéressant la sclérotique céder à la pression intra-oculaire ainsi que cette dernière, produire une ectasie entraînant l'atrophie secondaire de la rétine.

En dernière analyse, s'il est possible de déterminer anatomiquement la véritable signification d'un colobome ou d'une lésion issue d'une choroïdite, il n'est guère possible de la déterminer rigoureusement par l'examen clinique.

Colobome du cristallin. — La description du colobome du cristallin appartient moins à la clinique qu'à l'examen anatomique. Les deux travaux les plus complets sur cette matière sont ceux de BOCK (1893) et de KAMPFER (1899, relevé de 132 cas).

Peu prononcée, l'anomalie échappe à l'examen clinique, même après l'emploi des mydriatiques. Elle ne cause guère de troubles fonctionnels. Elle passe naturellement inaperçue lorsque le bulbe ne présente pas d'autres malformations.

On donnera le nom de colobome du cristallin aux modifications qui sont les équivalentes de celles attribuées aux autres parties composantes de l'œil. ARLT, BECKER et KAMPFER font allusion à une encoche du bord cristallinien ; MANZ y comprend l'aplatissement de ce bord. Pour cette encoche, pour cette configuration locale en ligne droite, les noms les plus variables ont été employés.

BOCK range dans les colobomes les malformations des cristallins irréguliers de forme et sans solution de continuité de leur bord équatorial. Pour KAMPFER, le colobome est une défectuosité du bord, une perte de substance vraie ou fausse, congénitale, localisée en des points variables de la marge d'un cristallin de forme normale.

Il est des colobomes du cristallin dirigés en bas et compliquant les colobomes typiques de l'œil. Cette direction inférieure est la dominante, non sans quelque déviation en dedans ou du côté latéral. Les lésions colobomateuses peuvent faire défaut (BECKER, 1877). Il est des colobomes dirigés en d'autres méridiens que ceux répondant à la fente fœtale typique, qui sont atypiques par leur situation. KAMPFER en cite 24 cas.

Colobomes dirigés en haut : KNAPP (1862). Ellipse à concavité supérieure. Reliquat de vaisseau hyaloïdien. — SCHAUMBERG (1882). — ROGMAN (1898). — BOCK relève 5 cas de colobomes dirigés vers le haut sur 41 à direction inférieure.

Colobomes dirigés en dedans : Baas, Vossius (1893). — Kampfer. Hess (1896).

Colobomes dirigés en haut et en dedans : Hess (1892). Colobome irien correspondant et colobome choroïdien du plancher.

Colobomes dirigés en haut et en dehors : Narkiewiez-Jodko (1879). — Schaumberg (1882). Corectopie bilatérale en haut. A gauche, encoche double avec papille médiane dans le sens indiqué (voy. fig. 147 B).

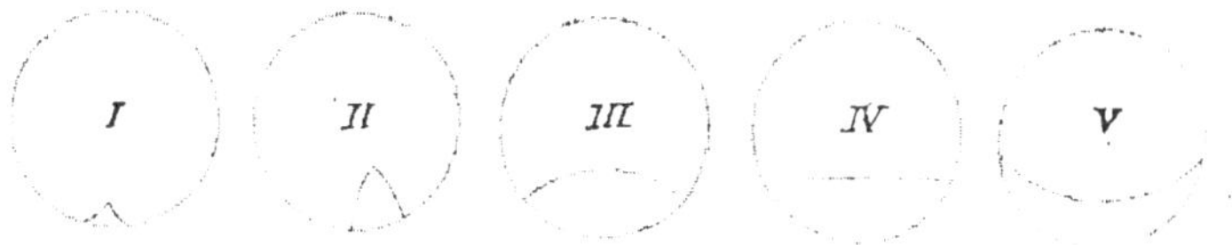

Fig. 146.

I, encoche. — II, triangle. — III, ellipse. — IV, segment. — V, faux.

Colobomes dirigés en dehors : Schiess-Gemuseus (1871). — Lang (1890). Colobome irien correspondant. — Kampfer (1893). — Collins (1894). Colobome irien correspondant.

Colobomes dirigés en dehors et en bas : Cissel (1890) (œil droit, garçon de 13 ans). — Christen.

Colobomes dirigés en dedans et en bas : Cissel (œil gauche du précédent).

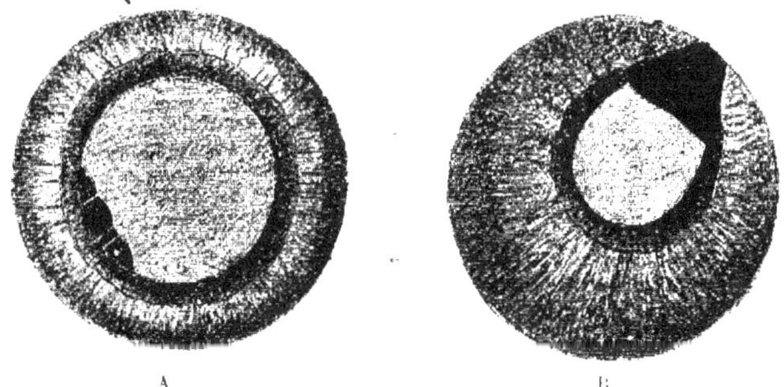

Fig. 147.

Colobome des cristallins. Colobome atypique de l'iris à gauche (d'après Christen).

Le schéma ci-dessus de Kampfer (fig. 146) représente une échelle progressive des types principaux de l'anomalie : 1. Encoche ; 2. Triangle ; 3. Ellipse ; 4. Segment ; 5. Faux. Le type 1 est le plus fréquent ; le cinquième est le plus rare.

Observation de Christen (1894). — Homme : Vision mauvaise depuis l'enfance. *OEil droit* (fig. 147 A) Iridodonesis ; strabisme divergent, forte myopie. Réseau de filaments pupillaires, une quarantaine, allant en se rétrécissant du petit cercle irien vers le milieu du cristallin (non représenté ici). Cristallin transparent, en apparence reporté vers le haut ; son bord inféro-externe porte trois encoches séparées par deux petites élevures très pointues d'où partent trois filaments zonulaires visibles. Un segment du système cristallinien manque.

OEil gauche (fig. 147 B), strabisme divergent ; colobome irien supéro-externe ; à la périphérie de ce colobome, le bord supérieur du cristallin apparaît avec une dépression légère. La zonule manque totalement à ce niveau.

La ligne droite du schéma IV peut être onduleuse (Schiess-Gemuseus). Bock consigne 18 fois la fente ou ensellure du type I et ne relève qu'un cas du type IV, segment ou « section » en ligne droite. La forme triangulaire a été vue par Arlt et Bowman.

Dans la partie colobomateuse, le contour de la lentille se comporte comme la marge vue à travers la brèche d'une iridectomie : il est noir par réfraction totale.

Il peut être difficile pour les types IV et V d'éviter l'erreur qui consiste à confondre le colobome du cristallin avec son ectopie congénitale, ectopie dont l'existence ne saurait être niée. Le déplacement a été constaté par Bock (Comp. Aniridie (fig. 228).

Bock décrit deux malformations concomitantes du cristallin : 1° dans l'une, le diamètre vertical du cristallin

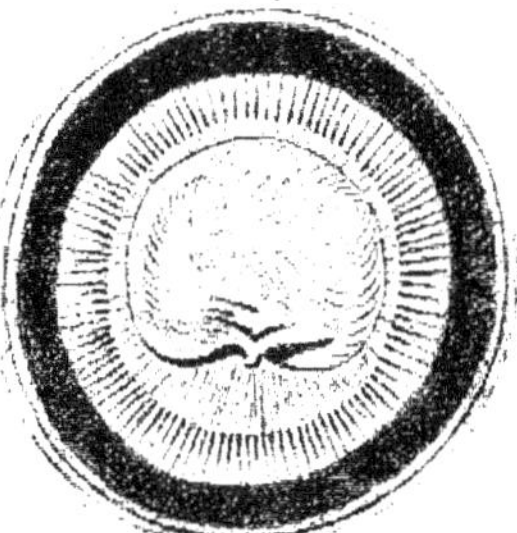

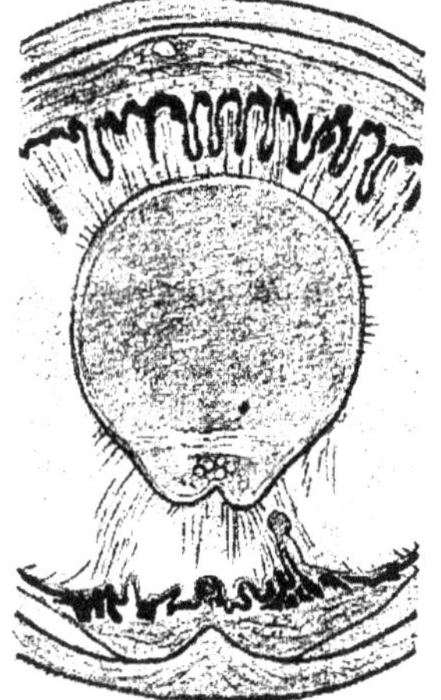

Fig. 148.   Fig. 149.

Colobomes du cristallin.

est rétréci ; dans l'autre, c'est le diamètre transversal. Dans le premier cas, le cristallin a un aspect réniforme par suite d'un retrait en forme de hile. Du milieu de ce hile se dégage, vers la partie postérieure du bord du cristallin, un prolongement en forme de mamelon d'où partent en divergeant quelques fibres zonulaires se rendant vers la face postérieure du cristallin (fig. 148).

2° Dans l'autre forme, ovalaire ou pyriforme, la pointe du cristallin est dirigée en bas et divisée par l'encoche. Les fibres zonulaires absentes au niveau de l'encoche s'insèrent sur les parties saillantes qui la bordent ; elles se dirigent de là vers les procès ciliaires (voy. fig. 149).

Les changements de forme ci-dessus n'excluent pas les inégalités de niveau des surfaces limitantes de la lentille.

On connaît les difficultés liées à la constatation clinique de l'existence des fibres zonulaires normales. Leur facile distinction paraît indiquer une disposition spéciale. Christen, (fig. 147) les observe dans l'œil droit de son sujet et établit leur absence dans l'œil congénère. Les fibres sont vues par von Becker, Schiess-Gemuseus, Marcus Gunn. Bock les retrouve en deux cas et accuse leur absence en quatre autres.

Le colobome du cristallin est plus souvent unilatéral. Sur 38 sujets Bock constate 9 cas bilatéraux, 28 cas où le colobome est limité à un côté. D'après sa statistique, les hommes seraient plus atteints (12 hommes, 8 femmes). Cette proportion disparaît avec celle de Kampfer : sur 132 cas, le sexe masculin est intéressé 31 fois, le sexe féminin 28 fois ; il n'est pas indiqué dans 40 observations.

Le colobome du cristallin n'est pas rare. Il est marginal, sans être lié à une localisation. Ce sont les conclusions de Kampfer.

Complications. — L'anomalie accompagne fréquemment le colobome typique de l'iris et ses combinaisons avec les diverses modalités du colobome oculaire. Kampfer mentionne 15 colobomes iriens simples, 25 colobomes iriens alliés à des colobomes du cercle ciliaire, du plancher, de l'entrée du nerf optique.

Un colobome atypique de l'iris existait dans les cas de Lang, de Christen, de Hess. Un développement incomplet de l'iris dans la même direction est décrit par Bronner et Baas et une corectopie, toujours du même côté, par Schaumberg. Kampfer relève la corectopie 5 fois ; les reliquats de la membrane pupillaire 5 fois ; l'iridodonesis 5 fois.

La myopie est souvent observée : 24 fois sur 82 yeux (Kampfer). Si le segment déficient est considérable, la réfraction de la partie aphaque de l'œil est par exemple de $+ 12$ diophtries avec $V = \frac{1}{4}$, comme dans le cas de

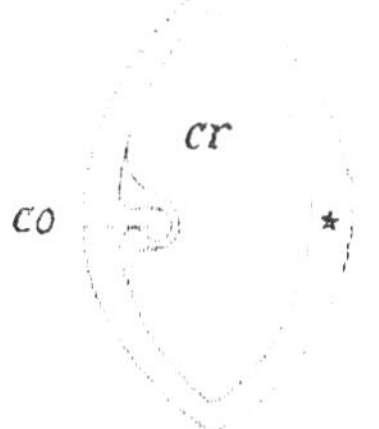

Fig. 150.

Schéma d'après Baas et Kampfer.

Co, cône. — Cr, cristallin. — Iris.

Chibret. Kampfer n'a pas relevé dans ses observations de myopie, l'ectasie et les anomalies de courbure de la cornée. Dans 4 cas il existait des opacités du cristallin ; en 3 autres, un déplacement total du cristallin, la myopie étant attribuable à la forte courbure du cristallin, elle-même due à un relâchement de la zonule. Sur 15 autres cas de myopie, Kampfer songe à invoquer cette particularité : les fibres zonulaires sont trop longues, elles manquent d'élasticité, ne sont pas assez nombreuses et sont irrégulièrement développées et disposées. Kampfer fait jouer un grand rôle à la mécanique zonulaire dans la genèse de la forme du cristallin.

L'ectopie du cristallin est indiquée par Bowman et Marple. von Ammon et Heyfelder avaient vu le cristallin reposant sur le cercle ciliaire.

Plusieurs formes de cataractes ont été vues : cataracte nucléaire, opacité centrale, opacités périnucléaires des couches antérieures et postérieures, cataracte totale juvénile et sénile, stries opaques au niveau de la cristalloïde postérieure (apparemment reliquats de vaisseaux hyaloïdiens), cataracte polaire postérieure, opacification au voisinage du colobome.

Signalons encore la microphtalmie (dans un cas avec absence totale des procès ciliaires) et les reliquats de mésoderme périvésiculaire ou de vaisseaux hyaloïdiens (Baas et Vossius), importants pour la théorie génétique de Hess. (Voy. p. 344.)

BAAS. — Fille : *OEil gauche*, myope et divergent. Pupille déformée du côté nasal par une synéchie apparente ; elle est créée par un cône connectif d'aspect cicatriciel, se plaçant dans le cristallin infléchi en son tiers nasal, avec une incisure horizontale, nette, se dirigeant vers le milieu de l'organe (fig. 150).

VOSSIUS. — *OEil microphtalme*. Cristallin réduit de volume, cataracté, en forme de fer à cheval. Fente nasale du cristallin allant jusque vers son milieu. Derrière elle, membrane grisâtre adossée à la capsule postérieure ; un vaisseau sanguin à divisions terminales y court horizontalement.

C. — ANATOMIE PATHOLOGIQUE DES COLOBOMES DE L'ŒIL

Colobome typique de l'iris. — Le segment supérieur de l'iris ne montre ici

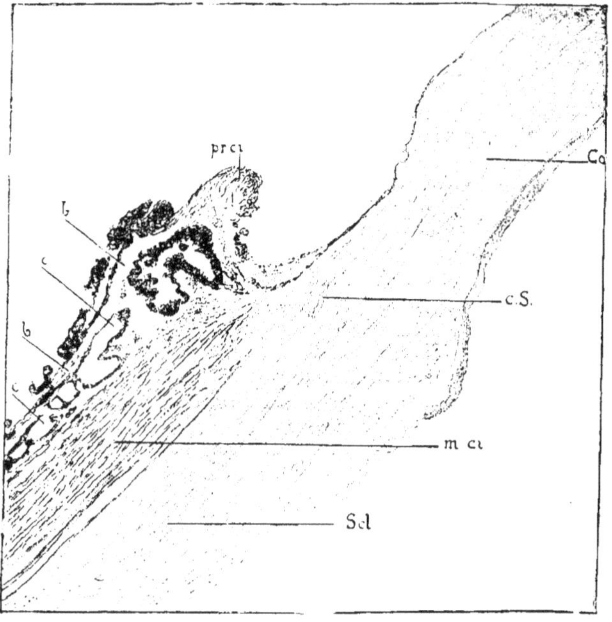

Fig. 151.

Coupe verticale passant près de l'angle du colobome irien. (Hartnack. Obj. 2. Ocul. 4. Réduction 4 = 5).

Co. cornée. — *cS*. canal de Schlemm. — *scl*. sclérotique. — *m.ci.* muscle ciliaire. — *pr. ci*, procès ciliaire rudimentaire et rudiment d'iris. — *c.c.* couches formées par l'adossement de prolongements de procès ciliaires. *b.b.* lamelle en forme de raphé médian engendrée par cet adossement.

guère d'anomalies. Les bords du colobome s'épaississent en descendant et peuvent se renfler en massue sur la coupe.

Le pigment uvéal dépasse souvent la marge ou bordure du colobome, d'autant plus que des cellules rondes, accumulées à ce niveau dans le stroma irien, entourent par places le pigment marginal, d'où formations d'excroissances nodulaires et de filaments. D'après BOCK le sphincter irien peut faire défaut. S'il existe, les faisceaux sont disséminés et irrégulièrement répartis.

Dans les parties inférieures de l'iris, les fibres musculaires peuvent être remplacées par d'abondants vaisseaux.

La figure 151 montre une coupe passant verticalemement au voisinage immédiat de l'angle inférieur d'un colobome irien complet (œil de la figure 156). Dans la coupe passant par l'angle lui-même existe un minuscule procès n'ayant que le 1 3 du volume du procès *pr. ci.* figuré ci-contre. Le muscle ciliaire est également moins développé dans les coupes passant à ce niveau.

Les saillies du corps ciliaire montrent des fibres zonulaires méridionales, tangentielles à leurs sommets. Les fibres intravallaires (BERGER) de la zonule sont très fines, mais présentent par places de gros renflements hyalins.

La figure 152 représente un *colobome typique incomplet*. La coupe verticale passe par la pointe du colobome de l'œil *droit* d'un sujet ayant succombé à un glio-sarcome du cerveau avec atrophie post-névritique des deux nerfs optiques. A part la cornée qui mesurait 12 millimètres dans le sens vertical et 10 dans le sens horizontal, il n'existait aucune autre anomalie notamment du côté du plancher. L'œil gauche était normal également. La pointe du colobome demeurait un peu distante du limbe cornéen.

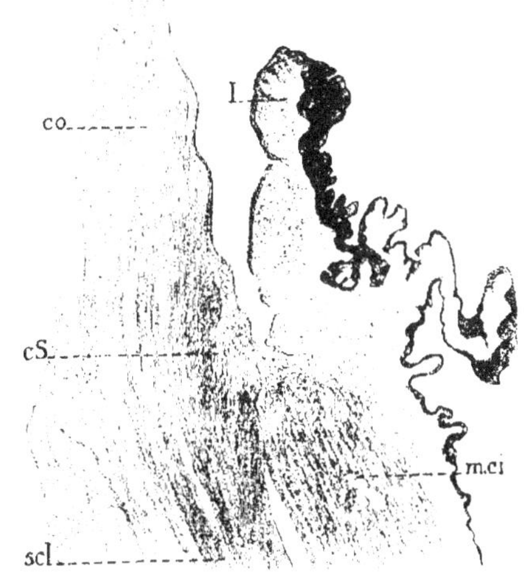

Fig. 152.

Colobome typique incomplet de l'iris. Coupe verticale passant par l'angle du colobome.

I. iris. Absence des fibres sphinctériennes. Le pigment rétinien s'avance sur le bord pupillaire, en avant. — *m.ci.* muscle ciliaire. — *cS*, canal de Schlemm. — *co*, cornée. — *scl*, sclérotique.

Colobomes du corps ciliaire.

— C'est BOCK, qui le mieux et de la façon la plus complète, a étudié l'aspect variable du corps ciliaire.

ERDMANN n'ayant pas vu de procès ciliaires à travers le colobome irien avait conclu à leur absence. A cette constatation clinique, d'intérêt purement historique, on peut opposer la donnée de leur développement minime.

D'après BOCK, lorque l'anomalie n'existe qu'à un degré léger, les procès ciliaires sont irrégulièrement disposés (fig. 153) ou légèrement déplacés. D'autre part si les procès sont régulièrement disposés, il arrive que le colobome soit représenté par un raphé pigmenté ou une ligne médiane privée de pigment et s'étendant des procès dans la choroïde.

Il ne semble pas qu'une disposition analogue ait été décrite à propos des colobomes atypiques de l'iris (BOCK). VON HIPPEL fait la même réflexion et remarque que NUEL et LEPLAT n'ont pas vu de procès ciliaires lors de leur examen clinique (comp. p. 274). On ne peut toutefois conclure de là à l'existence d'un colobome du corps ciliaire.

Lorsque l'anomalie est prononcée, la couronne ciliaire est reportée en arrière et en bas, en forme d'anse.

Dans la figure 154, l'ensemble est pyriforme à ce niveau : 4 à 6, voire 8 procès ciliaires quittent leur situation frontale pour être reportés en arrière. Des procès rudimentaires semblent s'insérer sur le procès médian volumineux.

Une solution de continuité du corps ciliaire ne paraît guère exister ici.

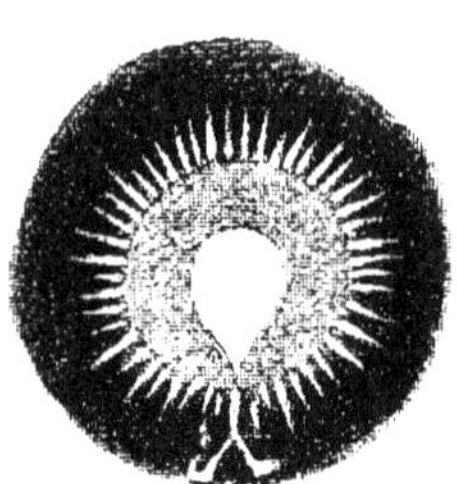

Fig. 153.

Colobome du corps ciliaire (d'après Bock).

Les saillies des procès ciliaires ont été représentées en teinte claire et montrent dans le plan médian ceux qui sont reportés en arrière et irrégulièrement disposés.

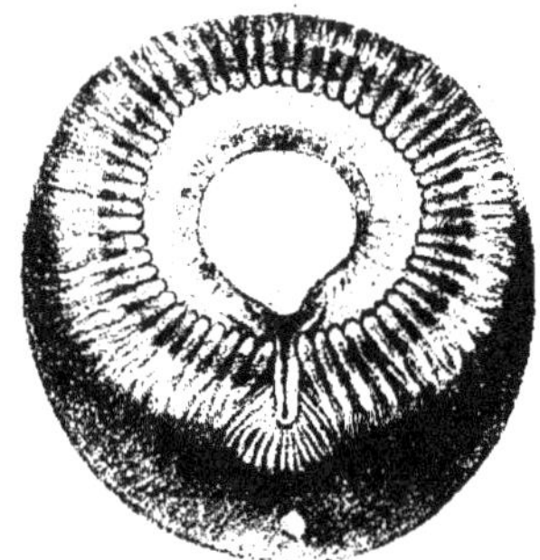

Fig. 154.

Couronne ciliaire (œil de porc). Colobome de l'iris, du corps ciliaire et minuscule colobome de la choroïde (d'après Bock).

Il n'en est pas de même dans le cas de la figure 156, où les procès ciliaires inférieurs sont d'autant moins développés qu'ils se rapprochent davantage de la ligne médiane. Ils sont déjetés latéralement et en arrière, tout en se disposant en forme

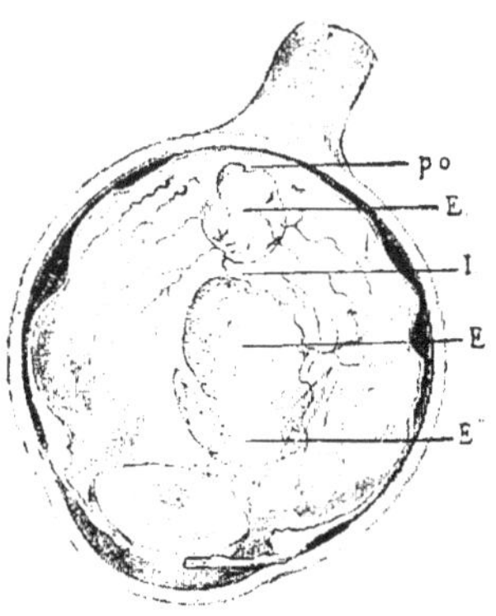

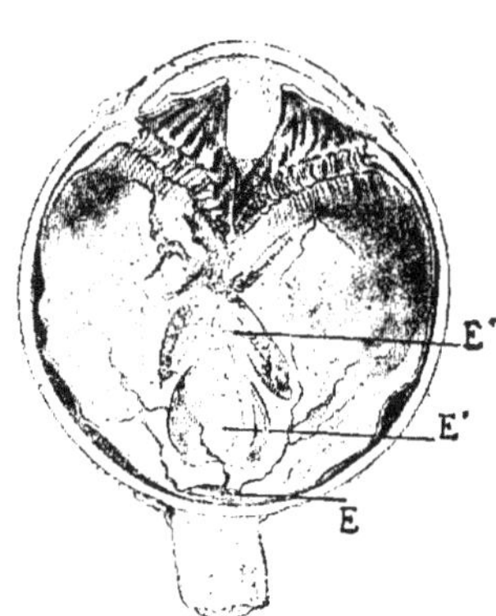

Fig. 155.

Fig. 156.

Colobome de l'iris, du corps ciliaire et du plancher oculaire EE'E''.

E, colobome à la papille.

de V, suivant la configuration du colobome irien. Au moins huit procès ciliaires sont rangés le long de l'angle en question dans la ligne médiane du colobome, lequel interrompt en somme l'anneau des procès ciliaires. Il existe une fente entre les deux procès adjacents ayant la dimension la plus minime. Il semble que la couronne ciliaire ait été comme attirée vers la pointe du colobome chorio-rétinien E''.

Dans la plupart des cas la fente qui traverse le corps ciliaire est étroite : un ou deux procès au plus y trouveraient place.

Cette fente, lorsqu'elle passe entre deux procès ciliaires qui la bordent, peut être marquée par leur développement excessif. Par suite de leur déviation, ils la surplombent.

Des coupes frontales comme celles de la figure 157 permettent seules la démonstration de la lacune colobomateuse.

Dans la figure 157, le muscle ciliaire *m ci* est presque interrompu sur la ligne médiane. La couche connective *c. co.* lâche du côté de la sclérotique *scl,* condensée au côté opposé, fait une légère saillie dans la fente ciliaire *. A droite, au côté temporal, se profile un volumineux procès ciliaire *pci* avec une hyperplasie de la partie ciliaire de la rétine.

A l'agrandissement éventuel des procès ciliaires, — le plus volumineux occupe toujours le côté temporal, — prennent part le tissu connectif vasculaire, la couche uvéale pigmentée et les cellules non pigmentées de la partie ciliaire de la rétine. L'hypertrophie, doublée d'une hyperplasie, engendre des replis et des cavités que borde l'épithèle ciliaire. De là ces prolongements claviformes, de coloration jaunâtre, du volume d'un grain de pavot et faisant saillie dans le corps vitré.

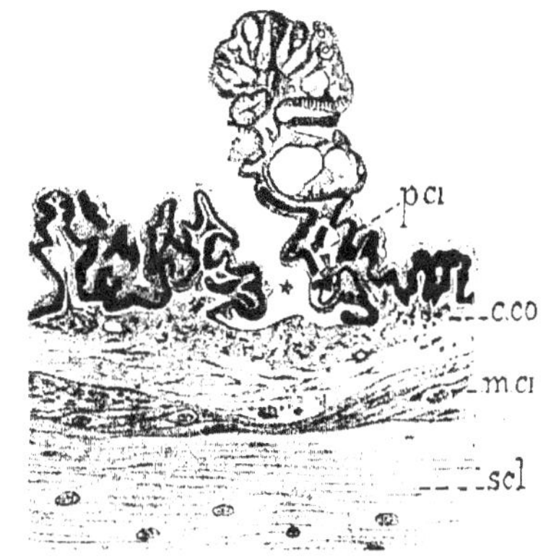

Fig. 157.

Coupe frontale d'un colobome du corps ciliaire (d'après Bock).

Le fond de la fente du corps ciliaire est représenté par un tissu connectif à mailles lâches contenant de nombreux vaisseaux flexueux. Éventuellement ce tissu devient caverneux (von Hippel). Il peut s'élever en forme de crête, renfermer des ilots de rétine ciliaire aberrante (pseudo-glandes tubuleuses), ainsi que des vaisseaux et des nerfs. Ces derniers courent dans le sens longitudinal de cette espèce de peigne, lequel se continue dans la saillie sclérale du colobome choroïdien coexistant (Bock). Sur le côté le pigment uvéal et les cellules ciliaires rétiniennes s'arrêtent généralement à l'angle formé par le fond du colobome avec les procès ciliaires. Le muscle ciliaire peut manquer en partie (faisceaux musculaires isolés dans la figure 157) ou en totalité.

Colobome du plancher oculaire, rétino-choroïdien, « choroïdien ». — L'anomalie porte autant sur la choroïde que sur la rétine. La dénomination de *choroïdien* est purement clinique.

Le rôle de la choroïde et de sa « fente » ou lacune est en réalité secondaire comme son origine, ce que la publication de Schöler, signalant une fente dans la rétine, devait faire entrevoir.

Manz éclairait de son côté la question lorsqu'il faisait remarquer que la netteté des bords du colobome n'est pas seulement due à l'absence de la cho-

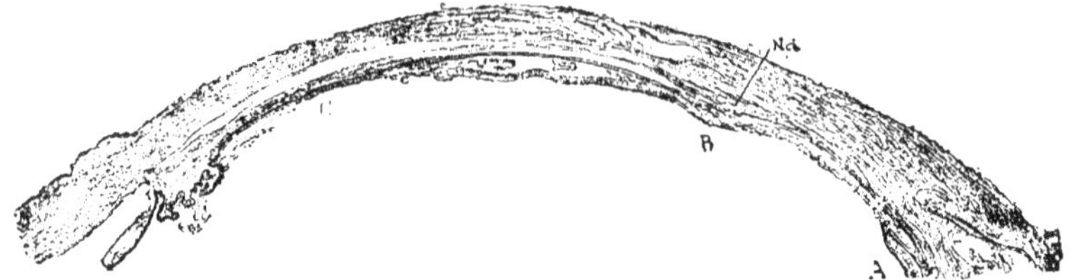

Fig. 158.

Coupe oblique, antéro-postérieure passant par la région nasale du colobome E' de la fig. 155.
(Dessin à 9 diamètres. Réduction de 1/2).

A, portion intercalaire I de la figure 155. L'épithèle pigmenté cesse à la pointe de A entre les colobomes E et E'. — AB, région nasale du colobome E'. — BC, région longeant le bord nasal du colobome E'', comprenant une partie ciliaire de la rétine. — Nci, nerf ciliaire. — Au delà de c, région ciliaire de la rétine, procès ciliaires et segment de l'iris à proximité de la pointe de colobome. L'angle irido-cornéen est agrandi. — A droite de A, cavités cystiques sclérales.

roïde, mais à l'accumulation du pigment de la choroïde et de l'épithèle pigmenté adjacents. Une membranule (*la membrane intercalaire* de von Arlt)

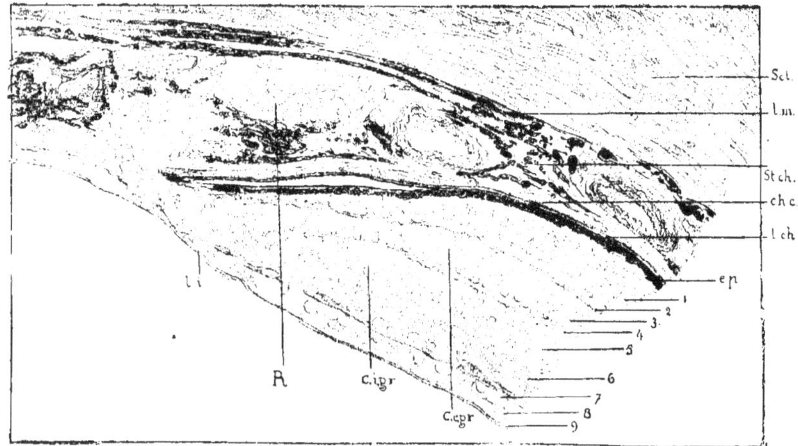

Fig. 159.

Point de transition entre la région intercalaire I de la figure 155 (et A de la figure 158)
vers le colobome chorio-rétinien. (Zeiss Obj. D. Ocul. 2. Réduction 2 = 3.)

Scl, sclérotique. — lm, lamina fusca. — St.ch, stroma choroïdien. — ch.c, chorio-capillaire. — l.ch, lame vitrée de la choroïde. — ep, épithélium pigmenté de la rétine. — 1, cônes et bâtonnets. — 2. membrane limitante externe. — 3. couche externe des granulations c.e.gr. — 4, couche réticulée externe ou moléculaire. — 5. couche interne des granulations c.i.gr. — 6, couche granuleuse interne. — 7, vaisseaux à paroi hyaline. — 8. couche des fibres optiques et des cellules ganglionaires (rares): œdème interstitiel. — 9, limitante interne l.i. — R, rétine enclavée dans le stromachoroïdien. — A gauche, rétine dans le colobome E' de la figure 155 et AB de la figure 158.

remplace habituellement la portion de choroïde et de rétine absente; elle revêt le colobome ectatique ou non. Pour la choroïde, c'est la chorio-capillaire et pour la rétine, l'épithèle pigmenté qui manquent régulièrement. Lorsqu'elle existe, la rétine est très variable dans sa composition et son aspect : elle est amincie ; ses éléments sont déformés et dissociés.

Il ne semble pas que les travaux ultérieurs aient enrichi ces données.

En ce qui concerne la rétine, il est à remarquer que le feuillet proximal, l'épithèle rétinien, est toujours absent au niveau du colobome.

Dans le seul cas de Pause l'épithèle existait, mais le pigment physiologique y faisait défaut (*leucose partielle* de l'épithèle rétinien).

La cessation de l'épithèle au bord du colobome est brusque (comp. fig. 159). Du côté temporal il peut rester visible en quelques îlots disséminés.

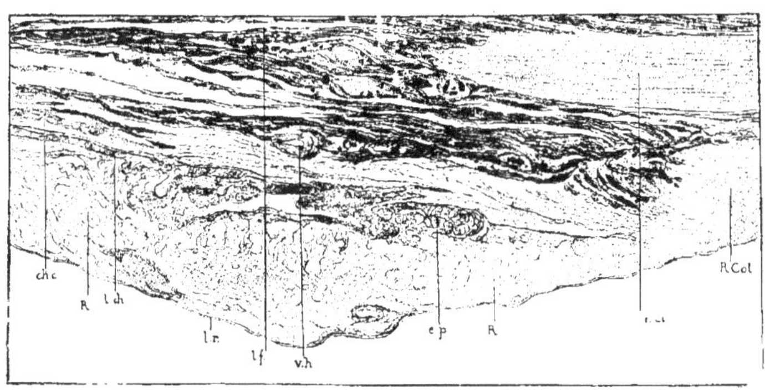

Fig. 160.

Point de transition du colobome chorio-rétinien dans les membranes adjacentes (point B de la figure 158). (Zeiss Obj. D. Ocul. 2. Réduction 1 = 2.)

R, col. Rétine modifiée du colobome passant dans la rétine au côté nasal de la lésion. — *nci*, nerf ciliaire du point B, fig. 158. — R, rétine œdémateuse. Les parois des vaisseaux de la couche des fibres optiques sont épaissies. Les grains sont irrégulièrement distribués dans la gangue connective. — *l.r.* limitante de la rétine. — *ep*, épithélium pigmenté de la rétine privé de pigment jusqu'à une certaine distance du bord du colobome. Il est replié sur lui-même en *ep*. — Bourgeons vitreux vers la gauche de la figure. — *l.ch*, limitante de la choroïde, — *v.h*, vaisseau choroïdien hyalin. — *l.f*, lamina fusca.

À mesure que l'épithèle s'approche du colobome, il perd son pigment (fig. 160) : les granulations deviennent sphériques et minimales. Les cellules en perdant de leurs dimensions tendent à se confondre avec les éléments de la couche des grains externes (fig. 159).

D'autres fois l'épithèle se plisse, se replie sur lui-même (fig. 160 et fig. 163).

Quant au feuillet rétinien, distal, la rétine s'observe rarement comme dans le cas isolé de Pause, à l'état d'intégrité histologique. Les imperfections de structure sont la règle, les éléments devenant en outre méconnaissables.

Dans la figure 160, les grains sont irrégulièrement distribués dans la gangue de soutien de la rétine œdémateuse (état pathologique). L'œdème d'Ivanoff s'observe dans quelques cas.

L'absence complète de la rétine semble être l'exception, les bords du colobome étant au moins reliés par la limitante interne (fig. 159), fait qui répond, si le tissu rétinien cesse brusquement au bord du colobome avec toutes ses couches, à une fente dans le calice rétinien.

Du côté nasal la rétine et la choroïde atteignent jusqu'au bord du colobome. Elles finissent généralement moins près du côté temporal (Bock).

Au bord du colobome la choroïde est intimement unie à la rétine. Les deux membranes se confondent en une couche épaisse pigmentée donnant l'impression d'une cicatrice (fig. 164). Au niveau du colobome Bock signale d'autre part l'union intime entre la rétine et la membrane intercalaire. Pour lui la membrane qui vient combler la lacune choroïdienne, composée de cellules nucléées, serrées et d'aspect plus ou moins épithélial, répond à une accumulation d'éléments apigmentés semblables à ceux de la partie ciliaire de la rétine et plus nombreux du côté latéral.

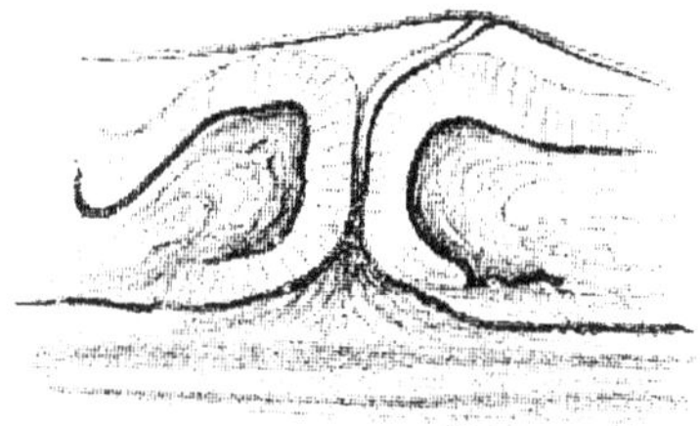

Fig. 164.

Dédoublement de la rétine : œil de la poule de Cochinchine (d'après Lieberkühn).

Von Hippel se demande si dans les analyses déterminant la netteté de la structure rétinienne, sans nulle partie manquante (Haab, Pause, Manhardt, Bock), une fente médiane n'a pas échappé aux auteurs qui se sont occupés de coupes méridionales, sagittales, au lieu de coupes frontales.

Entre ces deux états, l'intégrité normale et l'aplasie totale de la rétine, les intermédiaires ne manquent pas.

Pour von Arlt qui a pratiqué l'examen microscopique d'un colobome choroïdien avant Haase (1870), la membrane trouvée dans le colobome procède de la rétine. On y trouve de vrais éléments rétiniens. Pour Manz (1876) la rétine ne prend qu'une part incomplète et irrégulière à sa composition. D'après Litten, choroïde et rétine se fusionnent au bord du colobome et se transforment en une membrane délicate de tissu connectif tassé, sans éléments attribuables à l'une ou l'autre membrane. La membrane « intercalaire » est, selon Hoyer, un tissu connectif avec peu de capillaires, une membrana fusca, choroïdienne et la limitante interne de la rétine, sans éléments nerveux. Pour Haab, la choroïde est absente et la rétine ne possède plus dans le colobome que des couches entremêlées sans ordre. Da Gama Pinto note l'absence de la choroïde et de la rétine : à leur place existe une membrane connective modérément vasculaire. Thalberg observe l'absence totale de la choroïde ; vers le milieu du colobome, la rétine n'est qu'une membranule soudée à la sclérotique, tandis que dans les parties avoisinantes on retrouve les éléments rétiniens disséminés en ilots et confondus dans les couches externes.

Les auteurs sont d'accord pour dire que les éléments rétiniens montrent des modifications plus ou moins prononcées dans leur développement, leur

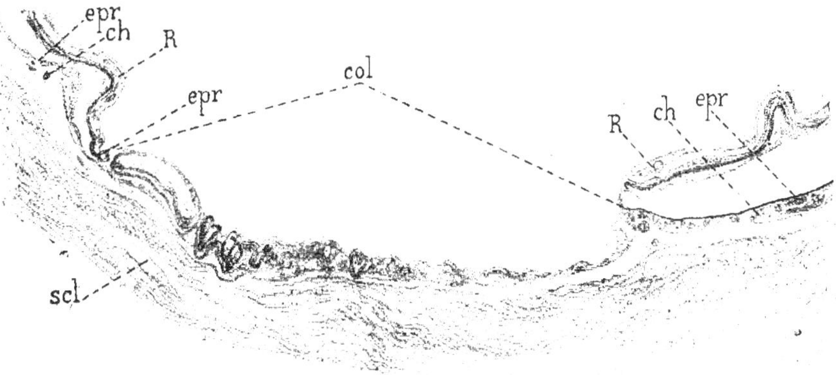

Fig. 162.

Coupe transversale d'un colobome du plancher oculaire (col.) chez un anencéphalien.

Détails dans la figure suivante. Les lettres ont la même signification.

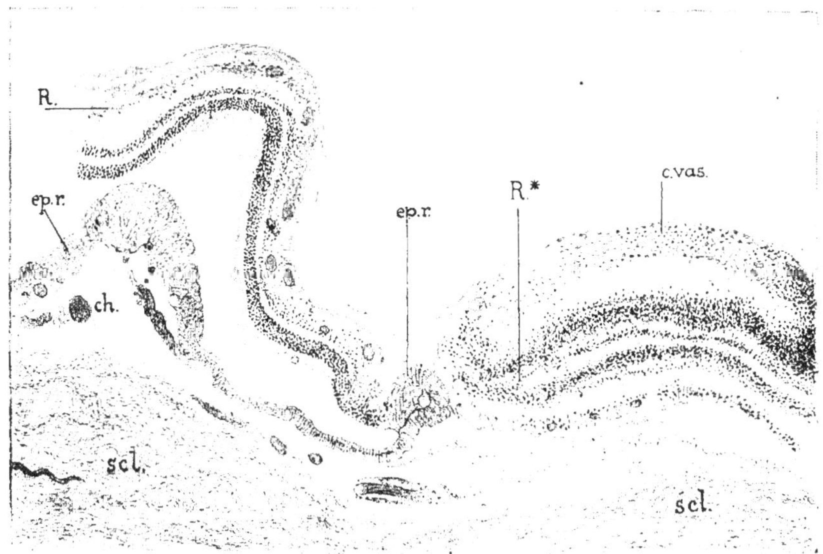

Fig. 163.

Bord du colobome de la figure précédente (Zeiss. Obj. 1 mm. Oc. 4. Réduction : 2 = 3).

R, rétine au bord du colobome, à gauche de la figure 162. — *epr*, épithèle pigmenté se repliant en dedans à ce bord. — R*, rétine dédoublée par plissement en dehors. — *c.vas*, couche vasculaire de la rétine tournée vers le vitré et adossée d'autre part à la sclérotique *scl* (fibres optiques absentes). — *ch*, choroïde en voie de disparaître vers le colobome.

disposition et leurs formes. On les a vus disposés en couches interrompues :

d'autre fois ils sont entremêlés, déjetés en un désordre extrême. Des rosettes, analogues à celles que WINTERSTEINER décrit dans le gliome, ont été observées par von HIPPEL et rencontrées par nous dans les rétines colobomateuses des cyclopes.

De même que l'épithèle rétinien se replie (fig. 160 et fig. 163), le feuillet rétinien peut montrer une duplicature au bord du colobome en se retournant en dedans (DEUTSCHMANN) ou en dehors (HAAB, BECKER). Ce dédoublement en dehors est constant pour la poule de Cochinchine au niveau du colobome du corps ciliaire, caractéristique de ses yeux (fig. 161).

Dans la figure 163, l'épithèle rétinien se retourne en dedans, mais la rétine se replie en dehors. R (comp., aussi la fig. 160).

Dans les cas typiques la choroïde manque dans le colobome. La choroïde finit en pointe à la marge de ce dernier (comp. fig. 162 à la droite). Son bord peut être épaissi par suite d'une infiltration parvi- et fuso-cellulaire (comp. fig. 164).

La choroïde peut être plus ou moins complète. Elle était normale dans le cas déjà cité de PAUSE.

C'est la chorio-capillaire qui, en règle générale, est principalement intéressée (voir les figures se rapportant aux colobomes des cyclopes...) : elle est absente. La choroïde peut être remplacée par un tissu connectif contenant des amas disséminés d'un pigment brun clair et portant des vaisseaux (MANZ). A HIRSCHBERG elle apparaît amincie et privée de pigment. TALKO la voit à l'état connectif avec des capillaires et une lamina fusca, membrane dont l'existence a été relevée plusieurs fois. PINTO poursuit la choroïde jusqu'à une certaine distance dans le colobome où elle passe en un tissu cicatriciel.

La choroïdite atrophique, les îlots de choroïdite au pourtour du colobome constatés à l'ophtalmoscope sont moins des reliquats d'inflammation primitive que de complications ultérieures.

Il doit exister, avons-nous dit (mémoire de 1896), une différence notable entre les yeux colobomateux examinés après la naissance et ceux qui font l'objet de nos recherches à un âge avancé. Les yeux colobomateux deviennent volontiers la proie de troubles nutritifs et inflammatoires (cataracte, uvéite). (Voir l'ophtalmogenèse générale, p. 576.)

Au voisinage du bord du colobomateux (fig. 164) (compar. aussi fig. 160), la rétine et la choroïde présentent l'image d'une choriorétinite diffuse au stade atrophique. On note les soudures des deux membranes, la prolifération de l'épithèle pigmenté, la migration périvasculaire du pigment.

Les préparations afférentes à la figure 158 permettent de constater entre les pointes B et C un exsudat sous-rétinien ayant déterminé un décollement partiel. On constate aussi la sclérose des parois vasculaires, tant de la choroïde que de la rétine, l'hypertrophie du tissu de soutien et l'œdème de la rétine, allant jusqu'à la dégénérescence cystoïde, vers l'ora serrata et vers les segments latéraux de la rétine.

On constate donc parfois dans les coupes les résidus d'une inflammation demeurant limitée aux confins de la fente fœtale, d'ordre secondaire et dé-

pendant d'une complication. La donnée est importante pour Bock en raison
de la théorie émise par Deutschmann en 1880 et d'après laquelle le colobome
dérive d'une *scléro-chorio-rétinite*.

Bach appuie également (1896) sur l'importance de l'examen histologique
des yeux colobomateux appartenant aux nouveau-nés et aux très jeunes
sujets.

Les conditions de la rétine et de la choroïde peuvent être influencées par
la manière d'être de la sclérotique.

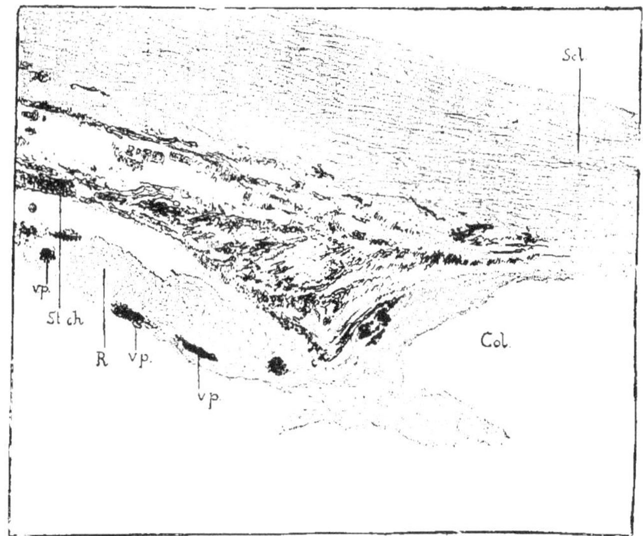

Fig. 164.

Coupe horizontale au bord du colobome (Zeiss. Obj. A. Ocul. 2. Réduction 4 = 6.)

R, rétine. — *v.p*, pigment périvasculaire. — *Col*, colobome dans le territoire E (fig. 155). — *st.ch*, stroma choroïdien. — *Scl*, sclérotique.

Amincie dans les colobomes ectatiques, très réduite dans les diverticules
constituant des poches colobomateuses, elle diminue également d'épaisseur
dans les colobomes non ectatiques. L'amincissement peut ne porter que sur
les couches internes et exceptionnellement sur un segment tout à fait circonscrit.

Thalberg fait remarquer l'épaississement éventuel du plancher colobomateux sur la ligne médiane atteignant deux à trois fois l'épaisseur normale
de la sclérotique.

La figure 165 montre cette disposition des lames sclérales épaissies au niveau du
colobome E de la figure 155.

Normale dans les colobomes non ectatiques, la constitution histologique
de la sclérotique est modifiée lorsque leur plancher est repoussé en arrière :

ce sont des travées et plaques irrégulières qui se recouvrent en forme de tuiles et que traversent, en une gaine de tissu connectif lâche, les vaisseaux destinés à l'œil.

On est amené d'autre part à constater, conformément aux images ophtalmoscopiques (comp. fig. 129), l'existence d'une travée saillante à direction médiane, flanquée d'ectasies et conduisant des vaisseaux. Elle traverse le bulbe, du nerf optique à la partie antérieure de la région ciliaire. Parfois elle n'existe qu'à ce dernier niveau. D'après Bock la choroïde se soude au bord

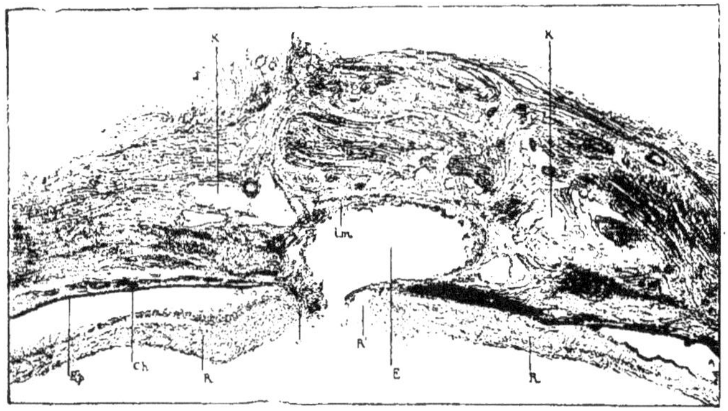

Fig. 165.

Coupe horizontale au niveau du bord inférieur de l'excavation E, figure 155.
(Hartnack, Obj. 2. Ocul. 2 (24 diamètres) Réduction 1 = 2).

R, rétine. — ch, choroïde. — Ep, épithélium pigmenté. — R', éperon constitué par la rétine et la choroïde du côté nasal et surplombant l'excavation colobomateuse E. — lm, lamina fusca. — v, vaisseau. — KK, cavités cystiques dans les lames sclérales épaissies.

de cette formation qui rappelle le peigne des oiseaux, et l'on observe une interruption des deux feuillets rétiniens repliés à ce niveau (Hess).

Signalons ici le faisceau si bien étudié par Hess (1888) et portant un vaisseau répondant à l'artère hyaloïde ou à ses branches. Il met la cavité oculaire en rapport direct avec les tissus qui entourent le bulbe. Ce faisceau se dirige vers la face postérieure du cristallin, envoyant des prolongements au pourtour du cristallin vers la zone scléro-cornéenne, le corps ciliaire ou la zone équatoriale de la sclérotique.

On rapprochera cette formation du cône mésodermique de Kölliker décrit par Everbusch et Haenel (comp. aussi Bach, (1898) Pinto, Tartuferi).

Au bord antérieur et postérieur du colobome le passage de la sclérotique normale dans les parties amincies du plancher colobomateux est progressif.

Si l'ectasie est prononcée, il est brusque sur les bords et la sclérotique peut présenter un épaississement marqué à ce niveau. Les couches internes de la sclérotique font alors saillie dans la lumière de l'ectasie.

Cette disposition est nettement visible sur les figures 202 et 203.

Si l'on enlevait par une coupe horizontale le segment supérieur d'un œil semblable à celui de la figure 202 pour y plonger le regard, on constaterait que les lamelles sclérales internes saillantes entourent une ouverture qui relie l'intérieur du bulbe avec l'intérieur du colobome au nerf optique sous-jacent. Plus l'ectasie est petite plus le passage de la sclérotique aux bords du colobome est progressif.

Dans les kystes colobomateux cette ouverture peut n'être qu'un hiatus linéaire, un collet de communication qui s'efface dans les formes un peu compliquées. Les colobomes fortement ectatiques établissent une transition vers les kystes dits orbitaires (voy. fig. 203, 202, 312).

Colobome à l'entrée du nerf optique. — Les lésions sont à localiser à l'extrémité postérieure de la fente fœtale. Elles sont ordinairement accompagnées de malformations du plancher oculaire, résultat des troubles survenus en un segment plus antérieur, plus distal de la fente fœtale.

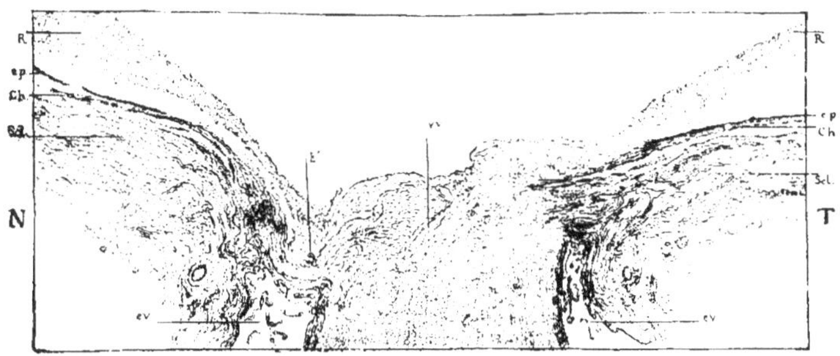

Fig. 166.

Coupe transversale passant par la partie supérieure de l'excavation E de la figure 155. (Hartnack, Obj. 2, ocul. 2 (24 diamètres) Réduction 1 = 2.)

N, côté nasal. — T, côté temporal de la papille. — R, rétine. — e.p, feuillet pigmenté de la rétine. — Ch, choroïde. — scl, sclérotique. — ev, espaces vaginaux du nerf optique. — ev, vaisseaux centraux de la papille. — E', dépression colobomateuse au niveau de l'espace vaginal.

Un caractère anatomique important, — il peut manquer dans les cas peu prononcés (fig. 174) — c'est *l'absence des vaisseaux centraux dans le tronc nerveux proprement dit*.

Un caractère plus constant consiste dans le retrait des tissus au bord inférieur du nerf optique plus ou moins normal. Il se caractérise le plus souvent par la formation d'une *ectasie cystique de la paroi bulbaire*, laquelle peut communiquer librement avec la cavité bulbaire (fig. 202; comp. Bach, *loc. cit.* Pl. I, fig. 12). Dans des cas pareils, l'ophtalmoscope pourrait faire connaître l'existence de la poche *colobomateuse*.

La cause de l'agrandissement apparent du disque optique est démontrée sur les coupes transversales (fig. 166, 168, 169) et antéro-postérieures (fig. 172) par le fait que *l'épithèle pigmenté* et la *choroïde* restent distants du trou scléral agrandi tant sur les côtés qu'au-dessous de la papille. Dans le domaine du pseudo-disque, la rétine est en général imparfaitement développée, très modifiée. Elle est rudimentaire dans la partie qui tapisse la sclérotique distendue, ectasiée, spécialement lorsqu'elle pénètre dans une poche plus ou moins volumineuse comme l'est celle de notre observation (p. 361, fig. 202).

Un *retrait total du pseudo-disque*, analogue à celui que représente notre figure 127 n'a pas été étudié anatomiquement. Il faut le concevoir sur la base d'une aplasie des membranes internes à l'entrée du nerf optique, permettant le recul de la partie distale du nerf optique et de la sclérotique ambiante (surtout latérale et sous-papillaire), par le fait de la pression intra-oculaire.

Par *retrait partiel* on peut entendre : 1° les dépressions séparées par les travées que l'ophtalmoscope relève sur le pseudo-disque (fig. 167); 2° le recessus plus ou moins profond dessiné sous le nerf optique à son entrée

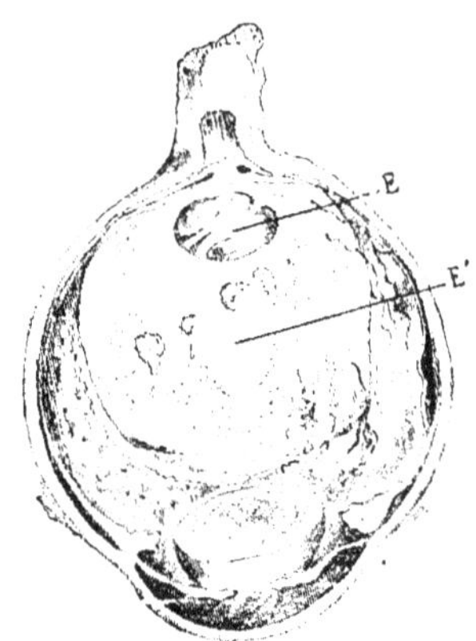

Fig. 167.

Cololoбnne du plancher « englobant la papille ».

dans le bulbe, formation que l'exploration externe permet souvent de reconnaître

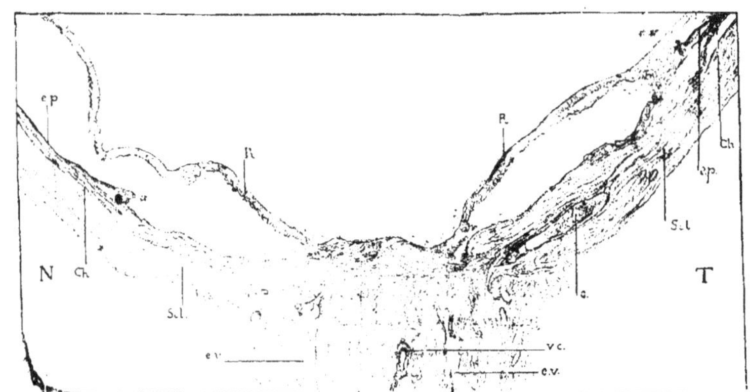

Fig. 168.

Coupe horizontale du nerf optique (fig. 167) passant au dessous des vaisseaux centraux *vc* (environ 10 diamètres). Réduction 3 = 5.

N, côté nasal. — T, côté temporal. — R, rétine. — *vc*, vaisseaux centraux du nerf optique. — *ev*, espace vaginal. *e.p*, épithélium rétinien. — *ch*, choroïde. — *scl*, sclérotique. — *c*, cavité cystique.

naître comme dans les figures de Bock (fig. 170), et de Görlitz (fig. 171). Il communique librement avec l'intérieur du bulbe (fig. 177 A), par un large collet, ou bien ce dernier se trouve obturé par un tissu rétinien dont les couches existantes sont bouleversées (fig. 173 et fig. 174).

Les travées saillantes qui subdivisent l'excavation (fig. 167), sont à rapporter au tissu connectif des lames intercalaires venant à combler irrégu-

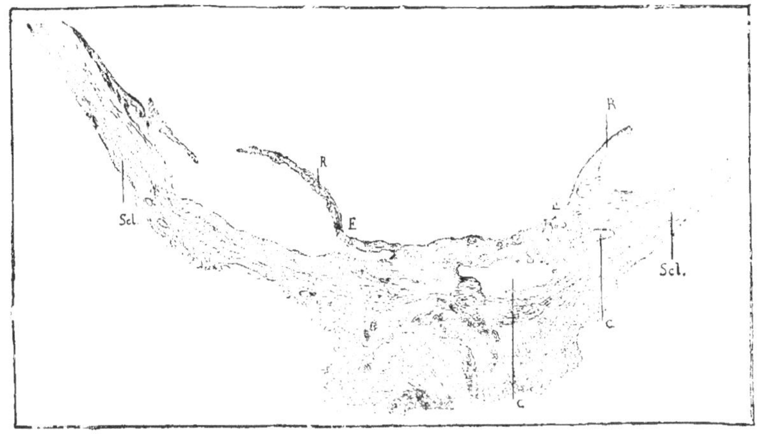

Fig. 169.

Coupe horizontale à travers l'excavation E au-dessous du nerf optique de la figure 167 (environ 10 diamètres). Réduction 3 = 5.

R, rétine. — EE, excavation E de la figure 167. — Scl, sclérotique. — c, de la figure 168.

lièrement les diastases de tissu au niveau de la fente oculaire fœtale (voy. la

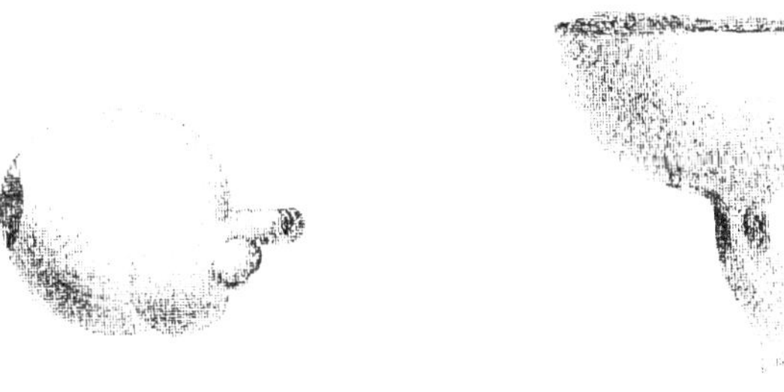

Fig. 170.   Fig. 171.

(D'après Bock).   (D'après Görlitz).

Poches colobomateuses sous le nerf optique.

coupe transversale de pareille travée sur la figure 169 en EE. Ces travées soulèvent en plis sur leur côte saillante la rétine du territoire colobomateux.

La *distribution vasculaire*, importante pour la pathogénie de l'affection qui nous occupe, indique les rapports du pédoncule optique avec la future artère centrale. Cette dernière placée plus bas que l'axe de la corde optique, sous cette dernière, peut demeurer extra-pédonculaire.

L'artère centrale se trouve ou ne se trouve pas dans le nerf. Dans le premier cas, le pédoncule optique de la vésicule oculaire secondaire s'est fermé

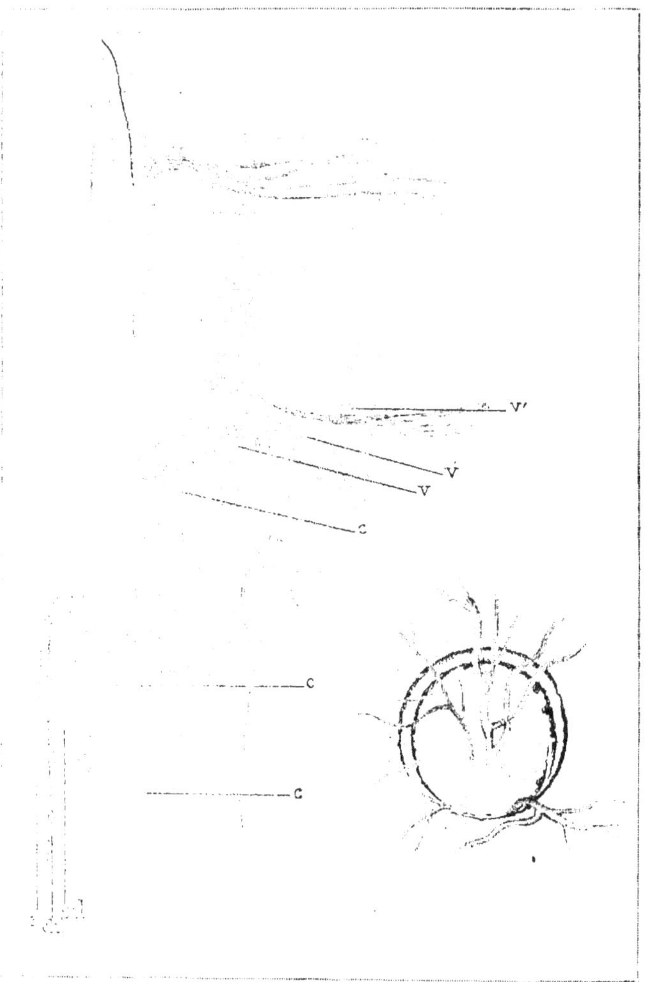

Fig. 172.

Image ophtalmoscopique et coupe verticale d'un colobome du nerf optique (d'après Manz).

Le champ colobomateux est profond de 13 à 14 D, au voisinage du bord inférieur. Vaisseaux d'après le type de Gaspar. — r, rétine. — ch, choroïde. — scl, sclérotique. — ccc, kystes. — c', artère centrale. — ccc, vaisseaux.

sur le vaisseau central — (Görlitz : notre observation [anencéphale, fig. 173]. Dans le second, les vaisseaux centraux sont remplacés par des vaisseaux ciliaires postérieurs qui assurent la nutrition (Bock, obs. II et III, et

Ginsberg qui ont constaté une chorio-rétinite dans les trois cas). — Ces
vaisseaux ciliaires courent en diverses directions dans la gaine externe et
dans l'espace vaginal du nerf, ou bien l'artère centrale court à la face inférieure du nerf, logée dans sa gaine interne ou entre celle-ci et la gaine
externe, comme dans l'observation de Manz (fig. 172). Les branches perforent

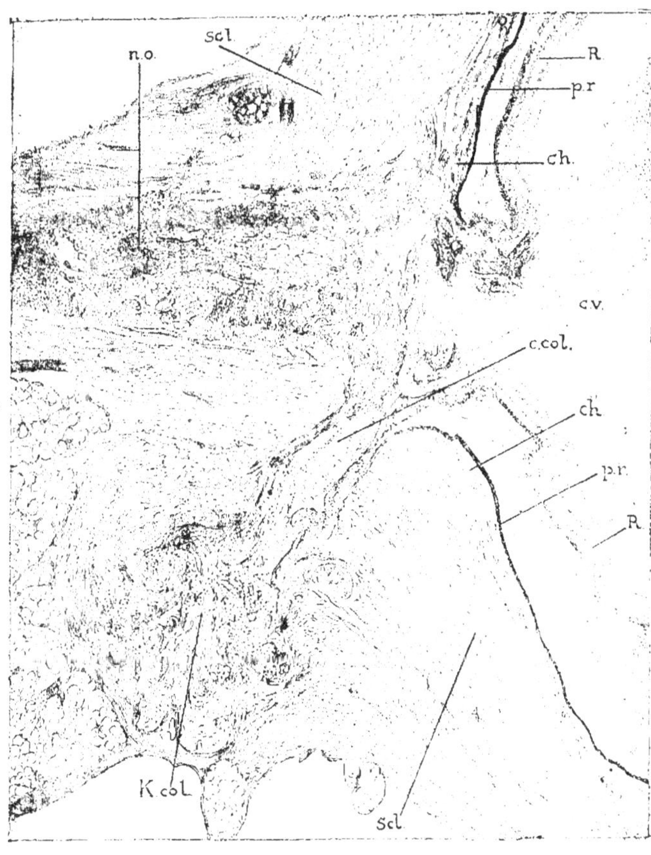

Fig. 173.

Colobome « de la gaine du nerf optique ». Absence de la papille
chez un anencéphalien.

le plancher du colobome, arrivent dans sa partie inférieure, envoyant de là
des branches sur la papille et par-dessus le bord inférieur du colobome, conformément au premier mode de distribution vasculaire de Caspar (voy.
p. 284).

Une disposition anatomique qui assure en partie la distribution vasculaire précédente à l'examen ophtalmoscopique nous a été fournie par la reconstitution à l'aide de la série des coupes afférentes à la figure 155.

L'artère centrale pénètre directement de bas en haut dans le tronc optique,

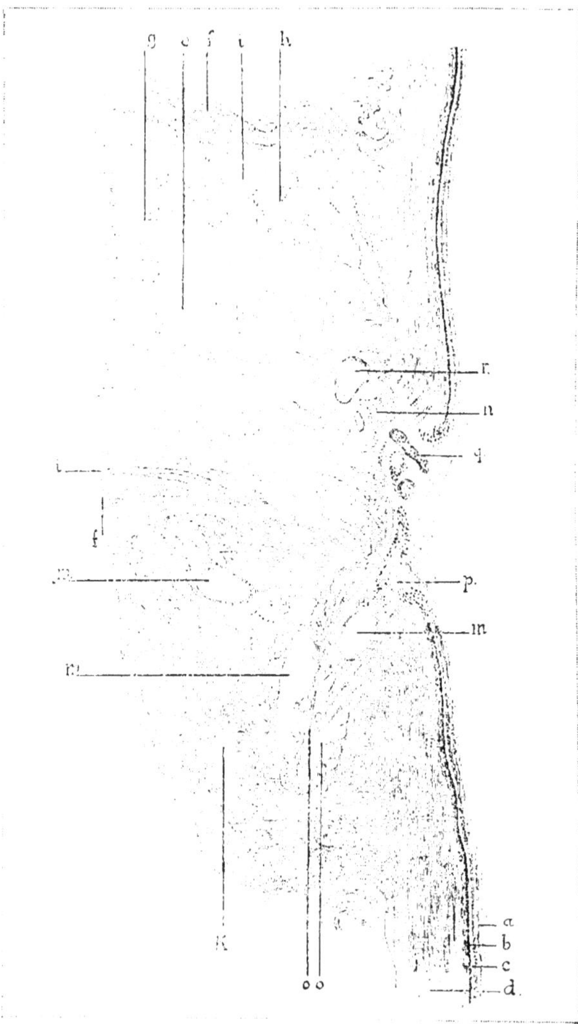

Fig. 174.

Colobome du nerf optique (d'après GÖRLITZ). Coupe par les parties latérales du colobome.

a, rétine. — b, épithélé rétinien. — c, choroïde. — d, sclérotique. — e, nerf optique. — ff, gaine durale. — g, gaine piale. — h, travées de la gaine arachnoïdale. — i, espace vaginal. — k, paroi épaissie de l'ectasie sclérale. — mm, kystes et leurs parois à l'intérieur de celle-ci. — n, amincissement et excavation de la lame criblée. — oo, travées connectives à l'intérieur du kyste. — p, entre-croisement des fibres venant de la profondeur du kyste et de celles de la papille. — q, branche d'un vaisseau.

immédiatement en arrière de la lame criblée (fig. 182). La papille optique répond à la partie supérieure du pseudo-disque.

Les vaisseaux rétiniens supérieurs naissent à ce niveau tandis que les inférieurs, courant dans le tissu intercalaire du colobome, ne font leur apparition qu'à la partie inférieure, la plus excavée du colobome adjacent à la papille.

La course extra-pédonculaire se retrouve aussi dans les yeux microphtalmes, si fréquemment compliqués de colobome à l'entrée du nerf optique (cas de l'observation II, p. 351).

Les cas de division centrale des vaisseaux, en plein disque colobomateux (2ᵉ mode de CASPAR), paraissent se rapporter à l'emplacement correct de l'artère centrale dans le pédoncule optique.

Cette condition est réalisée dans l'œil colobomateux d'un anencéphale décrit dans l'observation I, p. 315 : l'artère centrale occupe l'axe du nerf optique et se distribue, en arrivant au centre de sa partie distale, dépourvue de papille (absence des fibres optiques), comme dans un œil normal (2ᵉ mode de CASPAR).

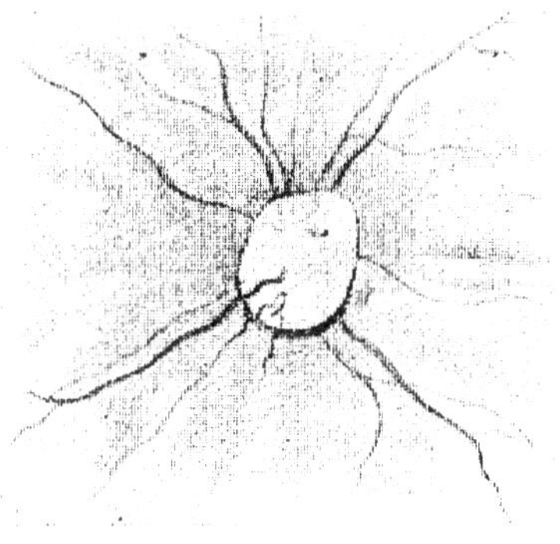

Fig. 175.

Distribution vasculaire macroscopique dans l'observation de GÖRLITZ.

Dans la figure 175, appartenant au cas de « colobome du nerf » décrit par GÖRLITZ et dont les conditions sont si semblables à celles de notre figure de l'anencéphale, les vaisseaux pénètrent au voisinage de l'axe du nerf (ils demeurent plus bas), et se divisent au-devant de la lame criblée, mais ils sont masqués dans les parties centrales du colobome par un tissu riche en cellules et une épaisse couche de fibres optiques : ils n'apparaissent donc qu'à la périphérie du pseudo-disque en formant un crochet sur son bord.

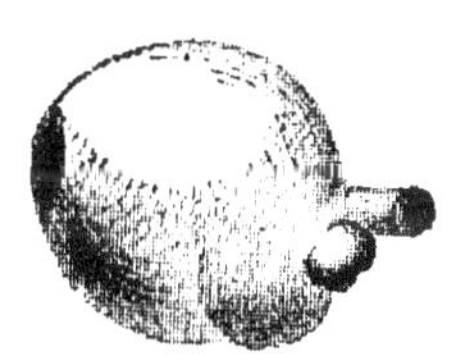

Fig. 176.

Colobome de l'uvée et du nerf optique (d'après BOCK). OEil droit, vu du côté nasal. Ectasie de la moitié inférieure et postérieure de la sclérotique. Entre celle-ci et le nerf optique, kyste colobomateux du volume d'un grain de poivre.

De ce qui précède, il résulte que le parcours intra- ou extra-pédonculaire des vaisseaux centraux, leur revêtement par des tissus non translucides, sont les deux facteurs essentiels créant les modalités de distribution vasculaire arrêtées par CASPAR.

Le colobome « *à l'entrée du nerf optique* » paraît répondre surtout à un colobome complet de la choroïde et souvent à un colobome partiel de la rétine (lamelle externe absente ; lamelle interne aplasique).

L'inspection des figures ci-annexées montre l'allure des ectasies de la paroi colobomateuse, ainsi que des poches colobomateuses qui flanquent la malfor-

mation ou en constituent la partie essentielle. Ces dernières sont un acheminement vers les kystes colobomateux volumineux ou à large collet, comme

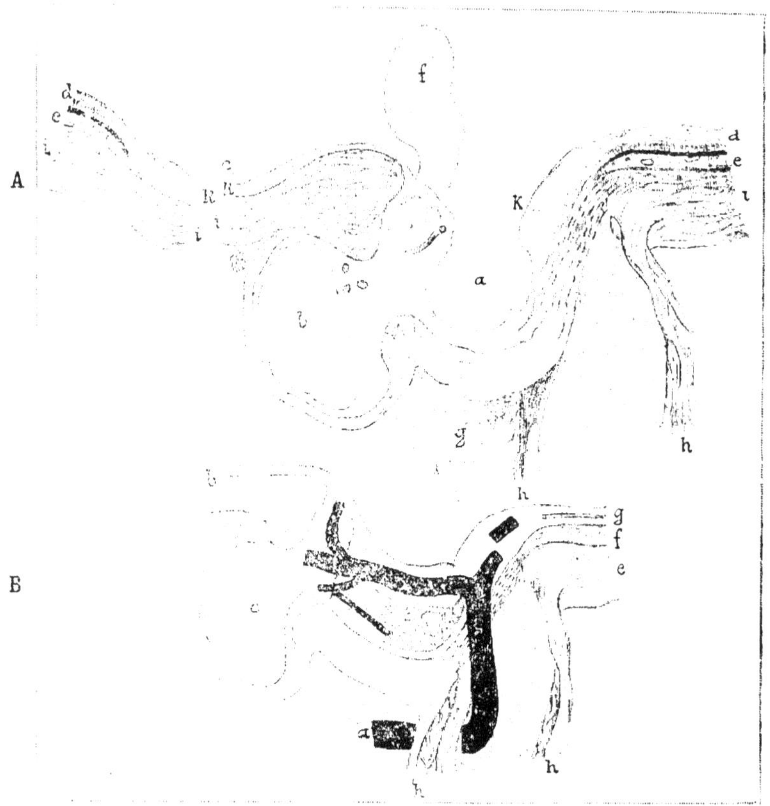

Fig. 177 **A**.

Colobome de l'uvée et du nerf optique (d'après E. Bock).

Coupe méridienne à travers le nerf optique, son colobome *a*, le kyste *b* au plancher du bulbe) et le colobome de la choroïde, interrompu en *c*. L'épithèle rétinien est absent dans ce dernier. — *d*, rétine. — *e*, choroïde. — *c*, sclérotique. — *f*, corps vitré fixé à l'ouverture d'entrée du kyste. *Kkk*, tissu fibrillaire revêtant le colobome. — *g*, tissu connectif entre le kyste *b* et la vaginale *h* du nerf optique.

Fig. 178 **B**.

Colobome de l'uvée et du nerf optique (d'après E. Bock).
Coupe méridienne passant par la ligne médiane inférieure, montrant la distribution artérielle.

a, artère pénétrant à angle droit dans le nerf optique. La branche inférieure (gauche) de l'artère est enchâssée dans un tissu connectif fibrillaire revêtant plus loin le colobome choroïdien et le kyste *c*. — *g*, rétine. — *f*, choroïde. — *e*, sclérotique. — *h*, gaine vaginale du nerf optique.

celui de notre observation III, p. 361 ou à collet étroit représenté par notre
observation II, p. 353 (voy. fig. 194).

Les spécimens de ce dernier genre forment une autre transition vers les kystes des yeux microphtalmes emplissant l'orbite et repoussant la paupière inférieure. (Voy. Microphtalmos avec kyste colomateux, p. 458.)

Enfin il existe de véritables défectuosités du tronc nerveux et de ses gaines, déterminées par la position et les rapports du colobome. Un trouble dans le développement des vaisseaux doit forcément en produire un autre dans celui du tronc nerveux et secondairement dans l'évolution de ses gaines. Le nom de *colobome « de la gaine »* est pour cette raison mal choisi (BOCK). Les anomalies de la lame criblée trahissent aussi le développement irrégulier du nerf. Une véritable aplasie existe dans la partie inférieure du nerf optique dans l'observation I de BOCK (fig. 177 A). GINSBERG décrit une profonde excavation résidant entièrement dans la papille. VON HIPPEL cite un enclavement de la lame interne de la rétine dans cette même papille et GÖRLITZ figure des lacunes dans la substance nerveuse, derrière la lame criblée.

Les anomalies de la lame criblée s'observent dans le cas de GÖRLITZ (fig. 174) et dans l'observation I de BOCK (fig. 177 A).

BACH représente un cône connectif partant de la partie inférieure de la papille et faisant saillie dans le corps vitré.

Cône inférieur. — Pour DE JAEGER, SCHNABEL, FUCHS et SZILI il s'agit bien

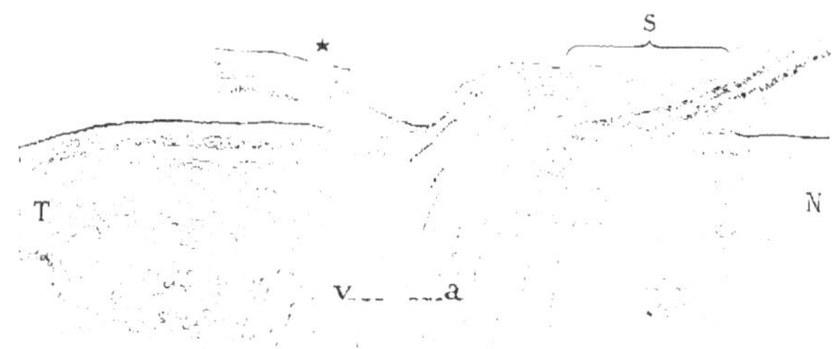

Fig. 179.

Coupe horizontale par le milieu de la papille dans un cas de cône inféro-interne
(d'après SALZMANN).

T, côté temporal. — N, côté nasal.   v et a, veine et artères centrales. — s, cône. — *, anastomose entre les
vaisseaux choroïdiens et les vaisseaux de la papille.

d'une anomalie congénitale. FUCHS et SZILI admettent que le cône inférieur est un reliquat de la fente fœtale et SCHNABEL incline à admettre qu'il répond à un *colobome choroïdien*. SALZMANN, faisant le premier examen d'un cône inféro-interne, constate dans le segment correspondant, en forme de faucille, l'absence des couches internes de la choroïde et de l'épithèle pigmenté. La rétine est dédoublée à ce niveau, forme un pli dans l'étendue où l'épithèle pigmenté est absent, pli dont le bord libre s'adosse au nerf optique et dont la lame interne n'a point empêché une conjugaison normale avec les fibres optiques : « ectropion » du feuillet interne de la vésicule oculaire secondaire, appartenant à la série des vrais colobomes et que détermine un trouble dans la fermeture de la fente fœtale. C'est un *colobome choroïdien* de faible étendue.

Elschnig sépare le cône inférieur ou sous-papillaire du colobome à l'entrée du nerf optique ayant la même position.

Il admet pour le cône inférieur une relation avec la fente fœtale, *mais non en qualité de reliquat*. Cette explication, l'auteur l'étend à certains cônes autrement dirigés.

Le cône inférieur est l'expression d'une expansion des membranes oculaires, portant sur une portion de la paroi oculaire, l'inférieure notamment, et déterminée par un développement défectueux.

Dans la figure 181 empruntée à Elschnig (reproduction partielle d'une microphotographie), l'espace vaginal *ev* est très large en bas. L'épaisseur de la sclérotique *scl* est de 0.92 millimètre en haut. Elle n'est que de 0,56 millimètre en bas. La choroïde *ch* est également ment plus mince en bas (demi-épaisseur). A part la couche des fibres optiques, d'épaisseur égale en haut et en bas, la rétine est également plus mince dans le segment inférieur. En bas s'est opéré un retrait de la lame vitrée de la choroïde sur l'éperon formé par la sclérotique au passage du nerf; à ce niveau existent des reliquats des couches choroïdiennes externes, la chorio-capillaire et l'épithèle pigmentaire faisant d'autre part défaut sur un espace restreint.

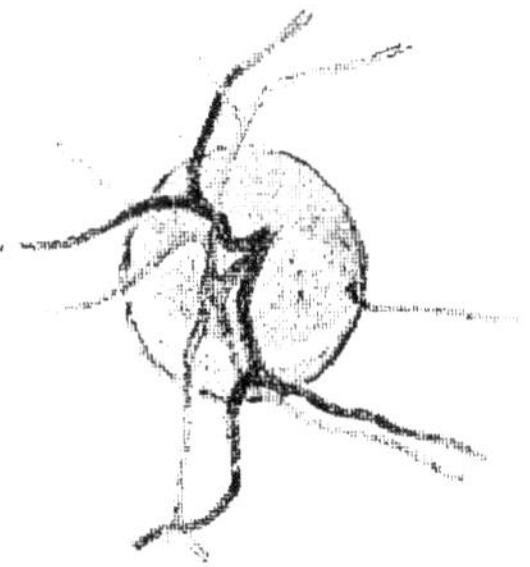

Fig. 180.

Cône en bas (d'après Elschnig).

Au point de vue histologique, la similitude au niveau du cône est parfaite avec le cône temporal des yeux myopes La différence réside dans l'élargissement de l'espace vaginal pour le cône inférieur, *de son côté seulement*, et dans l'amincissement des membranes oculaires correspondantes.

Un équilibre s'établit probablement entre l'élasticité des membranes oculaires et la tension intra-oculaire au cours de l'évolution fœtale et l'expansion des membranes s'arrête. Elle pourrait perdurer ultérieurement, au cours de la vie extra-utérine, favorisant l'agrandissement du cône. Cet étirement, l'hypoplasie du segment bulbaire intéressé le favorise.

La fréquence plus grande de l'anomalie dans la moitié inférieure du bulbe est à mettre sur le compte de la fente fœtale. Sa grande rareté dans la moitié supérieure du bulbe (*cône en haut, suspapillaire*) s'explique par la continuité de la vésicule oculaire secondaire et du pédoncule optique en ce point.

Si le colobome marginal ou colobome à l'entrée du nerf optique, avec ou sans malformation du nerf, est situé au-dessous de ce dernier et ne contient pas d'assises rétiniennes, c'est un reliquat de la fente fœtale. D'autres fois, et cette interprétation s'appliquerait à toutes les localisations de direction autre, il répond à un développement incomplet du tissu mésodermique périvasculaire (*colobome choroïdo-scléral*) déterminé par la prolifération anormale des bords de la vésicule oculaire secondaire au niveau de la fente fœtale ou au bord du nerf optique. Par l'expansion des parties minces, moins résistantes de la paroi bulbaire dans le colobome, naissent les ectasies sinueuses, cystoïdes du terrain colobomateux : elles rendent typique l'image du colobome et la différencient de l'image du cône avec laquelle elle a beaucoup de points de contact.

Remarque. — Les recherches d'ELSCHNIG sur les colobomes *temporaux, adjacents à la papille*, démontrent que beaucoup de cas de myopie très élevée et héréditaire, accompagnés de modifications ophtalmoscopiques du côté temporal de la papille, répondent à un colobome vrai, facteur de l'ectasie bulbaire, du staphylome postérieur. (Comp. l'interprétation de von Hippel et sa critique, p. 339.)

Colobome central et colobome choroïdien atypique. — L'histologie pathologique de ces deux lésions congénitales sera probablement reconnue identique ultérieurement.

Il est impossible de ne pas anticiper ici sur la *pathogénie* de ces lésions : l'identité de constitution anatomique étant admise, l'identité d'origine en devient un corollaire.

Par cela même que nulle communauté n'est plus admissible avec la macula, *le colobome central n'a que la valeur d'un colobome atypique.*

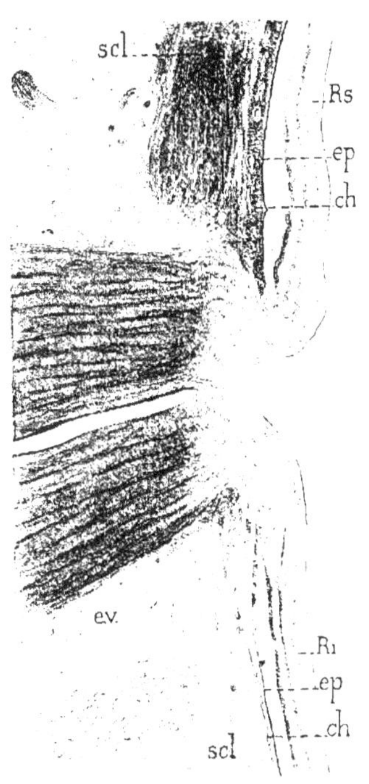

Fig. 181.

Section méridionale dans la plus grande largeur du cône de la figure 180 (d'après ELSCHNIG).

Rs et *Ri*, rétine au-dessus et au-dessous de la papille. Minceur relative de la rétine *Ri*, de la choroïde *ch* et de la sclérotique au-dessous de la papille. *e.v.* espace vaginal inférieur très large.

On s'est arrêté quelque temps à l'origine de la macula aux dépens de la fente fœtale classique, origine défendue par KÖLLIKER et admise par MANZ pour expliquer la genèse du colobome central. Pour MANZ, la macula fait primitivement partie de la fente oculaire. Plus tard, la rotation du bulbe la place en dehors du nerf optique.

Pour HIRSCHBERG, la fente oculaire fœtale s'étendrait un peu au delà du nerf optique. C'est dans la partie située en dehors du nerf optique que se formerait, par le développement et l'interposition des éléments rétiniens, une macula reportée plus en dehors.

Je partageais cette opinion autrefois (1884) : non seulement elle expliquait la genèse du colobome maculaire, mais elle permettait d'interpréter diverses variétés de staphylomes congénitaux.

La rotation du bulbe, décrite par VOSSIUS et admise par SCHWALBE, est aujourd'hui controuvée, au moins dans l'étendue indiquée par VOSSIUS (recherches de HENCKEL et DEYL).

Il n'y a, d'autre part, plus aucun doute quant à l'évolution tardive de la macula, évolution indépendante de la fente fœtale dont le niveau ne dépasse guère, dans l'œil parachevé, la ligne médiane. Le travail de Chiewicz (voy. Embryologie) a ruiné toutes les hypothèses formulées jusque-là sur la genèse de la macula.

Le point suivant mérite de nous arrêter en raison de son importance pour *l'emplacement du colobome choroïdien typique*.

D'après des données concordantes, il nous faut placer, avec His, la fente fœtale *primordiale* dans le quadrant *inféro-interne* du bulbe et du pédicule oculaire.

Pour expliquer que l'artère centrale de la rétine pénètre en arrière du bulbe, après la naissance, dans le quadrant *inféro-externe* du nerf optique (homme, veau, agneau, chat), Vossius estime que le nerf doit subir une torsion de 90° sur son axe. Il cherche, en outre, pour expliquer la rotation simultanée du bulbe, un argument dans les changements de rapports qui s'opèrent entre le releveur de la paupière et le muscle droit supérieur lequel se déplacerait de dehors en dedans. Cette dernière donnée est certainement inexacte.

Deyl, puis Henckel et Strahl ont démontré que le point de pénétration de l'artère centrale ne recule point vers le quadrant inféro-externe du nerf. Il ne reste point, comme Deyl l'a soutenu, dans le quadrant inféro-interne, mais est situé *directement sous le bord inférieur du nerf optique*.

La fente de la vésicule oculaire — et, par conséquent, le point d'entrée des vaisseaux centraux — est autrement située au deuxième mois chez l'embryon humain qu'elle ne l'est après cette époque. Une rotation du nerf autour de son axe longitudinal doit avoir lieu pour expliquer cette rotation du bulbe.

Elle se fait avant l'époque indiquée par Vossius. De plus, au lieu de se faire suivant un angle de 90°, elle n'atteint pas la moitié de ce chiffre. Mes propres recherches confirment l'assertion de Henckel.

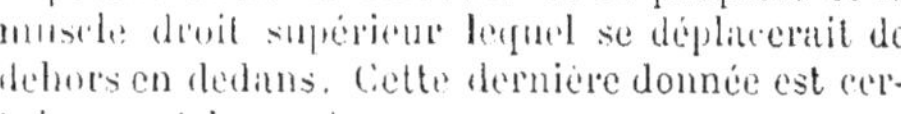
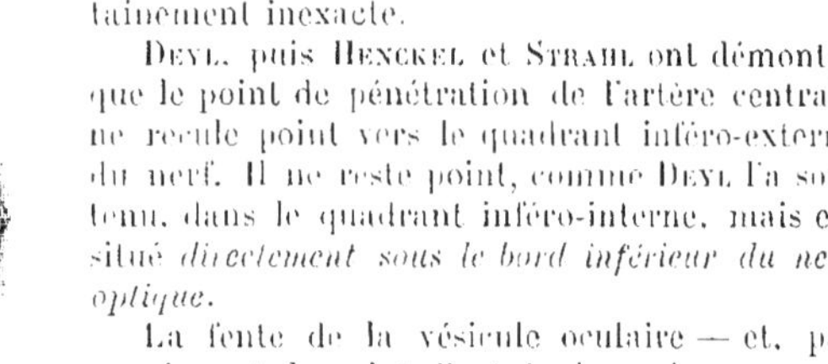
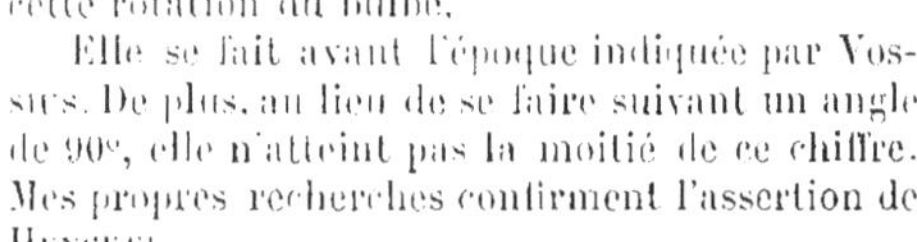

Fig. 182.

Section transversale du nerf optique au niveau de l'artère centrale (œil colobomateux des figures 155, 156); elle pénètre sous le nerf optique, de bas en haut, et très près de la sclérotique.

Des fœtus humains du troisième mois et de la fin du quatrième mois permettent de démontrer sur des coupes frontales de l'orbite, faites en série, que l'artère centrale pénètre directement, de bas en haut, sous le bord inférieur de la corde optique.

Dans l'analyse histologique d'un œil présentant un colobome de l'iris et du plancher oculaire, colobome typique, j'ai trouvé l'artère centrale pénétrant de bas en haut sous la corde optique, au proche voisinage du bulbe (voy. fig. 182).

Merckel, rappelant les données de Vossius et de Schwalbe sur la pénétration en dehors de l'artère centrale, après la rotation, n'en figure pas moins le vaisseau et son point de pénétration de façon à donner raison aux contradicteurs de Vossius.

La topographie du point de pénétration de l'artère centrale permet donc d'affirmer que *la situation du colobome typique répond à la fente fœtale, qu'il est disposé suivant le méridien antéro-postérieur du plancher oculaire*.

Avant de rencontrer, au cours d'études embryologiques, une double fente fœtale de l'œil, je m'étais efforcé, à propos des colobomes maculaires, en les dégageant de toute parenté avec la macula, de les rapporter à la vraie fente fœtale, mais en rejetant la rotation de Vossius.

De ce qui précède il résulte que l'origine fissurale de la macula et la rotation du globe, telle que Vossius l'entendait, sont absolument controuvées.

La macula surgit de longs mois après la fermeture de la fente fœtale.

Pour tous ceux qui admettent le rapport direct du colobome typique avec la fente fœtale typique, le colobome doit se trouver au niveau de cette fente : il doit occuper le méridien antéro-postérieur du plancher oculaire.

Si l'on démontre qu'un colobome *central* et partant *atypique* a une constitution semblable à celle du colobome du plancher ou colobome typique, on pourra : 1° attribuer la même structure à tous les colobomes atypiques; 2° reconnaître à ces derniers une origine semblable à celle des colobomes typiques, une origine fissurale.

I. ANALOGIE DE STRUCTURE DU COLOBOME CENTRAL ET DU COLOBOME TYPIQUE. — E. BOCK constate dans les yeux du même sujet un colobome central caractérisé

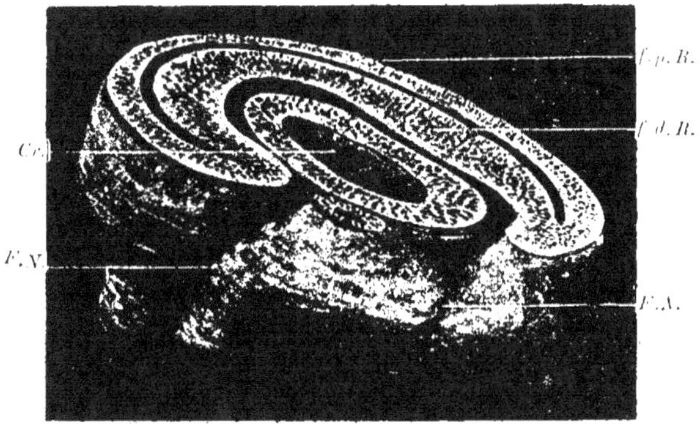

Fig. 183.
Reconstruction stéréométrique de l'œil à double fente.

F.N., la fente normale, typique. — F.A., la fente anormale, atypique. — Cr. vésicule cristallinienne. — f.d.R. et f.p.R., feuillets distal et proximal de la rétine.

par l'absence de la choroïde et de la rétine (sclérotique ectatique). La rétine existait dans l'un des yeux à l'état de membrane très rudimentaire pourvue de quelques grains.

HESS établit dans une ectasie circonscrite au pôle postérieur (lapin) l'amincissement de la sclérotique, l'absence de la choroïde, la réduction de la rétine à l'état de membrane connective au niveau de l'ectasie.

ZIMMERMAN trouve au pôle postérieur d'un œil de chien la choroïde et la rétine déficientes en un segment circulaire avec retour progressif de leurs éléments constituants vers le bord.

Dans un quatrième cas de colobome « maculaire », DEYL croit à l'existence d'un *angiome transformé*, opinion qui avait déjà été avancée par LINDSAY JOHNSON dans son mémoire sur les colobomes *extra-papillaires*.

L'examen histologique de l'œil cyclopéen figuré p. 490 (voy. aussi fig. 348, 350), a montré l'identité de constitution du colobome *commun* du plancher de cet œil (colobome typique) avec le colobome central qui coexiste de part et d'autre pour chacun des bulbes réunis par la fente fœtale. Les yeux cyclopéens étant tous soudés par leur fente fœtale, particularité entraînant la formation des colobomes à tous les degrés, l'identité invoquée plus haut devient la preuve indéniable de *l'origine fissurale des colobomes centraux*.

II. ANALOGIE D'ORIGINE ENTRE LE COLOBOME ATYPIQUE (OU LE COLOBOME CENTRAL) ET LE COLOBOME TYPIQUE. — Cette origine n'est pas à rapporter pour le premier à la fente fœtale classique, typique, normale. Elle est à attribuer à une fente anormale, atypique dont j'ai démontré l'existence (1900) et par un mécanisme dont il sera question dans la pathogenèse des colobomes choroïdiens.

Double fente fœtale. — Sur l'œil gauche d'un embryon de vache de 13 millimètres et demi de longueur, préparé par M. Ach. HAEMERS, cand. méd., en vue de nos recherches embryologiques sur l'œil, existait une double fente fœtale, la fente fœtale normale typique, et une fente accessoire, atypique représentée sur la figure 183. Cette figure se rapporte à la reconstitution stéréométrique de la série des coupes frontales de l'œil, perpendiculaires au grand axe de l'organe, à l'exclusion du segment antérieur du calice rétinien et du cristallin vésiculeux, ainsi que du pédicule.

La fente typique, que l'on retrouve avec ses caractères sur l'œil congénère (voy. Embryologie, fig. 68) de l'embryon, se trouve située à son niveau normal, en bas et en dedans (en avant), tandis que la fente atypique est dirigée en bas et en dehors (en arrière).

Les deux feuillets de la vésicule oculaire sont encore séparés par l'espace rétinien primordial. La fente fœtale normale est ouverte dans toute son étendue et s'élargit en avant pour confluer avec la fente atypique qui s'évase également en avant, mais ne s'étend pas sur le pédicule : elle n'atteint que l'équateur.

Une quinzaine de coupes distales, portant sur l'ectoderme ante-oculaire, le tissu mésodermique intermédiaire et le segment antérieur du cristallin, ont été accidentellement perdues, mais les parties restantes permettent de juger de la confluence des fentes en avant.

Sur la figure 184, coupe frontale passant par la portion moyenne de la fente atypique, cette dernière, beaucoup plus large que la fente normale, est représentée à droite.

Tandis que dans la fente typique, on observe l'anse vasculaire classique, entourée d'une minime quantité de tissu mésodermique dont la mission est de constituer les endothèles des vaisseaux du vitré (TORNATOLA), on constate dans la fente atypique nombre d'éléments mésodermiques qui ne prennent pas la direction du vitré et du cristallin. Ils affectent une disposition en séries parallèles au plan des feuillets rétiniens, disposition très évidente dans les coupes plus antérieures où ces éléments relient les lèvres de la fente en diastase. Les vaisseaux représentés à ce niveau de la figure 184 ne se dirigent pas vers le vitré : bien qu'entraîné vers la fente, laquelle favorise son expansion, le tissu mésodermique répond aux vaisseaux entourant déjà à à ce moment la vésicule oculaire secondaire, ébauche primordiale des vaisseaux choroïdiens. Sa direction est également demeurée parallèle au plan rétinien. Dans les dixhuit coupes passant par la fente atypique, rien ne démontre l'existence d'un plexus vasculaire anormal, ni une différenciation du mésoderme qui permette de distinguer les éléments emplissant la fente atypique de ceux entourant la vésicule.

Le segment de rétine interposé entre les deux fissures (fig. 184, *f.p.R.i*, *f.d.R.i*) disparaît en avant, au point où elles se rencontrent, échancrure du bord du calice rétinien comblé par un tissu mésodermique où le parallélisme des éléments allant d'un bord à l'autre se présente sur plusieurs couches, comblant ladite échancrure.

Il est licite de penser que la fermeture physiologique de la fente typique s'effectuera, tandis qu'elle ne paraît déjà plus possible pour la fente atypique : la forte diastase se maintiendra ici avec ses conséquences tératologiques.

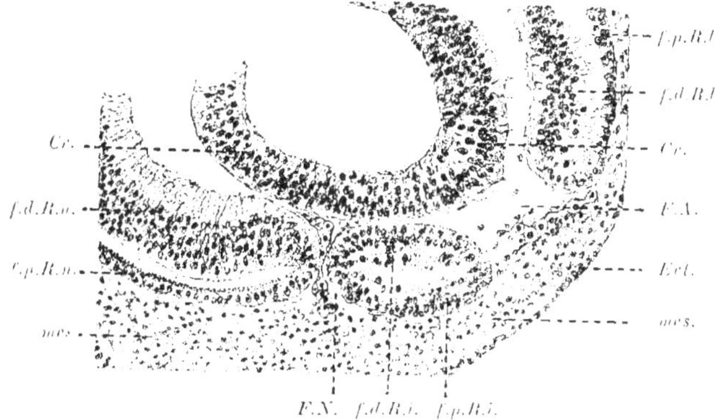

Fig. 184.

Coupe suivant le grand axe de la vésicule oculaire secondaire d'un embryon de vache de 13 millimètres (sublimé acétique de Tornatola, alcool, enrobage dans la paraffine, safranine, etc.).

Cr, vésicule cristallinienne. — *f.d.R.n*, feuillet distal de la rétine « nasale ». — *f.p.R.n*, feuillet proximal de la rétine « nasale ». — *f.d.R.i*, feuillet distal de la rétine du segment interfissural. — *f.p.R.i*, feuillet proximal de la rétine du segment interfissural. — *f.d.R.l*, feuillet distal de la rétine « latérale ». — *f.p.R.l*, feuillet proximal de la rétine « latérale ». — *F.N*, fente fœtale normale. — *F.A*, fente fœtale atypique. — *mes*, mésoderme. — *Ect*, ectoderme.

Peut-être des constatations analogues ont-elles été jusqu'ici passées sous silence : il semble plausible d'admettre qu'elles ont été faites par d'autres his-

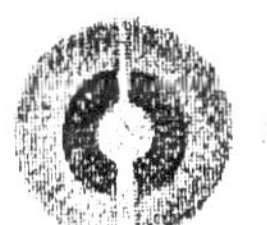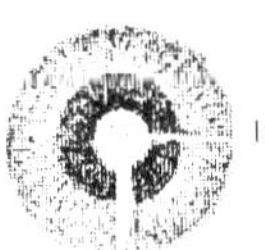

Fig. 185.

Fentes choroïdiennes atypiques. (D'après von Ammon.)

tologistes étudiant le développement de l'œil embryonnaire, attendu que von Ammon a rencontré dans ses dissections d'yeux de poulet et de mouton jusqu'à trois exemplaires de cette anomalie qui paraît importante pour la genèse des colobomes atypiques.

Deux fois la fente anormale, qualifiée par von Ammon de « choroïdienne », occupait une situation diamétralement opposée à celle de la fente normale (fig. 185 A) ; une fois elle était perpendiculaire, externe et horizontale, par rapport à cette fente normale (fig. 185 B). Von Ammon fait en outre allusion à deux autres anomalies semblables relevées par Warnatz (situation latérale) et par Emmert chez les Amphibies.

E. Bock rappelant ces cinq spécimens de double fente et la présence de fentes à des niveaux où l'évolution oculaire n'en comporte pas, les nie parce que la preuve anatomique n'en a pas été fournie. Il croit que la constatation de fentes à directions autres que la direction inférieure, se rapporte à l'examen de bulbes pratiqués à divers moments du développement, c'est-à-dire à des degrés variables de la rotation oculaire.

D'autre part, au congrès de Heidelberg de 1888, Manz a avancé que la situation atypique d'un colobome irien ne constitue pas une raison pour admettre l'existence d'une fente fœtale autre que la normale.

Tout en reconnaissant qu'une fente atypique, isolée de l'iris est passible d'une autre interprétation, on reconnaîtra que la pathogénie des colobomes atypiques, portant à la fois sur l'iris et les membranes profondes, peut être rationnellement rapportée à des fentes atypiques du genre de celles étudiées plus haut.

Des deux arguments de Bock, le deuxième tombe en présence des faits acquis à la rotation oculaire (voy. p. 330). Le premier est réduit à néant par l'examen de la série des coupes obtenues chez notre embryon de vache.

Colobome de la zonule de Zinn. — Les examens de Bock établissent la fréquente absence des fibres zonulaires dans le colobome du cristallin : elles manquent ici en partie. Elles peuvent exister d'autre part sur toute la marge du segment colobomateux et possèdent alors une largeur plus grande (fig. 149).

Dans le cas d'une solution de continuité dans le corps ciliaire, une fente zonulaire est à constater. Ceci répond moins à une absence des fibres zonulaires en bas qu'à un écartement dans lequel interviennent comme facteurs le déplacement en arrière, l'écartement latéral et l'absence en bas, sur la ligne médiane des procès ciliaires : ils expliquent les anomalies de trajet et de siège des fibres.

Lorsqu'une lacune triangulaire existe dans la zonule, sa base est dans la fente ciliaire, son sommet à la marge du cristallin.

Le lien génétique des fibres zonulaires avec le corps vitré justifie une coexistence forcée d'une fente dans la zonule et dans ce corps.

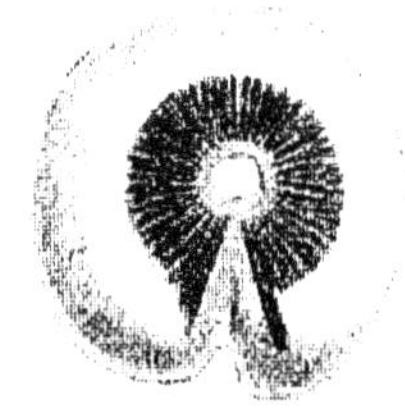

Fig. 186.

Colobome du corps vitré.

Colobome du corps vitré. — La figure 186 empruntée à Ecker représente un corps vitré colobomateux.

Les conditions topographiques s'étudieront le mieux, d'après Bock, sur des yeux colobomateux longtemps conservés dans le liquide de Müller. Il rappelle les examens anatomiques de von Ammon, Arnold, Hannover et von Stellwag.

Le colobome est partiel ou total. Partiel, il est représenté en avant par un sillon situé au niveau du corps ciliaire ou, en arrière, par un sillon dirigé de l'équateur au nerf optique. Le colobome total s'étend de ce dernier au corps ciliaire. La rainure peut être assez large pour justifier, sur la coupe, la comparaison avec un fer à cheval ouvert en bas.

La fente est déterminée par la présence de tractus connectifs vasculaires qui, de la papille ou du plancher oculaire pénètrent dans l'intérieur du bulbe.

HESS montre sur la coupe transversale d'un colobome ectatique de l'œil du porc un colobome du vitré dans lequel s'engage un pli de la rétine.

D. — PATHOGÉNIE DES COLOBOMES TYPIQUES

La genèse des colobomes est *fissurale* ou elle ne l'est pas. Tel est le double courant d'idées qui s'est produit à son sujet. Les théories non fissurales ont vécu.

La *théorie fissurale* du colobome oculaire typique, imparfaitement énoncée par VON AMMON et après lui par REMAK, SCHÖLER, KÖLLIKER, fut pour la première fois défendue par MANZ. Adoptée par BOCK et par HESS, elle a reçu une confirmation éclatante à la suite des examens embryologiques de VON HIPPEL (1903).

MANZ fait intervenir trois facteurs : 1° un trouble dans le processus de fermeture de la fente fœtale ; 2° un développement secondaire vicieux du tissu mésodermique contigu et ultérieurement élaboré ; 3° l'expansion et l'ectasie du tissu cicatriciel ainsi engendré et dues à la pression intra-oculaire. La cause de l'obstacle à la fermeture de la fente réside dans l'invagination d'un tissu mésodermique particulièrement organisé, opérant mal la régression physiologique. MANZ songeait aux vaisseaux embryonnaires puissamment développés, aux cordes et travées mésodermiques constatées entre le cristallin et la paroi bulbaire dans certains yeux colobomateux, travées charriant des branches de l'artère hyaloïdienne.

Tandis que MANZ attribuait le rôle important aux vaisseaux, HESS devait l'imputer plus tard au tissu mésodermique accompagnant ces derniers. S'il est des yeux colobomateux ne contenant pas de travées connectives, c'est qu'elles se sont résorbées avec les vaisseaux y contenus, permettant ainsi la jonction tardive des lèvres de la fente fœtale.

MANZ explique la genèse du *colobome irien* par ce fait que la fente fœtale ne se fermant pas ou ne subissant qu'une occlusion tardive, le tissu mésodermique, qui vient normalement dédoubler à son bord les deux feuillets du calice rétinien, demeure inerte. L'inégalité dans le développement des deux couches de l'iris, l'ecto- et la mésodermique, explique l'existence d'un pont d'uvée entre les marges d'un colobome irien, le colobome superficiel incomplet, le colobome à bride. Le colobome isolé de l'iris est dû à cette circonstance qu'au moment du développement de cette membrane, le segment antérieur de la fente fœtale, est demeuré ouvert.

Rappelons en passant que pour MANZ la soudure de la fente se fait d'arrière en avant : (commencée dans la première moitié du deuxième mois, elle est achevée vers la septième semaine). Sans préciser l'âge de la vie fœtale auquel s'accomplit l'occlusion, von Ammon et Kölliker ont admis qu'elle s'effectue d'avant en arrière. Real y Beiro estime que le point de départ de la soudure répond au point d'attache du pédicule sur la vésicule oculaire secondaire.

Manz explique le *colobome isolé de la choroïde* (sans colobome de l'iris), par la disparition d'un colobome irien ayant perduré un certain temps ; une hypothèse plus simple invoquait un retard dans la fermeture d'une partie postérieure de la fente. Manz admettait aussi que la pression intra-oculaire pouvait rompre les bords de la fissure déjà soudée. Conformément à ces idées, de ce que la fente fœtale se continue dans le pédicule de la vésicule oculaire secondaire, la fermeture imparfaite de ce sillon doit entraîner la formation d'un *colobome au niveau du nerf optique*.

La *théorie inflammatoire* du colobome a été édifiée par Deutschmann (1881) d'après un examen anatomique et d'après les altérations inflammatoires concomitantes des colobomes, étudiées à l'ophtalmoscope. Cette théorie a été également admise par Thalberg, Höltzke, Tartuferi, Piqué, Schweigger, De Lapersonne, Assicot, Nettleship, Danosi, et par nous-même un instant (mémoire de 1886). La genèse du colobome résiderait en des modifications inflammatoires au sein des tissus nés des lames céphaliques et situés au voisinage de la fente fœtale. Elles provoquent un trouble dans la fermeture de la fente oculaire, trouble qui ne doit pas être nécessairement surajouté. Cette théorie devait être en son temps la bien venue : elle était applicable à tous les colobomes « choroïdiens », quelle que fût leur direction et spécialement à ceux où la rétine est présente.

La théorie de Deutschmann est passible des objections suivantes : 1° l'inflammation génératrice du colobome n'a pas été sûrement démontrée dans le cas de Deutschmann ; 2° on conçoit mal la localisation de cette phlegmasie au niveau de la fente fœtale et sa présence dans les deux yeux ; 3° cette inflammation fait défaut dans une foule d'examens anatomiques se rapportant spécialement à de jeunes sujets et dans ceux d'embryons (exemplaires de von Hippel) ; 4° l'hypothèse de Deutschmann, d'après laquelle un exsudat livré par une scléro-choroïdite romprait les bords de la fente fœtale récemment réunis et les rabat, se heurte à un fait : à l'époque où cette fente se ferme normalement, le mésoderme entourant la vésicule oculaire secondaire n'est guère différencié en choroïde et sclérotique.

Un processus inflammatoire, survenant à ce moment en un point aussi circonscrit, aboutirait difficilement à une image anatomique qui serait l'analogue d'une scléro-choroïdite extra-utérine (von Hippel).

Pour von Hippel, qui se prononce énergiquement en faveur du facteur étiologique hérédité, la répartition fréquente du colobome entre les membres d'une même famille plaide contre la donnée de Deutschmann.

Je citerai au point de vue de l'hérédité les cas de Weyert (10 colobomes en 3 générations d'une famille), les exemples de Pflüger, Pfannmüller, de De Wecker et d'autres.

La théorie fissurale de Manz contraste avec la théorie inflammatoire de Deutschman où la fente fœtale joue encore un rôle.

Ginsberg est allé plus loin : il déclare que les colobomes ne peuvent s'expliquer que par une théorie totalement étrangère à la fente fœtale. Il invoque un trouble causal, agissant en dehors de la vésicule oculaire, dans le tissu ambiant.

Cette *théorie mésodermique* rendait plausible l'interprétation des colobomes typiques et atypiques par un seul et même mécanisme. Elle est purement hypothétique.

Il faut citer ici la *théorie cristallinienne* de Bach : le développement anormal de la vésicule cristallinienne entraîne dans certaines conditions la production de la *microphtalmie*.

L'auteur constate chez un fœtus de lapin l'inégalité dans la dimension des yeux. Dans l'œil le moins volumineux le cristallin remplissait la presque totalité de l'organe. Les autres parties n'ont pu se développer à cause de cette circonstance, notamment le corps vitré. Il n'est pas question d'inflammation. L'anomalie est dans le développement du cristallin, trop grand et dont la capsule vasculaire ne se sépare pas du mésoderme ambiant. La fente fœtale ne se ferme pas ou se ferme mal. La rétine est repoussée au dehors pour former un kyste orbitaire colobomateux. Il n'y a pas d'inversion des couches rétiniennes et parfois il existe des reliquats de choroïde dans le kyste. La nature du revêtement de ce dernier varie avec l'époque et l'étendue du prolapsus. L'évagination pourrait se faire après la fermeture — en tout cas anormale — de la fente fœtale.

La théorie de Manz n'expliquait pas les colobomes *atypiques* et les colobomes *centraux*.

L'identification de ces deux derniers et leur genèse aux dépens d'une fente fœtale secondaire, atypique, remet les choses au point : on est ramené en dernière analyse aux causes qui troublent l'occlusion correcte des fentes typiques et déterminent l'apparition des fentes atypiques.

Von Hippel, le défenseur le plus autorisé de la théorie fissurale, faisant allusion aux difficultés auxquelles se heurtaient encore récemment la pathogénie des colobomes choroïdiens atypiques, reconnaît que « l'on se meut plus sûrement sur ce terrain depuis que van Duyse a décrit et figuré une double fente fœtale chez un embryon de vache. Il devient ainsi possible d'expliquer les colobomes atypiques par la fermeture défectueuse d'une fente oculaire ».

Il faut toutefois concéder, en assimilant les colobomes centraux aux atypiques, que leur pathogénie peut n'être pas univoque, si leur image clinique est la même ; une choroïdite, une chorio-rétinite fœtale, un angiome transformé peuvent également engendrer une lésion fort analogue à celle d'un colobome vrai.

L'objection la plus puissante, toujours répétée à propos de la théorie de Manz, c'est la présence en des yeux anatomiquement étudiés des deux feuillets de la rétine au sein du territoire colobomateux.

De là le succès de la théorie mésodermique et inflammatoire.

La présence de la rétine impliquait la réunion des bords de la fente rétinienne (Comp. Raehlman, Ginsberg, Manhardt).

Faisons observer avec von Hippel que les analyses histologiques ont porté sur des coupes méridionales, non sur des coupes perpendiculaires à la direction du colobome : on méconnaît ainsi une soudure qui s'est opérée en réalité entre les lèvres de la fente fœtale.

La résorption du cône mésodermique pénétrant dans la vésicule oculaire secondaire est suivie d'une réunion complète des lèvres de la fente. Une duplicature, toujours tardive de la rétine, peut ne pas s'être faite à ce niveau. Les fibres nerveuses, prolongements des cellules ganglionnaires et aussi des grains internes, croissant ultérieurement par-dessus la fente, peuvent la céler entièrement.

Autre chose est d'examiner des colobomes d'yeux d'embryons et de nouveau-nés, suivant une direction déterminée, et des yeux d'adultes où des lésions secondaires doivent forcément s'installer (atrophie secondaire du tissu au niveau du colobome par expansion, par ectasie, rétino-choroïdite secondaire de ces yeux éminemment vulnérables (Bock, von Hippel, van Duyse).

Les nombreux examens embryologiques de von Hippel, poursuivis sur la descendance (28 colobomes sur 112 yeux) d'un lapin à yeux colobomateux (colobome sous-papillaire), ont confirmé avec force les vues de Manz. Sur les coupes perpendiculaires à la direction de la fente fœtale, l'auteur n'a jamais retrouvé de traces d'une inflammation quelconque.

Le colobome naît chez le lapin au treizième jour de la vie fœtale, époque où la fermeture de la fente fœtale s'opère chez lui. Le stade le plus précoce du colobome est caractérisé anatomiquement par la béance de la fente (comp. l'état du colobome atypique, fig. 184). Le rapprochement de ses bords est empêché par une travée minime de tissu mésodermique, composée de quelques cellules seulement et portant des vaisseaux. Cette travée mésodermique augmente rapidement de volume. Après le quinzième jour c'est une bandelette solide. Les éléments de la vésicule oculaire, notamment au voisinage de la fente, sont normaux : les caryocinèses y sont aussi nombreuses qu'ailleurs.

Ils ne sont donc nullement lésés. Le cône mésodermique interposé entre les lèvres de la fente s'étrangle entre les bords de celle-ci ; sur la coupe il représente un triangle dont la base est reportée en haut. Il constitue un obstacle à la fermeture de cette fente.

Les modifications ultérieures dépendent de la gêne mutuelle qu'apportent l'un à l'autre, dans leur développement, le double feuillet rétinien et le cône mésodermique dont la croissance est rapide. Si les feuillets rétiniens trouvent place, ils s'étendent sans se plisser, ce qui dépend aussi de la partie liquide du corps vitré, plus importante à considérer que sa partie solide, que celle-ci soit d'origine ecto- ou mésodermique. Si la vésicule oculaire est de dimension normale, les feuillets se développent sans se plisser : la rétine et l'épithèle pigmenté se déroulent avec une constitution physiologique jusqu'au bord du cône et passent normalement l'un dans l'autre.

Mais qu'une disproportion vienne à exister entre le développement de la vésicule oculaire et celui du vitré (formation insuffisante de celui-ci), la rétine, — à l'endroit où elle ne peut vaincre l'obstacle du cône mésodermique, — trouve une compensation dans son renversement en dehors (inversion de la rétine), plissement ou duplicature due à la simple barrière mécanique (constatation faite au dix-huitième jour surtout dans la moitié postérieure de la vésicule oculaire et dans la région de l'équateur).

Il ne s'agit pas là d'une tendance à une prolifération active dans le tissu ambiant.

Les données de von Hippel sont à rapprocher de la constatation faite par Lieber-

Kühn chez la poule de Cochinchine (voy. fig. 161). Le colobome du corps ciliaire, normal chez elle, est dû à ce que les bords de la vésicule oculaire secondaire rencontrent ici une anse vasculaire toujours existante et faisant obstacle à leur réunion : ils se retournent en dehors. Le peigne des oiseaux et le repli falciforme des poissons sont des formations mésodermiques pénétrant dans la fente fœtale et empêchant sa fermeture.

Pour von Hippel l'inversion de la rétine a lieu, par le mécanisme indiqué, aux dépens de la vésicule oculaire *secondaire* et non pas aux dépens de la primitive comme l'entend la théorie de Kundrat-Czermack-Mitvalsky. La duplicature de la rétine ne se produit qu'après l'existence prolongée de l'obstacle mécanique à la fermeture de la fente. Si l'obstacle disparait à temps (résorption), la fente se ferme, mais le retard est préjudiciable à une occlusion correcte.

Ainsi l'hypoplasie du corps vitré entraine la formation de plis rétiniens remontant dans l'intérieur de l'œil, derrière le cristallin, ou bien il se fait une hernie, une sortie au dehors, ce qui détermine à un stade précoce la formation d'un volumineux kyste orbitaire.

Dans la série d'yeux étudiée par von Hippel, l'hypoplasie du vitré et partant la *microphtalmie*, commence au dix-huitième jour. Plus la petitesse pathologique de l'œil est accentuée et plus le plissement de la rétine de l'intérieur de l'œil ou la formation d'un kyste adjacent au bulbe sont à prévoir.

Pourquoi la partie liquide du vitré est-elle livrée en moindre quantité ? Parce qu'elle dérive apparemment des vaisseaux intra-oculaires, enveloppés ici par un tissu cellulaire de densité anormale. Le microphtalmos nait lorsque la partie liquide du corps vitré est sécrétée en quantité trop minime ou lorsque l'intérieur du bulbe recèle un mésoderme anormalement riche en cellules. Si ce mésoderme existe à l'intérieur seulement, le *microphtalmos* n'est pas *accompagné de colobome*. Est-il présent uniquement dans les lèvres de la fente, c'est le *colobome sans microphtalmos* qui est engendré. Si ce mésoderme occupe à la fois le bulbe et la fente il en résulte un *microphtalmos avec colobome*.

Le colobome rétinien existe avant que la choroïde et la sclérotique soient visiblement différenciées. Le développement vicieux de ces membranes est secondaire. Le colobome *scléro-choroïdien* est la suite, non la cause du colobome oculaire. Au-dessous de la vésicule oculaire demeurée en diastase, la choroïde et la sclérotique n'évoluent pas : le mésoderme produit ici la côte fibreuse existante à ce niveau. La sclérotique, de par la distension que lui fera subir plus tard la tension intra-oculaire, produira les *colobomes ectatiques* (*kystes colobomateux*) en relation avec l'espace intra-oculaire par une ouverture plus petite que le diamètre du kyste (voy. fig. 202).

Les kystes complexes se conçoivent à l'aide de la même théorie, avec une production plus précoce (comp. fig. 320 par ex.).

Von Hippel estime qu'avec sa conception les *colobomes typiques* peuvent tous être expliqués par un mode génétique unique. Les *colobomes atypiques* immédiatement *adjacents au nerf optique,* sauf ceux situés en haut, sont passibles de la même interprétation, si l'on admet que le plissement rétinien ne se fait que d'un seul côté de la fente fœtale.

Cette opinion de von Hippel est la critique des vues de Elschnig, lequel décrit des dépôts sacciformes de tissu rétinien rudimentaire, dans la choroïde entre la sclérotique et la choroïde, dans le nerf optique et ses gaines. Elschnig les explique par la prolifération suivant une direction anormale du tissu de la vésicule oculaire secondaire dans le tissu mésodermique ambiant, processus actif entravant la fermeture de la fente fœtale.

Pour expliquer la béance de cette fente, laquelle engendre les colobomes *temporal* et *nasal* au niveau de la papille, le rôle actif de bourgeons rétiniens ne doit pas être invoqué ; leur rôle passif suffit. Le plissement rétinien est déterminé par l'obstacle mécanique décrit.

Pour von Hippel, l'*hérédité* est le moment étiologique le plus important, si pas le seul. Il consigne par là un fait indéniable, mais il avoue qu'il ne l'explique pas.

Ce facteur joue un rôle prépondérant dans la pathologie générale, mais il en existe d'autres.

Quel est dans la question qui nous occupe le *primum movens* ? Est-ce le tissu mésodermique dont l'énergie formatrice maintient la diastase de la fente fœtale ?

Est-ce une inhibition, apportée aux éléments des parois rétiniennes à son niveau, qui détermine le tissu des lames céphaliques à combler l'espace demeuré béant ?

A ce point de vue le colobome typique étudié chez les embryons de lapin par von Hippel et le colobome atypique observé chez l'embryon de vache (fig. 184), ne sont pas égaux *génétiquement*.

Dans la fente atypique les vaisseaux n'entrent pas et n'ont pas à entrer, suivis de leurs satellites connectifs. Au moment considéré cette pénétration ne s'observe pas.

Assurément une telle diastase ne permettra plus le rapprochement complet des feuillets rétiniens et la conséquence sera forcément un colobome plus ou moins ectatique.

Si le tissu mésodermique montait à l'assaut de la fente, l'obstacle mécanique de von Hippel serait créé : le plissement intérieur ou extrabulbaire de la rétine, le kyste colobomateux seraient créés. Le colobome choroïdien atypique est plus rare que le typique, peut-être parce que le mécanisme qui engendre la fente atypique trouve rarement à se produire. Au lieu d'avoir une origine cérébrale notamment, il se pourrait qu'elle soit imputable à une cause extrinsèque, mécanique : une pesée amniotique par exemple.

Notre ignorance de la constitution anatomique des fentes atypiques, — un seul examen ne peut l'élucider — doit rendre réservée toute tentative d'assimilation entre l'étiologie des colobomes typiques et atypiques.

Quoi qu'il en soit, von Hippel estime que l'on doit voir dans l'hérédité le facteur unique des colobomes : les autres causes lui paraissent peu probables ou hypothétiques.

L'apparition du colobome chez les membres d'une même famille a été vue avec une certaine fréquence. Pour von Hippel, si des malformations de même espèce ou équivalentes ne sont point connues chez les ascendants, la supposition d'une influence héréditaire, remontant à une époque très éloignée et par suite perdue de vue, ne se heurte pas à une difficulté principielle. On pourrait, il est vrai, objecter qu'en attribuant au colobome une cause héréditaire on consigne un fait sans en fournir l'explication. Remarque qui demeure vraie pour toutes les propriétés somatiques et intellectuelle. On ne peut exiger de l'examen des colobomes qu'il élucide le problème de l'hérédité (von Hippel).

Von Hippel s'élève contre quelques-unes des hypothèses formulées par d'autres auteurs et par nous-même. Il ne croit notamment ni à l'action d'une diastase de la fente fœtale par le liquide intra-cérébral primitif (van Duyse), ou par l'angustie et la pression amniotiques (van Duyse, Pichler), ni à l'action des toxines (Pichler, van Duyse) retentissant sur la constitution du névraxe et par suite sur les vésicules oculaires qui en émanent.

Suivant Leber et Addario on ne peut expliquer un arrêt de développement qu'en révélant sa cause. Une maladie fœtale doit pouvoir arrêter le développement de l'œil entier ou d'une de ses parties. Elle doit être, si l'on abandonne l'idée d'un traumatisme, la cause principale et quasi exclusive. Suivant leur qualité, leur intensité, des anomalies de l'activité formatrice initiale compromettent l'intégrité de l'œil ou l'évolution d'une de ses parties, la fente fœtale par exemple. L'examen anatomique établit bien difficilement l'existence, pour beaucoup d'anomalies congénitales, des résidus inflammatoires de jadis. Il est des inflammations profondes de l'œil, après la naissance, qui disparaissent sans laisser de traces. N'en serait-il pas de même pour l'œil du fœtus ? Pourquoi ces inflammations intra-utérines ne pourraient-elles pas troubler profondément le développement de l'œil, alors que leurs suites nous apparaissent comme des arrêts de développement ?

La possibilité de cette genèse ne saurait être niée.

Leber et Addario pensent que le processus inhibitif ne doit pas se circonscrire à l'endroit où surgit la malformation : le colobome de l'iris se complique d'un développement fautif du segment irien tout entier et des parties adjacentes de l'œil, ce qui présuppose une action nocive s'étendant au delà du domaine de cette malformation. A l'objection qu'on ne saisit pas le pourquoi de la localisation d'une inflammation fœtale au niveau de la fente fœtale, attendu qu'on ne saurait lui attribuer une prédisposition spéciale, les auteurs répondent que des processus inflammatoires, intéressant le développement de l'œil en entier, sont capables d'entraîner certaines anomalies *locales* de sa formation.

J'ai adopté pour le colobome de l'œil une genèse analogue dans mon mémoire de 1900 : « La pathogénie des états colobomateux, ainsi que celle de beaucoup d'autres malformations oculaires, dont nous voyons les degrés généralement peu prononcés dans nos cliniques, ne peut être résolue que dans nos instituts anatomo-pathologiques, où les sujets qui les portent échouent. le plus souvent mort-nés, avec des lésions concomitantes, multiples, considérables, et qui jettent un jour très vif sur la genèse de leurs malformations. »

Le fœtus hydrocéphalien figuré page 467 (fig. 309) permettait d'entrevoir une relation étroite entre les encéphalopathies précoces et les troubles d'évolution de la fente embryonnaire exprimés par les états colobomateux (colobome simple, ectasie colobomateuse, kyste colobomateux). L'hypothèse d'une accumulation de lymphe après la fermeture dorsale du tube neural rend compte de la série des états hydropiques observés. Dans le cas actuel, outre l'épendymite verruqueuse et l'ectasie du cerveau antérieur, on constate les kystes colobomateux dus à l'évagination localisée du plancher de la vésicule oculaire.

Que la rétine soit invertie ou ne le soit pas, qu'il faille incriminer une évagination partielle de la vésicule oculaire primitive ou secondaire, on en est pas moins ramené aux causes premières, c'est-à-dire aux lésions primordiales du cerveau, voire du névraxe. Dans la cyclopie (voy. p. 474), le cerveau est primitivement affecté (unicité du cerveau intermédiaire, microphtalmies et colobomes à tous les degrés). Bernheimer et H. Virchow invoquent une affection du cerveau dans les cas de microphtalmie analysé par eux. Cette cause, KUNDRAT l'avait indiquée pour les nombreux cas de microphtalmos examinés par lui : les troubles de développement du cerveau ne manquent jamais. KUNDRAT indique la réduction plus ou moins forte de l'œil chez les anencéphales et les cyclopes à tous les degrés, notamment chez ceux qui présentent des fissures des lèvres et de la voûte palatine, ainsi que dans certaines malformations du domaine du premier arc branchial (a- et micrognathie). Même dans les formes légères d'arhinencéphalie, où le cerveau antérieur atteint son développement normal, où l'on ne constate que la malformation du cerveau intermédiaire et du rhinencéphale, la *microphtalmie* existe.

Pour expliquer le plissement de la rétine et la genèse des kystes colobomateux, VON HIPPEL invoque précisément l'exiguité de la cavité de la vésicule oculaire secondaire, la *microphtalmie*. Il n'a pas constaté dans les yeux colobomateux des embryons de lapin que la cavité du pédicule ou de la vésicule oculaire fussent agrandies, d'où il conclut qu'il n'y a pas de raison pour admettre qu'une masse plus considérable de liquide ait passé des cavités du cerveau dans la vésicule oculaire.

Il reconnaît d'autre part que la direction des coupes visant avant tout les yeux, ne se prêtait pas à un examen approfondi du cerveau. Il estime toutefois qu'il n'existait pas de lésions.

On peut objecter que, très précoces, elles n'ont pas laissé de résidu appréciable, tout en influençant le développement de l'œil dans une de ses parties, conformément aux idées de LEBER. Si, comme nous l'avions pensé dans le cas du kyste colobomateux (analysé p. 465, obs. II), il ne s'agit pas d'une poussée mécanique de liquide à propriétés plus ou moins toxiques sur les parois des vésicules oculaires, (il est des hydropisies ventriculaires unilatérales), de façon à évaginer une partie de la vésicule oculaire primitive ou à déployer à travers la fente fœtale un pli de la lame distale déjà invaginée de la vésicule oculaire secondaire, on peut lui substituer l'hypothèse de KUNDRAT pour qui les troubles de développement du cerveau intermédiaire expliquent le mieux l'impulsion anormale imprimée à l'évolution oculaire. Les troubles du cerveau intermédiaire doivent forcément atteindre les assises voisines de l'œil en influençant indirectement son développement.

En dernière analyse « le colobome ne répond pas seulement à un vice de formation du bulbe. Il est sous la dépendance d'un trouble dans l'évolution du cerveau primitif » (Mémoire sur la Cyclopie, 1898).

Sur la pathogénie des processus cérébraux qui retentissent de si bonne heure sur le développement de l'œil on ne peut encore formuler que des hypothèses.

L'évolution cérébrale doit être nécessairement influencée par les causes incriminées en tératologie générale : états pathologiques des membranes d'enveloppe et de l'utérus, états pathologiques maternels retentissant sur l'embryon.

Les conditions morbides des enveloppes doivent aisément intéresser l'embryon : soudures avec la surface ectodermique si souvent relevée au moment de la naissance, angustie du capuchon amniotique, propagation d'agents microbiens amenés dans la circulation placentaire, ou plus simplement, diffusion de toxines.

HERTWIG a parlé de substances toxiques circulant dans le sang ou sécrétées par l'utérus et détruisant l'ébauche du cerveau (anencéphalie).

Les conditions pathologiques de l'amnios ont une influence considérable sur l'embryon et accessoirement sur le développement des yeux. L'évolution du cerveau, ainsi que de l'œil et des annexes, peut être gravement influencée par l'amnios (anencéphalie par soudure amniotique d'après PERLS et LEBEDEFF. (Voir aussi colobomes palpébraux, p. 490). L'angustie du capuchon céphalique de l'amnios déterminerait des états hydrocéphaliques plus ou moins prononcés : cyclopie et états pathologiques voisins, hernies de la paroi cérébrale et des méninges (encéphalo-méningocèles), anencéphalie (après hydropisie avec rupture).

Pour l'ophtalmologiste il s'agit moins de rechercher le point de départ de ces malformations que de montrer leur relation avec les états colobomateux, ce que nous avons établi pour chacun de leurs types.

Il est rationnel d'admettre que les toxines maternelles (syphilis, tuberculose, alcoolisme, auto-intoxication de la grossesse), agissent à des degrés et à des moments variables, comme on est en droit de supposer d'infinies variétés dans l'étendue et dans la persistance des soudures et de l'angustie amniotique.

De ces actions nocives résultent également les encéphalopathies constatées au moment de la naissance sous forme de scléroses centrales et ayant entravé le développement d'organes qui sont sous la dépendance du névraxe. De ces encéphalopathies naissent les diverses tares physiques et psychiques des « dégénérés ». Les malformations les moins accusées ne présentent pas le moins d'intérêt pour nos cliniques ophtalmologiques et psychiatriques. Aux degrés élevés de l'échelle des dégénérescences on rencontre de multiples anomalies physiques parmi lesquelles l'asymétrie faciale et cranienne, la voûte palatine ogivale, les vices de développement du pavillon de l'oreille, les anomalies des paupières, les anomalies du fond de l'œil ayant rapport avec la fente fœtale (stigmates physiques de dégénérescence de MAGNAN). Vers le bas de l'échelle des dégénérescences nous retrouvons les malformations accusées de l'encéphale et du rachis (spina-bifida) et concurremment les anomalies oculaires dépendant du premier.

On ne peut plus contester que le tissu mésodermique envahit la fente colobomateuse typique comme MANZ, BACK et HESS l'avaient affirmé avant VON HIPPEL. Mais l'action première appartient-elle au tissu mésodermique que LAQUEUR croyait être le porteur de l'hérédité dans les anomalies congénitales de l'œil ?

Si l'on place avec VON HIPPEL l'action héréditaire au seul niveau du mésoderme adjacent à la fente fœtale, que devient cette interprétation en présence de toutes les lésions concomitantes, notamment des microphtalmies que KUNDRAT a montrées compliquant les aplasies cérébrales ?

Tandis que nous faisons retentir l'action des toxines sur le tube neural, et de là sur l'œil embryonnaire, PICHLER émet une hypothèse qui se rapproche également de celle de LEBER. Les toxines agissent sur les cellules hautement différenciées de la vésicule oculaire secondaire. Une inhibition se produit sur elle au niveau de la fente fœtale, point où le développement est le plus puissant. Un arrêt de développement à ce niveau permet au tissu mésodermique, auquel les toxines apportent une excitation formatrice, qu'elles enflamment même, de pénétrer secondairement dans la fente fœtale.

Quant à l'action de l'amnios sur le cerveau et sur l'œil, si VON HIPPEL ne les a pas constatées sur les embryons étudiés par lui, peut-être leur période d'action était-elle déjà passée aux stades initiaux examinés par l'auteur.

Combien plausible l'action à un degré mineur des membranes et enveloppes pathologiques sur l'embryon, puisque nous voyons naître les fœtus humains avec des adhérences amniotiques au cerveau, à la face, à l'œil. —

où les colobomes ne sont pas oubliés. Ces soudures amniotiques les ont ravagés à un degré prononcé.

Colobome du cristallin. — Quatre théories génétiques ont été avancées. Une cinquième, celle de Cissel, invoque une assise défectueuse du cristallin, mais ne fournit même pas de données spéciales quant à la direction de l'anomalie.

I. Théorie inflammatoire. — Deutschmann en admettant la genèse des colobomes choroïdiens par le fait d'une inflammation du mésoderme périoculaire et Leber, en plaçant l'origine de beaucoup d'anomalies en des inflammations fœtales, fournissent à Kampfer des arguments en faveur de cette théorie : les troubles inflammatoires disparaissent ou laissent des reliquats, mais le défaut de développement demeure permanent pour le cristallin.

II. Théorie fissurale. — Pour Manz la fente fœtale se ferme d'arrière en avant. Sa fermeture, qui s'achève au cours de la 7ᵉ semaine, peut être troublée par une invagination des lames céphaliques dans la vésicule oculaire secondaire, car la fermeture correcte de la fente présuppose la cessation de tout rapport entre ces lames et le corps vitré.

La séparation peut être entravée : 1) par une organisation trop accusée du pédicule mésodermique ; 2) par les vaisseaux pénétrant dans la vésicule oculaire par la fente fœtale et si bien développés dans l'œil embryonnaire.

III. Théorie zonulaire. — Von Ortingen avait admis une formation défectueuse de la zonule. Otto Becker l'admet aussi, mais il invoque de ce chef une traction non symétrique sur le cristallin. Le colobome de l'iris est pour lui l'indice d'un retard dans la fermeture de la fente fœtale. Presque toujours il est accompagné d'une malformation légère de l'orbiculaire ciliaire : quelques procès font défaut et le corps ciliaire est plus marqué. La zonule s'en trouve moins tendue lorsqu'elle ne manque pas en totalité en ce point. Par là le cristallin est soumis à une action moindre de la part de la zonule et, partant, une dépression du bord surgit avec élargissement du contour, d'où *pseudo-colobome*. Le relâchement de la zonule dans l'œil physiologique, son défaut ou insuffisance dans l'œil pathologique entraîne la forme davantage sphéroïde du cristallin tout entier et de son bord dans le premier cas ; elle détermine une modification partielle seulement dans le second. Une configuration spéciale du bord cristallinien est ici provoquée par suite d'une condition pathologique de la zonule (Kampfer). Hess lui-même reconnaît que l'absence de la tension zonulaire détermine une modification colobomateuse de ce bord.

D'après C. Hess (1892), qui adopte les vues de Manz, la fermeture incomplète n'a lieu que pour les colobomes localisés en bas. Le point capital réside dans la persistance des vaisseaux embryonnaires qui deviennent fibreux et exercent une pression sur le tissu cristallinien. S'il est des vaisseaux capsulaires contournant le cristallin en voie de croissance rapide et qui persistent plus longtemps que d'autres, il en résulte un obstacle mécanique et local pour cette croissance. Ces vaisseaux pourraient encore se résorber ultérieurement.

Manz et Hess admettent tous deux une atrophie simple, par action mécanique : tous deux invoquent l'intervention d'un tissu fœtal et persistant, anormal.

La persistance de vaisseaux fœtaux, origine de colobomes non localisés en bas, est à rapporter en première ligne à la fermeture incomplète de la fente fœtale.

IV. Théorie de l'absence des vaisseaux. — Heyl s'arrête à une théorie qui est le contrepied de la précédente : si parmi les branches hyaloïdiennes se rendant au cristallin primordial il en est qui viennent à manquer à l'équateur, le secteur correspondant est entravé dans son développement. L'activité zonulaire n'est-elle pas fortement annihilée dans l'irido-dialyse, dans la luxation du cristallin? Ne peut on pas la provoquer expérimentalement dans la libération de cet organe d'avec son ligament suspenseur?

Ce n'est pas sur le cristallin en évolution que l'action de la zonule s'exerce, dit Kampfer; c'est sur le cristallin parachevé qu'il faut l'invoquer avec Becker.

La théorie fissurale parait compter le plus d'adhérents.

ANATOMIE PATHOLOGIQUE [1]

Observations. — I. **Colobome de la gaine du nerf optique et du plancher oculaire chez un anencéphale.** — L'œil examiné appartient à un acranien-anencéphale (absence complète de la voûte cranienne, la base étant revêtue d'une membrane des plus vasculaires), mort-né, à terme. OEil gauche normal. Il existe un *colobome de l'iris* droit, à pointe directement dirigée en bas et n'arrivant pas à la périphérie irienne (*colobome typique incomplet*). Cet œil droit est un *microphtalmos* peu prononcé.

En enlevant le segment supérieur du bulbe, on constate l'existence d'un petit *colobome* circulaire *du plancher*, de 4 à 5 millimètres de diamètre, séparé de la papille par un pont de tissu sain. Il est un peu reporté vers le côté temporal, ne dépassant la ligne médiane du côté nasal que du quart de son diamètre transverse. L'ensemble répond à une partie dépigmentée et excavée. A la place de la papille une tache blanche, un trou scléral à la lumière transmise, ne parait pas dépasser en dimensions celles d'une papille, d'un trou scléral normaux (limites déterminées par le pigment rétinien).

Sous le nerf optique, dans son angle d'attache à la sclérotique, existe une petite *saillie globuleuse*, un épaississement sphérique de la sclérotique, d'un diamètre moyen de 2 millimètres et appartenant pour moitié à la gaine du nerf, pour moitié à la sclérotique.

Le nerf optique mesure vers son insertion, gaine externe comprise, 1.3 millimètre, soit *moins de la moitié* des dimensions chez le fœtus à terme (3 millimètres d'après Manz).

Sur des *sections sagittales*, abordées du côté nasal, on constate que la gaine durale du nerf optique est épaisse en dessous. L'espace vaginal n'est pas dilaté. La gaine piale est sensiblement plus épaisse qu'à l'état normal et aussi plus vasculaire. Il y a *aplasie partielle de la corde optique* par le *non-développement des fibres optiques* (relevé

---

[1] Les observations de kystes colobomateux (II, p. 466 et III, p. 470) forment un complément à notre contribution anatomo-pathologique à l'étude des colobomes.

chez tous les anencéphaliens'. Les *vaisseaux centraux* pénétrent dans ce *pseudo-nerf* 4 à 5 millimétres derrière le plan du trou choroïdien, suivant une direction oblique de bas en haut et d'arrière en avant. Après avoir gagné le centre du tronc, puis le côté nasal, l'artère se recourbe vers le bas et se subdivise derrière le foramen choroïdien : la branche supérieure remonte et, arrivée au niveau du bord de la choroïde,

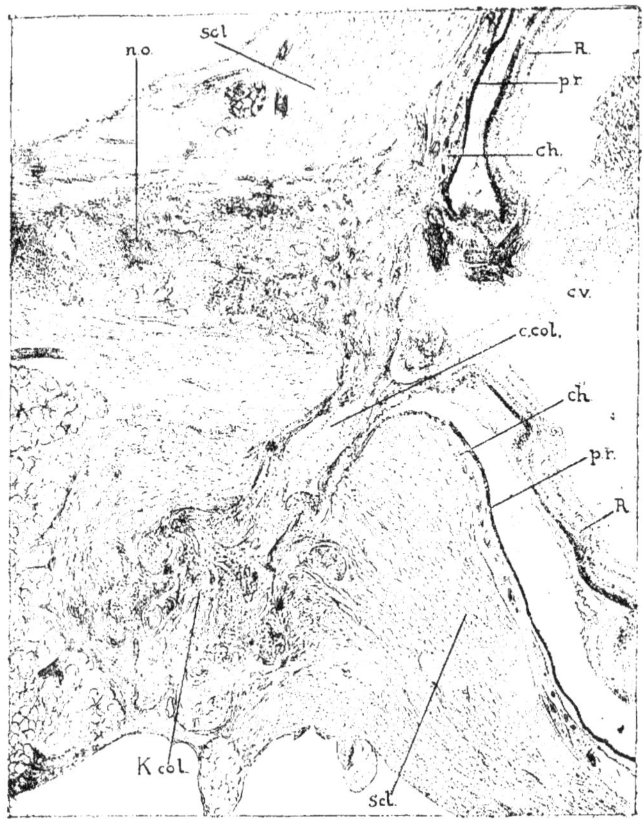

Fig. 187.

(Environ 20 diamètres).

n.o. nerf optique rudimentaire avec excavation centrale de la rétine (absence de papille).—R. rétine (absence des cellules ganglionnaires et des fibres nerveuses. — p.r. épithélium pigmenté de la rétine. — ch, choroïde. — Scl, sclérotique. — c.v. corps vitré. — c.col. et K.col. canal et kyste colobomateux.

se porte brusquement en avant pour gagner, par un second coude, le plan de la rétine (voy. fig. 187). La branche inférieure va contourner l'ouverture qui établit une communication entre l'intérieur du bulbe et le canal c. col. du recessus K. col.

Les fibres optiques du pseudo-nerf ou pédoncule oculaire n'existant pas et les vaisseaux centraux se divisant au niveau de la choroïde, la *papille optique est absente :* une excavation répond à ce niveau au feuillet interne de la rétine dans lequel les cellules ganglionnaires et les fibres nerveuses manquent.

Dans la couche vasculo-glio-connective qui représente ici ce feuillet rétinien, les fibres de soutien très apparentes sont garnies d'éléments la plupart gonflés et hyalins.

L'épithèle rétinien et la choroïde sont normaux, sauf dans les territoires colobomateux où ils sont absents.

A l'état frais le pli transversal, cadavérique, de la région maculaire n'existait pas. Manz ne l'a pas trouvé non plus dans les rétines d'anencéphaliens, ce qui impli-

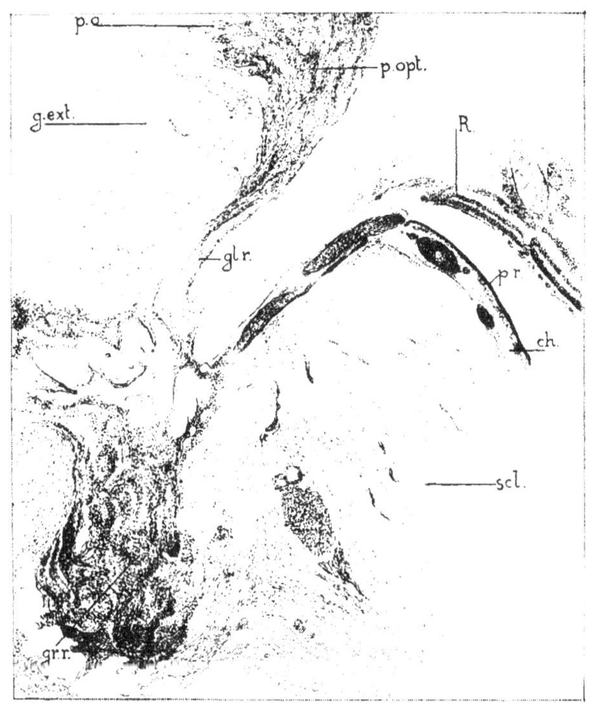

Fig. 188.

Canal et kyste colobomateux.

g.ext, gaine externe du nerf optique rudimentaire ou pédoncule optique *p.o.* — *p.opt*, tissu occupant le niveau de la papille optique au-dessus du canal colobomateux. — *gl.r.*, ghorétine engagée dans le canal. — R, rétine située au-dessus du colobome du plancher et s'engageant modifiée dans le canal. — *gr.r.*, amas cellulaires intrakystiques. — *pr*, épithèle rétinien. — *ch*, choroïde. — *scl*, sclérotique.

quait pour lui la non-existence de la fovea. On relevait toutefois dans le cas actuel des plis à l'instar des rétines fœtales.

Dans les coupes sagittales passant vers le centre du pseudo-nerf, on constate que le trou choroïdien est plus grand que la section du nerf. Du côté temporal, l'examen de la série des coupes établit que la choroïde est plus éloignée de celui-ci que la limite temporale de la gaine externe.

Les deux tiers seulement de l'ouverture choroïdienne répondent à la section du nerf (fig. 187). Le tiers inférieur répond à l'entrée d'un canal *c. col.* aboutissant dans la pochette sphérique *K. col.* signalée plus haut. Cette poche est cloisonnée par des travées connectives et glio-connectives en alvéoles contenant des éléments en tout comparables aux grains de la rétine.

En approchant de la cupule centrale, le feuillet interne de la rétine perd ses cônes et bâtonnets et, les couches des grains, après avoir brusquement conflué, se retrouvent fortement amincies, avec la couche vasculaire, à l'entrée du canal. Cette couche glio-connective subsiste jusqu'à une certaine profondeur charriant sur la figure 188 une veine de fort calibre.

A sa paroi inférieure, le canal (fig. 188) est bordé par une rétine fort modifiée. L'épithèle pigmenté y pénètre jusqu'à mi-profondeur, mais ses éléments perdent progressivement leurs granulations, en se décolorant par groupes.

La paroi supérieure du canal confine à toute l'épaisseur de la gaine externe du pseudo-nerf.

Le tissu représentant le plan de la papille — lame criblée dense, tissu connectif et couche glio-connective rétinienne — se replie vers le canal, mais c'est la dernière *gl. r* que l'on rencontre à mi-profondeur. La lumière du canal est bordée par la limitante interne de la rétine.

Quant au recessus *K. col.* les lames fibreuses qui l'entourent sont adossées d'une part à la gaine externe du nerf et de l'autre, à la sclérotique qu'elles dédoublent sur une certaine étendue.

La cupule rétinienne au-devant du pseudo-nerf, espèce d'excavation physiologique exagérée, se comporte comme une excavation glaucomateuse eu égard au coude brusque des vaisseaux centraux et de la rétine (fig. 187). Son fond est représenté par plusieurs couches de cellules connectives fusiformes, traversées par des capillaires et adossées à la lame criblée, dont les éléments, également fusiformes, sont beaucoup plus serrés. Les vaisseaux se subdivisent au-devant de la lame criblée, enveloppés par un tissu rétinien modifié. Ils font une saillie prononcée vers le corps vitré.

Le corps vitré porte une *artère hyaloïdienne* vide, raccordée aux vaisseaux centraux en haut et du côté nasal, et s'arrêtant à mi-chemin de sa course. Elle est entourée de sa gaine lymphatique et porte en trois points des bourgeons d'endothèles proliférés, vaso-formatifs.

Tandis que la figure 187 montre une section presque tangentielle à l'embouchure du conduit *c. col.*, la figure 188 montre la communication à plein canal avec l'intérieur du bulbe.

La cavité de ce kyste est cloisonnée dans sa profondeur par des travées fibreuses émanant de sa paroi et vers l'embouchure du canal par des travées glio-connectives. Ces dernières ne traversent qu'un tissu muqueux, tandis que les travées de la profondeur enserrent des amas de cellules semblables aux grains de la rétine, petits et chromatophiles comme eux. Il y a des relations de continuité entre la rétine qui tapisse le canal et le tissu glial enfermé dans les lacunes du kyste.

Le bord supérieur du colobome du plancher oculaire se trouve à 3 millimètres au-dessous du col du canal *c. col.* Il mesure 4 millimètres dans son diamètre antéropostérieur, un peu plus transversalement.

Au bord nasal il y a accentuation du pigment rétinien et légère surélévation de la choroïde (fig. 189). Cet aspect n'existe pas au bord temporal. La choroïde *ch* paraît ici sous forme de vaisseaux plus ou moins isolés (voy. fig. 189 et 190 à gauche). Le feuillet *epr* demeure sans pigment et la couche interne des grains devient rudimentaire. Le feuillet interne de la rétine *R* se comporte comme dans les parties non colobomateuses jusque vers le point *epr*, limite temporale réelle du colobome; à partir de ce point la rétine se modifie brusquement.

Au bord nasal du colobome (à droite de la fig. 189), l'épithèle *epr* n'est dépigmenté que sur une très faible étendue. La rétine *R* se replie sur l'éperon de la choroïde *ch* épaissie pour s'étendre au-devant de la sclérotique, le feuillet pigmenté de la rétine et de la choroïde faisant totalement défaut dans le colobome. La rétine réduite présente des plissements qui se succèdent rapidement, imprimant une marche reptante à la couche des grains, d'abord rudimentaire, disposée ensuite par groupes interrompus, se déroulant enfin par traînées plus ou moins confondues.

Ces grains ne sont jamais aussi serrés que dans les parties de la rétine situées hors du territoire colobomateux. Les cônes et bâtonnets n'existent pas.

Au point *ep.r*, milieu de la figure 190 et limite réelle du colobome, l'épithèle rétinien s'est enroulé sur lui-même en dedans. La rétine située à gauche et dans laquelle les couches des grains ont conflué, semble passer le long du groupe des cellules épithéliales *ep.r* pour se porter, réduite à sa couche vasculaire, sur la rétine R' située à droite de la figure.

A ce dernier niveau la rétine se comporte, sur une étendue de 1 millimètre, comme si elle avait été séparée de la portion R et enroulée, *repliée en dehors*, pour s'accoller à la sclérotique par sa couche interne, vasculaire, l'épithèle rétinien et la choroïde étant absents à ce niveau. La couche interne de la sclérotique est à cet endroit homogénisée.

La rétine subdécollée (détritus granuleux) présente ici *de dehors en dedans :* 1) limitante interne ; 2) couche glio-vasculaire avec fibres de soutien très développées, dont le large pied triangulaire se confond avec la limitante ; 3) couche granuleuse interne ; 4) grains internes ; 5) moléculaire ; 6) grains externes très abondants ; 7) limitante externe ; 8) une couche granuleuse dans laquelle débordent quelques éléments se rattachant à la couche des grains externes en des points où la limitante externe paraît absente. Cette couche, passablement épaisse et analogue à la moléculaire ne paraît pas être traversée par des fibres de soutien et contient des éléments vésiculaires à noyau non colorable : 9) elle est suivie, du côté du corps vitré, d'une couche glio-vasculaire *c. vas.* à vaisseaux plus volumineux que ceux confinant à la sclérotique et dans laquelle s'insinuent, aux deux extrémités de la région comprise dans l'étendue d'un millimètre, les grains externes. On y trouve des éléments dont les noyaux d'aspect divers indiquent la non-identité : noyaux allongés, ovoïdes, volumineux, pauvres en chromatine des endothèles des capillaires ; noyaux analogues du tissu connectif réparti non seulement au voisinage des vaisseaux, mais au contact du vitré ; noyaux arrondis à réticule chromatique net, peu volumineux (cellules de neuroglie). A côté de cette région, dans la partie dirigée vers le centre du colobome du plancher, la rétine est toujours invertie, mais la couche vasculaire adjacente à la sclérotique, moins développée, est plus intimement unie avec elle. Cette couche disparaît vers les parties nasales du colobome.

Les cellules endothéliales des espaces périvasculaires de la couche adjacente au corps vitré sont hyperplasiées et hyalines. De là une disposition parfois concentrique à la lumière vasculaire, lorsque la transformation hyaline est peu avancée ou des espaces clairs plus ou moins cloisonnés par les limites des cellules gonflées.

La charpente des couches vasculaires, tant de l'interne, au contact du vitré, que de l'externe, contre la sclérotique, mais surtout de la première, présente également des métamorphoses hyalines. Il en est de même dans les autres couches. Cette transformation se retrouve dans la rétine non colobomateuse, mais toujours plus discrète.

En résumé et au point de vue pathogénique, abstraction faite du colobome de l'iris et de l'absence de papille optique (absence des fibres nerveuses ainsi que des cellules ganglionnaires rétiniennes propres aux anencéphales), l'anomalie est à expliquer par l'absence de fermeture correcte de la fente fœtale, tant au niveau du point de jonction du pédicule optique avec la vésicule oculaire secondaire qu'au niveau du plancher de cette dernière. Au point de jonction en question, derrière lequel l'artère centrale-hyaloïdienne a pénétré (fente pédonculaire), les bords de la fente, — spécialement le feuillet interne — se sont évaginés et ont été entourés par le mésoderme, d'où formation d'un kyste colobomateux rudimentaire. Les feuillets maintenus en diastase vers la partie postérieure de la fente vésiculaire l'ont été aussi plus avant. Le tissu mésodermique, a constitué ici un obstacle à la réunion normale, selon la formule de von Hippel, et les feuillets rétiniens se sont plissés sans s'évaginer. L'adossement s'est opéré avec un retard (en *ep.r* — R', fig. 190) après la régression du tissu interposé.

A ce niveau la choroïde n'a pu évoluer: la lame épithéliale s'est enroulée d'une

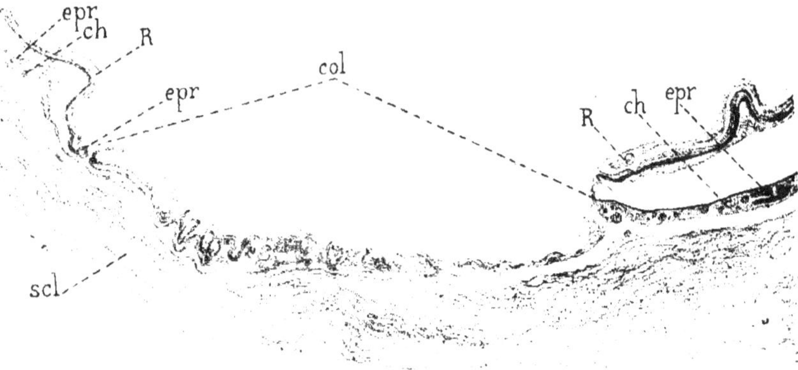

Fig. 189.

Coupe transversale d'un colobome du plancher oculaire (col.) chez un anencéphalien.
Détails dans la figure suivante. Les lettres ont la même signification.

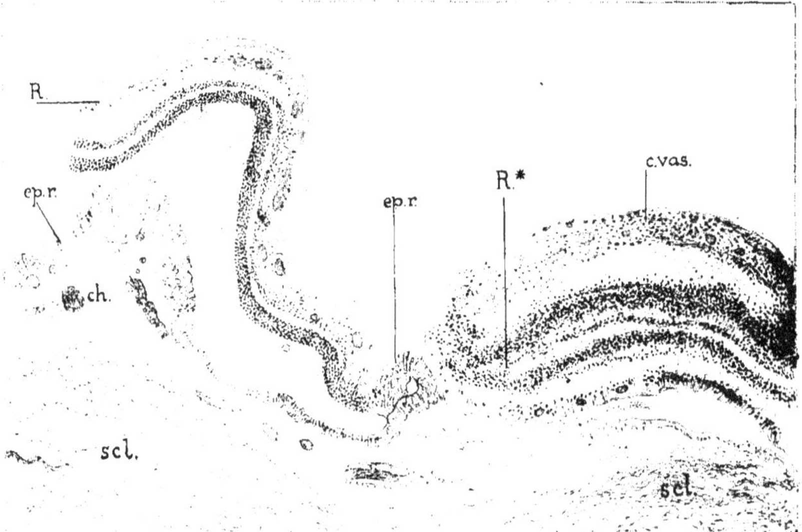

Fig. 190.

Bord du colobome de la figure précédente, à la gauche (Zeiss. Obj. 4 mm., Oc. 4.
Réduction : 3 : 3).

R. rétine au bord temporal du colobome. — *epr.* épithélie pigmenté se repliant en dedans à ce bord. — R*. rétine dédoublée par plissement en dehors. — *c.vas.* couche vasculaire de la rétine tournée vers le vitré et adossée d'autre part à la sclérotique *scl.* (fibres optiques absentes). — *ch.* choroïde en voie de disparaître vers le colobome.

part et de l'autre, elle ne s'est pas avancée avec la lame rétinienne proprement dite dans le territoire colobomateux.

II. Microphtalmos avec colobome de l'iris, colobome du plancher, plis rétiniens intra-oculaires, cône ou travée mésodermique, kyste colobomateux.—Les yeux dont la description suit proviennent d'un enfant du sexe féminin. Recueillis post-mortem, trente heures après la naissance, par M. le Dr Rogman, les bulbes nous ont été obligeamment transmis avec quelques renseignements cliniques : « Pas de vice de conformation chez les ascendants ni chez les frères et sœurs. La grossesse a été pénible (douleurs persistantes dans la région ovarienne droite). Pas de traumatisme en cause. Pas de syphilis. Enfant à terme, de grandeur moyenne, peu remuant, ne vagissant pas. Il est atteint d'exomphalie prononcée et de pied bot poplité externe.

Les paupières se présentent sous forme de deux gros bourrelets qui se déroulent quand l'enfant ouvre les yeux. Les fentes palpébrales sont moins longues qu'à l'état normal. Les cornées ont une forme ovoïde à grand axe vertical, le côté inférieur se terminant en angle obtus. La limite de la cornée et de la sclérotique n'est pas nette : surtout en dehors la seconde semble empiéter irrégulièrement sur la première.

Les cornées ne portent pas de taches. Leurs diamètres sont : *à droite : 5 sur 6 millimètres ; à gauche : 5 à 6 sur 7 millimètres.*

Le limbe scléral n'est pas dessiné d'après un tracé nettement linéaire ; la cornée paraît être irrégulièrement sclérosée à ses extrêmes limites, spécialement des côtés externe et interne (comp. von Hippel. Arc infantile).

Pupilles bien noires. L'iris est réduit à l'état de liséré étroit et dans chaque œil il existe un colobome directement dirigé en bas.

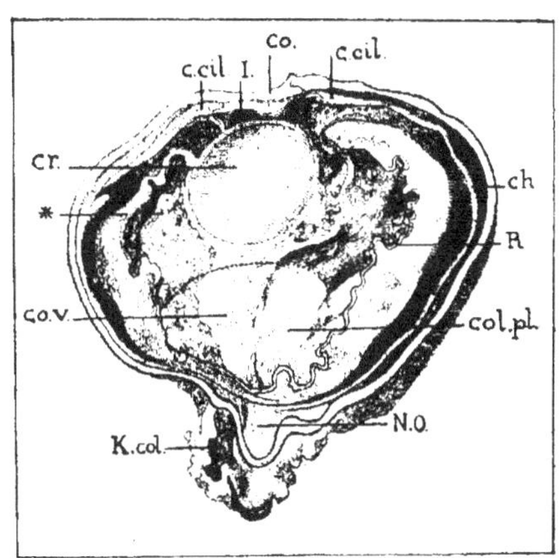

Fig. 191.

Hémisection horizontale ; moitié intérieure de l'œil droit.

Col.pl, colobome du plancher oculaire aspect leucotique. Vu à travers le corps vitré *co.v.*, et délimité par un pointillé. La région apigmentée, colobomateuse du plancher est en rapport avec la malformation de l'extrémité antérieure du nerf optique. — R, rétine. — *, masse rétinienne non déplissée, adhérente au plancher oculaire du côté nasal. — *ch*, choroïde. — I, iris rudimentaire. — *c.cil*, corps ciliaire ; *Co*, cornée. — *No*, nerf optique avec *K.col*, poche colobomateuse adjacente.

Le premier jour l'enfant devint cyanosé par moments ; le second il gagna du trismus et peu après des convulsions qui furent rapidement suivies de mort. Vu le second jour, il n'a pu être observé qu'une seule fois. »

Œil droit. — Au compas d'épaisseur le bulbe mesure : diamètre antéro-postérieur : 15 millimètres ; diamètre transverse : 14 millimètres ; diamètre vertical : 17 millimètres.

Les diamètres cornéens sont : le vertical, de 6 millimètres ; l'horizontal, de 5.

Il existe donc un léger aplatissement latéral de l'œil. De plus il est flanqué au-dessous et sur les côtés du nerf optique d'une poche de la grandeur d'un pois que la corde optique déprime en quelque sorte pour la faire déborder sur les côtés latéraux. Cette poche est plus saillante du côté nasal, et empiète davantage de ce côté sur la sclérotique (voy. fig. 191, K. col.).

L'hémisection horizontale du bulbe, entamant légèrement le nerf optique à sa partie supérieure (voy. fig. 191, No) nous montre les rapports de cette poche. Elle est surtout développée du côté interne où elle a été entamée en avant, lors de l'énucléation post-mortem. La paroi supérieure de cette poche ne dépasse guère du côté interne la section du nerf représentée sur la figure. Elle n'y atteint pas du côté externe. Au-dessous du nerf optique la poche ne forme qu'un léger relief.

Les points caractéristiques à noter sur l'hémisection du bulbe sont : 1° « Dépigmentation » d'une zone *col. pl.* qui s'étend de l'équateur vers la papille optique avec laquelle elle se confond. C'est à première vue un colobome choroïdien du plancher avec colobome de la gaine du nerf optique, analogue à celui de la figure 167 ; 2° Le corps vitré ratatiné, *co. r.* en forme de cône (liqueur de Müller), rejoint le cristallin arrondi *cr* ectopique et déplacé du côté nasal ; 3° A la rétine *R* du

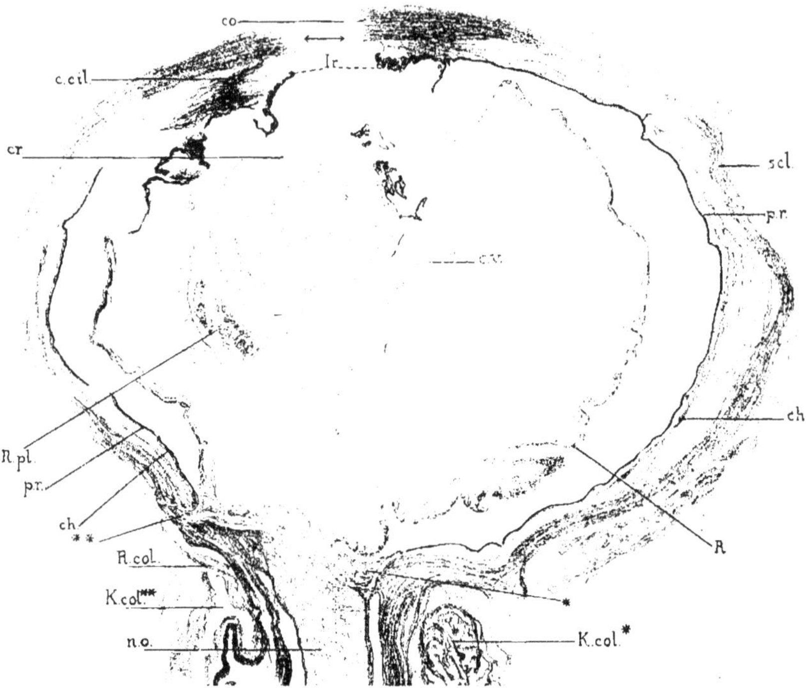

Fig. 192.

Coupe horizontale passant par le milieu de la corde optique (celle de la figure 193 passe un peu au-dessus).

cr, cristallin. - *c.v*, corps vitré. — *scl*, sclérotique. — *ch*, choroïde. — *p.r*, épithèle rétinien. — R, rétine. — *c.cil.* corps ciliaire. — *co.* cornée. — *R.pl.* masse rétinienne, faisant corps avec le colobome du plancher oculaire. — *n.o.* nerf optique. — *K.col.* **, et *K.col.* *, coupes nasale et temporale du kyste rétro-oculaire. — *pk*** et *pk**. paroi connective de ce kyste. — *, pli rétinien en inversion. — **, point où finit du côté nasal le segment le plus antérieur du kyste rétro-oculaire.

Les deux figures montrent au niveau de la papille les deux bords d'un colobome « englobant le nerf optique » absence de l'épithèle rétinien et de la choroïde ; aplasie de cette dernière du côté temporal).

segment inféro-interne s'est substituée une masse rétinienne blanchâtre, floconneuse s'étalant de la région papillaire vers le segment inféro-interne du cristallin en s'infléchissant du côté nasal. Attenante à la partie nasale leucotique du plancher oculaire, elle entoure le segment inféro-interne du cristallin en le dépassant en avant pour atteindre l'ora serrata. 4° L'iris *Ir.* est rudimentaire. La figure 192 renseigne sur le peu de développement du tractus uvéal sur les côtés. Dans la série inférieure des coupes on note l'absence de l'iris sur l'arc de cercle répondant à l'encoignure inférieure de la chambre antérieure. (La cornée ayant été excisée en partie, les bords se sont rapprochés.)

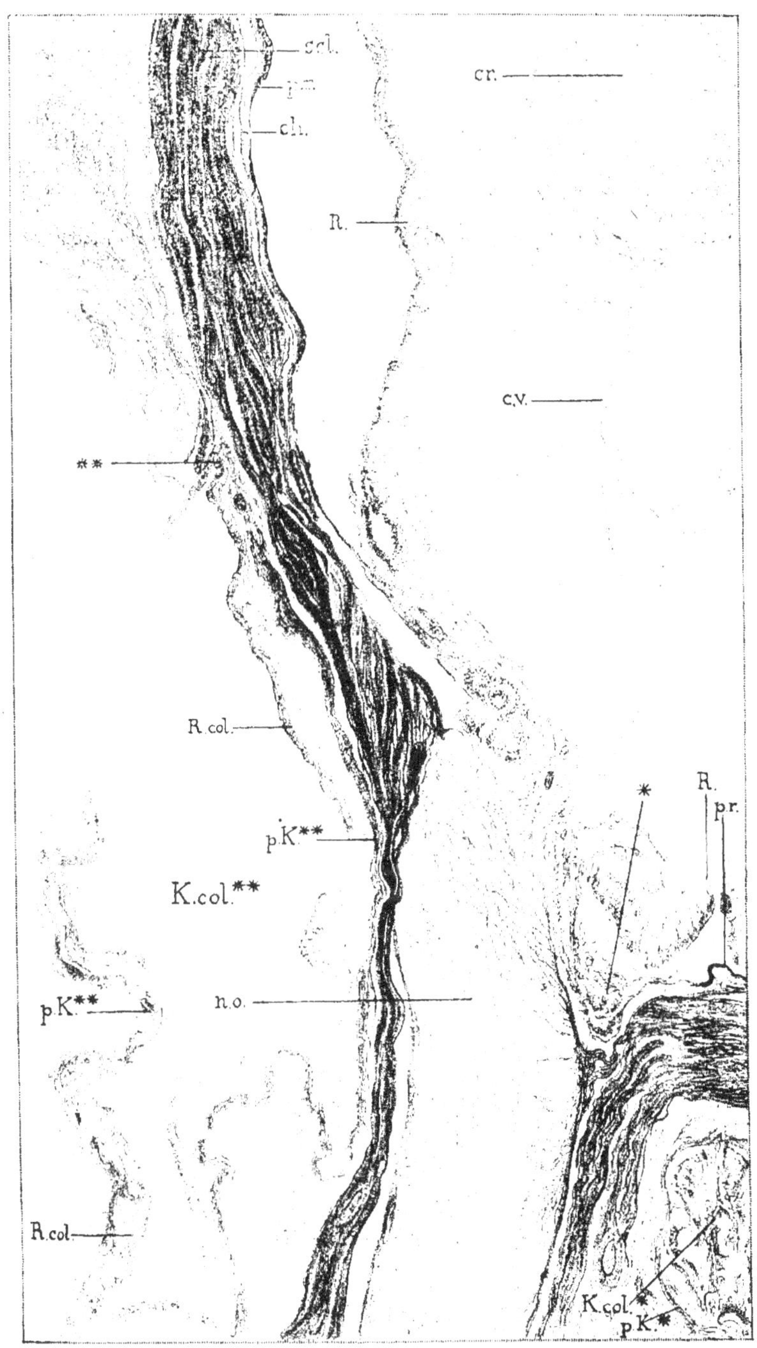

Fig. 193. — Même légende que la figure 192.

OEil gauche. — Plus petit que son congénère, il paraît ratatiné à la façon d'un œil atrophique.

Plus large que haut, il mesure 15 millimètres dans le diamètre transverse et 9 seulement dans le vertical. Le diamètre antéro-postérieur ne peut être évalué avec exactitude, le segment postérieur ayant été laissé en place, au cours de l'énucléation comme cela arrive pour l'enlèvement des yeux en hypotension.

Par les portions de tissus extirpées à ce niveau, on peut affirmer que la poche décrite sous le nerf optique de droite existe également, mais plus développée.

Le segment supérieur de l'œil ayant été enlevé pour étudier l'inférieur, ce dernier se trouvait rempli par une masse floconneuse de rétine, semblable à celle de l'œil droit et ne permettant aucune inspection du plancher oculaire.

EXAMEN HISTOLOGIQUE. — *OEil droit*. Après durcissement, coloration en bloc par le carmin boracique et inclusion dans la paraffine, il a été microtomisé en série, d'abord horizontalement jusqu'au niveau inférieur de la corde optique. *Le nerf optique (no, fig. 192) ne contient pas les vaisseaux centraux.*

Le plan de microtomisation a été ensuite modifié : des coupes transversales en séries ont été réalisées pour étudier les rapports de la rétine avec la coque oculaire, tant à l'intérieur du bulbe que dans le kyste rétro-oculaire.

Dans les coupes *horizontales*, la lame criblée, et par suite le plan de la papille, se dirigent obliquement de dedans en dehors et d'avant en arrière (fig. 192 et 193). Du côté nasal, les fibres de cette lame, plus ou moins espacées, proviennent des couches internes de la sclérotique (choroïde absente). Il en est de même du côté temporal où elles passent au-devant de l'espace vaginal du nerf optique.

L'extrémité antérieure de l'espace vaginal répond à un pli de rétine analogue à celui de la figure 166.

Les vaisseaux centraux se rencontrent sous la corde optique dans l'épaisseur de la gaine externe. Ils pénètrent dans la masse rétinienne nasale *R.pl.* (fig. 194). C'est de la portion temporale de cette masse, au-dessus d'un canal donnant accès à la poche rétro-oculaire ou kyste colobomateux *K. col.*, qu'une branche artérielle remonte dans la papille pour se distribuer en branches supérieures nasale et temporale.

Les figures 192 et 193 en * et la figure 193 en ** montrent les parties initiales de l'hiatus en forme de fente transversale, plus ou moins oblique et étroite, conduisant dans le kyste colobomateux adjacent au nerf optique et dont le col d'entrée est représenté sur la figure 194.

On constate que dans la série horizontale des coupes, à un niveau plus bas que le point ** de la figure 193, la rétine pénètre par un pli et se trouve à un moment donné, au moins pour un minime segment, enclavée dans l'épaisseur des lames sclérales, soit du côté nasal de la papille (fig. 192, en **).

En regard de la partie inférieure de la corde optique, on ne retrouve pas l'épanouissement des fibres nerveuses optiques, mais un feuillet rétinien modifié, continuation du repli signalé en *, même figure.

Plus bas la rétine qui pénètre dans le canal colobomateux *K col.* *R''* (fig.194) est modifiée au point d'être méconnaissable. Elle est toutefois continue avec la rétine intra-bulbaire *R, Rpl* et extra-bulbaire, intra-kystique. Réduite à l'état de tissu de soutien dans le canal qu'elle obture, elle est plus bas dans la zone colobomateuse blanche du bulbe, réduite à son feuillet interne incomplet : le feuillet épithélial pigmenté est absent et la choroïde fortement aplasique (la lamina fusca existe tout au plus).

On retrouve cette rétine colobomateuse sur la figure 195 correspondant à une coupe transversale du plancher oculaire, la microtomisation ayant pris une direction perpendiculaire à la première. Sous le canal d'entrée du kyste, on voit le segment temporal de ce dernier entouré de lames sclérales, tandis que le segment nasal est privé de sa paroi inférieure et externe. Le reste de [cette paroi est à d'autres niveaux représentée par un tissu connectif fibrillaire peu serré, *pk'' pk'* (fig. 193).

Dans le segment nasal du kyste, la rétine *R.* col. (fig. 193) se compose de deux parties essentielles, une couche de fibres de soutien portant les vaisseaux et adossée à la mince capsule externe *pk''* et une couche de grains d'épaisseur fort inégale et bien constituée dans la partie adossée au nerf optique. Cette dernière couche est intérieure, dirigée vers l'intérieur du kyste. *La rétine est donc invertie ici.* La couche des

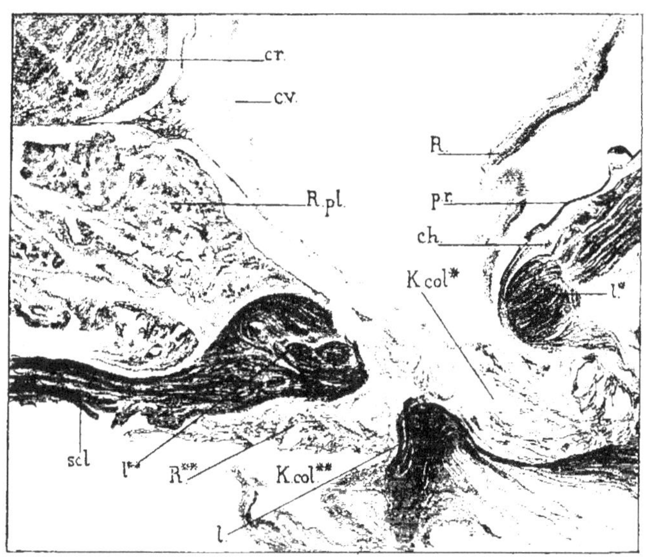

Fig. 194.

Coupe horizontale sous la corde optique. Canal colobomateux communiquant, entre l'œil et la poche rétro-oculaire.

La plupart des signes comme dans les figures 192 et 193. — *l.* gaine externe du nerf optique à sa limite inférieure (éperon saillant dans la poche colobomateuse . — *l'* et *l''*, limites sclérales, temporale et nasale du canal colobomateux. - R**, rétine extra-oculaire.

fibres de soutien est assez compacte du côté de la paroi kystique ; du côté des grains elle est fortement vacuolisée, œdémateuse. Cette rétine se réduit, vers la paroi opposée et dans les parties demeurées en place, à un tissu de soutien avec grains rétiniens déjetés, disséminés, particularité également observée sur le segment temporal K. col' (fig. 193) où l'aspect varie à divers étages : d'une façon générale il s'agit d'un amas de grains cloisonnés par des faisceaux de fibres glio-connectives.

Sur les coupes *transversales* et tout à fait postérieures du plancher oculaire (reliquat des coupes horizontales), on voit naturellement dans la figure 195 le point de pénétration le plus antérieur et le plus latéral de la rétine temporale dans le kyste au-dessous du massif scléral *m*. Cette coupe montre aussi la partie antérieure du segment temporal de ce kyste K col'. Le canal d'entrée est enclavé dans les lames sclérales. Sur cette même coupe le segment nasal K col'' est encore visible en grande partie. La rétine nasale R*n* intrabulbaire apparaît au-dessus.

Du *massif scléral* se dégage *en avant* une crête antéro-postérieure dont le sommet apparaît en forme de cône *cm* (fig. 196), lequel se prolonge en une travée ou faisceau *cm* (fig. 197) se rendant de bas en haut au segment inféro-postérieur du cristallin. A ce faisceau succède immédiatement le procès ciliaire *pci* (fig. 198), unique par le volume et qui s'étend en diminuant de hauteur sur le plancher antérieur de l'œil.

Des *vaisseaux* qui étaient disposés en coupe transversale dans le cône *cm* de la

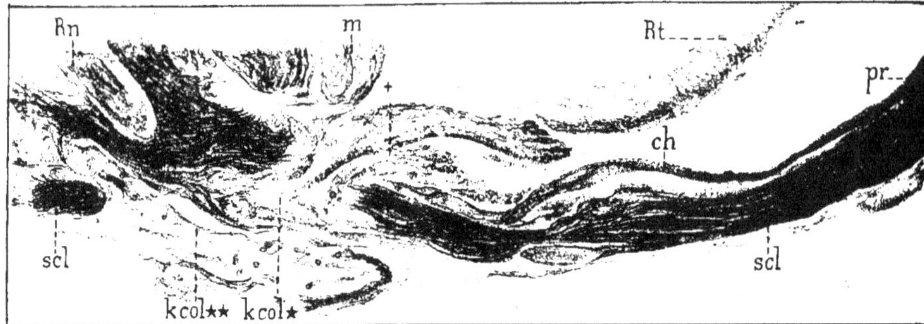

Fig. 195.

Coupes transversales (d'arrière en avant) du plancher colobomateux.

Fig. 195. — *Rn. Rt*, rétine nasale et temporale. — *ch*, choroïde aplasique et *pr*, épithèle pigmenté étalé à plat. — *scl*, sclérotique. — *m*, massif scléral au-dessus du kyste *Kcol*° et *Kcol*°°. — °, canal de communication du kyste avec le bulbe.

figure 196 changent brusquement de direction dans le faisceau *cm* de la figure 197; ils y deviennent axiaux et se distribuent à la face postérieure du cristallin contre lequel

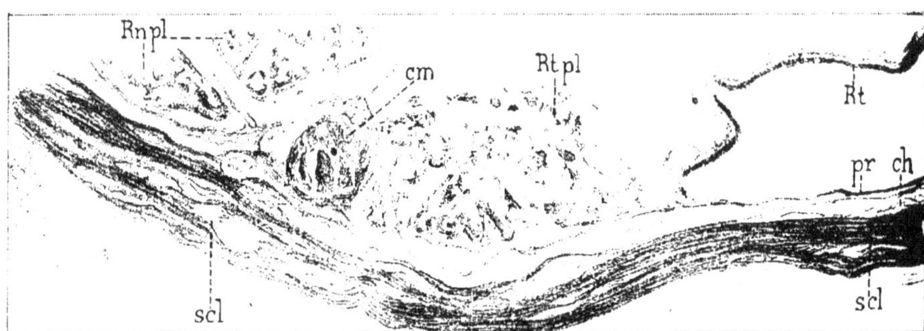

Fig. 196.

Coupes transversales (d'arrière en avant) du plancher colobomateux.

Fig. 196. — *cm*, cône scléral se détachant du massif *m* de la figure 195 pour se transformer dans le prolongement *cm* de la figure 197. — *Rn pl* et *Rt pl*, rétine plissée des régions nasale et temporale du colobome. — *scl, ch, pr*, comme dans la figure 195.

ce faisceau va s'appuyer, (vaisseaux *hyaloïdiens* et vaisseaux *rétrocapsulaires*). Le faisceau ou prolongement en question se compose d'un fourreau connectif dense et d'un axe de tissu lâche portant les vaisseaux. Une rétine ciliaire s'adosse à son pourtour latéral; du côté nasal c'est un épithèle pigmenté et la rétine plissée *Rn pl* qui s'y adossent (fig. 196 et 197).

Pour la rétine intrabulbaire il convient de noter les particularités les plus importantes :

Du côté temporal (fig. 192 et 193) la zone leucotique n'est pas large au niveau de la papille : l'épithèle pigmenté est présent. *Plus bas* l'absence de pigment dans l'épithèle

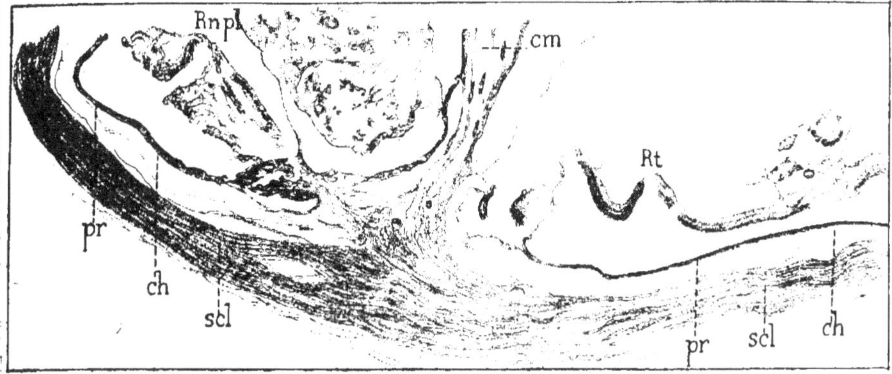

Fig. 197.

Coupes transversales (d'arrière en avant) du plancher colobomateux.

Fig. 197. — *cm*, prolongement connectif vasculaire vers le cristallin. — *Rn pl*, rétine nasale plissée. — *Rt*, rétine temporale. — *scl*, *ch*, *pr*, comme dans la figure 195.

et dans la choroïde aplasique, maintiennent cet aspect leucotique noté à l'inspection macroscopique (fig. 191).

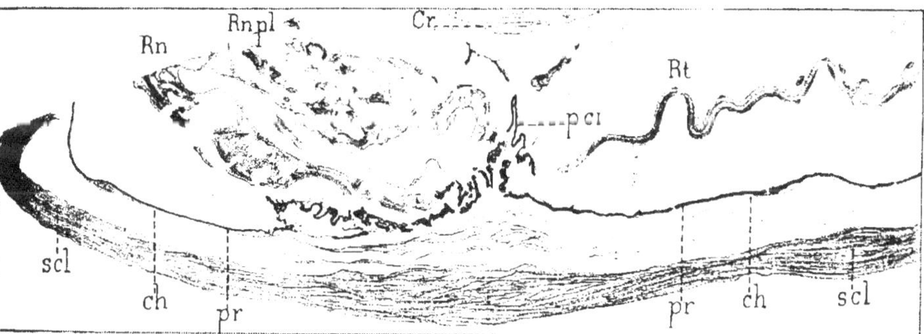

Fig. 198.

Coupes transversales (d'arrière en avant) du plancher colobomateux.

Fig 198. — *Rn*, *Rnpl*, — *Rt*, comme dans la figure 195. — *cr*, cristallin. — *pci*, procès ciliaire. — *scl*, *ch*, *pr*, comme dans la figure 195.

Au-dessous de la papille, l'épithèle rétinien est totalement absent et la choroïde très aplasique. Dans cette zone colobomateuse, du côté nasal, s'insère la masse de rétine floconneuse plissée *Rpl* (fig. 191), débutant en * sur les figures 192 et 193, et se continuant sur les figures 196, 197, 198. Cette rétine, fortement repliée sur elle-même, d'abord adhérente à la sclérotique et soulevée par le cône *cm* (fig. 196), se dirige en avant, adossée au faisceau *cm*, figure 197, pour se perdre du côté nasal au-dessous du cristallin. A la hauteur du faisceau *cm* les deux feuillets rétiniens et un segment de choroïde s'interposent entre elle et la paroi sclérale.

La masse de la rétine plissée est divisée par deux tractus hyalins en relation avec le mésoblaste scléral (fig. 197 et 198) et se confondant d'autre part avec les reliquats du corps vitré.

Elle se termine en avant, en bas et du côté nasal entre l'épithèle pigmenté qui borde le tissu connectif du corps ciliaire existant à ce niveau et un procès ciliaire qui se replie d'avant en arrière pour s'interposer entre elle et le cristallin. Ce procès est figuré à un niveau plus élevé sur la figure 192.

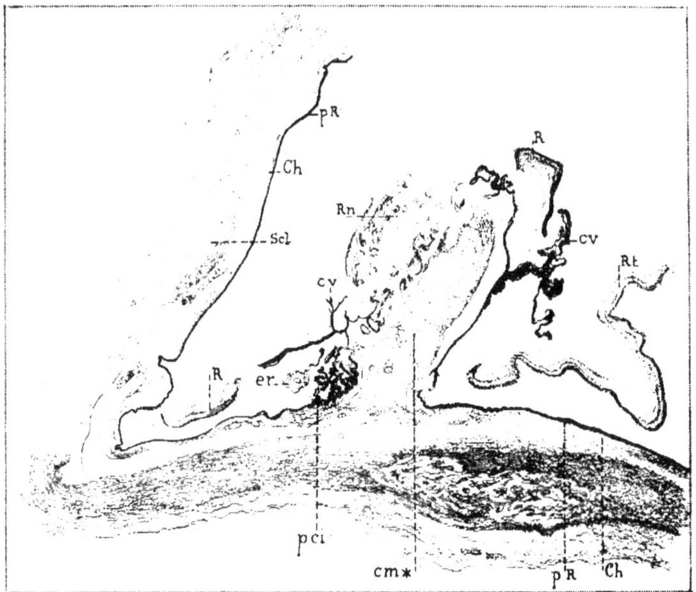

Fig. 199.

Coupe transversale du plancher en arrière du colobome ciliaire (Hartnack, Obj. 1, Oc. 2).

cm, prolongement connectif vasculaire. — *R*, rétine nasale. — *Rn*, rétine plissée adjacente au prolongement. — *Rt*, rétine temporale. — *pci*, procès ciliaires. — *er*, épithèle ciliaire. — *pr*, épithèle pigmenté. — *ch*, choroïde. — *scl*, sclérotique.

L'ectopie du cristallin en bas, du côté nasal et en arrière, a été suivie de l'attraction de l'uvée de la région ciliaire antérieure de la rétine vers le pied du prolongement *cm*. *pci* (fig. 198), l'épithèle pigmenté de la rétine et un épithèle cylindrique apigmenté se reconnaissent adossés à ce prolongement.

L'iris rudimentaire sur le côté *est absent* en bas (colobome). Il existe un *colobome étroit de la partie rétinienne* constitutive du corps ciliaire.

Œil gauche. — La cavité de l'œil étant occupée par de nombreux replis de la rétine, le plancher oculaire ne pouvait être inspecté.

L'iris est rudimentaire et sa fente en bas est suivie d'une fente du corps ciliaire. L'angle irido-cornéen est large.

Le colobome probablement ectopique, en arrière et du côté nasal, comme son congénère, expulsé au cours des manipulations, s'est perdu.

Au niveau du colobome du corps ciliaire, les tissus de la jonction scléro-cornéenne sont épaissis; le muscle ciliaire est absent, ainsi que la bordure pigmentée. Un tissu connectif peu dense existe seul à ce niveau. Sur la coupe transversale, le colobome est limité par deux procès ciliaires.

En arrière de ce colobome ciliaire le sol scléral se soulève en forme de crête conique à la base de laquelle reparait de part et d'autre le muscle ciliaire. Cette crête se dégage du plancher oculaire à la limite du tiers nasal avec les deux tiers latéraux. Elle est donc reportée notablement en dedans de la ligne médiane. Sur la coupe transversale, elle a une forme d'abord conique, puis claviforme et est comme enfouie

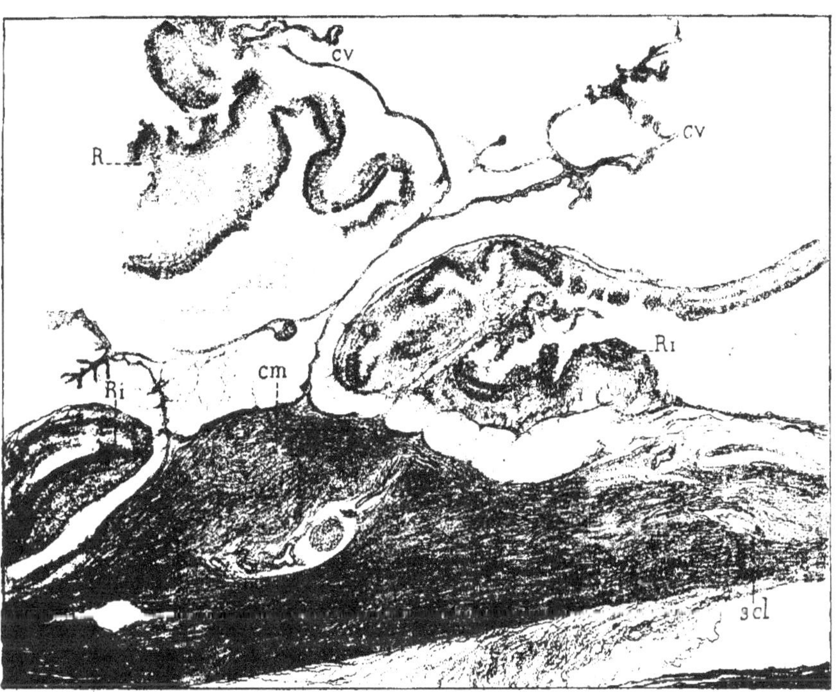

Fig. 200.

Coupe transversale du plancher en arrière du prolongement *cm* de la figure 199
(Zeiss, Obj. A. Oc. 2).

cv, corps vitré. — *Ri*, rétine invertie de chaque côté de l'arête antéro-postérieure du plancher, cône *cm* de la série des coupes (comp. avec la figure 191).

dans le muscle ciliaire, son extrémité étant revêtue par le tissu connectif et le pigment uvéaux. De chaque côté de ce sommet un petit procès ciliaire représente la bordure du colobome du corps ciliaire. A ces deux procès latéraux succède sur le sommet de la crête un procès plus volumineux.

A partir de ce point, sur le cône ou arête conique émanant de la sclérotique, se pose un autre prolongement plus en rapport avec le tissu connectif du corps ciliaire et qui forme à quelques coupes plus en arrière le prolongement *cm'* de la figure 199.

Ce prolongement du tissu connectif, de densité un peu différente de celui du cône scléral, que contournent encore quelques procès ciliaires reportés en arrière (du côté nasal) est en rapport avec des reliquats du corps vitré *cv*. Quelques-uns de ces prolongements filamenteux dichotomiques, hyalins et réfringents à la façon des fibres zonulaires, entourent des replis de rangées de cellules cylindriques à rapporter au feuillet incolore de la rétine.

Le feuillet pigmenté *p R* s'arrête à la base du prolongement digital *cm'* ainsi que le tissu connectif de la membrane vasculaire *ch* (fig. 199).

La rétine est représentée du côté temporal *Rt* par une série de trois à quatre grands plis rétiniens adossés, le sommet des plis atteignant à la hauteur de celui du prolongement *cm'*.

Du côté nasal, la rétine *Rn* est représentée par une masse repliée sur elle-même, appuyée sur la partie supérieure du prolongement *cm'* dont les connexions avec le cristallin demeurent, par la chute de ce dernier, inconnues. Il est à penser qu'elles

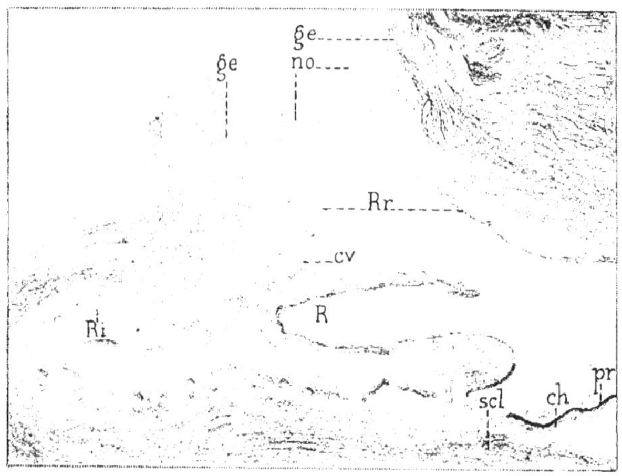

Fig. 201.

Coupe transversale tangentielle à la partie supérieure de la papille (Hartnack, Obj. 4. Oc. 2).

R, rétine. — *Ri*. rétine invertie. — *Rr*. rétine réduite pénétrant dans le kyste colobomateux, au-devant de la papille saillante à sa portion supérieure. — *ge*, gaine externe du nerf optique *n.o*. — *cc*, corps vitré.

n'ont pu être que fort médiates attendu que son sommet est revêtu par un épithèle cylindrique incolore. L'incisure que la figure 199 montre à droite, à mi-hauteur de ce prolongement, s'accentue dans les coupes ultérieures par l'interposition de la rétine *Rn* de sorte que le segment supérieur du prolongement *cm'* s'isole de son pédicule confinant à la rétine *Rn* d'une part, à du vitré et une rétine ciliaire d'autre part. Le prolongement faisait un pli à concavité antérieure.

Derrière le prolongement *cm'*, on retrouve la crête du plancher représenté par la figure 200 : absence de choroïde et de l'épithèle rétinien, inversion de la rétine le long de l'arête *cm* de part et d'autre (inversion en dehors comme dans la figure 161).

L'image dispense d'une description plus longue.

Les vaisseaux coupés transversalement à la base de l'arête *cm*. figure 200 (direction antéro-postérieure) se relèvent et prennent une direction axiale dans le prolongement *cm'* figure 199.

Enfin dans la portion de plancher colobomateux qui mène par une large ouverture sous le nerf optique dans un kyste colobomateux, dont les dimensions sont inconnues (portion demeurée dans l'orbite), la rétine devient rudimentaire dans les parties postérieures de ce plancher.

Le segment antérieur du nerf optique *no*, (fig. 201), est présent. Il proémine par sa partie supérieure dans l'intérieur du bulbe. Cette partie représente un angle ouvert en bas et dont les côtés sont revêtus par la rétine colobomateuse, réduite à ses éléments de soutien *Rr* et délimitant en haut la large ouverture dans le kyste rétro-oculaire morcelé par l'énucléation.

Par une portion de kyste située au-dessous d'un segment de nerf transversalement coupé au voisinage du bulbe, on peut constater que *l'artère centrale* ne passe pas par la corde optique.

Au point de vue pathogénique on peut affirmer que la fente fœtale est restée en diastase dans toute son étendue : en avant le colobome de l'iris, en arrière la non-pénétration de l'artère centrale dans la corde optique justifiant cette interprétation pour les points extrêmes de la fente. Le colobome du corps ciliaire, celui du plancher et en arrière la poche colobomateuse sous le nerf optique le font pour les parties intermédiaires et postérieures.

Pour *l'œil droit* une portion de la rétine n'a pas trouvé à s'étaler et occupe une

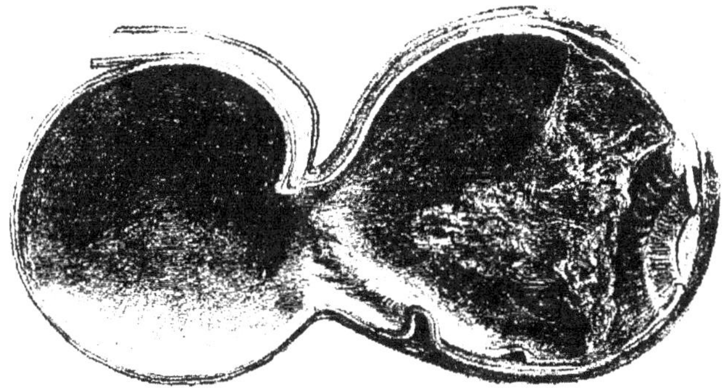

Fig. 202 A.

Colobome « de la gaine du nerf optique » (environ 2 diam.)

partie de la cavité oculaire du côté nasal de la fente fœtale. Au point de jonction du pédicule et de la vésicule oculaire secondaire, la rétine s'est évaginée en inversion (kyste colobomateux). A ce niveau, du côté temporal, le bord du feuillet rétinien interne (* fig. 192, 193) s'est plissé : c'est la partie initiale de l'hiatus qui mène dans le kyste colobomateux étalé sous le nerf optique et le dépassant sur les côtés spécialement du côté nasal (fig. 192, 193, 194). Un pli de rétine a été pincé dans le mésoderme (** fig. 192) au bord nasal du colobome du plancher. Le cône, la travée mésodermique connective qui, du plancher, se dirige, vers le cristallin (*cm* fig. 196, 197) répond aux productions connectives décrites par EVERBUSCH et HESS notamment.

Quant à *l'œil gauche*, bâti sur un type analogue, il montre avec la dernière évidence le cône mésodermique interposé dans la fente fœtale non fermée et le plissement de la rétine contre cet obstacle (fig. 199 en *cm** et 200, *cm*).

III. **Microphtalmos avec colobome de l'iris, du cristallin, du plancher oculaire et « de la gaine du nerf optique ». Poche colobomateuse sous-papillaire.** — Je dois la possession de cette pièce intéressante à M. le Dʳ Gayet, professeur de clinique ophtalmologique à la faculté de Lyon. Elle m'a été remise en 1881 et existait dans la collection de la clinique depuis cinq ou six ans. M. Gayet n'a pu me remettre que la moitié de l'un des bulbes (fig. 202 A), la photographie de la moitié correspondante ainsi que de l'hémisection de l'œil congénère (fig. 203 B).

Le porteur de ces yeux, un homme de vingt-cinq à trente ans, était entré moribond à l'Hôtel-Dieu de Lyon, pour une coxite suppurée. Frappé de la double microphtalmie que présentait le sujet, le professeur Gayet s'était enquis de sa vision. Il paraissait être question d'une myopie extrême avec une acuité très réduite. Jamais l'état du malade n'avait varié : les années n'avaient guère apporté de changement à sa vision.

Les yeux furent énucléés *post mortem* et plongés dans le liquide de Müller.

Pour la moitié du bulbe analysé plus loin, sans décider s'il s'agit de l'œil droit ou gauche (abrasion des muscles), il est permis d'affirmer que l'hémisection a été verticale. En effet la section a passé par la pointe d'un colobome de l'iris, dirigé en bas.

En comparant la pièce pathologique représentée figure 202 au double de sa grandeur

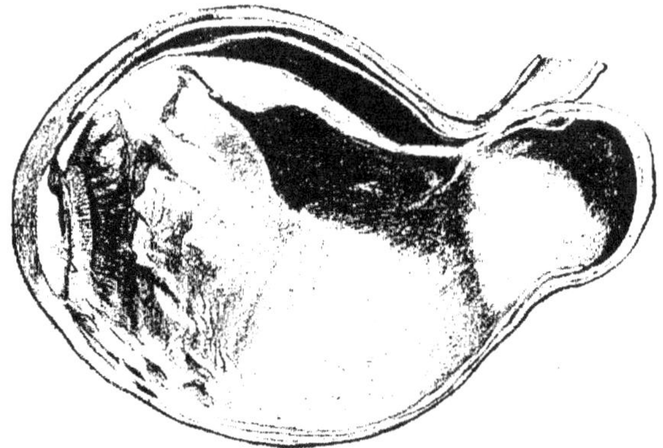

Fig. 203 B.

Colobome « de la gaine du nerf optique » d'après une photographie de GAYET
(environ 2 diam).

réelle avec l'image photographique de sa moitié correspondante, en se convainc que l'œil, d'un volume réduit, communique au-dessous de la papille optique avec une poche ou kyste à paroi mince et cela par l'intermédiaire d'une ouverture trigonale dont le plan est oblique de bas en haut et d'avant en arrière. La base de l'ouverture est située en arrière de l'équateur bulbaire au niveau d'un bourrelet saillant. Les bords de l'ouverture sont représentés par le même bourrelet qui remonte en s'atténuant sur les côtés et vers le haut pour se perdre aux bords latéraux de la papille. L'ouverture en question a 6 ou 7 millimètres dans sa plus grande largeur et 10 millimètres suivant son diamètre antéro-postérieur.

Les figures 202 et 203 étant représentées au double de la grandeur nature, les dimensions, faciles à déduire pour l'œil congénère, sont pour l'œil examiné A les suivantes :

Axe antéro-postérieur de l'œil (de la surface antérieure de la cornée à l'éperon de la papille optique)	20	millimètres.
Axe vertical.	25	—
Longueur de la portion réséquée du nerf optique. . . .	25	—
Du pôle postérieur de la poche colobomateuse ou kyste rétro-oculaire au milieu du rebord qui y donne accès.	19 à 20	—

La cornée mesure 8 millimètres de diamètre en hauteur. A en juger par le segment observé, elle a dû être circulaire et non ovalaire. En bas l'iris est rudimentaire sur la coupe sagittale ; sa coupe s'élève d'une certaine quantité au-dessus du limbe

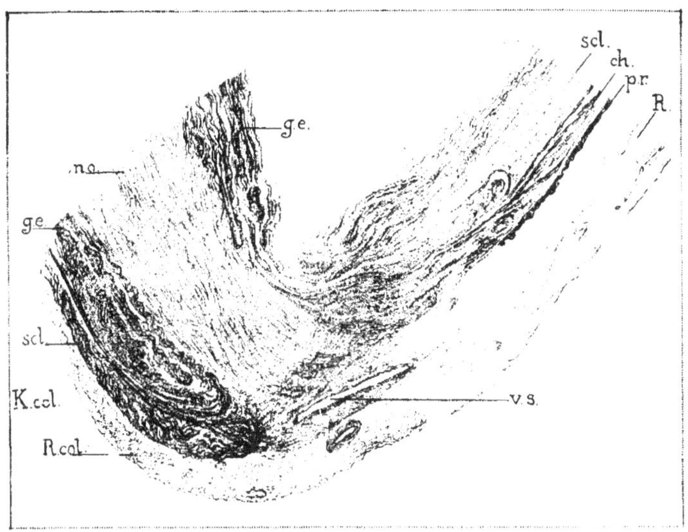

Fig. 204.

Coupe de la papille de l'œil A, avec vaisseaux centraux VS au-devant de la lame criblée.
Leur origine ne se trouve pas dans la série des coupes de l'« hémisection ». A droite,
l'intérieur du bulbe; à gauche, *Kcol.* intérieur du kyste colobomateux.

no, nerf optique. — *ge*, gaine externe. — *scl*, sclérotique. — *ch*, choroïde. — *pr*, épithèle pigmenté.
R, rétine. — *R.col.* rétine modifiée passant dans le colobome.

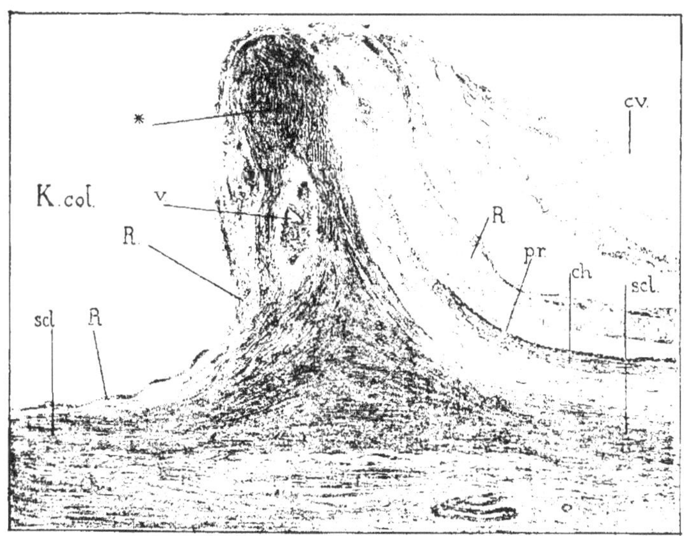

Fig. 205.

Coupe du rebord scléral limitant en avant et en bas le kyste colobomateux.

scl, sclérotique. — *ch*, choroïde. — *pr*, épithèle pigmenté. — *R*, rétine normale à droite. — *cv*, corps
vitré. — *v*, vaisseaux et nerfs dans le rebord. — *K.col.*, kyste colobomateux. — *RR* à gauche, rétine
modifiée dans le kyste (fibres de Müller et grains).

scléro-cornéen. En supposant que la coupe passe par la pointe extrême du colobome, ce serait un colobome irien typique mais incomplet.

Les procès ciliaires sont d'autant moins développés que l'on se rapproche davantage de la ligne médiane de l'œil.

La rétine, la choroïde sont nettement reconnaissables sur le segment supérieur du bulbe.

En bas, sur le plancher, existe une rétine qui passe amincie dans la poche rétro-oculaire. Celle-ci est adossée en haut par sa surface convexe contre la gaine du nerf optique et déborde largement le tronc sur les côtés, tout en le refoulant en forme d'arc, la convexité tournée en haut.

Le diamètre transversal de la poche est de 10 millimètres pour la moitié observée. Dans l'hypothèse d'un développement égal de l'autre moitié, elle a dû avoir une forme sphérique.

Le cristallin a été enlevé pour mieux montrer les particularités du tractus uvéal. Il était aplati à son bord inférieur (colobome).

A part le moindre volume de la poche rétro-oculaire, la disposition est semblable dans l'œil congénère.

Les figures 204 et 205 permettent de saisir la constitution des membranes au point de vue des formations colobomateuses.

Le rebord d'accès ' de l'œil au kyste K.*col.*, est constitué par des lames sclérales formant un cône saillant ' sur la coupe, cône au pied duquel s'étendent en remontant la rétine et la choroïde, mais l'épithète pigmenté *pr* s'arrête au bas ; la choroïde continue, modifiée, réduite à une lame connective et doublée par la rétine *R* non moins modifiée. Celle-ci arrive sur le sommet du cône et se replie dans le kyste, extrêmement amincie, réduite à un feutrage avec limitante interne plus ou moins isolée. C'est à l'état de feutrage analogue, glio-connectif *R.col.* qu'elle revient figure 204 revêtant la sclérotique amincie également et adossée à la gaine externe *g.e* du nerf, pour se mêler au bord inférieur de la papille et rejoindre plus haut la couche des fibres optiques.

Au point de vue pathogénique, en ce qui concerne le poche colobomateuse, elle répond à une fermeture défectueuse de la fente fœtale dans la portion postérieure de la fente *vésiculaire* ou *fœtale*.

La lame interne, rétinienne proprement dite, évaginée à ce niveau et maintenue à l'état de saccule, s'est entourée de tissu mésodermique. Les dimensions de cette poche se sont probablement accrues après la naissance, la rétine s'atrophiant, le tissu pseudo-scléral s'amincissant avec les années. Avec la progression de volume le rebord d'entrée de la poche a dû s'accentuer en hauteur.

ANOMALIES DE LA CORNÉE ET DE LA CONJONCTIVE

Opacités congénitales de la cornée. — Les lésions congénitales dont le caractère commun, les opacités, ont surtout arrêté l'attention des observateurs, sont réunies ici en un même chapitre. Bien que des examens histologiques récents plaident surtout pour leur production sur la base de processus inflammatoires, on ne peut se défendre, en étudiant les nombreuses publications afférentes, de l'idée que la pathogénie des opacités cornéennes n'est pas univoque.

Ces lésions peuvent être accompagnées de modifications dans la forme et les dimensions de la cornée et se compliquer d'anomalies diverses : synéchies antérieures, staphylome, colobome irien et choroïdien, dermoïde épibulbaire, corectopie et dyscorie, microphtalmos, etc.

Il est des opacités à jamais stationnaires; d'autres s'amendent et disparaissent après la naissance.

KLINTOSCH a le premier signalé les opacités congénitales de la cornée (1766). Dès 1790, FARAH, de Deptford, faisait connaître leur disparition progressive chez trois frères. Au début du siècle dernier MAYOR, BEER et WARE rapportaient des faits analogues. Il faut arriver à von AMMON (1830) pour trouver le premier travail didactique sur les défauts congénitaux de la cornée. Leur histoire se complète avec MIDDLEMORE (1835), CORNAZ (1848) FROXMÜLLER (1855).

Au point de vue clinique, il est des opacités sans modification appréciable dans la courbure et les dimensions de la cornée : opacités partielles, annulaires ou en plaques et des opacités envahissant toute l'étendue de la membrane. Quant à celles où la courbure et les dimensions cornéennes sont insolites, il faut citer la coexistence du staphylome, de la mégalocornée ou kératoglobe, du staphylome intercalaire et de l'hydrophtalmie, autant d'états où les causes déterminantes des opacités ont entraîné une augmentation du tonus oculaire et engendré le symptôme secondaire du glaucome infantile.

Opacités partielles. — 1° Elles affectent la forme d'un anneau complet ou incomplet. Incomplet, il représente par exemple un demi-anneau occupant la moitié supérieure ou inférieure de la cornée (*Embryotoxon* de WALTHER; *arc fœtal* de von AMMON ; *annulus juvenilis* de WILDE ; *macula arcuata* de SYBEL).

L'anneau ou l'arc opaque, dont le bord central se dégrade sur l'aire transparente de la cornée, peut être séparé de la sclérotique par une zone cornéenne intacte.

LANDEUDIING. Un enfant de 17 jours présente un « gérontoxon » complet et bilatéral. Sa mère, âgée de 19 ans, porte la même anomalie congénitale.
HILBERT. Enfant de trois semaines : opacité annulaire, d'un blanc laiteux, large de 1 millimètre, éloignée du bord cornéen de 1 millimètre, interrompue en bas sur un espace de 3 millimètres. Cornée plus petite et papille optique pâle.
KIESER signale un cas où la partie transparente de la cornée affecte une forme rhomboïdale.

Relevons en passant la microcornée dans le cas de HILBERT. Cette anomalie, de même que le microphtalmos, ne fait pas défaut dans les opacités congénitales de la cornée.
On a signalé aussi les opacités en languette du bord cornéen, analogues aux résidus de la kératite sclérosante.

TALKO. Trouble de la cornée affectant sa moitié supérieure et passant directement dans la sclérotique. Microcornée. — De l'autre côté, cornée normale, iris attiré vers le bord cornéen externe. Pied équin. Paralysie des extrémités gauches. Mort par hydrocéphalie.

Il faut ranger ici un fait observé par LANDESBERG, celui d'un leucome irrégulier occupant le quadrant supéro-interne de la cornée et dont le niveau s'élève au-dessus de celui de cette membrane, ainsi que des lésions analogues étudiées par Schulteiss et Rückert sur des cornées d'animaux.

Schulteiss. Jeune chien. Moitié inférieure de la cornée remplacée en avant par du tissu de la conjonctive et dans le parenchyme par un véritable tissu scléral. Le bord cornéen inférieur paraissait par là être développé en saillie.

Citons encore les opacités occupant une position plus ou moins centrale (cas de Steffan et de Fronmüller) et celles qui ont envahi l'aire cornéenne

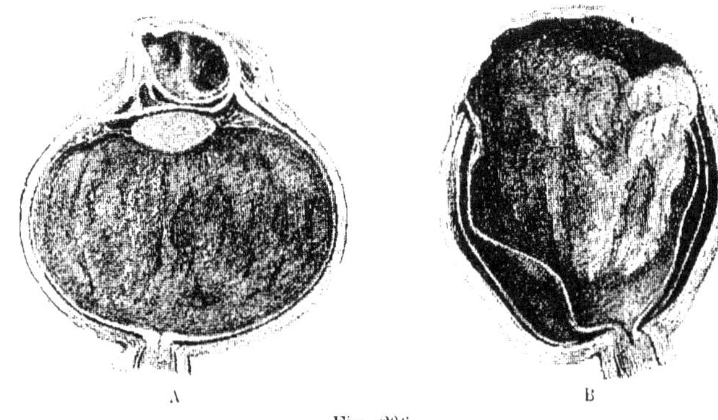

Fig. 206.

A. Staphylome racémeux congénital de la cornée avec kyste de l'iris.
B. Staphylome intercalaire et cornéen, congénital, aphakie congénitale (Krükow).

tout entière (Maclagan) pour arriver à celles qui représentent de grands leucomes adhérents.

Vossius. Fille de 9 ans. A droite existe une aniridie partielle analogue à celle décrite par Swan M. Burnett (fig. 225). A gauche, au voisinage du bord externe, petit leucome. L'iris est accollé à ce niveau tandis que la chambre antérieure existe du côté nasal. La pupille ovalaire, reportée en dehors, est soudée, par sa pointe, à l'opacité vers laquelle elle a été attirée. — L'os intermaxillaire et les dents canines sont absents.

Landesberg. Chez un enfant de deux semaines on relève une opacité diffuse des deux cornées. A gauche, un leucome central adhérent.

Trattner. Femme de 31 ans. Léger ptosis et divergence des yeux. Microphtalmos bilatéral. Cornée gauche : le segment supérieur blanc bleuâtre semble remplacé par du tissu scléral et répond à une opacité en forme de demi-cercle avec la base en haut, le bord convexe dirigé vers le centre; le long de ce bord existent de multiples synéchies. — Cornée droite : le diamètre vertical est moindre que l'horizontal. Opacité de la moitié externe de cette membrane. — Microdentisme.

Des leucomes, on passe par une transition naturelle aux staphylomes congénitaux de la cornée, analogues à ceux de la vie extra-utérine, et pour lesquels on a revendiqué une pathogénie semblable (Treitel, notamment).

Les traités didactiques, y compris celui de de Graefe et Saemisch (de 1876) ne touchent pas à cette question. On trouve dans le seul livre de Mackenzie une citation relative aux cas de Sichel, de Cloquet et de de Graefe.

Nettleship décrit une cornée staphylomateuse avec cicatrice adhérente qu'il rapporte à un ulcère intra-utérin.

Dans le cas de Sichel le staphylome cornéen opaque avait un demi-pouce de haut.

Dans les deux cas de Krukow il s'agissait de vrais staphylomes de la cornée. Dans le premier s'était formé un kyste de l'iris à épithèle vibratile. Dans le second, les staphylome cornéen se compliquait de staphylome intercalaire ; le cristallin était absent.

Pincus décrit chez une fille de 10 mois un staphylome cornéen représenté par du tissu cicatriciel et compliqué d'un staphylome intercalaire. Pas de cristallin ; corps vitré attiré vers la cornée et soudé à cette dernière ; moitié postérieure du bulbe rempli d'un transudat liquide. Rétine dégénérée (son tissu de soutien a proliféré). Le volume de l'œil est celui d'un adulte (22, 5 millimètres × 20 millimètres).

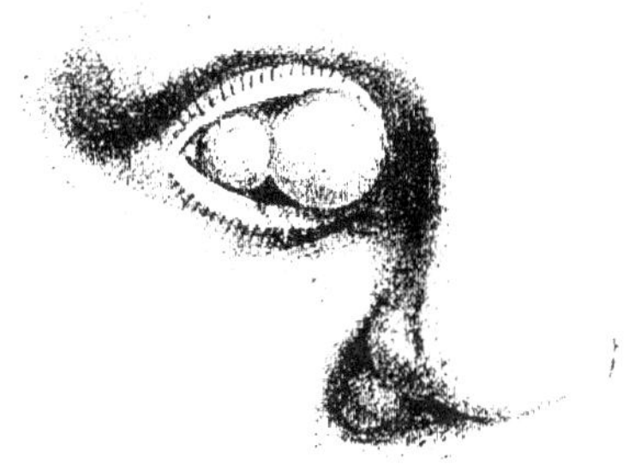

Fig. 207.

Staphylome cornéen total avec formation dermoïde (Bernheimer).

Quelques staphylomes cornéens publiés sous ce nom se rapportent au groupe décrit plus loin sous le nom de cornée globuleuse, kératoglobe.

Il faut assigner une place à part dans le groupe des staphylomes cornéens proprement dits au cas étudié par Bernheimer :

Chez une fille de 6 mois la fente palpébrale droite est distendue par deux tumeurs presqu'en contact et couvrant la quasi totalité de la cornée, demeurée claire au-dessus et au-dessous du point où elles sont adossées. La couleur et l'aspect des tumeurs sont ceux de la peau. Elles ont fini par confluer. Énucléation. À la racine du nez, tumeur dermoïde, du volume d'un pois, recouvrant une fistule congénitale de la fosse nasale correspondante. Les tumeurs répondent à des staphylomes de la cornée épaissie, avec iris adhérent et membrane de Descemet rompue. La pseudo-cornée est remplacée par un tissu contenant les parties composantes de la peau. Elle a donc le caractère dermoïde. Au rebours des tumeurs épibulbaires, la formation dermoïde existe ici en lieu et place de la cornée dont le parenchyme n'est que très faiblement représenté.

Kératite parenchymateuse. — Une série d'opacités ont été assimilées à la kératite hérédo-syphilitique, opacités diffuses allant jusqu'au blanc de porcelaine, opacités siégeant sur toute la cornée ou localisées dans les parties centrales. L'intérêt de ces cas réside principalement dans leur curabilité : la plupart des cornées s'éclaircissant de la périphérie vers le centre.

Baas décrit une kératite parenchymateuse congénitale où les cornées s'éclaircissent de la périphérie vers le centre.

Saltini publie l'observation de trois frères dont les cornées avaient un aspect de verre mat, sans autre anomalie.

Hansel note chez un enfant de deux jours un trouble des cornées dû à des taches grisâtres des lames profondes de la cornée. Absence de vaisseaux et de lésions de l'épithèle. Pas de preuves de syphilis chez cet enfant débile. Au bout de 6 semaines il ne reste qu'un léger trouble à droite.

Barabaschew relate un cas semblable.

Quelques opacités congénitales, appartenant au groupe signalé en premier lieu et non compliquées de modifications dans la courbure et la forme de la cornée, rentrent probablement dans celui des kératites parenchymateuses.

Hydrophtalmie. — (Syn. *mégalocornée, mégaloophtalmie, buphtalmie, cornée globuleuse, kératoglobe*) est un état qui complique fréquemment les

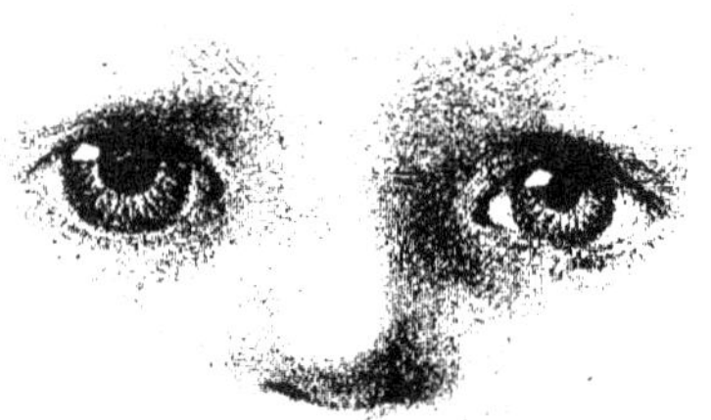

Fig. 208.

Hydrophtalmie de l'œil droit. Opacité cruciale de la cornée. Excavation du nerf optique (enfant de 10 mois).

opacités cornéennes. Le volume de l'œil est parfois considérable au moment de la naissance (Hirschberg). L'expansion des tuniques peut se localiser au niveau du segment antérieur du globe : c'est l'*hydrophtalmie* antérieure.

La cornée est moins épaisse ; la sclérotique péri-oculaire est également amincie et bleuâtre. La chambre antérieure est profonde. La pupille, de dimension moyenne ou fort large, est lente à se mouvoir ou immobile ; l'iris décoloré, atrophique, reporté en arrière est trémulant. Le cristallin est souvent cataracté et luxé. Il existe une excavation du nerf optique (Horner). L'acuité visuelle est en rapport avec le degré des lésions.

Horner a établi une distinction entre la cornée globuleuse (kératoglobe, mégalocornée) et l'hydrophtalmie : dans le kératoglobe, la cornée demeure transparente et normalement délimitée, la sclérectasie ne se formant pas.

Pour von Hippel, la cornée devenant grande, le segment antérieur de l'œil subit également une expansion et l'iridodonesis s'installe ; le cristallin devient trémulant : la mégalocornée aboutit à une mégalophtalmie.

Au point de vue clinique on peut dire avec von Hippel que la mégalocornée et la mégalophtalmie se distinguent de l'hydrophtalmie par l'absence de signes de désorganisation interne, par la non-excavation de la papille optique et la conservation d'une bonne acuité visuelle. La courbure de la cornée n'est habituellement pas modifiée et souvent on y constate une opacité marginale rappelant le gerontoxon. Dans l'hydrophtalmie des taches plus ou moins étendues de la cornée persistent. Le même processus s'attaque généralement aux deux yeux *in utero*, mais un mégalophtalmos peut exister d'une part avec une cornée claire, sans excavation de la papille et avec une bonne acuité visuelle, tandis que l'on observe d'autre part un hydrophtalmos avec opacités de la cornée, augmentation de la tension, excavation et amaurose, preuve péremptoire de la similitude du processus d'origine.

PATHOGÉNIE. — Nous n'avons guère jusqu'ici d'examen microscopique à mettre en rapport direct avec les opacités annulaires et marginales de la cornée. Il est permis de rapporter l'origine de quelques-unes à celle que von HIPPEL a constatée en des cas ayant une autre allure clinique.

L'identité d'aspect de l'opacité marginale et de la sclérotique a fait adopter pour sa genèse, l'idée d'un arrêt de développement (*anneau fœtal* de DE WECKER et STELLWAG). Le travail, qui doit rendre la cornée transparente, ne s'accomplit pas en entier (von AMMON, MIDDLEMORE). Si l'opacité embryonnaire de la cornée persiste, il y a opacité totale ; si l'arrêt de développement ne survient que sur le tard, l'opacité n'est que partielle (FROXMÜLLER). MANZ était enclin à penser que les opacités congénitales étaient un reste de l'opacité normale, embryonnaire de la cornée et, à propos d'opacités circulaires, dans une observation d'aniridie, LAWRENTJEFF s'est également rallié à l'idée d'une différenciation incomplète de la sclérotique.

STEFFAN estimait que dans le cas d'opacité centrale observé par lui, une séparation incomplète ou tardive du cristallin d'avec le feuillet ectodermique est cause du trouble cornéen.

Enfant mort à 3 mois. Cristallins accollés aux cornées, dont l'une est aplatie, l'autre un peu saillante. Les opacités de la cornée sont dues à la position anormale du cristallin, explication que l'auteur étend à la plupart des opacités cornéennes.

SCHULTEISS croit qu'il s'agit dans son cas (voy. p. 366) d'un processus d'organisation supérieure.

L'auteur admet avec MANZ que l'accident primitif a été une expansion, une séparation de la ligne de soudure, après la fermeture de la fente fœtale. En raison des rapports très intimes existant entre la nutrition de la région uvéale antérieure et le segment antérieur de la sclérotique, le courant sanguin a été actif vers cette dernière et vers la conjonctive, d'où excès dans l'apport des matériaux nutritifs dans la sclérotique et dans la cornée, et développement d'un tissu cornéen de signification anatomique inférieure.

RÜCKERT arrive à une conception analogue.

Il s'agissait des yeux d'un porc portant des opacités vers le bord inféro-interne de la cornée, avec iris adhérent à la périphérie. L'auteur nie l'existence d'un processus inflammatoire à ce niveau.

L'arrêt d'évolution que l'on conçoit bien, basé sur des lésions nutritives et formatives, a été invoqué récemment par HOSCH, à la suite de l'examen des deux yeux énucléés d'un fœtus, non à terme et atteint de syphilis héréditaire.

Les opacités cornéennes sont le reliquat d'une kérato-uvéite à une époque précoce du développement et ayant compromis l'évolution du segment oculaire ante-cristallinien. Le processus inflammatoire (syphilis) a empêché la formation normale du tissu mésodermique et partant le développement des couches postérieures de la cornée, de la chambre antérieure, de l'iris, de la capsule cristallinienne et du segment antérieur du cristallin.

TRATTNER explique les leucomes observés par lui (voy. p. 358) comme une anomalie de formation, résultant d'une kératite sclérosante, d'une inflammation aboutissant à la sclérose. Il soupçonne la syphilis héréditaire.

Se ralliant à notre théorie des dermoïdes engendrés par les adhérences épibulbaires de l'amnios, BERNHEIMER admet que l'état dermoïde de la cornée (voy. fig. 207) est dû dans son observation à deux synéchies amniotiques. La traction par l'accumulation du liquide amniotique, la prolifération rapide des points d'attache des adhérences ultérieurement rompues ont déterminé une inflammation secondaire et un ramollissement de la jeune cornée, l'inflammation se propageant à l'iris. L'expansion de la cornée et du stroma irien adjacent a suivi, la lamelle vitrée postérieure se rompant d'autre part au niveau de la faible portion du tissu cornéen ayant persisté. L'auteur se demande si l'on ne doit pas admettre chez l'embryon une kératite ulcéreuse ayant facilité l'adhérence amniotique.

La genèse des leucomes saillants de la cornée (LANDESBERG, SCHULTEISS) pourrait s'expliquer également par un contact partiel mais peu prolongé de la jeune cornée avec le feuillet amniotique.

Les arrêts de formation sont rarement cause des opacités congénitales de la cornée. Ainsi le déclare BRAUX dans sa thèse inaugurale; il accepte pour l'immense majorité des cas l'existence d'une inflammation intra-utérine.

Dans le domaine des leucomes adhérents, c'est la kératite suppurative et la kératite parenchymateuse qui ont été plus spécialement incriminées.

Parmi les groupes d'opacités congénitales, décrits par DE WECKER (in Traité complet) il range le vrai leucome adhérent, suite de la perforation de la cornée embryonnaire.

On rencontre principalement trois genres de taches congénitales d'après DE WECKER :

1° Celles qui sont de nature glaucomateuse et concordent avec un degré variable de buphtalmie ; 2° des taches résultant d'une perforation intra-utérine, véritables leucomes adhérents congénitaux ; 3° des taches de sclérose, résidu de kératite parenchymateuse intra-utérine se rattachant probablement à la syphilis héréditaire.

La perforation cornéenne consécutive à une ophtalmie purulente doit avoir souri à certains auteurs, observant des opacités cornéennes avec cataracte capsulaire (CHAUVEL, HILBERT). NIEDEN n'a-t-il pas décrit une conjonctivite blennorrhéique chez un nouveau-né venu au monde dans les membranes de l'œuf ?

CHAUVEL. Microphtalmos avec trouble des cornées dans leur moitié inférieure, cataracte polaire postérieure et colobome choroïdien.

Pas n'est besoin d'invoquer une perforation cornéenne pour expliquer les adhérences et enclavement irien existants, ainsi que les cataractes capsulaires antérieures. L'adhérence irienne peut s'établir par le gonflement de la cornée ou par la présence d'un exsudat dans la chambre antérieure, très étroite chez le fœtus.

La kératite « parenchymateuse » a été considérée par plusieurs auteurs comme une vraie kératite insterstitielle, spécifique, intra-utérine (PANAS, DE WECKER), question que LECLERC a discutée en se gardant, de même que LAURENCE, de se prononcer d'une façon absolue.

Il ne faut pas perdre de vue les dates plus tardives assignées à l'apparition de la kératite hérédo-syphilitique. Le plus jeune enfant vu par FOURNIER avait deux ans. L'âge auquel nous avons surtout à traiter les kératites interstitielles varie entre cinq et vingt ans (SAEMISCH, DAVIDSON, ALEXANDER, FUCHS).

L'examen anatomique de TEPLJASCHIN (enfant de trois jours, sans autre anomalie) a démontré que cette kératite était de nature secondaire. C'est une *kératite de la paroi postérieure* (décrite par FUCHS) et accompagnant les phénomènes inflammatoires d'autres membranes, notamment de l'iris (synéchies), qui pourraient être rapportés à la syphilis.

Les synéchies postérieures congénitales d'origine syphilitique ne doivent pas être rares puisque ALEXANDER en a vu 4 cas.

Il n'est pas hors de propos de rappeler ici que dans les inflammations de la cornée, soignées dans nos cliniques, qu'elles soient d'origine syphilitique ou tuberculeuse, la dénomination de « kératite diffuse » (interstitielle parenchymateuse) est usitée, d'après le symptôme le plus saillant de l'affection. En réalité, l'uvée est entreprise sur une étendue plus ou moins grande, au moins dans son segment antérieur.

TEPLJASCHIN croit à une lésion de l'endothèle de la membrane de Descemet, mis en contact avec des masses exsudatives, d'où pénétration de l'humeur aqueuse dans le tissu de la cornée et trouble de celle-ci (FUCHS).

C'est à un mécanisme étiologique de ce genre que VON HIPPEL s'est rattaché pour expliquer les troubles parenchymateux de la cornée. Ils naissent d'une lésion de la face postérieure de la cornée, ce que la méthode de la fluorescéine peut démontrer en clinique. Une lésion de l'endothèle engendre l'opacité ; un ulcère de la face postérieure provoque l'agrandissement et l'ectasie de la cornée, le kératocone, le kératoglobe.

D'après VON HIPPEL, le processus morbide ci-dessus une fois éteint, la cornée : 1° demeure normale par ses dimensions et sa courbure ; elle peut être claire ou légèrement trouble ; 2° elle demeure agrandie tout en restant claire ou parsemée d'opacités, sans autres modifications appréciables du bulbe ; 3° dans une troisième catégorie, outre la mégalocornée survient une augmentation persistante de la tension. La chambre antérieure s'agrandit, la papille s'excave, l'hydrophtalmie est constituée.

Voilà comment le premier groupe admis par DE WECKER, celui des troubles cornéens, liés à divers degrés de buphtalmie, n'est qu'un stade du troisième groupe du même auteur, celui des opacités congénitales de la cornée, déterminées par une kératite parenchymateuse intra-utérine, kératite dont l'étiologie, la syphilis, sera acceptée avec quelque réserve.

Les examens histologiques d'yeux hydrophtalmes faits par von HIPPEL ont donné des résultats qui expliquent la filiation des lésions indiquée par cette dernière annotation.

Expansion forte de la cornée et de la limite scléro-cornéenne; chambre antérieure profonde; absence presque complète du plexus de SCHLEMM; signes d'irido-cylite évoluée; kératite parenchymateuse avec gonflement considérable de la substance cornéenne, en raison d'un ulcère interne de la cornée; ectropion du bord pupillaire, cristallin petit, forte tension et hypertrophie de la zonule; excavation de la papille.
Dans l'un des yeux congénères — plusieurs yeux ont été étudiés — il existait un colobome congénital. Vitré, rétine, choroïde normaux. Aucune trace de soudure de l'angle irido-cornéen. L'auteur explique l'augmentation de tension par une entrave à la filtration du liquide intra-oculaire.
GALLENGA et GRAHAMER, ont expliqué ce glaucome par le rétrécissement progressif des plexus veineux de LEBER et de l'espace de FONTANA, survenant par le fait de la distension de la cornée et du segment antérieur de la sclérotique.

La cornée devenue claire (guérison des lésions inflammatoires), von HIPPEL constate une néoformation de la membrane de DESCEMET (deux cas) et rappelle que les lésions de la membrane de DESCEMET ont été vues par RAAB, DURR et SCHLECHTENDAL, GRAHAMER et CROSS. LEBER les avait produites en injectant de l'extrait de staphylocoques dans la chambre antérieure du lapin.

Les travaux de von HIPPEL ont fait faire un grand pas à la pathogénie des opacités congénitales de la cornée et confirmé des faits autrefois déduits des symptômes cliniques. Dans la pathogénie invoquée pour l'hydrophtalmie, une part de la vérité avait été saisie notamment par CARRON DU VILLARDS (inflammation intra-utérine de l'œil), DEMOURS (diminution dans l'élimination des humeurs intra-oculaires sécrétées en plus grande abondance), HORNER (glaucome congénital infantile en raison de l'excavation papillaire), MAUTHNER (kérato-scléro-cyclite).

Citons accessoirement l'opinion de BONDI: il avait assimilé l'hydrophtalmie à un gigantisme oculaire, l'ayant observé chez plusieurs enfants d'une même famille.

Angiome de la conjonctive. — Cette tumeur qui s'observe dès la naissance sous forme de tache rouge ou se constate dès les premières années de la vie, a pour siège de prédilection l'angle interne. De couleur rouge foncé, elle est lobulée et érectile. Elle existe à l'état isolé ou s'accompagne de télangiectasies de la face (FEHR, Arch. f. Ophth., 1897). Sur 17 cas, il s'agissait 12 fois d'angiome caverneux, 5 fois d'angiome simple.

Mélanose congénitale. — Par mélanose, nom anciennement réservé aux tumeurs oculaires, on entend un développement anormal de pigment dans les tuniques oculaires. Elle apparaît sous forme de taches noires, circonscrites sur les paupières, dans la conjonctive, la cornée, la sclérotique, le nerf optique, le tractus uvéal (voir taches pigmentées ou nævi de l'iris).

La coloration noire survient donc en des tuniques ne contenant que de rares éléments pigmentés et est plus rare à ce niveau que dans celles puissamment colorées. La mélanose est un état diamétralement opposé à celui de l'albinisme. Il est naturellement plus évident dans les régions dépourvues en apparence de pigment, notamment dans les races blanches : les cellules pigmentées y sont fort abondantes dans les races de couleur et chez beaucoup d'animaux.

Kölliker avance que, chez les nègres, du pigment existe au bord de la cornée, donnée à rapprocher de l'anneau périkératique étudié chez les Congolais par Pergens et dû à une pigmentation des cellules épithéliales basales. Hirschberg a confirmé la pigmentation de la limite cornéenne et l'a décrite pour la sclérotique au pourtour de l'entrée du nerf optique.

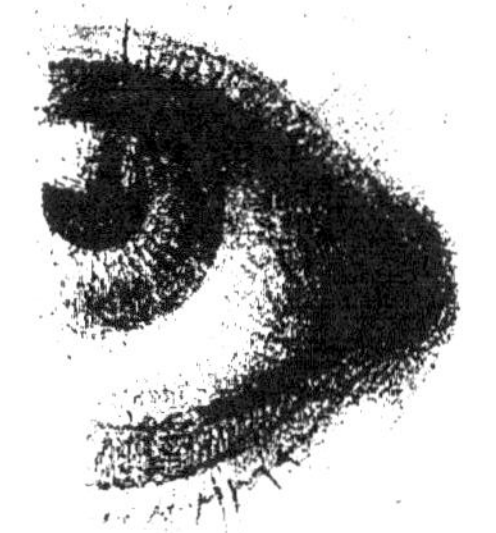

Fig. 209.

Mélanose de la conjonctive, de la caroncule et des bords du canthus interne (2 diam.).

La mélanose peut se localiser en des tuniques isolées de l'œil ; fréquemment elle en envahit plusieurs.

Lioras a observé la pigmentation de la paupière inférieure, de la conjonctive et de l'iris. Leber a vu l'extension de la mélanose aux paupières, à la conjonctive, au tissu sous-conjonctival, à la sclérotique, anomalie qui dégénéra en néoplasie.

Les mélanoses de l'œil ne subissent que trop souvent, comme les nævi pigmentés de la peau, l'évolution en tumeurs malignes.

Mélanose de la conjonctive. — Steiner a rencontré sur la conjonctive des Malais des taches congénitales noires du limbe cornéen et des taches arrondies sur toutes les parties de la conjonctive. Ce sont les pendants des nævi pigmentés cutanés, si aptes à prendre un développement malin. Steiner n'a pas vu cette transformation en tumeurs de mauvaise nature des taches mélaniques de la conjonctive.

L'observation de Steiner se comprend en raison de la particularité histologique relevée dans la note ci-dessus. La pullulation ultra-physiologique des éléments pigmentés trouve son expression dans les mélanoses de la conjonctive bulbaire, telles que Westhoff en décrit un exemplaire : conjonctive d'un noir bleuâtre au pourtour de la cornée et dans toutes les parties non recouvertes par les paupières (conglomérats de pigment). La pigmentation atteint le bord marginal de la paupière et la caroncule. Elle empiète en outre sur l'épithèle cornéen (gérontoxon brunâtre). Tout l'épithèle de la cornée est imprégné de fines granulations pigmentaires.

Mélanose de la cornée. — On peut distinguer entre une *mélanose des* *couches superficielles*, telle que la révèle l'examen de Westhoff, et une *mélanose des couches profondes* à laquelle appartiennent les cas typiques décrits par Krukenberg (fig. 210). Chez trois sujets, il note à l'éclairage oblique : cornée de coloration brune foncée dans les parties moyennes; pigmentation répartie en forme d'ovale vertical, saturée vers le centre, siégeant à la partie profonde (loupe de Westien-Zehender). Ni filaments, ni précipités en rapport avec l'iris; concordance de la couleur du stroma irien et du pigment cornéen. *Genèse :* à l'époque où la membrane pupillaire est contiguë à la cornée, du

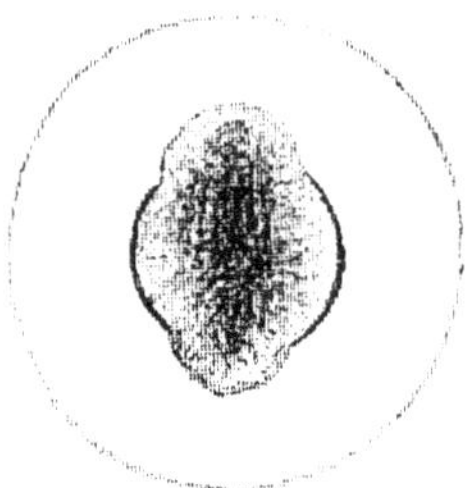

Fig. 210.

Mélanose profonde de la cornée
(Krukenberg).

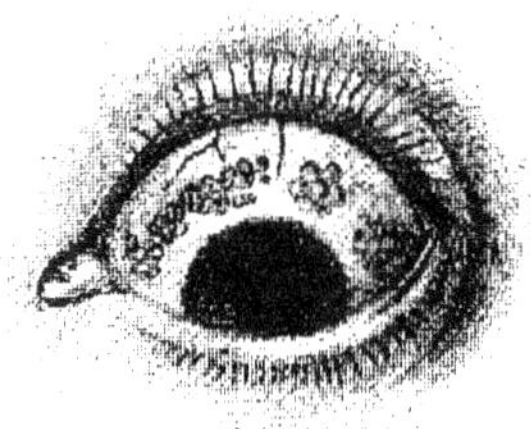

Fig. 211.

Mélanose en taches de la sclérotique
(Hirschberg).

pigment fuse dans la cornée (Krukenberg). On peut s'étonner de ne pas constater de reliquats de membrane pupillaire dans le domaine intact de la pupille.

Mélanose de la sclérotique. — Les taches pigmentées plus ou moins considérables de cette région ont été vues d'abord par von Ammon et Liebreich.

Liebreich parlait dans ces cas de *cyanose du bulbe :* il faut réserver ce nom aux cas de lésions graves, congénitales, du cœur, où la peau et la conjonctive sont cyanotiques aux deux yeux et les veines rétiniennes élargies (Hirschberg).

Il s'agit ici de mélanose en taches, de sclérotique tachetée comme dans le cas de Hirschberg (fig. 211). Au pourtour de la cornée existaient des taches sclérales d'un violet sombre, volumineuses, nettement délimitées et gagnant jusqu'à l'équateur. Il existait une tumeur au niveau du disque optique, tumeur progressive.

Sur trois cas semblables, Hirschberg constate une tumeur maligne intraoculaire, fait relevé d'autre part par Clavelier, tumeur pigmentée de la sclérotique se transformant en mélanosarcome.

Nerf optique pigmenté. — Cette anomalie rare est bien connue par une des figures de l'atlas de Liebreich. Elle représente la modalité la plus simple, telle qu'elle a été vue d'autre part par Schleich chez un microcéphale : la pigmentation congénitale des fibres optiques est surtout marquée au niveau de l'excavation physiologique (taches striées). D'autres anomalies ne manquent pas dans les 5 ou 6 cas connus.

Von Forster a vu les deux papilles mi-noires avec un fond oculaire albinotique et Hilbert les a vues entourées d'un large anneau d'un noir d'encre (fig. 212). Dans le cas de Hirschberg (fig. 213) la papille gris

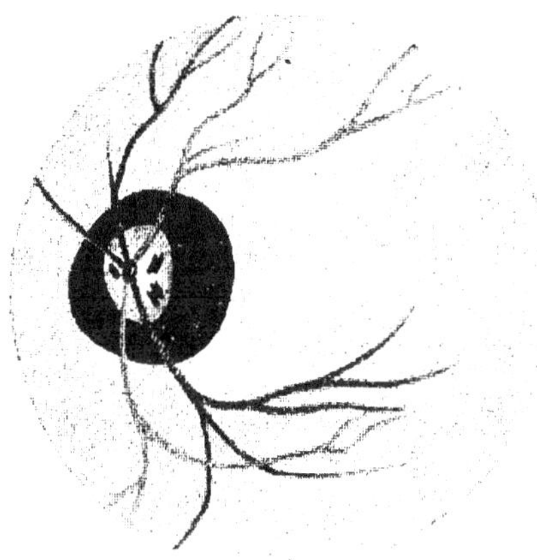

Fig. 212.

Nerf optique et anneau péripapillaire pigmentés (Hilbert).

noirâtre faiblement excavée et pourvue d'une fossette du côté nasal, était également entourée d'un anneau considérable, mais rappelant le staphylome postérieur total.

L'observation de Pick nous montre une figure noire (fig. 214), ovalaire, à striation radiaire fine et sur laquelle courent les vaisseaux sanguins brusquement interrompus à sa périphérie. Ce centre noir est entouré par un anneau blanc qu'environne une zone faiblement pigmentée et peu large. Cette dernière est à son tour inscrite dans l'expansion de fibres à myéline rayonnant au loin, légèrement pigmentées à leur périphérie et au sein desquelles réapparaissent çà et là les vaisseaux rétiniens.

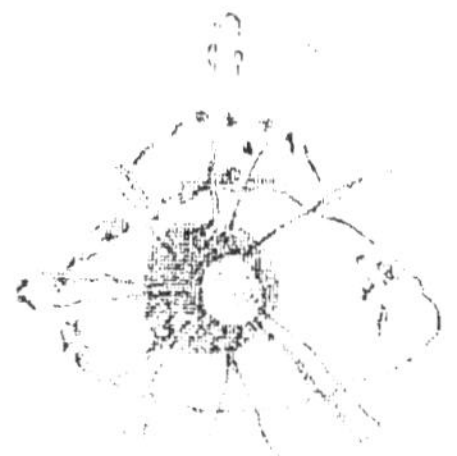

Fig. 213.

Nerf optique pigmenté (Hirschberg).

Cette observation ruine l'hypothèse de von Forster d'après laquelle les fibres optiques seraient privées ou faiblement dotées de myéline (état gris, embryonnaire).

Chez l'embryon humain, avant la 7ᵉ semaine, de fortes stries de la lamelle pigmentée s'avancent dans l'assise de la corde optique, avant la formation des fibres nerveuses. Que ce pigment soit fortement développé, sa régression pourrait être incomplète. Sa persistance expliquerait la genèse du pigment sur le disque optique (Pick). On trouve éventuellement à l'état normal, dans

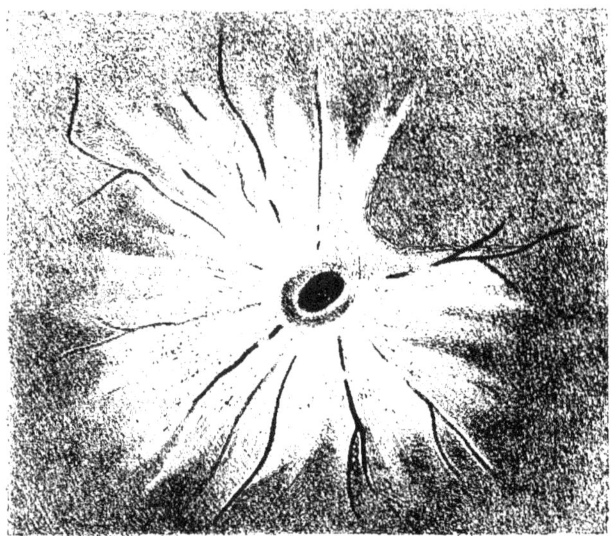

Fig. 214.
Nerf optique pigmenté et fibres de myéline (Pick).

la lame criblée et les parties initiales de l'expansion optique des cellules pigmentées semblables à celle de la choroïde.

ANOMALIES DE L'IRIS

Membrane pupillaire persistante. — La première description exacte et détaillée des reliquats de la membrane pupillaire a été fournie par Ad. Weber (1861). Il a retracé l'historique de la question. Les synéchies et pseudo-membranes exsudatives dérivant d'iritis intra-utérines étaient jusque-là confondues avec la persistance de la membrane pupillaire fœtale.

Cette anomalie est relativement fréquente sous la forme réduite de filaments plus ou moins isolés, partant de la périphérie du petit cercle de l'iris et passant au-devant de l'aire pupillaire ; elle est plus rare en tant que membranule recouvrant une partie de la pupille.

La caractéristique, permettant de discerner les reliquats de la membrane pupillaire des productions pathologiques dues à des inflammations iriennes, réside dans ce fait que les filaments partent toujours de la surface antérieure de l'iris, le plus souvent de la région du petit cercle et non des bords de la pupille. Ils peuvent aussi surgir de la zone moyenne de l'iris et de l'extrême périphérie de sa partie ciliaire.

L'épaisseur des filaments est variable : il en est que la loupe binoculaire permet seule de bien percevoir. Ils sont gris blanchâtres, moins colorés que

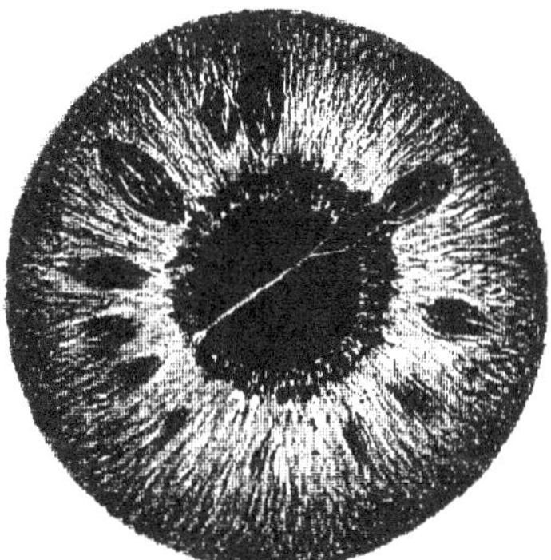

Fig. 215.

Filament pupillaire persistant (O. G.).

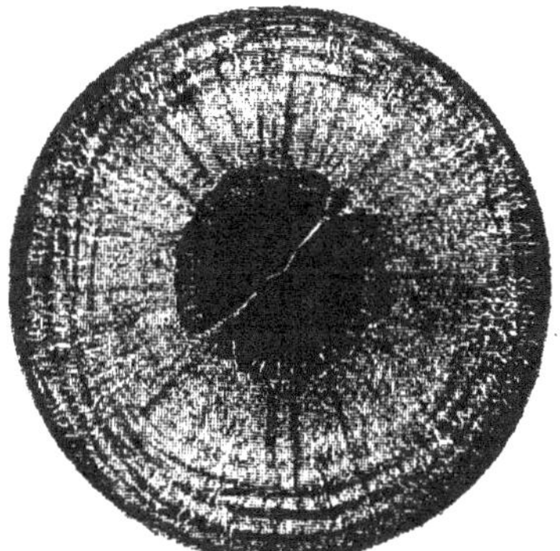

Fig. 216.

Filament pupilliare persistant (O. D.).

l'iris ou présentent une couleur identique à celle de son stroma, surtout à leur périphérie. Certains de ces filaments changent de configuration : ils sont rectilignes ou onduleux, tendus ou relâchés avec les mouvements de dilatation et de rétrécissement de la pupille.

Les filaments multiples s'anastomosent entre eux et peuvent aboutir à une

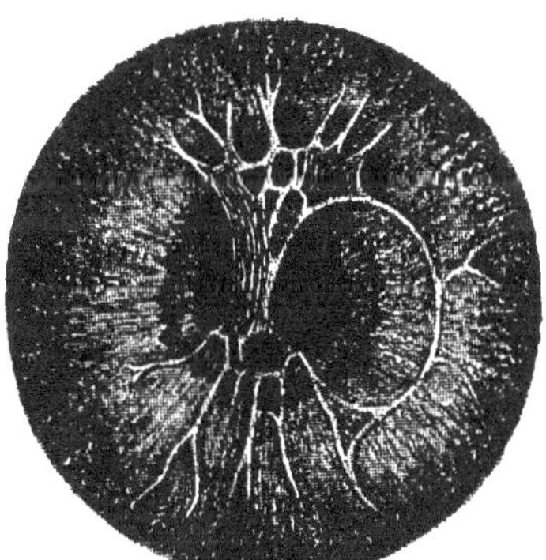

Fig. 217.

Membrane pupillaire persistante libre.

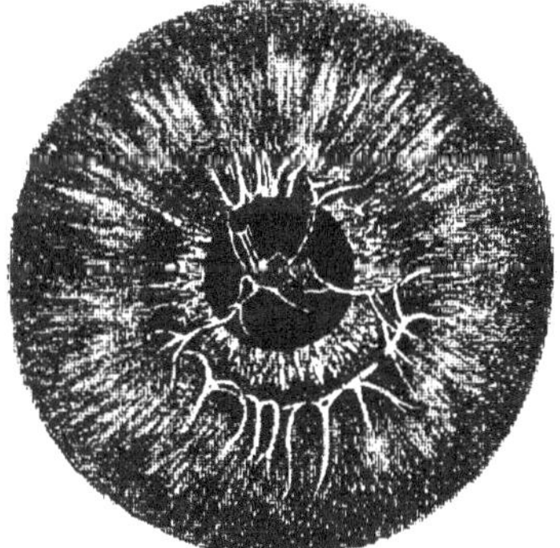

Fig. 218.

Filaments pupillaires et plaque capsulaire adhérente.

membranule irrégulière, tantôt épaisse et opaque, tantôt d'une ténuité de toile d'araignée et transparente. Cette plaque est libre (voy. fig. 217) ou adhérente (voy. fig. 218) à la cristalloïde antérieure. Libre, elle est tendue au-devant de l'ouverture pupillaire dont elle masque une partie; dans ce

cas le rétrécissement pupillaire peut la faire proéminer dans la chambre
antérieure, la faire bomber à la façon d'une voile gonflée par le vent. La
plaque adhérente, fixée à la capsule cristallinienne, occupe également une
partie du champ pupillaire.

De même que les filaments qui y aboutissent, les plaques centrales capsulaires, lorsqu'elles existent, sont pigmentées ou non. La pigmentation semble

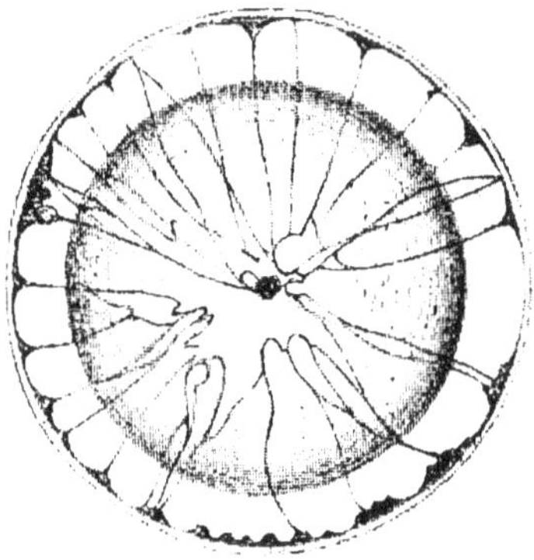

Fig. 219.

Aniridie, membrane pupillaire persistante
avec réseau vasculaire fœtal.

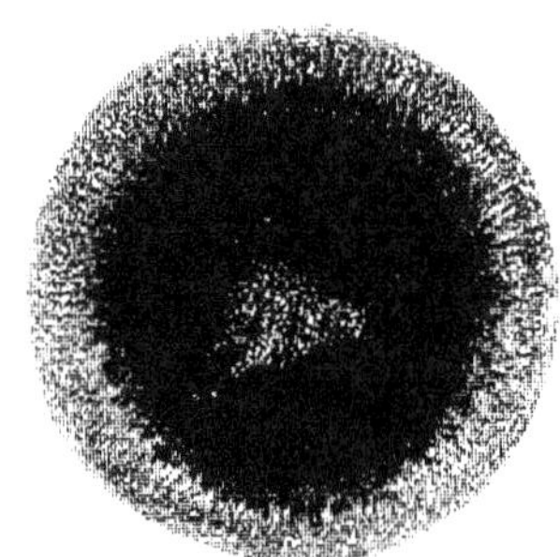

Fig. 220.

Dépôts pigmentés épicapsulaires (reliquats
de membrane pupillaire).

être le cas le plus habituel (WEBER, KEYSER, ARLT, BECKER, KORN, HIRSCHLER et
d'autres).

Les mouvements pupillaires derrière les filaments et membranules sont
libres.

La connexion des filaments avec la surface irienne et l'indépendance de la
pupille sont surtout à retenir.

Les filaments occupant le champ pupillaire présentent parfois un agencement semblable à celui des vaisseaux de la membrane pupillaire fœtale (voy.
fig. 219).

Il s'agit alors de très jeunes sujets. L'extrême finesse des filaments observés permet de penser que leur disparition s'effectuera ultérieurement au moins
pour la majeure partie.

KÖNIGSTEIN, examinant 300 nouveau-nés, trouve dans 21 cas une disposition de ce genre. SCHLEICH l'observe 13 fois chez 150 autres, tandis qu'avec
une attention, probablement moins spéciale, UHTHOFF relève 6 cas de membrane pupillaire persistante sur 10 000 malades et MOOREN, 14 cas sur 100 000
patients.

Il est une forme de filaments persistants échappant facilement à l'examen
avec l'éclairage diurne. Naissant de la face antérieure de l'iris, ils s'avancent
plus ou moins vers le centre pupillaire ou au-devant du plan irien et se terminent librement. Un filament semblable peut exister du côté opposé : l'idée
d'une résorption, d'une déchirure de la partie moyenne jadis jetée en forme
de pont au-devant de la pupille, s'impose à l'esprit.

Schleich et Franke ont fait remarquer la coexistence — avec les filaments radimentaires — de dépôts pigmentés sur la capsule antérieure, points brunâtres arrondis, anguleux, batonnoïdes, toute iritis antérieure pouvant être exclue. Les filaments pupillaires y aboutissent ou se dirigent vers eux sans les atteindre.

D'après Schubert (grossissement et fort éclairage latéral) il est très fréquent de voir des points pigmentés isolés sur la capsule antérieure (comp. fig. 220). Chez 1,200 sujets il a fait cette constatation dans 33 p. 100 des cas. Plus de la moitié avaient des yeux bruns et chez 4 p. 100 des examinés de fins filaments traversaient la pupille.

Il est des filaments, partant de la surface irienne et reliés à la cornée, qu'il faut considérer comme les reliquats de la membrane pupillaire. Malgré la coexistence d'un leucome, on doutera d'autant moins de leur nature que cette dernière est trahie dans l'œil congénère par la présence de filaments à l'aspect classique. (Beck, Samelson, Makrocki, Zirm, Vossius, Wintersteiner, Wüstefeld, van Duyse.)

MEMBRANE PUPILLAIRE PERSISTANTE ADHÉRENTE A LA CORNÉE

Observation. — Fille de neuf ans. Strabisme convergent de l'œil gauche (35°), avec forte amblyopie. Compte les doigts à 30 centimètres du côté latéral.

Œil droit : taie centrale diffuse, légère. V = 0,3.

Avec la loupe binoculaire de Zehender, on constate au centre de la cornée gauche une tache d'un blanc grisâtre en forme de gourde, avec la panse du côté nasal (fig. 221). Elle occupe le *plan le plus profond de la cornée*, semble accolée contre la face postérieure de la membrane de Descemet et montre en certains points de petites taches ocreuses, de teinte rouillée. La partie nasale de la tache parait plus épaisse que la partie latérale. Les couches antérieures moyennes et même profondes de la cornée sont parfaitement transparentes. Du côté latéral, un fin filament de coloration brun clair, un peu ocreuse, se détache du segment mineur de la tache pour se porter en

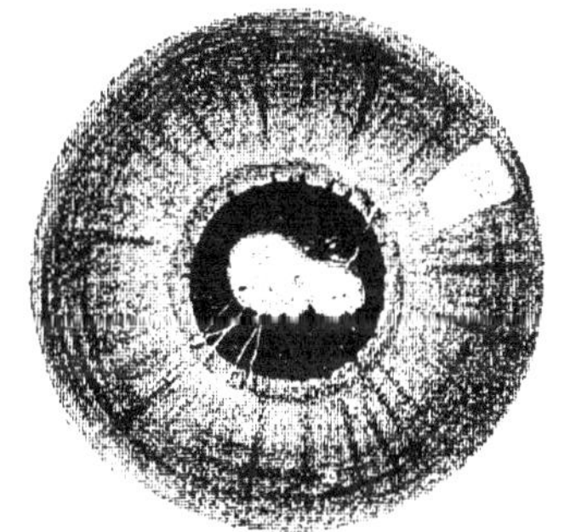

Fig. 221.
Membrane pupillaire adhérente
à la cornée.

haut, en dehors et en arrière, et atterrir *à la périphérie du petit cercle de l'iris* avec une base un peu plus large et de même coloration que l'iris (ce point d'attache s'est décollé ultérieurement). Du côté nasal et inférieur, un groupe de filaments de même aspect quitte la tache blanche, — ils sont cinq, — et aboutit au petit cercle comme le précédent. L'un des filaments croise son voisin pour se rendre obliquement au petit cercle. Tous les filaments sont pigmentés et se relâchent (courbure concave en avant) chaque fois que la pupille se contracte.

La coloration de l'iris est brun clair au centre, foncé à la périphérie. *Aucun dépôt ou tache sur la capsule antérieure des cristallins.*

Nulle anomalie du fond des yeux.

L'enfant a eu une ophtalmie au troisième jour de la naissance; elle a duré plusieurs semaines. Il s'agit d'une ophtalmie purulente, d'après les commémoratifs maternels et la déclaration de l'oculiste qui a soigné l'enfant.

L'ophtalmie purulente des nouveau-nés a existé, causant des désordres à droite.

D'autre part, la membrane pupillaire est évidente à gauche, où l'on ne saurait admettre une inflammation avec perforation et adhérences multiples de la pupille : les synéchies antérieures n'ont pas cette forme. Il n'y a pas eu perforation, mais coexistence avec l'inflammation d'une membrane pupillaire avec plaque centrale.

Les accidents cornéens n'ont pas laissé de trace dans la cornée, mais vu l'étroitesse de la chambre antérieure, l'ensemble de la membrane pupillaire s'est accolé à la face postérieure de la cornée. (Voy. l'observation p. 507.)

Dans un cas de l'espèce, Makrocki a émis l'hypothèse que le dédoublement de la cornée primitive en deux couches, la membrane pupillaire et la cornée définitive, ne s'est pas opéré en totalité.

Wüstefeld a défendu récemment cette idée.

Cette hypothèse ne nous sourit pas plus qu'à von Hippel.

L'opacité cornéenne en relation avec le filament irien répond tantôt à une tache miliaire sur la membrane de Descemet (Makrocki), tantôt à une **opacité circonscrite de la profondeur du tissu cornéen** (Vossius). Notons la coexistence dans ces cas de taches pigmentaires sur la membrane de Descemet comme dans un de nos cas où les filaments persistants n'adhéraient pas au leucome (*loc. cit.* obs. IV).

Récemment Krükenberg, décrivant une plaque pigmentée symétrique aux deux yeux et occupant la face postérieure de la cornée, l'a considérée comme un reliquat de la membrane pupillaire.

Une forme tout à fait inusitée de membrane pupillaire persistante a été dessinée par Mayerhausen : elle avait la couleur du stroma irien et masquant les trois quarts supérieurs du champ pupillaire, elle le débordait pour se souder au petit cercle de l'iris (fig. **222**).

Un pareil développement justifie l'ablation des portions centrales de la production fœtale, la diminution de l'acuité visuelle étant proportionnelle à la densité de la membranule centrale (Alfred Graefe, Cohn, von Hasner, Wicherkiewicz, Rumschewitsch).

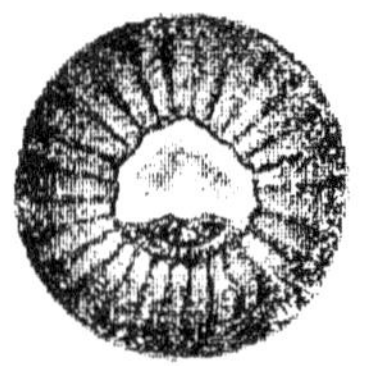

Fig. 222.

Membrane pupillaire compacte (Mayerhausen).

La statistique de Franke indique 32,5 p. 100 d'yeux astigmates.

L'anomalie est plus fréquemment monolatérale.

Les lésions congénitales concomitantes signalées sont : l'aniridie (van Duyse), le colobome irido-choroïdien typique (Seggel), la polycorie (Rumschewitsch), le colobome irien à pont (*Brückencolobome* de Saemisch et Talko), le colobome irien atypique (Plange), la cataracte zonulaire (E. Berger), la cataracte centrale sous-capsulaire? (Cohn, Horner), les fibres optiques à myéline de la rétine (Schleicher), l'atrophie des membranes profondes (von Hasner, Philipps), le microphtalmos (Michaelsen). Dans l'œil du lapin Mayerhausen a noté l'existence de reliquats capsulaires postérieurs.

Des reliquats concomitants de la capsule postérieure ne paraissent pas avoir été relevés chez l'homme, malgré l'assertion de von Hippel. Le fait se conçoit si l'on songe à l'indépendance, à un moment donné, de la vascularisation post- et ante-capsulaire. Lorsque les subdivisions de l'artère hyaloïdienne se résorbent au niveau de la capsule vasculaire du cristallin, les éléments de cette capsule disparaissent pour autant qu'ils soient situés derrière l'iris. Ceux qui sont situés au-devant de l'iris persistent comme membrane pupillaire, attendu qu'ils reçoivent le sang des artères ciliaires; un écoulement de sang veineux ne s'opère pas en arrière dans la capsule vasculaire. Le sang de cette dernière et de la

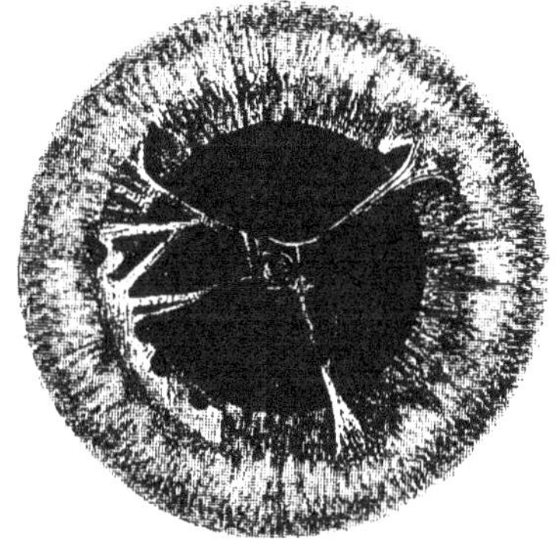

Fig. 223.

Filaments pupillaires persistants avec plaque capsulaire centrale en forme de cataracte pyramidale (O. G.).

membrane pupillaire s'écoule par les veines de l'iris. Au point de vue anatomique la différence essentielle entre la membrane pupillaire normale et la

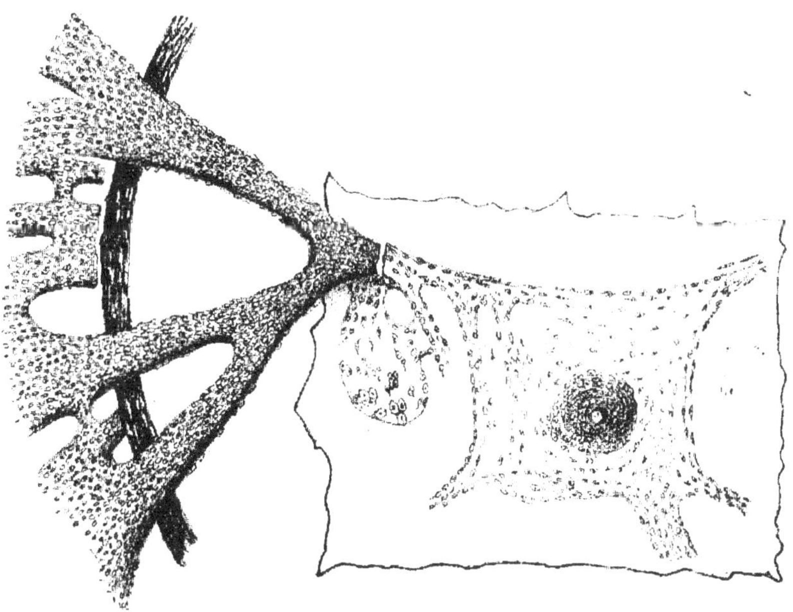

Fig. 224.

Partie de la figure 223 (préparation microscopique).

persistante, réside dans l'abondance du tissu connectif, spécialement des adventices vasculaires. Cette hyperplasie anormale est très probablement la cause de l'insuffisance de la résorption physiologique.

Des *examens histologiques* ont été faits par PONFICK, COHN, WEDL et BOCK et VAN DUYSE.

Dans le cas de la figure 223 (voy. notre observation II, *loc. cit.*), la préparation de la figure 224 a été obtenue après détachement circulaire de la cornée et excision de l'iris, ainsi que de la capsule antérieure avec les filaments y adhérents. C'est le segment supéro-interne de la figure qui est représenté.

Sur la capsule antérieure, proéminant légèrement dans la chambre antérieure, existe une petite plaque arrondie à éléments connectifs ovalaires et fusiformes tassés; autour d'elle une membranule connective quadrilatère représente les restes du substratum connectif vasculaire tendu entre les anses capillaires centrales. Les bandelettes blanches partant du petit cercle sans adhérer à la pupille répondent à des vaisseaux entourés d'une adventice hypertrophiée (tissu fibrillaire et cellules fusiformes accumulées à la périphérie), adventice qui se résout dans celle peu accusée des capillaires de transition encadrant la membranule persistante. Du côté latéral (à droite de la figure) les capillaires charrient du sang et sont garnis de quelques éléments connectifs pigmentés. Sur le petit cercle de l'iris des agglomérations d'éléments connectifs représentent des tronçons de filaments comme rompus à la hauteur du bord pupillaire. Ces racines de filaments se continuent avec le tissu connectif de la substance du petit cercle de l'iris. Il ne paraît pas y avoir d'altération pathologique de l'épithélium sous-capsulaire au niveau de la plaque centrale précapsulaire.

MICHEL décrit l'apparition, au 7e mois, vers le milieu de la partie ciliaire de l'iris, d'un pli transitoire, à concavité tournée en avant. Le pli amène l'agglutination de deux parties contiguës, endothéliales de la membrane pupillaire. La chambre antérieure s'agrandissant à la même époque, une traction radiaire, une extension mécanique s'opèrent sur la membrane, suivie d'amincissement et d'atrophie vers le centre, d'où création d'une ouverture libre.

La membrane pupillaire persistante daterait de l'époque ou apparaît le pli irien : les surfaces accolées ne se détacheraient pas; les tiraillements exercés amènent dans les parties centrales quelques fentes entre lesquelles des filaments demeurent tendus, tandis que s'opère le décollement d'avec les parties centrales sous-jacentes de l'iris. Si l'on fait l'hypothèse que la membrane pupillaire est particulièrement dense et qu'à cette époque de la vie intra-utérine la partie centrale se soude à la face antérieure du cristallin, l'image de la membrane pupillaire persistante se trouve créée.

RUMSCHEWITSCH conteste l'existence du pli irien de Michel, et MANZ avoue ne pas bien comprendre le mode de formation décrit par lui.

Même remarque de la part de VON HIPPEL : quelle pourrait être la valeur d'une existence prolongée dans l'accolement ci-dessus, alors que la soudure physiologique détermine déjà par traction une ouverture centrale dans la membrane pupillaire? Après la formation physiologique du pli irien, il n'existe plus de tissu qui puisse être étiré en forme de filaments, à moins que l'on n'invoque une consistance plus forte de la membrane pupillaire, une prolifération « atypique » de son tissu connectif. On n'a pas besoin dans ce cas de faire intervenir le pli irien.

L'abondance du tissu connectif provient-elle d'un processus inflammatoire dans le segment antérieur du bulbe ? von Hippel estime que cette hypothèse expliquerait la soudure de la plaque centrale avec la cristalloïde antérieure et la pigmentation anormale du centre de la capsule ainsi que celle de la membrane pupillaire persistante. Mais une soudure peut, au cours de la vie embryonnaire, se faire sans inflammation aucune. D'autre part le pigment uvéal surgit en grande partie après la naissance. Il devient difficile d'assigner par là même une origine inflammatoire au pigment.

Les dépôts pigmentés relevés dans un si grand nombre de cas par Schubert plaident aussi contre cette origine. Il est permis de penser à des formations pigmentaires à l'aide des reliquats sanguins dus à l'oblitération progressive des vaisseaux (cristaux d'hématoïdine constatés par Mayerhausen chez le lapin).

On ne peut donc exclure ni démontrer l'hypothèse du processus inflammatoire engendrant la membrane pupillaire persistante.

En ce qui concerne les adhérences des reliquats de membrane pupillaire avec la cornée, von Hippel s'arrête à l'idée d'une inflammation avec ou sans perforation de la cornée, inflammation au cours de laquelle survient un effacement de la chambre antérieure favorisant la soudure. Samelson et Zirm avaient admis la perforation.

Cette explication paraît plus plausible que celle d'une production des filaments par suite d'une séparation incomplète au cours du développement entre la cornée proprement dite et la membrane pupillaire, toutes deux issues de la même couche mésodermique (Mackrocki, Vossius, Wüstefeld).

Aniridie [ἀ-ιρις], syn. **Iridérémie** [ἶρις-ἐρημία, *absence*]. Absence congénitale de l'iris. — L'absence congénitale de l'iris est souvent héréditaire. Dans presque tous les cas, on la constate aux deux yeux.

Dans aucune autre anomalie des yeux, l'influence héréditaire ne se retrouve avec un tel degré de fréquence.

Gutbier, cité par von Ammon, rapporte le fait d'une famille dans laquelle l'aniridie se reproduisit dans quatre générations successives en affectant dix personnes. Galezowski relate l'aniridie complète observée chez 31 membres en trois générations d'une famille. De Beck la voit, accompagnée de colobome oculaire, se reproduire au cours de trois générations. Mohr étudie une femme atteinte d'aniridie complète et engendrant deux fils dont les yeux n'étaient que partiellement privés d'iris.

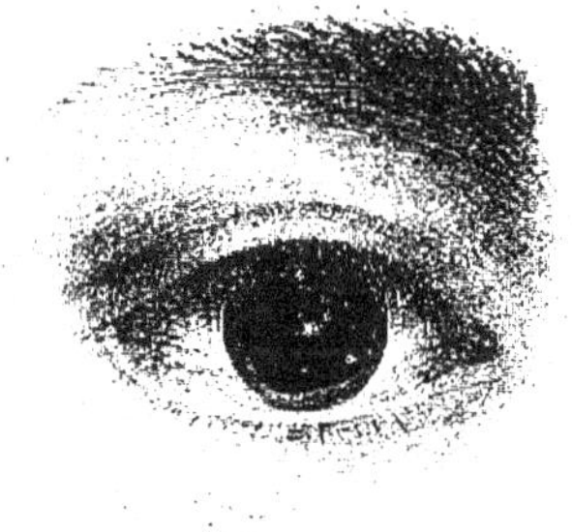

Fig. 125.
Iris rudimentaire. Aniridie incomplète (Swan Burnet).

L'aniridie incomplète, partielle, interruption de l'anneau irien, a été vue par Swan M. Burnett, Vossius, Csapodi, Picqué, Fage, Tockuss, Franke, Claiborne, Strzeminsky, Griffith.

Tockuss a vu comme une accentuation dans le degré du défaut irien transmis à la descendance. Il relève chez le grand-père l'existence d'une portion minime de l'iris, portion qui s'accentue chez sa fille et se dessine davantage sur l'un des yeux du petit-fils, l'œil congénère de ce dernier présentant, outre une structure défectueuse, un colobome inféro-interne.

Mais il ne manque pas d'exemples d'une situation inverse : enfants privés d'iris

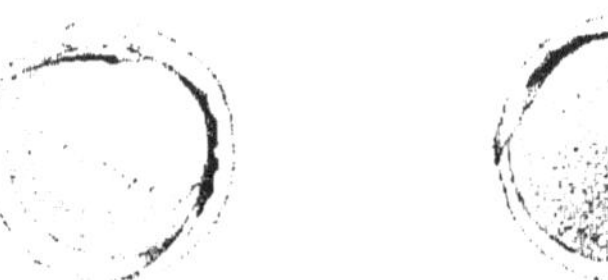

Fig. 226.
Aniridie incomplète (Franke).

et dont la mère présente une aniridie partielle, un colobome dirigé en haut (Theobald).

Si le liséré de l'aniridie partielle a quelque développement, l'anomalie se rapproche sensiblement de l'état de colobome irien, comme l'a fait observer

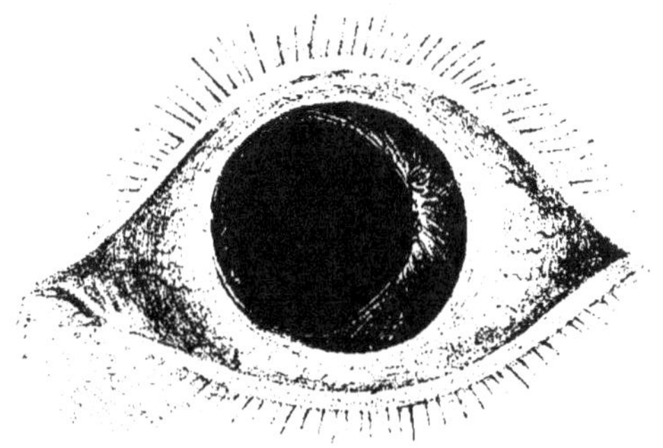

Fig. 227.
Aniridie partielle (Rindfleisch).

Rindfleisch (fig. 227), relevant l'aniridie de l'un des yeux et le colobome irien de l'autre, parenté que Bock et Bach ont également soulevée

Observation. — *Aniridie congénitale double avec ectopie des cristallins* (1884).
Le sujet est un garçon âgé de dix ans. Ce qui frappe tout d'abord chez lui, c'est le nystagmus horizontal dont les secousses rythmiques se succèdent tantôt avec rapidité, tantôt et le plus souvent avec une certaine lenteur. Ce qui appelle ensuite l'attention, c'est l'aspect insolite des pupilles : elles ont les dimensions de la cornée

même. On serait, à première vue, tenté de croire à une mydriase extraordinaire, si l'on ne savait l'atropine impuissante à amener un tel degré de dilatation pupillaire. Pour peu que l'on se trouve vis-à-vis du sujet sur la face duquel tombe directement la lumière d'une fenêtre — mieux encore la lumière d'une source d'éclairage artificiel quelconque — on perçoit un troisième phénomène, la lueur oculaire, le reflet rouge semblable à celui des yeux albinos.

A l'ophtalmoscope, on se convainc qu'il n'y a pas de trace apparente de l'iris, qu'il y a aniridie complète et que les anomalies sont semblables de part et d'autre.

De chaque côté, le cristallin occupe une position insolite (fig. 228) : il est déplacé en haut ; son bord inférieur, reporté en avant, est situé à la hauteur du point de jonction du tiers inférieur avec les deux tiers supérieurs du diamètre vertical de la cornée.

La chambre antérieure, des deux côtés, semble avoir une profondeur normale. Le bord inférieur du cristallin droit, de coloration noire (réfraction totale) laisse un espace aphaque inférieur, en forme de croissant, disposition qui se répète sur l'œil gauche (subluxation, ectopie congénitale symétrique). Vers le pôle antérieur de la lentille gauche, il y a une opacité probablement sous-capsulaire. Il existe également des opacités disséminées vers le milieu de la capsule antérieure du cristallin droit, mais sur aucun des deux yeux il n'y a de cataracte polaire postérieure ni de trouble du corps vitré. A l'éclairage oblique le cristallin paraît grisâtre (effet de contraste marqué avec la portion sous-jacente du champ pupillaire).

A l'éclairage oblique, on constate au pourtour de la cornée comme un prolongement du limbe scléro-cornéen empiétant sur elle, un anneau grisâtre, large de 1 1/2 à 2 millimètres et paraissant occuper les couches antérieures de la cornée. Cet anneau apparaît comme une ombre à l'éclairage ophtalmoscopique direct (fines stries parallèles convergeant vers le centre avec les verres grossissants). Dans le ménisque clair, à concavité supérieure, correspondant à l'espace aphaque, j'ai pu me convaincre qu'on pouvait distinguer, à l'aide d'un faible éclairage et en armant l'œil de + 6 D, de faibles stries radiaires d'une délicatesse extrême, venant de la périphérie de l'espace et se rendant vers le bord équatorial du cristallin (fibres de la zonule de Zinn).

La détermination de la réfraction à l'image droite, sur une branche vasculaire, au bord externe des papilles, rendue passablement difficile par le nystagmus, permet d'affirmer que la réfraction est pour l'œil droit au niveau du cristallin de 7 à — 8 D. Il faut un verre convexe de + 10 D, au moins pour voir quelque peu nettement les vaisseaux rétiniens accessibles à l'exploration à travers la partie aphaque du champ pupillaire. On peut de cette manière apercevoir aussi la papille tout entière. Les verres concaves et cylindriques n'améliorent pas la vision. Le sujet amblyope ne compte les doigts qu'à 3 mètres et demi et en clignant des paupières à la façon des myopes. Il est assez photophobe. L'œil gauche lit Snellen 1 à 10 centimètres. Le punctum proximum se trouve pour cet œil à 7 centimètres. L'œil droit lit Snellen 1 à 5 et demi, 6 centimètres ; le livre peut être rapproché jusqu'à 3 et demi, 4 centimètres. Il existe donc une certaine amplitude d'accommodation. Le fond de l'œil ne présente pas d'anomalie marquée : pigmentation minime, excavation physiologique des papilles. Les cornées, à part la périphérie, sont claires, de forme normale, sans astigmatisme objectif.

L'aniridie donne à l'œil un aspect spécial : grandeur extrême du champ pupillaire noir, noir grisâtre ; perception d'une lueur rougeâtre émanant de l'œil lorsque le sujet est placé en face d'une lumière ; photophobie et nystagmus de forme variable, fréquents, ainsi que l'amblyopie.

La photophobie se conçoit avec la diffusion des rayons lumineux par la partie périphérique du champ pupillaire : la lueur rouge s'explique par l'absence de l'écran irien. Le trouble des milieux réfringents est de nature à justifier l'amblyopie. Peut-être convient-il d'accuser également l'excitabilité moindre des éléments percipients. Le strabisme a été noté plus d'une fois. Le malade essaie de se soustraire à l'éblouissement provenant de l'absence du diaphragme irien par un resserrement permanent des paupières : la fente palpébrale est en général réduite.

Parmi les anomalies concomitantes, celles de la cornée et du cristallin sont les plus habituelles.

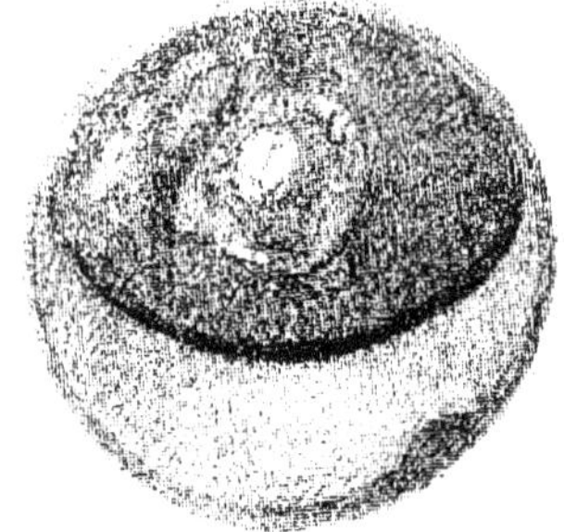

Fig. 228.
Dessin du cristallin ectopique à la loupe de Westien-Zehender (1892).

Cornée. — Forme modifiée : ovalaire dans le sens vertical (Manz) ; courbure conique (Manz, de Benedetti) ; opacités de la cornée en partie acquises. Liséré opaque périphérique (embryotoxon) (van Duyse, Laurentiew, Tockuss, Mohr). Micro-cornée (Felser).

Le plus souvent *la profondeur de la chambre antérieure* est normale. On l'a vue plus profonde.

Rarement le cristallin se trouvait reporté vers la cornée (Ruete, 3 cas ; Schröter).

Le *cristallin* est modifié dans sa transparence ou il a changé de position : cataracte capsulo-lenticulaire (Nicolini) ; cataracte molle (Cervera) ; cataracte équatoriale et polaire postérieure (Felser, Pfluger) ; polaire postérieure (Goldzieher) ; cataracte nucléaire (Laurentiew).

Le changement de position, l'ectopie, se fait surtout en haut (Hjort, Jany, Klein, Samelsohn, Gouvea, J. von Becker, Goldzieher).

Dans le cas de Klein, le bord inférieur du cristallin atteignait le milieu du champ pupillaire, le bord supérieur devant atteindre la voûte oculaire et y adhérer sans ligament suspenseur. Gouvea semble également exclure la présence d'un ligament suspenseur de la zonule de Zinn, parce qu'elle est invisible. Or elle échappe facilement à notre investigation (voy. l'opinion de Schmidt-Rimpler dans mon mémoire).

Un épaississement pathologique de la zonule de Zinn semble nécessaire pour que l'expression optique en soit possible, surtout dans la partie aphaque du champ pupillaire dans le cas d'ectopie du cristallin. Toutefois la zonule de Zinn avait des parties déficientes dans les examens anatomiques de Pagenstecher et Lembeck.

Dans notre cas la rotation autour de l'axe transversal du cristallin transféré en haut était indiquée par ce fait que dans l'examen de bas en haut on apercevait à la fois le bord supérieur de la lentille et le fond de l'œil ; ce bord n'était donc pas en contact avec la région ciliaire.

Sur 65 cas d'aniridie, Tockuss a relevé 4 cas de glaucome. Goldzieher rappelle l'observation d'Armaignac et de Hirschberg (luxation acquise du cristallin) et soulève la question de l'augmentation de la tension oculaire, dans l'aniridie, due au déplacement du cristallin.

Outre le glaucome et l'hydrophtalmie, (Brunhuber, Cabannés), il faut signaler encore des foyers de choroïdite, la dépigmentation du fond de l'œil, le trouble du corps vitré, l'artère hyaloïdienne persistante (PFLÜGER, cité par TOCKUSS).

Il résulte des *examens anatomiques* faits par PAGENSTECHER, DE BENEDETTI, LEMBECK, RINDFLEISCH, TREACHER COLLINS et HOPF, que l'aniridie absolue n'existe pas, sauf peut-être dans un cas de UHTOFF-AXENFELD (HOPF). Dans l'observation de HOPF, il existait un court moignon d'iris (Comp. TREACHER COLLINS) mais il était couvert par le limbe cornéen, n'était pas visible au cours de l'examen clinique. Le sphincter irien manquait ; le cristallin était fort petit.

Les procès ciliaires étaient bien développés dans les yeux d'adultes examinés par RINDFLEISCH et LEMBECK ; le muscle ciliaire l'était peu. Les complications glaucomateuses ne permettent pas de faire état des rapports anatomiques du moignon irien et de la chambre antérieure. DE BENEDETTI n'a vu que des procès ciliaires rudimentaires.

Ce sont ceux-là qui échappent probablement à l'examen clinique (KLEIN, GOUVEA et d'autres), car il est des cas où on les observe comme dans l'aniridie traumatique de HJORT (observation des WURST, LASKIWICZ-FRIEDENFELD).

La présence des procès ciliaires est suffisamment révélée par l'existence même de la chambre antérieure : cette dernière présuppose la sécrétion de l'humeur aqueuse, une fonction des procès ciliaires. L'existence du muscle ciliaire s'accuse par l'accommodation dont le taux était complet dans l'observation de REULING.

PATHOGÉNIE. — SICHEL tenait l'aniridie pour une mydriase congénitale. HIMLY (cité par MANZ) et d'autres invoquaient une faiblesse créatrice dans les premières périodes de la formation oculaire. SEILER (comp. p. 369), pensait à une oblitération des vaisseaux destinés à l'iris et BEHR les croyait indûment résorbés avec la membrane pupillaire. Pour VON AMMON l'apparition tardive de l'iris ne permettait pas de penser à un arrêt de formation.

MANZ et GOLDZIEHER rapportent néanmoins cet arrêt à la déhiscence tardive du cristallin : à l'époque fixée pour cette déhiscence, la connexion du cristallin avec la paroi antérieure de l'œil persisterait, d'où obstacle mécanique au développement de l'iris. Les taches de la cornée, les lésions du cristallin, l'abolition de la chambre antérieure (3 cas de RUETE, 1 cas de SCHRÖTER) plaideraient en faveur de cette hypothèse.

VON HIPPEL la réfute en faisant remarquer que la connexion prolongée du cristallin avec l'ectoderme aurait pour effet d'empêcher la substance fondamentale de la cornée d'évoluer.

Dès que cette formation est possible, il doit en être de même pour l'iris. Il suffit en effet de penser à la tardive apparition de l'iris pour faire rejeter l'opinion de MANZ.

RINDFLEISCH, se basant sur son étude histologique, a défendu l'idée d'une inflammation fœtale : perforation de la cornée, ouverture de la chambre antérieure, écoulement de l'humeur aqueuse, cristallin repoussé contre la cornée et fixé à ce niveau par un exsudat inflammatoire, d'où obstacle à la progression de l'iris entre la cornée et le cristallin. Outre que l'hypothèse est passible des objections faites à la conception de Manz, von Hippel fait observer qu'après examen des préparations de Rindfleisch, il ne peut se rallier à ses conclusions, notamment à l'idée d'une extension au segment antérieur de l'iris d'une inflammation — non démontrée — de la choroïde.

La parenté clinique existante entre l'aniride et les colobomes de l'iris à direction quelconque doit nous engager, avec von Hippel, à faire un rapprochement entre eux au point de vue génétique. Que l'on se représente une cause créant le colobome de l'iris en une direction quelconque : elle doit être apte à arrêter le développement dans tout le pourtour de l'iris.

Von Hippel émet ici l'hypothèse de la persistance, à un stade donné, d'un

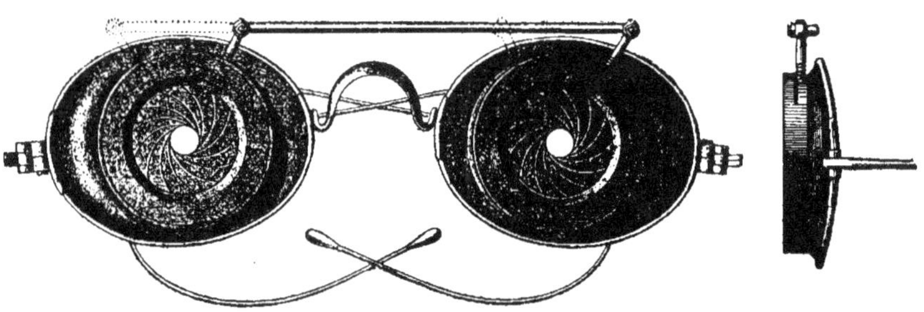

Fig. 229.
Lunette sténopéique à iris-diaphragme mobile.

tissu connectif anormalement condensé et reliant les tissus connectifs extra- et intra-vésiculaire, d'où aniridie. Le tissu connectif en question serait dû à une prolifération atypique ou à une inflammation.

La genèse de l'aniridie s'explique pour nous de la façon suivante : que l'on se représente l'œil à un stade où le calice oculaire est entouré dans toute son étendue par le mésoderme qui passe également devant le cristallin. Tel est le cas de l'embryon à la fin de la 5e semaine, embryon de 10 millimètres. C'est à partir de ce moment que l'amnios qui enveloppait directement l'embryon (4e, 5e semaine), commence à s'éloigner de sa surface. A 11, 15 millimètres de dimension, cet éloignement est déjà de 1 à 3 millimètres (6e semaine), d'après Kollmann. Si le liquide amniotique vient à s'accumuler un peu plus tardivement, le capuchon céphalique de l'amnios sera relativement étroit.

Il en résultera une angustie temporaire comprimant les segments antérieurs des vésicules oculaires, parties saillantes. Cette action mécanique suffira à produire une inhibition formatrice sur les éléments du bord du calice rétinien et sur le tissu mésodermique adjacent, point d'où doivent se dégager ultérieurement les feuillets épithéliaux du corps ciliaire et de l'iris avec leur partie mésodermique. Elle effacera aussi plus ou moins complètement le vaisseau annulaire existant dans le voisinage du futur iris, formation de la fin du 2e ou du commencement du 3e mois.

L'état rudimentaire habituel de l'iris dans l'aniridie et l'aplasie constatée des procès ciliaires se conçoivent bien avec cette hypothèse. Il en est de même pour les lésions de la cornée et du cristallin, ainsi que pour la non-formation de la chambre antérieure.

Le *traitement* de l'aniridie ne peut être que palliatif : les verres fumés, les lunettes sténopéiques rendront des services, notamment celle de KÖNIGSHÖFER avec diaphragme-iris mobile (fig. 229)

Les cataractes partielles compliquant l'aniridie se complètent fréquemment par la suite. VON HIPPEL fait remarquer que l'extraction est suivie dans une proportion inusitée d'inflammations traînantes et destructives. DE BECK opérant les deux yeux chez deux sujets privés d'iris a vu survenir la cyclite dans tous ces yeux. COPPEZ, de Bruxelles, (communication écrite) n'a pas vu cette fâcheuse complication après l'extraction des cristallins cataractés des six cas d'aniridie observés par lui, mais il lui a fallu pratiquer plusieurs sclérotomies pour deux yeux de l'espèce atteints de glaucome chronique irritatif. VON FOSTER relevait en 1898 sur 164 cas d'aniridie 12 glaucomes.

Corectopie. — Par *corectopie* il faut entendre la position anormale de la pupille (κόρη, pupille et ἐκ-τόπος, litt. hors de l'endroit).

La pupille n'occupe pas à l'état normal le centre du disque irien : elle est reportée du côté nasal et en bas, le déplacement équivalant au $\frac{1}{6}$ de son diamètre (H. WEBER). KOTELMAN attribue aux Patagons la particularité du déplacement de la pupille en haut et en dedans. Il y aurait là une question de races.

Plus la corectopie est prononcée, plus la forme de la pupille peut être altérée (*dyscorie*).

Avec BEST il convient de classer la corectopie en quatre groupes :

I. CORECTOPIE PURE, DÉPLACEMENT DE LA PUPILLE SANS AUTRES COMPLICATIONS. — Les cas de ce groupe sont nombreux. L'anomalie est généralement monolatérale. L'iris est d'aspect normal ou il montre quelques modifications atrophiques ou aplasiques. Il est par exemple privé de son petit cercle, mais sa réaction est normale.

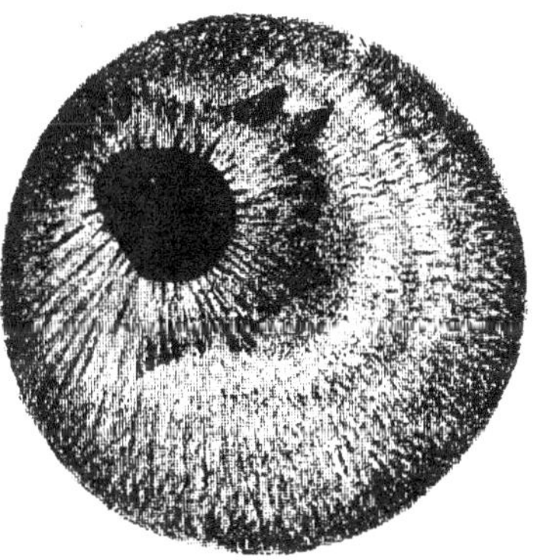

Fig. 230.
Corectopie pure (O. G.)

II. CORECTOPIE AVEC MODIFICATIONS D'APPARENCE INFLAMMATOIRE, suscitant l'idée d'une inflammation intra-utérine : l'iris est décoloré, atrophique, irrégulièrement pigmenté ; la pupille réagit mal ou ne réagit plus ; les fibres radiaires convergent vers la partie atrophique (BEST). La forme de la pupille indique toutes les transitions vers le colobome irien et il n'est pas rare qu'une cicatrice cornéenne se suscite l'idée d'une kératite avec perforation (RIND-FLEISCH et VOSSIUS, cités par BEST). Le cristallin occupe sa place normale ; il est tantôt clair, tantôt cataracté.

III. Ectopie combinée de la pupille et du cristallin. — C'est la modalité la plus importante et la plus fréquente. Elle présente un ensemble de symptômes bien tranchés : déplacement de la pupille, iridodonesis, ectopie du cristallin. Damianos en a donné une excellente monographie (revue sommaire de 44 cas).

Dans ce groupe on n'observe pas l'hérédité directe, mais on relève fréquemment chez les ascendants de l'amblyopie et des troubles de la réfraction (myopie et astigmatisme prononcés).

Pfahl et Best ont noté la consanguinité des parents. Dans 17 cas, Best signale la corectopie chez plusieurs enfants de la même famille ; tous, de 2 à 4, la montraient dans trois de ces familles.

L'ectopie est ici bilatérale. Les cas de Wilde, Steffan, le nôtre font exception.

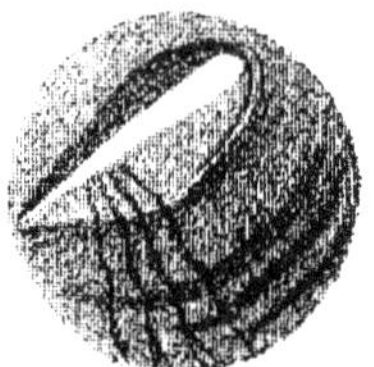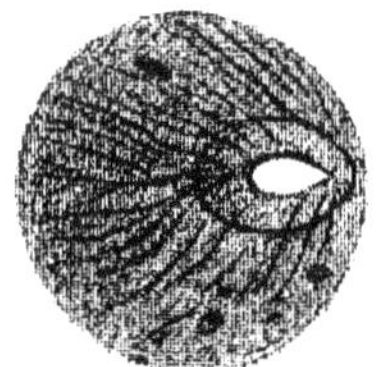

Fig. 231.
Pupille en forme de fente (Brixa).

Iris. — Damianos établit que sur 88 yeux la pupille se trouve reportée
31 fois en dehors et en haut : 35, 2 p. 100 ;
12 fois en dehors et en bas : 13,6 ;
12 fois en dedans et en haut : 13,6 ;
7 fois en dedans et en bas : 7,9 ;
10 fois en bas : 11,3 ;
8 fois en haut : 9,1 ;
5 fois en dehors : 5,7 ;
3 fois en dedans : 3,4.

L'ectopie pupillaire est symétrique dans 31 cas sur 43 (72 p. 100). Le déplacement a parfois lieu en sens inverse pour les deux yeux. La pupille peut être étroite (13 cas), voire réduite à un point.

L'anisocorie (ἄ.ἴσος, κόρη), l'inégalité dans les dimensions des pupilles, n'est habituellement que minime.

La pupille est ronde, ovalaire à grand axe dirigé en divers sens, conique, triangulaire à bords frangés, en forme de fente (Brixa, fig. 231).

Elle réagit dans la majorité des cas. La structure de l'iris est le plus souvent normale. Damianos établit qu'elle était 16 fois anormale : absence ou ébauche minime du petit cercle de l'iris, absence partielle du sphincter, existence d'un système de fibres radiaires et circulaires plus accusées.

Cristallin. — Sur 54 données on constate notamment :

1° Un déplacement en sens opposé à l'ectopie pupillaire (64 p. 100), cas le plus fréquent (Breitbarth) ;

2° Le déplacement dans le sens latéral, soit dans une direction intermédiaire (24 p. 100) ;

3° Le déplacement dans le même sens que la pupille (11,3 p. 100). A part les variantes où les déplacements ne sont pas les mêmes pour les deux yeux, il faut noter la situation normale du cristallin mal fixé.

Le cristallin est cataracté 10 fois sur 46 cas (*Lenticone* dans le cas de LINDNER) avec augmentation des diamètres de la lentille. 4 fois il est diminué de volume (SAMELSOHN, AUERBACH, BEST, VAN DUYSE).

La trémulation de l'iris, l'iridodonesis, est le plus souvent marquée, surtout au niveau du segment privé du cristallin.

La myopie avec staphylome postérieur est fréquente (24 yeux sur 41 corectopies). On n'a pas signalé l'existence d'un colobome choroïdien.

L'amblyopie se conçoit avec l'étroitesse et l'excentricité de la pupille, avec la vision à travers le bord du cristallin. Le déplacement de ce dernier peut engendrer la diplopie monoculaire.

IV. CORECTOPIE COMPLIQUANT D'AUTRES MALFORMATIONS OU ANOMALIES OCULAIRES. — Reliquats de la membrane pupillaire dans 16 p. 100 des cas (15 yeux sur 92) ; dermoïde épibulbaire (VON AMMON) ; fibrome épibulbaire, né d'une cicatrice ou d'un dermoïde de la marge scléro-cornéenne (VAN DUYSE, voy. fig. 376) ; colobome palpébral (TALKO, VAN DUYSE) ; microphtalmos (VON AMMON), avec des degrés minimes de corectopie ; buphtalmos (VON AMMON, MOOREN, GILLET DE GRANDMONT, KESSLER, BEST) ; albinisme (VON AMMON).

L'ectopie en bas, reportée vers la partie ciliaire de l'iris, rapproche l'anomalie pupillaire des colobomes typiques (MÜLLER cité par BEST, SCHÖN, WILDE) et celle qui aborde cette partie en d'autres méridiens établit une parenté avec les colobomes atypiques de l'iris.

PATHOGÉNIE. — Les hypothèses ont été plus spécialement formulées dans le troisième groupe : ectopie de la pupille et du cristallin.

Pour SAMELSOHN le cristallin s'invagine normalement de dehors et en haut vers en bas et en dedans. De là la raison du siège inféro-interne de la pupille. En cas d'ectopie de la pupille et du cristallin, il s'est produit une invagination excentrique du cristallin. D'après BEST il y aurait plutôt asymétrie du calice oculaire et par suite, du bulbe ; si la position excentrique du cristallin devait entraver la croissance de l'iris, il y aurait déplacement homonyme de la pupille et du cristallin.

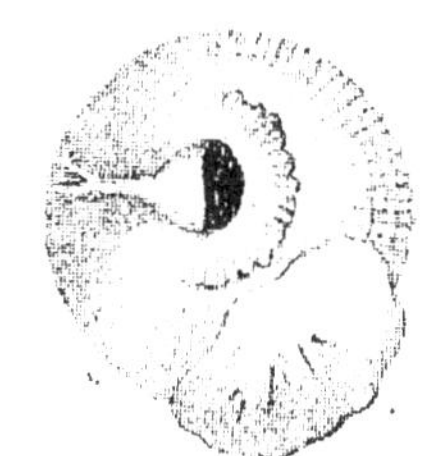

Fig. 232.
Corectopie supéro-interne.
Dermoïde épibulbaire
(POLLAK).

MANZ accuse comme facteurs de la corectopie le cristallin et la membrane pupillaire : ils empêcheraient l'anneau irien de subir un accroissement régulier en tous ses points.

BEST se basant sur les idées embryologiques de KÖLLIKER, s'arrête à l'opinion d'un développement fautif de la zonule qui entraîne celui de la portion d'iris correspondante. Il estime qu'un trouble de développement est survenu dans les éléments mésodermiques engendrant la future capsule postérieure, la zonule, la membrane pupillaire et l'iris.

Antonelli embrasse l'opinion de Chodin pour expliquer la corectopie simple : réunion défectueuse des feuillets embryonnaires destinés à engendrer l'iris.

Ainsi que pour l'aniridie nous invoquerons ici, comme pathogénie générale des ectopies pupillaires, une action mécanique de l'amnios sur les vésicules oculaires, une angustie de cette enveloppe fœtale. Bien que cette théorie n'ait que la valeur d'une hypothèse, le point de départ invoqué rend compte, en les rapprochant au point de vue étiologique, de faits très dissemblables. Elle permet en outre de comprendre les graves malformations de la face et des membres observées concurremment avec ces anomalies de l'iris.

Nous disions ailleurs à propos de la corectopie : « Nous ne visons pour le moment qu'un contact limité, peu persistant de l'amnios, exerçant une pression sur la vésicule oculaire. Assurément la pression de la gaine amniotique céphalique pourra se faire en des points quasi-symétriques des vésicules saillantes. Ces points pourraient correspondre aux segments iriens où l'on retrouve la corectopie avec le plus de fréquence. A ce niveau les premières assises de l'iris, tissu mésodermique vasculaire, lesquelles se glissent dans la fente entre le cristallin et la cornée, pourraient être influencées. Nous savons que c'est au début du troisième mois que, du bord de la vésicule oculaire secondaire, l'iris proprement dit commence à se former. C'est donc avant ce moment qu'il faut placer la violence mécanique qui empêchera le développement physiologique du segment irien correspondant.

L'action tératogène de la pression amniotique pourra produire des lésions limitées, par exemple de l'ischémie, des thromboses, de l'atrophie d'une partie des vaisseaux de la fente précristallinienne. La partie mésodermique et la rétinienne afférente n'évolueront qu'imparfaitement. Il y aura hypoplasie d'un segment de l'iris. De plus la pression portant sur le segment sus-visé aura le plus souvent pour effet, surtout si elle est peu périphérique de faire glisser le cristallin vers un point opposé à celui où se développe le maximum de pression. Ce déplacement léger (la zonule n'existe pas encore), effacera dans l'aire où il s'accomplit la lumière des canaux sanguins, des deux couches vasculaires précristalliniennes, à moins qu'ils ne se rompent. Que la pression amniotique soit de courte ou de longue durée, la position excentrique du cristallin demeure définitive. Par suite de la modification des rapports de la lentille avec sa capsule vasculaire, elle n'évolue qu'imparfaitement. Elle s'opacifie. Tel nous paraît être le corollaire fréquent du contact pathologique de la vésicule oculaire et de l'amnios ».

Ainsi s'expliquerait, outre la corectopie et les déformations de la pupille, la polycorie, les colobomes iriens atypiques (productions des fentes oculaires atypiques, p. 332), les luxations et les opacifications du cristallin.

L'effet tératogène peut s'exercer plus puissamment sur l'un des yeux ; il peut être nul sur l'autre (corectopie monolatérale).

Les auteurs qui admettent avec nous la genèse par synéchie amniotique des dermoïdes épibulbaires et des colobomes palpébraux, verront dans les cas où ceux-ci compliquent la corectopie et les colobomes iriens atypiques, un argument en faveur de leur genèse par l'angustie amniotique. (Exemples : POLLAK. obs. 3 : microphtalmos, corectopie, dermoïde épibulbaire, colobome palpébral, triangle frontal chevelu comme dans le cas du colobome palpébral de NUEL. — SCHIESS-GEMUSEUS. Colobome irien atypique, membrane pupillaire persistante, dermoïde épibulbaire, colobome palpébral, bec-de-lièvre com-

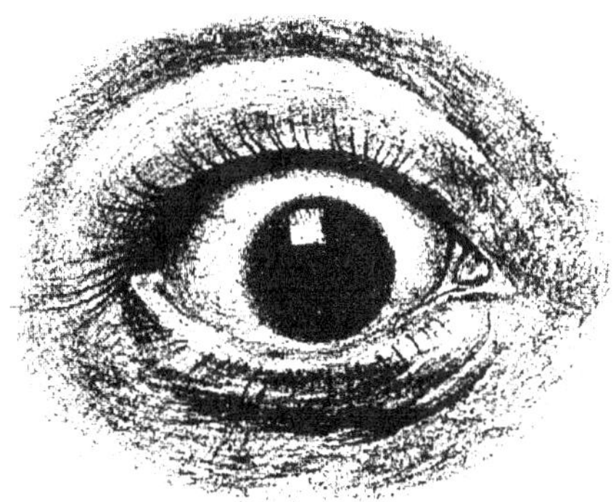

Fig. 233.
Œil droit (d'après un cliché à l'éclair magnésique).

pliqué. — DEMOURS figure un dermoïde de l'angle interne de l'œil avec poils abondants. La pupille est reportée dans le segment interne de l'iris.

VON HIPPEL se basant sur deux examens à résultats identiques (ectopie bilatérale, énucléation pour traumatisme grave de l'un des yeux) estime que le déplacement excentrique de la pupille est dû à une attraction analogue à celle qui s'opère dans les perforations cornéennes marginales. Il a trouvé la partie étroite de l'iris plus épaisse que l'autre. Le bord de l'iris était renversé à son niveau, condition déterminée par l'existence d'un faisceau vitréen condensé, adhérent à l'iris.

OBSERVATION I. — *Corectopie double, ectopie des cristallins cataractés et filament persistant de la membrane pupillaire.*

Joseph S....., de Mozet (Namur), 26 ans. — Il n'existe aucune anomalie apparente des cornées. Ce qui frappe tout d'abord c'est la situation excentrique des pupilles et leur forme.

A un éclairage fort, la pupille de l'*œil droit* a la forme d'un ovale allongé (dyscorie) contenu pour la majeure partie dans le quadrant inféro-externe de l'iris. Le grand axe de l'ovale est dirigé de haut en bas et de dehors en dedans.

Les conditions d'éclairage moyen, au moment de la photographie, ont donné à la pupille la forme et la situation que lui assignent la figure 223.

Une légère dilatation pupillaire se fait à ce moment, surtout aux dépens des trois quarts inférieurs du cercle pupillaire ; de là la forme irrégulière, forme de poire, fixée par l'éclair magnésique.

L'iris est de couleur brune, assez claire. Aucune disposition de ses fibres ne rappelle le petit cercle de l'iris normal. Une série de plis partent en rayonnant du bord de la pupille vers la région ciliaire en bas, en dehors, en haut. Toute la portion centrale du segment irien est lisse ; on ne constate pas de plis rayonnants au bord nasal de la pupille. On retrouve sur le segment nasal de l'iris des plis concentriques équidistants, concentriques au centre fictif de l'iris et représentés sous forme de quatre arcs de cercle dont le diamètre vertical de l'iris représenterait la corde. En résumé la pupille déformée est reportée *en dehors et un peu en bas*.

On n'aperçoit le cristallin que si l'on dilate la pupille par un mydriatique. Le cristallin cataracté est reporté *en haut et en dedans*.

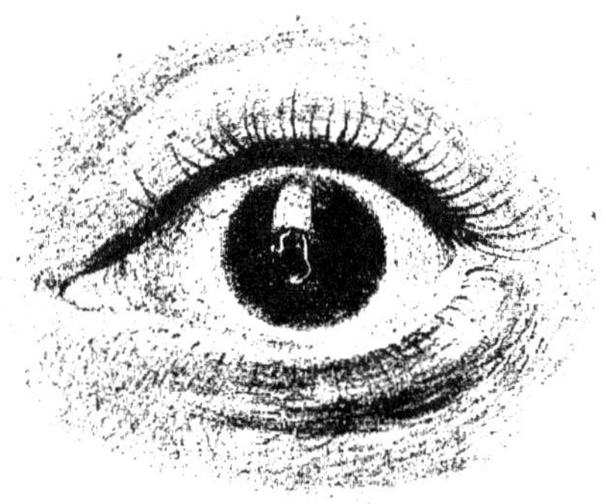

Fig. 234.

OEil gauche (d'après un cliché à l'éclair magnésique).

Le faible segment de lentille appréciable au niveau du bord nasal de la pupille dilatée donne l'impression d'un cristallin diminué de volume et situé en majeure partie au-dessus du diamètre transversal du plan irien. L'iris n'est pas surélevé, ne bombe pas au niveau du cristallin.

Le fond de l'œil est normal ; le stroma intervasculaire de la choroïde est fortement pigmenté (pas de colobome du plancher oculaire).

La pupille *gauche* (fig. 234) est plus large ; elle est davantage reportée en haut, mais moins en dehors. À un fort éclairage, elle occupe exactement l'encoignure du quadrant supéro-externe de l'iris avec une forme ovalaire transversale.

À l'éclairage moyen, on constate que le bord nasal dépasse légèrement le diamètre vertical du plan irien et le bord inférieur, le diamètre transversal du même plan.

Sauf quelques plis radiaires existant ici du côté nasal, on retrouve dans l'iris les mêmes plis radiaires péripupillaires et les plis concentriques du segment nasal relevés dans l'œil congénère.

Notons l'existence d'un filament persistant de la membrane pupillaire adhérant par deux points d'insertion au voisinage du bord interne de la pupille et flottant dans l'humeur aqueuse en forme d'anse.

Pas plus que pour l'œil droit, il n'existe de séparation de l'iris en une zone pupillaire et une zone externe ou ciliaire : le petit cercle de l'iris fait défaut.

Dans la zone interne on n'observe pas les plicatures rayonnées s'anastomosant et convergeant vers le bord pupillaire en forme de losanges de plus en plus serrés (Fuchs) : il n'existe pas de cryptes, mais les plis radiaires espacés déjà décrits.

Les plis demi-circulaires figurés délimitent les zones concentriques décrites par FUCHS dans la région externe ou ciliaire de l'iris, mais on n'y voit aucune saillie radiaire.

Le cristallin opaque est mieux visible : la lentille également ectopique est reportée en haut et en dedans. Les deux pupilles réagissent à la lumière incidente, mais la gauche est plus paresseuse.

Il y a iridodonésis, tremblement irien de part et d'autre, avec profondeur anormale de la chambre antérieure.

La vision de l'œil droit est la meilleure. Le sujet, illettré, perçoit nettement avec + 10 D (œil droit) les points de division des minutes d'une montre ordinaire.

Il a une sœur dont les yeux sont amblyopes depuis la naissance.

OBSERVATION II. — *Corectopie monolatérale, filaments persistants de la membrane pupillaire, luxation des cristallins.*

Clara H..., 6 ans et demi. La corectopie est très prononcée à *gauche* (voy. la figure 235). La pupille, en forme d'ovale allongé, à long axe dirigé de haut en bas et de dedans en dehors, occupe le quadrant supéro-externe du plan irien.

La figure nous montre l'œil dans l'adduction forcée et à l'éclairage oblique venant du côté temporal. Le bord externe du cristallin est vu sous forme d'un arc de cercle doré. A la lumière transmise de l'ophtalmoscope et le sujet regardant un peu en dedans, ce même bord apparaît sous forme d'une portion d'arc de cercle sombre (réfraction totale), contigu au bord nasal de la pupille ectopique. Dans le regard en face du sujet, la pupille ectopique est libre; on ne perçoit pas le bord du cristallin.

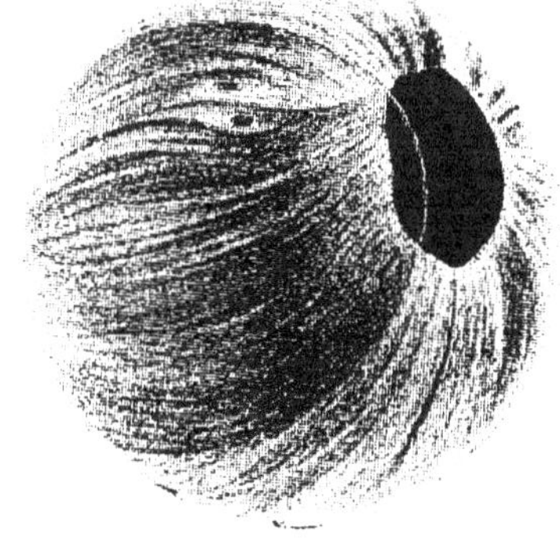

Fig. 235 (O. G.).

Les détails des fibres iriennes nous sont rendus par le dessin exécuté à cinq diamètres environ. Toutes les fibres rayonnent, convergent vers la pupille. Il n'existe pas de fibres circulaires. Rien ne rappelle le petit cercle de l'iris.

La couleur de l'iris est d'un gris légèrement verdâtre, mêlé par places d'une teinte rouille.

D'autre part, le cristallin qui n'occupe pas sa position normale puisqu'il s'est déplacé en sens inverse de l'ectopie pupillaire, soulève l'iris dans la zone centrale, partie nasale, du diaphragme irien.

Du côté nasal à l'extrême périphérie existe une zone étroite, en demi-lune moins éclairée, répondant à une dépression du plan irien. Notons aussi l'iridodonésis très prononcé. La papille optique est normale.

L'œil est fortement amblyope.

L'*œil droit* a une pupille centrale mais à bords un peu frangés et de forme irrégulière (dyscorie). Le dessin du stroma est normal. Le petit cercle de l'iris existe. De sa partie supérieure partent trois languettes grêles se terminant par un filament très fin à extrémité libre et flottante dans l'humeur aqueuse au-devant de la pupille. Il y a trémulation de l'iris moins forte que dans l'œil congénère.

Ectopie du cristallin, déplacé du côté nasal, de façon à n'occuper que les trois quarts de l'aire pupillaire. A l'ophtalmoscope, staphylome temporal de la papille. Pas de lésions choroïdiennes; myopie objective de 15 dioptries environ.

En résumé : *Corectopie, luxation du cristallin en sens opposé, modifications de la texture irienne dans l'un des yeux. Dans l'autre, dyscorie légère, filaments persistants de la membrane pupillaire, luxation symétrique du cristallin, mais moins prononcée que dans l'œil congénère.*

L'enfant dont nous venons de décrire les anomalies oculaires était accompagné de sa mère, de sa sœur et de son petit frère (3 ans et demi). Aucune anomalie chez ce dernier.

Mais on relève chez la sœur, Marie H..... âgée de 9 ans, une légère trémulation des iris, dont le stroma est bien dessiné et l'ouverture centrale à sa place, quelques filaments persistants de la membrane pupillaire à gauche et une forte myopie des deux yeux avec staphylome temporal, sans autres lésions ophtalmoscopiques. Cette enfant lit des caractères de journal à six centimètres de distance. Les verres concaves n'améliorent pas la vision. La myopie objective est de dix-huit dioptries environ.

Le père et la mère de ces enfants ont été mariés 11 ans. Le père, dément et paralytique, a succombé après deux ans de maladie. La mère a souffert pendant des années d'une maladie de la peau. Après trois mois de mariage elle a avorté à deux mois de grossesse (hémorragies utérines pendant plusieurs semaines). Au bout d'un an, venue de deux jumeaux à terme (ils ont vécu trois mois). Après une nouvelle année, naissance de Marie, la petite myope, « qui dès la première année plaçait les objets qu'elle prenait en mains très près de ses yeux ». Puis sont venus les deux enfants sus-mentionnés, la corectopique et le dernier-né, normal.

Polycorie. — Sous le nom de polycorie (πολύς, multiple κόρη, pupille)

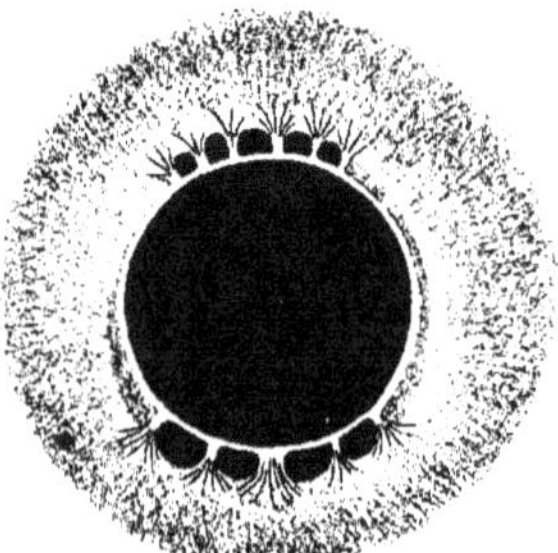

Fig. 236.

Polycorie (9 pupilles additionnelles)
(Rumschewitsch).

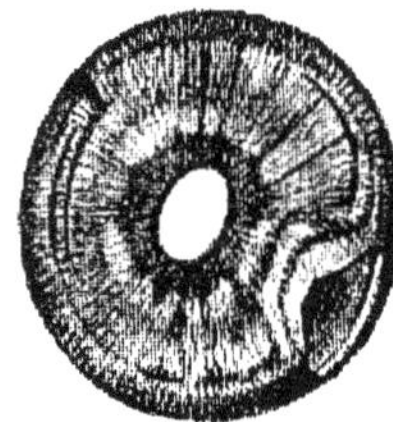

Fig. 237.

Diplocorie (pupille ciliaire en forme d'iridodialyse ou de colobome) (Franke).

(diplocorie, triplocorie, etc.), ont été décrites diverses anomalies se rapportant à des iridodialyses traumatiques ou à des modalités de la membrane pupillaire : colobome en pont où une bandelette de tissu sépare le colobome de la pupille normale (voy. fig. 113); reliquats de membrane cloisonnant le champ pupillaire avec des ouvertures multiples. On réservera le nom de polycorie aux cas où, avec l'existence ou en l'absence d'une pupille centrale, on constate plus d'une ouverture dans le tissu irien non déterminée par les anomalies ci-dessus.

D'après le relevé de Franke, la diplocorie est le cas le plus fréquent. Le nombre des pupilles accessoires peut aller jusqu'à 11 (Rumschewitsch).

Que l'on ne s'attende pas à trouver la diplo- ou la polycorie représentée par deux ou plusieurs pupilles de dimensions égales. Cette image n'existe pas dans la pathologie humaine. Von Ammon l'a représentée chez le taureau.

Il faut établir dans la polycorie deux groupes (Franke).

I. — Les ouvertures arrondies ou en forme de fente siègent au voisinage du bord pupillaire ou dans les parties moyennes de l'iris (14 cas sur 22).

II. — Dans les autres cas il s'agit d'ouvertures ressemblant à des iridodialyses, quelques-uns de ces cas se rapprochant des colobomes typiques ou atypiques (Talko, Mittendorf, Schelske).

Von Ammon (*Iridodiastasis congenita*) a noté deux de ces pupilles ciliaires. Elles étaient simples dans les cas de Vossius, Franke, Hilbert.

La majorité des cas de diplo- et de polycorie est représentée par l'existence,

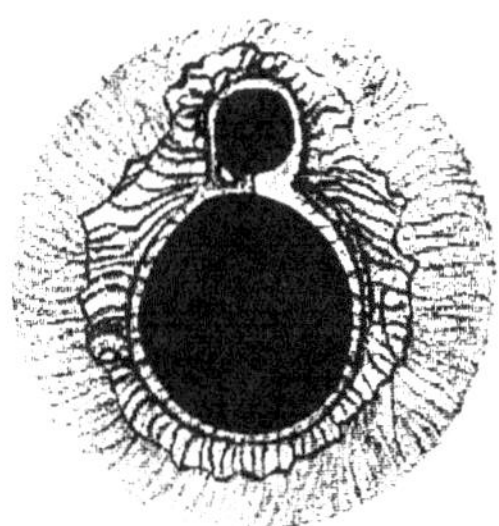

Fig. 238.
Diplocorie (Weingenroth).

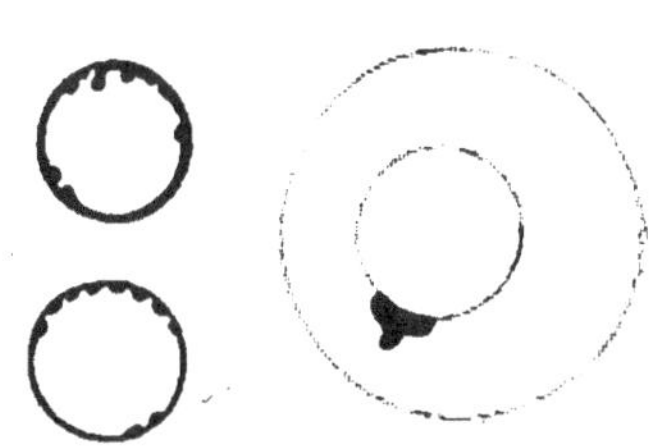

Fig. 239.
Ectropions de l'uvée (d'après Weinbaum).

à côté de la pupille centrale ou légèrement ectopique et déformée, d'autres ouvertures iriennes, différentes par la forme et la grandeur, différentes par le nombre et la position, ainsi que par la réaction : la pupille accessoire demeure immobile ou ne jouit que d'une motilité communiquée par l'iris, passive.

Pathogénie. — *Dans le premier groupe* nous rencontrons l'opinion de Manz. La choroïde est aplasique. C'est le sol d'où naît le feuillet antérieur de l'iris. L'iris est atrophique, troué de ce chef. Manz invoque donc une assise défectueuse de la choroïde.

Pour Rumschewitsch les ouvertures iriennes naissent de la soudure imparfaite de la vésicule oculaire secondaire avec le feuillet connectif de l'assise irienne.

Dans le second groupe, pupilles ciliaires, on a admis l'iridodialyse traumatique intra-utérine ou pendant l'accouchement. On a aussi invoqué une inflammation intra-utérine (iritis fœtale, d'après Talko).

Dans la diplocorie figurée ci-dessus (fig. 238), Weingenroth place son origine dans des reliquats de la membrane capsulo-pupillaire ainsi que la comprend Kölliker : des vaisseaux pupillaires oblitérés et persistants ont engendré la travée séparatrice des deux pupilles. L'auteur rejette l'idée de synéchies décollées de la capsule antérieure, mais reliées entre elles, ainsi que les proliférations du bord pupillaire décrites par von Ammon (*Corestenoma congenitum*), proliférations parfois si accusées qu'elles se touchent et engendrent plusieurs pupilles.

Anomalies du bord pupillaire. Corps pigmentés du bord pupillaire. — On connaît les grains brunâtres, petites excroissances en massue existant chez les chevaux et la plupart des ruminants, soit au-dessus, soit au-dessous du bord pupillaire (*Traubenkörner-Flocculi*), observées chez l'homme et montrées par la figure 269 empruntée à Weinbaum. Le liséré pupillaire est, dans l'un des cas, fréquemment interrompu par des dentelures brunes, épaisses qui en imposent pour un élargissement de l'anneau pigmenté de l'iris (figure à gauche); dans l'autre (figure de droite), une tache pigmentée, triangulaire répond au feuillet pigmenté renversé de l'iris.

Axcke se sert pour les désigner de la dénomination de Hirschberg : *ectropions de l'uvée* et Colsmann de celle de *papillomes de l'iris*.

Il importe de rappeler ici que dans le cas des excroissances pigmentées, « *grains de raisin* » du bord pupillaire des ruminants, ce n'est pas seulement le pigment uvéal qui est en jeu. La base de ces productions répond à du tissu connectif condensé.

Corps pigmentés libres de la chambre antérieure. — Bock, examinant une

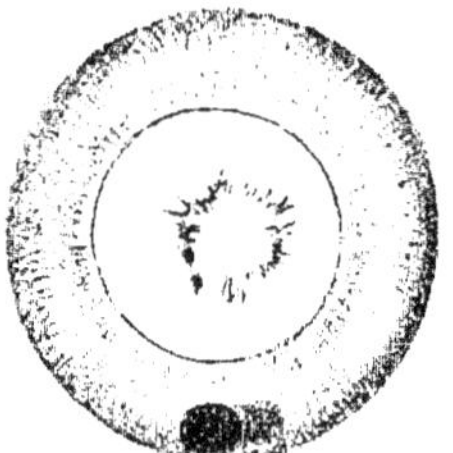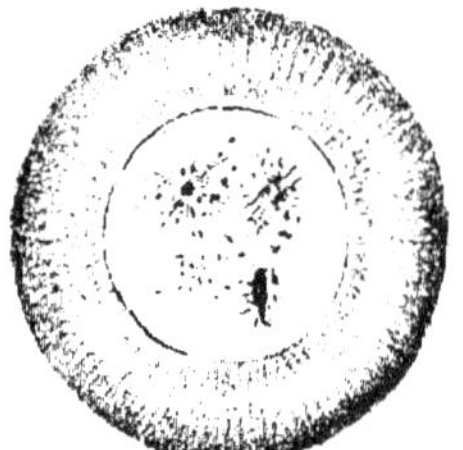

Fig. 240.

Disque pigmenté libre dans la chambre antérieure (O. D.). Reliquats capsulo-pupillaires (Apetz).

petite masse pigmentée, libre, de la chambre antérieure dans un cas analogue à celui des excroissances pupillaires en rapport par leur pédicule avec la face pigmentée de l'iris, n'y a découvert que de l'épithèle pigmenté à noyaux dégénérés.

Cette constatation fait contraste avec celle de Businelli qui, analysant une vésicule jaunâtre, de la grandeur d'un œuf de papillon et recueillie par lui de la chambre antérieure où elle se déplaçait librement, y trouve un stroma analogue à du tissu irien atrophié et du pigment.

Même remarque pour Troïtzki : il établit dans un cas analogue la présence d'un tissu fibrillaire connectif, de pigment et de leucocytes.

Pour Bock il s'agit de reliquats de la membrane capsulo-pupillaire : ils se détachent de l'iris et viennent flotter librement dans l'humeur aqueuse. Les parties constituantes sont différentes, suivant qu'un filament connectif s'est décollé ou bien du pigment hyperplasié du bord pupillaire de l'iris.

Cette pathogénie ne paraît pas douteuse. Apetz n'a trouvé aucune anomalie du bord pupillaire dans l'œil dont il a fait l'examen microscopique. Le disque pigmenté, libre dans la chambre antérieure (fig. 240), s'est, selon toutes les probabilités, détaché du centre de la capsule antérieure occupée dans le domaine pupillaire par un groupe annulaire de dépôts pigmentés (stroma fibrillaire avec nombreuses cellules pigmentées et minuscule lumière dans quelques-uns des dépôts arrondis (vaisseaux collabés de Wedl et Bock).

Fuchs qui rattache les excroissances brun noirâtres du bord pupillaire à des végétations du feuillet pigmenté, estime que dans son cas le « mélanome » décollé s'est transformé en kyste par dégénérescence centrale des cellules. Le kyste s'affaissait de temps en temps pour se remplir derechef de liquide séreux.

A côté de ces pseudo-kystes, vus par Fuchs et par Vossius (cité par Apetz), il convient de se remémorer un cas de kyste libre dans la chambre antérieure et constitué par une capsule cristallinienne remplie de liquide (F. Mason).

Bock fait observer, à propos des corps étrangers flottant dans l'humeur aqueuse, que dans les observations relevées avant lui aucune irritation n'avait été engendrée par eux. Il n'existe donc pas de raison pour les extraire.

Kystes congénitaux de la chambre antérieure de l'iris — Parmi le petit nombre de kystes séreux congénitaux de la chambre antérieure dont l'examen histologique a été fait, on peut dès maintenant établir deux groupes.

I. Kystes d'origine mésodermique, a revêtement endothélial. — Tel est le cas de Clark : kyste chez un enfant de vingt-deux mois. Paroi interne tapissée par des cellules endothéliales. Origine invoquée : les espaces de Fontana.

Guaita, après des constatations de même nature, rapporte le kyste à la chambre antérieure même (accollement de la membrane pupillaire à la paroi cornéenne).

II. Kystes d'origine ectodermique, a revêtement épithélial stratifié. — Deux analyses sont acquises ici.

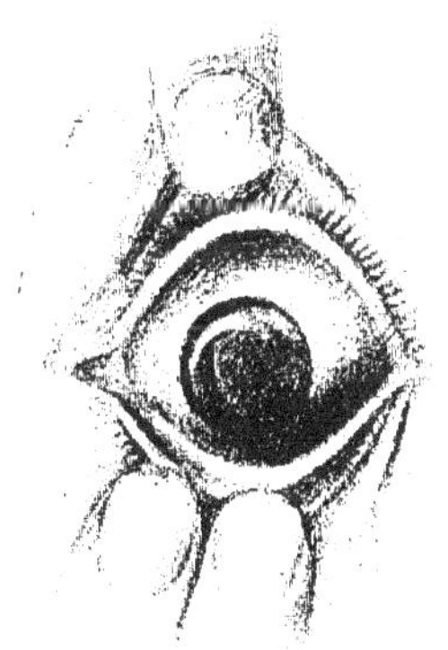

Fig. 241.

Kyste irien « séreux » (Lagrange).

1° Cas de von Rosenzweig. Enfant de trois mois. Vésicule de couleur gris perle, un peu aplatie au niveau du quadrant inféro-externe de la cornée. Extraction à cause de l'agrandissement du kyste. Ce dernier occupait le stroma de l'iris qu'il avait séparé en deux lamelles. La paroi interne était régulièrement revêtue d'un épithèle stratifié. Pour l'auteur, il s'agit d'un bourgeon là

égaré de l'ectoderme et incarcéré au même titre que les germes embryonnaires engendrant les kystes dermoïdes dans l'orbite, au cou, etc.

2° LAGRANGE a étudié un cas analogue :

Le kyste revêt pour lui les caractères, anormaux pour un dermoïde, des
kystes séreux. L'épithèle de la face postérieure de l'iris ne joue aucun rôle
dans la formation de ce kyste épithélial d'origine épiblastique. Il procèderait
de la même étiologie que les dermoïdes de la conjonctive et de la cornée.

On rapprochera de ce dermoïde intra-irien le dermoïde de la choroïde
observé par FOLLIN.

Le dermoïde irien, décrit par von ROSENZWEIG, s'est signalé par une croissance précoce et rapide (opéré à trois mois et demi) et celui étudié par
LAGRANGE par une irritation tardive (à dix-neuf ans). L'extraction complète
du kyste est indiquée (combinée avec l'excision de l'iris).

Albinisme congénital. — L'albinisme de l'œil répond à l'absence du pigment dans les membranes : elle donne à cet organe, si riche en cellules pigmentées, un aspect caractéristique. Cet état n'est le plus souvent que l'expression d'un albinisme généralisé, répandu sur toutes les parties du corps,
intéressant notamment la peau et les cheveux et plus fréquent sous l'équateur, chez les races fortement colorées, que chez les Européens.

D'après la monographie de MANSFELD, WAFER a vu les premiers albinos à
Panama, à la fin du xviiie siècle ; BLUMENBACH les a observés le premier en
Suisse, à Chamonix et a rapporté la lueur rouge de l'iris à sa vraie cause.

Suivant la remarque de MANZ la division de GEOFFROY-SAINT-HILAIRE de
l'albinisme ou leucose généralisée en trois variétés (*albinisme complet,
incomplet et partiel*) peut être appliquée à l'œil. Les deux premières variétés
répondent à l'absence totale du pigment dans les cellules ou à sa pauvreté ;
dans ce dernier cas le pigment existant en petite quantité est impuissant à
donner à la membrane atteinte sa coloration normale. Dans la troisième
variété, la pigmentation, normale en certains points, manque ou est incomplète en d'autres.

Empruntons à MANZ la description de l'albinisme oculaire : « Parmi les
organes accessoires et protecteurs de l'œil, les cils ou les sourcils, les paupières subissent les mêmes modifications que la peau et les cheveux des albinos. À un degré prononcé, ceux-ci n'ont pas de couleur ; ils ne sont pas
blancs, comme les cheveux séniles, mais d'une finesse extrême. Souvent ils
ont une teinte d'un jaune faible, se rapprochant par là des chevelures blondes.
La figure de l'albinos exprime la photophobie : tête baissée, il maintient les
yeux entièrement ou presque entièrement fermés ; la peau de la paupière
fort mince, rougeâtre par translucidité, est le plus souvent plissée par les
énergiques contractions de l'orbiculaire et tremblotte à la lumière ordinaire
du jour. Lorsque les yeux s'ouvrent, la conjonctive palpébrale se montre
habituellement un peu hypérémiée ; quelques vaisseaux sillonnent la conjonctive bulbaire et, sous elle, apparaît une sclérotique, mince d'aspect, non
pas bleuâtre, mais rougeâtre : ce n'est plus le pigment mais le sang des vais-

seaux choroïdiens qui transparaît ». L'iris par sa couleur et sa structure mérite surtout l'attention. On lui a assigné une couleur rose, lilas, blanc jaunâtre. Les travées radiaires (couche uvéale non ou peu pigmentée) sont plus nettes ; les fibres circulaires plus clairsemées laissent passer la lumière émergeant de l'œil. Le jeu de la pupille est puissamment sollicité par l'extrême susceptibilité de l'œil à la lumière. La pupille est habituellement très étroite et ne se dilate que peu aux faibles éclairages (Manz).

Comme troubles visuels, inscrivons la *photophobie* pour la lumière du jour (*héliophobie* de Buzzi). L'œil inondé de lumière ne peut en modérer l'intensité par le rétrécissement de la pupille, puisque l'iris est transparent et que les rayons lumineux au lieu d'être absorbés en grande partie par le pigment choroïdien sont réfléchis. L'*amblyopie* est fréquente, fait constaté par Arcoleo,

en Sicile, où l'albinisme est fréquent $\left(\mathrm{V} = \frac{1}{3} \text{ à } \frac{1}{20} \right)$. La *myopie* et l'*astig-*

matisme ne sont pas rares. Le *strabisme* est fréquent et le nystagmus horizontal semble être la règle. Mayerhausen a trouvé le sens chromatique affaibli.

Tous les traités d'ophtalmoscopie traitent des particularités du fond de l'œil où les vaisseaux choroïdiens sont démasqués, en raison de la faible teneur en pigment de l'épithèle rétinien, la papille tranchant parfois si faiblement sur les parties environnantes qu'on ne peut reconnaître son siège que par la confluence des vaisseaux rétiniens (Mayerhausen).

On croyait autrefois que l'épithèle rétinien manquait dans les yeux albinos. Dans les yeux de lapins albinos, l'examen anatomique démontre que les grains pigmentaires font totalement défaut dans l'épithèle. Dans les yeux humains que la clinique avait rangés parmi les albinos, l'examen microscopique établit que le pigment ne fait totalement défaut que dans le stroma de la choroïde et de l'iris, tandis que l'épithèle rétinien est faiblement, mais nettement pigmenté (von Hippel). Ce cas se rattache à l'albinisme incomplet. On conçoit les gradations existant entre ce dernier et l'anomalie complète.

L. Müller a observé un homme de 20 ans, chez lequel les yeux bruns, pigmentés, contrastaient avec le fond de l'œil albinotique. Il notait la photophobie, le nystagmus et une amblyopie prononcée. C'est là un exemple d'albinisme partiel.

Meckel et plus tard Mansfeld ont rapporté l'albinisme à un arrêt de formation du pigment, ce que la présence fréquente de la membrane pupillaire corroborait dans l'esprit de ce dernier.

Blumenbach et Siebold ont invoqué des causes psychiques au cours de la grossesse (terreur, accès d'épilepsie) ; Aubé, la consanguinité des parents.

L'hérédité ne saurait être exclue ici : l'anomalie s'observe chez plusieurs frères et sœurs. Mayerhausen, observant l'albinisme chez deux sœurs, a noté leur naissance 5 à 8 semaines avant terme, ainsi que celle de leur 12 sœurs, toutes mortes en bas âge.

On sait que la pigmentation du tractus uvéal est minimale chez le nouveau-né et se complète ultérieurement. Le pigment rétinien apparaît par contre de bonne heure. La cause l'empêchant de se former doit donc être précoce.

La première apparition du pigment de la rétine se fait à l'époque du développement du système vasculaire de l'embryon (fin de la quatrième semaine d'après KÖLLIKER). D'après SCHERL, il y a un rapport direct entre la proximité des vaisseaux et la première pigmentation. Chez les mammifères possédant un système vasculaire à l'intérieur de l'œil, le premier dépôt se fait vers la face interne de la lamelle proximale de la vésicule oculaire secondaire. Chez les oiseaux, où le système vasculaire est extra-oculaire, c'est la surface externe de cette lamelle qui se pigmente d'abord. C'est par une activité spéciale aux cellules épithéliales que le pigment rétinien d'abord à l'état liquide et dissous opère sa transmutation en la forme solide, contenant du fer (hémosidérine de NEUMANN.)

HESS a trouvé la choroïde privée de pigment dans un cas de microphtalmos réel.

Les troubles visuels de l'albinisme peuvent s'amender. ASCHERSON, cité par SELIGSOHN, a vu, chez un enfant né avec des cheveux blancs, des iris violets avec pupille rouge sombre, les cheveux devenir bruns clairs, au bout de trois ans, et les yeux devenir bleus. PHOEBUS et MAYER (ibid.) ont relevé des faits semblables.

Une correction exacte de la réfraction, l'emploi des verres fumés et des lunettes sténopéiques peuvent diminuer les éblouissements causés par l'albinisme oculaire.

Achromasie circonscrite. Vitiligo de l'iris. — Sous le nom de *vitiligo* de l'iris, L. MÜLLER a décrit une anomalie du pigment qui n'est pas sans parenté avec l'albinisme incomplet. Il estime qu'elle est le produit d'une maladie fœtale intéressant l'assise irienne (4e, 5e mois) et dont l'analogue n'existe point au cours de la vie extra-utérine.

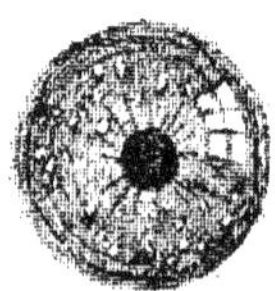

Fig. 242.
Vitiligo de l'iris.

De petites taches blanches, arrondies ou allongées, nombreuses sont disséminées surtout dans la partie ciliaire de l'iris. Elles répondent à des *excavations* du stroma irien.

L'examen histologique a démontré que la couche réticulée antérieure de l'iris était pigmentée comme celle des iris bruns, quelques points restant privés de pigment. Le dépôt de pigment s'effectuant après la naissance, au cours de la première année, c'est le pouvoir d'emmagasiner le pigment qui a manqué aux éléments, ce qui suppose une atteinte à leur assise. Cette *achromasie circonscrite* dans le tissu irien pigmenté est-elle due à l'état anormal des cellules se chargeant de pigment? Faut-il incriminer les nerfs trophiques qui s'y rapportent?

L'anomalie se distingue des taches blanches *en relief* signalées par MANZ. Occupant le petit cercle de l'iris, elles peuvent se disposer circulairement.

Hétérochromie. — Le nom d'*hétérochromie* se rapporte à une coloration inégale de l'iris, l'un des secteurs, l'une des moitiés, par exemple, se montrant de couleur claire, gris ou bleu-clair, l'autre sombre, brunâtre, sans que la structure s'écarte de l'état normal. L'hétérochromie est uni- ou bilatérale. Ce dernier cas a été désigné sous le nom d'*hétérophtalmie* (ἑτεροφθαλμος, yeux de couleur différente) ou de *dicorie* : l'un des yeux est bleu, l'autre brun.

La couleur des iris dépend du rapport existant entre les pigments uvéal et rétinien. Le pigment du stroma varie énormément en quantité. S'il est peu abondant, le pigment rétinien transparaît à travers l'iris et celui-ci paraît bleu par interférence.

D'après Merkel la couleur de l'iris dépend de la teneur en pigment de sa surface antérieure et, indépendamment du pigment, Broca fait intervenir ici la structure et la densité de l'iris.

Le pigment n'est pas seul en cause pour Manz : la couleur de l'iris dépend en premier lieu de la coloration plus ou moins foncée des grains pigmentaires, sans compter la densité du stroma, sa teneur en sang, la présence de l'épithèle et la modalité de l'éclairage.

L'épithèle rétinien pigmenté n'entre pas en ligne de compte dans les yeux bruns : la coloration sombre de la couche antérieure, remplie de grains pigmentés, couvre complètement cette lamelle profonde (Fuchs).

On sait que les yeux des nouveau-nés sont bleus foncés. Le pigment se dépose au cours de la première année et, vers le milieu de la deuxième, la couleur de l'iris est habituellement définitive.

De ce qui précède, il résulte que la pigmentation ne se complétant pas après la naissance, l'iris reste bleu et que l'hétérochromie représente un arrêt partiel de cette pigmentation.

Au point de vue de l'hérédité, il y a un rapport étroit possible entre la coloration de l'iris d'une part et celle des cheveux et de la peau d'autre part (Bistis). Il ne nous semble pas que le singulier vice de naissance des yeux « vairons », hétérochromes, défigure plus que ne le ferait la perte d'un œil (Carron du Villards).

Le trouble cosmétique nous intéresse moins que le trouble visuel révélé par Malgat : huit yeux de cette espèce se sont cataractés. Bistis rapporte deux faits semblables.

Le pronostic des opérations pratiquées sur l'œil clair, l'autre étant sombre, comporterait quelques réserves d'après Hermanson, opinion que les faits observés par Bistis suffisent à ébranler.

Taches pigmentées ou nævi de l'iris. — Dans beaucoup d'iris clairs, plus rarement dans les iris sombres, les vaisseaux sont cachés par des taches pigmentées (synonymes : *taches rouillées* de l'iris, iris *tiquetés* ou *tachetés*).

Ces taches superficielles, variant du brun roux au noir, sont constituées par la pigmentation de la couche antérieure de l'iris qui acquiert la moitié de l'épaisseur de la couche pigmentée rétinienne (Fuchs). L'examen histologique démontre donc le rapport de ces « nævi » avec les parties sombres de l'iris hétérochrome.

Une tache de ce genre peut simuler à première vue une pupille accessoire (Mackenzie).

Lettres et chiffres de l'iris. — Il est telle disposition des travées, des fibres saillantes et des cryptes de l'iris, spécialement perceptible dans les yeux peu pigmentés et par laquelle sont figurées des lettres et des chiffres plus ou moins nets.

L'observation détaillée plus loin ne laissera pas de place au doute, les chiffres apparaissent dans le stroma irien avec une netteté parfaite.

La crédulité du lecteur est mise à une épreuve des plus rudes lorsqu'il trouve mentionnés dans la littérature médicale des faits analogues mais exagérés.

D'après BORELLI, un ancien chirurgien de Montpellier, nommé FORMIUS, assurait avoir vu un jeune garçon sur les iris duquel se lisaient les mots français LOVE SOIT DIEV.

CORNAZ rappelle que les journaux politiques ont beaucoup parlé d'une femme sur les iris de laquelle se lisaient l'exergue : « Napoléon, Empereur ». Ce même cas a été mentionné par ROGNETTA, par GIRALDÈS et WILDE (de Dublin). « Il y a quelques années, dit WILDE, on montrait un enfant, sur les iris duquel, prétendait-on, étaient écrits les mots : *Napoléon, Empereur.* Ce phénomène, qui attira l'attention en son temps, parait avoir été produit par une disposition insolite de ces trous, fibrilles et stries (les analogues des piliers charnus et des cordes tendineuses du cœur), qui distinguent la surface du diaphragme oculaire et dans lesquels un effort d'imagination parvint à faire découvrir les lettres qui composent le nom de l'Empereur. Je possède une très bonne lithographie de Joséphine Louis, l'enfant français, né avec les mots « Napoléon, Empereur » dans les yeux. A la moitié inférieure de l'iris droit, les signes ressemblent aux lettres capitales qui forment le mot Empereur, et celui de Napoléon occupe à peu près la même position sur l'iris gauche. »

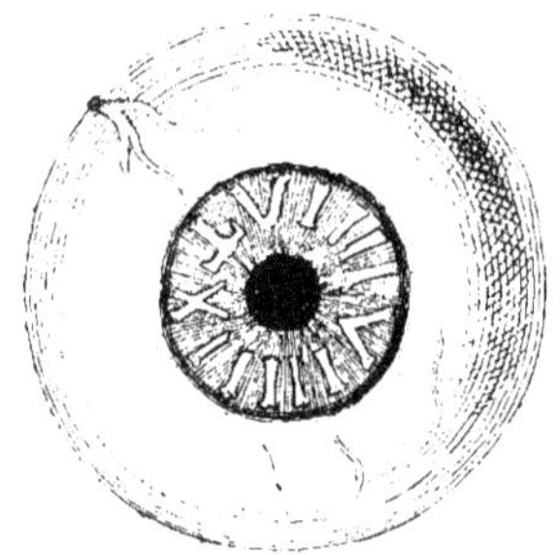

Fig. 243.

Lettres et chiffres de l'iris (Musée Dupuytren).

C'est à Joséphine Louis que GIRALDÈS a consacré quelques lignes : « Il y a quelques années, j'ai vu à l'hôpital de la Charité, une jeune fille qu'on disait porter les mots *Napoléon, Empereur,* inscrits sur les yeux. C'était tout simplement une de ces combinaisons bizarres qui, à l'aide d'un désir bien complaisant, permettent d'y trouver cette conception. »

Nous sommes en possession d'un croquis daté du 25 mai 1829 et probablement relatif à Joséphine Louis, alors âgée de quatre ans. A-t-il été fait à Paris ? Joséphine Louis a-t-elle été exhibée en Flandre ? Elle aurait été vue à Gand. S'il s'agit d'elle, l'auteur du dessin n'a guère été servi par la mémoire de l'œil : contrairement à l'assertion de WILDE, les lettres occupent toute la périphérie de l'iris.

TEXON rapporte un cas apparenté au précédent : « Sur l'iris d'un fond bleu, existent des traits blancs, les uns droits comme certains chiffres, un autre de la forme de la lettre T majuscule, un autre encore de celle d'un V. » Un modèle de cet œil avait été fourni à TEXON par son peintre d'émail. On en trouve, au musée Dupuytren (fig. 243) la reproduction confectionnée sans doute par le même artiste et provenant des collections de l'ancienne Académie de Chirurgie de Paris.

En appréciant les descriptions de conception « complaisante » relatives aux mots imprimés dans l'iris, CORNAZ dit fort justement : il est probable que, dans tous ces cas, il s'agissait non de taches de pigment à formes particulières, mais d'un développement anormal d'autres éléments du parenchyme irien.

OBSERVATION. — *Chiffres de l'iris. Arithmographie irienne.* Cette curieuse anomalie a été observée à la clinique de notre ancien maître, le professeur DENEFFE, qui lui a consacré une note dans Les Annales d'oculistique.

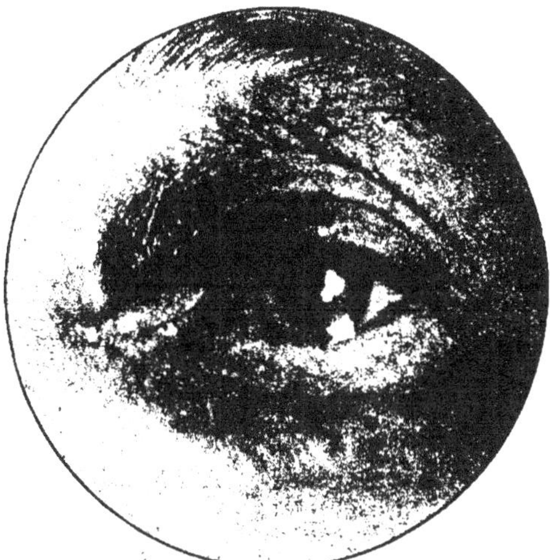

Fig. 244.

Chiffres de l'iris (cliché instantané).

Un de nos élèves, le D᷉ DE GEYNST, ayant fait connaître le cas dans la Médecine moderne, de Paris, sa publication fut prise à partie dans un article satirique de

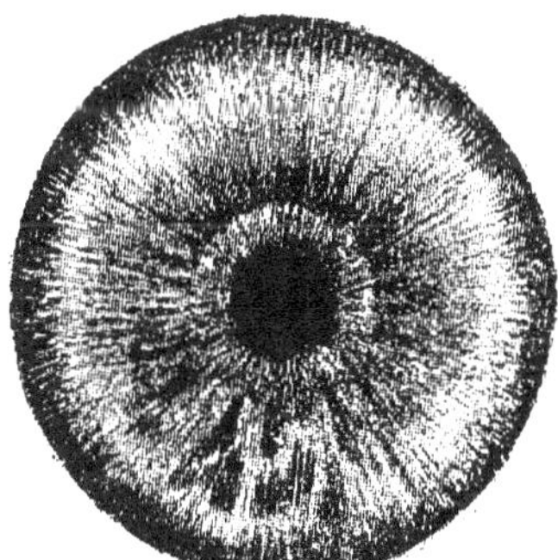

Fig. 245 (O. D.).

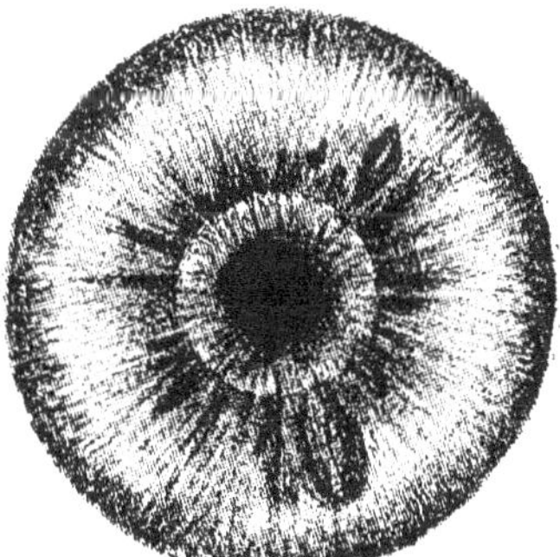

Fig. 246 (O. G.).

Chiffres de l'iris (dessin à la loupe binoculaire).

l'Éclair : « Les inscriptions qu'on lit dans les yeux sont des légendes qui ne reposent que sur une observation peu adroite ou trop superficielle ».

Je répondis à cette assertion en remettant à l'un de nos confrères, le D᷉ CLAUS, un cliché photographique publié dans son article sur les chiffres de l'iris.

La similigravure (fig. 244) et les dessins obtenus à l'aide de la loupe binoculaire de ZEHENDER lèveront les doutes du lecteur.

Les chiffres, chiffres arabes, apparaissent avec une netteté extraordinaire chez le sujet, Marie Rosseel, femme Joseph Baete, âgée de cinquante-neuf ans. Ils sont admirablement gravés dans le stroma irien, sous la pupille. Marie était encore enfant lorsque sa mère remarqua pour la première fois les chiffres imprimés dans ses iris. Cette femme a transmis l'anomalie à sa fille. Le fait en devient d'autant plus intéressant.

Les observateurs nullement prévenus, examinant les iris devant nous, n'ont pas hésité à lire directement, dans la partie ciliaire de ces diaphragmes, les chiffres arabes, représentés par les figures : 10 dans l'œil gauche, 45 dans celui de droite.

L'examen devant une fenêtre, à l'éclairage oblique dans la chambre noire, avec des verres grossissants, avec les loupes binoculaires ne changent rien au résultat. Toutefois les verres grossissants, en rendant compte des détails et de la nature des chiffres, fournissent une image moins nette, moins noire, tandis qu'à l'œil nu il semble que la main habile d'un calligraphe se soit évertuée à inscrire sous la pupille les chiffres en question. Chez la mère, les caractères ont une acuité de contours parfaite; les chiffres se montrent foncés, noirs, nets sur le fond grisâtre de l'iris : ils se lisent, sans coup férir, à la distance d'une trentaine de centimètres, le sujet faisant face à une croisée.

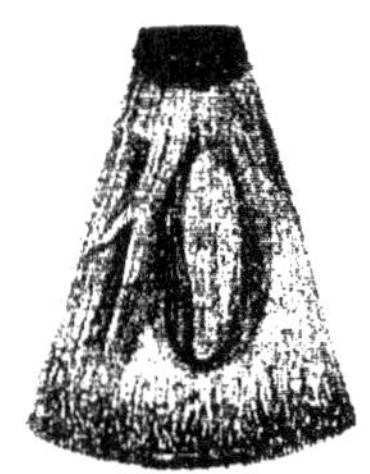

Fig. 247.

Détails des chiffres de l'œil droit.

L'analyse avec la loupe binoculaire fait constater les faits suivants :

Les chiffres confinent par leur partie supérieure au petit cercle de l'iris et par l'inférieure, à une zone marginale, brunâtre, du grand cercle, dont la couleur est d'un gris bleuâtre : il porte dans son stroma les chiffres gravés en creux et noirs. La dimension en hauteur des quatre chiffres peut être évaluée à 1 millimètre et demi. À droite, le diamètre vertical médian de la pupille passe entre les deux chiffres du 45. Le 5 est d'une netteté parfaite. Le 4 ne l'est pas moins, mais il est un demi-millimètre plus bas que son acolyte. Dans l'œil gauche, le 1 du chiffre 10, obliquement coupé par un filament grisâtre (fig. 247 et 246) est situé en dedans du diamètre vertical passant par le centre pupillaire; le même diamètre coupe le 0 en deux parties à peu près égales.

Denette s'est exprimé à ce sujet dans ces termes : « Ce qui caractérise ces chiffres, c'est la netteté, c'est la précision mathématique avec laquelle ils sont gravés sur les iris. Je défie un calligraphe de tracer sur le papier ou le tableau, avec la plume ou la craie, un 45 ou un 10 plus parfaits que ceux qu'un jeu de la nature nous fait voir sur l'iris de cette femme. Plus de trente personnes sont venues voir cette curiosité. Sans la moindre hésitation, tout le monde lit 45 et 10. Il est impossible de lire autre chose. »

La raison anatomique de ce phénomène des plus curieux et des plus rares est fournie par la disposition des cryptes iriennes. Limitées par des travées iriennes fortement saillantes, elles donnent une série d'ombres fortes, suffisamment foncées pour que leur ensemble représente les figures chiffrées. Il ne s'agit donc pas d'une pigmentation du plan antérieur de la trame irienne, encore moins d'une absence de pigmentation.

Le cas devient une quasi-gageure en présence de l'anomalie irienne présentée par la fille de la femme aux chiffres. Elle est âgée de dix-sept ans et, comme sa mère, elle a l'hémisphère inférieur de l'iris divisé en trois zones, la plus interne constituée par le petit cercle, la périphérique, presque noire et l'intermédiaire bleuâtre. Dans cette dernière on peut lire, en creux, sous le champ pupillaire de droite, le chiffre 10. Il est situé un peu en dedans de la ligne verticale passant par le centre pupillaire. Toutefois le 1 manque un peu de netteté. Les chiffres ont les mêmes dimensions que dans les yeux maternels. Même remarque quant à la netteté pour le chiffre 20, représenté sous la pupille de gauche et dont le 0 est situé en dedans de la ligne verticale du centre pupillaire.

Ni chez la mère, ni chez la fille on ne relève aucune autre anomalie des yeux.

L'observation qui précède est un exemple *d'hérédité individuelle* : une anomalie, survenant accidentellement pendant la vie embryonnaire, est transmise, atavisme direct, à un descendant et crée un stigmate homéomorphe.

J'ai rencontré ultérieurement, en des yeux gris, gris bleus, une disposition semblable de la partie homologue de l'iris, mais rien d'aussi net, d'aussi tranché que dans l'exemplaire dessiné ci-dessus.

Cette localisation reporte la pensée vers la partie antérieure de la fente oculaire, où quelque évolution exubérante pathologique du mésoderme périoculaire, matrice du futur iris, engendrerait les travées anormales circonscrivant les cryptes iriennes.

ANOMALIES DU SYSTÈME VASCULAIRE

Artère hyaloïdienne persistante et canal de Cloquet. — En 1856, H. Müller avait appelé l'attention sur un cône particulier faisant saillie dans l'œil du

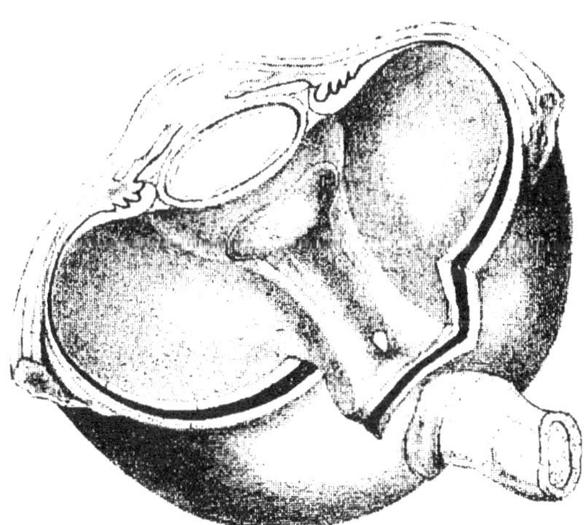

Fig. 248.

Artère hyaloïde oblitérée, avec cône ante-papillaire et gaine transparente. Environ 4 D
(d'après Mantz).

bœuf au point d'entrée du nerf optique ; comme il se poursuivait fréquemment en forme de filament se divisant dans le corps vitré pour atterrir au cristallin, le doute sur sa vraie nature de reliquat hyaloïdien devait d'autant moins subsister que ce même filament charrie du sang dans le corps vitré du veau.

Meissner avait, dès 1858, trouvé un cône de ce genre chez l'homme.

L'ophtalmoscope devait, peu de temps après, confirmer cette donnée anatomique entre les mains de Saemisch et de Zehender.

Depuis cette époque la littérature s'est enrichie d'un nombre considérable de descriptions relatives à des productions traversant sous forme de cordon les parties centrales du corps vitré et sur lesquelles les opinions des auteurs varient encore.

Everbusch, von Reuss et Magnus sont tombés d'accord sur les caractères distinctifs de l'artère hyaloïdienne persistante et du canal de Cloquet.

Pour caractériser l'artère hyaloïdienne, il faut que le cordon observé prenne nettement son origine d'un vaisseau central, que son calibre se rapproche de celui de ce vaisseau, qu'il se mette en rapport avec la face postérieure du cristallin en se résolvant en branches fines. Le filament du calibre indiqué peut dans sa course à travers le vitré être entouré d'une gaine transparente.

Une production s'élargissant au-devant de la papille, dépassant un volume moyen, terminé par un renflement en massue ou se résolvant en membranes n'ayant pas de rapports avec le cristallin, plaiderait pour l'existence d'un canal de Cloquet visible.

Ces caractères distinctifs ne sont toutefois pas toujours tranchés.

Puisque le canal de Cloquet — les travaux de Stilling en font foi, — persiste toujours tandis que se résorbe l'artère, puisque d'autre part ce canal

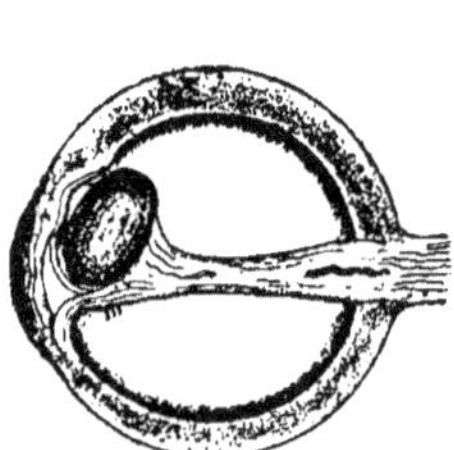

Fig. 249.
Cordon hyaloïdien persistant
(d'après Hess).

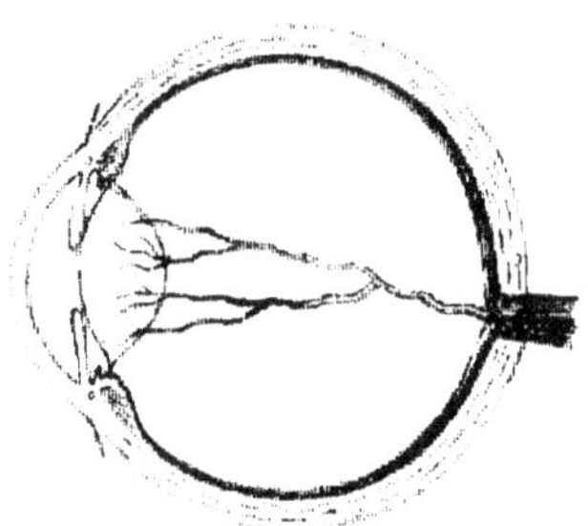

Fig. 250.
Terminaison en branches dichotomiques
(Tangeman).

n'est point perceptible à l'ophtalmoscope, on ne peut interpréter l'image d'un tube ne contenant pas de filament plein comme un canal de Cloquet visible. Il faut l'interpréter comme la gaine de l'artère constituée par du tissu cellulaire lâche, tissu ne se résorbant pas tandis que l'artère disparaît (Hess).

Hess décrit un cordon hyaloïdien renfermant une artère avec tunique musculaire et adventitielle très développée, entourée d'un tissu connectif lâche en arrière, plus dense en avant. Il quitte le nerf optique ayant à peu près la même épaisseur que lui. Au voisinage du cristallin, dont le bord inférieur correspond avec l'axe antéropostérieur de l'œil, le cordon fournit une membrane vasculaire, enveloppant la capsule postérieure, mais il continue sa course au-dessous du cristallin, se repliant en bas entre les lèvres d'un colobome irien. Il rejoint au niveau de l'espace de Fontana la sclérotique et la choroïde. Une deuxième languette se recourbe au-devant du cristallin et de la partie supérieure de l'iris (fig. 249).

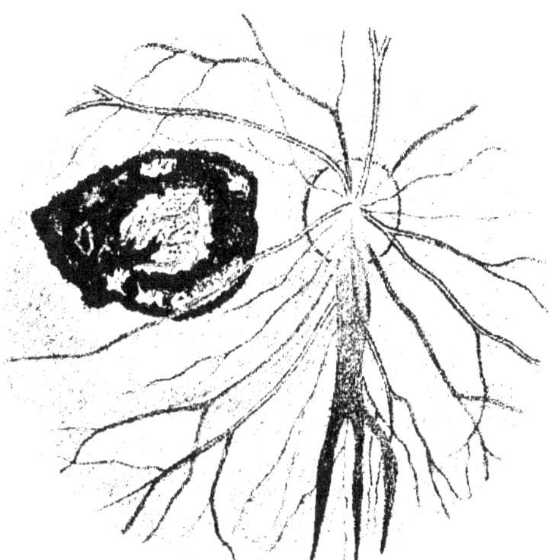

Fig. 251.

Branches terminales du cordon hyaloïdien oblitéré pourvues de gaines vasculaires (HOLMES).

La description de HESS jette du jour sur la nature de l'enveloppe éventuelle de l'artère hyaloïdienne.

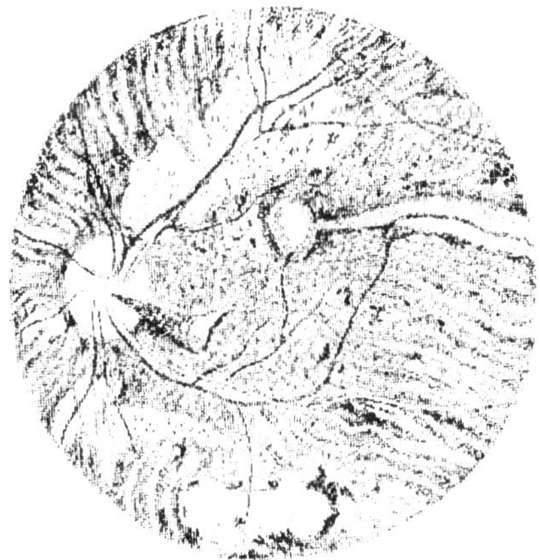

Fig. 252.

Terminaison en extrémité membraniforme, mobile (STELLWAG DE CARION).

BOCK et VASSAUX décrivent également au pourtour de ce vaisseau une gaine qui n'est pas le canal de Cloquet. VASSAUX a vu cette gaine se rétrécir au hile de la papille et accompagner le vaisseau jusqu'à la lame criblée ; ce qui lui a fait interpréter le fourreau en question comme une gaine lymphatique périvasculaire.

L'artère hyaloïde se présente avec des variantes. A la lumière transmise le cordon paraît sombre ; il a une lumière gris blanchâtre, gris bleuâtre à la lumière incidente. Il peut contenir un vaisseau charriant du sang et que la compression digitale est apte à faire battre. On doit alors supposer à priori une terminaison de ce vaisseau en branches dichotomiques comme dans les cas de GARDINER, BAYER (fils), EVERBUSCH (1882) et TANGEMAN.

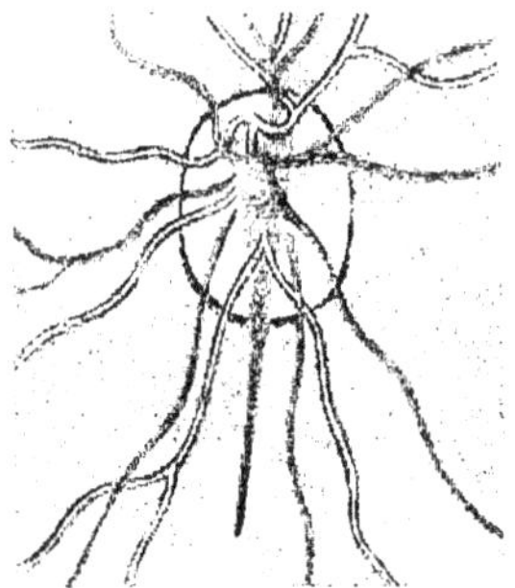

Fig. 253.
Terminaison en pointe (REMAK).

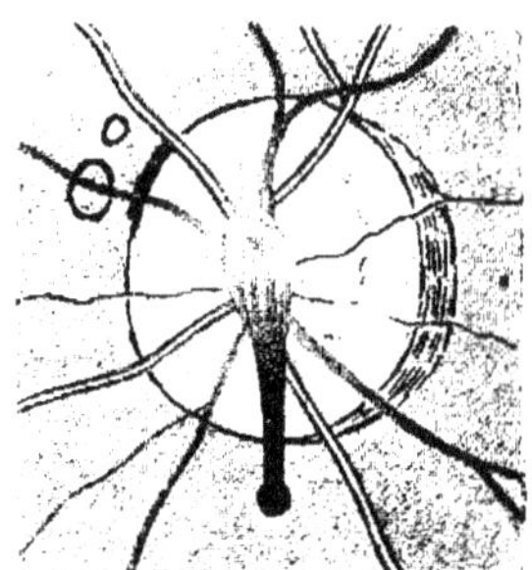

Fig. 254.
Terminaison en un renflement (DE BECK).

Rarement immobilisé, le vaisseau persistant ondule au moindre mouvement du globe.

TANGEMAN (fig. 250). Au tiers de sa course vers la cristalloïde postérieure, le vaisseau perméable se divise à angle aigu en deux branches qui continuent en divergeant légèrement. Au voisinage de la cristalloïde, les deux branches se divisent dichotomiquement en 15 ou 20 branches minuscules perméables et s'irradiant vers la périphérie. Ce sont là les conditions de l'activité vasculaire au cours du développement embryonnaire.

Opposons à l'exemple fourni par TANGEMAN celui d'un cordon imperméable à triple terminaison et dont les branches terminales répondent à autant de gaines périvasculaires :

HOLMES (fig. 254). Homme de quarante-huit ans. *Œil gauche :* colobome « maculaire » ou plaque de choroïdite congénitale. Du centre de la papille naît, par une pointe conique, un cordon tubuleux du volume d'un tiers de diamètre papillaire, transparent, de teinte bleu-grisâtre et mobile dans le vitré. Derrière le cristallin le vaisseau oblitéré se divise en trois branches, entourées comme lui d'une gaine périvasculaire et paraissant s'insérer à la face postérieure du cristallin.

Lorsque le cordon inséré sur le disque optique et dont la coloration varie du gris bleuâtre au noir, n'atteint pas jusqu'au pôle du cristallin, il s'avance jusqu'à une certaine distance, son extrémité antérieure flottant librement dans le vitré. Cette extrémité se termine en pointe unique, en deux ou trois branches, en fines fibrilles (fig. 259 et 262), en un renflement, en expansions membraneuses et mobiles.

REMAK. *Terminaison en pointe unique* (fig. 253). — Homme consultant pour sa presbytie. Les deux yeux sont normaux. *OEil droit :* Papille sans excavation physiologique, flanquée d'un cône inférieur. Les points d'où naissent les vaisseaux centraux sont éloignés les uns des autres. Le point d'origine des vaisseaux inférieurs est recouvert par la base d'un cône gris foncé, assez large, pendant sur la papille et se dirigeant en bas et en dedans pour s'effiler en pointe (+ 5 D). Avec + 8 D, on voit dans le vitré une opacité simulant 4 gouttes vitreuses reliées entre elles.

DE BECK. *Terminaison en un renflement* (fig. 254). — OEil gauche, myope et très

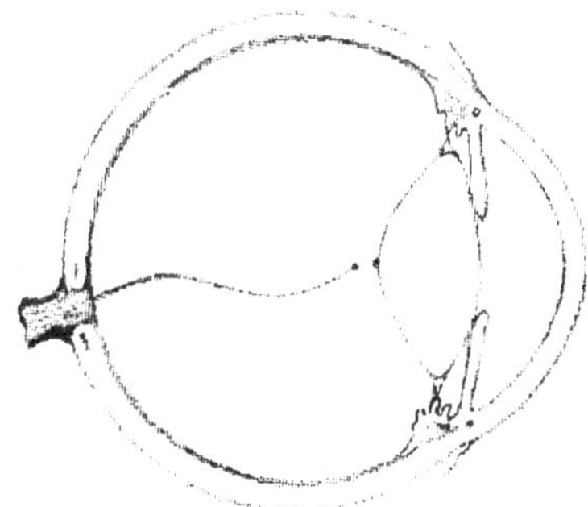

Fig. 255.

Reliquat postérieur libre. Segment antérieur attaché à la cristalloïde postérieure (LORING).

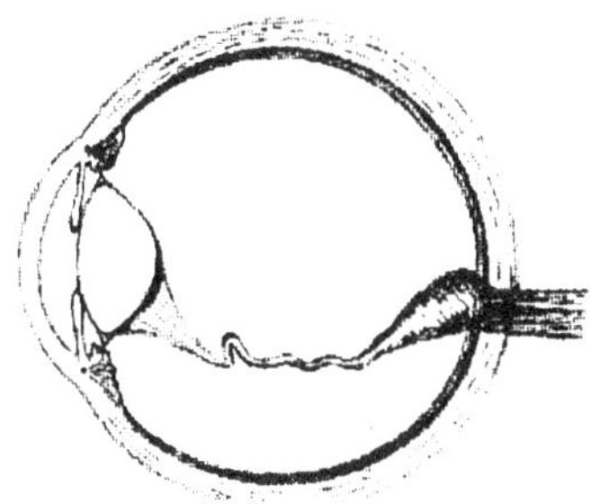

Fig. 256.

Cordon hyaloïdien reliant un cône épipapillaire et épicristallinien (DE BIERRE).

amblyope. Croissant atrophique temporal ; taches de choroïdite et anneau pigmenté du côté nasal ; colobome « maculaire », circulaire, de 2 diamètres papillaires. Le point d'émergence des vaisseaux est celé par une expansion conique d'un gris pâle, s'amincissant progressivement pour devenir cylindrique et se terminer en un bouton sphérique (+ 12 D) deux fois plus volumineux que le diamètre du cordon mobile.

Dans quelques cas, le reliquat hyaloïdien se termine librement dans le vitré, mais à la partie postérieure de l'artère oblitérée répond en avant un segment inséré sur la cristalloïde postérieure, ainsi que le représente le schéma emprunté à LORING (fig. 255).

L'oblitération de l'artère hyaloïdienne pourrait, à en juger d'après ces cas, s'arrêter avant que son extrémité antérieure se soit résorbée en totalité.

Le cas de UNTERHARNSCHEIDT est intéressant, attendu qu'il montre la possibilité, des années après la naissance, de la rupture du cordon hyaloïdien, en raison de l'élongation axile de l'œil par le fait de la myopie progressive.

UNTERHARNSCHEIDT. Garçon de quatorze ans. En février 1879, myopie de 4.5 dioptries avec staphylome temporal de choroïdite atrophique. A gauche, cordon sombre naissant d'une artère principale sur la papille et s'amincissant dans le vitré pour devenir filiforme au centre de ce dernier et s'épaissir derechef en avant. Ce cordon peu mobile se dirige en ligne droite et s'insère en forme de cône à la cristalloïde postérieure.

En août de la même année, la myopie a progressé jusqu'à — 6 dioptries. Le staphylome latéral est devenu péripapillaire. L'artère hyaloïde s'est rompue en son milieu. Deux cônes filiformes flottent à présent dans le vitré et produisent des images entoptiques.

Les conditions décrites par UNTERHARNSCHEIDT répondent assez bien à celles que DE BIERRE (fig. 256) a consignées dans son observation :

DE BIERRE. Fille de sept ans. *Œil droit :* strabisme convergent et amblyopie. Taie centrale de la cornée ; membrane pupillaire persistante et opacité sur la capsule antérieure du cristallin. Sur la face postérieure, plaque triangulaire blanche occupant le secteur inféro-nasal et couvrant 1/5 de la capsule. La papille optique est couverte par une masse blanc grisâtre, de forme pyramidale, à base triangulaire. La pointe de la pyramide passe en un cordon sombre qui se raccorde à la masse en forme d'entonnoir, elle-même fixée à la plaque blanche occupant la cristalloïde postérieure.

Le mode d'insertion du reliquat hyaloïdien à la papille d'une part, à la cristalloïde postérieure de l'autre est assez variable.

On peut habituellement rapporter son origine postérieure à l'artère centrale ou à une branche principale courant sur la papille. MOOREN l'a vu naître d'une branche artérielle, en dehors de la papille. Les rapports avec l'artère peuvent être marqués, mais les relations avec l'aire papillaire sont du moins perceptibles. Outre les insertions en forme de filaments, de cordons, il faut citer celles des formations vitreuses, à parois délicates et transparentes, en forme d'ampoule ou de tente et couvrant en tout ou en partie les vaisseaux centraux de la papille (Voir fig. 268). Pour les cas qui ont été décrits comme canal de Cloquet visible, on constate toujours à la partie postérieure du cordon la dilatation en entonnoir ou en vésicule connue sous le nom d'*aire martégienne* (Comp. Embryologie, fig. 287).

Ce *renflement* peut exister également à la partie antérieure du cordon (OTTO). La persistance du tissu environnant l'artère hyaloïdienne est à expliquer par un développement particulièrement prononcé, atypique de ce tissu (VON HIPPEL).

TERRIEN, examinant systématiquement les yeux des nouveau-nés et des enfants au cours de la première année, a trouvé chez presque tous un cône de 1 à 1 $\frac{1}{2}$ millimètre de long. Vestige de l'artère hyaloïde, ce petit filament est toujours situé sur le côté nasal de la papille et fait saillie dans le vitré.

Le *mode de terminaison*, le point d'insertion à la capsule postérieure du cristallin sont variables.

La terminaison en branches multiples a été rappelée plus haut. L'insertion n'est pas toujours centrale. Une donnée de KÖLLIKER indique comme emplacement normal chez ce fœtus un niveau situé sous le pôle de la cristalloïde. De Bierre a vu une insertion au segment inféro-nasal, Kalcik au bord inférieur de cette enveloppe. Que le cordon hyaloïdien puisse avoir une terminaison paracristallinienne est chose possible à en juger d'après le spécimen que nous avons observé en 1891 et que représente la figure 257.

Observation I (*Résumée*). — Homme de dix-neuf ans. *OEil gauche*, strabique en dehors et fort amblyope. On relève : 1° un cordon répondant à l'aspect qu'assignent les auteurs au canal de Cloquet et renfermant en son centre les restes de l'artère hyaloïdienne oblitérée ; 2° une longue plaque ou bandelette blanche, prérétinienne,

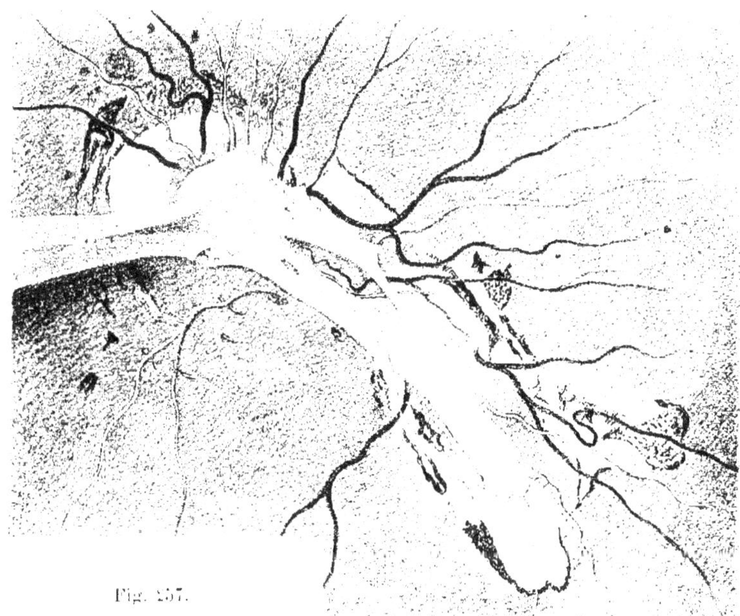

Fig. 257.

« Canal de Cloquet » et artère
hyaloïdienne persistante et imperméable. Reliquats hyaloïdiens (?) ou hémorragiques. O. G.

d'aspect tendineux dont l'extrémité supérieure couvre le disque optique et masque l'origine des vaisseaux rétiniens. Elle se dirige en bas et en dehors vers la périphérie visible du fond oculaire et se termine à ce niveau par un bord bilobé, pourvu d'un liséré pigmentaire. L'extrémité inférieure a de l'analogie avec un colobome du plancher oculaire ; 3° Un colobome « de la gaine du nerf optique » entourant l'extrémité supérieure de la bandelette tendineuse ainsi que des lésions de chorio-rétinite disséminée, accumulées vers l'extrémité inférieure de la bandelette susdite, à son côté temporal. Elles se disposent en une longue trainée aboutissant en bas et en dehors à une figure d'atrophie de forme quadrilatère, irrégulière. La disposition des vaisseaux rétiniens, notamment leur origine distancée, ressort de la figure.

L'extrémité postérieure du cordon ou canal hyaloïdien naît sous la forme d'une ampoule, translucide, à base ovalaire, d'un gris faiblement bleuâtre, dont le contour temporal est faiblement accusé et dont le bord inférieur se confond avec la plaque blanche prérétinienne. En avant l'ampoule prend la forme d'un cône gris bleuâtre, passant dans un canal membraneux ou enveloppe tubulaire délicate, grisâtre, jaunâtre. La largeur de ce canal correspond à un peu plus de la moitié d'un diamètre de papille. Sa paroi ou enveloppe montre une striation fine, évidente, parallèle à son axe, visible en adaptant l'œil et le revolver ophtalmoscopique aux divers plans du corps vitré traversé par le tube.

A l'intérieur de l'ampoule existe un cône bleuâtre dont la base est diffuse. Il va en se rétrécissant en forme de cordon grisâtre, délicat, siégeant dans le centre, cordon du canal hyoïdien interrompu à 2 diamètres papillaires du centre de l'ampoule pour reparaître, après une courte interruption à la distance de 1 diamètre papillaire plus en avant. Dans l'espace où le cordon est interrompu existe un point sombre, comme un fragment du cordon en question. Ce dernier disparait en avant avec le canal vitreu lui-même. Il est l'artère fœtale oblitérée. Il a les dimensions des branches

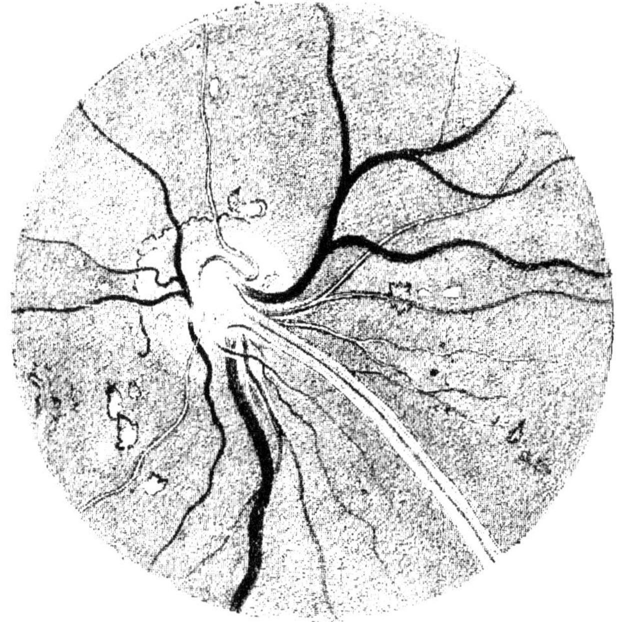

Fig. 258.

Artère hyaloïdienne perméable avec gaine périvasculaire. Terminaison paracristallinienne
Archives d'ophtalmologie, mai 1902.

artérielles de la rétine vers leur point de pénétration. Quant au conduit transparent qui lui sert de manchon, il est rectiligne, immobile et comme tendu. Il ne gagne pas le pôle postérieur du cristallin, lequel est, dans son ensemble, d'une transparence parfaite et non dévié de son emplacement physiologique. Il traverse obliquement le segment nasal du corps vitré, se dirigeant en avant et en dedans, pour disparaitre en s'élargissant dans la direction du corps ciliaire.

La terminaison antérieure, paracristallinienne de l'extrémité antérieure du canal hyaloïdien ou de l'enveloppe de l'artère hyaloïdienne oblitérée est ici le fait insolite. La signification de reliquat hyaloïdien attribuée par nous au tube en question et mise en doute par von Hippel (*loc. cit.*, p. 70) nous parait certaine. Le fait d'un canal hyaloïdien avec vaisseau central atrophié est exceptionnel (comp

GALEZOWSKI), de même que son immobilité et sa terminaison spéciale. Ou bien le reliquat de l'artère principale du corps vitré, entouré de sa gaine, a été dévié de sa direction primitive par suite de la traction déterminée par un tissu inflammatoire ancien, par exemple au sein des tissus mésoblastiques paracristalliniens (comp. la fig. 249, de HESS), ou bien la branche centrale, principale du pinceau hyaloïdien s'est résorbée en avant et une de ses branches nasales de division, entourée d'une gaine périvasculaire, s'est déviée de son voisinage primitif (à la capsule postérieure) pour atterrir en un trajet paracristallinien à la région ciliaire. MANZ a vu chez un anencéphale la division de l'artère hyaloïdienne en deux troncs se faire au voisinage de la rétine : l'une des branches gagnait le pôle postérieur du cristallin ; l'autre courait plus près du bord de la lentille. Un pas de plus et cette branche devient extracristallinienne. Que la centrale vienne à se résorber, l'autre, entourée ou non d'un canal lymphatique ou d'un fourreau adventitiel, réalisera la condition observée dans le cas qui nous occupe.

Un deuxième exemplaire de terminaison paracristallinienne de l'artère hyaloïde a été vu par nous récemment.

OBSERVATION II (*Résumée*). — Chez une femme de 26 ans, on voit, dans l'*œil gauche* (fig. 258), dont l'acuité visuelle est de 1/10 et dont le fond présente l'image d'une chorio-rétinite disséminée évoluée, un cordon grisâtre dans le corps vitré. Il naît vers le centre papillaire, par une base un peu élargie, pour se diriger en avant, en dehors et en bas. Il a le double du diamètre des veines papillaires très fortes dans l'espèce, héberge un filament axial de teinte carminée et se rend, non pas au pôle postérieur du cristallin, mais vers le quadrant inféro-externe de la capsule postérieure, en un renflement fusiforme, légèrement mobile, mais moins mobile que la partie initiale sortant de la papille. Ce renflement, dont la portion antérieure a un éclat d'asbeste et dont le bord

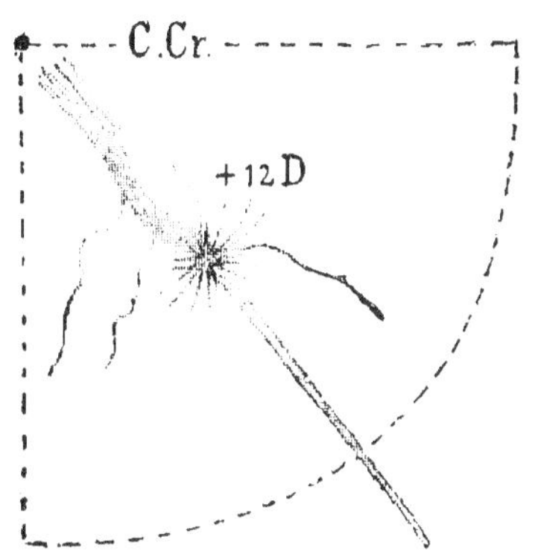

Fig. 259.

Extrémité fusiforme du tronc hyaloïdien principal avec branches rétrocapsulaires oblitérées et à insertion paracentrale. Terminaison paracristallinienne d'une branche rétrocapsulaire perméable (quadrant inféro-externe de la cristalloïde postérieure). C. Cr. niveau du centre de la capsule postérieure (Archives d'ophtalmologie.)

interne émet des filaments ondulés et la partie antérieure toute une série de filaments en disposition actinique, semble adhérer immédiatement à la capsule par l'espèce de chevelure qui se dégage de sa pointe (fig. 259). Le renflement se termine d'autre part en un filament brillant, comme du verre étiré, visible derrière la capsule postérieure et disparaissant à sa périphérie, vers les limites perceptibles avec la mydriase maxima artificielle.

L'intérêt de l'anomalie consiste dans la terminaison paracristallinienne de l'artère hyaloïdienne.

A mesure que le développement fœtal se complète, le vaisseau hyaloïdien principal s'achève, tandis que les troncs secondaires, au nombre de huit en moyenne et plus gros du côté temporal, deviennent plus courts, de sorte qu'à un moment donné le segment antérieur du vitré est parcouru par des vaisseaux dont l'expansion se fait à la face postérieure du cristallin.

Dans le cas actuel, l'artère principale, entourée d'une adventice épaissie, plus considérable au point où elle se divise en branches multiples, ne s'est pas résorbée. Une seule des branches latérales s'est maintenue et continue une course rectiligne vers l'équateur du cristallin. Puisque le vaisseau principal charrie du sang, sa terminaison doit l'éconduire vers ce niveau.

Les autres vaisseaux terminaux de l'artère hyaloïdienne ont laissé des vestiges sous forme de filaments grisâtres, ténus, dont deux ou trois sont situés sur un plan plus

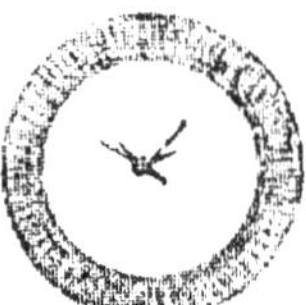

Fig. 260.

Point d'insertion du cordon hyaloïdien sur la capsule postérieure et stries ramifications rétrocapsulaires. D'après De Beck.

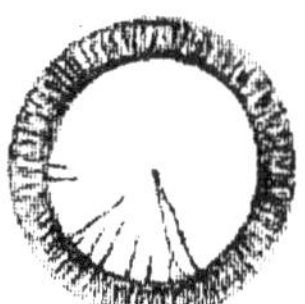

Fig. 261.

Stries se rapportant aux branches hyaloïdiennes ramifiées sur la capsule postérieure (De Beck).

profond que les filaments en disposition rayonnante, lesquels représentent probablement les reliquats du réseau rétrocapsulaire.

Il existe également des vestiges du réseau rétrocapsulaire sous forme de lignes d'une finesse extrême courant sur la face postérieure de la capsule comme dans la figure 261, conformément à la description de De Beck.

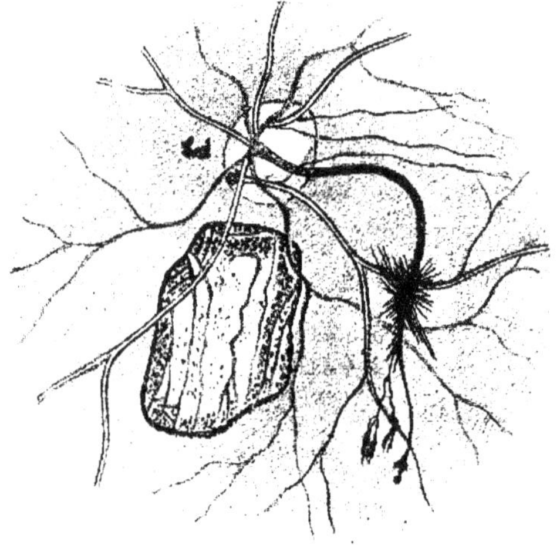

Fig. 262.

Terminaison en touffe de fibrilles rayonnantes et colobome du plancher oculaire (Remak).

La forme de l'insertion antérieure a été décrite comme représentant sur la cristalloïde postérieure un dépôt d'un blanc grisâtre de forme discoïde, arrondie, ovalaire, triangulaire ou rappelant le contour d'une morsure de sangsue.

La figure 248 donne une idée exacte du mode d'insertion à la capsule postérieure d'un cordon hyaloïdien.

Otto et Dimmer ont noté de fines opacités dans la corticale postérieure (*cataracte corticale postérieure*).

Quelques opacités paraissent avoir siégé sur la capsule bien plus que dans la corticale (*cataracte capsulaire postérieure*). De Beck leur assigne une disposition radiée, du pôle vers la périphérie de la capsule postérieure. Il distingue entre les cas où demeure un vestige de l'insertion hyaloïdienne et ceux où des stries blanches ou grises remémorent seules les vaisseaux qui se ramifiaient autrefois sur cette capsule (fig. 260, 261).

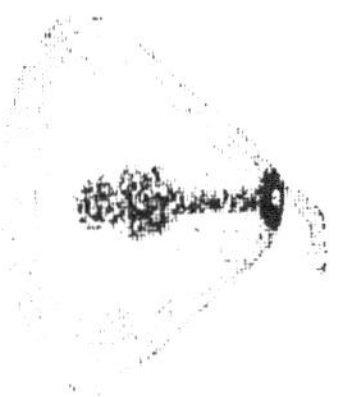

Fig. 263.
Reliquat hyaloïdien au pôle d'un lenticône postérieur (von Ammon).

La vision dans les reliquats hyaloïdiens est parfois intacte. L'affection congénitale a été bien des fois découverte à l'occasion d'une maladie intercurrente ou à l'occasion d'examens systématiques.

L'acuité visuelle est en rapport avec l'extension des reliquats hyaloïdiens et des anomalies concomitantes. Le cordon libre et flottant peut donner des sensations subjectives (corps opaque se mouvant dans le champ visuel).

Everbusch a introduit la distinction à établir entre l'artère hyaloïdienne

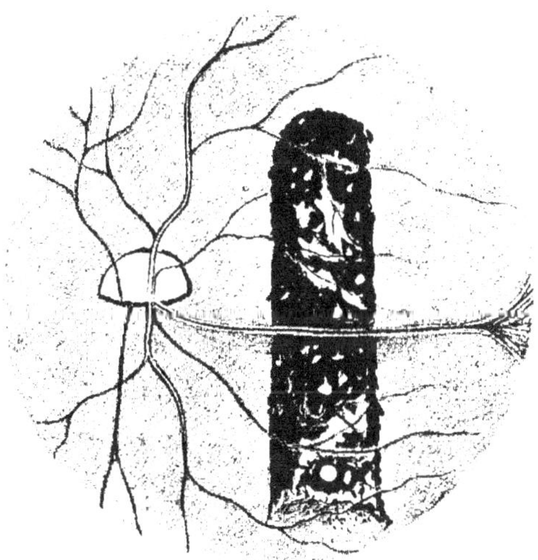

Fig. 264.

Papille demi-circulaire, atrophique. Terminaison de l'artère perméable et engainée en un entonnoir et masse grisâtre de la partie antérieure et latérale du vitré. De là prolongements supérieurs, perméables, paracristalliniens. Choroïdite congénitale (Bayer).

perméable ou oblitérée et un trouble membraniforme dont le siège répond au canal de Cloquet, modification post-embryonnaire de l'espace lymphatique central du vitré et pour laquelle la myopie constitue une prédisposition. Cette distinction est fondée, mais probablement difficile à réaliser en beaucoup de cas, d'après von HIPPEL. Les exsudats extra-utérins du vitré ne sont pas rares. La démonstration d'un cordon réalisé par une hémorragie ou un exsudat inflammatoire dans un vitré jusque-là normal, cordon allant de la papille au cristallin et apte à être confondu avec une artère hyaloïdienne persistante, est une chose qui ne s'est pas encore réalisée.

On peut objecter à cette manière de voir les choses que les exsudations séreuses, plastiques, hémorragiques, n'ont guère de tendance à choisir la voie en question : ils fusent indifféremment dans toutes les portions du corps vitré.

Anomalies compliquant la présence d'un cordon hyaloïdien. —Colobome de l'iris (WALLMAN, EVERBUSCH, HESS); colobome de la choroïde (GOLDZIEHER, DE SCHWEINITZ et RANDALL, DIMMER, REMAK, WALLMAN, LARSEN) ; colobome central ou maculaire (DE BECK, VAN DUYSE, STRICKER); colobome du nerf optique (GOLDZIEHER, O. BECKER, REUSS, BAYER (?); cône inférieur sous-papillaire (REMAK, DE BECK, SULZER, REUSS); colobome cystique (WALLMAN); reliquats du prolongement mésodermique de KÖLLIKER au plancher du bulbe (BAYER, SULZER, REUSS, WALLMAN, EVERBUSCH); microphtalmos (HESS, BECKER); hydrophtalmie (HAAB, BERTHOLD); aniridie (PFLÜGER, OELLER, FELSER, VON AMMON); membrane pupillaire persistante (DE BIERRE, SULZER,

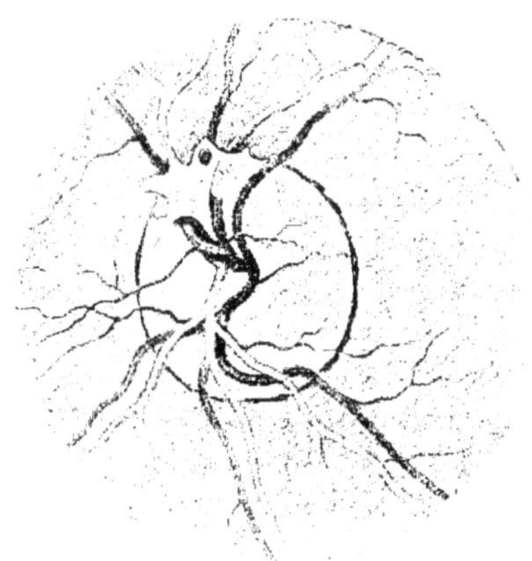

Fig. 265.

Reliquats hyaloïdiens connectifs sur le disque. (Prolongements de la lame criblée, d'après MASSELON).

VASSAUX, BECKER, FLARER); lésions du cristallin: cataracte congénitale (LARSEN et VON AMMON); lenticône postérieur (VON AMMON, WEBSTER, MEYER) ; lenticône antérieur (WEBSTER); colobome du cristallin (GUNN); tumeurs dermoïdes épibulbaires (BADAL).

L'association de toutes ces anomalies avec les reliquats de l'artère hyaloïdienne servira le cas échéant, à fixer l'observateur dans le diagnostic de la persistance de l'artère fœtale. Il convient de rappeler ici l'existence fréquente de la choroïdite probablement congénitale (voir les figures 251, 252, 254, 257, 258, 264) et dans quelques cas d'une pigmentation anormale de la rétine (DIMMER, REUSS, ainsi que l'évolution d'un tissu connectif prérétinien (rétinite proliférante sur la base d'épanchements hémorragiques (voir nos figures 257, 260).

Outre les reliquats persistants de l'artère hyaloïdienne fœtale, — disons les reliquats hyaloïdiens — attachés au disque optique, libres et isolés ou accompagnés d'un vestige fixé à la cristalloïde postérieure, outre ceux qui passent du disque à la lentille et ceux existant à la face postérieure de cette dernière, il est des cas où ces restes sont représentés : 1° par des bandelettes de tissu connectif sur le disque ; 2° par des membranes à ce niveau ; 3° par des formations cystiques ; 4° par des amas irréguliers de tissu connectif.

On consultera utilement sur ce point la monographie de DE BECK.

Dans un premier groupe ce sont des bandelettes de tissu connectif sur le disque optique. DE BECK les interprète comme les restes de l'adventice de l'artère hyaloïdienne ; MASSELON les considère comme des prolongements anormaux de la lame criblée, émanation du mésoblaste (fig 265).

Dans un second groupe ce sont des membranes couvrant la papille sur une certaine étendue, empiétant parfois sur la rétine avoisinante, et pour lesquelles DE BECK revendique la même origine : la base seule du sytème hyaloïdien s'affaisse sur la papille. La figure ci-contre de FUCHS donne une idée de cette anomalie.

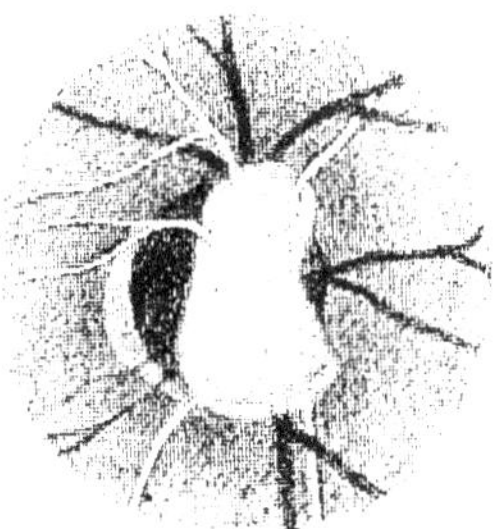

Fig. 266.

Membrane connective recouvrant la papille.
(FUCHS).

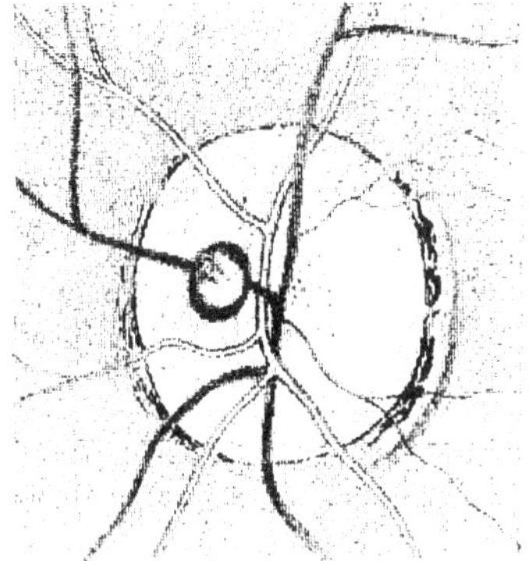

Fig. 267.

Expansion cystique sur le disque papillaire
(RANDALL).

Dans un troisième groupe, le reliquat représente une expansion cystique sur le disque, plus ou moins sphérique ovalaire, translucide, de couleur gris perle ou bleuâtre.

Enfin dans un quatrième groupe se rangent les amas irréguliers de tissu connectif recouvrant plus ou moins le disque ou contigus à ses limites et s'étendant à une certaine distance dans les couches internes ou au-devant de la rétine.

L'observation suivante nous montre une combinaison des anomalies du troisième et du quatrième groupes, coexistence d'une masse cystique et d'une masse connective.

OBSERVATION III. — Sous le nom de *Prolifération connective post-hémorragique ou reliquats hyaloïdiens? Colobome central*, l'auteur a décrit les anomalies ophtalmoscopiques suivantes, chez un homme de 20 ans, comptant les doigts à un mètre avec l'œil *gauche*, siège de la lésion. OEil droit : S = 1 2, sans correction possible, sans anomalie aucune. L'amblyopie de l'œil gauche remonte à l'enfance.

Le disque optique (P, fig. 268), faiblement excavé dans sa moitié nasale comme l'indiquent les vaisseaux qui le traversent, a une teinte uniforme rougeâtre, avec ton grisâtre dans sa partie centrale. Les ouvertures de la lame criblée ne sont pas visibles.

Le point de rencontre des veines se rendant au tronc optique se devine dans la profondeur au centre du disque pour les branches supérieure et inférieure. Quant à l'expansion des vaisseaux artériels, elle doit se faire bien plus profondément, car les branches émergent à de grandes distances du bord papillaire.

Un grand nombre d'entre elles paraissent célées par la masse blanche *C. més.* ou *a b c d*, située vers le centre du fond oculaire, et par le tissu rétinien plus ou moins opaque qui la borde.

La masse blanche *C. més.* occupe le proche voisinage du bord temporal de la papille; elle y confine par une espèce de pédicule arrivant au bord inféro-temporal du

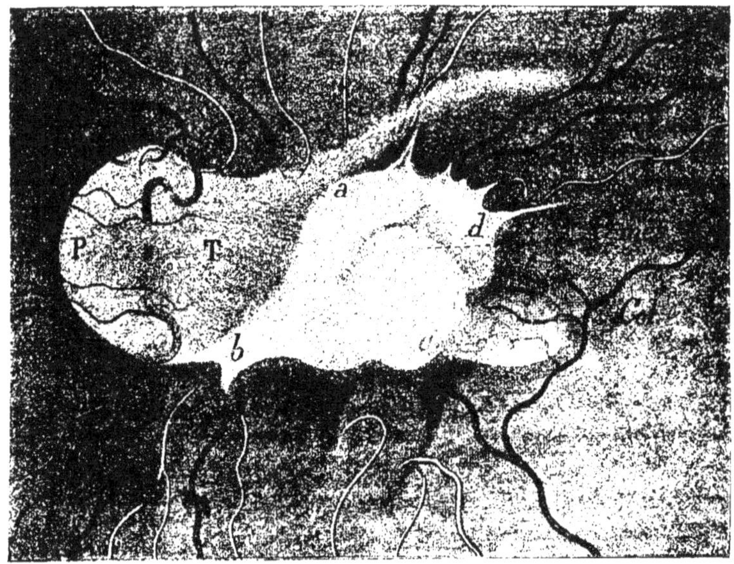

Fig. 268.

T. ampoule en forme de trigone, couvrant la partie temporale de la papille. — *C. més.* ou *abcd*, masse blanche connective antérétinienne reliquat d'hémorragie. — *Col.* colobome central ou « maculaire ».

disque avec un prolongement déchiqueté en forme de fourche. Il reste entre le bord supéro-nasal de la masse blanche et le segment temporal de la papille un espace en forme de trigone, occupé par une substance transparente T, vitreuse, striée et recouvrant une bonne partie du segment temporal de la papille. Elle forme comme une membrane un peu bombée et tendue entre ce segment papillaire et le bord supérieur de la masse blanche centrale.

Cette dernière, de contours irréguliers, mais d'une netteté parfaite, est lobulée, d'un blanc éclatant, avec léger reflet bleuâtre, d'aspect franchement tendineux.

Elle recouvre, par deux lobules *c* et *d*, composant sa masse externe, le segment nasal du foyer *Col.*, de couleur blanc jaunâtre, ovalaire, à grand axe transversal, ayant les dimensions d'un diamètre de papille normale.

Ce territoire excavé montre des branches veineuses de petit calibre et se rendant dans un affluent de la veine temporale inférieure.

Sur la masse blanche *C. més.* nul vaisseau, nul dépôt pigmenté ou calcaire n'arrête l'œil et ne permet à l'image droite de déterminer exactement le degré de saillie de cette production dans le corps vitré.

Le relief — déplacement parallactique du bord temporal — est appréciable à l'image renversée.

Les veines papillaires supérieure et inférieure, enfouies dans un tissu moins transparent qu'à l'état physiologique, reçoivent leurs affluentes au delà du bord papillaire.

La plupart des artères et veines se dérobent soit sur le bord de la masse blanche tendineuse (*a d* par exemple) ou de la masse vitreuse (T à la partie supérieure) ou en des espèces de plis grisâtres, opaques, se rattachant par leur base à la masse blanche, tandis que leur pointe se perd dans la rétine. On dirait des plis de rétine subdécollée.

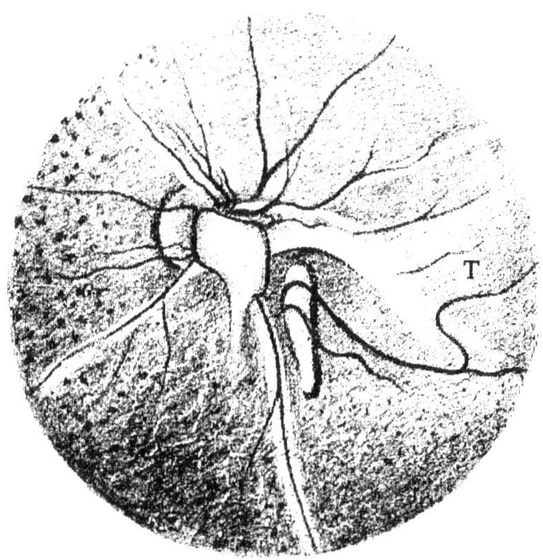

Fig. 269.

Reliquats hyaloïdiens. Colobome du plancher oculaire, O. G. (DIMMER).

des plis déterminés par la contraction de la masse tendineuse au pourtour de laquelle ils sont disposés. Cette teinte grisâtre de la rétine se retrouve au pourtour de la papille. L'existence par places d'un tissu opaque antépapillaire et antérétinien est ainsi constatée. Ce dernier se trahit notamment dans la traînée qui passe obliquement en queue de comète au-dessus de la masse *C. mes.*, masquant un segment des artères et des veines qu'elle rencontre. On ne voit que le tronc artériel supérieur dans le haut du disque.

Les branches artérielles temporales supérieure et inférieure se conduisent comme les veines correspondantes. La temporale inférieure, l'analogue de la veine voisine, laquelle reçoit des branches rétiniennes minuscules du foyer *Col.* n'apparaît qu'à une distance notable de la masse *C. mes.* et par suite à une forte distance du centre papillaire.

Une opacité localisée cache une portion d'artère et de veine au-dessous de la papille, à 1 D. P. environ, au voisinage de deux petites taches pigmentaires bordant une veine.

On ne constate aucune opacité flottante du vitré. Le cristallin est d'une transparence parfaite et l'iris, de couleur gris bleu comme son congénère, n'est en rien modifié.

DIMMER a publié une observation, qui a une parenté certaine avec la précédente :

Une masse trapézoïde grisâtre couvre dans l'œil gauche une partie de la papille, tandis que de sa base se dégage un prolongement membraneux lequel se perd à distance dans la rétine du côté temporal. Au-dessous de la papille, un peu latéralement existe un mince colobome du plancher oculaire. Dans l'œil droit une masse blanc bleuâtre, bilobée, couvre toute la papille et se prolonge en avant, mais sans atteindre le cristallin. De sa base se dégagent des formations membraneuses dont une expansion nasale est surtout très visible.

Dans la figure 268 la masse vitreuse striée recouvrant la moitié temporale de la papille est un reliquat vésiculeux, une partie de l'aire martégienne du système hyaloïdien ; la masse tendineuse lobulée, plus ou moins quadrilatère et antérétinienne, cachant un segment du colobome central, répond aux masses irrégulières dont parle DE BECK et que figure DIMMER.

L'anomalie n'est toutefois pas sans être susceptible d'une autre interprétation, basée sur les travaux de LEBER, GOLDZIEHER et SCHOLZ, et consistant à voir dans ces masses blanches de tissu connectif antérétinien les résidus d'hémorragies fœtales. Il est légitime d'admettre que les formations connectives, suite d'hémorragies spontanées, peuvent se produire dans l'œil au cours de la gestation, comme elles se produisent spontanément, par un traumatisme ou sur la base d'une hyperplasie inflammatoire de la rétine chez l'adulte.

HIRSCHBERG confesse qu'il est difficile d'établir si certaines formations connectives sont congénitales ou si elles se sont faites dans la première enfance, par exemple à la suite d'une chorio-rétinite syphilitique.

Les formations connectives qui enveloppent l'artère hyaloïdienne ont donné lieu, aux premiers temps de l'ère ophtalmoscopique, à une confusion avec le cysticerque encapsulé (LIEBREICH, de GRAEFE, 1855). On a vu commettre récemment la confusion avec un gliome de la rétine. Que cette erreur ait eu lieu après constatation d'une masse blanche rétro-cristallinienne, pourvue de vaisseaux, comme dans l'exemplaire de VASSAUX, est chose bien compréhensible. L'erreur serait inexcusable qui consisterait à admettre une tumeur maligne initiale là où n'existe qu'une masse connective bleuâtre, tubuleuse, comme HIRSCHBERG l'a constatée ou blanche, tendineuse, irrégulière comme celle de DIMMER.

Signalons ici une série de membranes et de cordons, plus ou moins distants de la papille et se montrant dans le vitré. Le type en est fourni par la figure 270 empruntée à WINTERSTEINER. Cet auteur fait intervenir dans leur formation les veines hyaloïdiennes de RICHIARDI dont l'existence est contestée par les embryologistes.

WINTERSTEINER, Garçon de treize ans. Epicanthus et opacités cornéennes des deux côtés. A *droite* (fig. 270), dans le segment antérieur du corps vitré, masse connective compacte, d'où se dirigent vers la périphérie de la rétine et vers la papille des cordons connectifs dont quelques-uns sont vasculaires. Papille blanche ; entonnoir vasculaire déplacé ; stries jaunâtres, s'étendant par places ; distribution vasculaire anormale. Vision : doigts à deux mètres.

HIRSCHBERG considère les « formations analogues au cysticerque encapsulé » dont il a été question, comme un épaississement et une persistance du tissu

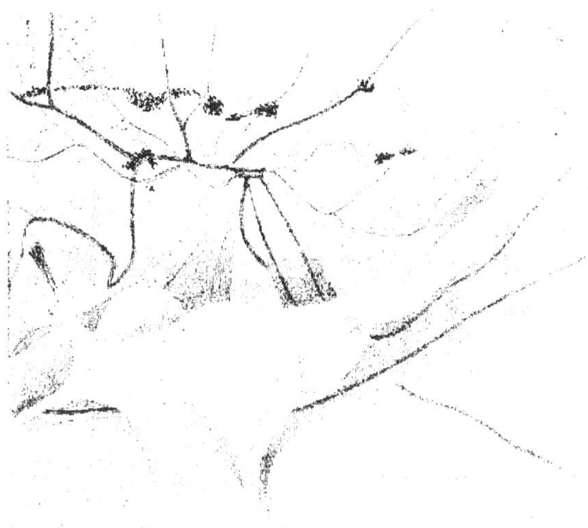

Fig. 270.
Membranes et cordons congénitaux du corps vitré. Reliquats hémorragiques
(d'après WINTERSTEINER).

connectif environnant l'artère hyaloïdienne et revendique pour elles trois caractères communs :

1° Coloration plus claire de l'iris ;

2° Formation tubuleuse bleuâtre, se dirigeant de la région de la papille vers la partie antérieure du vitré, environnée d'anomalies du pigment du fond de l'œil, fixée en arrière par des membranes fibrillaires en forme de tente envoyant des prolongements vers la rétine et émettant en avant des fibrilles et fines membranes qui s'écartent derrière la face postérieure du cristallin ;

3° Amblyopie de l'œil atteint avec tache sombre au centre du champ visuel et déviation strabique de l'organe (fig. 271).

MITVALSKY observe d'autre part sur les deux yeux une figure cystoïde se profilant dans le vitré, sans prolongements fibrillaires, sans membrane en forme de tente. Ce tube s'insère à

Fig. 271.
Reliquats hyaloïdiens ou hémorragiques,
d'après MITVALSKY.

une distance notable de la papille à la limite d'une région supra-maculaire, aplasique de la choroïde et finit librement dans le vitré. Il n'existe pas de scotome central, mais un défaut correspondant du champ visuel.

Anses prépapillaires des artères rétiniennes. — Chez quelques vertébrés, le gardon par exemple, des anses vasculaires pénètrent, du point d'entrée de la corde optique, dans le vitré. Chez l'homme le fait est exceptionnel. MAUTHNER ne touche même pas à la question dans son Traité d'ophtalmoscopie. Cette anomalie congénitale relevée par CZERMAK, décrite par HIRSCHBERG, WACHTLER, GÜNSBURG, BONDI et HIRSCH, est différente de la persistance de l'artère hyaloïdienne, avec laquelle elle a été confondue. Elle ne doit pas être rapprochée des anses et pelottes développées sur la base d'une

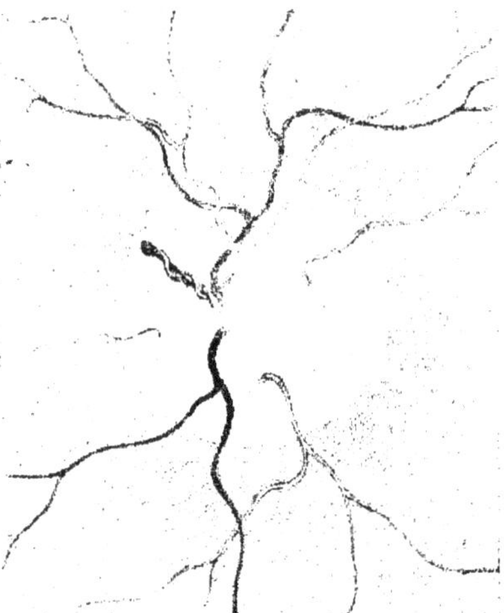

Fig. 272.

Anse artérielle pénétrant dans le vitré
(GÜNSBURG).

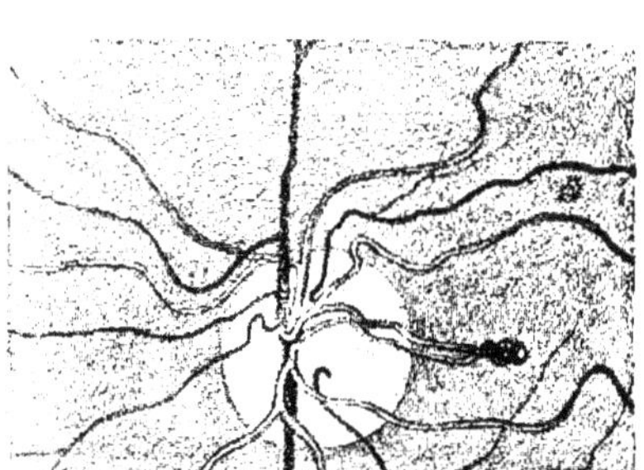

Fig. 273.

Anse d'artère rétinienne pénétrant
dans le vitré (C. HIRSCH).

chorio-rétinite, le corps vitré demeurant exceptionnellement clair (Comp. HIRSCHBERG, p. 425).

CZERMAK et HIRSCHBERG expriment l'avis que ces anses sont en rapport avec les vaisseaux du vitré. Ceux-ci existent avant les vaisseaux rétiniens. Tenant compte des travaux de SCHULTZE (voy. Embryologie) sur le développement des vaisseaux rétiniens, WACHTLER accorde la possibilité de la genèse invoquée par les deux auteurs précédents, mais il admet aussi celle d'une irrégularité dans le parcours, de la formation d'anses émanant des vaisseaux rétiniens eux-mêmes. GÜNSBURG s'élève contre l'admissibilité d'un rapport avec l'artère hyaloïdienne. HIRSCH se joint à GÜNSBURG et, tout en adoptant la seconde hypothèse de WACHTLER, à raison du rapport qu'il voit entre son cas (fig. 273) et les sinuosités extrêmes que les vaisseaux rétiniens peuvent présenter à l'état normal, il conclut à garder une certaine réserve pour un jugement définitif : nos connaissances sur le développement des vaisseaux rétiniens chez l'homme sont incomplètes.

Persistance des vaisseaux fœtaux du corps vitré. — Sous ce nom Hirschberg avait décrit un réseau vasculaire complexe dans les couches externes du vitré. Il ne le croyait pas néoformé en raison de la parfaite transparence de ce dernier. Il est revenu depuis sur cette opinion. Aucune autre publication sous le titre ci-dessus n'a été faite depuis la notice de Hirschberg, parue en 1883.

Vaisseaux cilio-rétiniens. Artères cilio-rétiniennes.—Les vaisseaux cilio-rétiniens (Nettleship) ont été étudiés à l'ophtalmoscope par Donders, Mauthner. Loring, Schleich et Czermak. Ce dernier établit qu'il existe deux genres de vaisseaux cilio-rétiniens : 1° ceux qui viennent du cercle artériel de Zinn ; 2° ceux qui naissent des vaisseaux choroïdiens.

Czermak subdivise les artères cilio-rétiniennes comme suit :

1° L'artère cilio-rétinienne finit au bord choroïdien, se replie en arrière et disparaît, ou bien, courant plus loin sur le disque optique, elle se replie en crochet pour disparaître au même bord ;

2° L'artère cilio-rétinienne disparaît dans le tissu scléral, dans l'aire d'un cône, par exemple, sans que l'on constate une relation du vaisseau avec les vaisseaux choroïdiens ou les centraux ;

3° Une artère venant de la sclérotique se rend avec toutes ses branches à la choroïde. C'est d'une branche de 2°, 3°, voire de 4° ordre que part l'artère cilio-rétinienne ;

4° L'artère cilio-rétinienne naît d'un vaisseau choroïdien dont l'origine n'est pas connue en tant que dérivé secondaire d'une branche émanant directement du cercle artériel.

Il y a lieu d'observer avec Elschnig que l'origine directe de l'artère, qu'elle provienne de la sclérotique ou de la choroïde n'est, le plus souvent, pas à déterminer à l'ophtalmoscope : le parcours visible est régi par la forme de la papille (rapports de la lamelle vitrée de la choroïde et de l'épithèle pigmenté avec le canal scléro-choroïdien, forme de ce dernier, grandeur et délimitation de l'excavation physiologique), ainsi que par la diaphanéité individuelle du tissu papillaire.

A part le groupe 4 dont la modalité reste à déterminer. Elschnig a contrôlé l'existence des autres groupes de Czermak par la voie anatomique.

1er *Groupe*. — Branche directe du cercle artériel, perforant obliquement la sclérotique pour finir, sans nul rapport avec la choroïde, dans la partie intrasclérale (fig. 274 et 275) ou intrachoroïdienne du nerf optique, niveau où elle se replie pour gagner, avec les fibres optiques, la rétine.

2e *Groupe*. — La branche, originaire du cercle artériel, touche la choroïde près de son bord papillaire ou y pénètre directement. Elle se divise à ce niveau en deux ou plusieurs branches dont l'une passe comme artère cilio-rétinienne dans la rétine, tandis que les autres se subdivisent dans la choroïde (fig. 276). Le vaisseau cilio-rétinien peut en imposer pour une branche directement émise par le cercle artériel.

3e Groupe. — L'artère cilio-rétinienne est originaire d'un vaisseau choroïdien, mais ce dernier est un dérivé de 1er ou de 2e ordre du cercle artériel.

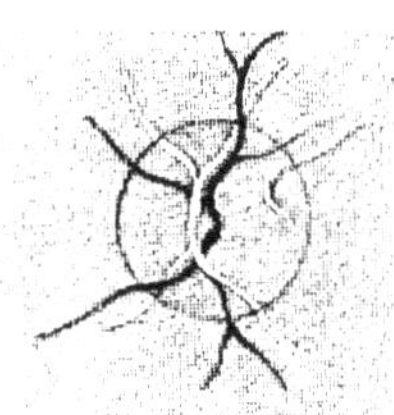

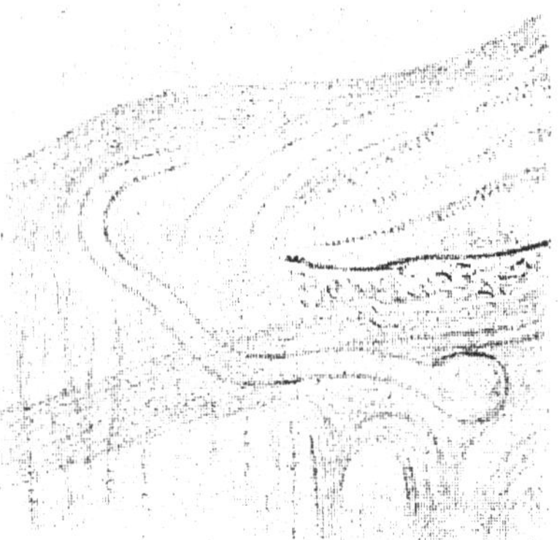

Fig. 274 et 275.
Artère cilio-rétinienne (d'après ELSCHNIG).

Une donnée concordante pour les 11 yeux examinés par ELSCHNIG : toutes les artères cilio-rétiniennes dérivent du cercle artériel de Zinn, ce que LEBER avait pensé autrefois.

Les artères cilio-rétiniennes, — on rencontre un spécimen sur 20 yeux, — ont la valeur d'artères terminales, ce dont la pathologie fournit la démonstration (nécrose du domaine afférent par embolie, comme dans le cas de HIRSCH). Si leur obturation est suivie des phénomènes de l'embolie partielle, leur intégrité, en cas d'embolie de l'artère centrale, fournit ceux de l'embolie incomplète.

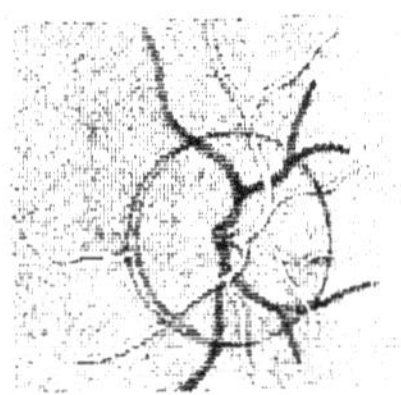

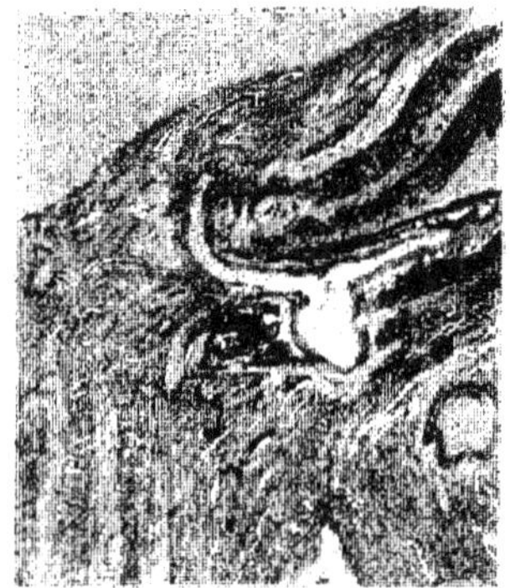

Fig. 276.
Artère cilio-rétinienne (d'après ELSCHNIG).

Dans presque tous les cas l'artère cilio-rétinienne existe au côté temporal de la papille. Petites, elles vascularisent la macula et remplacent alors les branches qui se dirigent normalement vers cette région. D'un calibre plus considérable, elles répondent soit à une artère papillaire, soit à une branche de premier ordre, déficiente ou indiquée par une branche minuscule. Une autre localisation que la temporale se retrouve en des cônes d'emplacement inusité, des colobomes, des excavations physiologiques exagérées, etc.

Veines cilio-rétiniennes (rétinio-ciliaires, Elschnig). — Leber n'avait pas constaté de veines répondant aux artères du cercle artériel. Aussi les veines rétino-ciliaires sont-elles fort rares et nos connaissances sur ce sujet peu avancées (V. Kuhnt). Il ne faut pas ranger ici les anastomoses qui s'établissent entre les vaisseaux choroïdiens et la veine centrale à la suite de troubles de circulation.

On ne connaît pas la direction que prennent les veines rétino-ciliaires à partir du point où elles plongent sous l'anneau pigmenté. Passent-elles dans la choroïde et déversent-elles leur sang dans une veine vorticineuse? Il est plus probable que le sang choroïdien se rend par une conjugaison vasculaire dans la veine centrale ou dans une veine de même signification (veines des gaines optiques).

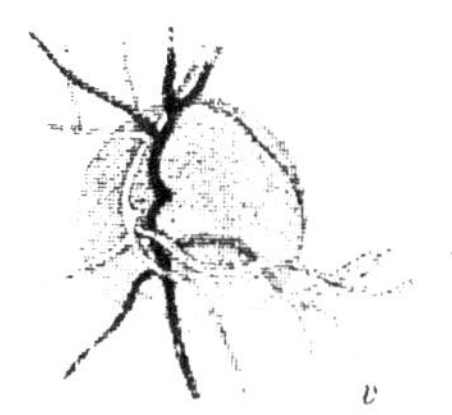

Fig. 277.
Veine rétinio-ciliaire (d'après Elschnig).

Une conjugaison directe de l'espèce est visible dans la figure 277 : une veine optico-ciliaire *v*, située à une certaine profondeur dans la papille, naît de plusieurs petites veines de la choroïde et, vorticineuse anormale, elle conduit le sang ciliaire, distribué à la choroïde par les artères ciliaires, à la veine centrale.

Tortuosité des vaisseaux et pseudo-névrite. — L'hypermétropie s'accompagne fréquemment d'une tortuosité accentuée des vaisseaux rétiniens. Elle peut atteindre un degré excessif (voy. fig. 278), sans qu'une signification pathologique puisse lui être attribuée, même lorsque les limites de la papille devenant diffuses, l'image d'une névrite optique vient à se dessiner.

La figure empruntée à Levin, appartient à l'œil gauche d'une jeune fille de dix-huit ans, blonde, autrefois rachitique, sans vice du cœur ou anomalie du sang. Phénomènes d'asthénopie accommodative : O D. H + 6 D, normal. OG. H + 7 D. Papille gauche régulièrement rouge, à contours diffus, sauf en bas et en dehors ; striation radiaire accentuée du côté nasal (*pseudo-névrite*). Les vaisseaux rétiniens, *artères et veines*, non interrompus, sont tortueux jusqu'à la périphérie, leurs arcs et anses courant dans le même plan. Le calibre des veines comparé à celui des veines de la rétine congénère, est augmenté ; elles ont un large reflet axial.

La non-variation de l'acuité visuelle pendant des mois, avec intégrité du champ visuel et absence de symptômes généraux, apporte la peuve que l'anomalie n'est pas acquise.

Étiologie. — Schön avait parlé autrefois d'action exercée sur le nerf optique par l'accommodation surmenée, vues partagées par BRISTOWE et ARNFELD (névrite des hypermétropes).

A côté de cette explication déduite de la physiologie, l'étiologie anatomique a été recherchée dans l'exiguïté de la cupule optique de l'œil hypermétrope, les vaisseaux ne pouvant se développer dans l'étendue voulue, ce qui leur confère l'allure reptante (LANDOLT).

FROST s'est demandé si les coudes vasculaires ne répondaient pas aux plis

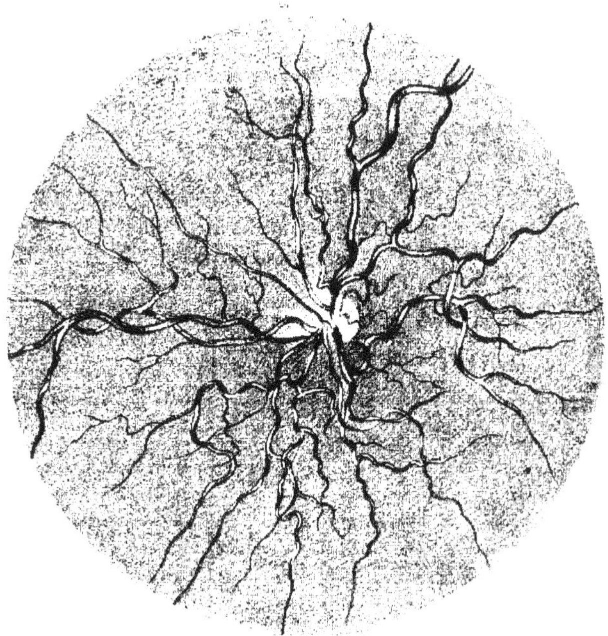

Fig. 278.
Tortuosité congénitale des vaisseaux rétiniens (d'après LEVIN).

fœtaux. Voit-on de ces plis ? Nullement. Ils devraient donc s'effacer, les vaisseaux gardant seuls leurs inflexions anormales.

Pour LORING et GREEF les limites de la papille sont indistinctes, le tissu connectif s'étant produit en plus grande abondance. UHTHOFF explique le fait par une moindre diaphanéité de la couche des fibres nerveuses.

L'explication basée sur l'activité fonctionnelle des yeux cadre mal avec la monolatéralité possible de l'anomalie (cas de LEVIN). Si l'affection est presque toujours double, c'est parce qu'elle est congénitale : la tortuosité des vaisseaux, pas plus que la pseudonévrite, n'est la conséquence de l'hypermétropie. Celle-ci coexiste simplement. LEVIN suppose une insuffisance des fibres élastiques vasculaires démontrée ailleurs à l'état congénital par THOMA. La preuve anatomique est encore à fournir.

Quant au *diagnostic* avec la tortuosité *acquise* des vaisseaux, on se rappellera que la modalité vasculaire qui nous occupe est monolatérale (LEVIN), ou double (PICK, OLLER et d'autres), qu'elle porte *sur les artères et sur les veines* jusqu'à la périphérie du fond oculaire, qu'elles sont souvent accompagnées, d'autres écarts de l'évolution. l'hypermétropie surtout, la pseudonévrite, les reliquats de membrane pupillaire. Les vaisseaux paraissent plus nombreux : ils sont seulement davantage remplis et partant, mieux accusés.

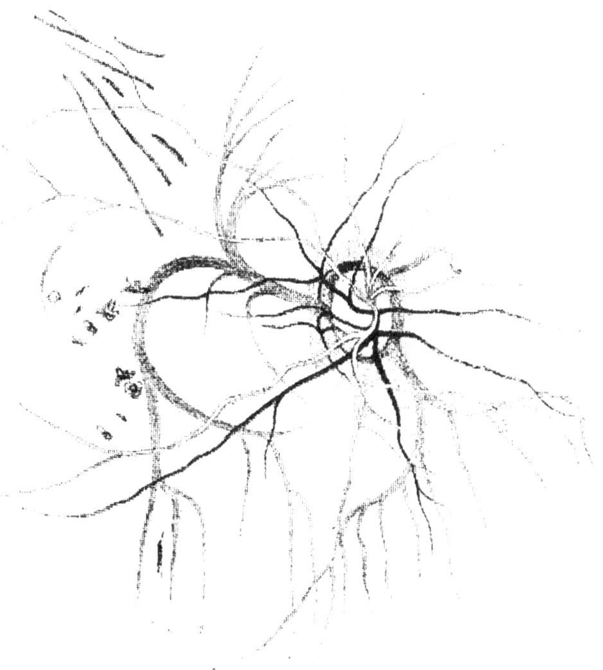

Fig. 279.

Vaisseaux vorticineux postérieurs (d'après SCHOUTE).

Si les tortuosités sont acquises, elles sont accompagnées d'autres modifications pathologiques telles que des hémorragies, des troubles du corps vitré, etc. La rétinite proliférante exclue, on songera à un trouble d'ordre local (papillite de stase, glaucome, tumeurs, thrombose veineuse, artériosclérose) ou d'ordre général (stases veineuses dans les affections du cœur, du poumon, les maladies du sang, etc.).

Vaisseaux vorticineux postérieurs. — La figure 279 empruntée à SCHOUTE démontre l'existence de deux veines vorticineuses au voisinage immédiat du nerf optique. Si cette disposition a été observée spécialement en des yeux myopes, c'est que, pauvres en pigment dans leur segment postérieur, ils laissent mieux voir la vascularisation de la choroïde.

ANOMALIES DU NERF OPTIQUE, DE LA PAPILLE, DE LA RÉTINE, DE LA MACULA, ET DE LA CHOROIDE

Anomalies de la papille. — Une importante contribution à la morphographie de la papille optique a été fournie par A. Szili (1901). Son atlas montre des spécimens de *papilles voilées* par un tissu prévasculaire, des *excavations physiologiques* et *colobomateuses*, des formes de *cône* avec localisations diverses. Des papilles *obliques*, avec ou sans cônes, montrent les inégalités de niveau de leur surface signalées autrefois par Purtscher sur un disque d'aspect normal. D'autres affectent la *disposition inverse* de leur surface et de leur distribution vasculaire décrite par Fuchs (branches vasculaires de la papille se dirigeant d'abord du côté nasal, sur la papille, pour reprendre ensuite leur course habituelle en dehors). A noter dans ces cas la raréfaction

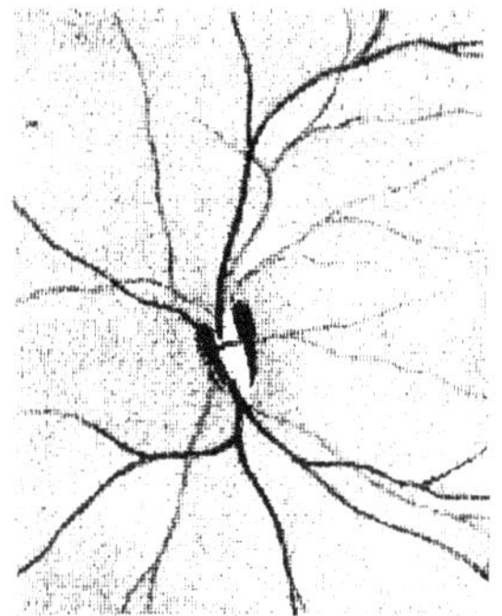

<table>
<tr><td>Fig. 280.</td><td>Fig. 281.</td></tr>
<tr><td colspan="2" align="center">Formation incomplète de la papille.</td></tr>
<tr><td>(d'après Magnus).</td><td>(d'après A. Szili).</td></tr>
</table>

du pigment du fond de l'œil, tant pour la zone inférieure que pour d'autres (*leucose partielle*).

La figure 281 représente une *formation incomplète de la papille*, moins prononcée que le spécimen de Magnus (fig. 280.)

Magnus. Garçon de quatorze ans. Opacités héréditaires des cristallins (le père et trois enfants). *Œil droit.* (fig. 281) : petit cône blanc dont le bord maculaire est entouré de pigment. A la marge latérale, partie rouge sombre, d'où naissent tous les vaisseaux rétiniens (entonnoir vasculaire).

A. Szili. *Œil gauche*, (fig. 284) (image droite) : papille de forme semi-lunaire, dont le segment nasal, nettement délimité, forme la majeure partie. La partie temporale excavée est délimitée par une ligne concave.

Une malformation d'aspect très insolite a été décrite par Everbusch qui la considère comme un trouble de développement de la papille. Représentée ci-contre, elle appelle la comparaison avec notre figure 285, p. 435.

Everbusch. Fille de quinze ans. *OEil droit*: amblyope et myope. Papille triangulaire et fortement excavée. Everbusch la compare à l'entrée d'un tunnel se développant directement en haut, en arrière et du côté nasal. Du bord de l'excavation, les gros vaisseaux sortent comme d'une coulisse. Il en est un qui rampe dans le fond de l'excavation divisé en surfaces nettement séparées les unes des autres. Le pourtour

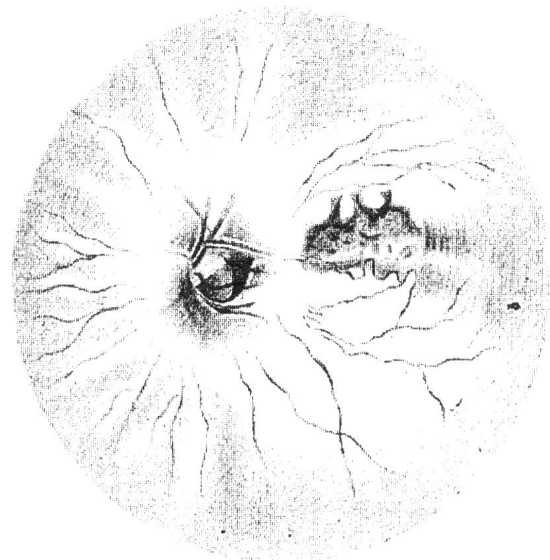

Fig. 282.

Malformation de la papille et fibres myéliniques de la rétine (d'après Everbusch).

de la papille est couvert de fibres myéliniques dans lesquelles les vaisseaux disparaissent, pour redevenir visibles plus loin. La région maculaire est entourée de fibres myéliniques. L'absence de pigment permet d'y voir les gros vaisseaux choroïdiens; un scotome correspond à la macula.

Aplasie du nerf optique. — L'aplasie du nerf optique a été établie chez les anencéphales (Manz, von Wahl), dans l'hydrocéphalie (Rosenbaum) et dans la cyclopie (van Duyse). Les cellules ganglionnaires de la rétine font défaut; les fibres nerveuses de cette membrane ainsi que celles du nerf optique manquent (voy. fig. 187). Ce n'est là que de l'aplasie partielle. Elle atteint un degré assez considérable dans le cas de la figure 284. L'absence, l'aplasie complète de la corde optique (due autant probablement à de l'agénésie partielle qu'à une destruction secondaire ?) peut être constatée chez les microphtalmes, anophtalmes apparents (comp. fig. 283).

L'aplasie du nerf optique est surtout en rapport avec des malformations précoces de l'encéphale. Förster et Ahlfeld attribuent l'anencéphalie à une hydrocéphalie suivie de rupture (après la formation des vésicules oculaires). Dareste. Marchand. Duval. Perls la rapportent à une pression anormale de l'amnios sur l'extrémité céphalique et Lebedeff invoque une courbure de l'axe embryonnaire, trop forte pour permettre la fermeture de la gouttière médullaire. Toutes ces théories rattachent l'absence des éléments nerveux du nerf optique et de la rétine à des causes mécaniques. Elles contrastent avec les idées de G. et Ch. Petren, attribuant l'absence des éléments nerveux dans l'anencéphalie à la défectuosité de l'assise embryonnaire d'un neurone.

Bach et Rosenbaum ont observé sur l'un des yeux d'un lapin ce que Brière avait pu établir chez une jeune fille de dix-sept ans à l'ophtalmoscope. Brière voyait chez le sujet, atteint de cécité double congénitale, que les vais-

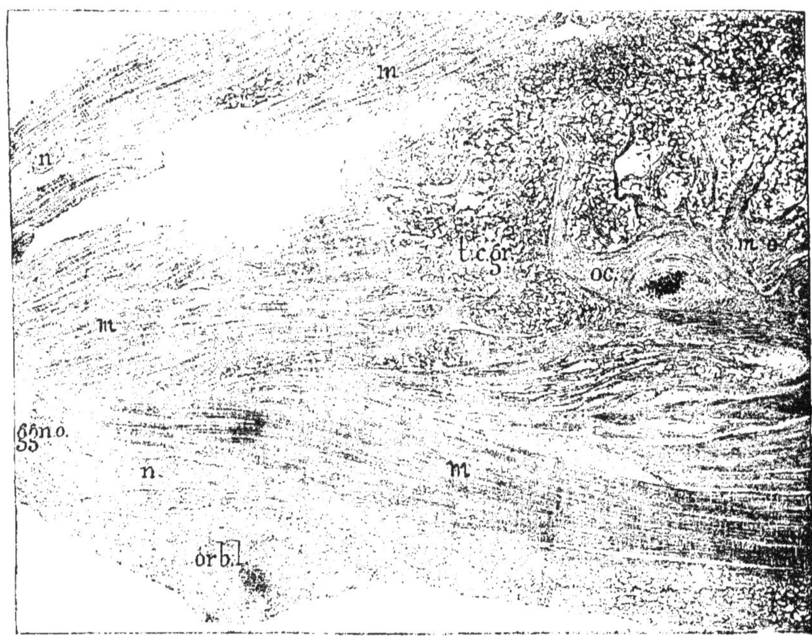

Fig. 283.
Absence du nerf optique dans l'anophtalmie apparente (voir fig. 294).

seaux centraux se rencontraient en un point où n'existait pas l'épanouissement du nerf optique. Les deux papilles manquaient. Bach et Rosenbaum, ayant établi l'absence de la papille remplacée par des stries claires radiaires, ont trouvé dans la sclérotique une faible excavation à ce niveau hébergeant des éléments rétiniens, notamment des amas arrondis de cellules de la couche des grains. De l'excavation partait un cône de tissu connectif épais de 1 millimètre, long de 4 millimètres, reliquat du tissu mésodermique embryonnaire allant de la papille vers la face postérieure du cristallin et vers la région ciliaire.

Au lieu d'un nerf optique, Dötsch trouve dans le cas d'un microphtalmos humain une mince travée de tissu connectif: pas de papilles, pas de vaisseaux rétiniens, pas d'ouverture dans la choroïde et dans l'épithèle pigmenté ; les fibres nerveuses manquent dans le nerf et dans la rétine; l'on y trouve néanmoins quelques cellules ganglionnaires. La rétine s'est développée. Le pédicule du nerf optique s'est donc formé; mais puisqu'on ne trouve point

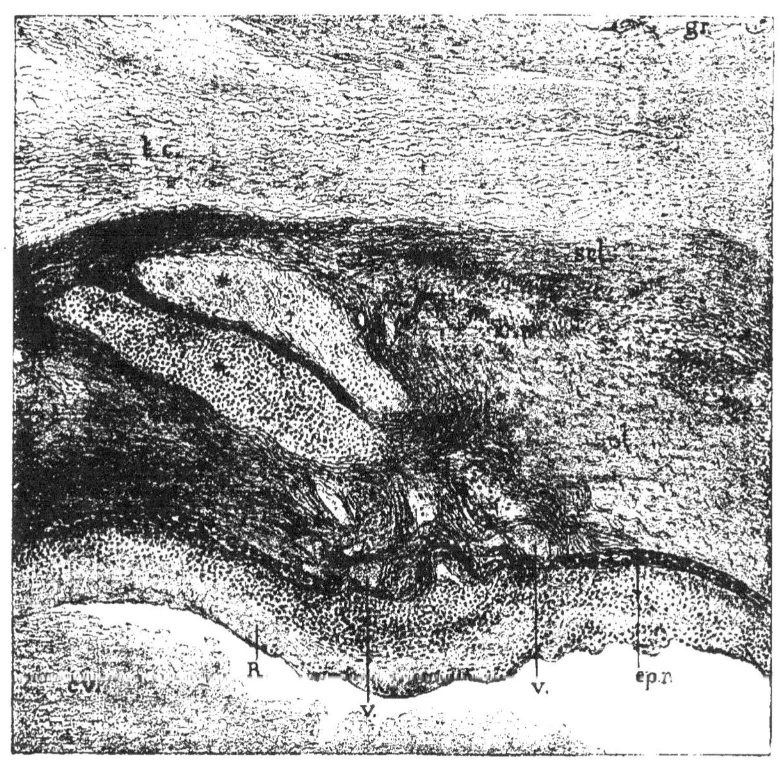

Fig. 284.
Aplasie du nerf optique dans la cyclopie (voir fig. 331).

dans la choroïde et l'épithèle pigmenté quelque endroit où existent des résidus d'un passage jadis effectué par les fibres optiques, c'est qu'elles ne se sont pas développées. Il n'y a donc pas lieu de songer à leur atrophie.

Conformément aux idées sur la formation centripète des fibres nerveuses, Rosenbaum pense que c'est la rétine qui est ici en cause et non le cerveau comme les auteurs de tantôt. L'absence des vaisseaux rétiniens, nourriciers des couches internes de la rétine, explique l'agénésie quasi complète des éléments nerveux.

Tandis que dans l'œil droit étudié par Dötsch, les vaisseaux centraux du nerf optique, les vaisseaux rétiniens et l'artère hyaloïdienne sont absents, van

Duyse retrouve au moins l'artère hyaloïdienne de l'œil cyclopéen dans le vitré au dessous du niveau où la papille aurait dû exister (voir fig. 352, 353).

Il note le développement correct de la rétine à part les cellules ganglionnaires et les fibres nerveuses, absentes. L'artère centrale n'a pas pénétré dans la fente du pédicule optique. Il n'existe point d'ouverture dans la choroïde et l'épithèle pigmenté.

Le pédicule optique n'a pu se réunir au feuillet distal ou rétinien (absence d'invagination à son niveau), tandis que le feuillet de la vésicule oculaire primitive s'est invaginé et correctement dédoublé, admettant l'artère dans une partie postérieure de la fente *oculaire* fœtale.

Anomalie congénitale de la macula. — Spécimen demeuré isolé et décrit par Magnus :

Fille, d'un an et demi. Débilité excessive des muscles. Divergence des axes optiques. Le sujet ne saisit pas les objets présentés. Les deux fovea, *d'un blanc laiteux,* sans autre anomalie du fond que de la pâleur des papilles, sont entourées de l'anneau miroitant physiologique. Au centre de chaque macula, une tache rouge cerise. Pas de modification constatée après trois mois.

Fibres myéliniques de la rétine. — Syn. *Fibres médullaires, fibres à double contour, plaques fibreuses de la rétine.*

On sait que les fibres du nerf optique pourvues d'une gaine de myéline, mais privées d'une gaine de Schwann, perdent leur myéline au niveau de leur passage à travers la lame criblée et se réduisent au cylindraxe.

Tandis que les nerfs craniens moteurs, de même que l'acoustique, possèdent une gaine de myéline au moment de la naissance, ils manquent aux autres nerfs sensitifs et sensoriels (Westphal). Le nerf optique demeure en retard sur les autres nerfs craniens pour le développement de la myéline ; il ne se fait que vers la neuvième ou dixième semaine.

L'existence des fibres myéliniques *rétiniennes* n'a pas été constatée jusqu'ici chez le nouveau-né. Chez le sujet qui portera cette anomalie n'existe, au moment de la naissance, que la *disposition au développement* des fibres en question (von Hippel).

Manz avait admis que les fibres étaient congénitales parce qu'elles sont souvent en rapport avec d'autres anomalies.

Les gaines myéliniques se développant du centre vers la périphérie, l'extrémité périphérique du nerf optique ne contient pas de fibres entourées de myéline.

Kölliker note l'existence des fibres myéliniques rétiniennes chez le bœuf, le chien, le pigeon, plusieurs poissons. On sait que leur disposition est constante chez les léporides. Or, le lapin nouveau-né ne montre pas encore ces fibres au cinquième ou septième jour après la naissance. Les premières traces de ces fibres apparaissent à l'ophtalmoscope avant le dixième jour, lorsque la fente palpébrale s'ouvre spontanément (von Hippel). Leur développement du centre à la périphérie est rapide : l'image définitive est constituée vers le milieu ou à la fin de la troisième semaine.

Les examens de AMBRONN et HELD corroborent la donnée de VON HIPPEL : le nerf optique arrive à la maturité myélinique au dixième jour de la naissance, époque à laquelle le développement myélinique commence dans la rétine.

L'excitation sensorielle spécifique active le développement de la myéline. Avec l'ouverture prématurée de l'une des fentes palpébrales chez le nouveau-né, le développement myélinique devancerait de ce côté celui de l'œil congénère.

L'*examen ophtalmoscopique*, chez l'homme, montre habituellement de une à trois flammèches, parfois davantage, plus ou moins larges, blanches et se profilant à une certaine distance de la papille dans le sens des vaisseaux.

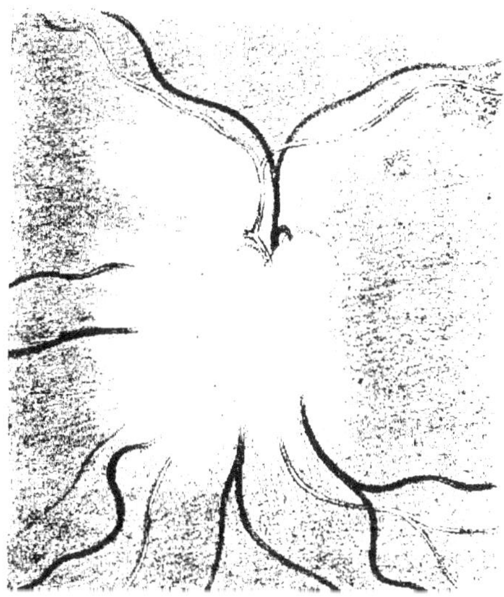

Fig. 285.

Expansion de fibres myéliniques dans la rétine. OEil droit (image renversée).

Elles sont le plus souvent disposées aux bords supérieur et inférieur de la papille et se terminent en des dentelures que ne présente aucune autre production pathologique.

Les îlots myéliniques sont rares, mais des tractus fibrillaires les reliant au disque optique, on ne saurait les confondre avec des foyers de rétinite.

Les vaisseaux, spécialement dans les cas de plaques myéliniques de grande envergure, sont célés sur une partie de leur parcours. Cette disposition est très nette sur la figure 285 (comp. les figures des atlas de LIEBREICH, de JAEGER et OELLER).

L'anomalie occupant souvent une partie de la papille ne doit pas être confondue avec les *prolongements* accidentels *de la lame criblée* (voy. la figure de MASSELON, fig. 265, p. 418.) avec les *reliquats hyaloïdiens*, ni surtout avec les *résidus* organisés, *prérétiniens, d'anciennes hémorragies.*

La figure représente, à l'image renversée, les parties centrales du fond de l'œil droit d'une femme de vingt-huit ans. On note : *œil droit*. Filament pupillaire persistant dans le quadrant inféro-externe; quelques taches pigmentées épicapsulaires (reliquats de membrane pupillaire). S = 0,5 avec + 2D — Œil normal *à gauche*.

Le bord effiloché de la périphérie de l'expansion myélinique dans la rétine et les vaisseaux demi-cachés du segment supérieur de cette figure trahissent la nature myélinique de la malformation. Quant à l'origine des vaisseaux, si l'on suppose qu'elle existe dans l'excavation vers le bord des faisceaux myéliniques qui délimitent le champ papillaire visible, on est obligé d'admettre que la majeure partie du disque optique est caché par eux. Un rapprochement avec le cas publié par EVERBUSCH, en 1885, s'impose (fig. 282).

Un *trouble fonctionnel* unique s'attache à l'anomalie ci-dessus décrite : c'est l'élargissement de la tache aveugle de MARIOTTE.

Quelle est la *fréquence* de l'anomalie ? VON HIPPEL (Heidelberg) relève 1 cas sur 1000 sujets ; MANZ, 1 cas sur 3500 ; MAYERWEG (Vienne), 4 sur 1000. La moyenne serait donc 1 sur 1200. WALLENBERG, à l'asile d'aliénés de la Charité, constate un cas sur 150 patients, ce qui semble indiquer un rapport des fibres myéliniques avec d'autres anomalies du système nerveux et apparaît comme un témoignage en faveur de la disposition congénitale à leur développement.

Les *complications* ont été relevées dans la thèse de KÖLLIKER, au dire de MAYERWEG. Ce dernier signale notamment l'*artère hyaloïdienne persistante* et les *coni* de situation anormale, le colobome du tractus uvéal. (HILBERT). Elschnig signale un faisceau de fibres opaques retrouvé sur les coupes de la surface d'un colobome ou cône sous-papillaire.

L'*histologie pathologique* a fourni une donnée importante à MAYERWEG. Outre le développement rudimentaire de la rétine, il établit la présence d'un tissu connectif vasculaire sur la membrane limitante interne. Il est en rapport avec la couche des fibres myéliniques de la rétine et avec le faisceau connectif central des vaisseaux. Sa formation favoriserait le développement des fibres myéliniques.

L'évolution du tissu connectif à la surface de la papille est à placer vers l'époque où le corps vitré acquiert sa structure définitive. Elle réalise la disposition congénitale invoquée par VON HIPPEL pour expliquer le développement post-embryonnaire des fibres myéliniques de la rétine.

La présence de ce tissu connectif rend compte des *traînées et plissements transversaux* observés par ŒLLER et MAYERWEG à la surface des plaques de fibres myéliniques.

La disparition éventuelle de la myéline des fibres rétiniennes apparaît comme un corollaire de leur mode évolutif : NETTLESHIP l'a observée à la suite d'une papillite double, FOSSL dans un glaucome et WAGENMANN dans une atrophie tabétique du nerf optique.

Absence de choroïde (choroïdérémie). — Décrite en premier lieu par MAUTHNER, elle confère au fond de l'œil un reflet blanc de sclérotique, sur lequel, abstraction faite de la rétine, l'ophtalmoscope peut percevoir quelques vaisseaux isolés et des macules de pigment. La région maculaire toutefois est pourvue de vaisseaux (Tatham Thompson). König signale le reflet rouge dû à l'existence à ce niveau d'une chorio-capillaire.

Cowgill trouve dans les deux yeux une suppléance pour les deux taches jaunes à l'aide d'un plexus de vaisseaux cilio-rétiniens (fig. 286).

On conçoit l'influence fâcheuse de l'anomalie sur l'acuité visuelle et l'étendue du champ périmétrique. König note l'héméralopie.

Angiome de la choroïde. — Son existence est établie par la constatation de Lawford :

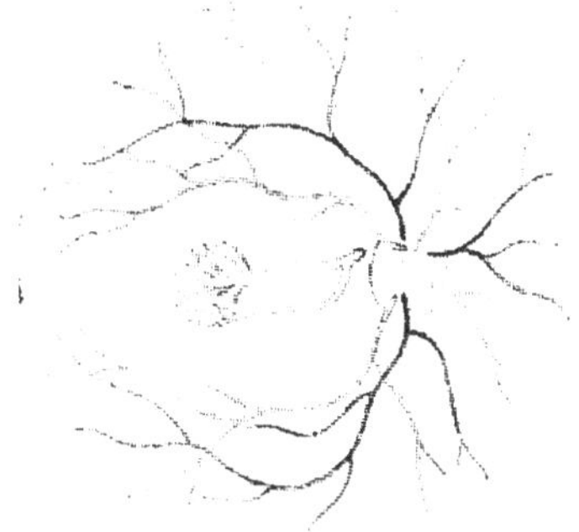
Fig. 286.
Absence de la choroïde (d'après Cowgill).

Une jeune fille de huit ans portait une *télangiectasie* de la moitié de la face (paupières indemnes). Dans l'œil donloureux, à rétine décollée, à iris adhérent à la périphérie cornéenne, Lawford a trouvé un plexus de vaisseaux dilatés occupant la choroïde au pourtour de la papille.

Lindsay Johnson considère comme reliquats d'angiomes fœtaux les *colobomes extra-papillaires* décrits par lui (voy. p. 331).

Deyl, analysant microscopiquement une lésion centrale, analogue à ces colobomes, rapporte le foyer à un angiome :

Garçon de cinq ans, hydrocéphale. Colobome maculaire ou *central*, de 5 d. p., à bordure pigmentée, avec réticule de vaisseaux choroïdiens, et excavé. La télénngiec tasie dériverait de la chorio-capillaire et serait la base anatomique des colobomes centraux.

Un foyer paracentral arrondi, à bords frangés et fortement pigmentés, de plus riche en vaisseaux, a été comparé par Fuchs aux colobomes.

ANOMALIES BULBAIRES ET PALPÉBRALES

Cryptophtalmie. Ankylo-symblépharon. — Le nom de *cryphtophtalmos*, χρύπτειν (*cacher*) ὀφθαλμός (*œil*), créé par Zehender et Manz (1872), a été appliqué à un enfant dont la figure phototypique rappelle, à s'y méprendre, celle que j'ai publiée dans le numéro jubilaire des Annales d'oculistique (1889) et reproduite plus tard dans le livre jubilaire de van Bambeke (voy. fig. 287).

Dans cette malformation la peau du front passe sans interruption au devant de l'œil dans la joue sans qu'on perçoive de cils ou une trace de fente palpébrale.

Outre le mémoire de Zehender-Manz et le nôtre, on trouve sous le nom de cryptophtalmos les publications de Hocquart (1881), Chiari (1883), van Duyse, (1889 et 1899), Otto (1893, clinique de Fuchs), Karman (1895, chez le pigeon) et Bach (1895 et 1897, chez le lapin).

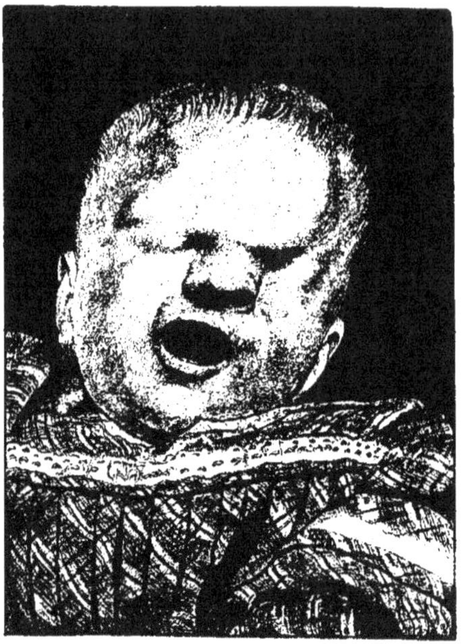

Fig. 287.
Cryptophtalmos.

Symptomes. — Ils se déduisent de la définition ci-dessus donnée, et des particularités typiques de la description suivante.

Observation résumée (voir l'étude clinique complète dans le numéro jubilaire des Annales d'oculistique, 1889).

Enfant de trois semaines. Consanguinité des parents : le père s'est marié, à cinquante-quatre ans, avec sa nièce. Le sujet est le cinquième et dernier-né de cette union. La peau du front passe sans discontinuer au-devant de l'ouverture orbitaire : fente palpébrale, paupières, cils, points lacrymaux, sourcils manquent. Pas de traces d'une soudure quelconque au niveau de la fente palpébrale. Une saillie soulève cette région de part et d'autre, plus prononcée à gauche qu'à droite. Une dépression du tégument cutané existe en dedans et en dehors de chaque saillie, esquissant vaguement les commissures externe et interne des paupières. Le soulèvement cutané est déterminé par les yeux mobiles, se déplaçant spontanément et faisant de légères excursions sous la peau amincie que l'on peut faire glisser au-dessus d'eux. La perception lumineuse, — projections du photophore électrique — est attestée par des froncements de la peau anté-oculaire, un recul de la tête et une trémulation horizontale, — comme nystagmique — des yeux. Les rebords des orbites se délimitent nettement par le palper. Bosse frontale gauche aplatie; asymétrie de la face se continuant à gauche. Saillie postérieure du pariétal de ce côté non développée, d'où agrandissement latéral notable de la petite fontanelle. Le cuir chevelu est soulevé dans cette région (méningocèle par aplasie de l'os).

Anatomie pathologique.

La planche (fig. 288) montre les hémisections sagittales agrandies des deux yeux. Chacune des moitiés oculaires a été microtomisée suivant le plan sagittal, la peau anté-oculaire comprise. Le contenu orbitaire, après dissection partielle, avait été recueilli en bloc.

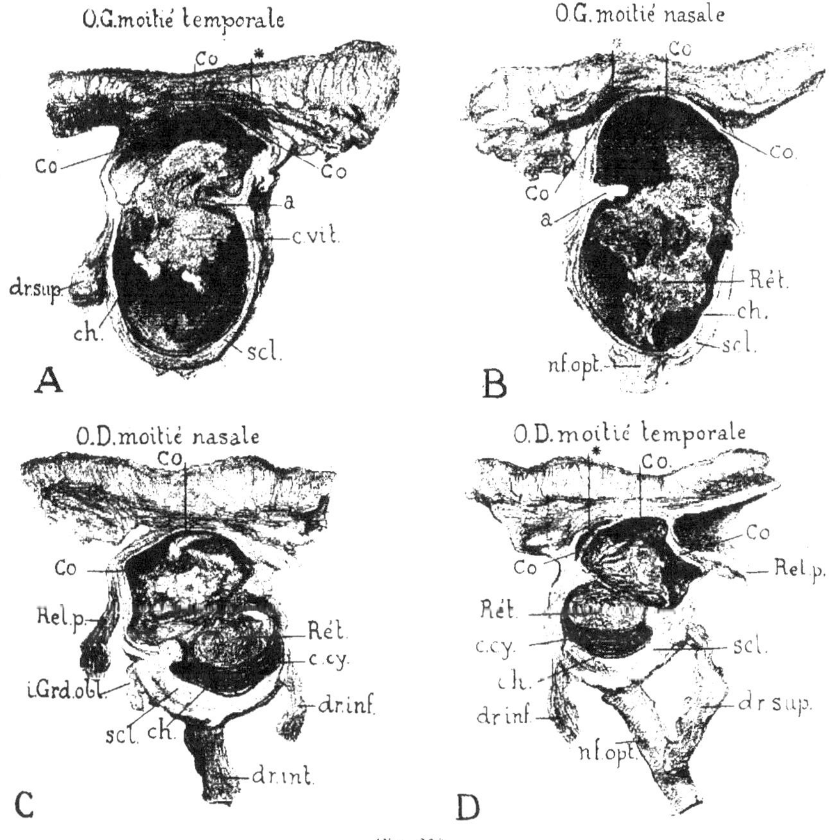

Fig. 288.

Les figures A, B, C, D de la planche sont établies d'après des clichés photographiques obtenus à 1 diamètre et demi.

A. Moitié temporale de l'œil gauche.

B. Moitié nasale du même œil.

En B, les inégalités de la surface intérieure du segment antérieur ectasié se rapportent à des portions de corps vitré resté adhérent.

Le corps vitré a été enlevé de ce segment, ainsi que de la partie antérieure du segment postérieur.

En a, éperon fibreux de la limite scléro-cornéenne, très accusé à la partie inférieure.

C. Moitié nasale de l'œil droit. Chambre antérieure partiellement remplie par un exsudat coagulé.

D. Moitié temporale du même œil. Exsudat en grande partie élagué.

A, B, C, D :

Co. Cornée se confondant avec le tissu sous-dermique de la peau.

Scl. Sclérotique.

Ch. Choroïde — c. cy. membrane cyclitique post-rétinienne (œil droit).

Rét. Rétine.

Nf. opt. Nerf optique.

Rel. p. Muscle releveur de la paupière.

Dr. sup. Muscle droit supérieur.

Dr. inf. Muscle droit inférieur.

Grd. obl. Muscle grand oblique.

L'œil droit, plus petit que son congénère, rappelle l'aspect d'un œil atrophié à la suite d'une inflammation plus ou moins récente du tractus uvéal.

Dans les deux yeux, la chambre antérieure est ectasiée, hydrophtalmique.

A gauche, le corps vitré, C. vit., condensé, est étranglé en sablier par un éperon scléro-cornéen à crête circulaire interne divisant le globe en segment cornéen et segment scléral. La rétine, décollée Rét. et totalement atrophique, se présente à l'état de réticule diaphane. La choroïde est partiellement atrophique; les procès ciliaires sont rudimentaires; l'iris est absent. Il existe une excavation glaucomateuse du nerf optique.

Le cristallin a été retrouvé dans la chambre antérieure sous forme de groupes de cellules vésiculeuses (*Blaschenzellen*), analogues à celles des éléments capsulaires du cristallin dans les bourrelets, reliquats d'une extraction de cataracte.

Le revêtement cutané, aminci au-devant des parties médianes de la cornée Co, est très pauvre en éléments adipeux à ce niveau; ces éléments se multiplient vers la périphérie. Nulle part l'agencement des fibres du derme ne trahit dans sa disposition un raphé cicatriciel horizontal. A noter toutefois une condensation plus forte du tissu fibreux dermique et une accumulation plus serrée de glandes sudoripares au-devant du centre cornéen. Un plan de fibres musculaires (orbiculaire) passe au-devant de ce dernier, mais est séparé de la lame cornéenne par une couche hypodermique relativement lâche. Il n'existe ni tarse, ni glandes de Meïbomius.

Le muscle releveur de la paupière, arrivé au niveau du segment cornéen, cystique de l'œil, se perd dans le tissu connectif juxtaposé (voy. Rel. p. en D).

Il n'existe pas de trace d'un sac conjonctival.

A droite, les connexions de la cornée et du revêtement cutané sont moins étendues en surface que dans l'œil congénère.

La moitié supérieure de la cornée ne fait pas corps avec le derme cutané. La peau qui se confond avec la moitié inférieure de la cornée a une structure semblable à celle qui recouvre l'œil gauche : les faisceaux musculaires sous-dermiques de l'orbiculaire passent à ce niveau. Le tissu sous-dermique se fusionne avec la pseudo-cornée, lame fibreuse mince avec capillaires à adventice nucléée. Il n'existe pas de tissu connectif lâche entre le tissu sous-dermique et la cornée. Ni tarse, ni glandes meïbomiennes, ni sac conjonctival.

Il existe ici, comme à gauche, une délimitation de l'œil en segment antérieur et postérieur par un éperon scléro-cornéen en saillie intérieure.

Un cristallin minuscule de 1 millimètre de diamètre environ (noyau de cellules vésiculeuses et cristalloïde partiellement existante) est enclavé dans le tissu connectif de l'angle scléro-cornéen au côté nasal. La chambre antérieure est occupée par un exsudat coagulé.

La rétine, Rét. dont le substratum glio-connectif est hypertrophié, est repliée sur elle-même. Elle occupe presque tout l'espace compris entre le septum fibreux, tendu entre les franges antérieures des procès ciliaires et une membrane cyclitique, c. cy.

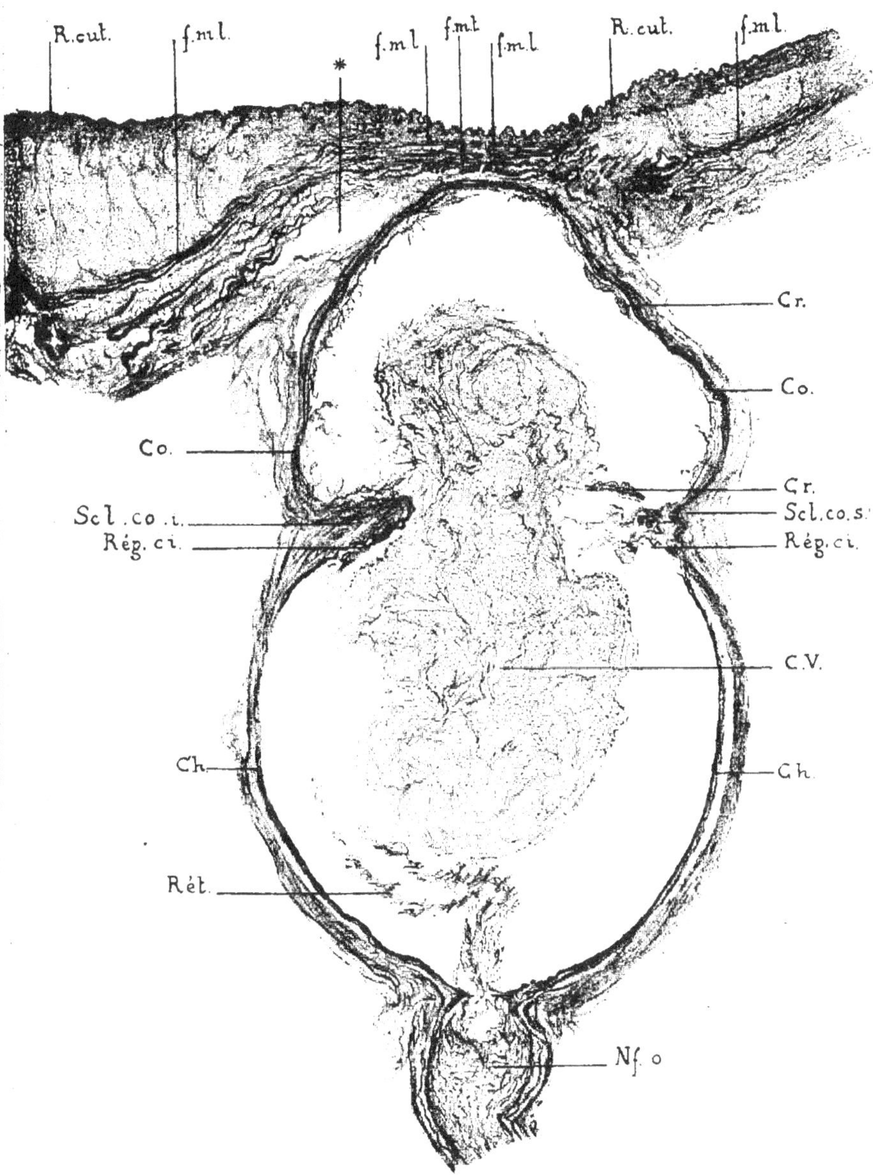

Fig. 289.

Section sagittale médiane de l'œil gauche, moitié nasale, suivant B figure 288
(4 1/2 diamètres).

R. *cut*, revêtement cutané. — *f. m. l.*, faisceaux de fibres musculaires striées coupées suivant la longueur. — *f. m. t.*, faisceaux de fibres musculaires, section transversale. — *Co*, cornée — *Cr*, groupes de cellules cristalliniennes vésiculeuses. — *Scl. co. s*, éperon scléro-cornéen supérieur. — *Scl. co. i.* éperon scléro-cornéen inférieur. — *Rég. ci*, région ciliaire. — *C. V.*, corps vitré. — *Rét*, rétine. — *Nf. o.* nerf optique. — *Ch.* choroïde. — *Scl.* sclérotique.

développée derrière elle. Un exsudat sépare cette dernière de la choroïde épaissie (choroïdite).

Dans l'œil *gauche*, l'inflammation a plus spécialement atteint le tractus uvéal au niveau du cercle ciliaire. La choroïdite est peu prononcée. L'infection endogène s'est faite à un moment où l'iris et le corps ciliaire étaient en voie de formation. L'état hydrophtalmique de la chambre antérieure et l'excavation sont dus à une augmentation secondaire de la pression intra-oculaire.

Du *côté droit*, la cyclite plus accusée s'est propagée avec plus d'intensité aux segments postérieurs de l'uvée et aux parties contiguës. Une poussée inflammatoire y est encore à constater.

L'interprétation de la nature du cryptophtalmos était pour Manz et Zehender la suivante : les paupières ne se sont pas formées. Il s'agit d'une *ablépharie* par *agénésie*.

L'interprétation de Chiari est devenue celle de Bach et la nôtre : les paupières se sont formées, mais elles se sont soudées, sans laisser de traces de leur rencontre. Il y a cryptophtalmos par *ankylo-symblépharon ankylosis (soudure)* et σύν-τό βλέφαρον (*paupière*).

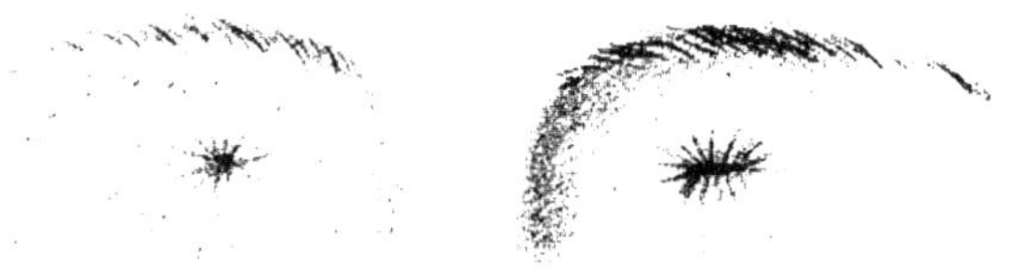

Fig. 290.
« Cryptophtalmos » (D'après Hocquart).

Tandis que dans les observations de Manz et dans la nôtre, le niveau de la fente palpébrale n'est nullement indiqué, une ligne blanche cicatricielle la trahit chez le sujet de Chiari.

Avec cette conception de la soudure des surfaces conjonctivales entre elles, on comprend le lien qui unit les observations de *cryptophtalmie totale*, avec ou sans liséré cicatriciel, et celle de *cryptophtalmie partielle*.

Chez le sujet de Manz et Zehender une soudure complète s'est opérée entre la conjonctive palpébrale, la surface bulbaire et les bords palpébraux.

Dans l'observation de Bach (lapin) une soudure *complète* existe à droite ; à gauche, on constate une fente temporale de 2 millimètres et demi. Au point de soudure on ne perçoit de ce côté qu'un ourlet étroit dans le voisinage duquel existe un système pileux rudimentaire : une soudure *partielle* des bords palpébraux s'est effectuée. Cette soudure est complète du côté nasal où un large pont connectif relie les deux paupières. Une inflammation a évolué dans toute l'étendue des paupières droites, dans la majeure partie des paupières gauches où la libération palpébrale normale s'est faite partiellement.

Ce cas doit être rapproché du cryptophtalmos que j'ai étudié chez un jeune pigeon (1899). (Voir Anophtalmie, fig. 295.)

Le cul-de-sac palpébral n'a été découvert du côté nasal du bulbe que par l'étude de la série complète des coupes sagittales de l'œil.

L'observation de Hocquart (fig. 290) répond à un état analogue, l'aplasie des paupières pouvant d'autre part être invoquée. Au niveau de ces paupières, en apparence absentes, existe une petite ouverture où convergent des plis radiés du tégument externe. Elle aboutit à un sac étroit dont le fond repose sur le pôle antérieur de l'œil. Le tégument externe est doublé de tissu cellulo-graisseux ; il existe quelques fibres de l'orbiculaire ; (tarses et glandes sont absents). L'un des yeux montre un bourgeon mésoblastique du plancher : l'autre se complique d'un colobome allant de la papille au bourgeon en question.

Dans les cas qui précèdent il ne semble exister que du symblépharon et de l'ankyloblépharon plus ou moins étendu. C'est une question de degré.

Le nom de cryptophtalmos peut être maintenu pour les malformations dont la figure 287 représente le type, mais il est entendu qu'il répond à la non-libération des paupières après leur développement.

Pathogénie. — L'analyse de bulbes cryptophtalmiques y démontre les traces d'une inflammation ancienne. Dans le cas de Manz elles n'étaient plus appréciables. Quelques malformations non oculaires relevées chez les cryptophtalmos font penser à d'autres facteurs génétiques que l'inflammation (syndactylies, malformations des organes génitaux). La cause qui produit à un moment donné l'inflammation uvéale, — elle peut faire défaut — détermine aussi un état pathologique des enveloppes fœtales et plus spécialement de l'amnios.

L'angustie amniotique est le facteur qui paraît le mieux expliquer la non-libération des paupières. L'étroitesse du capuchon céphalique de l'amnios et, par suite, la compression momentanée sur l'ectoderme au niveau du cristallin et des paupières plus ou moins ébauchées, entraîne les lésions décrites. L'absence de cicatrice ultérieure fait penser que les paupières se sont soudées de la même façon que les bords de certains bourgeons faciaux. Kundrat invoquant de son côté les adhérences amniotiques a fait observer, à propos du cas de Fuchs, que la soudure amniotique ne doit pas forcément laisser de traces après elle sous forme de reliquats filamenteux. Ils manquent fréquemment dans les cas d'anomalies d'autre nature positivement dues à des adhérences amniotiques.

Bach s'est rallié à l'idée du rôle joué par l'amnios.

Cette cause extrinsèque n'exclut nullement un facteur intrinsèque. L'hypothèse surgit une fois de plus de causes nocives d'origine maternelle, agissant sur l'embryon d'une part, sur les enveloppes maternelles et fœtales d'autre part. On ne tient pas assez compte en général, en s'occupant d'une lésion tératologique de l'œil, des malformations concomitantes, périphériques signalées dans la série des anomalies congénitales de même nature et atteignant l'œil.

Les malformations concomitantes ou complications sont : *aplasie partielle de l'os pariétal et méningocèle* (van Duyse), *asymétrie de la face* (Manz-Zehender, Chiari, van Duyse), *bosse frontale effacée, nez aplati* (Chiari), *absence des sourcils et disposition anormale de la limite antérieure de la chevelure* (van Duyse, Fuchs), *bec-de-lièvre compliqué* (Chiari), *atrésie du larynx* (CHIARI), *hernie ventrale* (MANZ), *aplasie et agénésie des organes génitaux* (MANZ, CHIARI), *absences des reins, syndactylies* (MANZ, CHIARI, OTTO).

TRAITEMENT. — Les tentatives opératoires ne se concilient pas avec les données des examens anatomiques. Il faut se garder de prendre, pour une cavité cystique congénitale, la chambre antérieure hydrophtalmique située derrière la cornée et la peau soudées. Les observations de KARMAN et de OTTO fournissent la démonstration de l'inanité des interventions opératoires.

Signalons à côté du *symblépharon incomplet*, décrit comme cryptophtalmos, celui que l'on rencontre dans certaines observations de colobomes des paupières.

Un *ankyloblépharon* étendu s'observe chez beaucoup de soi-disant anophtalmos (cas du pigeon, fig. 295).

La soudure partielle de l'angle palpébral externe, semblable à un blépharophimosis, accompagne habituellement l'état de microphtalmie.

Pour VON HIPPEL il n'est guère possible d'affirmer actuellement si l'ankyloblépharon en question répond à une soudure inflammatoire des bords palpébraux ou résulte d'un arrêt dans leur libération.

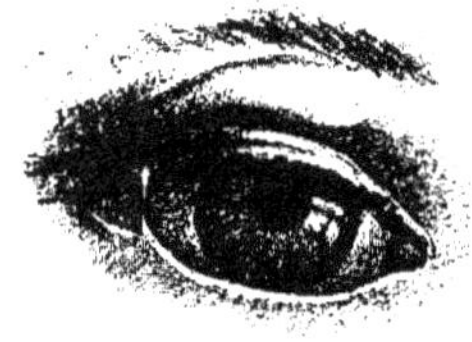

Fig. 291.

Ankyloblépharon filiforme
(D'après WEBSTER).

Ankyloblépharon filiforme congénital. — VON HASNER a le premier décrit sous ce nom un filament cutané partant du milieu du segment antérieur du bord palpébral supérieur pour atterrir au bord palpébral inférieur.

WEBSTER (clinique de FUCHS) décrit chez une enfant de deux mois un pont cutané filamenteux tendu *de chaque côté* entre les paupières, à trois ou quatre millimètres du canthus externe (fig. 291). Les filaments longs de 2 millimètres et demi, épais d'un quart de millimètre, sont de couleur blanche et coniques au point d'implantation.

Lâches quand la fente se ferme, ils se tendent quand elle s'ouvre, sans empêcher son écartement spontané. La majeure partie de ces filaments se compose de tissu connectif fibrillaire revêtu d'une mince couche épithéliale.

Le filament cutané *unilatéral* n'était constitué dans le cas de BUNZEL que par de l'épithèle (?). VON HASNER n'y avait trouvé que du tissu connectif néoplasique, sans vaisseaux. Il était vasculaire dans le cas de WINTERSTEINER.

Faut-il au point de vue de la *genèse* invoquer ici le maintien partiel de la soudure physiologique des paupières ou leur accollement pathologique.

Pour BUNZEL, la soudure physiologique n'a pas rétrogressé au niveau du filament cutané. WINTERSTEINER croit à un traumatisme *in utero* au niveau des angles palpébraux. Le tissu connectif formé au point intéressé n'a point permis le décollement normal sur toute la ligne de la fente palpébrale. C'est par voie mécanique que se crée ultérieurement le filament.

VON HASNER avait parlé avant BUNZEL d'efflorescence palpébrale, au neu-

vième mois de la vie intra-utérine : la soudure exsudative des parties exco-
riées engendrerait le filament par étirement ultérieur de la synéchie.

Ces opinions cadrent mal avec la bilatéralité de l'anomalie décrite par
WEBSTER.

La soudure s'expliquerait mieux par l'hypothèse d'une synéchie amniotique, minime et tardive, réalisant le non-décollement invoqué par von HAS-
NER et WINTERSTEINER, ou relevant d'une catégorie de brides épipalpébrales rappelant celles des figures de BRUNS, VAN DUYSE et MORIAN.

La question de l'*anophtalmie* et de la *microphtalmie* est étroitement liée
à celle des *colobomes*.

S'il est des colobomes dans lesquels l'œil n'a pas subi de réduction de
volume, il en est dans lesquels cette particularité est évidente. Elle se révèle
sous deux formes : 1° yeux colobomateux et *microphtalmes;* 2° yeux colobomateux avec microphtalmie et formation cystique *(kyste colobomateux).*

En fait c'est la *schizophtalmie,* c'est le *colobome* qui complique généralement la microphtalmie; de celle-ci à l'anophtalmie *apparente* il n'y a qu'un
pas. On peut en dire autant de l'anophtalmie apparente avec kyste orbitaire.

Anophtalmie. — C'est une dénomination purement clinique ayant trait
à l'absence apparente d'un bulbe, fût-il des plus petits.

Historique. — L'anophtalmie est mentionnée pour la première fois par
LYCOSTHÈNES. SCHENK (1609) évoque l'image d'un enfant né sans yeux et sans
oreilles. Un peu plus tard au XVII° siècle les auteurs décrivent des orbites
remplies de tissu cellulaire mou (HOFFMANN), débordant d'un liquide muqueux
blanchâtre (FIELITZ), — apparemment du muco-pus emplissant une cupule
d'orbite anophtalmique, — ou présentant un tégument analogue à la conjonctive, et accompagnées d'un ankyloblépharon (HOFFMANN, FIELITZ, BOTIN).
VICZ D'AZYR note l'absence du trou optique, la petitesse de l'orbite et de la
bouche. WEIDELE trouve une glande lacrymale ectopique en lieu et place du
globe oculaire. WALTER note l'amélie; OTTO, des pieds et mains déformés avec
absence des avant-bras, un bec-de-lièvre compliqué, le nez fendu. LERMOYER
a affaire à un hydrocéphale sans yeux, sans bouche et sans nez. LOBSTEIN
relève chez un hémicéphale l'absence des yeux, des nerfs optiques et des
muscles de l'orbite, outre une malformation de la moitié du nez.

Enfoui dans les tissus orbitaires, l'œil peut échapper à l'exploration digitale, passer même inaperçu dans un examen anatomique macroscopique. Il
en est de ces bulbes que, seule, l'analyse histologique du contenu bulbaire,
microtomisé en série, permet de retrouver.

L'examen anatomique simple a été fait dans les cas de SCHMIDT et MALA-

CORME, J.-G. DAVY, SISSA, BARTSCHER, RÖDER, GRADENIGO, ZIMMERMAN; l'examen microscopique dans ceux de MICHEL, HAAB, WEDL et BOCK, W. DE BARY, ALBRECHT, VAN DUYSE.

Entre les bulbes minuscules et ceux dont l'existence est trahie par des mouvements pareils à ceux de l'œil congénère voyant et par le toucher

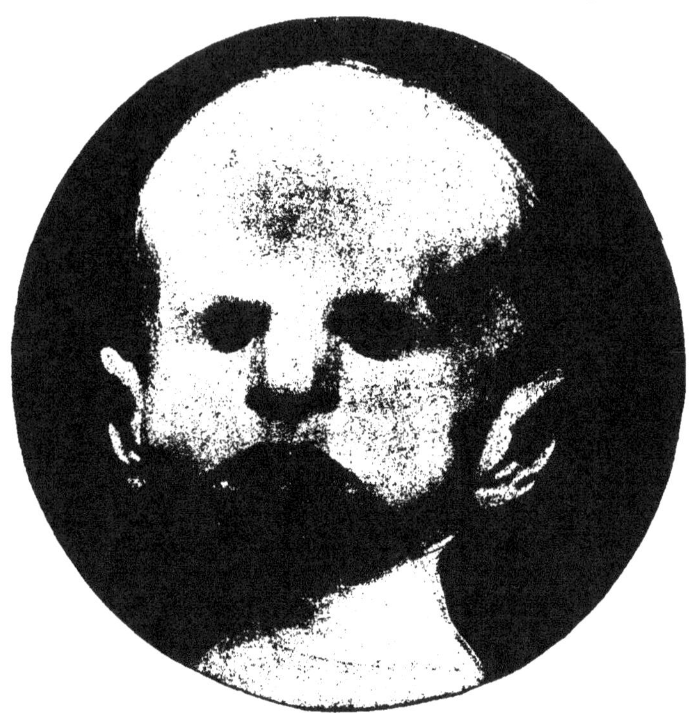

Fig. 292.
Anophtalmos (3 mois). Photographie après la mort.

digital, existent tous les degrés séparant l'*anophtalmie* clinique de la *microphtalmie*.

Là ou le bulbe, si réduit qu'il soit, devient tangible au doigt ou perceptible pour l'œil de l'observateur, le mot de *microphtalmos* est à prononcer.

L'observation suivante résumée fixera les idées à ce sujet.

OBSERVATION D'ANOPHTALMIE DOUBLE. — Fille, présentée au troisième jour de la naissance, à cause d'une sécrétion muco-purulente des conjonctives. Elle est la troisième enfant de parents sains. Pas d'autre anomalie qu'un certain degré de macrostomie.

La figure 292 représente la face du sujet après le décès (entérite chronique) survenu à trois mois. — A l'autopsie : pas de nerfs optiques; pas de chiasma, ni de tractus optiques. Le pulvinar ne parait pas réduit, le corps genouillé externe n'est pas apparent. Les tubercules quadrijumeaux postérieurs sont seuls bien dessinés,

Apophyse clinoïde antérieure rudimentaire. Le trou optique ne donne passage qu'à l'artère ophtalmique. La disposition des muscles oculaires, relativement volumineux, celle des nerfs, des vaisseaux et de la glande lacrymale se rapprochent de la normale.

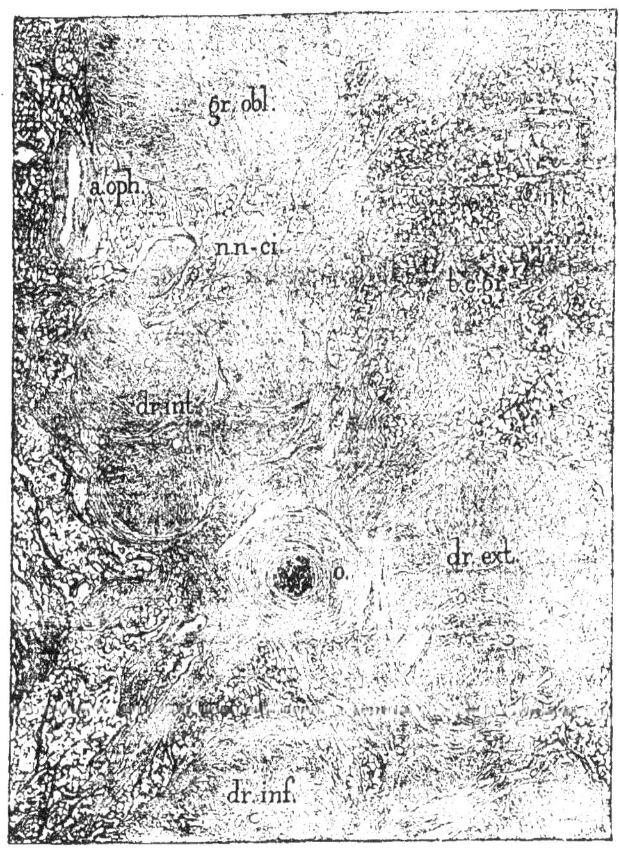

Fig. 293.

Section frontale de la masse orbitaire de droite (Hartnack, Obj. I, Oc. 2. Réduction 2 = 3).

o, rudiment oculaire, mésoblastique (sclérotique et choroïde). — *t.c.g r*, tissu cellulo-graisseux de l'orbite. — *a.oph*, artère ophtalmique. — *nn.ci*, nerfs ciliaires. — *gr.obl*, muscle grand oblique. — *dr.int*, droit interne. — *dr.ext*, droit externe.

La cupule rétro-palpébrale est fournie par la conjonctive réfléchie sur un plan fibreux, répondant au fascia tarso-orbitaire et renforcé par les fibres entre-croisées des muscles droits. Ces derniers ne s'insèrent donc pas au nodule pigmenté o, fig. 293. Quelques fibres musculaires appartenant au grand oblique, se rattachent, éparses, à la partie supérieure de son enveloppe fibreuse (m o, fig. 294). Les nodules pigmentés o, fig. 293, oc. fig. 294. ont la même constitution : une enveloppe fibreuse envoyant quelques prolongements celluleux dans le tissu cellulo-graisseux ambiant et circonscrivant une cavité où, entre les vaisseaux repliés en peloton. apparaissent des éléments stellaires rameux pigmentés et des amas de pigment très foncés, éléments pigmentés hyperplasiques. Le volume des nodules, où tout reliquat de dérivés ectoblastiques (rétine, cristallin), fait défaut, est de 1 millimètre (diamètre transversal) sur 5 millimètres (diamètre longitudinal).

Sous la rubrique *anophtalmie* ne doivent pas être rangés les cas où le microphtalmos devient évident par l'examen clinique, non plus que les microphtalmos avec kystes colobomateux (erreur commise par GOLDZIEHER, RADZISZEWSKI et SYM notamment).

L'anophtalmie, qui se présente avec la microphtalmie dans la proportion de 1 p. 100 des cécités congénitales, est le plus souvent bilatérale. VON HIPPEL relève 64 cas bilatéraux, 23 monolatéraux, dont 15 avec œil congénère normal, 4 avec microphtalmos. Sous le nom d'anophtalmie double ont été publiés des faits où l'on trouve dans l'un des orbites un corps de la grosseur d'un pois (VON HASNER) : anophtalmie (apparente) et microphtalmie.

Dans le cas d'anophtalmie monolatérale (voy. Cyclopie, *monophtalmie*), on a noté sur l'œil congénère le colobome irido-choroïdien (STAWBRIDGE), le colobome de l'iris (STEINHEIM). D'autre part, von HASNER trouve, du côté privé d'œil, le colobome palpébral et un nævus conjonctival.

Citons encore les anomalies de la face : l'asymétrie (LANDESBERG), l'épicanthus (LAFOSSE), le bec-de-lièvre double (HUTH), les malformations de l'oreille (ZIMMERMAN), ainsi que les anomalies des organes thoraciques (cœur, MICHEL) et les malformations de l'encéphale (MICHEL) portant principalement sur les nerfs et sur les tractus optiques.

Clinique. — À part la défiguration qu'apportent certaines anomalies des annexes de l'œil, le tableau est, peu après la naissance, généralement le suivant :

Derrière une fente palpébrale étroite (petitesse et inversion des paupières garnies de cils fins et rares) existe une cavité ovoïde formée par la conjonctive lisse et rosée recouvrant un plan profond blanchâtre, fibreux, tendineux. Derrière lui, il arrive que l'on sente un rudiment de bulbe oculaire. Il existe de la sécrétion muco-purulente sur laquelle von HIPPEL a insisté. Si l'anophtalmie est monolatérale, le plan profond du godet rétro-palpébral est généralement doué de mouvements lors des déplacements de l'œil du côté congénère (immobilité dans le cas de LANDESBERG).

Anatomie pathologique. — Les *paupières* toujours minuscules peuvent faire défaut (KLINKOSCH, RUDOLPHI, SPRENGEL, SEILER).

Dans le cas de SEILER, il y avait malformation de la face. La peau du cuir chevelu couvrait la région oculaire. L'orbite était absente. Il y avait en outre hydro-encéphalie et amélie.

L'absence des paupières trahit l'absence des *orbites*. Comme le tégument couvre la région de l'œil, ces cas ne doivent pas être confondus avec la cryptophtalmie.

L'*ankyloblépharon* est fréquent (voy. fig. 292). L'origine et la direction des *muscles de l'orbite* s'écartent peu de la normale : ils s'insèrent à la membrane fibreuse que garnit la conjonctive au fond de la cupule orbitaire (membrane de Tenon ou fascia tarso-orbitaire).

Bartscher ne trouve pas de rudiment d'œil et établit, outre le symblépharon, l'absence du muscle élévateur de la paupière et des muscles oculaires. Il note de plus l'absence des troisième et quatrième paires, la sixième ne s'aventurant que jusque

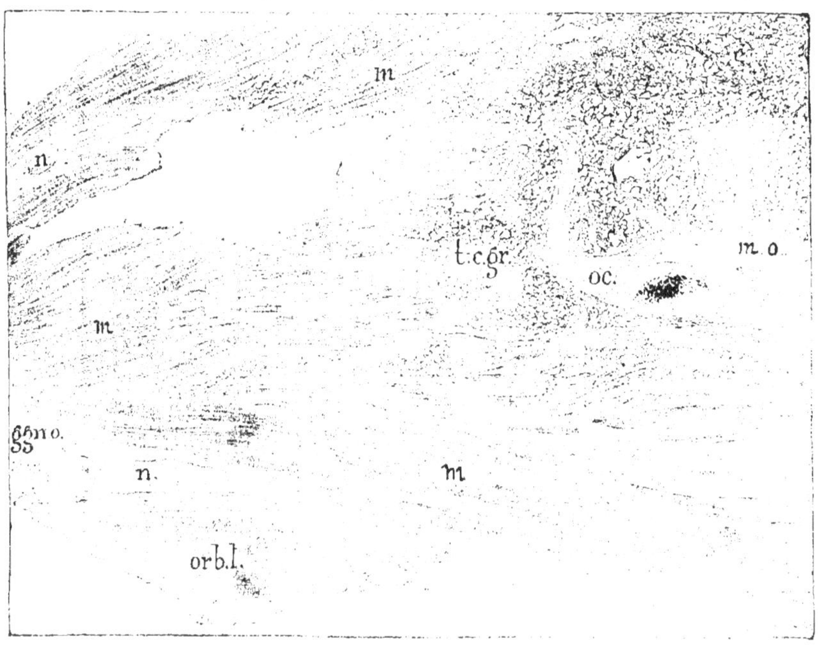

Fig. 294.

Section sagittale de la masse orbitaire de gauche (Hartnack. Obj. 1. Oc. 2).
Réduction 2 = 3.

oc, Rudiment oculaire mésoblastique (sclérotique et choroïde). — *t. c.gr.* tissu aréolaire graisseux de l'orbite. *ggn.o*, ganglion ophtalmique. — *n.n.* nerfs. — *orb.l*, muscle lisse de l'orbite. — *m* et *m.o*, muscles.

dans le voisinage du sinus caverneux, et le remplacement de la glande lacrymale par de la graisse (voy. plus loin).

On demeure convaincu de la variation du degré de l'aplasie de l'œil et des tractus optiques en étudiant l'état de ces parties dans les observations anatomiques. On établit ainsi, — que le nodule oculaire ait été constaté ou non — : 1° les nerfs, le chiasma et les tractus optiques sont absents, les ganglions centraux sont plus ou moins aplasiques ; 2° les nerfs optiques centraux et les tractus sont réduits à l'état de fins filaments ; 3° une bandelette fibreuse court avec l'artère ophtalmique au trou orbitaire où passe dans l'orbite, l'œil rudimentaire étant ou n'étant pas constaté ; 4° les tractus optiques sont bien développés, mais, arrivés à l'orbite, ils se réduisent en un filament destiné à se perdre dans le tissu cellulaire où l'on ne retrouve pas le nodule.

On établit d'autre part que dans la prétendue anophtalmie, le bulbe a pu être assez petit pour échapper à un examen histologique qui n'aurait pas été fait en série, qu'il contient rarement des dérivés ectoblastiques (HAAB) et ne présente généralement que des tissus d'origine mésoblastique.

Pathogénie. — Deux théories sont en présence : 1° l'œil ne s'est pas ébauché; 2° les assises de l'œil embryonnaire se sont détruites à une période plus ou moins précoce du développement

MICHEL, constatant dans l'orbite un nodule cartilagineux qu'entouraient du tissu cellulaire et des faisceaux musculaires et se basant d'autre part sur le développement défectueux du cerveau constaté par lui, avait admis un trouble dans l'évolution du cerveau antérieur et intermédiaire, empêchant le développement de la vésicule oculaire, du tractus et du bulbe olfactif, lesquels naissent également d'une évagination de la vésicule cérébrale primitive.

HESS est l'auteur d'une constatation unique, faite sur un embryon de poulet de cinq jours : la non-formation de la vésicule oculaire primitive d'un côté, l'évolution normale de l'organe congénère; l'œil et ses annexes faisaient totalement défaut d'un côté. Il n'existait ni nerf optique, ni évagination du plancher du cerveau intermédiaire, l'encéphale étant d'ailleurs normal.

Cette démonstration de HESS prouve tout au moins que si les assises primitives de l'œil absent se sont ébauchées, elles n'ont plus laissé de traces au cinquième jour. HESS concède que la plupart des cas d'anophtalmie, enregistrés comme tels, ne représentent que de hauts degrés de microphtalmie comme MANZ l'avait déjà admis, conclusion à laquelle se rallie E. VON HIPPEL.

Nos devanciers qui ont trouvé comme nous un nodule intra-orbitaire dans l'anophtalmie (WEDL et BOCK, DE BARY, ALBRECHT) n'y ont constaté que des dérivés du mésoblaste. HAAB seul a vu dans l'un des yeux, entre l'enveloppe sclérale et la choroïde, de l'épithèle pigmenté et du corps vitré. Dans l'autre, il observait une rétine avec couches stratifiées, cônes et bâtonnets.

Nul n'a observé jusqu'ici des vestiges de cornée, de cristallin, non plus que d'iris et de corps ciliaire. Sauf dans le cas de HAAB, le globe oculaire s'est trouvé réduit à ses enveloppes mésoblastiques.

On ne peut se défendre de l'idée que dans les observations antérieures à celle de GRADENIGO (1870), l'examen anatomique a pu ne pas s'arrêter à un nodule taillé sur le modèle du nôtre et moins volumineux encore. La destruction ou l'arrêt d'évolution des deux feuillets rétiniens peut, rien ne s'oppose à l'admettre, être suivie de l'évolution aplasique défectueuse de la choroïde, de la vraie pigmentation des cellules du stroma choroïdien.

Il est rationnel de penser que si l'orbite ne contient aucun vestige oculaire, les enveloppes mésoblastiques et les annexes ne se développent guère, comme dans le cas de BARTSCHER cité plus haut. Une observation de ce genre est de nature à étayer l'hypothèse de l'arrêt très précoce dans l'évolution de l'organe visuel.

Il est certain que les nerfs optiques peuvent être aplasiques dans leur trajet orbitaire au point d'être introuvables lors de l'investigation microscopique (voy. aplasie du nerf optique). Cette interruption est absolue chez notre anophtalmos : on ne retrouve aucun tractus fibrillaire allant au trou optique (Röder, Lissa, Haab).

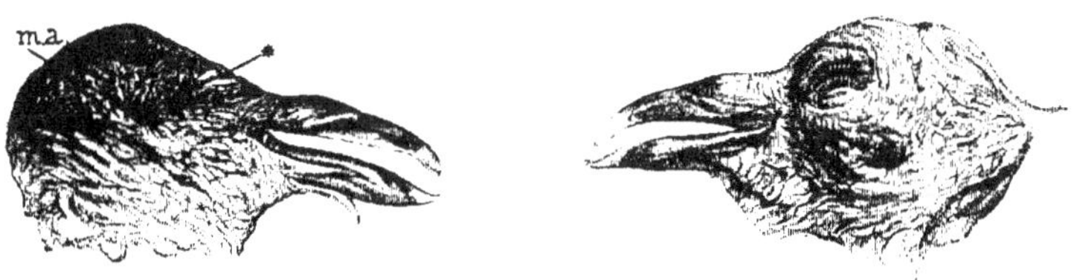

Fig. 295.

Anophtalmos apparent (microphtalmos) chez le pigeon (du côté droit).

m.a, méal auditif. En * niveau de l'œil microphtalme.

Démontrer la présence des nerfs optiques atrophiés et affirmer l'anophtalmie, c'est admettre *ipso facto* que la vésicule oculaire et son pédicule se

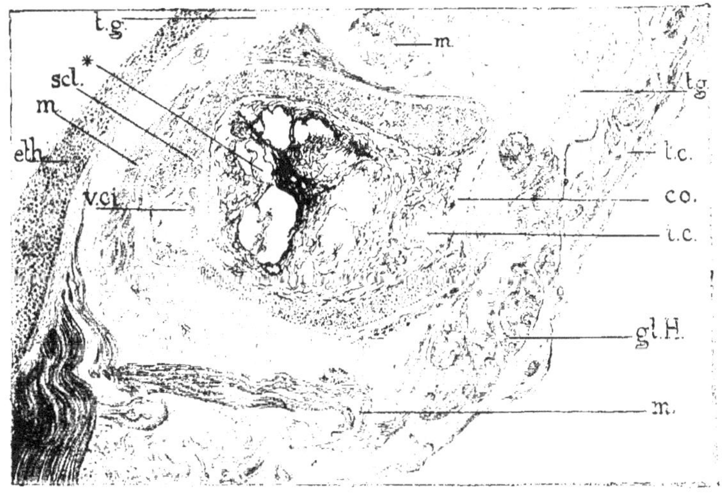

Fig. 296.

Section passant par le centre de l'œil microphtalme du pigeon (Zeiss, Obj. A. Oc. 2).
Réduction 13 = 11.

tc, tégument cutané. — *gl.H*, glande de Harder. — *t.gr*, tissu aréolaire graisseux. — *eth*, paroi interoculaire (ethmoïde). — *scl*, sclérotique. — *co*, cornée. — *ch*, choroïde. — *v.ci*, vaisseaux ciliaires. — *, emplacement du feuillet interne atrophié de la rétine. Il n'a pas été figuré ici (voy. fig. 297). — *m.m*, muscles extrinsèques de l'œil.

sont ébauchés et qu'il ne reste pas de reliquats appréciables de la première.

A *priori*, la disparition des éléments de la vésicule oculaire doit s'opérer avec d'autant plus de facilité que la période du développement est moins avancée, que ses éléments sont moins différenciés.

Une démonstration de la disparition quasi totale des feuillets rétiniens et du cristallin est fournie par les figures empruntées à notre travail sur le cryptophtalmos (pigeon « anophtalmique ». On eût pu le décrire sous le nom de « anophtalmos apparent ». C'est en réalité plutôt un microphtalmos où les paupières se conduisent comme dans le cas de BARTSCHER, déjà cité (canthus interne seul libre).

Œil du pigeon. — L'œil gauche est normal. Dans le tégument cutané passant au devant de l'ouverture orbitaire droite, existait une minuscule excavation. S'agissait-il *d'anophtalmie* ou de *cryptophtalmie?* Une cornée rudimentaire ferme la sclérotique en avant. L'œil mesure un millimètre dans son plus grand diamètre. Au milieu du tissu uvéal proliféré, un cristallin arrivé au summum de l'atrophie est reconnaissable à sa capsule plissée (fig. 298). Le nerf optique est réduit à l'état de filament connectif.

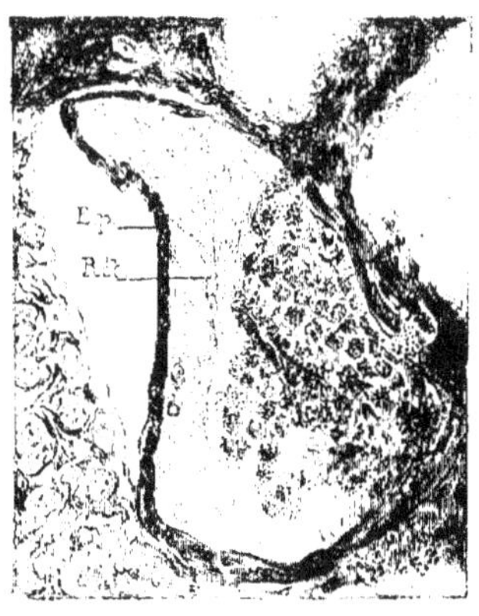

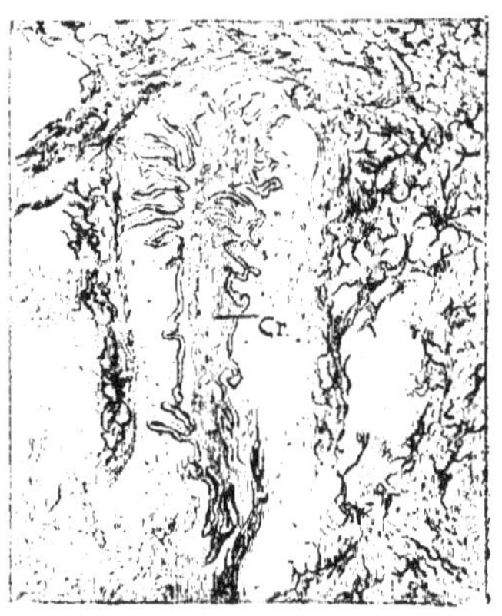

Fig. 297.
Rétine (*Rét.* et *E.p*) entourée de tissu uvéal proliféré (Zeiss. Obj. D. Oc. 4).

Fig. 298.
Cristallin (*Cr*) enclavé dans le tissu uvéal (Zeiss. Obj. D. Oc. 2).

L'uvéite plastique est ici certaine comme elle l'était dans le cas de cryptophtalmos étudié p. 438 et en d'autres (comp. BACH notamment).

Il suffit de parcourir les relations d'anophtalmie pour en découvrir qui ont une parenté des plus prononcées avec la cryphtophtalmie (cas de BARTSCHER, cas de WEDL et BOCK).

Dans l'observation de ces derniers, une capsule fibreuse à laquelle vient se raccorder un nerf optique atrophique entouré des reliquats uvéaux, un recessus garni d'épithéle représente au-devant de ce rudiment d'œil un reste de fente palpébrale. WEDL et BOCK admettent une soudure des paupières avec le bulbe (symblépharon). Dans la rétraction des tissus du bulbe, la cornée nécrosée est devenue méconnaissable : le cristallin et le corps vitré se sont détruits.

Suivant le degré de l'inflammation oculaire intra-utérine, suivant le moment du développement auquel elle surgit, une uvéite plus ou moins généralisée, une panophtalmite sont engendrées; de là des microphtalmies plus ou moins accusées (anophtalmies apparentes), des microphtalmies avec paupières rudimentaires ou avec ankylo-et symblépharon.

Von Hippel arrive à une conclusion identique. Il estime que l'anophtalmie n'est qu'un haut degré de microphtalmie, leur pathogenèse ne pouvant pas être séparée. A propos du cas de Haab, il émet l'opinion que les spécimens, compliqués lors de leur naissance de suppuration des conjonctives, rendent probable l'intervention tardive du processus destructeur. Hoppe a considéré ces accidents de suppuration comme extra-utérins. Les suppurations fœtales sont toutefois parfaitement admissibles, mais nous ne savons rien de leur durée ou de leur récidive possible.

Microphtalmie. — Une conclusion, dégagée de l'étude de l'*anophtalmie*, c'est l'absence de développement de l'œil ébauché, accident se produisant à une période plus ou moins précoce et équivalant à la disparition plus ou moins complète des premiers linéaments de cet organe. Si la cause capable d'anéantir ainsi les assises primordiales de l'œil n'agit pas à une époque trop rapprochée de celle où elles ont surgi, si leur action n'est pas trop délétère, l'œil se développera, mais avec une disposition irrégulière des parties composantes, avec une réduction de tous les diamètres de l'œil physiologique.

Les degrés les plus variables séparent ainsi les microphtalmes en forme de nodules atrophiques, phtisiques, de ceux dont les fonctions visuelles s'exécutent de façon relativement satisfaisante.

Des dimensions sensiblement moindres que celles d'un œil normal légitiment le diagnostic de *microphtalmos*.

Historique. — Himly et Beer font connaître la microphtalmie. Poenitz signale chez un enfant de quatre semaines un œil de la grandeur d'une lentille, le congénère étant moitié plus grand. Schoen et Fisscher observent des yeux de la grandeur d'un pois, l'un des organes étant absent. Gescheidt note chez un enfant de 3 ans une différence de volume d'un quart entre les deux yeux ; Wutzer, une différence de moitié chez une fille de neuf ans. Cerutti voit chez un hémicéphale un œil extrêmement petit, l'autre n'ayant que le volume d'un grain de froment. Himly s'exprime au sujet de ces microphtalmes comme suit : « Le bulbe est relégué dans la profondeur de l'orbite, de sorte que les paupières pendent inertes ou retombent en arrière, entropionnées ; la fente palpébrale est trop petite », description applicable seulement aux cas de microphtalmie extrème. Poenitz trouve chez un nouveau-né une cornée trop petite, ovalaire, avec un bord dentelé, déterminé par des prolongements gris bleuâtres, striés, opaques de la sclérotique et une pupille ectopique. Gescheidt observe le colobome concomitant de l'iris. Il étudie un cas où un anneau opaque, semblable au gérontoxon entoure la cornée. Il en voit d'autres où la pupille est irrégulière, immobile, avec chambre antérieure étroite, cataracte (notamment cataracte capsulaire, lenticulaire rétractée), cornée opaque. Himly signale, d'autre part, la cornée aplatie, la réclusion et l'occlusion pupillaires. Cerutti décrit un œil minuscule où l'iris trahit sa présence au pôle antérieur du nodule scléral par un point noir (transition vers l'anophtalmie). Seiler relève chez un hydrocéphale, volumineux au point que la matière cérébrale n'était plus visible, une petite cornée trouble, laissant transparaître derrière elle une partie pigmentée intérieure. L'œil congénère répond à un petit sac rempli de liquide et garni à l'intérieur de choroïde, mais ne contenant ni rétine, ni corps vitré, ni cristallin. Pas de traces d'un nerf optique.

Pour la pathogénie, les anciens auteurs invoquent le défaut de développement. ARNOLD signale le colobome du corps vitré et l'ectopie du cristallin dans un cas de « soudure » des lobes frontaux du cerveau. L'hérédité est mise en avant par HIMLY. Il cite une autre cause, l'inflammation *intra-utérine*. Elle explique la fréquence des cataractes et rend compte de la *synizésis* (atrésie pupillaire).

DIVISIONS. — La microphtalmie peut être divisée en trois classes :

I. La microphtalmie pure, *nanophtalmie*, où la forme et la structure sont normales mais où le volume demeure au-dessous des chiffres physiologiques.

II. La microphtalmie avec colobome de l'œil.

III. La microphtalmie accompagnée de déformations graves et de réduction considérable du volume, état où il n'est même plus possible de déceler l'état colobomateux, si toutefois il a existé.

CLINIQUE. — Un degré notable dans la diminution ou l'augmentation des dimensions de l'œil normal implique des anomalies anatomiques et physiologiques. Les yeux micro- et mégalophtalmes purs sont, de l'aveu de MANZ, des raretés.

LANDESBERG. — Observation où les bulbes mesurent 12 millimètres de hauteur sur 17 de largeur, avec hypermétropie $\frac{1}{4}$ et $S = \frac{15}{70}$. Aucune anomalie à l'éclairage oblique et à l'ophtalmoscope (16 millimètres de diamètre sagittal).

HESS décrit un œil petit, mais normal, à part la cataracte et l'absence de pigment choroïdien.

MARTIN. — Sa thèse nous montre des yeux apparemment bien conformés, mais petits dans les trois générations d'une famille. Chez une femme de 47 ans, fond de l'œil normal, avec $S = \frac{12}{30}$ (atrophie post-puerpérale de l'une des papilles). Son fils, âgé de 16 ans, est emmétrope. Son acuité visuelle est normale, mais il est affligé d'un épicanthus. Il a les mêmes yeux que sa mère dont les cornées ont 7 millimètres de diamètre. Même observation pour sa fille, âgée de 14 ans (épicanthus, filaments pupillaires persistants, épilepsie). — Deux frères, de 4 et de 6 ans, hypermétropes, ont une bonne acuité visuelle avec les yeux tout aussi réduits. 5 ou 6 ascendants sont microphtalmes dans les mêmes conditions.

Plus l'œil est réduit, moins l'anomalie est évidente, plus elle devient de l'anophtalmie apparente. L'étroit rapport existant entre l'anophtalmie et la microphtalmie est établi au surplus par leur existence chez le même individu. Dans sept cas, l'anophtalmie se trouvait compliquée de microphtalmie de l'œil congénère, avec ou sans colobome.

Entre les hauts degrés d'inégalité dans le volume de deux yeux microphtalmes et leur similitude de dimension, on peut admettre une série d'intermédiaires, série que l'on constate entre les bulbes ayant le volume d'un pois et ceux où la microphtalmie se trahit seulement par une *microcornée*.

Pour peu que l'œil soit relégué par sa petitesse en arrière, vers le fond de l'orbite, les conditions de l'anophtalmie sont près d'être réalisées. Les mouvements de la paupière supérieure sont alors amoindris, non que le releveur soit insuffisamment développé, mais en raison de la forme et du volume de l'œil (*blépharoptose congénitale*, Manz), de la voussure et de l'état de tension moindre de la paupière. Son releveur est entravé dans son fonctionnement.

Le nanisme oculaire a pour corollaire le moindre développement de l'orbite (aplatissement du toit et de la marge orbitaire, H. Becker) et des paupières (rétrécissement de la fente palpébrale).

Les anciens auteurs avaient remarqué le segment grisâtre que dessine une cornée minuscule au pôle antérieur du nodule oculaire (voy. fig. 308).

Aux degrés moyens de réduction de l'œil microphtalme, on note celle des diamètres cornéens, la diminution du rayon de courbure de la cornée ou du segment antérieur du globe, une transparence moindre spécialement à la périphérie où la sclérotique semble empiéter sur la cornée (scléroses en forme de languettes, de stries, de cercle complet).

Par suite de la moindre voussure de la cornée, la chambre antérieure est étroite. L'iris proéminent a une pupille plus étroite et lente à se mouvoir, ou bien il est colobomateux (colobome typique). La forme de la cornée est alors ovalaire, l'extrémité inférieure de l'ovale étant plus étroite.

Le colobome irien est la complication la plus usuelle et l'indice d'anomalies de même ordre du plancher oculaire : larges colobomes choroïdiens englobant la papille, colobomes à l'entrée du nerf optique, artère hyaloïdienne persistante.

Le nystagmus coexistant entrave considérablement la notation par dessin de ces particularités.

Le cristallin est rarement normal : il est colobomateux, ectopique, cataracté, opaque et rétracté.

Le trouble des milieux réfringents (séclusion et occlusion pupillaire, cataracte, etc.), les complications du fond rendent compte de la mauvaise vision de ces yeux. Il est exceptionnel qu'un degré prononcé de microphtalmie soit allié à une bonne acuité visuelle (DE GRÆFE : lecture de JAEGER IV ; MEYER).

Une constatation intéressante est celle de l'amendement possible dans la forme ainsi que dans la fonction des yeux microphtalmes, après la naissance. On ne sera pas étonné d'avoir à constater le contraire d'un amendement (voy. Étiologie générale, p. 576 : retour offensif des actions d'abord tératogènes, pathogènes ensuite).

COMPLICATIONS. — Ce sont celles, notamment, qui accompagnent le colobome oculaire.

Citons la kératite interstitielle, phénomène secondaire (TARTUFERI), la membrane pupillaire persistante (BERNHEIMER, MARTIN, MEYER, VAN DUYSE, la corectopie (KRÜCKOW), l'absence de l'iris (BERTHOLD, HERBERT PAGE) les diverses formes du colobome, l'épicanthus (MARTIN), le dermoïde épibulbaire (JACOBI), le nystagmus et le strabisme interne (LANDESBERG). D'autres complications intéressent la tête, le tronc, les membres : les déformations craniennes , la fréquente étroitesse du crâne, la diminution du diamètre transversal en avant répondant au développement minime des orbites (MANZ). SCHILLING et GULINI ont décrit le développement vicieux de l'encéphale, l'encéphalocèle occipitale , l'absence du nez et le bec-de-lièvre (soudure de la tête au placenta). PFLÜGER a constaté la microcéphalie ainsi que HIRSCHBERG ; DE VINCENTIIS, l'hydrocéphalie et la persistance du trou de Botal ; RAEHLMANN, l'asymétrie du crâne, de la face et de la moitié du corps (hémicrosomie) ; FROMAGET, la polydactylie.

ANATOMIE PATHOLOGIQUE ET PATHOGÉNIE. — Au sujet de l'origine de la microphtalmie pure ou *nanophtalmie*, on est réduit aux hypothèses formulées pour la *microsomie*. Invoquer une diminution de l'énergie formative revient à déplacer la question.

Nanophtalmie. — Le nain Dobos Janos, né à Battonya (Hongrie), le 30 mars 1881, a été montré par nous à l'Institut anatomique de l'Université de Gand, le 31 mars 1903. Sa taille est de 1ᵐ,15 ; il pèse 18 kilogrammes. Il appartient à une catégorie de microcéphales que VIRCHOW, en étudiant cet homonculus, alors âgé de 24 ans, a désigné sous le nom de *nanocéphales*. La tête est petite, mais bien proportionnée à la stature (*nanocéphalie et microsomie congénitales*). Dobos est hyperbrachycéphale et leptoprosope. Il est aussi criptorchide. Le nez est proéminent et courbé ; la lèvre supérieure s'avance sur l'inférieure. Les lobes de l'oreille sont soudés, adhérents ; le menton, proéminent. Les fentes palpébrales sont étroites ; les globes oculaires sont proportionnés au volume du crâne : les diamètres des cornées sont de part et d'autre de 9 millimètres. En pleine lumière les pupilles ont 2 millimètres et demi et sont bien centrées.

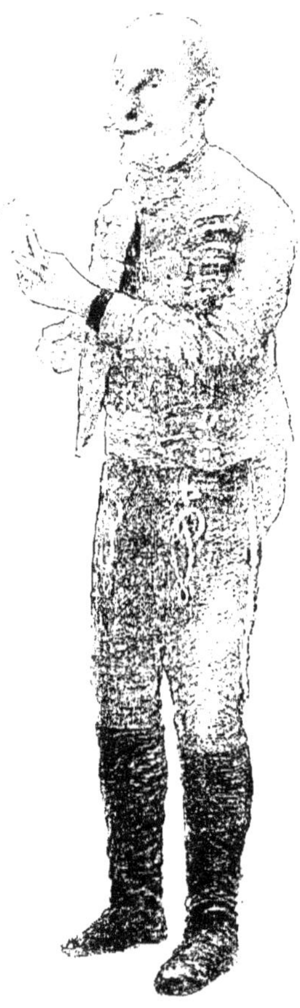

Fig. 299.

Le nain Dobos Janos.

Le dessin de l'iris (loupe binoculaire de Zehender) est d'une netteté parfaite (fig. 301). La réfraction objective (par skiaskopie) donne : emmétropie. L'acuité visuelle est normale. Le fond de l'œil est tabulé (cheveux blonds). Les papilles présentent un liséré pigmenté à leur bord inférieur, extrêmement marqué à droite et écarté de la limite sclérale. Ce serait une forme de cône inférieur. L'inattention du sujet, dont l'intelligence est loin d'être rudimentaire, rend l'examen ophtalmoscopique des plus difficile.

VIRCHOW ayant parlé de *nanocéphalie*, l'expression de *nanophtalmie* devenait légitime. *Sensu strictiore*, il s'agit d'une microphtalmie pure, mais c'est une microphtalmie *proportionnelle* aux dimensions de la tête et du corps.

Pour les formes habituelles, autres que la précédente, diverses théories ont été émises. Les deux principales sont les suivantes : 1° De ce que dans les cas bien étudiés de microphtalmie, on retrouve le colobome, la pathogénie de ce dernier est liée à celle de la microphtalmie ; 2° certains microphtalmes sont le résultat d'une maladie inflammatoire, intra-utérine. Ils en représentent le dernier terme, sont les équivalents des désorganisations oculaires dénommées atrophie, phtisie (HIMLY, DE GRÆFE, HIRSCHBERG, SAMELSOHN, DEUTSCHMANN). C'est une

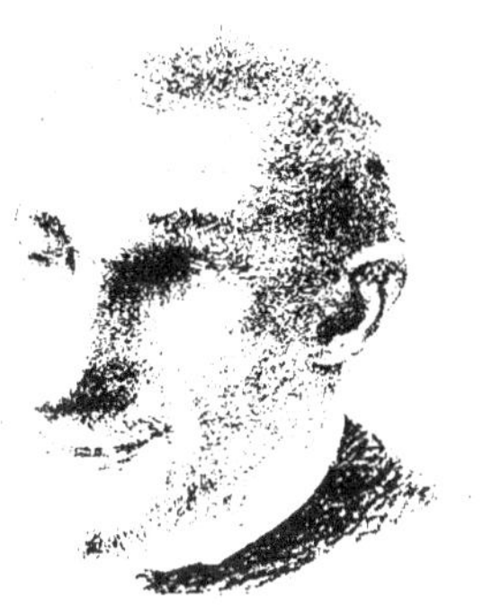

donnée en faveur de laquelle plaident la sphéricité défectueuse, les troubles marginaux de la cornée, les cataractes régressives, rétractiles, autant d'indices d'une désorganisation par maladie fœtale. Cette dernière peut, d'ailleurs, progresser encore après la naissance. VON AMMON admettait l'arrêt de développement du bulbe ; HIMLY, outre le processus inflammatoire embryonnaire, acceptait l'hérédité. Cette dernière est importante à retenir : HERBERT PAGE la signale en trois générations successives accompagnée d'aniridie. RAVA s'y arrête. MAYERHAUSEN l'étudie en deux générations d'une famille. FALCHI la relève, ainsi que MARTIN et

Fig. 300.
Dobos Janos.

REBER qui établit son existence chez trois sœurs. SAMELSOHN observe la transmission de l'anomalie chez le lapin et DEUTSCHMANN, chez le porc.

MANZ ne croyait pas à un arrêt direct du développement. Il semble l'admettre par l'intermédiaire du colobome. Il ne nie pas la possibilité d'autres facteurs, notamment d'une inflammation aboutissant à une atrophie complète de l'œil (HÖLTZKE).

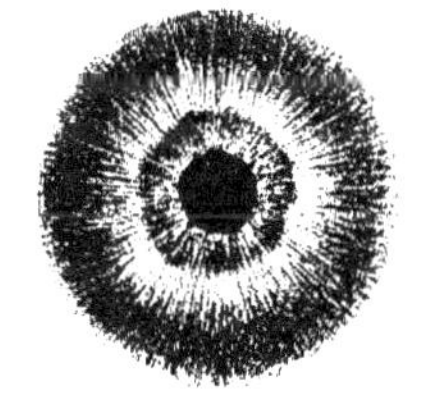

Fig. 301.
Nanophtalmie. Dessin de l'iris normal.

PFLÜGER, FALCHI, admettent le processus inflammatoire : Les lésions des membranes, dont les traces demeurent visibles, déterminent l'arrêt de développement ; les processus de rétraction du côté de la fente fœtale impriment une direction anormale aux vaisseaux (PFLÜGER). La microphtalmie résulte de l'hyperplasie du tissu connectif des membranes oculaires, sans qu'il y ait colobome (FALCHI).

Pour ARLT la microphtalmie et le colobome dérivent d'un trouble dans la fermeture de la fente fœtale (développement atypique du tissu mésodermique). KUNDRAT attribue également à la persistance de cette fente la microphtalmie et l'anophtalmie, qui en est un degré plus avancé.

Déniant l'origine inflammatoire du colobome, admise par DEUTSCHMANN et reportée sur d'autres malformations, HESS a beaucoup insisté sur la travée connective qui remplace en partie le corps vitré des microphtalmes et relie la vésicule oculaire secondaire aux membranes externes du bulbe.

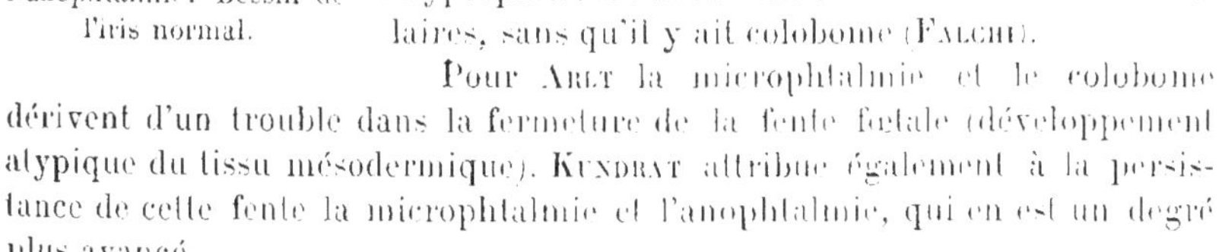

On connaît la tendance des yeux colobomateux aux inflammations. Que ces dernières se déclarent au cours de la vie intra-utérine elles pourront masquer les conditions premières de l'œil en voie de développement, l'atteindre d'autant plus gravement qu'elles sont plus précoces. S'il n'existe pas d'inflammation actuelle, peut-on nier cette dernière, nier que les reliquats en aient disparu sans laisser de traces ?

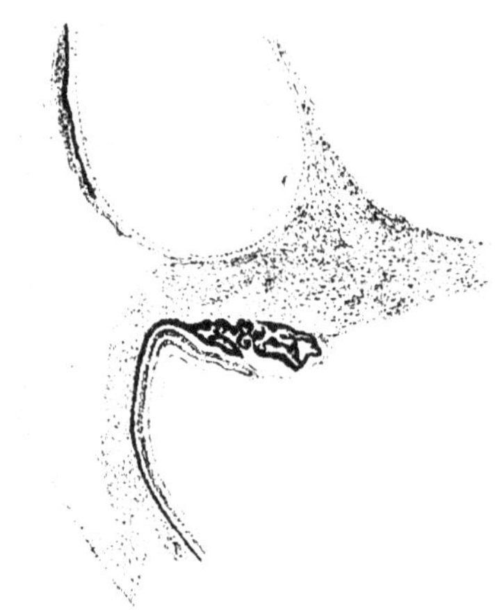

Fig. 302.

Travée allant de la papille à la face postérieure du cristallin et à l'angle inférieur de la chambre antérieure dans un œil microphtalme (d'après Hess).

Von Hippel s'exprime sur ce sujet comme suit : s'agit-il dans la microphtalmie de phlegmasies secondaires ou primaires aboutissant à cette malformation ? La persistance des travées de Hess est-elle favorisée par l'inflammation intra-oculaire ou crée-t-elle des conditions de nutrition anormale qui favorisent la survenance de cette inflammation ?

On ne saurait formuler ici une réponse à l'abri de la critique, mais on peut affirmer que la formation de ces travées est des plus précoces, tandis que les modifications inflammatoires ont le même caractère que dans les yeux adultes ».

Comme faits intéressants, au cours des recherches anatomiques, il faut signaler ici l'absence du cristallin (cas de H. Becker). La destruction de l'organe est ici plus probable que la non-invagination en avant de la vésicule oculaire du cristallin (comp. anophtalmie, p. 440), l'ectopie du cristallin, la cataracte nucléaire et aride siliqueuse (Lindner), l'absence de l'iris (H. Becker), la présence d'un cartilage dans le bulbe microphtalmique (de Vincentiis), Hess qui admet une prolifération atypique du corps vitré embryonnaire, mésodermique, le développement de graisse dans l'œil aplasique (métaplasie d'éléments connectifs) dans les cas de Lange, de Wiegels. Vossius admet que dans un cas de Grollman les cellules vésiculeuses signalées par cet auteur répondent en réalité à des éléments adipeux.

On peut résumer la pathogénie de la microphtalmie en disant qu'elle reconnaît des causes phlogogènes, outre les facteurs qui déterminent le colobome et les multiples malformations encéphatiques, faciales et somatiques concomitantes.

Microphtalmie et kystes colobomateux. — La *microphtalmie avec kystes colobomateux* n'est qu'une modalité prononcée du colobome typique. A ce titre sa description pourrait donc être à bon droit placée après l'exposé de ce dernier.

HISTORIQUE. — L'étude du microphtalmos dans ses rapports avec les productions cystiques colobomateuses est d'origine relativement récente.

Peut-être retrouverait-on la malformation implicitement dévoilée dans les anciennes publications.

C'est ainsi que SHUHERSKY, au dire de HIMLY, rapporte une observation relative à deux frères porteurs d'hygromas orbitaires, repoussant en forme de tumeurs bleuâtres les paupières dont la fente est rétrécie par un ankyloblépharon. RAU trouve l'une des orbites remplie par une masse de graisse : l'autre est vide, mais la paupière inférieure représente ici le globe sous forme d'une tumeur rouge bleuâtre, lisse et fluctuante.

La question se montre sous son vrai jour avec ARLT (1858). Se fondant sur deux examens anatomiques de WALLMAN, ARLT parle de hauts degrés de colobome de l'iris et de la choroïde, d'une ectasie de la paroi oculaire inférieure (fente fœtale non fermée), ectasie en forme de bulbe, de diverticule agrandi démesurément. L'œil ne forme plus qu'un appendice de ce dernier tandis que le diverticule soulève en forme de kyste les paupières et le cul-de-sac conjonctival.

Cette idée si conforme à la réalité devait être perdue de vue jusqu'à notre publication de 1881 où la nature même des lésions imposait cette manière de voir.

Faisant connaître une malformation de l'ordre de celles qui nous occupent, de WECKER (1876) n'en donne pas d'interprétation (anophtalmie avec formation congénitale de kystes dans les paupières inférieures). CHLAPOWSKI pose le diagnostic d'athérome et HOYER, trouvant un épithèle cylindrique pigmenté dans le kyste, songe à une incarcération de la partie supérieure du sac lacrymal dans la fourche lacrymale en voie de soudure. TALKO, qui n'observe pas moins de 7 cas (1877 à 1880), estime que la vésicule rétro-palpébrale n'est pas en rapport avec le bulbe (kyste séreux intra-orbitaire, congénital, situé dans la paupière inférieure et accompagné de microphtalmie). Pour lui les kystes sont « intra-utérins » et empêchent le développement de l'œil. En 1880, au Congrès de Milan, TALKO cite les deux hypothèses de l'inclusion kystique et de l'atrophie primitive, tandis que GAYET rappelle la thèse de son élève CESSET, rattachant ces formations au développement branchial (kystes dermoïdes).

Je me suis servi, en 1881, du terme de *colobome enkysté*. EWETSKY devait employer plus tard, dans sa thèse inaugurale de 1886, celui de *kyste colobomateux*.

CLINIQUE. — Aux microphtalmos (anophtalmos apparents) flanqués de kystes colobomateux sous-oculaires et rétro-palpébraux s'applique la description générale suivante : La paupière inférieure est repoussée par une pseudo-tumeur sphérique, de volume variable, fluctuante, de couleur bleuâtre en cas de forte distension. La diaphanoscopie, l'application de l'éclaireur de ROCHON-DUVIGNAUD peuvent montrer la présence d'un liquide clair dans le kyste. La peau est légèrement mobile au-devant de la poche. Le bord palpébral de la paupière inférieure est remonté et la conjonctive palpébrale repoussée hors de la fente rétrécie. La paupière supérieure, moins développée qu'à l'état normal, est entropionnée. L'écartement forcé des paupières ou mieux l'aspiration après ponction du liquide cystique (Comp. fig. 307 et 308), révèle la présence d'un microphtalmos. Ce dernier peut être très réduit ou inaccessible à l'exploration digitale (anophtalmie apparente).

L'œil réduit se meut avec son congénère au cas où celui-ci est relativement doué de fonctions physiologiques. La préhension du kyste vide et attiré en avant amène également plus en avant le petit œil attenant et démontre leur relation directe.

L'analyse chimique du liquide intra-kystique clair et albumineux (voir mon mémoire de 1881) est de nature à éclairer le diagnostic différentiel en des cas moins typiques (comp. Encéphalocèle de l'orbite, p. 556).

Anatomie pathologique et pathogénie. — Les données qui suivent complètent la pathogénie des colobomes telle qu'elle a été exposée plus haut, p. 335. Le rapport du kyste avec l'œil est montré par nos figures.

Ce rapport est irrécusablement établi par les analyses, même partielles, de Ewetski, Maïer, Tillaux, Lang, Rubinski — il a le premier vu l'inversion de la rétine — Czermak, Gallemaerts, et les examens complets de Kundrat, Bernheimer, de Lapersonne, Fromaget, Mitvalsky, Becker, Hess, Treacher Collins, Bach, Ginsberg, van Duyse.

La liaison apparaît également très évidente dans la série progressive des kystes colobomateux depuis l'enclavement du tissu rétinien entre le nerf optique et la gaine durale (Bach), les sacs colobomateux rudimentaires (comp. les fig. 187, 191, 203) et les sacs volumineux emplissant l'orbite comme dans les observations de Kundrat et d'autres, de même que dans les observations I, II, III ci-après.

Au point de vue anatomique les constatations essentielles sont : 1° la présence dans le kyste de l'un des feuillets ou des deux feuillets de la vésicule oculaire secondaire, feuillet interne, rétinien proprement dit et feuillet externe, feuillet épithélial pigmenté.

2° L'inversion ou la non-inversion du feuillet rétinien interne, le côté des cônes et des bâtonnets étant dans le cas de l'inversion dirigé vers le centre du kyste.

Les autres anomalies plus secondaires rappellent pour la plupart celles des yeux *microphtalmes* et *colobomateux*.

Disons toutefois que la choroïde s'engage dans quelques cas dans le kyste (Wallman), mais qu'elle demeure dans le voisinage du canal de communication. Le plus souvent elle est absente. Le cristallin est souvent ectopique par l'existence d'une travée mésodermique qui se rétracte. L'absence du corps vitré a été affirmée par Kundrat qui en a fait un argument pathogénique.

La grandeur du hiatus de la fente fœtale régit celle du pédicule reliant les cavités oculaire et cystique. L'organisation ultérieure du mésoderme au niveau de la conjugaison laisse le canal de communication ouvert, le rétrécit ou, créant un cordon tantôt creux tantôt plein (RUBINSKI), peut déterminer la séparation complète du bulbe et du sac kystique.

La paroi du kyste répond au tissu connectif ambiant du niveau où la rétine a prolabé ou proliféré, prolabé et proliféré, de la fente fœtale vers le mésoderme embryonnaire, lequel ne subit pas l'évolution en choroïde et sclérotique (absence de l'enveloppe connective dans les cas de DE LA-PERSONNE, de VON HIPPEL (comp. MITVALSKY).

Deux théories génétiques principales ont été émises pour expliquer le microphtalmos avec kyste colomateux.

Dans la théorie de ARLT l'accident primitif est la non-fermeture de la fente fœtale de la vésicule oculaire secondaire. Le rôle de la rétine est ici passif : elle est entraînée dans l'ectasie de la paroi sclérale mal développée au niveau du colobome.

Dans la théorie de KUNDRAT, adoptée par CZERMAK et MITVALSKY, le kyste naît de la vésicule oculaire primitive. Elle n'a pas été invaginée par en dessous et prolifère activement dans le mésoderme embryonnaire sous-bulbaire. KUNDRAT appelle l'attention sur les *malformations primitives du cerveau* et de la face, origine première du microphtalmos. BERNHEIMER a contribué à défendre cette idée : dans la microphtalmie l'examen du cerveau intermédiaire s'impose.

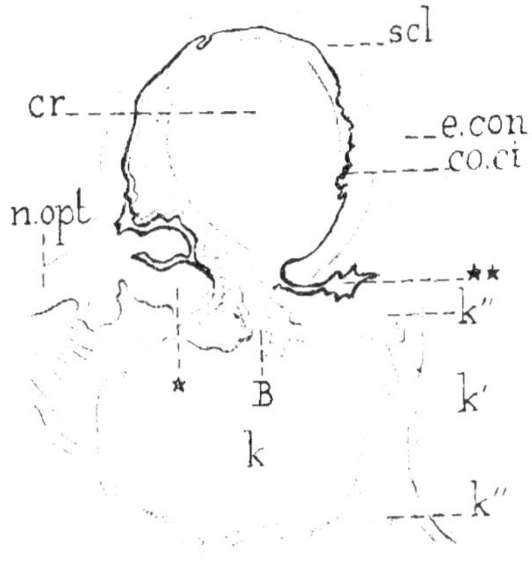

Fig 303.

Microphtalmos avec choroïde, épithéle pigmenté et rétine. La rétine intrabulbaire communique par une fente située devant le nerf optique avec plusieurs espaces cystiques.

B, bourgeon rétinien prolabant dans le kyste K. revêtu d'une couche fibrillaire gliomateuse et communiquant avec K', situé plus avant. — K", K", kystes secondaires, emplis de tissu glial. — *cr*, cristallin. — *co.ci*, corps ciliaire. — *scl*, sclérotique. — *n.opt*, nerf optique avec protubérance *, prolifèrant dans la gaine du nerf optique (d'après KUNDRAT).

Pour KUNDRAT l'entrave au développement du corps vitré et à la fermeture de la fente fœtale est pour l'œil l'accident primitif.

Dans l'exemplaire qu'il décrit plusieurs espaces cystiques étaient reportés dans une masse floconneuse en relation avec l'intérieur du bulbe par la « fente fœtale rétrécie en entonnoir et déjetée en dehors » — contradiction avec une donnée déjà rapportée par l'auteur la non-invagination en dessous de la vésicule oculaire primitive. Le revêtement du kyste consiste en une couche externe fibrillaire et une couche interne gliomateuse. Dans l'un des kystes l'auteur voit un épithéle cylindrique faisant suite à l'épithéle pigmenté.

Le dessin de KUNDRAT figure mieux l'état des choses que sa description. Il se comprend mieux avec l'idée d'une invagination *incomplète* du plancher de la vésicule oculaire primitive. KUNDRAT estime que la formation des kystes n'est pas due à une évagination du bulbe dans le domaine de la fente fœtale. Elle est d'origine moins simple : le tissu rétinien, le tissu de la vésicule oculaire primitive, proliféré à travers la fente fœtale ouverte (?) dans un tissu embryonnaire cutané et divisé par lui, donne lieu à la création de kystes. Les masses gliomateuses qui revêtent les espaces cystiques et qui sont en rapport immédiat avec ce bourgeon rétinien sortant de la fente fœtale sont issus de la vésicule oculaire primitive et répondent à une rétine évoluant de façon vicieuse. L'origine des masses embryonnaires connectives qui entourent les espaces cystiques est due à ce fait que l'assise mésodermique du corps vitré n'a pas été utilisée, le corps vitré manquant dans les deux yeux. L'entrave au développement du corps vitré et la non-fermeture de la fente fœtale est le fait primitif; la prolifération — et non l'invagination, — est le fait secondaire.

Rappelons ici que Mitvalsky a signalé le grand nombre des yeux microphtalmes en Bohême, de sorte que Kundrat étudiant une collection de 156 microphtalmos a pu se convaincre de l'existence constante des malformations cérébrales. Il n'a pu trouver qu'un cas d'apparence non compliquée : il y avait en réalité confluence des couches optiques.

« Kundrat, dit von Hippel, se représente la vésicule oculaire primitive s'avançant jusqu'à l'ectoderme : le cristallin est admis à pénétrer en elle, mais un arrêt de développement dans la croissance du pédicule retient celle de la vésicule oculaire et ne permet pas au corps vitré d'y pénétrer. Le kyste naît de la vésicule oculaire primitive qui n'a pas été invaginée en dessous. »

Czermak qui, le premier, s'est efforcé d'expliquer l'inversion de la rétine intrakystique et Mitvalsky ont fait également naître cette rétine de la vésicule oculaire primitive. Mitvalsky est plus explicite: dans une partie des cas ne se produirait pas d'invagination inférieure de la vésicule primitive; en d'autres cas une invagination se produirait dans la partie antérieure de la paroi distale, tandis que celle située au-devant du pédicule oculaire ne s'invagine pas et subit une expansion en kyste, fait prouvé par l'existence des rétines *retournées, inverties* dans la poche kystique.

Il ne manque pas de faits où la rétine n'est nullement invertie dans les kystes (Hess, Rindfleisch et d'autres).

Dans le cas de Hess, la rétine du kyste pourvue de bâtonnets *à la face externe* de la membrane, se continuait *directement* avec la rétine du microphtalmos. L'épithéle pigmenté se retrouve dans le kyste au voisinage du canal de communication; il est privé de pigment et existe sur une grande étendue à l'état d'épithèle aplati; progressivement les cellules deviennent cubiques, cylindriques, en couche encore unique d'où se développent les couches cellulaires multiples revêtant le reste du kyste. Ainsi l'épithèle subit une transformation connective et touche à la paroi du kyste, tandis que la rétine peu extensible s'est décollée. (Comp. Leber. Die Entzündung. p. 265. T. VII, fig. 56.)

Arlt croyait comme condition pathogénique première à la non-fermeture de la fente fœtale, jusque dans la partie ciliaire, ce qui implique l'absence de l'épithèle pigmenté dans le kyste. Hess démontre que les kystes se développent aussi quand la fente s'est, en majeure partie fermée, l'espace kystique se revêtant de rétine non invertie.

Pour expliquer l'inversion de la rétine, von Hippel se tourne vers le schéma de Gallemaerts et la conception de Bach : cette inversion est compatible avec l'origine du kyste aux dépens de la vésicule oculaire secondaire.

Gallemaerts (fig. 304) suppose la fente fœtale demeurée ouverte et comblée par du tissu cellulaire lâche. Qu'une pression partant des vésicules cérébrales s'exerce par l'intermédiaire du cordon optique sur la paroi interne de la vésicule oculaire et la déplisse, un défaut dans les rapports d'accroissement de la paroi interne (feuillet interne) et de la paroi externe (feuillet externe) amène la sortie d'un pli de la paroi et, à travers la fente fœtale, un bourgeon du feuillet interne viendra faire saillie dans le tissu mésodermique et constituera le kyste relié à l'œil par un pédicule tantôt creux,

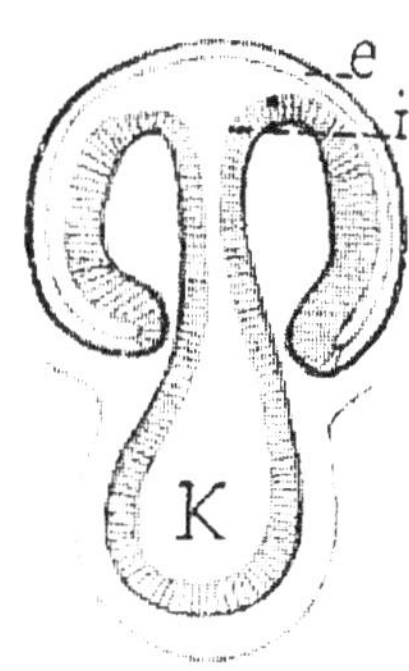

Fig. 304.
Schéma de Gallemaerts (kyste colobomateux).

i, feuillet interne de la vésicule oculaire externe. — e, son feuillet externe. — K, Kyste entouré de mésoderme.

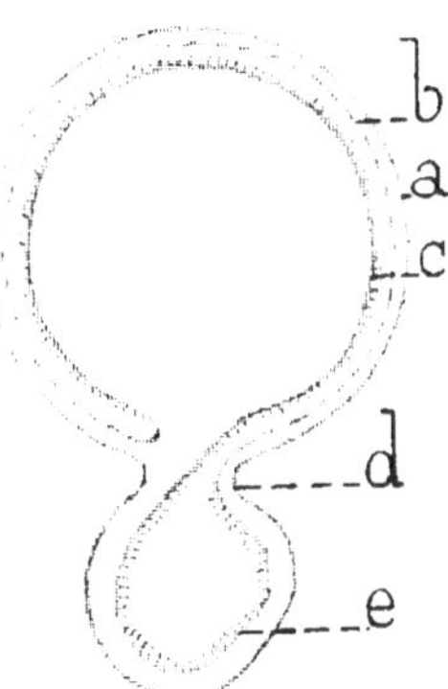

Fig. 305.
Schéma de Pickler (kyste colobomateux avec rétine invertie).

a, enveloppe mésodermique. — b, épithéle pigmenté. — c, rétine. — d, point où le kyste se détache de la rétine. — e, rétine dans le kyste.

tantôt plein. La rétine est invertie dans ce cas. Si la fente est déjà fermée et qu'une pression vienne à se produire à son niveau, la paroi mal consolidée cède et les différentes membranes sont refoulées dans leur ordre naturel. L'auteur rappelle le terme de *colobome enkysté* créé dans notre mémoire de 1881.

Bach n'a pas constaté l'inversion de la rétine du kyste. L'évagination est possible après la fermeture — *anormale* — de la fente fœtale.

Selon Bach la lentille cristallienne a pris trop longtemps une place trop grande dans l'intérieur de l'œil. Sa capsule vasculaire ne se sépare pas du mésoderme ambiant. De là la non-fermeture ou la fermeture défectueuse de la fente fœtale. La rétine est repoussée, créant le kyste dont le revêtement varie d'après l'époque et l'étendue du domaine fissural intéressé.

Pickler (fig. 305) explique l'inversion de la rétine de la façon suivante : Invoquant pour la formation des kystes colobomateux des phénomènes de refoulement et des phénomènes de prolifération localisés au feuillet interne de la rétine, il montre ce feuillet prolabant par l'un des bords de la fente fœtale dans le tissu mésodermique lâche. Le feuillet non pigmenté ou externe ne prend point part à cette prolifération dans le schéma de Pickler. Quant à l'entrebâillement de la fente fœtale il est dû à la *pression amniotique*.

La puissance d'extension des feuillets rétiniens n'est pas atteinte par cette pression amniotique. Le mésoderme contigu ne se transforme toutefois pas bien en choroïde et en sclérotique. Il ne forme qu'un tissu lâche au niveau de la fente fœtale. Dans ce tissu connectif la rétine pullule. Les bords se rapprochent quand la pression vient à cesser et la région est recouverte par une couche plus ou moins analogue à la choroïde et à la sclérotique, couche qui peut d'ailleurs venir à faire défaut.

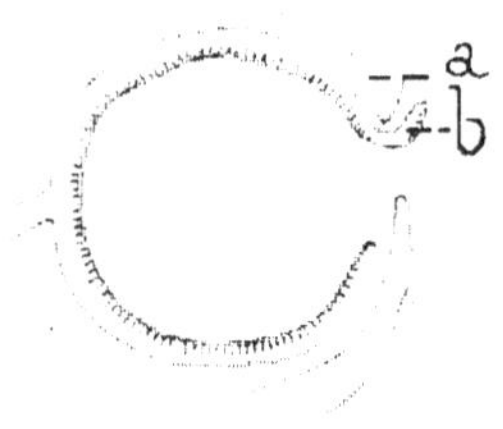

Fig. 306.

Schéma de Picker (prolifération du bord antérieur du calice rétinien).

a. mésoderme. — *b.* bord antérieur du calice rétinien que le mésoderme va séparer en avant.

Écrira-t-on plus tard le chapitre des *kystes colobomateux atypiques* répondant aux colobomes atypiques? On peut formuler quelques réserves à cet égard, les cas publiés jusqu'ici n'étant pas probants.

Le cas de Purtscher, dont malheureusement l'examen histologique n'a pu être fait, montrait un kyste de la paupière supérieure dans un cas de microphtalmos. Ils étaient probablement en communication l'un avec l'autre.

Une ponction avait extrait du kyste un liquide jaune rougeâtre. La ponction fut suivie d'affaissement du kyste et plus tard on ne trouva au fond de l'orbite qu'un globe mou. Purtscher estime que l'œil et le kyste ont dû communiquer et se sont vidés en même temps.

Snel a également décrit brièvement un cas de déformation kystique de la paupière supérieure en relation avec un microphtalmos (voy. les Michel's Jahresb. de 1898).

A propos du cas de Purtscher, Pickler estime que les microphtalmos avec kystes de la paupière supérieure peuvent s'expliquer par une *prolifération du bord antérieur du calice rétinien*, d'après le schéma qu'il donne pour une des lèvres de la fente fœtale (fig. 306).

Il explique aussi par ce mécanisme les *kystes séreux congénitaux de l'iris*. L'observation de Krükow où cet auteur décrit des cils vibratiles s'explique par ce fait que l'épendyme, d'où procède la vésicule oculaire, en possède.

Une hypothèse de Ginsberg explique toutes les localisations, dans les diverses directions. Des plis de la vésicule oculaire secondaire peuvent être encastrés dans le mésoderme. Ce dernier ne s'organise pas à ce niveau en choroïde et couche scléroticale interne. De là, la formation d'un kyste par la pression intra-oculaire, le reste de l'œil continuant à évoluer. Une position du kyste dans l'une des directions indiquées par le schéma (fig. 114), ne serait pas plus incompréhensible que que celleatypie d'un colobome.

Convaincu de la modalité génétique des colobomes atypiques par l'exis-

tence de fentes atypiques de la vésicule oculaire secondaire, j'estime qu'il
n'est pas téméraire, jusqu'à nouvel ordre de rapporter l'origine de kystes colobomateux atypiques aux fentes oculaires atypiques.

OBSERVATIONS. — Des trois observations qui suivent la première est purement
clinique. Les deux autres se rapportent à des examens anatomiques formant
une suite à l'annexe p. 345 (anatomie pathologique des colobomes) : dans
leur ensemble elles expriment une espèce de gradation dans l'étendue, dans
la gravité des désordres produits. Le moment de la providence rétinienne à
travers la fente fœtale joue probablement un grand rôle à ce point de vue.

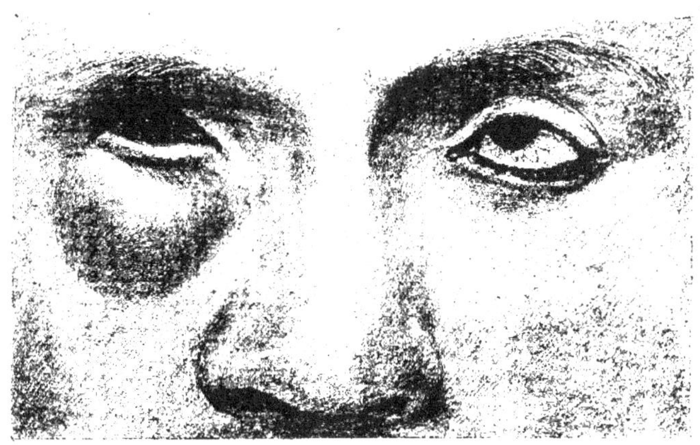

Fig. 307.
Colobome, microphtalmos et kyste colobomateux (G. M. à 42 ans).

OBSERVATION I. — *Microphtalmos et colobome à gauche : anophtalmos apparent et
kyste colobomateux à droite* (publié *in extenso* dans les Annales d'oculistique, 1881).
Gustave M... est un homme de vingt-deux ans dont j'ai communiqué l'histoire à la section d'ophtalmologie du Congrès international de Londres, en 1881, et que j'ai soigné
récemment pour un trachome avec pannus. Le double ectropion visible sur la
figure 307 a existé de tous temps.

A gauche, la paupière supérieure est peu développée et peu mobile. Le globe oculaire est réduit de volume, d'un $\frac{1}{3}$ environ. La cornée, mesurant 8 1 2 millimètres
dans tous ses diamètres, a un rayon de courbure plus grand que normalement, d'où
aspect aplati de la microcornée et chambre antérieure peu profonde. Colobome de l'iris
à direction inféro-interne. typique et complet ; milieux transparents clairs, sauf une
opacité à la partie inférieure et externe de la cristalloïde postérieure. Au fond de
l'œil un vaste colobome choroïdien du plancher, trigonal, embrassant le niveau papillaire, colobome en retrait et pourvu d'ectasies centrales où aboutissent les vaisseaux
rétiniens, écartés en leur point d'embouchure. S = doigts à 2 Ms. : Esii = 62128876.
Il y a amblyopie, myopie axile d'un haut degré, rétrécissement du champ visuel en
haut et nystagmus.

En résumé : un certain degré de microphtalmos et un colobome ectatique de la
paroi inférieure, ce qui justifiait la réflexion : l'œil semble avoir compensé par le

développement de sa moitié postérieure le volume déficient de son segment antérieur.

A droite, la paupière inférieure et la région qui l'entoure immédiatement sont fortement repoussés en avant par une poche élastique fluctuante ; le bord palpébral inférieur a monté. Les sourcils sont normaux. L'os jugal droit est hypertrophié. La paupière supérieure est entropionnée, invisible ; elle est refoulée en arrière et en haut par le kyste situé derrière l'inférieure, par l'expansion du cul-de-sac et de la conjonctive inférieure ectropionnée. L'application des écarteurs (issue d'un flot de liquide clair, mêlé de muco-pus) montre un cul-de-sac profond de 15 milli-mètres et constitué en bas, par la surface convexe de la conjonctive épikystique, en

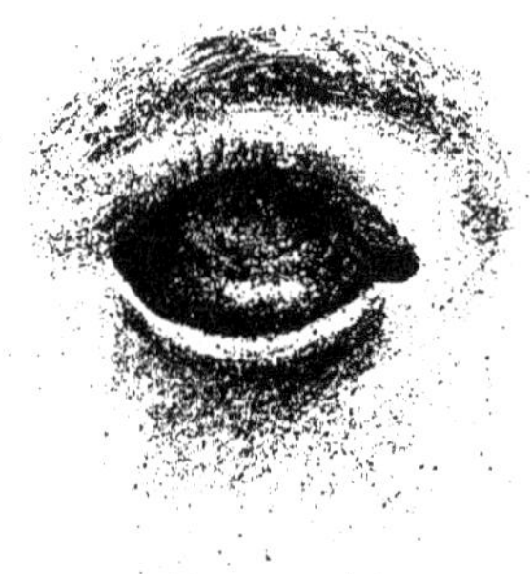

Fig. 308.

Microphtalmos et kyste coloboma-teux après aspiration du liquide cystique.

haut par la voûte orbitaire : les surfaces se rejoignent en arrière au niveau d'une ouverture elliptique formant le fond de l'entonnoir. Elle répond à un plissement de la conjonctive. La paupière supérieure est rudimentaire. La con-jonctive, qui la tapisse, recouvre la voûte orbi-taire et les côtés pour passer au-dessus du kyste, laissant en son milieu l'ouverture dont il a été question (*anophtalmos apparent*). L'aspiration de quatre centicubes d'un liquide clair, à l'aide de la seringue de Pravaz, en laissant le kyste s'affaisser, a permis de mieux apprécier l'état rudimentaire de la paupière supérieure et la petitesse relative de la fente palpébrale. Le kyste affaissé forme maintenant le plancher de la cavité orbitaire pour se confondre intimement en arrière avec un globe oculaire réduit (6 milli-mètres de hauteur sur 10 millimètres de lar-geur), aplati de haut en bas Les vaisseaux de la conjonctive recouvrant le kyste, ceux qui re-couvrent les parois supérieure et latérales de l'orbite se jettent, hypérémiés, sur le petit bulbe de couleur porcelaine, pourvu d'une minuscule cornée, grisâtre et opaque.

La paroi supérieure du kyste fait corps avec la paroi inférieure de ce microphtal-mos. Elle en est séparée par une rainure recouverte de conjonctive. Le bulbe suit les mouvements voulus ou nystagmiques de son congénère. Au cours de l'ana-lyse chimique ce liquide s'est montré très fortement albumineux et riche en chlo-rures.

OBSERVATION II. — *Fœtus hydrocéphalien. Microphtalmie et kyste colobomateux double.* — La figure 309 représente un fœtus, mort-né à huit mois, atteint, entre autres anomalies, d'hydrocéphalie interne et de méningocèle volumineux, prolongeant la tête en arrière.

Le *cerveau* est grand en raison de la dilatation de ses ventricules. La partie du cerveau antérieur qui forme les hémisphères cérébraux n'est pas arrivée à recouvrir le cerveau moyen et le cerveau rhomboïde. La partie du cerveau antérieur, devenue le cerveau intermédiaire, est elle-même à découvert puisqu'on voit le thalamencé-phale, notamment les couches optiques à nu. Le cervelet rudimentaire ne recouvre que la moitié du quatrième ventricule (fig. 311).

A la base, le chiasma et les cordes optiques sont grêles ; la direction des tractus optiques est presque transversale (élargissement du cerveau intermédiaire).

Les ventricules latéraux, fortement dilatés, communiquent par un large espace ; les couches optiques et le troisième ventricule paraissant refoulés en arrière.

L'épendyme épaissi est représenté par une membrane blanche d'où surgissent des élevures de volume variable (*épendymite verruqueuse et diffuse*).

Il y a là une hypoplasie des segments dorsaux primitifs du tube neural avec développement ectatique ultérieur des deux portions du cerveau antérieur, le terminal et l'intermédiaire d'où procèdent les yeux.

Yeux. — Les conditions sont à peu de chose près les mêmes pour les deux. La figure 309 représente une section antéro-postérieure du contenu orbitaire gauche.

La paupière supérieure *ps*, pliée à angle droit avec le tégument cutané adossé à

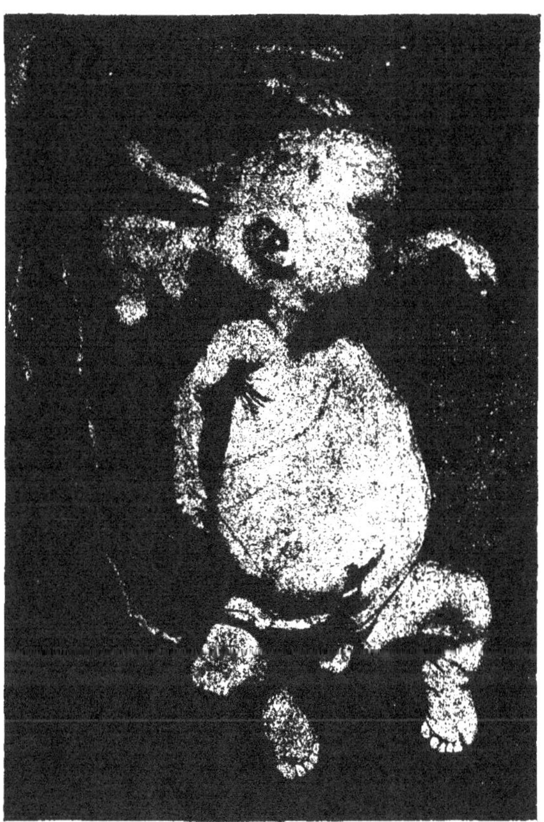

Fig. 309.

Fœtus hydrocéphalien avec méningocèle occipitale, polydactylie, etc. Microphtalmie et kyste colobomateux repoussant les paupières inférieures.

celui de la paupière inférieure, est perpendiculaire à la cornée vascularisée. La chambre antérieure est grande. La membrane vasculaire du cristallin et la membrane pupillaire existent encore (à droite, colobome typique de l'iris et des procès ciliaires).

Dans le bulbe microphtalmique qu'emplit le cristallin cataracté, la rétine œdématiée, pauvre en cellules ganglionnaires et en fibres optiques, possède toutes ses couches (cônes et bâtonnets détruits).

Par l'ouverture que laisse au-dessous de la papille optique la sclérotique et la choroïde, le corps vitré et la rétine passent dans la poche sous-jacente (affaissée),

Celle-ci a refoulé en avant la conjonctive bulbaire et palpébrale inférieures avec la paupière, repoussé en haut le plancher oculaire et cette paupière.

Des fenêtres pratiquées dans la poche K. col. après la fixation de la pièce, per-

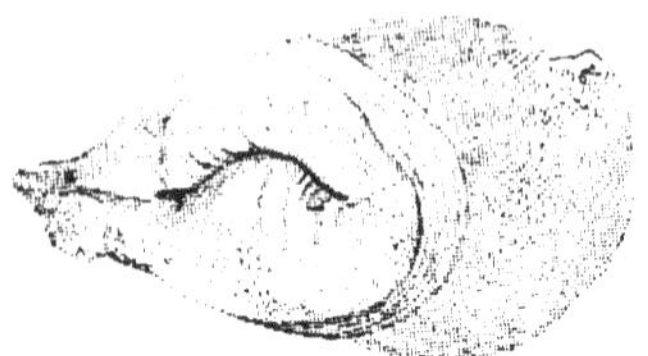

Fig. 310.

OEil microphtalme gauche et kyste colobomateux sous-jacent extraits de l'orbite et vus du côté latéral axe vertical. À gauche la fente palpébrale avec les paupières.

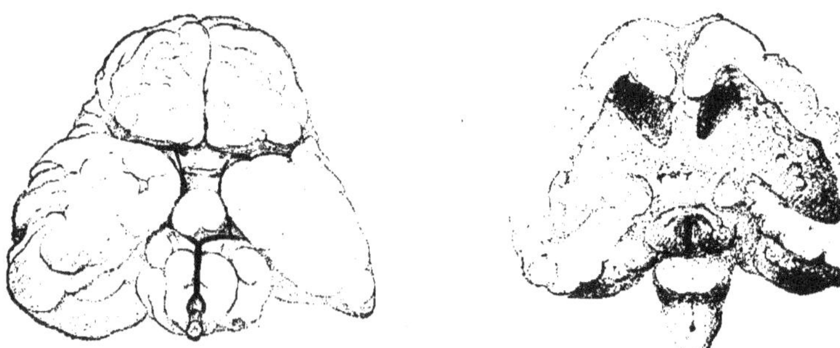

Fig. 311.

Base du cerveau.   Ventricules latéraux (hémi-section).

Hydrocéphalie interne. Épendymite verruqueuse.

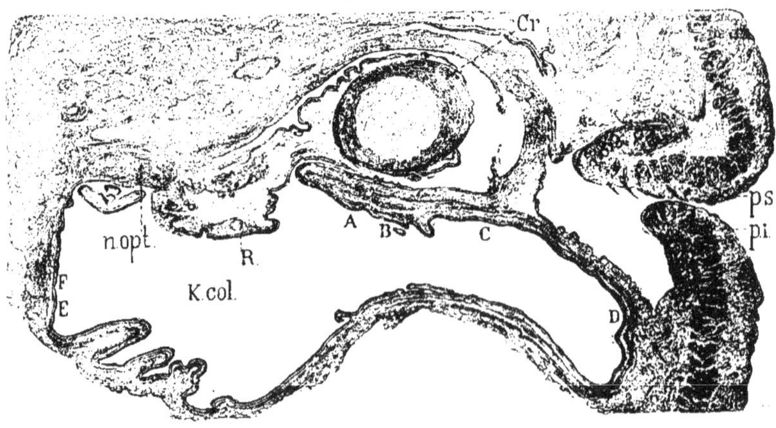

Fig. 312.

Section médiane antéro-postérieure des paupières et du contenu orbitaire.

p.s et p.i. paupières supérieure et inférieure. — Cr. cristallin entouré par la rétine, emplissant la majeure partie de l'œil microphtalme et prolabant en arrière (R) dans le kyste colobomateux. — n.opt. nerf optique. A. B. C. D. E. F. rétine invertie (voir les figures 313 à 318).

mettaient de voir au-dessous de la partie postérieure des yeux microphtalmes une fente en demi-lune, concave en bas, par laquelle proéminaient des plis de rétine repoussés hors de l'œil dans le kyste sous forme d'une masse floconneuse blanc grisâtre dans l'un des yeux, dans l'autre sous forme de globe grisâtre translucide rappelant la vésicule d'un cysticerque.

Tandis que dans l'œil et dans cette partie prolabée par la fente scléro-choroïdienne les couches rétiniennes sont normalement disposées, les couches des grains en dehors, les cellules ganglionnaires et vaisseaux en dedans, *la rétine est invertie* dans l'étendue du kyste.

Dans ce dernier les choses se passent de la façon suivante :

Derrière l'éperon fibreux, mésoblastique qui limite en avant la fente transversale, dont il a été question, l'épithélium pigmenté descend juxtaposé à une choroïde qui se termine rapidement dans le plafond du kyste, au-devant du canal de communication (fig. 312).

En A (fig. 313) le pigment se perd ; les cellules épithéliales cubiques s'allongent, deviennent cubocylindriques, puis cylindriques. Le ruban de ces cellules se plisse, se dédouble par places, puis brusquement, en B (fig. 314), les cellules cylindriques prolifèrent ; leurs noyaux ovalaires, allongés, s'accumulent du côté interne, du côté de la cavité cystique. C'est d'abord une couche unique, où tend à s'établir une différenciation en deux couches séparées par une moléculaire, tandis que du côté externe, attenant à la paroi cystique, des fibres entrecroisées forment un stroma réticulé planté sur une limitante.

Cette couche de rétine invertie ne paraît pas posséder de vaisseaux à ce moment. On rencontre un peu plus loin, entre cette rétine et la paroi kystique fibreuse, une couche de substance muqueuse, hyaline, portant des capillaires.

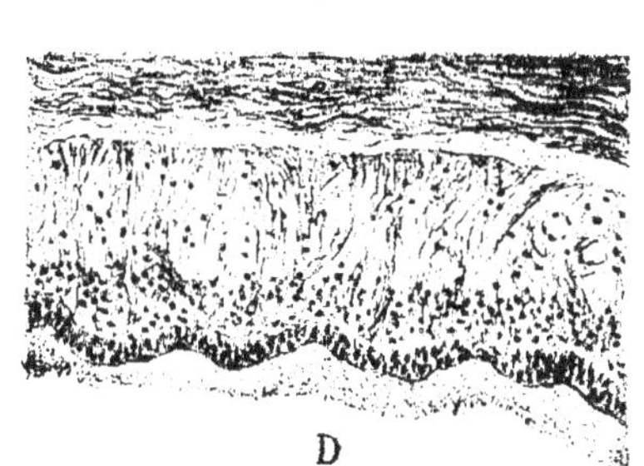

Fig. 313. 314. 315. 316.

Détails de la rétine aux points A. B, C. D. de la figure 312. (Coupe sagittale de l'œil et du kyste colobomateux.)

En C (fig. 315), dans la couche moléculaire située entre les deux couches de grains, on rencontre des boules d'œdème analogues à celles vues dans la rétine intra-oculaire et autrement localisées.

Plus en avant, en D (fig. 316), la couche hyaline vasculaire disparaît, la rétine invertie s'accule directement à la paroi fibreuse du kyste et des vaisseaux pénètrent de celle-ci dans la rétine.

A mesure que l'on gagne le pôle postérieur du kyste, il y a une tendance pour le mésoderme périrétinien à pénétrer, à cloisonner la couche rétinienne, de sorte que du côté latéral, temporal, passé les coupes de la corde optique (n. opt.), on trouve des loges multiples de ce tissu enserrant des portions du feuillet rétinien dans lequel a eu lieu une pullulation désordonnée des cellules gliales (pullulation gliomateuse), en F et E (fig. 317 et 318).

Enfin au voisinage de la corde optique et sous celle-ci, la rétine reprend des aspects de couche à cellules cubo-cylindriques.

Ajoutons que l'artère centrale du nerf optique est sous-jacente par rapport à ce nerf.

OBSERVATION III. — *Microphtalmos avec kyste colobomateux, monolatéral, à gauche; cone inférieur, sous-papillaire à droite.*

Je dois cette pièce à l'obligeance de mon ami le Dr VAN SCHEVENSTEEN, directeur de l'Institut ophtalmique d'Anvers. Elle a été excisée le 1er juillet 1892, de l'orbite gauche d'une demoiselle de vingt ans, demandant à être débarrassée d'une production progressive et défigurante.

Le Dr VAN SCHEVENSTEEN m'écrivait : « Nulle anomalie chez les ascendants, chez les frères et sœurs... La paupière inférieure était comme repoussée en avant et en haut par une tumeur existant depuis la naissance. Elle a grandi lentement, en demeurant indolore, et a acquis le volume d'un œuf de pigeon. La peau, au niveau de la saillie, a une coloration normale. Le bord libre de la paupière inférieure est fortement remonté et légèrement ectropionné; il s'applique contre la paupière supérieure et la refoule en haut. Au toucher le kyste est dépressible et fluctuant. Les deux paupières sont moins larges que du côté droit : la fente palpébrale est réduite d'un tiers. En abaissant la paupière inférieure on distingue un cul-de-sac surélevé, vide, dont la face inférieure bombée répond à la muqueuse palpébrale étalée et la face supérieure, en forme de voûte contiguë à la muqueuse palpébrale supérieure également étalée. La présence du kyste est trahie par la couleur bleuâtre de la surface inférieure du cul-de-sac.

« Le diagnostic de *kyste séreux rétropalpébral. — kyste colobomateux — avec anophtalmos apparent* me paraissait plus que probable. conformément à la descrip-

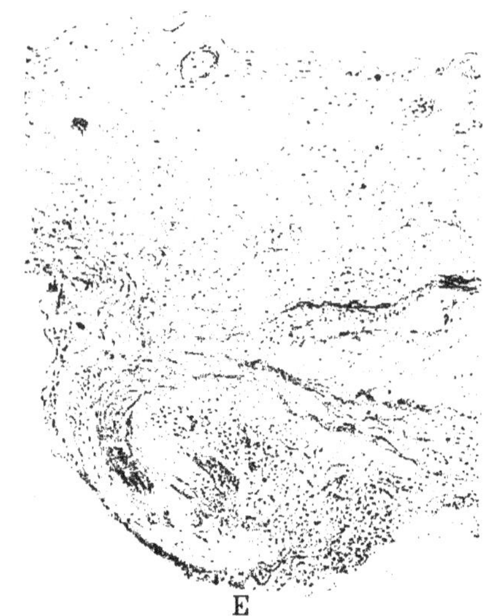

E

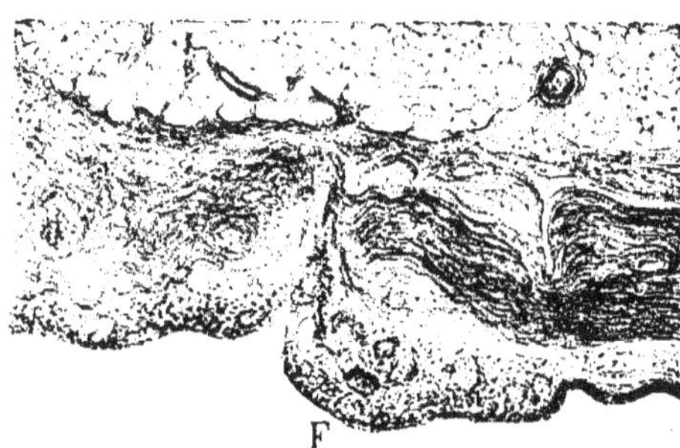

F

Fig. 317 et 318.
Rétine à pullulation gliale avec cloisonnement
mésodermique

tion d'un cas semblable donné par vous-même dans les Annales de la Société de médecine de Gand, en 1881. J'étais sûr de découvrir un microphtalmos, un œil plus ou moins rudimentaire derrière le kyste, soit en le ponctionnant, soit en l'excisant. Je m'arrêtai à l'excision, et vous envoie la pièce qui confirme mes prévisions. — Les annexes de l'œil droit sont normaux. La cornée mesure 12 millimètres dans son diamètre vertical, mais n'en a que 10 1/2 dans le diamètre horizontal. La pupille est déplacée de 1 millimètre en bas et en dedans (corectopie). La papille est déformée, a les allures de la pseudo-névrite; *sous elle existe un cône en forme de croissant.* $S = \dfrac{5}{12}$. Il y a astigmatisme hypermétropique composé : + 0,75 cyl. + 1 D. axe horizontal, donne $S = \dfrac{5}{9}$. ·

Deux mois après l'opération l'orbite était comblée dans sa presque totalité. La distance entre les deux angles palpébraux est de 17 millimètres ; ils sont reliés par un raphé cicatriciel au-dessus et au-dessous duquel existe un cul-de-sac de 5 millimètres de profondeur destiné à se rétrécir encore. Le kyste avait déprimé ou creusé la paroi inférieure de l'orbite : il nous a été donné de constater chez le sujet de notre confrère VAN SCHEVENSTEEN une large gouttière à l'endroit où il était logé. L'entrée de l'orbite gauche mesure 22 millimètres dans le diamètre horizontal, 28 millimètres dans le sens vertical. Les chiffres correspondants pour le côté droit sont 35 millimètres et 26 millimètres.

EXAMEN ANATOMIQUE. — La pièce anatomique (fig. 319) a été hémisectionnée en passant par le tronçon de corde optique long de 2 millimètres, maintenu en haut. L'hémisection antéro-postérieure a passé par le kyste *K* affaissé, le microphtalmos *ch. pr.* et le nerf optique *NO*. Le tractus uvéal n'est visible que dans la moitié supérieure du bulbe ce que confirme l'examen histologique.

Résumé de l'examen microscopique. — La moitié supérieure de l'œil est seule reconnaissable (fig. 320) : sclérotique *scl.*, choroïde épaissie *ch.*, épithèle rétinien *pr* sont bien définis. La rétine *R* possède dans ce segment bulbaire une limitante externe et une limitante interne entre lesquelles sont tendues des fibres de Müller hypertrophiées enserrant des groupes de cellules de « grains ». Il existe des cônes et bâtonnets, surtout des cônes relativement bien développés. On remarque en face et au-dessus de la rétine des procès ciliaires *pc*, d'où émanent des fibres zonulaires. Elles perdent entre les éléments cylindriques bordant le

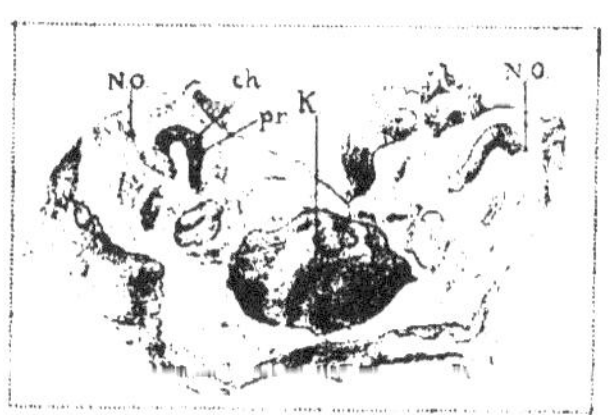

Fig. 319.

Microphtalmos et kyste colobomateux hémisectionné : moitié latérale à gauche.

Le kyste montre des côtes intérieures en forme de rubans dentelés saillants (gr. nat.).

conglomérat de rétine située au-dessus de l'extrémité distale du nerf optique *NO*. Au-devant du corps ciliaire *pc* enchâssé dans le mésoderme scléral est un nodule ostéoïde *o* avec cavités médullaires. Pas de traces d'un cristallin ni de sa capsule.

L'artère centrale n'a pas pénétré dans le pédicule optique. Celui-ci n'a donc pas été invaginé à sa partie distale.

Que la rétine se soit invaginée devant le nerf optique seulement, ce qui est possible, la fente fœtale est demeurée largement béante. La rétine s'est prolabée dans la partie antérieure de la fente et a pullulé à travers la partie moyenne, provoquant l'apparition d'un kyste tapissé de rétine *K col.* en avant, entraînant dans le tissu mésodermique sous-oculaire, lui-même en prolifération, la formation de fentes ou cavités *k'* où les cellules rétiniennes sont disposées de façon à rappeler de près la disposition des éléments endothéliaux cuboïdes dans les fentes lymphatiques d'un tissu fibro-connectif. Les parois de ces fentes portent une rangée parfois interrompue de cellules

cubo-cylindriques, cylindriques. On ne trouve guère de coque mésodermique pour
clore en bas le bulbe microphtalmique. Un peu plus avant, entre ce cloisonnement
glio-connectif *k'* en continuité avec le pédicule optique *No* et le kyste *K*, on trouve une

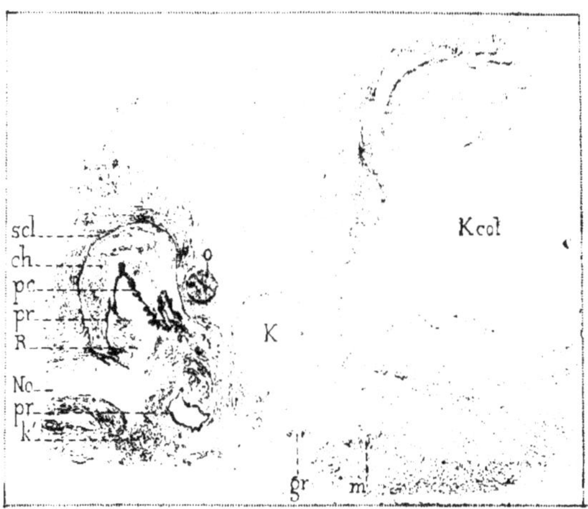

Fig. 320.

Coupe sagittale passant par le centre de la corde optique (4 diam.).

Scl. sclérotique. — *ch.* choroïde. — *pr*, épithèle pigmenté. — *pc*, procès ciliaires. — *o*, nodule ostéoïde. —
No, nerf optique. — *gr*, tissu cellulo-graisseux. — *m.* muscle oculaire en coupe transversale. — *K.Col.* kyste
colobomateux communiquant avec le kyste K, les espaces *k'* et la cavité du segment supérieur du bulbe.

cavité tapissée d'épithèle rétinien *pr* que la pullulation mésodermique a enclavé.
Au-dessous des fentes kystiques *k'* on ne trouve que du tissu cellulo-graisseux *gr* et

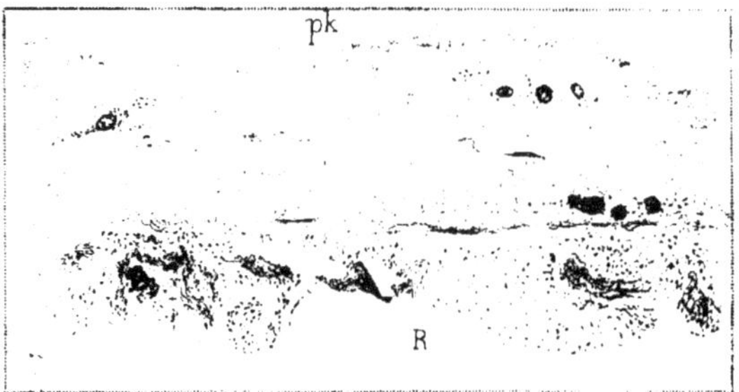

Fig. 321.

Paroi pK du kyste et rétine R qui la tapisse.

un peu plus avant un muscle coupé transversalement (muscle petit oblique?), peut-
être déplacé en avant vers la paroi du grand kyste *K col*. Le kyste *K* n'est qu'un
diverticule de *K col.* et celui-ci communique avec l'intérieur du segment supérieur
du bulbe microphtalmique.

La rétine du kyste *K col.*, repoussée en avant et en haut, est trop modifiée pour
qu'on puisse dire si elle est invertie ou non. Il est plus que probable qu'elle ne l'est
pas.

Ainsi que le montre (fig. 321) une coupe de la paroi kystique *pK*, on reconnaît en *R* la disposition des fibres de Müller. Tantôt des groupes de grains y sont amoncelés, tantôt des cellules cylindriques y apparaissent par groupes, démesurément allongées, étirées en bâtonnets.

Les vaisseaux n'occupent pas seulement les couches de la rétine tournées vers la cavité du kyste, mais celles qui confinent à la paroi extérieure du kyste. Un vaisseau a été vu venant de la couche celluleuse péricystique et pénétrant dans la rétine du kyste.

Les vaisseaux de l'enveloppe du kyste et sa rétine intérieure sont scléreux. Dans certaines régions de la rétine du kyste existent de nombreux grains calcaires. La couche connective interne du kyste contient beaucoup de faisceaux hyalins. Le tissu mésodermique qui cloisonne les espaces *K'* a également une tendance à montrer la transformation hyaline.

Cyclopie. — La cyclopie de κύκλος, cercle et ὄψ, œil, a été aussi désignée sous le nom de *monophtalmie cyclopéenne ou imparfaite* (MANZ) et de *synophtalmie*. L'existence des cyclopes est éphémère : leur encéphale est imparfaitement ébauché. SCHÖN et PANUM ont toutefois rencontré la cyclopie chez deux enfants de six semaines et de dix-huit mois.

Cette malformation est caractérisée par une monophtalmie apparente de prime abord, l'œil cyclope occupant la ligne médiane un peu au-dessous de la glabelle, au niveau où existe dans la face normale la racine du nez (fig. 337, 347).

La constitution anatomique de cet œil est le point qui intéresse le plus l'ophtalmologiste.

La conformation de l'orbite unique, la structure des paupières et de l'appareil lacrymal (voir plus loin le résumé de nos examens anatomiques), la répartition des muscles sont choses peu importantes au point de vue de la pathogénie de la cyclopie, toutes ces parties se formant *après* le bulbe oculaire. Le point intéressant à élucider est le mode de *conjugaison* des yeux. On ne l'avait guère étudié jusque dans ces derniers temps : les exemplaires demeuraient *in vitro* dans nos collections anatomo-pathologiques.

HISTORIQUE. — HUSCHKE croyait à une assise commune pour les vésicules oculaires primordiales : le *manque de bifidité* engendrait la cyclopie. MANZ y voit le résultat de la *coalescence anormale de deux assises oculaires séparées* dès leur origine. MICHEL et GEOFFROY SAINT-HILAIRE avaient admis cette fusion par suite de l'atrophie plus ou moins complète de l'appareil nasal : la rencontre des yeux déterminait « *l'union de parties similaires* ».

DURSY s'arrête au trouble qu'apporte au développement du squelette l'absence de l'éthmoïde, trouble lié aux destinées du *bourgeon frontal moyen*. Il fait dépendre la cyclopie des modifications de ce bourgeon.

La genèse de la cyclopie est à placer dans une période bien plus précoce du développement.

D'après PANUM la cyclopie se produit lorsque entre les deux assises oculaires les *parties intermédiaires se détruisent* ou lorsqu'elles sont *déplacées par des défauts de formation dans leur voisinage*, défauts qui les amènent au contact. Il avait vu un embryon de six semaines offrant l'image complète de la cyclopie.

AHLFELD envisage comme cause habituelle de la cyclopie le *défaut de développement de l'ethmoïde*.

TARANETZKY invoque, après DARESTE (voy. plus loin), la *pression du capuchon céphalique de l'amnios* trop étroit et des *processus inflammatoires* dont les reliquats se retrouveraient fréquemment au niveau des membranes ainsi qu'aux os et parties molles de la tête et de la face. Les modifications des organes entraînant la cyclopie surgiraient au cours des deuxième et troisième semaines de la vie embryonnaire.

PATHOGÉNIE. — *Par quel mécanisme les yeux, relativement éloignés l'un de l'autre à l'état normal, arrivent-ils au contact? A quel niveau se fait leur soudure?*

Pour qu'il y ait rapprochement des vésicules oculaires les parties normalement interposées entre elles doivent demeurer rudimentaires ou disparaître.

Aussi les assises de l'os ethmoïde et du corps sphénoïdal sont-elles en état d'aplasie ; les tissus, d'ailleurs rudimentaires, donnant naissance au nez, sont refoulés soit au-devant des yeux, soit plus haut, le plus souvent sous forme de prosboscide, appendice simulant un pénis infantile.

Les travaux tératogéniques de DARESTE ont révélé le pourquoi du rapprochement des vésicules oculaires : il est le fait d'un *arrêt dans l'évolution de l'extrémité antérieure du tube neural.*

Dans l'évolution naturelle, cette extrémité devient le cerveau antérieur, ébauche des deux hémisphères cérébraux en avant, du thalamencéphale en arrière, c'est-à-dire une vésicule qui s'élargit dans le sens transversal en forme de marteau. A droite et à gauche se forme un diverticule, *l'évagination optique.* Ainsi l'agrandissement latéral éloigne l'une de l'autre les parties qui forment cette évagination, c'est-à-dire. les vésicules oculaires. Que cette évolution en largeur de l'extrémité antérieure du tube neural ne s'accomplisse pas : les cellules qui doivent engendrer les vésicules oculaires resteront rapprochées. La raison du non-écartement des assises oculaires primitives, l'étroitesse de la première vésicule cérébrale est due à la *soudure précoce de la fente située à sa partie antérieure.* Cette fente se ferme lorsque les vésicules oculaires apparaissent; si la fermeture se fait avant leur apparition, les éléments ectodermiques qui se continuent normalement avec les bords de la fente, ne peuvent être transportés vers les parties latérales de la vésicule cérébrale : *les assises oculaires primitives restent au voisinage de la ligne médiane.* Les modifications ultérieures de la vésicule cérébrale obligent l'appareil oculaire, terminant la tête, à se déplacer plus bas sur la surface. Ces modifications ne séparent pas les vésicules oculaires juxtaposées : la vésicule cérébrale antérieure se développe sans sissure intermédiaire à l'état de lobe creux unique, souvent volumineux.

Parlant de la soudure des yeux cyclopéens, DARESTE constate qu'il n'a pu trouver l'explication de ce fait : « la soudure des deux cupules optiques se produit toujours par cette partie improprement appelée fente choroïdienne ».

L'étude histologique des yeux cyclopes m'a démontré que *les fentes rétiniennes juxtaposées ont conflué sur une étendue plus ou moins grande.*

On peut donc affirmer que les parties similaires des fentes fœtales devaient se trouver en regard au début du développement des vésicules oculaires secondaires.

D'après DARESTE (1891) l'arrêt de développement de la vésicule cérébrale antérieure entraîne la production de l'œil unique, les changements de structure de la bouche, l'atrophie et la situation anormale de l'appareil olfactif, l'arrêt de développement de la vésicule des hémisphères. L'arrêt de développement frappe la vésicule cérébrale comme il frapperait tout autre organe. Il est le fait d'une *compression exercée par l'amnios, arrêté lui-même dans son développement,* cas peut-être le plus fréquent (DARESTE).

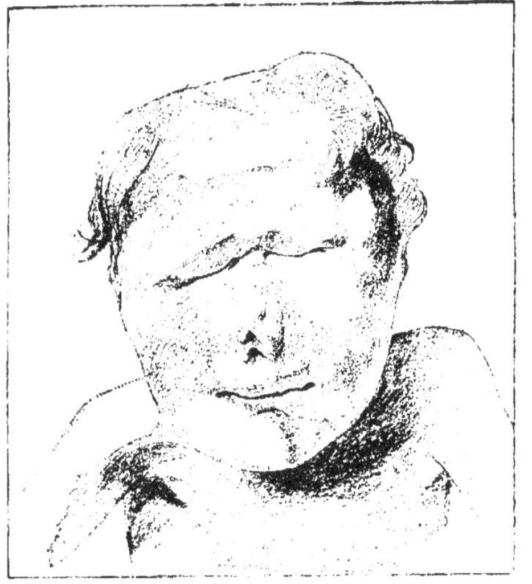

Fig. 322 (fœtus I).

DARESTE a vu plusieurs fois l'extrémité céphalique de l'embryon, présentant la fossette oculaire de la cyclopie et venant buter contre le pli céphalique qui était alors la seule indication de l'amnios. Dans d'autres cas, chez des embryons cyclopes peu développés, il a vu l'amnios appliqué contre le corps de l'embryon atteint d'autre part d'exencéphalie, de malformation du cœur, de spina-bifida.

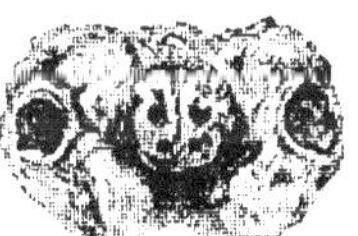

Fig. 323.

Section frontale de l'appareil cartilagineux du nez logé entre les deux bulbes microphtalmes. Segment postérieur de cet appareil et de chacun des bulbes grandeur nature).

ANATOMIE PATHOLOGIQUE. — Les fentes fœtales se sont soudées entre elles. L'expression anatomique de ce fait est l'existence de *lésions du plancher de l'œil cyclopéen analogues à celles des colobomes observés en clinique.*

Sur douze yeux cyclopes, microtomisés en série, les images du colobome à tous les degrés ont été relevées (fœtus I à XII).

Un treizième exemplaire se trouvait atypique (voy. fœtus XIII).

Dans les treize yeux cyclopes que j'ai microtomisés en série *les images du colobome à tous les degrés* ont été retrouvés dans le plan de conjugaison des deux bulbes ou des nerfs optiques, sauf dans un seul exemplaire à interpréter comme monophtalmie ou anophtalmie monolatérale, d'après Bock du moins.

Cette donnée générale permet de s'orienter dans la série des lésions représentées dans les exemplaires suivants :

FŒTUS I. — Cyclopie d'un degré inférieur (fig. 322). La cavité orbitaire est unique, mais néanmoins divisée sur la ligne médiane par un appareil ethmoïdal rudimentaire ne formant pas cloison complète (fig. 323). Il existe une narine unique dans le nez rudimentaire. Les fentes palpébrales sont séparées. Les yeux microphtalmes, divergents et distants ont une forme tubulaire. La juxtaposition des

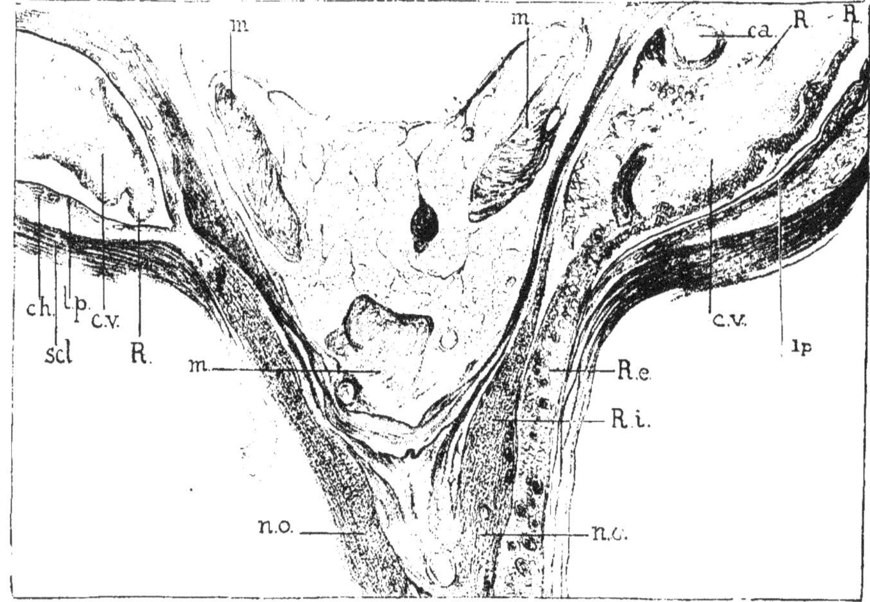

Fig. 324 (fœtus I).

Coupe horizontale des yeux et de l'espace interoculaire m. m. (Hartnack, obj. 7, oc. 2.
Réduction 3 = 2).

R. R. rétines. — n.o. n.o. nerfs optiques. — R.i. R.e, rétines nasale et temporale de la portion tubaire du bulbe droit séparées par une lame de corps vitré c.v. — l.p, lame pigmentée de l'épithèle rétinien. — Ch, choroïde. — Scl. sclérotique. — ca, noyau cartilagineux. — m.m, muscles de l'espace interoculaire.

vésicules oculaires s'est faite en arrière. L'épithèle rétinien manque dans le bulbe droit du côté nasal (colobome) (fig. 324). Les deux nerfs optiques n.o. confluent en arrière, entourés d'une gaine durale unique. Les vaisseaux centraux sont situés dans le nerf optique.

FŒTUS II (porc). — Cyclope rhinocéphale (fig. 325). La fosse orbitaire est large. Les deux yeux sont passablement distincts, les deux cornées un peu dirigées en dehors. Polycorie des iris. Les bulbes ne sont pas fusionnés. Entre les parois nasales des sclérotiques, tissu graisseux et muscles, ces derniers fusionnés ou non. Nerf optique unique avec papille distincte pour chacun des bulbes : la fusion intime des nerfs, fusion en ∞, s'est opérée au voisinage immédiat des bulbes. La paroi inférieure de la gaine durale, épaissie, porte les vaisseaux centraux de la rétine : ils n'ont pas pénétré dans le tronc nerveux. Absence de choroïde et d'épithéle rétinien au voisinage de la papille, spécialement au-dessous de cette dernière (fig. 326). C'est le colobome chorio-rétinien désigné en clinique sous le nom de colobome « de la gaine du nerf optique ».

FŒTUS III (porc rhinocéphale). — L'appendice nasal en forme de trompe est couché dans la rainure déterminée en haut par la coalescence des deux scléroti-

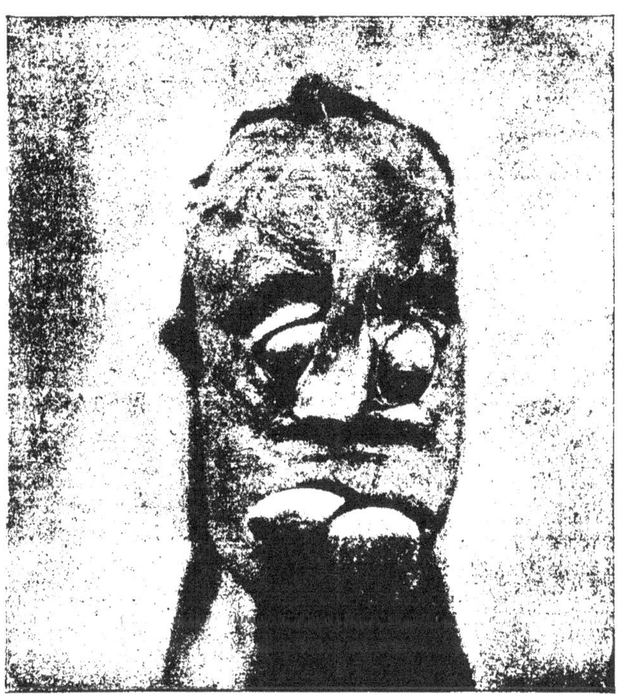

Fig. 325. (fœtus II.)
Fœtus (porc) rhinocéphale.

ques (fig. 327). Cornées séparées, de forme ovalaire, ainsi que les pupilles. Les yeux sont soudés par leur segment postérieur, lequel affecte une forme tubaire. Chacun des segments tubaires conflue en un segment commun, de forme également tubaire et aboutissant à la papille optique unique sous laquelle existe un colobome chorio-rétinien.

La figure 328 représente l'hémisection horizontale de l'œil cyclopéen passant un peu au-dessus des segments postérieurs des bulbes.

FŒTUS IV. — Cyclocéphalien stomatocéphale (fig. 329). Pas d'appendice nasal. Ouverture buccale reportée au-dessous de l'incision cutanée artificielle pratiquée vers le niveau normal de la bouche. Sur l'œil d'apparence unique les cornées ont conflué en forme de biscuit à grand axe transversal. Les disques pigmentés des iris se

touchent par leurs bords internes. Pupilles pyriformes, à pointes dirigées vers la
ligne médiane (colobomes, fig. 330). Cristallins distincts et quasi contigus. A la

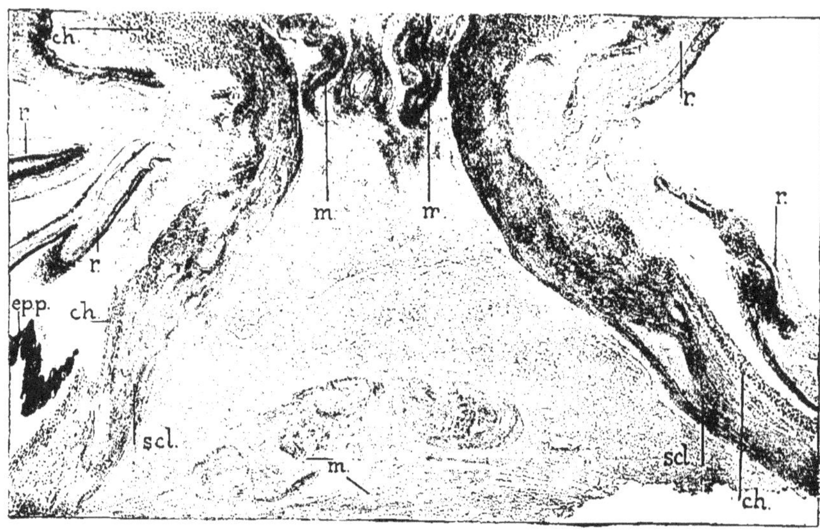

Fig. 326. (fœtus II.)

Coupe frontale passant devant les papilles des deux bulbes séparés (fusion des troncs
optiques). Colobome chorio-rétinien sous-papillaire, colobome « de la gaine du nerf
optique ». (Hartnack, Obj. 8. Oc. 2. Réduction 2 = 3.)

r, rétine confinant de part et d'autre à la sclérotique au proche voisinage de la papille ; absence de la choroïde *ch* et de l'épithélium pigmenté de la rétine *ep.p*, dans l'étendue où sclérotique *scl.* et rétine sont apparentes. — *m, m,* masses des muscles occupant le tissu cellulo-graisseux intermédiaire aux deux bulbes.

pointe du colobome irien succède de part et d'autre un raphé limité par des procès
ciliaires peu développés. Les raphés aboutissent l'un et l'autre à une figure ellip-

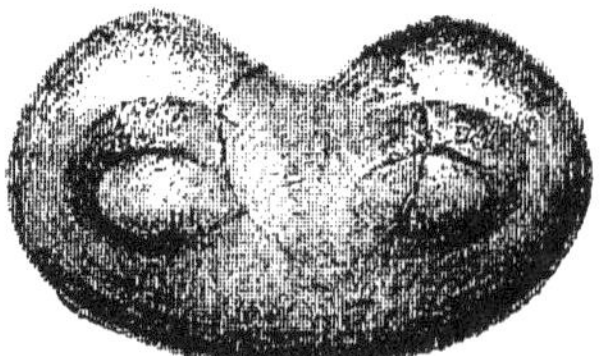

Fig. 327.

Bulbe cyclopéen (grandeur nature) du fœtus III, avec empreinte de l'appendice
nasal dans la rainure de conjonction des
sclérotiques.

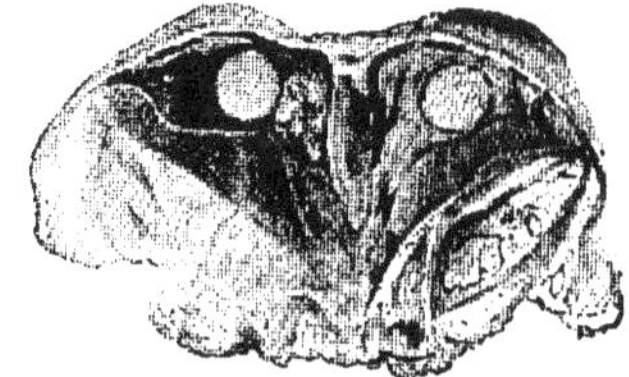

Fig. 328.

Hémisection horizontale (grandeur nature).
Au centre, la cloison de conjugaison des
deux bulbes. Dans chacun de ceux-ci le
cristallin occupe le centre du segment
antérieur. Les segments postérieurs et le
nerf optique sont célés par des membranes
connectives et le manteau musculaire.

tique à grand axe transversal, colobome privé de pigment, ne dépassant guère en
haut la papille optique commune et répondant à la figure clinique du colobome du

plancher et de la gaine du nerf optique. La figure 330 démontre le colobome chorio-rétinien.

Plusieurs modalités de colobome oculaire sont réunies ici : colobome des iris et du cercle ciliaire, colobome commun du plancher oculaire englobant la papille commune à la façon des colobomes de la gaine du nerf optique (fig. 330). C'est dans l'espèce un colobome chorio-rétinien (fig 331).

Fœtus V.—Cyclope rhinocéphale, polydactyle (fig. 332). L'appendice nasal simule à première vue un œil pendu à son nerf optique. Le pédicule de ce lobe, aplati à son

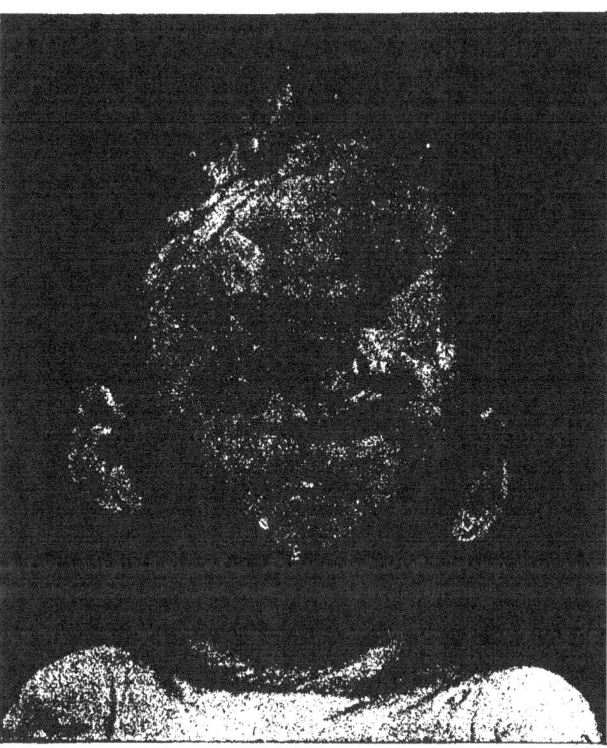

Fig. 329. (Fœtus IV.)

pôle antérieur, est fixé au-dessus de l'angle supérieur de l'ouverture palpébrale. L'angle palpébral inférieur est masqué par la masse de l'appendice nasal ; les deux angles latéraux s'étendent fort loin en dehors. L'ouverture palpébrale est occupée par une conjonctive épaissie cachant les cornées minuscules ; de chaque côté le bulbe microphtalme se présente avec une disposition des membranes retracée par la figure 333. La rétine plissée et le cristallin emplissent chacune des cavités oculaires antérieures créées par une cloison qui va se rétrécissant d'avant en arrière jusqu'à une cavité ou poche colobomateuse commune (K. col.) qu'entoure la sclérotique et dans laquelle s'étale la papille. La choroïde et l'épithéle rétinien manquent sur la majeure partie du plancher ou segment colobomateux commun.

Les deux bulbes microphtalmes simulant l'anophtalmie communiquent dans leur

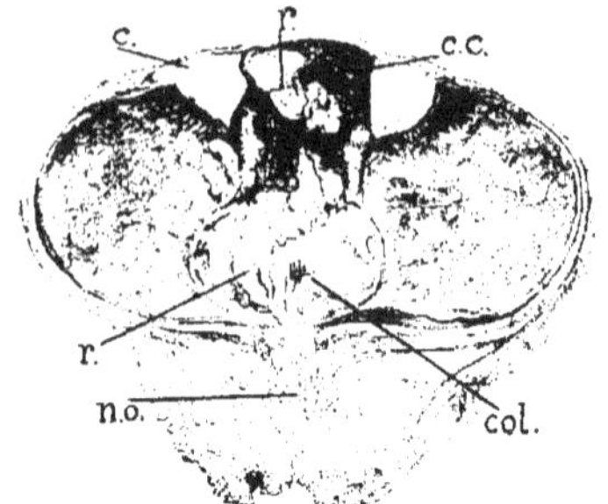

Fig. 330 (fœtus IV.)

Hémisection horizontale. Segment inférieur (2 diamètres).

c, cornée gauche. — *cc*, cercle ciliaire, côté nasal du bulbe droit. — *r*, rétine. — *col*, colobome du plancher englobant la papille optique commune) colobome « de la gaine du nerf optique »). Le nerf optique *n.o* est entouré de tissu cellulo-graisseux. En dehors, les masses des muscles droits.

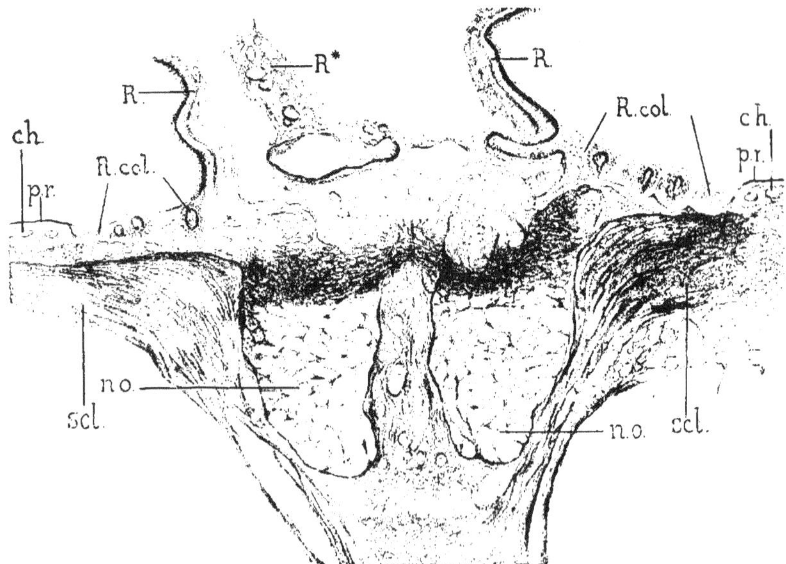

Fig. 331. (fœtus IV).

Papille commune et colobome de la gaine de chacun des nerfs optiques (colobomes chorio-rétiniens). (Hartn. Obj. 2. Ocul. 2. Réduction 2 3.)

n.o, nerfs optiques, section horizontale. Les papilles se confondent en avant des lames criblées. — Les parties nasales confondues des rétines R* coupées, suivant les saillies représentées figure 330 dans le colobome sous-papillaire. — R, R, portions temporales des rétines (décollement artificiel). — *scl*, sclérotiques. — Choroïde *ch*, et *p.r*, épithèle pigmenté de la rétine. Tous deux restent à une certaine distance du bord scléral de la papille (colobome chorio-rétinien), le feuillet interne de la rétine R.*col*, existant seul à ce niveau.

fond avec une ectasie colobomateuse commune dans laquelle existe une papille également commune et se rapportant à un nerf optique unique.

Fœtus VI. — Hémicranien, avec prolongement nasal en forme de trompe placée au-dessus des yeux fusionnés, mais distincts en avant, les cornées ne s'étant pas rencontrées. Les cristallins ectopiques occupent plus ou moins le milieu de la cavité bulbaire (fig. 334 et 335); ils sont rapprochés de la cloison de conjugaison, laquelle s'étend sur les deux tiers antérieurs de l'œil cyclopéen, la cavité des deux yeux

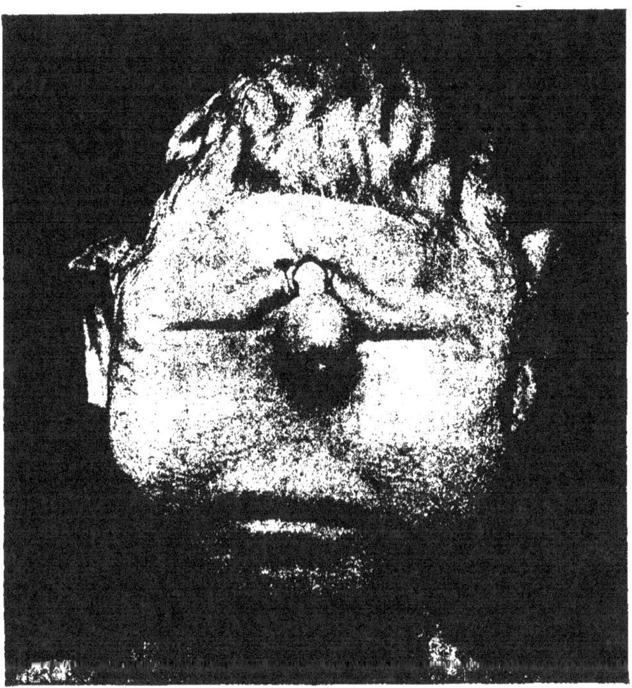

Fig. 332 (fœtus V).

devenant commune dans le tiers postérieur et communiquant avec une poche localisée sous l'extrémité distale du tronc optique commun. De même que la sclérotique et la choroïde se confondent (en " fig. 335), la rétine devient commune aux deux bulbes derrière ce point. Elle tapisse leur cavité commune ainsi qu'une ectasie profonde K. col. communiquant par un canal c. col. avec cette cavité commune. Cette ectasie ou poche colobomateuse repousse en haut la corde optique commune, près de son point d'insertion à l'œil cyclopéen. Les membranes de cette poche sont représentées par la seule rétine, privée de fibres optiques. L'épithèle pigmenté et la choroïde s'arrêtent à l'entrée du canal colobomateux.

En résumé : poche colobomateuse rétro-oculaire, sous-papillaire logée sous le pédoncule optique commun aux deux bulbes.

Fœtus VII, *rhinocéphale*. — Facies semblable à celui du fœtus XI (fig. 347). Anophtalmos apparent par microphtalmie. Les yeux rudimentaires sont séparés, jusque fort en arrière, par un tissu de conjugaison, tissu cellulo-graisseux et muscles emplissant l'angle de séparation des parois sclérales. Ils communiquent en arrière du point de rencontre par l'intermédiaire d'une poche commune, territoire colobomateux ectasié (K. col. fig. 336).

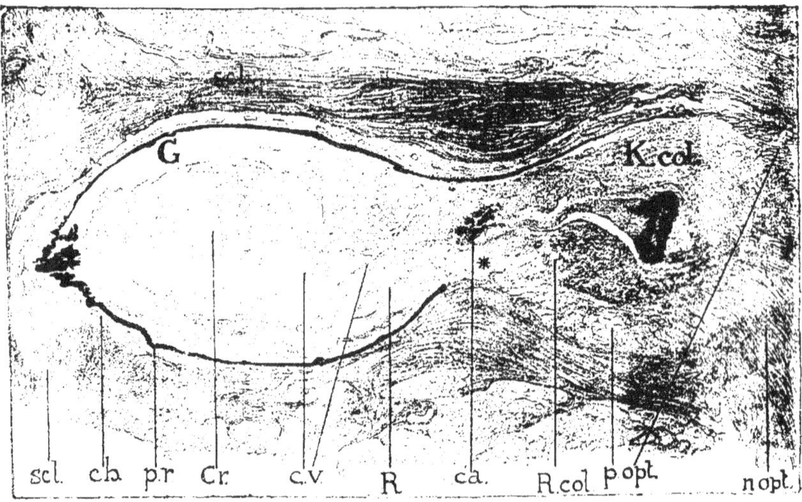

Fig. 333 (fœtus V).

Bulbe gauche microphtalmique communiquant avec le segment colobomateux commun.
(Hartnack. Obj. 4. Oc. 3. Réduction 3 = 2).

G, section oblique du bulbe gauche passant par les parties médianes du cristallin *Cr*. — *ch*. choroïde. — *p.r*, épithélium pigmenté de la rétine *R*. — *C.v*, corps vitré. — canal colobomateux au côté inféro-interne du bulbe gauche. — *R.col*, rétine du segment colobomateux commun *K.col*. — *Ca*, dépôts calcaires dans la rétine. — *p.opt*, papille optique et *n.opt*, nerf optique communs. — *scl*. sclérotique.

Depuis la papille optique *p. o.* jusqu'au point où la choroïde *ch* finit en s'épaississant et forme un éperon saillant dans la cavité du kyste, le feuillet interne de la

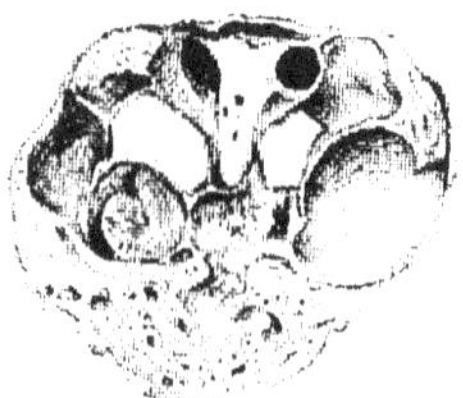

Fig. 334 (fœtus VI).

Hémisection horizontale, passant au-dessous du nerf optique. Segment supérieur
(1 1/2 diamètre).

Cette figure, répondant à la coupe microscopique de la figure 335, montre les cristallins entourés de cavités ou pseudo-kystes constitués en majeure partie par le décollement artificiel de la choroïde.

rétine *R* est seul présent. La choroïde pénètre ici de la cavité de l'un des bulbes dans la partie de kyste en regard de ce dernier et s'avance sur le plancher jusqu'à une certaine profondeur, l'épithéle pigmentaire *p r* cessant avant la choroïde.

Fœtus VIII (fig. 337 B). — Rhinocéphale, né au 7e mois de la gestation, d'une mère « monstripare » (plusieurs enfants antérieurs avec conformation anormale de la face), frère du suivant (A de la même figure). — *Cerveau* (fig. 338) : absence de scissure interhémisphérique [fermeture précoce du tube médullaire] ; pas de circonvolutions à la surface des hémisphères non divisés et insuffisamment reportés en arrière pour recouvrir le cerveau intermédiaire formant la couche optique commune. Segment occipital rudimentaire. Ni corps calleux, ni trigone, ni corps strié. De la base du

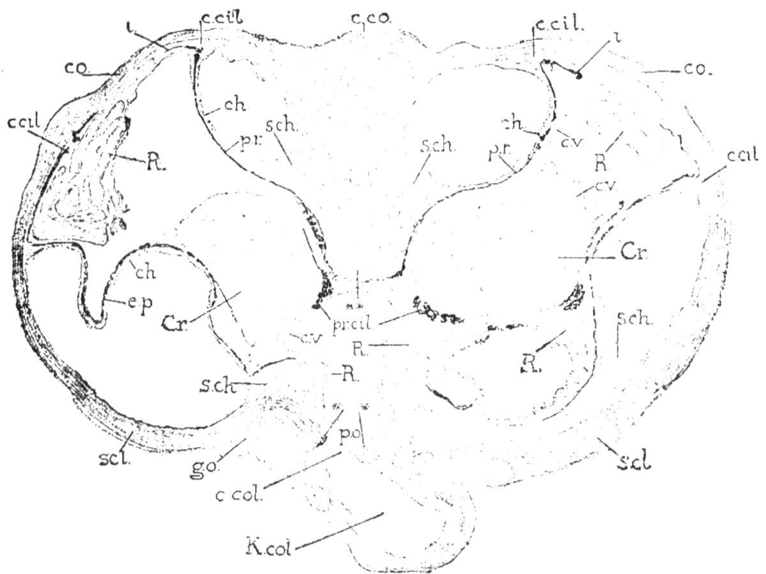

Fig. 335 (fœtus VI).

Coupe horizontale passant par les papilles et par le segment inférieur de la papille commune *po*. (Hartnack. Obj. 1. Oc. 2. Réduction 1 : 2 (environ 4 1 2 diam.).

po, une des premières coupes de la papille commune. — *K.col*, kyste colobomateux sous-papillaire commun aux deux yeux. — *c.col*, canal de communication de cette poche avec la cavité commune, postérieure des deux bulbes. — *co*, cornée. — *c.co*, conjonctive unissante. — *i*, iris. — *c.cil*, corps ciliaire. — *pr.cil*, procès ciliaires. — *Ch*, choroïde. — *S.ch*, supra-choroïde. — *R*, rétine. — *e.p*, épithélium pigmenté de la rétine décollée. — *Cr*, cristallin. — *c.v*, corps vitré. — *Scl*, sclérotique. — *g.o*, graisse orbitaire.

cerveau, masse inférieure des couches optiques, émerge en avant le tronc unique du nerf optique.

En avant de ce dernier existe trois tubercules : l'antérieur répond au tubercule cendré et à l'hypophyse, les deux postérieurs aux tubercules mamillaires. Le cervelet est peu volumineux, la moelle allongée normale. L'encéphale donne l'impression d'une *microcéphalie* où l'aplasie et l'agénésie jouent toutes deux un rôle. Le cerveau est vésiculaire comme celui de la plupart des cyclopes : l'hydrocéphalie existante est à la fois interne et externe. — Au *crâne*, l'os occipital et les pariétaux sont normaux. Il n'existe qu'un os frontal (un seul point d'ossification s'est dessiné par suite de la non formation de part et d'autre d'un lobe frontal). Corps du sphénoïde aplasique ; les petites ailes forment une ouverture rudimentaire par où passe le nerf optique. L'angle formé par la rencontre hypothétique des bords supérieurs des rochers, largement ouvert à l'état normal, est réduit à 30 degrés. Sur une coupe verticale du crâne on retrouve, en partant du frontal pour aboutir au trou vertébral : le frontal, la

lame orbitaire non ossifiée du frontal, un ethmoïde très rudimentaire, la selle turcique
avec une apophyse clinoïde postérieure unique, le pré-sphénoïde et le sphénoïde basilaire de l'occipital. Les os propres du nez sont absents. Le vomer rudimentaire,
adossé au basi-sphénoïde par sa partie supérieure, est adjacent en bas à la voûte
palatine molle; en avant il se confond avec la masse osseuse, spongieuse qui représente le maxillaire supérieur. La voûte de l'*orbite commune* est représentée par la
lame non ossifiée du frontal, un rudiment d'ethmoïde et le pré-sphénoïde. Son inclinaison forme avec le plan quasi horizontal de la base de l'orbite (maxillaires supérieurs confondus) un angle d'environ 60°.

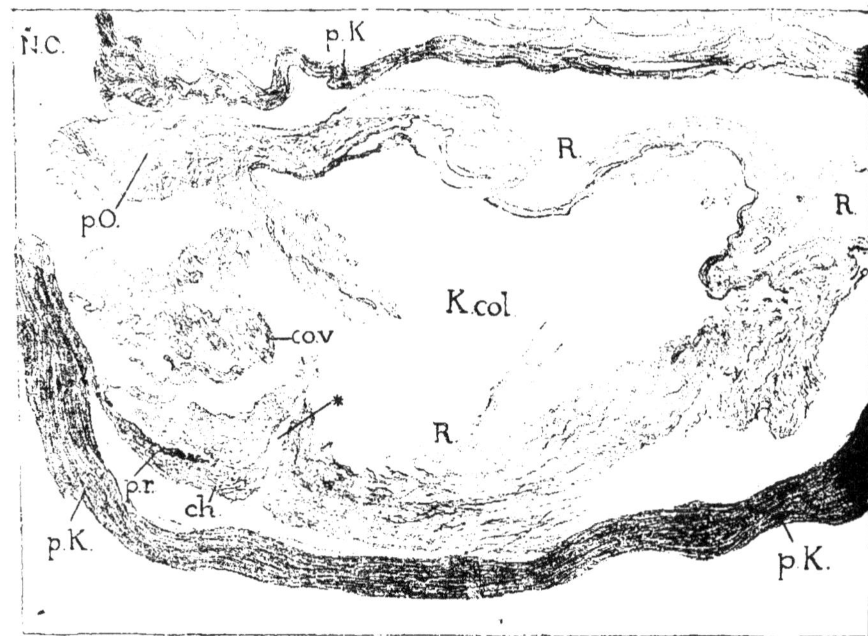

Fig. 336 (fœtus VII).

Segment rétro-oculaire (kyste colobomateux) commun aux deux yeux microphtalmes
du cyclope VII (Hartnack. Obj. 1. Oc. 3. Réduction 3 : 2). Voy. le texte.

L'ouverture oculo-palpébrale a la forme d'un rhombe à grand diamètre transversal :
deux commissures externes répondant aux deux normales; une commissure supérieure et une inférieure, répondant aux points de rencontre sur la ligne médiane des
deux paupières supérieures et des deux inférieures. Il n'existe qu'un seul point lacrymal situé sur une papille, au côté inférieur et gauche, près de la commissure inférieure; il se termine dans un cul-de-sac situé sur la ligne médiane et profond de
quelques millimètres. Une espèce de caroncule existe au niveau de la commissure
supérieure. La commissure supérieure de l'ouverture palpébrale touche à la base de
l'appareil nasal rudimentaire, dont l'aspect est celui d'un pénis infantile (canal
central constitué par une lame de cartilage que revêt la muqueuse de Schneider).

Les *cornées* sont ovalaires; leurs bords internes ont conflué (forme de lunettes).
La figure 339 passe entre les cristallins, par le plan médian de l'œil cyclopéen. Elle
montre la papille commune *po*, le nerf optique grêle *n o*. La rétine *r*, artificiellement

décollée, est constituée dans le plan médian par l'adossement de deux membranes.
L'épithèle pigmenté *ep. p.* manque depuis le point où la gaine externe de la corde
optique se replie en bas pour former un recessus colobomateux, dont la paroi va se
confondre en bas avec la sclérotique *scl.* Dans cette poche on constate des cavités
formées par des faisceaux de tissu de soutien neuroglien et hébergeant des éléments
analogues aux grains de la rétine.

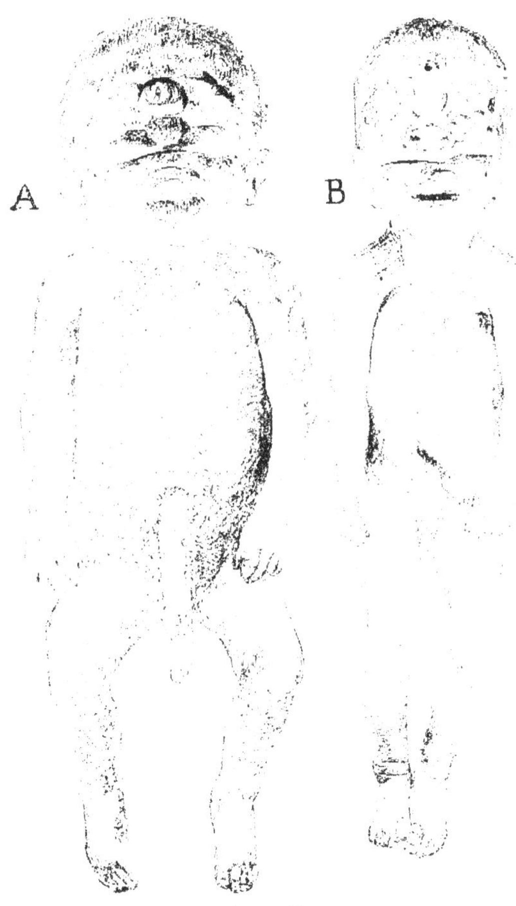

Fig. 337.

Cyclopes jumeaux rhinocéphales (fœtus VIII, B et IX, A).

Plus avant l'épithèle pigmenté de la rétine fait défaut sur le plancher de conjugaison des deux bulbes jusque vers le corps ciliaire situé à la partie antérieure. La
choroïde fait défaut dans la moitié postérieure de ce trajet. La sclérotique *scl* du
plancher est constituée par deux faisceaux fibreux principaux entre-croisés à angle
droit dans sa moitié postérieure.

En résumé, un colobome chorio-rétinien s'étend d'avant en arrière sur le plancher de l'œil cyclopéen et entoure en haut la papille commune. C'est donc également

un colobome « de la gaine du nerf optique » compliqué d'un récessus colobomateux, analogue à celui des yeux colobomateux ordinaires.

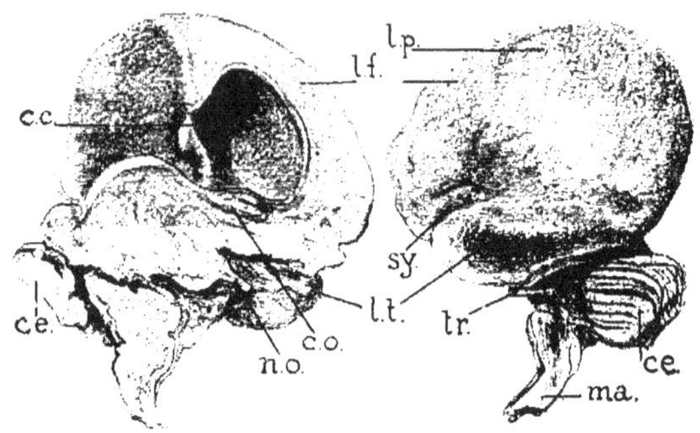

Fig. 338.

A gauche, hémisection sagittale du cerveau, coupe de la moitié gauche. A droite, face externe gauche du cerveau (3 4 de nature).

l.f, lobe frontal. — *l.p,* lobe pariétal. — *l.t,* lobe temporal. — *c.c,* ventricule commun ou central avec épendyme épaissi. — *c.o,* couche optique. — *sy.* scissure de Sylvius. — *ce,* cervelet. — *ma,* moelle allongée. — *n.o,* nerf optique unique. — *tr,* trijumeau.

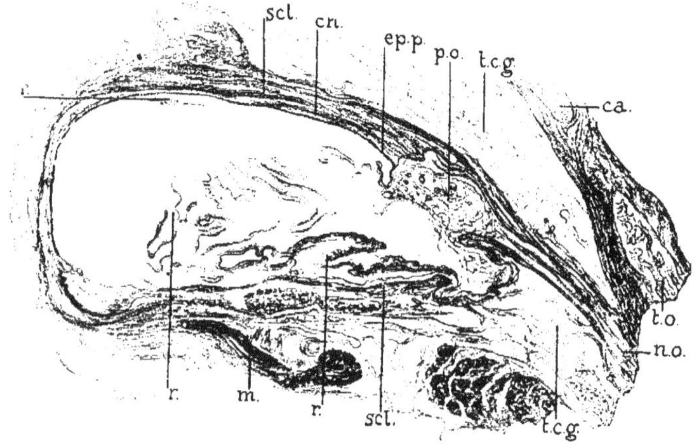

Fig. 339.

Section sagittale passant par le plan de conjugaison des yeux du cyclope B (Hartnack. Obj. 1. Oc. 2. Réduction 2 3). Colobome du plancher : absence de l'épithélium pigmenté et de la choroïde. Colobome de la gaine du nerf optique (colobome « choroïdien ») avec kyste sous-papillaire.

r, rétine. — *ep.p,* épithélium pigmenté de la rétine. — *p.o,* papille optique commune. — *n.o,* nerf optique. — *ch,* choroïde. — *Scl,* sclérotique. — *m,* muscles. — *t.c.g,* tissu cellulo-graisseux. — *t.o,* trabécules osseux de la voûte orbitaire. — *ca,* lame cartilagineuse de cette voûte. — En avant et en bas, corps ciliaire. — Au plancher oculaire, faisceaux longitudinaux *scl,* de la sclérotique, à disposition longitudinale ; sous ces derniers, fibres transversales.

Fœtus IX. — (A de la figure 337) Cyclope rhinocéphale, jumeau du précédent. Dans le plan vertical médian de l'œil cyclopéen (fig. 340) est situé le nerf optique unique N. O. (section longitudinale). Au-devant de la lame criblée est située une papille épaisse constituée par un tissu analogue à celui du recessus colobomateux de l'œil B. Les gaines du nerf optique se réduisent en bas pour répondre à l'enveloppe sclérale du kyste colobomateux *K c.* La rétine artificiellement décollée, plissée et partiellement coupée en surface, occupe le centre de la cavité, mais un feuillet interne de chacune des deux rétines (elles ont probablement chevauché dans leur rencontre) se retrouve étalé sur le plancher du segment de conjugaison. Au-dessous de la papille optique existe un hiatus par lequel la rétine s'engage en un court canal pour s'étaler, très modifiée et invertie, dans le kyste *K c.* Ce dernier reposant, à l'état de sac aplati, sur la base de l'orbite contrastait par son grand volume avec l'ensemble des bulbes

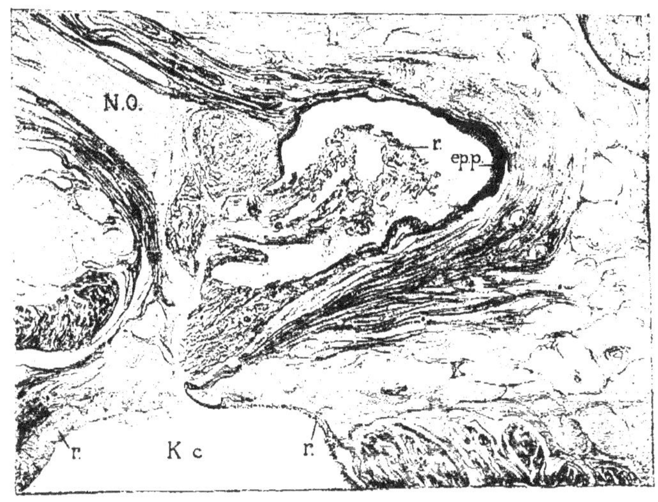

Fig. 340.

Section sagittale passant par le plan de conjugaison des yeux du cyclope A
(Hartnack. Obj. 1. Oc. 2. Réduction 2 3).

N.O, nerf optique commun. — *r*, rétine. — *ep.p*, épithélium pigmenté. Il n'existe pas sur le plancher. En arrière de ce dernier, au-dessous de la papille commune, canal de communication entre la cavité oculaire et un kyste volumineux *Kc*, kyste colobomateux, tapissé de rétine *r*.   A droite et en haut, un segment postérieur du cartilage de l'appendice nasal représenté figure 337 A. L'œil est entouré de tissu cellulo-graisseux. Muscles au-devant du kyste.

fusionnés. Ce kyste est spécialement en rapport avec le segment droit du bulbe cyclopéen (fig. 340 et 341). Le segment gauche est à son tour flanqué sur la coupe d'un kyste analogue, plus petit, et situé derrière et au-dessus de lui (fig. 342). La figure 340 représente un segment du grand kyste (en bas et à gauche), ainsi que l'œil droit microphtalme célé au moment de la naissance par le bourgeon conjonctival représenté sur la figure 337 A entre les paupières et l'œil (anophtalmos apparent).

En résumé l'appareil cyclopéen se compose par sa partie droite d'un microphtalmos que cache un bourgeon conjonctival (fig. 337 A), et qui communique avec un kyste colobomateux (K. c. fig. 340, K. col. fig. 341), sous-oculaire, volumineux, tapissé par une rétine invertie et d'un microphtalmos gauche, semblable à celui de droite. Le canal de communication de la figure 340 se rétrécit du côté gauche (voy. fig. 342), s'aplatit, tandis que la poche colobomateuse commune diminue de volume et se dispose derrière et au-dessus du segment bulbaire correspondant (fig. 342).

FŒTUS X (porc). — Rhinocéphale. Sous les cornées en forme de lunette une ectasie sclérale bosselée représente le segment antéro-inférieur du bulbe cyclopéen (fig. 343).

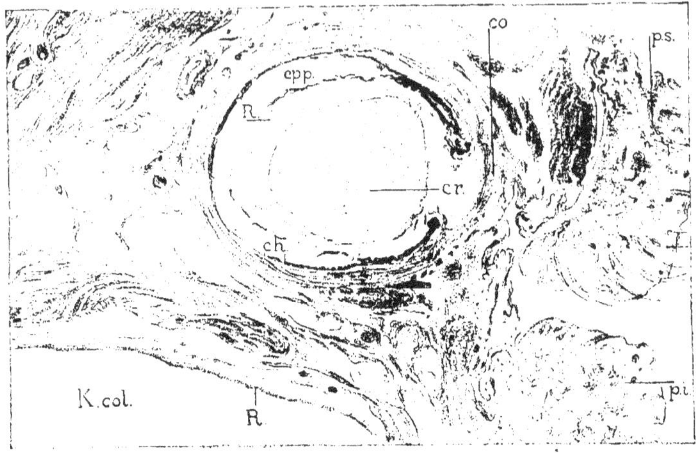

Fig. 341 (fœtus A).

Section passant en dehors et à droite du bourgeon conjonctival médian
(Hartnack. Obj. 1. Ocul. 2. Réduction 1/2).

p.s. paupière supérieure : *p.i.* paupière inférieure. séparées de la cornée *co*, par un repli conjonctival turgescent, hémorragique. — Le bourgeon irien inférieur moins volumineux que le supérieur sur la coupe. — Rétine R, séparée du cristallin *cr*, par une minime couche de vitré. — La choroïde *ch* et l'épithélium rétinien *ep.p* existent sur ce plancher comme aux parties supérieures de la coque oculaire. — Le kyste colobomateux *K.col* est tapissé de rétine R.

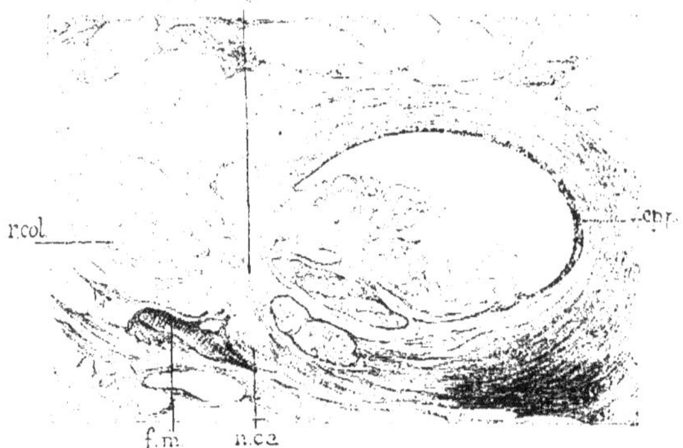

Fig. 342 (fœtus A).

Coupe passant en dehors et à gauche du nerf optique commun (Hartnack. Obj. 2. Ocul. 2.
Réduction 2 3).

La choroïde et l'épithélium rétinien *ep.p*, tapissent la paroi en haut et en avant. Rétine décollée à ce niveau. La coupe passe par le collet de communication * entre la cavité oculaire et le kyste rétro-oculaire tapissé par la rétine *r.col*. — Au-dessous du collet * un noyau cartilagineux *n.ca*. — *f.m*, faisceau musculaire strié.

Les deux bulbes n'ont pas de barrière fibreuse séparant leur segment postérieur (fig. 345). La papille optique est commune et le nerf optique unique. Ce sont les lames rétiniennes nasales qui laissent entre elles une cavité centrale, laquelle s'évagine en arrière sous la papille optique en forme de poche colobomateuse (absence de choroïde et d'épithèle rétinien). Tandis qu'au-dessous de la papille les segments inférieurs des bulbes tendent à s'isoler de la cavité centrale par l'interposition d'une

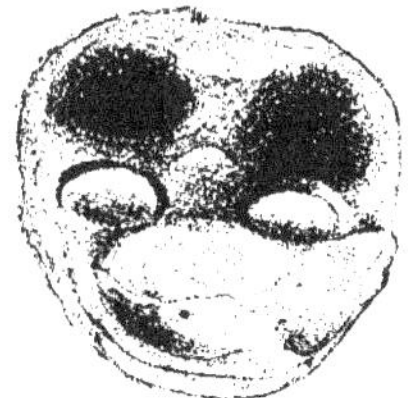

Fig. 343 (fœtus X).

OEil cyclopéen, énucléé, vu de face. Au-dessous des deux cornées ovalaires, séparées, avec liséré irien étroit et pupille ovalaire, saillie de la paroi antérieure d'un kyste colobomateux, sous-oculaire (1 diam. 1,4).

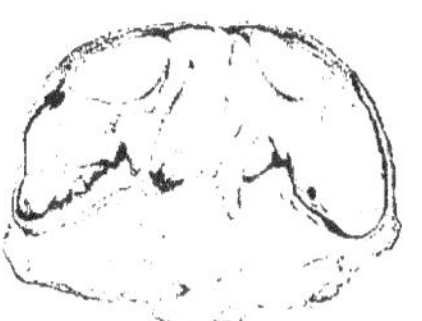

Fig. 344 (fœtus X).

Hémisection horizontale au-dessous de la papille optique commune (comparer avec la figure 339) (1 diam. 1,4).

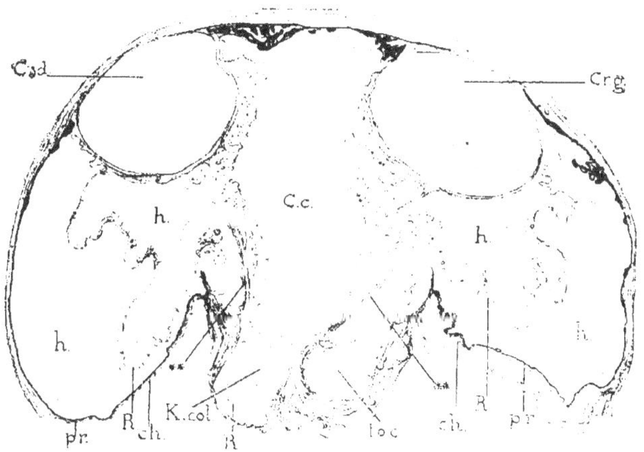

Fig. 345 (fœtus X).

Coupe horizontale passant par le tronc optique commun *l.o.c.* au-dessous de la papille unique (environ 4 diam. 1 4). — L'œil gauche est à droite de la figure, le droit à gauche. — Le tronc optique commun *l.o.c.* est l'aboutissant de deux segments de papille optique, droit et gauche, situés d'une part à gauche, d'autre part à droite des cloisons ** séparées par l'interposition du recessus colobomateux *K.col.* Ce recessus est situé au-dessous de la papille et communique avec la cavité *C.c.*

R, R, R, rétine. — *p.r*, épithélium pigmenté. — *ch*, choroïde. — *h*, épanchement hémorragique sub- et sus-rétinien. — *Cr.g* et *Cr.d*, cristallins gauche et droit.

cloison, née de la gaine des nerfs optiques confondus en avant, la cavité centrale qui s'était évaginée en arrière se dilate aussi en avant et vers le plancher en un kyste oculaire tapissé par la seule rétine et se comportant à la façon des kystes colobomateux intra-orbitaires et rétropalpébraux qui accompagnent les microphtalmos.

Fœtus XI (cyclope rhinocéphale). — Microphtalmie extrême simulant l'anophtalmie (fig. 347). Sur les coupes frontales de l'œil cyclopéen (fig. 346) s'élève du plancher oculaire, vers l'équateur, le cône mésodermique décrit par Everbusch. Il existe dans chacun des segments (*Cg*, *Cd*) et est en rapport avec des trainées du corps vitré. Un troisième cône, médian, *Cc*. surgit : cloison de séparation entre les deux bulbes. laquelle s'abaisse à mesure qu'on se rapproche de la papille. Elle s'efface et dans l'espace, alors limité en avant par les deux cônes, n'existe plus que le feuillet interne de la rétine : Colobome chorio-rétinien de la partie postérieure du plancher oculaire avec ectasie plus ou moins prononcée du segment postérieur du bulbe gauche.

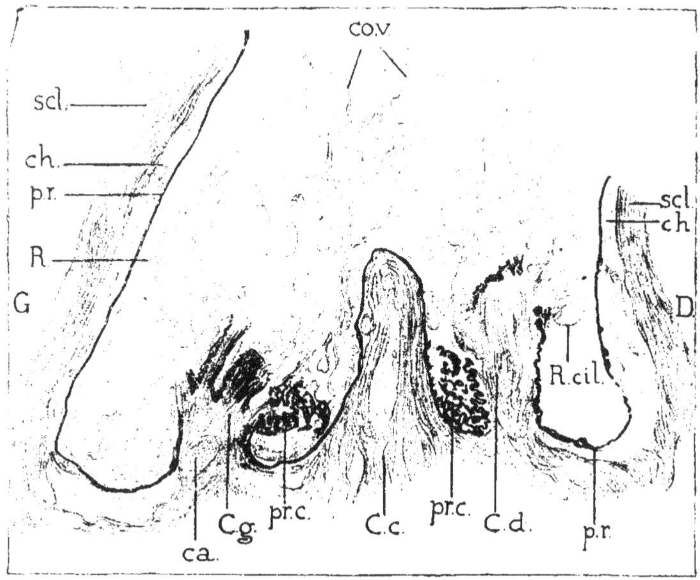

Fig. 346 (fœtus XI).

Coupe frontale passant vers l'équateur des bulbes microphtalmiques *G* et *D* réunis par une cloison de conjugaison *C.c* fibreuse. incomplète, les rétines se confondant au-dessus de la crête antéro-postérieure formée par ladite cloison. Environ 6 diamètres.

G. bulbe gauche. — D. bulbe droit. — *Cg* et *Cd*, cônes mésodermiques faisant saillie sur le plancher des yeux. Dans la masse du cône gauche un noyau cartilagineux *ca*. — *pr.c*, procès ciliaires reportés au niveau de ces productions. *co.r*, corps vitré dont les trainées sont en rapport avec les cônes *Cg* et *Cd*. — *Ch*, choroïde. *p.r*, épithélium pigmenté de la rétine *R*. — *scl*. sclérotique.

Fœtus XII. — Cyclope rhinocéphale. Cornée en forme de lunette ; deux cristallins rapprochés ; colobome de chacun des iris aboutissant à un colobome commun du cercle ciliaire (fig. 348, à droite). Ce dernier à son tour conduit à un colobome du plancher oculaire, s'étendant jusqu'au pôle postérieur de l'œil (fig. 348, à gauche). De chaque côté dans la région temporale. maculaire, existe une plaque, un foyer clair, véritable colobome de cette région.

La figure 350 montre les particularités histologiques du foyer maculaire droit. en allant du côté latéral vers ce foyer lui-même. Il ne saurait être question d'une choroïdite maculaire intra-utérine. La texture est ici la même que pour le colobome commun du plancher (fig. 349).

Le nerf optique est représenté par deux agrégats cellulaires allongés, tubulés, traversant la presque totalité des lames scléroticales et avançant jusque près de l'épithélie rétinien : pédoncule neuro-épithélial, neuroglien (fig. 351).

Primitivement creux, le pédoncule s'est comblé par la prolifération de ses parois.

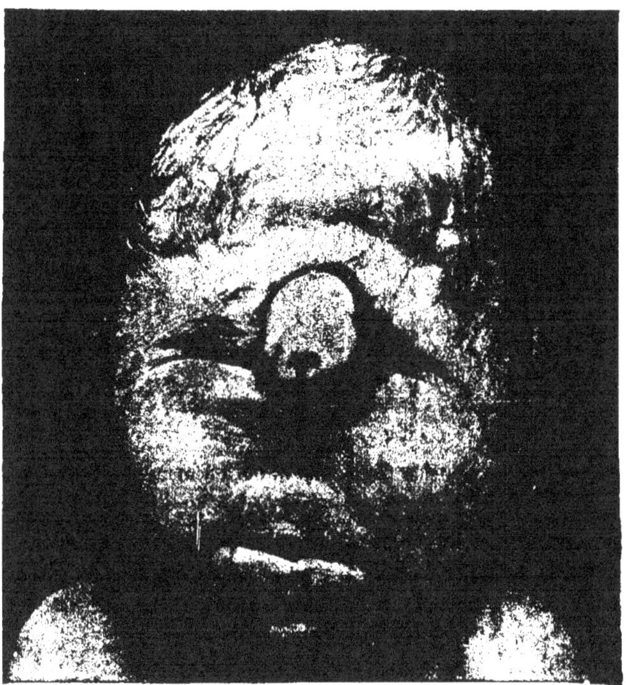

Fig. 347 (fœtus XI.)

Il est resté en rapport avec le feuillet proximal, *externe* de la vésicule oculaire invaginée. Ce feuillet s'est chargé de pigment au niveau du pédoncule.

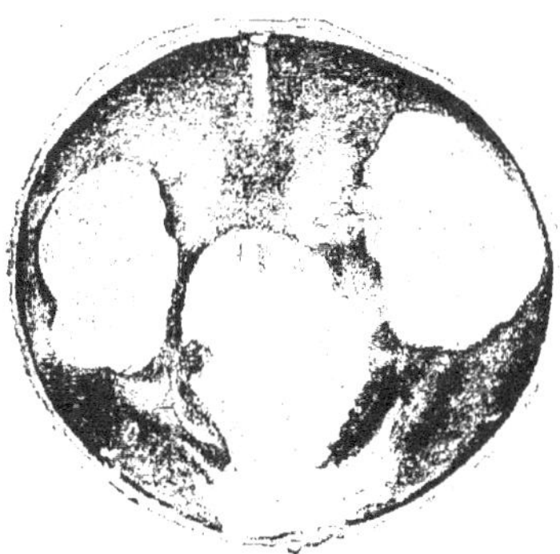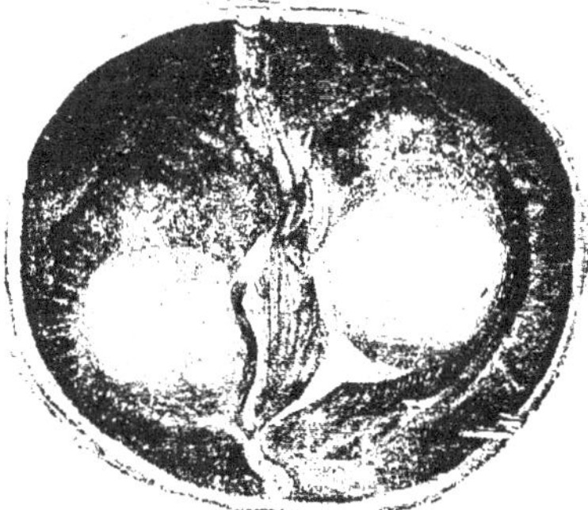

Fig. 348.

Hémisection équatoriale. Segments vus par leur face intérieure (environ 3 diamètres).

À gauche, colobome commun du plancher oculaire et « colobomes maculaires ». Ni papille, ni vaisseaux centraux. — À droite, colobomes iriens et des cercles ciliaires aboutissant au colobome de la zone ciliaire.

Le pédoncule commun de la vésicule oculaire commune n'a pu se relier au feuillet distal ou *interne* du calice oculaire par suite de sa non-invagination, tandis que le reste du feuillet de la vésicule primitive, destiné à s'invaginer, se dédoublait correctement.

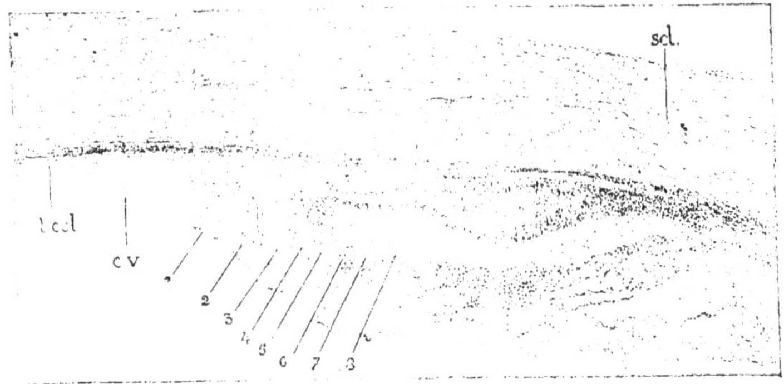

Fig. 349.

Bords du colobome du plancher (Zeiss. Obj. D. Oc. à démonstr. 2. Réduction 1 = 2).

scl, sclérotique. — *t.col*, tissu de la zone colobomateuse. — *c.v*, corps vitré. — 1, limitante interne. — 2, couche interne des fibres de soutien avec vaisseaux. — 3, granuleuse interne. — 4, grains internes. — 5, moléculaire. — 6, grains externes. — 7, limitante externe. — 8, cônes et bâtonnets.

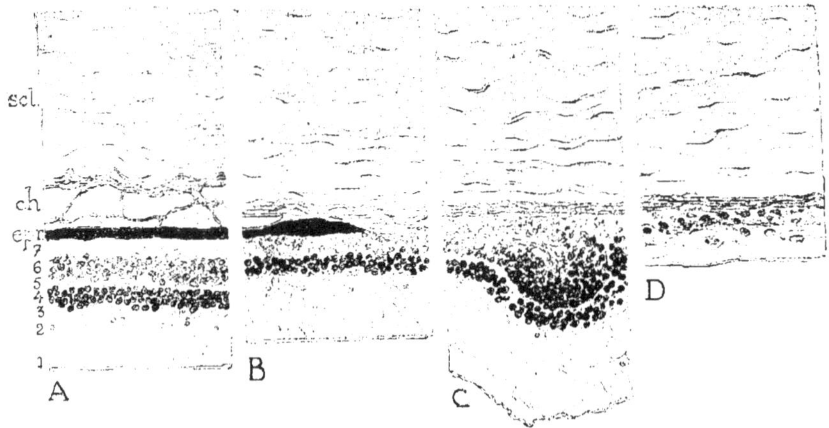

Fig. 350.

A. Coupe en dehors du foyer *latéral* droit.

1, limitante interne. — 2, couche des fibres de Müller. — 3, couche granuleuse. — 4, couche interne des grains. — 5, couche intermédiaire. — 6, couche externe des grains. — 7, couche sans texture. — *ep.r*, épithèle pigmenté de la rétine. — *ch*, choroïde. — *scl*, sclérotique.

B et C. Bord du foyer. Disparition de la choroïde et de l'épithèle pigmenté, pli rétinien. La rétine comme en A.

D. Fond du foyer. Rétine réduite à du tissu de soutien.

Le dessin, aux mêmes grossissements (Zeiss. Obj. D. Oc. 4. Réduction 2 = 3), permet de juger de l'épaisseur de la rétine aux points considérés. La coupe passe par la ligne horizontale divisant le foyer colobomateux en deux segments égaux.

Les fibres optiques n'ont pas été conduites par le pédoncule optique; l'artère centrale de la rétine n'a pas pénétré dans la partie antérieure de ce pédoncule. Cette partie ne s'est pas invaginée puisqu'on retrouve l'artère hyaloïde adjacente aux lames internes de la sclérotique, en un point correspondant à la position du nerf optique (fig. 352 et 353).

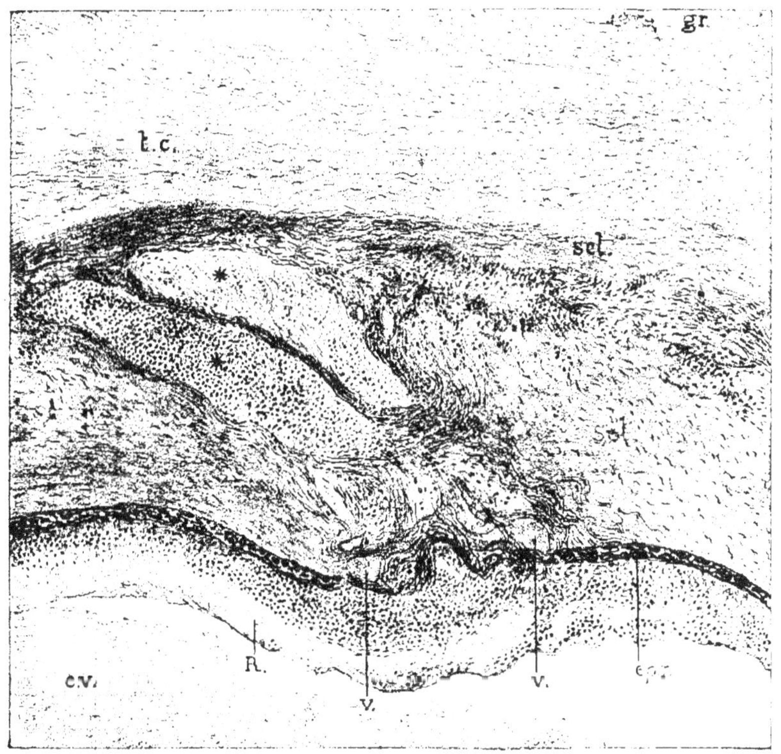

Fig. 351.
Aplasie du nerf optique (Zeiss. Obj. 16. Oc. 8. Réduction 2 = 3).

Pédoncule commun rudimentaire * * représenté par deux agrégats d'éléments neurogliens. — *ep.r.* épithèle rétinien. — R, rétine. — *v.v*, vaisseaux choroïdiens. — *c.v*, corps vitré. — *t.c* et *gr.* tissu celluleux et graisseux de l'orbite séparé des agrégats ** par une lame de sclérotique *scl*.

Fœtus XIII (porc). — cyclope, rhinocéphale, et agnathe. La cornée est unique et l'œil volumineux. Il existe un colobome de l'iris (fig. 354) et du corps ciliaire. Le cristallin est unique. Le nerf optique est probablement absent. On ne relève pas de colobome du plancher ou du niveau de la papille.

Les lésions colobomateuses postérieures manquent dans le cas du fœtus XIII. Ce cas diffère par là des précédents chez lesquels la monophtalmie n'est qu'apparente et le globe unique composé de deux bulbes, plus ou moins rapprochés et fusionnés.

Bock a décrit un cyclope humain pourvu comme le fœtus XIII d'un œil médian *unique*. Il l'a dénommé *atypique* par comparaison avec les autres. Pour Bock, il ne résulte pas de la fusion de deux vésicules oculaires. Il s'agit bien d'un fœtus *cyclope,* mais atteint simultanément d'*anophtalmie mono-latérale.*

Hess a fourni en effet la preuve de la possibilité du non-développement de l'une des vésicules oculaires chez le poulet.

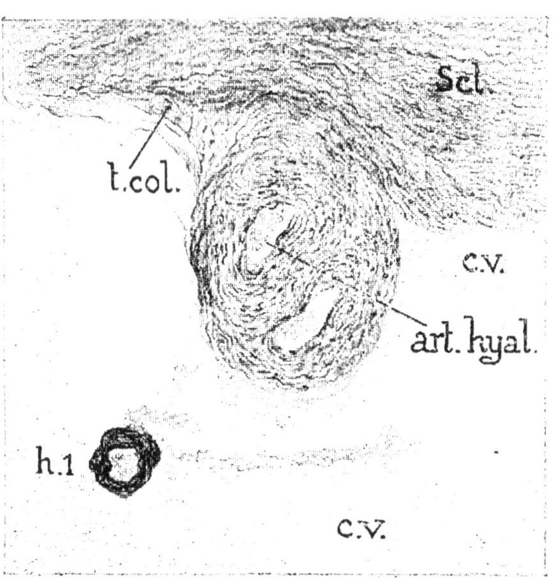

Fig. 352.
(Zeiss. Obj. 16 mm. Oc. 8.)

art. hyal. et *h.1*, artère hyaloïdienne, tronc commun, en partie enclavée dans la sclérotique, entourée d'un manteau connectif. — *scl*, sclérotique, lames internes. — *t.col* lame rétinienne rudimentaire, tapissant le colobome du plancher oculaire. — *c.v*, corps vitré.

L'hypothèse de la perte d'un œil dans son germe, étant donné les conditions pathogéniques de la cyclopie, l'absence des lésions microscopiques, *colobomateuses* des membranes profondes de l'œil cyclopéen, rend plus plausible l'idée de l'atypie cyclopéenne, puisque la fusion de deux bulbes entraîne l'apparition de ces lésions.

Von Hippel rapporte une conception différente de celle de Dareste et d'après laquelle l'œil cyclopéen résulterait de la *pression secondaire de deux vésicules oculaires normales et primitivement séparées.* Pour qu'elles puissent se rapprocher, il faut que les parties du cerveau intermédiaire aient des assises défectueuses ou soient de bonne heure détruites. Une soudure simple est parfaitement admissible, soudure d'ailleurs démontrée par les expériences de Born sur les larves d'amphibies (*Rana esculenta, Bombina-*

tor igneus). Plus la coalescence est précoce, plus elle sera complète. On peut concevoir, en cas de soudure précoce des vésicules oculaires primitives, que l'ectoderme s'invagine en forme de cristallin en deux points immédiatement voisins, de sorte qu'il existe une coalescence primordiale des deux amas invaginés de cellules ectodermiques. Le cristallin unique qui en résulte

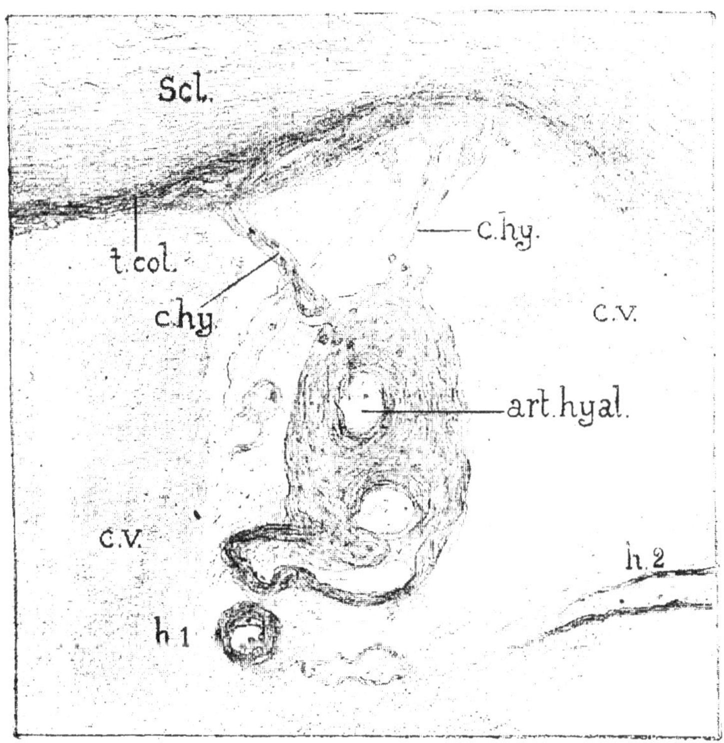

Fig. 353.
(Zeiss. Obj. D. Oc. 2.)

art. *hyal*, et *h.* 1, artère hyaloïdienne, tronc commun, fournissant deux branches, dont l'une *h.*1 est représentée. — *c.hy*, rameaux hyaloïdiens. — *scl*, sclérotique. — *c.v*, corps vitré.

pourrait toutefois, à la suite de l'examen microscopique, déceler les deux assises initiales. D'autre part, il est permis de penser que dans les vésicules oculaires primitives, fusionnées de très bonne heure, un seul amas de cellules ectodermiques s'invagine de sorte qu'un seul cristallin est engendré.

Pour Von Hippel cette manière de voir explique les cas de Bock et de Van Duyse (fœtus XIII) mieux que l'hypothèse de la disparition totale de l'une des assises oculaires. L'examen d'un diprosope m'oblige à me rallier à son opinion.

La figure 355 montre la soudure oculaire, sur l'une des faces, de deux larves de R. esculenta, juxtaposées par leur face ventrale, après résection d'un segment antérieur de chaque extrémité céphalique, les lignes de séparation passant par la bouche. (bouche commune du produit de soudure.) Les deux vésicules oculaires secondaires s'ouvrent l'une dans l'autre au milieu de la surface de contact (antérieure) indiquée par les flèches. Du côté dorsal, l'épithèle pigmenté se replie dans la couche rétinienne

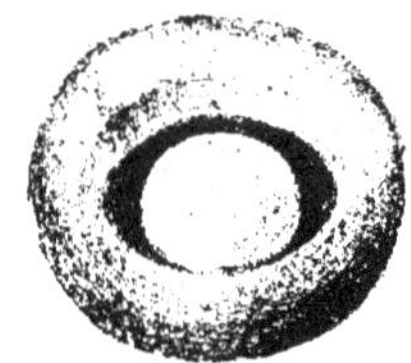

Fig. 354.

Cornée unique elliptique, colobome de l'iris.

épaisse de la vésicule oculaire secondaire. Du côté ventral, les couches internes (rétine) des deux vésicules oculaires, passent directement l'une dans l'autre. Il en est de même des couches épithéliales pigmentées qui finissent en pointe. Le large cristallin, issu de deux assises primordiales, est placé transversalement entre les extrémités recourbées des deux vésicules oculaires. A l'œil P, colobome *Col.* visible (au pourtour inféro-postérieur). Il est plus difficile à voir pour l'œil P', où il siège près du point où le côté ventral de contact se replie dans l'antérieur. La confluence des couches des deux vésicules oculaires ne se fait que sur une petite étendue. En résumé, les deux moitiés de deux assises oculaires se sont réunies partiellement en un œil unique.

Von Hippel estime en outre que cette hypothèse plaide en faveur de la possibilité d'une fusion précoce des deux yeux dans la *diprosopie*.

Il semble qu'entre les *diprosopes tétrophtalmes* (Martinotti et Sperino) et les *triophtalmes* existent des degrés variables de soudure des moitiés hétérologues de la face, de sorte que l'on rencontre tous les intermédiaires entre deux yeux médians encore séparés et ceux affectant l'habitus de l'œil cyclope.

Macdonald décrit pour ce « troisième » œil médian deux cornées et deux iris dans la sclérotique unique. Samelsohn décrit une diprosopie chez le chat (l'un des jumeaux étant très peu développé. (Manz (1881) croit que dans cet exemplaire l'œil médian était absent (microphtalmie?)

Dans le cas de Tchemolossof les deux yeux médians, microphtalmes, sont réunis par une cloison sclérale. Ils sont plus unis par les segments antérieurs que par les postérieurs (deux nerfs optiques privés de fibres myéliniques).

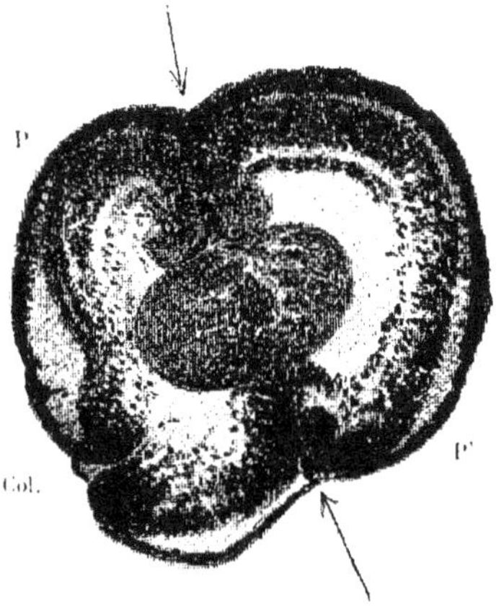

Fig. 355.

Soudure des vésicules oculaires de larves de Rana esculenta.

(D'après Born.)

En cas de soudure de deux yeux (œil médian) la coalescence se fait-elle ici suivant les fentes fœtales comme pour les cyclopes ordinaires ? Je crois pouvoir affirmer qu'il en est ainsi, d'après l'étude de spécimens observés chez le poulet.

ANOMALIES DES PAUPIÈRES ET DE LA CONJONCTIVE

Colobome palpébral. — La dénomination de *colobome*, si fréquente en tératologie oculaire, indique une mutilation (κολοβοειν, mutiler). L'étude du colobome palpébral, congénital (syn. *blépharo-coloboma, schizoblépharie, bec-de-lièvre palpébral*) est de date relativement récente.

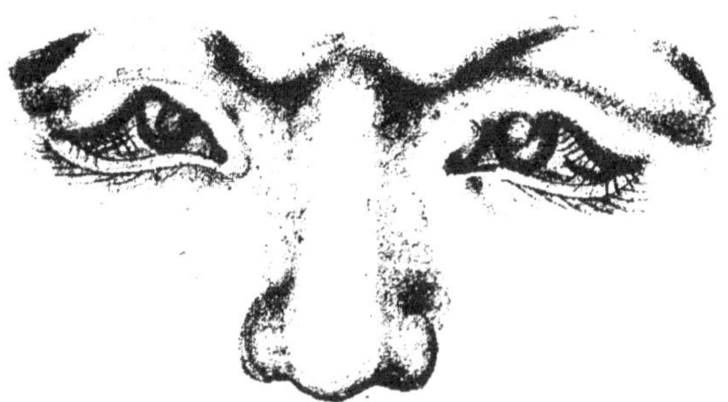

Fig. 356.
Colobome palpébral, bilatéral (d'après Manz).

HISTORIQUE. — L'observation la plus ancienne remonte à BANISTER, chirurgien anglais du XVIIIe siècle, cité par WILDE.

L'anomalie a été décrite pour la première fois en France, dans une thèse de Montpellier (MAYOR, 1808), publication suivie de celles de CHARLES DE SAINT-YVES (1822), de VON AMMON (1829), de BEER (1831) et de HEYDELFER (1831).

HEYFELDER formule une première théorie génétique : à propos de l'origine du colobome irien relevé dans son observation, il invoque un *arrêt de développement* démontré par la coïncidence avec la fente de la paupière, de la lèvre et de l'arcade sourcilière.

Pour O. BECKER (1863) la fissure palpébrale est due à un *vice de formation* (*vitium primæ formationis*).

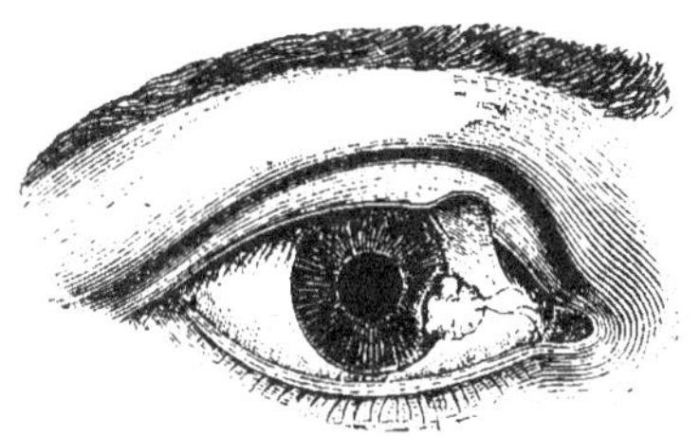

Fig. 357.
Colobome de la paupière avec dermoïde épibulbaire (d'après DE WECKER).

L'arrêt de formation invoqué par les anciens auteurs ne pouvait plus entrer en ligne de compte pour MANZ (1868) : à aucun stade du développement les paupières n'apparaissent sous forme de deux moitiés. Pour MANZ, dont le sujet (fig. 356) présente une malformation un peu différente de l'encoche classique du colobome palpébral, une *adhérence s'est primitivement opérée entre la peau et la cornée*. La transformation anormale, hétérotopique de cette partie réunissant la surface du globe oculaire au reste du tégument général, arrête le développement de la paupière. La formation du lambeau de peau est le fait *primordial*.

DE WECKER (1869) attribue l'anomalie à un *arrêt dans la transformation histologique d'une portion de paupière*, non à cette métamorphose elle-même : la peau qui doit devenir conjonctive est restée pendant un espace de temps plus ou moins long à l'état de derme. Cette opinion s'appuie sur la présence d'une partie du derme persistant sur le globe oculaire (fig. 357) et sur les fréquentes altérations de sa surface.

A ces hypothèses qui laissaient dans l'ombre deux facteurs inconnus, celui qui produit l'évolution insolite de la conjonctive et celui qui détermine le colobome palpébral, NUEL (1881) en oppose une autre : en admettant une cause inconnue pour la production primitive du colobome palpébral, la genèse du lambeau de peau, contrairement à la conception de MANZ et de WECKER, devient le fait *secondaire* et non pas primordial : qu'une partie de la paupière ne s'avance pas au-devant de l'œil ou que survienne ultérieurement une lacune dans la paupière, une partie du tégument externe, destinée à se transformer en conjonctive, demeure à nu. De même que le reste de la peau, exposée à toutes les influences extérieures, elle évolue dans le sens de cette dernière. L'auteur explique ainsi la métamorphose en dermoïde de la portion de conjonctive restée à nu. Cette opinion reflète les idées de RYBA relatives à la genèse des dermoïdes conjonctivaux : à la suite d'une occlusion défectueuse des paupières la conjonctive prend les caractères de la peau ou des verrues.

Il y a plus de vingt ans que j'ai été amené à faire un rapprochement entre les anomalies oculo-palpébrales d'un degré relativement peu prononcé et les graves mutilations relevées sur les fœtus mort-nés. De là le *rôle pathogénique* que j'ai *attribué à l'amnios* (1882), rôle qui paraît avoir été admis par la plupart des auteurs, si l'on s'en rapporte à l'un des plus autorisés d'entre eux, le professeur VON HIPPEL (1900) : « la genèse des colobomes palpébraux comporte deux possibilités :

1° Un obstacle peut avoir provoqué en un point donné le non-développement de la paupière. C'est là un véritable arrêt de développement dont il faut chercher l'origine :

2° La paupière peut s'être développée en totalité, mais ultérieurement elle a rétrogradé en un point donné. La cause de cette rétrocession est également à élucider. Si l'on accorde que l'une et l'autre éventualité sont possibles, il en résulte que la genèse des colobomes palpébraux peut être répartie sur diverses étapes de l'évolution embryonnaire ».

« La théorie établie par VAN DUYSE et presque universellement acceptée, tient compte des deux éventualités en question. Elle explique la genèse des anomalies palpébrales par des *troubles d'évolution de l'amnios* : l'étroitesse anormale de la première période fœtale peut, par la pression qu'elle exerce sur les parties les plus saillantes, arrêter leur développement. D'autre part les bandelettes amniotiques en passant dans le domaine de l'œil, qu'elles soient fixées sur cet organe ou attachées en son voisinage immédiat, peuvent empêcher le développement de la paupière en ce point. En déprimant un segment de la paupière déjà développée, elles peuvent entraîner une perte de substance de ce voile et des parties sous-jacentes. Plus tard, au cours du déve-

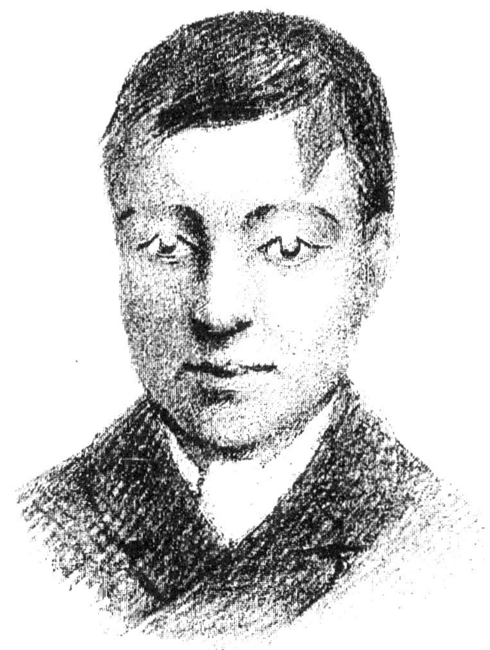

Fig. 358.
Colobome bilatéral des paupières et des sourcils (d'après NUEL).

loppement fœtal, les bandelettes peuvent disparaître, mais les lésions engendrées par elles demeurent. Les formations cutanées relevées sur le bulbe et les paupières, dermoïdes, lipodermoïdes et ponts cutanés, ptérygoïdes, doivent être tenus pour des reliquats de l'insertion des bandelettes amniotiques. Cette conception est solidement étayée par les faits ».

L'observation qui a fait naître mes convictions est la suivante :

OBSERVATION I. — *Bride dermique oculo-palpébrale et colobome incomplet de la paupière.*

Fille de vingt ans née avec des difformités des quatre extrémités. Sillon circulaire profond au-dessus des malléoles du pied varus gauche ; nombreuses syndactylies aux doigts ; absence des ongles et des phalanges des doigts avec tissu cicatriciel des moignons restants. Pour l'un des doigts, le sillon annulaire d'une extrémité est sur le point de se détacher. Au moment de la naissance ni le cordon ombilical, ni aucun autre lien pathologique n'entourait les membres de l'enfant. Un examen minutieux de l'arrière-faix n'a pas révélé l'existence de brides ligamenteuses. Un cousin de l'enfant est également né avec une *amputation spontanée des doigts.*

J'emprunte ces détails à un mémoire de mon ancien maître le professeur VAN BAMBEKE (Ann. de la Soc. de méd. de Gand, Janv. 1862).

Actuellement (1882) on constate le développement asymétrique de la face. Elle est moins développée à gauche : bosse frontale moins proéminente ; os de la pommette moins saillant ; la région palpébro-malaire est manifestement déprimée, enfoncée.

La racine du nez est large : une distance de 4, 5 centimètres sépare les deux points lacrymaux inférieurs.

L'aile du nez est nettement dessinée, normale du côté droit. L'orifice de la narine représente de ce côté une ouverture elliptique et dilatée de 10 millimètres en son milieu, tandis qu'à gauche c'est une fente moins large (6 millimètres), mais plus longue qu'à droite. Du côté le moins développé, l'aile nasale n'a pas la forme arquée habituelle. Son bord libre est une ligne droite qui, de la pointe du nez, se dirige de bas en haut et d'avant en arrière vers le sillon naso-labial, à peine indiqué. Au point

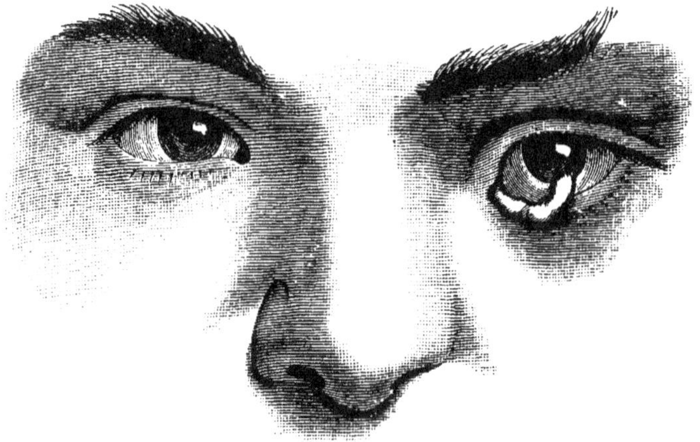

Fig. 359.

Bride dermique oculo-palpébrale. Colobome incomplet de la paupière inférieure gauche. Asymétrie de la face.

où il se confond avec ce sillon, le bord libre de l'aile est distant de 2 centimètres, du point lacrymal inférieur gauche, tandis qu'à droite la distance qui sépare le point correspondant de l'aile nasale est de 3 centimètres. D'une manière générale, l'aile gauche du nez, comparée à celle du côté opposé, est rudimentaire.

La bouche est large. Le coin de gauche se relève légèrement, mais les lèvres ne présentent pas de fissure. La voussure du palais n'est nullement asymétrique et la denture est régulière. La configuration des deux sourcils n'est pas la même. Normal à droite, le sourcil gauche suit l'arcade orbitaire dans ses 2 3 tiers internes, mais la portion externe fait défaut. A l'union du 1 3 tiers externe avec les 2 3 tiers internes, quelques-uns des poils du sourcil sont implantés plus haut de sorte que le sourcil trop court se relève en aile d'oiseau à son extrémité. Les limites du cuir chevelu (cheveux châtains) semblent normales. Il faut néanmoins signaler une disposition qui n'est pas commune à un grand nombre de sujets, à savoir le développement de cheveux courts et blonds occupant la région temporo-frontale entre la queue du sourcil et la limite normale de la chevelure. Cette particularité s'observe mieux du côté gauche ; elle ne fait pas défaut du côté droit, qui se montre normal à tous égards.

Œil droit. — Cornée et iris normaux. Dilatation pupillaire = 4 1/2 millimètres à un éclairage modéré. Milieux clairs ; fond oculaire normal ; myopie. MONOYER 0,9 à 5 m. avec — 5 D. — SNELLEN 0.5 à 20 centimètres.

Œil gauche. — Opacités légères, courbures et circonférences cornéennes normales.

Iris sans anomalies ; diamètre pupillaire = 51.2 millimètres. Snellen 1 avec peine à 8 centimètres. Myopie — 12 D. approximativement (examen objectif). Staphylome choroïdien ; macula et périphérie du fond oculaire sans lésions.

L'œil gauche et ses parties immédiatement voisines sont situées plus bas que l'œil congénère (fig. 359). Ainsi le centre pupillaire gauche est situé très approximativement 7 millimètres plus bas que la ligne horizontale passant par le milieu de la pupille droite.

Tandis qu'à droite le bord palpébral inférieur confine au bord de la cornée ou le

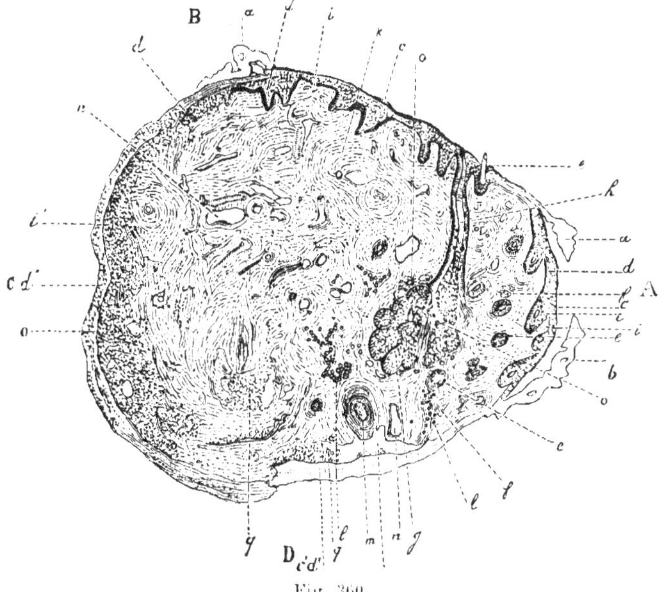

Fig. 360.

Coupe de la bride oculo-palpébrale (15 diam.).

AB, face antéro-externe. — AD, face antéro-interne. — BCD, face postérieure. — *ab*, couche cornée de l'épithèle du tégument cutané. — *cd*, strates épidermiques. — *c'd'*, les mêmes, dégénérées. — *e*, follicules pileux et poils. — *f*, glandes sébacées. — *g*, glande sudoripare. — *k*, tissu connectif fibrillaire. — *l*, cellules adipeuses. — *m*, artères. — *v*, veines.

recouvre de 1 millimètre, la paupière inférieure gauche, moins développée en hauteur, reste distante de 3 millimètres du limbe scléro-cornéen : c'est la disposition de cette paupière qui mérite principalement notre attention : on peut dire qu'indépendamment de la bride cutanée oculo-palpébrale, qui semble à première vue en être une émanation et qui est l'objet de nos recherches, cette paupière inférieure est peu développée dans son ensemble.

Dans ses 2/3 externes, sauf une très légère éversion, sa configuration est naturelle, car on y distingue les cils et les ouvertures des glandes de de Meïbomius, un cartilage tarse, une conjonctive non adhérente et un cul-de-sac, mais l'aspect se modifie à mesure qu'on se rapproche du grand angle. A partir de l'union du 1/3 interne avec le 1/3 moyen de la paupière, c'est-à-dire dans toute la portion située en dedans de la bride oculo-palpébrale, on n'aperçoit ni cils, ni ouvertures glandulaires comme cela existe au même niveau de l'autre côté.

Bride oculo-palpébrale. — L'extrémité bulbaire ou supérieure s'insère suivant une base circulaire sur la sclérotique en empiétant d'un 1/3 environ sur la cornée à la façon des dermoïdes épibulbaires. L'insertion a lieu exactement en dehors du méridien vertical de la cornée. *Libre à sa partie postérieure*, la bride cutanée se dirige de ce point obliquement de dehors en dedans et de haut en bas, pour s'implanter au-devant de la paupière inférieure, à l'union du 1/4 interne avec les 3/4 externes. Elle se confond ici suivant une base ovalaire à grand axe dirigé transversalement avec la peau de la paupière.

La bride a une consistance ferme ; son aspect est en tout semblable à celui de la peau et elle porte à sa partie antérieure des poils délicats, visibles à la loupe. Sa largeur moyenne est de 4 millimètres ; sa longueur, entre les deux points extrêmes des insertions opposées, — le bulbe, la paupière rudimentaire sous-jacente — est de 11 millimètres. On peut attribuer à cette bandelette trois faces non adhérentes : une face postérieure libre derrière laquelle une sonde se déplace depuis la soudure inférieure jusque contre la supérieure ; une face interne et une face externe qui se confondent en avant. Ces deux dernières rejoignent en arrière suivant un angle arrondi, la face postérieure plus ou moins aplatie, légèrement convexe en arrière, de sorte que l'on se représente une coupe transversale de la bandelette comme un trigone (voy. fig. 360). Le bord externe de la bandelette décrit une convexité en dehors, son bord interne une concavité en dedans (voy. fig. 359).

La face postérieure de la bride repose par sa moitié la plus inférieure dans un triangle creusé aux dépens de la face antérieure de la paupière et qui n'est devenu aisément visible qu'au moment de l'opération libératrice.

C'est une perte de substance en forme de V, la pointe tournée en bas, dont la base a 6 millimètres de largeur et dont le sommet est distant de cette base, c'est-à-dire du bord palpébral, de 5 millimètres.

Ce V ne correspond donc pas à un colobome proprement dit, à une fente ou fissure intéressant toute l'épaisseur des tissus palpébraux. Il est comblé par une membrane muqueuse épaisse, semblable à celle qui revêt la face postérieure de la bride. Sur les bords du V, la peau de la paupière se confond avec la muqueuse qui en garnit le fond suivant un bourrelet ou léger relief dépourvu de cils. Sur le bord palpébral aminci qui limite la base du V, il n'existe ni cils ni ouvertures de glandes meïbomiennes. Cette remarque s'applique aussi à toute la partie de la paupière située entre le V en question et le grand angle. Il serait difficile d'affirmer s'il existe un cartilage dans le colobome à désigner sous le nom de *partiel*.

Quant au cul-de-sac conjonctival inférieur gauche, il est moins profond que le droit. La raison en est surtout à la diminution en hauteur de la paupière ; cependant au niveau de la pointe du V, le cul-de-sac est relativement moins profond. Si on attire la paupière inférieure en bas, on observe que vers la pointe en question le cul-de-sac est moins profond que sur les parties latérales, c'est-à-dire que la muqueuse de la paupière inférieure descendant moins bas au niveau du colobome se jette plus tôt sur la sclérotique, de sorte que sur les deux côtés le cul-de-sac a de un et demi à deux millimètres de profondeur de plus (mensurations approximatives faites après l'opération.

Ablation partielle de la bride cutanée suivie d'autoplastie de la paupière inférieure).

La *paupière supérieure gauche* n'est anormale qu'au niveau du grand angle. On n'a point ici de commissure interne arrondie, encadrant la caroncule. En approchant du canthus, l'extrémité interne de la paupière descend, suivant une courbe à concavité en dehors, au-devant d'une caroncule rudimentaire et se confond à 4 millimètres au-dessous de la terminaison interne du bord palpébral inférieur, avec la peau qui avoisine le grand angle. C'est donc un *épicanthus monolatéral* d'un certain degré.

Le point lacrymal supérieur se trouve à la pointe d'une éminence papillaire peu accusée, normalement située et en contact avec le globe oculaire. Quant au point inférieur, il est situé au-devant de la paupière, à 1 millimètre en dehors et un peu au-dessus du point où la paupière supérieure vient aboutir, soit à 3 millimètres et demi au-dessous du bord palpébral inférieur. C'est une simple ouverture en forme de fente par laquelle une injection pénètre aussi bien que par le point supérieur, dans l'arrière-gorge ou le nez, preuve de la parfaite perméabilité des voies lacrymales. L'élimination des larmes n'est pas parfaite à gauche. La raison en est facile à saisir.

La fente palpébrale gauche a une direction plus inclinée en dedans que la droite.

Longueur de la fente palpébrale d'un angle à l'autre : à gauche, 27 millimètres, à droite, 28 millimètres.

Hauteur de l'intervalle des paupières d'un même côté ou distance séparant les points milieux des bords palpébraux à droite, 9 millimètres, à gauche 12 millimètres (après l'opération).

Le rapprochement des deux paupières gauches se fait, dans l'occlusion non forcée, sans ascension de la paupière inférieure dont la peau se fronce à peine, tandis que la supérieure exécute un mouvement de descente absolument normal et vient se placer au-devant de la partie supérieure de la bride. La partie interne de la fente reste béante et ne s'efface que lors d'une contraction forcée de l'orbiculaire. La bride oculo-palpébrale se tend pendant les excursions en dehors de l'œil et empêche la rotation externe complète du globe dans le regard forcé en dehors.

PATHOGÉNIE. — Il suffit de jeter un coup d'œil sur les atlas de tératologie, celui de AHLFELD notamment, pour y trouver des fissures palpébrales et faciales dans lesquelles flottent encore des débris du feuillet amniotique. En des cas de colobomes des paupières compliqués de fentes typiques et atypiques de la face, on se trouve ramené à incriminer les synéchies amniotiques comme causes productrices.

Quant à prétendre qu'on ne peut expliquer avec ces dernières la duplicité et la symétrie parfaite du colobome bilatéral (DOR, NICOLIN), c'est avancer un argument qui plaide en faveur de la théorie amniotique : les vésicules oculaires sont précisément les parties de l'extrémité céphalique avec lesquelles le capuchon de l'amnios entrera en contact

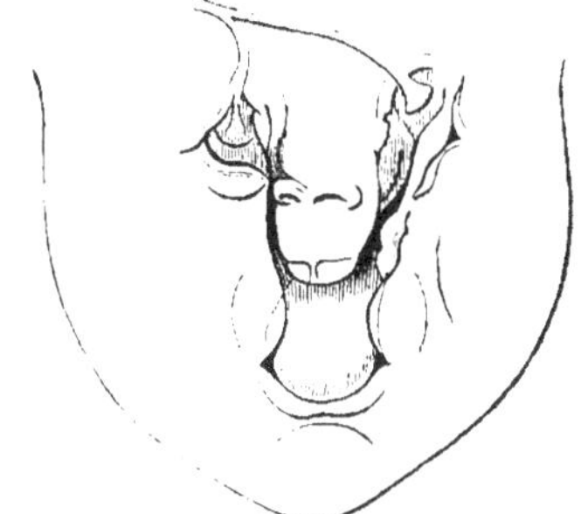

Fig. 361.

Brides amniotiques centrales des cornées (d'après von BRUNS).

en première ligne dans le cas d'angustie. Pourquoi le contact ne serait-il pas symétrique?

Dans la figure 361 il existe, chez le fœtus décrit par von BRUNS, une bride cutanée partant du centre de chaque cornée. Chacun de ces liens cutanés se réunit à celui du côté opposé en une bride plus large. La bride droite se bifurque près de l'œil : d'une part elle s'implante en pleine cornée et de l'autre, se confond avec le bord de la paupière supérieure. La bride gauche vient en contact avec le milieu du bord palpébral et paraît le déprimer. L'angle interne des paupières se confond en bas avec la fente faciale correspondante.

POLAILLON, avait vu en 1874, dans un cas d'encéphalocèle, compliqué de syndactylies, une bride cutanée qui, du centre de chacune des cornées, se portait obliquement en bas et en dedans pour se souder, dans la partie correspondante, à la peau des paupières. Un stylet passait sous la bride droite : la gauche adhérait au globe de l'œil et à la peau par son bord postérieur.

L'existence de la bride dans les cas de POLAILLON et de von BRUNS peut entraîner la formation d'une encoche palpébrale symétrique ou quasi-symétrique, au moment où l'évolution des paupières fait marcher leurs bourrelets à la rencontre l'un de l'autre.

La figure 362 empruntée à Morian démontre la symétrie de certaines brides oculo-palpébrales. Nous pouvons la rapprocher de celle des languettes cutanées des colobomes bilatéraux des paupières supérieures (Comp. fig. 356 et fig. 358).

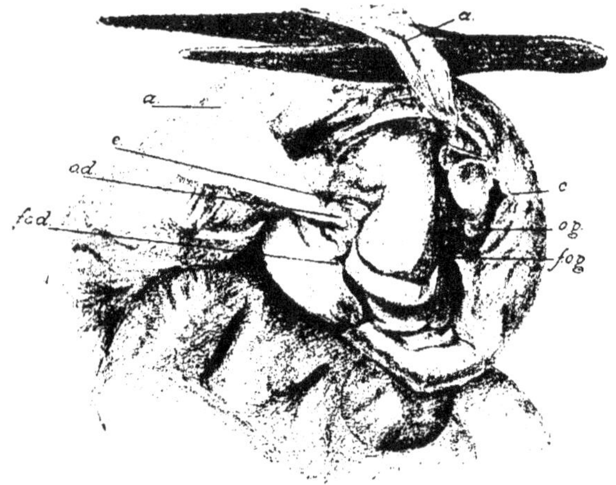

Fig. 362.

Membranes amniotiques plantées sur les yeux (D'après Morian).

a.a, membranes amniotiques épibulbaires. — *e*, ectropion de la paupière supérieure. — *o.d*, œil droit. — *o.g*, œil gauche. — *c*, canthus externe de l'œil gauche. — *f.o.g*, fente oblique de gauche. — *f.o.d*, fente oblique de droite.

Morian décrit chez un embryon de trente centimètres de long, atteint d'hémicéphalie et d'encéphalocèle avec double fente oblique de la face, deux membranes amniotiques, d'implantation symétrique effectuée de chaque côté sur un sac, à tégument lisse, de la région pariétale droite. Elles passent de part et d'autre, à quelques millimètres en dedans du canthus externe, sur la paupière supérieure dans la fente palpébrale obliquement dirigée. A droite, la membrane finit sur le bulbe atrophique en un point pigmenté et noir, de la grandeur d'une tête d'épingle ; à gauche, elle se termine sous un bulbe plus saillant et également pigmenté, dans le canthus interne. La paupière droite est ectropionnée : les points lacrymaux sont distants de 8 millimètres.

L'implantation des brides dans le cas précédent n'est pas absolument symétrique, mais le fait de passer ainsi de part et d'autre sur la paupière supérieure est de nature à créer en des cas analogues une encoche à peu près symétrique.

Pour Nicolin le colobome palpébral s'explique par l'arrêt de développement résultant de l'occlusion incomplète de la fente oblique de la face, explication qui cadre mal avec les lésions analogues à celles figurées par Manz et Nuel. Pour nous l'encoche isolée de la paupière supérieure peut se produire en dehors de toute trace d'une fente oblique de la face.

Nicolin reconnaît avec Morian, et les auteurs qui l'ont précédé, que la cause des fentes faciales obliques (19 sur 59 cas de colobome palpébral) doit être surtout recherchée dans l'influence pathologique de l'amnios (outre les anomalies du cerveau), et de ses enveloppes, relevées chez de véritables monstres. La pathogénie invoquée est donc pour l'un et l'autre cas l'action nocive de l'amnios. Dans le cas de Morian les brides, qui s'insèrent sur le bulbe oculaire d'une part, sous le bulbe de l'autre (fig. 362), existent indépendamment des fentes obliques de la face.

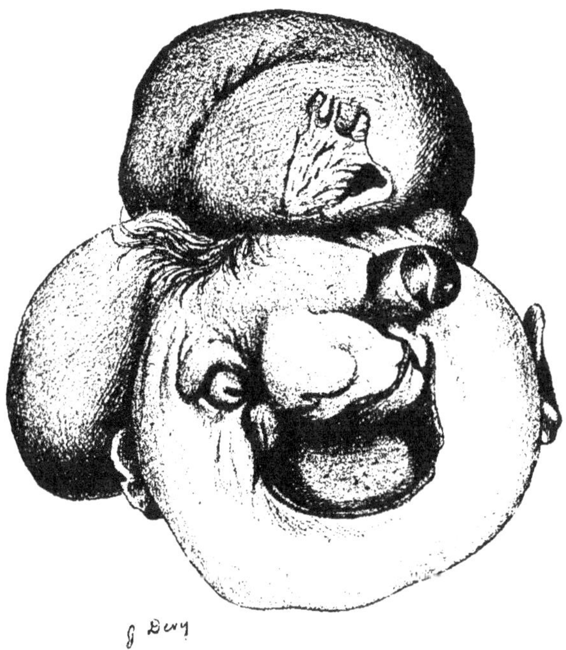

Fig. 363.

Fente oblique bilatérale de la face chez un épiencéphale (brides amniotiques épicornéennes).
(D'après Panas.)

Si ces dernières coexistent le plus souvent, c'est que les adhérences amniotiques répondent à une tendance du capuchon céphalique à se souder en de multiples points. On les trouve fréquemment adhérents aux bords des sillons primitifs de la face, notamment dans la fente qui résulte de la rencontre du bourgeon naso-frontal et des bourgeons maxillaires supérieurs du premier arc branchial, base première de la face.

Une observation de Panas (1889) nous montre une malformation (fig. 363) à mettre en parallèle dans les questions qui nous occupent :

Anomalies des yeux chez un épiencéphale avec double bec-de-lièvre orbito-buccal. — Chez ce fœtus la soudure entre le bourgeon frontal externe et le bourgeon maxillaire supérieur ne s'est pas faite. Cet arrêt de développement est à opposer au bec-de-lièvre commun, où le défaut de coalescence doit être placé entre les bourgeons frontaux externe et interne, entre l'exo-et l'endognathion de ALBRECHT. (Pour l'anatomie pathologique des fentes faciales intéressant l'ophtalmologie, voir les données de KÖLLIKÉR, ALBRECHT et MORIAN dans notre mémoire de 1897.)

On constate : œil droit microphtalme. Staphylome scléral externe à gauche. Cornées opaques, comme sclérosées. Au sommet de la cornée gauche, bride amniotique qui, partant de là, va s'attacher, sous la forme d'un pont, par-dessus la peau normale du sourcil, à l'enveloppe amniotique du cerveau. Du sommet de la cornée droite part un long filament également amniotique et qui, s'étant rompu au moment de l'accouchement, restait appendu à la cornée. Dans ce cas le colobome de la paupière faisait défaut pour cette raison que la bride de l'œil était fort mince, probablement très longue et provenait sans doute du feuillet pariétal de l'amnios.

A gauche la bride était de provenance fœtale et disposée de façon à provoquer le colobome. Pourtant la paupière avait échappé à son action, la fente palpébrale ayant pris une direction à peu près verticale. Pour qu'une bride devienne cause de colobome, il faut qu'elle soit serrée et disposée à cheval sur la paupière correspondante. Ces conditions se réalisent lorsque les téguments voisins du fœtus constituent un point d'implantation.

A droite, la sclérotique se transforme en avant, du côté temporal, en un dermoïde pourvu de follicules pileux et recouvert extérieurement par la conjonctive.

Pour conclure au sujet de la genèse du colobome palpébral, je citerai encore VON HIPPEL (1890). « Avec l'appui de la théorie de VAN DUYSE on peut dire qu'une partie des colobomes palpébraux, d'après leur emplacement et d'après les anomalies concomitantes, peuvent être considérées comme l'expression partielle des diverses formes de fente oblique de la face. Dans une série d'autres cas le rapport avec cette fente n'est guère à démontrer et, d'après la situation et la forme de la perte de substance, ne paraît guère probable. Malgré cela les deux formes peuvent être ramenées à une pathogénie commune : trouble dans l'évolution des paupières ou disparition d'une portion, après formation par l'intermédiaire des soudures et des liens amniotiques ».

De son côté ZEILENDORF estime que si l'on passe en revue les théories émises sur la fente palpébrale congénitale, il en résulte que pour le colobome de la paupière inférieure on peut invoquer l'explication de KRASKE (fente oblique de la face), mais pour tous les autres cas, la théorie des adhérences amniotiques est la seule avec laquelle on puisse expliquer non seulement toutes les variétés mais encore les complications simultanément observées du côté du bulbe.

La figure 364 représente un colobome de la paupière inférieure en relation avec une fente oblique de la face et, simultanément, une bride fibreuse encore en place, ainsi qu'un colobome de la paupière supérieure : les deux théories se donnent la main, mais l'amnios garde ici son rôle d'agent déterminant.

OBSERVATION II. — *Colobome double des paupières, bride oculo-palpébrale et anomalies iriennes du côté gauche. Anomalie non décrite du canal lacrymal et fente oblique incomplète de la face du même côté.* — Enfant de dix mois. Anomalies congénitale, multiples : elles portent à la fois sur l'œil, sur les paupières et les voies lacrymales d'une part, sur une partie du système osseux de la face et de son revêtement cutanés de l'autre.

Double bec-de-lièvre dont l'angle de gauche est relié à un colobome de la paupière inférieure, du même côté, par une cicatrice linéaire, une pseudo-cicatrice passant obliquement en dehors de l'aile du nez. Cette cicatrice répond à ce que l'on est convenu d'appeler en tératologie une fente oblique de la face.

L'aile correspondante du nez, la bosse frontale gauche, l'os de la pommette sont moins développés.

L'œil gauche est comme bridé, retenu dans ses excursions en dehors par le tissu cicatriciel saillant occupant le niveau du segment déficient de la paupière inférieure. Il existait là une véritable bride oculo-palpébrale, ressemblant à un ptérygion fibreux. Enlevée il y a quelques semaines, elle n'était pas libre à sa face postérieure. Implantée d'une part sur l'espèce de muqueuse qui remplace le 1 3 interne de la pau-

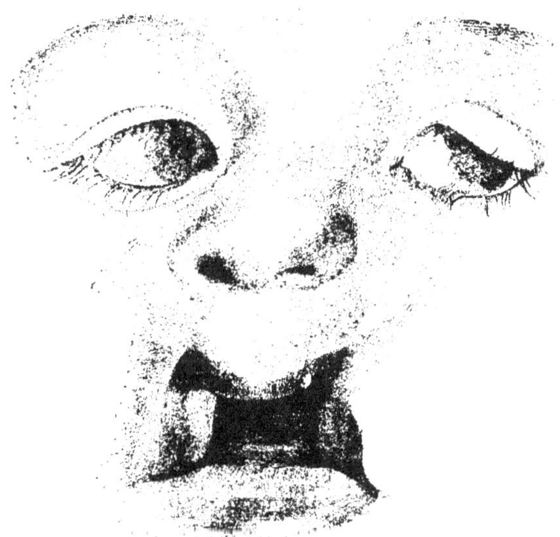

Fig. 364.
Fente oblique de la face et colobome palpébral double.

pière et sur le bulbe, elle s'insérait d'autre part sur le segment inférieur de la cornée où demeure une facette opaque.

Les 2/3 externes de la paupière trop peu élevée, à cul-de-sac conjonctival peu profond, garnis de cils, se terminent en dedans par un rebord arrondi juxtaposé à la cicatrice saillante de l'ancienne bride. Cette cicatrice, comme la bride, s'abouche avec la partie supérieure de la cicatrice jugale.

La paupière supérieure gauche est ptosique et présente un colobome peu profond à l'union du $\frac{1}{3}$ interne avec les $\frac{2}{3}$ externes de son bord, en regard de la partie colobomateuse du voile palpébral inférieur.

Nous ne mentionnons que pour mémoire un « pseudo-gérontoxon », la corectopie et une plaque mince, rétro-cornéenne avec filaments iriens venant de la surface de l'iris, au delà du petit cercle, pour se porter à la périphérie de la membrane occupant la face postérieure de la cornée (membrane et filaments pupillaires persistants adhérents à la cornée).

Le canthus interne de l'œil gauche semble attiré vers la cicatrice de la bride oculo-palpébrale.

La caroncule assez volumineuse occupe un niveau plus bas qu'à l'état physiologique.

Le point lacrymal supérieur se trouve à la pointe d'une éminence papillaire normalement située et en contact avec le globe oculaire.

Le point lacrymal inférieur se trouve reporté en dehors, soit au milieu de la ligne qui sépare la caroncule de la cicatrice oculo-palpébrale saillante.

Tandis que le palper démontre l'intégrité du rebord orbitaire supérieur, il permet d'établir l'existence d'une encoche dans le rebord inférieur au niveau de la bride oculo-palpébrale, toujours en regard de la « fente » oblique de la face.

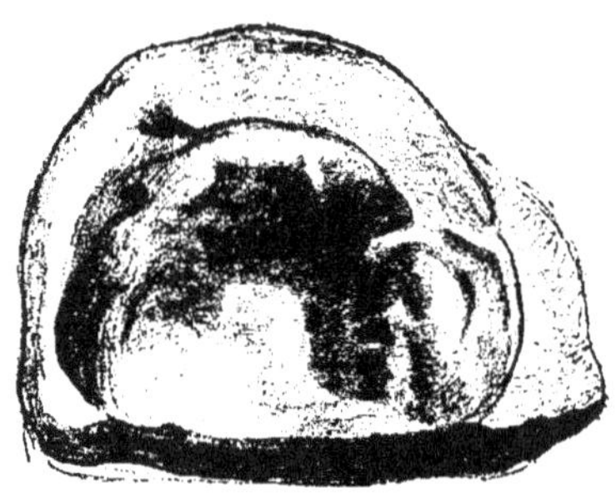

Fig. 365.

Rebord alvéolo-dentaire et voûte palatine (moulage gr. nat.).

En dedans de la ligne cicatrielle on sent une dépression de l'os en forme de sillon ou de gouttière. Cette solution de continuité s'arrête au-dessous du rebord orbitaire ainsi qu'au-dessus de l'arcade dentaire. Elle n'est présentée au bord alvéolo-dentaire que par une encoche profonde, située approximativement au niveau de la canine future.

La moitié gauche du maxillaire supérieur est moins développée : outre les anomalies déjà connues qui lui appartiennent, on constate que la voûte palatine est plus élevée ; l'encoche déjà signalée tombe dans une dépression ogivale qui représente les 3/4 de la surface du palais osseux (fig. 365).

Dans la fente osseuse, jugale est logé un canal en communication avec le sac lacrymal d'une part et de l'autre avec un conduit dont l'orifice occupe le bord muqueux de la lèvre. Le canal lacrymal jugal à trajet insolite parait élargi.

En effet en pressant sur le sac lacrymal, atteint de dacryocystite au degré purulent, on faisait sortir il y a quelques semaines du muco-pus par les deux ouvertures des canalicules lacrymaux et par l'ouverture sus-mentionnée de la lèvre supérieure, ouverture située sur le milieu du rebord muqueux de la lèvre, à 6 millimètres en dedans de l'angle gauche du bec-de-lièvre.

Or, si l'on a mis fin à l'expulsion du pus en pressant sur le sac et si l'on appuie ensuite au milieu du sillon naso-jugeal, on réussit encore à faire sourdre par *l'orifice* labial une grosse goutte de ce liquide.

Par cet orifice a passé le liquide des larmes, du sang lors d'une incision du canalicule lacrymal, de l'eau injectée par cette voie.

Une sonde fine introduite par le canal lacrymal inférieur, devient sensible au toucher au niveau du sillon naso-jugal.

Le sondage par l'ouverture de la lèvre inférieure n'a pu se faire qu'à deux centimètres de hauteur, à cause de la douleur provoquée

Depuis un certain temps le liquide muco-purulent, devenu plus clair, sort aussi par le nez à la pression, alors qu'antérieurement la narine gauche restait sèche. Les injections passent également par là, en partie seulement.

On avait donné à l'entourage le conseil, en pressant sur le sac, pour évacuer le muco-pus, de serrer la partie du canal contenu dans la lèvre médiané, supposant qu'au bas du canal osseux naturel il existait un obstacle mécanique dérivant de la non-perméabilité de la valvule de Hasner.

Clinique. — Le colobome de la paupière est généralement représenté par une perte de substance, encoche ou figure d'étendue et de hauteur variables. La pointe du colobome, de forme le plus souvent triangulaire, en **V**, est dirigée vers le rebord orbitaire ; la base répond au bord libre du voile palpébral. La configuration de l'encoche peut être rectangulaire (Goldzieher) ou affecter la forme d'un M (Horner). Les bords du colobome sont arrondis ou irréguliers, comme dentelés ; ils sont glabres ou garnis de cils plus ou moins développés (exception : von Ammon, Gallenga), libres ou soudés à la conjonctive parfois ectropionnée.

Le colobome peut être *partiel* ou complet, ne porter que sur une partie

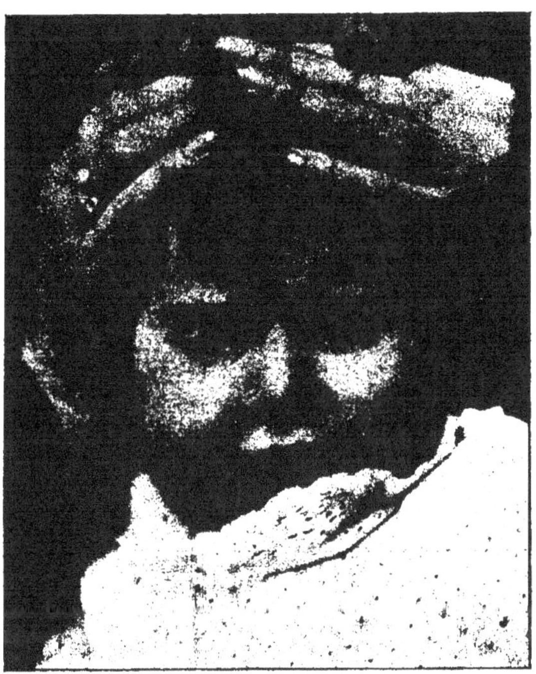

Fig. 366.
Colobome bilatéral des paupières
(D'après une photographie de W. Goldzieher).

de la paupière (van Duyse). Le tarse peut faire défaut, sa présence dépendant de la formation des glandes meïbomiennes (épaississement du tissu connectif périglandulaire).

Le colobome est dit *simple* lorsqu'une seule paupière est intéressée ; il est *dédoublé* (fig. 369) quand celle-ci montre deux encoches (le nombre deux peut être dépassé) ; il est *double* lorsque les deux paupières d'un même œil sont entreprises (de Græfe, Fricke, van Duyse, fig. 364) et bilatéral lorsque les paupières sont atteintes de part et d'autre.

L'emplacement du colobome n'a rien de typique. Il est toutefois plus fréquent dans la portion moyenne des paupières supérieures. La disposition en est souvent symétrique aux paupières en question (voy. fig. 368). Cette symétrie s'observe également par exemple dans les observations de Schiess-Gemuseus, fig. 368 et de Brinckman, dans lesquelles près de la moitié interne des paupières manque.

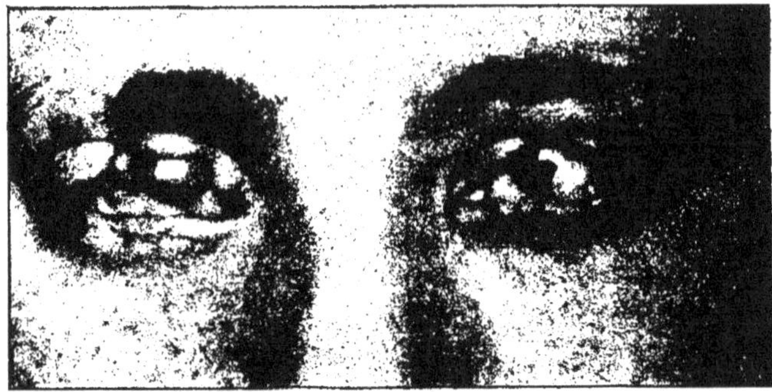

Fig. 367.
Colobome des paupières
(D'après une photographie de Fricke).

Si le siège de la perte de substance est à la paupière inférieure, la fissure tend à se rapprocher de l'angle interne (Kraske, van Duyse, fig. 364).

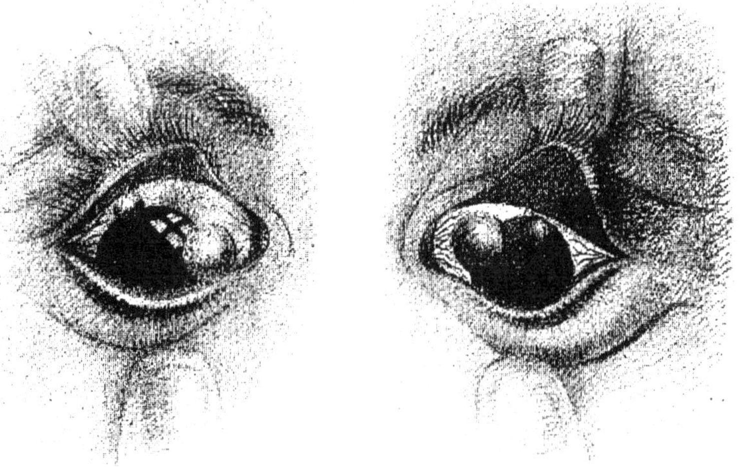

Fig. 368.
Colobome double symétrique des paupières avec dermoïdes multiples
(D'après Schiess-Gemuseus).

C'est aux paupières supérieures qu'on rencontre le plus souvent le colobome. L'anomalie siégeant aux quatre paupières est rare.

C'est une malformation peu commune à l'état pur (PFLÜGER) : on relève le plus souvent des lésions du bulbe et des tissus circonvoisins, ainsi que des malformations de la face, de la tête, du tronc et des membres, qui décèlent de façon irrécusable une origine semblable.

COMPLICATIONS. — On pourrait classer les colobomes palpébraux d'après les *complications* qui les accompagnent et suivant les régions occupées par ces dernières, en plusieurs groupes :

I. *Colobomes palpébraux purs.*

II. *Colobomes palpébraux avec modifications pathologiques de l'œil lui-même :*

Opacités, leucomes (souvent marginaux), scléroses des cornées (GALLENGA, FRICKE);

Staphylome cornéen (CREUTZ);

Cornée conique et transparente (BEER);

Cornée aplatie et oblongue (VON AMMON);

Corectopie et irido-choroïdite intra-utérine (TALKO);

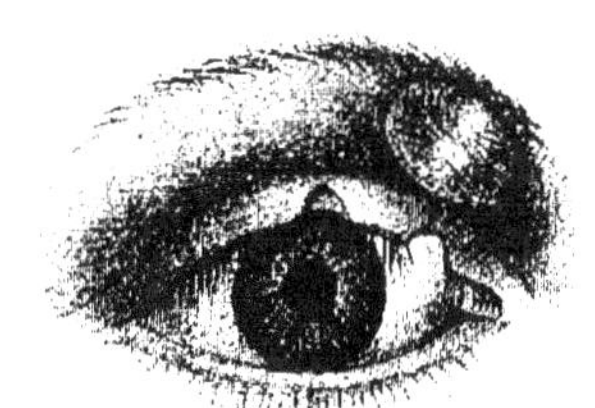

Fig. 369.
Colobome dédoublé de la paupière supérieure et dermoïde épipalpébral (TALKO).

Membrane pupillaire persistante, adhérente à la cornée (VAN DUYSE);

Colobome de l'iris (HEYFELDER);

Colobome atypique de l'iris (SCHIESS-GEMUSEUS, fig. 368);

Colobome de l'iris et de la choroïde (cité par WERNER);

Microphtalmos (VON AMMON).

III. *Colobomes avec modifications pathologiques du revêtement bulbaire :*

Plis conjonctivaux (MAYOR);

Ptérygoïdes (WILKINSON, SCHLEICH, BRINCKMAN, ZEILENDORF (fig. 370) et d'autres);

Cils épibulbaires (BECKER);

Dermoïdes et lipodermoïdes épibulbaires (27 fois sur 65 cas dans un relevé de FRICKE). On les trouve spécialement dans le cas où manquent le sillon et la pseudo-cicatrice trahissant la fente oblique de la face. Le dermoïde est parfois multiple (TALKO, SCHIESS-GEMUSEUS).

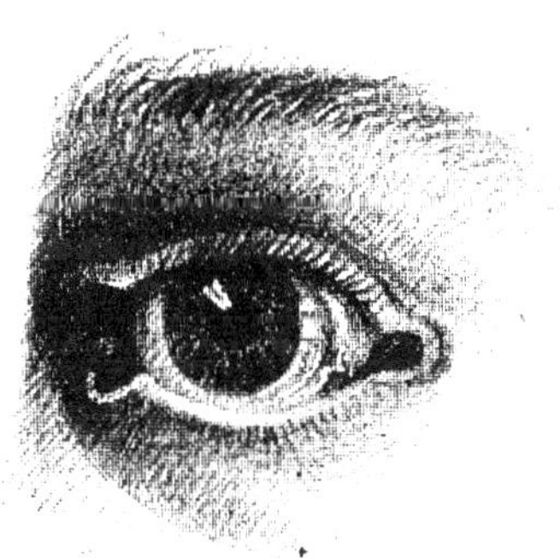

Fig. 370.
Colobome du Canthus interne
(D'après ZEILENDORF).

Il n'est pas rare de voir les encoches du bord libre de la paupière privées de cils et de glandes meïbomiennes, s'adapter, lors de la fermeture de la fente palpébrale à la configuration du dermoïde planté sur l'œil (voy. fig. 371);

Dermoïde des paupières (TALKO, fig. 369);

Lambeaux cutanés adhérents au bulbe (MANZ, NUEL, ZEILENDORF);

Ponts cutanés adhérents à leur face postérieure (VAN DUYSE, fig. 364), ou libres (VAN DUYSE, fig. 359) :

Bandelettes amniotiques (von Bruns, Lannelongue) ;

Synéchies oculo-palpébrales (Morian, Panas) ;

Symblépharon (Brinckman) ;

Blépharoptose (Cunier) ;

Absence de la caroncule (Zeilendorf) ;

Absence des commissures interne et externe :

Anomalies des points, canalicules, sac et canal lacrymaux, notamment : atrésie ou absence des points lacrymaux, points lacrymaux surnuméraires, canalicules en cul-de-sac, blennorrhée du sac, ouverture du canal lacrymal dans la lèvre supérieure (van Duyse ; fig. 364) ;

Sillons cicatriciels palpébro-sourciliers (Capei) ;

Colobome du sourcil (Schleich, Nuel, Fricke, Gallenga, Zeilendorf) ;

Languette de cheveux partant de la lacune des sourcils pour se perdre dans le cuir chevelu (Schleich, Nuel, fig. 358).

IV. *Colobomes palpébraux avec malformation de la face et de la cavité buccale :*

Asymétrie de la face ;

Effacement de l'aile du nez (fig. 359). Colobome de l'aile du nez (Schiess-Gemusei). Échancrure de la pointe du nez (Nuel) ;

Fente oblique de la face (Kraske), sillon ou pseudo-cicatrice afférente à cette fente (fig. 364) ;

Échancrure du bord orbitaire et du bord du maxillaire supérieur, expression de cette même fente ;

Malformations de la voûte palatine, voussure anormale :

Bec-de-lièvre simple et compliqué, labio-palatin ;

Macrostome (Fricke, Zeilendorf), micrognathie (Fricke).

V. *Colobomes palpébraux avec malformations de la tête :*

Hydrocéphalie :

Encéphalocèle, exencéphalie :

Epiencéphalie (fig. 363) ;

Absence des os du front et des pariétaux (Gallenga). Hémicéphalie. Anencéphalie.

VI. *Colobomes palpébraux avec anomalies du tronc et des extrémités :*

Hernie ventrale ;

Syndactylies. Sillons cicatriciels (étranglement par bandelettes amniotique) des membres et malformations, etc. (angustie amniotique). Pertes de phalanges, par suite d'amputations spontanées.

Le traitement remédiera aux pertes de substance des paupières suivant les règles des autoplasties faciales.

Dermoïdes et lipodermoïdes. — Les *dermoïdes* implantés sur le bulbe appartiennent pour la généralité des cas à la conjonctive. Ils se caractérisent par la présence des éléments épithéliaux du derme, des poils notamment, et, dans certaines analyses, par l'abondance des éléments de la graisse (*lipo-dermoïdes*). Leur congénitalité est leur caractère le plus marquant.

HISTORIQUE. — MAUCHART (1742) signale l'existence d'une tumeur, couverte de poils, à la surface du bulbe oculaire et CAZÈLES (1766) fournit à son tour la description d'un dermoïde.

WARDROP (1808) tente un essai de classification et range les tumeurs qui nous occupent parmi les tumeurs congénitales rappelant les *nævi materni*.

DE GRÆFE père (1822) leur donne le nom de *nævus spilus* et de *trichosis congenita conjonctivæ*.

Pour d'autres auteurs il s'agit de *nævus lipomatode* ou *lipoma crinosum*. L'abondance du tissu graisseux les frappe.

RYBA (1853) crée le nom de *dermoïde* et donne la première nosographie sérieuse. Son interprétation pathogénique est acceptée quinze ans durant.

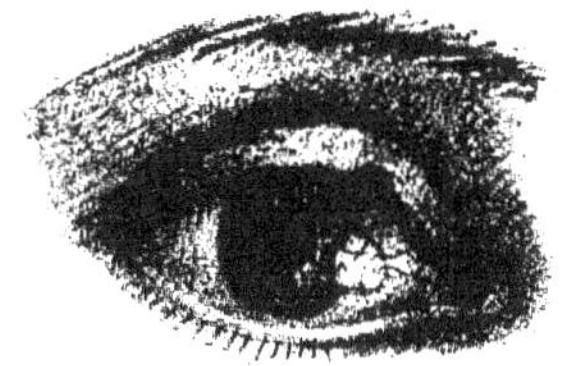

Fig. 371.

Dermoïde de l'angle interne de l'œil et colobome correspondant de la paupière supérieure (DE WECKER).

« Alors, dit PICQUÉ (1886), dans sa thèse des plus documentées (tableau résumé de 94 observations), MANZ ébauchera une nouvelle théorie et l'opposera à celle de WECKER. NUEL reviendra en partie à l'opinion de RYBA, jusqu'à ce que la connaissance des brides amniotiques vienne encore une fois transformer la question avec les travaux de VAN DUYSE, de VASSAUX, de PONCET (de Cluny). »

PATHOGÉNIE. RYBA estimait qu'en raison d'une fermeture défectueuse des paupières la conjonctive prend les caractères de la peau ou des verrues. Il supposait que les paupières, en se rencontrant, se touchaient par leur partie médiane ; leur fermeture incomplète pourrait dans ce cas, après le quatrième mois, laisser une partie de la conjonctive à découvert. RYBA faisait remarquer la concordance du dermoïde et du colobome palpébral et rappelait le cas de VON AMMON, où le colobome de la paupière supérieure répondait par sa position à un dermoïde de la partie supérieure du globe.

DE WECKER (1869) admettait, dans le cas de la figure 371, l'opinion de RYBA, en supposant pour l'origine du colobome un arrêt d'évolution dans une partie de la paupière (voy. p. 495).

NUEL (1881), revenant à l'hypothèse de RYBA, a pensé que la formation du colobome est le fait primitif : une partie de la conjonctive bulbaire reste découverte ; elle évolue en derme, elle prend les caractères de la peau (voy. p. 490).

J'ai formulé, pour la première fois, la *théorie des synéchies amniotiques*, en 1882, théorie expliquant la genèse des dermoïdes et des colobomes palpébraux. Elle fournit aussi la raison des multiples vices de conformation se ratta-

chant les uns aux autres par les liens d'une commune origine. L'observation
directe me montrait les brides oculaires en place chez le fœtus, ainsi que des
restes d'amnios flottant sur les bords irréguliers de fentes faciales encore
ouvertes. L'adhérence circonscrite de l'amnios et du tégument externe de
l'œil et des paupières demeure tantôt en place (fig. 359 et 364) ou se résout,
laissant après elle le pied de la synéchie évoluant en dermoïde, à moins que,
par sa disparition précoce, il ne subsiste que peu ou pas de trace de son
existence sur l'œil ou à son pourtour.

VASSAUX (1883) et LANNELONGUE (1886), tout en admettant la théorie des
soudures amniotiques, n'arrivent pas à se détacher complètement de la
théorie de RYBA. Pour VASSAUX l'adhérence amniotique arrête les bourrelets
palpébraux dans leur mouvement de descente. « Les deux épithéliums, une
fois en bourrelets au niveau de l'adhérence, se trouveront en contact et rien
ne s'opposera à ce qu'une soudure entre la paupière et le bulbe se produise,
de même que se produit la soudure des deux bourrelets palpébraux, quand
ils viennent à se rencontrer. Mais le mésoderme, arrêté au niveau de la
bride, ne se développera pas moins, et son extension ne pourra se faire que
suivant la soudure épithéliale. Il va donc repousser les cellules et former un
bourgeon qui s'invaginera sous la conjonctive. Le dermoïde sera alors formé
et il sera constitué par le bord libre de la paupière comme semble le démontrer
l'existence de pigment à la surface du derme. »

LANNELONGUE se demande si le dermoïde ne s'observe pas d'habitude sur la
partie du globe oculaire qui reste le plus longtemps découverte et par cela
même exposée à l'établissement d'une adhérence. L'adhérence demeure ici
l'élément principal : l'inoclusion de la fente agirait à la manière d'une cause
adjuvante pour déterminer la localisation du dermoïde. LANNELONGUE ajoute
que le pourquoi de l'adhérence et celui de l'enclavement d'une portion de
tégument échappent à l'interprétation.

LARBOURET (clinique de PANAS, 1885), PICQUÉ (1886) et LAGRANGE (1901) ont
reproduit les idées de VASSAUX.

Pour VON HIPPEL, les dermoïdes se conçoivent comme reliquats de soudures
amniotiques avec le bulbe. Leur origine doit donc être placée dans les deux
premiers mois de la vie fœtale. Avec la fermeture de la fente palpébrale qui
se fait au cours du troisième mois, la formation d'une telle synéchie ne pourrait se comprendre qu'avec l'existence d'un colobome concomitant de la paupière.

Au point de vue pathogénique on peut diviser les dermoïdes en deux
groupes. Le premier, le plus nombreux, dans lequel le bulbe est resté intact
dans les assises congénitales et dans lequel le dermoïde est adhérent à sa surface. Les tumeurs sont petites et limbales. Le second est représenté par les
cas où le bulbe a été de bonne heure intéressé.

Dans le cas de ZWANZY, cité plus loin, il y a développement rudimentaire de la
cornée et du segment antérieur de l'œil.

Dans celui MANFREDI le globe a souffert davantage : il a la grosseur d'un
pois et est recouvert par une membrane portant des poils blancs. Lors d'une

tentative d'ablation, il s'est échappé du vitré et du pigment de ce bulbe rudimentaire.

Enfin, au dernier échelon de la série des malformations, liées à la présence d'un dermoïde, apparaît le cas de WAGENMANN. Il s'agit d'un bulbe à parties rudimentaires et ayant partiellement subi une prolifération atypique, incluses dans le dermoïde et entourées par lui. Une masse pédiculée, attenante au fond de l'orbite gauche d'un nouveau-né, faisait saillie entre les paupières normales. Elle était recouverte d'une peau, épaisse d'un millimètre et portant des poils. Après l'excision de cette masse, l'aspect de l'orbite était celui qui suit l'énucléation ordinaire. Le développement du dermoïde a été précoce; son début remonterait vers le commencement du 2° mois, époque où la fente fœtale est encore ouverte. WAGENMANN estime qu'il s'agit d'un germe hétérotopique de la peau qui se transforme en un dermoïde (présence d'un îlot osseux et d'un kyste à épithèle vibratile).

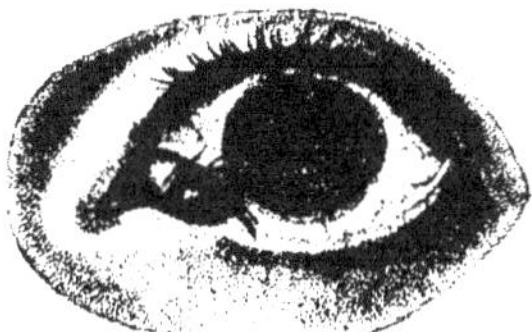

Fig. 372.
Dermoïde de l'angle interne et corectopie
(DEMOURS).

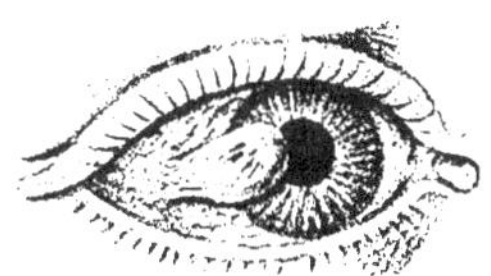

Fig. 373.
Dermoïde au point d'élection
(VASSAUX).

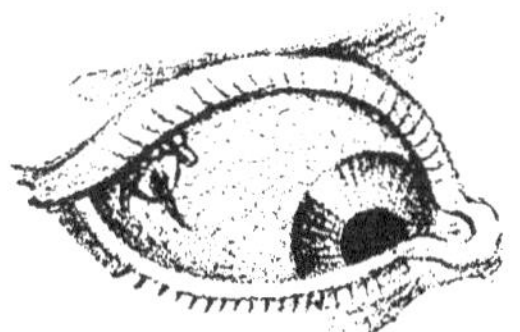

Fig. 374.
Dermoïde de l'angle externe
(VASSAUX).

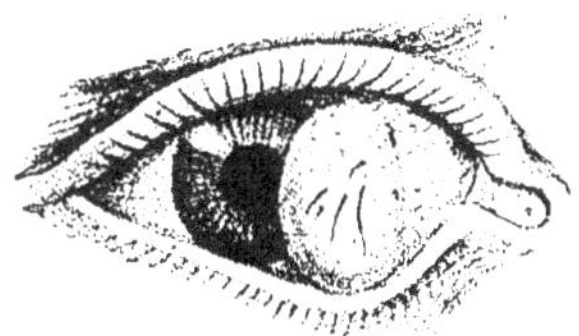

Fig. 375.
Dermoïde de l'angle interne
(VASSAUX).

Si l'on formule pour ces cas exceptionnels, notamment pour le dernier, l'hypothèse d'une assise cellulaire ectodermique, implantée de bonne heure sur la vésicule oculaire secondaire et évoluant ultérieurement en dermoïde, on s'arrêtera volontiers à une action mécanique localisée de l'amnios. On sait que les plus jeunes embryons connus ont déjà un amnios fermé, que jusqu'à 10 millimètres l'embryon est directement entouré par l'amnios et que chez l'embryon de 11 à 15 millimètres l'éloignement de cette membrane est de 1 à 3 millimètres (KOLLMANN). L'angustie momentanée déterminerait le glissement et l'enclavement de cellules ectodermiques du pourtour de l'œil au niveau de la cornée primordiale. Avec cette angustie on conçoit aussi l'inhibition apportée au développement des parties composantes, le trouble nutritif du neuro-épithèle au niveau de la fente fœtale qui reste béante.

Cette aplasie se complique forcément d'une prolifération atypique du neuro-épithèle et d'un développement étendu, compensateur des éléments dermo-épithéliaux du dermoïde.

Clinique. — Toujours congénitaux, les dermoïdes peuvent passer inaperçus. La poussée qu'ils subissent vers la puberté et notamment le développement à la surface de leur système pileux, la gêne et l'inflammation éventuelle que ce dernier détermine, amènent le porteur à demander conseil.

Ces tumeurs sont facilement ignorées lorsqu'elles siègent sous l'angle palpébral ou sous la paupière supérieure, surtout si elles sont de faible dimension et si les poils qui garnissent leur surface n'irritent pas les parties voisines.

Le siège d'élection est à la partie externe du bulbe cornéen, notamment du côté inférieur, le dermoïde étant à cheval sur la cornée et sur la sclérotique. L'adhérence est en général extrême, la tumeur faisant corps avec les tissus sous-jacents, principalement avec la cornée. Une certaine laxité toutefois a été notée, dans certains cas, pour les tissus reliant la base du néoplasme aux tissus oculaires. Mais il est des dermoïdes siégeant en totalité sur la cornée, ou son centre (Emmert, chez le veau) ou occupant la majeure partie de cette membrane (Schmidt-Rimpler, chez le même animal). Rares sont les productions dermoïdes intéressant une grande étendue de la cornée et se substituant au parenchyme cornéen (Bernheimer, Gallenga, Cohn).

Il est des dermoïdes doubles dont l'un siège sur le bord cornéen, l'autre dans le cul-de-sac conjonctival (Talko, Wagenman).

De Lew a vu le dermoïde placé sur la conjonctive palpébrale inférieure, et Schleich décrit au-dessus d'un colobome palpébral bilatéral un dermoïde de la peau. Les deux dermoïdes correspondant au colobome palpébral sont chacun placés sous un colobome sourcilier.

Le volume du néoplasme, qui est le plus souvent unique, varie de la grosseur d'une lentille à celui d'une petite olive. La tumeur peut devenir gênante en empiétant sur la pupille ou en devenant volumineuse (Hildige).

Il est exceptionnel que le dermoïde épibulbaire subisse un développement de son tissu connectif qui l'amène à recouvrir une partie de la paupière inférieure, transformation probable dans le cas étudié par nous (1895, fig. 376).

Comme dimensions insolites d'un dermoïde, il faut citer celui que Swanzy et Leber ont observé chez un enfant de huit mois : toute la cornée était envahie par un tissu dermoïde en rapport par un pédoncule court et épais avec un dermoïde faisant saillie hors de la fente palpébrale.

Dans le tableau dressé par lui, Picqué relève le cas de productions dermoïdes bilatérales et symétriques et trois cas de tumeurs doubles du même œil (Schiess-Gemuseus, fig. 368).

Horner a décrit un dermoïde de l'œil droit et de la paupière supérieure et un triple dermoïde de l'œil gauche. Entre le double colobome de la paupière supérieure droite, existait un appendice cutané garni de longs cils blancs.

La forme habituelle des dermoïdes représente un coin tronqué, à base ovalaire, à grand axe dirigé dans le sens de la fente palpébrale. Il en est d'hémisphériques : d'autres sont aplatis ; il en est de pédiculés (Zwanzy, Leber, Bock ;

fig. 376). Il est des cas où les poils semblent sortir de la sclérotique (War-

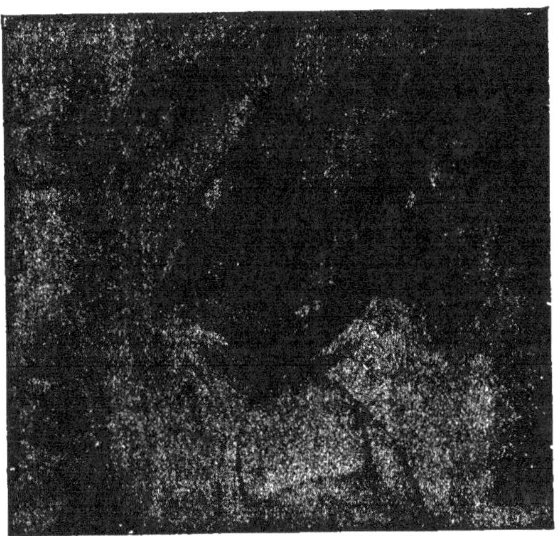

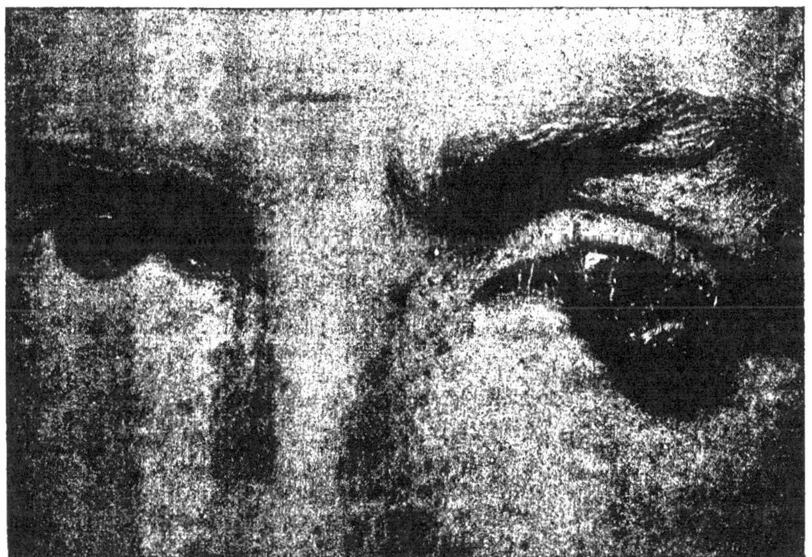

Fig. 376.
Dermo-fibrome épibulbaire gauche.

drop). Leur couleur est blanc, blanc nacré, jaunâtre, grisâtre, parfois blanc
rosé. Les glandes du néoplasme peuvent déposer un enduit sébacé à la surface

ou de fines gouttelettes transparentes. La surface est lisse, finement grenue, parfois recouverte de sillons analogues à ceux de la peau ou velvétique, hérissée de papilles (RYBA, VASSAUX). Tel duvet fin de la surface du dermoïde, perceptible seulement à la loupe, se transformera vers la puberté en une série de poils abondants, privés de pigment ou colorés comme les cils et assez longs, — cas rare, — pour retomber sur les joues (WARDROP, RIZET). Les poils sont parfois plus gros que les cils.

La consistance de la tumeur est dure, fibreuse ; elle peut se rapprocher de celle du lipome, elle est d'autant plus molle qu'elle se rapproche davantage du fornix.

Le dermoïde est indolore.

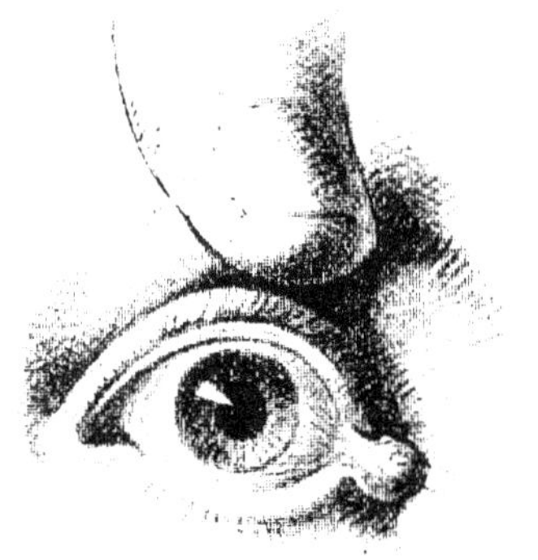

Fig. 377.
Dermoïde pédiculé du canthus externe
(E. BOCK).

COMPLICATIONS. — Les languettes cutanées et les dermoïdes sont assimilées dans cette énumération. La plus importante complication est le *colobome palpébral* (voy. p. 511).

Pour l'œil même on relève : *colobome de l'iris et de la choroïde, microphtalmos* (THALBERG), *corectopie* (DEMOURS, VAN DUYSE et BRIBOSIA), *asymétrie* marquée *des grands angles*, et pour la face, des anomalies **qui** dérivent des adhérences et impressions amniotiques : *tumeurs cutanées préauriculaires* compliquées à leur tour,

— c'est la règle, — de **macrostome** ou *fissure transverse de la bouche* (VAN DUYSE).

OBSERVATION I. (fig. 378) — Instituteur, vingt-cinq ans. *Dermoïde* épibulbaire à gauche, empiétant légèrement sur le limbe scléro-cornéen, de forme ovale, à grand axe horizontal et situé à 2 millimètres au-dessous du diamètre transversal de la cornée. Son diamètre horizontal est de 7 millimètres ; le vertical, de 4 millimètres : de couleur blanc jaunâtre, sa surface un peu mamelonnée est couverte d'un enduit d'éclat graisseux ; les poils délicats, peu colorés, existant à cette surface, ne sont visibles qu'à la loupe. Les vaisseaux de la conjonctive avoisinante sont dilatés et flexueux. De légers mouvements de latéralité peuvent être imprimés à la tumeur (pannicule adipeux sous-dermique de la tumeur). — *Excroissance cutanée* congénitale, pyriforme, trilobée, recouverte de poils, plantée au-devant et au-dessous du tragus droit et contenant un noyau cartilagineux. Une tumeur analogue, symétrique, existait au niveau correspondant à gauche (cicatrice). — *Macrostome* portant sur le côté gauche de l'ouverture buccale. La fissure comprend toute l'épaisseur de la joue et se relève légèrement en se dirigeant vers l'embouchure du canal de Sténon, pour finir en un pli ascendant et descendant du tégument externe. La voûte palatine est relativement étroite.

OBSERVATION II. — Fillette de onze ans. *Dermoïde* du volume d'une demi-noisette, implantée du côté externe à la fois sur la cornée et sur la sclérotique, en majeure partie sur cette dernière. Elle est passablement molle et mobile ; elle est recouverte par une membrane rosée et délicate et sa surface porte des poils. — Au-devant de l'oreille droite, deux *appendices* lobulés *congénitaux*, dont le supérieur, large de un centimètre, long de 2,5 centimètres, contient un cartilage. Le second, situé plus bas,

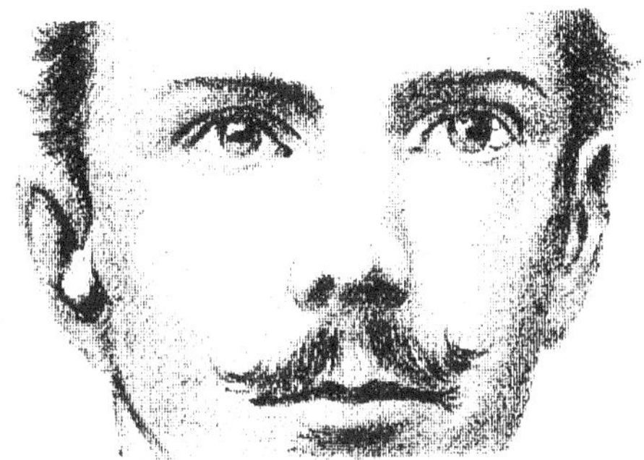

Fig. 378.

Dermoïde épibulbaire, tumeurs cutanées préauriculaires, macrostomie.

est mou, a les dimensions d'un pois et l'aspect d'un molluscum fibrosum. Le conduit auditif de ce côté est fort étroit et en forme de fente. Au-devant de l'oreille gauche, ex-

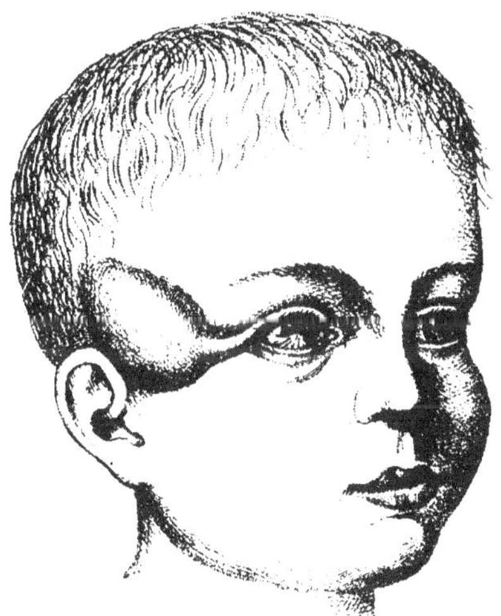

Fig. 379.

Dermoïde de l'œil et de la région temporale (LANNELONGUE).

croissance cutanée congénitale, de même volume. *La bouche est notablement agrandie du côté droit* et le sillon sous-nasal, profond. Le visage tout entier est asymétrique : le côté gauche est moins large que le droit.

PANAS cite le cas d'une femme de vingt-six ans, venue au monde accollée à sa sœur jumelle par une bride cutanée de la joue. Il existait un dermoïde de la cornée, des acrocordons auriculaires, de la macrostomie avec raphé le long de la fente oblique de la face et aplatissement des arcades dentaires.

Bergmeister a observé deux dermoïdes symétriques, situés de part et d'autre sur le limbe externe de la cornée. La face était asymétrique. un lambeau cutané, existant au-devant de l'oreille gauche, avait été excisé au moment de la naissance.

Les tumeurs cutanées peuvent être localisées en d'autres parties de la face : Ryba constate des *verrues poilues sur la joue* ; Davidson des cicatrices et *excroissances verruqueuses sur le dos du nez* : Virchow les trouve disséminées *sur le front*. La figure 377 empruntée à Lannelongue démontre la coexistence d'un dermoïde de l'œil et de la région temporale.

A citer en outre : un *repli* et *l'adhérence de la conque de l'oreille* (Robert de Marbourg) ; *l'état rudimentaire du pavillon de l'oreille* et *l'absence du conduit auditif externe* (von Arlt, van Duyse). Les malformations de l'oreille impliquent un trouble survenu dans l'évolution de l'extrémité des deux premiers arcs branchiaux.

D'autres complications existent, déjà énumérées à propos des colobomes palpébraux : les *fentes obliques de la face*, les *becs-de-lièvre* plus ou moins compliqués, les *malformations du crâne et de l'encéphale*, les *syndactylies*.

Anatomie pathologique. — Le *dermoïde* comprend les diverses couches de la peau : épiderme, derme et des papilles, follicules pileux, glandes sébacées annexées aux poils ou indépendantes de ceux-ci, rarement des glandes sudoripares (Vassaux, Gallenga) et des granulations pigmentaires (Vassaux). Gallenga et Gonella ont vu des fibres musculaires lisses ou des dermoïdes conjonctivaux et Wallenberg a retrouvé des fibres striées dans un lipodermoïde de la caroncule (voy. *lipome sous-conjonctival*).

Giacomini les a trouvées chez l'orang, tant à la base du pli semi-lunaire que dans la caroncule. constatation faite chez l'homme par Waldeyer, au même niveau. Ce serait une émanation du muscle droit interne de l'œil.

Les vaisseaux sont peu abondants ; les artères de minime dimension qui les pénètrent, se transforment en capillaires dont la direction générale est parallèle au revêtement épithélial. Ces capillaires se gonflent dans certains cas au niveau des papilles et s'entourent d'une prolifération assez abondante de cellules jeunes, preuve du développement rapide de certains de ces néoplasmes. Ceux-ci s'accroissent parfois brusquement au moment de la puberté. Vassaux a rencontré des fibres nerveuses à myéline dans la face profonde d'un dermoïde et Poncet les a relevées dans une bride dermique.

Les poils peuvent faire défaut. Sous le derme existe une quantité variable de tissu cellulo-adipeux d'autant plus abondant qu'on s'éloigne davantage du limbe cornéen. Le dermoïde prend ainsi l'allure d'un dermo-lipome. Il revêt vers le fornix les caractères du *lipome sous-conjonctival*.

Talko et Rieke ont trouvé dans le dermoïde un noyau de cartilage hyalin ; Wagenman, du tissu osseux.

Les languettes et brides cutanées (Manz, Nuel, van Duyse) ont la même structure que les dermoïdes : couche épithéliale, zone papillaire, poils, glandes sébacées.

L'hypothèse d'après laquelle le dermoïde répond au tissu semi-lunaire déplacé, attendu qu'on y trouve du cartilage hyalin et des glandes (GALLENGA, COHN) tombe devant un fait : dans les lipomes sous-conjonctivaux situés entre le droit supérieur et externe, on a retrouvé ce cartilage et ces glandes. Il ne peut être question d'un transfert (MANZ, 1885 ; VON HIPPEL). Certains auteurs tels que COHN (1897) et GALLENGA (1898) parlent de *tératomes* au niveau de la surface cornéo-conjonctivale. GALLENGA par exemple divise les tératomes épibulbaires en 1° *dermoïdes réels ;* 2° *lipomes congénitaux ;* 3° *lipodermoïdes ;* 4° *tératomes mixtes avec revêtement de muqueuse* (situés du côté temporal du bulbe et le plus souvent à considérer comme des portions de glande lacrymale) ; 5° *tératomes à revêtement cutané.*

Lipome sous-conjonctival. — À l'état congénital c'est pour LAGRANGE « le plus souvent un *dermo-lipome* résultant de l'inclusion sous la conjonctive d'éléments ectodermiques et beaucoup plus rarement un *lipome pur* développé *aux dépens du tissu graisseux sous-conjonctival* ».

Pour PANAS et FUCHS ce sont là presque toujours, pour BÖGEL et WAGENMANN toujours des productions lipodermoïdes.

Pour NOBBE dont le travail a été écrit sous l'inspiration du professeur LEBER, de Heidelberg, les productions lipodermoïdes du cul-de-sac conjonctival ,sont toujours d'origine *tératoïde, dermoïde :* leur genèse primitive ne doit pas être placée dans l'orbite. Même si l'on ne trouve pas dans la série non interrompue des coupes une couche cellulaire cutanoïde, le caractère dermoïdal ne doit pas être infirmé, attendu que le germe inclus au niveau du néoplasme est tout à fait exigu et peut ne pas contenir de follicule pileux, ni d'autres attributs épithéliaux de la peau.

NOBBE divise les lipodermoïdes en trois groupes : ceux de la limite scléro-cornéenne, ceux de la caroncule et ceux du cul-de-sac conjonctival.

Les dermoïdes de la caroncule ou plutôt du pli semi-lunaire sont étudiés dans les observations de SCHIESS-GEMUSEUS, WALLENBERG, WULFF et VAN DUYSE.

Fille de seize ans. La moitié supérieure du néoplasme congénital, occupant la région du pli semi-lunaire, s'étendait sous la conjonctive jusqu'au voisinage du limbe ; l'inférieure s'étendait jusqu'au cul-de-sac conjonctival inférieur. Il n'existait aucun rapport avec la graisse de l'orbite. Le lipodermoïde ne contenait aucun attribut épithélial de la peau : ni poils, ni glandes sur les cent vingt coupes utilisables, en série non interrompue, mais de nombreux faisceaux de fibres musculaires lisses et trois ou quatre faisceaux de fibres musculaires striées. On doit se tenir ici au diagnostic de lipodermoïde par la *constitution papillaire du derme* qui n'appartient pas à la conjonctive bulbaire normale.

Quant aux lipodermoïdes des culs-de-sac, ils ressemblent davantage aux lipomes : les attributs épithéliaux peuvent y manquer.

Rogman, analysant avec soin deux cas de cette variété de lipodermoïdes n'y a pas trouvé d'éléments à attributs épidermiques. Lagrange d'autre part a étudié la tumeur représentée par la figure 380.

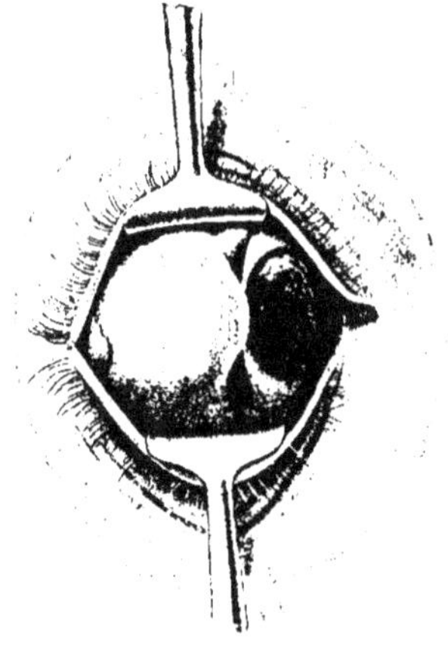

Fig. 380.

Lipome sous-conjonctival
(Lagrange).

Cette tumeur, enlevée à l'œil droit d'un enfant de deux mois, avait le volume d'un gros grain de raisin aplati. Siégeant en face de l'attache du muscle droit externe, elle soulevait la commissure pour s'avancer jusqu'à quatre millimètres environ du bord cornéen de la commissure. Elle a été enlevée par une boutonnière de la conjonctive non adhérente.

L'examen histologique des coupes en série, fait par Lagrange, lève pour lui comme pour Rogman, les doutes qui pourraient s'élever sur la nature purement lipomateuse de l'affection et démontre « qu'il faut faire une petite place au lipome pur dans l'histoire des affections congénitales de la conjonctive ».

Traitement. — L'ablation des dermoïdes conjonctivaux circonscrits se fait au bistouri, combinée s'il le faut à l'ignipuncture. Quant aux formes tératoïdes entraînant l'atrophie du globe, l'énucléation peut être indiquée dans un but cosmétique.

Ptosis. — Le *ptosis* (πτῶσις, de πίπτειν, tomber) est une anomalie congénitale fréquente et qui se présente le plus souvent sans autres malformations de l'œil et de ses annexes. L'épicanthus ne fait guère défaut lorsque le ptosis est très marqué.

Wilbrand et Saenger distinguent le ptosis congénital *simple* de la forme congénitale *héréditaire* dans laquelle la chute de la paupière s'observe à travers plusieurs générations, le plus souvent associée à des anomalies de la motilité.

Dans les *faibles* degrés de ptosis (*ptosis incomplet, proptose*), les malades ont l'air endormi. L'habitus rappelle celui des trachomateux. Dans le regard horizontal de ces sujets, on ne se doute guère de l'entrave fonctionnelle imposée à leurs yeux. Elle apparaît lorsqu'on les invite à regarder en haut.

Les degrés *modérés* de ptosis se reconnaissent à la contracture permanente des muscles frontaux.

L'arc des sourcils est situé plus haut.

Dans les degrés *élevés* de l'anomalie, les fortes contractions du frontal ne suffisent plus à découvrir la papille. Le sujet rejette la tête en arrière.

La figure 381 représente le ptosis bilatéral chez un père et ses deux fils. Le ptosis est modéré chez le premier. La paupière est davantage tombante chez les descendants, surtout chez le troisième où l'opération de PANAS a été faite (contraction des muscles frontaux sur la figure) ; les arcs sourciliers sont remontés ; la tête se reporte fortement en arrière dans le regard horizontal ; l'œil gauche est divergent ; les paupières lisses et sans rides évoquent l'idée d'une atrophie de leurs tissus.

STEINHEIM *Ptosis bilatéral congénital*. Garçon de quatorze ans d'intelligence minime. La tête est reportée en arrière, la bouche ouverte. Les muscles frontaux se contractent avec énergie pour maintenir la fente palpébrale entrebaillée. Sur l'injonction d'avoir à l'ouvrir d'avantage, toute la face se contracte ; les muscles auxiliaires entrent tous en jeu ; les bras s'étendent et les doigts s'écartent. Les paupières pendent sans pli aucun. L'élévation de l'œil est impossible ; le regard est dirigé en bas (prédominance des droits inférieurs). Les mouvements en dedans et en dehors sont lents (défaut d'exercice).

On compte les observations de ptosis *unilatéral*. La bilatéralité de l'affection est la règle.

La figure 382 représente un cas de ptosis congénital de l'œil gauche avec défaut de la motilité en haut du même côté. À la gauche du dessin le sujet regarde en avant : à la droite, il regarde en haut (WILBRAND et SÆNGER).

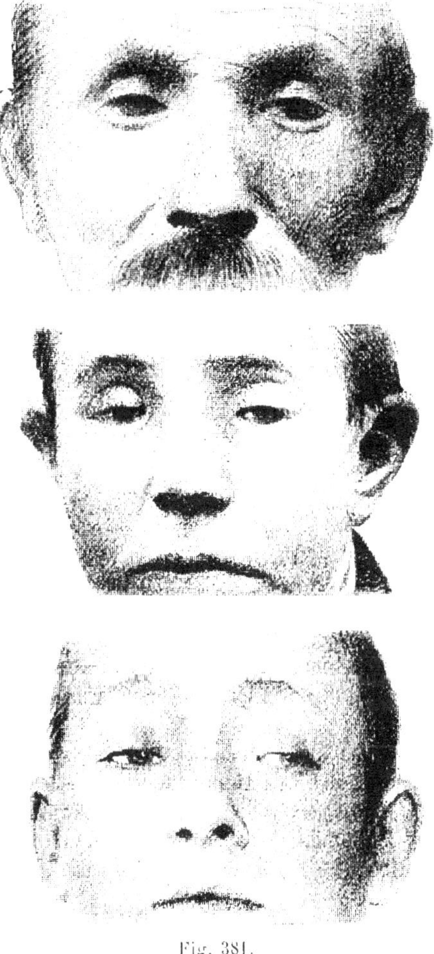

Fig. 381.
Ptosis familial.

Le ptosis congénital héréditaire est presque sans exception allié à des défauts de motilité des muscles extrinsèques de l'œil. Il s'observe à travers plusieurs générations chez une partie des représentants mâles des familles atteintes (LAWFORD, VOSSIUS, GUENDE, SCHILER, GUERFEIN), ou dans les deux sexes (HENCK, RAMPOLDI, HIRSCHBERG, VIGNES).

L'abduction est le plus souvent atteinte : 9 fois sur 15 cas analysés par WILBRAND et SAENGER ; l'élévation et l'abaissement sont intéressés 5 fois ; l'adduction l'est moins. On note dans une série de cas la diminution de l'acuité visuelle, soit par amblyopie congénitale, soit par un vice de réfraction que le nystagmus peut accompagner.

On a observé dans quelques cas de ptosis congénital héréditaire de moyen degré des anomalies de mouvement de la paupière supérieure : elle s'élève et se rétracte au moment de la mastication et de la déglutition. Ces particularités ont été bien étudiées par HELFREICK (voy. Anomalies de la motilité).

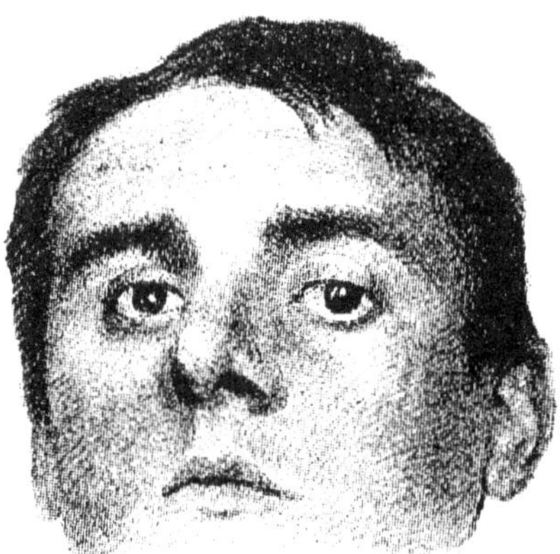

Fig. 382.

Ptosis à gauche. Impotence des muscles élévateurs (D'après WILBRAND et SAENGER).

ÉTIOLOGIE. — L'hérédité et la race ont été incriminées. C'est ainsi que KENN compte 11 israélites sur 19 sujets atteints d'anomalies de la motilité oculaire.

BERGER cite un cas de paralysie du droit supérieur et MICHEL, un ptosis unilatéral dus à l'action du forceps.

Les *causes anatomiques* des anomalies congénitales de la motilité oculaire, spécialement de celles qui entraînent le ptosis, ont été révélées par les opérations chirurgicales, les dispositions anatomiques et les recherches microscopiques.

Les muscles striés se développent à une période fœtale précoce, indépendamment des racines antérieures de la moelle épinière et de leurs centres nerveux. Plus tard le fonctionnement nerveux introduit entre ces parties une liaison trophique.

Le défaut de mouvement musculaire peut dépendre :

a) *De l'absence du centre nerveux ou de son développement minime* : agénésie, aplasie. Wilbrand et *Sænger* constatent dans le cas d'un ptosis bilatéral congénital chez un homme de quarante-sept ans, l'aplasie des cellules ganglionnaires dans le groupe magnocellulaire latéral du noyau oculo-moteur et dans le groupe de Westphtal-Edinger du côté congénère.

b) *De la disposition vicieuse de l'appareil musculaire* : soudure du droit supérieur et du releveur (OLBERS et WRISBERG).

c) *De l'absence du muscle.* HENCK observe dans une famille le ptosis de la mère, de deux fils et d'une fille. Impotence fonctionnelle complète du droit supérieur et inférieur. Les autres muscles fonctionnent plus ou moins. Amblyopie.

HENCK a établi l'absence de l'élévateur chez l'un des sujets.

STEINHEIM cherchant le droit supérieur chez un ptosique ne le trouve pas.

Chez un sujet où l'élévation et l'abaissement ne s'opéraient pas, où l'abduction était nulle, LAWFORD a constaté l'absence du droit interne.

En lieu et place du muscle, AHLSTRÖM et GUENDE n'ont trouvé que des tractus connectifs.

d) Les assises fœtales du centre nucléaire et du muscle sont normales, mais celles des nerfs fait défaut : *il n'y a point de conduction nerveuse.*

CERUTTI étudiant un hydrocéphale avec yeux microphtalmes établit que l'oculo-moteur commun, le nerf abducteur et la branche I du trijumeau sont représentés par des gaines connectives.

SEILER, dans un cas de même genre, constate l'absence du ganglion ciliaire et de ses branches, ainsi que celle du nerf lacrymal à droite ; à gauche, tous les nerfs étaient absents, sauf l'abducteur.

Qu'une partie intermédiaire de la chaîne conductrice existante entre l'écorce cérébrale et le centre nucléaire oculo-moteur, entre ce dernier et les ganglions trophiques et les muscles n'arrive pas au développement normal, l'innervation des parties périphériques manque, bien que les muscles puissent avoir leur développement physiologique. Le centre innervateur peut se détruire après avoir été créé : derechef la motilité se trouve compromise.

Qui in utero est pro jam nato habetur. Aussi n'est-il pas toujours possible de discerner la lésion ultérieurement développée chez l'enfant, de celle qui existait au moment de sa naissance (dégénérescence nucléaire de MOEBIUS).

Ces notions s'appliquent naturellement aux paralysies congénitales des muscles extrinsèques qui ne sont pas accompagnées de ptosis.

Le diagnostic différentiel du ptosis congénital héréditaire et du ptosis par paralysie acquise consiste notamment dans l'absence de contractions et de déviations secondaires, dans l'absence de diplopie, dans le maintien de la convergence bien qu'il y ait perte du mouvement latéral et dans l'existence du nystagmus.

TRAITEMENT. — Ces anomalies sont justiciables des méthodes opératoires décrites à l'occasion du ptosis et des paralysies musculaires définitives. L'opération du ptosis de PANAS a donné un excellent résultat chez le sujet représenté au bas de la figure 381.

Epicanthus (ἐπί et κανθός, angle). — SCHÖN a signalé le premier un repli cutané semi-lunaire placé devant le grand angle de l'œil. Il le tenait pour un vestige de paupière supplémentaire.

VON AMMON a décrit sous le nom d'*épicanthus* une malformation qu'il rapportait à un développement excessif du revêtement cutané de la racine du nez. Ce développement entraîne la malformation d'un repli de peau, semi-lunaire, à concavité latérale externe et capable de s'atténuer par la suite. L'extrémité inférieure du repli cutané aboutit à la joue : la supérieure se confond avec la base de la paupière correspondante. Le bord libre du repli, passant de la paupière supérieure à l'inférieure, cache le canthus interne ainsi que la caroncule et les points lacrymaux. Dans les hauts degrés, rares d'ailleurs, il cèle un notable segment des paupières. On observe simultanément l'élargissement de l'espace qui sépare les grands angles des yeux, élargissement dû à l'aplatissement des os propres du nez et accompagné du développement trop libéral du tégument sus-jacent.

L'épicanthus répond a une commissure de la peau des paupières et non pas de leurs bords. Ceux-ci demeurent libres au-dessous de la duplicature dérivant de la peau dorsale du nez.

L'épicanthus est bilatéral et inégalement réparti sur les deux yeux. C'est la règle. Von Ammon l'a représenté siégeant d'un seul côté.

La figure 383 représente un *épicanthus* d'un degré modéré et *siégeant à droite*. Chez ce jeune garçon, l'épicanthus passe au-devant de l'angle interne de l'œil droit. A

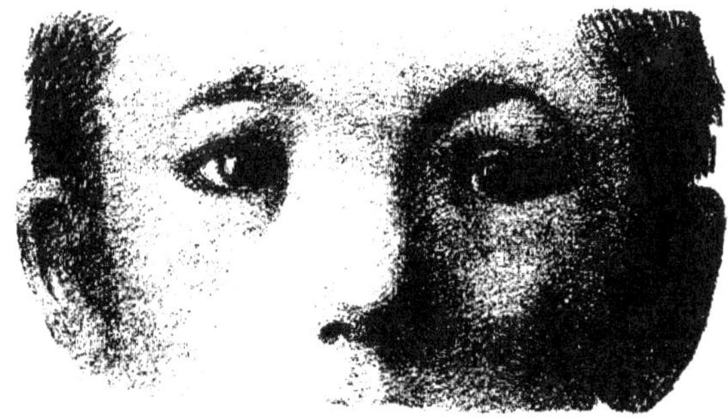

Fig. 383.
Épicanthus à droite.

gauche il est remplacé par un bourrelet cutané siégeant entre le versant gauche de *la racine* du nez et le canthus interne du même côté. Le grand angle est libre à gauche. Il existe un léger strabisme convergent réel de l'œil droit. Le jeune frère du sujet ne présente pas d'épicanthus mais l'aplatissement du dos du nez et l'élargissement de l'espace intersourcilier existent chez lui également.

Des indices d'épicanthus sont fréquents chez les jeunes enfants. Ils s'atténuent et disparaissent ultérieurement, tandis que l'épicanthus des adultes se complique fréquemment de *strabisme convergent réel*, le strabisme *apparent* résultant de la disposition de la sclérotique derrière le pli cutané. Le *ptosis* et le *défaut de motilité* dans l'*élévation de l'œil* ne sont pas rares.

A signaler encore la *microphtalmie* (de Wecker et Martin), la *dacryocystite* de Wecker, l'*absence de caroncule* (von Forster).

Sichel et Chevillon ont parlé d'épicanthus *externe*.

Chevillon. Les deux globes oculaires étaient petits et saillants, les fentes horizontalement dirigées. Les commissures internes des paupières étaient, comme les globes oculaires, très rapprochées de la racine du nez. En dehors, les commissures n'existaient pas à proprement parler : un repli, falciforme par son côté libre, triangulaire dans son ensemble, recouvrait la cornée transparente et unissait la paupière supérieure à l'inférieure, dans le tiers au moins de leur étendue normale. Vers son bord libre cette membrane était nettement séparée de la peau des paupières; mais, vers les commissures absentes, elle se continuait presque sans trace de démarcation avec le tégument externe, d'autant mieux que les cartilages tarses ne se prolongeaient pas jusqu'au point où les commissures auraient dû exister. Les cils s'arrêtaient au niveau de l'insertion du bord libre de ce repli. Lorsque l'œil se fermait, la membrane disparaissait, et sa place était marquée par un petit sillon très court. Elle avait d'ailleurs la blancheur et l'apparence de la sclérotique, au moins vers son bord libre. Elle paraissait se confondre plus loin avec la peau dont elle partageait alors jusqu'à un certain point les caractères.

PANAS en parlant des cas de SICHEL et de CHEVILLON, — les analogues en sens inverse de ceux étudiés sous le nom d'épicanthus interne, — les rapporte à l'ankyloblépharon ou à des brides amniotiques.

ÉTIOLOGIE ET PATHOGÉNIE. — L'hérédité a été relevée chez cinq sœurs, à la clinique de DE GRAEFE. L'anomalie existait à des degrés inégaux (MANZ).

STEIMHEIM l'a vue, compliquée de ptosis, chez deux sœurs. L'épicanthus était modéré, le ptosis prononcé chez leur père. Le bisaïeul de ce sujet avait porté la même anomalie, ainsi qu'une autre de ses cinq enfants dont la descendance eut de nombreux représentants des mêmes malformations.

L'atavisme a été incriminé : l'analogie des paupières mongoles avec celles des épicanthiques a fait penser à un mélange de leur sang avec celui de leurs ascendants Kalmoucks, lors de l'invasion des Huns. La ressemblance avec l'un des traits du type mongol est justifié par l'éloignement des yeux, par le peu d'élévation du dos du nez et par le rétrécissement de la fente palpébrale.

MANZ invoque au point de vue pathogénique la structure et le développement des parties correspondantes du squelette.

VON HIPPEL estime qu'une ossification prématurée ou un trop faible développement des orbites, — d'ailleurs pas démontrés, — ne suffisent pas à expliquer le pli épicanthique. L'hypothèse d'un excès de tégument cutané lui paraît plus heureuse.

Le véritable épicanthus susceptible de s'améliorer par le développement ultérieur de la face ne doit pas être confondu avec des anomalies ou cicatrices par brûlures, lupus, gommes accompagnées de l'effondrement des os propres du nez et de la cloison.

Nous citerons quelques *opérations* proposées pour guérir l'épicanthus.

VON AMMON a pratiqué la rhinorraphie : excision d'un lambeau ovalaire et vertical du dos du nez.

KNAPP conseille d'exciser un lambeau rhomboïdal.

DE GRAEFE et ARLT excisent en demi-lune les deux replis et la peau dorsale du nez : la perte de substance suturée représente un X à grand axe transversal.

KUHNT circonscrit, sans le décoller, le lambeau cutané myrtiforme de VON AMMON, lambeau allant dans la peau du front jusqu'à 2 centimètres au-dessus de la racine du nez. Il en enlève l'épiderme et le réseau muqueux de MALPI-GHI. Les bords cutanés détachés du périoste sont amenés par-dessus l'ovale cutané et suturés. La région dorsale du nez s'élève ainsi.

PES (clinique de RAYMOND) fait une section cutanée, de part et d'autre parallèle au tiers supérieur du dos du nez et de 1 et demi à 2 et demi centimètres de long, suivant le développement du pli épicanthique. Il décolle *en pont* la peau dorsale du nez et réunit les lambeaux cutanés latéraux *sous le pont* par des sutures métalliques. Si le résultat est insuffisant, il excise, au niveau de la section cutanée et aux dépens du repli anormal, un ovale de peau de largeur suffisante pour rapprocher les bords de la plaie.

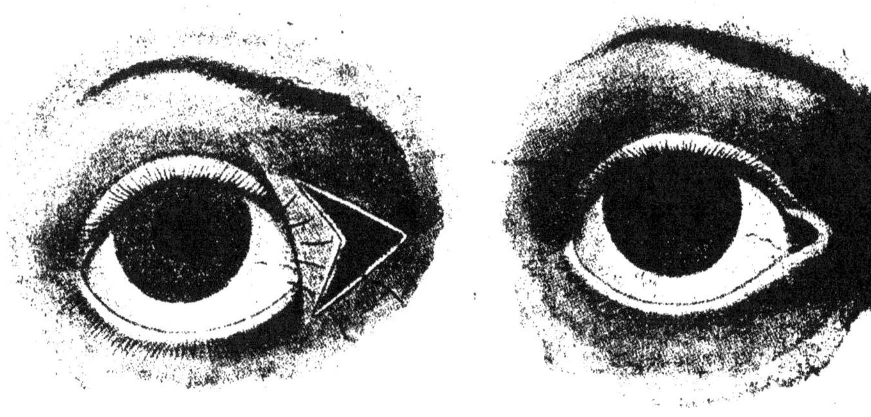

Fig. 384.
Opération du ptosis (d'après WICHERKIEWICZ).

OPÉRATION DE WICHERKIEWICZ. — D'un point situé à la hauteur du canthus interne, mais distant de 8 à 10 millimètres de celui-ci, partent deux incisions droites, l'une vers la paupière supérieure, l'autre, vers l'inférieure et formant entre elles un angle de 60 à 90°. Les incisions touchent presque la base du repli. Des extrémités de ces incisions cutanées partent deux autres convergeant vers le point de départ, mais formant un angle qui dépasse plus ou moins la grandeur du premier, de sorte que ces quatre incisions dessinent un lambeau de forme trapézoïde.

Ablépharie. Microblépharie. — Tandis que MANZ et ZEHENDER interprétaient le cas de cryptophtalmos décrit par eux comme une *ablépharie absolue*, les examens faits par CHIARI, BACH et par nous-même, doivent faire considérer les cas de ce genre comme le résultat d'une soudure des surfaces conjonctivales et des bords palpébraux : *symblépharon et ankyloblépharon*.

À cette conception de l'ablépharie on peut opposer, théoriquement au moins, l'absence totale des paupières, la surface oculaire se trouvant à nu et libre en avant. Une lésion congénitale de l'espèce, représentant le plus haut degré possible de *lagophtalmos*, existe-t-elle en réalité?

Les cas autrefois décrits sous le nom d'ablépharie répondent à une *ablépharie partielle*, à une *microblépharie*, les bulbes étant rudimentaires (Frederici, Cornaz). Dans le cas de Seiler, le bulbe proéminent était entouré d'un repli circulaire de 5 millimètres de hauteur, la largeur de la fente palpébrale étant de 24 millimètres.

Il est des cas de microblépharie prononcée, où le bulbe est pathologique et qu'accompagnent les anomalies congénitales d'autres organes.

Gallenga. A. — *Observations de microblépharie* bilatérale chez un fœtus de huit mois. Anencéphalie, absence des os craniens; spina bifida. La face est bien développée. Bulbes de grandeur normale situés en des orbites peu profondes. Des paupières supérieures, l'une est réduite dans le sens horizontal; l'autre, épaissie au niveau de l'angle interne, est réduite dans le sens vertical. Les deux paupières deviennent plus minces vers l'angle externe et le bord palpébral y est comme taillé en biseau. Au niveau des deux plis semi-lunaires existe un angiome. Les paupières inférieures n'existent que pour la partie moyenne, d'ailleurs minime.

Gallenga. B. — Les deux paupières d'un fœtus sont réduites de volume d'un seul côté et déplacées en bas et en dehors. La fente palpébrale, large de 10 millimètres, fait un angle de 45° avec la ligne horizontale. Derrière les paupières rudimentaires existe un microphtalmos.

Dans les cas de microblépharie étudiés par Gallenga, cet auteur a constaté une distribution et un développement irréguliers et inégaux des parties temporales de la paupière.

Le second fœtus, atteint de fente oblique de la face, présentait du côté opposé à la microblépharie, un colobome total de la paupière inférieure, partiel de la paupière supérieure, ce qui rapproche les deux espèces de lésions au point de vue pathogénique.

Outre cette catégorie de sujets voués à la mort par des malformations telles que l'anencéphalie et la fente oblique de la face, anomalies dont les relations pathogéniques avec l'amnios sont établies, il en est chez lesquels on peut observer avec Fuchs une *microblépharie réelle*. L'œil est au surplus normal.

Fuchs décrit chez trois sujets la diminution en hauteur de la paupière (mensuration dans l'extension). Cette microblépharie se reconnaît à la large ouverture et à la longueur de la fente palpébrale. L'éversion de la paupière inférieure a été notée chez l'un des sujets. La fente palpébrale ne se ferme qu'à la suite d'un effort. Elle reste mi-close pendant le sommeil (ulcères, cicatrices, scléroses consécutifs). La puissante contraction de l'orbiculaire distingue ces cas du *lagophtalmos par paralysie faciale* : la malformation est bilatérale et les autres muscles de la peau sont intacts.

La *tarsoraphie* s'impose.

Distichiasis. — Le *distichiasis* (διςστοιχία, double rangée) congénital *vrai* est une anomalie extrêmement rare dont Kuhnt a étudié un cas typique :

Au bord antérieur des paupières. 3 à 4 rangées de cils, à direction normale. En
ectropionnant la paupière supérieure et inférieure, apparaît une rangée de cils fins,
lanugineux, clairs, naissant du bord interne de la partie intermarginale, dirigés vers
l'œil et brossant les cornées. Les cils se
montrent à des distances semblables à
celles de la répartition des glandes de
MEÏBOMIUS. KUNHT ayant pratiqué l'excision
conique du sol ciliaire faisant face à l'œil
a constaté : 1° l'absence totale des glandes
de MEÏBOMIUS. En leur lieu et place existent
des cils bien développés avec leurs attributs; 2° l'existence, a) d'une double rangée
de glandes de KRAUSE dans le cartilage, b)
de glandes de MOLL fort développées au
niveau de la rangée des pseudo-cils.

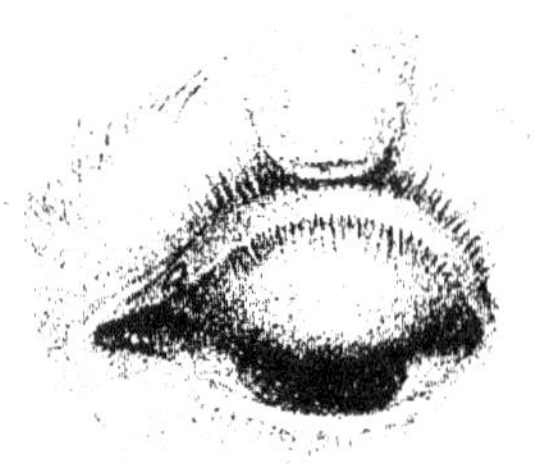

Fig. 385.

Distichiasis vrai, congénital (d'après KUNHT).

Les cas de BECKER et HERRNHEISER
s'écartent du précédent, un spécimen
pur d'hétérotopie dans la formation
des cils : l'absence des glandes de MEÏBOMIUS et la constitution anormale du
bord intermarginal sont caractéristiques pour KUHNT.

Entropion. Ectropion (ἐντρέπειν, tourner en dedans, et ἐκτρέπειν, tourner
en dehors). — L'*entropion congénital* de la paupière inférieure est une anomalie rare.

Pour GUIBERT et HARLAN, l'entropion est déterminé par l'absence du
tarse.

GUIBERT a relevé l'entropion des deux paupières *inférieures*, chez un enfant de
3 ans, présentant une asymétrie notable du crâne et issu de mère alcoolique et tuberculeuse. Ce serait un stigmate de dégénérescence.

HARLAN avait observé l'anomalie aux deux paupières *supérieures*.

La genèse de l'entropion de la paupière *supérieure* dans les kystes colobomateux repoussant la paupière *inférieure ectropionnée* se conçoit aisément
(voy. fig. 307 et 312).

L'entropion peut compliquer l'*épicanthus*.

DIMMER décrit un entropion de la paupière inférieure avec épicanthus modéré. Il
fait observer que l'entropion a été noté concurremment avec la microphtalmie, tandis
que les yeux étaient normaux dans son observation.

Dans le cas de DIMMER la formation exubérante de la peau de la paupière
expliquait l'entropion. L'excision de lambeaux cutanés ovalaires a déterminé
une guérison.

DENIG décrit un cas de « *trichiasis* » congénital :

Inversion, entropion des deux tiers de la paupière supérieure, chez un enfant de
10 mois, en rapport avec un bourrelet conjonctival partant du cul-de-sac, faisant
saillie sur l'étendue du tarse et demeurant éloigné de 3 millimètres du bord palpébral.
La zone libre répond à une conjonctive normale.

Il s'agissait, d'après l'examen microscopique, d'un processus inflammatoire chronique entraînant la formation du repli conjonctival, peut-être survenu au cours de la différenciation fœtale des trois feuillets palpébraux.

Conjonctive « en tablier ». — Cette malformation typique a été récemment décrite par SCHAPRINGER (1899).

En renversant la paupière supérieure, de structure normale, on a l'impression d'une conjonctive tarsale saisie entre les mors d'une pince et ramassée en un large pli s'étendant des environs du bord ciliaire vers le fornix (fig. 386). Ce pli peut être soulevé sans être libre en totalité : une sonde peut

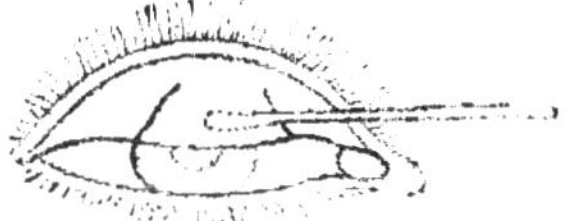

Fig. 386.

Conjonctive en tablier (d'après SCHA-PRINGER).

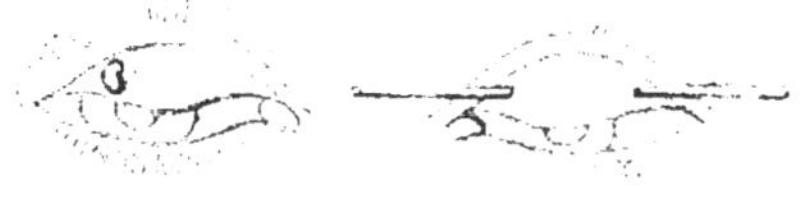

Fig. 387.

Conjonctive en tablier (d'après HARLAN).

notamment être enfoncée, sous cette duplicature du côté nasal, à une distance de 10 millimètres. A sa base, le pli anormal peut atteindre 15 millimètres. Il se rétrécit vers le bord libre de la paupière.

SCHAPRINGER se figure ce pli comme le résultat d'une adhérence amniotique avec le tégument périoculaire qui répondra plus tard à la surface conjonctivale des paupières non encore formées. La synéchie n'arrête pas l'évolution des bourrelets palpébraux et des paupières normales. Le pli soulevé dans le cul-de-sac se soude à la face postérieure de la paupière, tandis que l'adhérence amniotique se résout.

Les figures 387 empruntées à HARLAN et DE SCHWEINITZ représentent les paupières renversées d'un enfant de 6 semaines, présentant un entropion congénital. Sur la conjonctive tarsale, à droite, deux ouvertures en fente sont rejointes par un trajet sous-conjonctival, admettant une sonde. Sur la conjonctive tarsale à gauche, on observe dans le tiers temporal une fossette à bords en valvule. L'analogie entre les observations de SCHAPRINGER et celle des figures 387 ne saurait être niée.

Eléphantiasis congénitale des paupières. — Il ne sera question ici que de l'hypertrophie du tégument palpébral à l'état de *vice congénital*, forme à opposer à l'hypertrophie *acquise*. Il est vrai que toutes deux s'accroissent avec l'âge.

La forme acquise se distingue de la congénitale par la succession des inflammations (lymphangites, exanthèmes chroniques, certains traumatismes — des nerfs notamment ;) — elles atteignent la paupière au même titre que d'autres parties du corps.

Il faut admettre pour l'éléphantiasis palpébrale congénitale isolée, ce que

Esmarck admet pour celle des autres parties du corps : le degré d'hyperplasie plus ou moins accusé au moment de la consultation, était généralement minime au moment de la naissance.

De Graefe, Beck, Walsberg ont constaté la malformation chez des nouveau-nés.

Petit nodule siégeant à l'angle externe, dans le cas de Pauli, la masse acquérait le volume d'un œuf d'oie, à neuf mois, pour couvrir la moitié de la face à la puberté. En cas de tumeur localisée à la paupière, c'est la supérieure qui est envahie. L'inférieure est exceptionnellement entreprise (cas de Logetschnikoff).

On aura devant soi l'image d'une « blépharoptose hypertrophique » : rien ne permet d'exclure la tuméfaction future qui s'étendra à la peau du front et de la tempe pour se perdre dans le cuir chevelu (cas de Beck), ou recouvrira une partie de la face. L'anomalie est généralement progressive.

L'étiologie de l'éléphantiasis se développant ainsi sans phénomènes inflammatoires demeure obscure. L'origine de cette hyperplasie, dont l'activité ne se dessine qu'après un certain nombre d'années, remonte à une anomalie de développement dans certains départements circonscrits du système vasculaire lymphatique, anomalie transmissible aux descendants. Cette étiologie que Nonne a invoquée pour quatre éléphantiasis congénitales observées aux membres inférieurs dans la même famille, est applicable à l'éléphantiasis palpébrale (cas des frères Mayer, fig. 394).

Dans une publication antérieure, j'exprimais l'opinion que l'on pourrait appliquer à l'éléphantiasis congénitale de la paupière, la classification anatomique d'Esmarck et Kühlenkampf. Elle est la suivante :

1° *E. fibromatode* ;

2° *E. vasculaire : lymphangiectasique, télangiectasique* ;

3° *E. neuromatode.*

Les études histologiques afférentes à beaucoup de cas d'éléphantiasis congénitales de la paupière ne laissent pas que d'être insuffisantes. On demeure embarassé pour les classer. Il est d'ailleurs des formes mixtes, combinées. L'examen clinique ne pourrait dire sûrement quelle part le système des vaisseaux lymphatiques et celui des filets nerveux prennent à l'hyperplasie de la région considérée.

L'éléphantiasis *fibromatode* répond à la formation excessive de tissu connectif de la peau, du tissu sous-cutané, de la substance interstitielle des muscles. Les os sous-jacents entrent rarement en jeu.

L'hypergenèse s'accompagne fréquemment du développement de vaisseaux sanguins : *éléphantiasis télangiectasique, hœmangiomatode (fibromatose angiogène diffuse* de Jordan). Le développement peut aussi porter sur les vaisseaux lymphatiques qui se dilatent et s'épaississent : *éléphantiasis lymphangiectasique.*

Ces hyperplasies peuvent entraîner la formation de tumeurs pendantes, étagées, véritables *pachydermatocèles*, donnée établie par les figures 393 et 394.

Pour Borst, la néoformation diffuse du tissu connectif s'allie souvent avec le développement de nodules fibreux multiples dans la peau et les nerfs (Comp. obs. I).

Cette donnée appartient à Bruns (fibromes multiples des nerfs, *fibroneuromes plexiformes*) et il faut la rapporter avec Esmarck et Kühlenkampf à *l'éléphantiasis neuromatode*.

Snéguirev décrit un cas de *neurofibrome* volumineux de la paupière supérieure et du front, aperçu dès l'enfance et opéré deux fois par lui avec un résultat satisfaisant. Il estime qu'il est l'analogue des *neurofibromes* de von Recklinghausen et rapproche son observation de celles de de Vincentiis et de Logetchnikoff.

Il est devenu probable que les nerfs sont fréquemment le point de départ du processus éléphantiasique. Il est admis que cette fibromateuse diffuse des gaines nerveuses peut se communiquer aux attributs vasculaires et épithéliaux de la peau.

Le pachydermatocèle a été rapporté à la transformation des gaines des nerfs (Czerny, Esmarck et Kühlenkampf).

Les observations III et VI sont des faits bien établis d'éléphantiasis neuromatode et de la variété lymphangiectasique.

Les neuromes plexiformes d'origine congénitale occupent fréquemment la paupière supérieure et la tempe : Bilbroth (2 cas), Bruns (2 cas), Marchand, Esmarck et Kühlenkampf (2 cas), Rizzoli (paupière et région sus-orbitaire).

Sur 26 cas de neuromes plexiformes, dont 11 sûrement congénitaux, 17 intéressaient la tête : la paupière et la tempe ont été envahies 8 fois. La perte de l'œil a été relevée plusieurs fois.

Que le neurome se combine avec la dégénérescence éléphantiasique de la peau et du tissu cellulaire sous-cutané, les masses néoformées pourront couvrir la moitié de la face.

D'après les descriptions de Panas, la peau d'aspect normal, non hyperchromique, donne à la palpation une sensation pâteuse, outre celle de nodosités tortueuses, moniliformes, roulant sous les doigts et comparées à des amas de vers lombricoïdes. Entre ces nodosités indolentes ou douloureuses, suivant leur constitution anatomique, on perçoit une masse lipomateuse qui les englobe. Elles adhèrent profondément au derme. Il en est qui plongent dans l'orbite. Sous le sourcil allongé, l'arcade est épaissie, saillante, apophysaire. A travers, la peau on voit des veines dilatées, tortueuses pouvant en imposer pour une tumeur érectile, sous-cutanée. D'après Panas, qui l'a relevée, cette constitution anatomique explique la non-réductibilité, l'absence de souffles et de battements établissant pour cette masse le diagnostic différentiel avec l'angiome caverneux.

Pour la variété angiomatode, la littérature n'a pas enregistré d'éléphantiasis localisée à la paupière seulement.

Cette forme qui se localise de préférence à l'extrémité céphalique, tend à prendre la configuration des vraies tumeurs (voy. obs. V), de pachydermatocèles ; à la formation diffuse se joint celle de vaisseaux abondants ; leur développement peut être secondaire (ESMARCK). Il est difficile de dire quelle part l'angiome simple ou l'angiome caverneux prennent au développement. Par comparaison avec l'éléphantiasis vasculaire congénitale des membres, il est permis de songer à des combinaisons.

ESMARCK signale à la surface des éléphantiasis télangiectasiques la

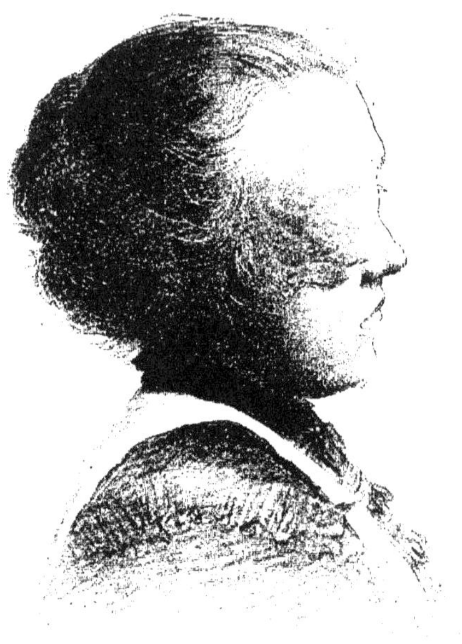

Fig. 388.

Éléphantiasis fibromatode de la paupière supérieure droite (de profil).

présence de nævi simples, cutanés ou de nævi en forme de verrues (comp. obs. IV).

GORAND montre un exemple de téléangiectasie à la surface de l'éléphantiasis palpébral : il décrit une tumeur des paupières supérieures, du volume d'une noix, de consistance élastique, avec une coloration rouge de la peau.

Dans le cadre de l'éléphantiasis palpébrale doivent rentrer les *nævi pigmentés et poilus des paupières,* dont j'ai observé (1902) un spécimen sur la paupière inférieure d'une petite fille de 1 an (autopsie). Il s'agissait d'un *hypertrichosis congénital, étendu de la partie postérieure du tronc avec fibromes molluscoïdes, angiomatodes, pédiculés et pigmentation de la peau, nævi mélaniques multiples du cuir chevelu, de la face, de la région anté-*

rieure du tronc et des membres. Ce cas a une analogie extrême avec celui que j'ai représenté dans la Flandre médicale, du 4 octobre 1894, sous le titre *Hypertrichosis localisé étendu, congénital, avec pigmentation de la peau et ichtyose circonscrite.*

Le nævus pileux de la paupière, rarement isolé, fera penser à des hypertrichosis de l'espèce. Hyperplasie des éléments du derme et du sous-derme

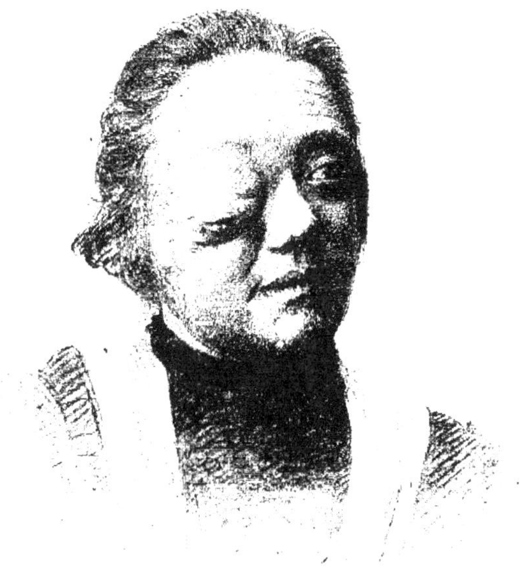

Fig. 333 *bis.*
Éléphantiasis fibromatode de la paupière supérieure droite (de face).

cutané, un néoplasme de ce genre n'est en somme qu'une forme réduite d'éléphantiasis congénitale.

TRAITEMENT. — La plupart des auteurs ont tenté la cure de l'éléphantiasis par des résections dans la masse des tissus. L'intervention doit être le plus souvent répétée. BILLROTH est revenu jusqu'à 20 fois à charge chez le même sujet.

BECK a observé, après l'excision pratiquée à la paupière, que la peau de la tempe et du front avait fait retour à un état presque normal. Ce fait a été souvent observé dans les masses éléphantiasiques des membres, à la suite d'une amputation par exemple. L'observation de BECK reste toutefois isolée.

La résection d'un lambeau ovalaire de tégument avec la masse fibreuse sous-jacente, avec l'application des sutures élévatrices de DE WECKER, a donné chez le sujet de l'observation I un résultat qui s'est lentement perdu.

La résection est la seule méthode applicable aux variétés fibromatode et neuromatode de l'éléphantiasis congénitale. Ce sera aussi la thérapeutique de choix dans les variétés lymphangiectode et angiomatode *circonscrites*. Pour les masses *diffuses* afférentes à ces deux variétés l'électropuncture répétée, en oblitérant les canaux sanguins, permettrait des résections partielles ulté-

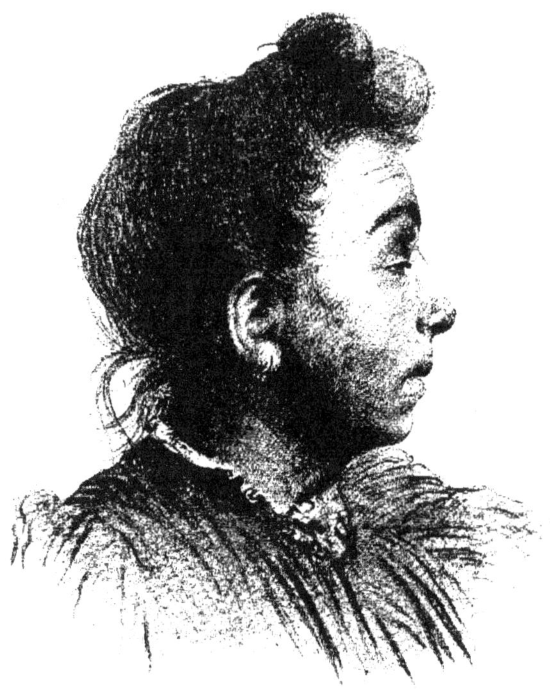

Fig. 389.

Éléphantiasis fibromatode de la paupière supérieure droite (de profil).

rieures. La galvanocaustique aurait donné un succès à Fage, dans un cas d'éléphantiasis *acquise* des quatre paupières (érysipèles récidivés de la face).

OBSERVATION I. — *Éléphantiasis fibromatode de la paupière supérieure.*

L'observation a été relatée en détail dans les Annales d'oculistique (1889) avec deux figures phototypiques qui sont à placer en regard des figures actuelles (fig. 388) établies en 1903.

En 1889 on relevait les faits suivants : La forme insolite de la paupière supérieure droite a été observée dès la naissance. Augmentation lente de volume, sans phénomènes inflammatoires. La paupière hypertrophiée couvre le globe de l'œil et une partie de la paupière inférieure. Elle a un aspect extérieur normal, le réseau veineux y étant un peu plus marqué que sur l'organe congénère. Sa consistance est molle, élastique ; le pourtour de l'orbite ne présente rien d'anormal au palper. Le muscle frontal ne réussit que médiocrement à élever la paupière : la cornée intacte demeure invisible. Le tendon commissural externe de l'orbiculaire est hypertrophié ; plus profondément et plus haut on sent un nodule consistant, nullement douloureux à la pression, lobules de la glande lacrymale transformés.

La conjonctive a un aspect charnu. L'œil droit est placé un centimètre plus bas que son congénère. Il y a trois ans la pupille était encore à découvert. La blépharoptose a été progressive.

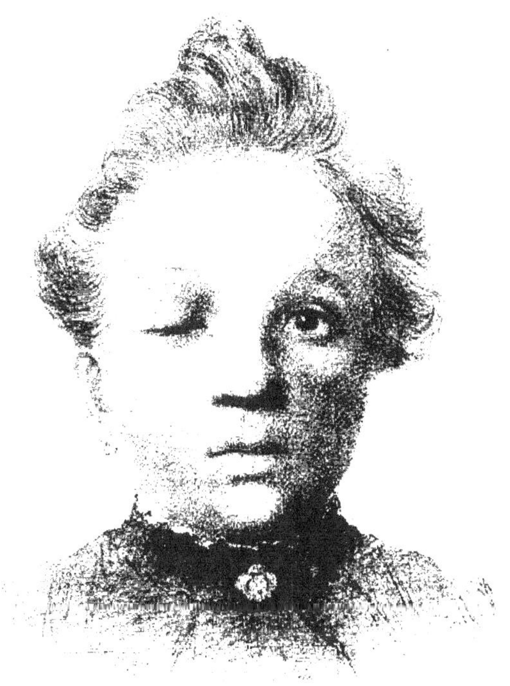

Fig. 390.

Éléphantiasis fibromatode de la paupière supérieure droite (de face).

L'asymétrie de la face est flagrante. L'aile du nez et l'angle de la bouche descendent plus bas à droite. A noter l'étroitesse de la voûte palatine, des dents rachitiques semblables aux dents hérédo-syphilitiques. Les téguments de la région temporale droite sont hypertrophiés ; le plan profond paraît hyperplastique (périostose).

Diagnostic : *Forme molle* de l'éléphantiasis congénitale dont le siège principal est dans le tissu sous-cutané (développement hyperplasique des parties situées dans le tissu connectif : vaisseaux, nerfs, muscles, périoste) ; il s'agit en outre d'éléphantiasis *lisse* (par opposition aux formes verruqueuse, tubéreuse et papillomateuse).

C'est dans ces formes molles à opposer aux formes *dures, scléreuses* que la couche épidermique est à peine différente de celle de la peau normale.

Il a été constaté (résection avec sutures élévatrices de la paupière) que les modifications portaient plus spécialement sur le derme et le tissu sous-dermique (épaisseur triplée).

En janvier 1903, on note : l'éléphantiasis a progressé. La moitié de la racine droite du nez, la région frontale droite jusqu'à mi-hauteur sont envahies. La masse dure à l'angle extrême de l'orbite est toujours sentie. La région supérieure et moyenne de la tempe montre de légères saillies irrégulières d'un ton rouge cuivré, faiblement brunâtres (naevi). De longs cheveux occupent la partie inférieure de la tempe et la région parotidienne à la façon d'un « favori » masculin. La vision de l'œil droit asymétriquement placé est restée inaltérée.

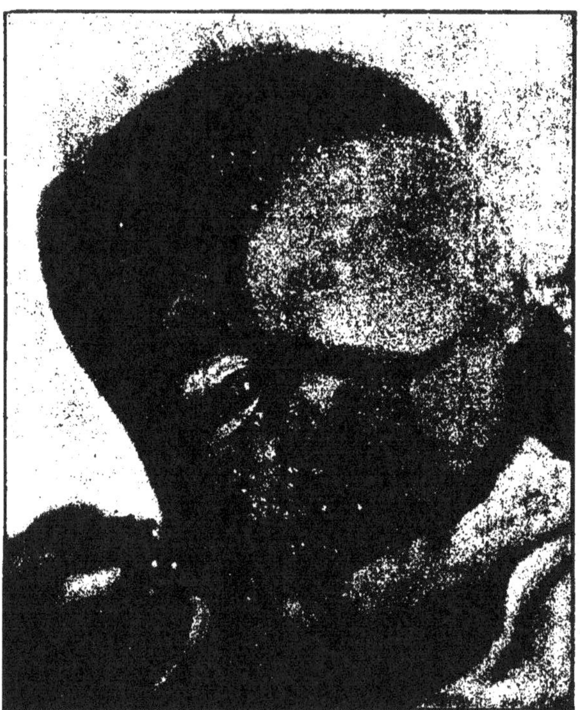

Fig. 391.

Lymphangiome caverneux éléphantiasique congénital de la paupière.

OBSERVATION II. — *Éléphantiasis fibromatode de la paupière supérieure* (fig. 389 et 390).

Ayant de très nombreux traits d'union avec le spécimen précédent, ce cas appartient également à la forme lisse. Le diagnostic est bien plus fourni par les modifications des régions voisines que par l'hypertrophie de la paupière supérieure droite. La chute en est moins accusée, l'épaisseur des tissus de la tempe est moins prononcée que chez le sujet précédent.

La région rétro-auriculaire droite par contre est nettement mollasse, épaissie, éléphantiasique. Les téguments de l'oreille sont hypertrophiés, notamment le lobule : le conduit auditif est virtuellement fermé.

Dans la région pariétale et rétro-auriculaire gauches la peau légèrement hypertrophiée est *téléangiectasique*.

OBSERVATION III. — *Éléphantiasis lymphangiectode. (Lymphangiome caverneux éléphantiasique) de la paupière chez un nouveau-né.* (Voir Archives d'ophtalmologie. 1899.)

La tumeur constatée chez un enfant de trois semaines (fig. 391) est une des plus volumineuses connues en tant que production congénitale de la paupière. Développée dans l'épaisseur de la paupière supérieure gauche, elle couvre l'œil jusqu'à l'aile du nez, dépassant en dedans la ligne médiane de la face ; en dehors elle déborde l'angle externe de l'orbite ; en haut elle envahit la région frontale. Les cheveux du sourcil sont rejetés vers le haut, occupent une zone arciforme, laquelle court au-dessus du

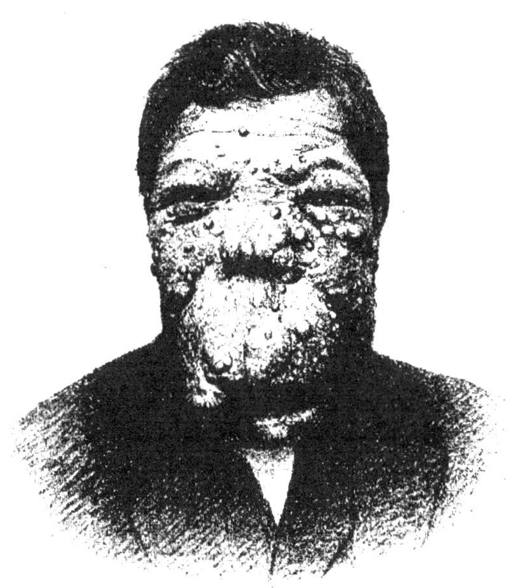

Fig. 392.
Éléphantiasis nævoïde de la face et des paupières.

diamètre horizontal de la tumeur. Elle appartient davantage aux tissus palpébraux qu'à ceux de la région sus-orbitaire. Sur cette masse hémisphérique ne s'observe aucune modification du tégument cutané (absence de kystes transparents et de réseau veineux). La palpation n'est pas douloureuse ; la peau ne glisse pas sur le néoplasme élastique, rénittent, pseudo-fluctuant. Aucune réduction par la pression Pas de pulsations. — Mort par athrepsie (réduction de volume d'un tiers observée au cours de l'entérite profuse).

Examen histologique : *Lymphangiome caverneux.* Tissu spongieux avec formation caractéristique de cavités entourées de tissu connectif proliférant (fibromatose) et remplies de lymphe. L'orbiculaire est dissocié en totalité. La néoplasie a progressé jusqu'au rebord marginal de la paupière et fait corps avec la peau et le cartilage tarse. L'ablation complète eût été impossible.

La dénomination de *macroblépharie* est justifiée dans les cas de l'espèce par analogie avec la *macrochelie* et la *macroglossie*, ces formes classiques du lymphangiome caverneux congénital.

Observation IV (fig. 392). — *Éléphantiasis nævoïde de la face et des paupières* (1893).

Eugène B., 34 ans, né à Cherbourg, a fait l'objet d'un article dans la *Presse illustrée* du 3 mars 1884. Les parties éléphantiasiques de couleur rouge bleuâtre étaient déjà hypertrophiques et colorées au moment de la naissance. Les lippes existaient. Des photographies, datant de l'âge de 7 ans, montrent des modifications des tissus mous de la face ainsi que des tumeurs saillantes, disséminées à la surface du tégument, l'ensemble justifiant le diagnostic porté.

Les deux paupières inférieures représentent des bourrelets plus développés que les supérieures. L'augmentation de volume ne laisse plus que les pupilles à découvert.

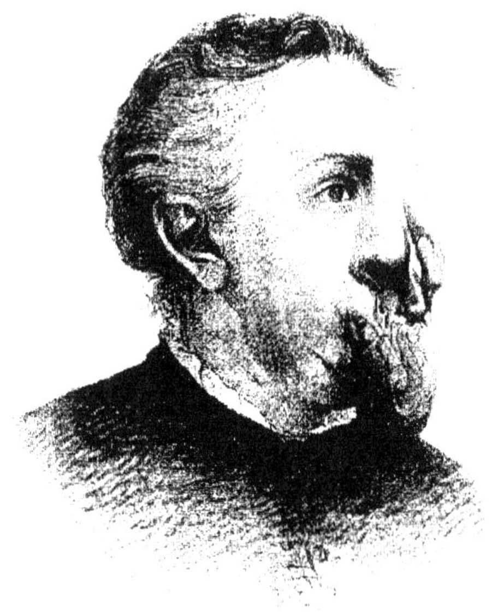

Fig. 393.
Éléphantiasis vasculaire de la face et de la paupière supérieure (d'après Esmarck).

Pas de lymphectasies ni de veines variqueuses du côté des muqueuses. Point de nodosités ou cordons fibreux dans les tissus de consistance molle.

La partie vasculaire appartient-elle à l'angiome simple en caverneux ? A-t-elle une constitution mixte ? Les tissus n'étaient pas réductibles.

Observation V (fig. 393). — *Éléphantiasis vasculaire de la face (paupière supérieure gauche intéressée).*

Sous le nom d'*angiofibrome diffus,* que Esmarck reprend avec le titre d'éléphantiasis vasculaire, Schuller (examen histologique) décrit chez une fille de quatorze ans une hypertrophie de la moitié gauche de la face, déjà existante au moment de la naissance, de croissance d'abord lente et prenant brusquement de l'essor à la puberté. La paupière supérieure, la lèvre supérieure et la moitié postérieure de la face retombaient en lobes, couvrant l'œil et la majeure partie de la bouche. La consistance de ces masses était élastique : elle était dure, nodulaire en certains points. La coloration de la peau n'était pas modifiée, mais la muqueuse buccale était plus vasculaire du côté pathologique.

OBSERVATION VI (fig. 394). — *Neurome plexiforme éléphantiasique* (P. BRUNS).

P. MAYER, trente-trois ans, dont le frère est né, comme lui, avec un *neurome éléphantiasique* de la paupière supérieure gauche, est venu au monde avec une tumeur lisse de la tempe et de la paupière supérieure, dont la croissance a été progressive. Le pli palpébral sacciforme de la paupière cache un bulbe atrophique, perdu par une suppuration survenue sans cause appréciable à l'époque de la puberté. La peau normale adhère à la tumeur molle et flasque, avec des cordons et des nodules durs dans la profondeur. La pression à leur niveau détermine de vives douleurs. Sous le maxillaire gauche existe une tumeur volumineuse et consistante, indépendante de la peau et occupant les parties latérales du cou : aphonie, respiration sifflante, douleurs s'ir-

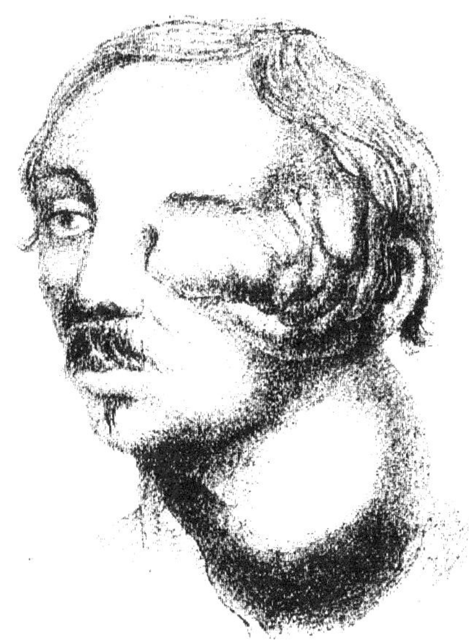

Fig. 394.

Éléphantiasis neuromateuse de la paupière supérieure (d'après P. BRUNS).

radiant vers l'oreille et l'occiput. Il existe des tumeurs cutanées du volume d'un grain de cerise à celui d'une noix en divers points du corps. — Mort à la suite de l'ablation de la tumeur cervicale.

La tumeur de la tempe et de la paupière répond à un neurome plexiforme éléphantiasique. BRUNS enregistre en outre des neuromes multiples du pneumogastrique et de certains nerfs spinaux, ainsi que des neuromes terminaux de la peau.

ANOMALIES DE L'APPAREIL LACRYMAL

Dacryocystite congénitale. — La plupart des dacryocystites ou blennorrhées du sac sont méconnues chez le nouveau-né : on les prend au début pour des conjonctivites purulentes mitigées ; mais il y a disproportion entre les modifications de la conjonctive, entre la quantité et la qualité de la sécrétion.

L'erreur est difficile à commettre lorsque les symptômes cliniques sont ceux d'une dacryocystite aiguë, phlegmoneuse. Nous avons vu un nouveau-né chez lequel les sacs lacrymaux étaient distendus par le pus ; la peau était enflammée dans la région et les yeux baignaient dans le pus. La pression des sacs faisait refluer ce liquide par les points lacrymaux.

Que la perforation cutanée ait lieu et qu'une fistule s'installe dans ces cas, ce sont choses bien compréhensibles.

Dans les dacryocystites des nouveau-nés, dont les yeux présentent souvent les symptômes objectifs d'une conjonctivite catarrhale, il suffit d'appuyer sur la région du sac pour faire sourdre du muco-pus par les orifices des canalicules lacrymaux et asseoir le diagnostic.

Cette manœuvre ne réussit pas toujours au premier examen ; il est tel cas où la compression digitale répétée n'a pas déterminé l'issue du pus par les points lacrymaux.

ÉTIOLOGIE. — BOCHDALEK a le premier établi que chez de nombreux fœtus et nouveau-nés le canal lacrymal était rempli d'un liquide jaunâtre. Il n'existe pas d'ouverture en pareil cas au niveau de la cavité nasale ou elle est fort minime pour un canal actuellement distendu (communication progressive du canal avec la cavité voisine ?)

VLACOVITCH examine 18 cadavres de nouveau-nés : quatre fois un revêtement muqueux clôt l'extrémité inférieure du canal nasal. L'atrophie physiologique de ce diaphragme ne s'établissant pas, il reste un repli muqueux, la valvule de Hasner.

Une absence de dégénérescence dans les épithèles de la partie inférieure du tube lacrymal (voy. EWETSKY, Embryologie) laisse ce dernier à l'état plein.

La démonstration histologique de la perméabilité incomplète du canal naso-lacrymal dans la dacryocystite congénitale a été fournie par CIRINCIONE.

TERSON et WICHERKIEWICZ (coryza syphilitique) ont invoqué un rapport entre les affections des voies lacrymales et l'hérédo-syphilis, origine que nous n'avons retrouvée ni dans la bibliographie de la question ni dans notre pratique.

NIEDEN a fait remarquer la coïncidence fréquente entre les affections lacrymales des enfants et celles de leurs parents. Quelques faits plaident en faveur d'un trouble d'évolution atavistique en ce qui concerne la dacryocystite..

TROUSSEAU a eu à soigner deux fistules lacrymales congénitales chez deux sœurs jumelles.

Nous avons observé la dacryocystite congénitale chez trois frères, enfants d'un de nos collègues de l'Université, nés en 1889, 1891 et 1901. Chez les deux premiers, de longues semaines de soins dirigés par le médecin de la famille « contre la conjonctivite avec sécrétion abondante » ne donnèrent aucun résultat. Chez le second, la pression répétée sur le sac lacrymal, à des journées d'intervalle, finit par dévoiler la maladie et par amener la guérison en appliquant systématiquement ces manœuvres de pression. Chez le premier enfant le cathétérisme bilatéral avec la sonde de WEISS chez le second et chez le troisième, les pressions digitales d'un côté, le cathétérisme de l'autre, donnèrent la guérison. L'effet est immédiat pour le sondage.

TRAITEMENT. — Deux traitements ont été surtout dirigés contre la dacryocystite des nouveau-nés : les pressions digitales sur le sac (PANAS, TERSON, COPPEZ, PETERS), et le sondage du canal (WEISS). On a préconisé aussi les injections nasales en invoquant l'origine toujours nasale de l'affection (TROUSSEAU).

Là où les pressions digitales n'avaient point donné de résultat, un seul sondage peut amener la guérison. Il n'est pas nécessaire de violenter les bouches d'entrée du délicat appareil lacrymal en les incisant. Avec la sonde spéciale de WEISS (voir notre Mémoire de 1892), la pénétration dans le canal n'offre pas de difficulté. Le sondage lève l'obstacle, la valvule de Hasner qui retient les sécrétions accumulées derrière elle. Elle ne se résorbe en dehors de cela qu'avec lenteur, laissant l'œil exposé à des dangers (érosion cornéenne avec infection de la cornée, passage à l'état phlegmoneux du sac).

Les pressions digitales sont à exécuter au début, sauf à passer après un petit nombre de semaines et en cas d'insuccès, à la pratique du sondage.

Les pressions répétées du sac, à l'instar de celles opérées chez l'adulte atteint de dacryocystite purulente chronique, écartent en partie les éléments pyogènes avec leur « bouillon de culture », d'où irritation moindre de la paroi muqueuse.

PETERS estime qu'en exprimant la sécrétion, on détermine une hypérémie de la muqueuse du sac lacrymal, d'où une dilution de la sécrétion. Les bouchons épithéliaux délayés par les larmes sont remplacés par une sécrétion catarrhale moins épaisse, plus apte à s'écouler par les moindres ouvertures ou fissures produites dans la cloison obturante.

Il semble aussi que les pressions sur le sac puissent retentir mécaniquement sur cette cloison. Le liquide y contenu tend à refluer par les points lacrymaux, mais la pression se transmet en bas sur la cloison valvulaire, à la partie inférieure du canal, d'où progrès dans l'atrophie et la résorption des éléments constituants de cette cloison.

Fistules du sac. — Leur apparence est celle que l'on voit chez les patients adultes. Leur étiologie est la même : on rencontre avec les ouvertures fistuleuses la suppuration qui les a engendrées.

La fistule est monolatérale (SCHREIBER), ou bilatérale et symétrique (WOOD, HARDESTY).

On a admis aussi que la fistule dépend d'un arrêt de formation : le sillon épithélial qui normalement s'enfonce dans le fond de la gouttière oculo-nasale, pour s'en isoler, conserverait en un point circonscrit des rapports avec l'ectoderme et le bourgeon épithélial, existant à ce niveau, se canaliserait. Interprétation moins rationnelle que le rapport causal invoqué plus haut. Admettre l'arrêt de formation pour la fistule, l'inflammation fœtale pour la blennorrhée du sac (ADLER), suppose une conviction bien assise quant à la genèse de la fistule.

Fistule lacrymale vraie. — STEINHEIM a observé le fait suivant :

Fille de quatorze ans. A droite, œil et voies lacrymales normales. Au tiers externe de la paupière supérieure, à 4 ou 5''' du bord ciliaire, existe un petit pinceau de poils d'où s'échappe le liquide lacrymal clair. A ce niveau la peau s'enfonce en un entonnoir, garni de poils et aboutissant à la fistule. Celle-ci est l'aboutissant d'un canal commençant en dehors et en haut, au bord supérieur du tarse et descendant obliquement sur ce dernier. Une sonde fine introduite dans la fistule s'enfonçait jusqu'à 2, 3'''. Cet état existait depuis la naissance, n'était pas le résultat d'un traumatisme (Comp. MACKENZIE, T. I, p. 108 : Fistula lacrymalis vera).

Atrésie des points lacrymaux. — ZEHENDER a observé deux fois l'atrésie des points lacrymaux à droite et du point lacrymal inférieur à gauche (absence de larmoiement de ce côté).

LAFITE-DUPONT a noté chez une jeune fille l'atrésie des deux points à gauche et du point supérieur à droite.

A l'occasion de l'extirpation du sac lacrymal, chez le frère du sujet, il fut établi que le sac ne communiquait ni avec les points lacrymaux, ni avec le canal nasal.

Le sondage du canalicule après incision de l'opercule épithélial, cause de l'atrésie, assure la guérison (ZEHENDER).

Absence des points lacrymaux. — MAGNUS a observé deux fois l'absence des points et des tubercules lacrymaux inférieurs et EMMERT l'absence des quatre points lacrymaux.

Ni l'un ni l'autre de ces auteurs n'ont pu déceler par l'incision l'existence d'un canalicule lacrymal correspondant.

L'absence des points lacrymaux est due probablement à la non-canalisation jusqu'à la conjonctive des bourgeons épithéliaux primitifs d'où naissent les conduits.

L'absence des canalicules eux-mêmes n'est pas suffisamment prouvée (von HIPPEL).

Points et canalicules lacrymaux surnuméraires. — MACKENZIE fait mention des cas observés par BEHR (deux points lacrymaux sur un même mamelon, avec deux canalicules), par lui-même et par DE GRAEFE (canalicule surnuméraire à la paupière inférieure, finissant en cul-de-sac).

F. RAAB cite les faits de FOLZ, de ZEHENDER (deux canalicules à la paupière supérieure communiquant avec le sac), de WEBER, de BOCKDALEK et de STEFFAN.

A. WEBER: Canalicule surnuméraire à une paupière inférieure. — Premier cas : à 3 millimètres en dedans du point lacrymal, un point surnuméraire sur une élevure avec un canalicule correspondant. — Deuxième cas : en avant de la caroncule, au point de transition de la peau avec la conjonctive, une fente de 1 millimètre de long en rapport avec un canalicule parallèle à l'autre. Les deux canalicules communiquent avec le sac.

BOCKDALEK : A une paupière supérieure, deux points lacrymaux contigus, l'un d'eux en dedans et un peu en arrière du point normal. Leur canalicule aboutit par une ouverture commune dans le sac, car ce point lacrymal, ovalaire, existe au côté supéro-interne de la caroncule, aboutissant dans le canalicule postérieur.

RAAB : Sur l'élevure allongée où siège le point lacrymal inférieur un deuxième, très voisin, est placé en dedans et en arrière. Deux canalicules séparés, de 3 millimètres de long, convergent en un conduit commun aboutissant dans le sac.

Le canalicule surnuméraire occupe surtout la paupière inférieure. Il se réunit à son voisin pour déboucher par un canal commun, cas le plus fréquent, ou marche isolément vers le sac, à moins qu'il ne finisse en cul-de-sac.

Le dédoublement du canalicule ne peut s'expliquer que par une division dichotomique du bourgeon épithélial qui lui correspond.

Le point surnuméraire, répondant à une deuxième ouverture d'un même canalicule, s'expliquerait par la création d'une ouverture fistulaire.

Aplasie et agenésie de l'appareil lacrymal. — Certaines parties de l'appareil lacrymal ont été trouvées rudimentaires, le sac par exemple ; d'autres, telles que la glande lacrymale, l'os et le sac lacrymal, les voies abductrices des larmes peuvent faire entièrement défaut.

Absence de l'os lacrymal. — ZABEL a décrit les variétés de l'os lacrymal et sa totale absence. BARFURTH a étudié des crânes humains privés d'os lacrymal.

Absence de la glande lacrymale. — « L'absence des glandes lacrymales, rarement observée, dit CORNAZ,... s'accompagne toujours d'anophtalmos. » MANZ a rectifié cette assertion en écrivant que dans la plupart des cas d'anophtalmie, les glandes lacrymales existent. La glande occupait le niveau du bulbe chez un enfant anophtalme de cinq semaines, examiné par WEIDELE. Elle était présente chez l'anophtalme étudié par nous (v. p. 446). Elle était totalement absente dans notre cas de cryptophtalmos humain (v. p. 438), où l'orbite a été microtomisée en une série non interrompue de coupes.

Absence du sac lacrymal et des conduits lacrymaux. — MANZ attribue une observation d'absence totale du sac lacrymal à BEYER. Il cite en outre les relations déjà anciennes de CARRON DU VILLARDS, OTTO et TRAVERS, ayant trait à l'absence complète des voies lacrymales.

RUETE cite le cas de JURINE où n'existait, au niveau du canal nasal, que de la substance osseuse ; les quatre points et les canalicules lacrymaux manquaient.

DUPUYTREN, cité par VOSSIUS, a rencontré un cas d'absence du canal lacrymonasal « se compliquant d'une fistule du sac ».

HIMLY rappelle l'absence des organes lacrymaux chez le sujet rencontré par KLEINKOSCH (enfant avec crâne défectueux, absence de l'une des paupières et soudure de l'autre), ainsi que les mêmes anomalies relevées par SEILER chez un hydrocéphale.

L'absence d'une partie des voies lacrymales se conçoit avec les anomalies tératologiques consignées plus loin.

SELENKOFF (Etude anatomique). Homme de trente-quatre ans chez lequel l'œil droit larmoie depuis l'enfance (fig. 395). Le sujet ne peut clore la fente palpébrale. Cécité par pannus à droite. Absence de la moitié droite du nez remplacée par un appendice cutané se détachant du bord supéro-interne de l'orbite et portant à son extrémité inférieure, évasée, une fine ouverture : elle donne accès à un canal allant jusqu'à la racine. Pas de points lacrymaux. Le sac lacrymal est très rudimentaire. Le canal naso-lacrymal manque ainsi que l'os nasal, la cavité nasale, l'antre d'Highmore du même côté, sans compter l'aplasie d'autres segments osseux.

Landow donne la description d'un état analogue chez un garçon de quatre ans. L'appendice remplaçant les parties molles et cartilagineuses de la moitié du nez était fixé à côté de l'angle interne gauche de l'œil et se trouvait pourvu d'un canal central comme le précédent. On l'avait enlevé depuis trois ans. À la paupière inférieure au niveau de la papille lacrymale. existait un colobome. La présence du canal nasal ne pouvait être démontrée.

Landow explique la malformation par l'influence nocive d'une bride amniotique ayant déterminé non seulement la persistance partielle du sillon lacrymal (colobome), mais la malformation de l'appendice.

Pour les déformations si marquées de la face publiées par Selenkoff et Landow et celle plus prononcée encore, dont nous faisons l'analyse d'après Panas, l'intervention génétique des brides amniotiques ne peut être contestée.

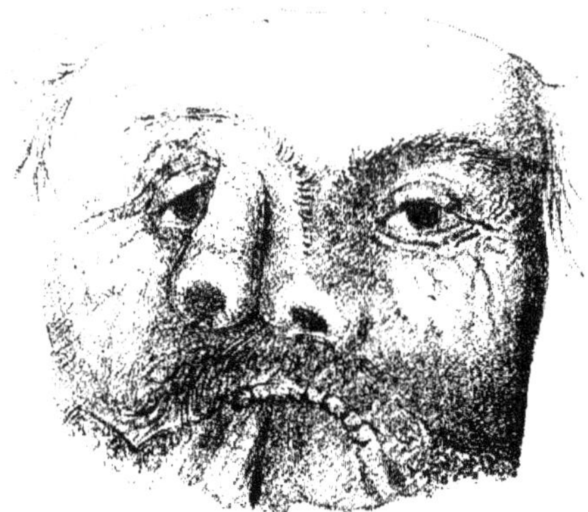

Fig. 393.

(D'après Selenkoff).

L'œil gauche, d'un fœtus, dont le squelette a été étudié par Broca, était agrandi. *Sa cornée était reliée au front par une bride.* L'œil droit était microphtalme et colobomateux cystique ; il portait dans sa moitié temporale un dermoïde chevelu recouvert par la conjonctive ; un filament déchiré pendait à la cornée. Il n'existait pas de colobome palpébral (le filament était ténu à droite ; à gauche la fente palpébrale avait une direction plutôt verticale). Absence des points, du sac et du canal lacrymaux.

Il serait logique d'interpréter quelques-unes des malformations moins étendues des voies lacrymales comme dérivant d'actions nocives pareilles à celles engendrant les désordres intenses : il faut admettre qu'elles ont été fugaces, minimes, localisées.

Dans l'ordre d'idées précédent. nous avons à rappeler deux anomalies relatives à un trajet inusité du canal nasal et où les causes déterminantes nous paraissent encore une fois devoir être rapportées à des adhérences amniotiques si fréquemment surprises dans les fentes faciales.

Le premier cas a été décrit en détail par Rutten et par nous dans le tome XVII des Archives d'ophtalmologie. Le point intéressant en ce moment est l'existence d'un canal lacrymo-nasal peu ordinaire. Citons pour mémoire l'existence d'un colobome du tiers interne des deux paupières gauches, celle d'une bride oculo-palpébrale vers ce niveau, les opacités congénitales de la cornée avec membrane pupillaire adhérente. la corectopie. etc. Une cicatrice jugale se dirige du point d'insertion de la bride oculo-palpébrale vers l'angle gauche du bec-de-lièvre double, coexistant. Le doigt sent sous ce raphé une dépression de l'os en forme de sillon qui s'arrête, en forme d'encoche, un peu en dedans de la cicatrice, d'une part au-dessous du rebord orbitaire, d'autre part au-dessus de l'arcade dentaire supérieure. Dans cette fente est logé un canal en communication avec le sac lacrymal et avec un conduit dont l'*orifice occupe le bord muqueux de la lèvre supérieure*. En pressant sur le sac lacrymal on fait sortir du muco-pus par les deux ouvertures des canalicules lacrymaux et par l'ouverture de la lèvre, située à six millimètres en dedans de l'angle gauche du bec-de-lièvre. Si le sac et le canal labial vidés, l'enfant pleure, du liquide clair apparaît à la lèvre. A un moment donné les injections passent par ce canal et par le canal nasal, dans la narine correspondante. La malformation des voies lacrymales est ici en rapport avec la fente oculo-nasale embryonnaire; la fente oblique de la face est à rapporter à des adhérences amniotiques.

KRASKE avait décrit avant nous un canal lacrymal en relation avec une fente oblique de la face, mais le conduit n'aboutissait pas à la lèvre : il se terminait dans le repli labio-buccal.

ANOMALIES DE L'ORBITE

Kystes dermoïdes circumbulbaires. — Si les dermoïdes cystiques de la surface externe du corps ont leur siège de prédilection au niveau de la tête et du cou, c'est au voisinage de l'œil qu'ils surgissent le plus souvent.

Au point de vue de leur topographie à ce niveau il faut distinguer avec MITVALSKY deux groupes.

A. Kystes situés dans l'orbite et déplaçant l'œil lorsqu'ils acquièrent une dimension marquée (*kystes dermoïdes orbitaires*).

B. Kystes dermoïdes du bord orbitaire se décomposant en : a) Kystes qui dans leur ensemble ou pour leur majeure partie sont situés en dedans du rebord orbitaire (*kystes dermoïdes des paupières*; b) Kystes qui tout entiers ou pour leur majeure partie siègent en dehors du rebord orbitaire. Ils occupent le plus souvent la partie supéro-externe du rebord en question. Ce sont les *kystes dermoïdes de la région du sourcil, de la queue du sourcil*.

Ils peuvent être disposés au niveau du bord inférieur de l'orbite ce qui ne permet plus d'appliquer la dénomination ci-dessus à l'ensemble des tumeurs du pourtour orbitaire.

Pour l'orbite elle-même il est également des sièges de prédilection. BERLIN détermine 53 p. 100 de localisations au côté interne du bulbe, 24 p. 100 du côté temporal. — MITVALSKY indique pour la localisation de 17 dermoïdes observés par lui au niveau du rebord orbitaire : 14, soit 82, 4 p. 100 en dedans de ce rebord, dont 12 au-devant de l'angle externe, 2 au-devant de l'angle interne de l'œil. Deux cas, soit 11, 7 p. 100, se trouvaient en dehors du rebord osseux, sous le sourcil. Un seul, soit 6 p. 100, était reporté sur l'os jugal.

HISTORIQUE ET PATHOGÉNIE. — Les principaux traits de l'histoire des kystes dermoïdes sont les suivants :

CRUVEILHIER indique le premier clairement leur nature, en deux cas, dont l'un opéré par DUPUYTREN : un liquide huileux s'échappe à l'incision, suivi d'une bouillie d'un blanc de neige. Dans la paroi existent de nombreux poils lanugineux.

DE MOURS compte notamment, parmi les *tumeurs enkystées* ou *loupes des paupières*, l'*athérome*, le *mélicéride*, le *stéatome* ; il en est qui se développent dans le tissu orbitaire, repoussant l'œil en avant.

Plus précis, ROSAS ne met en ligne que ces mêmes dénominations sous le nom de *tumeurs folliculaires* des paupières, tumeurs répondant aux kystes dermoïdes.

JÜNGKEN fait rentrer dans le cadre nosologique établi par ROSAS l'ensemble des *kystes sous-conjonctivaux* et les *dermoïdes épibulbaires*. La description des kystes orbitaires qu'il décrit à part sous le nom de *stéatomes* de l'orbite est plus complète que celle de ROSAS.

LAURENCE dépeint les *tumeurs folliculaires pilifères* du pourtour de l'œil : elles contiennent une graisse de consistance tantôt ferme, tantôt huileuse. Il montre les suites d'une extirpation incomplète de la paroi kystique.

RYBA émet une théorie génétique : des germes pileux profondément situés se développent dans une direction vicieuse et sont le point de départ de sacs pileux. L'extrémité du sac surgissant du sol pilifère irrite le tissu voisin. Un sac séreux se développe qui le protège et qui se remplit de déchets des poils, leur racine en fournissant sans cesse de nouveaux.

RUETE décrit une classe de tumeurs cystiques : le *mélicéris*, l'*athérome* et la *tumeur gommeuse* se développent dans les paupières, dans l'orbite, etc. Le follicule organisé rappelle la structure de la peau ou d'une muqueuse. Il porte à sa surface interne des granulations et des glandes. Son contenu est représenté par des figures cellulaires diverses, des substances grasses et extractives, ainsi que des sels. Le sac peut recéler des formations osseuses et des cheveux. L'origine est intra-cutanée ou elle demeure inconnue.

VON HASNER indique la fréquence relative des *formations athéromateuses* en un chapitre consacré aux *kystes folliculaires*. Il fait connaître leurs localisations diverses. L'origine première est à placer dans les glandes sébacées ou sudoripares de la peau, lesquelles transformées se libèrent ultérieurement et sont mobiles dans le tissu cellulaire.

Sous le simple nom de « *Kystes* » VON WALTHER décrit bien les kystes dermoïdes, de l'orbite surtout. Il invoque la même genèse que VON HASNER.

SCARPA admet les kystes dermoïdes sous deux titres : *athéromes* et *kystes folliculaires fibreux*. Il connaît bien leur constitution anatomique.

A LEBERT est réservé le mérite d'avoir éclairé la question de la vraie nature des *kystes dermoïdes* et d'en avoir créé le nom. Il constate l'identité de la paroi avec la peau. La description de LEBERT est presque classique. Il range les kystes dermoïdes, fréquemment congénitaux, dans un groupe onkologique bien caractérisé, distinct des tumeurs folliculaires et livre un diagnostic différentiel précis en regard des athéromes.

FOASTER rétablit la confusion entre le kyste dermoïde et l'athérome. Il

est aveuglément suivi par Heschl (*athéromes-épidermoïdes*). Les traces de cette
erreur se retrouveront longtemps, — un quart de siècle, — jusqu'au travail
magistral du regretté Mitvalsky (1891). Avec Remak, Heschl admet que les formations épidermiques pathologiques que l'on rencontre loin de la surface
doivent être imputées à des inclusions d'une période embryonnaire précoce.

Lücke livre une excellente description anatomique. Sur les papilles de la
paroi intérieure du kyste s'entasse parfois la partie cuticulaire de l'épiderme.
Le contenu répond tantôt à de la graisse liquide (*kyste huileux*), tantôt à de la
margarine cristallisée (*kystes graisseux*).

Richet fait dériver les kystes dermoïdes d'un arrêt de formation dans la
réunion des os du crâne et de la face : une portion des téguments se glisse
entre les os formant la fente branchiale supérieure et subit la mutation en
kyste.

Spencer Watson fait ressortir le fait que les kystes dermoïdes, primitivement situés au bord de l'orbite, s'étendent ultérieurement dans cette cavité et
repoussssent le bulbe. La surface osseuse avoisinante peut s'excaver, s'usurer ; une tumeur extraorbitaire peut devenir ainsi intraorbitaire.

Mikulicz remarque que les kystes dermoïdes siègent constamment en des
points prêtant à des inclusions de l'épiderme dans les phases précoces du
développement embryonnaire.

La fermeture des cavités corporelles sur la ligne médiane, la fermeture
des conduits creux et de fentes revêtues d'épithèles prêtent à des invaginations anormales de l'épiderme, à la naissance de kystes dermoïdes. L'extrémité céphalique de l'embryon est le siège de trois invagination du feuillet ger-
minatif externe : l'assise primitive du labyrinthe (dermoïdes du rocher),
celle du cristallin (dermoïdes périoculaires), celle de la fossette olfactive (dermoïdes de la racine du nez).

Au point de vue des kystes dermoïdes du pourtour de l'œil l'auteur pré-
sume que des cellules de la masse épithéliale, reliant la vésicule cristallinienne
à l'ectoderme, demeurent, lors de la séparation de cette vésicule, dans la paroi
antérieure de la vésicule secondaire.

Vernueil ayant extirpé des kystes dermoïdes congénitaux de l'angle interne
de l'œil emploie le terme de *kystes prélacrymaux*.

Vassaux et Broca s'occupent des kystes dermoïdes à contenu huileux et
notamment d'un kyste transparent extirpé par Panas, au niveau de la queue
du sourcil. Ils décrivent un processus pathologique transformant les cellules
connectives et graisseuses en cellules géantes avec dégénérescence albumineuse (tuméfaction trouble). Pour ces auteurs la partie du kyste privée
de revêtement épidermoïdal est d'origine secondaire et il ne s'agit point
d'une atrophie. Une partie de la peau a été incluse dans les tissus, au
cours de la vie embryonnaire, sans former un sac complet. Lorsque les
glandes sébacées se sont mises à sécréter, les produits accumulés ont repoussé
le tissu connectif ambiant de façon qu'une paroi, semblable à celle qui
entoure les corps étrangers, s'est constituée. Une autre hypothèse acceptable

est la rupture de la paroi primitivement dermoïde dans sa **totalité,** le contenu se trouvant alors en contact avec les tissus voisins.

BERLIN ne décrit que les *kystes dermoïdes de l'orbite* et distingue entre ceux-ci et les *athéromes.* Les kystes dermoïdes sont des invaginations fœtales du feuillet externe du blastoderme dont le contenu « athéromateux » ne peut être guère distingué macroscopiquement de celui des vrais athéromes. Une relation du kyste dermoïde avec la peau n'existe pas.

DE WECKER et LANDOLT parlent de l'*athérome (kystes sébacés)* au chapitre des *maladies des paupières.* Les athéromes sont des kystes par rétention des follicules pileux. Leur siège de prédilection est le bord externe de l'orbite. MITVALSKY s'est demandé s'il n'y a pas là confusion avec les **kystes dermoïdes.** En tout cas il résulte de la description donnée que DE WECKER identifie l'athérome et le kyste dermoïde. Ailleurs (*kystes folliculaires ou dermoïdes de l'orbite*), DE WECKER constate la réunion fréquente à la peau des kystes folliculaires (*athéromes, cholestéatomes, mélicérides*), formes contenant des poils et même une dent. Deux fois DE WECKER a vu de ces kystes orbitaires reliés à la peau du grand angle, à la commissure externe, par un cordon de tissu connectif. SCHWARTZ et SPENCER WATSON de leur côté ont établi l'existence de cas pareils.

Ces quatre observations d'un rattachement direct du kyste **au tégument** externe fournissent un matériel plus important pour établir **la provenance** folliculaire des kystes dermoïdes que celui dont on dispose pour la démonstration de l'origine des kystes dermoïdes.

Avec MITVALSKY la séparation du kyste dermoïde et de l'athérome est complète. Le *kyste dermoïde* est une production congénitale apparaissant souvent dès l'enfance. Il naît d'une invagination embryonnaire, d'une incarcération de l'assise cutanée : une portion de peau avec les attributs épithéliaux qui lui sont propres est séparée de ses attaches primitives. L'*athérome* est une maladie acquise, se montrant le plus souvent à un âge adulte avancé. Il naît par l'imperméabilité d'un follicule pileux de glande sébacée et ne concerne qu'un seul follicule pileux et les glandes sébacées qui le flanquent. Les dénominations de stéatome, mélicéride, cholestéatome, dérivant de l'aspect du contenu cystique, en dehors de tout examen anatomique de la paroi, doivent disparaître. Cet examen seul doit faire foi.

Il faut s'arrêter à la distinction établie par MITVALSKY.

Il peut être intéressant de rappeler ici l'opinion de ZIEGLER, de Fribourg, dont le traité d'anatomie pathologique est entre toutes les mains.

L'*athérome* est une poche résultant de l'accumulation d'une sécrétion à l'intérieur d'un conduit de glande sébacée ou de follicule pileux, ectasié en forme de kyste. — A côté de cette production, des reliquats de fente branchiale ou des formations épithéliales entraînées par voie pathologique dans la profondeur du chorion ou du tissu sous-cutané peuvent devenir le point de départ de l'athérome... Le contenu est entouré d'une capsule connective, le *folliculaire.* Dans les kystes issus de follicules pileux, la paroi du sac est lisse en dedans et recouverte de strates multiples de cellules plates. *Dans les athéromes profonds, nés de germes épithéliaux inclus,* la structure est le plus souvent celle de la peau avec corps papillaire recouvert par l'épithèle cutané et la production doit être rangée parmi les *dermoïdes.*

N'est-ce pas l'opinion exprimée par Mitvalsky? D'une part des *athéromes* au sens strict du mot, d'autre part des *athéromes profonds* qui sont des *kystes dermoïdes* de par leur genèse et de par leur constitution anatomique, cette dernière permettant seule le diagnostic absolu.

La confusion des *kystes dermoïdes* et des *athéromes* a vécu.

Anatomie pathologique. — La structure des tumeurs dermoïdes est des plus variables. Tous ont une couche connective, dermique avec ou sans papilles et que revêt du côté interne une couche épidermique polystratifiée. Les *attributs épithéliaux de la peau* existent plus ou moins au complet (follicules pileux et poils, glandes sébacées et sudoripares), ainsi que des *fibres musculaires lisses* réunies en faisceaux. Rares sont les kystes qui ne contiennent que des glandes sudoripares et ne portent ni follicule ni glande quelconque (Mitvalsky, kyste au-devant de l'os jugal). L'épiderme peut être rudimentaire ou rappeler celui de la peau. Il est exceptionnel que les papilles dermiques existent sur toute l'étendue de la surface interne du kyste. Des modifications ultérieures éventuelles consistent dans la perte, par places, de l'épithèle de revêtement interne à cause d'un processus d'*ulcération* qui fait apparaître un tissu connectif de granulation, chargé de cellules géantes : le contenu a exercé une irritation sur la paroi kystique (Mitvalsky). La progression de ce tissu de granulation étant souvent sous-épidermique, les attributs épithéliaux de la paroi subissent alors l'atrophie. L'ulcération détermine une extension secondaire du volume du kyste. Le tissu de granulation venant à s'organiser, les ulcérations se cicatrisent, mais l'épiderme n'a pas de tendance à se régénérer pour recouvrir la cicatrice. Il est d'autres modifications pathologiques encore : formation de cartilage, calcification, ossification, hyperplasie des parois vasculaires (artérites), accumulations circonscrites de cellules lymphoïdes, formation d'un tissu cellulaire contenant des cellules ganglionnaires typiques. Le contenu cystique est représenté par les reliquats des cellules tombées de la couche cornée de l'épiderme, et des produits variables venant des attributs épithéliaux éventuellement existants, des masses de graisse et ses dérivés.

Dans les *kystes huileux,* la graisse liquéfiée prend deux aspects : l'un représente un liquide d'un jaune saturé (présence d'oléates); l'autre, un liquide incolore (glycérides et glycérites de l'acide stéarique et palmitique). Les cheveux trouvés ont l'aspect de cils ou de poils lanugineux.

L'épaisseur des parois est variable. Elle est aussi inégale pour le même kyste. Des portions minces alternent avec d'autres de 3, 4 millimètres d'épaisseur, voire avec des parties calleuses de 8 à 9 millimètres (cas de Mitvalsky).

L'intérieur est tantôt lisse et blanchâtre ; tantôt il est creusé de fossettes ou garni de proéminences rouges du volume d'un grain de mil.

Les kystes dermoïdes sont ronds et monolobulaires. On a cité des formes bi- et multiloculaires (BARNES, SAINT-YVES, SCHIESS-GEMUSEUS, CORNWELL). KRÖNLEIN a signalé un kyste dermoïde biloculaire *communicant*. L'une des poches siégeait dans l'orbite, l'autre dans la fosse temporale ; la partie intermédiaire passait à travers une ouverture de la paroi orbitaire.

CLINIQUE. — Pour les *kystes dermoïdes intra-orbitaires* les symptômes sont peu différents de ceux que déterminent les autres tumeurs kystiques de cette cavité.

La congénitalité et le siège du côté nasal appartiennent également aux *encéphalocèles* (voy. p. 555). La congénitalité toutefois n'est reconnue comme telle que dans 38 p. 100 des cas.

Petits au début, les kystes prennent rapidement du volume vers la puberté : 35 p. 100 sont reconnus entre 10 et 20 ans et 18 p. 100 après cet âge (KLINGELHÖFER).

En dehors de la puberté, un traumatisme ou une inflammation du tissu voisin sont capables de faire apparaître un kyste latent jusque-là (récidive d'un érysipèle, à 54 ans, dans le cas de PFALZ).

Le plus souvent les kystes dermoïdes siègent dans l'orbite en dehors de l'entonnoir musculaire.

La fluctuation y fait défaut si le contenu est une bouillie. La dépressibilité serait bien difficile à saisir dans la profondeur de l'orbite.

Nous citerons pour mémoire la diplopie, l'exophtalmie, la stase des vaisseaux rétiniens, la papille de stase, l'atrophie du nerf optique, l'atrophie, la phtisie du globe oculaire.

Le kyste, par suite de la surdistension ou d'un traumatisme, peut se rompre : de là la création d'une fistule permanente, sort réservé aux cas où l'extirpation de la poche kystique n'a pas été radicale.

On a signalé des kystes volumineux caractérisés par leur tendance à usurer les os avoisinants (HECHT : toit orbitaire irrégulièrement voûté et épaissi). Outre l'usure des os provoquée par eux, les kystes dermoïdes tendent à se souder au péri-orbite, plus rarement à la musculature, au bulbe, au nerf optique.

Quant aux kystes dermoïdes du pourtour orbitaire, ils sont recouverts par la peau mobile au-dessus d'eux et par le plan musculaire correspondant.

Ils sont en rapport étroit avec l'os, bien qu'il en est qui se déplacent. La plupart, intimement unis au périoste, se creusent un ombilic, déterminent une perte de substance de l'os.

Un kyste du sourcil (de LAPERSONNE) avait perforé le toit orbitaire et pénétré dans l'orbite.

Les kystes huileux deviennent transparents : les athéromes demeurent toujours opaques (on ne les trouve jamais dans l'orbite).

Le *diagnostic différentiel clinique* est surtout à poser en vue de l'encéphalocèle (voy. Encéphalocèle).

Quant à celui, sans grande importance pratique, des *kystes dermoïdes* et des *athéromes du sourcil*, il résulte des données anatomiques et génétiques rapportées plus haut. L'athérome conserve des rapports avec le tégument cutané.

Après l'extirpation un contenu liquide ou huileux exclut l'athérome. Quelques rares cheveux de même constitution et volume peuvent exister dans le kyste athéromateux. La présence de beaucoup de cheveux plaide pour le kyste dermoïde.

D'autres particularités anatomiques ont été consignées plus haut.

TRAITEMENT. — La ponction avec aspiration du kyste n'a qu'une valeur de diagnostic. L'injection d'un liquide irritant a donné des guérisons (teinture d'iode : TAVIGNOT, MONOT). Mais gênante ou difforme, l'énucléation de la masse kystique est indiquée soit à travers une incision des paupières, soit par la résection temporaire de la paroi orbitaire externe (volet de Krönlein), ce qui permet d'explorer toute l'orbite sans léser l'œil.

Une rupture ou incision du kyste au cours de l'opération rend l'ablation totale plus difficile, l'incomplète étant suivie d'un trajet fistuleux de longue durée et de rétractions cicatricielles fâcheuses pour la physiologie des mouvements oculaires.

Encéphalocèles de l'orbite et kystes par occlusion. — Les *encéphalocèles* ou *céphalocèles* de l'orbite sont des tumeurs congénitales qui, à la façon de leurs congénères du pourtour cranien, passent par une solution de continuité de la paroi orbitaire et demeurent généralement en communication avec la cavité cranienne. Il en est toujours ainsi au début : les procidences peu accusées peuvent se séparer définitivement de l'encéphale.

L'encéphalocèle congénitale, qui se fait jour au voisinage de la racine du nez, est la plus fréquente des encéphalocèles sincipitales. Elle s'étend vers le front (naso-frontale), la cavité nasale (naso-ethmoïdale) ou l'orbite. Du côté cranien le point de pénétration se trouve au niveau de la racine de l'os frontal et de l'ethmoïde. Entre autres directions la hernie peut prendre celles de l'os unguis (WAGNER) ou de l'apophyse frontale du maxillaire supérieur (RIPOLL), ce qui est plus rare. Elle siège alors du côté médian de l'orbite, en dehors de l'entonnoir orbitaire (observation I). Une ouverture de passage peut exister notamment au point de réunion de l'ethmoïde, du frontal et de l'os unguis. (G. BRESCHET). Le siège de la tumeur sera également médian.

Ces encéphalocèles *antérieures, naso-orbitaires*, sont à opposer aux encéphalocèles *postérieures*, exceptionnelles. Elles passent par la fissure orbitaire supérieure (HEINEKE) ou le trou optique (DELPECH) : ce sont les *sphéno-orbitaires*, déterminant de l'exophtalmie (voy. observation II).

VON BERGMAN rappelle que les *encéphalocystocèles* sont susceptibles de se modifier de trois façons : a. Un retrait de la hernie cérébrale au cours du développement peut ne laisser subsister dans la poche arachnoïdale que la matière cérébroïde (*cénencéphalocèle*) ; b. Dans l'arachnoïde peut surgir une dégénérescence kystique (*encéphalo-cysto-méningocèle; c.* La matière cérébroïde disparaît. Sous l'arachnoïde reste une rangée épithéliale analogue à celle de l'épendyme. Ainsi demeure une couche de cellules cylindriques vibratiles, sans éléments nerveux adjacents, ce sont des *encéphalocèles* devenues *méningocèles.*

Ces données d'ordre général doivent forcément s'appliquer à l'orbite.

Aux trois modifications de l'encéphalocèle de von Bergman répondent les trois variétés décrites par les auteurs : les *encéphalocèles pures,* les *hydrencéphalocèles* et les *méningocèles.*

Il est à penser que le nombre des méningocèles « pures » diminuera, à mesure que les examens microscopiques systématiquement entrepris, y montreront la présence de l'épithèle épendymaire.

Si la communication de la hernie cérébrale avec le ventricule encéphalique vient à se perdre (fermeture du canal ou de l'orifice existant entre les deux), un *kyste par occlusion* est créé, suivant une expression de Berlin. D'après cet auteur, Ripoll aurait vu un kyste de ce genre privé de liquide, mais relié à deux évaginations encéphalocéliques de l'orbite. L'observation I fournit un spécimen analogue et prouve que le kyste en question répond à une *méningo-hydrencéphalocèle,* séparée par occlusion d'une production herniaire sincipitale, d'abord communicante, puis occluse à son tour et séparée du cerveau au point que, après son ablation ultérieure, on n'a pas trouvé l'orifice, c'est-à-dire le hiatus correspondant de la paroi orbitaire. Peut-être un processus d'ossification du périoste, au pourtour du hile, a-t-il déterminé ce phénomène de séparation tardive.

Les méningo-encéphalocèles méconnues en tant que communiquantes et prises pour des *kystes à contenu séro-muqueux* (Delpech), ont amené plus d'un désastre opératoire.

Au point de vue clinique le *volume* des encéphalocèles varie entre celui d'un pois à celui d'un œuf d'oie (Rippoll). Leur *forme* est arrondie. Exceptionnellement elles sont *pédiculées* (Breslau) et mobiles. L'*hiatus osseux,* l'orifice qui relie les cavités cranienne et orbitaire à leur niveau, varie entre les dimensions d'une plume de corbeau (Wagner) et un diamètre de plusieurs centimètres.

Le meilleur pronostic revient aux tumeurs de faible dimension. Volumineuses, elles entraînent la mort pendant ou après la naissance. Leur agrandissement rapide ou lent détermine une ulcération de la peau qui les recouvre : de là, des méningites purulentes. Un traumatisme du sac peut être suivi de mort.

Peu de sujets arrivent à la puberté et beaucoup sont atteints dans leurs facultés psychiques.

La tumeur peut être double, ce qui est de grande valeur diagnostique (Lias, Clar, Breslau, Wagner, Ripoll, Muhr). Exceptionnellement elle se complique d'encéphalocèle sincipitale (Ripoll) et occipitale (von Ottingen).

Au point de vue du diagnostic la congénitalité, le siège bilatéral, la localisation au côté médian créent une sérieuse présomption en faveur de l'encéphalocèle.

La fluctuation, la réductibilité par la pression et l'expansion sous l'influence des mouvements respiratoires, caractère rare dans les encéphalocèles congénitales, renforcent le diagnostic.

La fluctuation peut faire défaut. Une communication oblitérée, des parois épaisses font percevoir une dureté plus ou moins prononcée. « L'encéphalocèle, dit Delens, peut être confondue... avec une tumeur solide telle qu'un sarcome. La difficulté du diagnostic des encéphalocèles avec conduit herniaire rétréci et *a fortiori* des kystes par occlusion de Berlin demeure une chose des plus délicates.

La fluctuation, en cas de tumeur de l'angle interne de chaque orbite, a pu être renvoyée d'une poche à l'autre (de Wecker).

La pression, indolente, ne réduit qu'exceptionnellement le volume de la poche ; il est rare en outre que cette réduction provoque des troubles cérébraux réflexes ; il est rare enfin que le synchronisme de mouvements perçus à ce niveau et des mouvements respiratoires soient constaté.

Quant aux battements et au souffle constatés au niveau des kystes encéphalocéliques situés vers la racine du nez, ils seraient, d'après Larger, à rapporter à des angiomes sous-cutanés.

D'autres auteurs, Fuchs notamment, disent que les « méningocèles » montrent les variations pulsatrices et respiratoires reportées sur elles par le cerveau.

L'existence de déformations osseuses au pourtour de la base de l'encéphalocèle seraient à rechercher avec soin. La hernie cérébrale est fixée à l'os, ne peut être déplacée. Le doigt perçoit parfois l'orifice.

Panas et Fromaget ont admis l'existence dans l'orbite de *kystes dermo-muqueux* « *mucoïdes* », à épithèle cylindrique stratifié, résultant de l'enclavement dans l'orbite d'une portion de la muqueuse naso-lacrymale et non de diverticules de l'œil arrêté dans son évolution. Les kystes de cet ordre occupent invariablement l'angle supéro-interne de l'orbite. Alors même qu'ils arrivent à se confondre avec les reliquats du globe embryonnaire, ils conservent une indépendance réelle dans leur évolution ultérieure (Panas).

L'intégrité de l'œil étant constatée, la confusion de l'encéphalocèle kystique avec le *kyste colobomateux* demeure possible (comparer les figures 398 et 307).

De Wecker a appelé l'attention sur la ressemblance frappante d'une *hydropisie du sac lacrymal* avec une encéphalocèle de faible dimension située dans la région lacrymo-nasale.

Les *kystes dermoïdes* étant également congénitaux et occupant dans nombre de cas le même emplacement, on conçoit la facilité d'une erreur de diagnostic.

Leurs parois peuvent s'amincir et ils deviennent transparents comme certains encéphalocèles.

Le diagnostic entre le kyste par occlusion et le dermoïde ne paraît possible qu'après ponction exploratrice, avec les cautèles d'asepsie.

Le liquide ramené par la seringue de Pravaz révèle l'identité avec le liquide cérébro-spinal (*encéphalocèle*) ; il montre la présence de cholestérine, de graisse, de cellules épithéliales plates, de poils follets brisés (contenu de *kyste dermoïde* devenu fluide, oléagineux); il décèle la présence de crochets pathognomoniques ou d'acide succinique (*kystes d'échinocoques*); enfin la ponction est de nature à indiquer qu'un kyste, en apparence *occlus*, est en réalité *communicant* (voy. obs. I).

Il peut être utile pour le diagnostic de rappeler l'existence :

1° de *kystes d'extravasation (hématomes, hématocystes)* (Berlin). L'épanchement sanguin traumatique (Ulrich) s'entoure d'une couche connective (Mitvalsky). Le traumatisme peut avoir eu lieu au moment de la naissance, comme on l'a supposé dans l'observation I; qu'il ait lieu à ce moment ou par la suite, des ecchymoses accompagnent l'exophtalmie, commémoratif important. Une ponction fournirait du sang. Le diagnostic histologique reposerait sur l'absence d'épithèle pariétal et de parties dermoïdes. Des hémorragies dans un dermoïde ont donné lieu au diagnostic d'hématome enkysté.

2° de *kystes d'exsudation* dont l'histoire est encore obscure. Ils se rapportent à des *hygromes de bourses muqueuses de l'orbite* (comp. Berlin), elles-mêmes mal connues, à part celle de la trochlée du grand oblique (Hyrtl). Saltini fait naître un kyste entre le releveur de la paupière et le droit supérieur. Un caractère commun avec l'encéphalocèle serait la limpidité, la fluidité du liquide ; un caractère distinctif est le fait d'être acquis, non congénital. Le microscope décèlerait un endothèle pariétal.

Pathogénie. — On peut diviser avec Gérard-Marchand les théories pathogéniques de l'encéphalocèle en deux groupes.

I. *Théories fœtales.* — Dans ce groupe, la théorie la plus ancienne (Corvinus (1749), Niemeyer, Klementowsky) s'arrête à l'idée d'un véritable craniotabes, d'un *arrêt de l'ossification de la capsule cranienne*, déterminant la hernie du cerveau par les points faibles.

Une interprétation tout autre invoque l'*ossification prématurée du crâne* (Ackerman, Küster). L'occlusion trop précoce des sutures limite l'expansion de l'encéphale et le pousse aux hernies.

Pour Haller, Béclard, Velpeau, Spring, Houel, Ackerman l'*hydropisie enkystée d'une corne ventriculaire* est en jeu. Selon Spring elle engendre une tumeur qui usure la boîte cranienne et passe au dehors.

A citer ici pour mémoire la *pachyméningite enkystée*, issue d'une inflammation arachnoïdienne, origine d'un kyste d'abord sous-cranien, devenant extra-cranien par la suite sous le nom de méningocèle.

II. *Théorie embryonnaire.* — Elle rattache l'encéphalocèle à un arrêt de développement du crâne membraneux.

C'est l'ancienne théorie de Cruveilhier, le *spina bifida cranien*, la fissure primitive occasionnée par la jonction incomplète des lames céphaliques et favorisant l'ectopie partielle du cerveau. C'est aussi l'idée qu'avaient défendue MECKEL (1822), HIMLY (1829), MALGAIGNE, et que RICHET, LERICHE, LARGER et P. BERGER ont reprise. Pour P. BERGER notamment l'ectopie de la vésicule cérébrale hydropique se complique d'une hyperplasie du tissu nerveux. Il s'agirait d'un véritable *encéphalome (théorie néoplasique)*.

La fissure reconnaît pour origine première une adhérence amniotique au niveau de la vésicule cérébrale primitive (*synencéphalocèles* de SPRING). Il existe une bride de ce genre dans certaines observations d'encéphalocèle ; comme il est question, en d'autres, d'aspect cicatriciel de la peau de la tumeur, on songe à un reliquat imputable aux adhérences pathologiques de l'amnios. DARESTE avait dans cet ordre d'idées invoqué des compressions par l'amnios. La partie comprimée s'étalerait en débordant les zones voisines de la vésicule cérébrale ; elle se séparerait d'elles par un sillon au niveau duquel viendrait s'arrêter l'occlusion du crâne.

VON BERGMAN estime que les encéphalocystocèles doivent être imputées à une fermeture défectueuse du tube cérébro-spinal, anomalie précoce, s'il est exact que le tube médullaire est fermé au cours de la deuxième semaine, alors que l'embryon n'a que 2 à 3 millimètres de longueur.

HERTWIG a réussi à empêcher la fermeture des plaques médullaires chez l'axolotl.

L'acranie, l'anencéphalie, l'hémicranie et les céphalocèles peuvent compliquer la fente oblique de la face. Or on a démontré ici les probabilités de l'origine notamment par le fait des soudures amniotiques avec la cavité buccale primitive et son voisinage (MOREAU).

Les troubles précoces, causes des hernies cérébrales, ne sont pas, comme VON RECKLINGHAUSEN l'a démontré, sans déplacer les tissus mésoblastiques au niveau du déchet dans la paroi osseuse, glissement de *germes « à la Cohnheim »*, matrice de tumeurs qui peuvent se développer tôt ou tard en tumeurs décrites par LYSSENKOW (fibromes, angiome, lipomes, rhabdomyome, et sarcome). L'angiome est signalé pour plusieurs encéphalocèles orbitaires (GUERSANT, BRESLAW, LYON). BERLIN parle d'hydrencéphalocèles de l'orbite pouvant dégénérer en fibrome (observation I. — Comp. MUHR).

TRAITEMENT. — Pour l'encéphalocèle intra-orbitaire, en l'absence de toute gêne autre que la difformité par effacement du dos nasal, mieux vaut s'abstenir d'intervention chirurgicale.

Le sujet peut vivre longtemps avec une petite encéphalocèle intra-orbitaire, alors qu'il est exposé à une mort précoce avec les encéphalocèles des autres régions du crâne.

Il peut être à un moment donné urgent de savoir si l'on a affaire à un dermoïde ou à une méningo-encéphalocèle : la ponction aspiratrice est indiquée ici.

Rappelons pour mémoire que selon GÉRARD-MARCHAND la compression aurait donné des succès, dans les petites encéphalocèles faciales, à HOTEL.

Vincent, Ollier ; que Adams et Rizzoli auraient obtenu une guérison par les ponctions répétées, opérations considérées par la plupart des auteurs comme étant sans efficacité et exposant aux infections.

D'après le même auteur Horsley serait arrivé à ses fins avec l'électrolyse (Congrès de Berlin. 1890).

Dans ces dernières années les extirpations de toutes les variétés d'encéphalocèles. la plupart occipitales, se sont multipliées. On craignait autrefois l'ouverture du ventricule cérébral et l'excision de parties composantes des hémisphères.

Von Bergman opère 8 nourrissons de 5 à 11 jours : un seul meurt (l'orifice allait de la protubérance occipitale à la 4e vertèbre cervicale). Il cite Diakonow qui obtient 17 guérisons sur 27 opérations, et Lyssenkow 33, avec 62 cas. Ainsi la tumeur autrefois envisagée comme un *noli me tangere* devient justiciable du bistouri.

Gérard-Marchand estime que, chez les enfants bien constitués, l'encéphalocèle augmentant de volume, l'ablation précoce, avant l'apparition de phénomènes inflammatoires, s'impose afin d'être à l'abri de toute infection.

Que l'orifice soit un peu prononcé et que l'on opère de propos délibéré l'encéphalocèle de l'orbite ou que l'on ait affaire à elle à la suite d'une erreur de diagnostic il est indiqué de réaliser la suture de l'orifice méningé ainsi que Berger, Périer, Schlifasowsky l'ont appliquée.

Un cas comme celui de de Talko (fig. 398) serait à entreprendre en taillant le volet de Krönlein. Il y aurait lieu de suturer les bords du sac, poursuivi jusqu'au hile. conformément à la méthode indiquée par von Bergman, au Traité duquel je me permets de renvoyer. On ne saurait toutefois réaliser ici l'étage de tissu conjonctif et la couverture par les lambeaux cutanés qui réalisent si bien l'occlusion de la plaie.

Observation I. — Van Duyse (1897). *Méningo-encéphalocèle de l'orbite avec occlusion du sac distal* (Résumé). Enfant de six semaines. Tuméfaction de la région interne de l'orbite gauche, avec exophtalmie légère et refoulement de l'œil normal en dehors. La tumeur, résistante et dure au palper, et située derrière la paupière supérieure. n'est pas réductible. Elle n'est le siege d'aucun battement ni pulsation. Elle ne dépasse pas le rebord orbitaire. La compression continue ne réduit pas le volume de la tumeur. Aucune fluctuation n'est perçue ; après sept semaines, accentuation de l'exophtalmie et du déplacement en dehors du globe. Cornée terne, pupille paresseuse, chémosis. Le bulbe saillant entre les paupières est refoulé, immobilisé contre le rebord externe de l'orbite.

Opération : Incision de la peau et du muscle orbiculaire, le long du rebord orbitaire, de la racine du nez jusque vers le tiers externe de ce rebord. Après l'incision du fascia tarso-orbitaire, se présente un tissu blanc résistant, tandis qu'un peloton de graisse de l'orbite fait hernie. En dégageant le tissu avec des ciseaux courbes, on met à jour un kyste à paroi épaisse en avant et soudée du côté temporal aux tissus orbitaires. Plus profondément les manœuvres de dégagement ouvrent une partie cachée de cette paroi : un liquide transparent est projeté avec force. La poche atteint le fond de l'orbite. Après son dégagement. — sans difficulté, du côté de la paroi orbitaire interne, — on établit l'existence d'une seconde poche, de la dimension d'un gros pois. rappelant une dilatation hydropique du sac lacrymal, laquelle n'aurait pas dépassé le bord inférieur du ligament palpébral interne. Le kyste excisé

était adhérent par sa portion interne à cette partie dont il représentait un grand
diverticule fermé. La plaie opératoire suturée, l'œil reprit sa place et la guérison eut
lieu par première intention. — Le kyste enlevé, dont le volume et la forme répondent à ceux d'une grosse olive, occupait le coin supéro-interne de l'orbite. siège
caractéristique pour les hernies intra-orbitaires congénitales du cerveau. Il s'est
insinué entre la paroi osseuse et l'entonnoir musculaire dont il fallut réséquer des
fibres appartenant au droit interne et au grand oblique.

Examen histologique. — L'épaisseur moyenne de la paroi du kyste est de trois à

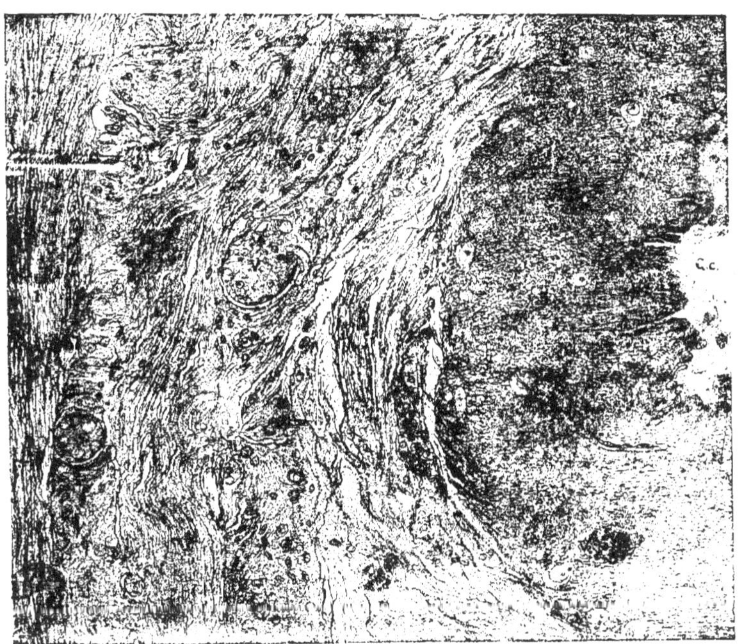

Fig. 396.

Coupe à travers la paroi de la poche kystique (Zeiss. Obj. D, Ocul. 2. Réduction de 1/2).

1, couche fibreuse dure-mérienne. — 2, couche vasculo-connective (arachnoïde pie-mère). — 3, couche cérébroïde
V V, vaisseaux. — C.c, cavité centrale ou épendymaire.

quatre millimètres en avant ; en arrière, au point de rupture, elle n'atteint qu'un
millimètre environ. Blanche, tendineuse, vascularisée à l'extérieur, la paroi est blanc
grisâtre à l'intérieur (couche de tissu *cérébroïde*) disposée autour d'une cavité épendymaire (fig. 396, *Cc.* et fig. 397, *cav. ép.*). La couche cérébroïde est entourée d'une
couche (moyenne) répondant à l'arachnoïde et d'une couche externe représentant la
dure mère.

Le petit kyste antérieur, laissé en place pour raisons de prudence, a fourni par
aspiration cinq grammes de liquide clair, quantité exagérée pour son volume apparent et qui permettait de supposer l'existence d'un pertuis ou d'un canal de communication avec la cavité crânienne, bien que la poche ne fût pas réductible par la pression. La pression exploratrice paraissait donc effacer un étroit canal de communication et empêcher ainsi le reflux du liquide de la petite poche herniaire.

L'analyse chimique du liquide aspiré décèle de l'analogie avec le liquide cérébro-spinal (réaction alcaline franche, faible teneur en albumine, pas d'effervescence par les acides, notable quantité de chlorures, présence de phosphates alcalins. La solution de Fehling n'est pas réduite).

Epicrise. — La tumeur du volume d'un pois, située vers l'angle interne de l'orbite (novembre 1896), est demeurée stationnaire pendant un an et demi. Elle se mit ensuite à grossir rapidement. L'extirpation en fut faite par le Dʳ DEPAGE. « Une incision verticale, écrit H. COPPEZ (*Bull. Soc. Belge d'ophtalm.*, nᵒ 7, *p.* 12, *déc.* 1899), faite au niveau de la partie interne de l'orbite, permit de tomber immédiatement sur la tumeur qui formait un bloc blanchâtre, solide, quelque peu adhérent aux parties voisines. Cette tumeur se prolongeait en arrière, par un mince pédicule, s'étendant jusqu'à la paroi osseuse interne, mais cette paroi était absolument normale et ne révélait pas la moindre solution de continuité. Un petit fragment de la tumeur, examiné au microscope, montra qu'il s'agissait de tissu fibreux. Malheureusement, le fragment principal qui avait été mis en réserve pour être soumis à l'examen du professeur VAN DUYSE, s'altéra et ne put être examiné. L'enfant est actuellement parfai-

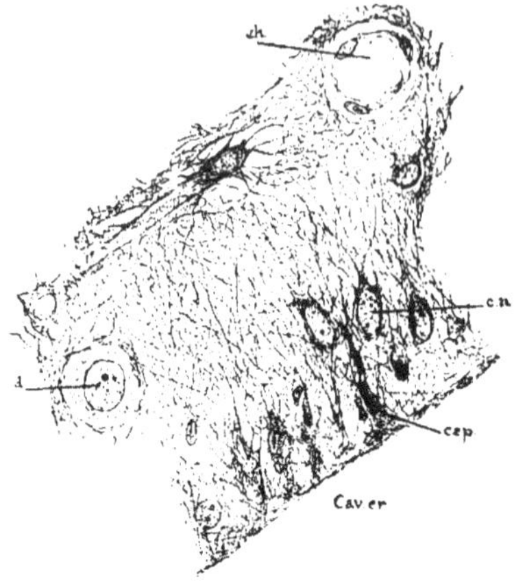

Fig. 397.
Leitz, Immers. homog. 1/12. Ocul. 3).
Demi-schématique.

Cav. ép, cavité épendymaire. — *c.ép.* cellule épendymaire. — *c.n.* cellule nerveuse. — *d*, cellule nerveuse en dégénérescence. — *v.h.* vaisseau hyalin.

tement guéri. » L'opération faite par DEPAGE aurait bien pu échouer si elle avait été entreprise plus tôt, à une époque où la solidification de la poche n'était pas complète. A la fin de décembre 1903, la guérison définitive a été constatée par H. COPPEZ.

OBSERVATION II. — J. TALKO (1901). *Encéphalocèle de l'orbite* (fig. 398). *Clinique* (d'après une communication écrite de l'auteur). — Petite fille de trois mois, née avec un kyste fluctuant de l'orbite droite. Cette dernière est élargie surtout en dehors. — La tumeur ayant été attaquée à sa partie inférieure par une incision de la peau, il s'écoula un liquide transparent, jaunâtre, contenant une faible quantité d'albumine. Le segment antérieur fut seul réséqué.

La surface intérieure était lisse. Au niveau de la fissure orbitaire et du trou optique existait un large hiatus osseux.

Le globe oculaire revint à sa place, mais il y eut un écoulement permanent

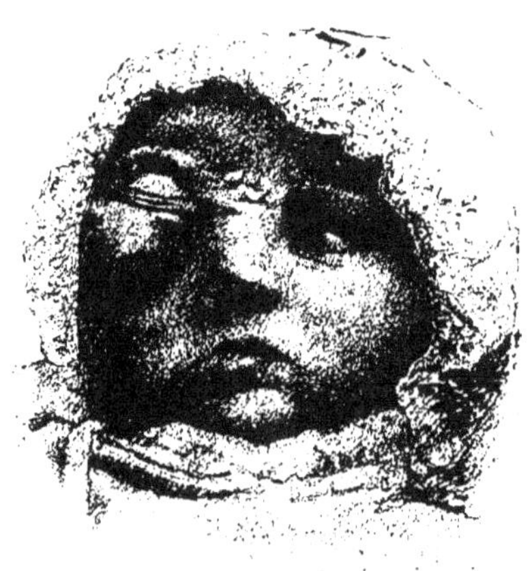

Fig 398.
Encéphalocèle de l'orbite
(D'après une photographie).

de liquide. Au 5ᵉ jour l'enfant pâlit, cessa de prendre le sein et mourut avec des symptômes cérébraux.

Examen histologique. — Notre éminent confrère de Lublin m'ayant confié l'examen de la partie excisée, je conclus à l'analogie avec la tumeur précédente : texture *cérébroïde* de la paroi (cellules gliales distantes, capillaires plus ou moins hyalins, cellules ganglionnaires rares. On ne trouve plus de cellules épendymaires; à leur niveau les éléments neurogliens sont tassés. Une enveloppe connective, fibreuse, vasculaire représente en dehors les méninges.

Il s'agit d'une *méningo-encéphalocèle* ayant pénétré dans l'orbite par sa partie profonde (fissure orbitaire supérieure ou trou optique), surtout développée du côté externe et ayant repoussé l'œil intact en avant et en haut (cornée au sommet).

« **Méningo-encéphalocèle du globe oculaire**. » — Sous ce nom KRÜCKMANN décrit un cas demeuré unique jusqu'en 1898. KRÜCKMANN avait pratiqué l'examen de l'hémisection inférieure d'un bulbe et du contenu de l'orbite, seules parties conservées d'une pièce observée par ARLT, en 1870, chez une petite fille de sept ans.

La majeure partie du bulbe était comblée par un tissu constitué par des parties composantes du cerveau et de ses méninges, tissu demeuré probablement en rapport direct avec l'encéphale par un pédicule sous-jacent au nerf optique. Ce tissu, disposé entre des travées de tissu connectif vasculaire, est représenté par des éléments à noyaux arrondis ou ovalaires, entourés par un protoplasme peu abondant, mais reliés les uns aux autres par des fibrilles réfringentes disposées en un réticule à mailles étroites (comp. fig. 402) représente un tissu *glial*. La masse qui a pénétré dans l'œil est très probablement identique à la substance moléculaire du cerveau. C'est par une large ouverture de la sclérotique au côté du nerf optique, qu'elle se prolonge en dehors. — Les parties composantes de l'œil sont déplacées et fortement dégénérées. Dans la cornée existe un leucome adhérent. La istuation et la direction du pédicule cérébral rendent probable une pénétration de la hernie cérébrale *à travers la fente fœtale de l'œil* ; son développement ultérieur a disjoint les composants normaux du bulbe.

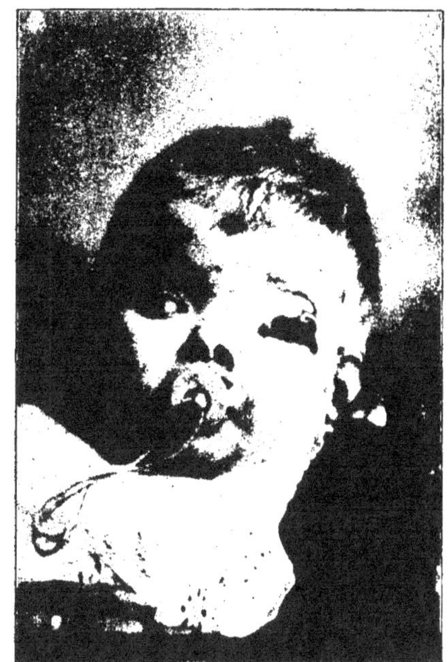

Fig. 399.

Colobomes de la paupière supérieure et gliome cérébroïde de l'orbite gauche.

(Photographie de l'enfant à l'âge de 1 an.)

Une autre interprétation semble plus plausible depuis l'examen d'une pièce analogue à celle de KRÜCKMANN, poursuivi en notre laboratoire par les D[rs] DE WAELE et LEWUILLON. Sa publication a été faite, en 1900, sous le titre de *Colobomes des paupières et gliome cérébroïde de l'orbite*.

Les auteurs ont observé chez un enfant de trois semaines les faits suivants : Les malformations ne portent que sur le côté gauche de la figure. La face est asymétrique par dépression de la région temporo-pariétale du côté gauche de la figure, et saillie de la bosse frontale : à la paupière supérieure gauche existent deux encoches qui la divisent en trois parties (fig. 399, 400, 401). Il n'y a pas de canthus externe : la conjonctive recouvrant une masse orbitaire, arrive avec la peau des paupières sur un même plan (fig. 401). Cette masse orbitaire, adhérente à la paupière supérieure, est surtout

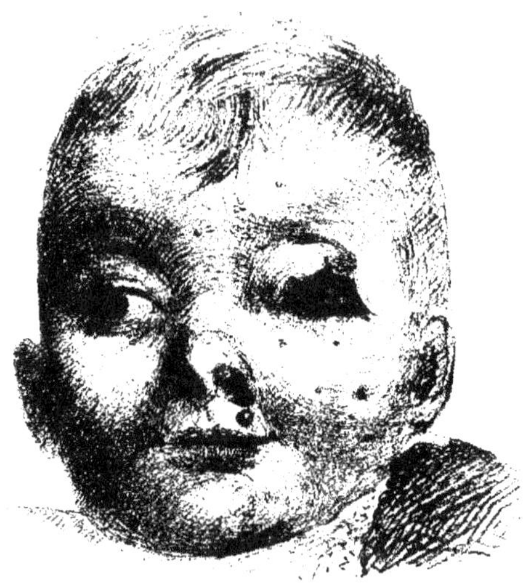

Fig. 400.
Colobomes de la paupière supérieure et gliome cérébroïde de l'orbite gauche
(d'après nature).

reportée du côté externe ; elle est légèrement lobulée et soulève un peu la paupière supérieure. En introduisant un doigt au niveau du canthus interne, tandis qu'un autre appuie à l'extérieur sur la paupière, on saisit une masse ronde légèrement élastique,—segment antérieur de la masse orbitaire, — et donnant l'impression d'un globe oculaire.

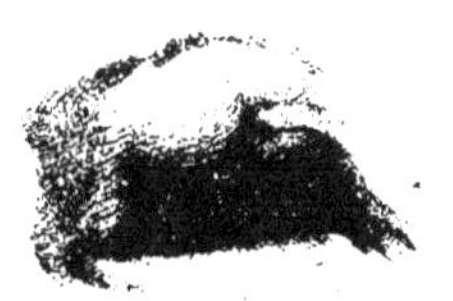

Fig. 401.
Détails de la paupière colobomateuse
en M.

On note en outre : sourcil gauche mal dessiné. Narine gauche dilatée avec une papille cutanée partant de son bord antérieur et externe pour se diriger comme un pont dermique vers la cloison médiane du nez. Quatre saillies verruqueuses sont disposées sur une ligne allant obliquement du canthus interne gauche vers le tiers inférieur de la joue : elle sont le reliquat de papilles cutanées sur lesquelles des ligatures ont été posées après la naissance. On constate encore une de ces productions cutanées au-dessus de l'angle labial gauche et à la face inférieure du menton.

Au bout d'un an le néoplasme, qui ne s'était que lentement accru, avait augmenté d'un tiers environ et atteignait les dimensions d'un œil adulte. Il fut énucléé et la mort survint un mois plus tard dans une crise de convulsions (pas d'autopsie).

L'examen de la pièce prouve qu'il s'agit de pullulation de la neuroglie rétinienne, d'un *psammo-gliome* à éléments distants, différenciés, tel qu'on l'a observé dans le cerveau, production que nous avons étudiée dans certains dermoïdes complexes, et

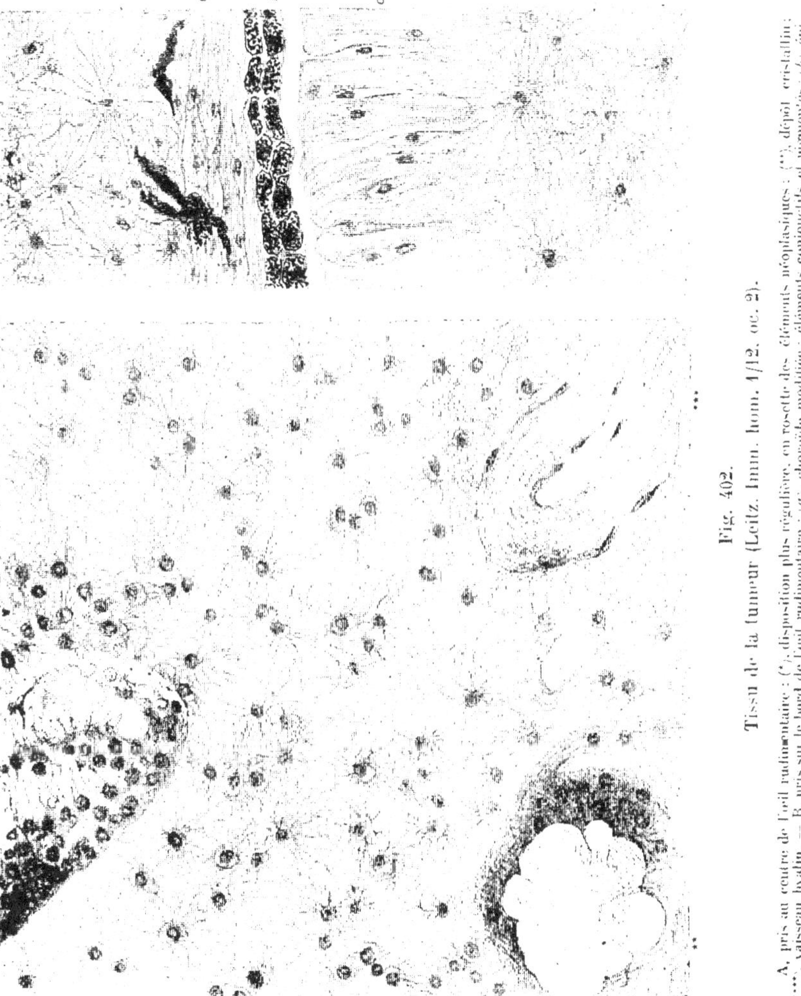

Fig. 402.

Tissu de la tumeur (Leitz. Imm. hom. 1/12. oc. 2).

A, pris au centre de l'œil rudimentaire : (*), disposition plus régulière, en rosette des éléments néoplasiques ; (**), dépôt cristallin ; (***), vaisseau hyalin. — B, pris sur le bord de l'œil rudimentaire : (*a*), choroïde modifiée ; éléments conjonctifs ; (*b*), éléments rétinien ; (*c*), éléments gliaux à prolongement basal élargi rappelant les fibres de Müller.

pour lequel l'épithète de *cérébroïde* indique la ressemblance de texture avec celle de l'encéphale (plus spécialement du cervelet).

Signalons-y en passant de nombreux vaisseaux hyalins et de rares cellules ganglionnaires. En quelques points il existe une pullulation active du tissu glial, les cellules y gardant un aspect embryonnaire.

Il est à remarquer qu'à l'encontre des autres gliomes ou neuro-épithéliomes (WINTERSTEINER) décrits, tumeurs que HERTEL (traitement par le procédé de

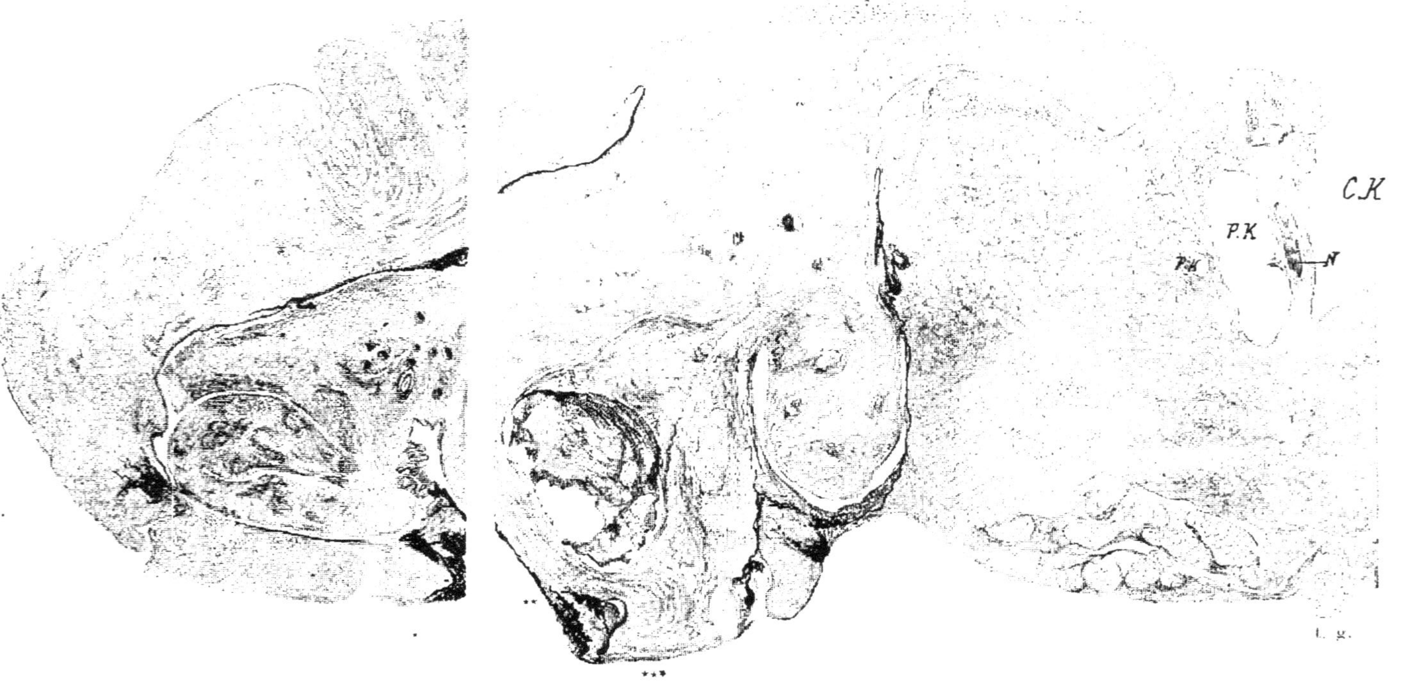

Fig. 403.

Coupe par l'ensemble de la tumeur orbitaire (Zeiss. A × 1).

La plus grande partie de l'œil rudimentaire (limité par le liséré pigmenté de la choroïde, doublé de l'épithèle rétinien) et toute la partie périoculaire sont formées de tissu gliomateux.

Au-dessus de (*) on trouve une frange rappelant la disposition de la rétine ciliaire et des groupements n rosettes rappelant celles de la rétine. — (**), indique le cristallin, (***), le vitré situé immédiatement au-dessus. — N. nerf. — C.K, cavité kystique. — P.K, pseudo-kystee. — t. g, tissu graisseux orbitaire et quelques portions de muscles striés.

Golgi) rapporte à la prolifération des éléments déjà différenciés de la couche interne des grains rétiniens, le gliome cérébroïde de LEWUILLON et DE WAELE se présente dans un bulbe dont l'évolution s'est arrêtée avant la différenciation rétinienne, au deuxième mois du développement. De là peut-être la forme anormale des cellules du néoplasme, son évolution lente, la différenciation assez élevée des vaisseaux.

Discutant la valeur de la pièce décrite par KRÜCKMANN, les auteurs font ressortir la ressemblance du tissu proliféré dans l'œil observé par le confrère allemand, avec celui du gliome décrit par eux. Il s'agissait d'après KRÜCKMANN d'une prolifération néoplasique, congénitale, gliomateuse aux dépens de la partie herniée du cerveau, dans la fente oculaire fœtale.

Rappelant d'autre part notre théorie des synéchies amniotiques à propos des colobomes palpébraux, les auteurs émettent l'opinion que des adhérences avec l'œil gauche, vers le début du deuxième mois, ont compromis l'évolution de cet organe et ont pu être la cause occasionnelle de la prolifération atypique d'une rétine encore peu différenciée et par suite de l'évolution d'un gliome rappelant le sol d'origine commun, c'est-à-dire le tissu du cerveau.

Tératomes de l'orbite. — Les dermoïdes kystiques, conformément à la pathogénie invoquée, celle de *l'enclavement* (par pression, par adhérence amniotique), ne contiennent que des éléments engendrés par l'ectoderme, pour la majeure partie, et, pour une part moindre, par le mésoblaste ambiant.

Le fait d'y trouver une dent (BARNES) s'expliquerait au niveau de l'orbite par l'entraînement d'un germe dentaire à l'endroit de l'enclavement cutané.

Mais il existe dans l'orbite des formations qui, mieux que les précédentes, méritent le nom de *tératomes* (τέρας, monstre), bien que cette dénomination soit couramment appliquée aux dermoïdes. Ce sont des masses constituées par divers tissus qui n'existent pas normalement dans le sol où elles surgissent. L'anatomie pathologique les rapporte non pas à un *enclavement*, lequel engendre des productions semblables à celles du territoire cutané, dont elles dérivent, mais à une *inclusion* de tissus multiples appartenant à d'autres feuillets du blastoderme que le feuillet externe.

Ces masses tératoïdes ont été jusque dans ces derniers temps rapportées à la classe des monstres doubles, à un *fœtus in fœtu*, à un parasite fixé sur un autosite.

Cette conception a été notamment appliquée aux dermoïdes profonds et complexes de l'abdomen, à certains dermoïdes crâniens et aux tératomes occupant les extrémités de l'axe primitif de l'embryon, les épignathes et les épipyges (*Théorie de la diplogenèse*).

Pour les dermoïdes ovariques, si étrangement compliqués dans leur texture, c'est la *théorie de la parthénogenèse* (MATHIAS DUVAL, RÉPIN) qui semble avoir prévalu. Elle est passible de bien des objections et nous ne connaissons, du moins pour l'homme et les mammifères, aucun fait scientifiquement établi pour la défendre.

La théorie de la diplogenèse est-elle applicable aux tératomes de l'orbite décrits plus loin ? AHLFELD semble avoir hésité sur ce point à propos du tératome représenté par la figure 404.

Parlant des tératomes développés aux extrémités de l'axe embryonnaire, il les rapporte, — avec un point d'interrogation, — aux épignathes : toutefois le parasite au lieu de se fixer dans la cavité buccale s'est développé dans l'orbite.

L'inclusion fœtale (*diplogenèse*) et la multiplication des cellules sexuelles (*parthénogenèse*) nous semblent devoir céder le pas aux données actuelles de la morphologie et de la tératologie expérimentale.

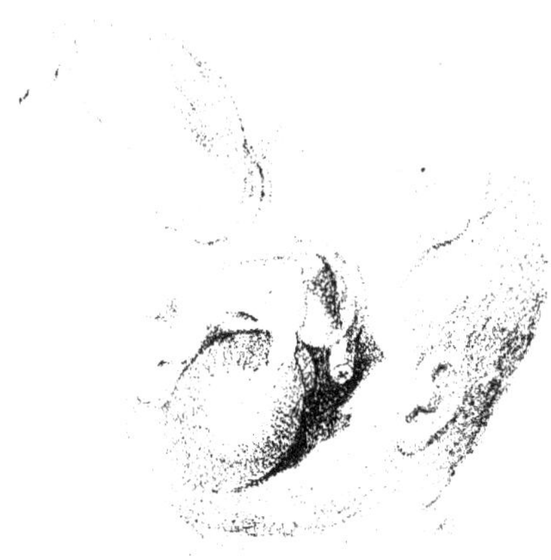

Fig. 404.

Tératome de l'orbite (d'après AHLFELD).

D'après la théorie de MARCHAND l'inclusion procède, quel que soit son siège de la *fécondation anormale et du développement d'un globule polaire*. Dès le début de la segmentation il peut se trouver inclus dans le corps de l'embryon principal. Ainsi la *fécondation d'une vésicule germinative accessoire*, occupant un point de la surface de l'œuf en voie de développement (gouttière médullaire non fermée), engendre une formation complexe.

D'après une théorie de PRENANT, la *théorie de la métamérie naturelle,* des blastomères primitifs, isolés au moment des phases initiales de la segmentation de l'œuf fécondé, demeurent un moment latents. Ils prolifèrent ultérieurement pour engendrer un complexus d'organes rudimentaires, d'autant plus polymorphes que l'isolement blastomérique s'est accompli à une période moins avancée de l'ontogenèse. Si cet isolement a lieu avant la différenciation des feuillets primordiaux, on s'explique que le néoplasme puisse renfermer simultanément des ébauches qui se réclament de chacun d'eux.

La métamérie naturelle offre le grand avantage d'expliquer par une origine commune les analogies si profondes relevées dans les diverses catégories de tumeurs tératoïdes.

1. TÉRATOME DE L'ORBITE GAUCHE (fig. 404). (Musée de la Maternité de Leipzig, figure empruntée à AHLFELD.) — L'enfant est à terme. De l'orbite gauche proémine une masse cutanée, en forme de fesse et portant une extrémité inférieure gauche. Au-dessous d'elle, près de l'angle de la bouche (direction de la fente oculo-maxillaire embryonnaire) surgit une tumeur ayant la consistance du cuir. A côté de la fesse existe un petit appendice nasal, en forme de trompe, analogue à celui des cyclopes. Il existe, en outre, une volumineuse encéphalocèle frontale.

Un autre exemplaire, qui n'en impose pas, comme le précédent pour un *fœtus in fœtu*, mais n'en est pas moins un tératome par la complexité de ses composantes, a été longuement décrit par BERLIN dans la première édition du Traité de DE GRAEFE et SAEMISCH, et par de WECKER dans son Traité d'ophtalmologie. Il appartient à BROER et WEIGERT qui l'ont publié dans les Archives de VIRCHOW (1876).

II. TÉRATOME DE L'ORBITE DROITE (fig. 405). — Tumeur du volume d'une orange, proéminant de l'orbite droite d'un nouveau-né. Elle refoule le nez et la joue. Au sommet de cette masse qui suit les mouvements congénères de l'autre œil, la cornée se montre opacifiée. Après cinq jours, pus dans la chambre antérieure de l'œil, paupières gonflées, agrandissement du néoplasme, dont la surface est particulièrement érodée. Ponction, puis dégagement de la tumeur d'avec les paupières et le pourtour orbitaire. Mort après deux jours. A l'examen : orbite élargie ; au cerveau, pas de trace de reliquats de la production orbitaire. Péricardite fibrino-purulente. — La masse tératoïde, polycystique entoure le nerf optique et le globe oculaire dont le volume est physiologique, mais s'effilant en son segment postérieur. Les muscles

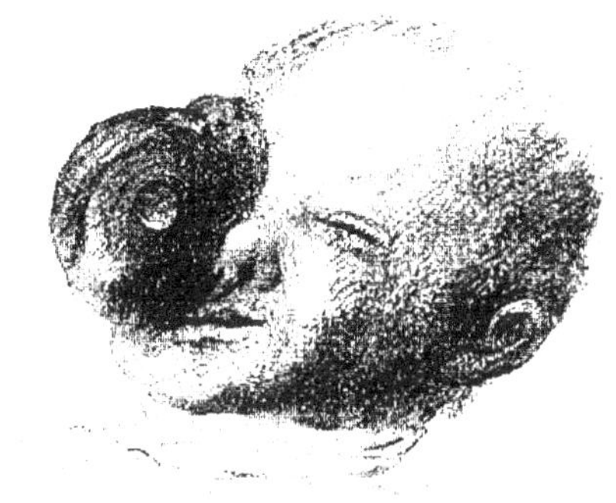

Fig. 405.
Tératome de l'orbite (d'après BROER et WEIGERT).

de l'œil embrassent les kystes les plus volumineux. Outre un segment affectant la forme d'un boyau et la graisse qui s'insinue entre toutes les parties, on reconnaît des ilots de tissu connectif résistant, des cartilages et des parties osseuses, dont une rappelant une extrémité. Le microscope décèle des kystes tapissés d'épithèle pavimenteux, à parois lisses ou avec saillies papillaires (ectoderme). Il en est d'autres tapissés d'épithèle cylindrique formant dans le boyau ci-dessus des tubes cellulaires juxtaposés, de la forme des glandes de LIEBERKÜHN et entourés d'une couche connective ainsi que d'une couche musculaire lisse (éléments intestinaux : entoderme). Il est aussi des kystes garnis d'épithèle vibratil avec substratum de tissu connectif et imbrications cartilagineuses (éléments bronchiaux : mésoderme).

L'ŒIL DANS LES TUMEURS TÉRATOIDES

A titre de curiosité scientifique il sera consacré quelques lignes à cette rubrique inusitée dans un traité d'ophtalmologie.

Impossible à concevoir avec la théorie de l'enclavement, l'ophtalmogenèse arrivant ici à un degré de développement plus ou moins avancé, il a fallu invoquer pour l'expliquer les théories de la *parthénogenèse* et de la *diplogenèse* jusqu'à l'avènement des théories plus récentes de MARCHAND et de PRENANT.

Sans nous arrêter plus longuement à ces conceptions ébauchées à l'article *Tératomes de l'orbite*, nous signalerons des faits.

AHLFELD cite le cas de S. DONNAT (1696) où, après ablation d'une tumeur sphérique au niveau du testicule, on trouva une masse charnue parcourue par des stries osseuses rayonnantes et portant un segment osseux, lequel simulait un crâne. A ce niveau on établit l'existence de deux orbites et de *deux globes oculaires*, avec uvée pigmentée.

Dans la tumeur du scrotum observée par VERNEUIL et GUERSANT (1854) existait (chez un enfant de deux ans), parmi les formations appartenant aux trois feuillets du blastoderme, une vésicule muqueuse avec cellules polygonales pigmentées.

RIEMANN (1865) a vu, chez un enfant né avant terme, ce qui suit : développement considérable du crâne et épignathie cystique de la cavité buccale. A la base du crâne, tumeur en rapport avec le pédicule de la tumeur cystique (par le canal du sphénoïde).

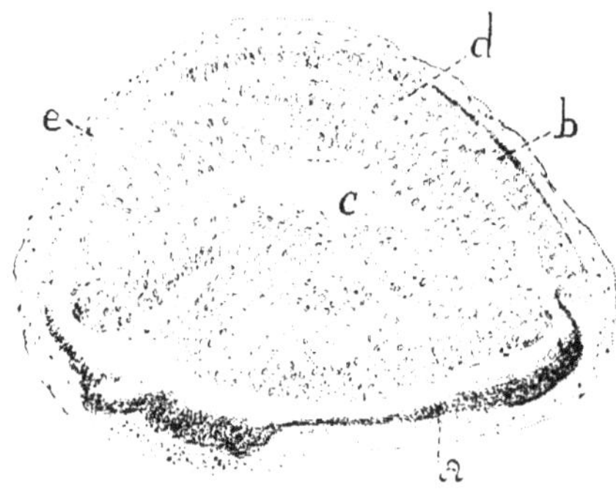

Fig. 406.

Coupe à travers l'assise oculaire dans le tissu cérébroïde d'une tumeur du siège. D'après WERNER-KUMMEL.

a, cellules pigmentées. — *b*, partie apigmentée de la lamelle périphérique *c*, lamelle centrale, libre de pigment. Les deux dernières sont composées de cellules cylindriques très élevées. — En *d*, les deux se touchent. — *e*, lamelles connectives délimitant une portion de l'assise. La lamelle interne disposées en quelques plis profonds (Environ 250 D.).

Dans la masse de la tumeur intra-cranienne existe notamment des portions d'intestin, des extrémités et *deux yeux* dont le degré de développement n'est pas indiqué dans l'analyse de AHLFELD.

BAUMGARTEN (1887) a vu un *œil rudimentaire* dans une tumeur ovarique chez une femme de vingt et un ans. La tumeur représentait la combinaison d'un cystome glandulaire de l'ovaire avec un dermoïde. Comme dans nos observations la partie optique de la rétine n'existe pas ici. L'auteur a observé une cavité, tapissée d'épithèles hexagonaux pigmentés et disposés en mosaïque.

L'organisation de l'œil peut dans certains tératomes observés histologiquement, arriver à un assez haut degré de développement, la vésicule oculaire se dessinant bien.

WERNER KUMMEL (1889), décrit dans une tumeur du siège, riche en tissu cérébroïde (fœtus mort-né, du septième mois), une *vésicule oculaire à deux feuillets* pourvue d'une unique ouverture à l'un des pôles, avec pigmentation forte du feuillet externe. L'une moitié de ce feuillet est constitué par des cellules épithéliales basses et pigmentées, l'autre moitié par des cellules cylindriques élevées très étroites. Le feuillet interne central répond à une invagination caliciforme du feuillet externe et est constitué par des cellules correspondant aux éléments pigmentés de l'une des moitiés du feuillet externe.

Par l'ouverture de la vésicule pénètre un peu de tissu connectif à cellules rondes. Les deux lamelles constituantes de la vésicule forment en outre de nombreux plis irréguliers. Comme limite de cette formation existent des couches discontinues d'un tissu connectif réfringent et de cellules rondes. Ni lentille, ni nerf optique, mais l'auteur avoue que la série des coupes n'était pas complète.

Les cas suivants ne présentent pas le développement aussi avancé que celui de WERNER KUMMEL. Ils se rapprochent de celui de BAUMGARTEN, surtout le deuxième.

VAN DUYSE OBSERVATION I (1895). — Un kyste dermoïde, tératoïde est expulsé par le rectum au cours du cinquième accouchement à terme d'une femme de trente-deux ans (maternité de Gand).

L'enlèvement d'une partie de la paroi du kyste montre les particularités déterminées par la figure 407.

En hémisectionnant l'appendice A on y rencontre deux cavités communiquantes, bordées par une lame cérébroïde (E, fig. 408), encéphale rudimentaire, séparé du tissu cutané de l'appendice par le tissu adipeux sous-dermique. La partie basale de

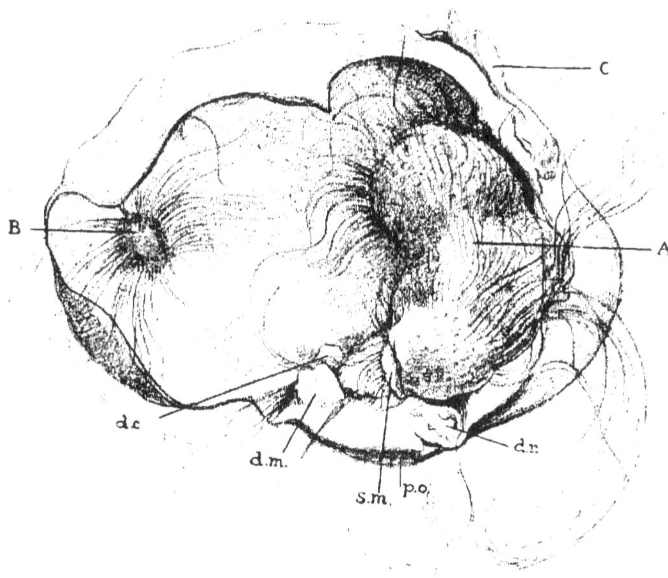

Fig. 407.

Kyste dermoïde expulsé par le rectum.

A, appendice cutané. — B, appendice chevelu. — C, pédicule. — s.m, surface muqueuse. — p.o, plaque osseuse. d.m, dent molaire. — d.c, dent canine. — d.r, dent rudimentaire.

l'appendice A, (fig. 407) est occupée par la vésicule oculaire VO, fig. 408. Cette dernière communique largement avec la vésicule encéphalique E par un canal ou pédoncule optique po. Elle est représentée par un feuillet de cellules épithéliales, hexagonales sur le plat, pigmentées, caractéristiques pour le feuillet proximal de la rétine. c p R. L'épithèle en question est planté sur le tissu fibreux ambiant, espèce de sclérotique qui rejoint les couches fibreuses externes enveloppant la vésicule cérébrale (couches internes vascularisées).

La vésicule VO est une expansion de la vésicule cérébrale. La première répond à la vésicule optique primitive ; la seconde, à la vésicule cérébrale antérieure primitive. Le canal de communication entre les deux représente le pédicule optique p. o. À son niveau, la vésicule oculaire est séparée de la couche cérébroïde l. c. par une lame mésodermique, laquelle procède du tissu connectif vasculaire de l'enveloppe cérébrale. De cette lame mésodermique partent des prolongements connectifs avec vaisseaux axiaux et revêtus d'un épithèle cubo-cylindrique (procès ciliaires). L'épithèle qui les garnit est privé de pigment sauf pour quelques cellules situées à la base de ces procès. Les épithèles pigmentés de la vésicule oculaire tendent à perdre leur

pigment à mesure que l'on se rapproche de la partie proximale (par rapport au pédicule). Ainsi l'épithèle qui garnit la lame mésodermique adossée à la vésicule E est
privée de pigment du côté gauche. Enfin on trouve des faisceaux de muscles lisses :
ils pénètrent dans la lame dermique et dans la couche cérébroïde. Le tissu « scléral »
périoculaire se continue avec une masse de tissu fibreux vasculaire et fortement pig-

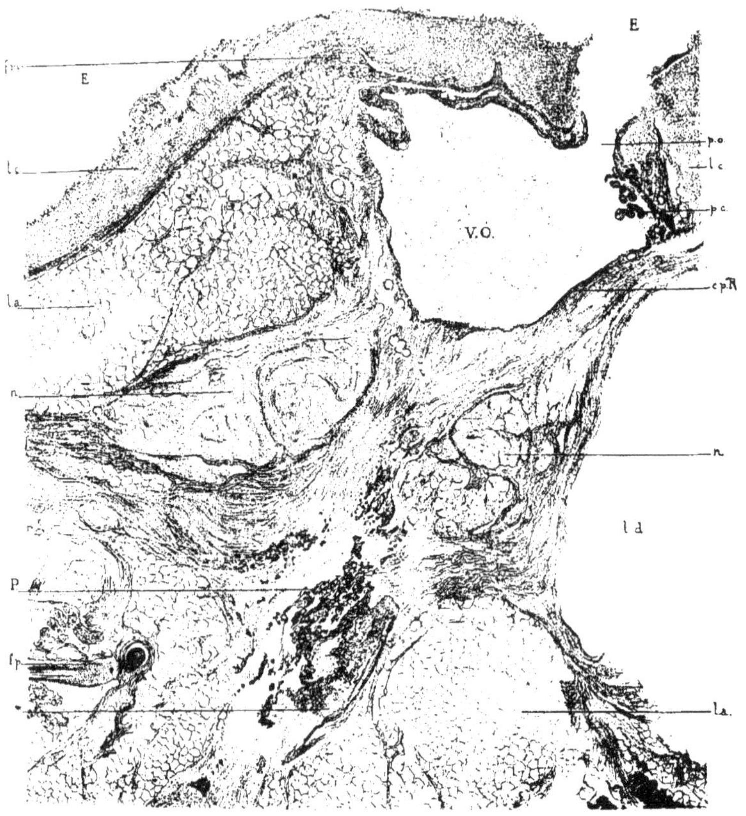

Fig. 408.

Rapports de la vésicule oculaire primitive (Hartnack, obj. 2. Ocul. 3).

E, lame cérébroïde de la vésicule encéphalique proximale communiquant en p.o, pédicule optique, avec la
vésicule oculaire primitive V.O. — c.p.R, cellules pigmentées de la rétine. — *, vésicule à paroi d'épithélium
pigmenté polygonal. — n, tissu de neuroglie communiquant avec celui de la lame cérébroïde E, dans la série
des coupes. — l.d, loge dentaire. — l.a, loge du tissu adipeux. — p, tissu connectif vasculaire et pigmenté.
— f.p, follicule pileux ; aux côtés, segments de glande sébacée et sudoripare.

menté P, flanqué de loges contenant de la neuroglie n et du tissu adipeux l a.
   Le cristallin est absent. Il ne s'est pas produit ici d'invagination de la vésicule
oculaire primitive ; la rétine ne s'est pas dédoublée. Il n'existe donc qu'un feuillet
rétinien unique.

   L'existence d'une vésicule oculaire ne saurait se concevoir sans formation préalable d'un encéphale. Leur présence à tous deux donne à la masse dermoïde la signification d'une organisation d'un ordre élevé.

OBSERVATION II (1895). Chez une petite fille de 15 jours on constate à la région lombo-sacrée une tumeur du volume d'un gros poing. Lors de l'ablation le canal vertébral osseux est trouvé complet ; la tumeur adhère peu intimement à la partie terminale de l'arc vertébral. Dans la masse néoplasique existent les représentants divers du tissu mésoblastique, des produits d'origine ectodermique, des germes dentaires notamment, mais pas de productions cutanées, des dérivés entodermiques et enfin une cavité unique, irrégulière, suivie sur une trentaine de coupes et bordée par un épithèle pigmenté, hexagonal analogue à celui de l'observation I. Cet épithèle en rangée unique est planté sur le tissu connectif ambiant, au voisinage d'ilots de tissu cérébroïde et de tissu muqueux.

ÉTIOLOGIE GÉNÉRALE DES MALFORMATIONS OCULAIRES

Organe tôt différencié et de formation complexe, l'œil semble de bonne heure exposé aux troubles de développement.

Les faits observés dans la première phase de l'ophtalmogenèse ne sont pourtant guère nombreux.

A part l'anophtalmie monolatérale absolue, dûment observée par HESS, on ne rencontre que des faits de *persistance partielle*, — hypothétique — *de la vésicule oculaire primitive* (KUNDRAT, CZERMAK, MITVALSKY), invoquée en vue de l'inversion de la rétine dans les kystes colobomateux. Cette inversion peut se comprendre après l'évolution de la vésicule oculaire secondaire (DE LAPERSONNE, GALLEMAERTS, BACH) et a été récemment interprétée avec cette donnée par VON HIPPEL.

L'évolution des vésicules oculaires primitive et secondaire, jusqu'à la fermeture de la fente fœtale (7e semaine), comprend la presque totalité de la période embryonnaire du développement, finissant avec le deuxième mois et conduisant à la période fœtale.

La tératogenèse appartient à la période embryonnaire, la pathogenèse oculaire à la période fœtale.

La vie de l'embryon consiste dans l'évolution des couches blastodermiques vers un assemblage de tissus et d'organes qui le transforment en fœtus. Cette fonction purement formative est remplacée ultérieurement par d'autres : circulation, nutrition, excrétions, etc. Ainsi les causes morbides s'attaquant à l'embryon ont un effet tératologique ; le résultat est pathologique pour le fœtus. Chez l'embryon l'anomalie structurale, la malformation est engendrée. Chez le fœtus, l'état pathologique en surgissant justifie le vieil adage : « qui in utero est pro jam nato habetur. »

L'identité entre la malformation et la maladie, défendue par BALLANTYNE, doit faire accepter cette idée que ce n'est pas l'agent producteur qui varie, mais le moment de la phase évolutive où il trouve à exercer son action : la cause qui engendre dans la période fœtale une maladie entraine, au temps de l'organogenèse, une malformation ou une dystrophie dans les tissus en voie de formation.

Ces données, d'ordre général, s'appliquent à la tératogenèse oculaire et rendent plus aisées les interprétations relatives à l'origine première des malformations des yeux.

Il paraît rationnel d'admettre qu'une cause morbide survenant au cours de la période embryonnaire, puisse perdurer, étendre ses effets sur une partie de la période fœtale ou opérer un retour offensif.

Une synéchie amniotique, formée au cours de la période embryonnaire, arrête partiellement le développement de la paupière parachevée seulement à la fin du troisième mois.

Quelles que soient les causes qui produisent les perturbations dans les périodes embryonnaire et fœtale, on est amené à les rapporter à l'hérédité, aux traumatismes, aux agents microbiens, à leurs toxines, à certains poisons.

A côté de l'hérédité pathologique qui nous apparaît comme une prédisposition à une action élective des causes morbides, l'expérimentation *in anima vili* permet de mettre en parallèle celles qui réalisent au cours de la période embryonnaire, des malformations, indéterminées il est vrai, mais dont les analogues se retrouvent dans la tératologie humaine.

Von Hippel fait jouer à l'hérédité un rôle prépondérant, sinon exclusif, dans la genèse des colobomes oculaires, l'anomalie la plus importante de la période embryonnaire (voy. Pathogénie des colobomes, p. 138) : la diastase de la fente fœtale est déterminée par l'irruption, au sein de la vésicule oculaire secondaire, du tissu mésodermique, tissu auquel Laqueur avait déjà assigné un rôle important en tératogénie oculaire.

Cette hérédité, dont les exemples ne manquent pas pour l'aniridie, le colobome, la microphtalmie, etc., se retrouve pour de simples stigmates de l'iris (voy. Chiffres de l'iris, p. 406).

L'hérédité pathologique nous échappe forcément bien des fois parce qu'elle est lointaine. Elle est d'ailleurs souvent fatale aux descendants d'une famille. Nous ne voyons dans nos cliniques ophtalmologiques que des manifestations peu prononcées de ces « jeux de la nature ».

L'atavisme, cette hérédité avec une longue chaîne d'êtres intermédiaires normaux, est une explication génétique qui a tenté plus d'un pathologiste : à ce compte la fente fœtale de l'œil des mammifères, demeurant ouverte, serait une modalité évolutive de la phylogénie, son analogue étant représenté par le peigne des oiseaux et le repli falciforme des poissons.

Rappelons ici, comme une manifestation spéciale et rare de l'hérédité directe, une mutilation des yeux se transmettant sous forme d'anomalie. Telle l'anophtalmie artificielle à laquelle succède un colobome (Deutschmann), ou des taches cornéennes congénitales (Brown-Séquard), la tuberculose oculaire transmettant la microphtalmie par phtysie oculaire aux descendants (Samelsohn).

Ce sont surtout les modifications survenues dans la vie embryonnaire qui paraissent douées au plus haut degré de la puissance héréditaire (Ch. De- bierre).

On doit rapporter notamment à la période embryonnaire le colobome et les états afférents : microphtalmos avec colobome, l'anophtalmos apparent avec colobome, les kystes colobomateux, ainsi que la cyclopie et ses modalités colobomateuses, les dermoïdes épi- et circum-bulbaires (enclavement de germes ectodermiques).

Sont du ressort de la période fœtale : les uvéites engendrant les opacités cornéennes, l'hydrophtalmie, certaines formes de micro- et d'anophtalmie apparente (uvéite), la cryphtophtalmie, le colobome palpébral.

Pour quelques-unes des malformations de la période fœtale il est d'ailleurs difficile de dire si leur point de départ n'est pas à placer dans la période antérieure.

Quelques malformations de la vie embryonnaire paraissent sous la dépen- dance du cerveau primitif : anencéphalie avec colobome oculaire (p. 345), hydrocéphalie et encéphalocèle avec kystes colobomateux (fig. 309), microph- talmie et colobomes avec mort dans les convulsions après la naissance (p. 351). Les anatomo-pathologistes, tels que KUNDRAT (p. 461) sont peut-être mieux placés pour constater cette relation.

Les travaux du génial DARESTE et de ses imitateurs FOL, WARYNSKY, CH. FÉRÉ et d'autres ont prouvé avec quelle facilité les causes nocives extérieures peu- vent, durant les premiers stades de développement de l'œuf, provoquer les tendances novatrices. L'idée de la tératogenèse expérimentale appartient à GEOFFROY SAINT-HILAIRE, mais la réalisation de la production artificielle des monstruosités revient à DARESTE.

On connaît les résultats de l'intervention d'une température anormale ou répartie inégalement à la surface de l'œuf, le vernissage de la coquille, les positions anormales et les vibrations prolongées de l'œuf. A ces causes phy- siques extérieures les expérimentateurs ont ajouté l'éthérisation, l'exposition aux vapeurs d'alcool et de chloroforme, l'injection de substances toxiques (morphine, codéine, essence d'absinthe) et de toxines telles que la pyocyanine (CH. FÉRÉ). Ajoutons-y les traumatismes au scalpel et au thermocautère (FOL et WARYNSKY) produisant notamment l'anencéphalie.

La similitude du développement de l'embryon d'oiseau et de l'embryon des mammifères est telle, que l'esprit se reporte immédiatement, pour la genèse des malformations humaines et en particulier pour celles de l'œil, aux causes expérimentales des malformations. Sans doute l'expérimentation ne produit pas telle ou telle lésion, mais le déterminisme de l'anomalie congé- nitale doit dépendre chez l'homme — comme ici — du moment, de l'étendue, de la localisation élective de l'agent pathogène.

Parmi les causes tératogéniques, les traités d'anatomie pathologique signa- lent les commotions, les traumatismes de l'utérus (hémorragies de la caduque ; troubles de nutrition ou décollement de l'œuf), des hémorragies par modification et intoxication du sang maternel (maladies infectieuses telles que la syphilis, la tuberculose). Peut-être convient-il d'y joindre les états toxiques, tels que l'alcoolisme et de hasarder l'hypothèse de toxines engendrées par les auto-intoxications de la grossesse et notamment par les endométrites toxiques non bactériennes, récemment décrites. Les états pathologiques de l'utérus, sont invoqués par ZIEGLER. Quand ces causes ne tuent pas l'embryon, elles sont capables d'agir sur son développement.

Parmi les causes d'arrêt de développement, il en est une, externe par rapport à l'embryon, traumatique en somme, qu'il convient de retenir : c'est *l'état pathologique de l'amnios*, nous lui reconnaissons un rôle très important au cours de la période embryonnaire, laissant au placenta sa part d'action prépondérante au cours de la période fœtale. À l'amnios est dévolue la destinée structurale de l'embryon (BALLANTYNE). DARESTE a insisté sur son rôle tératogénique et MATHIAS DUVAL le rappelle. GEOFFROY SAINT-HILAIRE voyait déjà dans l'étroitesse du capuchon céphalique de l'amnios la cause d'une série de malformations cérébrales.

Un des premiers phénomènes du développement est la transformation en amnios de la somatopleure extra-embryonnaire. Tout ce qui contrarie cette évolution doit réagir sur l'embryon. L'amnios peut évoluer inégalement dans les parties de son étendue : un des capuchons, un des replis peut manquer, les autres se conduisant normalement (GIACOMINI). Au niveau des replis qui manquent ou qui sont arrêtés dans leur développement se produisent alors des compressions locales (MATHIAS DUVAL). Une compression du capuchon céphalique produit l'anencéphalie, l'exencéphalie, la cyclopie (DARESTE, PERLS, KUNDRAT, GUIBERT). Outre que ces malformations paraissent retentir sur le développement des yeux, l'étroitesse de l'amnios peut directement influencer ces derniers par une pesée, un contact se transformant en adhérence et compromettre son intégrité ainsi que celle de ses annexes ; de même, celle de toute partie comprimée de l'assise embryonnaire. Les soudures amniotiques sont encore visibles, au moment de la naissance, chez des monstres anencéphaliens, sur des encéphalocèles, en des fentes faciales où elles flottent à l'état de débris ; elles sont attestées par des cicatrices ou elles se sont totalement résorbées au cours de la période fœtale.

Si les malformations de la période embryonnaire semblent surtout dues à l'action de l'amnios, on ne comprend guère le développement incomplet de celui-ci que par une hypotrophie dépendant d'états morbides de l'utérus ou d'états pathologiques constitutionnels. L'action de ceux-ci serait ainsi indirecte.

En admettant l'effet des pressions extérieures exercées par l'amnios et engendrant des monstruosités, on comprend le mieux la réunion de plusieurs anomalies sur un même sujet : « Si la coexistence d'anomalies très différentes..... est un fait fréquent, dit DARESTE, ce n'est pas cependant un fait nécessaire puisqu'elles peuvent se produire isolément..... L'arrêt de développement total ou partiel explique tous ces faits de la manière la plus satisfaisante. L'arrêt de développement partiel ne produit que des monstruosités locales, c'est-à-dire qui n'affectent que les régions du corps soumises à la pression extérieure. »

ZIEGLER dit des malformations congénitales que les unes sont typiques, les autres atypiques. Les dernières dérivent pour lui de causes nocives extérieures ; les premières sont dues à des causes internes. Les causes externes pourraient toutefois engendrer des malformations typiques.

Si l'on applique cette donnée à la tératologie oculaire, en prenant pour exemple les colobomes oculaires, on constate que les formes typiques ou leurs dérivés ont été attribués à un état pathologique du cerveau primordial. Cette même anomalie a été aussi rapportée à une pression amniotique (V. PICKLER, p. 463 et 464), étiologie qui nous paraît pouvoir être appliquée également au colobome atypique de l'œil.

Il est des colobomes typiques de la paupière inférieure, si l'on entend par là que leur emplacement correspond à la fente oblique de la face, tardivement fermée à cause de l'interposition d'un pli amniotique, mais il en est aussi d'atypiques. Cette dernière remarque paraît attribuable à la plupart des colobomes de la paupière supérieure.

MARCHAND refuse aux tissus, dans les stades initiaux du développement, les caractères et propriétés favorisant le cycle inflammatoire. VON HIPPEL accorde la justesse de l'objection au point de vue anatomique : si l'on se contente de parler d'état pathologique et non d'inflammation, si l'on dit que l'assise embryonnaire est atteinte par une cause nocive accidentelle, on est par là même obligé d'admettre que les cellules de ce tissu embryonnaire répondent à l'irritation transmise suivant une modalité inconnue. Elle expliquerait l'arrêt de développement ou le développement atypique de ces parties.

Ou bien les malformations de la période embryonnaire sont principalement dues à l'action de l'amnios ou bien elles s'établissent directement par une de ces causes nocives venant de l'organisme maternel notamment.

Pourquoi l'une et l'autre causes ne pourraient-elle agir isolément ? Pourquoi ne combineraient-elles pas leur action puisque la cause externe de la mutilation, l'amnios imparfait, semble dériver d'une cause pathologique interne, l'état morbide de l'utérus ou de l'économie maternelle.

Comme un exemple d'influence pathologique agissant sur l'embryon et continuant à agir sur le fœtus, citons le cas de la figure 309, où la malformation oculaire s'accompagne d'hydrocéphalie et d'épendymite verruqueuse.

Quel que soit le mécanisme tératologique invoqué pour expliquer l'origine du colobome, on est ramené à une influence pathologique exercée sur le tube neural primitif. Est-elle intervenue au début du développement embryonnaire ? A-t-elle perduré au delà pour se montrer à nous après la naissance ? Ou s'est-elle réveillée au cours de la période fœtale ? Il semble rationnel d'admettre que la cause qui a arrêté l'évolution de la vésicule oculaire secondaire et du cerveau, a produit son action tératogénique d'abord, et ensuite l'action pathologique dûment constatée.

Si l'anencéphalie est pour quelques auteurs provoquée par des adhérences amniotiques, pour d'autres, elle est due à l'éclatement d'une hydrocéphalie précoce. Ainsi Kurras et Léri ont récemment noté, dans trois de ces cas, une infection maternelle au cours de la grossesse, un hydramnios abondant, des lésions de méningite très intense du fœtus (membranes non rompues au moment de l'observation).

Ici encore on est en droit d'estimer comme inséparables les causes infectieuses de l'état pathologique de celles qui ont déterminé l'état tératologique.

Pour Charrin et Léri les altérations dites congénitales du système nerveux central, qu'il s'agisse de malformations ou de maladies, sont pour la plupart acquises au cours de la vie intra-utérine et dues à une infection ou à une toxi-infection de la mère ou de l'enfant.

Si l'on étend cette donnée à la période embryonnaire, les malformations cérébrales lui appartenant en propre, on ne peut nier que l'évolution vicieuse des vésicules cérébrales ne puisse retentir sur des organes de formation aussi précoce que les yeux.

La continuité des actions nocives ou leur retour offensif après la période embryonnaire explique bien pourquoi l'état pathologique est à constater à côté de l'anomalie. Ne serait-ce pas la meilleure interprétation à donner aux lésions inflammatoires que l'on surprend si fréquemment au voisinage des colobomes du fond de l'œil et qui vouent les yeux colobomateux aux uvéites et à leurs conséquences ?

D'autre part on ne peut saisir, pour beaucoup de malformations de l'œil, les traces d'une inflammation évoluée. Faisant allusion à l'absence de tels reliquats, on peut établir ici une comparaison à la suite de Leber et Addario, avec les inflammations extra-utérines de l'œil où toutes les lésions phlegmasiques se sont totalement évanouies. Ces auteurs se demandent si certains processus pathologiques ne produiraient pas des troubles profonds dans le développement oculaire, dont les conséquences apparaissent sous forme d'anomalies congénitales. Ces anomalies ne permettent guère de conclure de quelle nature était le processus auquel elles doivent leur naissance.

Cette donnée est analogue à l'idée exprimée par Ballantyne (voy. p. 571). Si sur le terrain de la tératogenèse, au cours de la période embryonnaire, nous en sommes réduits aux hypothèses, la pathologie fœtale de l'œil peut être, bien que des anomalies et malformations y surgissent, assimilée à la pathologie extra-utérine. Les états pathologiques de l'organisme maternel atteignent le fœtus par l'intermédiaire du placenta. Le fœtus peut être frappé dans sa structure, sans que sa vitalité soit suspendue.

Il naît avec les conséquences des troubles exercés sur lui pendant la période embryonnaire, mais il passe parfois de la déformation à la maladie ; si la déformation fait défaut, si la période embryonnaire évolue sans encombre, les causes pathologiques internes trouvent à exercer leur action en traversant le filtre placentaire.

L'iritis et la choroïdite intra-utérines avec leurs conséquences sont bien connues (MURALT, HAAB, LAWSON, PANAS, THIER, A. RICHTER, LEBER et ADDARIO, VON HIPPEL).

Le cryptophtalmos, dont l'origine a été placée par les uns dans la compression de l'amnios, apparaît aux autres comme le résultat d'un symblépharon, d'une inflammation de la surface du bulbe et des paupières compliquée d'uvéite ; l'infection endogène est probable Peut-être les deux actions combinent-elles ici leur effet tératogénique et pathologique.

Il appartient à l'embryologie expérimentale, dont VON HIPPEL vient de montrer les premières voies, d'élucider une série de questions de la tératogenèse.

Le coup d'œil jeté sur l'étiologie générale des malformations oculaires nous a montré l'action probable des mêmes facteurs sur le développement de l'œil (malformations proprement dites) et sur la pathologie de l'œil parachevé (maladies intra-utérines soumises aux mêmes lois que celles régissant la pathologie extra-utérine).

Le traitement médical peut avoir des effets heureux dans quelques maladies congénitales des yeux. Dans quelques malformations l'intervention chirurgicale améliore la situation.

Le diagnostic des anomalies et malformations congénitales a une importance clinique que l'on ne saurait méconnaître.

Au point de vue préventif le principe de l'hérédité ne comporte guère d'enseignement pratique. Il en est autrement pour la consanguinité : elle renforce l'action de l'hérédité. La notion de la responsabilité encourue par les conjoints doit exister ici comme pour les unions entre tuberculeux et syphilitiques. Nul ne devrait avoir le droit de procréer des dégénérés voués à une vie misérable. « Les unions consanguines constituent une infraction aux lois de la nature et de l'ordre social » (ALSBERG) [1].

---

[1] On trouvera à leur place dans les différentes parties de la Pathologie, les chapitres suivants : Rétinite pigmentaire, Nystagmus congénital, Cataracte congénitale, Myopie extrême congénitale, lesquels en raison de leur importance clinique n'ont pas été traités ici.

BIBLIOGRAPHIE DE LA TÉRATOLOGIE DE L'ŒIL.

(Auteurs cités) (*).

I. — COLOBOMES DE L'ŒIL

HISTORIQUE DU COLOBOME

ACRELL. *Abth. der Schwed Akad. d. Wissensch.*, t. XXXVI, p. 156, 1773.

ALBINUS. Annot. Acad., t. VI, 49. Pl. II, figure 5, *Lugd. Batav.*, 1764.

V. AMMON. *Zeitschr.* T. I, p. 55. Préface à la Diss. de Gescheidt, 1831.

ARNOLD. Anat. und. physiol. Untersuch. über das Auge, p. 152, 1832.

BARTHOLINUS. Acta medica et philosophica Hafniensia. 1673.

BAÜMLER (Ch.). Beitrag z. Lehre von den coloboma oculi. *Würzb. med. Zeitschr.*, t. III.

BLOCH. Medic. Bemerkungen. 1774.

CONRADI. Hdb. der pathol. Anat., p. 517.

DRESSEL. *v. Graefes und v. Walther's Journal.*, t. XXV, p. 137.

V. ESSCHER (M. Jaeger). Diss. über den angeb. gänzlichen und theilweisen **Mangel der** Iris. *Erlangen.* 1830.

GESCHEIDT. Diss. de colobomate iridis. *Lipsiae*, 1831.

HAGSTRÖM. *Abtheil. d. schwed. Akad. d. wissensch.*, t. XXXVI, p. 151, 1773.

HELLING. V. Rudolphi.

HEYFELDER. Correspondenzbl. d. **Würtemb.** Vereins. 1834. — Studien im Gebiete der Heilwissenschaft., t. I, p. 276. *Stuttgart*, 1838.

HIMLY. Die Krankh. und Missbild. des menschl. Auges. 2e partie. p. 169, *Berlin*, 1843.

JAEGER (M.). V. v. Esscher, p. 2, figure 1.

KESSLER. Untersuch. über die Entwickl. des Auges. *Dorpal.* 1871.

MULLER (F.). *v. Ammon's Zeitschr. f. Ophth.*, t. I, p. 230.

SEILER. Bildungsfehler des Auges, p. 35.

STILLING. *v. Ammon's Zeitschr.*, t. V, p. 462.

REMAK. Untersuch. über die Entwickl. der **Wirbelthiere.** *Berlin*, 1850.

ROSAS. Hdb der theor. und prakt. Augenheilk., t. I, p. 283. *Vienne*, 1829-1830.

RUDOLPHI. Rudolphi-Helling, Handb der Augenkrankh, t. I, p. 283.

SCHOEN. Pathol. Anat. des Auges, p. 74.

SCHÖLER. De oculi evolut. in embryon. gallin. *Diss. inaug.*, *Dorpat*, 1848.

VON WALTHER (Ph.). *v. Graefe und v. Walther's Journal.* t. II, p. 398.

WARNATZ. *v. Ammon's Zeitschr.*, t. V, p. 460.

COLOBOMES TYPIQUES DE L'IRIS

BOCK. Loc. cit.

CORNAZ. Des abnormites congénitales des yeux. *Lausanne*, 1848.

HEYFELDER. V. histor.

MANZ. *Graefe Saemisch.* 1re édit., art. Colobome.

PANAS. Maladies des yeux. t. I, p. 331, 1894.

SAEMISCH. *Klin. Monatsbl.*, p. 84, 1867.

SIEGEL. *Klin. Monatsbl.*, p. 300, 1890.

COLOBOMES IRIENS ATYPIQUES

ADAMS FROST. Col. of the iris and chor. on the temporal side. ***Trans. of the ophth. Soc.***, t. XIII, 1893.

GALLEGRAY. Case of upward Colob. of the iris. *Ophth. Review*, p. 1, 1898.

VON AMMON. Die Entwicklungsgesch. des menschl. Auges. *Arch. f. Ophth.*, t. IV, f., p. 1, 1858.

Bayer. Congenit. Bildungsfehler d. Auges. *Arztlich. Ber. d. Krankenh. Prag.*, 1879.
    Nagel's Jahresb, 1881.
Bock. Die Angeb. Colob. d. Auges. *Vienne*, 1893.
Czapodi. Aniridia cong. *Szemecet*, 3. p. 52, 1885 (*Michel's Jahresb.*)
Ewers. *Nagel's Jahresb*, t. IV, p. 212, 1873.
Fage. Note sur un cas de colobome de l'iris. *Gaz. hebd. des sc. méd. de Bordeaux*, t. X,
    p. 43, 1890.
Franke. Eine eigenthümliche cong. Anom. d. Iris. *Centralbl. f. Aug.*, p. 101, 1885.
Hess. Ein. Beitrag z. Kenntniss d. nicht nach unten gerichteten Iriscolob. *Klin. Monatsbl.*
    t. XXX, p. 106, 1892.
Heyl. Colobome du cristallin. *Anal. du 5e Congrès internat.: Ann. d'ocul.*, p. 295, 1877.
Von Hippel. Uber Anophtalmus cong. *Arch. f. Ophth.*, t. XLVII, 1, 1898.
    —   In *Graefe-Saemisch*, 2e Edit., art. Colobome.
    —   Ueber Anophtalmus cong. *Arch. f. Ophth.*, t. XLVII, 1, 1898.
J. Hutchinson. Coloboma of the Iris upwards and outwards, *Ophtalmic Hosp. Reports*
    VI. p. 276.
Jüngken. Die Lehre von den Augenkrank. *Berlin*, 1836.
Lang. Chronic glaucoma and colob. of the iris and lens outwards. *Trans. of the ophth.*
    soc., p. 106, 1890.
Leber. Cité par v. Hippel, in *Graefe-Saemisch*, 2e édit. p. 11, 1900.
Lechner (C. S.). Angeb. Augenanomalien. *Klin. Monatsbl.*, t. XXXVIII, p. 666. 1900.
Lerche. Cité par v. Ammon.
Magnus. Cité par Bock.
Makrocki. Anomalien der Iris. *Arch. f. Aug.* p. 73, 1884.
Manz. In *Graefe-Saemisch*. 1re Edit, p. 65, 66.
Mess. *Annales d'ocul.* VII. p. 179.
Mittelstaedt. Zur Morphologie und Genese des Pseudocoloboma iridis. *Arch. f. Aug.*, t. IX,
    p. 423, 1880.
Nuel et Leplat. Col unilatéral irido-choroïdien et du nerf optique dirigé du côté temporal.
    Annal. d'ocul., p. 151, 1889.
Pfanmüller. Zu d. Colob. des Auges *Diss. inaug. Giessen*, 1894.
Plange. Beitrag z. Genese d. cong. seitl. Iriscolob, *Arch. f. Augenheilk.*, t. XXI, p. 194,
    1890.
Pollak. Drei Fälle von Iriscolob., *Arch. f. Aughk.*, t. XXII, p. 286, 1890.
V. Reuss. Ophtalm. Mitteilungen. II. Abt., *Vienne.* 1886.
Rehlman. Ueber Mikroph., Colob. Oculi und Hemimicrosoma. *Bibli. med.* C. 10, 1897.
Rindfleisch. Ein. Fall von angeb. Irideremie und Colobombildung am anderen Auge.
    Arch. f. Opth. t. XXXVIII, 1, 1892.
* Rumschewitsch. Ueber die pseudocolob. d Iris. *Arch. f. Ophth.*, t. XXXVII, p. 39, 1891.
Schiess-Gemuseus. Beiders. angeb. Lidcolobom mit Iriscolobom. *Klin. Monatsbl*, p. 8, 1887.
Seggel. Ein Fall von seitl. cong. Iriscolob. *Klin. Monatsbl.*, p. 207, 1893.
Simonson. Cas. Beitr. z. Frage d. Zuzammentreffens u. d. Zuzammenhanges d Missb. d.
    Auges mit anderen Missbild. und Degenerationszeichen am Körper. *Diss. inaug.*
    Berlin, 1892.
Steinheim. Anoph. dexter, Colob. irid. sin. *Centralbl f. Aug.*, p. 201, 1886.
Theobald. Fall von beiders. cong. Irideremie bei einem Kinde dessen Mutter doppelsei-
    tiges Kolobom hatte. *Amer. J. of. ophtl.*, p. 206. 1888.
Tourtual. In v. Stellwag's Ophthalmologie. *Müller's Arch. f. Anat. und Physiol.*, 1846.

COLOBOME CHOROIDIEN TYPIQUE (CLINIQUE)

Von Ammon. *Zeitschr f. Ophth.*, t. I, p. 55.
* Bach. Path. anat. Studien über versch. Missbild. d. Auges. *Arch. f. Ophth.*, t. XLV, f. 1,
    1898.
V. Becker (F.-J.). Beitrag zur Casuistik des Coloboma choroideae ohne Irisspaltung. *Arch.*
    f. Ophth., t. XXII, 3, p. 221, 1876.
Benson. On colobom of the choroïd and the optic nerve shead. *Dublin med. J.*, 1882.
Bock. Die angeborenen Kolobome des Augapfels. Eine anatomische und klinische Studie.
    Wien, 1893.
Cohn. Mittheil. aus der Augenkl. Wiesbaden, 1871. — V. *Nagel's Jahresb.*, p. 168.
De Lapersonne. Col. iridien et choroïdite maculaire. *Arch. d'ophth.*, p. 118, 1888.

Ebhardt (E.). Un caso di coloboma irideo bilaterale congenito associato ad altre anomalie organiche. *Annali di Oltalm.*, t. XVIII, p. 53, 1889.

Eichhoff (J.). Ein Fall von beiderseitigem Colobom der inneren Augenhäute ohne Colobom der Iris. *Dissert. inaug.*, Bonn, 1878.

De Graefe. *Arch. f. Ophth.*, t. II, p. 239.

Haab. Beitrag z. den angeb. Fehlern des Auges. *Arch. f. Ophth.*, t. XXIV, 2, p. 257, 1878.

Hirschberg. Ein ungewöhnl. Fall von Colob. der Augenhaüte. *Centralbl. f. Aug.*, p. 233, 1885.

V. Hoffmann (Hugo). Ueber ein Colobom der inneren Augenhäute ohne Colobom der Iris. Bonner Inauguraldissertation vom 29 December 1871. *Frankf.* a. M. 1871, 8, p. 250, 1 Vol., 1871.

Hortsmann. Chorioidalcolobom ohne Iriscolobom. *Charité Annal.*, p. 536, 1877.

De Jaeger (et de Wecker). fig. 88 de l'atlas réduit, 1871.

Liebreich. Atlas d'ophtalmoscopie, fig. 18.

Lindsay Johnson. V. Colob. atyp.

Litten. Coloboma choroideae et retinae inferius circumscriptum. *Virchow's Archiv*, t. LXVII, p. 616, 1876.

' Maenhardt (Fr.). Das Kolobom der Aderhaut und seine Folge. *Arch. f. Ophth.*, t. XLIII, 1, p. 127, 1897 et Colob. Sclero-Choroïdeae. Mitt. a. d. Hamburger Staatskranken-anst., 1889.

Panas. Traité des maladies des yeux, 1894.

Pause. Anatomischer Befund bei einem Colobom der Iris und Chorioidea. *Arch. f. Ophth.*, p. 24, 1878.

Ricker. Beiträge z. Entwicklungsgesch d. angeb. Aderhautcolob. *Diss. inaug. Heidelberg*, 1890.

Ruete. Bildl. Darstell. der Augenkrankheiten, 9, vol. II, fig. 6.

Saemisch. Beiträge z. Lehre von Coloboma oculi. *Klin. Monatsbl.*, T. V. p. 87, 1867, et *Arch. f. Ophth.*, t. XV, 3, p. 275, 1869.

Schmidt-Rimpler. Zur weiteren Kenntniss einiger Missbild. des Auges. *Arch. f. Ophth.* t. XXIII, 4, p. 172, 1877.

Seggel. Iris und Choroideal-Kolobom in Verbindung mit Membrana capsulo-pupillaris. *Klin. Monatsbl.*, p. 299, 1890.

Talko (J.). Ueber das angeborene, nicht mit Iriscolobom complicirte Colobom der Chorioidea. *Klin. Monatsbl.*, p. 166. I, 1870.

Talko. Doppelseitiges Kolobom der Aderhaut bei Integrität der Iris. *Westniik opht.*, t. VII, 6, p. 467, 1890.

— Ein Fall von beiderseitigem Coloboma chorioideae bei normaler Iris. *Klin. Monatsbl.*, p. 202, 1891.

— Ein Fall von beiderseitigem Colobom der Chorioideae bei normaler Iris. *Ibid.*, t. XXIX, p. 202, 1892.

COLOBOMES DU NERF OU DE LA GAINE DU NERF OPTIQUE,
COLOBOMES A L'ENTRÉE DU NERF OPTIQUE

Bayer. *Prag. med. Wochensch.* n° 35, p. 343, 1881. *Zeitschr. f. Heilk.*, t. IV, p. 48, 1883.

Becker. In *Graefe-Saemisch.* 1re édit., t. V, p. 143.

Bressig. Ein Fall von Colobom des Sehnerven bei einseitigem Mikrophthalmus. *Klin. Monatsbl.*, p. 457, 1889.

Caspar. Ueber das Colobom des Sehnerven. *Dissert. inaug. Bonn*, 1887.

Van Duyse. Canal de Cloquet et reliquats hyaloïdiens persistants. Colobome de la gaine du nerf optique. *Arch. d'opht.*, sept.-oct., 1891.

— Contributions à l'étude des anomalies congénitales du nerf optique. *Ann. d'ocu-list.*, t. XCII, p. 44, 1884.

— L'anatomie du colobome de la gaine du nerf optique. *Soc. Belge d'opht.*, 1897. *Revue génér. d'opht.*, n° 6, 1897.

Lesshaft. Eine neue Form von Missbild. der Papilla nervi optici verbunden mit ausge-dehnter Verbreitung markhaltiger Nervenfasern, etc. *Klin. Monatsbl.*, t. XXIII, p. 1, 1885.

Vira. Ein Fall von angeb. Colob. des Sehnerven. *Clbl. f. Aug.*, t. XXIV, p. 13, 1900.

Hess. Microphtalmie avec colobome de la gaine du nerf optique et persistance du canal de Cloquet. *Recueil d'ophth.*, p. 142, 1892.

Von Hippel. In *Graefe-Saemisch*, 2e édition. Colobom am Sehnerveneintritt, 1900.

GINSBERG. Ueber angeb. Colobome d. Augapfels. *Centralbl. f. Aug.*, p. 225 et 262, 1896.

LECHNER. V. Col. atypique de l'iris.

LINDSAY JOHNSON. *Loc. cit.*, Colobomes atypiques.

* LOKTEW. Zwei Fälle von Sehnervenkolobom. *Westnik ophthalm.*, t. XIV. 6. p. 546, 1897.

MICHAELSEN. V. colobomes centraux.

NIEDEN (A). Vier Fälle von Coloboma vag. nervi optici ohne weitere Spaltbildung. *Arch. f. Aug.*, p. 292. 1879.

NUEL. V. col. atypique.

PFANMÜLLER. Beitrag z. d. Colobomen des Auges. *Diss. inaug.*, Bonn, 1894.

REMAK. Ein Fall von Colobom des Sehnerven. *Centralbl, f. Aug.*, p. 225, 1884.

VON REUSS. Sieben Fälle von sogen art. hyal. persistans. Ophth. Mittheil., p. 5, *Vienne*, 1886.

TERESCHKOWITSCH. Zur Casuistik der Colobome d. opt. nerv. *Archiv. f. Aug.*, t. XLI, 1, p. 100, 1900.

SAEMISCH, CASPAR et KRUGER. Angeborenes Colobom des Sehnerven. v. *Helmholtz'sche Festschrift*, p. 1, 1891.

WEISS und GÖRLITZ. Ein Fall von einseitigem Mikrophthalmus mit Sehnervenkolobom. *Arch. f. Augenheilk.*, t. XXXIII, p. 101, 1896.

CONES SOUS-PAPILLAIRES

VAN DUYSE. Contribution à l'étude des anomalies congénitales du nerf optique. *Ann. d'ocul.*, 1884.

ELSCHNIG. Das Colobom am Sehnerveneintritte und der Conus nach unten. *Arch. f. Ophth.*, t. LI, 3, p. 391, 1892.

FUCHS. Beitrag zu den angebornen Anomalien des Sehnerven. *Arch. f. Ophth.*, p. 139, 1882.

VON HIPPEL. *Graefe-Saemisch*, 2e édition. f. 18-19, p. 30, 1890.

DE JAEGER. Ueber die Einstellungen des dioptr. Appar. im menschl. Auge, p. 69. 1861.

LIEBREICH. Ophthalmoscopische Notizen. *Arch. f. Ophth.*, V, 2, p. 244, note, 1859.

SCHNABEL. Zur Lehre von den Ursachen der Kurzsichtigkeit. *Arch. f. Ophth.*, t. XX, 2, p. 1. 1874.

— Ueber die angeb. Dispos. zum erworbenen Staphyl. postic. Scarp. *Wiener med. Wochenschr.*, nos 33-37, 1876.

SCHOELER. *Jahresb. der Augenklinik*, p. 32, 1874. — *Nagel's Jahresbericht* (figure représentée à l'image renversée).

SZILI. Der Conus nach unten. *Centralbl. f. Aug.*, p. 358, 1883.

VOSSIUS. — Beiträge zur Lehre von den angeborenen Conis. *Klin. Monatsbl.*, t. XXIII. p. 137, 1885.

COLOBOME CHOROIDIEN ATYPIQUE

ADAMS FROST. Colob. of the iris and choroid on the temporal side. *Trans. of, the ophthalm. Soc.*, t. XIII, 1893.

BOCK (E.). Die angeb. Colobome d. Auges. *Vienne*, 1893.

HESS. Ein Beitrag z. Kenntniss d. nicht nach unten gerichteten angeb. Iriscolob. *Klin. Monatsbl.*, t. XXX. p. 106, 1892.

LECHNER. Angeb. Augenanomalien. *Klin. Monatsbl.*, t. XXXVIII, p. 666, 1900.

LINDSAY JOHNSON. Extrapapilläre Colobome. *Arch. f. Aug.*, t. XXI. p. 291, 1890.

MITTELSTADT. Zur Morphol. und Genese des Pseudocoloboma iridis. *Arch. f. Aug.*, t. IX, p. 423.

NUEL. Colobome temporal de la papille du nerf optique. *Ann. d'ocul.*, t. CIII. p. 174, 1885.

NUEL et LEPLAT. Colobome unilat. de l'iris, de la choroïde et du n. opt. *Ann. d'ocul.* t. CI, p. 151, 188..

PFANMÜLLER. Zu d. Colobomen des Auges. *Diss. inaug. Giessen*, 1894.

PFLÜGER. Mikrocephalie und Mikrophthalmie. *Arch. f. Aug.* t. XXV, p. 1, 1884.

RANDALL et DE SCHWEINITZ. Ein Fall von Choroidealcolob. nach der Nasenseite. *Arch. f. Aug.*, t. XIX, p. 263, 1889.

RINDFLEISCH (G.). Ein nach oben gerichtet. Aderhautcolobom. *Klin. Monatsbl.*, p. 91, 1894.

VON REUSS. In Rumschewitsch, über die Pseudocolobome d. Iris. *Arch. f. Ophth.*, t. XXVII, f. 4, p. 39, 1891.

STEINHEIM. Anophth. dexter, Colob. irid. sinistr. *C. f. Aug.*, p. 201, 1886.

COLOBOMES CENTRAUX « MACULAIRES »

V. AMMON. *Münchener illustr. med. Zeit.*, f. 6 (?) 1852.

BEHNHARDT. Ein Fall von abnormer Lage der macula lutea und partiellem Colobom der Choroidea. *Arch. f. Aug.*, t. XXXVII, 1, p. 51, 1898.

BOCK. Loc. cit.

DOR. Un cas de colobome maculaire des deux yeux chez un enfant microcéphale. *Revue générale d'opht.*, Juillet. p. 312. 1887.

· VAN DUYSE. Du colobome central ou maculaire. *Annales d'oculist.*, t. XCI, p. 5. 1884.
— Un nouveau cas de colobome central ou maculaire. *Ann. d'oculist.*, t. XCVI, p. 139. 1886.
— Un troisième cas de colobome maculaire. *Ann. d'ocul.*, t. XCVIII, p. 108. 1887.

FUCHS. Beiträge zu den angeb. Anomalien des Sehnerven. *Arch. f. Opth.*, t. XXVIII, p. 55, 1882.

VON HIPPEL. In *Graefe-Saemisch*, 2e édit., p. 24, 1900.

JODKO. Mittheil aus d. opht. Institut in Warschau, 1876. Comp. *Nagel's Jahresb. f. Ophth.*, p. 218.

KASTALSKY. Ein Fall von doppelseitigem Colobom der Macula lutea. *Arch. f. Aughkde,* t. XXXVI, p. 58. 1897.

KIMPEL. Ein Fall von doppelseitigen sog. Kolobom der macula lutea. *Arch. f. Augenh.*, t. XXXVII, p. 45. 1898.

LAPERSONNE (DE). Colobome irien et choroïdite maculaire. *Archives d'opht.*, mars-avril. p. 118. 1888.

LINDSAY JOHNSON. Extra papilläre Colobome. *Arch. f. Aug.*, t. XXI, p. 291, 1890.

MICHAELSON. Ein Fall von Mikrophtalmus mit persistirender Pupillarmembran, Coloboma nervi optici, Coloboma oculi. *Centralbl. f. Aug.*, t. XIII. p. 108. 1889.

MONTROFIER. Sur un cas de choroïdite maculaire d'origine syphilitique. *Arch. d'opht.*, t. V, p. 138. 1885.

REICH. Ueber den angebornen Defect der Chorioidea an der Stelle der Macula lutea. *Sitzungsb. der Ges. der russischen Aerzte zu Saint-Petersburg*, X, t. I, 1870.

SCHMIDT-RIMPLER. Ueber Chorioidealcolobome mit Berückzichtigung ihrer Beziehung z. Myopie. *Arch f. Ophth.*, t. XXVI, f. 2, p. 221. 1880.

SILEX. Zwei Fälle von sogen. Colobom der Macula lutea. *Arch. f. Augenheilk*, t. XVIII, p. 189. 1888.

SCHNABEL. Ueber Macularcolobome, physiologische Exkavation und angeborenen Conus. *Wien. med. Blätter.* nᵒ 6-8, 1884.

STREATFEILD. A lecture on posterior staphyloma with special reference to two singular cases. *Ophth. Hospit. Rep.*, t. V, p. 79, fg. A. 1886.

WECKER (DE). In de Wecker et de Jaeger, Traité des maladies profondes de l'œil, p. 207. 1870.

WIETHE. Ueber Scleralstaphylom in der Maculagegend. *Arch. f. Aug.*, t. XIV, p. 11. 1884.

COLOBOME DU CRISTALLIN

BAAS. Ein Fall von Colob. Lentis cong. durch perserver. Foetalgewebe. *Klin. Monastbl.*, p. 297. 1893.

BECKER (O.). Atlas der pathologischen Topographie des Auges. p. 7, pl. III, 1878.

BOCK. Die angeb. Colobome der Augapfels. Colobome du cristallin, p. 121, 1893.

BRONNER. Colob. of lens. *Ophth. Review.* p. 370, 1896.

CHIBRET. *Revue générale d'opht.*, t. XII, nᵒ 2. p. 481, 1892.

CASSEL. *Klin. Monatsbl.*, t. XXVIII, p. 319, 1890.

CHRISTEN (Th.). Drei Fälle von angeb. Linsencolobom. *A. f. Aug.*, t. XXIX. p. 33, 1894.

COLLINS. *Arch. f. Aug.* (D'après les Transact. of the ophth. Soc. of the unit. Kingdom.), t. XIII, p. 128. 1894.

MARCUS GUNN. *Trans. of the ophth. Soc. of the united Kingdom.*, t. IX, p. 166. — *Ophth. Review*, t. VIII, p. 234. 1889.

HESS. *Klin. Monatsbl.*, t. XXX. p. 107, 1892.
— Ein Beitrag z. Kenntniss der nicht nach unten gerichteten angeb. Iriscolob., *Klin. Monatsbl.*, t. XXX. p. 224. 1896.
— Anat. Untersuch. über Linsencolob. und Schichtstar. *Arch. f. O.*, t. XLII, 3, p. 224, 1896.

KEMPFER. Casuistischer Beitrag aus der Heidelberger Universitäts Klinik, 1893.
— Coloboma lentis congenitum. *Arch. f. Ophth.*, t. XLVIII, 3, p. 558. 1899 (Littérature).
KNAPP. *Arch. f. Ophth.*, t. VII, p. 429, 1862. — *Ann. d'ocul.*, t. LXXVII, p. 295.
LANG. Chronic glaucom and colob. of the iris and lens outwards. *Trans. of the ophth.*
    Soc., p. 106, 1890.
NARKIEWICZ-JODKO. *Centralbl. f. Aug.*, p. 110, 1879.
ROGMAN. *Arch. d'ophth.*, juillet 1897.
SCHAUMBERG. Casuist. Beitrage z. d. Missbild. des Auges. *Diss. inaug. Marbourg*, 1882.
SCHIESS-GEMUSEUS. *Klin. Monatsbl.*, t. IX, p. 99. 1871. — *Arch. f. Ophth.*, t. XXXI, f. 4,
    p. 52. 1885.
VOSSIUS. *Nagel's Jahresber.*, t. XXIV, p. 223, 1893. — *Deutschman's Beiträge*, mars 1893.

COLOBOME DU PLANCHER ANAT. PATHOL.

Von ARLT. Krankheiten des Auges., t. II, p. 129.
BACH., 1896.
— Pathol. anat. Studien über versch. Missbild d. Auges. *A. f. Ophth.*, t. XLV, 1, 1898.
BECKER. Ein Fall von Microphtalmus congen. *A. f. Ophth.*, t. XXXIV, p. 103, 1888.
BOCK. Die angeb. Colobome des Augapfels, 1893.
DEUTSCHMANN. Zur pathol. Anat. d. Iris und Aderhaut Colobome. *Klin. Monatsbl.*, p. 101, 1881.
VAN DUYSE. Contrib. à l'étude des colobomes de l'œil. *Arch. d'opht.*, t. XVI, p. 432 et 573, 1896.
ERDMANN. Zeitsch. f. Natur-und Heilk. *Dresde-Leipzig*, t. IV, 3, p. 501, 1826.
EVERBUSCH. *Ber. über die 15e Versamml. der ophth. Gesellsch. Heidelberg*, p. 168, 1883.
Da GAMA PINTO. Beschreibung eines mit Iris und Aderhaut Colobom behafteten Auges.
    A. f. Aug., t. XIII, p. 81, 1883.
HAAB. Beitrag z. den angeb. Fehlern des Auges. *A. f. Ophth.*, t. XXIV, 2, p. 257, 1878.
HAASE. *A. f. Ophth.*, t. XVI, 1, p. 113, 1870.
HAENEL. Ein Fall von Art. hyaloïd. pers. Persistenz des Koelliker'schen Mesodermfortzates
    etc. *Diss. inaug. Erlangen*, 1886.
* HESS. Zur Pathogenese des Mikrophthalmus. *A. f. Ophth.*, XXXIV, 3, 1888.
— Weitere Untersuchungen uber die angeb. Missb. d. Auges. *A. f. Ophth.*, t. XXXVI,
    1, p. 135, 1890.
Von HIPPEL. *Graefe Saemisch*, 2e édit., Art. Colobome.
HIRSCHBERG. Uber Colobom und Microphthalmus. *C. f. Aug.*, p. 265, 1881.
HOYER. *Klin. Monatbl.*, 1876.
LIEBERKÜHN. Beiträge zur Anat. d. embr. Auges. *Arch. f. Anat. und Physiol.* (part anat.) 1879.
MANHARDT. Das Colobom d. Adherhaut und seine Folgen. *A. f. O.*, t. XLIII, 1, 1897.
— Colobom Sclero-Choroïdeae. Mitt. a. d. Hamburger Staat-Krankenanst., 1899.
MANZ. *Klin. Monatsbl.*, t. XIV, 1866.
— *Graefe-Saemisch*, 1re édit. Art. Colobome.
PAUSE. Anat. Befund bei einen Colobom d. Iris und Chor. *A. f. O.*, t. XXIV, p. 84, 1878.
SCHÖLER. Cité par Bock.
TALKO. Cité par Bock.
TARTUFERI. Studio di un microftalmo, etc. *Atti della R. Acad. di Med. di Torino*, t. VI, p. 335,
    1884.
THALBERG. Zur pathol. Anat. d. Colob. chor. et irid. congen. *A. f. Aug.*, t. XIII, p. 1, 1884.

COLOBOME A L'ENTRÉE DU NERF OPT. ANAT. PATHOL.

BACH. Pathol. anat. Studien über verchied. Missbild des Auges. *A. f. O.*, T. XLV, 1, 1898.
BOCK. loc. cit.
CASPAR. V. clinique.
GINSBERG. Uber angeb. Colob. d. Augapfels. *C. f. Aug.*, p. 225 et 262, 1896.
GÖRLITZ. Anat. Unters. eines sogen. Colob. nerv. optic. *A. f. Aug.*, t. XXXV, p. 219, 1897.
Von HIPPEL. *Graefe-Saemisch*, 2e édit. Art. Colobome.
MANZ. Uber die angeb. Colobom des Sehnerven. *A. f. Aug.*, XXIII, 1, 1891.

CONE INFÉRIEUR. ANAT. PATHOL.

ELSCHNIG. Das Colobom am Sehnerveneintritte und der Conus nach unten. *A. f. O.*, t. LI,
    3, p. 391, 1900.

Fuchs. Beitr. z. den angeb. Anomalien des Sehnerven. *A. f. O.*, t. XXVIII, I, p. 139. 1882.
Von Jaeger. Über die Einstellung des dioptr. Apparates im menschlichen Auge. *Vienne*, 1861.
Salzman. Zur Anat. der angeb. Sichel nach innen unten. *A. f. O.*, t. XXXIX, 4, p, 131, 1893.
Schnabel. Über macula Colobom, phys. Excavation und angeb. Conus, *Wien. med. Bl.* **6-9**,
     1884.
Szili. Der Conus nach unten. *C. f. Aug.*, Dec., 1883.

COLOBOME CENTRAL, COLOBOME CHOROÏDIEN ATYPIQUE

Von Ammon. Die Entwicklungsgeschichte des menschlichen Auges. *Arch. f. Ophth.*, 1858,
     Bd. IV. p. 1 (Voir p. 189.)
Bock (E.). Coloboma maculae oculi utriusque. Die Angeb. Colobome, p. 33, 1893.
Deyl. Ueber den Eintritt der Art. cent. ret. in dem Sehnerv beim Menschen. *Anat. Anzei-*
     ger. Bd. XI. p. 687, 1896,.
   — Anat. pathol. d'un colobome maculaire. *Congrès de Moscou*, 1897. *Centralbl. f.*
     Augh.
* Van Duyse. Du colobome maculaire. *Ann. d'ocul.*, 1884.
   —   Colob. macul. dans un œil de cyclope. *Arch. d'Ophth.*, t. **XIX**. 1898.
   —   La double fente fœtale et les colobomes atypiques de l'œil. *Bull. de l'Acad. royale*
     de méd. de Belgique. 1900.
Henckel. Beitrag z. Entwicklungsgesch. d. menschl. Auges. *Anat. Hefte*, 1898.
Hess. Weitere Untersuch. über d. Angeb. Missb. d. Auges. *A. f. O.*, t. **XXXVI**, 4, p. 135,
     1890.
Hirschberg. Über Colobom und Microphtalmus. *C. f. A.*, p. 265, 1881.
Manz. Über die Genese der angeb. Iriscolobome. *Compte rendu du Congrès internat. d'Opht.*
     à Heidelberg, p. 460, 1888.
Merkel. Cité dans l'Embryologie.
Schwalbe. Cité dans l'Embryologie.
Strahl, cité par Henckel.
Vossius. Beitrag zur Anat. des Nervus opticus. *Archiv f. Ophth.*, t. **XXIX**, p. 4. 1883.
Zimmerman. Über angeb. Veränderungen d. Cornea und Sclera eines Hundes. *Klin. Mona-*
     tsbl., **XXXV**, p. 226, 1897.

COLOBOMES DU CORPS VITRÉ

Ecker. Cité par Manz.
Hess. Beitrag z. Kenntniss. der pathol. Anat. d. angeb. Missb. des Auges. *Arch. f.*
     Ophth., t. **XXXVIII**, 3, p. 98, 1892.
Hess. *Arch. f. O.*, T. **XXXVIII**, 3, p. 48, 1892.

PATHOGÉNIE DU COLOBOME DU CRISTALLIN

Hess (C.). *Compte rendu de la Soc. opht. de Heidelberg*, p. 198, 1892.
   —   Anat. Unters. über Linsencolobom und Schichsstaar. *Arch. f. Ophth.*, t. **XLII**, p. **224**,
     1896.
Lapler (Th.). *Arch. f. Ophth.*, t. **XLVIII**. p. 200. 1889.
Manz. *Graefe-Saemisch*, 1re édit., t. **II**. p. 38.

COLOBOMES TYPIQUES, PATHOGÉNIE ET ÉTIOLOGIE

Von Ammon. *Zeitschr. f. Ophth.*, t. I, p. 55.
Bach. V. Col. plancher, anat. pathol.
Hirnsheimer et H. Virchow. *Festschrift f. A. von Kölliker*, 1887.
Bock. *Loc. cit.*
Deutschman. V. Anat. pathol.
Van Duyse. Pathogénie des kystes colobomateux rétro-palpébraux. *Arch. d'opht.*, t. **XX**,
     p. 558, 1900.
Elschnig. Das Colobom am Sehnerveneintritt und der Conus nach unten. *Arch. f. Ophth.*,
     t. LI, f. 3, 1900.
Hertwig, cité par *Ziegler. Lehrb. der allgem. Pathol.*, t. I, p. 514, 1898.

Hess. Zur Pathogenese des Microphthalmus, *Arch. f. Ophth.*, t. XXXIV, f. 3, 1888.
— Ueber angeb. Bulbuscysten und ihre Entstehung. *Arch. f. Aug.*, t. XLI, p. 1, 1900.
von Hippel (E.), in *Graefe-Saemisch*, 2e édition, 1900. Genèse des colobomes p. 35.,
— Embryol. Untersuchungen über die Entstehungsweise der typischen angeborenen Spaltbildungen (Colobome) des Augapfels. *Arch. f. Ophth.*, t. LV., f. 3, p. 507, 1903.
Holtzke. Microphthalm. und Colobome von einem Kaninchen. *Arch. f. Aug.*, t. XII, p. 147, 1883.
Ginsberg. V. Col. du nerf opt.
Kundrat. *Wien. med. Blätter*, nos 51 et 52, 1885 et no 3, 1886.
Leber et Addario. Angeb. Panophthalmitis mit Bacillenbefund, etc. *Arch. f. Ophth.*, T. XLVIII, f. 1. p. 192, 1899.
Manhardt. V. Clin.
— Coloboma choroïdeae. *Jahrb. der Hamburg Staatskrankenanst*, t. IV, 1893-1894 (1898).
— Colob. sclero-choroïdeae, *Ibid.*, 1889.
Manz, in *Graefe-Saemisch*, 1re édit., 1876.
Perls et Lebedeff, cités par Ziegler, *Lehrb. der allgem. Pathol.*, t. II, 1898.
Pichler. Beitrag z. pathol. Anat. und Pathogenese des Mikrophthalmus, etc. *Zeitschr. f. Aughkde*, t. III, p. 570, 1900.
Pfannmüller, *Diss. inaug. Giessen*, 1894.
Pflüger Microcephalie und Microphthalmie. *Arch. f. Aughkde*, t. XIV. p. 1, 1884.
Rabl. Bau und Entwicklung der Linse. *Leipzig*, 1900.
Remak. V. Histor.
Schöler. V. Histor.
Tartuferi. V. Col. plancher, anat. pathol.
Thalberg. V. Col. plancher, anat. pathol.
Wecker (de). Traité d'opht., t. IV, p. 625.
Weyert. *Klin. Monatsbl.* 1880 (?)

II. — ANOMALIES DE LA CORNÉE ET DE LA CONJONCTIVE

OPACITÉS CONGÉNITALES DE LA CORNÉE

Alexander. Syphilis und Auge. *Wiesbaden*, 1888.
Baas. Intrauterine Keratitis parenchymatosa. *Klin. Monatsbl. f. Augenheilh.* p. 518, 1883.
Barabaschew (P.). Cas se rapportant à la casuistique des taches congénitales de la cornée. *Clin. opht.*, No 10, 1896.
Beer. Das Auge. *Vienne*, 1813.
Bernheimer. Angeb. Totalstaphylom mit Dermoidbildung, *Arch. f. Aughkde*, t. XVIII, 2, p. 171, 1887.
Bondi. Zwei seltene Fälle von angeb. Megalophthalmos. *Wien. med. Presse*, 1898.
Braun. Beiträge z. Lehre von den fœtalen Entzündungen. *Diss. inaug.*, *Heidelberg*, 1895.
Carron du Villard. Guide pratique pour l'étude et le traitement des yeux. *Bruxelles*, 1838.
Chauvel. Un cas de malformation congénitale des deux yeux. *Recueil d'opht.*, p. 385, 1890.
Cross. Congenital hydrophthalmy. *Trans. of the ophth. Soc.*, t. XVI, p. 340, avec discussion.
Davidson. De la surdité dans ses rapports avec la kératite punctiforme. *Ann. d'Ocul.*, t. LXV.
Demours (A.-P.). Traité des maladies des yeux, *Paris*, 1818.
Dorsch. Uber angeborne und erworbene Linsenluxation und ihre Behandlung. *Diss.*, *Marbourg*, 1900.
Dürr et Schlegtendal. 5 Fälle von Hydrophtalmus congenitus. *Arch. f. Ophth.*, t. XXXV, f. 2, p. 88, 1889.
Farab (de Deptford). Med. comm. T. II, p. 403, 1790.
Fournier. Syphilis héréditaire. La kératite interstitielle. *Recueil d'ophtalm.*, 1885.
Fronmüller. Prager Vierteljahrsch. f. d. pr. Heilk., 1855 et *Ann. d'Ocul.*, p. 289, 1857.
Fuchs. Lehrb. der Angenheilkunde, 7e édit., p. 214, 1898 (Kératite partant de la paroi postérieure de la cornée).

Gallenga. Dell'idroftalmia congenita. *Annali di ottalm.*, t. XIV, p. 322.

Grahamer. Ein Beitrag. z. pathol. Anat. des Hydrophtalmus congenit. *Arch. f. Ophth.*, t. XXX, p. 265. 1884.

* Hensell. Case of interstitial keratis congenital in origin. Transact. of the amer. ophth. Soc., 34th *annual meeting.* p. 271. 1898.

Hilbert. Zwei Fälle von angeb. Anomalien der Augen. *Klin. Monatsbl.*, t. XXX, p. 287, 1892.

— Angeborene Trübung der Hornhaut. *Virchow's Arch. f. pathol. Anatomie*, t. CXXXI, p. 182. 1893.

Horner. Krankh. des Auges im Kindesalter. *Gerhardt's Hdb.*, 1880.

Hosch. Beitrag. zur Kenntniss der angeb. Hornhautleiden. *Arch. f. Ophth.*, t. LII, f. 3, p. 491, 1891.

Kieser. Cité par Manz.

Klintosch (de Prague, 1766. Mémoire en latin, cité par L. Picqué in Anomalies de développement et maladies congénitales du globe de l'œil. *Paris.* 1886.

Krukow. Zwei Fälle von angeborenem Hornhautstaphylom. *Arch. f. Ophth.*, t. XXI. 2 p. 213-235. 1875.

Landesberg. *Klin. Monatsbl.*, t. XXIV, p. 405, 1886.

Laurence. Cité par Manz. *Klin. Monatsbl.* p. 351, 1863.

Lawrentjeff. Zur Frage von den congenitalen Anomalien der Iris. *Centralbl. f. Aug.*, t. X, p. 12, 1886.

Leber in Berberich. Anat. Untersuch. zweier Fälle von experimentellem Secundarglaucom am Kaninchenauge. *Arch. f. Ophth.*, t. XL, f. 2, p. 113, 1894.

Leclère (Ch.). Des opacités congénitales de la cornée. *Thèse de Paris.* 1880.

Maclagan. *Monthly Journ. of med. Sc.*, 1845 et *Archives ae méd.*, 1847.

Mager. Ein Fäll v. Entwicklungsanomalie beider Augen. *Wien. klin. Wochenschr.*, t. XIV, 1795.

Manz. in *Graefe-Saemisch*, 1re édit. t. II. p. 159, 1876.

Mauthner. Théorie des Glaucomes, 1882.

Mayor. Essai sur quelques maladies congénitales des yeux. *Thèse de Montpellier*, 1808.

Middlemore. A Treatise on the diseases of the eye, 1835.

Nettleship. Pathology of congenital opacity of cornea. *Lancet*, n° 7, 1880.

Nieden. Uber conjonctivitis blennorrhoica neonatorum bei einem in den Eihaüten geborenen Kinde. *Klin. Monatsbl.* t. XXIX, p. 353, 1891.

* Pincus. Beitrag zur Lehre von Staphyloma corneæ congen. *Dissert. inaug.*, *Kœnigsberg*, 1887.

Raab. Beitr. z. pathol. Anat. d. Auges. *Klin. Monatsbl.*, t. XIV, p. 27, 1876.

Rüekert. Ein Beitrag z. Lehre von d. angeb. Hornhauttrübungen. *Zeitschr. f. vergl. Augenheilk.*, t. III, p. 102, 1885.

Rüte. Lehrb. der Ophthalmologie, t. II, p. 623. *Brünswick*, 1854 (Litt. de l'opacité cornéenne circulaire).

Semisch. In *Graefe-Saemisch*, 1re édit. t. IV.

Saltini (G.). Intorbidamento congenito diffuso delle cornee di fratelli. *Boll. d'oculist.*, t. X, p. 67, 1888.

Schleteiss. Ein Beitrag z. Lehre von den angebornen Veränderungen des Corneoscleralbordes und des vorderen Theiles des Uvealtractus. *Zeitschr, f. vergleich. Augenhkde*, t. III. p. 84. 1885.

Siebel. (Cité par Sonnenmeyer) Die Augenkrankheiten der Neugeborenen. *Leipzig.* p. 332, 1840.

Steffan. Beitr. z. Erklärung angeb. Anomalien der Hornhaut. *Klin. Monatsbl.*, t. V, p. 209, 1867.

Stellwag. *Zeitschr. der Gesellsch. d. Aerzte in Wien.* 9., t. I, p. 21.

Sybel. Dissertatio formæ alterationibus a statu normali. *Halæ*, 1799.

Talko. Congenitale Trübung der rechten Cornea (Sclerophtalmia). *Klin. Monatsbl.*, t. XIII, p. 207, 1875.

Teplaschin (A.). Zur pathologischen Anatomie der intrauterinen Augenkrankheiten und insbesondere der angeborenen Hornhauttrübungen. *Arch. f. Augenheilk.*, t. XXX, p. 318, 1895.

Trautner (Alex.). Ueber einen Fall von angeborenen Hornhauttrübungen mit vorderer Synechie bei Mikrophthalmus congenitus. *Klin. Monatsbl.*, t. XXIX, p. 331, 1891.

Trittel. Beitrag. z. pathol. Anat. des Auges. *Arch. f. Ophth.*, t. XXII, 2, p. 231, 1876.

Von Ammon. *Klin. Darstell.* Atlas. t. II, p. 26.

Von Ammon. *Zeitschr. f. Ophth.*, 1830.
— Uber Hydrophthalmus congenitus, etc. *Arch. f. Ophth.*, t. XLIX, f. 3, p. 539, 1897.
— Ueber die klin. Diagnose von Endothelveränderungen d. Cornea, etc. *Ber. über die ophthalm., Ges. Heidelberg*, 1898.
— Das Geschwür der Hornhauthinterfläche. *Festschr. f. Geh. Rat. von Hippel*, Marhold, *Halle*, 1899.
Vossius. Congenitale Anomalien der Iris. *Klin. Monatsbl.*, t. XXI, p. 233, 1883.
Ware. Remarks on the ophth., *Londres*, 1814.
Wecker (de). Krankh. d. Auges de von Arlt, 2e Edit. *Prague*, t. II, p. 403, 1865 (anneau fœtal).
— in de Wecker et Landolt. Traité complet, t. II, p. 191, 1886 (classification des taches congénitales).

PIGMENTATION: CONJONCTIVE, CORNÉE, SCLÉROTIQUE, NERF OPTIQUE

Pigmentation de la conjonctive.

Koelliker. Histol. Mittheil. *Münchener medic. Wochenschr.*, p. 890, 1883.
Liaras. Pigmentation congénitale de la paupière inférieure, de la conjonctive et de l'iris. *Soc. d'Anat. et de physiol. de Bordeaux. — Revue gén. d'opht.*, Mars, p. 302, 1898.
Pergens. Les dépôts pigmentaires dans la conjonctive des nègres. *Soc. Belge d'opht. et Anat. d'ocul.* t. CXX, p. 42, 1898.
Leber. *Versaml. ophthalmol. Gesellsch. Heidelberg. Bericht*, p. 315, 1898.
*Steiner. Ueber erworbene Pigmentflecke bei Malayer. *Centralbl. f. pr. Aug.*, juillet, p. 202, 1898.
* Westhoff (G.-H.-L.). Pigmentation der Conjunctiva. *Centralbl. f. pr. Aug.*, août, p. 248, 1898.

Pigmentation de la cornée.

Krukenberg. Weitere Mitteilung über doppelsitige angeborne Melanose der Cornea. *Klin. Monatsbl. f. Augenh.*, t. XXXII, p. 478, 1899 [*V. Ibid.* p. 254].

Pigmentation de la sclérotique.

Clavelier. Pigmentation congénitale anormale de la sclérotique. *Archiv. méd. de Toulouse et Recueil d'Opht.*, p. 743, 1895.
Hirschberg. Ueber die angeborene Pigmentierung d. Sklera. *Arch. f. Ophth.*, t. XXIX, f. 1, p. 1, 1883.
Liebreich. Cité in *Graefe-Saemisch*. 1re édit., t. II. 1, 118.
Von Ammon. Cité in *Graefe-Saemisch*, 1re édit., t. IV, p. 1.

Pigmentation du nerf optique.

Von Forster. Ueber Albinismus. *Klin. Monatsbl.*, t. XIX, p. 389, 1881.
Hilbert. Eine eigenthümliche Pigmentanomalie des Augenhintergrundes. *Klin. Monatsbl.*, t. XX, p. 276, 1882.
Hirschberg. Ein schwarzer Sehnerv. *Centralbl. f. pr. Augenhkd.*, t. V, p. 137, 1881.
Liebreich. Atlas der Ophthalmoscopie, pl. XII, fig. 3, 1870.
*Pick (L.) Schwarze Sehnerven. *Arch. f. Aug.*, t. XLI. p. 1, p. 96, 1900. (Litt.).
Sleich. Die Augen der Idioten der Heil-und Pfleg-anstalt Schloss Stelen in Würtemberg. *Klin. Monatsbl.*, t. XXIII, p. 446, 1885.

III. — ANOMALIES DE L'IRIS

MEMBRANE PUPILLAIRE PERSISTANTE

Beck. *von Ammon's Zeitschrift*, t. I, f. 1.
Berger (E.). Membrana pupillaris perseverans : Schichtstar beider Augen. *Klin. Monatsbl. f. Augenheilk.*, p. 281, 1884.
Cohn (H.). Zur Anatomie der persistirenden Pupillarmembran. *Ibid*, avril 1881.
* Van Duyse. Contribution à l'étude des membranes pupillaires persistantes. *Ann. d'ocul.*, t. XCVI, p. 13, 1886.

Van Duyse. Membrane pupillaire persistante adhérente à la cornée. *Bulletin de la Soc. belge d'ophth.*, n° 11, déc. 1901 et *Archives d'ophth.*, avril 1902.

Franke. Zu der Lehre von der Membrana pupillaris perseverans. *Archiv f. Ophth.*, t. XXX, 4, p. 189, 1884.

Alfred Graefe. Cité par Manz, in *Graefe-Saemisch*, 1re édit., chap. vi, litt. n° 587.

V. Hasner. Operative Entfernung der persistierenden Pupillarmembran. *Prag. med. Wochenschr.*, n° 48, 1883.

Von Hippel. *Hdb. von Graefe-Saemisch*, 2e édit., f. 18-19, p. 58, 1900.

Hirschler. Ein Fall von Membrana pupillaris perseverans. *Szemeszet, Beilage zum orvosi Hetlap.*, n° 1, 1874.

Horner. *Klin. Monatsbl.*, p. 259, 1864.

Keyser. Congenital band of the iris dividing the pupil into equal halves. *Med. and Surg. Reporter Philad.*, XLIII, p. 30, 1880.

Königstein. *Wiener Medic. Jahrb.*, 1, 47.

Korn. Zur Casuistik der persistirenden Pupillarmembran. *Klin. Monatsbl.*, p. 219, 1867.

Kuckenberg. Beiderseitig angeb. Melanose der Hornhaut. *Klin. Monatsbl.*, p. 154 et 478, 1899.

Makrocki. Membrana pup. pers. corneæ adhærens. *Arch. f. Augenheilk.*, t. XIV, p. 83, 1884.

Manz. *Jahresb. f. Ophth.*, t. XII, p. 81, 1881.

Mayerhausen. Ungewöhnl. lange Persist. d. Tun. vasc. lentis bei Kaninchen. *Zeitschr. f. vergl. Aughk.*, t. II, p. 80, 1883.

— Eine sehr seltene Form persistenter Pupillarmembran. *Klin. Monatsbl. f. Augenheilk.*, p. 17, 1886.

Michaelsen. Fall von Mikrophthalmus mit persisteriender Pupillarmembran, etc. *Centralbl. f. prakt. Augenheilk.*, avril, p. 108, 1889.

Michel. Über Iris und Iritis. *Arch. f. Ophth.*, t. XXVII, 2, p. 196, 1881.

Mooren. Fünf Lüstren Ophthalmol. Thätigkeit. *Wiesbaden*, 1882.

Philipps (S.-L.). Persistent pupillary membrana associated with atrophy of choroid and optic nerve. *Atlanta Med. and Surg. Journal*, 1893, 4, n. s. t. X, p. 652, 1894.

Plange (O.). Beitrag zur Genese des congenitalen seitlichen Iriscolobom. *Arch. f. Augenh.*, XXI, p. 194, 1890.

Remschewitsch. Ein Fall von conservirten Resten der embryonalen Pupillarmembran. *Centralbl. f. prakt. Augenheilk.*, p. 42, 1882.

— Zur Anatomie der sogen. persistierenden Pupillarmembran. *Arch. f. Augenheilk.*, XX, p. 314, 1889.

Saemisch. Beitrag zur Lehre von Coloboma oculi. *Klin. Monatsbl.*, t. V, p. 85, 1867.

Samelson. Ungewöhnlicher Fall einer persistirenden Pupillarmembran. *Centralbl. f. prakt. Augenheilk.*, juillet, p. 215, 1880.

Schleich. Ophthalm. Mittheil. aus der zweiten Universitäts Augenklinik. *Wien. Med. Presse*, p. 337, 1886.

Schleicher. De membrana pupill. persev. *Diss. inaug.*, Bonn, 1865.

Schubert (P.). Ueber Pigmentpunkte auf der vorderen Linsenkapsel. Ber. über d. XXI Vers. d. ophth. Gesellsch. *Heidelberg*, 1891, p. 252, 1892.

Seggel. Iris-und Choroidalcolobom in Verbindung mit Membrana capsulo-pupillaris. *Klin. Monatsbl.*, p. 299, 1890.

Talso. Ein Fall von membrana pupillaris persev. *Klin. Monatsbl.*, p. 346, 1882.

Vorhoff. Bericht der Schöler's Augenklinik f. 1882.

Vossius. Zur Casuist. d. angeb. Anom. des Auges. *Deutschman's Beiträge*, t. IX, p. 1, 1893.

Weber (Ad.). Eine membrana pupillaris perseverans. *Arch. f. Ophth.*, t. VIII, 1, p. 337, 1861.

Wicherkiewicz. Beitrag zur Kenntnis der persistierenden Pupillarmembran. *Arch. f. Ophth.*, t. XXXIV, 4, p. 35, 1888.

Wintersteiner. Ein Fall von der Hornhaut adhärierender persistierender Pupillarmembran. *Wien. klin. Wochenschr.*, 28, 1893.

Wüstefeld. Persistirende Pupillarmembram mit Adhärenz an der Cornea. *Zeitschr. f. Augenheilk.*, t. IV, 590, 1900.

Zirm. Ein Fall. v. der Cornea adhaer. Pupillarmembran. *Klin, Monatsbl.*, p. 288, 1890.

ANIRIDIE

De Beck (D.). Family history of irideremia and coloboma iridis. *Transact. of the Americ. ophth. Soc.*, Thirthieth meeting, p. 117, 1894.

Von Becker. Et fall of congen. Irideremie. *Finslaek*, Bd. t. XXII, p. 434, 1881.

Behr. *Von Ammons's Zeitschr. f. Ophth.*, t. II, p. 10 et 78.

De Benedetti. Irideremia totale congenita. Ectopia lentis congenita con lussazione spontanea del cristallino e glaucoma consecutivo. *Annali di ottalm*, t. XV, p. 184 et 399, 1886.

Brunhuber (A.). Einseitige totale Irideremie bei Hydrophthalmus congen. *Klin. Monatsbl.*, p. 104, 1877.

Swan Burnett. Ein Fall von rudimentärer Iris. *Arch. f. Augen u. Ohrenheilk.*, t. IV, 2, p. 261, 1875.

Cabannes. Buphtalmie. Aniridie. *Ann. d'ocul.*, t. CXV, p. 110. 1895.

Cervera. Absence complète de l'iris. *Congrès périod. internat. à Milan*. Compte rendu, p. 309, 1881.

Claiborne (J.-H.). A case of bilateral aniridia partialis. *New-York Polyklinic*, t. III, p. 139, 1894.

Csapodi (J.). Aniridia congenita. *Szemészet*, 3, p. 57, 1885.

Van Duyse. Aniridie double congénitale avec déplacement des cristallins. *Annal. Soc. med. Gand*, 1887.

Fage. Note sur un cas de coloboma de l'iris (aniridie partielle). *Gaz. hebdom. des sciences méd. de Bordeaux*, t. XI, p. 43, 1890.

Felser (J.). Aniridia utriusque oculi complet. congen. *Klin. Monatsbl. f. Augenheilk*, p. 196 et 447, 1888.

Von Foster. Angeb. Irideremie. *Arch. f. of Ophth.* t. XXVII, p. 593, 1898.

Franke (E.). Fall von partieller Irideremie. *Klin. Monatsbl. f. Augenheilk*, p. 93, 1889.

Galezowsski. Iridérémie ou absence de l'iris, transmise par hérédité dans plusieurs générations. *Recueil d'ophth.*, p. 122, 1880.

Goldzieher. Beiderseitige angeb. Aniridie, verbunden mit Ectopia lentis und Glaucoma. *Centralbl. f. Augenh.*, avril, p. 114, 1897.

Gouvea. Case of aniridia congenital of both eyes. *Transact of the London Congress*, p. 120, 1881.

Griffith. Rudimentary development of the iris. *Ophth. Review*, p. 156, 1898.

Gutbier. *Diss. Würzbourg*, 1834. *Von Ammon's Zeitschr*, V, p. 78.

Von Hippel. *Graefe-Saemisch*, 2e édit., f. 18-19, p. 51, 1900.

Hirschberg. Angeborner Irismangel mit späterer Linsenverschiebung. *Centralbl f. prakt. Augenheilk*, p. 113, 1888.

Hoor. Angeborener Irismangel und Nystagmus mixtus. *Wiener med. Wochenschr.*, n° 34, 1896.

Hopf. Zur pathol. Anat. des angeb. Irismangels. *Diss., Iena*, 1900.

Hort (J. Jun). Total Irismangel pa bäggeöjne. *Norsk Magaz. f. Lägerid*, R. 3, Bd. 3, Forh. p. 9, 1873.
    — Ciliarfortzatze während der Accommodation. *Klin. Monatsbl.*, p. 205, 1873.

Jany. Irideremia congenita totalis. *Sitz. ber. d. schles. Ges. f. Cultur: Sitz. v. 29 octob.*, 1875.

Klein. Ein Fall seltener Missbild. *Klin. Monatsbl.*, p. 21, 1877.

Laurentiew. *Wratch*, n° 41, 1885.

Laskiéwicz-Friedensfeld. Angeborener Irismangel. *Klin. Monatsbl.*, p. 357, 1877.

H. Lembeck. Ueber die pathologische Anatomie der Irideremia totalis congenita. *Diss. inaug.*, Magdebourg, 1890.

Manz. *Graefe-Saemisch*, 1re édit., t. II, chap. VI, p. 87.

Morh (W.). Ueber hereditäre Irideremie. *Diss. inaug., Iena*, 1895.

Nicolini (T.). Irideremia congenita totale bilaterale con cataratta capsulo-lenticulare. *Boll. d'ocul.*, t. IX, p. 10-11, 1887.

Pagenstecher (H.). Anatomischer Befund bei Irideremia congenita. *Klin. Monatsbl.*, p. 427, 1871.

Picqué (L.). Anomalies de développement et maladies congénitales du globe de l'œil. *Paris*, 1886.

Rindfleisch. Ein Fall von angeborener Irideremie und Colobombildung des Iris am anderen Auge. *Arch. f. Ophth.*, t. XXXVIII, 1, p. 183, 1892.

Reuling (G.) Case of congenital abscence of the iris in both eyes with perfect power of accommodation. *Amer. J. of Med. Sc.*, t. LXIX, p. 143, 1875.

Ruete. Lehrb der Ophthalm., 2e édit., p. 632, 1854.

Samelson (A.). Angeborene Aniridie mit Sehnervenexcavation. *Klin. Monatsbl.*, p. 189, 1877.

Sichel. Mydriase congénitale. *Gaz. hebdom.*, t. VI.

Strzeminski. Zwei Fälle von beiderseits angeborenen Fehlern der Iris. *Gaz. lek.*, t. IX, p. 52, 1889.

Strzeminski. Aniridia partialis congenita bilateralis cum cataracta stellata. *Sitzungsber. der kais. med. Gesellsch. zu Wilna*, 1896.

Theobald (S.). Fall von beiderseitiger congenitaler Irideremie. *Amer. Journ. of ophth.*, p. 206, 1888.

* Tockuss. Ueber die Irideremia totalis congen. Dissert. inaug. *Strasbourg*, 1888. (Littera ure).

Treacher Collins. Aniridia and Glaucoma. *Ophthalm. Revew*, t. X, p. 101, 1891.

Vossius. Congenitale Anomalien der Iris. *Klin. Monatsbl.*, p. 233, 1883.

Wurst. Beiderseitige angeborene Irideremie. Przeglad lekarski, n⁰ˢ 10, 11, 12 et 38, 1877.

CORECTOPIE

Von Ammon. Klin. Darstellungen der angeb. Krankh. des Auges und der Augenlider, t. III, pl. IX. [*Ectopie* en haut, 20 ; en dehors et en haut, 18 ; en dehors, 17 : en bas, 21 : en bas et en dedans, 16 ; en dedans, 19. — *Dyscorie*. Pupille ovalaire, 15, 16 ; allongée, oblique, se terminant en pointe, 7, 8 ; transversale, 4, 5 ; irrégulière, 6, 12 ; déchiquetée, 13. [*Berlin*, 1841].

Antonelli. Osservazioni di corectopia bilaterale. *Ann. di ottalm.*, t. XXII, p. 144, 1893.

Auerbach (S.). Ueber Ectopia pupillae congenita (Korektopie). *Diss. inaug.*, Würzbourg, 1883.

* Best Fr.J. Korektopie. *Arch. f. Ophth.*, XL, f. 4, p. 198, 1894 (Litt.).

Breitbarth (E.). Beitrag zur Kenntniss der Ectopia pupillae. *Diss. inaug.*, Giessen, p. 12, 1878,

- Brixa J. Eine merkwürdige Form von Ectopie der Pupille. *Klin. Monatsbl. f. Augenh.*, p. 432, 1898.

* Damianos. Zwei Fälle von Ectopia pupillae et lentis. *Deutschmann's Beiträge z. prakt. Augenhkde*, t. XXIX, p. 48, 1897 (Litt.).

Demours. V. fig. in Lagrange, Traité des tumeurs de l'œil, p. 54, 1891.

Van Duyse. Genèse de la corectopie. *Arch. d'opht.*, t. XV, p. 738, 1895.

Van Duyse et Burbosia. Fibrome épibulbaire. *Arch. d'opht.*, t. XV, p. 658, 1895.

Gillet de Grandmont. *Bull. Soc. d'opht. de Paris*, t. III. *Revue d'oph.*, t. XX, p. 1890.

Hippel (T. von). Anatom. Untersuchungen über angeborne Korektopie mit Linsenluxation. *Arch. f. Ophth.*, LI. 1, p. 133, 1900.

Kessler. Buphthalmos gepaard met Korektopie. *Weekbl. van het nederl. Tydschr. voor Geneesk.*, t. 1, nᵒ 3, 1893.

Kontoshöfer. Lunette sténopéique à iris diaphragmé. *La Clin. opht.*, p. 291, 1901.

Kotelman. Die Augen van 9 Lappländer, 3 Patagoniers, etc. *Berlin. klin. Wochensch.*, nᵒ 47, 1879.

Lindner. Ektopia lentis et pupillae. *Wien. med. Wochensch.*, nʳ 37, 1895.

Manz. Ueber die Genese des angeb. Iriscoloboms. *Verhandl. des intern. ophthalmol. Congress.* p. 460.

— Ueber pseudocolobome der Iris. *Tagebl. der Strassb. Naturforschervers.*, p. 498, 1885.

Mooren. Fünf. Lüstren ophthalmol. Thätigkeit, 1882.

Müller. *Von Ammon's Zeitschr. f. Opht.*, t. V, p. 322, 1837.

Nuel. Colobome palpébral. *Arch. d'oph.*, t. I, p. 437, 1881.

Pollak. Drei Fälle von Iriscolobom. *Arch. f. Augenh.*, t. XXII, p. 286, 1891.

Pfahl. Ueber Corectopie. *Centralbl. f. Augenheilk.*, p. 293, 1879.

Samelsohn. Ueber die Genese der Ectopia pup. cong. *Centralbl. f. d. med. Wiss.*, nᵒ 75, t. XIII, p. 343 et *Klin. Wochensch.*, p. 628, 1875.

Schiess-Gemuseus. Beiderseit. angeb. Lidcolobom mit Iriscolobom. *Klin. Monatsbl.*, p. 8, 1887.

Steffan. *Jahresb. über die Vers. d. Mediz. d. Stadt Frankfort-a/-M.*, 1874.

Falko. Zwei Fälle van congen. Colobom palpebrarum. *Klin. Monatsbl.*, p. 202, 1875.

White. Essay on the malf. of the organ of sight. *Dublin med.*, t. VI, p. 268 ; t. II, p. 94, 1858.

POLYCORIE

Von Ammon. *Klin. Darstell.*, etc., pl. IX, fig. 23 et 24, 1841.

* Franke (E.) Ueber angeborene Polykorie. *Klin. Monatsbl.*, p. 298, 1889 (Litt.).

* Hunter. Zur Kenntniss der Polycorie. *Centralbl f. Aug.*, p. 70, 1900 (Litt.).

Manz. Ueber die Genese des angeb. Iriscoloboms. *Verhandl. der internat. Ophthalm. Congress* p. 460. 1888. — Ueber pseudocolobome der Iris. *Tagebl. d. Strassb. Natursforsch.* p. 498. 1885.

Mittendorf. Multiple coloboni of the iris or polycoria congenita. *Trans. amer. opht. Soc.*, 1884.

Rumschewitsch. Eine doppelte Pupille. *Medicyna*, n⁰ 39, 1881.

— De la polycorie. *Revue génér. d'opht.*, t. III, n⁰ 5, 1884.

— Ein Fall von doppelter Pupille. *Westnük opht.*, IV, 2, p. 131, 1887.

Schelske. Lehrb. der Augenheilk., p. 88 et 89, 1874.

Talko. Iriodiastasis cong. *Journal de la méd. militaire*, janvier 1867.

— *Karnk. med. Zbornik*, n⁰ 5, 1867.

Vossius. Congenit. Anomalien der Iris. *Klin. Monatsbl.*, XXI. p. 233. 1883.

Wengenrath. Ein Fall van Diplocorie des rechten Auges. *Centralbl. f. pr. Aug.*, t. XXIII, p. 105, 1899.

ANOMALIES DU BORD PUPILLAIRE

Ancke. Drei Fälle von Ectropion uveae. *Centralbl. f. Aug.*, IX, p. 311. 1885.

Colsmann. Papilloma iridis. *Klin. Monatsbl.*, p. 53, 1869.

Weinbaum. Angeb. Veränderungen des Pupillarrandes. *Klin. Monatsbl.*, XXX, p. 320, 1892.

CORPS PIGMENTÉS LIBRES DE LA CHAMBRE ANTÉRIEURE

Apetz (W.). Ein neuer Fall von frei beweglichem Pigmentklümpchen in der vorderen Augenkammer. *Zeitsch. f. Augenh.*, IV, p. 593, 1900.

Bock. Pigmentklümpchen in der vorder Kammer frei beweglich. *Klin. Monatsbl.*, XXVI, p. 163, 1888.

Businelli. Corpuscule vésiculaire mobile dans la chambre antérieure de l'œil, son traitement. *Annales d'ocul.*, t. LX, p. 168, 1868.

Fuchs. Freie Cyste in der vorderen Kammer. *Arch. f. Augenh.*, XV, p. 7, 1885.

Mason (F.). Case of cyst in the anterior Chamber. *Ophthalm. Hosp. Rep.*, IX, p. 35, 1879.

Troïtzki. Freie Cyste in der vorderen Augenkammer. *Arch. f. Aug.*, t. XVII, p. 451. [Analyse].

Wedl et Bock. Atlas der pathol. Anatomie, 1886.

KYSTES CONGÉNITAUX DE LA CHAMBRE ANTÉRIEURE ET DE L'IRIS

Clark. VIII⁰ Congrès internat. d'ophthalm. *Edimbourg*, 1894.

Follin. Kyste dermoïde de la choroïde. *Bull. de la Soc. de Chirurgie*, 2⁰ série, t. II, 1861.

Graita. *Annali di Ottalmol.*, t. X.

Lagrange. Traité des tumeurs de l'œil, t. I, p. 261, 1901.

Von Rosenzweig. Ein Fall von congenitaler seröser Iriscyste. *Beiträge f. Augenh.*, f. XVI, p. 34, 1894.

ALBINISME. ACHROMASIE CIRCONSCRITE. HÉTÉROCHROMIE. TACHES PIGMENTÉES OU NÆVI.

Albinisme.

Arcoleo. Sul albinismo. *Virchow's Jahresber.* 1871, II, 2.

Blumenbach. De oculis leucæthiopum et iridis motu. p. 12. *Gœttingue* 1786 et *Handb. der vergleich. Anat.*, 3⁰ édit. p. 409, § 278, Ibid. 1824.

Buzzi in Alibert. Krankheiten der Haut, 2⁰ part., *Leipzig*, 1837.

Hess. Zur Pathogenese des Microphthalmus. *Arch. f. Ophth.*, t. XXXIV, 3, p. 147, 1888.

Von Hippel. *Graefe-Saemisch*. 2⁰ édit., f. 18-19, p. 122, 1900.

Manz. *Graefe-Saemisch*. 1⁰ édit., II, p. 114, 1876.

Mansfeld. Über das Wesen der Leucopathie. *Brunschweig*, 1882.

Mayerhausen. Casuistischer Beitr. z. Kenntniss des Albinismus. *Klin. Monatsbl.*, t. XX, p. 191, 1882.

Meckel. *Arch. f. Anat. und Physiol.*, f. 1, p. 96, 1826.

Müller L. Ueber eine neue Anomalie der Iris. (Vitiligo iridis nebst Bemerkungen über Nævus pigmentosus). *Deutschmann's Beiträge z. Augenheilk.* t. VII. p. 88 (Albinisme partiel p. 95) 1892.

Scherl. Einige Untersuchungen über das Pigment des Auges. *Arch. f. Ophth.*, t. XXXXIX, 2, p. 130, 1893.
Seligsohn. Art. Albinismus in *Real-Encyclopædie de Eulenbourg*, t. I, p. 164, 1880.
Siebold. Cité par Seligsohn, *loc. cit.*

Achromasie circonscrite. (*Vitiligo de l'iris*).

L. Müller. Über eine neue Anomalie der Iris (Vitiligo iridis) nebst Bemerkungen über naevus pigmentosus. *Deutschmann's Beiträge*, t. VII, p. 88, 1892.

Hétérochromie.

Bistis. Heterochromie und Cataractbildung. *Centralbt. f. pr. Aug.* Mai 1898.
Broca. *Bull. Soc. d'Anthropol. de Paris.* v. p. 143.
Carron du Villards. Guide prat. pour l'étude et le traitement des mal. des yeux. t. II, p. 199, *Paris*, 1838.
Fuchs. Beiträge z. norm. Anat. des menschlichen. Iris. *Arch. f. Ophth.*, t. XXXI, 3, p. 149, 1885.
Hutchinson. *Ophl. Hosp. Rep.* p. 277, Nov. 1869.
Magvat. La chromhétéropie. *Recueil d'ophl.* p. 449. 1895.
Manz. *Arch. f. Ophth.*, t. XXIV, f. 4, p. 167, 1878.
Merkel. *Graefe-Saemisch*, 1re édit. t. I, p. 29.

Taches pigmentées ou nævi.

Fuchs Beiträge z. norm. Anat. des menschl. Iris. *Arch. f. Ophth.*, t. XXXI, f. 3, p. 39 (voir p. 45), 1885.
Mackenzie. Traité prat. des mal. des yeux, 4e édit., t. II, p. 516.

CHIFFRES DE L'IRIS

Claus. Chiffres de l'iris. *Flandre médicale*, 1er juin 1894.
Cornaz. Des abnormités congénitales, p. 101-102 et quelques observations, etc., p. 23. Voir aussi Mackenzie, loc. cit., p. 516 et 517.
De Geynst. Arithmographie irienne. *La médecine moderne*, 25 janvier 1895.
Deneffe. Chiffres de l'iris. *Ann. d'ocul.*, t. CXII, p. 78, juillet 1894.
Van Duyse. Chiffre de l'iris (cliché photographique). *Flandre médicale*, 1er juin 1894.
Giraldès. Études anatomiques ou recherches sur l'organisation de l'œil. *Thèse de Paris*, 1836. (V. *Ann. d'ocul.* XXXII, p. 58).
Mackenzie. Abnormités congénitales de l'iris. *Traité des maladies de l'œil*, 4e édit., t. II, p. 516. 1857.
Rognetta. Traité philosophique et clinique d'ophtalmologie. p. 510. *Paris* 1844.
Tenon. Mémoires et observations, t. I. pl. 2, fig. 2. *Paris.* 1806.
Wilde. An essay, p. 85-86.

IV. — ANOMALIES DU SYSTÈME VASCULAIRE

RELIQUATS HYALOÏDIENS

Babel. *Gaz. hebdom. des sciences médicales de Bordeaux*, T. II, p. 728, 1880.
Bayer. Arteria hyaloidea persistens, Canalis Cloqueti und Spaltbildung am Sehnerven, *Prag. med. Wochenschr.* Nr 35. 1881.
De Beck (Dr). Persistent remains of the foetal hyaloid artery. *Americ. ophth. Monographs.* Cincinnati. Nr 1. 1890.
    — Voir notre analyse in *Annales d'ocul.*, t. CV, p. 188, 1891.
Becker (O.) *Graefe-Saemisch*, 1re édit. t. V, p. 285, 1875.
Leber. *Arch. f. Ophthalm.*, t. XVII, f. 1, p. 169, 1871 et *Klin. Darstell der Krankheiten des Auges*, t. III, p. 67, 1882.
Reuss. Erfahrungen auf dem Gebiete der Augenklinik. *Bericht* etc. *Vienne*, 1891.
De Fieber. *Bulletin et mémoires de la Soc. française d'ophtalmologie.* 1884.
Hirschberg. Zur Casuistik der congenit. Anomalien des Auges. *Arch. f. Augenheilk.*, t. XIV, p. 54. 1884.

Eversbusch (a) Klinisch anatom. Beitr. zur Embryologie und Teratologie d. Glaskörpers. *Mitteil. d. Univers. Augenkl.*, *München*. 1882, p.35. 1883.

— (b). *Bericht über die 15e Versamml. der Ophthalm. Gesellsch. Heidelberg*, p. 168, 1883 (cône mésodermique de Kölliker).

Felser. In David De Beck. *loc. cit.*, p. 63.

Flarer. Reddiconto clinico, p. 20, 1870 et *Nagel's Jabresb.*, t. I. p. 409, 1870.

Fuchs. Beitrag zu den angeborenen Anomalien des Sehnerven. *Arch. f. Ophtalm.*, t. XXVIII, f. 1, p. 139, pl. 4, Fig. 13. 1882.

Galezowski. Persistance des vaisseaux hyaloïdiens. *Recueil d'ophtalmologie*, p. 29, 1882.

Gardiner. Ein Fall von Persistenz d. Canalis hyaloid. und der Art. hyaloidea. *Arch. f. Augenheilk.*, X, 3. p. 340, 1881.

Goldzieher. *Pester mediz. chirurg. Presse.* t. XIV, nos 29 et 30, 1878.

— Uber die Retinitis proliferans. *Ber. über die 21. Versamml. d. ophtalm. Gesellsch. Heidelberg*, p. 74, 1896.

De Graefe. *Arch. f. Ophth.*, t. II, f. 1, 263, 1855.

Gunn. *Transactions of the opht. Society of the united Kingdom*, t. IX, p. 166, 1889.

Haab. Intra-uterine. Iridochoroïditis. *Arch. f. Ophthalm.*, t. XXIV, f. 2, p. 272, 1878.

Hess. Zur Pathogenese d. Mikrophthalmus. *Arch. f. Ophth.*, t. XXXIV, 3, p. 147, 1888.

Hirschberg. Einführung in die Augenheilkunde. 2e partie, f. 1, p. 209, *Leipzig*, 1901.

— *Ibid.* p. 207.

— *Berliner klin. Wochenschr.*, p. 327. 1892 et *loc. cit.* p. 206.

Holmes (E. L.) *Clinical contribution. Arch. of Ophth.*, X, p. 168, 1881.

*Kalčik, (J). Ein Fall von persistirender obliterierter arteria hyaloïdea etc. *Wien. med. Wochenschr.*, p. 48, 1897.

Larsen M. To tilfälde af arteria hyaloidea persistens. *Vgeskr. f. Laeger*, T. 20. p. 455, 1865.

Leber. In *Graefe-Saemisch*. 1re édit. t. V, p. 665.

Liebreich. *Arch. f. Ophth.*, t. I. 2. p. 343, fig. 2, pl. VI, 1855.

Loring. Text-book of ophthalmoscopy, t. 1, *New-York*, 1886.

Magnus. Ein Fall von Sichtbarsein des Canalis Cloqueti. *Klin. Monatsbl. f. Augenheilk.*, XXV, p. 204. 1887.

Masselon, in de Wecker et Masselon. *Manuel d'ophtalmologie*, fig. 481, 483, 485, 1889.

Meissner. *Zeitschr. f. rat. Medicin.*, 3e série, t. I, p. 562, 1855 (d'après Manz).

Meyer. Ein Fall von Lenticonus posterior. *Centralbl. f. Augenheilk.*, t. XII, p. 41, 1888.

Mitvalsky. Zwei Fälle von paramacularen Choroïdealcolobomen mit Schlauchformation *Arch. f. Augenhkde.*, t. XXVIII, p. 228, 1894 (obs. 2).

Mooren. Fünf Lustren ophthalmologischer Wirksamkeit. p. 292. *Wiesbaden*, 1882.

H. Müller. Würzb. Verhandlungen, 1856. — *Arch. f. Ophth.*, t. II, p. 2.

Obller. Zur Aetiologie der cataracta polaris posterior congenita. *Diss. inaug*, p. 7 et 16, *Münich*, 1870.

*Otto. Casuistische Beiträge zur Lehre von den Residuen embryon. Glaskörperstränge. *Deutschmann's Beiträge*, V, p. 2, 1892.

Pflüger. Bericht der Universitäts Angenklinik in Bern für das Jabr. 1882, p. 38, *Berne*, 1884.

Randall. *Transactions of the american ophth. Society*, t. IV, p. 116, 1888.

Remak. Drei seltene Fälle von persistierender Arteria hyaloidea. *Centralbl. f. prakt. Augenheilk.*, t. IX, p. 9, 1885.

Richiardi. Sopra il sistema vascolare sanguifero dell' occhio del feto umano e dei mammiferi. *Bologne*, 1869 et *Nagel.s Jabresb. pro* 1871, p. 72.

Saemisch. *Klin. Monatsbl.*, I, p. 258, 1863.

De Schweinitz et Randall. *Archives of ophthalm.*, p. 454, 1888.

Scholz. Uber die Ursachen der Bindegewebsproliferation der Netzhaut und des Glaskörpers. *Ungar. Beitr. zur Augenh.*, t. II, p. 417, 1899.

Stricker (L.) A case of persistent hyaloid artery and coloboma of the choroid. *Arch. of Ophth.*, XXIII. p. 307, 1894.

Sulzer. Gefäshaltige Uberreste des hinteren Abschnittes der gefässhältigen fœtalen Linsenkapsel, etc. *Klin. Monatsbl. f. Augenheilk.*, t. XXVI, p. 425, 1888.

Tangeman. *Arch. of Ophthalm.*, XVIII. p. 270, 1888.

Terrien. Constance chez l'homme d'un vestige de l'artère hyaloïde dans les premiers mois de l'existence. *Arch. d'ophtalm.*, XVII. p. 675, 1897.

Unterharnscheidt. Ein Fall von Zerreissung der Arteria hyaloidea in Folge von progress. Myopie. *Klin. Monatsbl. f. Augenheilk.*, p. 449, 1882.

Van Duyse. Persistance du Canal de Cloquet. Reliquats du système hyaloïdien fœtal. Colobome du nerf optique. *Archives d'Ophth.* p. 404, 1891.

Van Duyse. Prolifération connective post-hémorragique ou reliquats hyaloïdiens? Colobome central. *Annales de la Soc. de méd. de Gand*, 1899.
— Un mode de terminaison de l'artère hyaloïdienne. *Bull. de la Soc. Belge d'ophtalm.* n° 11, p. 56, 1901 et *Archives d'ophtalm.*, mars 1902.
Vassaux. Persistance de l'artère hyaloïde. *Arch. d'ophth.*, III, p. 502, 1883.
Von Ammon. Klin. Darstellung der Krankheiten und Bildungsfehler des menschlichen Auges. III e partie (malformations). pl. XIV, fig. 12, *Berlin* 1847.
Von Hippel. Die Missbildungen und angebornen Fehler des Auges. *Graefe-Saemisch*. 2e édit. 1890.
Von Reuss. Sieben Fälle von sogen. arteria hyaloidea persistans. *Ophth. Mitteil. aus der 2 ten Universitäts Augenklinik in Wien*, p. 5, 1885.
Wallman. *Zeitschr. der Gesellsch. der Aerzte zu Wien*, n° 28, p. 446, 1858.
Webster. Clinical contributions. *Arch. of ophthm. and otology*. t. IV, p. 384, 1874.
Wintersteiner (H). Beitrag zur Casuistik und Genese der angeborenen Anomalien des Auges. *Archiv für Augenhkde*, t. XXVIII, p. 165, 1894.
Zehender. *Klin. Monatsbl.*. I, p. 259, 1863.

ANSES PRÉPAPILLAIRES DES VAISSEAUX RÉTINIENS

Boxot (M). Zwei Fälle einer in den Glaskorper vordringenden Arterienschlinge. *Klin. Monatbl. f. Augenheilk.*, p. 339, 1899.
Czermak (W). En Fall einer in den Glaskörper vordringende Gefässchlinge und Sehnerven-Ausbreitung. *Centrabl. f. Augenhkde*, t. VII, p. 289, 1883.
Gunsburg. Ein Fall von in den Glaskörper vordringender Arterienschlinge. *Klin. Monatsbl.* p. 173, 1899.
Hirsch (G). Ein Fall von in den Glaskörper vordringenden Gefässchlingen der Netzhautschlagader. *Klin. Monatsbl. f. Aug.*, p. 311, 1899.
Hirschberg. Ein Fall von präpapillarer Gefässchlinge der Netzhautschlagader. *Centrabl. f. Augenheilk.*, t. IX, p. 208, 1885.
— Blutgefäss-Neubildung im Glaskörper. Einführung in die Augenheilkunde, 2e partie, f. 1, p. 197, *Leipzig*. 1901.
Wachtler. Ein Fall von beiderseitiger in den Glaskörper vordringender Arterienschlinge. *Wien. med. Wochenschr.*, n° 10, 1896.

VAISSEAUX FŒTAUX DU VITRÉ

Hirschberg. Ein Fall von Persistenz der fötalen Glaskörpergefässe. *Centralbl. f. prakt. Augenheilk.* Nov. 1883. (Vaisseaux de néoformation).
— Einführung etc., 2e partie, f. 1, p. 199, 1901.

VAISSEAUX OPTICOCILIAIRES

Czermak. Beitr. z. Kenntniss der sog. cilioretinalen Gefässe, *Wien. klin. Wochenschr.*, n° 11, 1888.
Donders. Über die sichtbaren Erscheinungen der Blutbewegung im Auge. *Arch. f. Ophth.* t. 2 p. 88.
Laschnig. Cilioretinale Gefässe. *Arch. f. Ophth.*, XLIV, I, p, 144, 1897.
— Über opticociliare Gefässe. *Klin. Monatsbl.*, XXVI, p. 93, 1893.
Hirsch (G). Zur Pathologie der Embolie der Netzhautschlagader. Festschr. f. Schnabel. *Arch. f. Aug.*, suppl., p. 139, 1896.
Kuhnt. Über Altersveränderungen im menschlichen Auge. *Ber. des Heidelb. Congresses*, p. 63, 1881.
Leber. In *Graefe-Saemisch*. 1re édit. t. II. p. 307.
Laing. Ein besondere Art von Circulationsanomalie im Auge. *Centralbl. f. Aug.*, II, p. 165, Cas 3.
Mauthner. Lehrb. der Ophtalmoscopie, p. 248, 1868.
Nettleship. Some cases of variations of the retinal bloodvessels. Retinochoroïdal anastomoses. *Ophth. Hosp. Rep.*, VIII, p. 512 et IX, p. 161.
Schleich. Ophthalmosc. Beobacht. cilioretinaler Blutgefässe. Mitt. aus der ophth. Klinik zu *Tübingen*. t. I, p. 130, 1880.

TORTUOSITÉS DES VAISSEAUX ET PSEUDONÉVRITE

ARNFELD. Neuritis hypermetropum. *Diss. inaug. Würzbourg*, 1895.
BRISTOWE. *Opht. Review*, p. 321, 1891.
GREEF. Schweigger's Vorles. über den Gebrauch des Augenspiegel's, p. 122.
LANDOLT. Cité par Levin.
LEVIN (H.). Ueber einen Fall von abnormer Schlängelung der Netzhautgefässe. *Arch. f. Aug.*
    t. XXXVIII, 3. p. 257, 1899.
PICK (L.). Beiträge zur Tortuositas vasorum. *A. f. Aug*, t. XXXIX, f. 4, p. 382, 1899.
SCHÖN. Funktions Krankh. des Auges, p. 183.
UHTHOFF. *Comptes rendus, Soc. Opht. de Heidelberg*, 1883.

VAISSEAUX VORTICINEUX POSTÉRIEURS

* SCHOUTE. Vena vorticosa im hinteren Bulbustheil. *Arch. f. Ophth.*, t. XLVI, p. 557, 1898.
    — Stämme der Wirbelvenen neben dem Sehnerven. *Zeitschr. f. Aug.*, III, 3, p. 228, 1900.

V. — ANOMALIES DU NERF OPTIQUE, DE LA PAPILLE, DE LA RÉTINE DE LA MACULA ET DE LA CHOROIDE

MORPHOGRAPHIE DE LA PAPILLE

EVERBUSCH. Eine neue Form von Missbild. der Papille, etc. *Klin. Monatsbl.*, XXIII, p. 1, 1885.
MAGNUS (H.). Zur Casuist. der angeb. Sehnervenmissbild. *Klin. Monatsbl.*, t. XXII, p. 85, 1884.
PURTSCHER. Eine eigenthümliche Anomalie des Sehnerven. *Arch. f. Aug.*, t. XII, p. 421, 1883.
SZILI (A.). Augenspiegelstudien zù einer Morphographie des Sehnerven-Eintrittes im
    menschlichen Auge. *Wiesbaden*, 1901.

APLASIE DU NERF OPTIQUE

BRIÈRE. Observations cliniques. VI. Absence des papilles, cécité absolue, *Ann. d'ocul.*,
    t. LXXVIII, p. 41, 1877.
DARESTE. Sur la production artificielle des monstruosités. *Paris*, 1877.
DÖTSCH. Anat. Untersuch. eines Falles von Microphtalmus congenit. bilat. *Arch. f. Ophth.*,
    t. XLVIII, f. 1, p. 59, 1899.
VAN DUYSE. Aplasie du nerf optique. *Arch. d'ophth.* t. XIX, 1899.
FÖRSTER. Missbild. des Menschen. *Jena*, 1861.
LEBEDEFF (A.). Ueber die Entstehung der Anencephalie bei Vogeln und Menschen. *Virch.
    Arch.*, t. XXXVI, p. 363, 1881.
MANZ. Das Auge der hirnlosen Missgeburten. *Virch. Arch.*, t. LI. p. 313.
PERLS. Lehrb. der allg. Pathol. *Stuttgard*. 1894.
PETREN (Ch. et G.). Beiträge zur Kenntn. des Nervensyst. und der Netzhaut bei Anence-
    phalie und Amyelie. *Virch. Arch.*, t. CLI., f. 2, p. 346.
ROSENBAUM (Saly) Beiträge zur Aplasie des Nervus opticus. *Diss.*, *Marbourg*, 1902.
VON WAHL. De retinae textura in monstro anencephalico disquisitiones microscopicae.
    Diss., *Dorpat*, 1839.

FIBRES MYÉLINIQUES DE LA RÉTINE

AMBRONN et HELD. *Arch. f. Anat.*, p. 202, 1896.
ELSCHNIG (A.). Das Colobom am Sehnervencintritte und der Conus nach unten. *Arch. f.
    Ophth.*, t. LI, f. 3.
FOSSL. Cité par Mayerweg.
HILBERT. *Centralbl. f. Aug.*, p. 333, 1896.
VON HIPPEL (E.). Sind die markhaltige Nervenfasern der Retina eine angeb. Anomalie? *Arch.
    f. Ophth.*, t. XLIX, f. 3, p. 591, 1900.

Kölliker (cité par Mayerweg). Ueber markhaltige Nervenfasern der Netzhaut. *Diss.* *Zürich.*

Mayerweg (K.). Ueber markhaltige Nervenfasern in der Retina. *Arch. f. Aug.*, t. LXVI, p. 122, 1902.

Nettleship. Anal. in *Centralbl. f. Aug.*, p. 404, 1900.

Oeller. Atlas der Ophtalmoscopie A. pl. V.

Westphal (A.). Ueber die Markscheiden der Gehirnerven des Menschen, *Arch. f. Psychiatrie,* t. XXIX.

Wagenmann. Cité par Mayerweg.

ABSENCE DE CHOROÏDE, CHOROÏDÉRÉMIE

Cowgil. Binocular absence of choroïd, plexus of cilioretinal vessels supplying the region of the yellow spot. *Arch. of Ophth.*, New-York, t. XXI, p. 105, 1892.

Koenig (H.). Zwei Beobachtungen von mangelhafter Entwickelung der Choroides, verbunden mit Hemeralopie. *Diss. inaug., Greifswald.* 1874.

Mauthner. Ein Fall von Chorioderemie. *Bericht der naturw. med. Vereins in Innsbruck.* t. II, p. 184, 1872.

Tatham Thompson. Congenital absence of choroïd. *Ophth. Soc. of the un. Kingd ; Ophth. Review,* p. 378, 1890.

NÆVUS DE LA CHOROÏDE

Lawford. Nævus of the choroid. *Ophth. Review,* mai, 1885.

Fuchs. Angeborne Bildungsanomalie in der Choroidea. *Arch. f. Augenheilk.*, t. XII, p. 61, 1882.

VI. — ANOMALIES BULBAIRES ET PALPÉBRALES

CRYPHTOPHTHALMIE (ANKYLOSYMBLEPHARON CONGÉNITAL)

Bach. Anatomischer Befund eines doppelseitigen angeborenen Kryphtophalmos beim Kaninchen nebst Bemerkungen über das Okulomotoriuskerngebiet. *Arch. f. Augenh.*, t. XXXII, S. 16. 1895.

— Double cryptophtalmus. *Arch. of Ophth.*, t. XXXVII, p. 88. 1898., V. 1897.

Chiari. Congenitales Ankylo-und Symblepharon, etc. *Prager Zeitschr. f. Heilk*, t. IV, p. 143, 1883.

Van Duyse. Cryptophthalmos. *Ann. d'ocul.*, t. CI, p. 99. 1889.

— Contribution à l'étude du cryphtophtalmos. Livre jubil. dédié à Ch. van Bambeke, Bruxelles, 1899. Anal. *in Arch. d'O*, juin 1899.

— Cryptophtalmos unilatéral chez le pigeon. Livre jubilaire dédié à Ch. van Bambeke, p. 108. 1889.

Hocquart (E.). Etude sur un cas de cryptophthalmus bilatéral. *Archives d'Opht.*, t. XL, p. 289. 1881.

Karman (S.). Ein Fall von Kryptophthalmos. *Arch. f. Kinderheilk.*, Stuttgart, 1894-1895, t. XVIII, p. 206. 1895.

Kondrat. Zwei Fälle von angeborener Missbildung der Lider. *Wien. klin. Wochenschr.*, 4 avril 1889.

Otto (H.). Zur Kasuistik des Kryptophthalmos. *Ibid.*, n° 50. 1893.

Zehender. Eine Missgeburt mit hautüberwachsenen Augen oder Kryptophthalmos, mit anatomischer Beschreibung von Manz. *Klin. Monatsbl.*, t. X, p. 225-249, 1872.

ANKYLOBLEPHARON FILIFORME CONGÉNITAL

Benzel. *Prager med. Wochenschr.*, p. 441. 1890.

Webster. Ankyloblepharon filiforme adnatum. *Deutschman's Beiträge*, f. 34, p. 16, 1899.

Wintersteiner. Ankyloblepharen filiforme adnatum. *Centralbl. f. Aughkde.* p. 109, 1893. (Litt.).

Von Hasner. Ankyloblepharen filiforme adnatum. *Zeitschrift f. Heilk.*, 1881, p. 429.

ANOPHTALMIE

Littérature de l'anophtalmie in *Ophth. Hosp. Reports*, t. IV, 1887.
ALBRECHT. Anophtalmie bei einen Kalbe. *Wochenschr. f. Thierheilk. und Viehsucht*, p. 321, 1895.
BARTSCHER. *Ann. d'ocul.*, t. XXXVII, p. 80, 1887.
BARY (W. de) Ein Fall von doppelseitigen Anophthalmos bei einem Kalbe. *Virch. Arch.*, t. CVIII, p. 355. 1887.
BIERMAYER. Mus. anat. pathol nosocomii universit. *Vindobon*, 1816.
BOTIN. *Mémoires de la Soc. des Sc. de Paris*. Hist., p. 42, 1721.
DAVY (J.-G.). *The Lancet*, vol II, 1836.
VAN DUYSE. Anophtalmie congénitale. *Arch. d'opht.*, t. XIX, p. 412, 1900.
FIELITZ. *Chir. biblioth.*, t. V, p. 143.
GOLDZIEHER. Ein Fall van Anophthalmus bilateralis congenitus. *Deutsche*, n° 2, p. 431, 1884.
GRADENIGO. Observation d'un cas d'anophtalmos. *Ann. d'ocul.*, t. LXVI, p. 174, 1870.
HAAB. Anat. Untersuchung einer 27 jährigen Anophthalmus. *Festschr*, p. 131, 1881.
VON HASNER. Sechs Fälle von Anophthalmos congenitus. *Prager Vierteljahrsch.*, t. XXX, p. 55, 1876.
HESS. Beitr. z. Kenntniss der pathol. Anat. d. angeb. Missb. des Auges. *Arch. f. Opht.*, t. XXXVII!, f. 3, p. 98.
VON HIPPEL (E.)., Uber Anophthalmos congenitus. *Arch. f. Ophth.*, t. XLII, f. 1, p. 227, 1898.
— Anophtalmus, in *Graefe-Saemisch*, 2e édit., liv. 18 et 19, p. 83. 1900.
HOFFMANN. *Arch. f. Geburtsh. de Stark*, t. V, p. 700.
HOPPE. Foetale eitrige Entzündung als Ursache des angeb. Mikropht. u. Anophth. *Arch. f. Augenheilk.*, t. XXXIX, f. 3, p. 201, 1890.
HUTH. Ein Fall von doppelseitigen Anophtalmus congenitus. *Arch. f. Augenh.*, t. XXXVI, p. 138, 1893.
KLINKOSCH. *Progr. ad ann. acad. Prague*, 1766.
LAFOSSE. Anophtalmie bilatérale et épicanthus, etc. *Presse méd. Belge*. p. 217, 1896.
LANDESBERG. Vier Fälle von Anophthalmus congenitus. *Klin. Monatsbl.*. p. 141. 1877.
LOBSTEIN. De nervi sympath. hum. fabrica, usu et morbiz. *Paris*, p. 62, 1823.
LYCOSTHENES. Chronic. de prodigiis ac ostentis.
MANZ. In *Graefe-Saemisch*, 1re édit, p. 121, 1876.
MEYER (A.). Anophthalmus congen. unilat. *Centralbl. f. Augenh.*, novembre 1877.
MICHEL. Ein Fall von Anophtalmos bilateralis. *Arch. f. Ophth.*, t. XXIV, f. 2, p. 71. 1898.
OTTO. Verz. d. Praeparaten-Samml. d. k. anatom. Institut. z. Breslau, p. 60. *Breslau*. 1826.
RADZISZEWSKI. Observation d'anophtalmie avec hernies bilatérales congénitales du cerveau. *Prog. méd.*, n° 32, 1886.
RÖDER. *Klin. Monatsbl. für Augenh.*, p. 494, 1863.
RUDOLPHI. Abhandl. der Berl. Akademie, 1814-1815, p. 185.
SCHENK. Monstrorum hist. *Francof.*, 1609.
SEILER. Beobacht. ursprüngl Bildungsfehler und gänzlichen Mangels der Augen. *Dresde*, 1833.
SISSA. *Ann. d'ocul.*, t. XXVI, p. 190, 1851.
SCHMIDT et MALACARNE. Cités in Maladies des yeux de WELLER, 1821.
SPRENGEL in SYBEL. *Diss. inaug. Halae*, 1799. — *Reil's Arch.*, t. V, p. 9, 1802.
STAWBRIDGE. Congenital absence of both eyebals. *Transact. americ. ophth. Soc.*, p. 144. 1871.
STEINHEIM. Anophtalmus dexter, colob. irid. sin. *Cent. f. Aug.*, p. 201, 1886.
SYM. Case of incomplete Anophthalmos. *Ophth. Review*, p. 76, 1892.
VICZ d'AZYR. *Mém. de l'Académie des Sc. de Paris*. Hist., p. 816, 1776.
WALTER. Museum anat. *Berlin*, p. 124, 1805.
WEIDELE. Himly's and Schmidts *Ophth. Biblioth.*, t. III, st. i, p. 170.
WEDL et BOCK. Pathol. Anat. des Auges, p. 425, fig. 186, 1886.
ZIMMERMAN. Congenital unilateral Anophthalmus. *Arch. of Ophth.*, t. XXII, n° 3. 1893. — *Zeitschr. f. Aug.*, juin, p. 474, 1902.

MICROPHTALMIE

ARNOLD. Anmerk. über den Bau d. Hirns. *Zurich*, 1838.

BECKER (H.). Ein Fall von Mikrophthalmus congenitus. *Arch. f. Ophth.*, t. XXXIV, 3, p. 103, 1888.

BEER. Das Auge, p. 56.

BERNHEIMER. Ein Beitrag z. Kenntniss der Missbild. des Auges. *Arch. f. Aug.*, t. XXVIII, p. 241, 1894.

BERTHOLD. Ein Fall von Mikrophthalmus und Microcornea mit fehlender Iris. *Berl. klin. Wochenschr.*, n° 52, 1878.

CERUTTI. *Von Ammon's Zeitschr.*, t. II, f. 4, p. 507.

DEUTSCHMANN. Über Vererbung von erworbenen Augenaffectionen. *Klin. Monatsbl.*, p. 507, 1880.

— Zur pathol. Anat. der Iris und Aderhaut-Coloboms. *Klin. Monatsbl.*, p. 101, 1881.

DEUTSCHMAN in L. PIGNÉ. Maladies congénitales du globe de l'œil, p. 149, 1886.

FALCHI (F.). Microftalmo congenito. *Ann. di oftalmol.*, t. XIII, p. 213, 1884.

FISCHER. *Hufeland's Journ.* Suppl., p. 27, 1827.

FROMAGET. Microphtalmie. *Journ. de médic. de Bordeaux*, 17 juin 1894.

GESCHEIDT. V. *Ammon's Zeitschr.*, t. II, f. 2, p. 23., Littér. des cas antérieurs.

DE GRAEE. Ophth. Befund bei einem Falle von Mikrophthalmus. *Arch. f. Ophth.*, t. II, 1, p. 239.

HESS (C.). Zur Pathogenese des Mikrophthalmus. *Arch. f. Ophth.*, t. XXXIV, 3, p. 183, 1888.

HUGGENS (Ch.). Extraction of cataract from both eyes in a case of Mikrophthalmus. *The Lancet*, déc. 1877.

HUMLY (K.). Ophthalmol. Beob., p. 113.

— Krankh. des menschl. Auges, t. I, p. 520, 1843.

HIRSCHBERG. Klin. Beiträge z. pathol. Topogr. *Arch. f. Ophth.*, t. XXII, 3, 1876. (Microphtalmos-phtisis bulbi toetalis).

— Ueber Colobom und Mikrophthalmus. *Centralbl. f. Augenheilk.*, p. 265, 1881.

HOLTZKE. Micropht. und Colob. von einem Kaninchen. *Arch. f. Aug.*, t. XII, p. 197, 1883.

JACOBI. *Klin. Monatsbl.*, 1876.

KRÜKOW. Zwei Fälle von angeb. Hornhautstaphylom. *Arch. f. Ophth.*, f. 2, p. 213, 1878.

KUNDRAT. Über die angeb. Cysten im unteren Augenlid, etc. *Wien. med. Blatt.*, t. VIII, p. 557, 1885.

LANDESBERG. Microphthalmus. *Klin. Monatsbl.*, p. 401, 1886.

LANGE (O.). Zur Anat. und Pathogenese des Mikrophthalmus congenitus unilateralis. *Arch. f. Ophth.*, t. XLIV, 1, p. 66, 1897.

LINDNER. Microphthalmus. *Przeglad lek.*, n° 2, 1875.

MANZ. Zwei Fälle von Mikrophthalmus congenitus nebst Bemerkungen über die cystoïde Degeneration des fötalen Bulbus. *Arch. f. Ophth.*, t. XXVI, 1, p. 154, 1880.

MARTIN. Ueber Mikrophthalmus. *Dissert. inaug.*, *Erlangen*, 1888.

MAYERHAUSEN. Direkte Vererbung eines beiderseitigen Mikrophthalmus. *Centralbl. f. Aug.*, p. 97, 1882.

MEYER (L.). Zwei Fälle von Mikrophthalmus. *Centralbl. f. Aug.*, p. 247, août 1896.

PAGE (Herbert). Transmission through three generations of Microphthalmus, Irideremia and Nystagmus. *Lancet*, Aug. 8th, p. 193, 1874.

POELNITZ. *Dresdener Zeitschr. f. Natur-und Heilk.*, t. II, f. 1, p. 60.

PFLÜGER. Mikrocephalie und Mikrophthalmie. *Arch f. Aug*, t. XIV, p. p. 1, 1884.

RAVA. Extraction de cataracte sur les yeux affectés de microphthalmie. *Annales d'ophth.*, 1880.

RAEHLMANN. Über Microphthalmos, Coloboma oculi und Hemicrosoma. *Bibliotheca medica*, f. 10, *Stuttgart*, 1897.

REBER. Microphtalmie compliquée d'hypermétropie excessive et d'anomalies de la macula, observée chez trois sœurs. Soc. méd. de Philadelphie, 19 avril. *Annales d'ocul.*, t. CXIX, p. 445, 1898.

SAMELSOHN. Zur Genese der angebornen Missbildungen speciell des Mikrophthalmus congenitus. *Centralbl. f. d. med. Wiss.*, n° 17, 1880.

SCHILLING und GIULINI. Mikrophthalmus bei einer Missgeburt in Folge Verwachsung der Placenta mit der Schädeldecke. *Münch. med. Wochenschr.*, p. 540, 1892.

SCHOEN. V. *Ammon's Zeitschr.*, t. I, p. 313.

TARTUFERI (F.)., Studio di un microftalmo per cheratite intrauterina a contributo della
      pathologia dell' occhio embrionale. *Atti della R. Accad. di Med. di Torino*, vol. VI,
      p. 335, 1884.
DE VINCENTIIS. Mikrophthalmos congenitus. *Annali di Oftalm.*, t. XIV, p. 1, 1885.
VOSSIUS. Ein Fall von Mikrophthalmos congenitus. *Ber. über d. 26 Vers. d. ophth. Gesellsch.
      Heidelberg*, p. 294 et 318, 1896.
WIEGELS (H.). Microphtalmus congenitus mitt Fett im Glaskörper. *Arch. f. Ophth.*, t. L, 2,
      p. 368, 1900.
WURTZER. *Meckel's Archiv*, f. 2-3, p. 179, 1830.

MICROPHTALMIE AVEC KYSTE COLOBOMATEUX

VON ARLT. 1° *Zeitschrift der k. k. Gesellsch. der Aerzte zu Wien.* p. 444-446, 1858. 2° Ueber
      Microphtalmus und Anophtalmus. *Anzeiger der k. k. Gesellsch. der Aerzte in Wien*,
      n° 17, 1885.
BACH (L.). Demonstration von Abbildungen und Präparaten von Orbitalcysten, etc.. *Ber.
      über d. 26^en Versamm. d. ophth. Gesellsch. Heidelberg*, p. 259, 1897.
BECKER (H.). Mikrophthalmus mit Orbitopalpebralcyste. *Arch. f. Augenheilk.*, t. XXVIII,
      p. 81, 1893.
BERNHEIMER (S.). Microphtalmos. — Cyste. *Arch. f. Augenh.* t. XXVIII, p. 241, 1894.
BERNHEIMER et H. VIRCHOW, Festchr. f. A. von Kölliker, 1887.
CHLAPOWSKY. *Jahresb. f. Ophthalm.*, p. 211, 1876.
TREACHER COLLINS et ROLSTON. Microphthalmos with cystic protrusion of the globe. *Ophth.
      Review*, p. 224, 1897.
CUSSET (J.). Etude sur l'appareil branchial des vertébrés et quelques affections qui en déri-
      vent chez l'homme. *Paris*, 1877.
CZERMAK (W.). Mikrophthalmus mit Orbitalcyste. *Wien. klin. Wochenschr.*, n°s 27, 28,
      1891.
VAN DUYSE. Le colobome de l'œil et le kyste séreux congénital de l'orbite. *7e congrès inter-
      national des sciences médicales.* Londres et *Annales d'Ocul.*, t. LXXXVI, p. 44,
      1881.
  —   Pathogénie des kystes colobomateux rétro-palpébraux. *Soc. Belge d'Opht.*,
      28 avril 1900 et *Arch d'Opht.*, 1900.
EWETZKY. Beitrag zur Kenntniss der Kolobomcysten. *Diss. inaug., Dorpat.* 1886.
FROMAGET. Kyste séreux congénital de l'orbite, anophtalmie et microphthalmie. *Gaz. hebd.
      des sciences méd. de Bordeaux.*. 1892. *Recueil d'Opht.*, p. 38 1893, et *Arch. d'Opht.*,
      t. XIII, p. 321, 1893.
GALLEMAERTS Kyste congénital de la paupière avec microphtalmos. *Revue générale d'Opht.*,
      p. 102, 1893.
*GINSBERG. Beitrag zur Kenntniss der Mikrophthalmie mit Cystenbildung. *Arch. f. Ophth.*,
      t. XLVI, p. 367, 1898.
  —   Bemerkungen zu dem Aufzatze von Prof. Hess : Uber angeb. Bulbuscysten und
      ihre Entstehung. *Arch. f. Augenh.*, t. XLI, f. 3, 1900,
HESS (C.). Pathologisch-anatomische Studien über einige seltene angeborene Missbildungen
      des Auges (Orbitalcyste, Linsencolobom und Schichtstaar. Lenticonus). *Arch. f.
      Ophth.*, t. XLII, 3, p. 214, 1896.
  —   Ueber angeborene Bulbuscysten und ihre Entstehung. *Arch. f. Augenheilk.*,
      t. XLI, 1, 1900.
HIMLY. Krankh. des menschl. Auges, I, pl. 37, 1843.
VON HIPPEL. *Graefe-Saemisch*, 2e édit., p. 87, 1900.
KUNDRAT. Ueber die angeborenen Cysten im unteren Augenlide. Mikrophthalmie und
      Anophthalmie. *Wien. med. Blätter*, n°s 51, 52, 1885. et n° 3, 1886.
DE LAPERSONNE. Sur un cas de microphthalmie double avec kystes orbitaires. *Arch. d'Opht.*
      t. XII, p. 207, 1891.
  —   Microphthalmie avec kyste orbitaire. *Transact. of the VII internat. Ophth. Congress,
      Edinburgh.* p. 124, 1894.
MAX MAYER. Microphtalmos mit Cysten im unteren Lide. *Diss. inaug. Würzbourg.* 1888.
MITVALSKY (J.). Ueber die Orbital-Unterlidcysten mit Mikro-resp. Anophthalmus. *Arch. f.
      Augenheilk.*, t. XXV, p. 218, 1892.
PICKLER. A. Zur Pathol. und Pathogenese des Mikrophthalmos. *Zeitschr. f. Augenh.*, t. III.
      suppl., p. 570, 1900.

PERTSCHER. Ueber Microphthalmos und Cyste im oberen Lide. *Intern. klin. Rundschau.* n° 43. 1894.

RAU. *Von Ammon's Monatschr.* t. III. f. 1. p. 56.

RUBINSKI (H.) Beitrag zu der Lehre von den angeborenen Cysten des unteren Augenlides mit Mikrophthalmus (Kolobomcysten). *Inaug. Diss., Königsberg.* 1890.

SHCHERSKY. *Von Ammon's Monatschr. f. Med.. Aughk. und Chir.*, t. 1, f. 1.

SNEL. Congen. serous cysts of the Eye-lids. *Ophth. Revew*, p. 212, 1894.

TALKO. *Klin. Monatsbl.*, t. XV, p. 137, 1877.

— Der 6. Fall einer angeborenen serösen Cyste der Augenhöhle bei gleichzeitigem Mikrophthalmus. *Ber. d. Heidelb, Vers.*, p. 105, 1879.

— *Ann. d'ocul.* t. LXXXIV, p. 159, 1880.

TILLAUX. Kyste séreux congénital de l'orbite. *Recueil d'ophthalm.*, p. 1. 1888.

DE WECKER. Fall von Anophthalmus mit congenitaler Cystenbildung in den unteren Augenlidern. *Klin. Monatsbl.*, p. 329-333, 1876, et Traité d'opht.

WICHERKIEWIEZ. Ein weiterer Beitrag zur Casuistik des bilateralen Anophthalmus mit Cystenbildung in den unteren Lidern. *Klin. Monatsbl.*, octobre, 1880.

CYCLOPIE

Anophtalmie cyclopéenne. — Tétra- et triophtalmie. (Diprosopie).

AHLFELD. Die Missbild. des Menschen, 1880-1882, *Leipzig.*

BORN. Ueber Verwachsungsversuche mit Amphibienlarven. *Arch. f. Entwicklungsgesch.* t. IV, p. 349, 1896-1897.

DARESTE. Recherches sur la production artificielle des monstruosités. 1877.

— Mode de formation de la cyclopie. t. CVI, *Annales d'ocul.*, p. 171, 1891.

DURSY. Zur Entwickl. des Kopfes. *Tübingen*, 1869.

HUSCHKE. *Müller's Archiv f. Anat. und Physiol.*, p. 1-48, 1832.

MANZ. In *Graefe-Saemisch.* 1re édit., p. 125-1876.

— *Analyse de Samelsohn in Nagel's Jahresb.*, p. 250, 1881.

PANUM. Nordisk Med., t. I, n° 1.

— *Virchow's Archiv*, t. XLXXII, 3, p. 289, 1869.

SCHÖN. Hdb. der pathol. Anat., 1828.

TARANETSKY. Anat. und. Entwickligesch. der Cyclopie beim Menschen. *Med. Biblioth..* avril. *Arch. f Aug.*, t. XII, p. 109, 1883.

VAN DUYSE. Pathogénie de la cyclopie. *Arch. d'opht.*, t. XVIII, p. 481, 581, 623, 1898.

V. HIPPEL. *Graefe-Saemisch.* 2e édit., p. 93, 1900.

Cyclopie atypique.

BOCK (E.). Beschreibung eines atypischen Cyklops. *Klin. Monatsbl. f. Augenheilk.*, p. 508, 1889.

HESS. Beiträge z. Kenntniss der pathol. Anat. der angeb. Missbild. des Auges. *Arch. f. Ophth..* t. XXXVIII, 3, p. 198, 1892.

Tétra- et triophtalmie.

MACDONALD (A.). Description of a diprosopus triophthalmos monster. *Edinburgh. Med. Journ.*, p. 702, 1875.

MAGENOTTI (G.-E.) und SPERINO (G.). Studio anatomico sopra un mostro diprosopos tetrophthalmus (Förster). *Internat. Monatschr. f. Anat. u. Physiol.*, t. V, 3. u. 4. 1888.

NELSOHN. Diproposus triophthalmus. *Berl. klin. Wochenschr.*, n° 13, 1881.

HERMOLOSSOFF. Ueber den anatomischen Befund der Augen bei einem Diprosopus triophtalmus. *St-Pétersb. ophth. Gesellsch.*, séance 18 du nov. 1899. — *Prager Medicin. Wochenschr.*, n°s 44 et 45.

VII. — ANOMALIES DES PAUPIÈRES DE LA CONJONCTIVE

COLOBOME PALPÉBRAL

AMBROSIUS. *Verhandl. des XIIIen Chirurgencongres*, 1884 et *Arch. f. klin. Chir..* t. XXXI, p. 227, 1884.

BEER. Das Auge, p. 151, 1831.

BECKER (O.). *Wien. med. Wochenschr.*, n°⁵ 16-18, 1863.

BRINCKMANN. Beitrag zur Casuistik der angebornen Defekte der Lider. *Münch. med. Wochenschr.* N° 18, 1887.

— Beitrag zur Casuistik der angeborenen Defekte der Lider. *Diss. inaug. Würzbourg*, 1891.

CAPEI. Un caso di coloboma congenito della palpebra superiore. *Sperimentale*, p. 229, 1892.

CREUTZ. Beiträge zur Kasuistik der angebornen Liddefekte. *Klin. Monatsbl. f. Augenheilk.*, p. 313, 1888.

CUNIER. *Ann. d'ocul.*, t. VII, p. 10, 1842.

GRAEFE (DE). Ein Fall von Colobom beider Lider, der Nase und der Lippen. *Arch. f. Ophth.*, t. IV, 2, p. 269, 1858.

DOR. Ueber Kolobom der oberen Lider. Bericht des VIII. internat. *Ophthalmologen-Kongresses zu Heidelberg*, p. 418, 1888.

FRICKE. Vorstellung eines Falles von kongenitalem Kolobom der Angenlider mit Mikrognathie. *Berl. klin. Wochenschr.*, N° 38, p. 845, 1889.

— Zur Kasuistik der congenitalen Liddefekte. *Klin. Monatsbl. f. Augenheilk.*, p. 53, 1890.

GALLENGA. Contributo allo studio di alcune deformita congenite delle palpebre (colobome palpebrale e sopracigliare ; microblefaria congenita). *Giorn. d. r. Accad. di med. di Torino*, 1892, 3, S. t. XI, p. 265, 1893.

GOLDZIEHER. Ueber den Fall eines doppelseitigen angeborenen Lidkolobomes. *Centralbl. f. prakt. Augenkeilk.*, déc. p. 359, 1895.

HEYFELDER. *Ammon's Zeitschr. f. Ophth.*, t. I, p. 480, 1831.

HORNER. Colobom des Augenlids. Zahlreiche Dermoidgeschswülste. *Klin. Monatsbl. f. Aug.*, p. 190, 1864.

KRASKE. Zur Casuistik der retardirten intrauterinen Verschmelzung von Gesichtspalten. *Arch. f. klin. Chir.*, t. XX, 2, p. 396, 1876.

LANNELONGUE. *Bull. de la Soc. de Chir.*, p. 483, 1881.

MANZ. Coloboma palpebrae congenitum. *Arch. f. Ophth.*, t. XVI. p. 145, 1868.

MAYOR. Thèse sur quelques maladies des yeux. p. 11, *Montpellier*, 1808

MORIAN. Uber die schräge Gesichtspalte. *Arch. f. Chir.*, t. XXXV, p. 247, 1987.

NICOLIN (J.). Du colobome congénital des paupières. *Thèse de Lyon*, 1888. — Voir notre analyse et critique in *Ann. d'ocul.* t. C, p. 175, 1888.

NUEL. Colobome palpébral. *Arch d'Ophth.*, t. I. S. 437, 1881.

RYBA. Von *Ammon's Monatschr.* t. I, p. 658, 1838.

DE SAINT-YVES. Nouveau traité des maladies des yeux. *Paris*, 1822.

* VAN DUYSE. Bride dermique oculo-palpébrale et colobome partiel de la paupière avec remarques sur la genèse de ces anomalies. *Annales de la Soc. de Méd. de Gand*, août et sept. p. 170, 1880. (Tableau synopt. des cas connus).

VAN DUYSE ET RUTTEN. Colobome double des paupières, bride oculo-palpébrale et anomalies iriennes du côté gauche, anomalie peu décrite du canal lacrymal et fente oblique incomplète de la face du même côté. *Soc. Belge d'ophth.*, 20 déc. 1896 et *Arch. d'ophtalm.*, t. XVII, p. 4, 1897.

VON AMMON. *Hecker's litt. Annalen.* janv., p. 83, 1829 et *Zeitsch. f. Ophth.*, t. V, f. 1, p. 83, 1837.

VON BRUNS. *Udb. der prakt. Chir.*, t. I, p. 262, *Tübingen*, 1859. Atlas, pl. VI, fig. 32, 1857.

V. HIPPEL. In *Graefe-Saemisch*, 2° édit., Liv. 18-19, p. 103, 1930.

POLAILLON. *Soc. de Chir.* Séance du 24 janv. 1874. *Gaz. des hôpitaux*, n°ˢ des 4 et 17 mars, 31 et 32, 1874.

* SCHLEICH. Angeborenes Colobom der Augenlider. *Mitt. aus. d. ophth. Klinik. Tübingen*, p. 114. (Litt.), 1880.

SCHIESS-GEMUSEUS. Beiderseitiges angeborenes Lidcolobom und Iriscolobom. *Klin. Monatsbl. f. Augenheilk.*, p. 8, 1887.

TALKO. Zwei Fälle von congenitalen Coloboma palpebrarum. *Klin. Monatsbl. f. Aug.*, p. 205, 1875.

DE WECKER. Beitrag zur congenitalen Spaltbildung der Lider. *Arch. für Augen- und Ohrenheilkunde von Knapp und Moos.* t. I, p. 125 (1869), t. I. 1870.

WILDE. *Dublin Quart. J.* p. 73, 1862. An essay on the malformations and congenital diseases of the organs of the sight. *London*, 1862.

Werner. Zur Casuistik des angeborenen Coloboms der unteren Augenlider. *Diss., Tubingue,* 1900.
Wilkinson. Congenital extension and transactions of the pathol. Soc., p. 214, 1872.
* Zeilendorf. Beitrag zur Kasuistik der angeborenen Kolobome der Augenlider. *Wien. klin. Wochenschr.,* VII, n° 829, 1894. (Anal. sommaire des cas publiés).

DERMOÏDES. LIPODERMOÏDES. TÉRATOÏDES ÉPIBULBAIRES
LIPOMES SOUS-CONJONCTIVAUX

Bergmeister. Dermoïd der Cornea. *Wien. med. Presse,* n° 24, 1884.
Bernheimer. Angeborenes totales Hornhautstaphylom mit Dermoïdbildung. *Arch. f. Augen-heilk.,* t. XVIII, 2, p. 171, 1887.
Bock E.). Gestielles Dermoïd im äusseren Lidwinkel eines Kindes. *Centralbl. f. pr. Augen-heilk.,* p. 260, sept., 1900.
Böhm. Über das subconjunctivale Lipom, etc. *Arch. f. Ophth.,* t. XXXII, 1, p. 127, 1886.
* Cohn. Ueber einen Fall van Teratoma cornae congenitum. *Diss. inaug., Heidelberg, 1897.* (Litt.).
Davidson. Large coloboma of the upper eye-lid. *Med. Times and Gaz.,* t. L, p. 169, 1875.
Emmert (E.). Congenitale Trichiasis. Congenitales Dermoïd im Centrum der Hornhaut eines Kalbes. *Corresp.-Bl. für schweizer Aerzte,* p. 127-129, 1873.
Ficus. Dermoïd der Cornea. *Klin. Monatsbl. f. Augenheilk.,* Avril, 1880.
Delew. Trichiasis carunculae conjonctivalis. *Med. Zeit. des Vereins Heilk.* n°* 51 et 59 et Cornaz. Abnormités congénitales de l'œil. *Ann. d'ocul.,* 1850 et 1852.
Demours. Traité des maladies des yeux. t. II, p. 448, 1818.
Fuchs. Traité d'opht., 2° édit., p. 138.
Gallenga. Contribution à l'étude des tumeurs congénitales de la conjonctive et de la cornée. *Annal. d'ocul.,* t. XCIV, p. 245, 1885.
   —   Nuovo contributo allo studio dei tumori congeniti della congiunctiva. *Annali di Ottalm.,* t. XXIII, p. 241, 1889.
   —   Ulteriore contributo alla studio della genesi dei teratomi delle superficie corneo-congiunctivale, p. 578, 1898.
De Graefe, père. Über Trichosis bulbi. *Graefe's und Wallhert's Journ.* t. IV, p. 134, 1822.
Hutchen. *Dublin quart. Journ. of med. Sc.,* p. 348, 1868.
Von Hippel. *Hdb. der ges. Aughkde v. Graefe-Saemisch,* f. 18-19, p. 117, 1900.
Horner. Colobom des Augenlids. Zahlreiche Dermoïdgeschwüste. *Klin. Monatsbl. f. Aug.,* p. 190, 1864.
Lagrange. Traité des tumeurs de l'œil, p. 67, 1901.
Lannelongue. *Bull. Soc. chir.,* 1881.
Lannelongue et Achard. Traité des kystes congénitaux, p. 161. *Paris,* 1886.
Laraburet. Contribution à l'étude des dermoïdes de l'œil. *Thèse de Paris,* p. 203, 1885.
Monduyer. In T. T. Camerer. Diss. de conjonctivæ et corneae oculi tunicarum vesiculis et pustulis, p. 513, 1742.
Manfredi. Lipodermoïde cong. con difetto di svil. del occhio. *Riv. clin.* 1869.
Manz. Fall von Missbild. am Auge. *Arch. f. Ophth.,* t. XIV, 2, p. 143, 1868.
   — *Jahresb. f. Ophthalm.,* 1885.
Mathias de Cazèles. *Journ. de méd.,* t. XXIV, avril, p. 332, 1766.
   — Un cas de colobome de la paupière supérieure et des sourcils. *Arch. d'ophth.,* 1881.
Öhler. Über die Lipodermoïde der Conjunctiva. *Arch. f. Ophth.,* t. XLIV, p. 334, 1898.
Panas. Mal. des yeux. t. II, p. 277, 1894.
Perrin. Anomalies de développement et maladies congénitales du globe de l'œil, p. 357. *Paris,* 1885. (Litt.).
Polaillon (de Cluny). *Bull. et mém. de la Soc. de chir.,* t. IV, 25 avril 1883.
Purtscher. Beitrag z. Kenntnis der epibulbären Tumoren. *Arch. f. Augenheilk.,* t. XXII, p. 239, 1891.
Ritgen de Marburg. *V. Walther's und v. Ammon's Journ.,* t. XXXII, p. 38.
Terrien. Lipomes sous-conjonctivaux. *Ann. d'ocul.,* t. CXXIX, p. 81, 1898.   .
Wedl. Über Dermoïdgeschwülste des Bindehaut. *Prager Vierteljahrschr.,* t. X, p. 3, 1853.
Wintersteiner. V. Colobomes de la paupière.
   —   Dermoïd der Karunkel. *Klin Monatsbl.,* t. XV, p. 135, 1877.

SCHLEICH. Angeborenes Colobom der Augenlider. Mittheil. aus der *Ophth. Klinik., in Tübin*
gen, p. 114, 1880.

SCHMIDT-RIMPLER. Zur weiteren Kenntniss einiger Missbild. d. Auges. *Arch. f. Ophth.,*
t. XXII, 4, p. 172, 1877.

TALKO. Zwei Fälle von congenitalen Coloboma palpebrarum. *Klin. Monatsbl. f. Aug.*, p. 282
1875.

THALBERG. 1884, cité par Picqué, p. 383.

VAN DUYSE. Macrostomes congénitaux avec tumeurs préauriculaires et dermoïdes de l'œil.
Ann. de la Soc. de méd. de Gand, 1882.

— Bride dermique oculo-palpébrale et colobome partiel de la paupière avec remarques sur la genèse de ces anomalies. *Ann. Soc. med. Gand*, 1882.

VAN DUYSE et BRIBOSIA. Genèse de la corectopie. *Arch. d'ophth.,* déc. 1895.

VAN DUYSE. Lipodermoïde sous-conjonctival du pli semilunaire. *Bull. Soc. Belge d'ophth.,*
n° 3, p. 23, 1898 et *Die ophthalm. Klinik.,* n° 6, 1898.

VASSAUX. Quatre cas de dermo.de de l'œil., *Arch. d'Opht.,* t. III, p. 16, 1883.

DE WECKER. Traité complet d'opht. (art, colobome palpébral, t. I, p. 239, 1878 et art.
dermoïde de la conj., *Ibid* , p. 417).

VIRCHOW. Das einfache Dermoïd des Auges. *Virchow's Arch.,* t. VI, n° 4, p. 551, 1854.

WAGENMANN. Ueber einen merkwürdigen Fall von Dermoïdgeschwulst mit rudimentärer
Entwicklung des Auges. *Archiv f. Ophth.,* t. XXXV, 3, p. 111, 1889.

WOLLENBERG. Uber die Dermoïd geschw. des Auges. *Diss. Kœnigsberg,* 1889.

WARDROP, cité par Picqué, p. 369.

WARDROP et MONRO. Essays on the morbid anatomy of the human eye, 1808.

WOLFF. Eine Dermoïdgeschwulst der Carunkel. *Klin. Monatsbl f. Augenheilk.,* t. XXIX, p. 130,
1891.

ZWANZY. *Dublin quart. J. of med. Science.* mai 1871.

— Lipochondroadenoma bulbi. *Klin. Monastbl. f. Aug.*, p. 20, 1888.

PTOSIS ET PARALYSIES MUSCULAIRES

BERGER. Angeborene Lähmung des Levator palp. sup. und des Rect. sup. wahrscheinlich
durch Zangenextraktion veranlasst. *Arch. f. Aughkde,* XVII, p. 291, 1887.

CERUTTI in CORNAZ. Des abnormités congénitales des yeux, p. 19. *Lausanne,* 1848.

GUENDE. Trois cas d'ophthalmoplégie extrinsèque congénitale. *Recueil d'opht.,* p. 345,
1895.

GOURFEIN. Anal. in *Centralbl. f. Augkkde,* p. 629, 1896.

HELFREICH. *Ber. der XIX Versamml. d. ophth. Geselsch. zu Heidelberg,* p. 82, 1888.

HIRSCHBERG. Uebor den Zuzammenhang zwischen Epicanthus und Opthalmoplegie. *Neurol.
Centralbl.,* t. IV, 294.

HEUCK. Ueber angeborene vererbte Beweglichkeitsdefecte der Augen. *Klin. Monatsbl. f.
Augenheilk.* p. 253, 1879.

JACOBI. *New-York med. Record,* t. XLVII, f. 8, 1897.

KUNN (C). *Deutschmann's Beiträge zur Augenheilk.,* t. XXVI, p. 68.

LAWFORD. Congenital defect of external ocular muscles. *Lancet.* t. II, p. 1222. — *Ophthalm
Revew.,* p. 363.

MICHEL. *Jahresb f. Ophth.* t. XVIII. p. 437 (?) 1887. Cité par Wilbrand-Sänger.

MÖBIUS. Neurologische Beiträge, t. 4, p. 134.

OLBERS ET WRISBERG. De oculi mutationibus internis, *Dissert. Göttingue,* p. 51, 1781.

RAMPOLDI (R.). Tre casi di blefaroptosi congenita atrofica. *Annali di ottalm.,* XIV, p. 49,
1885.

SCHILER. Augenmuskellähmung durch drei Generationen vererbt. *Württ ärztl. Correspondenzbl.,* N° 4, 1895

SEILER. Beobacht. ursprüngl Bildungsfehler, etc. *Dresde,* p. 36-37, 1830.

STEINHEIM. Blepharoptosis und Defect der musculi recti superiores. *Klin. Monatsbl. f. Aug.,*
t. XV, p. 99, 1877.

VIGNES. *Recueil d'ophtalm.,* p. 422, 1889. — *Soc. franc. d'ophtalm.,* 4 juin 1889.

VOSSIUS, (A). Zwei Fälle von angeborener, fast vollständiger Unbeweglichkeit beider
Augen und der oberen Augenlider. *Deutschmann's Beiträge zur Augenheilk.,* V, p. 1,
1892.

WILBRAND ET SÆNGER. *Die Neurologie des Auges.* t. I, p. 78, 1899.

EPICANTHUS

V. Ammon. Darstellungen, etc. III. f. 6. 1841.

Chevillon. *Ann. d'Ocul.*, t. XXIX, p. 285. — Mackenzie. Mal. de l'œil, 4e Edit., t. I, p. 319.

Von. Foerster. Blepharoptosis congenita mit Epikanthusbildung. *Münch. med. Wochenschr.* p. 386. 1889.

Von Hippel. in *Graefe-Saemisch*, f. 8-9. p. 114. 1900.

Knapp. *Arch. f. Aug.*, t. III, p. 59, 1873-1874.

Kuhnt. Eine Kurze Notiz für Operation des Epicanthus. *Zeitschr. f. Aug.*, t. II. p. 169. 1899.

Manz. in *Graefe-Saemisch*, t. II, p. 107. 1876.

Panas. Traité des mal. des yeux, t. II, p. 194. 1894.

Pes. Metodi operativi dell'epicanto congenito. *Giorn. di R. Acc. di med. di Torino*, p. 407, 1899.

Schön. Hdb. der pathol. Anat., 1828.

Sichel. *Ann. d'Ocul.*, t. XXIX, p. 211 et Mackensie. Maladies de l'œil. 4e édit., t. I, p. 319.

Steinheim. Epicanthus mit Ptosis und Heredität. *Centralbl. f. pr. Aug.*, p. 249, 1898.

De Wecker. Etude ophtalm., T. I, p. 649 et p. 684, *Paris*, 1863.

Wicherkiewicz. Eine neue Epicanthusoperation. 9e *Congrès intern. d'Opht.* à *Utrecht* et suppl. du *Zeitschr. f. Aug.*, t. II, p. 82, 1899.

MICROBLÉPHARIE

Cornaz. Des abnormités congénitales des yeux, p. 44. *Lausanne*. 1848.

Friderici. Monstra humana rarissima, p. 10. Lip., 1757.

Fuchs. Angeborene abnorme Kürze der Lider. *Arch. f. Augenheilk.*, t. XV, p. 2, 1885.

Gallenga (C.). Contributo allo studio di alcuna deformità congenita delle palpebre. *Torino, Unione Tipog., Edit.* 1892.

Larcher. Des paupières rudimentaires chez l'homme. *Thèse de doctorat*, 1890.

Seiler. Beobachtungen ursprünghl. Bildungsfehler, etc., p. 7, *Dresde*. 1833.

DISTICHIASIS CONGÉNITAL

Becker. Bericht über die Wiener Universität. 1863-1865, p. 121, *Vienne*, 1867.

Haabnheiser. Bericht der Augenkl. des prof. Sattler. *Prag. med. Wochenschr.*, nos 34-36, 1891.

Kuhnt. Über Distichiasis (congenita) vera. *Zeitsch. f. Augenhkde*, t. II. 1, p. 46. 1899.

ENTROPION ET ECTROPION

Denig. Beitrag zur Aetiologie der angeb. Trichiasis. *Versamml. der deutschen Naturf. und Aerzte zu München*. 1899. II Th., 2 Hälfte, p. 345.

Hammer. Epicanthus und Entropium. *Klin. Monatsbl. f. Augenheilk.*, p. 303. 1885.

Groeter. Un cas d'entropion congénital double, guérison. *Arch. d'Opht.*, t. XII, p. 104, 1892.

CONJONCTIVE EN TABLIER

Harlan G.-C. Cases of congenital entropion of both upper lids with deficiency of tarsal, cartilages. *Transact. of the Americ. ophth. Soc. Thirty-first annual meeting. New-London*, p. 419. 1895.

Schweinitz J.-E.). [V. Harlan].

Ottinger. Die angeb. Schürze der Lidbindehaut. *Zeitsch. f. Aug.*, t. II, fig. 1, p. 41. 1891.

ÉLÉPHANTIASIS CONGÉNITALE DE LA PAUPIÈRE

Brunner. Über Elephantiasis des oberen Augenlides. *Thèse de Bâle*. 1878.

Billroth. *Arch. f. klin. Chir.*, t. IV et X. 1863.

Max Borst. Die Lehre von den Geschwülsten, t. I, p. 113. 1892.

Bruns (P.). Das Rankenneurom. *Diss. inaug., Tübingue*, 1870.

Czerny. Cité par *Borst*.

* Van Duyse. Eléphantiasis de la paupière supérieure. *Ann. d'Ocul.*, oct. déc. 1889.
— Lymphangiome caverneux, éléphantiasique de la paupière chez un nouveau-né. *Arch. d'O.*, t. XIX, p. 273, 1899.
— Un cas d'éléphantiasis nævoïde de la face. *Ann. Soc. med. Gand*, 1893.
— Hypertrichosis étendu, congénital, etc., *Flandre médic.*, 1894.

Esmarck et Kühlenkampf. Die elephantiastischen Formen, 1885.

Fage. Un cas d'éléphantiasis des paupières. *Annal. d'Ocul.*, t. CVII, p. 276, 1892.

Gorand. Trois cas d'éléphantiasis de la paupière. *Ann. policl., Bordeaux*, nº 9, p. 105, 1895.

De Graefe. Eléphantiasis de la paupière supérieure. *Klin. Monatsbl.*, p. 21, 1863.

Jordan. Cité par *Borst*.

Logetschnikoff. Ein seltener Fall von Elephantiasis palpebrale. *Med. Rundschau*, juin 1881. et *Nagel's Jahresb.*, p. 437.

Marchand. *Virchow's Arch.*, 1877.

Panas. Traité des maladies des yeux. t. II, p. 116, 1894.

Pauli. In Traité complet de de Wecker. t. I, p. 88, note 2.

Rizzoli. *Clin. chir. de Montpellier*, 1872.

Schüller. *Deutsche Zeitschr. f. Chir.*, t. IX.

Snéguirev. Neurofibrome de la peau, etc. *Arch. d'Opht.*, t. XX, p. 375, 1900.

Ziegler. *Hdb. der allg. und spec. pathol. Anat.* t. II, p. 459, 1885.

Walzberg. Elephantiasis des Oberlides. *Klin. Monatsbl.*, t. XVII, p. 439, 1879.

VIII. — ANOMALIES DE L'APPAREIL LACRYMAL

DACRYOCYSTITE CONGÉNITALE

Bochdalek. *Prager Vierteljahrschr.*, t. XC., p. 121, 1866.

Cirincione. Lavori della clinica oculistica di Napoli. t. IV, 2, p. 105, 1895.

Coppez. *Bull. et mém. de la Soc. franç. d'ophthalmologie*, t. IX, p. 24-25, 1891.

Ewetsky. Beiträge zur Entwicklungsgeschichte. *Arch. f. Aughkde*, t. VIII.
— Zur Entwicklungsgeschichte der Thränennasenganges beim Menschen. *Arch. f. Ophth.*, t. XXXIV, f. 1, p. 23, 1888.

Nieden. Ueber das Vorkommen und die Erblichkeit von Erkrankungen der Thränenableitungsorgane. *Centrbl. f. prakt. Augenheilk.*, t. VIII, p. 301, 1883.

Panas. *Bull. et Mem. de la Soc. franç. d'ophthalmologie*, t. IX, p. 22, 1891.

Peters. Uber die sogenannte Thränensacblennorrhœe bei Neugeborenen. *Klin. Monatsbl.*, XXIX, p. 376, 1891.

Terson. *Bull. et Mémoires de la Soc. franç. d'ophthalmologie*, t. IX, p. 3, 1891.

Trousseau. *Bull. et Mémoires de la Soc. franç. d'ophthalmologie*, t. IX, p. 16, 1891.

Van Duyse. Dacryocystite congénitale des nouveau-nés. *Annales de la Soc. de médecine de Gand*, 1892.

Vlacovitch. Observazioni anatomiche sulle vie lacrimali. *Padova*, 1851 et *Nagel's Jahresb.*, 2e année.

Weiss (L.). Zur Behandlung der Thränensacblennorrhée bei Neugeborenen. *Klin. Monatsbl.*, t. XXVII, p. 3 et 9, 1889.

Wicherkiewicz. *Bull. et Mémoires de la Soc. franç. d'ophthalmologie*, t. IX, p. 24, 1891.

FISTULE DU SAC, FISTULE VRAIE (GLANDE

Adler. Ber. über die Behandl. d. Augenkranken im k. k. Krankenhaus zu *Wieden*, 1878.

Hardesty (J.-R). Double lachrymal fistula. *Medical and surgical Reporter*, t. XXXVIII, nº 10, 1878.

Schreiber. Angeborene Thränenfistel. Jahresbericht. d. Augenheilanst. in *Magdeburg*, 1885.

Wood (C.-A.). Congenital bilateral and symetrically placed fistule of the lachrymal sacs. *Arch. ophth.*, t. XXIII, p. 25, 1894.

STEINHEIM. Fistula lacrymalis vera congenita. *Klin. Monatsbl. f. Augenheilk.*, t. XIII, p. 303-305, 1875.

ATRÉSIE

ZEHENDER. Atresie dreier Thränenpunkte. *Klin. Monatsbl. f. Augenheilk.*, p. 520, 1883.
LAFITTE-DUPONT. Imperforation des points lacrymaux. *Société d'anatomie et de physiologie de Bordeaux*, mars 1895.

ABSENCE DES POINTS LACRYMAUX

VON HIPPEL. Angeb. Anomalien der Thränenorgane, in *Graefe-Saemisch*. 2ᵉ édit., f. 18-19, p. 120, 1900.
EMMERT. Ophthalm. Mitteilungen. *Arch. f. Aughkde.* t. V, 2, p. 399, 1875.
MAGNUS. Beiderseitiger Mangel der unteren Thränenpunkte. *Klin. Monatsbl. f. Augenheilk.*, t. XIII, p. 199, 1875.
— Mangel der unteren Thänenpunkte auf beiden Augen. *Centralbl. f. Augenheilk.*, t. IV, p. 119, 1880.

POINTS ET CANALICULES LACRYMAUX SURNUMÉRAIRES

BOCKDALEK. *Prager Vierteljahrsch.*, 1866.
MACKENZIE. Traité, t. I, p. 375, 1856.
RAAB (J.). Doppelter Thränenpunkt. *Klin. Monatsbl. f. Augenheilk.*, t. XIII, p. 331-333, 1875.
WEBER (A.). *Arch. f. Ophth.* t. VII.

APLASIE ET AGÉNÉSIE DE L'APPAREIL LACRYMAL

BARTELS. Menschliche Schädel ohne Thränenbein. *Sitzungsber. d. naturf. Gesellsch. zu Rostock.* n° 1, 1899.
CORNAZ IN MACKENZIE. Traité pratique des maladies de l'œil. t. I. p. 107, 1856 (glande lacrymale).
HIMLY. Die Krankheiten und Missbild. des menschl. Auges, t. I, p. 275. *Berlin*, 1841.
KLINKOSCH. Progr. quo sectiones indicit, *Prague.* 4, 1766.
LANDOW. Über einen seltenen Fall von Missbildung der Nase. *Deutsche Zeitschr. f. Chir.*, t. XXX, f. 6, p. 544, 1890.
MANZ, in *Graefe-Saemisch*, 1ʳᵉ édit. t. II, p. 116, 1876.
RÖTER. Lehrb. der Ophthalmologie, 2ᵉ édit., *Brunswick*, 1885.
SEILER. Beobachtungen ursprüngl. Bildungsfehler d. Augen, p. 36.
SELENKOFF. Fall von Arhinencephalia unilateralis. *Virchow's Arch.*, t. XCVIII, p. 95, 1884.
VOSSIUS. Ein Beitrag zu d. Augenaffectionen der Thränenwege. *Deutschmann's Beiträge*, t. II, p. 1, 1891.
WEDELE, cité par HIMLY. *Loc. cit.*, p. 276.
ZAPEL. Varietäten und volständiges Fehlen des Thränenbeins. *Diss. Rostock*, 1900.

ANNEXE

FIEUZAL. Les connexions des voies lacrymales et de la branche montante du maxillaire supérieur dans le colobome de la lèvre supérieure et de la paupière inférieure. *Arch. d'Opht.* t. VIII, p. 213, 1889.
— *Arch. f. klin. Chir.*, t. XX, p. 396, 1876.
— Anomalies de développement des yeux chez un monstre épiencéphale s'accompagnant d'un double bec-de-lièvre orbito-buccal. *Arch. d'Ophthalm.*, t. IX, p. 385, 1891.
VAN DUYSE et RUTTEN. Colobome double des paupières, bride oculo-palpébrale et anomalies diverses du côté gauche, anomalie non décrite du canal lacrymal et fente oblique incomplète de la face du même côté. *Arch. d'Ophthalm.*, t. XVII, p. 4, 1897.

IX. — ANOMALIES DE L'ORBITE

GLANDES LACRYMALE. ADDITION

BATTEN. Congenital symmetrical tumours of the lacrymal gland. Opth. soc. of the United Kingdom, 10 mars. *Opht. Review*, p. 89 (demonstration), 1898.

CORNAZ, in MACKENZIE (*loc. cit.*) Jurine dit avoir observé l'atrésie congénitale des canaux de la glande lacrymale. — On a observé dès la naissance l'hygroma de la glande lacrymale ou dacryops de Behr. Wardrop cite un « cas de xeroma probablement unique » guéri par une ouverture pratiquée à la glande lacrymale.

KYSTES DERMOÏDES CIRCUMBULBAIRES

BARNES. Cité par Berlin.

BERLIN. *Hdb. der gesammt. Augenheilk.*, 1re édit., VI, p. 678. 1870.

CORNWELL. Gemischte Dermoïdcyste der Orbita. *Arch. f. Augenheilk.*, t, XIV, p. 120. 1884.

CRUVEILHIER. Essai sur l'anat. pathol. en général, t. I. p. 303, *Paris*, 1816.

DEMOURS. Précis théorique et pratique sur les maladies des yeux, p. 171 et 528, *Paris*, 1821.

FÖSTER. *Hdb. der allgem. pathol.*, *Anat.*, 1855. — 2e édit. en 1865.

VON HASNER. Entwurf einer anatom. Begründung der Augenkrankheiten. p. 244, *Prague*, 1847.

HECHT (L.). Ueber die Dermoïdcysten der Augenhöhle. *Diss. inaug*, *Würzbourg*. 1891.

HESCHL. Uber die Dermoïdcysten. *Vierteljahrschrf. prakt. Heilk.*, année XVII, p. 36. *Prague*, 1860.

JUNGKEN. Die Lehre von den Augenkrankheiten, 2e édit, p. 614, Berlin. 1836.

KLINGELHÖFER (W.). Uber eine durch temporäre Resection der äusseren Orbitalwand nach Krönlein extirpirte Orbitalcyste. *Arch. f. Aug.*, t. XXXV, f. 1. p. 103, 1897.

LAWRENCE. *London med. Gaz.*, t. XXI, p. 471. 1838.

LEBERT. *Mémoires de la Société de Biologie*. t. IV. 1852.

LÜCKE. *Hdb. der Chir. von v. Pitha und Billroth.* II, 1869.

MIKULICZ. Beitrag zur Genese der Dermoïde am Kopfe. *Wiener med. Wochenschr.*, n° 39. 1876.

MITVALSKY (J.). Zur Pathol. der circumbulbären Dermoïdcysten. *Arch. f. Aug.*, t. XXIII, p. 109, 1891.

   — Kentniss der Blutcysten des orbitalen und subconjonctivalen Zellgewebes. *Centr. f. Aug.*, janv, p. 1, 1893.

PFALZ. Beitrag zur pathol Anat. der Orbitalcysten. *Klin. Monatsbl.*, p. 271. 1885.

RICHET. Kyste dermoïde occupant l'angle interne de l'œil droit. *Journal d'opht.*. p. 299. 1872.
   — *Recueil d'opht.*, p. 147. 1874.

ROSAS. Hdb der theor. und prakt Augenheilk., II, p. 111 et 433, *Vienne*. 1830.

RUETE. Lehrb. der Ophthalmologie, p. 801. *Brunswick*, 1845.

RYBA. *V. Walther's und von Ammon's Journ.*, t. II.

SCHIESS GEMUSEUS. *Arch f. Opht.*, t. XIV, p. 73, 1868.

SKOKALSKY. Verhandl. der Warschauer Gesellsch. der Aertzte. *Nagel's Jahresh.*, 1871,

SAINT-YVES. Cité par Berlin.

SCHUH. Uber die Erkenntniss der Pseudoplasmen, p. 136 et 143. *Vienne*, 1851.

SCHWARZ. Graefe und Walther's. *Journ. der Chir. und Augenheilk.*, t. VII, p. 235, 1825.

VASSAUX et BROCA. Contribution à l'étude des kystes à contenu huileux. *Arch. d'opht.*, t. III, p. 318, 1888.

VERNEUIL. *Bull. et Mém. de la Soc. de Chir.*, t. III, p. 1, 1877.

VON WALTHER. Lehre von den Augenkrankheiten, t. II. p. 821 et 827. 1849.

SPENCER WATSON. Les kystes dermoïdes intra-orbitaires. *Congrès de Londres*, 1873, *Compte rendu*, p. 151. — *The Lancet*, t. II, p. 118.

DE WECKER et LANDOLT. Traité complet d'ophtalmologie, t. I. p. 105 : t. IV. p. 821. 1899.

ZIEGLER. Spec. pathol. Anat., p. 469, 9e édit., 1898.

ENCÉPHALOCÈLES DE L'ORBITE

ACKERMANN. Die Schadeldifformität bei der Encephalocele congen.. p. 68, *Halle*, 1888.

BERGER (P.). Origine, mode de de développement et traitement de certaines encéphalocèles. *Revue de Chir.*, n° 4, p. 269, 1890.

Berlin. Die Encephalocelen. *Hdb de Graefe-Saemisch*, t. VI, p. 689, 1880.

Von Bergmann. *Hdb. der prakt. Chir.*, 1. liv. I, p. 162, 1899.

Breschet. *Arch. génér. de méd.*, I, série 1, t. XXVI, p. 27, 1831.

Breslau. *Bull. Soc. Anat.*, p. 100, 1855.

Bruns. *Hdb. der prakt. Chir. f. Gehirn und Umhüllungen*, p. 696.

Coppez (H.). Méningocéphalocèle de l'orbite [Cas de Van Duyse.]. *Soc. Belge d'Opht.*, 26 nov. *Bulletin*, n° 7, p. 12, 1899.

Corvinus. Diss. de hernia cerebri. *Argentor*, 1749.

Delens. Traité de Chirurgie de Duplay-Reclus, t. IV, p. 537, 1898.

Delpech. Clinique de Montpellier, II, p. 505, *Paris*, 1838.

Fromaget. Kyste séreux congénital de l'orbite. *Arch. d'opht.*, t. XIII, p. 321, 1893.

Gérard-Marchant. In *Traité de Chirurgie* de Duplay et Reclus, t. III, p. 592, 1897.

Guersant. *Bull. de la Soc. de Chir. de Paris.*, I, p. 66, 1851.

Heineke. In *Pitha and Billroth's Hdb. der allg. und spec. Chirurgie*, t. III, I, liv. 1, 2ᵉ moitié, p. 130.

Himly. *Beitr. z. Anat. und Physiol.*, t. I, p. 118, *Hanovre*, 1829.

Houel. Mémoire sur l'encéphalocèle congénitale. *Archives générales de Médecine*, 5ᵉ série, t. XXIV, p. 409 et 569, 1859.

Klementowsky. Studien über angeb. Hirnbrücke. *Jahrb. f. Kinderheilk.*, 1862.

Küster. *Monatschr. f. Geburtskunde*, etc., t. XXXIV, p. 401.

Larger. De l'exencéphalie. *Arch. génér. de méd.*, 7ᵉ série, t. XXIX, p. 432 et 579 ; t. XXX, p. 55, 1877.

Leissenkoff (N.). Cure radicale de l'encéphalocèle. *Vratchbrina Zapiski*, n° 8 et 9, 1896.

Leriche. Du spina bifida cranien. *Thèse de Paris*, 1871.

Lyon. De l'hydrencéphalocèle. *Gazette médicale*, 1843.

Malgaigne. *Journal de Chir.*, p. 333, 1844.

Meckel. *Deutsche Archiv*, t. VII, p. 139, 1822.

Mouart et Van Duyse. Méningo-encéphalocèle biloculaire de l'orbite avec occlusion du sac distal. *Soc. Belge d'opht.*, n° 2, p. 19, 1897. — *Arch. d'opht.*, t. XVII, p. 363, 1897.

Mehr. Beitr. z. Kenntniss der Encephalocele anter. *Arch. f. Psych.*, t. VIII, f. 1, p. 131, 1877.

Niemeyer. De hernia cerebri congen., *Halae*, 1833.

Panas. *Arch. d'opht.*, t. VII, p. 51, 1887.

Perier. *Bulletin de l'Académie de Médecine*, 2 avril 1889.

Ripoll. *Bull. génér. de thérap. méd. et chir.*, p. 74, 1888.

Sattini. Cisti orbitaria. *Gaz. degli ospitali*, t. XXXI-XXXII, 1882. Nagel's Jahresb., p. 505.

Schlifasowsky. Hernien der Hirn-und Rückenmarkshaüte, *Protok. der chir. Gesellsch. zu Moskau*, n° 131, 1881.

Spring. Monographie de la hernie du cerveau. *Mémoires de l'Académie royale de Belgique*, t. XIII, 1854.

Talko (J.) Meningocele intraorbitalis posterior. *Postemp okulistyczny*, nᵒˢ 10, 11, 12. — *Recueil d'opht.*, n° 4, p. 231, avril 1900. — V. aussi *Jahresb. f. Ophth.*, pour 1900, p. 206.

Ulrich. Retrobulbärer Bluterguss, etc. *Klin. Monatsbl.*, t. XX, p. 242, 1882.

Vincent. Méningocèle. *Lyon médical*, p. 51, 13 mai 1888.

Wagner. *Oesterreich. med. Jahrb.*, t. LV, p. 257, mars 1842.

De Wecker. Traité complet, t. IV, p. 815, 1889.

MÉNINGOCÈLE INTRAOCULAIRE

De Walle et Lewillion. Colobomes de la paupière supérieure et gliome cérébroïde de l'orbite. *Ann. de la Soc. de méd. de Gand*, t. LXXIX, p. 274, 1900. — *Ann. d'Ocul.*, CXXV, mai 1901.

Hirsch. Ein Beitrag zur Kenntniss des Netzhautglioms. *Klin. Monatsbl.*, 1897.

Hippmann. Ueber eine Meningo-encephalocele des Augapfels. *Arch. f. Opht.*, t. XLVII, 1, p. 50, 1898.

Greeff. Das neuroepithelioma retinae. *Leipzig* et *Vienne*, 1897.

TÉRATOMES DE L'ORBITE

Ammon. Die Missbild. des Menschen, Atlas, pl. VI, fig. 11, 1880.

Baisns. Cité par Berlin

BROER et WEIGERT. Teratoma orbitae congenitum. *Virchow's Arch.*, t. LXVII, p. 518, 1876.

M. DUVAL. Pathogénie générale de l'embryon tératogénique. Traité de pathologie générale de Bouchard, *Paris*, 1895.

MARCHAND. Missbildungen in *Eulenburg's Real Encyclopaedie*, 1897.

PRENANT. *Revue méd. de l'Est*, 1899.

RÉPIN. Origine parthénogénétique des kystes dermoïdes de l'ovaire. *Thèse de Paris*, 1892.

X. — L'ŒIL DANS LES TUMEURS TÉRATOÏDES

BAUMGARTEN. Ueber eine Dermoidcyste des Ovariums mit ungewöhnlichen Bildungen. *Virchow's Arch.*, t. CVII, p. 515 et CVIII, p. 211, 1887.

S. DONNAT. V. AHLFELD. Die Missbild. des Menschen. p. 66, 1880.

MARCHAND. *Breslaüer ärtzl. Zeitsch.*, n° 21, 1881.

RIPPMANN. Ueber einen bisher nicht beobacht. Fall multipler Intrafoetation in-und äusserhalb der Schädelhöhle. *Diss. inaug., Zurich.*, 1865.

VAN DUYSE. Kyste dermoïde avec encéphale et œil rudimentaire expulsé par le rectum pendant l'accouchement. *Académie royale de médecine de Belgique*, 1895.

— et DE BERSAQUÉS. Tumeur sacro-coccygienne congénitale avec vésicule oculaire rudimentaire. *Annales de la Société Belge de chirurgie*, n° 15, octobre 1895.

— L'œil dans les tumeurs dermoïdes. *Flandre méd.*, n° 15, p. 449, 1895.

VERNEUIL et GUERSANT. (V. AHLFELD, *loc. cit.*)

WERNER KÜMMEL. Ein Fall von congenitalen Steiss-tumor. *Virchow's Arch.*, t. CXVIII, f. 1. p. 37, 1889.

XI. — ÉTIOLOGIE GÉNÉRALE DES MALFORMATIONS OCULAIRES

ALSBEN, cité par LAQUEUR. Bertr. z. Lehre von den hereditären Erkrank. des Auges. *Zeitschr. f. Augenheilk.* T. X, f. 6, p. 477, 1903.

BACH. V. Microphtalmie avec kyste colobomateux.

BALLANTYNE (J. W.). The pathologie of ante-natal life. *Glascow med. J.*, avril 1898.

BROWN-SÉQUARD. Transmission par hérédité de certaines altérations des yeux chez des cobayes. *Gaz. méd. de Paris*, p. 638, 1880.

CHARRIN ET LÉRI. *Semaine médicale*, p. 247, 29 juillet 1903.

CZERMAK. V. Microphtalmie avec kystes colobomateux.

DARESTE. Recherches sur la production artificielle des monstruosités ou essais de tératogénie expérimentale. 2e édit., p. 18. *Paris*, 1891.

CH. DEBIERRE. L'hérédité normale et pathologique. 1897.

DEUTSCHMANN. Uber Vererbung von erworbenen Augenaffectionen beim Kaninchen. *Klin. Monatsbl.*, p. 507, 1880.

DUVAL (Mathias). Pathogénie générale de l'embryon. in *Traité de pathol. générale de Bouchard*. p. 245, 1895.

CH. FÉRÉ. Note sur la résistance de l'embryon de poulet à certaines toxines microbiennes introduites dans l'albumine de l'œuf. *Comples rendus de la Soc. de Biol.*, p. 490, 16 juin 1894.

— Note sur les différences des effets des agents toxiques et des vibrations mécaniques sur l'évolution de l'embryon de poulet suivant l'époque où elles agissent. *Comples rendus de la Soc. de Biol.*, p. 462, 2 juin 1894.

FOL ET WARYNSKI. Sur la méthode en tératogénie. *Recueil zool. Suisse.* 1885.

GALLEMAERTS. V. Microphtalmos avec kyste colobomateux.

GEOFFROY-SAINT-HILAIRE (Isid.). Histoire générale et particulière des anomalies de l'organisme, 1832-1836.

GIACOMINI (Carlo). Sulle anomalie dell' embrione umano e anomalia dell amnios e sua interpretazione. *Atti d. R. Acad. d. Sc. di Torino.* T. XXIX. 1894.

GUIBERT. Contribution à l'étude anatomo-pathologique de l'encéphalocèle congénitale. *Lille*, 1894.

HAAB. Beitr. zu d. angeb Fehlern des Auges. Intrauterine Iridochoroïditis. *Arch. f. Ophth*, T. XXIV, f. 2, p. 272. 1878.

HESS. V. Anophtalmie.

HIPPEL (VON). V. Pathogénie des colobomes typiques.

Kundrat. Arhinencephalie als typische Art von Missbild. *Gratz*, **1882**.
— V. Pathogénie des colobomes.
Kurpas et Léri. Comptes rendus in *Semaine méd.*, **29** juillet 1903.
de Lapersonne. V. Microphtalmie avec kyste colobomateux.
Lawson. Case of intrauterine syphilitic iritis. *Med. Times and Gaz.*, t. **L**, p. 363, 1875.
Leber et Abbario. V. Pathogénie des colobomes typiques.
Marchand. Chapitre Malformations in *Eulenburg's, Real Encyclopedie*, 1897.
Mitvalsky. V. Microphtalmie avec kyste colobomateux.
Muralt. Ueber Hydrophthalmus congen. *Diss inaug.. Zurich*. 1869. Atrophie oculaire par
infection intra-utérine de la variole.
Panas. *Gaz. des Hôpitaux*, p. 571, 5 déc. 1871.
Perls. Lehrb. der allgem. Pathol., *Stuttgard*, 1879.
Richter (A). Drei Fälle van angeb. Verflüssigung des Glaskörpers, etc. *Berl. thierärztl.
Wochenschr.*, t. VI, p. 81 et *Michel's Jahrb*. f. 1891.
Samelsohn. Zur Genese der angeb. Missbild., spec. des Mikrophthalmus. *Centbl. f. med.
Wissensch.*, 1880.
Thier. Demonstr. eines Falles von cyclitis fœtalis. *Sitzungsb. d. ophthalm. Gesellsch.*
p. 317, 1896.
Ziegler. Hdb. der pathol. Anat., t. I, 1889.

ANATOMIE ET PHYSIOLOGIE COMPARÉE
DE L'APPAREIL MOTEUR OCULAIRE
(VERTÉBRÉS)
Par M. MOTAIS (d'Angers)

Le système musculaire de l'orbite des vertébrés se divise en deux grandes catégories : 1° l'appareil *moteur* proprement dit ou *rotateur* du globe ; 2° l'appareil musculaire *protecteur* du globe.

A tout appareil musculaire est annexé un appareil aponévrotique auquel on a donné dans l'orbite le nom de *capsule de Tenon*.

Nous décrirons d'abord, dans une série de chapitres comprenant les principaux types de poissons, de batraciens, de reptiles, d'oiseaux et de mammifères, les appareils moteurs et protecteurs de l'œil.

Nous étudierons ensuite l'aponévrose de l'orbite dans son ensemble et dans les diverses classes de vertébrés.

Nous terminerons par des considérations générales sur l'anatomie et la physiologie des appareils moteur et protecteur du globe.

CHAPITRE PREMIER
ORBITE ET MUSCLES

POISSONS

A. — TÉLÉOSTÉENS. POISSONS OSSEUX

Pour la compréhension exacte de la disposition anatomique et de la fonction physiologique de l'appareil musculaire de l'œil, il est nécessaire de connaître la forme et la direction de l'orbite, la composition de ses parois, la forme, le volume et la structure du bulbe lui-même, etc.

Orbite. — Considérée sur le squelette, la cavité orbitaire, très variable

dans sa disposition suivant les espèces, offre cependant d'une manière générale la forme d'un ovoïde irrégulier, à grosse extrémité postérieure, tronqué
en dedans par la lame interorbitaire.

On peut lui décrire cinq parois.

Paroi supérieure. — Elle est formée, dans les deux tiers moyens, par le
frontal principal, en arrière par le frontal postérieur, en avant par le frontal
antérieur. Cette paroi recouvre à peu près entièrement le globe.

Paroi inférieure. — Les os sous-orbitaires sont les seules limites osseuses
de la cavité orbitaire en bas. La chaîne des os sous-orbitaires est le plus souvent étroite et laisse la paroi inférieure largement échancrée, principalement
en arrière. Toutefois, ces os peuvent s'élargir au point d'arriver au contact du
corps du sphénoïde et de former une paroi complète dans les deux tiers antérieurs (carpe).

Paroi interne. — La paroi interne est constituée par le corps du sphénoïde et par une lame en général fibreuse, dépendant de l'ethmoïde. Cette
lame ou septum interorbitaire s'étend verticalement du corps du sphénoïde
à la base du crâne ou, lorsque la cavité cranienne ne s'avance pas jusque-là,
à la face inférieure des frontaux moyens. Chez les cyprinides, la paroi interne
est beaucoup plus complexe et formée par plusieurs pièces osseuses dont
l'écartement varie suivant les dimensions de la partie antérieure de la cavité
cranienne. En avant, on trouve, au lieu de paroi interne le large orifice de
la cavité orbitaire, entouré par le rebord orbitaire osseux que forment le
frontal principal, le frontal antérieur, l'ethmoïde, les sous-orbitaires et le
frontal antérieur.

Paroi antérieure. — Peu profonde, elle ne présente que deux os de petit
volume : le frontal antérieur et l'ethmoïde.

Paroi supérieure. — Elle est constituée par une partie du frontal postérieur, de la grande aile du sphénoïde et par l'aile orbitaire ou petite aile du
sphénoïde creusée de trois trous pour le passage du nerf optique, des nerfs
sensitifs, moteurs et des vaisseaux de l'œil.

Au niveau de l'angle inféro-interne de la paroi postérieure, entre l'aile
orbitaire et le corps du sphénoïde, on remarque l'ouverture d'un canal destiné à loger les muscles de l'œil, *canal sphénoïdal*. Ce canal peut être très
court et ne renfermer que l'insertion du muscle droit postérieur (merluccius),
fig. 410, ou s'étendre au-dessous de la cavité cranienne tout entière jusqu'à
l'articulation occipito-vertébrale (scomber) (fig. 409). Ce canal n'est pas absolument spécial aux téléostéens. Nous verrons plus tard chez certains mammifères, cheval et reptiles (fig. 417 et 418) une disposition anatomique analogue.
Mais, dans aucun autre ordre de vertébrés ce prolongement sous-cranien de
la cavité orbitaire n'est aussi constant et, dans certains types, aussi développé. Les parois du canal sphénoïdal complet sont constituées : En haut, par
la base du crâne. En bas, par le corps du sphénoïde et l'occipital basilaire.
Latéralement, par l'occipital latéral, la grande aile et l'aile orbitaire du
sphénoïde.

L'extrémité postérieure est formée par la facette de l'occipital qui s'articule avec la première vertèbre. L'extrémité antérieure présente l'orifice du canal assez large pour laisser passer au moins trois des muscles droits. Le canal sphénoïdal présente en général un renflement à sa partie médiane qui devient la plus large. Il est séparé en deux loges, pour les muscles du côté droit et du côté gauche, par une lame fibreuse, quelquefois osseuse, qui s'étend verticalement de la face supérieure du corps du sphénoïde à la face inférieure de la base du crâne. Cette lame est le prolongement du septum interorbitaire.

Périoste. — A l'état frais, toutes ces surfaces osseuses sont tapissées par le périoste qui complète en outre la cavité orbitaire en s'étendant sur toutes les échancrures du squelette et formant ainsi une partie des parois antérieure, postérieure, et, chez la plupart des téléostéens, les deux tiers de la paroi inférieure. Le périoste, très mince sur les os auxquels il adhère fort peu, sauf sur les sutures, devient beaucoup plus dense dans sa partie libre. Il est vrai qu'il ne mérite plus alors, à proprement parler, le nom de périoste, puisque à ce niveau, il n'a plus de rapports avec les os. Il représente exactement en ces points le cornet des mammifères. Sa structure change d'ailleurs et devient entièrement fibreuse ; cependant il forme une lame continue avec le périoste proprement dit.

A la face inférieure de l'orbite, le périoste est doublé, dans toute sa partie libre, par un muscle large, analogue au muscle ptérygoïdien interne de l'homme, qui s'insère, en dedans, au corps du sphénoïde ; en dehors, à l'os ptérygoïdien interne. On trouve en arrière dans la morue, la merluche, etc., un autre muscle très épais (muscle temporal interne de Duvernoy) qui forme, chez ces poissons, la véritable limite postérieure de la cavité orbitaire. Le rebord orbitaire osseux que nous avons décrit est toujours séparé du rebord orbitaire cutané par un intervalle de quelques millimètres, parfois d'un centimètre. Le rebord cutané est le plus important. Le périoste, la capsule de Ténon, la conjonctive, les rudiments de paupières, lorsqu'ils existent, se confondent avec le bourrelet, à peu près circulaire, que forme le derme autour de l'orifice de l'orbite. Il n'est pas rare de voir se développer en ce point, dans l'épaisseur du derme (surtout dans la demi-circonférence inférieure), des lamelles osseuses ou plaques osseuses dermiques, très remarquables chez le thon (fig. 432).

Bulbe oculaire. — Le bulbe oculaire des Téléostéens présente la forme générale d'une sphère dont les parties antérieure, moyenne et postérieure sont de rayons de courbure différents. La partie antérieure, qui appartient à la cornée, est peu convexe chez la plupart des poissons, concave même, au moins dans un diamètre, chez quelques-uns (thon). La partie moyenne est fortement bombée. Son rayon de courbure augmente vers la partie postérieure [1]. Le diamètre antéro-postérieur du bulbe est donc moindre que le

---

[1] Cependant, dans quelques espèces (gadides), l'hémisphère postérieur s'allonge et devient un peu conique.

diamètre transversal. L'hypermétropie qui en résulte est corrigée en partie par l'énorme convexité et par la densité du cristallin.

Le volume du bulbe est très variable. Il est impossible d'établir de règle dans le rapport de ce volume avec la taille de l'animal et surtout avec l'espèce. Ces écarts, même entre espèces voisines, sont trop considérables.

L'axe du globe, comme nous le verrons plus loin, est perpendiculaire à la paroi interne dans un grand nombre d'espèces. Ici, la latéralité des yeux est complète. Chez d'autres, il s'incline en arrière de 15 à 30°.

La sclérotique, surface d'insertion des muscles, est entièrement fibreuse chez un certain nombre de Téléostéens. Mais elle se renforce souvent en avant et en arrière de pièces cartilagineuses (merlan, morue, dorade, etc.), ou osseuses (brochet). Ces pièces restent écartées de plusieurs millimètres ou se touchent sur la ligne médiane (thon), sans jamais former un cercle complet comme chez les oiseaux. On trouve parfois, près du nerf optique, un ou deux noyaux cartilagineux (scomber).

MUSCLES DROITS

Les muscles des yeux des poissons, comme ceux des autres vertébrés, sont des muscles à fibres striées. Nous avons fréquemment remarqué une différence de teinte très accusée dans les deux moitiés du même muscle (gadides) : la moitié droite très pâle, la moitié gauche d'un rouge sombre. Ces deux faisceaux sont séparés par un interstice celluleux. Les corps musculaires s'implantent directement sur l'orbite et la sclérotique ou par l'intermédiaire de fibres tendineuses extrêmement courtes. Le muscle droit postérieur seul possède un tendon long et grêle à son insertion scléroticale.

Les muscles des poissons sont, relativement au globe, plus volumineux que les muscles des oiseaux, moins volumineux que les muscles des mammifères. Leur longueur varie suivant la profondeur du canal sphénoïdal. D'une manière générale, le muscle droit postérieur est le plus long ; viennent ensuite le muscle droit antérieur, les muscles droits supérieur et inférieur, les deux muscles obliques. Nous indiquerons, chemin faisant, les rapports des muscles entre eux et avec le bulbe oculaire. Signalons seulement les rapports des muscles droits avec le nerf optique. Chez les mammifères, l'insertion orbitaire des muscles droits entoure le nerf optique et forme un entonnoir dont le nerf traverse le sommet en pénétrant dans le trou optique. Chez les poissons, les rapports sont beaucoup moins immédiats. Les muscles ne s'insèrent jamais sur la gaine du nerf optique, mais presque toujours en arrière de la gaine du nerf (cyprinides, triglides, etc.). Chez quelques espèces (gadides), le nerf optique est compris entre les muscles droits inférieur et supérieur ; le muscle droit antérieur est en avant. Chez les squales, le nerf optique se détache nettement de la tige cartilagineuse autour de laquelle les muscles se réunissent et se place à plusieurs centimètres en avant.

Les muscles de l'œil des poissons sont au nombre de six : Quatre muscles droits : les muscles droit inférieur, droit supérieur, droit antérieur (analogue au muscle droit interne de l'homme), droit postérieur (droit externe de l'homme). Deux muscles obliques : le muscle oblique inférieur et le muscle oblique supérieur.

Les *muscles droits* des téléostéens présentent de telles variétés dans leur direction et dans leurs insertions orbitaires ou scléroticales, qu'ils semblent au premier abord échapper à toute description d'ensemble. Cependant, après avoir disséqué et comparé attentivement un grand nombre d'espèces, nous avons pu les ramener à deux types principaux.

Le premier comprend toutes les espèces dont les quatre muscles droits s'insèrent dans le canal sphénoïdal — insertion orbitaire postérieure. — Le canal sphénoïdal est toujours profond (Ésocides, cyprinides, scombérides, etc.). Le second comprend toutes les espèces dont trois muscles droits s'insèrent en avant du canal sphénoïdal — insertion orbitaire antérieure. — Le canal sphénoïdal est rudimentaire (gadides, silurides, etc.). A chacun de ces deux modes d'insertion orbitaire correspondent, d'une manière à peu près constante, la même direction, les mêmes rapports des muscles avec le globe, la même insertion scléroticale, et, par suite, une action physiologique déterminée. Les exceptions sont assez rares pour que nous n'ayons pas à en tenir compte en ce moment.

Au lieu de nous égarer dans une énumération longue et fastidieuse d'une foule de variétés sans importance, nous décrirons donc ces deux types, en choisissant deux espèces très communes qu'on pourra se procurer facilement : le scomber (maquereau), dont tous les muscles droits s'insèrent dans le canal sphénoïdal, et le merluccius (merlue ou merluche), dont trois des muscles droits s'insèrent en avant du canal sphénoïdal.

Muscles droits du scomber. — Le canal sphénoïdal s'étend jusqu'à l'articulation occipito-vertébrale.

Le muscle *droit postérieur* s'insère au fond du canal et sur la partie la plus reculée de la paroi externe, dans une étendue de 10 à 15 millimètres ; il longe la paroi externe du canal en se dirigeant en avant et un peu en dehors. En sortant du canal, il se réfléchit fortement sur la lèvre externe de l'orifice, change de direction pour se porter en dehors, s'enroule sur la convexité de la face postérieure du globe et s'insère par un tendon long et grêle au bord même de la cornée.

Le muscle *droit antérieur* s'insère sur la cloison du canal depuis l'orifice jusqu'à 3 ou 4 millimètres du sommet par des languettes musculaires. Il croise le muscle droit supérieur, le muscle droit inférieur et passe derrière le globe avec l'axe duquel il forme un angle de 80 à 85° et s'insère sur l'hémisphère postérieur du bulbe à quelques millimètres en avant du pôle postérieur. La sclérotique présente sur ce point un petit tubercule ostéo-cartilagineux.

Le muscle *droit inférieur* s'insère à l'entrée du canal, sur la paroi supérieure. Il se porte obliquement d'arrière en avant et de dedans en dehors en formant avec l'axe du globe un angle d'environ 55°. Il se fixe sur la sclérotique, au niveau de l'équateur du globe, dans l'espace triangulaire compris entre les deux pièces osseuses de la sclérotique et sur les bords de ces os. Sa surface d'insertion est très large, arrondie et obliquement dirigée d'arrière en avant et de dehors en dedans, en sorte que son extrémité postérieure est la plus rapprochée de la cornée.

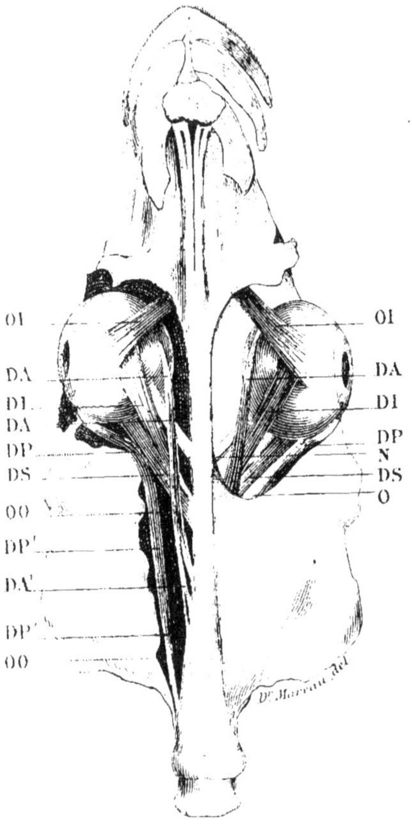

Fig. 409.

Muscles oculaires du Maquereau (Scomber Scombrus).

DA, DA', muscle droit antérieur. — DP, DP', muscle droit postérieur. — DI, muscle droit inférieur. — DS, muscle droit supérieur. — OI, muscle oblique inférieur. — O, orifice du canal sphénoïdal. — OO, canal sphénoïdal ouvert, sa paroi inféro-externe étant enlevée. Ce canal se prolonge jusqu'à l'articulation occipito-vertébrale et loge tous les muscles droits. — N, nerf optique.

Le muscle *droit supérieur* s'insère en partie sur la gaine du muscle droit antérieur, en partie sur la paroi supérieure, en arrière et en dehors du muscle droit inférieur, en pénétrant dans le canal de 4 à 5 millimètres. Il croise le muscle droit inférieur et se porte obliquement d'arrière en avant, de dedans en dehors et de bas en haut, en formant avec l'axe du globe un angle d'environ 60°. Il s'insère à la sclérotique, comme le muscle précédent, au niveau de l'équateur, entre les deux pièces osseuses sclératicales et sur les bords de ces os. La ligne d'insertion, très étendue, étalée en éventail comme celle du muscle droit inférieur, décrit une courbe plus régulière.

Les muscles droit inférieur, supérieur et antérieur du scomber présentent par rapport à l'axe du globe, une direction plus oblique que celle des muscles obliques proprement dits. Ils ne méritent donc pas en réalité le nom de muscles droits.

Muscles droits du Merluccius.

Le canal sphénoïdal est rudimentaire et ne loge que l'insertion du muscle droit postérieur.

Le muscle *droit postérieur* s'insère dans le canal sphénoïdal réduit à l'état d'une fente de 7 à 8 millimètres de profondeur qu'il remplit en entier. Le tiers antérieur des fibres du muscle se porte directement de dedans en dehors.

Les deux tiers postérieurs prennent la même direction après avoir éprouvé
une réflexion sur la lèvre externe de l'orifice du canal. Le muscle suit la courbure de la face postérieure du globe et s'insère par un tendon d'une longueur
d'un centimètre et de largeur égale au corps musculaire sur le bord de la
cornée.

Le muscle *droit antérieur* s'insère au milieu du septum interorbitaire. Sa

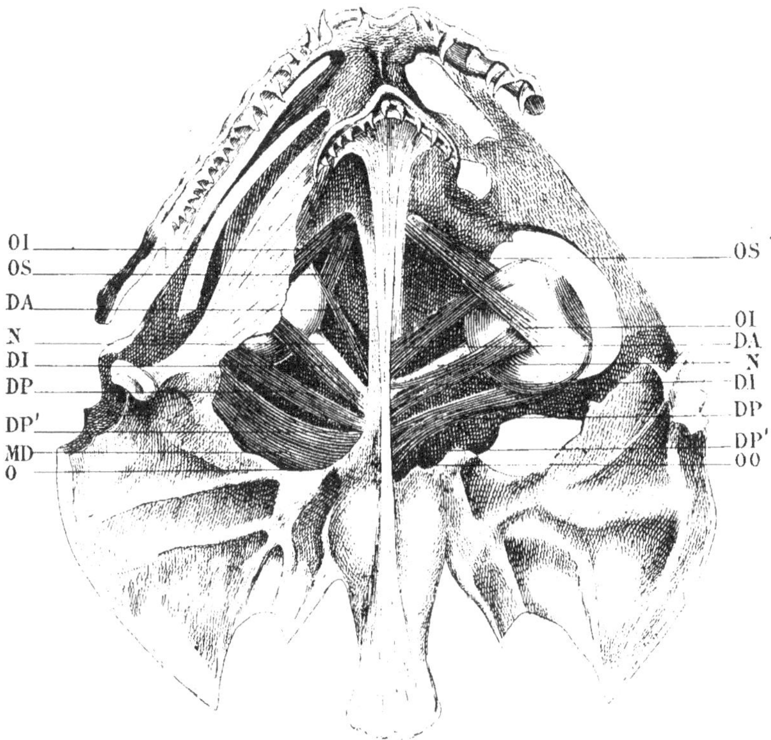

Fig. 410.

Muscles oculaires du Merlue (Merluccius vulgaris).

DA, muscle droit antérieur. — DP, DP', muscle droit postérieur. — DI, muscle droit inférieur. — OI,
muscle oblique inférieur. — OS, muscle oblique supérieur. — O, orifice du canal sphénoïdal. — OO, canal
sphénoïdal ouvert. Ce canal, très peu profond, ne renferme qu'une partie de l'insertion du muscle droit postérieur. — MD, muscle temporal de Duvernoy formant la paroi postérieure de la loge orbitaire. — N, nerf
optique.

ligne d'insertion, de 10 à 12 millimètres d'étendue, est dirigée dans le sens
antéro-postérieur. La partie moyenne du muscle est à 15 millimètres de l'orifice du canal, à 16 millimètres de l'insertion des obliques, c'est-à-dire à égale
distance de l'angle antérieur et de l'angle postérieur de l'orbite. Il se dirige
de dedans en dehors, s'incline un peu en avant, passe entre les deux muscles

L'APPAREIL MOTEUR OCULAIRE

obliques, contourne la face antérieure du globe et s'insère sur l'hémisphère antérieur, à 7 ou 8 millimètres de la cornée.

Le muscle *droit inférieur* s'insère sur le septum interorbitaire, immédiatement au-dessus du corps du sphénoïde, en arrière du muscle précédent, et sur un plan inférieur. La partie moyenne du muscle, à son insertion, est de 9 millimètres en avant de l'orifice du canal. De ce point, le muscle droit inférieur se porte de dedans en dehors, contourne la face inférieure du globe et s'attache à l'hémisphère antérieur à 12 ou 13 millimètres de la cornée. Son insertion a le double de la largeur du muscle (18 millimètres), et se prolonge, en passant sous le muscle oblique inférieur, vers l'insertion du muscle droit antérieur.

Le muscle *droit supérieur* se fixe au septum interorbitaire, immédiatement au-dessus du muscle droit inférieur et sur le même plan que le muscle droit antérieur. Il se sépare du muscle droit inférieur et se porte à la face supérieure du globe. Son insertion à la sclérotique, recouverte en partie par celle du muscle oblique supérieur, se fait à 10 millimètres de la cornée. Elle offre la même étendue que celle du muscle droit inférieur et se prolonge également vers le muscle droit antérieur.

Les muscles droits antérieur, inférieur et supérieur du merluccius ne présentent que l'écartement obligé par la convexité du globe, dont ils suivent la courbure, et ne s'éloignent que fort peu du parallélisme avec l'axe bulbaire. Ils méritent donc, aussi bien que les muscles correspondants des mammifères, les noms de muscles droits.

Nous résumerons et mettrons en regard les caractères des muscles de ces deux types dans le tableau suivant.

MUSCLES DROITS DES TÉLÉOSTÉENS

SCOMBER	MERLUCCIUS
Canal sphénoïdal complet s'étendant sous l'articulation occipito-vertébrale. Insertion de tous les muscles droits dans le canal (insertion orbitaire postérieure).	Canal sphénoïdal rudimentaire. Insertion du muscle droit postérieur seul dans le canal (insertion orbitaire antérieure).
MUSCLE DROIT POSTÉRIEUR	**MUSCLE DROIT POSTÉRIEUR**
Insertion orbitaire au fond du canal. Réflexion sur la lèvre externe de l'orifice. Insertion sclérotique sur le bord de la cornée.	Insertion dans le canal qu'il remplit. Réflexion pour les 2/3 de ses fibres sur la lèvre externe de l'orifice. Insertion sclérotique sur le bord de la cornée.

MUSCLES DROITS DES TÉLÉOSTÉENS *(suite)*

MUSCLE DROIT ANTÉRIEUR

Insertion dans les 3/4 de l'étendue du canal.

Direction en avant et en dehors en formant avec l'axe du globe un angle considérable (80° à 85°).

Insertion scléroticale à 2 ou 3 millim. du pôle postérieur.

MUSCLE DROIT INFÉRIEUR

Insertion orbitaire à l'entrée du canal.

Direction très oblique, 55°.
Insertion scléroticale à l'équateur.

MUSCLE DROIT SUPÉRIEUR

Insertion orbitaire à 4 ou 5 millim. dans le canal.
Direction très oblique 60°.
Insertion scléroticale à l'équateur.

MUSCLE DROIT ANTÉRIEUR

Insertion orbitaire au milieu du septum interorbitaire, en avant du canal.
Direction à peu près parallèle à l'axe du globe.

Insertion scléroticale sur l'hémisphère antérieur, à 7 ou 8 millimètres de la cornée.

MUSCLE DROIT INFÉRIEUR

Insertion orbitaire sur le septum, en avant du canal.
Direction à peu près parallèle.
Insertion scléroticale sur l'hémisphère antérieur.

MUSCLE DROIT SUPÉRIEUR

Insertion orbitaire sur le septum, en avant du canal.
Direction à peu près parallèle.
Insertion scléroticale sur l'hémisphère antérieur.

MUSCLES OBLIQUES

Chez les téléostéens, les muscles obliques présentent une disposition beaucoup moins variable que celle des muscles droits. On n'observe pas de différence notable de volume ou de longueur entre le muscle oblique inférieur et le muscle oblique supérieur comme chez les oiseaux et les mammifères.

L'insertion orbitaire des deux muscles obliques, se fait en avant, près du rebord orbitaire, d'après la plupart des auteurs ; cette dernière assertion n'est pas exacte. Ces muscles s'insèrent constamment à l'*angle antéro-interne* de l'orbite, à l'union de l'ethmoïde et du septum interorbitaire.

Au point d'insertion, les deux muscles se touchent. Ils se séparent immédiatement en formant un angle plus ou moins ouvert, suivant le diamètre vertical du globe. Ils se dirigent de dedans en dehors et d'avant en arrière : le muscle oblique inférieur vers la face inférieure du bulbe, le muscle oblique supérieur vers la face supérieure.

Le muscle *oblique inférieur* s'insère sur la sclérotique au-devant du muscle droit inférieur dont il recouvre exactement l'insertion. Son tendon, formé de fibres très courtes, s'étend sur une longue ligne oblique dirigée en sens inverse de celle du muscle droit inférieur, c'est-à-dire d'avant en arrière et de dehors en dedans. L'extrémité antérieure du tendon est, en général, très approchée de la cornée, l'extrémité postérieure ne dépasse pas l'équateur. Le muscle oblique inférieur s'insère donc sur l'hémisphère antérieur du bulbe.

Le muscle *oblique supérieur* présente les mêmes dispositions dans son insertion à la face supérieure du globe et dans ses rapports avec le muscle droit supérieur.

Chez les poissons, dont le canal sphénoïdal est très développé, les obliques forment un angle de 90 à 100° avec les muscles droits inférieur et supérieur. Chez les autres poissons du type merluccius cette angle diminue (60 à 70°).

B. — CHONDROPTÉRYGIENS OU POISSONS CARTILAGINEUX
SOUS-ORDRE DES PLAGIOSTOMES

Le sous-ordre important des plagiostomes diffère notablement des téléostéens auxquels il est supérieur en beaucoup de points. Du côté de l'organe de la vue, il présente déjà l'existence fréquente de paupières libres et même, chez certaines espèces, des paupières nictitantes très développées (carcharides, gadéides), de plus un chiasma des nerfs optiques et l'entre-croisement partiel des fibres nerveuses. Nous verrons apparaître dans l'appareil moteur de l'œil d'autres caractères différentiels non moins remarquables.

La cavité orbitaire est creusée dans le cartilage céphalique qui n'offre pas de pièces distinctes et articulées. Elle est limitée *en dedans* par une lame cartilagineuse verticale ; *en haut* par une autre lame cartilagineuse analogue au frontal principal qui recouvre le globe jusqu'à un ou deux centimètres du rebord orbitaire : en bas par une autre lame de moindre étendue qui ne s'avance qu'à la moitié de la cavité orbitaire ; chez la raie, cette lame est encore réduite. *En avant*, par une saillie qu'on peut appeler apophyse orbito-nasale. *En arrière*, par une autre saillie : apophyse orbitaire postérieure.

Le périoste, ou plutôt le périchondre, est très adhérent à la surface cartilagineuse et n'a que des rapports éloignés avec le globe et les muscles. L'espace, toujours considérable, compris entre les parois et les muscles est le plus souvent rempli par une masse gélatineuse abondante (Rajides) ou entièrement vide [1] (Scyllium canicula).

La cavité orbitaire est en général très profonde et pourrait contenir un ou plusieurs autres globes d'un égal volume. Le rebord orbitaire est formé par un bourrelet cutané souvent très dense et renforcé par des plaques (squales) ou des tubercules osseux (raies).

Le bulbe oculaire des squales se rapproche de la sphère. Cependant dans certaines espèces, il est aplati dans le sens antéro-postérieur (galeus canis : diamètre antéro-postérieur, 2 centimètres et demi, diamètre transversal,

---

[1] Comme chez les téléostéens, cet espace est traversé, au-dessous du globe, par le nerf trijumeau.

4 centimètres). La cornée est généralement plus convexe que chez les téléostéens.

Dans les rajides, la forme du bulbe est très irrégulière. Peu étendues dans le sens vertical, moins encore dans le sens antéro-postérieur, ses dimensions transversales sont relativement beaucoup plus grandes : (pour une raie (raia clavata), de 50 centimètres : diamètre vertical, 20 millimètres : diamètre antéro-postérieur, 12 millimètres : diamètre transversal, 27 millimètres). De plus, le tiers antérieur de la face supérieure de la sclérotique s'incline brusquement vers la cornée dont elle réduit le diamètre vertical : (diamètre vertical de la cornée, 9 millimètres ; diamètre transversal, 19 millimètres).

Le caractère le plus saillant de l'œil des Plagiostomes, caractère qui leur appartient exclusivement, consiste dans la tige cartilagineuse qui supporte le bulbe oculaire (fig. 412 et 413).

Chose remarquable, nous trouvons, entre animaux de la même classe, le contraste le plus absolu.

Chez les téléostéens, nous avons rencontré partout le canal sphénoïdal, c'est-à-dire une cavité accessoire prolongeant l'orbite et logeant les muscles droits ; chez les plagiostomes, non seulement l'orbite ne se creuse plus en cavité accessoire, mais de sa paroi s'élève une longue apophyse qui sert à la fois de support au globe et, fréquemment, de point d'insertion aux muscles.

Cette tige, généralement aplatie, s'implante par une extrémité sur la paroi externe, en arrière du nerf optique et, par l'autre extrémité, s'articule avec le globe. L'articulation se fait de la manière suivante : la tige se renfle à son extrémité et forme une cupule concave (fig. 412 et 413) entièrement semblable à la cupule du radius de l'homme. Le globe présente en arrière de

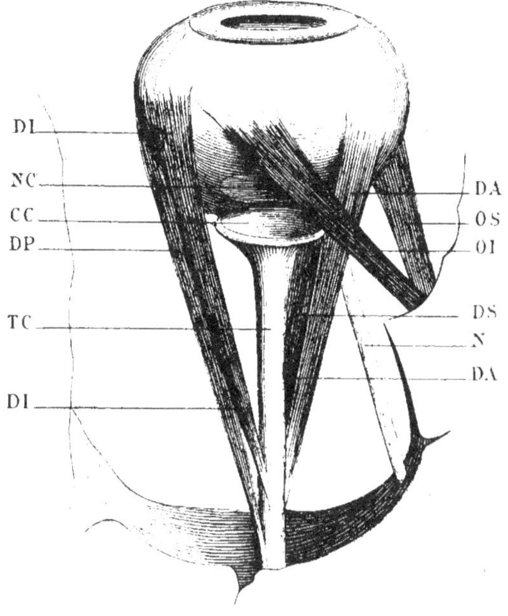

Fig. 412.

Muscles oculaires d'un Requin (Squale).

DA, DA, muscle droit antérieur. — DP, muscle droit postérieur. — DI, muscle droit inférieur. — DS, muscle droit supérieur. — OI, muscle oblique inférieur. — OS, muscle oblique supérieur. — TC, tige cartilagineuse. — CC, cupule cartilagineuse. — NC, tubercule cartilagineux de la sclérotique reçu dans la cupule.

l'insertion du nerf optique une saillie plus ou moins émoussée (fig. 412) (squales) ou proéminente (raies), (fig. 413) qui se place dans la concavité de la cupule. Ce mode d'articulation qui rappelle le jeu de bilboquet serait, par lui-même, très instable. Nous verrons plus tard de quelle manière il est consolidé par la capsule de Ténon. La tige cartilagineuse offre un certain nombre de variétés dans sa forme, sa longueur, etc.

Chez la raie (fig. 413) (raia clavata), elle a le double du diamètre antéro-postérieur du bulbe ; de même chez plusieurs squales (echinorrhinus, lamia cornubica). Elle atteint une longueur encore plus considérable chez les carcharias lamia (8 centimètres). La cupule terminale affecte une forme circulaire ou légèrement ovale (echinorrhinus) (fig. 412) ou irrégulière et un peu contournée sur elle-même (raia clavata) (fig. 413). La concavité de la cupule est toujours moindre chez les jeunes sujets. A cette concavité correspond d'ailleurs, comme nous l'avons dit, un noyau cartilagineux convexe développé dans l'épaisseur de la sclérotique et parfois très saillant (raia clavata).

La tige du carcharias lamia présente une disposition toute spéciale. Très longue, arrondie, non plus seulement cartilagineuse, mais fibro-cartilagineuse, cette tige se termine brusquement du côté du globe, sans renflement d'aucune sorte. La capsule fibreuse du globe extrêmement résistante s'attache fortement à cette extrémité, puis enveloppe le globe en se soudant à la sclérotique. Il n'y a donc plus ici de rotation possible du globe. Le bulbe est *balancé* à l'extrémité d'une longue tige et les mouvements se passent au niveau de l'articulation de cette tige avec l'orbite. Ici, en effet, la tige ne s'implante plus directement dans le tissu cartilagineux de la paroi orbitaire ; elle se relie à cette paroi par trois languettes tendineuses flexibles qui lui permettent des mouvements étendus [1].

La tige cartilagineuse existe chez presque tous les plagiostomes ; elle peut manquer cependant au moins dans une espèce : deux scyllium canicula de notre collection n'en présentaient pas de traces [2].

Les *muscles droits* s'insèrent, tantôt sur la tige cartilagineuse (echinorrhinus, fig. 412), tantôt à la fois sur la tige et sur l'orbite (galeus canis), ou sur la paroi orbitaire, à la base et en arrière de la tige (raia clavata) (fig. 413).

[1] Cette disposition étrange est-elle commune à toute l'espèce ou spéciale à un individu, ou en partie du moins, un phénomène pathologique ? Nous n'avons pas eu l'occasion de le vérifier.

[2] Quel est le but physiologique de la tige cartilagineuse des plagiostomes ? Contrairement à l'orbite des téléostéens, l'orbite des plagiostomes est toujours très profond. Dans cette vaste cavité, le bulbe oculaire, à peine soutenu par une masse gélatineuse très molle qui n'existe même pas constamment, pourrait être facilement déplacé et son centre de rotation perdrait toute fixité. Le support cartilagineux — avec l'aide de la capsule de Ténon — assure cette fixité. Nous venons de voir, il est vrai, que chez le canicula, la tige manque : on ne trouve même pas de tissu gélatineux. Mais, dans cette espèce, l'orbite est moins profond que dans beaucoup d'autres et nous avons remarqué une autre disposition anatomique qui peut suppléer à l'absence de la tige cartilagineuse: tous les muscles, le nerf optique et le globe lui-même, sont entourés d'une gaine très dense formée par un épaississement considérable de l'aponévrose orbitaire. Le globe et l'appareil moteur tout entier sont suffisamment maintenus par la rigidité de cette enveloppe.

Nous retrouvons ici, dans le rapport des insertions orbitaires aux insertions scléroticales, la loi que nous avons appliquée chez les téléostéens. Chez la plupart des squales, l'insertion fixe des muscles a lieu sur la tige elle-même ou autour de la tige, à peu de distance du prolongement de l'axe du globe. Ils doivent donc s'insérer d'autre part et s'insèrent en effet sur l'hémisphère antérieur (muscles droits postérieur et antérieur), ou, au moins, sur l'équateur (muscles droits inférieur et supérieur). Le muscle

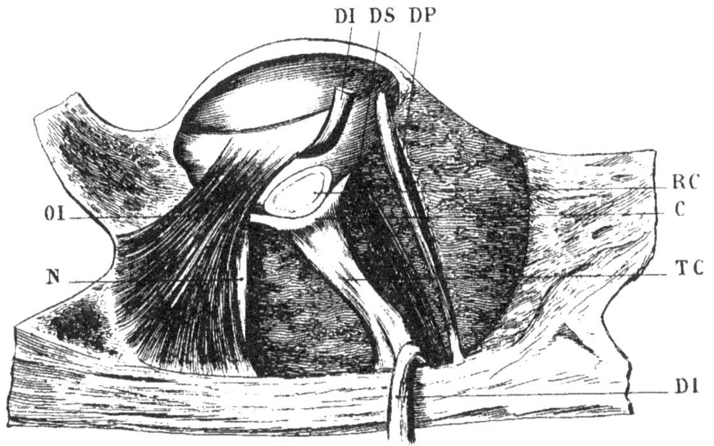

Fig. 413.

Muscles oculaires et tige cartilagineuse de la Raie (Raia clavata).

DI, DI, muscle droit inférieur coupé à sa partie médiane. — DP, muscle droit postérieur. — DS, muscle droit supérieur. — OI, muscle oblique inférieur. — Remarquer l'énorme disproportion entre les muscles droits et obliques. — TC, tige cartilagineuse, aplatie et contournée. — C, cupule terminale. — RC, renflement cartilagineux de la sclérotique reçu dans la cupule. — N, nerf optique.

droit postérieur n'étant plus un muscle réfléchi et ne différant pas des autres muscles droits, son insertion bulbaire se place, en général, au même niveau que celle du muscle droit antérieur, quelquefois à 1 ou 2 millimètres en avant. *Nous ne remarquons plus son insertion sur le bord cornéen*, constante chez tous les téléostéens dont le canal sphénoïdal est très développé.

Chez la raie, l'obliquité devient plus prononcée, surtout pour le muscle droit inférieur et le muscle droit antérieur. Comme conséquence de cette disposition, nous voyons l'insertion bulbaire de ces deux muscles reculer vers l'hémisphère postérieur.

Les *muscles obliques* viennent toujours, comme chez les téléostéens, de l'angle antéro-interne de l'orbite. Ils se fixent généralement à la sclérotique, en avant du muscle droit correspondant, dont ils recouvrent l'insertion (squales, muscle oblique inférieur de la raia clavata) (fig. 413) parfois au même niveau que l'insertion du muscle droit (muscle oblique supérieur de la *raia clavata), jamais en arrière du muscle droit ni sur l'hémisphère posté-rieur.*

Nous signalerons l'énorme différence de volume des muscles droits et obliques de la raie. Les muscles droits sont très minces. Le muscle droit supérieur, le plus développé, atteint à peine la moitié du volume d'un des obliques. Nous n'avons vu dans aucune espèce de vertébrés un développement aussi considérable de ces derniers muscles. Pour une raie de petite taille, nous les avons trouvés d'une largeur presque double des obliques de l'homme (14 à 15 millimètres). Leur épaisseur est proportionnée à leur largeur. En les comparant aux muscles droits, on ne peut douter que leur action ne soit prépondérante.

BATRACIENS ET REPTILES

Orbite. — La cavité orbitaire des batraciens est presque circulaire, un peu aplatie cependant latéralement. Elle est formée sur la ligne médiane par le sphénoïde et le fronto-pariétal superposés :

En arrière, par le sphénoïde et une partie de l'os tympanique ;

Latéralement, par le jugal ;

En avant, par le frontal antérieur.

La voûte et le plancher manquent totalement, l'orbite n'est donc plus qu'une ceinture osseuse presque linéaire en avant et en dehors, profonde de 4 à 5 millimètres en dedans et en arrière. Le globe de l'œil étant, par contre, très volumineux, déborde constamment l'orbite et fait saillie *en haut* vers la région frontale, en bas dans la cavité buccale.

Chez les reptiles, la cavité orbitaire, plus profonde et mieux défendue, est limitée en *haut* par le frontal, qui s'avance ordinairement sous forme d'une voûte complétée, chez les crocodiles, par des osselets sus-orbitaires ; *en bas,* par les os ptérygoïdiens et de puissantes masses musculaires chez les ophidiens : par les mêmes os, auxquels s'ajoute une pièce osseuse, étendue transversalement jusqu'au maxillaire supérieur, chez les crocodiles et les tortues ; *en avant,* par l'os lacrymal chez les lézards et les crocodiles *; en arrière,* par le pariétal et la columelle de Cuvier (sauriens), qui laissent une large ouverture de communication avec la fosse temporale. Dans certains reptiles, on retrouve à l'angle postéro-interne de l'orbite, une cavité orbitaire accessoire, un *canal post-orbitaire* représentant exactement le *canal sphénoïdal* des poissons (fig. 417 et 418). Ce canal, à parois fibreuses (sauriens), ostéo-fibreuses (crocodiliens) ou osseuses (chéloniens) est en effet destiné à loger une partie des muscles de l'œil. Il s'étend sous la face inférieure du crâne, dans une longueur qui varie de 10 à 30 millimètres et davantage suivant la taille de l'animal : *en dedans,* par le sphénoïde et la cloison interorbitaire, cloison le plus souvent cartilagineuse chez les chéloniens, osseuse chez les ophidiens ; *en dehors,* le rebord orbitaire, incomplet dans la plupart des reptiles, forme un anneau osseux complet dans les tortues.

Périoste. — Comme chez tous les vertébrés, les lacunes du squelette orbitaire sont comblées par une gaine dépendant de son périoste. Cette gaine est d'autant plus étendue et plus épaisse que le squelette est plus réduit. Elle acquiert son plus grand développement chez les batraciens qui manquent totalement de plancher et de voûte orbitaire osseux. Elle contient même, chez les amphibies, des fibres musculaires du côté de la cavité buccale. Des muscles extraorbitaires doublent la gaine oculaire, notamment chez les ophidiens (muscles ptérygoïdiens en bas, muscle temporal en arrière).

Bulbe oculaire. — L'œil se rapproche généralement de la forme sphérique ; cependant, chez le caméléon, il présente la forme de deux cônes adossés dont l'intérieur est plus allongé. La cornée est plus bombée que celle des poissons. La sclérotique est fibreuse chez les batraciens, les ophidiens et les crocodiliens. Elle présente en avant un cercle osseux complet chez les chéloniens, développé latéralement chez la plupart des sauriens. Le bulbe est protégé par des bourrelets cutanés ordinairement peu mobiles (paupières supérieure et inférieure) et, de plus, par une paupière nictitante ou troisième paupière souvent très grande, demi-transparente, située à l'angle antérieur de l'œil (sauriens, chéloniens) ou à la partie inférieure (batraciens).

MUSCLES DES BATRACIENS

Muscles droits. — Une dissection attentive permet d'isoler les quatre muscles droits avec assez de netteté pour ne laisser aucun doute sur leur existence entièrement indépendante du muscle choanoïde (fig. 414 et 415).

Le muscle *droit postérieur*, étroit et mince, s'insère au sphénoïde immédiatement en avant du faisceau postéro-externe du muscle choanoïde. Il se dirige de dedans en dehors en s'inclinant en avant et s'attache à la partie postérieure de la sclérotique, au niveau de l'équateur de l'œil.

Le muscle *droit antérieur ou interne* s'insère sur la face latérale du sphénoïde, au-dessus du muscle précédent. Ce muscle fusiforme, très grêle, se fixe par un long tendon à la sclérotique, un peu en arrière de l'équateur.

Le muscle *droit inférieur*, un peu plus volumineux que les précédents, vient de la face latérale du sphénoïde, en avant de l'insertion du muscle choanoïde. Étroit à son origine, il se dirige en dehors et en avant et s'étend en forme d'éventail sur la sclérotique à laquelle il se fixe, un peu en arrière de l'équateur de l'œil.

Le muscle *droit supérieur* présente une disposition toute particulière. Il naît en arrière par un faisceau musculaire (faisceau réfléchi ou postérieur) qui s'insère à la face latérale du sphénoïde, au niveau du point de torsion du muscle choanoïde. Ce faisceau se dirige en avant et en haut en suivant le côté du sphénoïde, auquel il est appliqué par une lame fibreuse. Arrivé au tiers postérieur de cet os, il rencontre un autre faisceau musculaire très développé (faisceau direct ou antérieur) qui s'insère en ce point au sphénoïde. Il se glisse sous ce second faisceau et se réfléchit fortement pour se porter avec lui à peu près directement en dehors. Les deux faisceaux réunis s'attachent à la sclérotique sur une large surface, un peu en arrière de l'équateur du globe. Cette disposition offre une certaine analogie avec celle du muscle grand oblique des mammifères. Le faisceau postérieur ou réfléchi du muscle droit supérieur est très apparent chez la rana mugiens, la rana tempo-

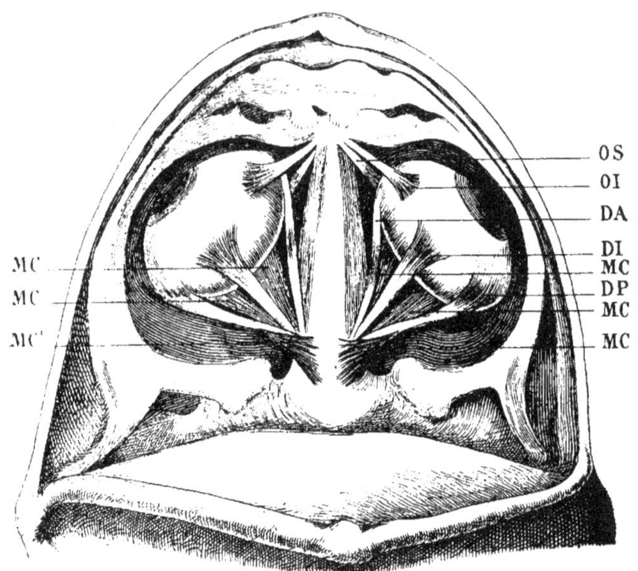

Fig. 414.

Muscles oculaires de Rana mugiens (grenouille).

DP, muscle droit postérieur. — DI, muscle droit inférieur. — DA, muscle droit antérieur. — MC, MC, MC. M, muscle choanoïde. — MC, fibres contournées du M. Choanoïde. — MS, muscle oblique supérieur. — OI, muscle oblique inférieur.

raria et le bufo vulgaris. Nous l'avons vainement cherché dans la rana esculenta chez un grand nombre de sujets. Dans quelques-uns, il nous a paru représenté par une mince cordelette d'apparence musculaire. Le faisceau direct est très manifeste dans toutes les espèces.

Muscles obliques. — Nous avons démontré l'existence des deux muscles obliques avec autant de certitude que celle des quatre muscles droits. Ils naissent comme chez les poissons, de l'angle antéro-interne de l'orbite ; l'oblique inférieur par un tendon arrondi et filiforme ; l'oblique supérieur, par un tendon un peu plus large qui s'insère à 1 millimètre au-dessus du précédent. Le trajet des deux muscles obliques, de l'insertion orbitaire à l'insertion bulbaire, est court (5 à 6 millimètres). La surface d'insertion scléroticale est relativement très étendue des muscles obliques s'épanouissant à leur extrémité bulbaire comme la plupart des muscles droits), demi-circulaire, obliquement dirigée d'avant en arrière et de dehors en dedans. Elle est située à 2 ou 3 millimètres en avant de celle des muscles droits correspondants et, par suite, plus rapprochée de la cornée.

Les muscles obliques présentent la même disposition dans toutes les espèces que nous avons préparées.

Muscle choanoïde. — Ce muscle, que nous rencontrons pour la première fois et que nous retrouverons chez beaucoup de reptiles et de mammifères, mérite d'attirer notre attention.

Sa disposition générale, dans les divers animaux qui le possède, est la suivante :

Recouvert par les muscles droits, il s'insère à la sclérotique, sur l'hémisphère postérieur du globe, en arrière des insertions des muscles droits. Il entoure l'hémisphère postérieur et le nerf optique, formant une sorte d'entonnoir ouvert en avant, de plus en plus rétréci en arrière vers son insertion orbitaire. Les fibres les plus reculées de ce muscle s'insèrent le plus souvent au delà du trou optique.

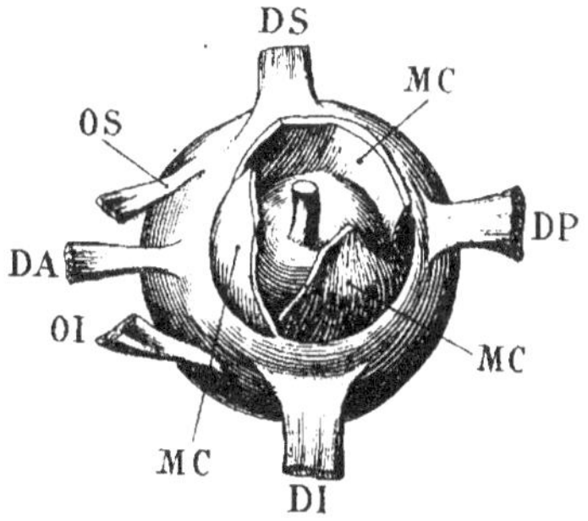

On a donné à ce muscle différents noms tirés soit de sa forme, muscle en entonnoir, *muscle choanoïde ;* soit de sa position, muscle *droit postérieur ;* soit de l'usage physiologique qu'on lui reconnaissait, *muscle rétracteur, muscle suspenseur,* etc. Nous verrons que son rôle physiologique est en effet variable et qu'une désignation unique dans ce sens

Fig. 415.

Muscle choanoïde de la Rana esculenta.

Son insertion scléroticale par trois faisceaux MC, MC, MC. — DA, muscle droit antérieur. — DS, muscle droit supérieur. — DI, muscle droit inférieur. — DP, muscle droit postérieur. — OS, muscle oblique supérieur. — OI, muscle oblique inférieur.

ne saurait lui être attribuée. Le nom de muscle droit postérieur aurait l'inconvénient de le faire confondre avec le muscle droit postérieur proprement dit qui représente chez la plupart des vertébrés le muscle droit externe de l'homme. Nous adopterons donc le nom de muscle choanoïde qui ne préjuge rien.

Le muscle *choanoïde des batraciens* (rana esculenta, rana temporaria, rana mugiens, bufo vulgaris, etc.), est divisé en trois faisceaux (fig. 415) dont la ligne de séparation n'est pas toujours bien nette : un faisceau interne, un faisceau inférieur, un faisceau postéro-externe souvent confondu avec le précédent. Les faisceaux interne et inférieur s'insèrent sur l'extrémité postérieure de la face latérale du sphénoïde. Le faisceau postéro-externe s'insère par un faisceau sur la face latérale du sphénoïde; mais la plus grande partie de ses fibres, arrivée au niveau de l'insertion du muscle droit postérieur, se contourne plus ou moins, se porte de dehors en dedans à la rencontre des fibres du muscle opposé et prend une large insertion sur la face inférieure du sphénoïde (fig. 414).

L'insertion scléroticale du muscle choanoïde se fait sur l'hémisphère postérieur, en arrière des muscles droits, suivant une ligne à peu près circulaire interrompue par les interstices celluleux qui séparent les trois faisceaux.

Le faisceau inférieur est bridé par un tendon très grêle et arrondi (rana), plus large et aplati (bufo) qui est solidement appliqué sur ce faisceau par la gaine musculaire épaissie en ce point. Ce tendon, passant sous les muscles droits inférieur, interne et postérieur, se porte vers les deux extrémités du diamètre transversal du globe et se termine en dehors, derrière le tendon du muscle droit postérieur, en dedans, entre les deux muscles obliques, en s'insérant aux deux points opposés du bord supérieur de la troisième paupière.

<h3 style="text-align:center">MUSCLES DES REPTILES</h3>

Nous décrirons les muscles des ophidiens d'une part, des sauriens, des crocodiliens et des chéloniens d'autre part.

<h3 style="text-align:center">MUSCLES DES OPHIDIENS</h3>

Entièrement différents, pour l'appareil moteur de l'œil, des autres ordres de reptiles, les ophidiens se rapprochent singulièrement, sous ce rapport, des vertébrés les plus élevés (fig. 416). Cependant l'extrême petitesse des muscles semble indiquer des mouvements à peine sensibles. Il est d'observation, en effet, que l'œil du serpent, profondément encaissé derrière le disque transparent de la peau, est à peu près immobile. L'analogie que nous venons de signaler n'en est que plus remarquable, et nous ne nous serions pas attendu à trouver dans ces conditions une sorte de miniature, fidèle en beaucoup de points, des muscles de l'homme.

Le globe de l'œil se rapproche de la forme sphérique. L'insertion du nerf optique n'est pas éloignée du pôle postérieur, et ce nerf, dans sa portion post-bulbaire, suit à peu près la direction de l'axe antéro-postérieur du globe.

Les muscles droits s'insèrent tous au fond de l'orbite, qui ne présente pas de cavité accessoire. Ils se fixent sur la gaine du nerf optique et sur les bords du trou optique : le muscle droit supérieur au-dessus du nerf, le muscle droit inférieur au-dessous, le muscle droit antérieur en avant, le muscle droit postérieur en arrière. Tout ce qui précède s'appliquerait aussi bien aux singes et à l'homme lui-même qu'aux ophidiens ; de même pour la plupart des caractères suivants. De leur insertion orbitaire, les muscles droits se dirigent en dehors et un peu en avant, à peu près parallèlement à l'axe antéro-postérieur du globe, en s'écartant seulement pour se mouler sur la sphère oculaire et s'attachant à la sclérotique : les muscles droits inférieur et supérieur près de l'équateur, le muscle droit antérieur immédiatement au-devant de l'équateur, le muscle droit postérieur plus près de la cornée.

Enfin, à l'encontre d'un grand nombre d'autres reptiles, des oiseaux et de
la plupart des mammifères, nous noterons chez les ophidiens l'absence de
tout muscle choanoïde et des muscles de la troisième paupière, absence que
nous ne remarquerons plus que très rarement en dehors de l'homme et des
singes.

Avec les muscles obliques, nous retrouvons la disposition commune aux

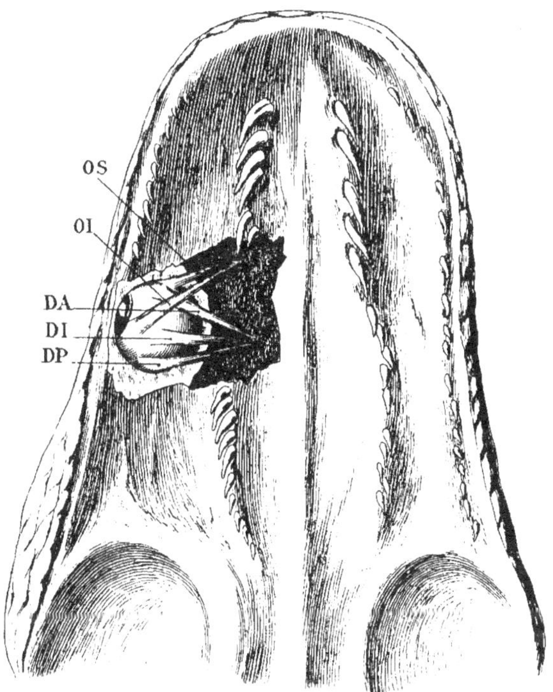

Fig. 416.

Tête de boa. — Face inférieure. — Globe et muscles de grandeur naturelle
(boa de 3ᵐ,50 de longueur).

DA, muscle droit antérieur. — DI, muscle droit inférieur. — DP, muscle droit postérieur. — OS, muscle
oblique supérieur. — OI, muscle oblique inférieur.

espèces inférieures. Les deux muscles obliques, supérieur et inférieur, naissent
ensemble de l'angle antéro-interne de l'orbite et s'attachent au bulbe, suivant
une ligne oblique qui recouvre l'insertion des deux muscles droits correspondants, en avant, par conséquent, de ces muscles et sur l'hémisphère antérieur.

Tous les muscles des ophidiens et le bulbe lui-même sont remarquables
par l'exiguïté de leurs dimensions. Leur volume n'augmente même que dans
de faibles proportions avec la taille de l'animal. L'œil d'un boa constrictor
(fig. 416) de 3ᵐ,50 de longueur mesure 13 à 14 millimètres de diamètre.

Nous signalerons l'énorme développement de la glande lacrymale, principalement chez les serpents non venimeux. Dans le boa, pour apercevoir le muscle et le globe, il faut soulever cet organe, qui s'étend sur toutes les faces inférieure, antérieure et postérieure de la loge orbitaire.

SAURIENS, CROCODILIENS, CHÉLONIENS

Certains lézards du Nouveau Monde (varanus nebulosus, salvator merianœ) nous offrent une disposition très compliquée, qui rappelle à la fois celle des batraciens et des poissons.

Nous trouvons de nouveau chez les sauriens un canal post-orbitaire, entièrement analogue au canal sphénoïdal des poissons, destiné à loger une partie des muscles oculaires (fig. 417 et 418). La paroi interne de ce canal est formée par le sphénoïde ; les autres parois par une membrane fibreuse doublée, en bas et en dehors, des muscles ptérygoïdiens. Sa profondeur atteint de 10 à 20 millimètres. Il renferme les insertions postérieures du muscle de la troisième paupière, du muscle choanoïde, des muscles droits postérieur, inférieur et supérieur.

Muscle de la troisième paupière. — Ici, nous n'avons plus seulement un tendon mis en action par le muscle choanoïde pour communiquer les mouvements à la troisième paupière, mais un ou plusieurs muscles spéciaux.

Dans le varanus nebulosus (fig. 417), le muscle de la troisième paupière, large et épais, nait de l'extrémité postérieure du canal postorbitaire. Il repose sur la paroi inférieure de ce canal, recouvert par le muscle choanoïde, et se dirige d'arrière en avant et de dedans en dehors. Arrivé à la partie postérieure du globe, il se termine par une coulisse dans laquelle s'engage un tendon

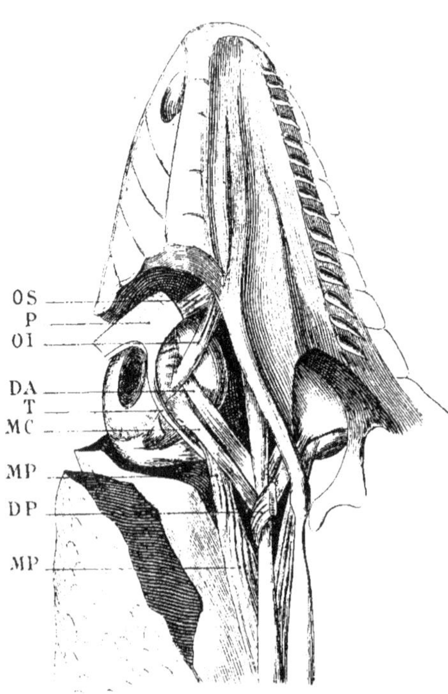

Fig. 417.

Muscles oculaires du Varanus nebulosus (lézard).

DP, muscle droit postérieur (sectionné). — DA, muscle droit antérieur. — OI, muscle oblique inférieur. — OS, muscle oblique supérieur. — MC, muscle choanoïde. — MP', MP, muscle de la troisième paupière. — T, tendon de la troisième paupière. — La plupart de ces muscles s'insèrent dans un canal postorbitaire. — P, troisième paupière.

qui mérite lui-même d'être décrit. Formé de fibres nacrées, très résistant, ce tendon s'insère sur la paroi orbitaire, à l'angle du frontal et du septum interorbitaire, à 10 ou 15 millimètres en arrière de l'insertion du muscle oblique supérieur. Il croise le bord supérieur du muscle droit antérieur, s'engage dans la coulisse tendineuse du muscle de la troisième paupière, passe sous le muscle droit supérieur et se dirige en avant pour se jeter à l'angle postérieur de la paupière nictitante.

Chez le salvator merianæ, à cette disposition déjà assez complexe,

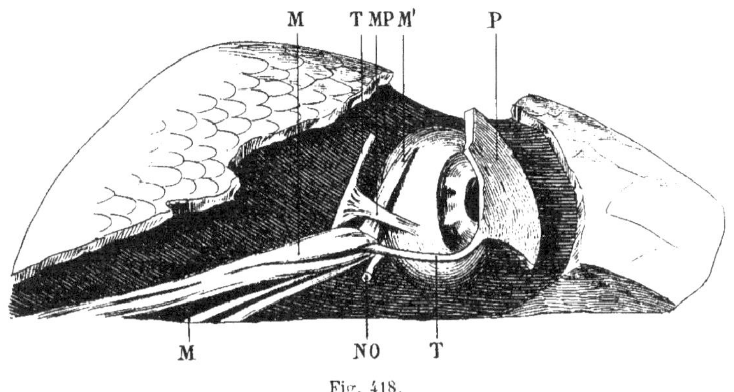

Fig. 418.

Appareil moteur de la troisième paupière du Salvator merianæ.

M, M. muscle de la troisième paupière. — M', faisceau musculaire accessoire. — F, faisceau du muscle de la troisième paupière qui s'insère à la sclérotique. — TT, tendon. — P, troisième paupière. NO, Nerf optique.

s'ajoutent deux faisceaux musculaires. Du muscle de la troisième paupière, près de la coulisse tendineuse, se détache un faisceau musculaire qui se fixe à la sclérotique, au-dessous du muscle droit supérieur. De plus, un autre faisceau musculaire venant de la partie postérieure de la sclérotique se jette obliquement sur le tendon lui-même, au moment où il sort de la coulisse.

Muscle choanoïde. — Dans ces deux sauriens, et surtout dans le salvator, le *muscle choanoïde* est remarquablement développé. Il s'insère au fond et sur les parois du canal post-orbitaire, et se divise en trois parties qui recouvrent de leurs insertions l'hémisphère postérieur du globe.

Muscles droits (fig. 417). — Les muscles droits naissent : le muscle *droit postérieur* à 5 ou 6 millimètres dans l'intérieur du canal, sur la face latérale du sphénoïde ; le muscle *droit inférieur*, en avant du précédent ; le muscle *droit supérieur* à l'entrée du canal, derrière le nerf optique, s'attachant à la face latérale du sphénoïde sur un plan supérieur aux muscles droits postérieur et inférieur ; le muscle *droit antérieur* sur la face latérale du sphénoïde, en avant du canal et du nerf optique.

Quant à leur insertion bulbaire, ces muscles présentent une disposition identique à celle des muscles des poissons du type scomber. Le muscle droit postérieur s'insère très près de la cornée, jusque sur le cercle osseux de la sclérotique : le muscle droit antérieur, au contraire, sur l'hémisphère postérieur ; les muscles droits supérieur et inférieur au niveau de l'équateur du globe.

Or, les rapports du globe et des muscles sont semblables à ceux que nous avons observés chez le scomber. D'une part, l'axe antéro-postérieur de l'œil est presque perpendiculaire à la paroi interne : la latéralité est donc très accusée : d'autre part, les muscles viennent d'arrière en avant. Ils forment donc, avec le globe, un angle très prononcé. La ressemblance dans les rapports entraîne la ressemblance dans les insertions ; ce fait vient confirmer d'une manière frappante les considérations dans lesquelles nous sommes entrés précédemment à ce sujet.

Muscles obliques. — Les deux muscles obliques s'insèrent à l'angle antéro-interne de l'orbite (fig. 417). De là, le muscle oblique inférieur vient se fixer obliquement à la sclérotique, *en avant* du muscle droit inférieur. Le muscle oblique supérieur s'insère à la face supérieure du globe, sur une ligne oblique d'avant en arrière et de dehors en dedans. Le muscle droit supérieur s'insère suivant une ligne dirigée en sens inverse. Les extrémités antérieures des deux tendons du muscle oblique supérieur et du muscle droit supérieur sont à peu près au même niveau, mais une partie du muscle oblique supérieur est *recouverte par le muscle droit supérieur et située, par conséquent, en arrière de celui-ci.*

Jusqu'ici, les deux muscles obliques s'étaient toujours insérés *en avant* des muscles droits inférieur ou supérieur ou, au moins, et dans de très rares exceptions, au même niveau. C'est le premier indice de la transformation, qui s'accentuera de plus en plus dans les rapports des muscles obliques et des muscles droits. Toutefois, la description qui précède ne pourrait être appliquée à tous les sauriens.

Les chamélénoïdes (chamaeleon vulgaris) ne présentent ni canal post-orbitaire, ni muscle choanoïde, ni muscle de la troisième paupière, et se rapprochent, par conséquent, des ophidiens. Leurs muscles droits et obliques sont minces et courts. L'insertion des deux muscles obliques se fait au-devant des muscles droits inférieur et supérieur.

Chez les crocodiliens, nous retrouvons un canal ostéo-fibreux post-orbitaire destiné à loger principalement le muscle choanoïde ; celui-ci, beaucoup moins développé que dans les sauriens que nous venons de décrire, se compose d'un faisceau subdivisé souvent en deux faisceaux secondaires qui s'insèrent au fond du canal post-orbitaire et sur l'hémisphère postérieur de l'œil, dans l'intervalle compris entre les muscles droits inférieur et postérieur. Les muscles droits inférieur et postérieur s'insèrent à l'entrée du canal : le muscle droit antérieur un peu en avant, le muscle droit supérieur au-devant et au-dessus du trou optique. Les rapports de direction du globe et des

muscles sont semblables à ceux du salvator merianæ. Les insertions bulbaires doivent donc être analognes, ce qu'on observe en effet. Les deux
muscles obliques s'insèrent au-devant des muscles droits inférieur et supérieur [1].

Parmi les chéloniens, la testudo græca présente les particularités suivantes : Les muscles droits sont extrêmement courts (de 4 à 6 millimètres au
plus) et peu volumineux. Ils s'insèrent tous dans l'orbite même, en avant du
canal. Le muscle droit postérieur contourne le muscle choanoïde en s'appliquant sur lui assez exactement pour lui former une bride musculaire, une
sorte de poulie de renvoi. Tous les muscles droits s'insèrent sur l'hémisphère postérieur. La brièveté et l'étroitesse de leur corps musculaire indiquent une action physiologique très réduite. Les deux muscles obliques sont
également très courts, le muscle oblique inférieur un peu plus mince et plus
long que le muscle oblique supérieur. *Le muscle oblique supérieur s'insère
en arrière du muscle droit supérieur.*

Le muscle choanoïde offre un développement relativement considérable. Il
occupe tout le canal post-orbitaire à parois osseuses qui s'étend fort loin sous
le crâne (de 15 à 20 millimètres). Ce muscle s'insère sur l'hémisphère postérieur, en arrière des muscles droits. Il forme une seule masse musculaire,
dans laquelle on distingue à peine un ou deux interstices celluleux qui la
divisent incomplètement. En jetant un coup d'œil d'ensemble sur les muscles
oculaires des batraciens et des reptiles, on remarque : 1° L'état rudimentaire
des muscles droits et obliques, même dans les espèces où ces muscles
existent seuls (ophidiens, caméléonides). Les mouvements de rotation de
l'œil sont donc toujours très imparfaits ; 2° le développement notable de
l'appareil moteur de la troisième paupière et du muscle choanoïde dans le
plus grand nombre des espèces. Lorsque nous aurons parcouru toute la série
des vertébrés, nous ferons une étude comparative du muscle choanoïde et
de l'appareil de la troisième paupière dans les différentes classes. Disons
cependant, dès maintenant, que le muscle choanoïde des reptiles est un
muscle rétracteur. La rétraction du globe qu'il produit, combinée avec le
déploiement de la troisième paupière, constitue un moyen de protection
très efficace de l'organe oculaire. Dans les amphibies et les reptiles, le développement des éléments de protection de l'œil, aux dépens des éléments
moteurs proprement dits, se retrouve à peu près partout. Nous venons de
signaler le muscle rétracteur et l'appareil de la paupière nictitante. Mais ce
n'est pas tout; on trouve en effet chez les lézards et les tortues un cercle
osseux qui sert, pour ainsi dire, de bouclier à la partie antérieure de la
sclérotique.

Lorsque ces moyens de défense font défaut, ils sont remplacés par d'autres.
Chez les caméléons, le rebord orbitaire forme une saillie considérable, et une
paupière circulaire très épaisse et très résistante s'étend sur toute la partie

---

[1] Dans les sujets que nous avons pu nous procurer, l'appareil moteur de la troisième
paupière n'était pas assez bien conservé pour être étudié et décrit.

antérieure de l'œil, ne laissant qu'un orifice étroit au-devant de la cornée. Dans les ophidiens, la peau ne se replie pas pour tapisser la sclérotique et former la conjonctive. Elle passe au-devant de l'œil en devenant transparente à son niveau, comme un verre de montre dont elle joue le rôle de lame à la fois translucide et protectrice.

En résumé, l'appareil moteur de l'œil des batraciens et des reptiles est caractérisé par l'infériorité des muscles rotateurs et par la prédominance des muscles et des organes protecteurs.

OISEAUX

Orbite. — Chez tous les oiseaux, les cavités orbitaires, de forme à peu près sphérique, sont relativement énormes. Leur développement atteint le maximum dans les oiseaux de proie diurnes et nocturnes, au point d'occuper le tiers ou même la moitié du volume total de la tête. Bien que les os du crâne soient soudés de très bonne heure, nous pouvons cependant constater que les parois de l'orbite sont formés *en haut* par le frontal, qui recouvre la plus grande partie du globe et présente souvent des apophyses saillantes en avant et en arrière. Chez le hibou, cette voûte est fortement échancrée en arrière pour l'orifice du conduit auditif qui s'ouvre dans la cavité orbitaire :

En avant, par le lacrymal.

En dedans, les deux orbites sont séparées par une cloison extrêmement mince qui reste parfois cartilagineuse à son centre. D'après Milne-Edwards, cette cloison est formée en grande partie par l'ethmoïde et repose sur une espèce de quille constituée par le vomer en avant et, postérieurement, par un prolongement rostriforme du présphénoïde.

En arrière, la cavité orbitaire est largement ouverte et communique avec la fosse temporale.

En bas, le plancher osseux manque à peu près entièrement.

Périoste. — Il s'étend sur le plancher de l'orbite et en arrière, complétant sur ces points les parois de la cavité. Il est doublé par le muscle temporal. Le muscle abaisseur de la paupière inférieure nous a paru développé dans l'épaisseur du périoste, à sa partie postéro-inférieure.

Bulbe oculaire. — Le bulbe se rapproche en général de la forme sphérique. Cependant cette sphère représente des irrégularités assez notables. En avant, *sa courbure s'accentue dans la cornée qui atteint,* chez les oiseaux de *proie diurnes et nocturnes, une convexité plus prononcée que chez tous les autres vertébrés.*

Derrière la cornée, on remarque un étranglement très nettement dessiné par une couronne de pièces osseuses imbriquées. Cette bague osseuse, toujours très apparente, s'élargit dans l'aigle, la buse, et surtout dans les oiseaux de proie nocturnes ; chez ces derniers, elle donne au bulbe la forme d'un tube

évasé en arrière qui rappelle
assez exactement une toque
de magistrat (fig. 420).

Derrière le cercle osseux,
la coque oculaire devient
assez régulièrement sphérique. Elle est composée de
trois couches : l'une, médiane, cartilagineuse ; les
deux autres, interne et
externe, fibreuses. Autour
de l'entrée du nerf optique,
on trouve souvent un petit
anneau osseux plus ou moins
complet.

Chez la plupart des oi-
seaux, les yeux sont dirigés
latéralement ; cependant,
dans les oiseaux de proie
nocturnes, ils se portent en
avant.

Muscles. — Nous trou-
vons, chez les oiseaux, six
muscles destinés aux mou-
vements du globe et deux
muscles pour la troisième
paupière. Nous avons déjà
mentionné le muscle de la
paupière inférieure, sur lequel nous n'insisterons pas,
parce qu'il n'affecte pas de
rapports immédiats avec le
globe.

Les *muscles droits* (fig.
419, 420, 421) des oiseaux
s'insèrent à l'orbite, autour
du trou optique. De là, les
muscles droits supérieur,
inférieur et antérieur, se
dirigent vers le globe en
formant avec son axe an-
téro-postérieur un angle
plus ouvert pour le dernier
de ces muscles. Ils s'insè-

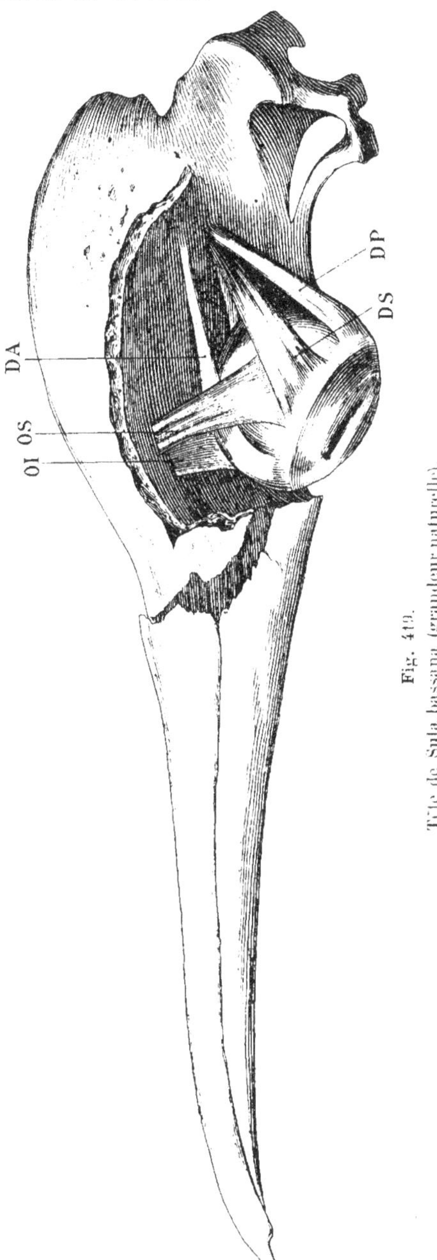

Fig. 419.

Tête de Sula bassana (grandeur naturelle).

DA, muscle droit antérieur. — DP, muscle droit postérieur. — DS, muscle droit supérieur. — OS, muscle oblique supérieur. — OI, muscle oblique inférieur.

rent sur la partie fibreuse de la sclérotique, d'autant plus en arrière, — suivant la loi que nous avons déjà établie à propos des reptiles et des poissons

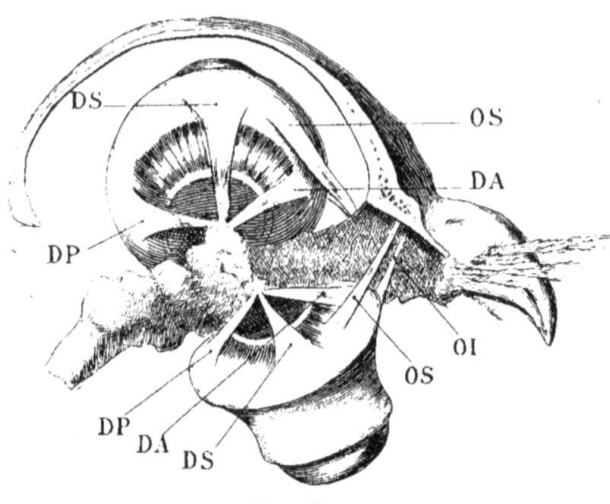

Fig. 420.

Tête de Grand Duc (grandeur naturelle).

DA, DA, muscle droit antérieur. — DP, DP, muscle droit postérieur. — DS, DS, muscle droit supérieur. — OS, OS, muscle oblique supérieur. — OI, muscle oblique inférieur. Le muscle carré et le tendon de la troisième paupière, très apparents, ne sont pas désignés par des lettres.

—que l'angle qu'ils forment avec l'axe du globe est plus prononcé. Les muscles droits inférieur et supérieur s'insèrent près de l'équateur ; le muscle droit antérieur à 2 ou 3 millimètres en arrière. Le muscle droit postérieur seul, se rapprochant du parallélisme avec l'axe du globe, comme chez les poissons et les reptiles, s'insère aussi, comme dans ces vertébrés, plus près de la cornée. Son tendon se fixe, en général, aux bords du cercle osseux.

Les deux *muscles obliques* (fig. 419, 420, 421) viennent de l'angle antéro-interne de l'orbite et s'insèrent à la sclérotique : le muscle oblique inférieur sur une ligne presque droite, *au-devant du muscle inférieur ;* le muscle oblique supérieur sur une vaste surface souvent curviligne, dirigée obliquement d'avant en arrière et de dehors en dedans, *en partie au niveau du muscle droit supérieur, en partie derrière ce muscle qui le recouvre.* Ces rapports entre le muscle oblique supérieur et le muscle droit supérieur que nous n'avons observés jusqu'ici que chez quelques reptiles (sauriens, chéloniens), deviennent constants chez les oiseaux. Nous n'avons pas même noté d'exception dans les strygides (hiboux), dont les deux muscles obliques sont tout à fait rudimentaires.

Le muscle oblique supérieur est presque toujours le plus épais et le plus large.

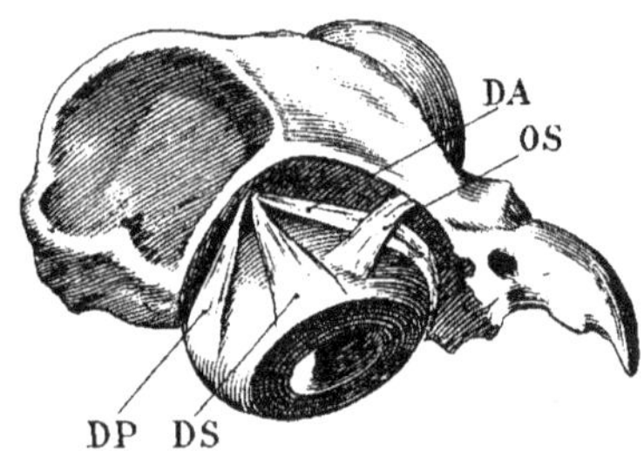

Fig. 421.

Tête d'épervier commun (grandeur naturelle).

DA, muscle droit antérieur.— DP, muscle droit postérieur. — DS, muscle droit supérieur. — OS, oblique supérieur.

Muscles de la troisième paupière (fig. 422, 423). — L'appareil moteur

de la paupière clignotante est encore plus remarquable que celui des batraciens et des reptiles. Assez apparent pour avoir attiré depuis longtemps l'attention des anatomistes, il a été décrit, dès 1722, par Perrault, puis par Petit,
Hunter, Cuvier, etc.

Cet appareil est formé de deux muscles : le muscle carré et le muscle pyramidal, appliqués sur l'hémisphère postérieur du globe, en arrière de l'insertion scléroticale des muscles droits.

Le *muscle carré*, le plus large et le plus développé, s'attache à la sciéro-
tique immédiatement en arrière de l'insertion du muscle droit supérieur. Sa
ligne d'attache s'étend dans tout l'espace compris entre les muscles droits

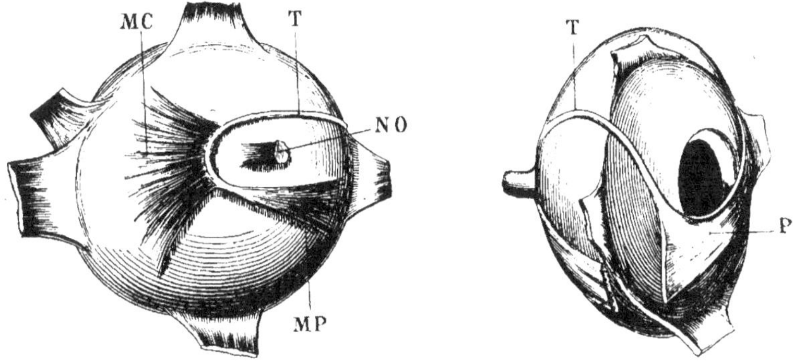

Fig. 422 et 423.

Appareil moteur de la troisième paupière des oiseaux (Pygargue).

MC, muscle carré. — MP, muscle pyramidal. — TT, tendon du muscle pyramidal. — P, troisième paupière.
NO, nerf optique.

supérieur et antérieur et s'insinue sur le bord supérieur de ce dernier muscle.
De cette large surface d'insertion, toutes ses fibres se dirigent vers le nerf
optique[1]. En ce point, au lieu de prendre une autre insertion fixe ou
mobile, le muscle se termine brusquement par un tendon qui se replie sur lui-
même pour former une coulisse fibreuse.

Le *muscle pyramidal*, beaucoup moins large, s'insère sous la moitié antérieure du muscle droit inférieur et sur une ligne de 3 ou 4 millimètres en avant
du bord de ce muscle, gagne la face antérieure du nerf optique, en se rétrécissant de plus en plus, et se termine par un tendon qui s'engage immédiatement dans la coulisse du muscle carré. Le tendon traverse la coulisse en contournant la face supérieure du nerf optique, puis se place dans un sillon de
la sclérotique où il est maintenu par un dédoublement de la capsule de
Ténon, se dirige de dedans en dehors, passe entre les muscles droits infé-

---

[1] L'extrémité libre du muscle carré n'a que la moitié ou le tiers de la largeur de sa surface d'insertion. Il représente donc plutôt un triangle à sommet tronqué qu'un véritable
carré, comme son nom semble l'indiquer.

rieur et postérieur — plus près de ce dernier, — franchit le cercle osseux [1] et gagne l'angle postéro-inférieur de la troisième paupière.

La description qui précède s'applique à tous les oiseaux, du moins à tous les palmipèdes, échassiers, gallinacés, passereaux, grimpeurs et rapaces que nous avons disséqués. Nous n'avons pas remarqué, en effet, dans cette classe, les différences essentielles de nombre, de forme, d'insertions des muscles que présentent les autres vertébrés étudiés jusqu'ici. Les caractères différentiels portent principalement sur le plus ou le moins de développement des muscles et sur quelques variétés d'insertions scléroticales.

D'une manière générale, l'appareil moteur proprement dit de l'œil des oiseaux n'est pas doué d'une grande puissance, et les mouvements du globe sont très restreints. L'appareil musculaire de protection est encore prédominant.

MAMMIFÈRES

Parmi les mammifères, nous choisirons comme types le lapin (rongeurs), le cheval (solipèdes) et le chien (carnivores).

Ces trois espèces représentent assez bien les principales variétés de l'appareil moteur oculaire des mammifères. En outre, elles sont les victimes habituelles des expérimentateurs et nous verrons par la description qui suit qu'il est indispensable de connaître avec précision les rapports du système moteur avec le globe avant de toucher à celui-ci.

APPAREIL MOTEUR DE L'ŒIL DU CHEVAL

Orbite. — L'orbite osseux du cheval est à peu près réduit à la paroi interne. Cette paroi est formée : par le *lacrymal* ou unguis en avant et en dedans ; 2° par une longue et étroite apophyse du même os qui se porte en arrière entre le frontal et le jugal ; par la face externe de *l'apophyse orbitaire du frontal*; au-dessous par le *jugal.* Tout à fait en arrière et en haut, l'aile du sphénoïde présente une petite surface orbitaire. On remarque sur le lacrymal la *fossette lacrymale* destinée à loger le sac lacrymal. La fossette qui reçoit la poulie de muscle oblique supérieur est creusée à la partie supéro-interne de l'apophyse orbitaire du frontal ; son centre est éloigné de **20** à 25 millimètres du rebord orbitaire. Il n'existe aucune trace de paroi osseuse en dehors.

En *haut et en dedans*, l'apophyse orbitaire du frontal s'avance de 10 à 15 millimètres, comme un rudiment de voûte orbitaire.

De même, *en bas,* la partie postérieure du sus-maxillaire ébauche une paroi inférieure qui s'arrête à 15 ou 20 millimètres.

Au *sommet* de l'orbite, on remarque deux trous principaux qui forment le *hiatus orbitaire :* ce sont les orifices du canal optique et du canal sphénoïdal.

---

[1] Dans le hibou, il se réfléchit sur une apophyse du cercle osseux.

La *base* de l'orbite ou *rebord orbitaire* est très large et dessine un cercle osseux complet. Elle est composée, en partant du lacrymal, par le *lacrymal*, l'*apophyse orbitaire du frontal* traversée par le trou sus-orbitaire, par le *sommet de l'apophyse zygomatique*, par le *jugal*.

Cornet. — Le globe oculaire, avec ses organes accessoires, est entouré chez le cheval, comme chez tous les vertébrés dont les parois osseuses de

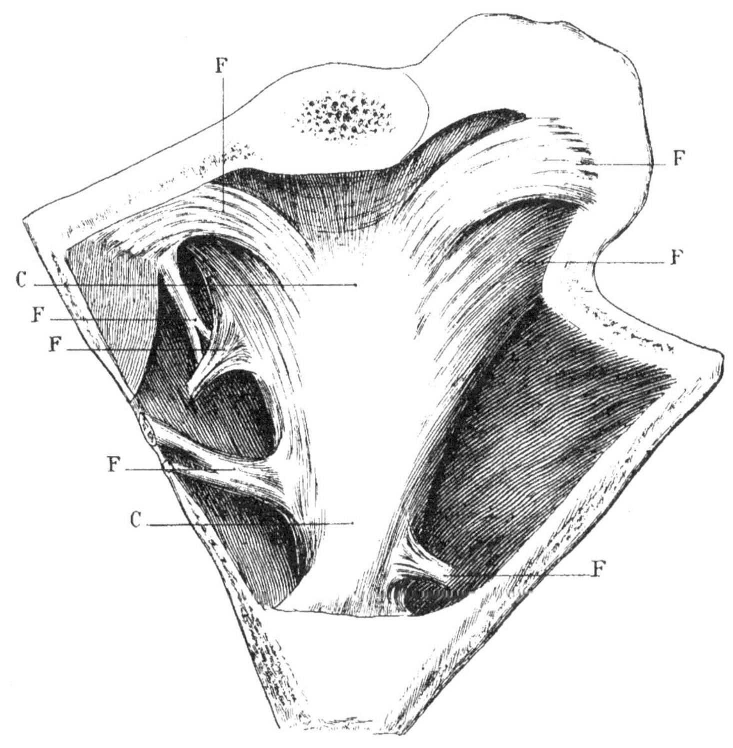

Fig. 424.

Cornet du cheval.

CC, cornet. — FFFFFF, faisceaux d'insertion du cornet.

l'orbite sont incomplètes, d'une membrane fibreuse ou fibro-musculaire désignée sous le nom de gaine oculaire ou de cornet (fig. 424).

Le cornet a la forme d'un cône ou d'un entonnoir un peu aplati de dedans en dehors. Sa base s'épanouit sur tout le pourtour du rebord orbitaire et son sommet se fixe autour du trou optique et du canal sphénoïdal. Sa couleur est d'un blanc bleuâtre ; son épaisseur atteint, en moyenne, un demi-millimètre, il s'amincit en dedans où il repose sur une paroi osseuse.

En dehors, au contraire, il est doublé par une bande de 10 à 12 millimètres de largeur qui part du faisceau d'insertion supérieur et se prolonge jusqu'à l'hiatus orbitaire. Cette bande, sous-jacente au cornet proprement dit, formée en grande partie de fibres élastiques, se voit par transparence grâce à sa couleur blanc jaunâtre qui tranche sur celle de la gaine fibreuse. Lorsque la tête repose horizontalement sur une table, le cornet se dirige d'avant en arrière et de dedans en dehors. Dans la position ordinaire de l'animal, l'axe du cornet regarde d'avant en arrière, de dehors en dedans et de bas en haut.

Insertions. — Le cornet se fixe, en arrière, par son sommet, autour des orifices orbitaires du canal optique et du canal sphénoïdal ; en avant, par sa base, sur tout le pourtour du rebord orbitaire. L'insertion antérieure est renforcée par deux faisceaux très solides. Le faisceau supérieur se jette sur la partie la plus concave de l'apophyse orbitaire du frontal. Le faisceau inférieur gagne l'angle rentrant que forme l'articulation du jugal avec le maxillaire supérieur. Entre ces deux points extrêmes d'insertions, le cornet s'attache à la paroi orbitaire interne sur deux lignes. La ligne d'insertion supérieure part du trou optique et se dirige en avant vers le faisceau supérieur. La ligne d'insertion inférieure part du canal sphénoïdal et se rend au faisceau inférieur. Ces deux lignes divergent de plus en plus d'arrière en avant. La ligne d'insertion supérieure est à peu près régulière ; elle n'est interrompue que vers sa partie moyenne. La ligne d'insertion inférieure est plus irrégulière dans ses deux tiers antérieurs. Elle présente deux ou trois bandelettes épaisses circonscrivant des orifices qui livrent passage à des vaisseaux, des lobules adipeux, etc.

Structure. — On trouve dans le cornet du cheval des fibres musculaires lisses et des fibres élastiques. Mais le tissu fibreux proprement dit domine. Les fibres sont longitudinales (en plus grand nombre), obliques ou circulaires. Elles forment, par leur entre-croisement, une trame extrêmement forte et résistante. Le cornet contient en outre des fibres musculaires lisses et striées (muscle de GEGENBAUER) qui forment, chez certains vertébrés, deux couches épaisses séparées par un raphé fibreux médian (Delphinus communis, fig. 425).

Boule adipeuse du corps clignotant. — Entre les muscles droits et le muscle choanoïde, s'étend une couche graisseuse à peu près uniforme, sauf entre les muscles droits interne et inférieur, où elle prend un relief et des rapports qui méritent une description spéciale. On lui a donné, à ce niveau, le nom de boule adipeuse du corps clignotant. La boule adipeuse s'étend du muscle droit interne au muscle droit inférieur, débordant sous la face profonde de ces deux muscles. Les dimensions sont les suivantes : longueur (d'avant en arrière), 35 à 40 millimètres ; largeur, 35 millimètres ; épaisseur, 15 à 16 millimètres.

On peut lui considérer : un bord antérieur dans lequel le fibro-cartilage de la troisième paupière (l'onglet), vient s'enclaver comme un coin. Un bord

postérieur qui se perd au-dessus du muscle choanoïde. Deux bords latéraux
par lesquels elle se confond avec la masse adipeuse commune. Une face superficielle recouverte par les muscles droits interne et inférieur et, dans leur intervalle, par l'aponévrose orbitaire. Une face profonde recouvrant la sclérotique
et le muscle choanoïde, tapissée par la séreuse oculaire.

Le rôle de la boule graisseuse est bien connu. Lorsque le muscle choanoïde entraine au fond de l'orbite le globe oculaire, celui-ci refoule nécessairement en avant les autres organes intraorbitaires pour se faire place.

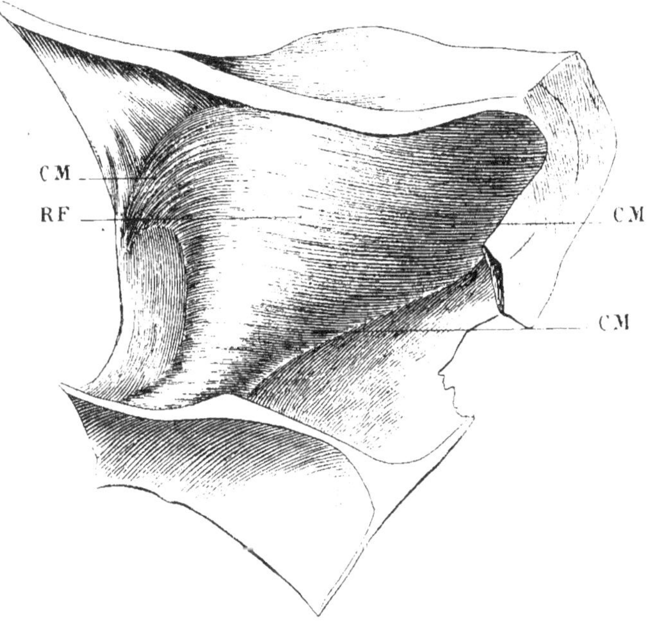

Fig. 425.

Cornet du Dauphin (Delphinus communis).

C.M, C.M. C.M. cornet musculaire. — RF, Raphé fibreux.

De tous ces organes, la boule adipeuse, étant la plus mobile, se porte en
avant et chasse devant elle l'onglet et la troisième paupière qui se déploie
au-devant de la cornée.

Signalons les conditions qui favorisent le déplacement en avant de la
boule adipeuse, et, par suite, son rôle physiologique si remarquable.

1° Par la saillie qu'elle forme et sa surface très étendue elle reçoit un
effort de propulsion plus considérable.

2° Elle est fortement attachée en avant au rebord orbitaire, par un épais
faisceau de l'aponévrose commune, qui va se fixer en dedans de l'insertion
du muscle petit oblique. En arrière, ses connexions aponévrotiques sont

peu solides. La bande fibreuse antérieure, inextensible, ne permet pas de déplacement en arrière. Au contraire la laxité des liens aponévrotiques postérieurs se prête à un certain déplacement en avant.

3° Le mouvement de glissement est favorisé par la séreuse qui tapisse la face profonde de la boule adipeuse.

Muscles. — Les muscles contenus dans la loge ostéo-fibreuse de l'orbite sont au nombre de huit : un muscle destiné à la paupière supérieure : le muscle releveur de la paupière. Quatre muscles droits : le muscle droit interne ou antérieur, le muscle droit externe ou postérieur, le muscle droit supérieur, le muscle droit inférieur. Deux muscles obliques : le muscle oblique supérieur, le muscle oblique inférieur. Un muscle choanoïde.

Muscle releveur de la paupière supérieure. — Le muscle releveur de la paupière est situé au-dessus du muscle droit supérieur, qu'il sépare de la gaine fibreuse. Très mince dans toute son étendue, il est étroit en arrière et s'élargit de plus en plus en avant de façon à former un triangle à base antérieure.

Insertions. — Le muscle releveur s'insère, en arrière, au-dessus de l'orifice du canal optique, entre les insertions des muscles droit et oblique supérieurs, par un tendon court et grêle de 3 à 4 millimètres de largeur. De là, il se dirige en avant placé entre la gaine fibreuse et le muscle droit supérieur. A quelques millimètres au-devant de l'équateur du globe, il s'étale en un large tendon qui s'insère, par sa partie médiane, sur le bord adhérent du cartilage tarse et, par ses deux extrémités aux angles antérieur et postérieur du rebord orbitaire. Dans cette dernière partie de son trajet, le releveur s'incline en avant et en bas.

Action. — L'action du muscle releveur de la paupière supérieure est indiquée par son nom même. Il agit sur le cartilage tarse supérieur et, par l'intermédiaire de la charpente fibro-cartilagineuse, sur la paupière tout entière. La traction du muscle releveur est limitée par les insertions fixes de ses extrémités aux angles antérieur et postérieur du rebord orbitaire. Ces mêmes insertions fixes servent de cordes de renvoi et transforment le mouvement du releveur en un mouvement d'élévation et de traction en arrière.

Muscle droit supérieur. — Le muscle droit supérieur est situé à la partie supérieure de la loge orbitaire, entre le muscle précédent et le muscle choanoïde.

Insertions. — Il s'insère, en arrière, au-dessus du trou optique, par un tendon de 7 à 8 millimètres de largeur. En outre un faisceau tendineux très grêle se détache de son bord externe, contourne le nerf moteur oculaire commun et se jette sur le tendon du muscle choanoïde. Le muscle droit supérieur se dirige d'abord en avant et en haut; à partir de l'équateur du globe il se dirige en avant et en bas vers son insertion bulbaire. Dans ce trajet, comme pour tous les autres muscles droits, sa direction est déterminée par la forme du globe sur lequel il se moule. En avant, le muscle droit supérieur

s'insère à la sclérotique, à 11 millimètres du bord de la cornée, à 26 millimètres du centre. La ligne d'insertion est de 22 millimètres. La longueur
moyenne des fibres tendineuses est de 23 à 24 millimètres. Au contraire de ce
qu'on observe chez l'homme, la ligne d'insertion du muscle droit supérieur
est très régulière et parallèle, dans toute son étendue, à la tangente passant
par le bord cornéen.

Action. — Le muscle droit supérieur est élévateur de la pupille. Chez
l'homme, par suite de l'obliquité de l'insertion bulbaire, il est en même temps
rotateur en dedans. Chez le cheval, son insertion rectiligne en fait un élévateur direct. Le muscle droit supérieur doit, en outre, à ses connexions aponévrotiques avec le muscle releveur de la paupière, de contribuer au mouvement d'élévation de la paupière supérieure.

Muscle droit inférieur. — Situé au-dessous du nerf optique et du muscle
choanoïde, il recouvre en avant la partie moyenne du muscle oblique inférieur.

Insertions. — Le muscle droit inférieur s'insère, en arrière, sur une ligne
oblique, qui part du bord du trou optique et se dirige en bas et en dedans.
L'étendue de son insertion est considérable (14 à 15 millimètres). Il se fixe à
l'os par l'implantation des fibres musculaires elles-mêmes ou par des fibres
tendineuses extrêmement courtes, sauf sur son bord externe où il s'unit par
un faisceau tendineux bien apparent au tendon du muscle droit externe.
Nous trouvons rarement, chez le cheval, le tendon de Zinn qui reçoit, chez
l'homme, la plupart des fibres des trois muscles droits, externe, inférieur et
interne.

Le muscle droit inférieur s'accole, il est vrai, par son bord externe, au
muscle droit externe; mais les trois quarts de son insertion sont indépendants
de ce dernier muscle. D'autre part, il recouvre l'insertion du muscle droit
interne sans qu'il y ait de connexions entre les fibres tendineuses de ces
muscles. De son insertion orbitaire, le muscle droit inférieur se porte en
avant, en s'appliquant sur la sphère oculaire, croise le muscle oblique inférieur qu'il recouvre et va s'attacher à la sclérotique à 7 ou 8 millimètres du
bord de la cornée, à 20 ou 21 millimètres du centre. La largeur de l'insertion
est de 18 à 19 millimètres; la largeur moyenne des fibres tendineuses est de 18
à 20 millimètres. La ligne d'insertion est très irrégulière. Elle forme une S
bien dessinée. Son caractère le plus remarquable consiste dans une brusque
inflexion en arrière de l'extrémité interne ou antérieure, qui recule de 3 ou 4
millimètres sur l'extrémité externe. Nous avons donc ici la même obliquité
que dans le muscle droit inférieur de l'homme, mais en sens inverse. Chez
l'homme, en effet, l'inflexion tendineuse se fait en dehors. De la face profonde
du tendon, se détache un faisceau assez résistant, qui se fixe à 3 ou 4 millimètres en arrière de la ligne d'insertion commune.

Action. — Le muscle droit inférieur est un abaisseur de la pupille. La
disposition de son tendon en fait en même temps un rotateur en dedans. Par
ses connexions aponévrotiques avec la paupière inférieure, il contribue au

mouvement d'abaissement de cette paupière. Il a toutefois moins d'action sur la paupière inférieure que le muscle antagoniste sur la paupière supérieure.

Muscle droit externe ou postérieur. — Le muscle droit externe est situé à la partie postéro-externe de la loge orbitaire, entre la gaine fibreuse et le muscle choanoïde.

Insertions. — Le muscle droit externe s'insère en arrière : 1° à l'orifice orbitaire du canal sphénoïdal, par un tendon commun avec celui du muscle droit inférieur; 2° sur la paroi inféro-interne du canal sphénoïdal, jusqu'à 5 ou 6 millimètres de son orifice intracranien, par un faisceau tendineux qui se confond avec le faisceau le plus reculé du muscle choanoïde. Le tendon du muscle droit externe est très apparent, de forme triangulaire; sa longueur est de 10 à 12 millimètres. Les fibres musculaires qui font suite à ce tendon postérieur se dirigent en dehors et en avant, et se terminent en avant par un tendon large de 24 à 25 millimètres, d'une hauteur moyenne de 23 millimètres. Les fibres tendineuses sont plus nombreuses et plus épaisses à la partie médiane du tendon. La ligne d'insertion à la sclérotique est à 4 millimètres du bord de la cornée, à 25 millimètres du centre; elle est à peu près parallèle à la tangente passant par le bord cornéen.

Action. — Le muscle droit externe ou postérieur produit la rotation du globe en arrière. Ce mouvement correspond à la rotation en dehors du muscle droit externe de l'homme.

Muscle droit interne ou antérieur. — Le muscle droit interne ou antérieur est situé sur la face antéro-interne de la loge orbitaire entre la gaine fibreuse et le muscle choanoïde, au-dessous du muscle oblique supérieur, au-dessus du muscle droit inférieur.

Insertions. — Le muscle droit interne ou antérieur s'insère en arrière sur le côté interne de l'orifice orbitaire du trou optique, par un tendon à fibres très courtes. L'insertion, de 7 à 8 millimètres de largeur, se prolonge vers l'entrée du canal sphénoïdal, tombant sur la même ligne d'insertion que le muscle droit inférieur, qu'elle croise à angle aigu. Pour mettre à nu l'insertion orbitaire du muscle droit interne, il faut soulever le large corps charnu du muscle droit inférieur et le faisceau intra-sphénoïdal du muscle choanoïde. Le muscle droit interne ou antérieur se dirige en avant et un peu en dedans, contourne la face antéro-interne du globe, et se termine en avant par un tendon large de 28 millimètres, d'une hauteur moyenne de 17 à 18 millimètres. Ce tendon se fixe à 11 millimètres du bord de la cornée. La ligne d'insertion est très sinueuse; cependant sa direction générale est à peu près parallèle à la tangente passant par le bord de la cornée, sauf au centre où les fibres tendineuses se rapprochent jusqu'à 2 ou 3 millimètres de la cornée. De la face profonde du tendon, près du bord inférieur, se détache habituellement un faisceau large de 5 à 6 millimètres qui va s'insérer à 5 ou 6 millimètres en arrière de la ligne d'insertion commune. Ce faisceau accessoire s'observe le plus souvent aux muscles droits interne et inférieur, mais il n'est pas rare de le rencontrer aux autres muscles droits et aux muscles obliques du cheval.

Action. — Le muscle droit interne ou antérieur produit la rotation du globe en avant. Ce mouvement correspond à la rotation en dedans du muscle droit interne de l'homme.

Muscle oblique supérieur. — Chez le cheval comme chez presque tous les mammifères, le muscle oblique supérieur vient du fond de l'orbite et se

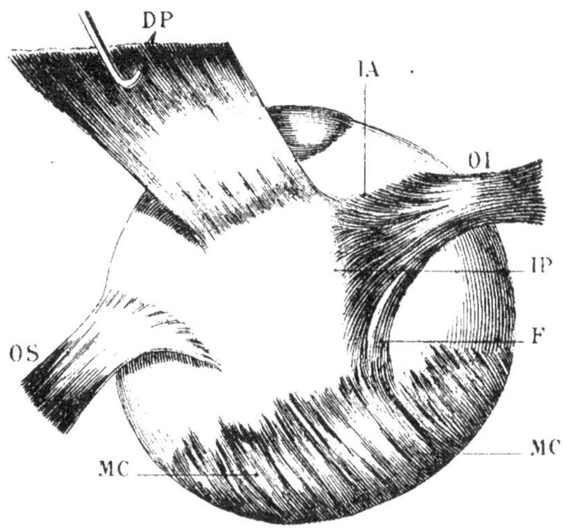

Fig. 426.

Insertions scléroticales des muscles obliques du cheval.

OI, muscle oblique inférieur. — IA. sa ligne d'insertion antérieure. — IP, sa ligne d'insertion postérieure. — OS, muscle oblique supérieur. — DP, muscle droit postérieur. — MC, muscle choanoïde.

compose de deux portions : 1° une portion directe plus longue et charnue, qui, de son insertion à l'hiatus orbitaire, se dirige d'arrière en avant et de dedans en dehors pour gagner une poulie située à l'angle supéro-interne de la base de l'orbite; 2° une portion réfléchie, composée, à peu près à parties égales, de fibres musculaires et tendineuses, part de la poulie et se dirige à peu près transversalement vers l'équateur du globe. La portion directe se place entre les muscles droits interne et supérieur, plus près de ce dernier et sur un plan plus superficiel que celui de ces deux muscles. La portion réfléchie s'engage au-dessus du muscle droit supérieur.

Insertions. — Le muscle oblique supérieur s'insère, à l'orbite, par un tendon fusiforme, au-devant de l'insertion du muscle releveur de la paupière et du muscle droit supérieur. A ce tendon succède un corps charnu, arrondi, qui suit la direction que nous venons d'indiquer et s'engage dans la poulie. Dans la portion réfléchie, les fibres musculaires disparaissent peu à peu pour faire place à un tendon plus ou moins long. mais toujours très nacré et resplendissant près de son insertion.

La ligne d'insertion bulbaire du muscle oblique supérieur n'est plus concentrique au bord cornéen comme celle des muscles droits, mais à peu près perpendiculaire à la cornée. Elle court presque directement, en s'inclinant très peu de dedans en dehors, de la cornée vers le pôle postérieur. Son extrémité cornéenne touche le bord postérieur du tendon du muscle droit inférieur, à **26** ou 27 millimètres du centre de la cornée. Son extrémité postérieure s'arrête de 3 à 5 millimètres de l'insertion du muscle choanoïde, en arrière du bord supérieur du muscle droit externe. La longueur de l'insertion tendineuse est de 13 à 14 millimètres.

Poulie. — Le muscle oblique supérieur s'engage dans un anneau ostéo-fibro cartilagineux qui lui sert de poulie de renvoi. Cet anneau est constitué en haut par une fossette creusée dans l'angle supéro-interne du rebord orbitaire, aux dépens de l'apophyse orbitaire du frontal. En bas par une lame fibro-cartilagineuse qui présente les caractères suivants : face supérieure, concave et lisse ; c'est sur elle que glisse le muscle oblique supérieur. Face inférieure, plane et recouverte du tissu fibreux. Bord postérieur, mince et tranchant. Il livre passage au corps du muscle entrant dans la poulie. Bord antérieur épais de 1 à 2 millimètres. La portion réfléchie du muscle s'appuie sur lui en sortant de l'anneau.

Bords inférieur et supérieur : le bord inférieur est très mince, le bord supérieur est très épais (3 ou 4 millimètres). Tous les deux sont reliés au bord de la fossette du frontal par des ligaments fibreux très résistants.

Le fibro-cartilage de la poulie présente des dimensions assez variables suivant la taille, l'âge, etc., de l'animal. Il atteint en moyenne 7 à 8 millimètres de largeur à sa partie médiane et 10 millimètres de longueur. Son bord antérieur est situé de 19 à 22 millimètres du rebord orbitaire.

Action. — Le muscle grand oblique de l'homme doit son action, qui paraît singulière à première vue, à la situation de son insertion en arrière de l'équateur du globe. dans une direction très oblique. La direction à peu près transversale de la portion réfléchie du grand oblique du cheval ne permet pas de lui attribuer la même action. Nous reviendrons sur cette question intéressante à propos des muscles obliques du chien.

Muscle oblique inférieur — La situation du muscle oblique inférieur ou petit oblique diffère entièrement de celle des muscles que nous venons de décrire. Tous viennent du fond de l'orbite, le muscle oblique inférieur vient, au contraire, du rebord orbitaire. Sa direction étant presque transversale chez le cheval. ce muscle n'occupe donc que la région antérieure de la loge orbitaire, au-dessous du muscle droit inférieur qu'il croise vers les deux tiers de son trajet.

Insertions. — Le muscle oblique inférieur s'insère à l'orbite dans une fossette spéciale située au-dessous du sac lacrymal, à l'angle inféro-interne de la base de l'orbite, à 15 ou 20 millimètres en arrière du rebord orbitaire. De là, le muscle glisse sous l'hémisphère antérieur du globe, passe au-dessous du muscle droit inférieur et va prendre insertion à la sclérotique près du bord inférieur du tendon du muscle droit externe. Le muscle reste charnu dans toute sa longueur ; les fibres musculaires s'attachent directement au bulbe ou par l'intermédiaire de fibres tendineuses très courtes. L'insertion scléroticale est remarquable par sa disposition et par son étendue. Elle est formée de deux parties : l'une perpendiculaire, l'autre parallèle à la cornée. Ces deux parties se réunissent, à angle droit, au bord inférieur de l'insertion du muscle droit postérieur. De ce point, la partie parallèle à la cornée. longue de 10 à 11 millimètres, se dirige en bas sur la même ligne que l'insertion du muscle droit externe qu'elle semble continuer. La partie perpendiculaire se porte brusquement vers le pôle postérieur du globe, jusqu'au muscle choanoïde avec lequel son faisceau le plus reculé vient se confondre. (fig. 426).

L'extrémité antérieure de l'insertion du muscle oblique inférieur arrive à 21 millimètres du centre de la cornée ; l'extrémité postérieure ne s'en éloigne que de 15 millimètres.

Action. — Nous avons à reproduire l'observation que nous avons déjà présentée au sujet de l'action physiologique du muscle oblique supérieur.

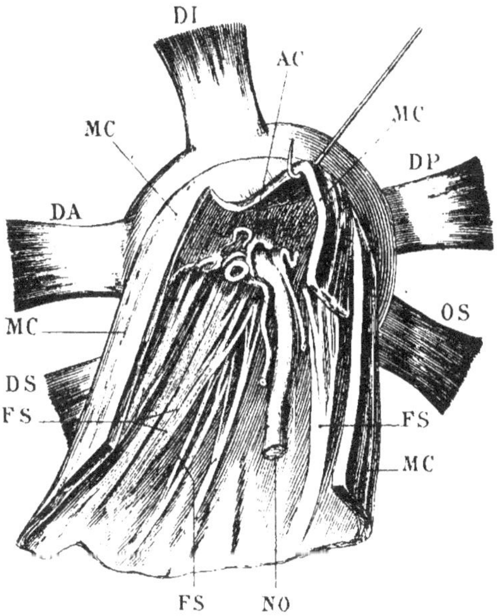

La direction presque transversale du muscle oblique inférieur doit déterminer une rotation autour d'un axe qui se rapproche beaucoup de l'axe antéro-postérieur du globe.

Fig. 427.

Muscle choanoïde du cheval.

MC, MC, MC, MC, muscle choanoïde. — FS, FS, FS, ses faisceaux profonds. — DS, muscle droit supérieur. — DA, muscle droit antérieur. — DP, muscle droit postérieur. — NO, nerf optique. — AC, artères ciliaires.

Muscle choanoïde. — Le muscle choanoïde est situé au-dessous des muscles droits. Il s'étend de l'hémisphère postérieur du globe au trou optique et au canal sphénoïdal. Il a la forme d'un cône ou d'un entonnoir dont la base — antérieure — est à l'insertion bulbaire et le sommet — postérieur — à l'insertion orbitaire.

Le muscle choanoïde est composé d'un grand nombre de fascicules séparés par des interstices celluleux. Les interstices situés au-dessous des muscles droits externes et supérieurs sont un peu plus accentués que les autres. Le plus manifeste est situé au-dessous du muscle droit interne. Ce dernier interstice s'élargit assez en arrière pour laisser à découvert la face interne du nerf optique.

Insertions. — Le muscle choanoïde s'insère *en arrière* : 1° sur la gaine du nerf optique dans les deux tiers de la circonférence du nerf; 2° autour du trou optique ; 3° dans le canal sphénoïdal par un faisceau assez volumineux qui s'engage dans le canal par l'intervalle compris entre les muscles droits supérieur et externe. Ce faisceau s'attache à la gaine des nerfs de la troisième et de la sixième paires, et à la paroi inféro-interne du canal, jusqu'à une profondeur de 25 à 30 millimètres.

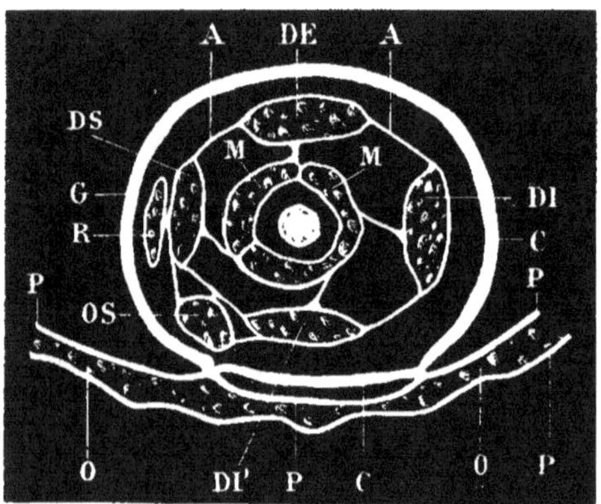

Fig. 428.

Coupe des muscles et de l'aponévrose du cheval en arrière du globe.

R. muscle releveur de la paupière. — DE. muscle droit postérieur externe de l'homme. — OS. muscle droit supérieur. — OS. muscle oblique supérieur. — DI. muscle droit antérieur (interne de l'homme). — DII. muscle droit inférieur. — MM. muscle choanoïde. — C, C, C. cornet. — O, O. paroi osseuse. — P, P, P. périoste. — A, A. aponévrose intermusculaire se dédoublant sur les bords des muscles pour former à chacun d'eux, une gaine complète.

Ce prolongement sphénoïdal du cheval rappelle évidemment l'insertion si remarquable des muscles de l'œil des poissons dans le canal sphénoïdal, et, plus exactement encore, l'insertion du muscle choanoïde de certains reptiles dans le canal post-orbitaire.

Le muscle choanoïde s'insère, *en avant*, à la sclérotique sur une ligne irrégulièrement circulaire située de 3 à 7 millimètres en arrière de l'équateur du globe, à 21 millimètres en arrière de l'insertion du muscle droit interne, à 17 millimètres de l'insertion du muscle droit externe, à 13 millimètres de l'insertion du muscle droit inférieur, à 20 millimètres de l'insertion du muscle droit supérieur. De la face profonde du muscle se détachent un certain nombre de fascicules musculaires dont les insertions s'échelonnent sur l'hémisphère postérieur (fig. 427 FS). Deux de ces fascicules, plus volumineux et d'une existence constante, se fixent tout près du nerf optique, en dedans et en dehors de ce nerf.

Action. — Le muscle choanoïde du cheval a pour fonctions : 1° de suspendre le globe de l'œil dans l'attitude inclinée de la tête et de permettre ainsi aux muscles rotateurs d'exercer une action indépendante (*muscle suspenseur*); 2° de rétracter le globe dans le fond de l'orbite lorsqu'un traumatisme menace l'organe visuel (*muscle rétracteur*). Cette rétraction est un des principaux obstacles aux opérations oculaires chez le cheval ; 3° nous avons vu (p. 644) que, par l'intermédiaire de la *boule adipeuse*, le muscle choanoïde produit le déploiement de la troisième paupière.

APPAREIL MOTEUR DE L'ŒIL DES RONGEURS (LAPIN)

Orbite. — L'orbite est assez développé en hauteur et en longueur, mais peu profond. La latéralité étant ici portée à l'extrème, la paroi interne correspond au fond de l'orbite et la paroi externe à l'orifice orbitaire. L'orbite des rongeurs est beaucoup plus complet que celui des solipèdes et des carnassiers.

On peut lui considérer cinq parois :

Paroi interne. — La paroi interne, concave est constituée par l'extrémité inférieure de l'apophyse orbitaire du frontal en haut, par le corps et l'aile antérieure du sphénoïde au centre, par le sus-maxillaire en bas et en avant.

Il n'existe pas de *paroi externe*. L'orifice orbitaire la remplace. Cependant, en dehors et en bas, l'œil est encore défendu par la lame horizontale jugo-maxillaire qui prend chez le lapin un développement en hauteur de près d'un centimètre.

La *paroi antérieure* est formée par le lacrymal et le maxillaire supérieur.

La *paroi postérieure* est formée par la partie postérieure du frontal, par la partie antérieure de l'écaille du temporal, par la racine de l'apophyse zygomatique et, plus bas, par l'aile du sphénoïde. Cette paroi est à peu près complète dans ses deux tiers supérieurs. Au-dessous de l'apophyse zygomatique, elle présente une échancrure par laquelle l'orbite communique avec la fosse temporale dont les dimensions sont très réduites chez les rongeurs.

La *paroi supérieure* est constituée par le corps du frontal qui se recourbe en formant une voûte moins étendue que la voûte orbitaire des primates, mais beaucoup plus accentuée que celle des carnivores et des solipèdes. Cette voûte est complétée par une apophyse très saillante, — apophyse sus-orbitaire — qui présente deux échancrures à sa base, l'une antérieure, l'autre postérieure plus profonde.

La *paroi inférieure* est encore rudimentaire, elle n'est formée que par la saillie du maxillaire supérieur qui supporte les trois dernières molaires ; plus bas et en arrière par la face supérieure de l'apophyse ptérygoïde du sphénoïde. L'orbite communique donc largement avec les fosses ptérygoïdiennes et maxillaires.

Le *rebord orbitaire* est complet. Il est formé : par le lacrymal, le frontal avec son apophyse sus-orbitaire, l'apophyse zygomatique et une petite portion du temporal, le jugal et le maxillaire supérieur.

Chez la plupart des mammifères, le fond de la cavité orbitaire représente le sommet tronqué d'un cône. Chez le lapin, la cavité étant de dimensions à peu près égales dans tous les sens, la dépression du fond de l'orbite n'est pas très accentuée. On remarque, au point de réunion des parois interne, supérieure et postérieure, *le trou optique*. Les trous optiques, droit et gauche, se réunissent immédiatement dans un même canal et s'ouvrent dans le crâne par un seul orifice.

Cornet. — Le cornet est aussi complet que chez le chien et le cheval, mais il en diffère : 1° par sa forme, le sommet du cône fibreux étant beaucoup plus largement ouvert ; 2° par sa minceur telle, au niveau des parois osseuses, qu'il faut une certaine attention pour le suivre dans toute la circonférence : 3° par sa résistance moindre et sa structure celluleuse sur beaucoup de points.

Cette disposition de la gaine oculaire s'accorde bien avec l'étendue des parois osseuses. Dans une cavité orbitaire dont les parois sont osseuses, pour les trois quarts, le rôle du cornet devenant secondaire, cette membrane devait subir un certain degré d'atrophie.

Bulbe oculaire. — Le bulbe a la forme d'un globe dont les diamètres transversal et vertical l'emportent sur le diamètre antéro-postérieur. L'œil du lapin est donc hypermétrope comme celui de la plupart des mammifères et des vertébrés en général. Le caractère le plus remarquable de l'œil du lapin et des autres rongeurs consiste dans l'énorme développement de la cornée qui forme le tiers ou même la moitié (rats) de l'enveloppe bulbaire.

Muscles. — Les muscles oculaires du lapin et des autres rongeurs sont très courts (longeur de 20 à 23 millimètres chez le lapin). Ils doivent cette brièveté au peu de profondeur de l'orbite. Ils sont relativement moins épais et moins larges que les mêmes muscles des solipèdes, des ruminants et des carnassiers. Les plus développés sont les muscles droits supérieur et inférieur.

Muscle releveur de la paupière supérieure. Son corps charnu est très mince et difficile à isoler.

Insertions. — Il s'insère à *l'orbite*. au-dessus du trou optique, au-dessus et un peu en avant du tendon du muscle droit supérieur. Son insertion *palpébrale* se fait au cartilage tarse, comme chez tous les vertébrés, par un large tendon triangulaire dont les extrémités se fixent aux angles antérieur et postérieur du rebord orbitaire.

Muscle droit supérieur. — *Insertions.* — Le muscle droit supérieur s'insère à la paroi interne de l'orbite, au-dessus et en arrière du trou optique, à la partie supérieure d'une fossette destinée à l'insertion des trois muscles droits supérieur, externe et inférieur. Il s'insère, en avant, à la sclérotique, par un tendon épais et court de 9 à 10 millimètres de largeur, à 1 millimètre de la cornée.

Muscle droit inférieur. — Le muscle droit inférieur s'insère à la paroi interne de l'orbite, au-dessous du muscle droit interne, à la partie inférieure de la fossette. A la sclérotique, par un tendon très court et épais comme celui du muscle précédent, mais un peu moins large (8 à 9 millimètres). La ligne d'insertion est oblique, en sorte que l'extrémité interne ou antérieure est à 2 millimètres de la cornée et l'extrémité externe à 5 ou 6 millimètres.

Muscle droit externe ou postérieur. — Le muscle droit externe s'insère à la paroi interne de l'orbite, entre les muscles droits supérieur et inférieur, à la partie moyenne de la fossette. A la sclérotique, par un tendon de 7 à 8 millimètres de largeur, à 1 millimètre et demi de la cornée. Ce tendon est extrêmement mince et transparent.

Muscle droit interne ou antérieur. — Le muscle droit interne s'insère à la paroi interne de l'orbite au-devant et au-dessous du trou optique. A la sclérotique, par un tendon long, mince et translucide comme celui du muscle droit externe, de 6 millimètres de largeur. Sa ligne d'insertion étant oblique, l'extrémité supérieure arrive à 1 millimètre de la cornée, et l'extrémité inférieure à 7 millimètres.

Muscle oblique supérieur. — Le muscle oblique supérieur s'insère à la paroi interne de l'orbite au-dessous du trou optique, entre les muscles droits supérieur et interne. Après s'être réfléchi dans la poulie, le muscle oblique supérieur va se fixer à la sclérotique, derrière l'insertion du muscle droit supérieur. L'extrémité antérieure de son tendon touche la partie médiane de l'insertion du muscle droit supérieur. La portion réfléchie du muscle grand oblique est charnue dans les trois quarts de sa longueur. La poulie s'insère très près (à 6 ou 8 millimètres) du rebord orbitaire. Malgré cette insertion avancée, la direction de la portion réfléchie du muscle du grand oblique reste transversale grâce à la proéminence de l'œil du lapin.

Muscle oblique inférieur. — Le muscle oblique inférieur s'insère à l'orbite, à 5 ou 6 millimètres du rebord orbitaire. Il s'insère obliquement à la sclérotique, par un tendon dont les fibres sont extrêmement courtes, *au-devant du muscle droit externe*, dans l'espace étroit qui existe entre l'insertion de ce dernier muscle et le bord de la cornée. Nous avons rencontré parfois un faisceau très grêle passant en arrière du muscle droit externe et représentant le faisceau sclérotical postérieur constant chez les carnassiers et les solipèdes. Mais si nous nous en rapportons à nos dissections, ce faisceau est exceptionnel chez le lapin. La direction du muscle oblique inférieur est semblable à celle de la portion réfléchie du muscle oblique supérieur.

Muscle choanoïde. — Le muscle choanoïde du lapin est fort mince; ses fibres sont pâles, de sorte qu'il faut une certaine attention pour les distinguer des aponévroses voisines. Il forme un cône régulier qui n'est interrompu que par un seul interstice celluleux situé au-dessous du muscle droit supérieur.

Cet interstice se prolonge jusqu'à l'insertion bulbaire du nerf optique et le long du nerf lui-même, jusqu'au trou optique. Le muscle choanoïde s'insère à l'orbite, autour de l'orifice du trou optique, sauf dans le quart supérieur. En outre, un faisceau assez volumineux s'engage dans le canal optique, et s'insère sur sa paroi inférieure. Les deux canaux optiques droit et gauche, étant très courts et se réunissant en un seul canal, les deux muscles choanoïdes se rencontrent à leurs insertions les plus reculées. Le muscle choanoïde s'insère à la sclérotique autour de l'hémisphère postérieur du globe de 1 à 3 millimètres en arrière de l'équateur, sur une ligne légèrement sinueuse. Son insertion est partout distante de 5 à 7 millimètres de l'insertion des muscles droits sauf en un point ; au-dessous du muscle droit inférieur, un faisceau du muscle choanoïde s'avance jusqu'à l'extrémité postérieure de l'insertion de ce muscle.

APPAREIL MOTEUR DE L'ŒIL DES CARNIVORES (CHIEN)

Orbite. — On ne trouve chez le chien, comme chez le cheval, qu'une paroi osseuse interne et un rudiment de paroi supérieure et inférieure.

La *paroi interne* est formée, pour les trois quarts, par la face externe de l'apophyse orbitaire du frontal. Cette paroi est complétée en bas et en avant, par l'os lacrymal de très petites dimensions, en bas et en arrière par l'aile antérieure du sphénoïde, entre ces deux derniers os, par l'apophyse verticale du palatin qui prend, chez le chien, des proportions considérables.

La *paroi supérieure*, très incomplète n'existe qu'en dedans où elle est formée par une saillie arrondie du frontal en avant, du pariétal en arrière. Elle s'avance de 8 à 10 millimètres.

La *paroi inférieure*, plus imparfaite encore, n'est constituée que par la partie postérieure du maxillaire correspondant aux deux dernières molaires. En outre, ce plancher osseux, au lieu d'être rapproché de l'œil, comme chez le cheval, en est séparé par toute la largeur du trou sous-orbitaire, et par un espace rempli par du tissu adipeux, le muscle ptérygoïdien, le tronc nerveux maxillaire supérieur, en sorte qu'il ne mérite plus, à proprement parler, le nom de paroi orbitaire.

Le *sommet* de l'orbite n'est osseux qu'en dedans où il est formé par l'aile antérieure et le corps du sphénoïde.

La *base* de l'orbite ou rebord orbitaire, est constituée : 1° par le lacrymal, en bas et en avant ; 2° par le bord antérieur de l'apophyse orbitaire du frontal ; 3° par le jugal ; 4° par le maxillaire supérieur.

Du frontal et du jugal, se détachent deux petites apophyses, qui ne s'avancent que de quelques millimètres à la rencontre l'une de l'autre, laissant ainsi une vaste échancrure à la partie postérieure du rebord orbitaire. Cette échancrure est comblée, à l'état frais, par un pont fibreux. On remarque, au sommet de l'orbite, les orifices du trou optique en avant, et du canal sphénoïdal en arrière ; près du rebord orbitaire, en bas et en dedans, la fossette lacrymale du sac lacrymal, creusée aux dépens du lacrymal et de l'apophyse orbitaire du frontal ; à cette fossette fait suite le canal nasal ; en haut et en dedans, une dépression comprise entre deux petites saillies pour la poulie du muscle grand oblique ; sur la paroi interne, les deux lignes d'insertion du cornet : la supérieure, à peine marquée par quelques tubercules osseux, échelonnés dans la direction de la lèvre supérieure de l'hiatus à la fossette de la poulie ; la ligne inférieure formant une crête bien apparente, sans solution de continuité, étendue de la lèvre inférieure de l'hiatus au bord supérieur du trou sous-orbitaire. Cette crête, après avoir passé sur l'aile antérieure du sphénoïde, suit, dans le reste de son trajet, l'articulation du palatin avec le maxillaire et le lacrymal.

Cornet. — Le cornet est très régulièrement conique et plus allongé que celui des solipèdes. Comme tous les tissus fibreux des carnassiers il est relativement mince, mais très résistant. Il s'insère en arrière autour du trou optique et de l'orifice du canal sphénoïdal. En avant, sur le pourtour de la base de l'orbite. Les faisceaux accessoires d'insertion, si nets chez le cheval, sont à peine apparents ici. Entre ses deux points extrèmes d'insertion, le cornet du chien, comme celui du cheval se fixe à la paroi osseuse de l'orbite (paroi interne) sur deux lignes divergentes d'arrière en avant. L'insertion est solide et régulière dans toute l'étendue de la ligne inférieure. Nous ne retrouvons pas les faisceaux secondaires du cheval. Sur la ligne supérieure, les attaches sont celluleuses en certains points, principalement à la partie médiane, fibreuses vers les extrémités. Entre les deux lignes, le cornet semble confondu avec le périoste sur lequel il est exactement appliqué ; mais en introduisant le manche du scalpel sous la ligne d'insertion supérieure par un interstice celluleux, on peut le glisser sans effort dans tous les sens et décoller entièrement les deux membranes. Chez le chien comme chez le cheval, l'œil est donc entouré d'une enveloppe fibreuse spéciale et complète, et n'a pas de paroi osseuse immédiate. Le cornet est assez intimement uni à l'aponévrose commune par du tissu cellulaire plus dense et plus solide en avant, au niveau de l'entonnoir aponévrotique.

Muscles. — **Muscle releveur de la paupière supérieure.** — Le muscle releveur de la paupière supérieure ne présente rien de particulier chez le chien. Il s'insère *en arrière* à l'orbite, au-dessus et en dedans du muscle droit supérieur. *En avant*, il s'insère : par la partie médiane de son tendon (muscle orbito-palpébral de SAPPEY) au bord supérieur du cartilage tarse, par les deux extrémités de son tendon aux angles interne et externe de la base de l'orbite.

Muscles droits. — MUSCLE DROIT SUPÉRIEUR. — *Insertions.* — Le muscle droit supérieur s'insère en arrière : 1° au bord supérieur du trou optique ; 2° à la gaine du nerf optique ; 3° par un faisceau, au bord externe du tendon de Zinn. En avant, à la sclérotique, par un tendon très solide de 6 à 7 millimètres de largeur. La ligne d'insertion est oblique de dedans en dehors et d'avant en arrière, en sorte que l'extrémité interne est à 7 millimètres et l'extrémité externe à 9 millimètres du bord cornéen.

MUSCLE DROIT INFÉRIEUR. — *Insertions*. — Le muscle droit inférieur s'insère en arrière à la partie moyenne du tendon de Zinn, entre les muscles droits interne et externe.

En avant, par un tendon étroit (largeur 6 millimètres) mais épais. Son insertion est rectiligne et s'arrête à 6 où 7 millimètres de la cornée.

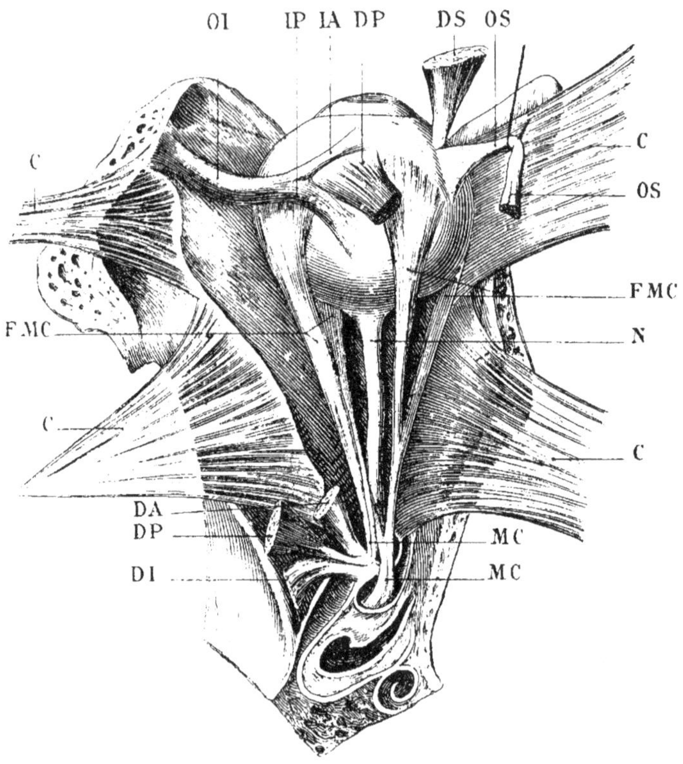

Fig. 429.

Muscles de l'œil du chien.

DP, DP, deux extrémités du muscle droit postérieur sectionné. — DS, partie antérieure du muscle droit postérieur sectionné, rejeté en avant. — DA, partie postérieure du muscle droit antérieur. — DI, partie postérieure du muscle droit inférieur sectionné. — OI, muscle oblique inférieur. — IA, son tendon antérieur. — IP, son tendon postérieur. — OS, muscle oblique supérieur. — Une erreur du graveur a transformé la poulie en crochet. FMC, FMC, les quatre faisceaux du muscle choanoïde. — MC, MC, insertions postérieures du muscle choanoïde. — C, C, C, C, cornet incisé et écarté. — N, nerf optique.

MUSCLE DROIT EXTERNE OU POSTÉRIEUR. — *Insertions*. — Le muscle droit postérieur s'insère en arrière, à la languette externe du tendon de Zinn. Le tendon de Zinn (du nom de l'auteur qui le décrivit le premier chez l'homme) en cordon fibreux qui se fixe par son sommet : 1° sur une très petite saillie osseuse qui s'avance au-dessus du trou optique ; 2° sur une crête étendue du trou optique au canal sphénoïdal. Cette insertion est plus étendue que celle de l'homme. Par sa base, il s'épanouit dans les trois muscles droits externe, inférieur et interne donnant même des points d'attache aux autres muscles (droit supérieur et choanoïde). En avant, le muscle droit postérieur s'insère à la sclérotique par un tendon de 10 millimètres de largeur. L'insertion est curviligne, à concavité postérieure et légèrement oblique ; la partie moyenne est à 8 millimètres de la cornée ; l'extrémité inférieure à 9 millimètres ; l'extrémité supérieure à 10 millimètres et demi.

Muscle droit interne ou antérieur. — *Insertions*. — Le muscle droit interne s'insère en arrière : 1° au côté interne du tendon de Zinn ; 2° à la gaine du nerf optique ; 3° un faisceau tendineux contourne le nerf optique, passant entre ce nerf et le muscle grand oblique, pour aller se jeter dans le tendon du muscle droit supérieur. En avant, à la sclérotique, par un tendon de 9 à 10 millimètres de largeur, légèrement curviligne et oblique ; sa partie moyenne est à 6 millimètres du bord cornéen ; son extrémité inférieure à 8 millimètres ; son extrémité supérieure à 9 ou 10 millimètres.

Muscles obliques. — Muscle oblique supérieur. — *Insertions*. — Le muscle oblique supérieur s'insère en arrière sur le bord supéro-interne du trou optique et sur la gaine du nerf, entre les muscles droits interne et supérieur. Il se réfléchit dans une poulie que nous allons bientôt décrire, et va se fixer à la sclérotique sur une ligne de 5 millimètres de largeur. La portion réfléchie du grand oblique est tout entière tendineuse. Elle forme un cordon arrondi, étroit, mais nacré et résistant. La ligne d'insertion, perpendiculaire à la cornée et à l'insertion du muscle droit supérieur, *part immédiatement en arrière de l'extrémité externe de l'insertion de ce dernier muscle* et se dirige en arrière. *Elle est située tout entière sur l'hémisphère antérieur du globe*, l'extrémité postérieure atteignant à peine l'équateur.

Poulie. — La poulie du muscle oblique supérieur du chien ne diffère pas essentiellement de celle du cheval. Elle est également formée par un anneau ostéo-fibreux cartilagineux. La plaque cartilagineuse est suspendue par des ligaments fibreux très longs (8 à 10 millimètres) à l'extrémité desquels elle peut se mouvoir comme le siège d'une escarpolette.

Muscle oblique inférieur. — *Insertions*. — Le muscle oblique inférieur s'insère à l'angle inféro-interne de la base de l'orbite, sur une petite surface plane située entre la fossette lacrymale et l'extrémité antérieure de la crête qui donne insertion au cornet, à 7 ou 8 millimètres du rebord orbitaire. Ce muscle s'insère à la sclérotique par deux faisceaux comme chez le cheval ; mais ici, les deux faisceaux sont plus distincts et plus remarquables. Le faisceau antérieur croise le bord inférieur du tendon du muscle droit externe, passe au-devant de ce tendon et se fixe à la sclérotique suivant une ligne de 6 millimètres de largeur qui commence près de l'extrémité supérieure du tendon du muscle droit externe, se dirige obliquement vers la cornée et s'arrête à 5 millimètres du bord cornéen. Le faisceau postérieur se sépare de l'extrémité inférieure du tendon du muscle droit supérieur sous un angle de 80 à 85°, et se porte en arrière dans l'intervalle qui sépare les faisceaux supéro-externe et inféro-externe du muscle choanoïde, plus près de ce dernier faisceau. L'insertion commence au tendon du muscle droit supérieur et s'arrête à 5 ou 6 millimètres du nerf optique. Sa longueur est de 12 à 13 millimètres. La séparation des deux faisceaux a donc lieu sur le bord inférieur du tendon du muscle droit externe. En ce point, les deux muscles échangent une bandelette musculaire.

Muscle choanoïde. — La forme du muscle choanoïde du chien en parti-

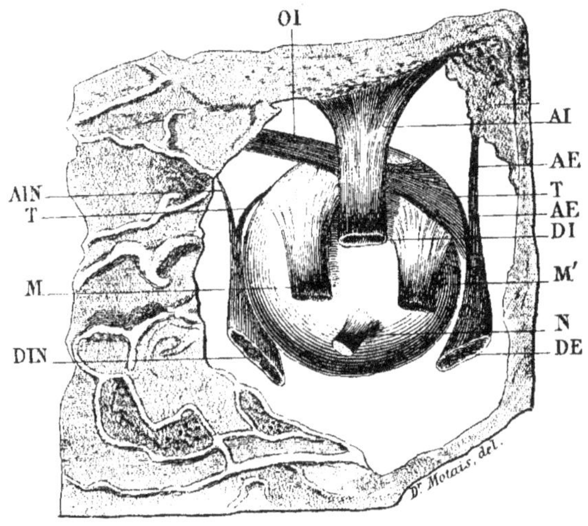

Fig. 430.

Tendons orbitaires des muscles droits du chien.

DIN. muscle droit antérieur (interne de l'homme). — AIN, son tendon orbitaire (aileron interne). — OI, muscle oblique inférieur. — DI, muscle droit inférieur. — AI, son tendon orbitaire (aileron inférieur). — DE, muscle droit postérieur (externe de l'homme). — AE, son tendon orbitaire (aileron externe). — TT. tendons scléroticaux des muscles droits postérieur et antérieur. — M. M', deux des faisceaux du muscle choanoïde. — N, nerf optique.

culier, et des carnassiers, en général, diffère de celle du même muscle chez les ruminants et les solipèdes. Au lieu d'un cône musculaire à peu près régulier et ininterrompu, nous avons ici quatre faisceaux distincts, séparés par des interstices aussi larges que les faisceaux eux-mêmes, constituant en réalité, au point de vue anatomique, quatre muscles droits profonds. Ils sont situés, non exactement au-dessous des muscles droits proprement dits, mais surtout dans l'intervalle qui sépare ces muscles.

Insertions. — En arrière, le muscle choanoïde s'insère : 1° Par une mince bandelette musculaire détachée du faisceau inféro-externe, sur la partie médiane du tendon de Zinn, par conséquent, entre les muscles droits interne et externe, vis-à-vis du muscle droit inférieur. 2° A partir de ce point, tous les faisceaux se groupent en un corps charnu qui pénètre dans le canal sphénoïdal, parcourt le canal jusqu'à son orifice intra-cranien et s'insère sur toute la longueur de sa paroi inférieure. En avant, les quatre faisceaux du muscle choanoïde s'insèrent plus ou moins obliquement à la sclérotique ; la partie la plus avancée des tendons atteint et dépasse même l'équateur de l'œil. Les fibres tendineuses ont une longueur moyenne de 5 à 6 millimètres. Le tendon de chaque faisceau est extrèmement mince. On trouve, détachés de la face profonde des faisceaux, quelques rares fascicules secondaires qui s'insèrent plus en arrière. Le faisceau situé entre les muscles droits inférieur et externe — inféro-externe — s'insère suivant une courbe régulière, à concavité postérieure, à très court rayon. La partie médiane la plus avancée est située à 4 millimètres de l'extrémité inférieure du tendon du muscle droit externe et de l'extrémité externe du tendon du muscle droit inférieur. Nous verrons plus tard les rapports de ce faisceau avec le muscle oblique inférieur.

Le faisceau situé entre les muscles droits inférieur et interne, — inféro-interne — s'insère suivant une courbe à rayon plus grand disposée en sens inverse : sa concavité est antérieure. Les deux extrémités du tendon touchent presque (1 à 2 millimètres) les extrémités correspondantes des tendons des muscles droits interne et inférieur.

Le faisceau situé entre les muscles droits supérieur et interne, — supéro-interne — s'insère suivant une courbe de grand rayon à concavité postérieure, dirigée obliquement de bas en haut et d'avant en arrière. Sauf l'extrémité interne, l'insertion se fait tout entière en arrière de l'équateur de l'œil. L'extrémité interne arrive à 4 millimètres de l'extrémité supérieure du tendon du muscle droit interne. L'extrémité externe s'éloigne de 10 millimètres du tendon du muscle droit supérieur.

Le faisceau situé entre les muscles droits supérieur et externe, — faisceau supéro-externe — présente une courbe d'insertion analogue à celle du muscle précédent et une obliquité dirigée en sens inverse. La partie médiane du tendon, la plus rapprochée de l'insertion du muscle droit supérieur est située à 6 ou 7 millimètres de celle-ci. L'extrémité interne se place au contact immédiat avec l'extrémité supérieure du tendon du muscle droit externe, de sorte qu'elle semble continuer l'insertion de ce dernier muscle.

Déductions opératoires. — Dans les expériences pratiquées sur les yeux des chiens, particulièrement dans les ténotomies, il est indispensable d'être bien fixé sur les rapports des tendons et des muscles avec la sclérotique et sur les rapports réciproques des tendons des muscles droits, des muscles obliques et du muscle choanoïde.

Nous tenons à les préciser à ce point de vue spécial.

Ténotomie du muscle droit externe. — Nous avons décrit et figuré les rapports des tendons du muscle droit externe avec les tendons du muscle oblique inférieur et du faisceau supéro-externe du muscle choanoïde. Il suffit de jeter un coup d'œil sur la figure 428 pour comprendre que le crochet introduit par le bord supérieur du tendon du muscle droit externe évitera difficilement de saisir une partie du tendon du choanoïde.

D'autre part, l'introduction par le bord inférieur est impossible sans débrider : 1° la face profonde du tendon antérieur du muscle oblique inférieur ; 2° les adhérences musculo-aponévrotiques, extrêmement solides, que contracte le bord supérieur du muscle droit externe et de son tendon avec le muscle oblique inférieur lui-même au point de séparation de ses deux faisceaux d'insertion. L'introduction du crochet sous le tendon du muscle droit externe du chien ne peut donc guère se faire sans lésions des tendons et muscles voisins. Mais en admettant qu'on ait pu glisser le crochet par le bord supérieur en respectant le choanoïde, la section du tendon s'accompagnera *nécessairement* : 1° de la section du tendon antérieur du muscle petit oblique ; 2° de la section d'une partie des fibres musculaires du muscle petit oblique lui-même. Si nous ajoutons que, après la section, des adhérences existeront quand même entre le muscle petit oblique et le tendon du muscle droit externe modifiant, dans une mesure difficile à prévoir, la position et les rapports que prendra le tendon sectionné, nous devrons conclure qu'une expérience de ténotomie sur le muscle droit externe du chien n'est pas praticable dans de telles conditions anatomiques lorsqu'on veut arriver à des résultats précis et applicables à la même ténotomie chez l'homme.

Ténotomie du muscle droit interne. — Le tendon du muscle droit interne n'est en rapport qu'avec les tendons des deux faisceaux choanoïdes voisins. Le faisceau supéro-interne reste éloigné de 4 millimètres, le faisceau inféro-interne arrive presque au contact du bord correspondant du tendon du muscle droit interne. Il serait donc prudent d'introduire le crochet par le bord supérieur du tendon ; mais on ne doit pas oublier que l'insertion est oblique, en sorte que son extrémité supérieure — la plus reculée — est à 9 millimètres de la cornée. Le crochet devra donc être porté de 9 à 10 millimètres en arrière. De plus, on se rappellera que le tendon n'a que 9 à 10 millimètres de largeur. Après une section de cette étendue, on s'abstiendra de pousser plus loin le crochet qui s'engagerait sous le tendon du faisceau inféro-interne du choanoïde.

Ténotomie du muscle droit inférieur. — Le faisceau inféro-externe du choanoïde arrive à 4 ou 5 millimètres ; le faisceau inféro-interne à 1 millimètre. On devra donc introduire le crochet sous le bord externe du tendon, à une profondeur de 6 à 7 millimètres. Nous ferons la même observation que pour le muscle droit interne : se rappeler que la section ne doit avoir que 6 millimètres d'étendue et ne pas engager le crochet au delà sous le faisceau inféro-interne du choanoïde.

Ténotomie du muscle droit supérieur. — Les rapports du muscle droit supérieur avec les faisceaux choanoïdes sont trop éloignés (de 7 à 10 millimètres) pour que nous ayons à nous en occuper. Il n'en est pas de même de ses rapports avec le tendon du muscle oblique supérieur. Le tendon du muscle oblique supérieur s'engage sous le bord interne et tout près de l'insertion du tendon du muscle droit supérieur. Il va se fixer immédiatement au-des-

sous de ce dernier tendon, à 2 millimètres de son bord externe. En introduisant le crochet par le bord interne du tendon du muscle droit supérieur, on
pourrait saisir le tendon de l'oblique au moment où il s'engage au-dessous.
Il vaut mieux glisser le crochet par le bord externe, à 9 millimètres de
profondeur. Si le crochet est introduit plus profondément, il se heurtera
contre l'éventail tendineux du muscle oblique. La résistance sera assez
grande pour prévenir l'opérateur qui retirera légèrement le crochet vers la
cornée.

CHAPITRE II

DE L'APONÉVROSE COMMUNE DES MUSCLES DE L'ORBITE (CAPSULE DE TÉNON) DANS LA SÉRIE DES VERTÉBRÉS

CONSIDÉRATIONS GÉNÉRALES

Dans toute la série des vertébrés, nous avons trouvé le groupe musculaire de l'orbite enveloppé par *une aponévrose commune*. Cette aponévrose offre partout la même disposition générale. Elle relie tous les muscles, se dédoublant sur leurs bords pour former à chacun d'eux *une gaine particulière*. Elle se termine *en arrière* en s'insérant sur l'orbite avec les muscles qu'elle accompagne. Elle se termine *en avant* par deux feuillets.

L'un s'écarte des muscles vers l'équateur du globe et va se fixer sur le pourtour du rebord orbitaire et sur les paupières lorsqu'elles existent (*entonnoir membraneux*). Dans certaines espèces, cet entonnoir membraneux s'épaissit au niveau de l'extrémité antérieure des muscles pour former, en ces points, *les ailerons ligamenteux*. L'entonnoir fibreux existe le plus souvent seul, sans ailerons. Mais les ailerons n'existent jamais isolés, comme on l'a admis trop longtemps chez l'homme; ils sont toujours une dépendance de l'entonnoir fibreux. L'autre qui continue la gaine superficielle des muscles en avant, sur l'hémisphère antérieur du globe, s'étale dans les intervalles inter-tendineux, recouvrant ainsi tout l'hémisphère antérieur jusqu'à la cornée (fascia sous-conjonctival, capsule antérieure).

Dans l'intervalle des muscles, l'aponévrose commune rencontre des organes (vaisseaux, nerfs, lobules adipeux, bulbe oculaire) qu'elle enveloppe dans ses dédoublements. Elle enveloppe ainsi le globe dans une coque fibreuse plus ou moins complète formée : en arrière, par le feuillet profond de la gaine des muscles qui se replie pour tapisser l'hémisphère postérieur en tout ou partie; en avant, par le fascia sous-conjonctival (capsule antérieure de l'homme) qui se détache de l'entonnoir fibreux et recouvre l'hémisphère antérieur. Ces deux feuillets se soudent vers l'équateur du globe, à l'aponévrose musculaire qui est leur commune origine.

Telle est la description simple, précise, parfaitement conforme d'ailleurs aux lois générales de l'organisme de la capsule de Ténon. Elle s'applique, sans exception, du moins dans son ensemble, à tous les vertébrés que nous avons disséqués.

Avant de nous être arrêté à cette opinion, nous étions convaincu par les enseignements classiques que la capsule de Ténon était une membrane toute spéciale à la région oculaire, principalement affectée au globe et accessoirement aux muscles, distincte des autres aponévroses de l'économie. Avec cette idée préconçue, nous étions sans cesse surpris dans nos dissections des différentes espèces des vertébrés par des détails nouveaux qui restaient inexpli-

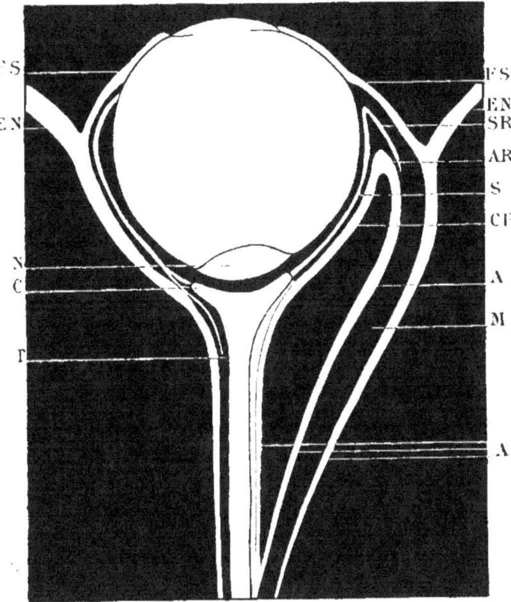

Fig. 431.

Schéma de la capsule de Ténon du Squale.

M. muscle droit. — A, A, sa gaine aponévrotique. — AR, repli du feuillet profond de la gaine abandonnant le muscle pour tapisser l'hémisphère postérieur et former la capsule postérieure CP. — EN, EN entonnoir aponévrotique. — FS, FS fascia sous-conjonctival ou capsule antérieure. — S, séreuse oculaire. — SR, son repli suivant le repli de la gaine profonde. — T, tige cartilagineuse entourée des prolongements de la capsule postérieure et de la séreuse. — C, cupule cartilagineuse. — N, noyau cartilagineux de la sclérotique.

cables pour nous. Mais, après un assez grand nombre de dissections comparées, nous pûmes enfin établir que *les variétés dans la distribution, la forme, etc.., de la capsule,* étaient toujours en rapport avec de *nouvelles dispositions des muscles.* Nous démontrâmes, par exemple, que la capsule entourait des muscles qui n'ont aucun rapport avec le globe, tels que le muscle releveur de la paupière de l'homme ; le muscle de la troisième paupière des reptiles jusqu'au fond du canal post-orbitaire ; qu'elle prenait un développement notable sur certains points très éloignés du globe, comme dans l'espace situé, chez les poissons, entre les muscles droits et obliques ; que les gaines de beaucoup d'organes accessoires tels que la glande lacrymale, la glande de Harder, la boule adipeuse des mammifères, la tige cartilagineuse des squales émanaient toujours des gaines musculaires : que l'aponévrose allait même, chez plusieurs mammifères (bœuf), *jusqu'à abandonner le globe* dans son tiers postérieur pour suivre exclusivement le muscle choanoïde, etc. Nous en conclûmes qu'on avait pris jusqu'ici la partie accessoire (capsule fibreuse du bulbe) pour la partie principale et réciproquement. La capsule fibreuse de l'œil n'est point un *centre* d'où s'irradient des prolongements de différents ordres (Sappey). Cette formule pourrait tout au plus être admise arbitrairement pour faciliter la description.

En réalité, la capsule fibreuse de l'œil n'est qu'un diverticulum très important sans doute, au point de vue physiologique, mais secondaire, au point de vue anatomique, de *l'aponévrose commune du groupe musculaire de l'orbite.*

POISSONS

Chez les poissons, la disposition de l'aponévrose est extrêmement claire [1].

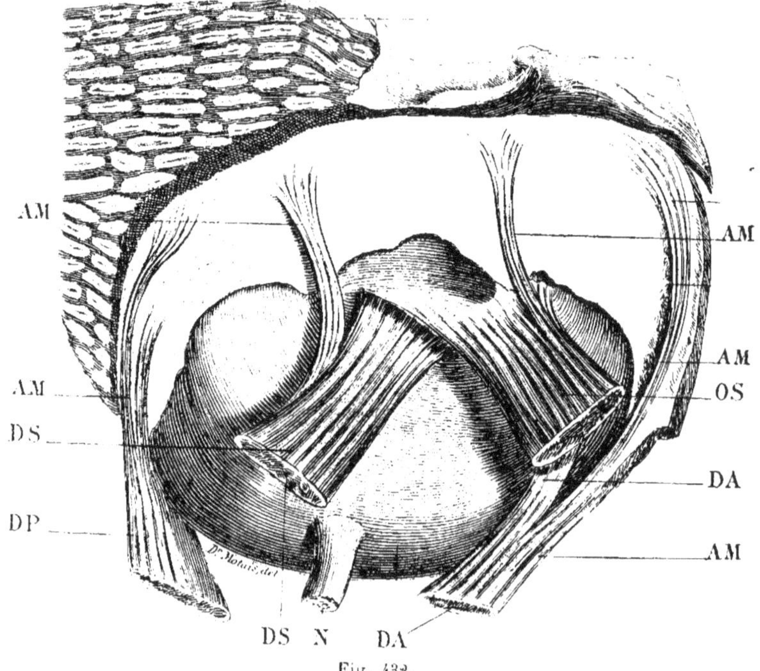

Fig. 432.

Tendons orbitaires de l'œil du thon.

DS, muscle droit supérieur. — AM, son tendon orbitaire. — DP, muscle droit postérieur. — AM, son double tendon orbitaire. — OS, muscle oblique supérieur. — AM, son tendon orbitaire. — DA, muscle droit anté-rieur. AM, AM, son tendon orbitaire. — N, nerf optique.

Derrière le globe, elle enveloppe les muscles droits, leur forme une gaine

[1] Surtout après une macération dans l'alcool qui rend les tissus fibreux plus opaques et peu blancs.

commune et des gaines particulières ordinairement très minces et s'élance du groupe des muscles droits sur les muscles obliques vers la paroi antérieure

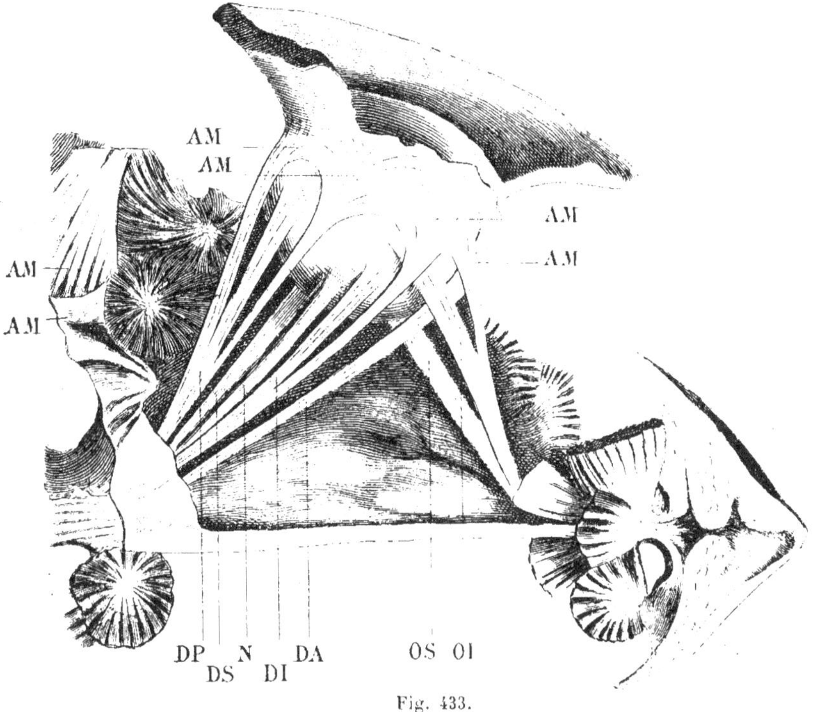

Fig. 433.

Tendons orbitaires du poisson-lune (orthagoriscus mola).

DP, muscle droit postérieur. — DS, muscle droit supérieur. — DI, muscle droit inférieur. — DA, muscle droit antérieur. — OS, muscle oblique supérieur. — OI, muscle droit inférieur. — AM, AM, AM, AM, AM, AM, leurs tendons orbitaires, simples ou doubles, s'épanouissant sur l'entonnoir aponévrotique en forme de collerette. — N, nerf optique.

de l'orbite. Dans ce dernier trajet, elle est entièrement isolée sur une largeur de 2, 3 et même 4 centimètres, suivant la taille du poisson et prend généralement plus d'épaisseur. Elle suit les muscles en avant. A un centimètre environ de leur insertion, elle se divise en deux membranes : l'une recouvre la partie antérieure du muscle et du tendon, s'étend en outre dans les intervalles intertendineux et s'avance jusqu'à la cornée (fascia sous-conjonctival, capsule antérieure) ; l'autre abandonne le muscle et se dispose en un entonnoir membraneux — plus évident que dans tout autre vertébré — qui va se fixer sur tout le pourtour du rebord orbitaire cutané. Le cône fibreux est ici très simplifié et dégagé de toute complication, par suite de l'absence des paupières. Il se renforce, chez un certain nombre de poissons, de faisceaux musculaires émanant des muscles droits et obliques (fig. 432, 433). Ces faisceaux qui se perdent dans l'aponévrose sont analogues aux ailerons ligamenteux et.

plus exactement encore, aux tendons orbitaires de plusieurs mammifères.

Le *feuillet profond* de la gaine des muscles se replie en arrière pour envelopper l'hémisphère postérieur du globe. Ce feuillet réfléchi et le fascia sous-conjonctival forment au globe une capsule fibreuse ouverte en avant pour la cornée, en arrière pour le nerf optique. L'aponévrose est un peu moins dense près des attaches orbitaires des muscles, mais bien manifeste partout. Chez les squales, elle prend une épaisseur en rapport avec l'étendue de leur vaste cavité orbitaire. Elle enveloppe toute la tige cartilagineuse et lui adhère depuis l'insertion de la tige sur la paroi orbitaire jusqu'à la base de la cupule. Elle est séparée de la face concave de la cupule cartilagineuse et du globe oculaire par la séreuse oculaire.

En somme l'aponévrose ou capsule de Ténon des poissons offre comme caractères particuliers : le large pont fibreux qu'elle forme entre les muscles droits et les muscles obliques ; la netteté de l'entonnoir aponévrotique par suite de l'absence des paupières ; son épaississement remarquable et la présence des ailerons ou même de tendons accessoires chez certaines espèces.

AMPHIBIENS ET REPTILES

Chez les amphibiens et les reptiles, l'aponévrose est plus celluleuse que chez les poissons. On peut la suivre cependant dans toutes les parties de son trajet, depuis le rebord orbitaire cutané ou osseux, suivant les espèces, jusqu'au fond du canal sphénoïdal. Après avoir enveloppé les muscles droits et contracté vis-à-vis du globe les mêmes rapports que nous venons d'exposer à propos des poissons et dans notre description générale, elle se jette sur le muscle de la troisième paupière et son tendon, puis sur les divisions du muscle choanoïde lorsqu'il existe. Elle accompagne ces muscles, en devenant de plus en plus fine et celluleuse, jusqu'à leur insertion au fond du canal post-orbitaire. Nous savons que les muscles droits et obliques existent seuls chez les ophidiens. La capsule affecte donc la même disposition que chez les primates ; mais elle est rudimentaire comme les muscles eux-mêmes.

D'une manière générale, la capsule de Ténon des reptiles est moins dense et moins apparente que dans les autres classes de vertébrés. Elle se distingue par des prolongements qu'elle fournit aux muscles droits et obliques, du tendon de la troisième paupière et au muscle choanoïde.

OISEAUX

L'aponévrose, assez difficile à suivre dans les oiseaux de petite taille, devient très nette chez les grands oiseaux de proie. Sa transparence empêche de l'apercevoir au premier abord. Mais, en cherchant à saisir le muscle avec une pince, on la soulève sous forme d'une membrane très résistante, malgré sa minceur. On peut la disséquer ensuite dans toutes ses parties et constater qu'elle présente toujours la même disposition générale. Seulement le feuillet profond de la gaine des muscles droits, rencontrant les muscles carré ou pyramidal, les enveloppe et forme une gaine au long tendon de la troisième paupière qu'il fixe en même temps dans le sillon sclérotical. Chez les oiseaux, de même que chez les reptiles, grâce à la forme de la cavité orbitaire, l'aponévrose, en passant des muscles droits sur les muscles obliques, ne s'étale plus en un large pont fibreux, mais se prolonge en un simple repli falciforme.

La capsule de Ténon des oiseaux se distingue : 1° par sa minceur, sa transparence, jointes à une assez grande solidité ; 2° par les gaines qu'elle fournit aux deux muscles de la troisième paupière et à leur tendon.

MAMMIFÈRES

Nous avons décrit ailleurs l'aponévrose musculaire de l'homme. Cette description s'applique à peu près sans réserve aux singes [1].

Pour les autres mammifères, nous appellerons l'attention sur les caractères suivants :

L'aponévrose enveloppe, comme toujours, les muscles droits et forme un entonnoir fibreux qui va se jeter sur le rebord orbitaire. Chez la plupart des mammifères, même chez les grands ruminants, solipèdes, etc., on n'observe pas d'ailerons. Chez les carnivores, les ailerons sont très apparents, les muscles droits leur envoient même habituellement, un faisceau musculaire ; en sorte que les ailerons deviennent ici de véritables *tendons accessoires* des muscles droits.

En comparant l'aponévrose dans la série des vertébrés, nous observons qu'elle est épaisse chez les poissons et, principalement, chez les grands mammifères. Elle est plus mince et celluleuse chez les amphibiens et les reptiles.

On sait que les aponévroses sont d'autant plus épaisses et plus fortes — d'une manière générale — que les muscles sont plus puissants. Les muscles orbitaires des amphibiens et des reptiles étant relativement grêles, leur aponévrose sera moins forte — inversement pour les poissons et les mammifères.

Nous signalerons cependant, à propos des oiseaux, un fait intéressant. Les muscles orbitaires des oiseaux sont toujours peu volumineux et, dans les grandes espèces au moins, l'aponévrose est mince, il est vrai mais très résistante. Cela tient à ce que l'aponévrose des muscles de l'orbite revêt les caractères propres à toutes les aponévroses de l'organisme ; de même que les muscles de l'orbite, à quelque degré de développement qu'ils parviennent, prennent les caractères physiques des autres muscles de l'économie chez le même sujet.

---

[1] Nous signalerons seulement l'absence fréquente des ailerons ligamenteux et la rareté du tissu adipeux dans un grand nombre d'espèces. Cette dernière particularité rend plus facile la dissection de l'aponévrose.

En effet toutes les aponévroses des squales sont formées de plusieurs couches superposées. Cette disposition nous a frappé dans leur aponévrose de l'orbite.

Les aponévroses des oiseaux sont moins remarquables par leur épaisseur que par leur extrême résistance et leur transparence. C'est pourquoi l'aponévrose de l'orbite est mince, translucide, mais résistante.

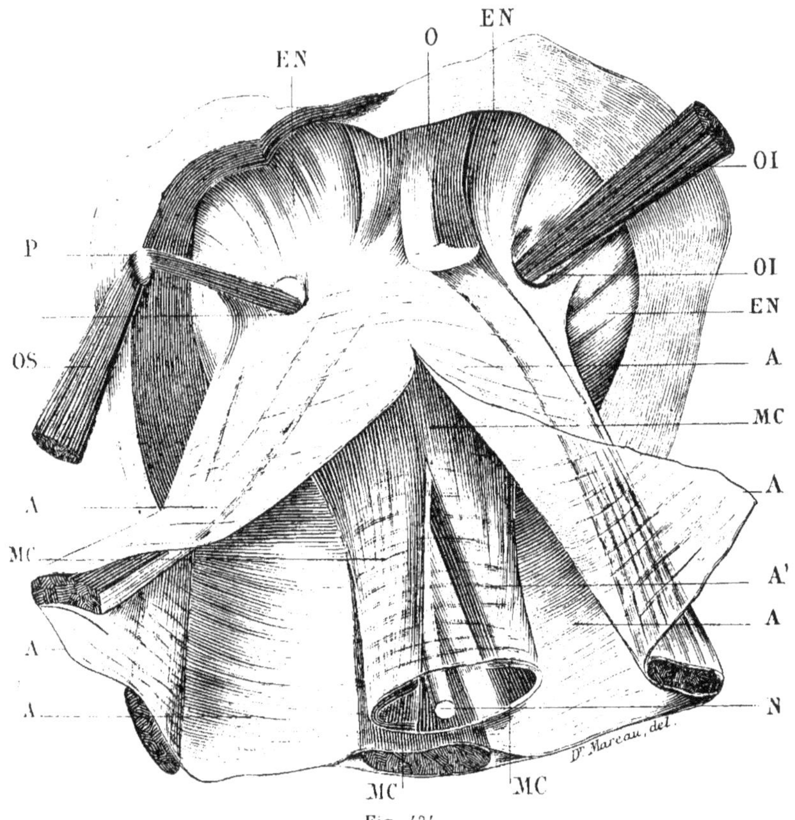

Fig. 434.

Capsule de Ténon du cheval.

MC, MC, MC, MC, muscle choanoïde. — OI, OI, muscle oblique inférieur. — OS, muscle oblique supérieur. — A, A, A, A, A, A, gaines et lames aponévrotiques intermusculaires des muscles droits. — A', gaine du muscle choanoïde. — EN, EN, EN, entonnoir aponévrotique. — O, onglet. — P, poulie. — N, nerf optique.

Les aponévroses des carnivores sont également minces et solides. De même leur aponévrose orbitaire est moins épaisse mais relativement plus dense que celle des ruminants.

Chez les ruminants, l'aponévrose de l'orbite, comme les autres lames fibreuses de l'économie, deviendra très épaisse et s'infiltrera de graisse. Parmi les solipèdes, l'âne est remarquable par la densité de ses aponévroses et de ses muscles. Les vétérinaires savent que la dissection de l'appareil mo-

teur de l'âne est plus facile que celle du cheval. L'aponévrose orbitaire de
l'âne est aussi l'une des plus nettes que nous ayons disséquées. Le feuillet
profond de la gaine des muscles droits et obliques se réfléchit en arrière pour
se jeter sur la face superficielle du muscle choanoïde, passer dans les interstices de ce muscle, envelopper sa face profonde et ses faisceaux accessoires et

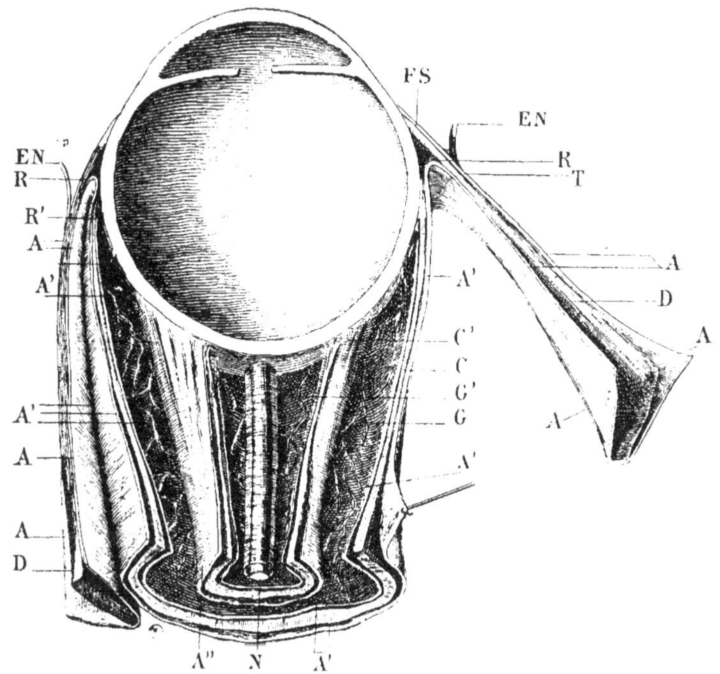

Fig. 435.

Section du globe et du contenu de l'orbite en arrière du globe (bœuf).

D, D, muscles droits. — A, A, A, A, A, gaines des muscles droits. — FS, fascia sous-conjonctival ou capsule antérieure. — R, R, R', repli de la gaine profonde des muscles droits se jetant immédiatement sur le
muscle choanoïde. — EN, EN, entonnoir aponévrotique. — A', A', A', A', A', gaine du muscle choanoïde. —
A'', gaine des faisceaux profonds du muscle choanoïde. — C, muscle choanoïde. — C, ses faisceaux profonds.
— G, masses graisseuses sous-jacentes au muscle choanoïde. — G', masses graisseuses sous-jacentes aux faisceaux profonds du muscle choanoïde. — T, tendon sclérotical du muscle droit. — N, nerf optique.

dégénérer en fins trabécules qui cloisonnent les lobules adipeux profonds et se
perdent sur le nerf optique.

Chez un certain nombre de mammifères, principalement chez les ruminants, l'hémisphère postérieur du globe est recouvert par du tissu adipeux
qui lui adhère intimement. Dans toutes ces espèces, l'aponévrose se jette de
la face profonde des muscles droits sur le muscle choanoïde sans contracter
de rapports avec la partie postérieure du bulbe. L'aponévrose fournit une
gaine aux deux muscles obliques, comme chez tous les vertébrés. Lorsqu'on
soulève la portion réfléchie du muscle oblique supérieur et le muscle oblique

inférieur, on peut voir très nettement dans les grandes espèces la collerette que forme l'aponévrose au niveau du point où elle abandonne ces muscles pour faire place à la séreuse oculaire, et lorsqu'on sectionne ou qu'on enlève la gaine aponévrotique jusqu'à ce point, on remarque une sorte d'orifice par lequel l'extrémité bulbaire des deux obliques plonge dans la cavité de Ténon.

Séreuse oculaire. — D'une manière générale, la face profonde de la capsule fibreuse du globe des vertébrés, est doublée d'une membrane extrêmement mince, isolable par le scalpel, recouverte d'un endothélium pavimenteux. Chez un certain nombre de téléostéens, elle se prolonge jusqu'à la cornée ; chez la plupart des vertébrés, elle s'arrête sur la ligne d'adhérence de la capsule antérieure au globe, c'est-à-dire au niveau des insertions tendineuses des muscles droits et obliques. En ce point, elle se replie pour tapisser la sclérotique, réduite à sa lamelle épithéliale. Les deux parois de ce sac séreux sont réunies par des trabécules celluleux plus ou moins épais et nombreux ; l'espace cloisonné qu'elles circonscrivent forme la cavité ou plutôt fente de Ténon, cette cavité n'étant que virtuelle à l'état normal.

La capsule de Ténon des mammifères présente comme caractères particuliers : son épaisseur généralement assez grande et parfois remarquable ; chez certaines espèces, l'existence des ailerons ligamenteux ou des tendons accessoires ; ses rapports avec le muscle choanoïde, sauf chez les primates où le muscle choanoïde n'existe pas.

Il ressort de cet exposé que l'aponévrose de l'orbite ou capsule de Ténon est construite sur un type uniforme, quant à son ensemble, dans toute la série des vertébrés : que les variations de détail qu'elle éprouve sont toujours dues à des variations dans l'appareil musculaire.

Ailerons ligamenteux, tendons accessoires. — Nous n'avons envisagé jusqu'ici l'aponévrose que comme *appareil de contention* des muscles et du globe. C'est en effet son principal rôle ; mais ce n'est pas tout, au moins chez un grand nombre de vertébrés. Elle doit encore être considérée comme une *aponévrose d'insertion* des muscles oculaires.

Les muscles de l'œil s'insèrent au fond de l'orbite et sur le bulbe. De plus, au niveau de l'équateur du globe, au point où le muscle s'enroule sur l'œil pour gagner l'insertion scléroticale, sa gaine s'implante solidement sur lui, et se divise en deux lames dont la superficielle (entonnoir membraneux) l'abandonne et va se fixer directement, sans le suivre dans sa courbe, au rebord orbitaire. On peut s'assurer, chez tous les vertébrés, soit par une traction sur le corps du muscle, soit par l'électrisation, que pendant la contraction du muscle, cette partie de l'aponévrose se tend, qu'elle entraîne le muscle en dehors vers sa propre insertion, en sorte que la direction que prend toute la partie antérieure de celui-ci n'est que la résultante des deux forces qui l'attirent, l'une vers *l'insertion tendineuse* à la sclérotique, l'autre vers *l'insertion aponévrotique* au rebord orbitaire.

Ténon s'était parfaitement rendu compte du but physiologique de cette double insertion chez l'homme. Nous avons nous-même, longuement étudié l'action des ailerons sur les muscles de l'homme (Anatomie et physiologie de l'appareil moteur oculaire de l'homme, t. I). Nous pouvons étendre, en ce moment, à tous les vertébrés les conclusions auxquelles nous sommes arrivés. A l'état de repos, les muscles s'enroulent sur le globe. Pendant leur contraction, ils tendraient à redresser leur courbe et comprimeraient l'organe oculaire vers l'équateur. La traction excentrique de l'aponévrose empêche cette compression. Plus la contraction est énergique, plus l'aponévrose se tend, et moins la compression bulbaire devient possible. Ceci nous explique que, dans certaines espèces, la partie de l'aponévrose située au-devant du muscle s'épaissit plus ou moins et forme parfois une saillie tellement prononcée au-dessous de l'entonnoir qu'elle en semble distincte (*ailerons ligamenteux*, homme). Sappey a démontré que des fibres musculaires lisses se développaient dans ces ailerons. Enfin chez plusieurs vertébrés (poissons, fig. 432, 433 ; carnivores fig. 430), un ou plusieurs faisceaux musculaires, souvent considérables, se séparent des muscles droits et obliques et vont renforcer la bande aponévrotique qu'ils transforment ainsi en un véritable tendon accessoire.

Pourquoi les ailerons ne se développent-ils que dans certaines espèces ?

Il nous serait difficile en ce moment de repondre à cette question. Il ne semble pas qu'on puisse attribuer les ailerons exclusivement à la puissance des muscles. A côté des carnivores, par exemple, pourvus d'ailerons, nous trouvons les ruminants dont les muscles sont d'un grand volume et n'ont pas d'ailerons. Parmi les poissons, le thon, l'orgathoriscus mola, l'esturgeon, possèdent non seulement des ailerons, mais de remarquables tendons orbitaires et beaucoup d'espèces voisines dont les muscles oculaires sont aussi développés, n'ont ni ailerons, ni tendons accessoires.

A ce propos, nous ne pouvons que reproduire une observation que nous avons déjà faite : en général, lorsque les ailerons existent, l'entonnoir membraneux est moins épais dans leur intervalle ; lorsque les ailerons n'existent pas, l'entonnoir membraneux tout entier devient plus solide.

Dans le premier cas, l'effort musculaire se concentrerait en grande partie sur la bande aponévrotique située au-devant du muscle ; dans le second cas, il se répartirait d'une manière à peu près égale sur tout le cône fibreux.

Notons toutefois que nous n'avons trouvé d'ailerons et de tendons accessoires que dans les poissons et les mammifères, c'est-à-dire dans les deux classes de vertébrés où les muscles oculaires sont le plus développés.

CHAPITRE III

CONSIDÉRATIONS GÉNÉRALES SUR L'ANATOMIE ET LA PHYSIOLOGIE DE L'APPAREIL MUSCULAIRE DE L'ŒIL DES VERTÉBRÉS

APPAREIL MOTEUR DU GLOBE

Nombre des muscles rotateurs du globe. — Ce nombre ne varie dans aucun vertébré. Il est uniformément de six : quatre muscles droits et deux muscles obliques. Dans les vertébrés dont le globe occupe une position latérale, les muscles correspondant aux muscles droits interne et externe de l'homme prennent le nom de muscles droits antérieur et postérieur.

Muscles droits. — *Insertions fixes.* — Les insertions fixes des muscles droits sont variables

Chez un certain nombre de poissons (type du merluccius) et de reptiles (ophidiens), chez tous les oiseaux et les mammifères, ils s'insèrent au fond de l'orbite, autour du nerf optique. Chez d'autres poissons (type de scomber) (fig. 409) et certains reptiles (sauriens) (fig. 417 et 418) plusieurs muscles et, principalement, le muscle droit postérieur prolongent leur insertion dans un canal creusé dans le sphénoïde (*canal sphénoïdal ou post-orbitaire*) qui peut atteindre l'articulation occipito-vertébrale (scomber). Enfin nous avons vu chez les plagiostomes l'insertion se faire sur la tige cartilagineuse qui supporte le globe, à plusieurs centimètres en avant du nerf optique.

À cette insertion orbitaire postérieure, nous devons ajouter une insertion orbitaire antérieure constante par l'intermédiaire soit de l'entonnoir aponévrotique seul, soit des ailerons ligamenteux ou même de véritables tendons détachés des muscles.

Insertion mobile ou bulbaire. — L'insertion bulbaire des muscles a lieu, en général, sur l'hémisphère antérieur, à une distance plus ou moins rapprochée de la cornée. Toutefois nous avons observé des variations remarquables autant par leur type très accusé que par leur constance. Chez le scomber, beaucoup de reptiles et d'oiseaux, le muscle droit postérieur s'insère toujours en avant, très près de la cornée et le muscle droit antérieur, toujours en arrière à une faible distance du pôle postérieur du globe. Nous avons relevé avec soin cette particularité dans notre étude sur les poissons téléostéens du type scomber. Cette disposition anatomique si remarquable correspond à une loi physiologique. Une force appliquée à une sphère cessera de déterminer un mouvement de rotation de cette sphère dès qu'elle sera normale à la tangente à son point d'attache. Or, si l'insertion a lieu au pôle postérieur en formant un angle de 10° seulement avec l'axe antéro-postérieur, la rotation imprimée ne sera que de 10°. Si au contraire l'angle est de 60 à 65°, la rotation sera de 60 à 65°, même avec une insertion au pôle postérieur. Nous constatons chez le scomber par exemple que le muscle droit antérieur forme avec l'axe antéro-postérieur du globe un *angle considérable* (80 à 85°). Il s'insère *tout près du pôle postérieur*. Le muscle droit postérieur au contraire, après sa réflexion sur le bord du canal sphénoïdal, se place dans une direction *presque parallèle* à l'axe antéro-postérieur du globe; il s'insère, par suite, *tout à fait en avant, près de la cornée*. Le même fait s'observe, tout aussi accusé, chez les sauriens et les oiseaux. On le retrouve, plus ou moins saillant mais sans exception, dans tous les vertébrés. Chez l'homme, le muscle droit interne, le plus rapproché du parallélisme avec l'axe antéro-postérieur du globe s'insère le plus près de la cornée.

Cette loi que nous avons observée et établie, le premier, peut se formuler de la manière suivante :

Plus l'angle formé par la direction du muscle et l'axe antéro-postérieur du globe est ouvert, plus l'insertion bulbaire du muscle recule vers l'hémisphère postérieur. Et inversement.

Muscles obliques. — Les muscles obliques sont toujours au nombre de deux désignés sous le nom de muscle oblique supérieur ou grand oblique et de muscle oblique inférieur ou petit oblique. La première désignation est toujours exacte. Quant à la seconde, le muscle oblique supérieur mérite le nom de grand oblique par sa longueur chez les mammifères dans lesquels il prend son insertion fixe au fond de l'orbite, mais le muscle oblique inférieur est généralement plus épais chez les mammifères. Dans toutes les autres classes les deux muscles sont d'épaisseur égale. Comparativement aux muscles droits, les muscles obliques sont ordinairement de même volume. Les rajides (raie) présentent cependant une exception des plus remarquables. Leurs muscles obliques ont un développement énorme par rapport aux muscles droits (fig. 413).

Insertions fixes. — Les deux muscles obliques s'insèrent à l'angle antéro-interne de l'orbite dans les poissons, les amphibiens, les reptiles et les oiseaux. Chez les mammifères, le muscle oblique inférieur garde la même insertion en se rapprochant toutefois du rebord orbitaire. Le muscle oblique supérieur[1] se fixe au contraire au fond de l'orbite avec les muscles droits; mais il se réfléchit constamment dans une poulie fibro-cartilagineuse située à l'angle supéro-interne de l'orbite, plus ou moins près du rebord orbitaire.

---

[1] CUVIER et, à sa suite, tous les auteurs, signalent l'exception des cétacés dont le muscle oblique supérieur s'insère, comme dans les classes inférieures, à la région antéro-interne de l'orbite. Nous n'avons pas eu l'occasion de le vérifier.

Cette disposition lui permet de prendre un développement considérable tout en conservant la *même insertion physiologique*.

Poulie. Insertion bulbaire. Direction. — La situation de la poulie et la disposition de l'insertion bulbaire méritent d'attirer notre attention. Chez les ruminants, les rongeurs, les solipèdes, la poulie est située à 2, 3 ou 4 centimètres du rebord orbitaire. La portion réfléchie est en grande partie musculaire et s'insère obliquement sur la sclérotique, en arrière du muscle droit supérieur, de telle sorte que la partie moyenne de son tendon se trouve au niveau de l'équateur du globe. Chez les carnivores, la poulie s'avance près du rebord orbitaire. La portion réfléchie est tout entière tendineuse. Dans tous les singes et chez l'homme, la poulie est située près du rebord orbitaire; la portion réfléchie est tendineuse et l'insertion a lieu sur l'*hémisphère postérieur* du globe.

Le muscle oblique inférieur, charnu à peu près dans toute son étendue et dans toutes les espèces, s'insère à l'angle inféro-interne de l'orbite, plus ou moins près du rebord orbitaire, passe sous le muscle droit inférieur et va s'attacher à la sclérotique près du muscle droit externe. Dans les ruminants et les solipèdes, le muscle oblique inférieur s'insère de 15 à 30 millimètres du rebord orbitaire. Son insertion scléroticale très large se fait en partie au-devant du muscle droit externe jusqu'au près de la cornée, en partie derrière ce muscle jusqu'au muscle choanoïde. Chez les carnivores, l'insertion osseuse se rapproche du rebord orbitaire. L'insertion scléroticale se dédouble et a lieu encore en avant et en arrière du muscle droit externe. Chez les singes et l'homme, l'insertion osseuse, sans atteindre jamais le rebord orbitaire, ne s'en éloigne que de quelques millimètres, et, d'autre part, l'insertion scléroticale se reporte tout entière sur l'hémisphère postérieur et se rapproche même plus du nerf optique que celle du muscle oblique supérieur.

En somme, chez les ruminants et les solipèdes, l'insertion orbitaire (pour le grand oblique, nous n'envisageons en ce moment que son insertion *physiologique*, c'est-à-dire la poulie) est relativement très reculée; l'insertion scléroticale s'avance au contraire vers la cornée. *Il en résulte que la direction du muscle est presque transversale.*

Chez les carnivores, l'insertion orbitaire s'avance; l'insertion scléroticale reste à peu près au même point : *direction un peu oblique en arrière.* Chez les singes et l'homme, l'insertion orbitaire s'avance encore et l'insertion scléroticale se fait tout entière sur l'hémisphère postérieur : *direction très oblique d'avant en arrière.* En jetant un coup d'œil non plus seulement sur les mammifères, mais sur toute la série des vertébrés, nous observons la même modification de la direction des muscles obliques, bien remarquable par sa marche régulière et proportionnelle au perfectionnement de l'appareil moteur du globe. Chez les poissons, les deux obliques s'insèrent, d'une part, sur la paroi *antéro-interne* de l'orbite, et, de l'autre, sur l'hémisphère antérieur du bulbe. Leur direction est donc oblique de *dedans en dehors:* disons *d'arrière en avant* pour prendre un point de comparaison unique[1]. Même disposition dans un grand nombre de reptiles. Chez certains reptiles et chez tous les oiseaux, même disposition encore pour le muscle oblique inférieur. Mais le muscle oblique supérieur s'insère en arrière du muscle droit supérieur; sa direction est donc moins oblique d'arrière en avant.

Nous arrivons ainsi aux mammifères inférieurs, dans lesquels la direction des obliques devient à peu près *transversale*; chez les carnivores, elle s'incline *d'avant en arrière*. Enfin, chez les primates, son obliquité d'avant en arrière s'accentue et atteint le maximum.

Connexions musculaires. — Chez les poissons, les reptiles et les

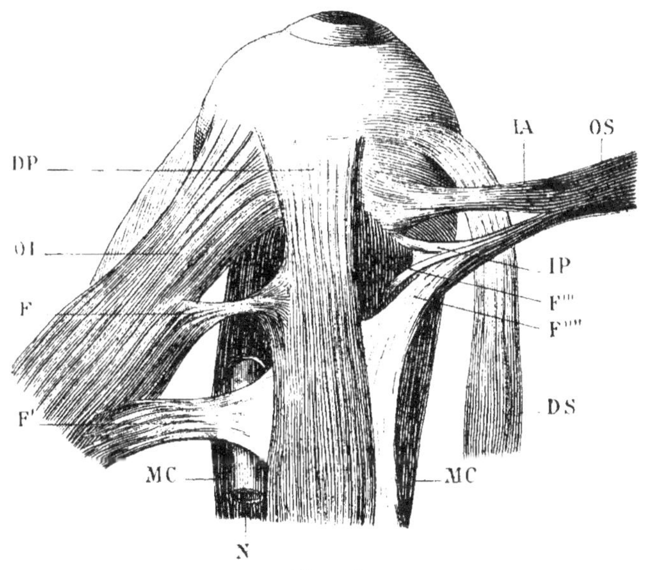

Fig. 436.

Connexions musculaires de l'œil du bœuf.

DP, muscle droit postérieur. — MC, MC, muscle choanoïde. — DS, muscle droit supérieur. — OI, muscle oblique inférieur. — F, son faisceau d'échange avec le muscle droit postérieur. — F', son faisceau se jetant sur la gaine du muscle choanoïde. — OS, muscle oblique supérieur. — IA, son insertion antérieure. — IP, son insertion postérieure. — F''', son faisceau se jetant dans le muscle choanoïde. — F'''', son faisceau se jetant sur la gaine du muscle choanoïde.

oiseaux, les muscles sont généralement indépendants les uns des autres. Chez les mammifères, il n'est pas rare de voir les muscles droits, obliques et choanoïde échanger des faisceaux musculaires plus ou moins développés. Dans le chien, un faisceau musculaire est échangé entre le muscle

[1] Nous savons que les termes : *de dedans en dehors*, applicables à la plupart des vertébrés, correspondent aux termes : *d'arrière en avant*, employés chez les singes et l'homme, et sont motivés par la latéralité de l'orbite et de l'axe du globe chez les premiers.

droit postérieur et le muscle oblique inférieur. Ce faisceau est considérable dans le bœuf, le mouton, le cheval, etc. Dans le bœuf, le muscle grand oblique envoie un cordon musculaire qui s'anastomose avec le muscle choanoïde. De plus du bord postérieur du muscle oblique inférieur, se détache une large expansion musculaire qui va se perdre dans la partie de la capsule de Tenon

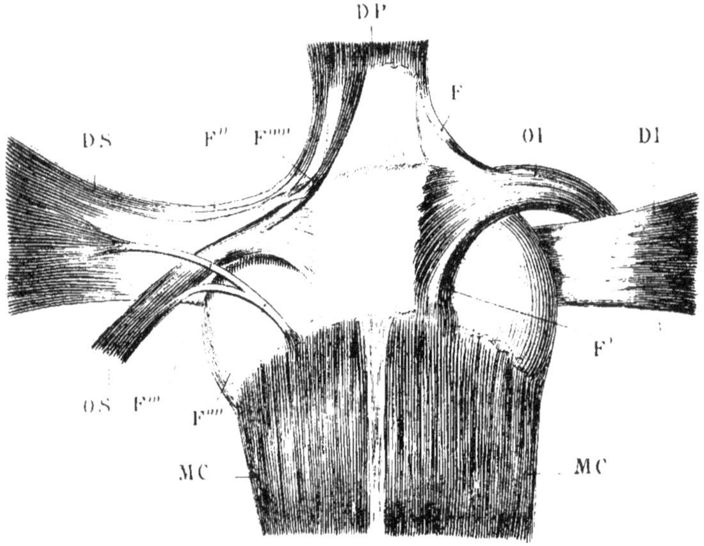

Fig. 437.

Connexions musculaires de l'œil du cheval.

MC, MC, muscle choanoïde. — DI, muscle droit inférieur. — OI, muscle oblique inférieur. — F, son faisceau d'échange avec le muscle droit postérieur. — F', son faisceau se jetant dans le muscle choanoïde. — DS, muscle droit supérieur. — F'', son faisceau se jetant sur le bord du muscle droit postérieur. — F''', son faisceau renforcé d'un autre faisceau F'''', du muscle oblique supérieur, qui gagne le muscle choanoïde. — OS, muscle oblique supérieur. — F''''', son faisceau qui se jette à la face profonde du muscle droit postérieur.

qui recouvre en arrière le muscle choanoïde. Sur un œil de cheval, nous avons trouvé un long et mince faisceau musculaire qui se détache du muscle choanoïde, se rend à la face profonde du muscle droit supérieur, près de son bord externe, à 15 ou 18 millimètres de son insertion bulbaire, et se mêle aux fibres du muscle droit supérieur par des digitations successives. Avant d'arriver au muscle droit supérieur, ce faisceau envoie 3 ou 4 fascicules qui se recourbent en haut pour aller se confondre avec le muscle oblique supérieur. Le faisceau le plus élevé du muscle droit postérieur se jette sur le tendon du muscle oblique supérieur, près de l'insertion de ce dernier, le croise d'abord puis se joint à lui en formant une anse à concavité antérieure.

Ces échanges musculaires se font ou bien directement, par anastomose des fibres musculaires elles-mêmes ; ou bien les deux faisceaux sont réunis par un tendon médian, formant un petit muscle digastrique ; ou encore des fibres musculaires se détachent d'un seul muscle et vont se jeter sur la gaine d'un muscle voisin. Les ailerons des muscles droits supérieur et inférieur de l'homme appartiennent à ce dernier genre de connexions lorsqu'ils contiennent des fibres musculaires, ce qui est loin d'être rare comme nous l'avons dit.

Mais nous avons observé une anomalie tout à fait exceptionnelle chez l'homme et se rattachant aussi à cette catégorie. Dans les deux yeux du même sujet, un faisceau volumineux se détachait du bord externe du muscle droit inférieur, se dirigeant vers le muscle droit externe et se perdant en forme d'éventail dans la gaine de ce dernier muscle. Cette anomalie est très remarquable, non seulement par sa rareté, mais parce qu'il faut remonter assez loin chez les mammifères (ruminants) pour y retrouver une disposition analogue, à l'état normal.

Loi de développement de l'appareil moteur de l'œil. — Les muscles moteurs de l'œil présentent des différences frappantes dans leurs dimensions, longueur, épaisseur, largeur. Ces différences dans le volume se traduisent par des différences égales dans l'action physiologique. Chez certains vertébrés nous trouvons des muscles grêles et des mouvements oculaires à peine sensibles ; chez d'autres, des muscles volumineux et des mouvements oculaires très étendus. *Pourquoi ? Quelle est la loi qui préside au développement de l'appareil moteur de l'œil dans la série des vertébrés ?* Devons-nous la rechercher dans l'ordre plus ou moins élevé qu'occupe l'animal dans l'échelle des vertébrés ?

En d'autres termes, le développement de l'appareil moteur de l'œil suit-il la marche ascendante des parties essentielles de l'organisme, en passant de classe en classe, depuis les poissons jusqu'aux mammifères ? Il suffit de jeter un coup d'œil sur nos planches pour ne pas s'arrêter à cette hypothèse. Les muscles des yeux des poissons sont en effet plus volumineux que les mêmes muscles des reptiles, des amphibiens et des oiseaux. Le développement de l'appareil moteur de l'œil est-il proportionnel au développement du globe lui-même ? Non. Pour ne choisir qu'un exemple, on sait que le bulbe oculaire des oiseaux atteint un volume relativement énorme. Or, l'appareil moteur de l'œil des oiseaux est un des plus rudimentaires. Après avoir comparé attentivement toutes les pièces de notre collection, nous avons acquis la conviction que le développement de l'appareil moteur de l'œil est régi par la loi suivante : *Plus l'animal a besoin d'étendre son champ du regard, plus ses muscles oculaires se développent. Et inversement.* Les poissons se déplacent souvent avec une grande rapidité. Ils vivent dans un élément où la victime et l'ennemi peuvent se rencontrer de tous les côtés. De plus, la forme du cou et des articulations vertébrales ne leur permet pas d'inflexions de la tête. Dans ces conditions, des mouvements oculaires étendus devenaient indispensables ; c'est pourquoi les muscles rotateurs des poissons acquièrent un volume assez notable et se développent souvent en longueur dans un canal spécial. Parmi les poissons eux-mêmes nous avons encore une distinction à faire. Les muscles sont relativement plus développés dans les espèces ichthyovores qui cherchent au loin leur proie que dans les tribus paisibles qui se nourrissont des herbes fluviales ou marines. Les muscles des esocides (brochet), par exemple, sont plus développés que les muscles des cyprinides (carpe). La différence est encore plus tranchée pour les poissons de mer. Le plus vorace de tous ces poissons chasseurs, le requin (squale), possède un des appareils moteurs des plus perfectionnés et des plus singuliers que nous ayons étudiés. Les amphibiens et les reptiles en général ne se déplaçant que dans une mesure assez restreinte, leur champ d'exploration n'a pas besoin d'être, simultanément, très étendu. Leurs muscles rotateurs sont par conséquent, peu développés. La proéminence des globes oculaires des batraciens, la largeur de leur cornée permettent à ces animaux d'embrasser à la fois, sans mouvoir leurs yeux, une surface assez grande pour leurs habitudes sédentaires : aussi les muscles moteurs de l'œil, n'ayant plus guère de raison d'être, s'atrophient au point d'avoir échappé à CUVIER et à ses successeurs. Les mœurs encore plus sédentaires des chéloniens, leurs déplacements lents, leurs moyens de protection (carapace), par lesquels ils peuvent se préserver instantanément de leurs ennemis sans les avoir vus de loin, restreignent l'utilité des mouvements oculaires. C'est pourquoi les muscles rotateurs de l'œil demeurent fort courts et peu volumineux. Chez les ophidiens, l'œil est profondément caché au-dessous du « verre de montre » cutané. Dans cette situation, le champ du regard étant extrêmement limité, les muscles de l'œil doivent être et sont en effet réduits à l'état de cordons très grêles. La mobilité des vertèbres cervicales et dorsales supplée d'ailleurs, en partie, à l'immobilité du globe. La plupart des sauriens et les crocodiliens se livrent à une chasse plus active. Dans la course ou la natation, les mouvements du corps plus vifs doivent être guidés par des mouvements oculaires plus rapides, d'autant que, pour les crocodiliens au moins, la mobilité de la région cervicale est assez limitée. Par suite nous trouvons chez eux des muscles qui, non seulement, prennent une épaisseur moyenne, mais se développent en longueur comme les muscles des poissons, par leur prolongement dans un canal postorbitaire. Les muscles rotateurs des oiseaux sont minces et courts. Leur insuffisance ressort encore davantage lorsqu'on les compare au volume considérable du globe. Toutes les parties essentielles de l'appareil visuel atteignent, en effet, dans cette classe, le plus haut degré de volume et de perfection. D'autre part, dans leurs évolutions si rapides au milieu des espaces aériens, les oiseaux doivent porter leur vue dans tous les sens et varier incessamment le champ du regard. Rien ne semble donc, au premier abord, justifier ce contraste entre l'atrophie de l'appareil moteur et le développement de l'organe visuel. Mais on a remarqué depuis longtemps que la mobilité extrême de l'énarthrose occipitale et des articulations cervicales supplée admirablement au peu de mobilité du globe. Cette disposition anatomique permet au bulbe de prendre tout son développement aux dépens de l'appareil musculaire, sans préjudice pour la fonction visuelle.

L'appareil moteur de l'œil atteint le maximum de développement dans les mammifères. Leur vie active, souvent nomade, la surveillance continuelle qu'ils doivent exercer sur tous les points de l'horizon pour fuir à temps leur ennemi ou découvrir leur proie, rendent bien compte du volume des muscles oculaires. Cependant nous observons encore des différences assez appréciables. Les animaux domestiques nous paraissent avoir des muscles oculaires moins volumineux que les espèces voisines à l'état sauvage. Les muscles du renard sont relativement plus épais que les muscles du chien ; les muscles du chevreuil plus épais que ceux de la chèvre, etc. Les carnassiers possèdent des muscles oculaires plus forts, toutes proportions gardées, que les autres ordres de mammifères. Parmi ceux-ci, il faut encore distinguer entre les mammifères dont le corps est massif et, surtout, le cou très peu mobile, et les mammifères qui présentent des dispositions inverses. Les muscles oculaires sont plus développés chez les premiers. Exemple : les muscles du bœuf sont plus larges et plus épais que les muscles du cheval. Les muscles des rongeurs sont remarquables par leur brièveté et leur minceur. Nous en trouvons la raison dans l'énorme développement de la cornée qui recouvre le tiers ou près de la moitié (rats), de la sphère oculaire. Le champ du regard est naturellement très étendu et, par suite, le rôle de l'appareil moteur devient secondaire.

Nous pourrions multiplier les faits à l'appui de notre thèse ; mais nous pensons que la démonstration est suffisante.

APPAREIL MUSCULAIRE PROTECTEUR

Muscle choanoïde. — Le muscle choanoïde, que nous avons déjà rencontré dans les amphibies et certains reptiles, existe chez le plus grand nombre des mammifères. On le trouve chez les cétacés, les marsupiaux, les solipèdes, les artiodactyles, les ruminants, les rongeurs, les carnivores, les lémuriens. Parmi les chéiroptères, nous ne l'avons pas trouvé chez la grande roussette (pteropus) Parmi les singes, nous ne l'avons pas vu dans le ouistiti, le saïmiri, le sajou, le cynocéphale, la guenon patas, etc. Nous l'avons trouvé chez le macaque rhésus et le maimon, représenté par un seul faisceau de faible volume, mais dont l'interprétation ne laissait pas de doute[1].

Le muscle choanoïde atteint son maximum de développement dans les ruminants et présente bien chez ces animaux la forme en entonnoir qui lui a valu son nom. Nous l'avons vu relativement considérable dans la sarigue, dont tous les muscles oculaires sont, du reste, volumineux. Lorsqu'il s'atrophie et se réduit à un seul faisceau (maki, macaque), ce faisceau se place toujours entre le muscle droit supérieur et le muscle droit externe, plus près de ce dernier. Le muscle choanoïde peut offrir un ou plusieurs interstices celluleux qui le divisent en deux ou plusieurs parties. Ces interstices sont larges dans les carnivores et séparent le muscle en quatre faisceaux bien distincts. Ordinairement, les lignes de séparation sont moins nettes : dans les

---

[1] En disséquant des singes qui ont séjourné longtemps dans l'alcool, il faut se garder de prendre pour des faisceaux du muscle choanoïde le paquet des vaisseaux et nerfs ciliaires dont la teinte devient rougeâtre et d'apparence musculaire.

solipèdes et les ruminants, les bords des deux divisions du muscle s'envoient réciproquement des fascicules. La partie supérieure est la moins importante; la partie inférieure forme les 2/3 ou les 3/4 de la masse musculaire totale. Dans le porc, on ne trouve qu'un seul interstice assez large au milieu du muscle droit inférieur.

Insertions orbitaires. — Dans toutes les espèces que nous avons disséquées, le muscle choanoïde ne s'insère pas tout entier, comme l'indiquent les auteurs, autour du trou optique. Quelques-unes de ces fibres s'attachent, en effet, en ce point, *mais le faisceau le plus volumineux se glisse avec les nerfs de la 3ᵉ et de la 6ᵉ paires dans le canal sphénoïdal où il s'insère à une profondeur de 2 à 3 centimètres.* Cette disposition qui nous a paru constante rappelle évidemment l'insertion des muscles droits dans le canal sphénoïdal des poissons, et mieux encore, l'insertion du muscle de la troisième paupière dans le canal post-orbitaire des reptiles. De son insertion postérieure, le muscle choanoïde se dirige en avant ou en dehors (suivant le plus ou moins de latéralité de l'orbite) vers le bulbe, entre les muscles droits qui le recouvrent et le nerf optique qu'il enveloppe. Il se fixe à la sclérotique suivant une ligne irrégulièrement circulaire, en arrière des insertions des muscles droits et obliques et de l'équateur de l'œil.

En outre de cette insertion principale, le muscle choanoïde détache de sa face profonde de nombreux faisceaux musculaires qui partent surtout de la partie inférieure du muscle et s'échelonnent sur la face postérieure de la sclérotique jusqu'au nerf optique. Les deux faisceaux les plus considérables se fixent au-dessous des artères ciliaires moyennes. Rares chez la plupart des carnassiers, plus nombreux chez le porc, ces faisceaux secondaires se multiplient chez les ruminants et notamment chez le bœuf, où ils sont noyés dans une masse adipeuse très épaisse et très dense qui rend leur dissection fort difficile. Cette circonstance a, sans doute, empêché de les reconnaître jusqu'ici (fig. 427 et 435).

Nous avons décrit les connexions que présente le muscle choanoïde avec les muscles droits et obliques.

Quel est le rôle du muscle choanoïde chez les mammifères ? L'insertion de ce muscle sur l'hémisphère postérieur, et sa direction à peu près parallèle à l'axe antéro-postérieur du globe lui rendent impossible une action rotatoire sur le bulbe. Le muscle choanoïde est, avant tout, un rétracteur du globe. Lorsqu'il entre en jeu, le bulbe s'enfonce dans l'orbite et échappe ainsi aux corps vulnérants qui pourraient l'atteindre. Mais on observe en même temps et d'une manière constante que ce mouvement de rétraction du globe s'accompagne d'un déploiement de la troisième paupière qui se produit par un mécanisme que nous avons déjà étudié : la troisième paupière est formée du repli de la conjonctive contenant dans son épaisseur un fibro-cartilage (onglet). Le bord postérieur de ce fibro-cartilage pénètre dans la loge orbitaire et s'appuie sur une boule adipeuse comprise entre les muscles droit inférieur et droit interne. Lorsque le globe est attiré en arrière par le muscle choanoïde il refoule tous les organes contenus dans la loge orbitaire. Parmi ces organes, les uns sont fixés par eux-mêmes ou maintenus par la capsule de Ténon (muscles droits, la plus grande partie du tissu cellulo-adipeux, etc.) ; mais la boule graisseuse, dont nous venons de parler, est mobile et peut se déplacer dans une certaine étendue. Refoulée par le globe, elle se porte en avant et chasse devant elle l'onglet et la paupière clignotante[1].

Troisième paupière. Son appareil moteur. — Il est intéressant de comparer les organes moteurs de la troisième paupière dans les différents animaux où nous avons rencontré ce voile membraneux. L'appareil moteur de la troisième paupière le plus parfait est celui des oiseaux. Sa différenciation est complète. Les muscles carré et pyramidal sont entièrement affectés à la paupière nictitante sans aucune connexion avec un muscle choanoïde qui n'existe pas. La combinaison des deux muscles permet une large surface d'insertion et, par suite, une action puissante. Dans les reptiles (Salvator merianœ), l'appareil moteur de la troisième paupière est encore très remarquable. Nous avons décrit un muscle volumineux qui prend son point d'appui, non plus sur le globe, mais dans le canal post orbitaire. Le tendon lui-même se fixe par l'une de ses extrémités sur le squelette et reçoit les fibres musculaires d'un petit muscle qui vient de la sclérotique et représente évidemment le pyramidal, de même que le premier muscle est l'analogue du muscle carré des oiseaux. Mais nous avons trouvé en outre, un faisceau du muscle principal qui se détache au-dessous de sa coulisse et se fixe sur l'hémisphère postérieur du globe, comme le muscle choanoïde lui-même dont il remplit le rôle. La différenciation est donc déjà moins nette. Dans le crapaud (bufo vulgaris), l'appareil moteur spécial à la troisième paupière se réduit à un long tendon sur lequel on trouve à peine quelques fibres musculaires. Toute trace de fibres musculaires disparaît dans la grenouille ; il ne reste plus qu'un tendon, organe passif comme tous les tendons, auquel le mouvement est communiqué par le muscle choanoïde. Nous avons vu, en effet, que le muscle choanoïde est bridé par lui de telle sorte qu'il ne peut se contracter sans le tendre. Dans l'appareil moteur des amphibies, le rôle actif appartient donc au muscle choanoïde. La différenciation s'efface de plus en plus. Dans les mammifères, nous ne trouvons plus un seul organe de mouvement *propre* à la troisième paupière. Nous ne pouvons, en effet, donner ce nom à la boule graisseuse sur laquelle s'appuie l'onglet. Le muscle choanoïde est chargé à la fois de produire le mouvement de rétraction du globe et de déplacement de la paupière nictitante.

S'il est vrai que la différenciation constitue un élément de supériorité, les

[1] Nous avons observé, chez le cheval notamment, qu'au moment de la rétraction en arrière et du déploiement de la 3e paupière, le globe se portait dans la rotation en dehors. Cette coïncidence tient-elle à ce que le muscle choanoïde et le muscle droit externe sont innervés par la même paire nerveuse ou simplement à ce que l'animal, tout en se préservant d'un choc sur la plus grande étendue de l'hémisphère antérieur, cherche cependant à se rendre compte du danger en amenant la cornée dans la région externe non recouverte par la membrane clignotante ?

mammifères sont donc inférieurs sous ce rapport, au point de vue anatomique, aux amphibies, aux reptiles et surtout aux oiseaux. Le muscle choanoïde est tellement lié, chez les mammifères, à l'existence de la troisième paupière qu'on remarque une proportion constante dans le développement de ces deux organes. Dans les solipèdes et les ruminants, le muscle choanoïde, très épais, forme un entonnoir à peu près complet : la troisième paupière de ces animaux est également très large. Dans les animaux où le muscle choanoïde se réduit à un seul faisceau, la paupière clignotante ne recouvre qu'une faible partie de la cornée (maki). Chez l'homme et la plupart des singes où le muscle choanoïde n'existe pas, on ne trouve plus que le pli semi-lunaire, vestige tout à fait rudimentaire de la troisième paupière. Mais dans les deux espèces de singes où nous avons observé un faisceau de muscle choanoïde (macaque rhésus, maimon), le croissant caronculaire est plus développé que dans les espèces voisines.

Le muscle rétracteur et la troisième paupière sont d'ailleurs essentiellement des organes de protection de l'œil. Nous avons déjà fait remarquer à propos des reptiles et des amphibies, que lorsque ces organes protecteurs faisaient défaut, ils étaient remplacés par d'autres (verre de montre des ophidiens, saillie du rebord orbitaire cutané et paupières rugueuses des chaméléonides, etc.). Nous observons les mêmes faits chez les mammifères. Dans les espèces où les parois osseuses de l'orbite sont incomplètes, le muscle choanoïde de la troisième paupière existe. Lorsque les parois osseuses se développent, le muscle choanoïde et la troisième paupière s'atrophient (lémuriens). Enfin ces organes disparaissent entièrement chez presque tous les primates où l'orbite est tout entier osseux.

L'un des usages du corps clignotant ou troisième paupière est d'entretenir la netteté de l'œil en enlevant les corpuscules que les paupières transversales ont pu laisser arriver jusqu'à lui : et, ce qui démontre parfaitement cet usage, c'est le rapport inverse qui existe constamment entre le développement de ce corps et la facilité qu'ont les animaux de se frotter l'œil avec le membre antérieur. C'est ainsi que dans le cheval et le bœuf, dont le membre thoracique ne peut servir à cet usage, le corps clignotant est très développé ; qu'il devient plus petit dans le chien qui peut déjà se servir de sa patte pour le remplacer, plus petit encore dans le chat, et rudimentaire dans le singe et l'homme dont la main est parfaite (Lecoq. Traité de l'extérieur du cheval). — Cette ingénieuse hypothèse vient à l'appui de notre manière de voir et n'a que le tort d'être trop exclusive. Il est évident en effet que la troisième paupière peut balayer les corps étrangers introduits sur la cornée ou la conjonctive ; elle devient ainsi un moyen de défense contre les agents nuisibles tombés dans l'œil : mais elle contribue d'abord, avec les paupières horizontales, à empêcher les mêmes agents d'arriver jusqu'aux membranes oculaires, et parmi les causes d'irritation dont elle préserve plus spécialement l'œil, nous pouvons citer l'éclat trop vif de la lumière directe du soleil tamisée par ce voile demi transparent.

Toutefois le muscle choanoïde des mammifères n'est pas seulement destiné à rétracter l'œil au fond de l'orbite lorsqu'un danger le menace, et à mettre en mouvement la troisième paupière. Tous les mammifères qui le possèdent à un certain degré de développement sont des quadrupèdes. Leur face, et par conséquent leurs yeux, sont inclinés en bas d'une manière à peu près permanente. Le muscle choanoïde est bien disposé pour servir de moyen de suspension au bulbe oculaire et laisser ainsi aux muscles droits et obliques toute leur liberté d'action dans les mouvements de rotation du globe. C'est pourquoi on désigne également le muscle choanoïde des mammifères sous le nom de *muscle suspenseur*.

ÉQUILIBRE DU GLOBE OCULAIRE DES VERTÉBRES

Chez l'homme, l'œil ne subit pas de mouvement de translation : les seuls mouvements du globe sont des mouvements de rotation ; le centre de rotation est fixe et le globe est maintenu dans un équilibre stable principalement par l'action compensatrice des muscles rétracteurs (muscles droits) et des muscles protracteurs (muscles obliques). Il n'en saurait être ainsi chez les vertébrés qui n'ont pas de muscles protracteurs. La direction des muscles obliques est en effet transversale chez les mammifères élevés ; elle devient de plus en plus oblique d'arrière en avant dans les classes inférieures. Notons en outre que dans un grand nombre d'espèces, le muscle choanoïde déplace à chaque instant le globe dans sa totalité. Les muscles oculaires étant tous des muscles rétracteurs, quels sont les agents qui maintiennent le globe dans sa situation normale ou l'y ramènent lorsqu'il a été déplacé ?

1° **Entonnoir aponévrotique ; ailerons ligamenteux ; tendons orbitaires antérieurs.** — Nous savons que, de la gaine des muscles et de la capsule fibreuse du globe se détache une lame fibreuse en forme d'entonnoir qui va se fixer sur le pourtour du rebord orbitaire. Cet entonnoir membraneux, par son attache fixe antérieure, s'oppose dans une certaine mesure au déplacement de l'œil en arrière. Il est renforcé, dans certaines espèces, par les ailerons ou les tendons orbitaires antérieurs.

2° **Coussinet adipeux ou gélatineux.** — La masse graisseuse demi-solide des ruminants forme un point d'appui résistant pour le globe. Elle est moins abondante chez les carnivores, mais les tendons orbitaires antérieurs sont, en échange, très développés. Chez les poissons où la masse gélatineuse est molle, l'entonnoir est relativement épais et le muscle rétracteur n'existe pas. Lorsque la cavité orbitaire est vaste et à peu près vide de tissu de remplissage, l'enveloppe fibreuse du globe et son entonnoir prennent un développement énorme (Sturio). Chez les plagiostomes où le globe flotterait dans une cavité dont la dimension est au moins triple de son volume, son équilibre est maintenu de la façon la plus parfaite par la tige cartilagineuse et la cupule qui la termine. L'élasticité du tissu cellulo-adipeux de l'orbite réagit donc tout d'abord contre le refoulement de l'organe.

De plus, l'entonnoir fibreux contient, en grand nombre, des fibres musculaires lisses (MULLER, SAPPEY) qui entrent en action dans le même sens. Cette action est beaucoup plus énergique et rapide lorsque l'entonnoir est renforcé par de véritables tendons à fibres striées (carnivores).

Nous observerons encore que le muscle choanoïde n'existe que chez les vertébrés dont la paroi osseuse est incomplète : les primates dont la cavité orbitaire est entièrement osseuse ne possédant pas de choanoïde. Or les vides osseux sont comblés par le *cornet*. Cette membrane est formée de tissu fibro-élastique doublé d'un muscle lisse et parfois strié (muscle orbital de GEGENBAUER), particulièrement remarquable chez le dauphin. Le cornet refoulé par la rétraction de l'œil réagit par ses fibres élastiques et ses fibres musculaires lisses ou striées pour ramener le globe à sa position primaire.

MOUVEMENTS DE ROTATION DU GLOBE

Nous avons étudié ce point avec une attention toute particulière dans notre travail sur l'anatomie et la physiologie de l'appareil moteur de l'œil de l'homme (Encyclopédie fr. d'opht. T. I). La plupart de nos conclusions peuvent s'adapter aux vertébrés. Nous signalerons, chemin faisant, les modifications physiologiques imposées par des conditions anatomiques spéciales. Rappelons tout d'abord que *tous les auteurs* ont admis jusqu'ici que l'articulation bulbaire est une énarthrose. « Le globe peut glisser sur sa capsule fibreuse à la manière d'une sphère pleine sur une sphère creuse » (SAPPEY, Traité d'Anatomie descriptive). « Les mouvements du globe oculaire, comme ceux d'une articulation cotyloïde, s'exécutent librement dans tous les sens. Le globe représente la tête articulaire ; la capsule de Ténon, la cavité articulaire. » — FUCHS, Manuel d'ophtalmologie. L'opinion classique n'est pas plus exacte dans toute la classe des vertébrés que chez l'homme. Partout, il est vrai, les muscles moteurs de l'œil impriment à cet organe des mouvements de rotation : c'est ce phénomène, qui a conduit, par une simple apparence et à la suite d'un examen superficiel, à comparer « l'articulation bulbaire à une articulation énarthrodiale ». Mais une articulation énarthrodiale suppose deux éléments : une sphère pleine et une sphère creuse (SAPPEY) dans laquelle *la sphère pleine roule librement*. La sphère pleine existe : c'est le globe oculaire. Quant à la sphère creuse qui, naturellement, doit être indépendante de la première, elle n'existe pas.

Dans la plupart des vertébrés comme chez l'homme, la capsule fibreuse du globe *est adhérente au globe, en avant autour de la cornée, et en arrière autour du nerf optique*. Comment une sphère peut-elle rouler dans une enveloppe qui lui est adhérente aux deux pôles ? Il suffit de poser une telle question pour la résoudre. Sans revenir sur l'étude précitée à laquelle nous renvoyons, nous rappellerons que *le globe entraine en réalité dans son mouvement de rotation toute son atmosphère cellulo-graisseuse ou gélatineuse, le nerf optique et la capsule elle-même qui s'infléchissent dans le sens de la rotation.* C'est là le phénomène principal. En outre, *grâce à l'élasticité de la capsule et à ses attaches extérieures, le mouvement propre du globe est un peu plus étendu que celui de la capsule;* de là un certain glissement de celui-là sur celle-ci, minime, il est vrai, mais suffisant pour produire une séreuse rudimentaire. Tel est le véritable mécanisme des mouvements du globe. Nous ne doutons pas que ce simple exposé ne mette fin à une erreur qui surprend autant par son évidence, dès qu'on l'envisage un instant, que par sa durée.

Mais nous avons noté, chez certains vertébrés, une disposition particulière de l'enveloppe fibreuse du globe. Dans les ruminants, les faisceaux accessoires du muscle choanoïde et des lobules adipeux adhérents à la sclérotique occupent tout l'hémisphère postérieur du globe en sorte que la capsule fibreuse est réduite à une étroite ceinture. En effet, après avoir recouvert la sclérotique entre l'insertion des muscles droits et l'insertion du muscle choanoïde, la capsule se jette immédiatement sur la face externe du muscle choanoïde où elle forme une bourse séreuse (fig. 435). Il n'existe ni capsule ni séreuse sur tout l'hémisphère postérieur. Dans les mouvements de rotation, la surface de glissement est donc, à ce niveau, transportée *à la face externe du muscle choanoïde.* Cette disposition se retrouve, plus ou moins complète, chez tous les vertébrés pourvus d'un choanoïde. Elle atteint son plus haut développement chez l'esturgeon (acipenser sturio). Ici, la capsule fibreuse du globe mesure de 2 à 5 millimètres d'épaisseur. Elle est unie à la tunique scléroticale par un tissu aréolaire très serré dont les mailles sont remplies d'un liquide visqueux assez semblable à la synovie. Ce tissu aréolaire représente la séreuse oculaire réduite à l'état rudimentaire et ne permettant plus de glissement entre la capsule et l'œil. Mais, à la *surface externe* de cette énorme capsule fibreuse, existe une bourse séreuse, bien apparente, cloisonnée par du tissu cellulaire lâche, et remplie en partie d'un liquide gélatineux. Les mouvements de glissement se passent tout entiers dans cette séreuse externe.

La théorie de l'énarthrose oculaire ne se justifierait, dans une certaine mesure, que chez plusieurs squales et chez les rajides. Ces vertébrés présentent en effet une singulière disposition que nous avons étudiée avec soin. Le globe est supporté par une tige cartilagineuse terminée par une cupule semblable à la cupule du radius. Du côté du globe, une saillie également cartilagineuse s'articule avec la cupule. La capsule fibreuse s'insère, non plus au pôle postérieur du globe mais sur le pourtour de la cupule. La cavité articulaire existe donc bien ici, formée par la cupule que complète la capsule. Les mouvements énarthrodiens pourraient être complets *si la capsule n'était encore adhérente à la sclérotique, autour de la cornée.* Par cette adhérence près du pôle antérieur, le bulbe n'est pas indépendant de sa cavité; l'articulation est donc encore imparfaite.

DE L'APPAREIL OCULAIRE

Par M. E. KALT (de Paris).

CONSIDÉRATIONS GÉNÉRALES

Différenciation et groupement des cellules visuelles. — La sensibilité à la lumière est une propriété générale du protoplasma de la cellule vivante. Les organismes uni-cellulaires se montrent très sensibles aux variations de l'éclairage et nous pouvons en inférer que les vibrations lumineuses régissent dans une certaine mesure les échanges nutritifs intra-cellulaires.

Mais de très bonne heure certaines portions du protoplasma tendent à se spécialiser, et l'apparition de points pigmentés chez les *Euglena* démontre que, déjà chez les Protistes, un organe disposé en vue d'une fonction nouvelle tend à s'établir.

Chez les animaux pluricellulaires, l'organe visuel le plus simple est réalisé par certaines cellules du revêtement ectodermique dont le corps se charge habituellement de pigment, tandis que l'extrémité tournée vers la profondeur reçoit une fibrille nerveuse qui la relie aux centres nerveux. Tels sont les yeux uni-cellulaires de certains Mollusques, les *Arca, Pectunculus,* etc. Habituellement l'extrémité périphérique libre se garnit de cils fins, terminaison ultime des fibrilles contenues dans la fibre nerveuse qui a traversé de part en part l'élément cellulaire. Cette bordure ciliée se retrouve avec une grande constance dans les cellules visuelles des Invertébrés. Chez les Vertébrés, au contraire, elle sera remplacée par le *bâtonnet* dont la signification morphologique est moins bien établie.

Au lieu de rester dans l'alignement général des cellules composant le revêtement cutané, la cellule ectodermique peut migrer dans la profondeur et prendre une forme sphérique. Dans le protoplasma, au voisinage du noyau, apparaîtra une sorte de vésicule dont la paroi striée représente, sans doute, une bordure ciliée analogue à la précédente et de fonction semblable (yeux simples des HIRUDINÉES).

Des éléments, ainsi isolés, ne peuvent guère donner à l'animal que des notions qualitatives ou quantitatives de lumière. Pour avoir la notion de la *direction* suivie par les rayons lumineux, il suffira que ces éléments groupés en certain nombre se disposent suivant une surface concave ou convexe (yeux des Mollusques, yeux des Arthropodes). On comprend facilement qu'un faisceau lumineux oblique n'impressionnera pas au même degré les éléments tournés dans le sens même de sa direction et ceux qui sont tournés dans un sens différent.

Le groupement des éléments suivant une surface concave aboutira à la formation d'une cupule d'abord ; puis les bords de la cupule venant à se rapprocher, il restera un étroit orifice en forme de *pore*, donnant accès aux rayons lumineux. Ainsi se trouve réalisé chez un Mollusque, le *Nautilus*, l'appareil de physique connu sous le nom de chambre obscure. L'image des objets extérieurs s'y projette avec une netteté relative, mais sa luminosité est évidemment faible.

L'adjonction d'une lentille à l'entrée de la cupule, désormais fermée à l'avant par une membrane transparente, aura pour effet d'augmenter notablement la netteté de l'image. En même temps l'orifice d'admission de la lumière s'agrandira; condition favorable à la luminosité de l'image. L'organe perfectionné, que nous venons de concevoir, se rencontre, comme chacun sait, chez les Vertébrés : mais il n'est pas leur apanage exclusif. L'œil des Mollusques céphalopodes est construit sur ce type et il possède même, tout comme le précédent, un diaphragme régulateur de l'admission de la lumière. Bien plus, l'œil de certains Vers est muni d'un cristallin et, en descendant davantage encore dans l'échelle zoologique, un humble Cœlentéré, la *Charybdea*, se montre pourvu d'une lentille oculaire.

Variations dans la construction de l'appareil dioptrique. — Si l'on compare l'appareil dioptrique, composé de la cornée et du cristallin, chez un Vertébré supérieur, l'Homme par exemple, et chez un Poisson, on constate des différences notables dans la courbure des milieux réfringents et, par conséquent, dans les proportions relatives des deux organes. L'œil de l'Homme est destiné à regarder au loin des objets plongés dans un milieu très transparent, l'air. Il importe donc que les images d'objets éloignés soient aussi grandes que possible, ce qui revient à dire qu'il a besoin d'un système dioptrique à long foyer. Le cristallin sera peu courbe et séparé de la membrane sensible par une chambre vitréenne profonde.

Le Poisson, plongé dans un milieu beaucoup moins transparent, s'intéresse plus particulièrement à des objets rapprochés. L'image de ces derniers est, naturellement, très grande. Il faudra donc ici un appareil réfringent puissant, c'est-à-dire de très court foyer, et l'écartement entre le point nodal et la rétine pourra être faible. Ainsi s'explique que chez les animaux à vision rapprochée, le cristallin soit sensiblement sphérique et peu éloigné en arrière de la surface cornéenne.

Variations de siège des yeux. — En conformité avec le sens dans lequel se fait la progression du corps, les yeux sont portés habituellement par l'extrémité antérieure. Il en est ainsi chez les Vertébrés, les Arthropodes, les Mollusques céphalopodes, beaucoup de Vers. Chez les animaux à déplacements lents ou nuls les yeux sont répartis en des points variés du corps. Ainsi les Lamellibranches, adultes et fixés, portent une couronne d'yeux sur le bord du manteau. Ils ont perdu les yeux céphaliques qu'ils possédaient à l'état de larves libres. Les *Sabelles* qui habitent des tubes, portent des yeux sur les branchies, et les Méduses sur le pourtour de leur corps en forme de cloche.

Variations de nombre. — Le chiffre de deux est le plus habituel. Mais on sait que parmi les Vertébrés certains *Lézards* ont un œil pariétal surnuméraire. Les Insectes, à côté des yeux latéraux, portent des ocelles en nombre variable et probablement différents par leur fonction des yeux latéraux : les *Araignées* possèdent huit yeux ; les *Sabelles*, des centaines.

Atrophie, disparition des yeux. — Chez les animaux qui vivent habituellement dans des conditions où l'organe visuel devient inutile, par exemple chez la *Taupe*, les yeux s'atrophient.

Il en est de même chez les animaux habitant les cavernes, l'*Amblyopsis spelæus* du Kentucky, le *Proteus Anguinus* des grottes d'Adelsberg, chez les Crustacés qui vivent dans les conduites d'eau et dans les nappes souterraines. On trouvera sur ce sujet des documents intéressants dans les travaux de PACKARD, WYMAN, KOHL, etc.

Enfin le parasitisme est une cause de disparition des organes visuels. C'est le cas pour les Vers endoparasites, pour les Cirripèdes, etc.

La vision chez les animaux dépourvus d'yeux ou rendus aveugles. — La perception de la lumière par des organismes chez lesquels on ne trouve pas de cellules différenciées en vue de cette fonction, est un phénomène très général chez les animaux inférieurs. On trouve chez les *Spongiaires* des formes larvaires qui réagissent à la lumière. Les *Actinies* y sont extrêmement sensibles, tandis que l'ombre les laisse indifférentes. La portion antérieure du corps des Vers de terre est très sensible. Certains Oursins, beaucoup de Mollusques dépourvus d'organes visuels, les larves de beaucoup d'Insectes se montrent également impressionnables. GRABER a vu des larves d'Insecte munies d'yeux, mais aveuglées, continuer à percevoir les variations d'éclairage. PLATEAU a fait la même constatation chez les Myriapodes aveugles.

R. DUBOIS a constaté la sensibilité lumineuse chez le *Proteus anguineus*, un Amphibien qui vit dans des cavernes obscures et n'a que des yeux rudimentaires.

GRABER a vu des Salamandres privées de leurs yeux, se réfugier dans les endroits obscurs de leurs bassins. WILLEM a fait des expériences analogues chez des Insectes et des Mollusques (*Escargots*).

Korányi a fait sur la *Grenouille* une expérience curieuse. Après avoir mis à nu le cerveau et l'avoir recouvert d'une couche d'extrait de viande pour en augmenter l'excitabilité, il concentrait sur la patte de l'animal le faisceau lumineux d'une lampe. Le faisceau avait traversé au préalable une solution d'alun destinée à absorber les rayons calorifiques. L'auteur provoqua ainsi des mouvements réflexes du membre.

Nagel a fait des expériences répétées sur un Mollusque privé d'yeux et pourtant très sensible à la lumière, le *Psammobia vespertina*. Une série de ces animaux étant éclairée latéralement par la lumière diffuse d'une fenêtre, il suffit de passer la main à quelque distance pour voir tous les Mollusques retirer vivement leur siphon et exécuter des mouvements de fuite. Les radiations colorées étaient également vivement perçues.

Les *Huîtres*, d'après Ryder et Plateau, sont très sensibles à l'obscuration et ferment alors brusquement leur coquille. L'exactitude de ces observations, mise en doute par Rawitz a été confirmée par Nagel. Des résultats analogues ont été obtenus chez les Mollusques des genres *Cardita, Cardium, Cytherea, Lithodomus, Mactra, Pholas, Solen, Tellina, Venus, Avicula, Pinna*, etc., par Drost, Sharp, Patten et enfin Nagel. La *Pholade dactyle* a été étudiée tout particulièrement par R. Dubois.

Chez l'*Helix pomatia* privée de ses yeux par amputation des tentacules qui les portent, l'obscuration brusque provoque une réaction aussi évidente que chez l'animal intact. L'expérience réussit du reste chez les Escargots dont les tentacules porteurs des yeux sont restés invaginés.

Plateau résume ainsi ses expériences sur les *Myriopodes* :

« 1° Les Myriopodes chilopodes aveugles perçoivent la lumière du jour et savent choisir entre cette lumière et l'obscurité ;

2° Chez les Myriopodes Chilopodes munis d'yeux et chez les Chilopodes dépourvus de ces organes, il faut, en général, un temps assez long pour que ces animaux s'aperçoivent qu'ils ont passé d'une obscurité relative ou complète à la lumière du jour ;

3° La durée de cette période latente n'est pas plus grande chez les Myriopodes aveugles que chez les Myriopodes munis d'yeux ;

4° Il résulte de la lenteur avec laquelle se fait la perception que, lorsqu'un espace obscur est de faible étendue par rapport à la surface éclairée, les Myriopodes aveugles, quoique sensibles à la lumière, traversent cet espace sombre sans s'en apercevoir et ne savent plus le retrouver lorsqu'ils en ont dépassé les limites. »

L'interprétation du mécanisme de la perception lumineuse en dehors d'organes spécialisés en vue de cette fonction, présente de grandes difficultés. On peut se demander d'abord s'il n'y aurait pas dans le revêtement épithélial des Animaux des terminaisons nerveuses particulières destinées, les unes, à percevoir les excitations mécaniques, les autres, les irritants chimiques ; d'autres encore l'excitant lumineux. Ceci supposerait évidemment une spécialisation parallèle de l'appareil central récepteur. Mais comment admettre le fait dans les organismes unicellulaires des Protistes ? Ici nous voyons le même protoplasma réagir aussi bien à la lumière qu'aux excitants mécaniques et chimiques. Comme le phénomène ne se produit pas chez tous les organismes de cet embranchement, on peut admettre avec quelque vraisemblance que l'acquisition de cette fonction nouvelle est commandée par des nécessités biologiques spéciales. Dès lors il serait possible que des éléments sensoriels uniques fussent affectés à la perception d'impressions variées : tactiles, lumineuses, etc. (NAGEL).

Les éléments percepteurs sensoriels paraissent appartenir chez les animaux inférieurs au type des cellules épithéliales ciliées, signalé par FLEMMING dans le revêtement cutané des Mollusques. R. DUBOIS a décrit chez les *Pholades* une association de cellules épithéliales proprement dites et de cellules musculaires, qu'il a désignée du nom d'éléments myo-épithéliaux. L'excitation de l'élément épithélial serait partagée par l'élément musculaire et celui-ci répondrait par une contraction qui serait ressentie par les nerfs sensitifs de la région. L'avenir dira si la théorie du « système-avertisseur » est exacte. Disons seulement que l'interprétation donnée par DUBOIS est rejetée formellement par NAGEL.

Nous aurons à passer en revue, dans la suite, chez les animaux inférieurs de nombreux appareils désignés sous le nom d'yeux. Le plus souvent ce seront de simples taches pigmentées dans lesquelles l'examen microscopique a révélé l'existence d'éléments différenciés évidemment en vue de la perception de la lumière. Dans d'autres nous trouverons une vésicule fermée, munie ou non d'une lentille réfringente qui remplit habituellement toute la cavité de l'organe. On pourrait supposer que des yeux de cette dernière forme sont capables de recevoir des images analogues à celles qui se forment dans l'œil perfectionné des Vertébrés. Cette supposition ne paraît guère vraisemblable cependant si l'on considère que la membrane sensible de l'œil de l'Escargot, par exemple, est placée en contact immédiat avec la lentille et qu'une image nette ne saurait se former dans ces conditions. Néanmoins la présence du cristallin sera ici d'une utilité manifeste. Un corps lumineux extérieur, en se déplaçant, projettera sur la rétine un cercle éclairé et l'animal sera renseigné dans une certaine mesure sur l'étendue de ces déplacements.

PREMIÈRE PARTIE

INVERTÉBRÉS

CHAPITRE PREMIER

PROTOZOAIRES. — CŒLENTÉRÉS. — ECHINODERMES

Protozoaires. — Le corps de ces anneaux étant constitué par une seule cellule, il ne saurait être question de trouver chez eux un organe visuel bien compliqué. Et pourtant ces organismes sont sensibles à la lumière comme l'indique leur groupement dans les régions éclairées ou obscures. Les taches pigmentaires que l'on observe chez beaucoup d'entre eux expliquent suffisamment ce phénomène. Mais il semble qu'un degré plus élevé de différenciation puisse être atteint. Pouchet a vu chez les *Gymnodium*, annexé à la tache pigmentaire, un petit corps transparent rappelant le cristallin ; et cet auteur fait remarquer que l'on se trouve ici en présence d'un appareil spécial, né et développé dans le corps cellulaire, en vue d'une fonction définie, comme naît et se développe le mécanisme compliqué d'un poil urticant dans la cellule défensive d'une Méduse.

Les expériences d'Engelmann sur les *Protistes* sont très intéressantes. Ainsi le *Pelomyxa palustris*, une amibe d'eau douce, est très sensible à l'action d'une lumière vive et soudaine. Dans la demi-obscurité, l'animal se meut avec vivacité de côté et d'autre ; qu'on vienne à l'éclairer, le mouvement des corpuscules protoplasmiques s'arrête brusquement et le corps prend une forme globuleuse.

L'obscuration brusque, après exposition à la lumière, n'a pas d'action excitante.

L'auteur a constaté que les variations lumineuses agissaient par des mécanismes différents. D'abord elles modifient les échanges gazeux dans le corps du protoplasma. Les mouvements des *Diatomées* et des *Oscillarinées* sont liés à la présence de l'oxygène libre. Si ce gaz ne se trouve pas dans le milieu ambiant, le protoplasma exposé à la lumière pourra le fabriquer lui-même. La lumière vient-elle à manquer, les mouvements du protoplasma s'arrêtent.

Les Infusoires ciliés porteurs de chlorophylle (*Stentor*, *Paramæcium*) restent au repos dans l'eau chargée d'oxygène et la lumière ne les excite pas. Que l'on diminue la quantité de gaz dissous, et le protoplasma réagira vivement aux variations de l'éclairage. Si l'on projette un spectre sur la préparation, les animalcules rechercheront les parties éclairées par le rouge.

Les *Euglena* recherchent la lumière, en particulier la lumière bleue. L'ombre les effraie ; mais si l'on observe un animal qui nage d'un endroit éclairé vers une partie ombrée, on constate que l'excitation n'apparaît qu'au moment où la portion transparente, non chargée de chlorophylle, et munie seulement d'un point pigmenté, pénètre dans la raie d'ombre. C'est donc cette seule portion de la masse protoplasmique qui est sensible aux variations lumineuses. Il ne faudrait pas conclure cependant de cette expérience que le point pigmenté joue ici un rôle essentiel.

Chez les *Paramécies* également, la partie antérieure de la cellule est plus sensible à la lumière que le reste du corps.

Le *bacterium photometricum* ne s'agite que sous l'influence de l'éclairement et l'action ici n'est pas indirecte, car cet organisme ne produit pas d'oxygène à la lumière et les variations de tension de ce gaz le laissent indifférent. Un certain temps est nécessaire pour amener des mouvements (induction photo-kinétique).

L'obscuration brusque détermine un véritable mouvement d'effroi et, immédiatement après, un recul de l'animal. Des variations d'éclairage faibles, mais rapides, ont un effet excitant marqué. Dans le champ du spectre, le passage du corps de la bactérie de la partie jaune dans le rouge, est accompagné d'un mouvement de brusque recul. Enfin, contrairement à ce qui se voit chez les autres organismes phototactiques, on voit ceux-ci s'accumuler de préférence dans deux portions du spectre : dans l'ultra-rouge et dans le jaune.

D'autres exemples de sensibilité à la lumière ont été décrits chez les Protistes, par VERWORN ; chez les spores végétales, par STRASBURGER ; chez les Myxomycètes, par STAHL. On trouvera un résumé de la question dans le livre d'HERTWIG : « La Cellule et les Tissus ».

Cœlentérés. — HYDRES ET MÉDUSES. — Les expériences de TREMBLAY ont montré que les Hydres d'eau douce sont impressionnées par les radiations solaires bien que ces animaux soient dépourvus de toute trace d'appareil visuel. Il en est de même de certains Coralliaires. Ainsi les Actinies du genre *Paractis* restent fermées aussi longtemps qu'on les expose à la lumière vive ; elles s'épanouissent, par contre, à l'ombre.

Dans le groupe des Hydroméduses, on considère comme des yeux les corpuscules marginaux situés à la base des tentacules et le plus souvent sur leur face externe. Ces organes ont été spécialement étudiés par O. et R. HERTWIG sur les espèces des genres *Lizzia* et *Oceania*.

Chez les *Lizzia* l'œil est situé à la base d'un tentacule et se compose d'un cristallin enchâssé dans un bulbe chargé de pigment. Le cristallin est un simple épaississement de la cuticule et le bulbe est formé de trois sortes d'éléments : 1° de cellules pigmentaires; 2° de cellules sensorielles qui constituent les véritables éléments rétiniens. Celles-ci possèdent : un renflement central pourvu d'un noyau, un prolongement périphérique représentant un bâtonnet rudimentaire; enfin, une fibre centripète en continuité avec des cellules ganglionnaires situées à la base de l'œil.

L'épaississement lenticulaire est de règle chez les Acraspèdes.

Chez les *Charibdea* on rencontre des yeux composés : chaque corpuscule marginal porte en effet deux gros yeux impairs et quatre petits pairs.

Les gros yeux décrits par CLAUS et CARRIÈRE possèdent une organisation remarquable qui permet de les rapprocher des yeux de *Pecten* auxquels ils ressemblent beaucoup (fig. 440). Ils possèdent un cristallin dont la saillie se remarque facilement à l'extérieur. L'œil se compose d'une cavité dont le pourtour et les côtés sont tapissés par la rétine. La paroi antérieure est formée par l'épithélium général. Elle porte un cristallin volumineux en

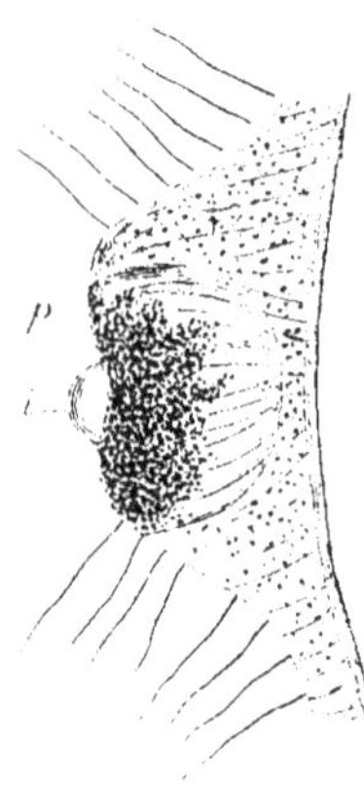

Fig. 438.

Œil de la *Lizzia Koellikeri*.

l, cristallin. — *p*, tunique pigmentaire. — *se*, bâtonnet rétinien. D'après O. et R. Hertwig et Jourdan.

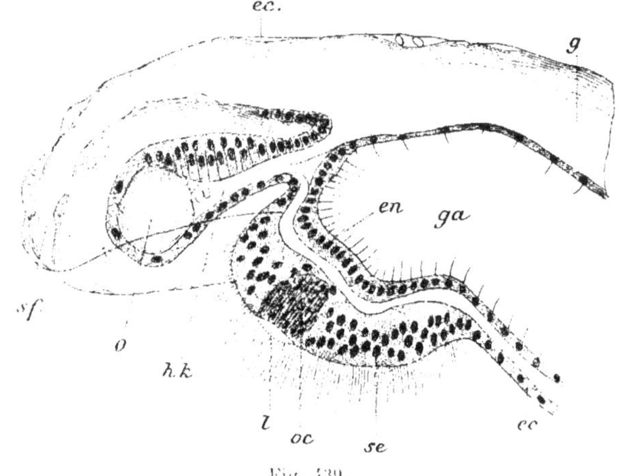

Fig. 439.

Corps sensitifs de Rhapolonema. (D'après HERTWIG.) (Coupe optique du bord du disque.)

sf, corps sensitifs de ..., *ec*, ectoderme. — *en*, entoderme. — *ga*, canal gastro-vasculaire. — *hk*, cône ... — ... épithélium sensitif. — *oc*, œil. — *l*, cristallin, — *g*, substance gélatineuse.

... en cône arrondi dont le sommet se rapproche du fond de l'œil. Ce cristallin contient une couche cellulaire périphérique. Au centre il est formé de masses molles. Tout autour du cristallin se trouve la masse gélatineuse du corps vitré.

La *rétine* se compose de cellules de soutien pigmentées, en forme de palissade, et de longues cellules sensorielles. Ces dernières sont interposées aux premières mais leurs noyaux sont situés plus profondément que la base des cellules de soutien. On peut suivre leurs prolongements dans la couche fibreuse qui les supporte. A la base de la cellule visuelle le protoplasma

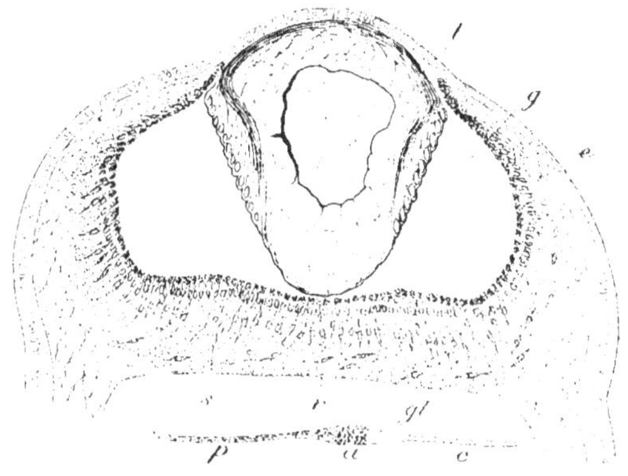

Fig. 440.

Coupe d'un œil de Méduse (Charybdea marsupialis).

Diamètre 28 et 43 millimètres. — *e*, épithélium du corpuscule marginal. — *g*, corps vitré. — *gl*, cellules ganglionnaires. — *l*, cristallin. — *r*, rétine. — *s*, cellules visuelles.
a, cellule visuelle grossie davantage. — *c*, extrémité centrale. — *p*, extrémité périphérique. Le noyau est renfermé en *a* dans la masse pigmentée (Claus).

contient du pigment de même couleur que celui des cellules de soutien. Dans la couche fibreuse sont répandues des cellules ganglionnaires.

Le second œil pair de *Charybdea* est plus petit que le précédent. Il est muni d'un cristallin auquel se rend une sorte de support cylindrique venu du fond de l'œil et qui s'insère à la face profonde de la lentille. Ce support part du tissu environnant le globe et perfore la paroi postérieure. Extérieurement est annexée au cristallin une masse cellulaire claire dont la signification nous échappe.

Chez certains Siphonophores on trouve des taches oculaires qui parfois sont munies d'une lentille. Enfin chez les Cténophores se voient des taches pigmentaires dans le coussinet sensitif de l'organe sensoriel.

Echinodermes. — Heckel a décrit les taches pigmentaires qui se trouvent à l'extrémité des bras des *Oursins*. On sait que cette extrémité est habituellement dirigée vers le haut. Ce sont des organes piriformes auxquels aboutit l'extrémité creusée du tronc nerveux qui parcourt le bras. Chaque tentacule porte à sa base, au côté dirigé vers la bouche, une tache rouge. A la loupe chacune de ces taches se résout en un grand nombre de cupules dont le fond, en forme de cône, se dirige vers la couche épaisse de fibres nerveuses sur laquelle repose l'épithélium de revêtement du tentacule. La paroi de

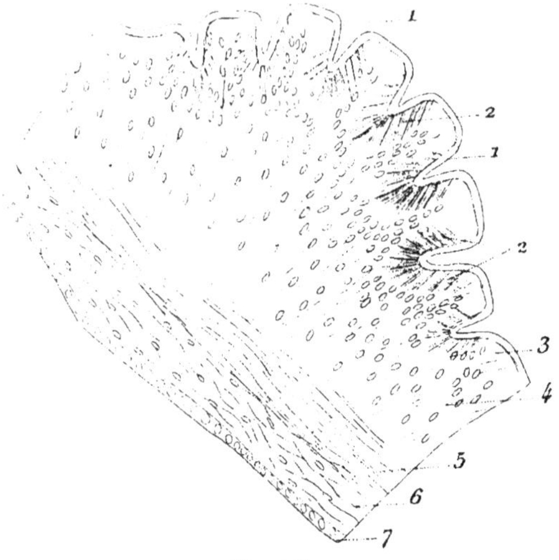

Fig. 441.

Coupe d'un bourrelet oculaire à la base d'un tentacule terminal d'Astérie. (D'après Lang.)

1, cuticule revêtant les coupes oculaires. — 2, cellules à pigment. — 4, épithélium de revêtement du tentacule. 5, couche nerveuse profonde. — 6, derme. — 7, épithélium de revêtement du canal tentaculaire.

chaque cupule oculaire est revêtue de cellules pigmentées. La cuticule de l'épithélium tentaculaire garnit la face interne de ces cupules.

Les frères Sarasin ont trouvé dans l'océan Indien un Oursin, le *Diadema*

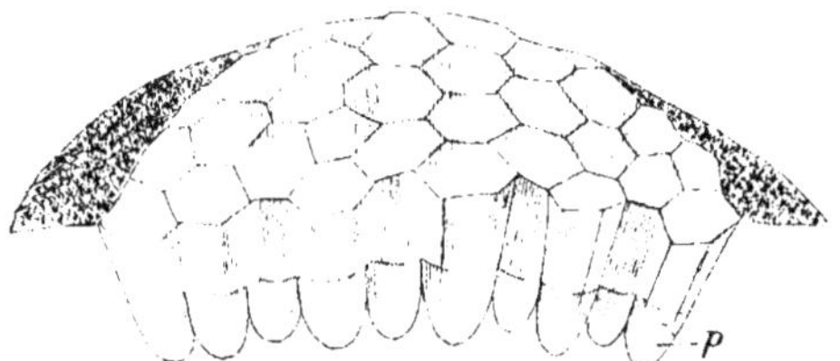

Fig. 442.

Portion de l'œil composé du Diadema setosum. (D'après Sarasin et Lang.)

p, coupes pigmentées.

setosum, très sensible à la lumière. La surface du corps, d'un noir de jais, est constellée de petites taches bleues qui sont des organes destinés à la vision. Vue au microscope, la surface de chacune de ces taches se décompose en plusieurs centaines de petits polygones à cinq ou six côtés dont chacun représente la base d'une pyramide réfringente. L'extrémité obtuse de chaque pyramide s'enfonce dans les téguments en se chargeant de pigment. La couleur bleue de la tache est due à un phénomène d'interférence.

Sur une coupe on reconnaît que la tache oculaire est recouverte par une cuticule, fortement amincie et garnie de cils (cornée). Au-dessous, les corps réfringents sont formés par des cellules épithéliales devenues vésiculeuses. Le sommet des corps réfringents s'enfonce dans une cupule parmi des cellules pigmentaires plus ou moins étoilées. L'œil tout entier repose sur une couche de cellules ganglionnaires qui se continue latéralement avec la couche de fibres nerveuses située dans la profondeur du revêtement épithélial du corps de l'animal.

Lorsqu'on approche la main des taches oculaires d'un de ces Oursins, on voit les piquants qui les entourent se redresser et se tourner vers la tache.

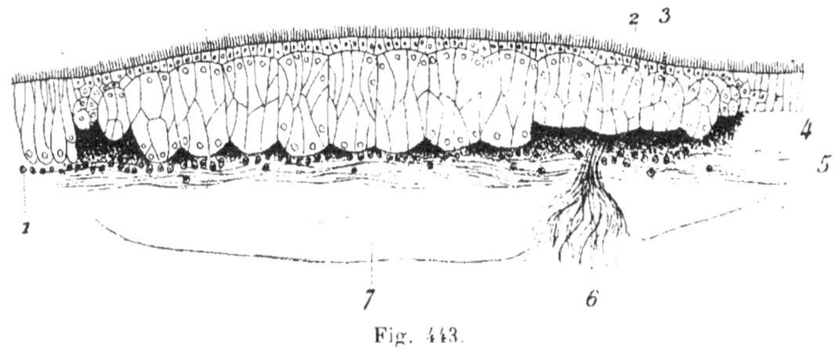

Fig. 443.

Coupe d'une tache oculaire de Diadema setosum, schématisée. (D'après SARASIN et LANG.)

1, cellules ganglionnaires de la couche nerveuse. — 2, cuticule représentant la cornée. — 3, corps réfringents formés de volumineux éléments clairs. Chaque corps réfringent s'enfonce dans la masse pigmentée sous-jacente (4) et s'y creuse une cavité en forme de coupe. — 5, couche nerveuse. — 6, fibres conjonctives. — 7, assise pigmentée située au-dessous de la couche nerveuse.

Chez les Synaptides chaque tentacule porte deux taches pigmentaires à sa base.

BIBLIOGRAPHIE DE L'ANATOMIE COMPARÉE DE L'APPAREIL OCULAIRE DES PROTISTES, DES COELENTÉRÉS ET DES ECHINODERMES

BOLL. Beiträge zur vergleichenden Histologie des Molluskentypus. *Arch. f. mikr. Anat.*, 1869.

CHUN. Leuchtorgane und Facettenauge. *Biol. Centralbl.*, XIII. 1893.

DROST. Ueber das Nervensystem und die Sinnesepithelien der Herzmuschel (cardium edule) Morphol. *Jahresbuch.* Vol. XII. 1887.

R. DUBOIS. Anatomie et physiol. comparées de la Pholade dactyle, 1902.

ENGELMANN. Ueber Licht und Farbenperception niederster Organismen. *Arch. f. d. ges. Physiol. de Pflüger.* vol. **XXIX**, 1882.

— Bacterium photometricum. *id.* vol. **XXX**. 1883.

FISCHER. Description d'une nouvelle espèce du genre Edvardsia. *Bull. Soc. zool. de France.* 13.

— Contribution à l'Actinologie française. *Arch. Zool. exp.*, t. V.

FLEMMING. Die haartragende Sinneszellen in der Oberhaut der Mollusken. *Arch. f. Mikr. Anat.* vol. V.
— *Ibid.* vol. VI.
GRABER. Fundamentalversuche ueber die Helligkeit und Farbenempfindlichkeit augenloser und geblendeter Tiere *Sitz-Ber. der k. Akadem*. Vienne, 1883. *id.* 1885.
HERTWIG. Das Nervensystem. u. die Sinnesorgane der Medusen. *Leipzig*. 1878.
— Die Zelle und die Gewebe. *Iéna*. 1893.
JOURDAN. Recherches sur les zoanthaires du golfe de Marseille. *Ann. Sc. nat.* X, 1880.
— Les Sens chez les animaux inférieurs. *Paris*, 1889.
KORANYI. Reizbarkeit der Froschhaut. *Centralbl. f. Physiol.* vol. VI. 1893.
LOEB. Heliotropismus der Tiere. *Pflügers Archir.* vol. **XXXXVII**, 1890.
NAGEL. Der Lichtsinn augenloser Tiere. *Iéna*. 1896.
PATTEN. Eyes of Molluses and Arthropods. *Mittheil. Zool. Stat. Neapel.* vol. **VI**, 1886.
PLATEAU. Recherches sur la perception de la lumière par les myriopodes aveugles. *Journal de l'Anat. et physiol.* vol. **XXII**, 1886.
POUCHET. Sur l'influence de la lumière sur les larves de Diptères, *Revue et magasin de Zool.* 1871-1872.
— D'un œil véritable chez les protozoaires. *Soc. Biol.*. **1884**.
RAWITZ. Der Mantelrand der Acephalen. *Ienaische Zeitschr.* vol. **XXII**, 1888.
— Vol **XXIV**. 1890. vol. **XXVII**. 1892.
SARRASIN. Die Augen u. das Integument der Diadematiden. *Ergebnisse Wissensch. Forschung. auf Ceylon*, 1887.
SHARP. On visual organs in Solen. *Proceed. of Acad. of Philadelph.* 1883.
on the eye of Pecten. *ibid.* 1886.
— On the visual organs in Lamellibranchiata. *Mitth. Zool. Stat. Neapel*, 1884.
TREMBLAY. Mémoires pour servir à l'histoire d'un genre de polypes d'eau douce. *Leyde*. 1747.
VERWORN. Allgemeine Physiologie. *Iéna*. 1895.
WILLEM. Sur les perceptions dermatoptiques. *Bull. scient. de France et Belgique*. **XXIII**. 1891.

ANIMAUX AVEUGLES

KOHL. Einige Notizen über das Auge von Talpa Europœa und Proteus. *Zool. Anz.* 72-1889.
— Rudimentäre Wirbelthieraugen. *Biblioth. zool. v. Leuckart.* 1re partie, 1892.
PACKARD. Cave Fauna. with remarks on the Anatomy of the Brain and origin of blind spécies. memoirs of the Nat. *Academy of Sciences*. Washington. vol. IV. Part. I.

CHAPITRE II

ORGANES VISUELS DES VERS

A la base de l'embranchement des Vers se trouve le groupe des *Vers plats* ou *Platodes* comprenant les trois classes suivantes : Turbellariés, Trématodes et Cestodes.

De tous les Métazoaires, les Platodes, et parmi eux, les Turbellariés, sont ceux qui se rapprochent le plus par leur structure générale des Cœlentérés et en particulier des Cnidaires. Tous les Platodes sont des animaux à symétrie bilatérale; on peut distinguer dans leur corps un avant et un arrière, une droite et une gauche. Les organes des sens se concentrent surtout dans la région du corps qui devient antérieure durant la reptation. Là aussi se trouve le système nerveux central, ou cerveau, qui était à l'origine placé au pôle aboral, c'est-à-dire au centre de la surface dorsale et qui, suivant le déplacement des organes des sens, s'est avancé plus ou moins en avant.

Le système nerveux forme un plexus placé sur ou dans la couche musculaire et plus développé à la face ventrale qu'à la face dorsale. Chez beaucoup de Platodes ce plexus devient un système nerveux du type scalariforme qui se compose alors : 1° d'un cerveau à l'extrémité antérieure du corps; 2° de deux troncs longitudinaux principaux courant au voisinage de la face ventrale ; 3° des commissures transversales réunissant entre eux ces deux troncs.

Le développement des organes des sens est en rapport direct avec le genre de vie. C'est chez les Turbellariés libres qu'on les trouve le mieux développés. Chez les Trématodes parasites, au contraire, on assiste déjà à une réduction très marquée de ceux-ci. Enfin les Cestodes en sont complètement dépourvus.

On trouve des yeux chez la plupart des Turbellariés et Trématodes ectoparasites. Les Trématodes endoparasites adultes en sont dépourvus. On en trouve, au contraire, dans les formes jeunes vivant, pour un temps du moins, en liberté.

Tous les Polyclades possèdent un grand nombre d'yeux, souvent plusieurs centaines. On trouve toujours un amas d'yeux au-dessus du cerveau et sur les tentacules. Un grand nombre de formes ont en outre des yeux sur le bord antérieur du corps ou même sur tout son pourtour. Chez les Triclades on trouve deux yeux placés près de l'extrémité antérieure du corps, un grand nombre réparti sur le bord antérieur ou sur tout le pourtour du corps. Chez les Rhabdocœlides il y a, en général, deux ou quatre yeux (plus rarement un seul impair) directement placés au-dessus du cerveau et sur lui. C'est aussi la place qu'occupent les quatre yeux des Trématodes ectoparasitaires et les deux yeux des larves libres des Trématodes endoparasites.

Chez presque tous les Platodes les yeux se trouvent au-dessous de l'épithélium, dans le parenchyme. Chez les Rhabdocœles et les Trématodes, ils sont placés juste sur le cerveau ou même à son intérieur. Cependant il semble démontré par le développement que la situation primitive des yeux est dans l'ectoderme de l'embryon et que ce n'est que secondairement qu'ils s'enfoncent dans le parenchyme.

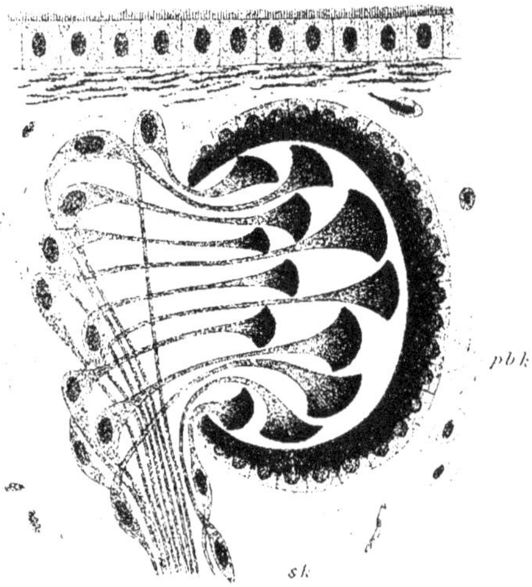

Yeux des Turbellariés. — a)

Triclades. — Les *Planaires* portent une paire d'yeux à l'extrémité antérieure du corps, sous forme de deux petits points pigmentés d'un dixième de millimètre environ de diamètre. Chez les *Polycelis* un grand nombre d'yeux sont disséminés sur le devant et sur les côtés du corps.

Ces organes sont situés dans le parenchyme sous-épidermique. Ils sont formés par une coupe pigmentée mono- ou pluri-cellulaire. La cavité de la coupe reçoit l'extrémité élargie en forme de bouton ou de cône des cellules visuelles. Le nombre de ces cellules varie de 1 à 150, et au delà (*Planaria gonocephala*)(fig. 444).

Fig. 444.

Section schématique d'un œil de Triclade (*Euplanaria gonocephala*. HESSE.)

Dans la coupe pluricellulaire pigmentée *pbk*, pénètrent les extrémités en forme de cône des cellules visuelles *sz*. *ep*, revêtement épidermique du corps.
La base de chaque cône est convexe et paraît plus foncée. A un fort grossissement la bordure foncée se résout en des séries qui paraissent représenter la terminaison des fibrilles nerveuses émanées du corps de la cellule visuelle et destinées probablement à former la fibre nerveuse centrale.

La rétine proprement dite, désignée autrefois sous le nom de ganglion optique, CARRIÈRE, est représentée par le corps des cellules visuelles (*sz*) situé en dehors de la coupe pigmentée. Le nerf optique, qui fait suite à la rétine, conduit à la substance nerveuse qui représente le cerveau.

b) *Polyclades.* — La structure est essentiellement la même que chez les Triclades. Cependant les terminaisons à l'intérieur de la coupe pigmentée des cellules rétiniennes, présentent une striation qui s'étend à toute la longueur de leur prolongement. De plus, les corps cellulaires sont disposés en couche unique, première indication des couches rétiniennes que l'on trouve chez les êtres plus élevés.

Yeux des Trématodes. — Les yeux de *Tristomum* et de *Polystomum* montrent une structure tout à fait semblable à celle que nous avons trouvée chez les Turbellariés Triclades. Cependant la striation du protoplasma cellulaire est plus accentuée. La masse est devenue fortement fibrillaire (HESSE).

Les Vers proprement dits comprennent les classes suivantes : *Némertes, Némathelminthes, Annélides, Prosopygiens, Rotateurs* et *Chétognathes.*

Des organes oculaires variés se rencontrent chez la plupart d'entre eux et bien que la détermination expérimentale fasse encore défaut, on peut conclure de la structure et de la position de ces organes au rôle probable qu'ils sont appelés à jouer. Si l'on peut hésiter à donner la qualification d'œil à de simples amas pigmentaires contenant quelques cellules différenciées mises en rapport avec des filets nerveux, il sera impossible de refuser ce nom à

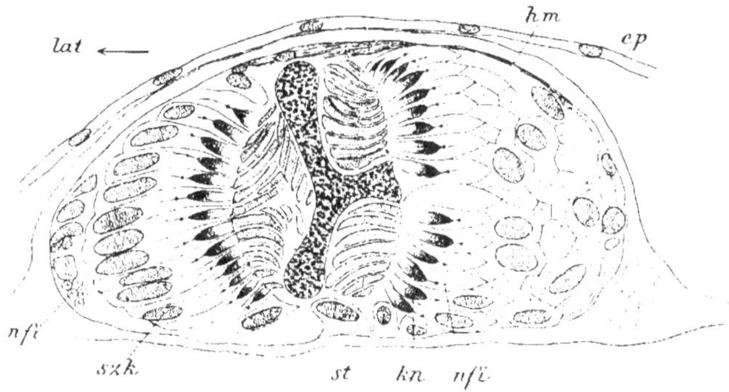

Fig. 445.

OEil de Chétognathe (Spadella hexaptera. Gross. 900. (D'après HESSE.)

Trois cavités pigmentées seulement ont été touchées par la coupe. Les cellules visuelles munies de leur noyau (*szk*) montrent dans l'intérieur de leur extrémité intra-cavitaire un filament noir *nfi* qui se continue par une sorte de cloche allongée *kn*), et, au delà de sa limitante, par un bâtonnet *st*.

l'organe très compliqué de certaines Annélides Polychètes, l'*Alciope* par exemple.

C'est particulièrement chez les animaux vivant librement dans l'eau que les organes des sens sont bien développés (*Polychètes, Chétognathes*). Le sens du tact est le plus répandu; puis viennent les yeux, l'olfaction et enfin le goût. Les organes de l'ouïe n'ont été observés que dans quelques cas peu nombreux (Arénicolides, Serpulacées, etc.).

La réduction de ces organes est d'autant plus grande que l'animal vit plus éloigné de l'air libre. Très marquée déjà chez ceux qui vivent au fond de l'eau, elle devient extrême lorsque les Vers vivent dans la terre, la vase, le sable. Chez les formes parasites, le tact seul persiste; mais la régression n'atteint que l'animal adulte; les larves, lorsqu'elles ont une vie libre, sont habituellement munies d'organes sensitifs.

L'absence d'yeux est la règle chez les *Némathelminthes* et les *Prosopygiens.*

Les *Rotateurs* possèdent une tache oculaire paire ou impaire, placée près du cerveau.

Yeux des Chétognathes. — La tête des Chétognathes porte deux yeux en forme de sphères aplaties. Chez la *Spadella hexaptera*, l'œil est marqué par un nucleus central pigmenté. Le nerf optique se rend à l'organe en traversant l'enveloppe externe formée de cellules aplaties (*hm*) (fig. 445).

La masse pigmentaire centrale est creusée de cinq cavités (et non trois comme le disent Hertwig et Grassi) dont le sommet correspondrait au centre pigmenté et l'ouverture serait tournée vers la périphérie. Dans l'intérieur de chacune de ces cavités pigmentées pénètre un faisceau de cellules visuelles. L'extrémité périphérique, extra-cavitaire, de chaque cellule se continue avec une fibre nerveuse qui se rend au nerf optique. La portion intra-cavitaire de la cellule se compose du corps de la cellule et d'un élément allongé, très réfringent, semblable à un bâtonnet (*st*).

Le corps de la cellule contient un noyau (*szk*) et un organe spécial en forme de cloche allongée muni d'un filament dirigé vers le noyau de la cellule. Ce filament montre un petit renflement foncé et on peut le considérer comme une fibrille nerveuse intra-cellulaire, reliée au nerf optique d'un côté, fortement élargie en cloche de l'autre, et se continuant au travers de la membrane limitante par le bâtonnet (*st*). Le bâtonnet deviendrait ici un appareil percepteur de la lumière au même titre que l'extrémité intra-cupulaire des cellules visuelles dans l'œil des *Planaires* (p. 698). Il n'y aurait pas formation d'image dans cet œil ; mais l'organe percevrait, outre les différences quantitatives de lumière, la direction propre des faisceaux lumineux.

L'interprétation que nous venons de donner de la structure de l'œil des Chétognathes diffère complètement de celle, déjà ancienne, de Hertwig. Pour cet auteur l'ensemble des bâtonnets dans chaque cupule constituait un cristallin chargé de réfracter la lumière dans l'intérieur des cellules visuelles. Mais on ne comprend pas alors pourquoi le corps réfringent serait placé entre la surface pigmentée et l'organe percepteur, c'est-à-dire la cellule visuelle.

Yeux des Némertes. — Beaucoup de Némertes sont aveugles ; mais certains de leurs genres possèdent un grand nombre d'yeux. Les yeux des *Drepanophorus* et des *Amphiporus* forment deux lignes longitudinales en avant du cerveau, sur l'extrémité céphalique dorsale ; chez les *Eupolia*, ils sont placés isolément sur les côtés de la tête, ou se groupent de manière à former deux figures symétriques (*E. ascophora*). Chez les *Eupolia* et les *Drepanophorus*, les yeux sont nombreux et disposés en deux rangées sur les côtés de la tête, en avant du cerveau.

Sa structure (fig. 446) diffère de celle de l'œil des Turbellariés *Triclades* par l'adjonction d'un faisceau de fibres nerveuses (*fsз*) munies d'un corps cellulaire logé dans l'intérieur de la cavité oculaire. Joubin avait considéré ce faisceau d'yeux accessoire comme l'origine du nerf optique. Pour Bürger et

Hesse, au contraire, le véritable nerf optique est formé par le prolongement des grosses cellules visuelles. Dans ces conditions l'analogie avec l'œil des Triclades devient complète.

Une autre différence a été signalée par Hesse. L'extrémité des renflements cellulaires est terminée ici par un large pinceau formé de fines fibrilles qui vont s'appuyer contre la couche pigmentaire. Ce pinceau, nous l'avons vu, existe à l'état rudimentaire chez les Planaires. Les fibrilles qui le composent ne sont probablement pas autre chose que les fibrilles contenues dans le nerf optique et qui ont traversé sans interruption le protoplasma de la cellule visuelle.

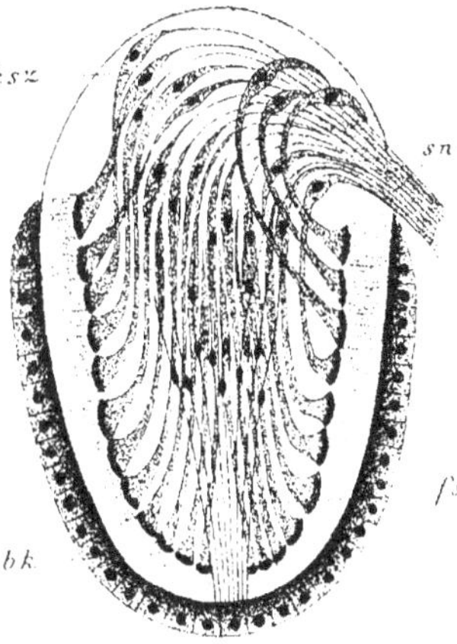

Yeux des Annélides. — D'après DE QUATREFAGES qui les a étudiés pour la première fois, les organes de la vue sont fort répandus chez les Annélides, aussi bien chez les tubicoles que chez les errants. Ils occupent toujours des situations en rapport avec le mode d'existence particulier à ces êtres. Quelques *Serpuliens* ont des yeux sur leurs branchies céphaliques ; d'autres, les *Protules*, les portent sur la collerette qui dépasse l'orifice du tube ; enfin les *Fabricia* qui n'habitent leurs tubes que temporairement, et se déplacent à reculons, portent à leur extrémité postérieure des yeux plus gros que ceux placés à l'extrémité antérieure.

Des organes présentant l'organisation caractéristique des yeux se voient à la base des cirrhes dorsaux de la *Syllis*, au voisinage des pieds de l'*Eunice Vittata*, sur les côtés du corps des *Polyophtalmus*.

Les *yeux* céphaliques peuvent remonter sur les appendices de la tête, au pourtour des branchies. La *Vermilia infundibulum* présente, sur le côté externe de chaque branchie au moins 220 ocelles, ce qui fait en tout plus de 11000 yeux.

Le nombre de ces yeux céphaliques varie d'une famille à l'autre et même d'un genre à l'autre dans la même famille ; on en compte 6 chez les *Pygospio*, 4 chez les *Syllidæ*, etc ; 3 chez les *Spione* ; 2 chez les *Eunicidæ*.

Si l'on s'en rapporte aux recherches de GRABER, de JOURDAN, d'ANDREWS, de CARRIÈRE, de HESSE, les organes visuels des Vers présentent les types les plus variés, depuis les simples taches pigmentées que nous avons vues chez les Cœlentérés, jusqu'à l'œil très complexe et muni d'un cristallin que nous trouverons chez les Mollusques.

L'œil simple se compose de cellules épidermiques allongées, chargées de pigment dans leur portion inférieure. Un filament nerveux réunit leur base

Fig. 446.
Schéma de l'œil d'un Némerte
(Drepanophorus) (Hesse).
sn, nerf optique. — *fsz*, cellules nerveuses
fibrillaires.

avec les cellules ganglionnaires. Un *ocelle* sera constitué par une cellule visuelle unique.

Yeux des Hirudinées. — Les yeux sont souvent composés d'une cellule

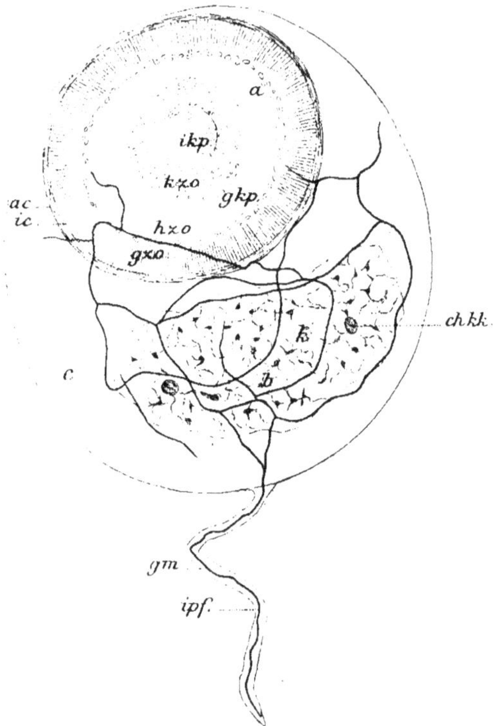

Fig. 447.

Cellule sensorielle sous-épithéliale d'une Hirudinée (*Pseudo-branchiellon*) avec la fibrille nerveuse qui s'y ramifie. Coloration par l'or. Gross. 1500. (Apathy.)

À l'intérieur ont voit le noyau *k* et la masse claire entourée d'une enveloppe *ic* dont la face interne porte des éléments en forme de bâtonnets (*gzo*).

unique ou bien les cellules visuelles se réunissent en groupes entourés d'une capsule pigmentaire.

Yeux unicellulaires ou cellules sensorielles sous-épithéliales des Hirudinées — Il existe au-dessous du revêtement épidermique des éléments cellulaires isolés, à peu près sphériques, de 40 à 70 μ de diamètre et qui sont des yeux unicellulaires.

Ces éléments se trouvent surtout sur les anneaux antérieurs, aussi bien ceux qui portent des yeux multicellulaires, que sur les autres. D'après Apathy ces éléments sont constitués par une masse protoplasmique contenant un noyau réniforme et un globe clair, d'apparence gélatineuse. Chaque cellule reçoit une fibrille nerveuse qui forme, en se divisant, un réseau qui recouvre le noyau et entoure partiellement la masse claire.

La masse claire est entourée par une enveloppe à double contour, *ie*, à la face interne de laquelle se voient des sortes de bâtonnets. Sous l'influence des réactifs, le centre de la masse se rétracte et prend un

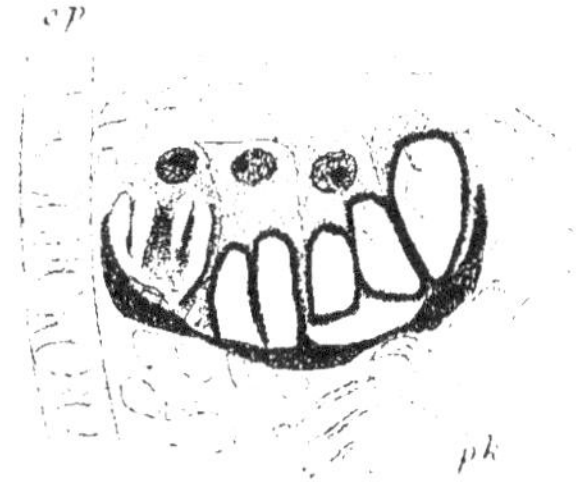

Fig. 448.

ŒIl de *Piscicola*. (D'après HESSE.)

pk, cellules pigmentées. — *ep*, revêtement épithélial externe.

aspect grenu. APÁTHY donne à ces éléments le nom de cellules *rétiniennes* en raison de leur grande analogie avec les éléments que l'on trouve dans les yeux proprement dits des Hirudinées.

Yeux des Hirudinées formés de cellules visuelles agrégées. — La *Piscicola* (*Ichthyobdellidés*) possède 7 paires d'yeux disséminés à la surface de l'extrémité antérieure. On compte de 10 à 20 cellules dans chaque œil, disposées en une seule rangée (fig. 448). Ces cellules ont la forme d'un cône; l'extrémité tournée du côté de la lumière est remplie par un protoplasma granuleux muni d'un noyau bien distinct et est en rapport avec une fibre nerveuse. L'autre extrémité montre une ou plusieurs vacuoles claires qui occupent la moitié, et même plus, de la cavité de l'élément.

Ce côté vacuolaire de l'élément s'enfonce dans une couche cellulaire pigmentée.

La *Piscicola* montre une des formes les plus simples de l'œil. Les yeux des *Sangsues* en diffèrent

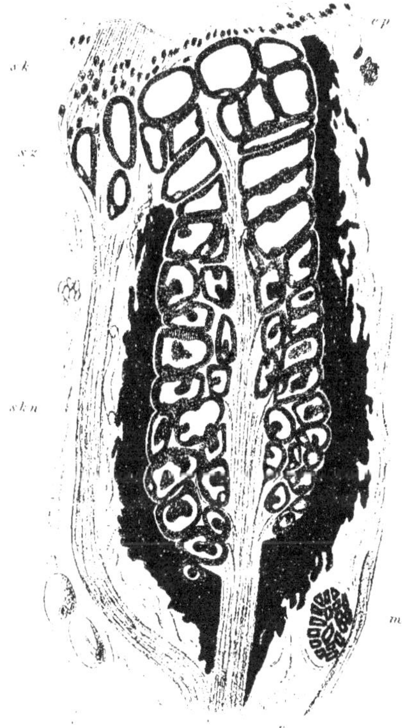

Fig. 449.

ŒIl de sangsue médicinale. Gross. 270.
(HESSE.)

L'œil est situé au-dessous de la couche épidermique. Une capsule pigmentaire l'entoure. Les cellules sensorielles sont groupées autour du faisceau de fibrilles nerveuses, qui s'échappe en *n* de la coupe pigmentée. Ce *nerf optique* reçoit un filet nerveux (*skn*) émané d'un bourgeon sensoriel cutané (*sk*).

par la réunion de cellules vacuolisées le long d'une tige centrale formée par la réunion des fibrilles nerveuses échappées de chaque cellule (fig. 449).

YEUX DE LA SANGSUE. — On sait que le corps de la Sangsue médicinale présente 102 anneaux dont une partie seulement, 26, se distinguent par la présence d'éminences sensitives. Ce sont les anneaux *sensitifs* portant chacun, sur sa face dorsale, 6 à 8 éminences sensitives. Ces éminences constituent 6 à 8 rangées longitudinales d'éminences à la face dorsale et 6 seulement à la face ventrale. Les yeux, au nombre de 5 paires, se rencontrent sur les anneaux sensitifs des 5 premiers *segments sensitifs*.

Le degré de vacuolisation et le volume des cellules visuelles sont d'autant plus prononcés que l'on considère des éléments plus superficiels.

Le liquide vacuolaire est hyalin et ne précipite pas par les réactifs coagulants. Ainsi que le montre la figure 449, les vacuoles sont entourées par une couche protoplasmique continue assez épaisse. Le noyau cellulaire est habituellement refoulé vers la paroi.

Les recherches d'APATHY et de PRENANT ont montré que l'enveloppe protoplasmique des vacuoles présente une structure radiée. On aurait ainsi des bâtonnets *internes* ou plutôt une rangée de cils intracellulaires, entourant la vacuole. Ce seraient là des organes sensitifs que l'on pourait rapprocher des cellules visuelles des Plathelminthes (fig. 444) qui portent également à leur extrémité une surface ciliée, mais tournée vers l'extérieur. Ici, au contraire, la surface garnie de bâtonnets récepteurs serait inversée, et les bâtonnets regarderaient la cavité vacuolaire.

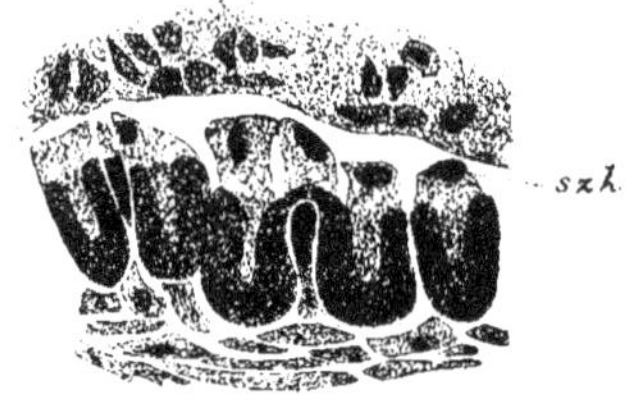

Fig. 450.

Quelques yeux en forme de coupe de Protula. Gross. 800. (HESSE.)

Coupes pigmentaires avec noyau cellulaire *pk*. Dans chaque coupe est engagée une cellule visuelle avec son noyau *szk*.

Yeux des Polychètes sédentaires. Annélides limivores. — Un certain nombre d'Annélides limivores paraissent dépourvus d'organes visuels. Là où ces organes existent, ils sont loin de se rapporter à un type unique tel que nous le trouverons chez les Polychètes vivant en liberté.

Les yeux très diversifiés de ces animaux peuvent se ramener à deux types principaux : les yeux en *coupe* (fig. 450) et les yeux à structure *épithéliale*.

Le type de l'œil en coupe se trouve chez les *Plathelminthes*. C'est l'œil de *Planaire* (fig. 444). Dans un organe en forme de coupe dont la paroi est formée par des cellules pigmentées, pénètrent des cellules visuelles en nombre variable, portées à l'extrémité de fibres nerveuses. Ces coupes peuvent siéger dans l'épaisseur de l'épiderme ou au-dessous, dans le tissu conjonctif, ou même dans la masse nerveuse cérébrale. On les trouve dans des endroits variés du corps, à l'extrémité antérieure, à l'extrémité postérieure, ou même réparties dans les segments.

Dans les yeux à structure épithéliale les cellules visuelles sont formées aux dépens des cellules épithéliales du revêtement extérieur. Ces yeux sont contenus dans l'épaisseur de l'épiderme et les éléments visuels qui les composent envoient vers les centres nerveux une fibre nerveuse. A l'inverse des yeux en *coupe* qui peuvent siéger également dans l'épiderme, les yeux épithéliaux peuvent s'étaler à la surface de la membrane et les cellules visuelles qui les composent, conservent leur place dans la rangée des cellules voisines non différenciées.

Isolées ou groupées, ces cellules sont entourées de pigment. Dans leurs intervalles peuvent s'insinuer des éléments pigmentés ou des éléments *sécréteurs*. Quand ces cellules sont groupées, elles portent généralement à leur extrémité tournée vers la surface un bâtonnet et elles se rangent suivant une ligne courbe de manière à réaliser une sorte de coupe plus ou moins profonde. Le pigment est contenu dans l'intérieur de la cellule ou bien est renfermé dans des éléments spéciaux. Tel est l'œil qui se rapproche le plus de celui que nous rencontrerons chez les Polychètes errants et chez les Mollusques.

Une autre forme, toute différente, est caractérisée par l'apparition à l'extrémité distale de la cellule visuelle, d'un corps cristallin plus ou moins fondu avec la cuticule de revêtement du corps. Chaque élément visuel possède une gaine pigmentaire qui lui forme une sorte de tube. Ces éléments, lorsqu'ils sont groupés, dessinent habituellement un organe hémisphérique proéminent, de telle sorte que les axes des différentes cellules visuelles convergent vers la profondeur. Nous voyons donc réalisé ici chez les Vers le type de l'œil composé à facettes qui paraissait spécial aux Arthropodes. (HESSE.)

Passons en revue ces différents types.

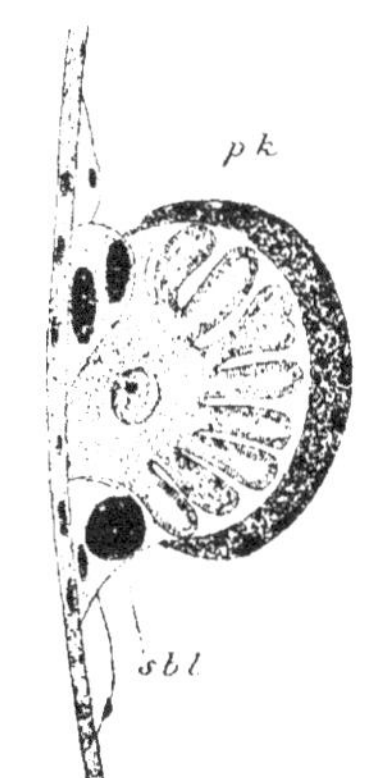

Fig. 451.

Œil latéral de Polyophtalmus.
(Œil en coupe).

Le protoplasma de la cellule visuelle présente des digitations qui pénètrent dans la coupe pigmentée (*pk*, noyaux de la coupe pigmentée).

A. YEUX EN FORME DE COUPE. — Ces yeux se rencontrent chez les *Capitellides* qui portent à la face dorsale de la tête de chaque côté, jusqu'à deux cents petites taches pigmentées, chez les *Serpules* (œil de *Protula*).

Le *Polyophtalmus* porte deux yeux sur un grand nombre de ses segments. Ces yeux sont situés au-dessous de l'épiderme, sur les lignes latérales du corps.

Des formations analogues se rencontrent chez les larves d'Annélides (larves trochophores de *Polygordius*, *Spirorbis*, etc.).

B. YEUX ÉPITHÉLIAUX SANS CRISTALLIN PARTICULIER A CHAQUE ÉLÉMENT. — Ces organes se rencontrent plus rarement que les yeux en coupe. Afin de soustraire l'extrémité des bâtonnets aux chocs extérieurs, le centre de la plaque tend à s'invaginer dans le tégument. On trouve ces sortes d'yeux chez les *Chétoptérides*, le *Branchiomma* où les cellules visuelles tapissent des sortes de tubes dont l'axe est perpendiculaire au tégument.

C. Yeux épithéliaux munis d'un cristallin particulier a chaque élément. — Seuls les *Serpulacés* sont munis de cette sorte d'yeux. On les trouve sur les segments du corps, plus souvent encore disposés en rangées sur les filaments branchiaux. Les éléments sont solitaires, lâchement groupés ou réunis en forme d'éventail comme dans l'œil des Arthropodes.

Le *Branchiomma* porte au voisinage de la terminaison de chaque

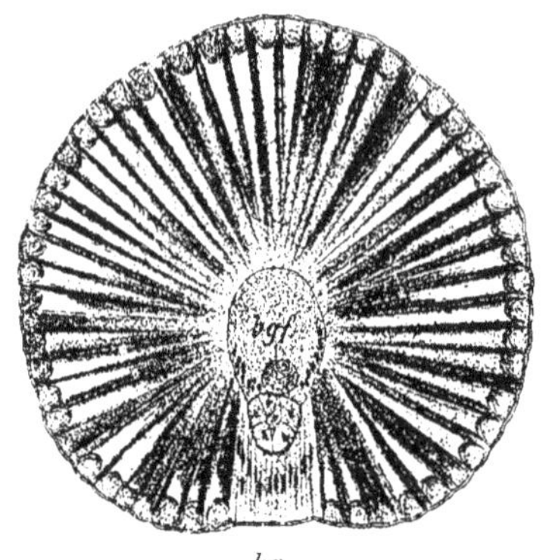

Fig. 452.

Section transversale d'un filament branchial de *Branchiomma* presque complètement entouré par un œil composé à facettes. Gross. 200 (Hesse).

filament branchial un œil composé qui l'entoure presque complètement.

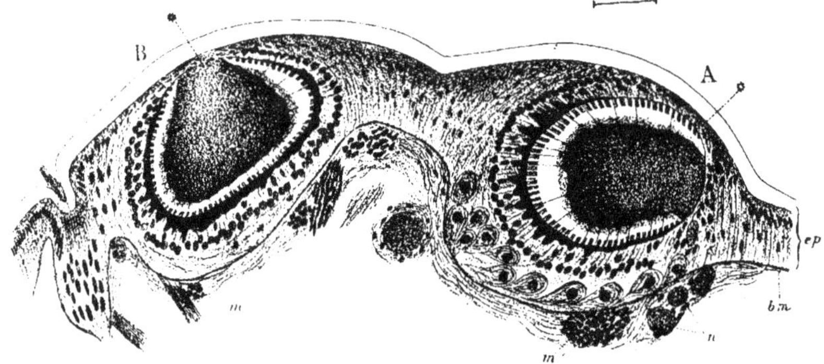

Fig. 453.

Annélide carnassière.

Œil antérieur (A) et postérieur (B) de Nereis cultrifera (d'après Hesse). Gross. 230.

Cet œil est composé d'*ommatidies* munies chacune d'une lentille hémisphé-[rique]. Les éléments sont séparés par des cellules pigmentées qui engainent chaque ommatidie (*Voir les yeux composés des Arthropodes*).

Des yeux analogues se trouvent chez la *Sabella reniformis*, l'*Hypsico-*

Ces animaux sont très sensibles à la lumière et perçoivent de très petites variations de lumière et d'ombre. Si l'on vient à exciser les filaments branchiaux porteurs d'yeux, d'un *Branchiomma,* l'animal se montre presque indifférent aux variations d'éclairage.

Chose curieuse, les yeux ainsi excisés se régénèrent très rapidement en moins de quelques jours.

Yeux des Polychètes errants. Annélides carnassières. — L'œil a la forme d'une vésicule ronde ou ellipsoïde située immédiatement au-dessous de la cuticule. Sauf dans une petite portion qui répond à la surface du corps, la paroi de la vésicule est formée par une couche de cellules pigmentées. L'extrémité des cellules tournée vers la cavité de l'œil porte le prolongement en forme de bâtonnet caractéristique des cellules sensorielles et c'est à tort que beaucoup d'auteurs, Jourdain entre autres, décrivent cette couche de bâtonnets comme un corps vitré, réservant le nom de cristallin à la masse qui remplit la cavité oculaire.

D'après Hesse, la *Nereis cultrifera* possède quatre yeux, deux de chaque côté de la tête. L'axe des yeux antérieurs est dirigé en dehors et en avant ; la paire postérieure regarde en dehors et en arrière. Ces organes sont plongés dans l'épaisseur du revêtement épidermique très épais en cet endroit ; ils sont recouverts par une cuticule épidermique et reposent sur la membrane basale qui n'est pas interrompue à leur niveau.

Dans la couche rétinienne on distingue deux sortes d'éléments : des éléments *visuels* et des éléments *sécréteurs,* ces derniers beaucoup moins nombreux que les premiers. Les éléments visuels sont larges, se colorent fortement : leur noyau est situé profondément et l'extrémité tournée vers la cavité de l'œil est munie d'un bâtonnet tandis que l'autre extrémité s'étire pour former une fibre nerveuse.

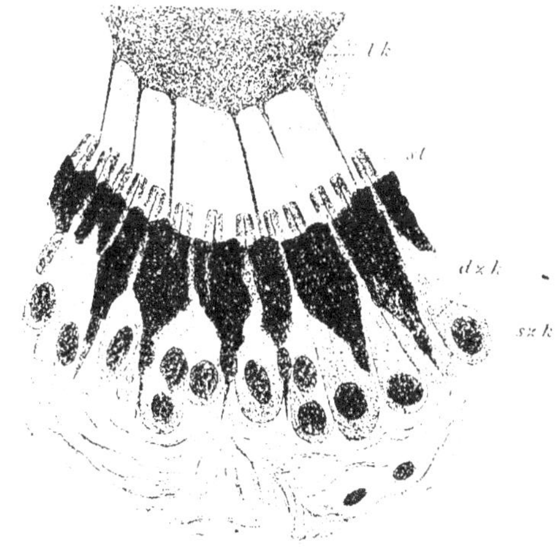

Fig. 454.

Portion de la paroi oculaire de Nereis cultrifera. Gross. 760.

lk. corps vitré rétracté par les réactifs et uni par des filaments avec les éléments rétiniens sécréteurs dont le noyau (*dzk*) est situé moins profondément que celui des éléments visuels (*szk*). D'après Hesse.

La forme du bâtonnet (*st*) est celle d'un cylindre creusé suivant son axe d'une cavité que traverse un filament ténu. Ce filament paraît être la terminaison d'une fibre nerveuse dans l'intérieur du bâtonnet. Nous le rencontrerons également plus loin chez les Alciopides. Chez la *Phyllodoce,* le bâtonnet a une forme polyédrique et il est à remarquer que le filament axial fait défaut.

Les éléments *sécréteurs* sont plus grêles que les premiers ; leur plasma se colore moins bien ; le noyau, plus étroit, est aussi plus superficiel. Enfin leur extrémité intra-oculaire se continue par un filament qui va se perdre dans la masse réfringente qui remplit la cavité de la vésicule. On donne à cette masse le nom de corps vitré.

Le mécanisme de formation du corps vitré est le même chez les *Eunice*, les *Néréis*, les *Hésione*; mais il diffère chez la *Phyllodoce* laminosa. Ici la rétine est composée uniquement de cellules visuelles. Mais au pôle postérieur de la vésicule on trouve dans la couche des noyaux rétiniens un élément sécréteur unique, de dimensions gigantesques (*dz*, fig. 455). De cet élément part une sorte de cordon qui traverse la couche des bâtonnets et va se jeter dans une masse sphérique, formée de couches concentriques renfermées dans une membrane d'enveloppe mince et qui remplit la cavité de la vésicule oculaire. Au lieu de la masse striée que nous avons vue précédemment, nous avons ici un véritable organe réfringent, un *cristallin* tel que nous le retrouverons chez les *Alciopides*.

Le *nerf optique* pénètre habituellement directement dans le cerveau. Néanmoins on trouve chez les *Néréis*, à l'arrière des yeux antérieurs, une couche de volumineuses cellules ganglionnaires unipolaires qui constituent une ébauche de ganglion optique.

ŒIL DES ALCIOPIDES. — C'est chez les Alciopides que l'œil atteint son plus

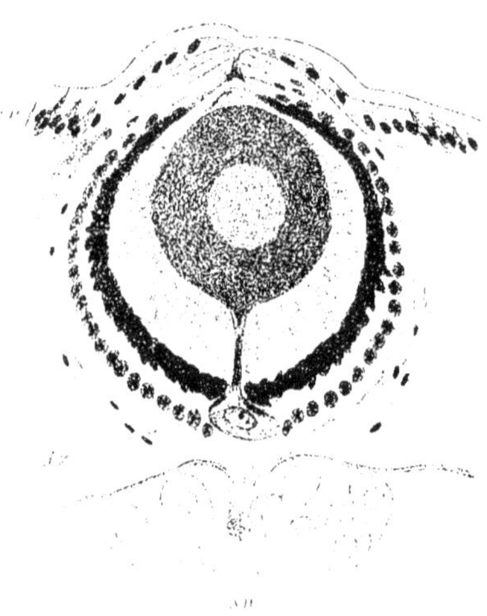

Fig. 455.

Œil d'un Alciopide (*Phyllodoce* laminosa.) — cristallin remplissant la cavité limitée par la couche des bâtonnets, *dz*, élément sécréteur unique. (D'après HESSE.)

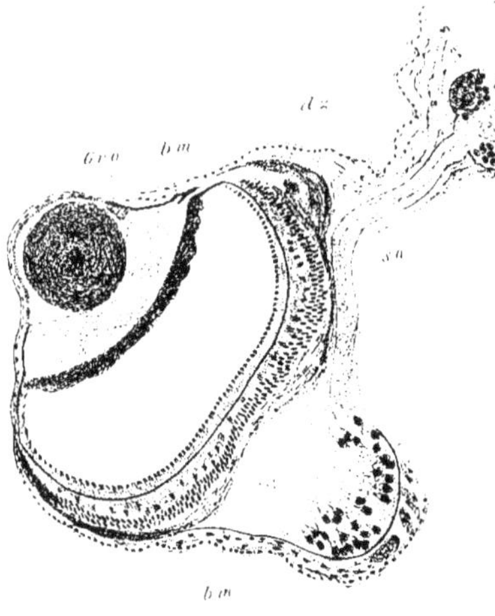

Fig. 456.

Œil d'un Alciopide (*Vanadis formosa*). Gross. 100. (D'après HESSE.)

haut degré de perfectionnement. Les yeux, au nombre de deux, forment une saillie de chaque côté de la tête. Ils ont la forme d'un ellipsoïde dont l'axe se confondrait avec l'axe optique. L'hypoderme avec sa cuticule recouvre l'organe et forme en son milieu la cornée externe. La vésicule oculaire, complètement close, est constituée par une assise cellulaire qui, en avant, forme la cornée *interne* (recouverte par le tégument ou cornée externe) et en arrière, la rétine. A l'intérieur on trouve un cristallin sphérique, un corps vitré avec un appareil sécréteur spécial dont nous reparlerons.

L'œil des Alciopides a fait l'objet de nombreux travaux. Parmi les anciens observateurs nous citerons : LEYDIG, QUATREFAGES, CLAPARÈDE ; plus récemment, GREEF, CARRIÈRE, KLEINENBERG, GRABER, BÉRANECK, ANDREWS, HESSE, se sont occupés de cette question.

On peut distinguer à la vésicule oculaire trois portions : une antérieure, hémisphérique, correspondant à la cornée ; elle ne contient pas de pigment. Une portion moyenne allant de la cornée jusqu'au voisinage de l'équateur oculaire. Elle est formée de cellules basses, renferme du pigment, et correspond à la région du corps ciliaire des Vertébrés. Enfin la troisième portion qui occupe tout le fond de la vésicule est constituée par la rétine (fig. 456).

Rétine.—Les éléments de la rétine sont des cellules allongées, très serrées, dans lesquelles ont peut distinguer trois parties : le corps même de la cellule contenant le noyau, tourné du côté du cerveau ; le bâtonnet tourné du côté de l'arrivée des rayons lumineux ; une couche de pigment localisée entre ces deux parties.

Les cellules visuelles possèdent un gros noyau allongé ; leur extrémité distale est limitée par une bande de pigment au delà de laquelle le bâtonnet paraît continuer la direction primitive de la cellule visuelle (fig. 457).

Les bâtonnets ont la forme de tubes cylindriques ou légèrement massués. La cavité du cylindre renferme un filament plus ou moins contourné qui en parcourt toute la longueur et qui se teint fortement par les matières colorantes. Le filament dépasse l'extrémité libre du tube, s'engage dans une sorte de petit cône libre qui couronne le bâtonnet, et finit après avoir traversé ce cône de part en part (HESSE) (fig. 458).

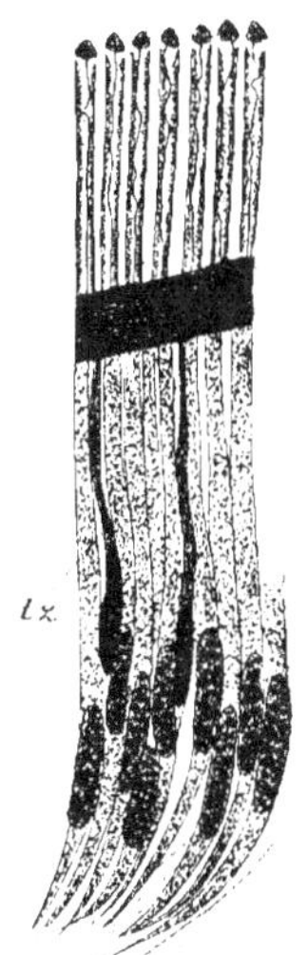

Fig. 457.

Portion de rétine d'Alciopa cantrainii Gross. 800.

A son extrémité proximale le filament s'engage dans la couche pigmentée de la cellule visuelle. On ne le suit que très difficilement dans la partie inférieure de cet élément. Il est fort probable que ce filament est d'origine nerveuse, car on le retrouve, dans d'autres éléments sensoriels chez divers animaux.

Le bâtonnet ne serait donc plus ici qu'un organe creux de soutien ; l'organe percepteur véritable serait le filament qui le traverse.

Dans la rétine, HESSE décrit encore des cellules spéciales (*ds*, fig. 457) qui ne seraient pas de nature nerveuse et devaient être considérées comme des éléments sécréteurs analogues à ceux que nous avons vus chez les Annélides carnassières.

La région *moyenne* de la vésicule oculaire est tapissée intérieurement par des cellules basses garnies de pigment au niveau de leur bord interne. Sur une certaine étendue, dans la portion inféro-interne du globe, ces cellules prennent tout à coup une hauteur considérable (Gr. o. fig. 456). Leur corps protoplasmique fait saillie au travers de la couche pigmentaire jusque dans la cavité oculaire. Ces cellules sont peut-être les organes de sécrétion de l'humeur aqueuse.

Au côté inféro-interne du globe, au niveau de la terminaison antérieure de la rétine, se trouve une dépression correspondant au conduit de la glande du corps vitré (dz, fig. 456).

Cette glande est constituée par une cellule unique, de volume considérable, en forme de sac allongé (KLEINENBERG). La cellule contient un gros noyau ovoïde encastré partiellement dans une masse protoplasmique traversée par des lignes sombres fortement onduleuses. Le produit de sécrétion qui s'échappe dans le canal excréteur de la glande, se trouve en contact avec une portion du noyau et, de là, se continue directement avec la masse du corps vitré.

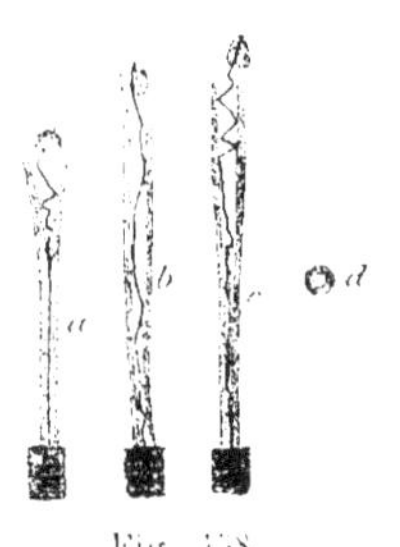

Fig. 458.
Bâtonnets isolés de rétine d'*Alciopa Cantrainii*. Gross. 1000. (D'après HESSE.)

Le *corps vitré* est une masse visqueuse en contact en avant avec le cristallin. En arrière il n'atteint pas la rétine, mais s'arrête suivant un plan divisant en deux moitiés la chambre oculaire. Il est limité par une surface courbe, convexe en arrière. Le reste de la chambre oculaire jusqu'au fond de la cupule rétinienne est occupé par un liquide peu coagulable par les réactifs fixateurs. Sur les préparations, on trouve donc un vide à ce niveau (fig. 456).

Au-dessous de la couche cornéenne externe, HESSE a décrit une couche d'éléments allongés, de nature vraisemblablement musculaire, et qui constitueraient un muscle accommodateur extérieur destiné à modifier la courbure de la coque oculaire et à déplacer le cristallin.

Nerf optique. — Chez quelques Alciopides les fibres nerveuses émanées de la rétine se rendent directement dans le ganglion œsophagien supérieur situé au voisinage immédiat de l'œil. Chez la *Vanadis* ces fibres traversent d'abord un véritable ganglion formé de volumineuses cellules d'apparence unipolaire. De là se détache le nerf optique proprement dit (sn) qui va se rendre au ganglion œsophagien.

BIBLIOGRAPHIE DE L'ANATOMIE COMPARÉE DE L'APPAREIL OCULAIRE DES VERS

... Des drei Formen von Lichtzellen bei Hirudineen. *Tagebl. V. Internat. zool. Congress.* p. S.

... On the Eyes of Polychaeta. *Zool. Anzeiger.* Bd. 14 1891.

Andrews. Compound Eyes of Annelids. *Journ. of Morphol.*, vol. V, 1891.
— On the Eyes of polychætous Annelids. *Journ. of Morphol.*, vol. VII, 1892.

Béraneck. Embryogénie et histologie de l'œil des Alciopides. *Revue Suisse. Zool.* T. I, 1893.

Boehmig. Sinnesorgane der Turbellarien. *Zool. Anz.* X.

Bruxotte. Recherches Anat. sur une espèce du genre Branchiomma. *Trav. de la Stat. zool. de Cette. Nancy*, 1888.

Carrière. Die Sehorgane der Thiere. 1885.

Chatin. Recherches pour servir à l'histoire du bâtonnet optique chez les crustacés et les vers II° partie. *Annales des sc. natur.* T. VII, 1878.

Claparède Les Annélides chétopodes du golfe de Naples. 2 vol. 1868-1870.

Graber. Utersuch uber die Augen der freilebenden marinen Borstenwürmer. *Archiv. f. Mikr. Anat.* 17, 1880.

R. Greef. Unters, uber die Alciopiden. *Kais. Leop. Akad. der Naturforscher.* 39. 1876.

Hesse. Die Organe der Lichtempfindung bei den Lumbriciden. *Zeitschr. f. wiss. Zool.* 61, 1896 — Die Augen der Pathelminthen, *id.* Vol. LXII, 1897. — Die Sehorgane des Amphioxus. *Id.* vol. LXIII, 1898. Die Augen der polycheten Anneliden. *Id.* vol. LXV, 1898-1899. Die Sehorgane von Stylaria lacustris. *Id.* vol. LXXII, p. 567.

Jourdan. Etude sur le Siphonostoma. *Annales du Musée d'hist. Nat. de Marseille. Zoologie.* T. III, 1887.
— Études histol. sur deux espèces du genre Eunice. *Annales des sc. nat.*, 1887, p. 295.

Jaenischen. Das Turbellarienauge. *Zeitschr f. wiss. Zool.*, vol. LXII, 1896.

Joyeux-Laffuye. Monographie du Chétoptère. *Arch. zool. expér*, 8, 1890.

Kennel. Die Ableitung der sog. einfachen Augen der Arthropoden, nämlich der Stemmata der Insektenlarven. Spinnen. Skorpioniden etc. von Augen der Anneliden. *Sitzungsb. Naturf. Gesellsch. Dorpat.* vol. VIII, 1889.
— Ableitung d. Vertebratenaugen von den *Augen der Anneliden. Dorpat*, 1891.

Koelliker. Kopfkiemer u. Augen auf den Kiemen. *Zeitsch. wissent. Zool.*, vol. IX, 1856.

Müller. Structure des yeux chez les Mollusques gastéropodes et quelques Annélides. *Annal. des sc. nat.*, 22, 1831.

Nagel. Der Lichtsinn augenloser Tiere. *Iéna.* 1896.

Prenant. Contribution à l'étude des cellules ciliées et des éléments analogues : 1° cellules visuelles des Hirudinées. Cils intracelluaires. *Arch. d'anat. microsc.* Tome III, p. 192, 1900.

De Quatrefages. Organes des sens chez les Annélides. *Ann. sc. nat.*, 13, 1850.

Racovitza. Lobe céphalique et encéphale des Polychetes. *Arch. zool. expér.* T. IV.

Schreiber. Histol. Studien über die Augen der freilebenden marinen Borstenwürmer. *Bergens Museums Aarbog.* 1897, n° 8.

CHAPITRE III

ORGANES VISUELS DES MOLLUSQUES

Les Mollusques ont généralement deux yeux céphaliques; ces organes manquent toutefois chez les Scaphopodes, les Amphineures, la plupart des Ptéropodes, les Lamellibranches adultes sauf les Mytilus, les Avicula et un certain nombre de Gastéropodes. Les yeux céphaliques peuvent être remplacés par des yeux disséminés sur la région dorsale chez certains *Chitonidæ* ou, chez les Lamellibranches, par des yeux occupant soit le bord du manteau (*Arcidæ, Limidæ, Pectinidæ, Spondylidæ*, soit l'extrémité des tentacules des siphons *Cardium edule*): des yeux dorsaux analogues accompagnent les yeux céphaliques chez les *Oncidiidæ*; il est probable que chez les formes anophtalmes les téguments conservent une certaine sensibilité à la lumière.

Yeux dorsaux des Amphineures. — D'après Moseley les yeux dorsaux des *Chi-*

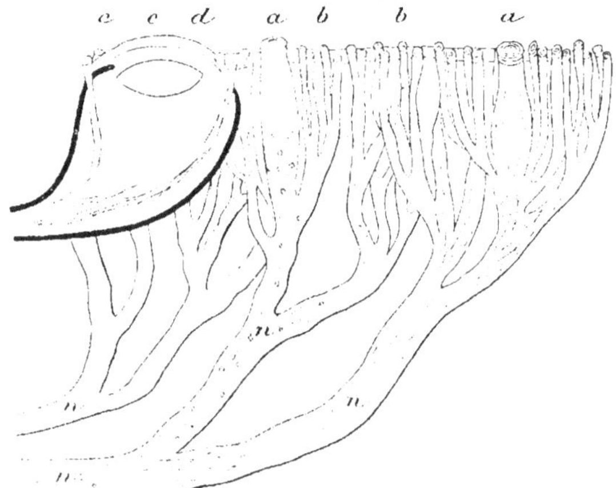

Fig. 459.

Coupe verticale schématique du tégument dorsal d'un Chiton oculeatus dont les cérames ont été décalcifiées.

a, coupe libre des mégalæsthètes. — *b, b*, extrémités des micræsthètes. — *d*, cornée. — *e*, iris. — *l*, cristallin. — *n, n'*, nerfs des organes tactiles. (D'après Moseley et Perrier.)

Ces yeux ne sont qu'une modification de certains organes de sensibilité générale que l'on désigne, suivant leur taille, sous le nom de *micræsthètes* et de *mégalæsthètes*. Ce sont des papilles épithéliales recouvertes chacune par un capuchon céphalique et qui traversent le tegmentum des cérames. Ces papilles contiennent des terminaisons nerveuses et reçoivent chacune un nerf spécial. Le nerf qui aboutit à un mégalœsthète donne, en général, plusieurs rameaux qui aboutissent à autant de micrœsthètes. Les yeux dorsaux ne sont que des modifications de certains mégalœsthètes. Chacun d'eux est constitué par une coupe rétinienne profonde, un cristallin et une cornée calcaire; le tout est entouré d'une enveloppe pigmentée. Ces yeux sont situés sur les aires latérales ou le long de la ligne qui les sépare de l'aire médiane; ils manquent chez la plupart des espèces européennes, chez le grand *Chiton* de l'Amérique du Sud (*Ch. magnificus*) et chez les *Chitonellus*. Tous ces organes sont remplacés chez les *Neomenidæ* par de simples papilles dermiques enfoncées dans le cuticule (Perrier).

Yeux des Lamellibranches. — Pelseneer a découvert chez certains Lamellibranches (*Mytilus, Avicula*) des yeux pairs siégeant à la base du premier filament branchial interne, au point où la branchie commence, entre les deux palpes. Cet œil *céphalique* est un organe larvaire persistant chez l'adulte et qui a échappé longtemps à l'observation en raison de sa petitesse. Il est dû à une invagination des téguments et rappelle par sa structure l'œil des *Patella*. La cavité contient une masse cuticulaire réfringente. La rétine est formée de deux sortes de cellules: cellules claires à noyau volumineux et cellules pigmentées.

En général les yeux des Lamellibranches occupent soit le bord du manteau (*Arcidæ, Limidæ, Pectinidæ, Spondylidæ*), soit l'extrémité des tentacules des siphons (*Cardium edule*).

A. Yeux de l'Arca Noae. — Étudiés par Will, Carrière, Patten, Rawitz,

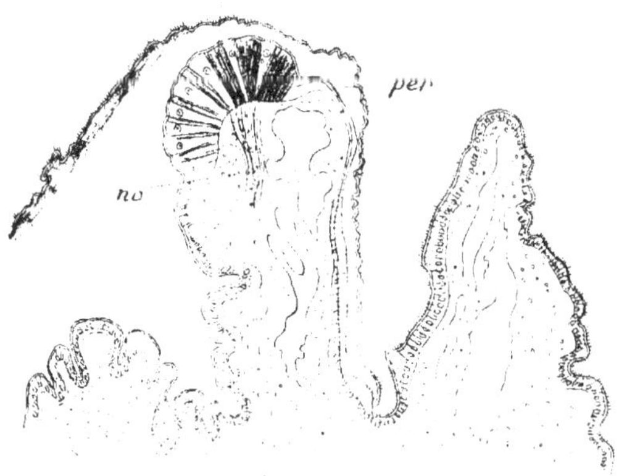

Fig. 460.

Arca Noæ. Coupe du bord du manteau portant un œil composé.

n, o, nerf optique. Gross. 180. (D'après Hesse.)

Hesse, ces organes rentrent dans la catégorie des yeux composés dont la structure se rapproche de celles des yeux d'Insectes.

L'arche de Noé est extrêmement sensible aux moindres changements d'intensité lumineuse et elle ne manque jamais de fermer sa coquille lorsque l'ombre d'un objet arrive sur elle. Le bord du manteau est pourvu de trois crêtes longitudinales séparées par des sillons. La crête moyenne, dite pli ophtalmique, porte les taches pigmentées qui indiquent la place des yeux. (fig. 460).

PATTEN en a compté 235 sur un même animal. Chaque œil composé compte de 10 à 80 yeux élémentaires ou *ommatidies* (ὀμματίδιον, petit œil).

L'ommatidie se compose essentiellement d'une cellule visuelle et d'un entourage de cellules pigmentées. Les cellules visuelles appartiennent au type de cellules épithéliales allongées; elles sont limitées extérieurement par la cuticule et reposent sur la membrane basale.

On y distingue une portion externe (fig. 461) formée par une cuticule homogène en forme de bouchon épais : une moyenne, renflée, où se trouve le noyau ; une profonde qui occupe à elle seule la moitié de la hauteur de l'élément. Cette portion profonde est traversée par un filament axial que l'on considère comme le prolongement intra-épithélial de la fibre nerveuse.

Les cellules pigmentées forment une gaine complète à chaque cellule visuelle, mais sans présenter la répartition régulière en groupes de quatre éléments décrits par PATTEN. Elles représentent simplement un appareil d'isolement et nous nous trouvons ainsi ramenés à la conception de l'œil simple tel que nous l'avons déjà étudié chez les *Serpulacés*, le *Branchiomma* en particulier

L'*Arca* et le *Pectunculus* sont les seuls Mollusques chez qui on ait trouvé des yeux du type composé. Chez les *Patella*, les *Lima*, les *Haliotis*, l'organe se simplifie encore.

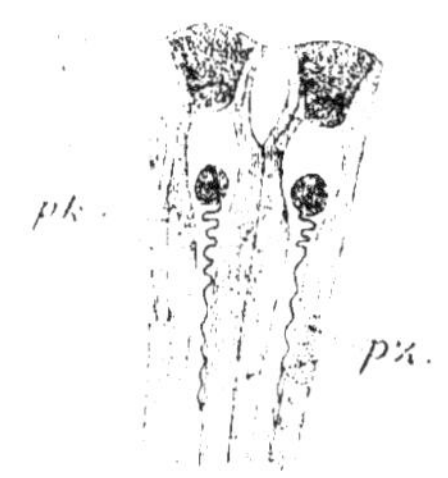

Fig. 461.

Deux ommatidies d'Arca Noæ, après dépigmentation. Gross. 800. (D'après Hesse.)

n, noyaux de cellules pigmentées, entourant les cellules visuelles *p z*.

B. YEUX DE LIMA SQUAMOSA. — Ces yeux apparaissent au bord du manteau sous forme de petites taches sombres, de forme ovalaire, à grand diamètre atteignant un tiers de millimètre, et séparées par des intervalles de deux millimètres environ. Chez la *Lima* on en compte une trentaine. A leur niveau la surface est déprimée en cupule. Le revêtement épidermique de la cupule se compose d'éléments sensoriels et d'éléments pigmentés. Ces derniers, ont, sur les coupes, la forme de triangles dont la base serait tournée vers la surface et le sommet vers la profondeur (*p z*, fig. 462). Le noyau siège près du sommet et le corps de la cellule est rempli de granulations oculaires.

Sur les bords de la dépression oculaire ces éléments pigmentés forment seuls la couche de revêtement et on voit se détacher de leur surface des filaments qui vont se perdre dans la masse muqueuse qui remplit la dépression. Ces éléments pigmentés jouent donc ici un rôle sécréteur.

À leur extrémité effilée, profonde, ils n'ont pas de connexions avec des fibres nerveuses.

Dans l'intervalle des cellules pigmentaires se voient les cellules visuelles ou cellules à bâtonnets (s s.). Celles-ci sont privées de pigment. Leur corps est plus large que celui des cellules voisines; le noyau situé vers le tiers inférieur de l'élément. À l'autre extrémité, vers la surface, la cellule présente un renflement massué, le bâtonnet. L'axe de la cellule est parcouru par une fine fibrille qui se termine en bouton vers l'extrémité du bâtonnet tandis qu'à l'extrémité basale de la cellule on la voit sortir pour se confondre très probablement avec une fibre nerveuse. On aurait là une formation analogue à celle que nous avons décrite dans l'œil des Annélides carnassières, *des Alciopes*.

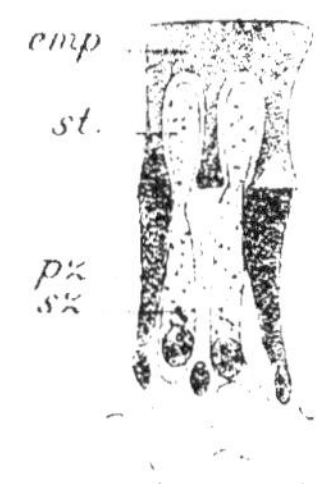

Fig. 462.

Éléments des taches oculaires de Lima squamosa. (D'après HESSE.) Gross. 600.

sz, cellules visuelles munies de bâtonnets st. — pz, cellules pigmentées. — cmp, masse muqueuse remplissant la cupule oculaire: elle est sécrétée par les cellules pigmentées.

C. YEUX DE PECTEN ET DE SPONDYLUS. — L'étude la mieux documentée de l'œil de *Pecten* a été faite par HENSEN. De nombreux travaux dus principalement à RAWITZ, PATTEN. CARRIÈRE, SCHREINER, HESSE, ont été publiés sur ce sujet qui reste toujours encore enveloppé d'obscurité. L'œil de *Spondylus* a été étudié surtout par HICKSON et HESSE.

Les yeux de *Pecten* et de *Spondylus* siègent sur le bord du manteau comme ceux d'*Arca*, de *Pectunculus* et de *Lima*; mais c'est là leur seul trait de ressemblance. Ils réalisent en effet un type dont l'analogue ne se retrouve ni chez les Lamellibranches ni chez les Gastéropodes.

Les yeux de *Pecten* apparaissent sous forme de points brillants, à reflet vert émeraude ou pourpre, en nombre variable suivant les espèces. On en compte de 28 à 46 à la moitié supérieure du manteau, de 15 à 36 à la moitié inférieure. Leur diamètre est de 0.6 à 0.8 millimètre. Leur nombre augmente avec l'âge chez le même individu (CARRIÈRE).

L'œil est porté par un pédicule plus ou moins large et contractile (fig. 463). Il est entouré par le tissu conjonctif qui se condense à la partie antérieure en une sorte de cornée. L'épithélium de revêtement, fortement pigmenté au voisinage, passe à l'état de cellules basses et incolores sur la cornée et dessine ainsi une sorte de pupille extérieure. Le globe, de forme ellipsoïde à grand axe transversal, reçoit un filet nerveux, le nerf optique, qui se divise immédiatement en arrière du fond de l'œil, en deux faisceaux inégaux. L'un de ces faisceaux, le plus grêle (*a*), s'épanouit sur le fond de la coque oculaire; l'autre perfore cette coque à peu près à égale distance du pôle postérieur et du pôle antérieur, et dans la portion du globe tournée vers le côté libre de la coquille, pour aller se distribuer à la rétine qu'il aborde d'avant en arrière (*b*).

L'intérieur de la cavité oculaire est partagé en deux loges par une cloison transversale, le *septum*. Le cristallin occupe la loge antérieure; la rétine, relativement très épaisse, remplit la loge postérieure.

Le *cristallin* est formé par des cellules volumineuses, serrées les unes contre les autres. Leur protoplasma granuleux contient un noyau plus ou moins déplacé vers la périphérie. En plus du noyau, on distingue en un point variable de la masse protoplasmique une portion épaisse, sombre, d'où partent une multitude de filaments qui vont s'insérer à la face interne de la membrane cellulaire (HESSE). Il s'agit vraisemblablement là d'un appareil tenseur destiné à empêcher une déformation durable de la cellule après les mouvements accommodateurs. Il semble exister, en outre, un muscle accommodateur constitué par une couche mince de fibres musculaires appliquées

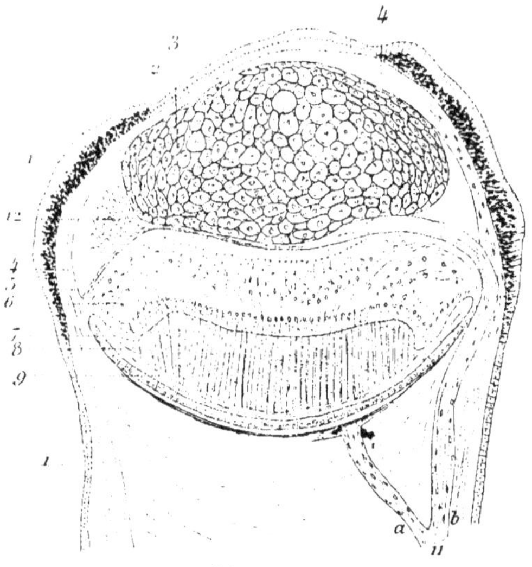

Fig. 463.

Coupe longitudinale d'un œil de Pecten Jacobæus, perpendiculairement au bord du manteau.
(D'après CARRIÈRE.)

1. Épithélium externe. — 2, Cornée. — 3. Cristallin. — 4. Capsule oculaire. — 5, Septum. — 6. Rétine. — 7. Épithélium pigmenté de la rétine. — 8, Tapis. — 9. Bâtonnets. — 10, Tissu conjonctif. — 11. Nerf optique avec ses deux branches de bifurcation. — Diamètre de l'œil 0,6 à 0,8 mm., du cristallin 0,33 à 0,46 mm.

sur la face antérieure et sur le pourtour équatorial du cristallin où leur extrémité se confond avec la capsule. La contraction de ce plan musculaire doit entraîner un allongement de l'axe antéro-postérieur du cristallin et un bombement de la surface postérieure, libre, de la lentille.

La *rétine* peut être considérée comme formée par une vésicule aplatie, à son axe transversal, dont la paroi postérieure serait formée par une seule couche de cellules cubiques, l'*épithélium pigmenté*, tandis que la paroi antérieure, énormément développée, constituerait la rétine proprement dite.

Celle-ci se compose d'*avant* en *arrière*, du septum à l'épithélium pigmenté, de deux couches principales : 1° la couche antérieure ou distale (première couche de HENSEN, couche des cellules ganglionnaires, de PATTEN et RAWITZ) ; 2° la couche postérieure ou proximale (couche des cellules à bâtonnets).

Les extrémités, tournées en arrière, des bâtonnets ne sont séparées de l'épithélium pigmenté que par une couche fibreuse, mince, interposée : le tapis. La cavité de la vésicule rétinienne est donc purement virtuelle.

A. Couche posterieure de la rétine ou couche des cellules à bâtonnets. — Ces cellules se composent d'un corps cellulaire allongé qui contient le noyau. L'extrémité proximale de ce corps cellulaire traverse les orifices d'une membrane fenêtrée et se continue avec le bâtonnet, tandis que l'extrémité distale se continue en une fibre nerveuse. Le trajet des fibres émanées de ces cellules est remarquable : contournant le bord de la couche postérieure en

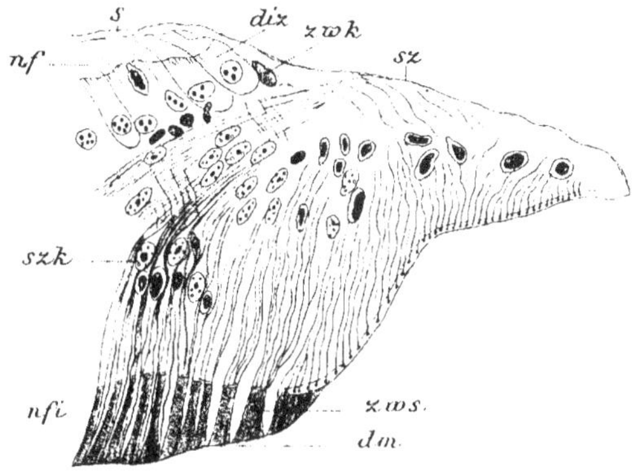

Fig. 644.

Bord d'une coupe de rétine de Pecten Jacobœus. (D'après HESSE.)

On voit les cellules visuelles munies du noyau (szk) et du bâtonnet parcouru dans sa longueur par la fibrille nerveuse (nfi). Les bâtonnets sont séparés par la substance molle (zws). À cette substance molle se rendent des fibrilles foncées émanées des cellules intermédiaires à noyaux foncés (szk). Ces cellules intermédiaires reçoivent elles-mêmes des fibrilles foncées (nf) qui émanent de la branche antérieure du nerf optique, étalée dans le *septum*. Les cellules distales (diz), purement épithéliales, ne reçoivent pas de fibrilles nerveuses.

question, elles sortent de l'œil dans un plan situé un peu en arrière du plan équatorial, longent la face postérieure de la couche épithéliale pigmentée et vont se jeter dans la branche courte et grêle du nerf optique, celle qui s'épanouit à l'arrière du globe.

Le nombre des bâtonnets serait approximativement de 2 100 à 2 400 d'après HESSE. Ils sont séparés les uns des autres par une matière molle, sans structure spéciale. Une fibrille nerveuse, quelquefois double, court à l'intérieur du bâtonnet, traverse le corps de la cellule pour aller se mêler aux fibrilles nerveuses qui forment la branche postérieure du nerf optique.

B. Couche antérieure. — Cette portion de la rétine est limitée en avant par le septum. Elle est formée par une couche unique de cellules allongées dont les noyaux volumineux et peu chargés en chromatine sont souvent placés à des hauteurs différentes, ce qui donne l'illusion de plusieurs assises cellulaires (*diz*). L'extrémité distale de ces éléments présente une bordure de cils tournée vers le septum, ce qui achève de donner à ces éléments l'aspect épithélioïde et doit faire abandonner la dénomination de couche ganglionnaire donnée depuis HENSEN à la couche antérieure.

Le rôle de ces cellules ciliées est inconnu.

Dans l'intervalle des cellules épithélioïdes passent de fins filaments nerveux émanés de la branche antéro-latérale du nerf optique qui s'est ramifiée dans le *septum*. Ces fibrilles aboutissent à une troisième sorte d'éléments semés dans la couche des cellules épithélioïdes et dans la couche des cellules à bâtonnets. Ce sont des cellules minces, à corps ondulé, à noyau très chargé en chromatine. HESSE leur a donné le nom de cellules *intermédiaires* (*zwk*). La fibrille nerveuse qu'elles reçoivent, les traverse et se rendrait dans la masse anhyste qui sépare les bâtonnets les uns des autres, où peut-être elle se terminerait en bouton. On aurait ainsi ici deux sortes de terminaisons nerveuses rappelant les terminaisons en cônes et en bâtonnets des Vertébrés (HESSE).

Le *tapis* qui sépare les bâtonnets de la couche épithéliale pigmentée, est formé d'un feutrage dans lequel on trouverait un élément cellulaire unique avec un gros noyau. Le feutrage représenterait le réseau protoplasmique de cet élément cellulaire colossal.

Yeux des Gastéropodes — Au nombre de deux, les yeux des Gastéropodes sont situés au voisinage l'un de l'autre, à l'extrémité antérieure du corps, non loin du cerveau. Un nerf optique détaché du ganglion sus-œsophagien relie chaque œil aux centres nerveux. Chez les *Prosobranches*, les yeux sont d'ordinaire portés par un tubercule situé à la base de ces organes, tubercule qui peut être très réduit ou assez allongé et accolé au tentacule de manière à reporter l'œil à une hauteur variable sur le tentacule. Chez les *Opisthobranches* et les *Pulmonés stylommatophores* ils sont toujours en rapport avec la deuxième paire de tentacules.

OPISTHOBRANCHES. — D'après WILLEM la position des yeux est variable : superficielle et séparée de l'ectoderme par une mince couche conjonctive; dans l'épaisseur des téguments, ou même dans la cavité du corps.

L'œil a la forme d'un ellipsoïde chez les *Aplysia*, les *Bulla*. Il est sphérique et de dimensions réduites chez les *Pleurobranches*, etc. Il est très asymétrique chez le *Gastropteron*. La vésicule oculaire contient une sphère cristallinienne qui en remplit la cavité. La rétine se compose de deux sortes de cellules : cellules incolores, volumineuses, à gros noyaux et chargées d'un ... sécrétoire; éléments pigmentés qui seraient les éléments percepteurs proprement dits.

PROSOBRANCHES. — Des formes très simples d'organes visuels ont été ... chez les *Patella* et les *Haliotis*.

Les yeux de *Patella* sont situés au côté externe des tentacules sous forme ... de points noirs. Ce sont de simples dépressions dans le revêtement ... Lorsque les bords de la dépression se rapprochent, il en résulte ... de vésicule ouverte (*Haliotis*). Le revêtement est formé par l'épithé-... s'image modifié progressivement, en sorte que les cellules du fond de la capsule ont une hauteur bien plus grande que celles du bord. Le diamètre de l'organe est de 0,2 millimètre à 1 millimètre.

Chez les *Patella*, la cavité oculaire est remplie par une masse gélatineuse (fig. 465). Le revêtement de la paroi se compose de cellules appartenant à deux types différents : *a*) des cellules très allongées contenant un noyau à forme de bâtonnet. L'extrémité périphérique du protoplasma est chargée de granules pigmentaires. Elle se termine par un petit pinceau de fibrilles qui proémine dans la masse gélatineuse de la cavité oculaire. Ces fibrilles se réunissent en un filament qui parcourt l'élément dans toute sa hauteur et s'échappe au niveau de l'extrémité basale pour aller se confondre avec les fibrilles des éléments voisins et constituer les racines d'un nerf optique. Dans l'intervalle des cellules *visuelles* que nous venons de décrire, se trouvent :

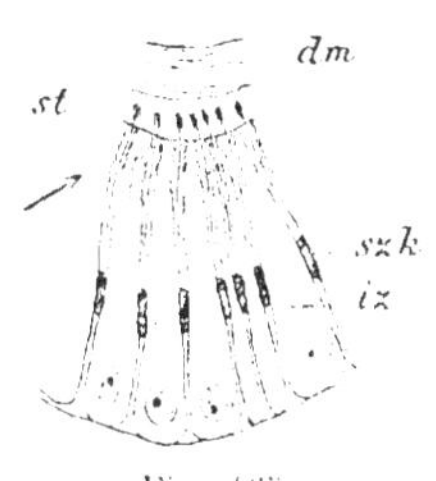

Fig. 465.

Coupe du fond de la cupule ocellaire d'un Mollusque Prosobranche (Patella.) Gr. 350. (D'après HESSE.)

Cellules visuelles avec leur noyau *szk* et leur bâtonnet *st*. — Cellules de soutien ou indifférentes *iz*. — *dm*, masse cuticulaire sécrétée par les éléments *iz*.

b) Les cellules de soutien, à corps plus épais, à gros noyau rapproché de la base, privées de pigment. Ces cellules de soutien sécrètent une substance analogue à la cuticule de l'épithélium général de revêtement.

Des éléments analogues tapissent le fond de la cupule oculaire chez l'*Haliotis*. Chez le *Turbo rugosus* l'aspect est le même : mais ici les cellules indifférentes, à l'inverse de ce qu'on voit chez les *Patella*, sont seules pigmentées. Chez le *Murex brandaris*, les deux sortes de cellules contiennent des granulations pigmentaires.

Les *Trochus* étudiés par CARRIÈRE ont une cavité oculaire fermée, en avant, par une membrane épidermique et la fermeture devient plus complète encore chez le *Tritonium nodiferum*, par le passage d'une lame conjonctive au-dessous de la couche épithéliale. Il se constitue ainsi une sorte de cornée (fig. 466). La vésicule oculaire, complètement close, a la forme d'un œuf : elle est longue de 1 millimètre, large de 0,75 millimètre. La rétine est construite sur le type

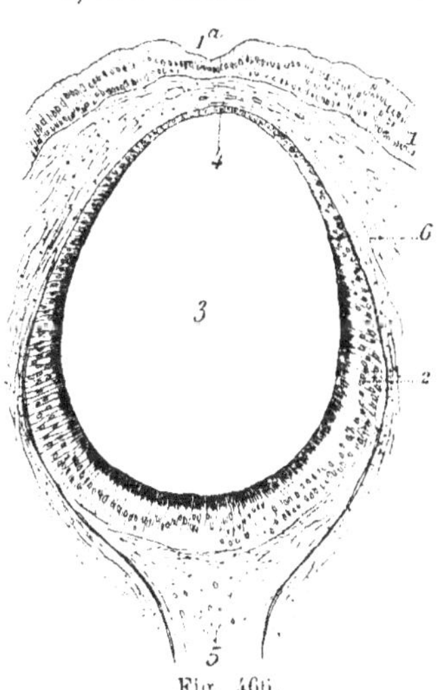

Fig. 466.

Œil de Gastéropode Prosobranche (Tritonium nodiferum).

1. Épithélium. — 2. Rétine. — 3. Corps vitré. — 4. Cellules cornéennes internes. — 5. Nerf optique. — 6. Tissu conjonctif. (D'après CARRIÈRE.)

indiqué plus haut. Un nerf optique, épais de 0,15 millimètre s'insère au pôle profond de la vésicule.

Chez l'*Hélix pomatia* les cellules visuelles portent à leur extrémité libre un bouquet de cils dont l'ensemble peut être considéré comme représentant un bâtonnet. L'autre extrémité de la cellule se continue par une fibrille nerveuse (*n f*, fig. 468).

La cavité de l'œil d'Hélix est remplie par une masse globuleuse, dense, de teinte brunâtre après fixation par les sels chromiques, et qui peut être considérée comme un cristallin (3, fig. 467).

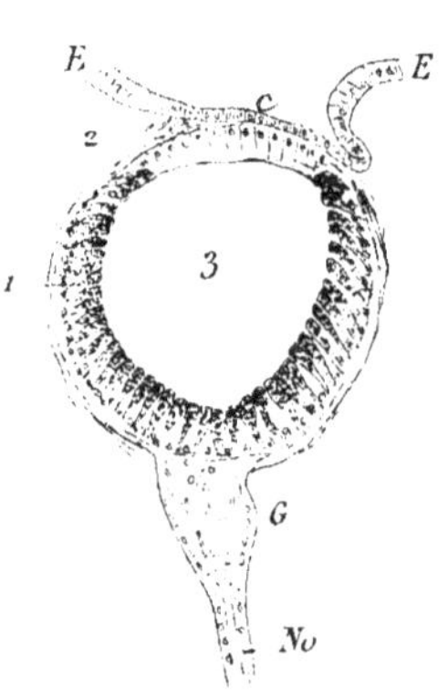

Fig. 467.

Œil de Gastéropode pulmoné. (Hélix pomatia.)

1, Rétine. — 2, Cornée interne.—3, Masse gélatineuse. — E, Épithélium. — G, Ganglion optique. No, Nerf optique. D'après Carrière.

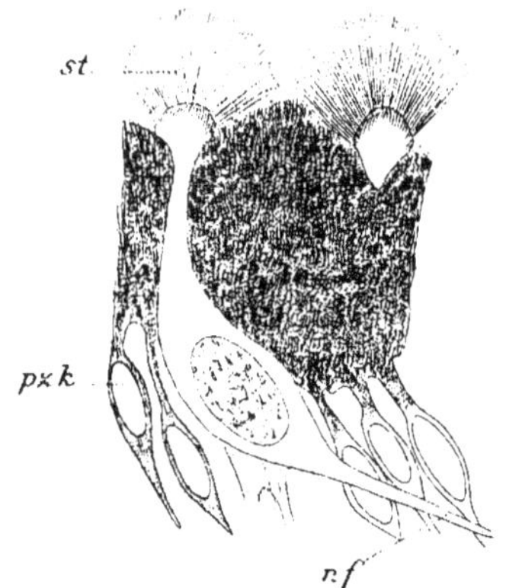

Fig. 468.

Rétine de Helix pomatia. Gross. 700. Cellules visuelles portant un bâtonnet constitué par des cils fins (*st*) et séparées les unes des autres par des éléments pigmentés munis de noyaux *pzk*. — *nf*, fibres nerveuses.

Régénération des yeux chez les gastéropodes. — Les expériences de Ch. Bonnet (1781) ont depuis longtemps montré que l'ablation d'un tentacule d'*Helix* était suivie d'une régénération de l'organe tout entier. Bonnet a même trouvé deux yeux dans un tentacule régénéré.

Cette expérience met bien en relief la facilité avec laquelle le revêtement indifférent ectodermique donne naissance à des organes sensitifs différenciés. Chez des animaux normaux, du reste, Carrière a rencontré deux yeux, au lieu d'un seul : Il en était ainsi chez un *Murex* où l'un des tentacules portait deux yeux bien développés, tandis que l'autre n'en avait qu'un.

Dans des expériences sur la régénération de parties du corps enlevées, Carrière a confirmé les expériences de Bonnet. Il a constaté, de plus, que l'organe en voie de régénération parcourait les différentes étapes auxquelles se sont arrêtés les yeux des Mollusques d'organisation moins élevée. Ainsi l'œil prend d'abord la forme d'une dépression simple (type de *Patella*); puis celle d'une vésicule (type de l'*Haliotis*), pour arriver finalement à la vésicule complètement close. L'Ontogénie vérifie ici la Phylogénie.

Rétine inversée ou a bâtonnets tournés en dehors, de l'Onchidium. — L'œil des Gastéropodes nous est apparu jusqu'ici comme le résultat d'une invagination de l'ectoderme dont le terme final était un organe en forme de coupe, de gourde ou de vésicule close. Les cellules épithéliales gardaient au fond de la vésicule la même direction que leurs congénères des téguments voisins, et devenues cellules visuelles, tournaient leur extrémité libre vers le centre de la coupe ou de la vésicule.

Un Mollusque pulmoné, habitant les Philippines, l'*Onchidium*, possède deux sortes d'organes visuels. D'abord une paire d'yeux céphaliques du type habituel ; ensuite dans la région du dos on voit une surface rugueuse couverte de papilles dont chacune porte trois ou quatre points noirs dont chacun représente un œil. Il y aurait là au total environ 80 yeux. SEMPER a reconnu que ces yeux sont des vésicules closes recouvertes par le tégument épidermique. Celui-ci forme, au-devant de chaque organe, une petite cornée bombée au-dessous de laquelle se trouvent une couche conjonctive et un cristallin cellulaire. Le nerf optique s'épanouit à l'intérieur de la vésicule oculaire en une couche fibreuse qui forme la couche la plus interne de la rétine.

En dehors de cette couche on voit une assise de cellules cylindriques terminées par des bâtonnets qui sont enfoncés dans une couche pigmentée appliquée contre l'enveloppe de la vésicule oculaire. La rétine est donc perforée par le nerf optique avec formation d'une sorte de papille. Nous avons ici un phénomène d'inversion très rare chez les Invertébrés, tandis qu'il est caractéristique de l'œil des Vertébrés.

A rapprocher de l'œil de l'*Onchidium* celui du *Pecten*. Ici les bâtonnets de la rétine sont également tournés du côté de la capsule oculaire ; mais les fibres optiques au lieu de perforer la membrane en son centre, en contournent les bords pour se rendre à sa face interne et antérieure.

Les deux variétés d'yeux présentent cette particularité d'être toujours réunis en grand nombre sur le même individu.

LA VISION CHEZ LES GASTÉROPODES. — WILLEM, expérimentant sur des *Pulmonés terrestres* a constaté que ces animaux voient fort mal et n'évitent pas les obstacles que l'on dispose au-devant d'eux. Ils perçoivent une image confuse des objets lumineux à une distance qu'on peut évaluer à un centimètre environ ; enfin ils ne distinguent la forme des objets d'une manière passable qu'à la distance d'un à deux millimètres.

Les Lymnées et les Planorbes ne paraissent avoir de vision distincte à aucune distance.

Les Gastéropodes réagissent de façon diverse à la lumière. Il en est qui fuient la lumière comme les *Hélix aspersa*, *Arion*, etc. D'autres la recherchent ; tels l'*Hélix pomatia*, la *Limnæa stagnalis*.

Après ablation des yeux, on constate que les animaux mutilés réagissent de la même façon à la lumière que les animaux intacts. Il y a donc chez eux des perceptions dermatoptiques.

HÉTÉROPODES. — Dans la classe des GASTÉROPODES, les *Hétéropodes* constituent un ordre où le système nerveux et les organes des sens ont atteint un degré très élevé de perfection. Le corps de ces animaux est gélatineux ; la tête, prolongée en trompe, porte deux yeux bien développés situés à côté des tentacules dans des capsules spéciales. On trouve chez eux un gros cerveau, composé de plusieurs groupes ganglionnaires, qui envoie des nerfs aux yeux et aux otocystes.

L'ordre des *Hétéropodes* se divise en deux familles : les *Atlantidæ* et les *Pterotracheidæ*. Ces derniers comprennent les genres *Pterotrachea*, *Carinaria*, *Firoloïdes*. Tous habitent la Méditerranée.

Les premières observations suivies sur l'œil des *Hétéropodes* ont été faites par KROHN en 1839. Depuis cette époque ont paru les travaux de HUXLEY, LEUCKART, GEGENBAUR, HENSEN, SCHULTZE et surtout la monographie très

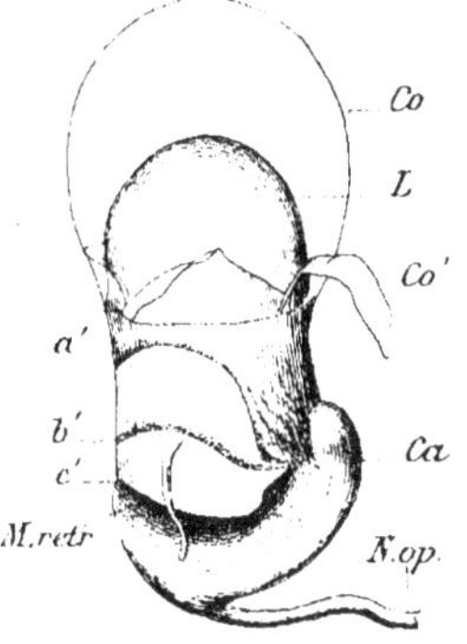

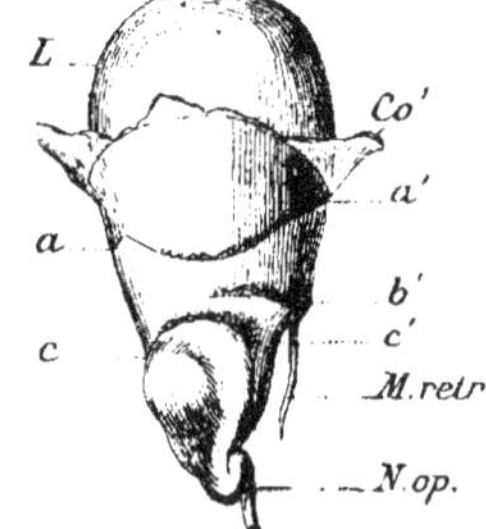

Fig. 469.

OEil gauche de Pterotrachea coronata. Face supérieure.

Fig. 470.

Même œil. Vue du bord externe. (GRENACHER.)

Co, cornée. L, cristallin. La surface claire comprise entre a' et c', fig. 469, indique la place de la fenêtre, portion non pigmentée de l'enveloppe oculaire. — M, muscle inséré sur la face supérieure. — Ca, carène.

remarquable de GRENACHER. Les résultats de GRENACHER ont été confirmés récemment par HESSE.

L'OEil de *Pterotrachea coronata* présente la forme d'un cylindre dont l'extrémité antérieure aurait été élargie pour former la cornée, et l'extrémité postérieure aplatie de haut en bas pour former le fond de l'œil.

Chez un animal de 19 centimètres de long, l'œil mesure d'avant en arrière 3 millimètres ; il mesure 4 millimètres chez des animaux de 29 centimètres et alors le cristallin a 1,9 millimètre de diamètre.

Les mouvements sont communiqués au globe par deux groupes de muscles, un groupe antéro-interne qui s'insère au voisinage de la cornée, et un groupe postérieur qui s'insère au pourtour du pôle postérieur. Ce dernier paraît être l'antagoniste du premier.

La surface de l'enveloppe est généralement pigmentée et intransparente. Une portion cependant de la paroi oculaire moyenne est privée de pigment et accessible par conséquent à la lumière. Elle comprend une partie de la face supérieure, le bord externe et une petite portion de la face inférieure de l'œil, c'est-à-dire les portions qui, en raison de la transparence des tissus voisins, peuvent recevoir de la lumière diffusée (entre a' et c', fig. 469).

La *cornée* n'est qu'une portion peu différenciée de l'enveloppe oculaire. Sa forme est hémisphérique. La paroi conjonctive mince est doublée intérieurement par une assise unique de volumineuses cellules cylindriques qui n'est que le prolongement du revêtement cellulaire interne de l'enveloppe oculaire.

La portion de l'enveloppe oculaire qui fait suite en arrière à la cornée est de structure fibreuse, épaisse; elle constitue une véritable sclérotique. Mais à partir de a et a' de la figure 470, la paroi se réduit à une simple cuticule qui s'étend en arrière jusqu'à la *carina* et au nerf optique. La face interne porte un revêtement épithélial incolore dans la portion correspondant à la *fenêtre* (de a' en c', fig. 469). En arrière de ces points commence la région *costale* de Hensen, qui s'étend jusqu'à la rétine (R, fig. 471). La cuticule porte ici intérieurement un revêtement cellulaire composé de longues cellules pigmentées et d'éléments nerveux spéciaux sur lesquels nous reviendrons plus loin (Z, fig. 471).

Le *cristallin* est volumineux,

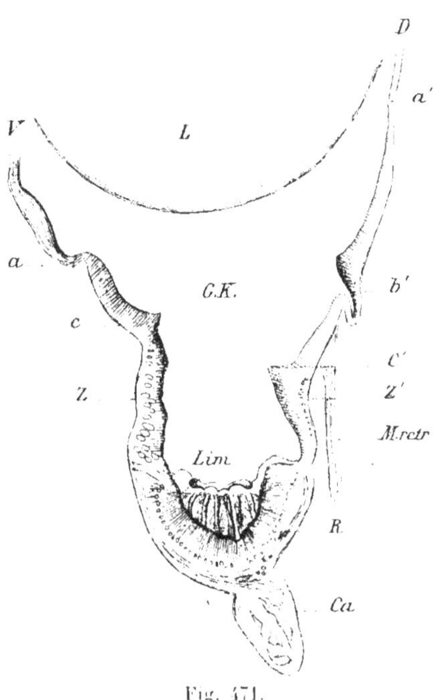

Fig. 471.

Coupe verticale de l'œil de *Pterotrachea coronata*, perpendiculaire au plan de la figure 469.

La face dorsale du globe est à droite et marquée par l'insertion du muscle. *M. retr*. En raison de l'aplatissement du globe de haut en bas, le fond de la coupe oculaire paraît très étroit.

L, cristallin. — *GK*, corps vitré. Les portions de parois comprises entre ac et $a'c'$ correspondent aux *fenêtres*. — *Z*, cellules de revêtement interne. — *R*, rétine. — *Ca*, coupe de la carène.

sphérique, formé d'assises et concentriques. Il représente peut-être un produit de sécrétion des cellules cornéennes.

Le *corps vitré* est sécrété par les cellules du revêtement interne dont l'extension est considérable en raison de la très faible étendue occupée par la rétine proprement dite.

La partie postérieure du globe imite assez bien le fond d'un bateau, d'où le nom de carène qui a été donné à la saillie recourbée qui termine l'œil en arrière. Le bec de la carène est tourné en dedans. Le bord convexe donne insertion au nerf optique (fig. 469).

Le fond de la coque oculaire est tapissé par la couche des cellules réti-

niennes R (fig. 471). La rétine a donc la forme d'une gouttière allongée transversalement. Dans le creux de la gouttière se dressent six crêtes verticales
courant parallèlement entre elles suivant le grand axe de la gouttière : ces
crêtes sont formées par les *socles* de *Grenacher*. L'une des faces de chaque
crête porte une formation particulière qui, sur les coupes perpendiculaires,
ressemble aux dents d'un peigne fin : c'est le bâtonnet (*s t*, fig. 472). L'axe
des bâtonnets n'est donc pas antéro-postérieur ou convergent vers le centre
optique comme dans l'œil des Céphalopodes; il est au contraire, sensiblement incliné sur l'axe optique, sans lui être cependant perpendiculaire.

Les *cellules rétiniennes* sont des éléments allongés dont la base tournée

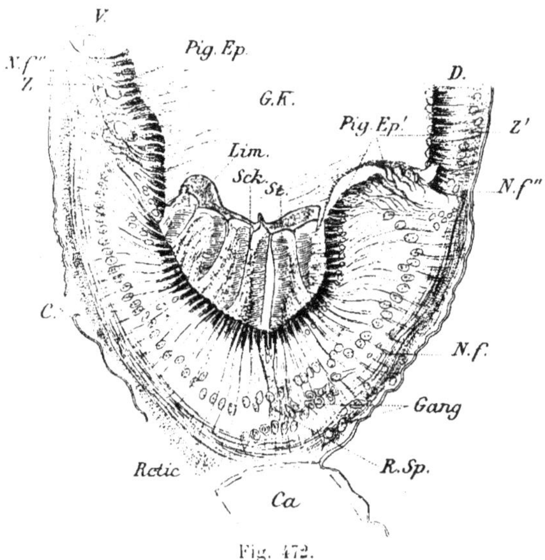

Fig. 472.

Même coupe que la figure 471, mais agrandie.

Les cellules rétiniennes allongées et munies de noyaux, reposent sur la couche des fibres nerveuses (*Nf*). Elles continuent, au travers d'une membrane fenêtrée pour former les socles *Sck* et se terminer par une plaquette *St*. Les plaquettes étant vues en *coupe* apparaissent ici sous la forme de petites lignes. *C*, enveloppe de l'œil, d'après Grenacher.

vers la périphérie, laisse échapper un grand nombre de fines fibrilles qui
vont former la couche des fibres nerveuses (*N. f*). Le noyau, volumineux, est
placé non loin de la base des éléments. L'extrémité interne, plus effilée que
l'externe, se charge de pigment et traverse une membrane fenêtrée au delà
de laquelle elle se continue pour former le *socle* de Grenacher. Ainsi que le
corps de la cellule, le socle présente une striation très apparente. Chaque
socle dessine une sorte de crête dont la face tournée vers la *fente rétinienne* (R *sp*), porte le *bâtonnet*.

Dans l'œil de *Ptérotrachea* on voit six bâtonnets se dresser verticalement
sur la coupe (fig. 472), et s'adosser aux faces libres correspondantes des six
socles. Chaque bâtonnet offre une striation transversale très apparente. Cette

striation correspond à la superposition d'autant de plaquettes minces qu'il y a de stries. Chaque socle (ou prolongement de cellule rétinienne) porte donc à son extrémité un certain nombre de plaquettes et la striation du socle étant de nature *fibrillaire,* on peut considérer chaque plaquette comme le résultat de la fusion d'un groupe de fibrilles nerveuses émanées de la cellule rétinienne.

Membrane limitante (*lim.*). — Elle recouvre la rétine et envoie dans sa profondeur des prolongements qui paraissent aboutir à des cellules spéciales situées dans l'intervalle des cellules visuelles. La limitante serait un produit de sécrétion de ces cellules.

Nerf optique. — Les fibrilles nerveuses émanées de la base des cellules rétiniennes, celles qui proviennent des cellules nerveuses des régions *costales* (voir plus loin), et du petit groupe de cellules ganglionnaires (*gang.*) traversent la carène pour former le nerf optique. On ne sait rien sur la signification de la couche réticulaire (*rétic.*)

Région costale. — Elle s'étend depuis la rétine jusqu'à la fenêtre (*c* et *c'*. fig. 471). La paroi oculaire se compose ici : de l'enveloppe externe cuticulaire : d'une couche de fibres nerveuses qui n'est que le prolongement de celle qui entoure la rétine : enfin d'une couche de cellules épithéliales pigmentées. (fig. 472, *Pig. Ep.*)

Dans l'épaisseur de cette dernière se trouvent des cellules spéciales, grandes et petites, non pigmentées, qui envoient des prolongements fibrillaires dans la couche des fibres nerveuses.

Les cellules épithéliales pigmentées envoient des prolongements qui vont s'unir à la cuticule externe. Le rôle de ces cellules est de sécréter le corps vitré ; en outre elles absorbent les rayons lumineux parasites.

Les cellules non pigmentées ont un corps allongé. Leur extrémité interne se termine par un bord qui ne dépasse pas la surface libre tournée vers le corps vitré. Leur extrémité externe est en rapport avec des fibrilles de la couche des fibres nerveuses. Dans le corps protoplasmique se trouve une masse claire, homogène. HESSE leur donne le nom de cellules *accessoires.* (Nebenzellen). Cet auteur a trouvé des éléments analogues dans la rétine des *Carinaria* où ils paraissent jouer un rôle important à côté des bâtonnets proprement dits. Chez ces derniers Mollusques la paroi costale montre des cellules accessoires extrêmement développées; leur extrémité interne, frangée de cils fins, fait une saillie très notable dans la masse du vitré. Enfin il est à remarquer que la présence de ces éléments est liée à l'existence des *fenêtres.* On ne trouve aucune cellule accessoire dans l'œil de l'*Oxygyrus* qui n'a pas de fenêtres et où le revêtement cellulaire consiste uniquement en cellules épithéliales pigmentées. Chez les *Carinaria* il y a une seule fenêtre dorsale, les cellules accessoires sont disposées en nombre sur la face opposée, ventrale. Chez les *Pterotrachea* enfin il y a une fenêtre dorsale et ventrale et chez le *Pterotrachea mutica* ces éléments ont également des dimensions considérables.

Par leur structure, leur bord frangé de cils fins, les *Nebenzellen* se rapprochent des cellules sensitives que nous avons décrites dans l'œil des *Planaires*. Leur rôle est de recevoir la lumière diffuse qui pénètre dans l'œil par les fenêtres latérales.

Dans le revêtement interne de la paroi latérale, au-dessous des *Nebenzellen*, on trouve encore d'autres cellules évidemment de nature nerveuse. Ce sont des cellules uni et bipolaires dont les prolongements se perdent dans la couche nerveuse. Leur rôle est inconnu.

La vision dans l'œil des Hétéropodes. — Nous avons vu que chez les *Ptero-trachea* la rétine proprement dite n'occupe qu'une toute petite portion du fond de l'œil. L'œil lui-même a la forme d'un entonnoir aplati de haut en bas et ses faces sauf chez les *Oxygyrus* sont partiellement translucides à l'effet de recueillir la lumière diffuse venue d'en haut ou d'en bas lorsque l'animal nage à la surface de l'eau.

L'image fournie par la cornée et le cristallin est projetée sur les crêtes transversales qui portent l'appareil récepteur et les rayons parasites qui ont pénétré dans la cavité oculaire par les fenêtres, sont absorbés par les saillies pigmentées que montre bien la figure 471, et qui jouent le rôle de diaphragme (c,c').

Les crêtes garnies d'organes sensitifs ont une direction transversale. Les Hétéropodes nageant la face ventrale tournée en haut, auront donc un champ visuel fort étendu dans le sens transversal, tandis que ce champ sera très limité dans le sens de la verticale. Comme le fait remarquer Grenacher, ce sont des dispositions favorables pour des animaux qui cherchent leur proie à la surface de l'eau, et c'est le cas ici. En outre, l'image n'est pas reçue par une surface concave comme dans l'œil sphérique des Vertébrés. Les surfaces garnies de plaquettes sensitives ont une direction sensiblement antéro-postérieure. Il en résultera que l'image nette d'objets rapprochés sera reçue par des terminaisons sensitives situées au voisinage de la base des crêtes ; au contraire, l'image d'objets éloignés sera reçue par les éléments portés par les éléments sensitifs antérieurs, voisins de la membrane limitante.

L'accommodation devient dès lors inutile comme le faisait prévoir, du reste, l'absence d'éléments musculaires capables de modifier la courbure ou la position de la cornée et du cristallin.

Céphalopodes. — De tous les Mollusques, ce sont les Céphalopodes qui présentent l'organisation la plus élevée. L'organe de la vision atteint chez eux un degré de perfectionnement tel qu'on a voulu le rapprocher de celui des Vertébrés. En réalité, ce rapprochement n'est pas possible. Il y a certainement une analogie fonctionnelle entre l'iris, le cristallin des Mollusques Octopodes et les mêmes organes chez les Vertébrés, mais il n'y a aucune similitude soit dans la structure, soit dans le développement.

Les yeux des Céphalopodes se sont graduellement perfectionnés à partir des formes les plus anciennes, comme ceux des Gastéropodes, et leurs modifications successives concordent assez bien avec les modifications de l'organisation interne pour qu'elles puissent servir à indiquer les principales étapes de la phylogénie. Chez les *Nautilus*, l'œil est constitué par une chambre unique, communiquant directement avec l'extérieur, et il n'y a pas de cristallin. Chez les Dibranches, il existe toujours un cristallin qui divise la cavité oculaire en deux chambres : une postérieure complètement fermée et une antérieure limitée en avant par un repli tégumentaire constituant une cornée *extérieure ;* un autre repli plus profondément situé, immédiatement en avant du cristallin, forme un iris contractile. Dans un premier groupe de Décapodes comprenant des familles des *Ommatostrephidœ. Onychoteuthidœ* et *Cranchiidœ*, la cornée extérieure demeure ouverte à son centre : ce sont les *Oïgopsida*. Dans un autre groupe de Décapodes désignés sous le nom de *Myopsida* et chez tous les Octopodes, la cornée extérieure se complète et les deux chambres de l'œil sont closes.

Il existe encore chez les *Sepiola* un très petit pore cornéen. Déjà chez les Décapodes la cornée extérieure est munie d'un troisième repli de la peau situé transversalement en avant de l'œil. Ce repli se développe suffisamment chez les Octopodes pour constituer une paupière capable, quand elle se contracte, de recouvrir l'œil tout entier. La partie externe de la chambre unique de l'œil des *Nautilus* constitue, en se fermant, la cornée *interne* ou cornée proprement dite. Le cristallin se développe sur les deux faces de cette cornée qui le divise, par conséquent, en un segment externe et un segment interne, ce dernier beaucoup plus développé et plus convexe que l'autre. Ce sont là de simples formations cuticulaires à structure lamellaire. En arrière du cristallin, la chambre postérieure de l'œil est remplie par une sorte d'*humeur vitrée.* La paroi de cette chambre est constituée par la *rétine* dont les cellules disposées en couche unique, sont munies de bâtonnets dirigés vers la lumière (PERRIER).

TÉTRABRANCHIAUX — Le *Nautilus* est le seul représentant actuel de cet ordre de Céphalopodes. L'œil de *Nautilus* consiste en une vésicule ouverte. Il est double et chaque organe est situé sur le côté de la tête à laquelle il est uni par un pédicule court. La paroi antérieure est plane ; un orifice de un à deux millimètres de diamètre donne accès dans une cavité sensiblement sphérique, large de trois centimètres, dont le fond est tapissé par la rétine. On voit que cet œil est une simple chambre obscure dépourvue de tous milieux réfringents.

L'œil, dépourvu d'une enveloppe spéciale, est entouré par du tissu mésodermique qui contient de nombreuses fibres musculaires. Ces éléments sont peu développés dans l'épaisseur du diaphragme irien et il ne semble pas que le diamètre de son orifice puisse se modifier notablement.

La surface extérieure du diaphragme est garnie de cellules épithéliales cylindriques, munies de cils vibratiles. La couche de ces cellules se continue dans la cavité oculaire ; mais la hauteur des éléments diminue, leur protoplasma se charge de pigment et le bord libre présente un épaississement cuticulaire. Plus en arrière, ces cellules prennent le caractère de cellules rétiniennes, à corps grêle et terminé du côté de la cavité de la vésicule par un bâtonnet pouvant avoir un tiers de millimètre de longueur. L'axe du bâtonnet paraît marqué par une fibrille qui émane du corps de la cellule. Les cellules rétiniennes reposent sur une couche de cellules arrondies qui forment la couche profonde de la membrane.

Le nerf optique est formé par des faisceaux de fibrilles émanées de toute la surface externe de la rétine. Il traverse le pédicule oculaire et se rend à un gros ganglion situé au voisinage immédiat du cerveau (HENSEN).

DIBRANCHIAUX. — Chez les Décapodes, le globe, toujours volumineux, n'est plus situé dans l'épaisseur d'un appendice pédiculé, porté par les côtés de la tête. Le cartilage céphalique se creuse à droite et à gauche d'une cupule, véritable cavité orbitaire, destinée à recevoir le globe et le volumineux ganglion optique (fig. 473.)

Le globe tout entier est enfermé dans une sorte de sac formé par une membrane mince dont la partie antérieure est perforée d'un orifice circulaire chez les Oigopsidés. La membrane devient, au contraire, transparente chez les Myopsidés pour former ce qu'on appelle la *cornée* (cornée externe). Cette enveloppe extérieure n'est adhérente au globe qu'à sa partie postérieure, au voisinage du bord de la coupe cartilagineuse de l'orbite.

L'enveloppe externe est séparée du globe par un espace en forme de fente qui s'étend jusqu'en arrière. En dedans nous trouvons l'enveloppe *argentine*, membrane fibreuse dont la surface libre présente un aspect nacré, brillant. Le poli de cette surface est dû à la présence d'une couche d'épithélium pavimenteux qui se réfléchit sur la face interne de l'enveloppe externe, constituant ainsi une cavité qui rappelle le sac conjonctival des Vertébrés supérieurs.

L'enveloppe argentine est perforée en avant d'un orifice qui est la *pupille*. Elle est doublée en dedans par une couche musculaire dont les fibres s'insèrent; en arrière, sur le pourtour de la cupule cartilagineuse orbitaire, en avant sur la coupe cartilagineuse qui reçoit la rétine.

Une couche musculaire spéciale double la tunique argentine dans sa portion antérieure qui porte le nom d'*iris;* elle est destinée aux mouvements de la pupille.

La couche musculaire postérieure est souvent séparée de la coupe cartilagineuse qui reçoit la rétine par une surface épithélialisée brillante et polie, *argentine interne*.

En dedans de cette dernière nous trouvons enfin la capsule cartilagineuse dans la cavité de laquelle est logée la rétine. Cette capsule est perforée en avant d'un très grand nombre de trous donnant passage aux fibres nerveuses émanées du ganglion optique.

Dans la moitié antérieure du globe un anneau cartilagineux particulier double la couche profonde de l'iris.

Corps ciliaire et *cristallin*. — Par analogie avec l'œil des Vertébrés on a donné le nom de *corps ciliaire* à une lame fibreuse qui part du bord antérieur de la coupe cartilagineuse rétinienne pour se diriger en dedans et pénétrer en forme de coin dans la portion équatoriale du globe cristallinien. Cette lame porte dans son épaisseur des vaisseaux et un muscle inséré, en arrière, au bord cartilagineux. La surface de cette lame présente des plis nombreux qui l'ont fait comparer au corps ciliaire des Vertébrés, et les vaisseaux contenus dans ces plis convergent vers un plexus annulaire qui entoure le cristallin. Les deux faces antérieure et postérieure du corps ciliaire portent une couche épaisse de cellules épithéliales dont l'ensemble constitue le *corps*

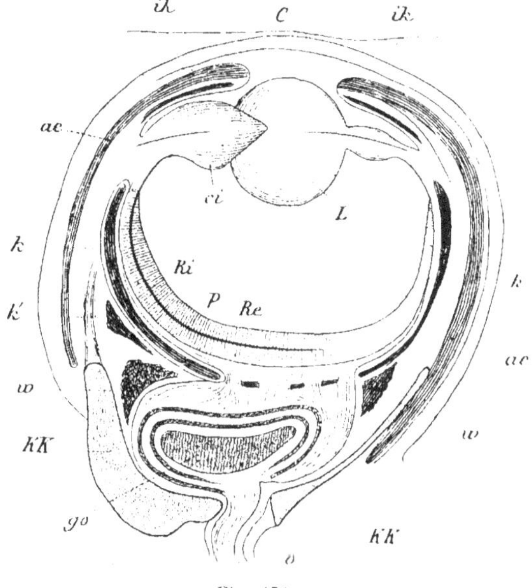

Fig. 473.

Coupe horizontale d'un œil de Seiche (schématique).

KK, cartilage céphalique. — C, cornée. — L, cristallin. — ci, corps ciliaire. — ae, argentine externe — ik, cartilage de l'iris. — k, cartilage du globe oculaire. — Ki, couche interne de la rétine. — Re, couche externe. — o, nerf optique. — go, ganglion optique. — w, corps blanc d'après Hensen.

épithélial. Ces cellules ont une forme allongée, en forme de poire dont le prolongement s'effile en avant pour se perdre dans les lamelles du cristallin. Ces lamelles sont constituées par la fusion des fibres émanées des cellules du corps épithélial. Comme le corps épithélial est formé de deux masses de cellules situées l'une en avant, l'autre en arrière du corps ciliaire, on comprend que les prolongements de ces cellules aient formé deux segments cristalliniens séparés, un antérieur et un postérieur. Telle est en effet la constitution de la lentille formée par deux demi-sphères adossées par leur face plane, la demi-sphère antérieure étant un peu plus petite que la postérieure.

Les lamelles qui composent le cristallin sont arrangées concentriquement. On comprend qu'il n'y ait pas de membrane d'enveloppe garnie d'épithélium comme chez les Vertébrés. Ici l'épithélium formateur est reporté sur les faces du corps ciliaire (HESCHKE, HENSEN).

La pupille des Céphalopodes a une forme variable, soit en fente ou en forme du cœur, soit elliptique.

L'*iris* se compose, comme nous l'avons vu, d'une couche externe fibreuse, d'une couche musculaire et d'une assise cartilagineuse de support. En arrière, l'iris s'insère sur la portion périphérique du corps ciliaire. Sa couche fibreuse antérieure est formée par le prolongement de la tunique argentine. L'iris contient des muscles circulaires et radiés. Le sphincter circulaire est situé à la face antérieure du cartilage. Les fibres radiées partent du cartilage équatorial (celui qui renferme la rétine) et se rendent à la face interne du cartilage irien. D'autres fibres radiées vont se perdre dans le corps ciliaire. Enfin toutes ces fibres sont enveloppées par un muscle circulaire. L'ensemble de ces muscles porte le nom de muscle de LANGER. Son rôle est évidemment de déplacer la lentille et de déterminer des mouvements accommodatifs.

Ces mouvements sont probablement renforcés par la contraction des muscles qui doublent la tunique argentine externe et dont l'attache fixe se trouve sur le bord de la coupe orbitaire. Leur contraction aura pour effet de plisser la capsule cartilagineuse du globe et de rapprocher le cristallin de la coupe rétinienne.

Il n'existe pas à proprement parler de muscles moteurs du globe et les mouvements de latéralité de ce dernier paraissent être extrêmement limités.

Le volumineux *ganglion optique* est situé dans la coupe orbitaire, en arrière du globe. Il se compose de substance corticale contenant un grand nombre de noyaux disposés en forme d'assises séparées par des couches moléculaires et de substance médullaire. Les fibres nerveuses partent de là en faisceaux séparés pour se rendre à la rétine en passant par les trous dont est criblé le cartilage du globe. Les faisceaux sont accompagnés par un mince névrilemme qui forme un revêtement à la face interne de ce cartilage.

Dans l'espace compris entre le ganglion optique, la coupe orbitaire et le globe, se voit le *corps blanc* constitué presque uniquement par des éléments cellulaires assez semblables à ceux qu'on trouve dans le ganglion optique. Son rôle est inconnu.

Rétine. — La rétine des Céphalopodes apparaît au premier abord très compliquée. HENSEN y avait distingué deux feuillets : épithélial et conjonctif. Chacun de ces feuillets se divisait en un certain nombre de couches, au total 7.

GRENACHER a eu le grand mérite de montrer que cette division empruntée à l'anatomie des Vertébrés, n'était pas applicable ici. Il a montré que la rétine se compose essentiellement d'une seule couche de cellules allongées, disposées en forme de palissade les unes à côté des autres. Chacune de ces cellules se divise en trois portions : le bâtonnet, le socle et le corps de la cellule qui porte le noyau. Une mince membrane percée de trous au travers desquels se dirigent les éléments rétiniens, marque la limite entre le socle et le corps cellulaire. On la reconnaît facilement sur les coupes et elle a une grande importance au point de vue de l'orientation.

Corps des cellules rétiniennes. — Il est situé au voisinage du cartilage du globe dont il n'est séparé que par la couche des fibres nerveuses et par une mince couche conjonctive. On le reconnaît facilement à son noyau volumineux et allongé, et il est entouré par une gaine épaisse qui le suit dans la

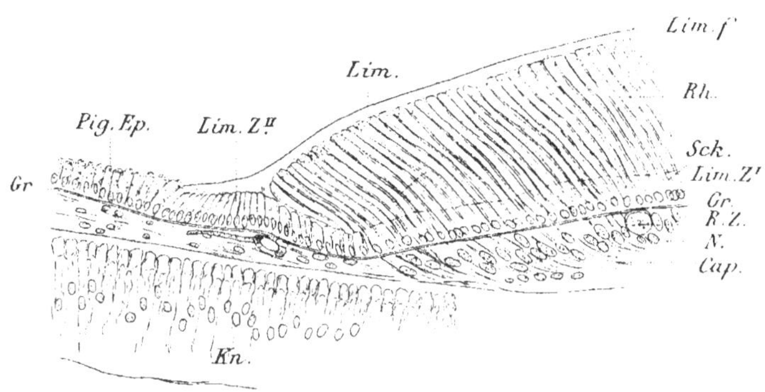

Fig. 474.

Coupe du bord antérieur de la rétine dépigmentée d'un Céphalopode (Eledone moschata).

Rh, Rhabdomes constitués par la fusion des bâtonnets. — *Sck*, socles. — *Gr*, membrane limitante externe. — *Lim z'*, cellules limitantes. — *Lim z''*, cellules intermédiaires entre les précédentes et les cellules (*Pig Ed*) de revêtement de la portion ciliaire de la rétine. — Les cellules *Pig Ep* s'étendent jusqu'au corps épithélial ciliaire. — *Cap*, capillaire. — *N*, fibres nerveuses émanées de cellules rétiniennes. — *Kn*, cartilage du globe oculaire. — *Lim*, membrane limitante interne; elle est un produit de sécrétion des cellules *Lim z''* et des cellules *Lim z'*. Ces dernières lui envoient, par les interstices des rhabdomes, de fines fibres *Lim f*. (Grenacher.)

région du socle. Son extrémité périphérique s'effile en une fibre nerveuse. L'extrémité centrale traverse la membrane limitante externe (Gr).

Socles. — Cette portion des cellules rétiniennes s'étend depuis la membrane limitante jusqu'aux bâtonnets fusionnés en rhabdomes. Elle est fortement chargée de pigment et ne peut être étudiée qu'après dépigmentation. Sa forme est allongée, conique (*Octopus, Eledone*) ou en fuseau (*Seiche*). Une enveloppe cuticulaire l'engaine partiellement et sans se continuer dans la région des rhabdomes.

Dans l'intervalle des socles se voit une rangée de cellules dites cellules de la limitante externe (grains de bâtonnets de Hensen). Ces cellules ne sont pas de nature nerveuse ; leur rôle est de sécréter la membrane limitante interne, de la même façon que les cellules du corps épithélial sécrètent les fibres du cristallin. Sur la figure 474 où la limitante interne apparaît séparée de l'extrémité des bâtonnets, on distingue des filaments émanés des cellules dont nous parlons (*Lim.f.*).

Chaque cellule envoie de 2 à 5 de ces filaments reconnaissables sur les coupes perpendiculaires à l'axe des bâtonnets.

Région des Bâtonnets et des Rhabdomes. — Au socle fait suite une forma-

tion particulière, le bâtonnet. Sur les coupes perpendiculaires au plan rétinien, cette couche présente une striation longitudinale qui rappelle les bâtonnets des Vertébrés; mais, à l'inverse de ces derniers, les bâtonnets des
Céphalopodes ne se séparent que difficilement les uns des autres. Les coupes
parallèles au plan de la rétine montrent que les bâtonnets, d'abord isolés les
uns des autres, ne tardent pas à se fusionner partiellement avec leurs voisins,
constituant ainsi les *rhabdomes*.

Considérons la coupe passant un peu
au-dessous de la région des socles. Chaque cellule nerveuse porte en son centre
une fibrille nerveuse ($N.f$). Les filaments
émanés des cellules limitantes se groupent à l'entour.

Sur la moitié droite de la figure le
prolongement protoplasmique de la cellule visuelle (le bâtonnet) s'entoure de
deux formations cuticulaires en forme
de croissants dont les cornes seraient
tournées l'une vers l'autre.

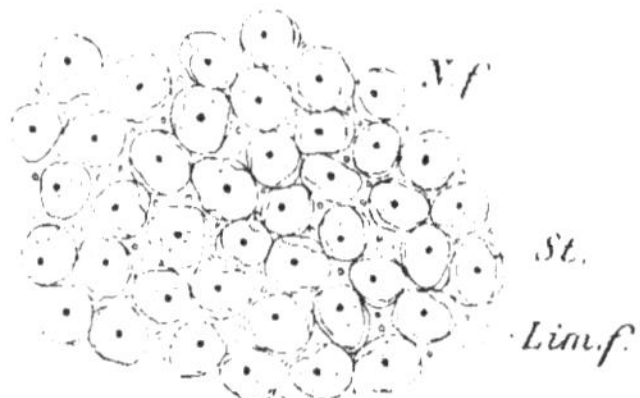

Fig. 475.

Coupe parallèle au plan de la rétine d'Octopus, immédiatement au-dessus des socles.

Elle montre les bâtonnets *St*, les fibrilles nerveuses axiales *Nf*, et les filaments émanés des cellules limitantes par groupe de deux (*Lim.f.*).

Le bâtonnet protoplasmique se trouve donc, en réalité, engainé par deux
demi-cylindres de substance cuticulaire. Si quatre bâtonnets se trouvent rapprochés, leurs cylindres cuticulaires arriveront à se souder par les bords. Il en
résultera une sorte de prisme allongé dans le sens des
bâtonnets et dont la coupe transversale aurait la forme
de   .

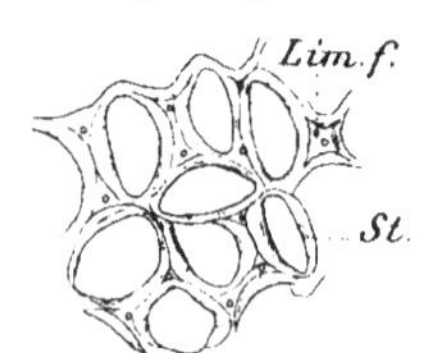

Fig. 476.

Coupe à travers les rhabdomes d'Eledone pour montrer leur formation aux dépens des demi-cylindres cuticulaires *st* (GRENACHER).

Nous avons là un solide de nature cuticulaire dont
les parois tendront à s'épaissir à mesure que l'on s'approchera davantage de la limitante interne. Ce solide
prismatique est percé suivant son axe de fins canaux
qui laissent passer les filaments émanés des cellules
basilaires. Chacune des faces concaves du solide est
tournée vers le prolongement de la cellule qui contient
la fibrille nerveuse. On donne à ce solide le nom de
rhabdome, et il ressort de l'examen des figures que chaque rhabdome est
en contact avec quatre cellules nerveuses contenant chacune une fibrille nerveuse. Il faut reconnaître cependant que les figures de rhabdomes ne sont
pas toujours aussi régulières que celles que nous venons de voir. Leur forme
est souvent extrêmement tourmentée à mesure qu'on se rapproche de la
membrane limitante interne.

La terminaison de la fibrille nerveuse qui suit l'axe du bâtonnet se fait,
d'après HESSE, par un renflement qui rappelle une terminaison analogue
chez les *Alciopides*. (Voir les Vers.)

Répartition du pigment dans la rétine. — Les rétines de *Sepiola*, *Sepia*,

Octopus, Eledone, etc., paraissent brun noir foncé à l'ouverture de l'œil, tandis que chez les *Illex, Loligo, Scaeurgus* la teinte est gris blanchâtre ou gris jaunâtre. L'examen microscopique montre que le pigment déposé dans la région des socles, migre dans l'intérieur du bâtonnet en suivant la fibrille nerveuse et vient s'accumuler autour du bouton terminal. RAWITZ a montré que chez les *Eledone* tenues à l'obscurité, la rétine paraît décolorée ; le pigment s'est retiré vers la base des bâtonnets.

Comme les animaux à rétines colorées cherchent leur nourriture la nuit, on comprend que le rôle du pigment est de protéger pendant le jour la rétine douée d'une haute sensibilité, contre l'éblouissement.

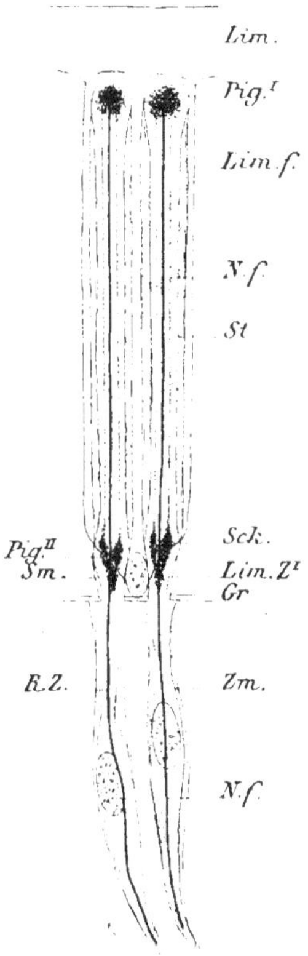

LE MÉCANISME DE LA VISION chez les Céphalopodes a été très discuté. GRENACHER pensait que l'excitation lumineuse portait d'abord sur les rhabdomes ; de là elle serait transmise aux fibrilles nerveuses contenues dans les bâtonnets. Cette conception se heurte à une grosse difficulté. L'excitation lumineuse d'un seul rhabdome serait transmise simultanément aux quatre cellules nerveuses qui correspondent aux quatre faces du prisme. Mais on sait que chaque cellule nerveuse est en contact avec deux rhabdomes ; il en résulterait une diffusion dans la rétine de toute excitation localisée à un point.

Toutes les difficultés disparaissent, au contraire, si l'on considère les rhabdomes comme un simple organe de soutien et si l'on accorde aux fibrilles, et à leur terminaison en bouton, le rôle d'appareil récepteur. GRENACHER avait lui-même posé cette hypothèse ; mais il l'avait rejetée en s'appuyant sur ce fait, démontré faux depuis, mais alors généralement admis, de la nécessité de l'interposition d'une formation cuticulaire entre l'onde lumineuse et l'élément nerveux récepteur. D'accord avec HENSEN, il invoque l'exemple tiré de la rétine des Hétéropodes, des Pecten et même des Vertébrés supérieurs. Il y ajoutait les Arthropodes chez qui les rhabdomes se retrouvent encore, les Alciopides et les Annélides carnivores.

Mais nous avons vu plus haut que dans tous les exemples cités il existait une fibrille nerveuse terminale.

Il en est ainsi chez les *Alciopides,* les *Pecten,* dans les plaquettes des

Fig. 477.

Schéma représentant la différenciation des cellules visuelles dans les trois régions et leurs rapports avec les cellules limitantes. *Lim z'.*

N. f, fibrille nerveuse. — *Lim. f,* filaments émanés des cellules *Lim. z'.* — *Sck,* socles. — *St,* bâtonnets. — *Gr,* limitante externe. — *Lim,* limitante interne. — *Rz,* portion nuclée de la cellule visuelle. — *Zm,* gaine de la cellule GRENACHER.

Hétéropodes qui peuvent être considérées comme résultant de la soudure de fibrilles nerveuses placées côte à côte, et nous développerons des considérations analogues en étudiant la vision des Arthropodes. Il existe, en effet, toute une série d'animaux dont les cellules visuelles sont dépourvues de formations cuticulaires. Les fibrilles nerveuses se terminent dans les prolongements en bâtonnets des cellules visuelles chez les *Lima*, les *Pecten*. Les cellules visuelles des *Planaires* et toutes celles qui sont construites sur ce type, manquent d'appareils cuticulaires. On n'en voit pas davantage dans les yeux composés du *Branchiomma*, des *Arca* (HESSE).

ACCOMMODATION DE L'ŒIL DES CÉPHALOPODES. — BEER a constaté par la skiascopie que l'état de réfraction statique de l'œil correspond à une myopie moyenne, mais qui peut s'élever jusqu'à 10 dioptries. Lorsque l'animal fixe un objet lumineux éloigné, la myopie fait place à l'hypermétropie, d'où la conclusion qu'il existe dans cet œil, comme dans celui des Poissons, une accommodation négative.

L'examen des images réfléchies par les surfaces cristalliniennes montra que la courbure du cristallin ne variait pas au cours de l'excitation électrique du muscle ciliaire. Par contre, le cristallin se déplace en entier dans ces conditions et recule vers le fond de l'œil.

On peut constater à l'œil nu l'aplatissement du segment antérieur du globe qui a pour effet de faire reculer la lentille et de rendre l'œil hypermétrope. L'excitation partielle du muscle détermine un déplacement de l'axe antéropostérieur du cristallin et une inclinaison latérale de la lentille, d'où le déplacement de l'image sur le fond rétinien. Ces mouvements de la lentille suppléent donc dans une certaine mesure à l'absence de muscles moteurs du globe.

DÉVELOPPEMENT. — L'œil des *Dibranches* est d'origine ectodermique. Sur le blastoderme on voit apparaître une dépression dont les bords se rapprochent jusqu'à se confondre. Il en résulte une vésicule close plongée dans le tissu conjonctif et au-devant de laquelle passe le revêtement épidermique général qui lui a donné naissance. Les cellules proximales de cette vésicule formeront la rétine ; les cellules distales donneront naissance à l'épithélium qui tapisse la face profonde du corps ciliaire. On sait que les prolongements cellulaires de ce dernier vont former la demi-sphère cristallinienne postérieure, et on se rappelle que cette demi-sphère est tournée vers la cavité interne tandis que sa surface plane regarde en avant.

Au-devant de la vésicule rétino-cristallinienne primitive, l'ectoderme va former, par un mécanisme de relèvement et de reploiement analogue à celui auquel nous venons d'assister, une sorte de bourse surbaissée, à fond plat et à orifice tourné en avant. L'orifice de cette bourse répondra à la pupille ; les bords formeront l'iris ; le fond s'épaissira par l'arrivée des prolongements des cellules ectodermiques voisines (devenues l'épithélium antérieur du corps ciliaire) et portera bientôt la demi-sphère cristallinienne antérieure. La surface plane de chacune des deux demi-sphères s'ajuste à sa voisine sans qu'il y ait soudure ni fusion des deux moitiés.

Enfin un troisième et dernier reploiement ectodermique amènera en avant de l'iris et de la pupille la membrane destinée à recouvrir l'œil en avant. Si l'orifice de ce dernier diaphragme se ferme complètement, la chambre antérieure ne communiquera pas avec le dehors. Dans le cas opposé, il restera une ouverture permanente plus ou moins large et l'eau viendra remplir la chambre antérieure. C'est le cas pour la plupart des Céphalopodes.

Yeux thermoscopiques des Mollusques — Sous ce nom Joubin a décrit chez un Céphalopode des formations particulières qui apparaissent sous la forme de petites taches bleuâtres de 1/4 à 1/5e de millimètre de diamètre répandues sur la face ventrale. Ces taches sont recouvertes par des chromatophores épidermiques brun foncé.

Sur une coupe de l'organe sphérique, le chromatophore a l'aspect d'une lentille noire appliquée sur une sorte d'entonnoir vertical formé par la terminaison d'un nerf spécial.

Au-dessous de l'entonnoir nerveux, le reste de la cavité est rempli de grosses cellules allongées, dirigées obliquement et qui paraissent servir de supports au bord de l'entonnoir.

On peut supposer que le chromatophore pigmenté laisse passer seulement les rayons calorifiques et que ces derniers sont concentrés sur l'expansion du nerf optique. Les rayons qui auraient dépassé cette expansion en arrière seraient réfléchis d'arrière en avant par les cellules inclinées.

BIBLIOGRAPHIE DE L'ANATOMIE COMPARÉE DE L'APPAREIL OCULAIRE DES MOLLUSQUES

Babuchin. Bau der Cephalopodenretina. *Wurtzburger naturwis. Zeitschrift.* Vol. V, 1869.

Beer. Die Accomodation des Cephalopodenauges. *Pflugers Arch.* Vol. LXVII, 1897.

Ch. Bonnet. Collection complète de ses œuvres. T. V. *Neuchâtel.* 1781.

Butschli. Morphologie des Auges der Muscheln. *Festschr. des naturhist-medic. Vereins zu Heidelberg,* 1886.

Carrière. Die Sehorgane der Tiere, 1885.
— Ueber Molluskenaugen. *Arch. f. mikr. Anat.* Vol. XXXIII, 1889.

Ftaisse. Ueber Molluskenaugen mit embryonalem Typus. *Dissert. Leipzig.* 1880.

Gegenbaur. Untersuchungen ueber Pteropoden und Heteropoden. *Leipzig,* 1855.

Grenacher. Die Retina der Cephalopoden. *Abhandl. der naturf. Gesellschaft zu Halle* Vol. XVI, 1884.
— Das Auge der Heteropoden. *idem.* Vol. XVII, 1886.
— Ueber die Retina der Cephalopoden. *Zool. Anzeiger.* Vol. XV, 1895.

Hensen. Ueber das Auge einiger Cephalopoden. *Zeitschr. f. wiss. Zool.* Vol. XV, 1865.

Hesse. Unters, über die Organe der Lichtempfindung bei niederen Thieren. Die Augen der Mollusken. *Zeit. f. wiss Zool.,* LXVIII, 1900, *idem.* Vol. LXXII, 1902.

Hickson. The Eye of Spondylus. *Quarterl-Journ. of. Micr. Sc.* Vol. XXII, 1882.

JATTA L. Cefalopodi viventi nel golfo di Napoli. In Fauna und Flora des Golfes von Neapel. XXIII. Monographie. *Berlin*, 1896.

JOUBIN. 1893. Adaptation particulière de certains chromatophores chez un Céphalopode. *Bull. Soc. zool. de France*. T. XVIII, 1893.

— 1895. Note sur les appareils photogènes cutanés de deux Céphalopodes. *Soc. zool. de France*.

— 1893 et 1894. Mémoire sur les appareils lumineux des Histioteuthis. *Bull. soc. méd. et scient. de Rennes*.

KATOB. Mittheilungen uber Studien am Castropoden u. am Pectenauge. *Zool. Anz.* Vol. XI. 1888.

KEFERSTEIN. Malacozoa cephalophora Bronn's Klassen u. Ordnungen des Tierreichs. Vol. III. 1862-1866.

KOPSCH. Mittheilungen über das ganglion opticum der Cephalopoden. *Internat. Monatschrift für Anat. u. Physiol.* Vol. XVI. 1899.

V. LENHOSSEK. Zur Kentniss der Netzhaut der Cephalopoden. *Zeitschr-f. wiss. Zool.*, LVIII. 1894.

MOSELEY. Dorsal eyes in certain Chitonidae. *Quart-Journ. of. micr. Sc*, 1885, vol. XXV.

PATTEN. Types of Molluses and Arthropods. *Mitth. aus. d. Zool. Station zu Neapel.* Vol, VI. 1886.

PERRIER. Traité de zoologie. 1897. fasc. IV.

PELSENEER. Les yeux céphaliques chez les Lamellibranches. *Arch. de Biol.* T. XVI, 1899.

RAWITZ. Der Mantelrand der Acephalen. *Ien. Zeitschr. f. Nat.* Vol. XXII et XXIV.

— Zur Physiol. der Cephalopodenretina. *Arch. f. Anat. u. Physiol.*, 1891.

SAMASSA. Nerven des augentrag. Fuhlers von Helix pomatia. *Zool. Jahrb.* Vol. VII.

SCHREINER. Die Augen bei Pecten und Lima. *Bergons Museum Aarbog*, 1896.

SCHULTZE. Die Staebchen in der Retina der Cephalopoden u. Heteropoden. *Arch. f. mikr. Anat.* Vol. V. 1869.

SEMPER. Ueber Sehörgane vom Typus der Wirbelthieraugen. *Wiesbaden*, 1877.

WILLEM. Observations sur la vision et les organes visuels de quelques Mollusques Prosobranches et Opistobranches. *Arch. de Biologie*. T. XII, p. 123.

CHAPITRE IV

ORGANES VISUELS DES ARTHROPODES

Protrachéates. — Le *Peripatus* possède un œil dont la structure est toute
différente de celle de l'œil des Arthropodes et se rapproche au contraire
beaucoup de ce que nous avons décrit chez les *Gastéropodes* et les *Vers*. Les
yeux, de forme sensiblement sphérique, au nombre de deux, siègent sur les
côtés de la tête, à la base des tentacules et ont un diamètre de 0.25 millimètre. Le tégument forme au-devant de l'œil une cornée externe à laquelle
s'accole, en arrière, la paroi antérieure mince de la vésicule oculaire. Les
côtés et le fond de la vésicule sont tapissés par des éléments allongés dont la
moitié tournée vers le centre de la vésicule s'étire en un bâtonnet prismatique transparent, tandis que l'autre portion, chargée de pigment et renfermant le noyau, reçoit une fibre nerveuse émanée du nerf optique.

La portion de la vésicule comprise entre l'extrémité des bâtonnets et de la
cornée, est remplie par un cristallin homogène, à peu près sphérique et de
nature cuticulaire, tel qu'on le voit, du reste, chez les Gastéropodes.

Les bâtonnets se composent d'un cylindre axial creux, très réfringent,
entouré de pigment. Le développement de cet œil se fait comme chez les Gastéropodes, par invagination d'une portion de revêtement ectodermique.

Myriapodes. — Les Myriapodes portent de chaque côté de la tête, en haut
et en dehors des antennes, un nombre variable d'yeux petits et rapprochés
les uns des autres. Chez les *Chilognathes* qui se nourrissent de végétaux, la
structure est très simple et l'œil se réduit à une dépression en cupule dont le
fond et les côtés sont garnis par une couche unique de cellules hypodermiques
modifiées. L'ouverture de la cupule est fermée par un cristallin chitineux. Les
cellules visuelles sont remplies de pigment et séparées les unes des autres par
des éléments indifférents pigmentés. Leur extrémité périphérique reçoit une
fibre nerveuse, tandis que le bord tourné vers le centre de la cupule porte
de longs cils parallèles disposés en forme de brosse (fig. 478).

Les cils se continuent dans l'intérieur de la cellule par de fines fibrilles qui
sont elles-mêmes en continuité avec les fibrilles du nerf optique dont elles
constituent l'appareil terminal.

La conception de Grenacher, qui voyait dans ces cils des *bâtonnets* cuticulaires, se heurte ici à une grosse difficulté puisque chaque cellule serait
munie de plusieurs bâtonnets. L'explication devient au contraire très facile

si l'on rapproche, avec HESSE, ces productions des appareils ciliés analogues que nous avons rencontrés chez les Plathelminthes, beaucoup d'Annélides et de Mollusques. Nous verrons plus loin que le *rhabdome* des Insectes se réduit également, en dernière analyse, à une bordure ciliée dont les éléments sont formés par la terminaison du nerf optique.

Chez les Chilopodes, ou Myriapodes carnassiers, tels que le *Lithobius*, la *Scolopendre*, l'hypoderme envoie dans la cavité oculaire virtuelle, en arrière du cristallin, des éléments cellulaires que, par analogie, on a désignés du nom de cellules du corps vitré.

Chez la Scolopendre les cellules visuelles se prolongent en dedans par une extrémité entourée d'une sorte de manchon constitué par de fins filaments. Ces filaments, très courts, constituent un appareil terminal fibrillaire implanté perpendiculairement à l'axe de la cellule. Une disposition analogue se retrouve dans les yeux médians d'un Diptère (*Helophilus*) et d'une Araignée (*Steatoda*).

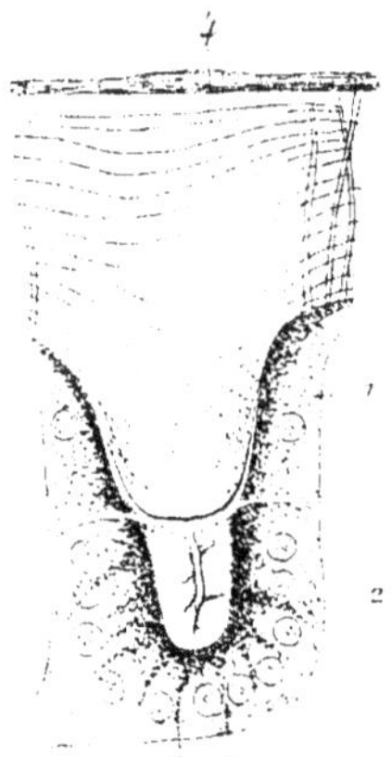

Par contre, chez le *Scutigera* la structure de l'œil est toute différente et se rapproche de celle des Crustacés et des Insectes (fig. 479).

L'œil de *Scutigera* est un œil *composé*, c'est-à-dire formé par l'agglomération d'un certain nombre d'*ommatidies* composées d'une rétinule et d'un cristallin. A la différence des yeux très rapprochés les uns des autres, mais néanmoins munis chacun d'une enveloppe distincte, que l'on trouve chez les autres Myriapodes, les ommatidies du *Scutigera* sont comprises entre la cuticule extérieure et la membrane basale, dans l'épaisseur de l'hypoderme qui se charge de pigment au pourtour de la tache oculaire. Chaque ommatidie a la forme d'un entonnoir dont l'extrémité évasée est tournée vers la surface. La base de l'entonnoir est fermée par un cristallin cuticulaire. La cavité est remplie par une sorte de *corps cristallin* homologue au corps vitré des Mollusques.

La paroi de l'entonnoir est formée à la périphérie, près du cristallin, par de grandes cellules pigmentées. A celles-ci succèdent les cellules visuelles qui s'étendent jusqu'au sommet de l'entonnoir. La face de ces éléments qui regarde l'axe de l'entonnoir est munie d'une bordure de cils fins, terminaison visible des fibrilles optiques. L'analogie avec l'œil de *Julus* est évidente.

Arachnides et Scorpions. — Les organes de la vue sont représentés par des yeux plus ou moins gros portés par le céphalothorax à la face supérieure de celui-ci et répartis symétriquement. Leur nombre varie de 2 à 12. Il est de 8 chez les *Aranéides* ou Araignées véritables. Ces yeux sont disposés

Fig. 478.

Coupe verticale d'un œil simple de Myriapode (Julus) (GRENACHER).

1. grandes cellules pigmentées. — 2. cellules rétiniennes portant des cils. — 3. cellules pigmentées. — 4. cristallin cuticulaire.

sur deux ou trois lignes courbes, d'une manière très régulière et caractéristique pour chaque genre (fig. 480).

On les distingue en yeux médians et latéraux, antérieurs et postérieurs.

Les yeux manquent ou sont réduits à deux chez les *Acariens* ; on en

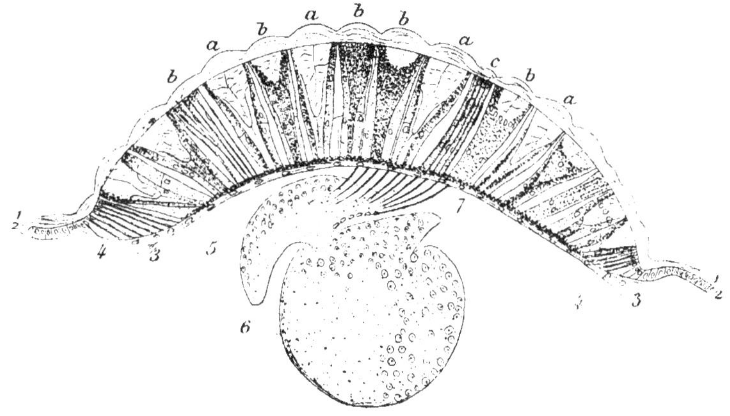

Fig. 479.

Coupe d'un œil composé de Myriapode (Scutigera coleoptrata). (CARRIÈRE.)

1, cuticule. — 2, épithélium. — 3, cellules conjonctives. — 4, cellules épithéliales allongées et pigmentées. — 5, ganglion optique. — 6, ganglion cérébral. — 7, fibres nerveuses. — *a*, ommatidies coupées suivant l'axe de l'entonnoir. — *b*, ommatidies coupées tangentiellement. — *c*, cellules pigmentées minces intermédiaires.

trouve deux également chez les *Tardigrades*. Les *Scorpions* portent deux yeux volumineux au milieu et deux à cinq paires réparties sur le bord antérieur du céphalothorax.

On ne trouve que deux à quatre yeux chez les *Pseudoscorpionides*.

Fig. 480.

Disposition des yeux chez différents genres d'Araignées (le côté gauche indique la direction du rostre).

A. Theraphosa. — *B*. Heliophanus et Salticus. — *C*. Lycosa. — *D*. Tegenaria. — *E*. Epeira-Lycose.

L'*Epeire diadème* porte quatre yeux médians. Tous ont un cristallin unique fortement saillant en arrière, et, au-dessous duquel s'étend une couche de cellules hypodermiques, d'où le nom d'yeux à deux assises cellulaires, la seconde assise étant formée par la rétine (fig. 481). Ces cellules hypodermiques sont pigmentées au pourtour du globe où elles se continuent avec l'hypoderme avoisinant. Elles sécrètent à leur base une membrane *basale* qui sépare cette couche de la rétine sous-jacente.

Cette dernière est également renfermée dans une enveloppe chitineuse qui se confond en avant avec la membrane basale que nous venons de mentionner.

Les cellules rétiniennes de la paire oculaire *antérieure* (A) sont allongées et leur extrémité postérieure, où se trouve le noyau, est chargée de pigment. L'extrémité antérieure porte un bâtonnet prismatique terminé par un bout arrondi. Pour Grenacher le bâtonnet serait entouré par une mince couche protoplasmique et il présenterait suivant son axe longitudinal une ligne sombre marquant la réunion des deux portions composantes.

Sur une coupe longitudinale du bâtonnet on reconnaît que la ligne sombre

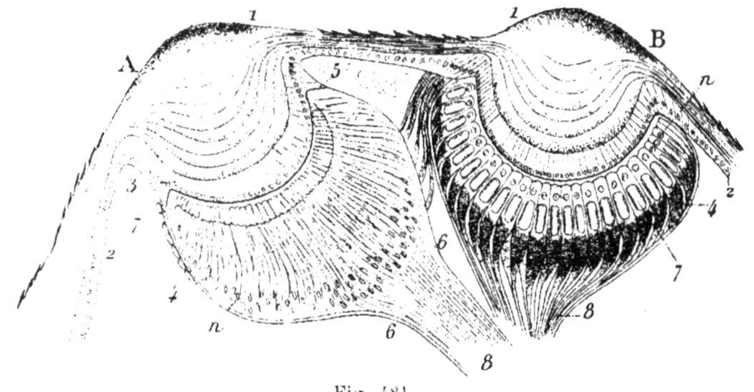

Fig. 481.

Coupe à travers un œil médian antérieur (A) et postérieur (B) d'une Arachnide (Epeire diadème) (Grenacher).

1, cristallin chitineux. — 2, épithélium. — 3, corps vitré. — 4, cellules rétiniennes. — 5, membrane basale des cellules vitréennes. — 6, capsule rétinienne. — 7, bâtonnets. — 8, fibres nerveuses. — *n*, noyau des cellules visuelles.

est un prolongement du protoplasma cellulaire, et, perpendiculairement à la direction de cette ligne, s'implantent de fins piquants comparables aux soies d'une brosse. C'est l'appareil récepteur des ondes lumineuses. Chaque piquant correspond à la terminaison d'une fibrille nerveuse.

Dans l'œil *postérieur* (B) les noyaux des cellules visuelles ne sont plus situés à la base de l'élément, mais reportés en avant du bâtonnet, entre ce dernier et les cellules dites du corps vitré. Ici, également, le corps des cellules visuelles et les bâtonnets sont plus volumineux que dans l'œil antérieur.

L'extrémité postérieure des cellules visuelles se continue directement avec une fibre émanée du nerf optique. Leur base est entourée d'un lacis de trabécules auxquelles se mêlent des lamelles qui constituent un *tapis*. Ceci explique le reflet brillant, souvent coloré de nuances vives, que donnent les yeux des Araignées.

La structure des yeux diffère assez notablement suivant les genres que l'on considère. Chez les *Lycosa* les noyaux des cellules rétiniennes dans l'œil postérieur sont placés en avant des bâtonnets : mais l'extrémité antérieure qui reçoit le noyau est massuée. Chez les *Salticus*, dans les yeux antérieurs, le corps de la cellule s'étire, se recourbe vers la périphérie du globe pour former là une masse qui contient le noyau. Les noyaux sont donc placés excentriquement et disposés en une couronne appliquée contre la paroi interne de l'œil.

Chez toutes les Araignées, le bâtonnet est constitué par une sorte de baguette protoplasmique garnie de fins piquants ; mais suivant l'arrangement de ces baguettes on peut distinguer les variétés suivantes : la bordure ciliée entoure l'extrémité du cylindre cellulaire comme un manchon ; ou bien les piquants sont disposés en deux rangées, droite et gauche, le long de cette extrémité.

Enfin dans un troisième type, il n'y a qu'une seule rangée et, dans ce cas, le rapprochement de plusieurs rangées de piquants appartenant à des cellules différentes peut aboutir à la formation d'un *rhabdome* véritable (HESSE).

Chez les *Phalangides* le bâtonnet est divisé en trois portions longitudinales. D'après PURCELL il y aurait là également formation d'un rhabdome vrai.

Les *Scorpions* portent de trois à six paires d'yeux, placés la plupart sur

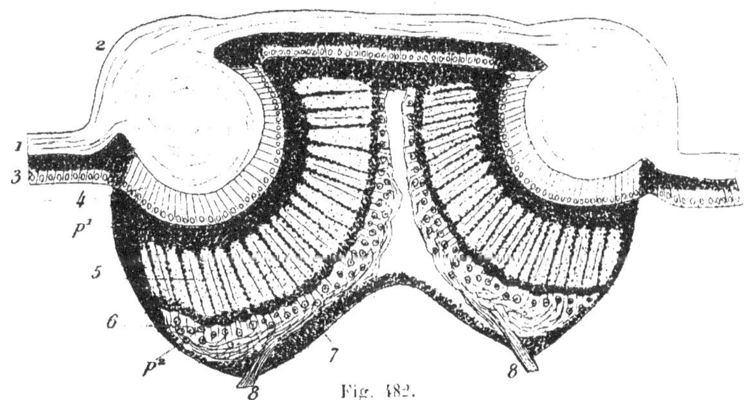

Fig. 482.

Les deux yeux médians de l'Euscorpius Italicus (CARRIÈRE).

1, carapace chitineuse. — 2, cristallin chitineux. — 3, épithélium. — 4, corps vitré ou cellules productrices du cristallin. — 5, rétinules. — 6, noyaux et phaosphères des cellules visuelles. — 7, capsule oculaire. — 8, nerf optique. — p^1, couche pigmentaire externe. — p^2, couche pigm. interne. Diam. de l'œil : 0,28 mm.

le milieu du céphalothorax, et les autres à gauche et à droite sur le bord frontal. Leur structure est sensiblement la même pour les différentes paires. Ils sont entourés par une capsule chitineuse qui s'épaissit et prend la forme d'une sphère pour former le cristallin (fig. 482).

L'hypoderme, d'abord chargé de pigment, passe à l'état de simple couche de cellules transparentes, allongées, en arrière de la lentille. C'est la couche *cornéagène* ou du *corps vitré*. Une membrane basale la sépare de la rétine sous-jacente.

Celle-ci se compose de cellules visuelles allongées portant un noyau à leur extrémité basilaire renflée. Ces cellules s'adossent les unes aux autres par groupes de *cinq*, formant ainsi autant de *rétinules* qu'il y a de groupes. La portion de surface de chaque cellule qui se met en contact avec les cellules voisines dans chaque rétinule, est modifiée. Elle est creusée en gouttière longitudinale et présente un aspect cuticulaire. RAY-LANKESTER lui a donné le nom de *rhabdomère* parce que, en s'unissant aux rhabdomères des cellules voisines, elle contribue à former un *bâtonnet*, ou *rhabdome*, dont la coupe transversale donne l'aspect d'une étoile à cinq branches et qui forme l'axe et, en quelque sorte, le squelette du groupe appelé *rétinule* (fig. 483).

Cette conception du bâtonnet a été modifiée à la suite de recherches de HESSE qui a trouvé dans le rhabdomère une striation perpendiculaire à l'axe de la cellule, chaque strie correspondant à une fibrille nerveuse amenée à l'élément visuel par la fibre optique qui s'y termine.

Les cellules visuelles ne sont pas pigmentées; mais elles sont engainées, sauf au niveau du contact des rhabdomères, par des cellules pigmentaires qui les enveloppent si bien que la pointe de la rétinule par où arrive la lumière, seule se trouve dégarnie.

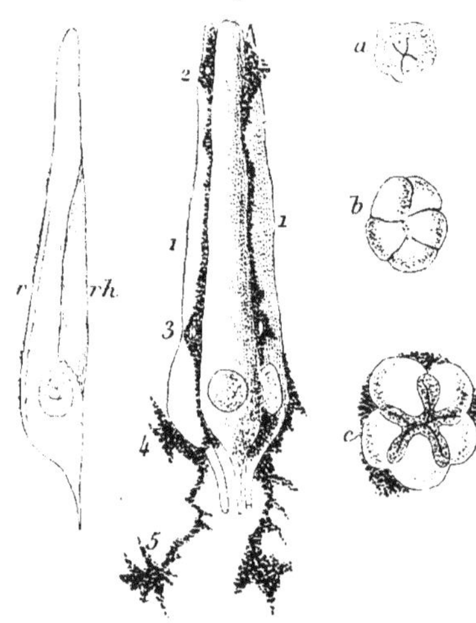

Fig. 483.

Vue latérale d'une rétinule d'un œil médian de Scorpion (Androctonus citrinus). (RAY LANKESTER.)

1 cellules visuelles et cellules pigmentaires. 2 — A gauche une cellule isolée *r* avec son rhabdomère *rh*. — *a, b, c*, trois coupes de rétinule à différents niveaux. En *c* le rhabdome a été sectionné.

Les cellules pigmentées forment une assise épaisse entre les rétinules et les cellules du corps vitré. Une couche moins importante entoure les cellules au niveau de leur noyau. Enfin une couche de cellules épithéliales pigmentées double la face interne de la capsule de l'œil.

Les fibres nerveuses forment une couche entre les rétinules et la capsule de l'œil. Il n'y a pas de ganglion rétinien, de même, du reste, que chez les Araignées.

A signaler encore dans les cellules visuelles du Scorpion des corps réfringents, arrondis, situés au voisinage du noyau. RAY-LANKESTER leur a donné le nom de *phaosphères*. Leur rôle est inconnu.

A la suite des yeux des Scorpions nous décrirons les yeux du *Limulus polyphemus*, un Crustacé Xiphosure, bien étudié par RAY-LANKESTER et BOURNE.

Ces yeux sont situés sur la face dorsale, au milieu et sur les côtés. Les yeux *médians* sont petits et ne possèdent qu'un seul cristallin en arrière duquel se trouvent les cellules dites du corps vitré. Au-dessous de celui-ci est la rétine composée de cellules isolées ou réunies en rétinules. Toutes ces cellules sont engainées d'éléments pigmentaires. Il semble qu'il s'agisse ici d'un organe en voie de régression.

Les yeux *latéraux* sont recouverts d'une couche épaisse de chitine qui envoie dans la profondeur des prolongements coniques faisant office de cristallins. Au-dessous de chacun de ces prolongements se trouve une rétinule composée d'une dizaine de cellules visuelles. Les surfaces de contact de ces cellules portent chacune un rhabdomère et l'ensemble de ces rhabdomères forme le rhabdome de la rétinule.

Les rétinules sont comprises dans la couche des cellules hypodermiques chargées de pigment. Une membrane basale les sépare des tissus profonds.

OCELLES DES INSECTES

Outre les deux yeux composés à facettes situés de chaque côté de la tête, les Insectes portent dans la région frontale des *ocelles* ou *stemmates*, géné-

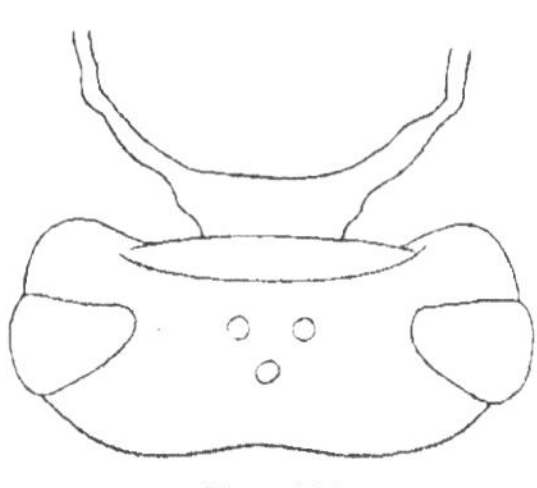

Fig. 484.

Tête d'Apis Mellifica, vue d'en haut. Les trois ocelles médians.

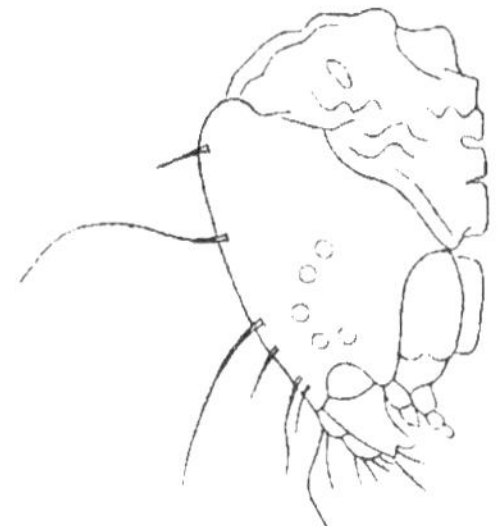

Fig. 485.

Tête de chenille de Sphinx Euphorbiæ. Vue du côté gauche. Les ocelles latéraux. (D'après Redikorzew.)

ralement au nombre de trois et disposés en forme de triangle à sommet antérieur.

Chez les Insectes et les larves d'Insectes dépourvus d'yeux à facettes, ceux-ci sont remplacés par des ocelles latéraux. C'est le cas pour les *Aphaniptères*, les *Pédiculidés*, les larves et les chenilles. Ces yeux latéraux ont une structure encore plus simple que les ocelles frontaux et ne se composent que d'un petit nombre de cellules visuelles. Chez les larves de *Tenthredinides* (Hyménoptères) les ocelles médians font défaut et les ocelles latéraux construits sur le type des médians, les remplacent.

Chez les *Coléoptères*, les *Macrolépidoptères* et le plus grand nombre des *Microlépidoptères* les ocelles ne se trouvent que pendant la période larvaire. Par contre chez les *Diptères* et les *Hyménoptères*, l'Insecte parfait seul en est pourvu. Enfin il peut arriver que la larve conserve ses ocelles en passant au stade d'Insecte parfait.

La structure des ocelles se rapproche beaucoup de celle des yeux des Araignées. Elle a été étudiée surtout, après Grenacher, par Graber, Purcell, Patten, Pankrath, Redikorzew, Hesse.

L'ocelle se compose habituellement d'une lentille cuticulaire enchâssée dans un hypoderme épaissi à son pourtour et souvent chargé de pigment. Cette disposition réalise une sorte de diaphragme irien. Par exception, le cristallin peut être formé de grands éléments cellulaires, munis de noyaux et être recouvert d'une couche épidermique formant cornée, comme dans l'œil

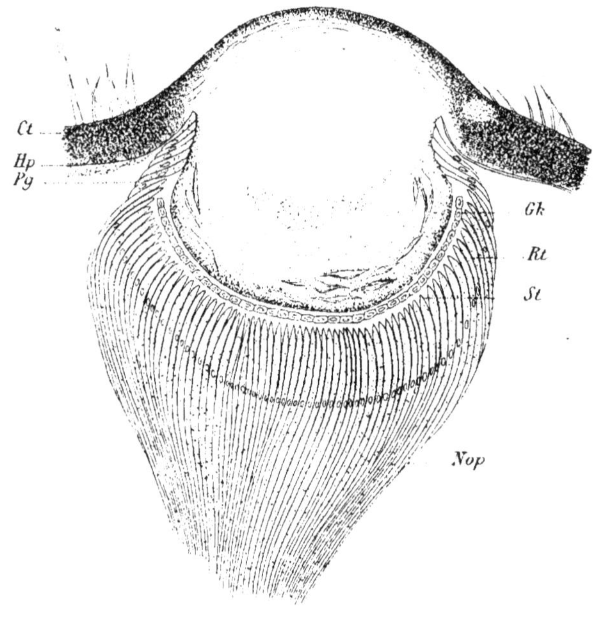

Fig. 486.

Ocelle de Guêpe commune. (Grenacher.)

Ct, cristallin. — Hy, hypoderme. Pg, cellules hypodermiques, pigmentées au voisinage de l'œil. — GK, corps vitré. Nop, nerf optique. — Rt, rétine. — St, bâtonnets.

frontal du *Cloëon*. En arrière du cristallin se trouve une couche de cellules hautes, dites cellules cornéagènes ou corps vitré.

Cette couche bien distincte chez les Guêpes, les Abeilles, s'efface chez les autres (*Perla*) et ses éléments s'enfoncent dans la rétine sous-jacente.

La *Rétine* est formée de cellules très allongées, effilées aux deux bouts. Le noyau est rapproché de la base de l'élément.

L'extrémité distale renferme le bâtonnet. Le protoplasma est finement granuleux et contient du pigment.

Les cellules rétiniennes se groupent habituellement par deux, trois ou quatre éléments dont l'ensemble prend le nom de *rétinule*. Dans l'ocelle de

Guêpe deux cellules rétiniennes juxtaposées forment une rétinule et au niveau du tiers antérieur des deux éléments la surface de contact est marquée par une ligne sombre, le *bâtonnet* ou *rhabdome*. Sur des pièces fixées convenablement, on reconnaît que cette ligne unique se compose en réalité de deux étroites bandes finement striées transversalement. Ce sont les bordures ciliées, terminaison des fibrilles optiques, que nous avons vues déjà chez les Araignées.

Dans tous les ocelles la base des cellules visuelles reçoit une fibre nerveuse. En se réunissant ces fibres constituent un nerf optique auquel viennent se joindre les nerfs des ocelles voisins, et le tronc commun se rend aux ganglions cérébraux.

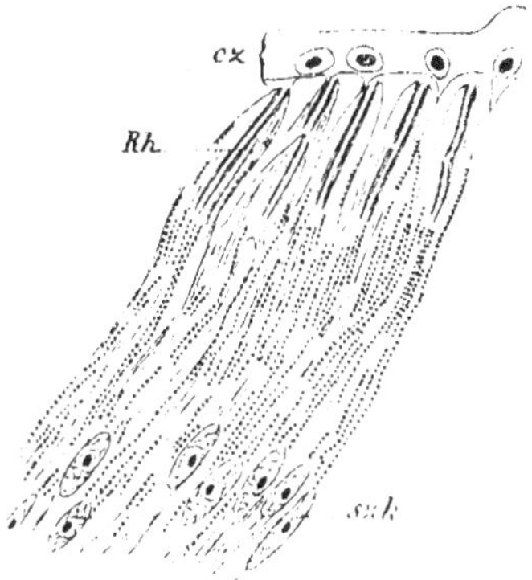

Des variations très nombreuses se rencontrent dans la structure des ocelles frontaux. Chez les Orthoptères Thysanoures, ces organes se réduisent à une assise de longues cellules orientées perpendiculairement à la cuticule qui recouvre immédiatement leur extrémité périphérique, sans interposition de cellules cornéagènes, ni de cristallin (OUDEMANS). L'extrémité distale de la cellule montre une ligne sombre longitudinale qui doit être interprétée comme un rhabdome. Ces cellules sont groupées par quatre.

Chez l'*Hélophile* (Diptère) l'extrémité distale de la cellule nerveuse est libre

Fig. 487.

Cellules cornéagènes et rétine d'un ocelle de Guêpe (HESSE).

cz, cellules cornéagènes. — *Rh*, rhabdomes portés par l'extrémité distale des cellules rétiniennes.

et paraît entourée d'une sorte de manchon formé par de fins piquants analogues à ceux que nous avons rencontrés dans le rhabdome de la Guêpe.

Les ocelles des larves d'*Insectes à métamorphoses complètes* présentent quelques particularités intéressantes. Chez la larve de *Chironomus*, Diptère culiciforme, les ocelles se réduisent à de petites coupes dont le fond est tapissé de cellules pigmentées. Les cellules visuelles pénètrent du dehors par l'orifice de la coupe et viennent appliquer contre le fond de cette dernière leur extrémité garnie de cils fins. L'analogie avec l'œil des *Plathelminthes* est frappante.

La larve du *Dyticus* (Coléoptère) possède des ocelles en forme de coupe garnie intérieurement de cellules hypodermiques hypertrophiées. Les cellules du fond portent à leur extrémité distale un bâtonnet composé en réalité par une extrémité garnie de cils fins sensitifs.

Les ocelles des chenilles de papillons et des larves de *Phryganes* ont une structure différente de tout ce que nous avons jusqu'ici. L'ocelle est enfermé dans une enveloppe formée de trois cellules hypodermiques énormément hypertrophiées (fig. 488).

En arrière de la lentille cuticulaire, on voit le corps cristallin formé de trois grosses cellules. Les cellules rétiniennes sont disposées autour de l'axe optique suivant deux couronnes. La couronne distale comprend trois cellules ; la proximale, quatre. Chaque cellule se continue dans la profondeur avec une fibre nerveuse. L'extrémité antérieure montre une bordure sombre s'élargissant sous forme de traînées qui rayonnent dans le protoplasma, et s'y divisent en fines fibrilles jusqu'à la base de la cellule où prend naissance la fibre nerveuse optique. Cette bordure sombre constitue un appareil récepteur fibrillaire, les fibrilles étant soudées les unes aux autres.

Développement des Ocelles. — D'après Redikorzew qui a observé les larves d'Abeilles, le premier rudiment de l'ocelle apparaîtrait sous forme d'un épaississement de l'hypoderme. Les cellules de ce dernier se répartissent en deux couches, la couche distale devant former le corps vitré ; la proximale, la rétine. La masse cellulaire s'enfonce peu à peu dans la profondeur et se détache de la couche hypodermique voisine. Il en résulte dans cette dernière une sorte de trou à l'emporte-pièce au fond duquel se trouve l'ocelle. Cette cavité sera comblée ensuite par l'épaississement cuticulaire qui donne naissance au cristallin.

Chez les *Phalangides,* Purcell a observé un bourgeonnement en profondeur de l'hypoderme et ce bourgeon donnerait naissance à la rétine.

Chez les *Scorpions* et les *Aranéides* l'ocelle naît aux dépens d'une invagination de l'hypoderme, qui se transforme en bourse. La rétine se développe aux dépens de cette dernière, tandis que l'hypoderme superficiel donne naissance au corps vitré (Lacy et Mark, Hentschel).

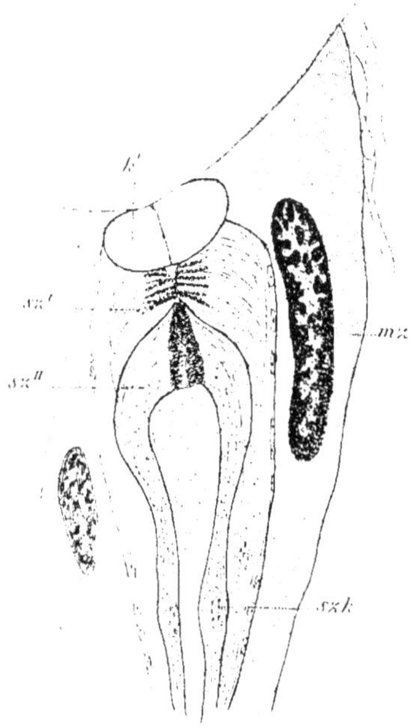

Fig. 188.

Chenille d'Arctia-caja. Coupe verticale d'un ocelle. La cuticule est enlevée (Hesse).

lc, corps cristallin. — *mz,* cellule enveloppante. — *sz',* cellules visuelles distales. — *sz'',* cellules visuelles proximales. — *szk,* leurs noyaux. Gross. 540.

YEUX LATÉRAUX COMPOSÉS DES INSECTES

Les ocelles dont nous avons donné la description constituent des organes visuels très inférieurs. Aussi l'insecte parfait est-il muni de chaque côté de la tête d'un œil très apparent, souvent saillant, de forme hémisphérique et dont la surface est couverte d'une sorte de mosaïque dont chaque élément a reçu le nom de *facette*. Chez certains Insectes carnivores, tels que les *Libellules*, les yeux latéraux ont pris un développement énorme et recouvrent toute la portion antérieure de la tête. Au contraire chez les formes qui vivent dans des endroits obscurs ou sous terre, leur structure se simplifie beaucoup (ouvrières chez les Fourmis); parfois même ils disparaissent complètement, comme chez les Insectes aveugles des cavernes.

Chaque facette représente la cornée d'un œil isolé, d'une *ommatidie*. Il y a donc dans un œil composé autant d'ommatidies qu'il y a de facettes, et ce nombre est très variable : la Fourmi en possède environ 50 ; la Fourmi rouge, 500 ; le Sphinx Atropos, 12 000. Dans les yeux à ommatidies nombreuses, les facettes cornéennes prennent, par pression réciproque, la forme hexagonale. Chez les Insectes carnivores leur diamètre varie sur le même œil. Elles sont plus larges dans la portion supérieure de la cornée que dans l'inférieure. Le diamètre moyen des facettes est de 0,02 à 0,03 mm., variant entre les limites de 0,016 et 0,09 mm.

La lame chitineuse dont se compose la facette, est toujours transparente au centre. La coloration foncée des yeux est due au pigment sous-jacent à la cornée. Mais le pourtour de la facette peut être pigmenté ou bordé de couleurs variées. Certains papillons diurnes ont leurs facettes entourées de jaune ; chez d'autres la bordure est noire. Les Insectes nocturnes ont habituellement des cornées incolores.

Les yeux des papillons nocturnes luisent dans l'obscurité, ce qui s'explique par la présence au fond de leurs ommatidies d'un *tapis* formé de trachées et qui réfléchit la lumière.

Structure. — Nous avons vu que dans l'œil des Scorpions les éléments rétiniens se groupaient en rétinules. Au-devant, l'hypoderme était représenté par la couche des cellules cornéagènes, dites du corps vitré, et un cristallin cuticulaire unique fermait la cavité oculaire. Il nous est facile maintenant de comprendre la structure plus complexe de l'œil des Insectes aussi bien que de celui des Crustacés. Il suffit d'admettre que la couche des cellules hypodermiques ou cornéagènes se soit divisée à son tour en groupes cellulaires et que chaque groupe composé de quatre cellules soit affecté à une rétinule. Les quatre éléments hypodermiques seront chargés de la sécrétion du cristallin particulier au groupe, de la sécrétion du *cône cristallin* dans les cas où celui-ci existe, et de l'isolement des cônes les uns par rapport aux autres, au moyen des cellules pigmentées spéciales dites *cellules pigmentaires principales*. L'ensemble des formations hypodermiques à fonction réfringente, et des éléments rétiniens groupés en rétinule, constitue un organe allongé limité extérieurement par la cuticule, profondément par la membrane basale de l'hypoderme général. On donne à cet ensemble le nom d'*ommatidie*. Par sa base l'ommatidie reçoit une fibre nerveuse émanée d'un ganglion optique placé au-dessous. Latéralement, chaque ommatidie est séparée des ommatidies voisines, dans sa portion supérieure, au voisinage du cône, par les cellules

pigmentaires principales ; dans sa portion inférieure, au voisinage de la rétinule, par les cellules pigmentaires accessoires.

Les ommatidies sont insérées perpendiculairement à la membrane basale,

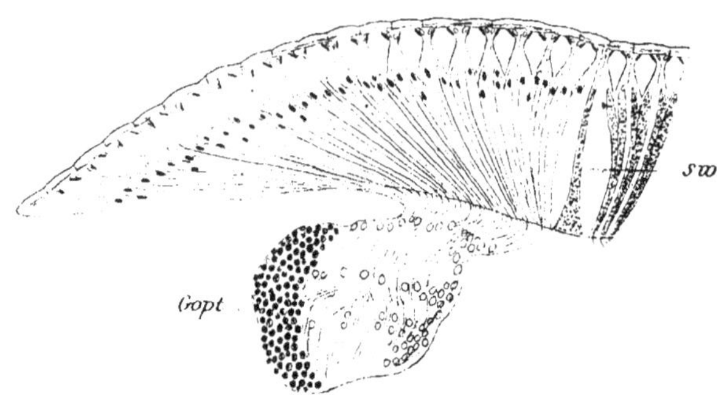

Fig. 489.

Coupe transversale de l'œil composé gauche d'un Insecte Thysanoure (Machilis), et de trois
ommatidies appartenant à l'œil droit (HESSE). Gross. 165.
G. opt. Ganglion optique.

au centre de l'œil. À la périphérie elles s'inclinent fortement en dehors, ce
qui a pour effet d'agrandir notablement le champ visuel. Sur une coupe on a alors l'image d'un éventail (fig. 489).

L'énumération donnée ci-dessus des parties composantes d'une ommatidie convient surtout aux Insectes supérieurs. Les Insectes inférieurs, en particulier les *Thysanoures* parmi les Orthoptères, présentent des dispositions simplifiées que nous étudierons tout d'abord.

Yeux latéraux des Insectes inférieurs. —
Œil composé de Machilis (*Thysanoures*). —
Sur une coupe transversale chaque œil a la forme d'un triangle allongé ; les deux petits côtés de chaque œil arrivent au contact l'un avec l'autre sur le sommet de la tête.

Les deux yeux sont séparés par une cloison de cellules pigmentées et reposent sur une membrane qui est en continuité avec la membrane basale sous-jacente à l'hypoderme voisin.

Chaque ommatidie est munie d'une lentille cornéenne. Au-dessous se trouvent deux cellules cornéagènes (*cz* fig. 490). Le cône cristallin (*k*)

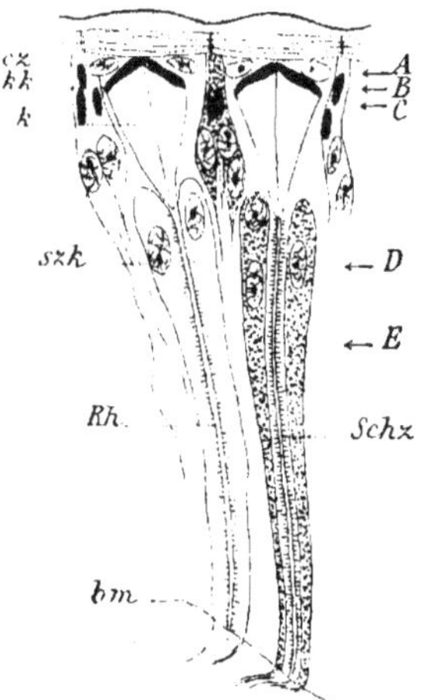

Fig. 490.

Deux ommatidies du même œil.

cz, cellules cornéagènes. — *kk*, noyau
de cellule de cône cristallin, noyau de
... — *k*, cône cristallin. — *szk*,
noyau de cellule visuelle. — *Rh*, rhabdome ... — *schz*, zone intermédiaire. —
bm, membrane basale.

vient toucher la cornée dans l'intervalle des cellules cornéagènes. Ce cône a la
forme d'une pyramide composée de quatre segments dont la base porte les

noyaux des quatre cellules génératrices (la figure 490 ne montre que deux de ces noyaux *kk*). Le sommet de la pyramide est dirigé en bas et s'effile en pénétrant dans l'intervalle des cellules rétiniennes. Les faces latérales de la pyramide sont tapissées de cellules pigmentaires isolatrices.

Les cellules visuelles au nombre de sept qui composent la rétinule sont allongées et portent à leur extrémité distale un gros noyau (*szk*). Elles sont rangées autour de l'axe optique et la portion du corps protoplasmique qui regarde cet axe est différenciée. On lui donne le nom de *rhabdomère* et les sept rhabdomères réunis constituent le *rhabdome* (Rh). L'axe du rhabdome n'est pas plein. Une fine ligne claire montre, au contraire, qu'il s'agit d'un tube très étroit. Le rhabdomère n'est pas en continuité immédiate avec le corps protoplasmique. Il en est séparé par une zone claire striée (*schz* sur la coupe transversale fig. 491), dite zone intermédiaire. Les stries correspondent aux fibrilles nerveuses venues du protoplasma cellulaire et le rhabdomère peut être considéré comme un bord cellulaire muni de cils sensitifs.

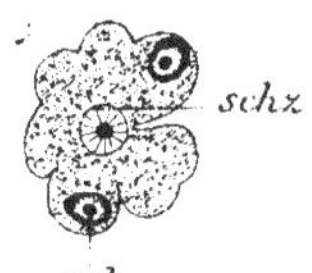

Fig. 491.

Coupe transversale en D des sept cellules visuelles et du rhabdome de la figure 490.

szK, noyau de cellule visuelle. — *schz*, zone intermédiaire. — Sur cette coupe le rhabdome ne présente pas encore la cavité centrale qu'il possède plus bas.

Chaque cellule visuelle se continue en bas par une fibre nerveuse et les sept fibres nerveuses émanées de la rétinule s'unissent en un faisceau qui perfore la membrane basale pour se rendre au ganglion optique sous-jacent.

Dans l'œil des *Lepisma* et des *Podures* les cellules visuelles n'ont pas toutes la même longueur. Elles sont disposées en deux étages ; l'étage distal comprend quatre cellules ; l'étage proximal ou inférieur, trois cellules, au total *sept*. Le bord tourné vers l'axe de la cellule est muni de fins cils sensitifs. Le groupe des cellules distales enveloppe et dépasse en arrière les cellules proximales et toutes ces cellules se continuent par des fibres optiques.

Ces yeux présentent une grande analogie avec les ocelles des chenilles et des larves de Phryganes. Comme eux ils ont sept cellules visuelles disposées en deux étages. La seule différence est que, chez ces dernières, c'est le groupe proximal qui reçoit quatre cellules, tandis que le distal n'en a que trois.

Une disposition analogue se rencontre chez l'*Orchesella*.

Œil de Periplaneta orientalis. — L'œil des Blattes présente des particularités intéressantes. Il nous servira de transition entre l'œil des Insectes inférieurs et celui des Insectes doués d'une organisation compliquée (fig. 492).

On remarquera que l'appareil réfringent est identique à celui des *Thysanoures*. La rétinule est également composée de sept cellules visuelles disposées à des hauteurs différentes ; mais elles ne se recouvrent pas comme chez les *Lepisma*. Mais ce qui est particulièrement remarquable, c'est l'extrême netteté de la striation transversale des rhabdomères. Chez aucun autre insecte la terminaison des fibrilles nerveuses dans une bordure ciliée n'apparaît avec autant d'évidence. Les cils traversent l'espace *intermédiaire clair* et se perdent dans le protoplasma fortement granulé.

Yeux latéraux des Insectes supérieurs.

— Grenacher, en 1879, a fixé définitivement la Morphologie générale de ces yeux composés. Leurs caractères généraux sont les suivants : la cuticule est plus ou moins renflée en forme de lentille au-devant de chaque ommatidie. Elle est sécrétée par quatre cellules qui sécrètent également le cône cristallin dans les yeux munis de ce dernier. La rétinule se compose habituellement de sept cellules rangées autour de l'axe optique et terminées inférieurement par une fibre nerveuse. Chaque cellule rétinienne porte une bordure différenciée, cuticulaire, désignée par Ray Lankester du nom de rhabdomère.

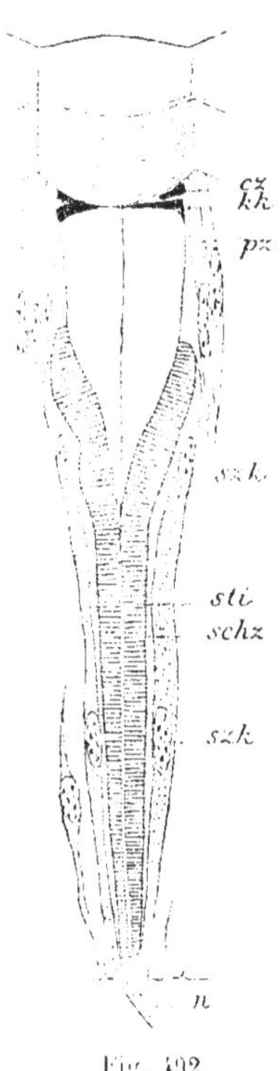

Fig. 492.

Ommatidie de Periplaneta orientalis.

cc, cellules cornéagènes. — k, noyau des cellules de cônes cristallins. — szk, noyaux des cellules visuelles. — schz, zone intermédiaire entre le protoplasma pigmenté et le bord — sti, cils du rhabdomère. — n, fibre optique (Hesse).

Ces rhabdomères peuvent se fusionner plus ou moins et former le rhabdome. Chaque ommatidie porte deux cellules pigmentaires *principales* qui sont situées sur les côtés du cône cristallin. Les cellules pigmentées *accessoires* sont en nombre variable. Elles paraissent être indifférentes et servir simplement à séparer les ommatidies les unes des autres.

Cette structure se rencontre chez les Lépidoptères, les Coléoptères pentamères, les Libellules, et aussi chez les Crustacés.

L'œil de la larve de Libellule est à peu de chose près identique à celui de l'Insecte parfait. Sur la figure 494 on distingue les éléments formateurs du cône cristallin contenus dans le ménisque K_2. Ce sont les quatre cellules représentées de face sur la coupe transversale (n). Le cône est formé de quatre segments et sa pointe est entourée par les deux cellules pigmentées principales. Enfin les cellules visuelles au nombre de cinq sont groupées autour du rhabdome. Leur corps est fortement pigmenté dans sa portion distale et elles sont entourées par un manchon de cellules pigmentaires. Leur pied est entouré d'un lacis de trachées.

Les fibres nerveuses émanées des rétinules traversent la membrane basale pour se rendre au ganglion optique *périphérique* et, de ce dernier, au ganglion optique *central*.

Le ganglion optique périphérique se compose d'une couche externe montrant cinq à six assises de petites cellules ganglionnaires et d'une couche interne composée d'une seule assise de cellules allongées en palissades comprises entre deux rangées de petites cellules.

Le ganglion optique central est uni au précédent par des faisceaux nerveux radiés *non* entre-croisés (l'entre-croisement de ces faisceaux est la règle chez les autres Insectes). Il est entouré par une couche corticale formée de petits noyaux se colorant fortement par les réactifs ; puis viennent une couche de cellules volumineuses, une couche de substance ponctuée traversée elle-même par deux rangées concentriques de noyaux. On reconnaît dans cette couche des faisceaux de fibres nerveuses qui se rendent à l'œil en traversant le ganglion périphérique. Entre la membrane basale de l'œil et le ganglion périphérique se trouvent de nombreuses trachées et de vaisseaux qui entourent les fibres optiques. En cet endroit aussi ces fibres se chargent de matière pigmentaire.

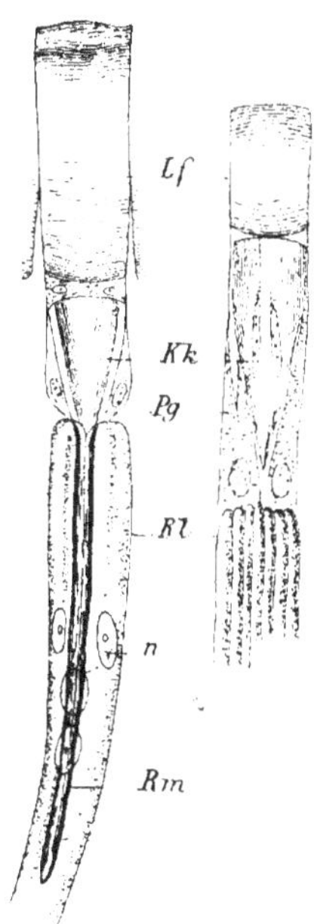

Fig. 493.

Extrémités externes de deux ommatidies de Gryllotalpa (à gauche) et d'Apis mellifica (à droite).

Lf, facette lenticulaire. — *KK*, cône cristallin. — *Pg*, cellules pigmentaires principales. — *Rl*, rétinules. — *n*, noyau des rétinules. — *Rm*, Rhabdome (GRENACHER).

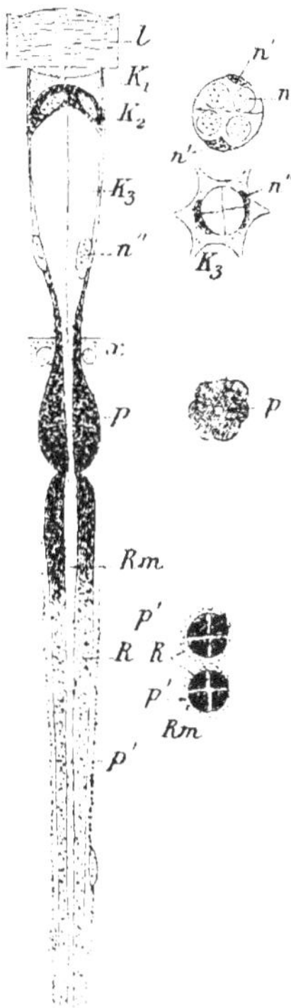

Fig. 494.

Ommatidie d'une larve de Libellule.

$K_1\, K_2\, K_3$, trois portions du cône cristallin. — *n*, noyaux des cellules cornéennes. — *n'*, noyaux des cellules de l'enveloppe. — *n''*, noyaux plats. — *pp'*, cellules pigmentées. — *R*, cellules visuelles. — *Rm*, Rhabdome. — *x*, cellules de soutien.

À droite les figures représentent les coupes transversales de l'ommatidie aux différentes hauteurs (CARRIÈRE).

Variétés de structure dans l'œil latéral des Insectes. — L'œil tel que nous l'avons décrit se retrouve chez la majorité des Insectes. Les anomalies portent surtout sur l'appareil de transmission, ou cône cristallin, et sur la disposition des cellules rétiniennes.

Chaque ommatidie reçoit quatre cellules hypodermiques. On donne à ces cellules le nom de *cellules cristallogènes*, ou *cellules cristallines*. Le rôle de ces cellules est de produire en dehors la carapace chitineuse qui recouvre l'œil et à laquelle on donne le nom de cornée ; en dedans, ces cellules donnent naissance, chez beaucoup d'Insectes, aux quatre segments qui constituent le cône cristallin. Les noyaux de ces cellules et des restes de protoplasma, adhèrent alors à l'extrémité externe des cônes. Quelquefois même une soudure complète s'établit entre cette extrémité et la cornée.

On désigne sous le nom d'*eucônes* les yeux dans lesquels les cônes cristallins ont pris naissance. C'est le type le plus habituel.

Mais il existe des cas où les cellules cristallines, à la place d'un cône réfringent, ont sécrété une matière liquide ou gélatineuse qui remplit l'espace correspondant au cône vrai. On dit de ces yeux qu'ils sont *pseudocônes*.

Enfin il peut n'exister aucune trace de cône réfringent : ce sont les yeux *acônes*.

Yeux eucônes. — Dans les yeux *eucônes* le cône cristallin peut être formé par deux, quatre ou cinq segments. Il ne reste alors des cellules productrices du cône ou cellules cristallines que des noyaux entourés de faibles quantités

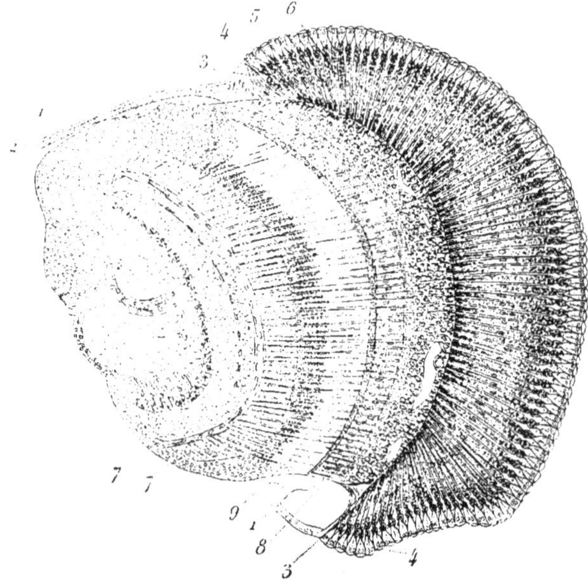

Fig. 495.

Coupe horizontale de l'œil d'une jeune Libellule (*Calopteryx*).

1, cuticule — 2, épithélium. — 3, rebord circulaire autour de l'œil. — 4, lentilles cornéennes. — 5, cônes cristallins. — 6, rétinule. — 7, ganglion optique central. — 8, ganglion périphérique. — 9, faisceaux nerveux (moteurs).

de protoplasma. Ces noyaux placés entre la lentille cornéenne et le cône cristallin prennent le nom de noyaux de Semper. On trouve quatre cellules cristallines chez les Arthropodes qui ne subissent pas de mues et chez ceux qui, soumis aux mues, ont les yeux contenus dans la couche hypodermique. On en trouve deux chez les autres (Amphipodes).

Les yeux eucônes se trouvent, nous l'avons déjà dit, chez beaucoup de Crustacés, chez les Lépidoptères, les Coléoptères pentamères et chez tous les insectes qui ne seront pas mentionnés à l'occasion des yeux pseudocônes et acônes.

Dans ces yeux la rétinule est allongée ; le rhabdome, formé par la fusion des rhabdomères, a l'aspect d'une baguette. Les noyaux des cellules visuelles peuvent siéger tantôt plus profondément que le rhabdome, tantôt plus près de la surface de l'œil.

Les rhabdomes des Orthoptères, Hyménoptères, Névroptères, des Papillons diurnes, des Diptères et de beaucoup de Crustacés ont une épaisseur sensiblement égale d'avant en arrière. Au contraire, les Papillons nocturnes ainsi que les Coléoptères nocturnes (et les Écrevisses) ont des rhabdomes *fusiformes* situés à l'extrémité interne de la rétinule et chargés d'une matière colorante rouge qui disparaît après la mort.

Chez les Papillons nocturnes, la rétinule avec ses sept noyaux est située entre le cône cristallin et le rhabdome. Ce dernier, très allongé, s'enfonce dans la profondeur, traverse une membrane qui est probablement la membrane basale. A quelque distance au-dessous de cette membrane il se termine au milieu d'un lacis de trachées et de cellules pigmentées et la fibre nerveuse qui s'en détache traverse une seconde membrane limitante pour se rendre au ganglion optique (*Macroglossa, Plusia*). Chez les *Macroglossa* le filament protoplasmique qui réunit au cône cristallin le groupe des cellules visuelles est d'une ténuité extrême et d'une grande longueur.

Yeux pseudo-cônes. — On ne les a rencontrés que chez les Diptères Brachycères. La *Mouche* en fournit un bon exemple. La cornée se décompose en facettes plan-convexes entourées sur les deux faces par un léger sillon. Au-dessous de la facette, à la place du cône cristallin, se trouve un espace de même forme dont les parois sont formées par les cellules pigmentaires principales et dont le sommet porte les quatre cellules hypodermiques cristallogènes. Ces cellules sécrètent la matière fluide qui remplit la cavité du pseudo-cône. Leur corps est entouré par l'extrémité inférieure des cellules pigmentaires principales. Les quatre noyaux de ces cellules sont homologues des noyaux des cellules de SEMPER situées dans les yeux eucônes, entre la lentille et le cône cristallin (fig. 496).

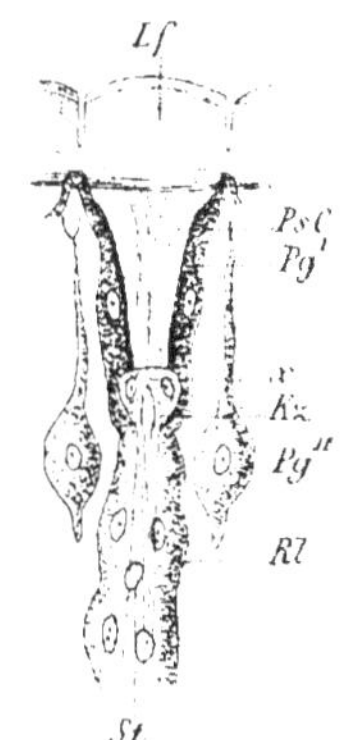

Fig. 496.

Portion externe d'une Ommatidie de Musca vomitoria (d'après GRENACHER).

Kz, cellules cristalliniennes. — *Lf*, facette lenticulaire. — *Pg'*, cellules pigment. principales. — *Pg"*, cellules pigment. accessoires. — *PsC*, pseudo-cône contenant des filaments ténus. — *Rl*, rétinule. — *St*, bâtonnet. — *r*, pointe du rhabdome.

La rétinule a la forme d'un cône très allongé, environ six fois plus long que le pseudo-cône. Elle vient se terminer en haut contre les cellules cristallogènes. En bas elle disparaît peu à peu en s'effilant. Elle se compose de sept cellules soudées latéralement en forme de tube. Sur la paroi interne de ce tube, les rhabdomères apparaissent sous forme de saillies réfringentes qui tendent à s'unir dans le haut, mais divergent dans le bas.

Les noyaux des cellules visuelles sont répartis à des hauteurs inégales. On en trouve cinq dans la partie supérieure de la rétinule; le sixième est placé un peu plus bas, et le septième tout en bas, dans le dernier tiers de la rétinule. Une coupe d'œil colorée montre ainsi trois rangées transversales et concentriques de noyaux (fig. 497).

Les cellules pigmentaires accessoires, moins foncées que les principales, sont placées verticalement et séparent les extrémités périphériques des ommatidies. Leur noyau est situé à la hauteur des cellules cristallogènes. On en compte quatre qui engainent l'extrémité de la rétinule. Chacune d'elles est commune à la rétinule voisine.

L'extrémité inférieure de la rétinule est également entourée, immédiatement au-dessus de la membrane basale, par des cellules pigmentaires à très petits noyaux.

Les cellules pigmentaires accessoires sont probablement des cellules hypodermiques modifiées. Au niveau du rebord antérieur de l'œil on trouve des cellules hypodermiques allongées et pigmentées qui paraissent établir la transition avec les cellules qui séparent les ommatidies les unes des autres.

La membrane basale sur laquelle reposent les ommatidies est doublée à sa face profonde par des cellules conjonctives et des trachées. On rencontre également des trachées et des vaisseaux sanguins dans la couche ganglionnaire sous-jacente.

Yeux acônes. — Dans ces yeux les cellules cristallogènes restent inactives. On les trouve chez les Coléoptères, à l'exception des Pentamères ; chez les Hétéroptères ou Punaises, chez les Diptères à longues antennes (*Tipularidæ*) et, parmi les Orthoptères, chez les Perce-oreilles (*Forficula*). Il faut remarquer, cependant, que la forme acône de l'œil n'est pas caractéristique des ordres. Chez les Tipulariés on trouve des genres eucônes (*Corethra*).

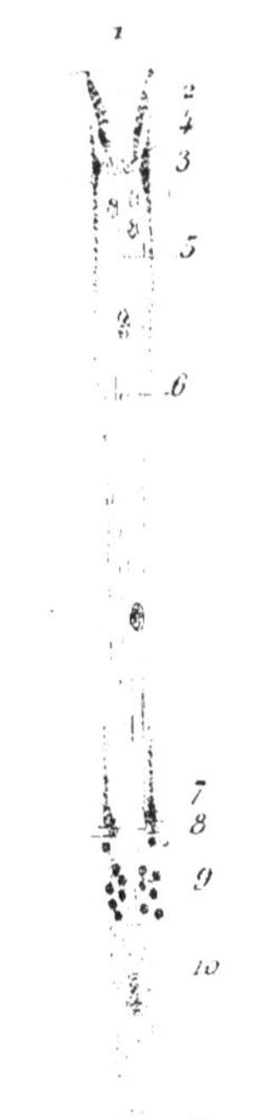

Fig. 497.

Ommatidie de Musca Vomitoria avec le ganglion optique périphérique.

1, pseudo-cône. — 2, cellules pigm. principales. — 3, cellules pigm. accessoires. — 4, cellules cristallogènes. — 5, rhabdome. — 6, rétinule. — 7, cellules pigm. à la base des cônes. — 8, membrane basale avec ses cellules conjonctives. — 9, les noyaux du nerf optique. — 10, grandes cellules en manchon. — 11, membrane enveloppante (Can-...

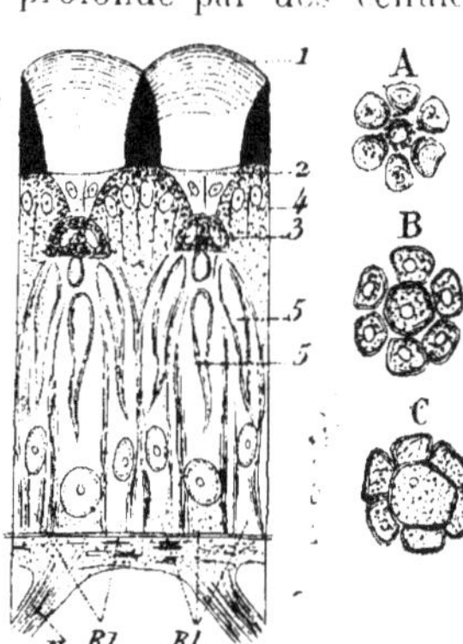

Fig. 498.

Coupe verticale de deux ommatidies d'un œil acône de Diptère (Tipula) (d'après GRENACHER).

1, lentille cornéenne. — 2, cellules cristallines. — 3, cellules pigmentaires principales. — 4, cellules pigmentées accessoires (cellules hypodermiques). — 5, bâtonnets.

N, fibres nerveuses. — Rl, cellules visuelles. — A, B, C, coupes d'une rétinule au sommet, au milieu et près de la base.

L'œil acône d'un Moustique, la *Tipula* (fig. 498) est couvert de lentilles cristalliniennes fortement bombées et séparées les unes des autres par des traces de pigment brun foncé. Au-dessous se voit un petit cône à sommet tourné vers la profondeur. Il se compose de quatre cellules, les cellules cristallines. Les noyaux renfermés dans leur intérieur sont les homologues des noyaux de Semper des yeux eucônes. La pointe du cône s'enfonce entre deux cellules pigmentées, dites cellules pigmentées principales.

La rétinule qui vient se terminer contre le petit cône cristallin, se compose de sept cellules de forme cylindrique et indépendantes. Leur base large repose sur la membrane basale; leur sommet est dirigé vers le cône cellulaire. La cellule médiane est notablement plus épaisse que les autres, mais son extrémité périphérique est plus courte.

Le noyau volumineux se trouve près de la base; le rhabdomère, ou bâtonnet, est à l'extrémité de la cellule. Dans la cellule médiane le bâtonnet paraît planté comme un clou perpendiculairement dans l'élément. Il dépasse et domine les rhabdomères implantés à la face axiale des cellules voisines.

Les ommatidies sont séparées les unes des autres par des cellules pigmentées courtes et de forme prismatique.

ORGANES VISUELS DES CRUSTACÉS

Les yeux des Crustacés ont une très grande analogie avec ceux des Insectes. Ce sont, pour la plupart, des yeux composés présentant un appareil réfringent dont les parties essentielles sont la cornéule, plus ou moins bombée et le cône cristallin qui transmet la lumière à l'appareil récepteur. Celui-ci est formé par des cellules rétiniennes groupées autour d'une sorte de support rigide, le rhabdome. L'œil repose sur une membrane basale qui est perforée par les filets nerveux qui émanent des masses ganglionnaires optiques sous-jacentes et vont se terminer dans les rhabdomères.

De même que chez les Insectes, le cône cristallin se compose habituellement de quatre segments et dans la rétinule on compte généralement sept cellules visuelles. Mais les cellules pigmentaires principales que l'on trouve habituellement au voisinage des cellules cristallines chez les Insectes, font défaut ici; par contre, on trouve dans l'ommatidie des Crustacés deux cellules cornéagènes qui manquent à la plupart des Insectes. Cette divergence peut s'expliquer en admettant que les cellules cornéagènes des Crustacés sont les homologues des cellules pigmentaires principales des Insectes.

Ainsi que nous l'avons dit, chaque cône se compose habituellement de quatre segments et chaque rétinule de sept cellules visuelles. Mais il y a des exceptions assez nombreuses qui s'expliquent par l'arrêt de développement de quelques-uns de ces éléments caractéristiques. Ainsi chez les Branchiopodes on trouve cinq cellules et quatre segments: sept cellules chez les Isopodes, cinq chez les Amphipodes, avec deux segments seulement pour chacun de ces ordres. Les Décapodes ont sept cellules et quatre segments. Les Copépodes libres ont des organes visuels tout particuliers.

Yeux des Isopodes. — Les yeux sont placés de chaque côté de la tête et les ommatidies sont en très petit nombre et assez éloignées les unes des autres. On en voit quatre chez l'*Asellus* ; une vingtaine chez les *Porcellio*. Chez ces derniers, l'œil se compose, à la partie antérieure, d'un cristallin cuticulaire en arrière duquel se trouvent deux cellules cornéagènes et un cône cristallin de forme arrondie. Ce cône se compose de deux segments et porte deux noyaux de Semper. La rétinule a la forme d'une urne. Les sept longues cellules embrassent la sphère cristalline. Le rhabdome se compose de sept rhabdomères courts qui arrivent, en avant, au contact de la sphère cristalline et offrent sur une coupe transversale la forme d'une étoile à sept branches. La rétinule est pigmentée et l'œil tout entier est entouré de cellules hypodermiques chargées de pigment.

L'*Oniscus murarius* possède un œil de structure semblable, sauf qu'on y trouve quatorze cellules rétiniennes. Ici aussi le rhabdomère pénètre dans l'épaisseur de la cellule rétinienne où, d'après l'observation de HESSE, il se

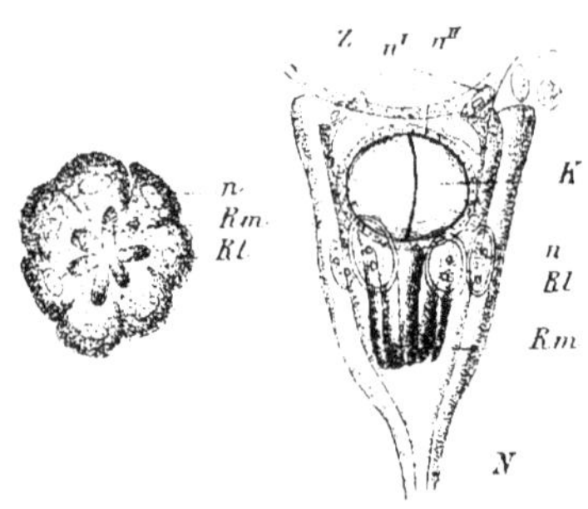

Fig. 499.

Ommatidie d'un Isopode (Porcellio scaber) (d'après GRENACHER).

n' noyaux des cellules cornéagènes. — *n''*, noyaux des cellules cristallines. — *K*, cône cristallin arrondi. — *Rl*, cellule rétinienne. — *Rm*, rhabdome. — *N*, nerf optique.

La figure placée à gauche représente une coupe transversale de la rétinule.

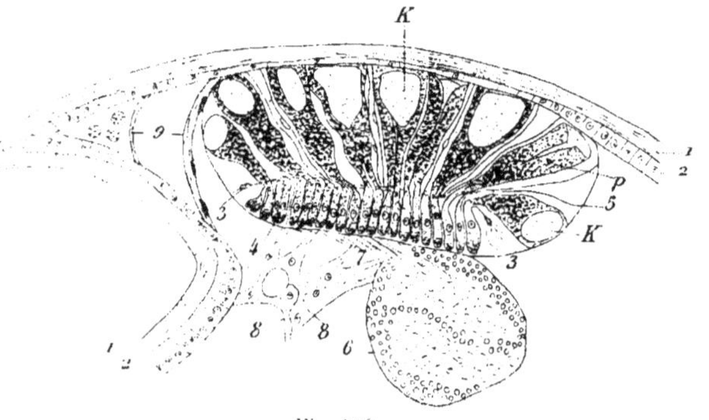

Fig. 500.

OEil composé d'un Amphipode (Gammarus pulex).

1, cuticule. — 2, hypoderme. — 3, membrane fenêtrée. — 4, portions internes des rétinules avec les noyaux. — 5, capsule oculaire. — 6, ganglion optique périphérique. — K, cônes cristallins. — p, portion externe, des cellules rétiniennes (CARRIÈRE).

dilate sous forme de filaments déliés que l'on peut voir se diriger vers la fibre nerveuse insérée à la base de l'élément.

YEUX DES AMPHIPODES. — Les Crevettes possèdent deux yeux composés d'un petit nombre d'ommatidies assez volumineuses. Une capsule fibreuse les sépare des tissus environnants. Les cellules nerveuses au nombre de cinq qui composent chaque rétinule présentent ici une particularité. Elles sont formées de deux portions séparées par un étranglement ; ce dernier est dû au passage de la rétinule au travers de l'un des trous de la membrane fenêtrée (fig. 500). La portion de chaque cellule située au-dessus de la membrane fenêtrée est pigmentée et montre des vacuoles. Elle se joint aux portions externes des quatre autres cellules de la rétinule, pour engainer le cône cristallin ici très volumineux et de forme ovoïde. L'axe de la rétinule est parcouru par le rhabdome dont l'extrémité périphérique s'applique contre le sommet du cône cristallin. Sur une section transversale le rhabdome se montre composé de cinq rhabdomères disposés en forme d'étoile.

La portion de la rétinule située au-dessous de la membrane fenêtrée est formée par les portions inférieures des cinq cellules rétiniennes. Chacune d'elles contient un noyau et seulement une petite quantité de pigment.

Les fibres nerveuses se rendent au ganglion rétinien sous-jacent à la capsule oculaire, et de là, après entre-croisement, au ganglion cérébral.

Les autres Amphipodes ont des yeux de structure analogue ; tels les *Hyperia* et les *Phronima*. Ces derniers, outre les yeux latéraux, possèdent deux yeux placés au sommet de la tête ; mais les rétinules des deux paires de chaque côté sont très voisines, en sorte que les cônes cristallins des yeux apicaux se continuent par un filament hyalin dont la longueur représente environ 15 fois celle du cône, soit 2 à 4 millimètres. Ces filaments n'ont pas une direction rectiligne. On peut s'assurer, au contraire, sur l'animal vivant, qu'ils décrivent des flexuosités. La transmission de la lumière se fait donc dans leur intérieur comme dans l'intérieur d'une baguette de verre contournée qui unirait le cône au rhabdome. L'unité des deux yeux de chaque côté est démontrée encore par ce fait que les fibres nerveuses, partant des deux rétinules, se rendent à un ganglion optique périphérique unique.

Œil des Schizopodes. — Ces Podophtalmaires ont des yeux portés par un pédoncule optique dans l'intérieur duquel se trouvent des masses ganglionnaires interposées entre l'œil proprement dit et le nerf optique. La structure de l'œil rappelle beaucoup celle que nous étudierons plus loin chez les Décapodes.

Œil des Décapodes. — Nous prendrons comme type l'œil de l'*Astacus fluviatilis* (fig. 501). L'organe est porté à l'extrémité d'un pédoncule mobile qu'il coiffe en forme de demi-sphère à surface libre unie. Les ommatidies sont disposées en éventail. Leur extrémité distale est recouverte par la cuticule cornéenne ; leur base repose sur la membrane basale de l'hypoderme prolongée au-dessous de l'œil. Chaque ommatidie contient : deux cellules cornéagènes et quatre cellules cristallines ; le cône cristallin ; la rétinule composée de sept cellules visuelles qui engainent un rhabdome strié transversalement.

Les quatre cellules cristallines sont en contact avec la face interne de l'hypoderme cornéen ; elles s'étendent vers le bas en s'amincissant progressivement jusqu'à la membrane basale sur laquelle elle viennent s'insérer par des prolongements ténus *fbr., con.* fig. 504).

Le cône cristallin est formé par le corps des quatre cellules cristalliniennes dont les noyaux (fig. 502 *nl. con*) se trouvent à la partie supérieure. Il se

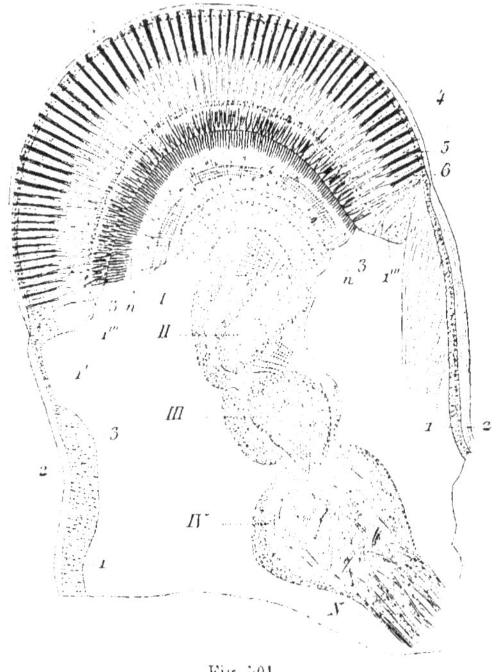

Fig. 501.

Œil composé d'un Décapode (Astacus fluviatilis). (d'après CARRIÈRE).

1. hypoderme. — 1'. cellules hypodermiques pigmentées au voisinage de l'œil. — 2. cuticule, — 3. membrane ... cornée. — 5. cône cristallin. — 6. rétinule. — *n*, fibres nerveuses. — *I, II, III. IV*, Ganglions. ...

composé donc de quatre segments réunis d'abord en forme de prisme quadrangulaire, puis s'effilant progressivement jusqu'au contact avec le rhabdome. Réduits à l'état de simples filaments, ces prolongements descendent le long des côtés du rhabdome pour aller s'insérer à la membrane basale.

Le corps du cône est enveloppé par deux cellules pigmentaires, dont chacune recouvre deux faces du prisme et s'étend en bas jusqu'à la rétinule (fig. 502 *nl. dst*).

La rétinule se compose de sept cellules de forme allongée, pigmentées, disposées autour du rhabdome qu'elles dépassent par leur extrémité supérieure. Cette extrémité contient un noyau volumineux, ovoïde, muni d'un gros nucléole. La rétinule est légèrement rétrécie au niveau de l'articulation en cône avec le rhabdome ; elle s'élargit en son milieu et présente encore un léger élargissement un peu au-dessus de la membrane basale.

Chaque cellule forme à la surface de la rétinule un léger relief en forme
de côte verticale. Ce relief s'efface à partir du tiers inférieur. A ce niveau
les cellules rétiniennes s'écartent un peu les unes des autres et dans les inter-

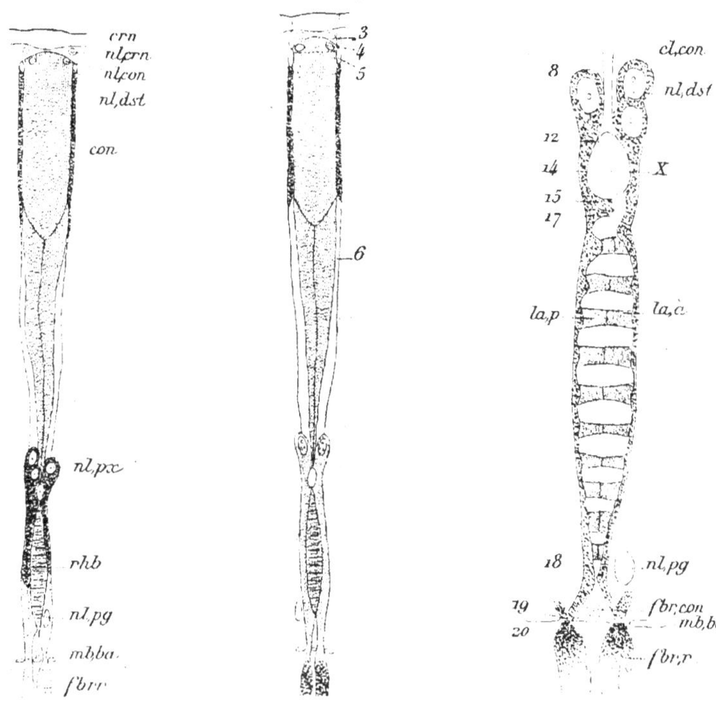

Fig. 502.

Coupe longitudinale
d'une ommatidie d'As-
tacus fluviatilis. L'œil
avait été exposé à la
lumière (Gross. 130,
Parker).

Fig. 503.

Même figure. L'œil avait
séjourné à l'obscurité.

Fig. 504.

Coupe d'une rétinule d'œil d'Astacus
(Gross, 430).

x, cavité remplie de liquide. — crn, cornée. — nl, crn. noyau de cellule cornéagène.
— nl, con. noyau de cellule cristalline. —
nl, p. noyau de cellule rétinienne. — rhb,
rhabdome. — nl, p.q. noyau de cellule pigmentée accessoire. — mb. ba. membrane
basale.—fbr, r. fibres allant aux ganglions.
— lap. demi-plaque postérieure. —laa. demi-
plaque antérieure. — fbr, con, fibre de cellule cristalline d'Arker.

valles s'insinuent des cellules chargées de
pigment jaune brun.

Les fibres nerveuses issues des cellules
traversent la membrane basale par quatre orifices pour se rendre au ganglion.

Le rhabdome occupe l'axe de la rétinule. Il a la forme d'un prisme quadrangulaire à arêtes mousses autour des quatre faces duquel les sept cellules
rétiniennes sont groupées par deux, la quatrième face correspondant à une
seule cellule un peu plus grosse que les autres. Il est surmonté d'une cavité (x
fig. 504) remplie de liquide clair. Le rhabdome se décompose en vingt-deux plaques superposées. Chacune de ces plaques est coupée en deux suivant un plan
vertical qui passerait par une des arêtes du prisme. Les surfaces de section de

deux plaques consécutives se coupent à angle droit. Chaque demi-plaque appartient aux deux cellules rétiniennes correspondantes (ou à la cellule unique correspondante); elles en constituent le rhabdomère. Le rhabdomère d'une cellule visuelle n'est donc pas d'une seule pièce; mais il se compose d'une série de morceaux séparés (demi-plaque ou quart de plaque) qui s'adaptent à la cellule comme les dents d'un peigne à son manche.

Ces quarts de plaque, imprégnés par la méthode de Golgi, se montrent formés de fines fibrilles partant de la cellule et se dirigeant perpendiculairement au plan de séparation où elles s'arrêtent. Dans le corps de la cellule on trouve des faisceaux de fibrilles qui émanent de la base des plaques (Parker).

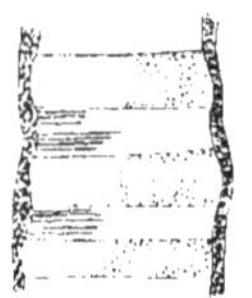

Fig. 505. — Astacus fluviatilis. Section longitudinale d'un rhabdome. Le pointillé représente une couche de fibrilles coupées en travers; les lignes représentent une couche de fibrilles vues en longueur. (Gross., 640 d'après Parker).

On peut donc considérer le rhabdome comme la terminaison sous forme de « bordure ciliée » des fibrilles émanées du nerf optique (Hesse).

Ganglions optiques. — Ils sont superposés au nombre de quatre dans l'intérieur du pédoncule optique et le nerf optique les relie au cerveau. Ce degré de complication n'est atteint que chez les Schizopodes, les Stomatopodes et les Décapodes.

Les ganglions sont unis les uns aux autres par des commissures formées de fibres croisées.

Le nerf optique, contenant de nombreux noyaux, pénètre dans le ganglion IV (fig. 501) où les fibres s'entre-croisent. Dans le ganglion III on trouve une structure concentrique nette des cellules ganglionnaires et, au milieu, une striation dans le sens antéropostérieur. Le deuxième ganglion a une structure analogue. Enfin le premier a la forme d'un haricot et se compose de deux couches de grains alternant avec des couches médullaires. Chez l'*Astacus* et la *Mysis* on y trouve même une couche de cellules en palissade rappelant celle de la Mouche.

Entre le premier ganglion et l'œil s'insinue une couche conjonctive portant des vaisseaux.

Chez les autres Décapodes Macroures, l'œil a une structure analogue à celle de l'*Astacus* (Grenacher, Carrière, Viallanes, Parker, Hesse).

Chez les Brachyoures (Crabes, etc.) la rétinule est plus longue que le cône cristallin. Elle contient un rhabdome épais et court.

Les Stomatopodes ont également une rétine composée de sept cellules. La section transversale du rhabdome de *Squilla Mantis* représente un carré presque parfait. Il est formé aussi par des plaquettes superposées constituées, exceptionnellement, par une masse homogène résultant, sans doute, de la fusion des fibrilles terminales (Hesse).

Phyllopodes. — Les Branchiopodes ont un œil pédiculé qui se rapproche par sa structure de celui des Décapodes. En général on trouve, outre les deux yeux pairs, un œil impair, médian, d'origine larvaire.

Les deux yeux pairs ont tendance à se fusionner en un seul médian, chez beaucoup d'*Ostracodes* et de *Cladocères* et il peut en résulter un œil absolument sphérique (*Leptodora*).

Les *Copépodes* libres ont souvent un œil fortement réduit rappelant celui de certains Vers inférieurs. Les autres ont des yeux composés formés d'ommatidies peu nombreuses mais souvent très volumineuses. Ainsi chez les *Corycœides*, le *Copilia*, outre un petit œil médian impair, possède deux yeux latéraux formés chacun d'une ommatidie géante étendue depuis le front jusque dans les premiers segments de l'abdomen. L'œil a la forme d'un cornet très allongé dont l'orifice antérieur est fermé par une double lentille. Dans le fond du cornet on voit une sorte de cône cristallin, très réfringent qui repose en arrière sur une baguette jaunâtre recourbée. Cette baguette contient dans son intérieur une rétinule munie d'un rhabdome et elle reçoit un filet nerveux optique. Sur l'animal vivant on peut constater que le fond du cornet et la baguette exécutent des mouvements rapides alternatifs en dedans et en dehors de l'axe optique, sous l'influence de la contraction d'un muscle strié qui s'insère sur le genou de la baguette.

On assiste donc ici au spectacle singulier du déplacement d'une rétinule de très faible surface dans le plan de l'image très grande fournie par une lentille de grand diamètre. La rétinule est comparable à la macula d'un Vertébré supérieur. Le Vertébré *regarde* les objets en tournant vers eux, au moyen de ses muscles oculaires, la région maculaire de sa rétine, tandis que le *Copilia* déplace sa macula dans le champ de l'image, la partie antérieure de l'œil restant immobile (EXNER).

Le rhabdome et les terminaisons nerveuses dans l'œil composé. — Dans la revue que nous venons de faire des différents types de l'œil composé tel qu'on le rencontre chez les Arthropodes, nous avons toujours retrouvé les éléments essentiels qui caractérisent cet œil : la cuticule et son épaississement lenticulaire, quatre cellules formatrices de la cuticule et des éléments du cône cristallin là où ce dernier existe ; la rétinule composée de sept cellules groupées autour d'un axe, chaque cellule recevant une fibre nerveuse et portant un épaississement cuticulaire : le rhabdomère. Nous avons vu que les rhabdomères n'étaient autre chose que des bordures ciliées, chaque cil représentant la terminaison d'une fibrille nerveuse. Ces bordures ciliées, nous les avons vues déjà dans les yeux en forme de coupe des Myriapodes ; l'œil de *Periplaneta* les avait montrées avec une évidence vraiment schématique ; enfin elles n'ont pas fait défaut dans les yeux très complexes des Lépidoptères. On se rappelle également que nous avons étudié des terminaisons nerveuses identiques chez les Vers et les Mollusques.

On peut donc considérer la bordure ciliée, telle quelle ou plus ou moins modifiée, comme l'élément récepteur véritable de la vibration lumineuse.

C'est à HESSE que revient le mérite d'avoir mis cette vérité en évidence, bien que la structure fibrillaire du rhabdome ait été vue par d'autres avant lui, en particulier par PARKER chez l'*Astacus*.

Le terme de bâtonnet pour désigner le rhabdomère, est donc une expression qui doit disparaître du langage scientifique. Le bâtonnet représenterait une production cuticulaire de la cellule nerveuse destinée à enregistrer la vibration lumineuse. Telle était la conception de Max Schultze, de Grenacher, de Ray-Lankester, et de tous ceux qui avaient étudié jusqu'à ces dernières années l'œil des Invertébrés.

Mais si l'on excepte la notion nouvelle de la terminaison nerveuse par une bordure ciliée, le schéma de l'œil composé tel que nous l'avons rappelé plus haut et tel que l'avait établi Grenacher, n'a pas subi de modifications. En particulier, la pénétration d'une fibre nerveuse à la base de la cellule visuelle est de toute évidence et il n'existe aucune observation certaine de terminaison nerveuse soit dans l'intervalle, soit dans l'intérieur d'autres éléments de l'ommatidie.

C'est pourtant sur une erreur d'observation de ce genre que Patten a édifié une théorie qui modifiait de fond en comble les notions classiques introduites par Grenacher dans la science.

Patten a étudié particulièrement l'œil d'un Crustacé, le *Penaeus*, et voici l'idée qu'il se fait de la structure d'une ommatidie, aussi bien chez les Crustacés, que chez les Insectes : Au-dessous de la lentille cuticulaire se trouve une couche d'hypoderme cornéagène commune à toutes les ommatidies. Le cône cristallin et le rhabdome sont une formation unique dans la constitution de laquelle entrent quatre cellules appelées *rétinophores*. Autour de ces rétinophores sont disposées en couronne sept cellules rétiniennes pigmentées et, plus loin encore, quatre autres cellules pigmentées. Toutes ces cellules s'étendent depuis la couche cornéagène jusqu'à la membrane basale où l'on voit, par places, leur corps s'effiler en fibres fines. A la base de l'ommatidie se trouvent d'autres cellules contenant une masse graisseuse jaunâtre. Aucune de ces cellules ne se continue avec une fibre nerveuse; mais, par contre, tous ces éléments, rétinophores, cellules rétiniennes et cellules pigmentées, sont enveloppées d'un réseau de fibrilles nerveuses. Une fibre nerveuse axiale s'élèverait entre les quatre rétinophores et atteindrait leur extrémité distale (au-dessous de l'hypoderme); sur son parcours cette fibre émettrait de nombreuses fibrilles qui s'anastomoseraient ensemble.

Telle est, en résumé, la théorie de Patten, œuvre d'imagination bien plus que d'observation, et qui a eu le tort de naître longtemps après les publications si claires et si documentées de Grenacher.

Il suffit, en effet, d'examiner l'œil de la *Tipula* (fig. 498) pour constater que les cônes cristallins n'ont rien de commun avec le rhabdome puisque celui-ci n'existe pas et que les rhabdomères restent isolés. Il n'y a pas davantage de connexions entre le rhabdome et le cône cristallin dans l'œil de *Peripatus* (fig. 492).

Cette continuité entre le rhabdome et le cône cristallin a été niée par beaucoup d'observateurs qui ont étudié les Crustacés (Watase, Viallanes, etc). La continuité entre la cellule rétinienne et une fibre nerveuse a été constatée par contre, chez les Crustacés et chez d'autres Arthropodes, par PARKER, VIALLANES, CHUN, MILTZ, RADL, HESSE.

En somme, la théorie de PATTEN est fondée sur une observation erronée. L'auteur lui-même a dû finalement en faire l'aveu.

Développement de l'œil composé des Arthropodes. — L'œil composé des Arthropodes se développe indépendamment des ganglions nerveux qui lui sont annexés et les deux portions de l'organe visuel se réunissent secondairement.

Ce n'est qu'exceptionnellement que les larves d'Insectes possèdent des yeux composés qu'elles conserveront à l'état d'insecte parfait (Libellules). D'ordinaire les larves n'ont que des organes visuels rudimentaires qui disparaissent au moment de la transformation.

L'œil se développe aux dépens de la couche hypodermique dont les cellules en palissade forment le revêtement général chez la puppe. A la place des cellules cylindriques apparaissent des cellules plus petites munies de petits noyaux, qui se superposent en plusieurs rangées affectant la forme de cylindres perpendiculaires au plan de la membrane. Puis chaque cylindre se divise transversalement et on a deux portions : une externe qui donnera naissance aux cellules cristallines et aux cellules pigmentaires principales ; une interne, limitée par la membrane basale, qui formera les cellules rétiniennes embryonnaires. Entre les cylindres cellulaires de la couche profonde se voient disséminés des éléments hypodermiques volumineux qui se transformeront en cellules pigmentées accessoires.

Dans la suite, les cellules cristallines sécréteront la cuticule et son renflement cristallinien, en avant; en arrière elles s'allongeront pour former le cône. Le pigment apparaît à ce moment dans l'intérieur des cellules pigmentaires principales.

Les cellules de la couche profonde, groupées en rétinules, s'allongent vers la profondeur et leur extrémité supérieure se pigmente la première. Elles s'entourent de cellules longues et minces, pigmentées, qui serviront de séparation entre les ommatidies.

CHAPITRE V

PHYSIOLOGIE DE L'ŒIL DES ARTHROPODES

La formation de l'image. — Leewenhoek examina le premier au microscope le segment antérieur détaché d'un œil de *Mouche*. La surface de section, étant tournée vers l'objectif, il constata la présence de petites images renversées fournies par les parties réfringentes antérieures de l'œil. Chaque ommatidie donne dans cette expérience une image totale des objets. En 1826, Jean Muller formula la théorie connue sous le nom de théorie de la vision en mosaïque. Muller compara l'œil des Arthropodes à une surface sphérique convexe, sensible, la rétine, sur laquelle seraient implantés, en direction radiée, des tubes noircis à leur intérieur. Il se peindrait ainsi au fond de chaque tube, sur la membrane sensible, une image qui serait *droite*, et formée par des rayons à direction parallèle à l'axe du cylindre, tous les rayons obliques par rapport à cet axe étant absorbés par la paroi interne noircie du tube. L'image perçue par chaque ommatidie se réduit ainsi à une petite plage lumineuse, uniforme, et l'ensemble de ces plages constitue ce que l'Insecte voit des objets. Cela revient à dire que chaque ommatidie perçoit comme un seul point toute la portion de surface des objets compris dans le prolongement du cône qui a pour sommet le rhabdome et pour base la cornéule.

La théorie de Muller fut attaquée en 1852 par Gottsche et Gruel qui firent remarquer que l'image observée directement au fond du tube ommatidien était une image renversée et ils conclurent que l'œil composé était formé par la réunion d'yeux simples dont chacun fonctionnait à l'instar d'un œil de Vertébré. Max Schultze accepta cette théorie qui régna en maîtresse jusqu'au jour où Grenacher et Exner montrèrent qu'elle était insoutenable pour deux raisons principales : la première, développée par Grenacher, invoquait l'insuffisance de la rétinule pour recevoir et utiliser une image renversée. La seconde raison, développée par Exner en 1875, était que l'image renversée observée n'apparaissait que dans des conditions tout à fait anormales, et que dans l'ommatidie intacte l'image renversée ne pouvait pas se former sur la rétine.

L'image rétinienne est en réalité une image droite qu'Exner crut d'abord formée par réflexion totale contre l'enveloppe du cône cristallin et transmise ensuite à la rétinule par le prolongement profond du cône fonctionnant comme une baguette cylindrique de verre. Plus tard Exner revint sur sa manière de voir au sujet de la formation de l'image et donna sa théorie des *cylindres-lentilles* que nous allons exposer.

L'appareil réfringent d'une ommatidie se compose habituellement d'une cornée plus ou moins bombée, souvent plate, et d'un cône cristallin dont l'extrémité postérieure s'articule avec l'extrémité antérieure du rhabdome. L'épaississement cornéen est dû à l'apposition de feuillets nouveaux à la face profonde de la cuticule ; la lentille cuticulaire qui en résulte a donc une structure feuilletée et est comparable à une série de cônes à sommet renversé en bas, emboîtés les uns dans les autres. Chez le *Limulus*, pris comme type par Exner, cette apparence se retrouve également dans le cône cristallin dont la base adhère à la lentille cuticulaire. Si l'on tient compte que cet appareil réfringent doit souvent fonctionner aussi bien dans l'air que sous l'eau

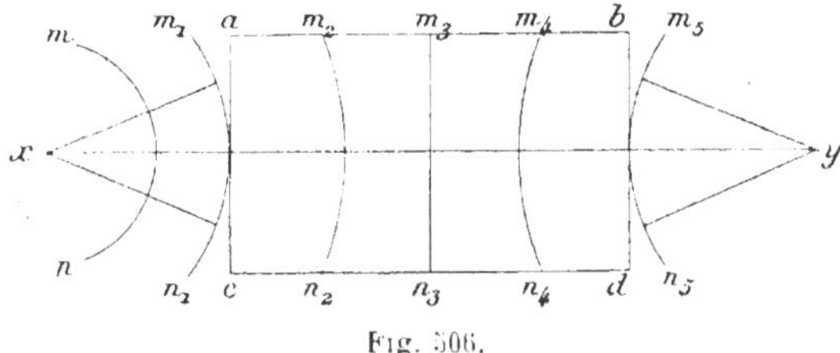

Fig. 506.

(*Limulus, Écrevisses*, etc.), il est permis de considérer comme relativement peu importante au point de vue optique la courbure de la face superficielle de la cornée. La puissance réfringente revient donc presque tout entière à l'appareil feuilleté composé de la cuticule cornéenne et du cône cristallin.

L'examen au moyen du microréfractomètre a révélé que cet appareil n'est pas homogène, et que l'indice de réfraction, maximum suivant l'axe du système, décroît à mesure qu'on s'approche de l'enveloppe pigmentée. On peut donc comparer cet appareil au point de vue optique à un cylindre composé d'une série de cylindres plus petits emboîtés les uns dans les autres, la réfringence étant la plus grande dans les cylindres voisins de l'axe.

Soit le cylindre $abcd$ (fig. 506) ; x un point lumineux et mn la surface d'une onde sphérique émanée de x. Arrivée en $m_1 n_1$, cette onde va se déformer parce qu'elle rencontrera le long de l'axe une résistance plus grande opposée par la matière plus réfringente voisine de l'axe. La marche de l'onde sera retardée et elle prendra successivement la forme $m_2 n_2$, $m_3 n_3$... et sortira du cylindre dans l'air avec une surface concave $m_5 n_5$: c'est-à-dire que les rayons auront une direction convergente et se réuniront en y. Si l'on sectionnait le cylindre suivant le plan $m_3 n_3$, on voit que x constituerait le foyer de la portion gauche du cylindre ; de même si un faisceau de rayons parallèles tombait sur la face $m_3 n_3$ du cylindre $m_3 n_3$, bd, ces rayons se réuniraient en y, le point y étant le deuxième foyer du cylindre. A ce système réfringent Exner a donné le nom de cylindre-lentille.

Dans l'étude de la marche des rayons lumineux à travers les cylindres-lentilles il est nécessaire de tenir compte de la longueur du cylindre. Deux cas sont à considérer.

A. Le foyer se trouve au contact avec la base postérieure ou base rétinienne du cylindre.

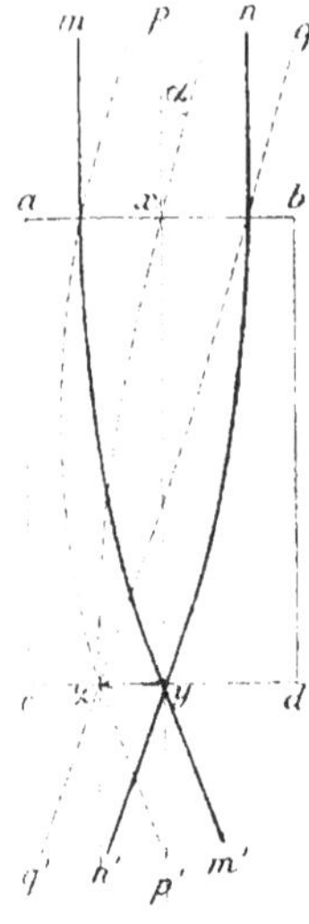

Fig. 507.

Soit le cylindre-lentille *abcd* (fig. 507). Un faisceau venant de l'infini, *m n*, parallèle à l'axe *x y*, est réuni au foyer *y*. Les rayons *p q* émanés d'un autre point, situé à l'infini, formeront une image en *z*. L'image des objets extérieurs est donc une image renversée située dans le plan de la base du cylindre, mais cette image diffère de celle qui serait fournie par une lentille sphérique, par un caractère important : Les axes principaux des cônes lumineux *m y n* et *p z q*, au sortir du cylindre-lentille, sont parallèles entre eux.

B. La longueur du cylindre-lentille *a b c d* (fig. 508) est double de son foyer.

L'image renversée d'un objet placé à l'infini se retrouvera au milieu de la longueur du cylindre, en *y z*. A partir du plan *y z* commence un deuxième demi-cylindre qui finit en *c d* pour lequel l'image *y z* représente un objet. Les rayons venus du premier demi-cylindre parcourront symétriquement le deuxième.

Des rayons *m n* parallèles à l'axe du cylindre, se réuniront en *y*, puis sortiront en parallélisme à travers la face *c d*. Un faisceau parallèle *p q*, faisant un angle *z* avec l'axe, sortira dans la direction *p' q'*, c'est-à-dire du même côté par rapport à son entrée.

MARCHE DES RAYONS LUMINEUX DANS L'APPAREIL RÉFRIN-
GENT DES INSECTES.

La figure 509 représente un schéma de l'appareil réfringent d'une ommatidie chez le *Lampyris* ou Ver luisant. La flèche *a b* est un objet placé à l'infini; les rayons parallèles *m n* émanés du point *a* se dirigeraient, s'ils étaient déviés seulement par la surface cornéenne bombée, vers *a n*. Le cylindre-lentille les réunira en *a'*, de même que les rayons *p q* seront réunis en *b'* où se forme une image renversée visible pour un observateur placé en arrière (en bas dans la figure), *seulement après que l'extrémité inférieure du cône aurait été détachée à l'endroit du plan passant par a b'*. Dans le cas contraire les rayons partant de *a'* suivront en parallélisme les directions *n'* et *m'*: ceux partis de *b'* iront vers *p'* et *q'* ils seront donc à leur sortie situés du même côté de l'axe principal qu'à leur entrée. L'image sera droite.

La marche des rayons lumineux peut être vérifiée en examinant au

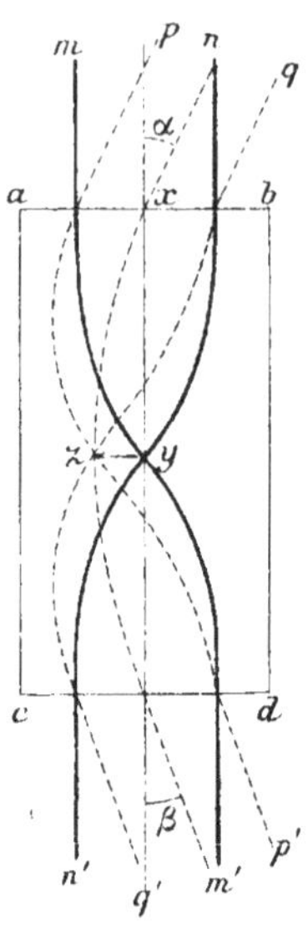

Fig. 508.

microscope la surface de section du segment antérieur détaché d'un œil de *Lampyris*, la surface cornéenne étant tournée vers un objet lumineux et les cloisons pigmentées ayant été, au préalable, détruites par pinceautage. L'appareil réfringent de chacune des ommatidies entamées par la section fournira alors à l'arrière une petite image droite qui se peindrait sur la rétine correspondante. On pourrait voir ainsi d'un point lumineux une trentaine de petites images qui se recouvriraient partiellement. Un point lumineux placé à côté du premier serait représenté de la même façon; et s'il s'agissait d'un objet lumineux, les images placées à droite se distingueraient par des détails empruntés au côté droit de l'objet; et inversement pour les images du côté gauche. Une image rétinienne générale formée comme nous venons de le dire par une série de petites images partielles dont les bords se recouvrent, est désigné par EXNER du nom d'image par *superposition*. Ces images ne peuvent évidemment pas se former dans les yeux dont les ommatidies sont séparées par d'épaisses couches pigmentaires. Dans ces cas l'image générale prend le nom d'image par *apposition*.

Nous venons de voir que, d'après EXNER, l'image reçue par chaque rétinule est une image *droite*, contrairement à l'opinion de GOTSCHE, VIALLANES, qui soutenaient que cette image était renversée. L'erreur de ces derniers observateurs s'explique par ce fait que sur les préparations du segment antérieur qu'ils examinaient, les cônes cristallins avaient été coupés en avant de leur extrémité postérieure. En cet endroit, comme nous l'avons dit, on rencontre, en effet, une image renversée.

PARKER, sur des coupes d'yeux d'*Astacus* congelés, a fait les constatations suivantes qui confirment celles d'EXNER : Lorsque la coupe passe au niveau de la membrane basale, et que le segment antérieur est éclairé par une lumière intense, on ne perçoit aucune lumière au niveau de l'extrémité postérieure des rétinules. Quand la coupe atteint l'extrémité inférieure des rhabdomes, ces derniers apparaissent comme des petits polygones irréguliers de teinte rouge, faiblement éclairés et il en est de même lorsque la coupe atteint l'extrémité distale. En aucun cas on ne peut distinguer d'image à l'intérieur du rhabdome; mais par contre les variations d'éclairage, même légères, sont facilement perceptibles. Quand on place entre la lampe et le porte-objet du microscope un objet opaque quelconque, un crayon, par exemple, on voit certains rhabdomes s'assombrir et le déplacement de l'ombre d'un rhabdome à l'autre se fait dans le même sens que le déplacement du corps opaque lui-même. Sur des coupes faites un peu plus haut et passant

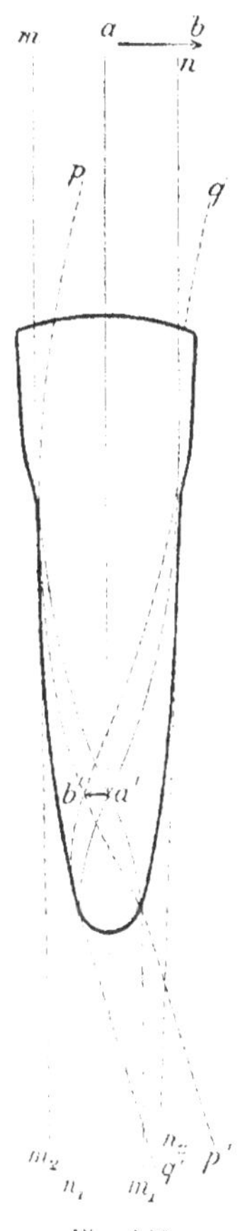

Fig. 509.

par les prolongements internes des cônes, l'auteur vit une image droite de l'objet facilement reconnaissable ; nulle part il n'aperçut d'image renversée.

Il est donc fort probable que chaque rétinule ne reçoit qu'une impression unique d'une portion déterminée du champ visuel. On ne conçoit pas comment les sept cellules de la rétinule ou plutôt les terminaisons nerveuses ciliées qui se font dans l'intérieur du rhabdome, pourraient recevoir les impressions variées d'une image renversée. La complexité de structure du rhabdome se justifie suffisamment par la nécessité de distinguer d'abord les variations dans l'éclairage des objets et ensuite les différentes couleurs.

Répartition du pigment dans l'œil composé. — Autour des ommatidies on trouve des éléments pigmentés disposés en forme de cloisons isolatrices. La hauteur des masses pigmentaires, accumulées dans les éléments cellulaires des cloisons, varie suivant que l'œil a subi l'action de la lumière ou est resté à l'obscurité. Le pigment accumulé au pourtour du cône dans l'œil laissé à l'obscurité, descend sous l'influence de la lumière à un niveau plus bas jusque vers la partie moyenne de la tige cristallinienne. Quelquefois même il rejoint le pigment rétinien qui suit une marche inverse ; une gaine continue absorbante règne alors sur toute la hauteur de l'ommatidie. On rencontre ces modifications uniquement chez les Arthropodes à vie nocturne, mais qui se servent encore de leurs yeux pendant le jour. C'est le cas des Papillons de nuit, de certains Crustacés, de l'Ecrevisse, etc. Les Mouches, les Papillons diurnes, les Libellules, sont aveugles la nuit. Chez eux on ne trouve pas de modifications pigmentaires au pourtour des cônes. Ils n'ont également que des images d'apposition et non de superposition.

On note aussi, chez la plupart des Décapodes, des modifications dans le pigment à la base des ommatidies. Ces dernières ont leur extrémité postérieure entourée par un tapis formé de trachées. Sous l'influence de la lumière le pigment noir remonte entre le rhabdome et le tapis, ou bien ce pigment s'étend davantage en avant, jusqu'à atteindre l'extrémité antérieure du rhabdome où il s'accumule en masse compacte. En règle générale le pigment provient des couches antérieures du ganglion optique.

Ces phénomènes paraissent ne pas se produire chez les Insectes.

Le phénomène de la lueur oculaire. — Lorsqu'on examine l'œil d'un Papillon de nuit ayant séjourné à l'obscurité, en approchant la tête de l'animal d'une flamme de bougie, on voit apparaître à la surface un point lumineux rouge dont la coloration a été comparée à celle de la braise. Ce point lumineux suit les déplacements de la flamme. Au bout de quelque temps d'exposition de l'œil à la lumière, la lueur disparaît. Elle ne réapparaîtra qu'après un séjour prolongé à l'obscurité.

Le phénomène s'observe commodément en éclairant l'œil avec le réflecteur concave de l'ophtalmoscope muni d'une lentille convexe grossissante.

On peut faire disparaître la lueur localement dans un nombre restreint d'ommatidies en ne soumettant à l'éclairage qu'une portion de la surface oculaire.

Exner a expliqué ce phénomène de la manière suivante : dans l'œil tenu à l'obscurité le pigment qui entoure le cône cristallin remonte et s'accumule en forme d'anneau étroit, au niveau de la base du cône. La lumière qui pénètre suivant l'axe de l'ommatidie illuminera fortement la rétinule et elle sera réfléchie au dehors, en suivant à peu près le même chemin qu'à l'aller, par le tapis de trachées qui recouvre la membrane basale et sépare les pieds des rétinules les uns des autres. En réalité, le pinceau lumineux sortant est légèrement divergent. De plus, l'illumination se produit au fond de plusieurs ommatidies voisines et pour ces deux raisons on s'explique que le point lumineux possède une certaine étendue à la surface de l'œil.

La lueur oculaire des Insectes reconnaît donc la même cause que chez les Vertébrés : la vision directe du fond de l'œil. Cette lueur est visible sans l'emploi de l'ophtalmoscope toutes les fois que l'anneau pigmentaire qui fait, en s'allongeant et en se rétrécissant verticalement, l'office d'iris, est rétréci, c'est-à-dire en position d'obscurité. Lorsque cet anneau s'est allongé et que les cônes cristallins avec leurs prolongements sont engainés de pigment, la quantité de lumière réfléchie au dehors, et surtout la largeur du cône émergeant, sont notablement diminuées : la lueur oculaire disparaît.

Chez les papillons diurnes le phénomène est très peu marqué et il est nécessaire de se servir du miroir perforé de l'ophtalmoscope pour constater l'existence d'un petit point rouge.

Un très grand nombre d'Insectes présentent la lueur oculaire, à l'exception toutefois des Coléoptères, ce qui tient peut-être à l'abondance du pigment qui entoure chez eux les ommatidies. Ainsi les *Sauterelles*, les *Mouches* et en général chez tous les Insectes dont les yeux sont peu pigmentés. Les *Libellules* possèdent un œil composé de deux portions : la portion supérieure luit fortement; la portion inférieure très peu. En même temps on constate que le déplacement latéral du point rouge se fait beaucoup plus rapidement lorsqu'on promène la lumière sur la moitié supérieure que sur la moitié inférieure. On peut en conclure que la moitié supérieure est destinée à la perception des objets qui passent rapidement devant les yeux, soit une proie quelconque, tandis que l'inférieure sert à regarder les formes des objets au repos.

Chez les *Diptères* dont les yeux sont très peu pigmentés, il se fait une diffusion de la lumière dans les ommatidies, en sorte que le point lumineux paraît large et diffus.

Une cause qui peut contribuer beaucoup à empêcher la constatation de la lueur, est le reflet cornéen. Toutes les fois que le cône, la cornée et la rétinule sont parfaitement centrés sur l'axe, le reflet cornéen pourra masquer la lueur.

Les Crustacés Décapodes nocturnes, lorsqu'on les a mis quelque temps à l'obscurité, présentent une lueur oculaire très marquée. Nous citerons surtout les *Pagurus*, *Palémons*, *Sicyonia*, les *Dromia*.

Le phénomène de la pseudo-pupille, décrit d'abord par Leydig, comme le précédent, a été étudié par Exner. Il consiste en ceci : si l'on examine la surface cornéenne d'un œil d'Insecte, on y voit apparaître une tache sombre qui rappelle la pupille des Vertébrés ; mais cette tache se déplace lorsque l'observateur se déplace lui-même. Autour de cette *pseudo-pupille* principale on en observe d'autres distribuées en cercle autour de la première.

Ces pseudo-pupilles se voient seulement sur les yeux qui présentent au-dessous de la cornée une couche de pigment coloré, clair. Elles apparaissent très nettement chez les larves aquatiques d'*Agrion*, chez les Papillons diurnes, les Sauterelles. Elle est nette aussi chez les Écrevisses, les Palémons, mais peu apparente chez la Langouste et le Homard. Enfin elle est absente chez les Coléoptères aux yeux très pigmentés.

Dans le champ et au centre de la pseudo-pupille primaire se trouve le point coloré de la lueur oculaire, lorsque celui-ci existe. Le phénomène de la pseudo-pupille s'explique de la façon suivante : l'œil de l'observateur qui regarde dans la direction de l'axe d'une ommatidie, reçoit du fond une lueur colorée, la lueur oculaire. Les ommatidies voisines n'ayant pas leurs axes parallèles avec le précédent, l'œil observateur ne recevrait de lumière de la paroi interne de ces ommatidies que la lumière échappée de leur paroi pigmentée, soit une lumière nulle ; d'où la coloration noire du disque pseudo-pupillaire. Les ommatidies situées encore plus loin seront vues très obliquement. L'œil observateur recevra la lumière réfléchie par la portion tout à fait périphérique de la paroi des tubes ommatidiens. Cette portion contenant du pigment clair, bleu, vert, etc., envoie de la lumière bleue, verte, etc., qui circonscrit la pupille noire et la limite.

EXPÉRIENCES SUR LA VISION CHEZ LES ARTHROPODES

Perception des formes. — En examinant au microscope l'image fournie par l'appareil dioptrique, cornée et cône cristallin, d'un œil de *Lampyris*, Exner a pu constater que cet œil donnait une image reconnaissable d'objets d'assez grande dimension, et d'après les dimensions relatives de cet objet, il a pu déterminer l'acuité visuelle approximative de cet œil, il a trouvé ainsi à peu près $V = \dfrac{6}{400}$. Le peu de netteté des images a pour cause surtout l'irrégularité de la surface cornéenne, le centrage imparfait du cône avec la cornée.

Expérimentalement la vision des Insectes a été étudiée par de nombreux observateurs. Plateau et Forel s'accordent pour admettre que la vision des Insectes est très défectueuse. Ainsi une Guêpe, chassant des Mouches, se trompe à plusieurs reprises, prenant une tête de clou pour une Mouche (Forel). Une Guêpe est incapable de traverser en volant les mailles assez larges d'un grillage. Les Fourmis ouvrières passent quelquefois à côté de leurs larves sans les voir. La vision est plus développée chez les Insectes qui volent que chez les autres; elle leur est même indispensable pour se diriger et les ocelles ne sauraient remplacer les yeux à facettes recouverts d'un vernis. Les Mouches, les Hannetons, les Guêpes, les Bourdons, à qui on a verni les yeux, ne volent plus ou se heurtent aussitôt aux objets.

Plateau en introduisant des Insectes dans des boîtes munies de cloisons incomplètes constituant une sorte de labyrinthe, a constaté que les animaux se heurtaient à tous les obstacles et les contournaient avec la plus grande difficulté. Les expériences portèrent sur trente-deux espèces d'Insects : Blattes, Grillons, Forficules, Sauterelles, Carabes, etc.

Plaçant alors des Vertébrés, Lapins, Cobayes, Reptiles variés, dans les mêmes conditions, ceux-ci sortirent du labyrinthe sans commettre aucune des erreurs si fréquentes chez les Insectes.

Perception des mouvements. — Cette faculté est, au contraire, très développée chez les Insectes et Exner admet même que le type d'œil à facettes se prête mieux à la perception des mouvements que le type de l'œil des Vertébrés. L'œil à facettes fonctionne comme la périphérie de l'œil des Vertébrés où les mouvements, les déplacements des objets, sont infiniment mieux appréciés que les formes elles-mêmes. Mais ici le cercle de diffusion qui représente l'image de l'objet, se déplace sur des éléments percepteurs peu nombreux. L'impression est uniforme dans tout le champ de cette image. Dans l'œil composé, au contraire, certaines ommatidies dont l'axe principal rencontre l'objet extérieur, seront impressionnées vivement et l'impression ira en dégradant dans les ommatidies voisines. Le moindre déplacement de l'objet aura pour effet d'exciter de la même façon des éléments différents des premiers. Il y a lieu de tenir compte aussi qu'à chaque ommatidie correspond une rétinule formée de sept cellules sensorielles. On comprend donc que ces yeux soient vivement impressionnés par le moindre déplacement des objets extérieurs.

Tout le monde sait que les Insectes se laissent facilement approcher lorsqu'on les aborde en évitant tout déplacement brusque. Plateau a fait les constatations suivantes :

Les Insectes les mieux doués à l'égard de la perception des mouvements sont les Lépidoptères, les Hyménoptères, les Diptères et les Odonates.

La distance à laquelle les mouvements des corps un peu volumineux sont distingués, ne dépasse pas deux mètres. Elle est en moyenne de $1^m,50$ pour les Lépidoptères diurnes et seulement de $0^m,60$ environ pour les Hyménoptères et les Diptères.

Il est probable que la perception du relief est très développée chez les Insectes à yeux hémisphériques rapprochés, comme ceux des Libellules. On peut admettre que les Articulés dont les yeux sont portés par des pédoncules mobiles (Ecrevisses), perçoivent la position des objets grâce aux déplacements de leurs yeux, de même qu'un Homme privé de la vision d'un œil, arrive à localiser les objets dans l'espace grâce à la succession des images qui résulte dans l'autre œil de petits mouvements de la tête.

Perception des couleurs. — J. Lubbock a constaté que les Abeilles ont une préférence marquée pour la couleur bleue. Ayant choisi entre du miel déposé, sur des surfaces colorées variées, elles retournent toujours à la surface bleue. Chez les Guêpes, l'auteur put s'assurer que les couleurs étaient perçues également. Forel a fait des constatations analogues sur les Bourdons.

Chez les Fourmis, les observateurs précédents remarquèrent une aversion pour les rayons violets et même ultra-violets que l'œil humain ne perçoit pas. Si on vernissait les yeux de ces Insectes, les rayons violets et ultra-violets les laissaient indifférents, ce qui réfute l'opinion de Graber qui attribuait la perception des rayons ultra-violets à une sensation dermatoptique.

La vision chez les Araignées, les Scorpions et les Myriapodes. — Dahl et Forel ont constaté que les Araignées chasseuses du groupe des *Attides* voient très mal et ne perçoivent pas une Mouche qui se promène devant elles à la distance de deux ou trois pouces. Lyster avait observé une Araignée exotique qui ne distinguait pas sa proie au delà de cinq centimètres et Hutchinson rapporte qu'un représentant du groupe des Araignées sauteuses, l'*Épiblemum scenicum*, a une vue si mauvaise que, placé sur un miroir, il y poursuit sa propre image. Plateau a fait ses premières observations sur la même espèce. Il a vu qu'à la distance de 10 à 12 et même 20 centimètres, l'attention de ces Araignées pouvait être attirée par une mouche que l'on déplaçait devant elles, mais ce n'est qu'à 2 centimètres que l'*Epiblemum* distingue assez bien sa proie pour sauter dessus. Le mouvement seul est donc perçu au delà de 2 centimètres et non pas la forme.

Plateau conclut ainsi de nombreuses expériences sur des genres variés :
1° les Aranéides en général perçoivent à distance le déplacement des corps volumineux.

2° Les Araignées chasseuses (*Attides, Lycosides*) sont probablement les seules qui voient les mouvements des petits objets.

3° Elles perçoivent ces mouvements à une distance qui oscille d'après les observateurs et suivant les espèces, entre 2 et 20 centimètres.

4° La distance à laquelle la proie est vue assez bien pour que la capture en soit tentée, n'est que de 1 ou 2 centimètres.

5° Même à cette faible distance, la vision n'est pas nette, puisque les Araignées chasseuses commettent de nombreuses erreurs.

6° Les Araignées tendant des toiles ont une vue détestable à toute distance. Elles ne constatent la présence et la direction de la proie qu'aux vibrations de leur filet.

Les Phalangides sont des Arachnides remarquables par la longueur de leurs pattes grêles. Elles ne distinguent aucun des corps que l'on approche de leurs yeux, que ces corps soient en mouvement ou immobiles. Elles se servent surtout de leurs longues pattes comme organes de toucher pour reconnaître leur proie.

Scorpions. — Leur vue est au moins aussi mauvaise que celle des Araignées. D'après Plateau ces animaux ne chassent pas à proprement parler ;

ils marchent à l'aventure les pinces tendues et ne perçoivent pas une mouche placée à 3 centimètres de distance. La distance de vision distincte varie de 1 à 2 centimètres et demi pour le *Buthus europaeus*.

Myriapodes. — GRENACHER, d'après la structure de l'œil, émit l'opinion que ces animaux ne pouvaient avoir d'autres notions que celles de lumière et d'obscurité. Cette hypothèse a été confirmée par l'observation directe; PLATEAU croit pourtant pouvoir admettre que certains d'entre eux distinguent les grands mouvements et perçoivent des objets fortement éclairés.

Du rôle des ocelles. — SWAMMERDAM, RÉAUMUR, MARCEL DE SERRES, DUGÈS expérimentèrent plus particulièrement sur des Hyménoptères. Les Insectes privés de leurs yeux simples n'en parurent guère incommodés, tandis que, privés de leurs yeux composés ils ne pouvaient plus se diriger. Même constatation de FOREL sur les Guêpes, les Bourdons, les Fourmis. Pour lui les ocelles auraient pour fonction la perception de la lumière dans des milieux relativement obscurs et celle des mouvements rapprochés.

PLATEAU à la suite d'un grand nombre d'expériences, conclut ainsi :

Les Insectes diurnes ailés que l'on aveugle *complètement,* puis qu'on lâche à l'air libre, s'élèvent verticalement vers le ciel à une grande hauteur.

Si l'on ne supprime que les yeux composés les mêmes phénomènes se produisent.

La suppression des ocelles seuls paraît ne pas gêner les Insectes ; PLATEAU admet chez eux l'existence de perceptions dermatoptiques.

Chez les chenilles, les ocelles permettraient à l'animal de distinguer non seulement la lumière de l'obscurité, mais même de voir les objets à une distance inférieure à 1 centimètre (d'après JOURDAN).

INCONVÉNIENTS ET AVANTAGES DE L'OEIL COMPOSÉ

Les milieux réfringents de l'œil du Vertébré ont un foyer plus grand que celui de l'ommatidie. L'image sera donc plus grande dans le premier cas et l'acuité visuelle sera également plus élevée. C'est, du reste, ce que l'expérimentation a amplement démontré.

Malgré les déplacements pigmentaires qui permettent à quelques yeux d'Arthropodes de régler dans une certaine mesure l'admission de lumière dans les rétinules et de s'adapter aux variations de l'éclairage ambiant, l'œil composé ne dispose pas pour l'admission des rayons lumineux d'un orifice aussi large que la pupille chez les Vertébrés. Ceci explique que beaucoup d'Arthropodes deviennent aveugles le soir.

En raison de la multiplicité des images toutes tant soit peu différentes les unes des autres, que lui donne l'œil composé, l'Arthropode pourra avoir la sensation du relief des corps. Ces corps sont vus par lui sous des aspects très différents en rapport avec le nombre des rétinules qui sont impressionnées par le même corps.

Un corps lumineux, très petit, n'éveillera qu'une image très limitée dans l'œil du Vertébré ; dans l'œil composé à surface convexe, l'image de ce corps pourra être répétée plusieurs centaines de fois ; et si ce point vient à se déplacer, toute une série d'images nouvelles s'éveillera dans des ommatidies voisines, non impressionnées jusque-là. Il semble donc bien que l'œil composé soit organisé spécialement pour percevoir les mouvements des objets ; et cette déduction est vérifiée par l'expérience.

CHAPITRE VI

CLASSIFICATION DES YEUX DES INVERTÉBRÉS

Des essais de classification ont été faits par JEAN MULLER, MILNE-EDWARDS, CARRIÈRE, HATSCHEK, HESSE. En se fondant sur la *Morphologie*, HATSCHEK distingue : 1° les yeux formés par l'épithélium de revêtement déprimé en forme de cupule ; 2° les yeux vésiculaires dans lesquels la cupule s'est séparée de l'épithélium. Tels sont les yeux des Mollusques, des Annélides, du *Péripate*. On pourrait également placer dans cette catégorie l'œil pinéal des Vertébrés, 3° les yeux vésiculaires à rétine invertie, c'est-à-dire à bâtonnets tournés vers la périphérie : œil de *Pecten d'Onchidium*, et peut-être l'œil des Vertébrés ; 4° les yeux composés des Arthropodes et les yeux médians en cupule, mais munis d'une rétinule, des Scorpions.

HESSE considère toutes les cellules visuelles comme d'origine ectodermiques. Ces cellules portant des extrémités garnies de neurofibrilles libres sont :

A. Restées incluses dans la rangée des cellules épithéliales plus ou moins indifférentes, qui entrent dans la composition de la membrane sensible et au même niveau que ces dernières ; elles sont dites *épithéliales*.

B. Ou bien, ces cellules se sont enfoncées dans les profondeurs de la couche ectodermique pour devenir *intra-épithéliales ;* elles ont même pu quitter cette couche pour devenir sub-épithéliales.

A. La catégorie des yeux à cellules épithéliales comprend le plus grand nombre d'yeux. Exceptionnellement, les cellules épithéliales sont privées de terminaisons en forme de bâtonnets comme cela se voit chez certains Annélides limivores et chez le *Branchiomma*, l'*Area*, le *Pectunculus*.

Habituellement, les cellules présentent un bâtonnet isolable placé au côté opposé à celui où aboutit la fibre nerveuse.

Les éléments sont situés sur une surface plane, ou bien descendent au fond d'une excavation en cupule (*a*) ; enfin la cupule s'est transformée en vésicule et les cellules visuelles ont leur extrémité terminée par le bâtonnet tourné vers l'intérieur de la vésicule (*b*) ; ou bien cette extrémité est tournée vers la paroi externe (*c*).

a) Les yeux en cupule comprennent :

Parmi les *Annélides*, les yeux de beaucoup d'Annélides sédentaires et d'un certain nombre d'Annélides carnassières (*Syllis*, etc.) ;

Parmi les *Mollusques* : les orelles céphaliques des Lamellibranches ; les ocelles au bord du manteau des *Lima* ; les yeux de *Patella, Haliotis* ; l'œil du *Nautilus* ;

Parmi les *Arthropodes* : les ocelles des larves d'Insectes ; les ocelles ou stemmates des Insectes ; les yeux latéraux des Scorpions ; les yeux composés de tous les Arthropodes.

b) Les yeux vésiculeux à bâtonnets tournés vers le centre de l'œil se rencontrent parmi les *Annélides*, chez les *Néreis*, les *Alciopides* ;

Parmi les *Mollusques*, chez la plupart des Gastéropodes et chez les Céphalopodes dibranches ;

Parmi les *Arthropodes*, chez le *Péripate*.

c) Les yeux vésiculeux à bâtonnets tournés vers la périphérie ou à rétine invertie, manquent chez les *Annélides*. On les trouve parmi les *Mollusques*, chez les *Pecten, Spondylus* ; *Onchydium* ;

Parmi les *Arthropodes*, nous les trouvons chez les Araignées et les Scorpions (yeux médians).

Dans la catégorie des yeux à cellules épithéliales on rangera également les organes visuels intra-cérébraux des larves d'Ascidies et des Vertébrés.

B. Le type d'œil formé de cellules visuelles sous-épithéliales est l'œil de la *Planaire*. Les cellules munies d'un appareil fibrillaire terminal plongent au fond d'une coupe formée par des cellules pigmentées spéciales. L'extrémité extra-cupulaire de la cellule, munie d'un prolongement nerveux, est tournée dans le sens de l'arrivée des rayons lumineux. L'œil est inverti.

La présence du pigment n'est cependant pas une condition nécessaire pour caractériser ce genre de cellules ; on se rappelle les cellules visuelles isolées des Hirudinées qui en sont dépourvues.

À cette catégorie appartiennent les yeux des Plathelminthes (Turbellariés, Némertes), les ocelles des larves Trochophores, les yeux médians de beaucoup de Crustacés adultes, des Chétognathes. On rangerait ici aussi les yeux des Hirudinées, à condition de considérer comme une bordure ciliée intracellulaire la bordure radiée décrite par APATHY.

CLASSIFICATION PHYSIOLOGIQUE. — HATSCHEK admet que les yeux les plus simples ont pour fonction de distinguer la direction suivie par les rayons lumineux, la simple perception lumineuse se retrouvant chez des organismes dépourvus d'yeux. Les autres yeux, construits en forme de chambre noire, sont organisés pour recevoir une image ; enfin il y a les yeux composés dont les images partielles se groupent en mosaïque pour reproduire l'objet.

Nous avons trouvé des yeux composés chez des Vers (*Branchiomma vesiculosum*) ; chez des Lamellibranches (*Arca, Pectunculus*). On doit en rapprocher les yeux des Myriapodes (*Scutigera*). Enfin les yeux principaux des Crustacés et des Insectes appartiennent au type composé.

BIBLIOGRAPHIE DE L'ORGANE VISUEL DES ARTHROPODES

ADENSAMER. Anatomie und Hist. von Scutigaera coleoptrata. *Zool. bot. Gesell. Wien.* Vol. XLIII, 1893.

BALFOUR. The anatomy and developpement of Peripatus capensis. *Quarterly. Journal of Micr. Science*, 1883, vol. XXIII.

BEDDARD. Minute Structure of the Eye in certain cymothoïdae. *Transact. Roy. Soc. Edinburg.* Vol. XXXIII, 1888.

CARRIÈRE. Sehorgane der Thiere, 1885.
— Bau und Entwicklung des Auges der zehnfussigen Crustaceen und Arachnoïdeen. *Biol. Centralbl.* Vol. IX, 1890.

CHUN. Atlantis. *Zoologica.* Vol. XIX, 1896.

CLAPARÈDE. 1859. Zur Morphologie der suzammengesetzten Augen bei den Arthropoden. *Zeitsch. f. wiss. Zool.* Vol. X.

CLAUS. Das Medianauge der Crustaceen. *Arbeiten a. d. Zool. Inst. Wien.* Vol. IX, 1891.

EXNER. Die Physiologie der facettirten Augen von Krebsen und Insekten. *Leipzig.* 1891.

FOREL. 1880. Sensations des insectes. *Recueil zool. Suisse.* Vol. IV, 1886 et 1887.

GRABER. Ueber das unicorneale. Tracheaten Auge. *Arch. f. Mikr. Anat.* Vol. XVII.

GRENACHER. Untersuchungen uber das Sehorgan der Arthropoden. *Gottingen*, 1879.
— Ueber die Augen eniger Myriapoden. *Arch. mik. Anat.* Vol. XVIII, 1880.

HENTSCHEL. Beiträge zur Kenntniss der Spinnenaugen. *Zool. Jahrb.* (Anat.) Vol. XII, 1899.

HESSE. Untersuchungen über die Organe der Lichtempfindung, etc. Von den Arthroden Augen *Zeitsch. f. wiss. Zool.* Vol. LXX, 1901.

HEYMONS. Die Entwicklungsgeschichte der Scolopender. *Zoologica.* Vol. XXXIII, 1901.

JOURDAN. Les sens chez les animaux inférieurs, 1889.

KENNEL. Stemmata der Insektenlarven, Spinnen, Scorpioniden. *Sitzungsbergd. Naturf Gesell.* Dorpat. Vol. VIII, 1889.

KORSCHELT et HEIDER. Entwicklungsgeschichte der wirbellosen Tiere. *Iéna*, 1893.

LEYDIG. Zum feineren Bau der Arthropoden. *Arch. f. Anat. u. Physiol*, 1855.
— Das Auge der Gliederthiere. *Tubingen*, 1864.

J. MULLER. Bau der Augen bei den Insekten u. Crustaceen. *Arch. f. Anat. u. Physiol*, 1829.

OUDEMANS. Bijdrage tot de kennis der Thysanura en Collembola. *Amsterdam*, 1887.

PANKRATH. Das Auge der Raupen u. Phryganidenlarven. *Zeitsch. f. wiss Zool.* Vol. XLIX, 1890.

PARKER. The Eyes in Scorpions. *Bull. Mus. Comp. Zool. at Harvard Colleg.* Vol. XIII, 1887.
— The History and Developp of the Eyes in the Lobster. id. Vol. XX, 1890.
— The Compound Eyes in Crustaceous, id. Vol. XXI, 1891.
— The Retina and optic. Ganglia in Decapods. *Mitth. Zool. Stat. Neapel.* Vol. XII, 1895.

PATTEN. Eyes of. Molluscs and Arthropods. *Mitth. Zool. Stat. Neapel.* Vol. VI, 1886.
— *Journ. of Morphology.* Vol. I, 1887.
— Studies of the Eyes of Arthropods. *Journ. of. Morphology.* Vol. II, 1888.
— Is the Ommatidium a Hair-bearing Sense Bud ? *Anat. Anz.* Vol. V, 1890.

PLATEAU. Recherches expérimentales sur la vision chez les Arthropodes. *Bull. Acad. de Belgique.* XIV, XV, XVI. 1888.

PURCELL. Bau der Phalangiden Augen. *Zeitsch. f. wiss. Zool.* Vol. LVIII, 1894.

RADL. Bau des Tractus opticus von Squilla mantis und von anderen Crustaceen. *Id.* Vol. LXVII, 1890.

RAY LANKESTER et BOURNE. The Minute Structure of the lateral and central Eyes of Limulus and Scorpio. *Quarl. Journ. Micr. Sc.* Vol. XXIII, 1883.

REDIKORZEW. Bau der Ocellen der Insekten. *Zeitsch. f. wiss. Zool.* Vol. LXVIII, 1900.

ROSENSTADT. Kenntniss des Baues der Zusammengesetzen Augen bei den Decapoden. *Arch. mikr. Anat.* Vol XLVII, 1896.

M. Schultze. Unters. uber die zusammeng. Augen der Krebse u. Insekten. *Bonn*, 1868.

Sczawinska. Contribution à l'étude des yeux de quelques crustacés. *Arch. de Biol.* T. X. 1890.

Stefanowska. La disposition histologique du pigment dans les yeux des Arthropodes sous l'influence de la lumière directe et de l'obscurité. *Recueil zool. Suisse.* T. V. 1899.

Viallanes. Recherches anat. et phys. sur l'œil composé des Arthropodes. Morphol. de l'œil de la langouste. *Ann. sc. nat. Zool.* T. XIII, 1892.

— Bibliothèque de l'école des Hautes Etudes (Masson, édit.).

— Ganglion optique de la libellule, 1885.

— Ganglion optique de quelques larves de diptères, 1885.

— Cerveau de la guêpe (*Vespa crabro*), 1887.

— Cerveau du criquet, 1887.

Watase. Morphol. of the compound Eye of Arthropods. *Studies Biol. Lab. John Hopkins Univ.* Vol. IV, 1890.

Willem. Les ocelles de Lithobius et de Polyxenus. *Bull. séances Soc. roy. malacolog. de Belgique.* T. XXVII, 1892.

— Les yeux et les organes post antennaires des collemboles. *Ann. Soc. entomol. de Belgique.* T. XLI, 1897.

— Recherches sur les Collemboles et les Thysanoures. Mémoires cour. publiés par l'Acad. roy. des sciences de Belgique, 1900.

Zimmer. Die Facettenaugen der Ephemeriden. *Zeitsch. f. wiss. Zool.* Vol. LXIII, 1897.

DEUXIÈME PARTIE

VERTÉBRÉS

CHAPITRE PREMIER

ORGANES VISUELS DES VERTÉBRÉS

Tous les Vertébrés possèdent des organes visuels pairs : les *yeux proprement dits ;* quelques-uns sont munis, en outre, d'un œil impair, l'œil *pinéal.* Pour en comprendre l'origine il est nécessaire de passer en revue les premières phases du développement embryonnaire du cerveau.

Les *organes visuels, pairs et impairs, ont leur origine dans le cerveau intermédiaire ou thalamencéphale.*

L'extrémité antérieure du tube neural de l'embryon se renfle de très bonne

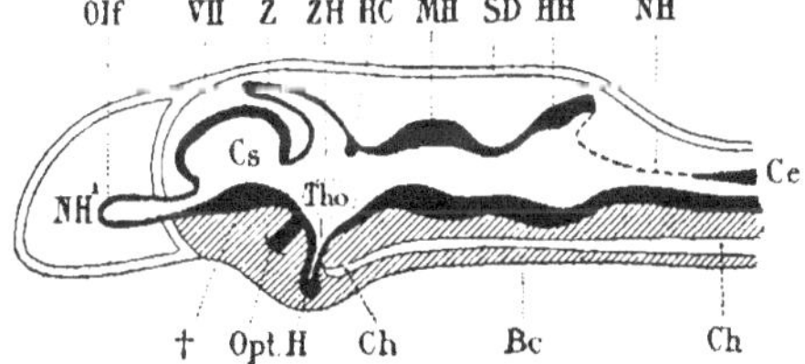

Fig. 510.

Coupe sagittale idéale du crâne et de l'encéphale d'un embryon de Vertébré
(d'après HUXLEY et WIEDERSHEIM).

Bc, base du crâne. — Ch, corde dorsale. — SD, voûte du crâne. — NH, fosse nasale. — VII, cerveau antérieur secondaire, en bas avec le corps strié (cs), en avant avec le lobe olfactif (olf). — ZH, cerveau intermédiaire, ou thalamencéphale (cerveau antérieur primaire), qui se continue en dessus avec la glande pinéale (Z), en dessous avec l'infundibulum (I) et l'hypophyse (H). En avant s'est développé le nerf optique (opt) et dans la paroi latérale la couche optique (Tho). — HC, commissure postérieure. — MH, cerveau moyen. — HH, cerveau postérieur. — NH, arrière-cerveau. — Ce, canal central.

heure en forme de vésicules qui portent le nom de *vésicules cérébrales primitive, antérieure, moyenne* et *postérieure.* La cavité de ces vésicules correspond aux futurs ventricules et se continue avec le canal central de la moelle. Ultérieurement le nombre des *vésicules* s'accroît par suite de la division de la vésicule primitive antérieure et de la vésicule primitive postérieure. Ces cinq vésicules sont appelées, d'avant en arrière : *cerveau antérieur secondaire* ou *cerveau proprement dit* (prosencéphale) ; *cerveau intermédiaire* (thalamencéphale) ; *cerveau moyen* (mésencéphale) ; *cerveau postérieur secondaire* (métencéphale) ; *arrière-cerveau* (myélencéphale).

Le cerveau *intermédiaire*, ou *thalamencéphale*, donne naissance aux *couches optiques* par épaississement de ses parois latérales. De sa base partent deux prolongements creux qui forment les *vésicules optiques primitives*, la rétine et les nerfs optiques. Enfin de la voûte dérive la glande *pinéale* ou *épiphyse*, et, du plancher, l'*infundibulum* et une partie de la *glande pituitaire*, ou *hypophyse*.

Nous nous occuperons d'abord de l'épiphyse qui donne naissance à l'*œil pinéal*, et en rapprocherons l'œil impair des Protochordes (Tuniciers). Nous étudierons ensuite les organes visuels de l'*Amphioxus* et les *organes oculiformes des Poissons*.

ŒIL PINÉAL

Le diverticule de la vésicule cérébrale antérieure qui porte le nom d'épiphyse, se compose d'un pédicule primitivement creux, mais devenant en général solide, et d'une vésicule distale. Chez la *Grenouille*, LEYDIG en 1868, avait pressenti la nature sensorielle de cet organe, qu'il appelait l'organe frontal et que GÖTTE démontra être identique à l'épiphyse. D'autre part RABL-RÜCKARD, en 1882, après avoir décrit l'organe épiyhysaire chez les Poissons osseux, remarqua qu'une organisation analogue se rencontre au stade embryonnaire chez les Reptiles (*Lacerta, Anguis*) et que l'os frontal est percé d'un trou dans la portion correspondante chez l'animal adulte. Ce trou *pariétal* se voit également sur le crâne des Sauriens fossiles du lias et l'auteur pense qu'il y avait là un organe servant plus particulièrement à l'enregistrement des sensations thermiques qu'à la vision.

AHLBORN, en 1884, conclut ainsi : l'épiphyse se développe comme la vésicule optique primitive : elle part de la même région, la région thalamique ; elle a une grande ressemblance morphologique avec une vésicule optique primitive ; elle se porte à la périphérie chez les Sélaciens, les Ganoïdes, le *Petromyzon*, et elle arrive à la surface du crâne, au même niveau que les yeux, chez les Amphibiens. Elle représente donc le rudiment d'un œil impair.

DE GRAAF compara, en 1886, la glande pinéale de l'*Anguis fragilis* à un œil d'Invertébré, Céphalopode, Ptéropode ou Hétéropode. L'année suivante B. SPENCER publia ses recherches sur l'œil pinéal d'un certain nombre de Lacertiliens. *Hatteria, Varanus, Chameleo, Gecko, Iguana, Calotes, Cyclodus, Lacerta*, etc.

C'est chez l'Hatteria que la rétine pinéale présente le développement le plus complet, tandis que dans les genres voisins l'organe tout entier tend à s'atrophier.

Œil de l'Hatteria punctata. — Cet œil, décrit par B. SPENCER, réalise le

type de structure le plus complet. Sa forme est celle d'une vésicule close
entourée par une capsule de tissu conjonctif.

Cette vésicule est située au-dessous du point du crâne correspondant au
trou pariétal. La peau qui le recouvre est dépourvue de pigment, mais assez
épaisse. La paroi supérieure de la vésicule est épaissie et forme un cristallin
cellulaire ; la paroi postérieure est constituée par la rétine qui reçoit en son
milieu la terminaison du nerf optique. La rétine se compose de cinq couches :
en dedans une couche de bâtonnets dont la surface est pigmentée en forme de

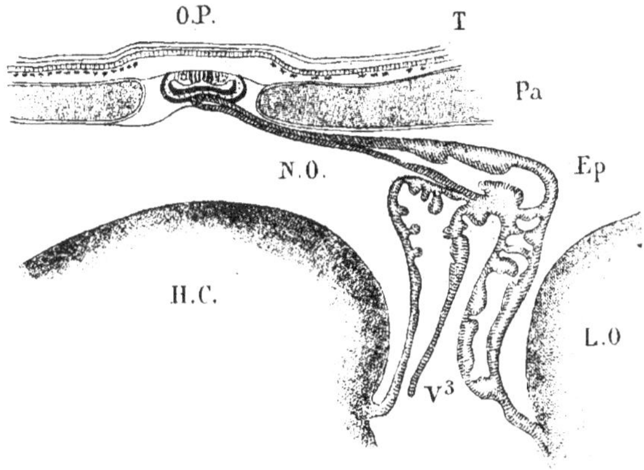

Fig. 511.

Coupe antéro-postérieure d'une partie du cerveau et de l'œil pinéal de *Varanus*
(Baldwin-Spencer).

LO, lobe optique. — HC, hémisphère cérébral. — V₃, troisième ventricule.
Ep, épiphyse avec sa tige NO. — OP, œil pinéal.

stries transversales. Les bâtonnets du centre rétinien sont plus longs du double
que les autres et entrent en connexion avec un groupe arrondi de cellules qui
siège à l'entrée du nerf optique.

Au-dessous se voient deux à trois rangées d'éléments sphériques nucléés ;
puis vient une couche moléculaire finement ponctuée et très mince. La couche
suivante, la plus externe, se compose de trois sortes d'éléments : des cellules sphériques nucléées alternant avec des éléments coniques dépourvus de
noyau. Dans les intervalles sont disposées de petites cellules fusiformes dont
le prolongement distal se rend à la couche moléculaire comme celui des
éléments coniques.

Cette couche externe reçoit des fibres nerveuses munies de noyaux allongés,
semblables aux fibres qu'on rencontre dans le nerf optique embryonnaire des
yeux latéraux.

D'après Virchow cet œil possède une fossette centrale située à 2 millimètres
de distance de la papille. On n'y trouve que des cônes, comme, du reste, dans
la majeure partie du reste de la rétine.

L'œil pinéal du *Lacerta ocellata* est construit sur le même type ; mais un
symptôme de dégénérescence s'y manifeste déjà par la transformation de cer-

taines cellules rétiniennes en cellules pigmentaires. Chez le *Varanus giganteus*
le pigment envahit même le cristallin. La dégénérescence se manifeste davantage encore chez l'*Anguis*, le *Seps*, le *Calotes*, etc., où le nerf n'atteint plus
l'œil pinéal. Chez le *Caméléon* le nerf est conservé, mais l'organe pinéal reste
à un stade embryonnaire. Chez le *Cyclodus* le pédicule n'est plus qu'un tube
creux.

Chez l'embryon d'*Orvet*, Mathias Duval et Kalt ont constaté la multiplicité des yeux pinéaux. Sur une coupe longitudinale de la tête d'un embryon

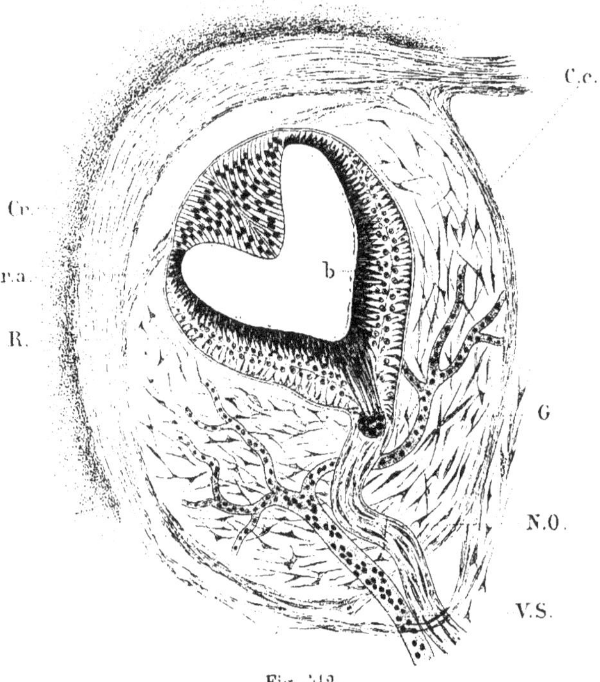

Fig. 512.

OEil pinéal de Hatteria punctata. Coupe verticale antéro-postérieure ;
le côté droit est le côté antérieur (BALD., SPENCER).

Cr. cristallin développé aux dépens de la paroi antérieure de la vésicule oculaire. — R, rétine développée
aux dépens de la paroi postérieure de la même vésicule. — ra. partie antérieure de la rétine se continuant
avec le cristallin. — b. les bâtonnets engainés de pigment, situés à la face antérieure de la rétine. — NO, nerf
optique. — Cc. capsule conjonctive représentant l'enveloppe fibreuse du globe. — VS, vaisseau sanguin.

d'Orvet, j'ai pu compter trois yeux portés par la même tige épiphysaire ; le
médian, appliqué contre la paroi du crâne, étant de beaucoup le plus développé. Béraneck a décrit également deux yeux chez les embryons de *Lacerta
agilis*.

Chez tous ces Sauriens l'œil pinéal vient se loger dans l'orifice du trou
pariétal recouvert par la peau dépourvue de pigment en ce point.

L'œil pinéal fait sa première apparition chez les *Cyclostomes*. Peu développé chez les Myxinoïdes, il acquiert une structure très complexe chez les Petromyzon. Il est *double*, c'est-à-dire que l'on voit deux yeux de grandeur inégale placés l'un au-dessus de l'autre. Le plus volumineux et le mieux développé est placé au-dessus, immédiatement au-dessous de la peau (Owsjannikow). Dans chacune des vésicules, la paroi antérieure est formée d'une assise cellulaire unique, sans épaississement cristallinien ; la paroi postérieure, saillante dans la cavité vésiculaire, représente la rétine dont la couche interne est formée de longues cellules dans l'intervalle desquelles se trouve du pigment. Le nerf optique bifurqué qui aboutit aux vésicules, se termine par un renflement ganglionnaire situé immédiatement au-dessous de chaque rétine.

Chez les Sélaciens, les Ganoïdes, les Batraciens anoures, le trou pariétal s'oblitère pendant la période embryonnaire, tandis qu'il se trouve intact chez les Stégocéphales, ancêtres des Batraciens. Chez ces derniers, mais à l'état larvaire seulement, l'organe est constitué par un diverticule creux, renflé à son extrémité ; on peut le comparer au stade qui s'observe chez le *Caméléon*. Plus tard la vésicule, séparée de son pédicule, n'est plus représentée que par une tache pigmentaire à la surface du crâne. Chez beaucoup de Poissons, chez tous les Urodèles, beaucoup de Reptiles, tous les Oiseaux et les Mammifères, cet organe n'atteint plus la peau et ne traverse pas la voûte crânienne. La dégénérescence est complète.

En somme, il ne semble pas que cet organe fonctionne actuellement, sauf peut-être chez le *Lacerta ocellata*. C'est, au contraire, chez les Sauriens de la période pré-tertiaire, Ichthyosaures, Plésiosaures, Iguanodon, ancêtres des Reptiles et Oiseaux actuels, qu'il a dû acquérir son plus haut degré de développement.

ŒIL IMPAIR DES TUNICIERS

L'œil pinéal des Vertébrés semble pouvoir être homologué d'une façon parfaite à l'œil impair des Tuniciers. Si l'œil des Ascidies disparaît à la fin de la période larvaire, il persiste, au contraire, chez les Salpes. Chez les formes solitaires, il présente en général la forme d'un fer à cheval. Chez les Salpes en chaînes, un pédicule rattache au cerveau l'organe divisé en plusieurs ocelles orientés dans des directions variées. La rétine est doublée d'une couche unique de cellules pigmentées et on ne trouve pas de cristallin.

Les *larves d'Ascidies* sont munies d'un œil *impair* situé dans la paroi postérieure de la vésicule cérébrale. Il se compose d'une rétine formée de grandes cellules prismatiques dont l'extrémité libre est pigmentée, et d'un cristallin qui se loge dans la cupule rétinienne.

Cet œil se développe, comme celui des Vertébrés, aux dépens du feuillet ectodermique primitivement invaginé, pour donner naissance aux centres nerveux. Le cristallin se forme secondairement, quand la rétine est entièrement constituée.

ORGANES VISUELS DE L'AMPHIOXUS

Longtemps on a considéré comme un ocelle une petite tache pigmentaire placée immédiatement à la partie antérieure de la moelle, sans aucune espèce de différenciation, le pigment étant simplement mélangé à la substance nerveuse. Hesse a montré que l'*Amphioxus* possède, en réalité, des organes visuels très nombreux et de structure caractéristique. Ils sont représentés par une double rangée d'amas pigmentés situés au côté ventral du canal médullaire. Chaque amas contient de deux à plusieurs éléments cellulaires distincts. Le premier amas correspond au troisième segment musculaire et le nombre des éléments, dans les segments suivants, peut s'élever jusqu'à **25** dans chaque amas, pour diminuer à mesure qu'on se rapproche de l'extrémité caudale où ils disparaissent.

Les éléments visuels sont constitués par des ocelles unicellulaires. Dans la cavité d'une cellule contournée en forme de coupe et chargée de pigment, pénètre la grosse extrémité de la cellule visuelle. Le corps de cette dernière s'allonge en se rétrécissant et se termine par un filament nerveux. Le noyau est contenu dans la portion extra-cupulaire de la cellule. La bordure de l'élément tournée vers la concavité de la coupe pigmentée, est épaissie, prend fortement les colorants ; on y distingue une striation perpendiculaire à la surface. On voit que cette structure correspond de tous points avec celle que nous avons rencontrée chez les *Planaires*. (Voir les yeux des Vers.)

Les ocelles qui entrent dans la composition des amas ont une orientation différente suivant qu'on considère les amas du côté gauche ou du côté droit. Les ocelles de la moitié gauche du corps ont leur coupe dirigée en haut et à droite ; les ocelles de la moitié droite regardent en bas et vers la droite de l'animal. Cette disposition est sans doute en rapport avec des habitudes mal connues de l'animal dont la position dans le sable, où il s'enfouit partiellement, nécessite une orientation spéciale des organes visuels.

ORGANES OCULIFORMES DES POISSONS

Leuckart a décrit sous le nom d'*yeux accessoires* des organes curieux que l'on rencontre en grand nombre sur le corps du *Chauliodus* et du *Stomias*, deux Poissons appartenant au groupe des Scopélinés. L'organe a la forme d'un cylindre. Dans la partie antérieure est enfermé un cristallin qui porte à l'arrière un prolongement conique qu'entoure une sorte de corps vitré. La masse de ce dernier se compose de cônes d'apparence cristalline dont le sommet aboutit au cône cristallinien, tandis que la base s'oriente vers la périphérie. L'ensemble est contenu dans une enveloppe fibreuse, interrompue en avant du cristallin. La face interne de cette enveloppe porte une couche pigmentée dont l'aspect brillant rappelle le tapis des Plagiostomes. A l'arrière aboutit un filet nerveux dont la terminaison est inconnue.

Bien que cet organe ait une certaine ressemblance avec un œil, LEUCKART émit des doutes au sujet de cette interprétation. Plusieurs Poissons, très voisins des précédents, portent en effet, aux mêmes endroits du corps, des organes qui ne jouent certainement que le rôle d'appareils réflecteurs.

Ussow et LEYDIG ont également étudié ces organes dont il faut distinguer deux sortes : ceux qui ressemblent réellement à des yeux et ceux qui ne sont que des glandes pigmentées. Les uns et les autres sont disposés métamériquement et forment une double rangée au-dessous de chaque ligne latérale. On en rencontre encore au voisinage des yeux, sur les arcs branchiaux, dans la bouche. LEYDIG les a trouvés chez le *Gonostoma*, l'*Ichthyococcus*, l'*Argyropelecus* et le *Chauliodus*. Les trois premiers en montrent une centaine ; le dernier, un millier. On les voit confluer en groupes au voisinage des branchies et sur la queue de l'*Argyropelecus*.

Chez l'*Astronesthes* leur forme est la plus simple et ils font un léger relief à la surface du corps. L'enveloppe de l'organe est tapissée à l'intérieur de cellules hexagonales pigmentées qui ne manquent qu'à la partie antérieure. L'enveloppe transparente porte en cet endroit, à la face interne, un corps lenticulaire dont la structure rappelle celle du cristallin des Invertébrés. En arrière du cristallin se disposent plusieurs assises de cellules claires hexagonales. La cavité est remplie d'un liquide transparent.

Chez le *Stomias*, Ussow a trouvé au fond de l'œil une véritable rétine munie de bâtonnets et probablement en connexion avec les filets nerveux, issus des branches ventrales, qui se rendent à l'organe. Le *Chauliodus* montre également une rétine avec des cellules multipolaires.

Pour LEYDIG il s'agirait là d'organes simplement réflecteurs et probablement phosphorescents. Peut-être faudrait-il aussi les ranger dans la catégorie des organes électriques.

DÉVELOPPEMENT DES YEUX LATÉRAUX

De même que la tige épiphysaire est partie de la voûte du thalamencéphale pour donner naissance à un organe visuel impair plus ou moins développé, de même les vésicules optiques primitives se détachent de la portion basilaire et postérieure du thalamencéphale, portion qui fera partie plus tard du mésocéphale. On sait que l'hémisphère antérieur de chaque vésicule primitive se déprime en dedans et qu'il en résulte une sorte de coupe à double paroi, dont la cavité constitue la vésicule oculaire secondaire, tandis que les deux feuillets de l'enveloppe correspondent, l'externe à l'épithélium pigmenté de la rétine, l'interne à la rétine proprement dite.

La comparaison classique de la vésicule oculaire secondaire avec une coupe, n'est pas tout à fait exacte. Il faut ajouter, en effet, que cette coupe présente une grosse fente antéro-postérieure. allant du pied de la coupe (nerf optique) au pourtour antérieur. Cette fente, qui se fermera plus tard, court d'avant en arrière et occupe la région inféro-interne de la vésicule. Elle donne accès au mésoderme et aux vaisseaux du voisinage, d'où naîtront le *corps vitré*, les *vaisseaux rétiniens* logés d'abord dans la gouttière que forme le nerf optique, les vaisseaux formant la *capsule vasculaire du cristallin* et l'organe spécial que nous aurons à décrire sous le nom de *peigne*.

De l'ectoderme situé en avant de la vésicule optique secondaire, est né, par le mécanisme habituel de la fossette. puis de la vésicule, le cristallin.

Du tissu mésodermique ambiant dérivent la sclérotique et la choroïde. Cette dernière en s'accroissant en avant et en se doublant de l'extrémité antérieure de la coupe rétinienne, formera les procès ciliaires, l'iris et l'appareil musculaire intra-oculaire.

La paroi antérieure de la coupe, après détachement de la vésicule cristallinienne. a été fermée par le mésoderme. recouverte par l'ectoderme. Ainsi prendront naissance la cornée et la conjonctive qui l'avoisine.

CHAPITRE II

CAVITÉ ORBITAIRE

Les cavités orbitaires ont une forme généralement conique ou pyramidale, dont le sommet correspond au trou optique creusé dans l'épaisseur de la petite aile du sphénoïde. Chez l'Homme et les Singes supérieurs, les parois sont formées par le frontal en haut ; en dehors par l'apophyse orbitaire du malaire et la grande aile du sphénoïde ; en dedans, par le lacrymal, l'os planum de l'ethmoïde ; en bas par le maxillaire supérieur, le palatin. Ces quatre parois constituent une ceinture osseuse continue qui n'est interrompue qu'au niveau de la fissure orbitaire inférieure par où s'établit une communication avec la fosse ptérygo-maxillaire. Il est à remarquer que chez les Singes cette fente est plus étroite encore que chez l'Homme.

Elle s'élargit au contraire considérablement chez les autres Vertébrés, établissant une ample communication avec la fosse temporale. Le plancher osseux de l'orbite se réduit en proportion et arrive même à faire défaut. L'orbite n'est plus alors qu'un diverticule de la fosse temporale, séparé en bas de la cavité pharyngée par les muscles ptérygoïdiens : c'est ce que l'on observe chez la Grenouille et beaucoup de Poissons. Les os qui disparaissent ainsi de la ceinture osseuse sont le jugal, le maxillaire, le lacrymal, l'os planum de l'ethmoïde. Seuls l'os frontal et la petite aile du sphénoïde ne font jamais défaut et se retrouvent toujours au côté supéro-interne.

L'orbite n'a pas seulement un rôle de protection pour l'œil ; les os qui la bordent servent également d'intermédiaires entre la mâchoire supérieure et le crâne et les connexions entre ces différents os sont dépourvues de laxité chez tous les animaux munis de mâchoires puissantes, tels les Mammifères, Crocodiles, Tortues, Lézards. C'est uniquement chez ces derniers que l'os malaire envoie à la rencontre du frontal une apophyse destinée à fermer et à consolider l'orbite au côté externe.

Chez l'Homme et les Singes, le sphénoïde envoie sa grande aile à la rencontre de l'apophyse du malaire ; la fermeture devient complète en dehors et un pilier externe solide réunit la mâchoire supérieure au crâne. Dès lors un pilier interne plus faible, plus étroit, devenait suffisant. Les orbites se rapprochaient de la ligne médiane ; le champ visuel binoculaire s'élargissait notablement.

Là, au contraire, où le squelette inter-obitaire, puissamment développé, fournit un support solide à la mâchoire, chez les Rongeurs, les Insectivores, la ceinture orbitaire est interrompue au côté externe et la transition est établie par les Carnivores, chez qui les apophyses frontale et malaire sont réunies par une simple bande fibreuse.

Là où le maxillaire supérieur est mobile, l'œil a besoin pour sa défense d'organes squelettiques accessoires. C'est ainsi que nous trouvons des cercles osseux complets au pourtour des yeux des Poissons osseux et, avec une complication moindre, il est vrai, chez certains Oiseaux, tels que le *Perroquet* et la *Bécasse*.

En partant de l'Homme pour descendre l'échelle des Vertébrés, on voit se séparer dans le sens antéro-postérieur les cavités nasale, orbitaire et cérébrale primitivement superposées. Les orbites tendent à se rapprocher par le fond, au point que les trous optiques viennent à se fusionner comme chez le *Lièvre*, l'*Antilope*.

Chez les Oiseaux, les Lézards, les Crocodiles, les Tortues et les Poissons osseux, les cavités nasales fort peu développées, ne sont plus un obstacle au rapprochement des orbites. Ces dernières arrivent au contact sur la ligne médiane, séparées seulement par une mince paroi osseuse ou cartilagineuse traversée elle-même vers sa ligne d'insertion sur la boîte crânienne par un trou optique unique.

Direction des orbites. — Chez l'Homme, les Singes, les Hiboux, les orbites ont une direction sensiblement antéro-postérieure. L'intersection des plans menés par la base de chaque orbite délimite un angle largement ouvert en arrière. Chez l'Orang, LEUCKART a trouvé un angle de 168°. Il résulte de là une superposition d'une portion notable des champs visuels monoculaires. Cet angle diminue à mesure que les axes orbitaires tendent à diverger et la portion commune du champ visuel se réduit d'autant. Il tombe à 20°-30° chez les Poissons, à 40°-50° chez les Ruminants, à 80°-100° chez les Carnivores. Chez les Oiseaux il n'atteint guère que 30°.

À la direction latérale de l'axe s'ajoute, en général, une orientation en haut. Il en est ainsi surtout chez les animaux de petite taille, les Rongeurs, les Amphibiens, les Poissons. Chez ces êtres il existe donc également une portion commune des champs visuels supérieurs. Chez un Poisson, l'*Uranoscopus*, les orbites sont même dirigées parallèlement vers le haut.

Des recherches étendues concernant ce sujet ont été faites par J. MÜLLER dans sa Physiologie comparée du sens de la vue.

Membrane périorbitaire. — Dans toute la série des Vertébrés l'appareil oculaire est entouré par une enveloppe fibreuse dont la forme se rapproche de celle d'un cornet. Le sommet du cornet s'attache au niveau du trou optique ; la base se perd dans les paupières ou dans le repli cutané qui borde en avant la cavité oculaire. Chez les Mammifères, une adhérence s'établit aussi entre le plancher osseux de l'orbite et la membrane.

L'individualité de la membrane périorbitaire s'affirme d'autant mieux que l'étendue de la paroi osseuse se réduit davantage. Chez les Poissons, le cornet membraneux orbitaire est entouré de tous les côtés par les muscles masticateurs. L'enveloppement est moins étendu chez les Reptiles, les Oiseaux et une partie des Mammifères ; tandis que chez les Singes et chez l'Homme, la cloison osseuse établit une séparation complète avec les organes voisins. La membrane périorbitaire se confond ici avec le périoste.

La membrane possède des fibres musculaires striées qui lui viennent des

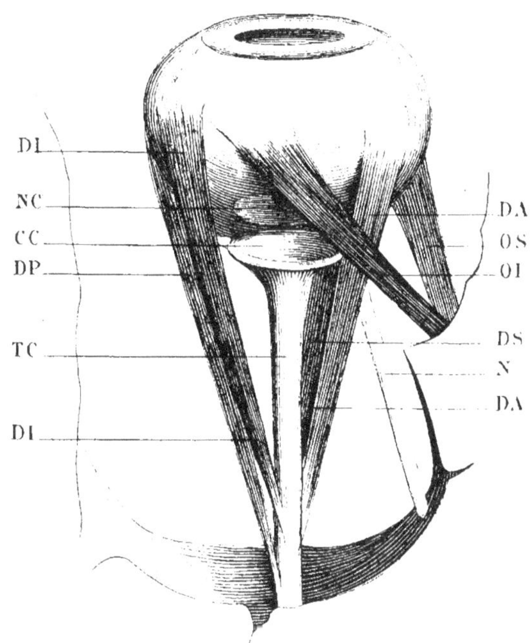

Fig. 513

Muscles de l'œil d'un Squale (Requin) avec la tige cartilagineuse TC
qui sert de support au globe.

Au point correspondant à la cupule de la tige, la sclérotique porte un tubercule cartilagineux articulé avec la cupule. Cet appareil de support est rendu nécessaire par l'étendue considérable de la cavité orbitaire où le globe flotterait au gré des muscles. — N. nerf optique. (Morais).

muscles masticateurs. Il en est ainsi chez les Amphibiens, les Lézards, les Oiseaux. Les fibres sont contenues dans l'épaisseur de la membrane ou se réunissent en faisceaux de renforcement dont l'action s'étend aux paupières. Chez la Grenouille, des faisceaux de ce genre, insérés en arrière sur l'os ptérygoïde, jouent le rôle de muscles moteurs du globe, et abaissent la paupière inférieure. Un faisceau rétracteur de la paupière se trouve également chez le Lézard, chez les Oiseaux. Chez tous les autres Vertébrés ces fibres musculaires striées font défaut dans la membrane périorbitaire.

Des faisceaux musculaires analogues prennent leur insertion fixe sur l'os ptérygoïde et leur insertion mobile sur la membrane orbitaire. On les observe chez les Poissons, les Batraciens, les Reptiles et les Oiseaux. On peut déduire de là que cet appareil musculaire strié a son origine dans les muscles de l'appareil masticateur.

Les muscles lisses se trouvent représentés par de rares fibres contractiles dans la périorbite des Poissons, des Ophidiens. Plus développés chez les Lézards, ils acquièrent une importance considérable chez les Chéloniens où on les trouve à l'exclusion de toute fibre striée. Ils font à peu près défaut, par par contre, chez les Amphibiens et les Oiseaux. Chez les Mammifères leur importance est très variable et en raison inverse du développement de la paroi osseuse. Là où la ceinture osseuse est presque continue, comme chez l'Homme, les faisceaux lisses ne se rencontrent qu'au niveau des fentes. Il semble aussi que leur masse soit d'autant plus faible que le muscle rétracteur du globe est moins développé (BURKARD).

Chez les Pleuronectes, à la paroi membraneuse de chaque orbite, auprès de la cloison interorbitaire, est annexé un sac conique, dirigé en arrière et rempli de liquide, le *recessus orbitalis*. Ce sac communique avec la cavité de l'orbite par un ou plusieurs orifices. En se contractant, la paroi musculeuse du sac peut chasser son contenu dans l'orbite et déterminer une saillie momentanée de l'œil (HOLT).

Contenu orbitaire. — Outre le globe oculaire, les muscles, les nerfs et les vaisseaux, on y trouve habituellement une graisse abondante, et de consistance particulière. Chez les Poissons le remplissage se fait par un tissu gélatineux.

Pour donner au globe oculaire quelque fixité au milieu de ce tissu diffluent, on voit, chez les Squales une tige cartilagineuse spéciale terminée par une portion antérieure évasée, se détacher du fond de l'orbite et servir de support au globe (fig. 513).

CHAPITRE III

BULBE OCULAIRE

Volumes comparés du bulbe et du reste du corps. — HALLER avait remarqué depuis longtemps qu'il n'y a pas corrélation entre la taille des animaux et le volume de leurs yeux, et il avait même conclu que ces rapports sont sensiblement inverses. Chez les Félins, par exemple, le *Chat sauvage* a des yeux plus gros que le *Lion*. Les yeux de la *Baleine* sont extrèmement petits comparativement au poids énorme de l'animal. L'*Éléphant*, le *Rhinocéros*, ont des yeux plus petits que le *Cheval* dont les yeux, longs de 41 millimètres d'avant en arrière, sont avec ceux de l'*Autruche*, les plus gros que l'on observe chez les animaux vivant sur la terre ferme.

D'après le volume des yeux comparé au poids du corps, on peut établir chez les animaux domestiques et l'homme les rapports décroissants suivants : *Chat, Lapin, Chien, Mouton, Veau, Cheval, Homme, Vache, Porc, Bœuf,* (EMMERT).

Certaines classes d'animaux ont des yeux très volumineux par rapport à leur taille : tels les Oiseaux. Les yeux de la *Chouette* représentent le tiers du volume de la tête; de même chez le *grand Martinet*. Les yeux de l'*Hirondelle* représentent environ le trentième du poids du corps.

Les Amphibiens et les Serpents ont des yeux très petits. Les yeux de la *Couleuvre*, du poids de 2 centigrammes, ne représentent que la millième partie du poids du corps.

Chez les Poissons, habitant un milieu peu éclairé, les yeux sont gros, surtout quand on considère ceux qui habitent les grandes profondeurs. L'œil du *Cabliau* a le volume de l'œil du *Cheval ;* celui *du Requin* est plus volumineux encore. L'œil de l'*Orthagoriscus* peut atteindre le volume d'une grosse orange et le cristallin, celui d'un bulbe humain. Il en est de même chez les Poissons d'eau douce. Par contre, les Silures, les Anguilles, vivant dans la vase, ont des yeux petits. Enfin l'organe, par défaut d'usage, peut subir un arrêt de développement que nous étudierons plus loin chez l'*Amblyopsis*, la *Taupe*.

Une remarque intéressante doit être faite sur les rapports qui existent entre le volume du globe oculaire et celui du cerveau chez les Poissons. La figure 514 en donne un exemple frappant.

Des comparaisons que nous venons de faire, on peut tirer une conclusion générale. Les yeux volumineux, fournissant une image rétinienne très grande et très lumineuse, se trouveront, chez les animaux qui se déplacent rapidement et ont, par suite, besoin d'une vision nette et instantanée. C'est le cas des Oiseaux, en particulier des Nocturnes, et, parmi les Mammifères, des Carnassiers.

Forme du bulbe oculaire. — Dans la série des Vertébrés le bulbe est loin d'avoir toujours la forme sensiblement sphérique qui lui a valu le nom de *globe* oculaire. La forme globuleuse se rencontre chez l'Homme et les Singes, puis chez les Mammifères de petite taille et les Amphibiens. Chez la grande majorité des animaux dont les yeux ont fait l'objet des recherches de SŒMMERING, CUVIER, TREVIRANUS, LEUCKART, les trois diamètres principaux de l'œil, l'antéro-postérieur, le transverse et le vertical, différaient notablement entre eux et la réduction portait avant tout sur l'axe antéro-postérieur.

Les trois diamètres sont à peu près égaux chez le *Rat*, le *Raton laveur*, le *Lynx*, le *Castor*. L'axe antéro-postérieur est plus court que l'axe transversal, de 1 millimètre chez le *Loup*, de 2^{mm},5 chez le *Lapin* (axe antéro-postérieur, 14 millimètres); de 5 millimètres chez le *Cerf* (20 millimètres); de 7 millimètres chez le *Bœuf* (36 millimètres).

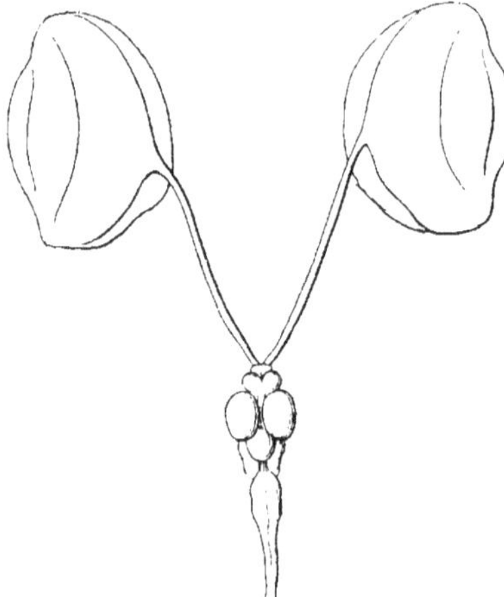

Fig. 514.

Cerveau et yeux de Lophius piscatorius (BEER).

La disproportion entre le volume du cerveau et celui des yeux est considérable.

Parmi les Oiseaux, les Rapaces nocturnes ont des yeux dont les diamètres antéro-postérieur et transversal sont à peu près égaux. Chez les Rapaces diurnes, *Aigles*, *Buses*, l'axe antéro-postérieur tend à se raccourcir et la diminution est très importante chez les Oiseaux aquatiques. L'œil du *Canard* mesure 12 millimètres d'avant en arrière, contre 16 millimètres en travers et 15 millimètres en hauteur.

Des proportions semblables se retrouvent chez les *Tortues marines*. La Grenouille, la *Couleuvre*, le *Caméléon*, ont des yeux sensiblement sphériques.

C'est chez les Poissons que la réduction de l'axe antéro-postérieur atteint son degré le plus élevé. L'œil affecte chez beaucoup d'entre eux la forme d'un ellipsoïde à trois axes très inégaux. C'est ainsi qu'on trouve les dimensions de 14 et 12 millimètres chez le *Brochet*; 26, 44 et 40 millimètres chez le Thon; 40, 66 et 58 millimètres chez le *Requin*.

Pour l'étude des variations de forme du bulbe oculaire, il faut considérer dans le bulbe trois portions qui peuvent isolément présenter des changements de forme notables. Ce sont la cornée, le fond de l'œil et la portion de la paroi oculaire qui avoisine la cornée et que nous désignerons, avec LEUCKART, du nom de *portion intercalaire*.

Cette dernière s'étend, à l'intérieur de l'œil, depuis la terminaison de la rétine jusqu'à l'angle de la chambre antérieure. Chez l'Homme, les Singes, les Herbivores, cette portion ne présente qu'un léger méplat et la conformation générale du bulbe se rapproche de la sphère. La portion intercalaire prend une importance toute particulière chez les Oiseaux. Dans l'œil du *Grand-Duc* la cornée est rattachée au fond de l'œil par une sorte d'entonnoir

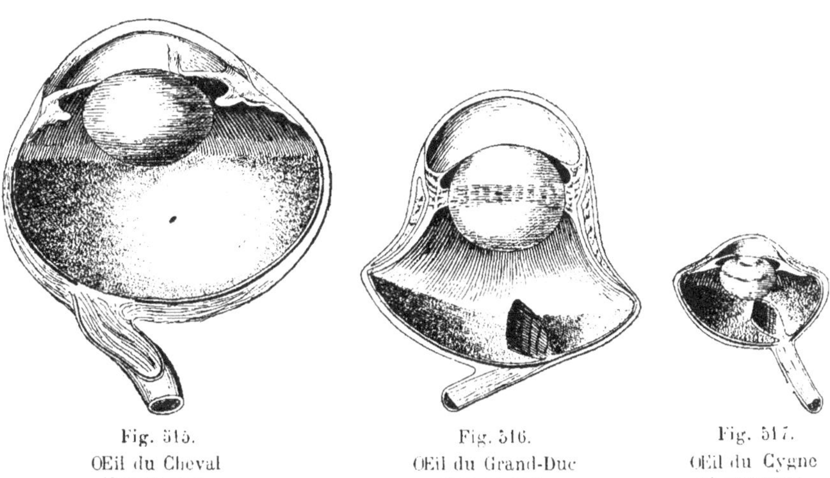

Fig. 515.
OEil du Cheval
(SŒMMERING).

Fig. 516.
OEil du Grand-Duc
(SŒMMERING).

Fig. 517.
OEil du Cygne
(SŒMMERING).

dont la surface externe est concave. La face interne de l'entonnoir donne insertion au corps ciliaire, tandis que le fond du bulbe, en forme de capsule de faible profondeur, mais de grande courbure, est tapissé par la choroïde et la rétine. Les proportions des trois parties qui constituent ce bulbe sont, pour une longueur de 39 millimètres, $17^{mm},5$ pour la portion intermédiaire, $10^{mm},5$ pour la cornée et seulement 11 millimètres pour le fond. Le diamètre de l'orifice postérieur de l'entonnoir est de 41 millimètres; tandis que l'orifice antérieur n'en a que 25. Suivant la remarque de LEUCKART, cette conformation assure à la rétine des images très grandes pour un minimum de volume total de l'organe.

La portion intercalaire est loin d'avoir la même importance chez tous les Oiseaux. Elle se réduit même beaucoup chez l'*Autruche* et chez les Oiseaux aquatiques ; mais toujours la jonction avec le fond du bulbe se fait sous un angle vif, saillant en avant. (Voir l'œil du *Cygne*, fig. 517).

Chez les Poissons cette portion intercalaire finit presque par disparaître, et la capsule oculaire paraît fermée par une cornée presque plane.

Les Poissons qui vivent dans les grandes profondeurs présentent une disposition particulière de leurs bulbes oculaires. La portion intercalaire s'est fortement allongée d'avant en arrière et l'organe entier a pris la forme d'une lorgnette. De plus, les yeux sont très rapprochés et leurs axes dirigés à peu près parallèlement en avant. Cette disposition qui permet la vision binoculaire, est tout à fait exceptionnelle chez les Poissons ; on l'a rencontrée chez différentes espèces d'*Argyropelecus*, chez le *Gigantura*. Ces yeux présentent d'autres particularités à noter : les bulbes sont à peu près immobiles dans leur orbite ; l'iris fait complètement défaut ainsi que l'appareil accommodateur ; de plus la portion de chaque rétine correspondant à la cloison médiane interoculaire, s'est différenciée en une rétine *accessoire* destinée à recueillir les images émanées des portions latérales externes du champ visuel.

On a voulu expliquer la différence considérable d'aspect qui existe entre l'œil des Oiseaux de proie à cornée saillante et bombée, et celle des Poissons, par une adaptation différente au milieu aérien et au milieu aquatique dans lesquels vivent ces deux sortes d'animaux (Leuckart). Cette explication me paraît erronée. Les expériences de Beer ont montré, qu'en moyenne, le rayon de courbure du milieu de la cornée des Poissons atteignait 4 à 9 millimètres, ce qui constitue une courbure plus forte qu'on n'en voit dans l'œil humain.

L'explication suivante me paraît infiniment plus vraisemblable : le crâne des Poissons est attaché d'une façon immuable à l'extrémité de la colonne vertébrale ; de plus les yeux sont à peu près figés dans leurs orbites. Pour voir autour de lui, l'animal est obligé de diriger son corps à droite ou à gauche, en haut, en bas. L'Oiseau, au contraire, possède un cou allongé et éminemment flexible, grâce auquel il peut diriger chaque œil dans les directions les plus variées.

En comparant l'œil avec une chambre photographique, nous dirons que l'œil du Poisson est une petite chambre munie d'un objectif grand angulaire fournissant des images petites, mais très étendues ; tandis que chez l'Oiseau la chambre à long tirage est munie d'un objectif à long foyer donnant des images grandes, mais embrassant un angle de l'espace restreint.

On s'explique ainsi pourquoi l'œil du Poisson possède un cristallin sphérique dont le plan équatorial coïncide à peu près avec la terminaison antérieure de la rétine ; tandis que chez l'Oiseau rapace ce plan est séparé de la terminaison rétinienne par toute la largeur de l'anneau sclérotical intercalaire, porteur de l'appareil ciliaire.

Chez certains animaux, le bulbe oculaire est asymétrique. L'œil de la *Buse* est notablement plus long au côté externe qu'au côté interne ; il s'ensuit que l'axe optique tend à se rapprocher du méridien antéro-postérieur de la tête et que le champ de vision binoculaire s'agrandit en proportion. Ce défaut de symétrie se retrouve, du reste, à un degré moindre il est vrai, chez la plupart des Oiseaux et des Mammifères et Brücke l'a indiqué le premier chez l'Homme.

Leur le défaut de symétrie peut s'accuser davantage dans le plan vertical. Chez les Poissons, la cornée est habituellement tournée un peu vers le haut, tandis que chez les Mammifères elle s'incline davantage vers le bas.

L'insertion du *nerf optique* sur le globe est rarement située sur le prolongement de l'axe optique. Elle avoisine cependant le pôle postérieur chez les

Poissons (à l'exception des *Raies*, des *Squales*, du *Brochet*), chez l'*Ours*, le *Blaireau*, le *Castor*, le *Lynx*, le *Narval*. En règle générale elle occupe l'hémisphère inférieur, en se rapprochant du côté temporal. Il en est ainsi chez tous les Oiseaux et chez les Amphibiens. L'*Homme*, les *Singes*, l'*Éléphant*, la *Baleine*, le *Cheval* font exception à cette règle.

YEUX RUDIMENTAIRES

Sous ce nom on désigne des organes qui se sont arrêtés dans toutes, ou dans quelques-unes de leurs parties, à certaines des étapes du développement embryonnaire. Quelquefois, à l'arrêt du développement se joignent des modifications imputables à des phénomènes de dégénérescence. Nous allons passer en revue quelques-uns des animaux qui font partie de ce groupe.

Poissons Cyclostomes. — Chez ces poissons et en particulier chez la *Myxine* l'œil caché sous la peau est réduit au degré le plus inférieur de complication. Le bulbe est réduit à la coupe optique composée de ses deux feuillets ; c'est le stade qui suit l'invagination de l'œil des Vertébrés plus élevés. Le feuillet externe est pigmenté ; l'interne, épaissi, a bien les caractères de la rétine. La cavité de la coupe contient un tissu mésoblastique transparent, équivalent du corps vitré. Il ne se forme pas de cristallin.

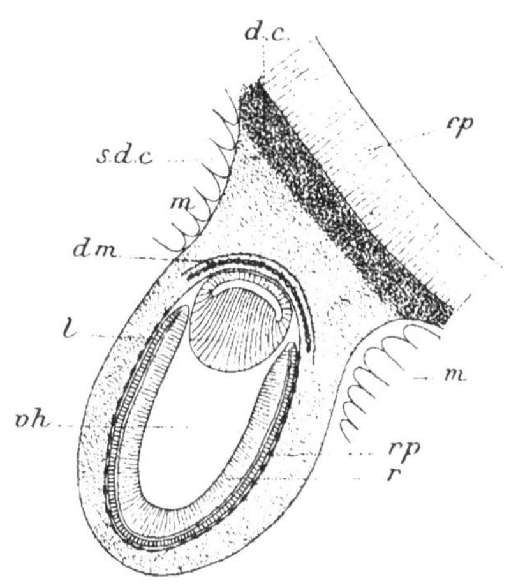

Fig. 518.

Œil d'Ammocète, caché sous la peau (Balfour et Rémy Perrier).

ép, épiderme. — *de*, derme. — *sdc*, tissu sous-dermique. — *m*, muscles. — *dm*, membrane de Descemet. — *l*, cristallin. — *vh*, corps vitré. — *r*, couche nerveuse de la rétine. — *cp*, couche pigmentaire de la rétine.

Chez l'*Ammocète* (larve du *Petromyzon Planeri*) le cristallin apparaît, mais reste à l'état de vésicule creuse. Les cellules de la paroi antérieure gardent la forme de cellules épiblastiques ordinaires. Celles de la paroi postérieure, au contraire, s'allongent, prolifèrent et donnent au cristallin l'aspect d'une véritable sphère. Il n'existe pas trace d'iris. Le tissu conjonctif voisin laisse voir des fibres élastiques et des cellules pigmentées, ébauche de la sclérotique et de la choroïde.

Enfin en avant se montre un rudiment mal défini de la cornée ainsi qu'une substance amorphe qui tient la place de la chambre antérieure et de la membrane de Descemet.

Chez la *Lamproie* adulte (*Petromyzon marinus*) cette substance se creuse d'une cavité qui est la chambre antérieure. En avant le tissu mésoblastique forme une vraie cornée, tandis que tout contre le cristallin, l'iris fait son apparition. En même temps une couche composée de fibres élastiques et de cellules pigmentaires se constitue autour de la rétine. Elle prend le nom de couche choroïdo-scléroticale.

TYPHLICHTHYS SUBTERRANEUS. — Les yeux de ce Téléostéen Physostome sont recouverts par une plaque cartilagineuse protégeant l'organe devenu inutile. Le bulbe a été envahi par un tissu conjonctif qui dissocie la rétine, le nerf optique. Les éléments des membranes de l'œil ont été étouffés sitôt formés.

PROTEUS ANGUINEUS. (Amphibien urodèle). — Le bulbe oculaire est très réduit, recouvert par la peau. Pas de cavité orbitaire : traces de muscles. La cornée et la sclérotique sont confondues. Les éléments cellulaires du cristallin ne s'allongent pas en fibres : le cristallin lui-même disparaît quelquefois. Le tractus uvéal est à peine indiqué. Dans la rétine on trouve une couche de fibres nerveuses ; les deux couches granuleuses existent seules.

SIPHONOPS ANNULATUS (Amphibien apode). — L'orbite existe. L'œil est recouvert par une couche conjonctive épaisse. Il existe dans l'orbite une volumineuse glande comparable à la glande de HARDER.
La cornée et la sclérotique sont différenciées. Le cristallin est cellulaire ; peu de fibres. Iris rudimentaire. La rétine est, relativement à celle du *Triton*, assez bien développée, de même que le nerf optique. Cet œil présente des signes d'arrêt de développement et non de dégénérescence.

TYPHLOPS VERMICULARIS (Ophidien vermiforme). — Le revêtement cutané au-devant de l'œil est épaissi.
La glande de HARDER est atrophique ; les muscles oculaires réduits. La cornée et la sclérotique sont différenciées, mais n'ont pas l'épaisseur que l'on trouve chez le *Tropidonotus*.
Dans le corps vitré on voit des trousseaux de tissu conjonctif.
Le cristallin est bien développé, de même que l'iris, le corps ciliaire et la rétine ; celle-ci présente beaucoup de noyaux, signes d'un état embryonnaire. Les cônes présentent des vides dans leurs intervalles. Le nerf optique est bien développé (KOHL).

TALPA EUROPÆA. (Mammifère insectivore) — L'œil de la *Taupe* est un organe rudimentaire recouvert par la peau garnie de poils et par une couche conjonctive et musculaire. Néanmoins il existe un cul-de-sac conjonctival sous-cutané et une glande de HARDER.
Le globe a la forme d'une sphère de **2** millimètres de diamètre, portant une tache pigmentaire à sa partie antérieure. L'intérieur est pigmenté, sauf au niveau du centre et de la portion inférieure de la cornée, et au niveau du nerf optique. La rétine comprend les deux feuillets ; mais la couche des bâtonnets est rudimentaire.

Le corps vitré est traversé par des vaisseaux qui se rendent à l'iris. Il existe une sorte de cristallin cellulaire, sans fibres, adossé à la cornée.

Le nerf optique est colobomateux et le colobome s'étend en avant dans la choroïde et la rétine jusque dans la tache pigmentaire antérieure où il dessine la figure d'un colobome irien.

L'œil rudimentaire de la Taupe peut être rapproché des yeux microphtalmes décrits en Pathologie humaine.

Interprétation de l'état rudimentaire. — L'état rudimentaire des yeux s'observe chez les animaux que leur genre de vie éloigne de la lumière, soit qu'ils s'enfoncent dans la vase ou dans la terre, soit qu'ils habitent depuis de nombreuses générations, des cavernes obscures.

Sous l'influence de ces causes il s'est produit des phénomènes de ralentissement dans le développement de l'organe ; puis, dans la suite des générations, l'arrêt complet s'est produit. Dans le développement ontogénique, c'est-à-dire de l'individu, les différentes parties de l'organe s'arrêtent au point précis où, dans la phylogenèse, cet organe a cessé, à un moment donné, de rendre des services. Ainsi chez la *Taupe*, dans la couche des cellules visuelles, on trouve des éléments à divers stades de développement. On ne peut donc pas dire qu'il y a eu régression véritable : il y a eu simplement développement incomplet. Il en est de même chez la *Myxine* où le corps vitré est composé de tissu cellulaire. Chez le *Siphonops* et le *Typhlops* on ne trouve de tissu cellulaire que dans les couches périphériques du corps vitré. Sans aucun doute, ces différents corps vitrés n'ont pas été mieux développés chez les ascendants des espèces actuelles. Il y a là encore un exemple de développement incomplet. Par contre l'œil du *Typhlichtys* est un exemple d'organe en régression.

L'étude du développement embryonnaire est indispensable pour s'assurer si, dans son ontogenèse, l'individu n'a pas possédé, à un moment donné, des organes plus perfectionnés que ceux qu'on lui trouve à l'état adulte. Ainsi chez le *Tiphlotriton*, un Amphibien des Cavernes du Missouri, l'œil est normal chez la Larve, tandis qu'après la métamorphose, il tombe en dégénérescence.

Il semble que dans certains cas où les conditions extérieures amènent un arrêt dans le développement de l'organe, certaines portions de cet organe cherchent à s'hypertrophier pour augmenter en quelque sorte le rendement général. C'est ainsi que les cellules de la couche ganglionnaire de la rétine de la *Taupe* se disposent en couches multiples et que le nombre des fibres optiques s'est augmenté sans aucune proportion avec le reste des couches rétiniennes.

En résumé, on peut donc ranger les modifications qui ont pour conséquence l'état rudimentaire, sous les trois rubriques suivantes : 1° Arrêt de certaines parties à un certain degré du développement; continuation du développement dans les autres parties: 2° Rétrogradation de certaines parties qui avaient, chez les ascendants, atteint un développement plus complet.

3° Néoformations atypiques et prolifération de certaines parties aux dépens d'autres.

Régénération du globe oculaire. — Chez les Batraciens Urodèles, en particulier le *Triton*, la reconstitution du globe partiellement détruit, a été observée par Bonnet en 1779, plus tard par Philippeaux (1880) et en dernier lieu par Colucci (1890). Elle se produit après l'ablation de la plus grande partie du globe et de son contenu. Il suffit qu'il reste environ un quart de la paroi oculaire au pourtour du nerf optique.

Après un intervalle de temps qui varie entre un et six mois on trouve un petit œil muni d'une cornée et d'un cristallin transparents, un iris normal avec sa pupille et une nouvelle rétine. Ce globe grandit lentement et même après onze mois n'a pas acquis encore la taille de l'autre.

Les différentes parties se régénèrent aux dépens des débris de tissus semblables restés en place : la cornée aux dépens de la sclérotique; les procès ciliaires et l'iris aux dépens des restes de choroïde. La rétine s'accroît en même temps aux dépens de l'épithélium pigmenté et du tronçon du nerf optique. Le cristallin se régénère aux dépens du *bord pupillaire supérieur de l'iris*.

CHAPITRE IV

SCLÉROTIQUE

La membrane fibreuse qui sert de revêtement au bulbe oculaire est en continuité directe avec la gaine fibreuse du nerf optique ainsi qu'il est facile de s'en assurer à l'œil nu, chez les Cétacés, où ces deux enveloppes possèdent une épaisseur considérable. On peut voir les volumineux trousseaux longitudinaux de la gaine durable pénétrer, en conservant une direction à peu près antéro-postérieure, dans la sclérotique où ils s'entremêlent avec les faisceaux circulaires et obliques propres à cette membrane.

Très épaisse en arrière chez les Mammifères dont la cavité orbitaire est mal défendue par une paroi orbitaire ouverte au côté extérieur, la sclérotique se réduit, au contraire, à une paroi mince chez l'Homme et les Singes dont l'orbite possède une ceinture osseuse complète. Par contre, la membrane s'épaissit toujours en avant par l'adjonction de fibres circulaires et cette portion renflée se termine, au voisinage de la cornée, par une sorte d'anneau saillant très marqué chez les Carnassiers. La disposition inverse existe chez les Cétacés. La sclérotique de la *Baleine*

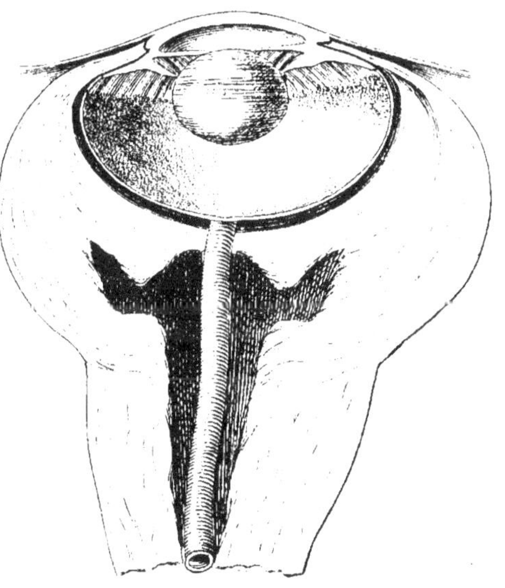

Fig. 519.

Œil de la Baleine (LEUCKART).

mesure en arrière jusqu'à 45 millimètres d'épaisseur, tandis qu'en avant celle-ci se réduit à 4 millimètres et même à 2 au voisinage de la cornée.

Chez tous les Mammifères, c'est au niveau de l'insertion des muscles moteurs du globe que la sclérotique est le plus mince, et c'est au niveau de l'entrée du nerf qu'elle s'épaissit le plus. Au voisinage de la cornée elle contient souvent des cellules pigmentées dans son épaisseur (*Veau, Porc, Chimpanzé, Tortue*).

Chez les Vertébrés autres que les Mammifères, la structure purement fibreuse de la sclérotique se modifie par l'adjonction de pièces cartilagineuses et osseuses. Sauf chez l'*Esturgeon*, la paroi oculaire est plutôt moins épaisse que chez les Mammifères. Les trousseaux fibreux qui entourent ces pièces solides ont habituellement une direction antéro-postérieure et les différents plans sont unis par des fibres à direction perpendiculaire bien apparentes chez les Oiseaux.

LANGHANS distingue trois types de sclérotique chez les Poissons :

1° Les sclérotiques à structure uniquement conjonctive : *Petromyzon* ;

2° Les sclérotiques composées de tissu fibreux et de cartilage : Sélaciens ; *Anguille* ;

3° Les sclérotiques composées de tissu conjonctif, cartilagineux et osseux : tous les Téléostéens, sauf l'*Anguille*.

Plaques cartilagineuses. — Le cartilage sclérotical affecte habituellement la forme d'une coupe dont le fond est percé d'un trou ou est même largement échancré, comme chez les Poissons osseux, pour donner accès au nerf optique.

En avant, le cartilage s'arrête dans une région correspondant à peu près à l'ora serrata de la rétine, ou même s'étend jusqu'au voisinage de la cornée, comme chez les Poissons. Il fait défaut chez les Ophidiens, chez le *Triton* et la *Salamandre*, mais existe chez la *Grenouille*.

L'épaisseur du cartilage est, d'ordinaire, uniforme sur toute son étendue. Exceptionnellement elle s'accroît fortement en arrière (*Tortue de mer, Cabliau*, ou en avant, au voisinage de la cornée (*Requin*). Chez le *Saumon* des épines cartilagineuses reçoivent l'insertion des muscles moteurs.

Quelquefois le cartilage s'encroûte de sels de chaux et l'on voit, comme chez les Plagiostomes, la capsule cartilagineuse doublée par une enveloppe continue de couches calcaires qui s'étend d'avant en arrière et se réduit, dans la portion antérieure du bulbe, à deux plaques disposées symétriquement de chaque côté de l'œil.

Le cartilage se compose de cellules et de substance intercellulaire en proportions variables. La substance intercellulaire est homogène chez les Oiseaux et les Amphibiens ; elle devient fibreuse chez les Poissons, surtout au voisinage de la cornée.

Les cellules cartilagineuses se chargent de pigment chez la *Tortue marine*. Elles sont petites, réniformes ou arrondies chez les Oiseaux et les Amphibiens ; de dimensions très variables, souvent volumineuses et irrégulières, chez les Poissons. Les Téléostéens ont un cartilage revêtu sur ses deux faces d'une couche hyaline et, chez le *Saumon*, des couches hyalines alternent avec des couches cellulaires. Lorsque le cartilage n'est pas recouvert par une couche hyaline, on voit souvent ses cellules s'anastomoser avec les éléments du tissu conjonctif voisin. Le mode d'accroissement du cartilage se trouve encore démontré par ce fait qu'à l'origine, chez l'animal jeune, il ne contient souvent qu'une assise cellulaire unique, alors que ces assises sont multiples chez l'adulte. Chez les Blennies le cartilage peut être constitué tout entier par une plaque hyaline.

Plaques osseuses. — Aux côtés nasal et temporal de l'œil de beaucoup de Poissons apparaissent des plaques osseuses d'étendue variable superposées au cartilage. Leur structure est lamellaire et rappelle souvent l'organisation de la dentine. Ces plaques peuvent prendre un développement considérable et arriver à se toucher, d'où résulte une capsule osseuse qui entoure la plus grande partie du globe. Enfin elles font défaut chez l'*Anguille*, le *Silure*, le *Gasterosteus*, l'*Aiglefin*, etc.

Chez les Oiseaux apparaissent deux pièces osseuses nouvelles d'inégale importance. L'une se réduit à un petit osselet annulaire en forme de fer à cheval, entourant l'entrée du nerf optique. On le trouve chez les petits Oiseaux chanteurs, chez le *Pic*, etc. On peut le rapprocher des pièces osseuses décrites chez les Téléostéens. L'autre pièce, bien plus importante, prend le nom d'*anneau sclérotical antérieur*. Il est situé dans l'épaisseur de la portion intermédiaire de la sclérotique dont il forme le squelette. Il a l'aspect d'un entonnoir souvent très profond et c'est lui qui donne à l'œil des Oiseaux de nuit la forme caractéristique qui le distingue. Les écailles osseuses à recouvrement latéral qui le composent, sont au nombre de 12 à 15. Les Oiseaux tels que le *Pigeon*, la *Corneille*, la *Pie*, l'*Autruche*, possèdent un anneau osseux intra-sclérotical, mais le bord postérieur de la plaque osseuse recouvre sur une petite longueur le bord antérieur de la coupe cartilagineuse qui protège le fond de l'œil. Le bord antérieur de l'anneau osseux atteint la limite du limbe scléro-cornéen. L'anneau est constitué par du tissu compact qui, chez l'*Autruche*, contient des éléments de moelle, des vaisseaux et des cellules pigmentaires semblables à celles que l'on rencontre en abondance dans les lames conjonctives de la sclérotique et dans le corps ciliaire. La moelle osseuse existe en grande abondance dans l'anneau osseux des Rapaces (*Duc*, etc.).

L'anneau sclérotical se retrouve chez les Tortues et les Lézards. Il manque chez les Crocodiliens, les Ophidiens et les Poissons, à moins qu'on ne reconnaisse comme analogues les deux plaques osseuses insérées au niveau du bord supérieur et inférieur de la cornée chez l'*Esturgeon*.

La sclérotique est pauvre en vaisseaux. Chez tous les ordres de Vertébrés cependant, on trouve au pourtour de la cornée un réseau vasculaire bien développé, décrivant des anses et sur lequel nous reviendrons plus loin.

Les anses vasculaires sont disposées suivant deux plans : superficiel et profond. Le réseau profond est plus développé chez les Animaux que chez l'Homme. Tandis que le réseau superficiel représente un lacis circulaire composé de vaisseaux anastomosés, le réseau profond se réduit souvent à des traînées vasculaires composées d'une artériole accompagnée de deux veinules.

Ces traînées pénètrent dans les couches profondes de la cornée en suivant habituellement le trajet des filets nerveux ; elles suivent donc une direction radiée. Elles sont particulièrement développées chez le *Veau*, le *Mouton*, et atteignent quelquefois le centre de la cornée. Les traînées peuvent s'anastomoser entre elles de façon à former un réseau. Aux vaisseaux sont annexés de nombreux noyaux.

On a rencontré ces vaisseaux chez l'*Antilope*, le *Cheval*, l'*Ane*, le *Porc*, le *Chien*, le *Chat* ; chez beaucoup d'*Oiseaux*, chez des *Serpents* et des *Poissons*. Ils paraissent faire défaut chez le *Lapin* et les *Amphibiens* (LEBER).

CHAPITRE V

CORNÉE

Forme et dimensions. — La cornée présente une courbure marquée chez les animaux qui vivent dans le milieu aérien et c'est à elle que revient la majeure part dans la formation de l'image rétinienne. Son rôle diminue beaucoup d'importance, au contraire, chez les Poissons qui vivent dans un milieu d'indice de réfraction voisin de celui des milieux de l'œil, cristallin excepté.

Sur la foi des recherches de PLATEAU qui a déterminé le relief cornéen des Poissons par le moulage, on a cru pendant longtemps que la cornée de ces Animaux était plate, qu'elle était comparable à une simple glace fermant l'ouverture de la capsule oculaire. BEER a montré que cette opinion était erronée. Il a mesuré au moyen de l'ophtalmomètre le rayon de courbure de la portion *médiane* de la cornée et il a trouvé des chiffres variant entre 2 et 17 millimètres. L'erreur de PLATEAU s'explique par la facilité avec laquelle la membrane très mince se laisse déprimer.

En général, cependant, la périphérie de la membrane présente une courbure faible et cet aspect se reproduit dans l'œil des Oiseaux aquatiques, des Batraciens, Chéloniens et Cétacés.

La forme est habituellement celle d'un ovale, à grand diamètre horizontal, même dans les bulbes sphériques; de plus, elle est souvent asymétrique, l'une de ses extrémités se trouvant rétrécie. La surface prend alors la forme d'un triangle à angles émoussés et la base du triangle se trouve dirigée du côté nasal (*Cheval, Bœuf, Cerf,* etc.).

La forme ovalaire est très marquée chez le *Cheval*, le *Bœuf*, la *Baleine*, les méridiens horizontal et vertical étant dans le rapport de 3 à 2 environ. Elle l'est beaucoup moins chez les autres Mammifères et chez l'Homme. Parmi les Vertébrés inférieurs, on en rencontre des exemples chez les Batraciens et les Poissons. D'autres irrégularités dans le contour et la courbure se voient chez le *Requin* et la *Raie*. Enfin, chez un Poisson voisin des *Cyprins*, l'*Anableps tetrophtalmus*, la cornée est divisée en deux portions inégales par une traînée opaque horizontale. A chacune des portions correspond un orifice pupillaire distinct. Il y aurait ainsi deux organes visuels dans un seul œil, l'un étant adapté pour la vision dans l'air lorsque l'animal nage à la surface; l'autre, pour la vision dans l'eau. Des organes analogues servant à la vision éloignée et à la vision de près, existent chez les Insectes.

Les dimensions relatives de la cornée et du globe sont assez variables. Les *Tortues de mer*, le *Caméléon*, la *Baleine*, ont des cornées dont le diamètre est à celui du globe dans le rapport de 1 à 4 environ. Les Poissons ont des cornées très grandes : le rapport avec le diamètre du bulbe est comme 1 : 1,3. Chez la *Souris* et la *Chauve-Souris*, la cornée recouvre près de la moitié du globe oculaire. Il en est de même, à un degré moindre cependant, chez le *Rat*, la *Couleuvre*, la *Grenouille*, le *Lapin*. Les Oiseaux et les Lézards ont des cornées un peu moins grandes, atteignant la moitié du diamètre bulbaire, à l'exception des Nocturnes où l'on a un rapport 1 : 1,8. Sauf chez les Ruminants, où le rapport est de 1 : 1,4 environ, la moyenne pour les Mammifères atteint 1 : 2, c'est-à-dire que le diamètre cornéen mesure environ la moitié du diamètre du globe. On a pu remarquer qu'en règle générale les grandes cornées se trouvent chez les animaux qui vivent dans un milieu obscur (Poissons) ou qui sortent la nuit (*Souris*, *Hiboux*).

Structure. — À la périphérie de la membrane on peut constater le passage direct dans la cornée de faisceaux conjonctifs scléroticaux. Mais chez les Poissons, la cornée a souvent une épaisseur supérieure à celle de la sclérotique et possède par conséquent des assises qui lui sont propres.

Les lames de la cornée sont composées de faisceaux. Entre les lames coupées suivant la direction de leurs fibres, on voit des lames coupées transversalement, formées de champs polygonaux de grandeur variée, correspondant à la coupe transversale des petits faisceaux connectifs dont ces lames sont constituées.

Ces lames ne sont pas disposées les unes au-dessus des autres comme des planches empilées : elles sont unies les unes aux autres par des lames secondaires qui sont obliques dans différents sens. Leur ensemble forme un système de tentes analogues à celui qu'on voit dans la gaine lamelleuse des nerfs. La *Raie* fait exception à cette règle ; on peut constater très facilement chez elle l'existence d'une membrane basale antérieure épaisse qui envoie dans la profondeur des fibres dites fibres suturales. La terminaison de ces fibres se fait au niveau de la membrane de Descemet. Elles sont les analogues des fibres spirales et de l'enveloppe des faisceaux conjonctifs (RANVIER). Les lames de la cornée sont disposées en séries parallèles et ne s'entrecroisent pas.

Chez les Poissons la structure de la cornée varie suivant que le tissu conjonctival prend plus ou moins de part à sa formation. On s'explique ainsi que le centre de la cornée n'offre quelquefois que le quart de l'épaisseur constatée sur les bords où s'ajoute toute l'épaisseur des couches conjonctivales. On voit aussi que chez les Poissons qui présentent ce type très accentué (*...pteris*, *Petromyzon*), la périphérie cornéenne a l'aspect cutisé.

En général, le nombre des lames cornéennes est faible et leur épaisseur va en diminuer vers le centre. À la périphérie se trouvent fréquemment des lames pigmentées.

Chez les Cyprins, le *Brochet*, la structure de la cornée est très semblable à celle que l'on trouve chez les Vertébrés les plus élevés (BERGER). La sclérotique se continue directement dans la membrane et contribue seule à la former.

Les *cellules fixes* de la cornée sont disposées en couche unique, et portent des crêtes d'empreinte à leur surface dans l'intervalle des faisceaux. Elles portent des prolongements ramifiés qui partent suivant deux directions perpendiculaires entre elles. En s'anastomosant entre eux, ces prolongements réunissent en un réseau les cellules de la cornée. Chez les Batraciens, *Grenouilles* et *Tritons*, ces cellules et le réseau qu'elles forment ont une étendue considérable ; leur importance est moindre chez le *Lézard*.

Chez les Mammifères, le *Bœuf* et le *Cheval* présentent des cellules rares, relativement au fond et munies de longs prolongements : elles sont bien plus étendues chez l'*Homme*, le *Chien*, le *Chat* ; puis viennent le *Lapin* et enfin le *Cochon d'Inde* et le *Rat*, chez lesquels les cellules ont une importance équivalente à celle qu'elles possèdent chez le *Triton*.

Dans la cornée de la *Carpe*, les cellules occupent une étendue relative plus considérable encore que chez le *Rat*, le *Triton* et le *Cochon d'Inde* ; dans beaucoup de points elles se touchent par les bords. Elles sont plus petites chez la *Raie*.

RANVIER distingue deux types de cellules : le type membraniforme avec prolongements rubanés et le type corpusculaire rappelant la forme des corpuscules osseux.

Le type corpusculaire est bien accusé chez le *Lézard*, les *Oiseaux*, chez le *Cheval* et chez le *Bœuf*. Le type membraniforme est très accusé chez le *Rat* ; moins marqué chez le *Cochon d'Inde*, le *Lapin*, le *Chien* et chez l'*Homme*. Chez la *Grenouille* les corpuscules cornéens participent des deux types précédents.

Enfin dans l'intervalle des lames cornéennes se voient des cellules migratrices dont la situation est d'autant plus superficielle qu'on se rapproche davantage du centre de la membrane ; elles sont également plus nombreuses à la périphérie, où on les trouve dans toutes les couches. Ces cellules ont une forme arrondie ; elles deviennent allongées en forme de fuseaux lorsqu'elles s'insinuent entre les faisceaux parallèles.

Épthélium antérieur de la cornée. — Il est formé de trois couches : une couche profonde à cellules prismatiques allongées ; une couche moyenne de cellules plus ou moins cubiques et une couche superficielle où les cellules sont aplaties.

Les cellules prismatiques possèdent un plateau particulièrement épais chez la *Salamandre*. Leur forme chez cet animal est presque cubique ; leur base d'implantation a partout la même largeur, tandis que cette largeur varie beaucoup chez le *Lapin*.

Les cellules moyennes montrent à leur base profonde, des fossettes destinées à loger l'extrémité des cellules à pied. Chez le *Cheval*, ces cellules se montrent sous l'aspect de cylindres garnis de dents à leurs deux extrémités ;

chez la *Grenouille* et le *Triton* on ne trouve qu'une dentelure fine. L'épaisseur de la couche épithéliale est considérable chez les Poissons.

Épithélium postérieur. — Chez les Batraciens, l'épithélium de la membrane de Descemet est composé d'éléments cellulaires extrêmement minces ; leurs noyaux seuls font une saillie notable. Cet épithélium est formé au contraire de cellules cylindriques basses chez les Mammifères.

La *membrane de Descemet* atteint chez le *Cheval* une épaisseur considérable, égale au huitième de l'épaisseur totale de la cornée. Elle est cassante comme du cartilage et constituée par des lamelles superposées dont le nombre augmente avec l'âge.

A la périphérie de la cornée la membrane de Descemet contribue à former le réticulum de l'angle irien désigné encore sous le nom de ligament pectiné.

Chez les Poissons ce réticulum est remplacé par une masse pleine qui remplit l'angle irido-cornéen et recouvre même une partie de la surface irienne.

Nerfs de la cornée. — Les nerfs ciliaires, chez les Mammifères, traversent la sclérotique dans sa partie postérieure. Chez les Amphibiens, le passage a lieu en avant et chez les Poissons, tandis que le rameau ciliaire court pénètre en arrière, le rameau long ne s'engage dans la sclérotique qu'à la partie toute antérieure, de cette membrane. Ces nerfs forment d'abord un plexus circulaire profond, analogue à celui des Amphibiens ; de ce plexus partent des rameaux ascendants.

Chez les Poissons qui ont des cornées du type conjonctival, le plexus circulaire se trouve dans l'épaisseur de la portion conjonctivale de la membrane.

Les fibrilles nerveuses se terminent librement entre les cellules de l'épithélium superficiel (ZELINKA).

CHAPITRE VI

TRACTUS UVÉAL

Sous le nom de *Tractus uvéal* on entend l'enveloppe vasculaire de l'œil avec son revêtement épithélial interne pigmenté. Cette désignation empruntée au langage des anciens anatomistes, qui rapportaient à la choroïde la couche épithéliale dérivée du feuillet proximal de la vésicule optique secondaire, est commode et nous la conserverons. On se rappelle que l'enveloppe conjonctive de la vésicule oculaire secondaire est d'abord unique. Les couches les plus voisines de la rétine et qui portent les vaisseaux nourriciers de cette dernière, se sépareront partiellement plus tard, par clivage, des couches externes qui prendront le nom d'enveloppe scléro-cornéenne. Dans la portion antérieure, le clivage aura pour effet la formation de la chambre antérieure ; dans les portions moyenne et postérieure, l'apparition de l'espace supra-choroïdien.

La zone où l'enveloppe primitive reste indivise, servira de lieu de passage aux vaisseaux ciliaires antérieurs et d'attache antérieure au tractus uvéal. La portion de l'enveloppe vasculaire située en avant porte le nom d'*iris*. Chez les Vertébrés inférieurs, les Poissons, le reste de l'enveloppe constitue la *choroïde*. Ce n'est qu'avec l'apparition d'un appareil accommodateur que se différenciera la troisième portion du tractus uvéal tel que nous le connaissons chez les Vertébrés supérieurs, c'est-à-dire le cercle ou le *corps ciliaire*. La zone de sclérotique qui lui correspond prend le nom de *zone intercalaire*. La face interne tout entière du tractus uvéal, jusqu'à l'orifice pupillaire, est tapissée par les dérivés de la vésicule optique secondaire formant une double assise dont l'externe est toujours pigmentée. La rétine proprement dite s'arrête chez les animaux munis d'un cercle ciliaire à l'*ora serrata* ; chez les autres elle s'étend souvent jusqu'à la racine de l'iris.

CHOROIDE

La choroïde est unie à la sclérotique par les tractus conjonctifs de la supra-choroïde. L'espace séreux dont Schwalbe a démontré ici l'existence est remplacée chez les Oiseaux par une véritable cavité lymphatique avec deux parois opposées lisses.

L'épaisseur de la choroïde, est en général, faible et ne dépasse guère, même chez les plus gros animaux, un demi-millimètre. Elle atteint pourtant un millimètre à un millimètre et demi chez le *Phoque* et la *Baleine*. Il faut faire une exception pour les Poissons, chez qui l'insertion d'un *réseau admirable* dans l'épaisseur de la membrane donne à cette dernière une structure spongieuse et une grande épaisseur.

Le tissu conjonctif muqueux, aux dépens duquel s'est formée la membrane, offre une structure stratifiée, chaque strate étant formée de grandes mailles remplies par la substance fondamentale homogène du tissu conjonctif, par de nombreux éléments élastiques et par des cellules étoilées pigmentées.

Les vaisseaux sont disposés en deux couches : l'externe qui comprend les gros vaisseaux; l'interne, constituant la chorio-capillaire. Cette dernière peut être considérée comme une lame de tissu conjonctif muqueux dont toutes les cellules et leurs prolongements ont été envahis et distendus par le sang venu des gros vaisseaux. Les mailles du réseau capillaire sont d'autant plus étroites que la rétine, dont la chorio-capillaire est la membrane nourricière, possède moins de vaisseaux (*Cheval*, etc.).

En dedans, la membrane est limitée par la lame élastique ou vitrée, qui montre dans ses couches les plus voisines de l'épithélium rétinien une structure anhiste, vitrée, tandis que les couches externes ont l'aspect d'un fin réticulum élastique.

Enfin les parties antérieures principalement sont parcourues par des faisceaux de fibres musculaires lisses émanées du muscle ciliaire. Ces fibres sont striées chez les Oiseaux et certains Amphibiens.

Les couches externes de la choroïde sont parcourues par des cellules pigmentées dont les ramifications s'anastomosent pour former un réseau dit supra-choroïdea. Des éléments analogues se trouvent, du reste, dans la sclérotique voisine. Chez les Poissons osseux et certains Oiseaux, les dimensions de ces éléments se réduisent beaucoup et le pigment disparaît. Parfois, comme chez les Poissons osseux, on y voit apparaître des masses graisseuses.

Des éléments pigmentés en grand nombre se rencontrent dans la couche des gros vaisseaux. Entre cette dernière couche et la précédente s'insinue, chez les Téléostéens, une couche spéciale, d'aspect blanc éclatant, dite *membrane argentine*. La supra-choroïdea, qui la recouvre extérieurement, étant dépourvue de pigment, la tunique argentine apparaît sitôt qu'on incise la sclérotique d'un œil de Poisson osseux.

Cette membrane contient, ainsi que le revêtement cutané et le péritoine de ces animaux, une infinité de petits cristaux de guanine en forme de plaquettes longues et étroites, qui sont réunis en faisceaux parallèles ou obliques. Ces cristaux paraissent être contenus dans le corps d'éléments cellulaires.

La tunique argentine, dure et rigide, s'étend en avant jusque dans l'iris pour ne s'arrêter qu'au bord pupillaire. Habituellement son épaisseur est plus grande ici que dans la choroïde, et comme elle n'est recouverte en avant que par une minime quantité de cellules pigmentées, elle donne à l'iris des Poissons l'aspect brillant qu'on lui connaît.

La face interne de cette tunique brillante est recouverte, comme nous l'avons dit, par la couche des gros vaisseaux très chargée de cellules pigmentaires. Celles-ci se disposent, même chez les Poissons munis de l'argentine, en une assise de cellules plates à contour hexagonal, ou de cellules ramifiées de formes extrêmement irrégulières.

L'argentine ne peut donc pas jouer le rôle de réflecteur de lumière ou *de tapis*.

Tapis. — On désigne du nom de tapis une couche réfléchissante située entre la couche des gros vaisseaux et la chorio-capillaire. Parmi les Poissons, cette couche se rencontre chez les Raies, les Squales, l'*Esturgeon* et un certain nombre de Téléostéens. Elle fait défaut dans la choroïde des Amphibiens et de la plupart des Oiseaux ; mais on la retrouve chez un très grand nombre de Mammifères, Carnassiers, Ruminants, Didelphes, chez le *Cheval*, l'*Eléphant* les Cétacés carnassiers. Chez le *Phoque*, le *Dauphin*, les Cétacés et les Poissons, cette couche s'étend sur tout le fond de l'œil pour se terminer en avant à la région correspondant au corps ciliaire. Au contraire, chez la plupart des Mammifères, elle se limite à une portion du fond, celle qui est placée au-dessus et en dehors de l'entrée du nerf optique et qui paraît être le siège par excellence de la vision monoculaire et même binoculaire.

Le *tapis des Poissons* a la même structure que la tunique argentine. Les cristaux pailletés de guanine sont enfermés dans le corps de cellules volumineuses munies d'un noyau et disposées entre la couche des gros vaisseaux et la chorio-capillaire. Chez les Poissons munis d'un tapis, le pigment fait défaut dans les couches situées en dedans de lui : chorio-capillaire, cellules épithéliales de la rétine, sauf cependant chez l'*Esturgeon* où la couche épithéliale montre par places des aires pigmentées.

Le tapis des Mammifères ne contient pas de cristaux de matière organique comme celui des Poissons. Aussi son éclat est-il beaucoup moins marqué. Il présente deux variétés distinctes par leur structure anatomique.

Chez les Carnassiers et les Phoques, le tapis se compose de cellules plus petites que celles des Poissons, affectant la forme de plaquettes allongées dans lesquelles se produisent des phénomènes d'interférence lumineuse. Les éléments cellulaires du tapis se trouvent en contact immédiat avec la couche endothéliale qui recouvre la chorio-capillaire. Chez le *Chien*, le *Chat*, on compte 5 à 6 assises cellulaires dont l'épaisseur totale atteint 20 μ. L'épaisseur de ces éléments est très faible et leur contour hexagonal ou irrégulier. Le contenu cellulaire est grenu, de teinte jaunâtre à la lumière transmise ; le noyau mesure 5 à 6 μ. A un fort grossissement, la masse protoplasmique perd son aspect grenu pour montrer une infinité de cristaux en aiguilles répartis parallèlement en groupes. Ces cristaux sont bi-réfringents et formés par une matière organique mal déterminée.

Il semble évident que les cellules du tapis des Carnassiers ne sont que des cellules endothéliales modifiées. A l'inverse de ces dernières dont le contour ne s'accuse que par l'imprégnation argentique, elles se séparent bien les unes des autres ; mais ce caractère est insuffisant pour nier l'analogie des deux sortes d'éléments. Les cellules à contour polygonal net qui tapissent la membrane de Descemet et les éléments qui recouvrent les travées limitant les espaces de Fontana et l'intérieur du canal de Schlemm, sont évidemment de même nature et pourtant diffèrent d'aspect en raison du rôle différent qu'ils sont appelés à jouer. Il doit en être de même des cellules endothéliales de la choroïde, qui sont, du reste, très analogues à ces dernières (SCHWALBE).

Outre ces cellules, on trouve quelquefois dans le tapis des Carnassiers des dépôts crayeux d'aspect blanchâtre.

Au contraire des Carnassiers dont le tapis est *celluleux*, les autres Mammifères et aussi les Dauphins et les Didelphes carnassiers, possèdent un tapis *fibreux*. Les fibres qui le composent ont une direction croisée par rapport aux gros vaisseaux choroïdiens sous-jacents. Elles sont ondulées et très fines. Épaisse vers le centre où elle offre un reflet vert, la couche s'amincit progressivement à mesure qu'elle approche de la périphérie et présente une teinte bleue. Sauf en quelques places, et chez le *Veau* en particulier, l'épithélium rétinien est dépourvu de pigment..

Le tapis se laisse détacher facilement de la couche des gros vaisseaux. On arrive même à en séparer la chorio-capillaire dont la pellicule endothéliale, avec ses noyaux et son fin réseau élastique, se trouve ainsi mise à découvert.

Chez les Oiseaux, l'*Autruche* possède une couche vitreuse de la choroïde de structure lamellaire et réfléchissant la lumière avec des colorations d'interférence. Mais ce phénomène n'apparaît qu'après éloignement de la couche épithéliale de la rétine dont le pigment est très foncé. En réalité il n'y a pas là de tapis.

Le *rôle* du tapis paraît consister à réfléchir les rayons lumineux qui ont traversé une première fois la rétine en leur faisant suivre un chemin inverse, suivant l'axe des cônes et des bâtonnets. L'utilisation de la lumière est obtenue d'une manière plus parfaite et l'animal muni d'un tapis peut percevoir, mieux qu'un autre, des objets faiblement éclairés. On peut objecter cependant à cette manière de voir que beaucoup d'animaux nocturnes sont dépourvus de tapis, tels les *Hiboux*, les *Chauves-Souris*, les *Souris*, les Singes inférieurs. Par contre la présence du tapis n'est pas un obstacle à la vision en plein jour. Les animaux qui en sont pourvus possèdent tous un diaphragme irien très mobile qui permet de régler à volonté l'admission des rayons lumineux. En outre, la lumière réfléchie par le tapis à l'intérieur de l'œil, dans la direction de l'orifice d'entrée, est absorbée par le pigment dont sont abondamment pourvus le corps ciliaire et la face postérieure de l'iris.

Choroïde des Poissons. — La choroïde des Poissons montre les couches suivantes :

1° Une membrane vitreuse, continuation de la vitreuse de l'iris.

2° Le réseau chorio-capillaire, formé de capillaires très larges. On y voit quelquefois des cellules pigmentées qui font défaut chez les Vertébrés plus élevés.

3° Une couche de noyaux (lamelle endothéliale interne de Sattler).

4° Le tapis *celluleux*, composé de cellules irrégulières, plates, remplies de cristaux aiguillés de guanine, et contenant un noyau peu visible. Le tapis manque chez les Poissons osseux. Il est particulier aux Poissons cartilagineux, et peut ne s'apercevoir que dans une portion limitée du fond de l'œil. Ce fait s'explique par la pigmentation localisée de la chorio-capillaire.

5° En dehors de la couche endothéliale interne des Téléostéens, et de la couche homologue du tapis des Sélaciens, se voit une lamelle élastique. La couche endothéliale externe de Sattler (chez l'Homme) paraît faire défaut.

6° Une couche conjonctive épaisse correspondant à la pellicule élastique externe de Sattler. Elle est traversée par les vaisseaux qui se rendent à la chorio-capillaire et contient de nombreuses cellules pigmentées.

7° La couche celluleuse qui renferme les gros vaisseaux. On y trouve beaucoup d'éléments pigmentés étoilés. Les vaisseaux sont engainés par des cellules endothéliales.

8° Le système lamellaire de la supra-choroïde, recouvert par la membrane argentine en continuité avec celle de l'iris.

Entre la choroïde et la sclérotique se trouvent fréquemment des espaces vides (Raies, Squales), qui entourent le nerf optique. Ils sont limités par les lamelles de la supra-choroïdea et les trabécules qui les traversent sont rigides. Ce sont probablement des cavités lymphatiques. Leur épaisseur peut atteindre 3 millimètres et demi chez la *Raie* (BERGER).

Choroïde des Oiseaux. — Elle présente une épaisseur d'environ 200 μ. En partant de la vitreuse, on trouve la chorio-capillaire dont les vaisseaux mesurent 10 à 20 μ de largeur. Dans leurs intervalles se voit une substance finement ponctuée. L'épaisseur de cette couche est de 7 à 8 μ. En dehors, se trouvent une pellicule endothéliale, puis un réseau de fines fibres élastiques dépourvu de pigment et de cellules, et, enfin, un réseau très serré de cellules pigmentées ramifiées et anastomosées. Dans les mailles de ce réseau se voient des éléments plus petits et pigmentés.

La couche suivante est représentée par un réseau composé de trabécules élastiques qui forment un système caverneux étendu à toute la membrane. Les trabécules s'étendent depuis la chorio-capillaire jusqu'à la suprachoroïdea ; leur direction est perpendiculaire ou oblique et elles servent généralement de vecteurs aux vaisseaux.

Ceux-ci traversent, en se ramifiant, le système trabéculaire et leurs gros troncs, comme il arrive chez les Mammifères, ont une situation plus superficielle que les petits. Les artères, chose remarquable, sont dépourvues de couche musculeuse. Tous les vaisseaux sont entourés par une gaine périvasculaire privée de pigment. Dans l'intérieur des trabécules les vaisseaux sont entourés par des cellules pigmentaires. La surface de toutes les trabécules, ainsi que la face profonde de la supra-choroïdea, qui leur donne insertion. enfin la face externe du réseau élastique superposé à la chorio-capillaire, sont recouvertes par une couche endothéliale continue. La lymphe circule à travers un système de fentes qui forment un réseau étendu à toute la membrane.

Les *nerfs* courent dans la supra-choroïdea et n'envoient que de fines ramifications dans les trabécules.

Les fibres musculaires striées forment un réseau de mailles présentant une disposition en étoiles. On les rencontre surtout dans la supra-choroïdea d'où leurs fibres s'étendent jusque dans l'épaisseur des trabécules du stroma ; mais elles ne paraissent pas atteindre la chorio-capillaire (SCHWALBE).

Glande choroïdienne des Poissons. — L'organe ainsi dénommé est un corps rouge, spongieux, en forme d'anneau ou de fer à cheval, situé dans l'épaisseur de la choroïde, entre l'argentine et la couche pigmentaire, et entourant plus ou moins l'extrémité intra-oculaire du nerf optique. Il est tantôt mince, tantôt il atteint plusieurs millimètres d'épaisseur. On le rencontre chez les Poissons osseux. Il fait défaut chez les Murènes, les Silures et les Ganoïdes osseux ; mais son développement atteint un haut degré chez l'*Amia* (VIRCHOW).

La présence de ce corps est liée à l'existence de la pseudo-branchie située à l'extrémité supérieure de la cavité branchiale. De cette pseudo-branchie, alimentée par le cercle céphalique, part l'artère ophtalmique externe dont la terminaison se fait dans la glande. Celle-ci reçoit donc le sang par voie indirecte, tandis que les autres parties de l'œil, nerf optique, iris, muscles, sclérotique, reçoivent le sang directement du cercle céphalique.

De même que la pseudo-branchie, la glande choroïdienne est un *réseau admirable* dont la nature avait été méconnue par les anciens anatomistes. Néanmoins la dénomination primitive de glande lui est restée.

L'organe se compose d'un très grand nombre de petits vaisseaux juxtaposés, les uns artériels, les autres veineux. Dans la portion artérielle se jettent les ramifications de l'artère ophtalmique externe, tandis que les vaisseaux veineux déversent leur sang dans un large réservoir situé à la base du réseau admirable. Ce dernier se vide en même temps que les vaisseaux venus de l'iris, des muscles, du nerf optique, dans la veine ophtalmique, branche de la jugulaire. Les deux portions, artérielle et veineuse de la glande, communiquent l'une avec l'autre par l'intermédiaire des gros vaisseaux choroïdiens et de la chorio-capillaire. De cette dernière il est ramené à la glande par de petits troncs veineux.

Sur un œil de *Brochet* tué par hémorrhagie, après fixation par le sublimé, j'ai trouvé les mesures suivantes : longueur antéro-postérieure du globe : 15 millimètres ; distance du sommet cornéen au plan pupillaire : 2 millimètres ; distance du plan pupillaire au fond rétinien : 10 millimètres ; épaisseur de la glande choroïdienne : 2 millimètres. Si l'on tient compte que la cornée n'est bombée qu'en son centre et que le plan mené par ses bords passe à moins d'un millimètre en avant du plan pupillaire, on peut admettre que la longueur antéro-postérieure de ce globe mesurait depuis le plan pupillaire jusqu'à la face interne de la sclérotique, 12 millimètres sur lesquels 2 millimètres correspondent à l'épaisseur de la glande choroïdienne.

Latéralement la masse vasculaire atteignait presque l'équateur du globe.

Cette glande est très développée chez l'*Uranoscopus*, le *Lucarus*, elle est remplacée par un tissu trabéculaire traversé par des vaisseaux, chez les *Squatina, Trygon, Miliobatis* (BERGER).

Chez les Cyprinoïdes, on trouve un peu au-dessous de la glande choroïdienne un deuxième réseau admirable placé sur le trajet de l'artère hyaloïdienne ; on lui donne le nom de *corps lenticulaire*.

DENISSENKO considère la glande choroïdienne comme un organe chargé d'une sécrétion particulière. Dans l'intervalle des petits vaisseaux, il a vu des coagulums d'une matière présentant chez certains Poissons une teinte orangée.

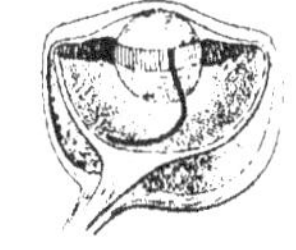

Fig. 520.

Coupe d'un œil de Brochet. Entre la rétine et la sclérotique on voit la masse de la glande choroïdienne. (LEUCKART.)

Pour CUVIER cette glande jouait le rôle d'un appareil érectile destiné à avancer ou à reculer le plan rétinien et à adapter l'œil aux différentes distances.

DORHN a voulu faire de la glande choroïdienne une sorte de pseudo-branchie ectopiée dans la cavité oculaire et en voie de régression. Le fait que la glande n'existe pas chez les Chondroptérygiens et n'apparaît que chez l'*Amia* et les Poissons osseux, suffit à démontrer que son apparition n'a pas précédé celle de la choroïde, mais constitue une acquisition postérieure à cette dernière et survenue assez rapidement. Il en doit être de même du corps lenticulaire des Cyprinoïdes (VIRCHOW).

CORPS CILIAIRE

La portion du tractus uvéal située chez les Vertébrés supérieurs au delà de la portion visuelle de la rétine, en dedans de la portion intercalaire de la sclérotique, prend le nom de *corps ciliaire*. Ici la structure compliquée de la choroïde s'est simplifiée beaucoup ; la chorio-capillaire a disparu et il reste un réseau vasculaire assez uniforme dont les mailles sont dirigées d'avant en arrière. En dedans, la limite reste formée par une membrane vitreuse qui sert de support aux cellules épithéliales de la zone ciliaire de la rétine. En avant, le corps ciliaire s'attache à la région scléro-cornéenne soit par simple adhérence comme chez les Poissons, soit par l'intermédiaire du ligament pectiné. Réduite à ce degré de simplicité, la portion moyenne du tractus uvéal se voit chez la plupart des Poissons, quelques Amphibiens (*Tritons*), les Ophidiens.

Procès ciliaires. — Mais déjà chez les Squales, l'*Esturgeon*, apparaît un système de plis, ébauche des procès ciliaires, dirigés d'avant en arrière et faisant saillie vers l'intérieur de l'œil. Très nombreux, car on en compte quelquefois plusieurs centaines, leur élévation est d'abord faible ; mais chez certains Squales (*Galeus*) leur sommet atteint l'équateur du cristallin. Tous n'ont pas la même hauteur cependant et on les voit souvent s'unir partiellement avec leurs voisins. Chez le *Thon*, le seul Téléostéen qui possède des procès ciliaires, les procès ont un développement inégal et n'arrivent pas en contact avec la lentille.

Chez les Amphibiens et les Sauriens, les procès ciliaires restent encore rudimentaires, à l'exception cependant du *Crocodile* chez qui ils atteignent le cristallin. La *Grenouille* montre des plis antéro-postérieurs, au nombre de 70 à 80, qui se prolongent sur la face postérieure de l'iris ; chez le *Caméléon*, c'est à peine si l'on constate une ébauche de plis ; il en est de même chez les Chéloniens.

Chez les Oiseaux, les procès ciliaires atteignent un très haut degré de développement. Les plis, au nombre de plusieurs centaines, couvrent la face interne du segment intercalaire et leur tête vient s'imprimer sur le pourtour de la lentille à laquelle elle forme quelquefois un véritable collier, comme on le voit chez les Rapaces nocturnes. Ici encore, comme chez les Squales, la hauteur des procès est variable et beaucoup présentent un relief très peu accusé. Chaque procès porte deux vaisseaux, l'un qui court au voisinage du bord libre, l'autre qui suit la base ; des branches de communication les unissent l'un à l'autre.

Chez les Mammifères, les procès ciliaires se mettent en contact par leur tête avec la périphérie du cristallin. On n'en compte guère plus de 70 et ce chiffre n'est dépassé que chez le *Phoque* ; mais dans leurs intervalles il existe une série de plis de structure analogue quoique plus petits. La tête des procès ciliaires, chez les Herbivores, porte au niveau de son extrémité libre une série de plicatures et de dentelures contenant un peloton vasculaire. Les plicatures secondaires sont extrêmement développées dans cet ordre.

Chez le *Lapin*, le *Cobaye*, le *Chien*, le *Chat*, le *Kanguroo*, Vircnow a décrit une sorte de saillie en forme de moulure, qui réunirait transversalement les plis du corps ciliaire et constituerait un anneau saillant à direction équatoriale. Chaque repli ciliaire aurait ainsi une portion antérieure correspondant à la chambre postérieure de l'œil, et une portion postérieure correspondant à l'espace de Petit. C'est de cette dernière seulement que se détacheraient les fibres zonulaires. Beaucoup de plis, incomplètement formés, ne dépassent pas la deuxième portion et s'arrêtent à la saillie circulaire.

Épithélium du corps ciliaire. — Cet épithélium est en continuité, en arrière, avec les deux feuillets de la rétine. Sa couche externe est pigmentée ; la couche interne est formée de cellules claires, cylindriques en arrière, cubiques en avant. Ce n'est qu'au niveau de la racine de l'iris que la couche interne se charge de matière noire. Chez le *Lapin*, la pigmentation du feuillet interne apparaît déjà au niveau de la tête des procès ciliaires, et tous les procès qui naissent à la surface postérieure de l'iris montrent le même aspect.

Entre les cellules cylindriques de la portion non plissée du corps ciliaire, se voient des fibres qui partent de la lame élastique choroïdienne. Ces fibres se dirigent vers l'équateur du cristallin. Elles représentent le ligament suspenseur de la lentille et renforcent la portion antérieure de la membrane hyaloïde avec laquelle elles entrent en connexion intime.

Rôle du corps ciliaire. — La richesse en vaisseaux des procès ciliaires permet de supposer que le corps ciliaire sert non seulement d'attache à la zonule du cristallin, mais qu'il lui est dévolu encore un rôle de nutrition vis-à-vis du corps vitré et du cristallin. Cette hypothèse est appuyée par le fait que les procès ciliaires manquent chez les Animaux pourvus d'un système vasculaire hyaloïdien, tels que les Poissons et les Reptiles. Enfin les procès réduits à l'état de simples plis ne peuvent évidemment être considérés que comme des organes vasculaires. De plus, il y a corrélation entre la masse des procès ciliaires et le volume du globe. Pour toutes ces raisons on peut admettre que les procès ciliaires représentent avant tout un organe de nutrition dont la surface possède la plus grande étendue possible (LEUCKART).

Muscle ciliaire. — En dehors des procès ciliaires, la masse du corps ciliaire est formée par le muscle ciliaire. Chez l'Homme on sait qu'il a, sur une section, la forme d'un éventail demi-ouvert dont le manche correspond au ligament pectiné et dont le bord est dirigé en dedans et en arrière.

Les lames musculaires les plus externes se prolongent, en arrière, dans les lames conjonctives de la supra-choroïdea. Avec ses deux insertions, antérieure et postérieure *fixes*, le muscle peut être comparé au muscle de Crampton que nous étudierons plus loin chez les Oiseaux.

Les lames musculaires suivantes se séparent en éventail, en *rayons*, et se perdent sur la lame conjonctive qui prolonge dans le corps ciliaire la direction de la choroïde. Après un premier trajet antéro-postérieur, les fibres s'incurvent et prennent une direction circulaire. Les fibres les plus rapprochées du bord antérieur du corps ciliaire prennent presque aussitôt cette direction. Enfin, dans l'angle interne et antérieur, se trouvent des fibres uniquement circulaires (muscle de Müller).

L'attache antérieure du muscle ciliaire sera étudiée avec l'angle iridocornéen. L'iris peut être considéré comme le prolongement antérieur de la lame de tissu conjonctif qui sert de support aux procès ciliaires et qui est comprise entre ces procès et le muscle ciliaire.

Variétés de forme du corps ciliaire. — Chez l'*Homme* le corps ciliaire se compose d'une lame conjonctive qui sert de support, en dehors, au muscle ciliaire avec ses fibres longitudinales, obliques et circulaires, en dedans, aux procès ciliaires. Muscle et procès sont unis intimement ensemble et le corps ciliaire tourne en avant une face d'où se détache l'iris. Ce dernier apparaît, en réalité, comme la continuation de la lame mésodermique interposée entre le muscle et les procès. Il en est ainsi également chez les Singes supérieurs. Mais à mesure que le muscle s'amincit et se réduit de volume, on voit s'enfoncer d'avant en arrière, entre le muscle et les procès ciliaires, une fente cloisonnée par de nombreuses trabécules. Ce sont les espaces de FONTANA dont nous parlerons plus loin. (Voir angle irido-cornéen.)

Le corps ciliaire se trouve ainsi divisé en deux portions : une externe, sclérale, et une interne, qui se prolonge en avant dans l'iris.

La séparation, dont il est question ici, est surtout marquée chez les Oiseaux et on la retrouve chez l'*Alligator*. La fente s'étend très loin en arrière en s'effi-

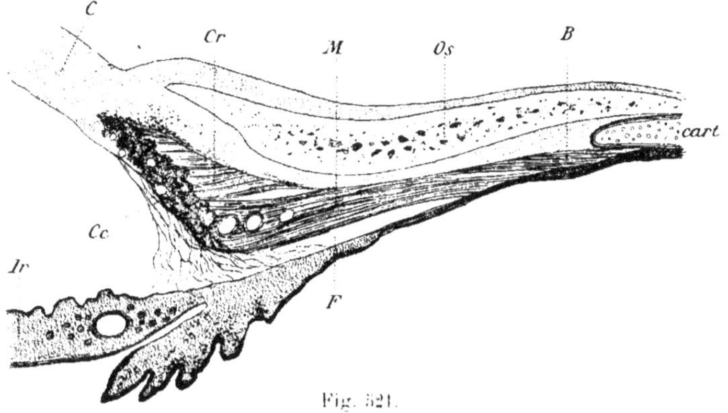

Fig. 521.

Coupe de l'œil du coq d'Inde (LEUCKART).

F, espace de Fontana. — Os, anneau osseux sclérotical. — *cart.*, cartilage. — C, cornée. — Cc, crête circulaire donnant insertion au muscle de Crampton. — Ir, iris et corps ciliaire. — F, canal de Fontana cloisonné par des trabécules. — Cr, muscle de Crampton. — M, muscle de Müller. — B, faisceau de Brücke.

lant jusqu'au point de rencontre du muscle avec la face externe du corps ciliaire (chez la *Poule*, ce point est situé à peu près à mi-distance entre le canal de Schlemm et l'ora serrata). L'ouverture antérieure de la fente dans la chambre antérieure est traversée par les longues et grêles trabécules qui rattachent l'iris et la portion attenante du corps ciliaire à la paroi cornéo-sclérale et à la membrane fenêtrée qui ferme en dedans le canal de Schlemm.

Variations de forme et de structure du muscle ciliaire. — Dès que l'on s'éloigne de l'Homme et des Singes supérieurs, le volume du corps ciliaire subit une réduction considérable. Chez ces derniers, les fibres longitudinales et leurs faisceaux circulaires sont bien accentués ; la masse se distingue surtout par la présence d'abondantes cellules pigmentaires que l'on retrouve également chez les Prosimiens et en général chez tous les Mammifères. Ici l'extrémité antérieure du muscle s'effile, les fibres circulaires, qui accusent le relief de l'angle interne du corps ciliaire, faisant défaut. Entre le muscle et les procès ciliaires s'insinue la masse aréolaire qui limite les espaces de FONTANA.

Les Carnivores viennent ensuite avec un muscle qui s'étend, parfois comme chez le *Chat*, le *Lion*, en arrière sur la couche externe de la choroïde jusqu'au delà de l'ora serrata, tandis qu'en avant il atteint la racine de l'iris (fig. 522).

Würdinger a signalé le développement extraordinaire que prend le muscle ciliaire chez la *Loutre*, animal qui poursuit sa proie aussi bien dans l'air que sous l'eau et qui a besoin d'un mécanisme d'accommodation puissant.

La réduction s'accuse d'avantage encore chez les Cheiroptères et les Rongeurs. Le muscle ciliaire du *Lapin* est très grêle : ses fibres se voient à l'extrémité postérieure du corps ciliaire.

Chez les Périssodactyles (*Cheval*), les Artiodactyles (*Porc, Chameau, Cerf, Brebis, Bœuf*) (fig. 526), les Pinnipèdes (*Phoque*), le corps ciliaire montre des procès volumineux ; par contre le muscle ciliaire est très faible chez le *Cheval*, le *Chameau*, le *Bœuf*, la *Brebis*. Les autres représentants du groupe sont mieux doués à cet égard surtout le *Porc* qui posséderait même des fibres musculaires circulaires mélangées avec les fibres longitudinales. Presque toute la portion antéro-externe du corps ciliaire est occupée par les réseaux élastiques limitant les espaces de Fontana.

Parmi les Cétacés, le *Dauphin* semble manquer d'éléments musculaires (Lauber). On en trouve peu chez les Édentés et les Marsupiaux.

On constate souvent à l'extrémité postérieure du corps ciliaire, à la place

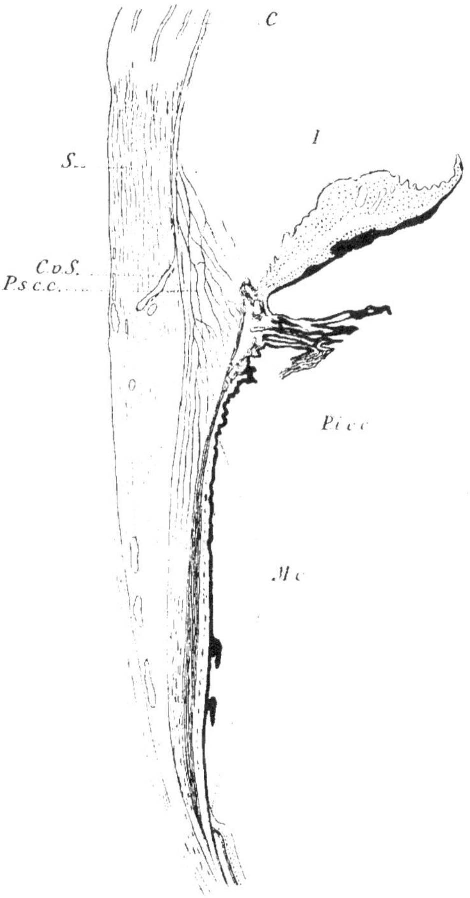

Fig. 522.

Segment antérieur du globe d'un carnivore (Chat domestique).

C., cornée. — S. sclérotique. — C. v. S. canal veineux de Schlemm. — P. s. c. c., portion sclérale du corps ciliaire. — P. i. c. c., sa portion irienne. — Mc, muscle ciliaire. — I. iris.
Le muscle ciliaire s'étend en arrière au delà de l'ora serrata (Lauber).

laissée vide par un muscle peu développé (*Cerf*, *Chèvre*) des assises de cellules volumineuses qui se continuent en arrière avec les cellules endothéliales de la choroïde.

Oiseaux. — En raison de son importance, nous consacrerons un chapitre particulier au muscle ciliaire des Oiseaux. On notera cependant que le développement considérable qu'il prend chez les Rapaces est loin de se poursuivre dans les autres ordres.

Les Reptiles possèdent un muscle ciliaire composé de fibres striées analogue à celui des Oiseaux, mais beaucoup moins développé. Chez le *Lézard* on peut y distinguer les trois portions qui caractérisent le muscle des Oiseaux. Leur insertion se fait en avant sur le bord interne de la cornée ou sur une lame spéciale insérée sur ce bord.

Le corps ciliaire très développé de l'*Alligator* se divise en portion interne portant l'iris, et portion externe, formée principalement par le muscle de Muller. La portion cramptonienne est profondément enfoncée dans la sclérotique et d'une coupe à l'autre on voit des variations très grandes dans les proportions des faisceaux musculaires. Les deux autres portions se retrouvent également ici et achèvent de donner au muscle l'aspect décrit chez les Oiseaux de proie.

Le ligament pectiné qui relie l'iris à la sclérotique, ressemble beaucoup à celui des Oiseaux. La *Tortue grecque* présente des dispositions analogues.

Batraciens. — Le muscle ciliaire existerait chez la *Grenouille* sous la forme d'un tenseur de la choroïde (Virchow); mais son existence a été niée (Lauber). Il fait défaut chez les Poissons.

Appareil accommodateur des Oiseaux. — Chez les Oiseaux le segment antérieur du globe est formé par la cornée et par la partie antérieure de la sclérotique. La chambre antérieure, habituellement très profonde, est limitée par le diaphragme irien continué en arrière par le corps ciliaire et la choroïde. Le muscle ciliaire, composé de fibres musculaires striées à direction antéro-postérieure, est appliqué contre la paroi du globe et est séparé du corps ciliaire proprement dit par un espace en fente qui communique en avant avec la chambre antérieure. En arrière cet espace va en se rétrécissant pour se terminer au niveau de la rencontre du muscle accommodateur avec la face externe de la choroïde. Cet espace en fente, dit encore canal de Fontana, est traversé en avant par les filaments rigides du ligament pectiné qui unissent la base de l'iris et la face externe du corps ciliaire avec l'angle saillant que fait à ce niveau le feuillet profond de la cornée.

Comme type de notre description nous choisirons l'œil d'un Oiseau de forte taille, tel que le coq d'Inde ou celui d'un Oiseau de proie, *Duc* ou *Faucon*. La musculature interne est ici beaucoup mieux développée que chez les Oiseaux domestiques de petite taille, tels que la *Poule* ou le *Pigeon*.

La *cornée* est mince; ses bords sont recouverts sur une faible longueur par la sclérotique avec laquelle elle se confond. En son centre les lamelles qui la composent adhèrent intimement ensemble ; mais, à mesure qu'on s'en éloigne, la membrane paraît se séparer en deux couches dont la plus profonde, qui est en même temps la plus mince, paraît lâchement unie avec la couche superficielle. Cette couche profonde ne se continue pas dans la sclérotique ; elle se sépare de la couche superficielle et s'incline légèrement vers la cavité oculaire pour se terminer par un bord tranchant qui fait face à la racine de l'iris (fig. 521).

Cette *crête circulaire* donne insertion par sa face antérieure aux fibres du ligament pectiné qui se dirigent en forme d'éventail vers la racine de l'iris et la face externe du corps ciliaire. Sur la crête viennent également s'attacher les fibres musculaires dont la masse constitue les deux faisceaux principaux du muscle accommodateur.

Ce dernier muscle, découvert par Crampton, en 1824, se compose, en réalité, de trois portions : le muscle de Crampton, le muscle de Müller et le faisceau de Brücke, ou tenseur choroïdien externe.

Le muscle de Crampton remplit le fond de l'angle dièdre compris entre la crête circulaire et la sclérotique. Le muscle de Müller s'insère sur le bord libre de la crête circulaire. De là ses fibres se dirigent en arrière, et vont s'insérer sur la face externe de la choroïde. Enfin, le faisceau de Brücke s'insère à la sclérotique, en dehors, et, après un certain trajet d'avant en arrière, va se perdre sur la choroïde.

De l'étude de ces insertions on peut déduire que la contraction du muscle de Crampton aura pour effet de rapprocher de la sclérotique, point fixe, la crête circulaire : c'est-à-dire d'attirer en bas et en arrière la couche profonde de la cornée.

Le muscle de Müller a une action semblable. De plus, il attire la choroïde en avant. Cette dernière action est sans doute la seule qui revienne au faisceau de Brücke. Il est à noter cependant que la direction exclusivement antéro-postérieure des fibres musculaires, universellement admise jusqu'ici, n'est pas démontrée. Heine, en fixant des muscles tétanisés par les myotiques, s'est assuré que la masse du muscle se dissocie et fait saillie vers l'intérieur du globe. Sur des coupes tangentielles, les fibres paraissent partir en avant d'une série de points, de nœuds, et se diriger en divergeant en arrière. Les fibres des bords, les plus obliques, recouvriraient ainsi les fibres analogues émanées des points d'insertion voisins. L'aspect de l'ensemble du muscle se rapprocherait de celui que l'on a observé chez l'Homme et l'effet de la contraction serait de rétrécir la surface antérieure de la choroïde sur laquelle ces faisceaux musculaires prennent insertion. L'anneau de tissu choroïdien étant attiré vers le centre de l'œil, la zonule qui s'y attache se trouve relâchée et le cristallin tendra à prendre une forme plus bombée en avant.

L'iris, très mobile, des Oiseaux porte une couche musculaire puissante visible même à l'œil nu chez certaines espèces. On distingue des fibres à direction radiée, à fonction dilatatrice, et des fibres circulaires qui constituent le sphincter de la pupille. Ces dernières s'étendent en une couche continue sur toute la surface antérieure de l'iris, depuis son bord ciliaire jusqu'à la pupille. L'épaisseur de la couche est plus marquée à la périphérie qu'au centre, sauf cependant au niveau de l'insertion ciliaire où les fibres font souvent défaut (Oiseaux de nuit).

En arrière de la couche des fibres circulaires se trouve la couche plus

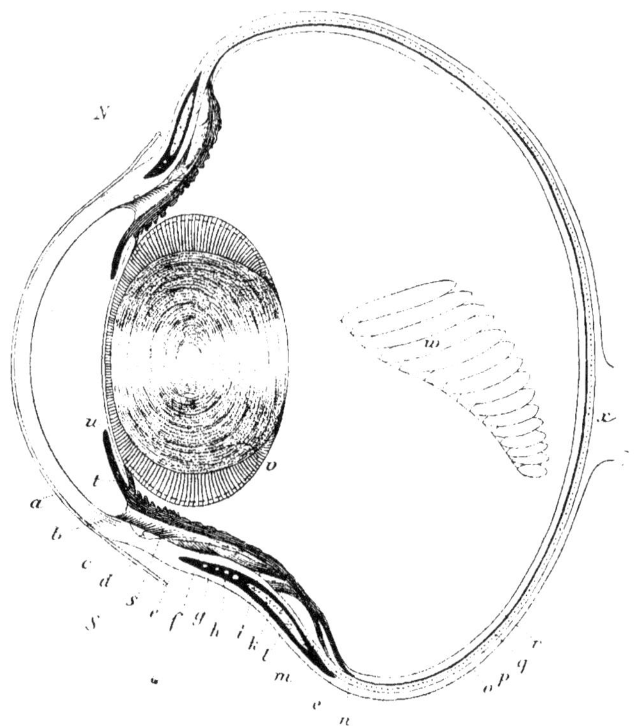

Fig. 523.

Coupe horizontale de l'œil du Faucon (H. MÜLLER et LEUCKART).

Grossi 4 fois. — S, côté temporal. — N, côté nasal. — a, cornée. — c, vaisseau circulaire correspondant au canal de Schlemm. — d, conjonctive. — e, e, anneau sclérotical osseux. — f, muscle de Crampton. — g, couche interne de la sclérotique. — h, section d'un filet nerveux. — i, portion interne, longue, du muscle ciliaire (muscle de Müller). — k, portion externe du muscle ciliaire (faisceau de Brücke). Ces deux portions ont été séparées artificiellement de la sclérotique. — n, terminaison de la rétine. — o, couche externe fibreuse de la sclérotique. — p, plaque cartilagineuse en pointillé. — q, choroïde (ligne sombre). — r, rétine. — s, canal de Fontana traversé par les fibres du ligament pectiné. — t, tête de procès ciliaire adhérente à la cristalloïde. — u, iris. — v, anneau des fibres radiées du cristallin. — w, peigne. — x, nerf optique.

mince des fibres radiées. Ces deux couches échangent de nombreuses anastomoses en forme d'arcades; on voit même des faisceaux entiers de fibres passer d'une couche dans l'autre. A la périphérie de l'iris on voit les fibres dilatatrices passer dans le corps ciliaire.

Le *corps ciliaire* est réduit ici à la couronne ciliaire dont la face profonde est couverte de très nombreux replis à direction antéro-postérieure. Ces *procès ciliaires* au nombre de plusieurs centaines, présentent un développement inégal. Entre deux procès très développés, dont l'extrémité antérieure vient se mouler sur la portion équatoriale du cristallin, on en compte quatre ou cinq qui n'atteignent pas la lentille. Chez les Rapaces la tête des procès ciliaires se couvre de petites excroissances vasculaires et des connexions intimes s'établissent avec la portion correspondante de la capsule cristallinienne. L'équateur du cristallin se trouve ainsi enserré dans l'étroite gouttière circulaire que dessinent autour de lui les procès cilaires.

On comprend que dans ces conditions le canal de Petit et la zonule fassent défaut. Les fibres zonulaires existent cependant et relient les procès ciliaires bas à la lentille.

Vérification expérimentale du mécanisme de l'accommodation chez les Oiseaux. — Il y a là un problème dont une solution satisfaisante n'a pas été donnée encore à l'heure actuelle.

Parmi les auteurs qui se sont attachés à élucider ce mécanisme compliqué il faut citer surtout les noms de Brücke, (1846) Cramer, 1853, H. Müller, et, plus récemment, de Beer (1893).

Le muscle ciliaire constitue évidemment l'organe principal de l'accommodation. Il n'est plus possible d'accorder quelque importance au peigne et cette hypothèse a été définitivement abandonnée après les recherches de Tiedemann, Treviranus, Leuckart, Zierm.

Le rôle du muscle de Crampton est le plus difficile à expliquer. Crampton pensait que sa contraction avait pour effet d'agrandir le rayon de courbure cornéen; Brücke lui attribuait un effet inverse, tandis que Cramer lui déniait toute action dans ce sens. H. Müller admettait que la contraction des fibres musculaires de l'iris exerçait une traction sur le corps ciliaire et, indirectement, sur l'équateur cristallinien, d'où un bombement de la face antérieure de la lentille. En même temps, celle-ci était fixée en place, en arrière, par le corps vitré sur lequel pesait la choroïde attirée en avant par ses tenseurs.

Trautvetter reconnut que l'excitation de l'oculo-moteur avait pour conséquence la diminution de grandeur des images fournies par la cristalloïde antérieure. Il remarqua que la section préalable de l'iris n'altérait pas le résultat.

Leuckart se rangea à l'opinion de Cramer pour qui l'augmentation de la courbure cristallinienne était due à la contraction des fibres iriennes périphériques, tandis qu'Exner admit, qu'en se contractant, le muscle ciliaire attirait en avant la choroïde et en même temps atténuait la traction que le ligament pectiné exerce sur le cristallin par l'intermédiaire du corps ciliaire et de la zonule. Le cristallin, livré à lui-même, devrait donc tendre à prendre une forme plus sphérique. C'est l'explication donnée par Helmholtz pour les Mammifères.

Beer a repris la question chez un grand nombre d'Oiseaux. Il a constaté d'abord que l'excitation électrique du muscle de Crampton ne modifie pas la grandeur des images cornéennes chez la *Poule* et le *Pigeon*; mais chez une série de *Hiboux* elle détermina un aplatissement des portions périphériques de la cornée. En même temps la courbure du sommet cornéen, sur le trajet de l'axe visuel, diminuait *légèrement*. Après résection des portions centrales de la cornée, on constatait que les portions voisines du limbe s'inclinaient en dedans sous l'influence de la contraction du muscle. Il y a donc chez certains Rapaces un léger degré d'accommodation cornéenne.

La diminution du rayon de courbure de la surface antérieure du cristallin est le facteur principal de l'accommodation.

A l'état normal, le cristallin est maintenu en état d'aplatissement par la traction élastique du puissant ligament pectiné. La contraction du muscle de Crampton et peut-être aussi du muscle de Müller, attire et déplace en dedans les couches profondes de la cornée ; comme conséquence, le ligament pectiné se trouve relâché et le cristallin, livré à son élasticité, peut prendre une forme plus sphérique. On obtient le même résultat en sectionnant le ligament pectiné ; l'excitation du muscle accommodateur est alors sans effet sur le cristallin.

Heine a confirmé les recherches précédentes. Pour lui, cependant, le relâchement du ligament pectiné n'est pas démontré. La contraction du muscle ciliaire, composé de fibres antéro-postérieures et obliques, rétrécit l'anneau de choroïde qui donne attache aux fibres zonulaires, et, par conséquent, relâche la zonule. L'auteur a constaté chez le *Pigeon*, sous l'influence des myotiques et de l'excitation faradique, une augmentation de la réfraction qui atteignait 12 dioptries, l'œil étant primitivement reconnu hypermétrope de 1 à 2 dioptries. L'excitation localisée du muscle provoquait même l'apparition d'un astigmatisme de plusieurs dioptries.

IRIS

L'iris peut être considéré comme un prolongement de la choroïde. La continuité avec cette dernière membrane est parfaite chez les Animaux dont le corps ciliaire est nul ou rudimentaire (Poissons). Lorsque celui-ci existe, l'iris prend une certaine individualité qui s'accuse particulièrement chez les Oiseaux.

L'iris doit être considéré avant tout comme un diaphragme chargé de régler l'admission des rayons lumineux dans l'œil. En outre, le rétrécissement de l'orifice pupillaire a pour effet d'augmenter la netteté des images et peut compenser, dans une certaine mesure, l'insuffisance de l'appareil accommodateur.

Structure. — Chez tous les Vertébrés, l'iris se compose d'une couche conjonctive recouverte en arrière par une double assise épithéliale, représentant le prolongement de la rétine et chargée de pigment.

Les cellules du stroma varient beaucoup d'aspect et de dimensions chez les différents animaux et souvent se chargent de pigment. Chez le *Cynocéphale* elles prennent l'aspect de filaments ramifiés. Chez les Félins, certaines de ces cellules contiennent du pigment jaune. Ces éléments paraissent jouir de la propriété de se contracter, ce qui expliquerait leurs formes si diverses.

On les trouve dans toutes les couches du stroma, mais en particulier dans les couches antérieures.

Chez le *Phoque* et la *Loutre* le dilatateur est constitué par des faisceaux de véritables fibres lisses isolées les unes des autres. Ces fibres forment une assise continue en avant de la couche de l'uvée. Le sphincter présente également chez ces deux animaux un développement extraordinaire, s'étendant jusqu'à la périphérie de l'iris.

En outre, les vaisseaux et nerfs ne pénètrent pas dans la couche musculaire, mais se disposent en une couche particulière au-devant d'elle. Ils sont recouverts, en avant, par la couche des cellules pigmentaires et par la pellicule endothéliale.

Muscle dilatateur de la pupille. — Avec Kölliker, Dogiel, etc., beaucoup d'anatomistes ont admis que le dilatateur est formé par des faisceaux muscu-

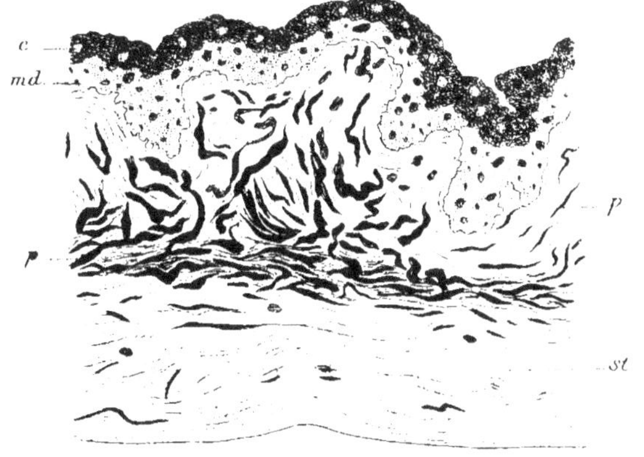

Fig. 524.

Iris de Renard. Coupe transversale.

c, épithélium postérieur pigmenté. — md, membrane dilatatrice. — p, cellules conjonctives pigmentées. st, stroma de l'iris. (Grynfeltt).

laires lisses, isolés, situés dans la partie postérieure du stroma et qui viennent mélanger l'extrémité interne de leurs fibres avec celles du sphincter. D'autres avec Henle, Merkel, Iwanoff, etc., considéraient que le dilatateur est formé par une couche mince de cellules disposées à la partie postérieure du stroma et connue sous le nom de membrane de Bruch ou de Henle.

Vialleton a montré en 1897 que chez l'Homme la membrane de Henle présente incontestablement des caractères musculaires. Il a fait remarquer, en même temps, que la structure spéciale de cette membrane, sa liaison intime avec l'épithélium postérieur et son simple accolement au stroma de l'iris, suggéraient l'hypothèse que cette membrane pouvait être d'origine épithéliale. Grynfeltt, sur le *Lapin albinos*, a vérifié les vues de Vialleton et il a montré que, peu après la naissance, la double assise épithéliale qui tapisse la face postérieure de l'iris présente une différenciation au niveau de la partie antérieure du corps des cellules contiguës au stroma irien. Cette portion du corps cellulaire se condense, devient vaguement fibrillaire et se colore fortement par les réactifs des fibres lisses. La fusion de ces différentes portions juxta-posées des corps cellulaires de la couche épithéliale antérieure, formera la *membrane dilatatrice*, membrane musculaire et non élastique, car elle prend le carmin, comme les fibres lisses, ne se colore pas par l'acide picrique et ne s'enroule pas lorsqu'on la détache, comme les membranes élastiques.

En arrière de cette membrane se trouvent les restes des éléments épithé-liaux formateurs, sous forme d'une couche de noyaux connue depuis long-temps en cet endroit.

Cette couche a de 2 à 3 μ d'épaisseur chez les Primates. Mais celle-ci augmente considérablement chez les Carnivores, pour atteindre 13 μ chez le *Chien*, 18 μ chez le *Chat* et 20 μ chez le *Renard*. Elle varie entre 3 et 7 μ chez les Périssodactyles (*Cheval*), les Artiodactyles (*Bœuf, Mouton, Porc*), et les Cétacés; entre 1 et 8 μ chez les Rongeurs (*Lapin* 4 μ) et tombe à 1 μ chez les Cheiroptères.

Chez les Oiseaux où le dilatateur est strié, son origine épithéliale a été vérifiée par Nussbaum, Szili, Herzog, etc.

Oiseaux et Reptiles. — Les fibres musculaires striées constituent la masse principale de la membrane irienne. Elles sont disposées dans deux plans, séparés par une mince couche conjonctive. Dans le plan antérieur les fibres ont une direction circulaire; elles constituent le sphincter. Dans le plan pos-térieur leur direction est radiée; c'est le dilatateur. Les fibres de ce dernier sont plus fines que les autres.

Entre les deux plans principaux, circulaire et radié, se voient des fibres à direction oblique, partant des couches circulaires pour se jeter dans la péri-phérie de l'iris en décrivant des courbes. Quelques-unes d'entre elles passent dans le corps ciliaire.

La couche des fibres circulaires est particulièrement développée vers la périphérie irienne où elle forme souvent une saillie appréciable à la surface de la membrane. Lorsque l'animal accommode pour fixer un objet rapproché, on voit la saillie s'exagérer et des rides concentriques se dessiner. On a supposé que la courbure du cristallin pouvait être modifiée par la contraction de cette portion des fibres iriennes.

Un caractère particulier des fibres musculaires iriennes est de présenter de nombreuses divisions anastomosées rappelant les fibres du cœur : celles du dilatateur font exception à cette règle.

La répartition des fibres subit de nombreuses variations. Souvent la couche radiée postérieure, formée de petites fibres, fait défaut.

Chez *les Hiboux*, ce sont les fibres circulaires qui manquent complètement; à leur place on trouve des capillaires entourant des groupes de grosses cellules adipeuses. Des cellules réfléchissantes se rencontrent également dans l'iris des Batraciens, ainsi que des dépôts de matières grasses qui jouent le même rôle vis-à-vis de la lumière. La graisse se montre dans l'iris des Oiseaux sous forme de gouttes jaunes, rouges ou violettes souvent entourées par un réseau de vaisseaux. En général il semble que la couleur soit d'autant plus claire que le milieu où vit l'animal est plus lumineux. Les Oiseaux chanteurs ont principalement des yeux bruns; les Rapaces, des yeux jaunes; les Perroquets et les Oiseaux aquatiques, des yeux rouges. Quelquefois la couleur varie avec l'âge et le sexe de l'animal.

Innervation de l'iris et du corps ciliaire des Oiseaux. — L'iris et le corps ciliaire des Oiseaux reçoivent leur innervation d'un tronc ciliaire unique qui perfore la sclérotique en dehors du nerf optique et se divise ensuite en éventail. Huit à neuf petits troncs atteignent l'insertion du muscle ciliaire où ils forment un plexus circulaire logé dans une sorte de rainure cornéenne. De là part un réseau de mailles qui s'étend au corps ciliaire et à l'iris. Chez le *Pigeon* on trouve peu d'amas de cellules ganglionnaires, surtout sur le trajet des grosses branches ; les petits rameaux dans le corps ciliaire seuls en montrent un certain nombre ainsi que les rameaux qui accompagnent les vaisseaux (Gehberg).

Poissons. — La surface antérieure de l'iris est recouverte par une membrane endothéliale en continuité avec celle qui tapisse la membrane de Descemet.

Au-dessous s'étend une couche fibreuse qui s'avance plus ou moins près de l'orifice pupillaire et qui est constituée par l'expansion sur l'iris du ligament *annulaire*. Celui-ci se compose d'un tissu spongieux contenant de nombreuses cavités tapissées d'endothélium. On peut considérer ce ligament comme l'homologue du tissu trabéculaire de l'angle irien chez les Vertébrés plus élevés. On y trouve souvent des cellules pigmentées étoilées et anastomosées (fig. 530).

En arrière, vient la couche argentine à laquelle l'iris doit son aspect blanc éclatant. La structure de l'argentine est la même ici que dans la choroïde. Chez les Sélaciens cette couche ne dépasse pas l'iris.

L'argentine est doublée en arrière par une couche de cellules pigmentaires munies de prolongements. Ces cellules ont une grande analogie avec les chromatophores cutanés.

La substance propre de l'iris, qui fait suite, est la plus épaisse des couches qui constituent la membrane. Elle se compose de tissu conjonctif, de vaisseaux volumineux, d'éléments pigmentés et enfin de fibres musculaires lisses, circulaires et radiées.

Enfin la membrane *basale* sépare la substance propre de la couche des cellules basses pigmentées qui constituent l'uvée.

La coloration de l'iris des Poissons se modifie souvent en l'espace de quelques heures. Ce phénomène pourrait peut-être s'expliquer par la contraction des chromatophores dont nous avons parlé.

PUPILLE

Dimensions de la pupille. — Le diaphragme irien n'a pas chez tous les Animaux une ouverture également large en sorte qu'une portion plus ou moins grande de la surface du cristallin peut être laissée à découvert.

La pupille horizontalement ovalaire des Poissons est généralement plus large que le grand diamètre de la lentille. Aussi chez la plupart des Téléostéens peut-on, à la simple inspection, reconnaître le bord du cristallin laissé, au moins partiellement, à découvert. C'est au côté nasal que cet écart est le plus grand et il peut atteindre jusqu'au tiers du diamètre de la lentille. L'œil reçoit alors de la lumière diffuse qui a échappé à l'action de cette dernière.

La contraction de la pupille serait, de plus, gênée chez ces animaux par la saillie que fait la sphère cristallinienne dans la chambre antérieure où elle arrive presque à se mettre au contact de la cornée.

La surface antérieure de l'iris est habituellement plane. Cependant, chez les animaux de proie, Félins, Hiboux, la face antérieure bombée de la lentille soulève l'iris et le refoule en avant.

Formes de la pupille. — A l'état de dilatation, la pupille est circulaire chez tous les animaux et elle conserve généralement cette forme dans l'état inverse. Dans un certain nombre de cas, cependant, elle prend, en se contractant, la forme d'un ovale à grand axe oblique ou d'une fente verticale. La première se voit chez beaucoup d'Herbivores, chez les Equidés, les Ruminants, les Cétacés, les Sirènes, le *Kanguroo*, la *Marmotte*, la *Raie*. La seconde appartient aux Félins, au *Renard*, aux Pinnipèdes, au *Crocodile,* à certains Ophidiens et Squales. Les Oiseaux ont tous la pupille ronde, à l'exception des Hiboux chez qui la pupille présente une fente verticale et de certains Gallinacés qui ont un orifice ovalaire.

La forme allongée de la pupille chez le *Cheval*, le *Veau*, le *Mouton*, etc., s'explique par la présence d'un ligament d'arrêt qui s'étend depuis le bord pupillaire jusqu'à l'insertion périphérique de la membrane irienne. Cette bandelette fait un relief marqué à la face postérieure de l'iris et on la retrouve symétriquement aux deux extrémités du grand diamètre pupillaire (EVERBUSCH).

La surface de la cornée est rarement sphérique et on a voulu expliquer la forme allongée de l'orifice pupillaire chez certains animaux par la nécessité de corriger l'astigmatisme qui en est la conséquence. WOLFSKEHL a constaté que, chez le *Veau*, dont le grand axe pupillaire est horizontal, on trouvait 4 fois sur 11 cas le maximum de courbure cornéen dans le méridien horizontal.

Chez le *Chat*, dont la pupille est allongée verticalement, c'est le méridien horizontal également qui a montré la plus forte courbure (près de 3 millimètres de différence). Il ne paraît pas possible de tirer de là des conclusions nettes.

Une pupille cordiforme se voit chez le *Dauphin ;* la forme est celle d'un losange oblique chez la *Grenouille*, la *Salamandre*, le *Gecko*.

L'orifice pupillaire se déplace vers le haut chez la *Raie*, vers le dedans chez les Oiseaux de proie.

Opercule irien. — Chez la *Raie*, les Pleuronectes, le bord pupillaire supérieur est muni d'une sorte de volet, de forme digitée, habituellement relevé, mais qui, en s'abattant, ferme l'orifice du diaphragme. Cet opercule est manœuvré par des fibres musculaires spéciales. Le relèvement est dû probablement à la turgescence des vaisseaux volumineux qui parcourent l'organe.

Le *Cheval*, beaucoup de Ruminants, le *Narval*, montrent au niveau du bord pupillaire supérieur et quelquefois inférieur, de petites masses frangées, d'aspect noir. Bien qu'on n'y trouve pas de fibres musculaires, ces petits organes jouent sans doute un rôle analogue au précédent.

Enfin, chez l'*Anableps tetrophtalmus*, dont la cornée est barrée par une bande de tissu opalescent, la pupille est partagée également par un pont oblique en deux orifices séparés (LEUCKART).

Mouvements de la pupille. — Ces *mouvements* s'observent à un degré variable chez la plupart des animaux, à l'exception cependant de certains Poissons. Dans cette classe les mouvements pupillaires sont extrêmement réduits et insensibles pour des variations brusques de lumière ; mais on arrive à constater des différences en maintenant les animaux pendant quelque temps à l'obscurité. Cependant, les Raies et les Squales dont la pupille est large la nuit, montrent souvent du myosis à l'éclairage diurne. Cette paresse pupillaire s'explique par la rareté des fibres musculaires et par la grande extension que prend, chez beaucoup de Poissons, le ligament ciliaire à la surface de l'iris.

À la suite d'injections sous-cutanées d'atropine, BEER a pu observer un faible élargissement du diamètre pupillaire chez la *Sole*, l'*Uranoscopus*, le *Lophius*. L'intoxication atropinique n'empêche pas la pupille du *Lophius* de se contracter lorsqu'on soumet l'œil énucléé à l'action de la lumière, phénomène qui s'observe également chez la *Grenouille* et l'*Anguille*.

La sensibilité de la pupille à la lumière s'accroît chez les Amphibiens. Elle est très marquée chez les Crocodiliens et les Oiseaux.

La réaction consensuelle des pupilles fait défaut chez tous les animaux à entre-croisement total des fibres optiques dans le chiasma.

Mais elle n'existe pas dans tous les cas où l'entre-croisement est partiel (*Lapin*). On la rencontre cependant chez les Carnassiers (*Chat, Chien, Renard*) et chez les Singes (STEINACH).

LIGAMENT PECTINÉ. — ESPACES DE FONTANA

Dans l'œil humain le muscle ciliaire s'attache en un point de la sclérotique situé à peu près à 1 millimètre en arrière de la terminaison de DESCEMET. Entre ce point d'attache et la membrane de DESCEMET, la paroi oculaire est formée du côté de la chambre antérieure par une lame de tissu trabéculaire que l'on considère quelquefois comme le tendon du muscle ciliaire, mais qui est plutôt une portion modifiée de la sclérotique. Au côté externe de cette lame se creuse dans le tissu scléral la gouttière, simple ou multiple, du canal de Schlemm.

Si l'on examine de face et à la loupe le fond de l'angle irido-cornéen, on le trouve fermé : tout au plus le fond de la gouttière présente-t-il une série de petits reliefs séparant de petites dépressions ; mais il n'y a là rien de comparable à une grille, à un peigne : chez l'*Homme*, il n'y a pas, à proprement parler, de ligament pectiné et il en est de même chez les Singes supérieurs (fig. 525).

Tout autre est l'aspect chez les Quadrupèdes. Chez le *Chien*, le *Cheval*, le

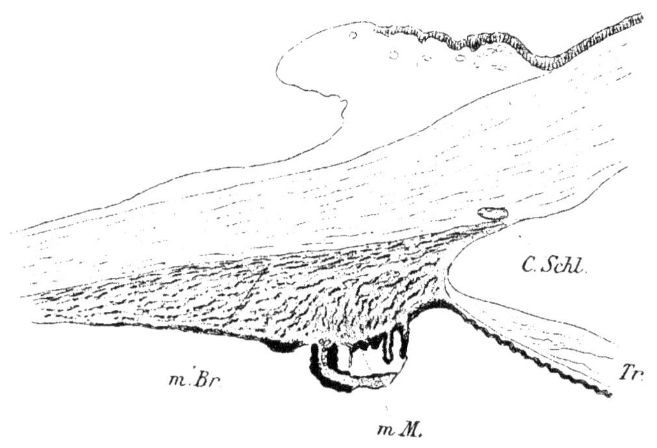

Fig. 525.

Coupe du segment antérieur de l'œil du singe Macaque (Dostoiewsky).

m'Br, Muscle ciliaire, portion longitudinale. — *m M.* portion circulaire. — *C. Schl.*, canal de Schlemm. — *Ir.* iris.

sommet de l'angle en question est traversé par une infinité de trabécules parallèles, qui vont de l'iris à la sclérotique. Hueck a comparé ces trabécules aux dents d'un peigne, d'où le nom de ligament pectiné. Mais en arrière de cette première rangée de dents, il y en a beaucoup d'autres disposées sans ordre. Sur une coupe, on se rend compte que l'espace cloisonné par ces trabécules s'étend en arrière, à une assez grande profondeur, entre le procès ciliaire, en dedans, et le muscle ciliaire, en dehors. Disons tout de suite que chez les animaux le muscle ciliaire est toujours réduit à une faible épaisseur comparativement à celle qu'on lui voit chez l'*Homme*.

Les trabécules qui remplissent l'angle irien, sont constituées par des faisceaux de tissu conjonctif issus de la sclérotique. Ces faisceaux traversent la membrane de Descemet qui leur cède une enveloppe hyaline sur laquelle viennent s'étendre les cellules endothéliales qui garnissent la face postérieure de la cornée et la face antérieure de l'iris. Les trabécules de la première rangée sont habituellement épaisses et courtes chez les Solipèdes et les Ruminants (fig. 526) ; mais elles vont en diminuant d'avant en arrière, et les dernières sont réduites à l'état de simples filaments. Chez les Félins, au contraire, les trabécules de la première rangée sont fines et allongées ; les espaces qu'elles délimitent sont larges. Sur les trabécules on trouve, outre les cellules endothéliales, des cellules pigmentées à prolongements ramifiés, et aussi des cellules migratrices. Les premières sont surtout nombreuses chez les Ruminants.

On donne le nom d'*espaces de* FONTANA aux espaces que nous venons de décrire. Ces lacunes s'étendent d'autant plus loin en arrière que le muscle ciliaire est moins développé.

Jusqu'où s'étend en avant le système trabéculaire ? En d'autres termes, où

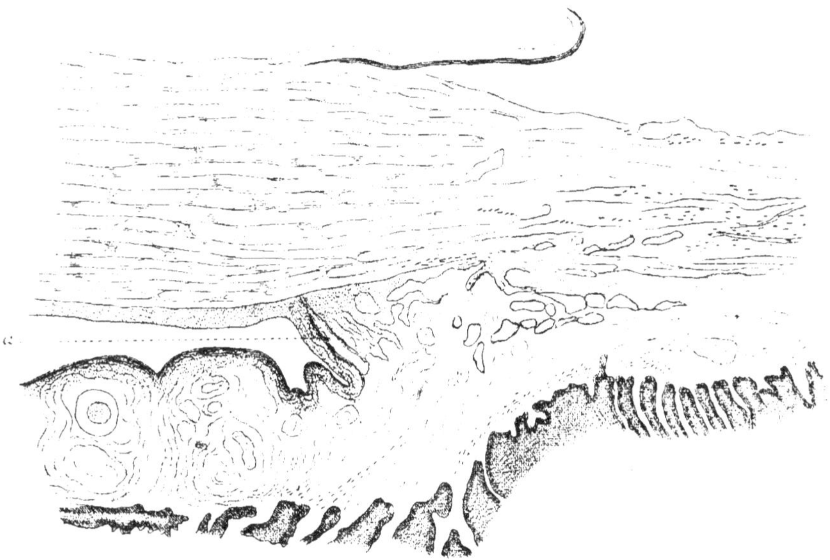

Fig. 526.

Coupe du segment antérieur de l'œil d'un Herbivore (Antilope) (DOSTOÏEWSKY).
La membrane de Descemet très épaisse se réfléchit sur la face antérieure de l'iris.
Les lacunes de Fontana sont très apparentes.

s'insère chaque extrémité d'une de ces dents de peigne de première rangée que nous voyons à l'œil nu au fond de l'encoignure irido-cornéenne ? Elle s'insère, *en dehors*, exactement au point où finit la membrane de DESCEMET : *en dedans* elle se termine sur l'iris. Or, nous avons vu que chez l'Homme le fond de l'encoignure irienne se trouvait à un millimètre en arrière de la terminaison de la membrane de Descemet et qu'entre ces deux points la chambre antérieure était limitée *en dehors* par le tendon réticulé du muscle ciliaire. Ce tendon réticulé existe également chez le Quadrupède, et au même endroit ; seulement, sa face interne reçoit l'insertion des premières trabécules de Fontana. Le tendon ne fait plus partie de la paroi de la chambre antérieure. Il limite en dehors les espaces de Fontana, et la chambre antérieure s'arrête beaucoup plus loin en avant, par le travers de la terminaison de la membrane de Descemet.

Et la disposition ancestrale du quadrupède se retrouve dans l'œil du fœtus humain âgé de trois mois qui, lui aussi, possède des espaces de Fontana. Il les aura perdus à l'âge de six mois par résorption du tissu trabéculaire. Sa chambre antérieure se sera alors approfondie et le tendon réticulé du muscle ciliaire en formera la paroi externe (ROCHON-DUVIGNEAUD).

Le canal de Schlemm du Quadrupède occupe, par rapport au tendon réticulé du muscle ciliaire, la même position que chez l'Homme ; mais il présente des variations sur lesquelles nous reviendrons.

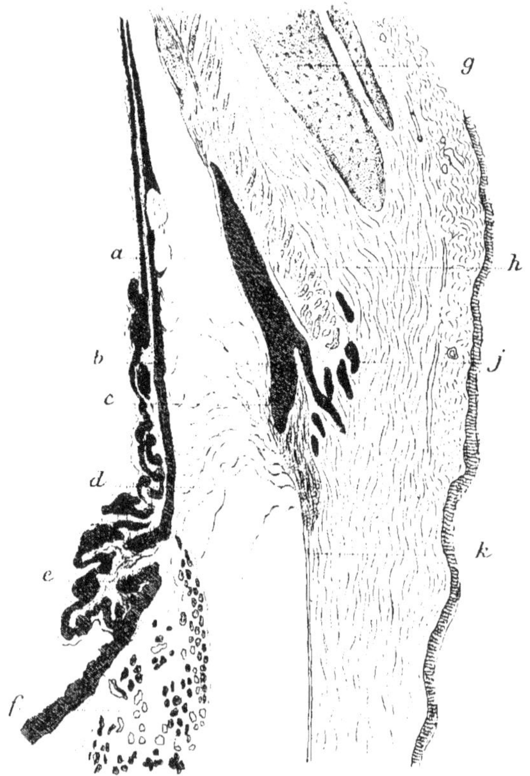

Fig. 527.

Canal de Schlemm de la Poule injecté (ROCHON DUVIGNEAUD).

a, canal de Schlemm. — b, anastomose avec le plexus veineux ciliaire. — c, région dissociée de la paroi interne du canal de Schlemm (équivalent du système trabéculaire scléro-cornéen). — d, ligament pectiné. — e, procès ciliaires. — f, iris. — g, plaque osseuse intra-sclérale. — h, muscle ciliaire. — k, membrane de Descemet.

Chez les Oiseaux, le ligament pectiné est composé d'un système de trabécules grêles, allongées, étendues de la face interne de la sclérotique à la face antérieure du corps ciliaire et de l'iris. Leurs filaments tendus traversent l'espace de Fontana, transformé ici en un véritable canal.

REPTILES. — *Sauriens.* — De la face interne du tendon du muscle ciliaire

et du corps, mince et plat, de ce muscle, se détachent des travées conjonctives
et élastiques très fines recouvertes de rares cellules endothéliales. Ces travées

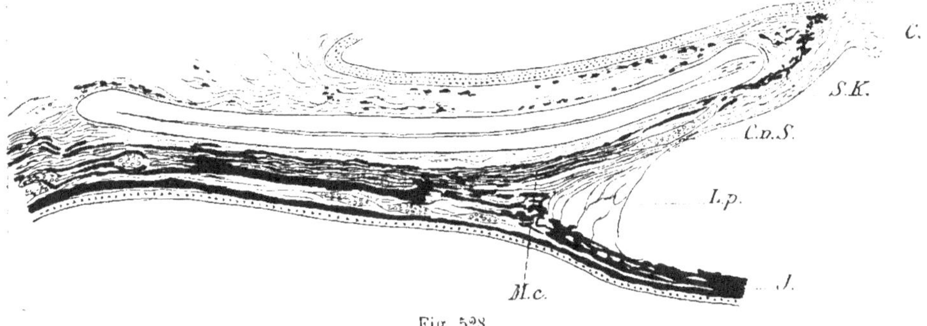

Fig. 528.

Segment antérieur du globe d'un Saurien (Lézard vert). (LAUBER).

C, Cornée. — SK, anneau osseux sclérotical. — CrS, canal de Schlemm. — Lp, ligament pectiné. — I, iris. Mc, muscle ciliaire strié. Il n'y a pas de procès ciliaires.

se jettent sur la face antérieure de l'iris en limitant entre elles de larges
mailles.

Entre le tendon du muscle accommodateur et la lame conjonctive de laquelle
se détachent les travées dont nous venons de parler, se voit la lumière d'un vaisseau qui est le canal de Schlemm. Ce dernier communique avec les vaisseaux de l'espace supra-choroïdien et avec les vaisseaux conjonctivaux (Lauber)

L'*Alligator* avec son muscle ciliaire puissant rappelant celui des Oiseaux rapaces, montre également un ligament pectiné à larges mailles qui s'insinuent entre la portion irienne et la portion sclérale du corps ci-

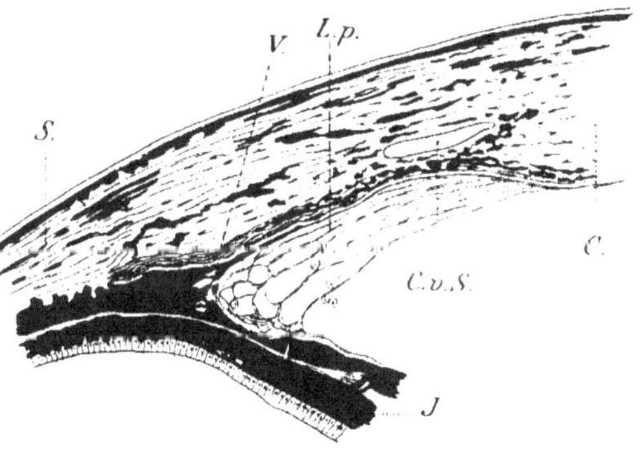

Fig. 529.

Segment antérieur du globe d'un Ophidien (Couleuvre à collier) (LAUBER).

C, cornée. — CrS, canal de Schlemm. — Lp, ligament pectiné. — V₁, veine séparée des espaces de Fontana par une paroi très mince. — I, iris. — S, sclérotique. — Le muscle ciliaire et les procès ciliaires font défaut. Il n'y a pas d'anneau osseux scléral.

liaire. La face de cette masse spongieuse qui regarde la chambre antérieure
est renforcée par des faisceaux conjonctifs épais qui sont les analogues du
ligament pectiné des Mammifères.

Ophidiens. — Au niveau de la jonction scléro-cornéenne, la sclérotique,
très chargée en pigment, s'amincit brusquement au côté interne, avant de se

confondre avec la cornée. Il en résulte une gouttière circulaire rétro-cornéenne. Sur l'éperon que fait la cornée à ce niveau s'insèrent les trabécules du ligament pectiné. Par leur autre extrémité ces trabécules vont se terminer sur la racine de l'iris et leurs mailles allongées ont une direction sensiblement parallèle à l'enveloppe de l'œil.

Le canal de Schlemm se voit dans l'épaisseur de la sclérotique, dans la portion de cette membrane qui s'unit avec la cornée. La paroi interne du canal est formée d'un tissu peu serré et fortement pigmenté.

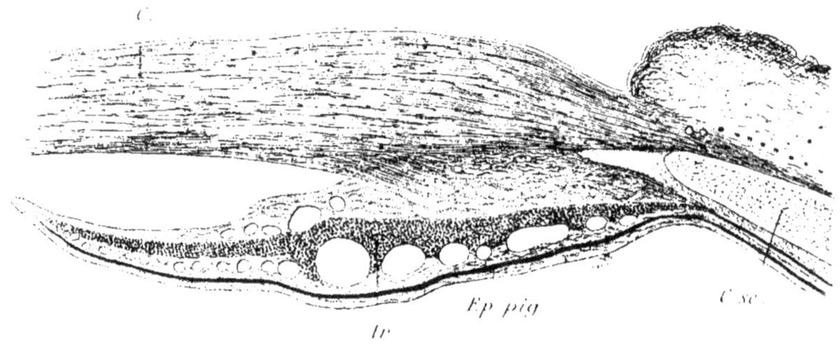

Fig. 530.
Cornée. Ligament annulaire d'un Poisson (Brochet) (LEUCKART).
Ir, Iris. — C. sc. cartilage sclérotical.

AMPHIBIENS. — Chez la *Grenouille* la base de l'iris est raccordée à la cornée par une masse formée de volumineuses cellules ramifiées et anastomosées. Les cellules les plus voisines de l'iris sont chargées de pigment et offrent le caractère des éléments iriens avec lesquels elles se continuent. La membrane de DESCEMET s'arrête au contact de la masse cellulaire et seul l'endothélium se continue sur cette dernière et sur l'iris. Au milieu de la masse cellulaire apparaît la coupe d'un vaisseau que l'on peut considérer comme le canal veineux de SCHLEMM. Ce vaisseau ne communique pas avec les vaisseaux de la conjonctive, mais envoie des émissaires dans le tissu supra-choroïdien.

Chez les Urodèles ce vaisseau est peu apparent.

LIGAMENT ANNULAIRE DES POISSONS (fig. 530). — C'est une masse d'apparence fibro-spongieuse adhérente à la cornée. Elle remplit l'angle de la chambre antérieure et adhère, par sa face postérieure, avec l'iris qu'elle recouvre sur une plus ou moins grande étendue. On y voit, surtout nombreuses vers la périphérie, des cavités dont la paroi est tapissée de cellules endothéliales et ces cavités peuvent être homologuées avec les espaces de Fontana des Vertébrés supérieurs.

À l'union de la cornée avec ce tissu, on voit souvent la section d'un ou de plusieurs vaisseaux qui représentent ici le cercle veineux de Schlemm.

Chez certains Sélaciens ces cavités se fusionnent. Il en résulte un espace vide en forme de triangle à base tournée en avant vers la chambre antérieure. La communication avec cette dernière s'établit alors librement au travers des mailles du réseau trabéculaire qui constitue cette base. Ainsi déjà chez les Poissons nous voyons se dessiner le canal de Fontana qui a pris dans la suite un si grand développement chez les Oiseaux et les Mammifères.

CIRCULATION DU TRACTUS UVÉAL

L'étude d'ensemble de cette circulation a été faite par VERSARI, LEUCKART, WAGENMANN, BACH et surtout H. VIRCHOW. Elle a été remarquablement résumée par LEBER. Les études ont été faites surtout sur des Animaux domestiques : *Bœuf, Mouton, Cheval, Chien, Chat, Lapin.*

La plupart des Mammifères possèdent deux artères ophtalmiques : l'interne, fournie par la carotide interne ; l'externe fournie par la maxillaire interne, branche de la carotide externe ; la dernière est la plus volumineuse. Les deux vaisseaux alimentent les artères ciliaires, tandis que l'artère centrale de la rétine est fournie par l'ophtalmique interne.

Les artères ciliaires longues donnent souvent des branches à la choroïde. Le grand cercle artériel de l'iris est reporté en avant, dans le tissu irien même, chez les animaux dont les procès ciliaires sont situés à la face postérieure de cette membrane.

Comme chez l'Homme, la chorio-capillaire s'arrête à l'ora serrata. Lorsqu'il existe un tapis, les vaisseaux perforent celui-ci perpendiculairement et se terminent par un bouquet radié de capillaires.

Le corps ciliaire porte un réseau capillaire dans sa portion externe, comparable à celui de l'Homme.

Les veines vortiqueuses sont souvent reportées en avant. Au bord antérieur de la choroïde se voit une couronne de vaisseaux veineux qui réunissent les unes avec les autres les branches antérieures des veines vortiqueuses ; c'est le canal veineux de Hovius dans lequel se déversent les veines du corps ciliaire et celles de l'iris. Chez le *Phoque*, on voit ici un véritable canal qui émet vers l'arrière cinq larges sinus veineux.

Chez le *Lapin*, l'artère ophtalmique interne fournit l'artère ciliaire longue postérieure du côté nasal, tandis que celle du côté temporal vient de l'ophtalmique externe qui fournit également une branche à la précédente. Les ciliaires courtes proviennent en majeure partie des deux ciliaires longues postérieures ; avant leur entrée dans le globe celles-ci se divisent en 3 à 6 rameaux principaux qui donnent naissance à leur tour à 15 à 18 ramuscules. A l'intérieur du globe, l'épanouissement de ces derniers se fait de suite en forme de bouquet. La ligature des ciliaires longues arrête toute circulation dans le tiers antérieur de la choroïde et dans le corps ciliaire. Ce sont donc des artères terminales. Elles fournissent des récurrentes à la choroïde ; mais celles-ci ne s'anastomosent pas avec les ciliaires courtes.

Le corps ciliaire et l'iris reçoivent leur sang exclusivement des ciliaires longues postérieures.

Chez le *Chien* et le *Chat*, les artères ophtalmiques interne et externe s'anastomosent à l'intérieur du crâne et dans l'orbite. Les ciliaires longues postérieures se comportent comme chez le *Lapin*. Dans la choroïde, en avant, le réseau artériel circulaire est alimenté par les ciliaires longues, les ciliaires courtes, et des branches issues du cercle irien.

Une portion des branches veineuses, qui forment ailleurs les vortiqueuses, se rend ici dans le canal veineux de Hovius situé très avant, près du bord ciliaire ; d'autres se rendent au plexus veineux sclérotical qui reçoit également des veines issues du corps ciliaire.

Chez le *Cheval*, l'ophtalmique externe, anastomosée avec l'interne dans l'orbite, alimente seule la choroïde et l'entrée du nerf optique. Elle échange à ce niveau de nombreuses branches avec les vaisseaux rétiniens. L'ophtalmique interne paraît se distribuer uniquement au nerf optique.

Chez les *Vertébrés inférieurs* il n'y a, en général, qu'une seule artère choroïdienne. Elle se divise en deux branches, nasale et temporale, qui correspondent aux ciliaires longues. L'iris est desservi par les artères ciliaires antérieures.

Il en est ainsi chez les Oiseaux. Ceux-ci possèdent également deux veines vortiqueuses. Le peigne est alimenté en partie par des vaisseaux ciliaires, en partie par l'artère hyaloïdienne.

La *Grenouille* n'a qu'une seule artère ophtalmique issue, à l'intérieur du crâne, de la carotide interne. Elle se bifurque en deux artères ciliaires longues, puis perfore la sclérotique en bas et en dehors. Arrivée au corps ciliaire, elle donne deux artères qui vont à l'iris, puis se rend au corps vitré où elle se termine par l'artère hyaloïdienne.

La chorio-capillaire n'existerait que sur le trajet des artères et au-dessus du nerf optique.

Il y a deux veines : la veine ophtalmique et la veine supérieure du bulbe.

REPTILES. — L'artère ophtalmique se divise en deux branches, temporale et nasale, qui fournissent des ciliaires courtes, l'artère hyaloïdienne, et atteignent ensuite le bord ciliaire de la choroïde.

Il y a une chorio-capillaire à mailles étroites.

Chez les Poissons, on trouve une ophtalmique externe ou grande ophtalmique, venant de la pseudo-branchie, et une ophtalmique interne, ou petite ophtalmique, branche de la carotide interne.

Chez les Sélaciens l'ophtalmique externe irrigue la choroïde, l'interne, l'iris. Il n'y a pas d'artère hyaloïde.

Deux veines, supérieure et inférieure, rappellent les vortiqueuses.

Chez les Téléostéens, l'ophtalmique interne donne les vaisseaux hyaloïdiens ; l'externe, issue de la pseudo-branchie, alimente la glande choroïdienne. Les Cyprinoïdes possèdent, outre ce dernier réseau admirable placé sur le trajet de l'ophtalmique externe, un autre réseau analogue, le corps lenticulaire, branché sur le trajet de l'artère hyaloïdienne.

CERCLE VEINEUX DE SCHLEMM

Déjà connu d'ALBINUS, le cercle veineux a été décrit par SCHLEMM en 1830. On l'a confondu souvent avec les espaces de Fontana et même avec le cercle veineux de Hovius. BRÜCKE fit cesser cette confusion. ARNOLD et HUSCHKE montrèrent ses relations avec les vaisseaux ciliaires antérieurs, ROUGET découvrit sa constitution plexiforme ; enfin LEBER en a fait une étude complète étendue à l'Homme et aux Animaux.

Le plexus veineux se laisse injecter aussi bien par les voies artérielles que veineuses. L'injection poussée dans la chambre antérieure, le remplit, mais par effraction. Normalement l'humeur aqueuse seule le pénètre. Elle s'y mélange avec le sang qui y circule normalement.

Nous avons indiqué la situation du cercle veineux par rapport à l'insertion du muscle ciliaire (*Voir* : Ligament pectiné).

Le cercle veineux se compose d'un canal unique ou divisé en plusieurs canaux secondaires qui s'anastomosent de la façon la plus irrégulière, d'où le nom de plexus veineux qui lui a été donné. On peut le considérer comme un réservoir annexé au réseau des veines ciliaires antérieures qui conduisent le sang venu du muscle ciliaire. L'analogie entre le cercle veineux et les sinus de la dure-mère est indéniable.

Le cercle veineux de Schlemm se retrouve, avec des variantes dans la structure, chez les Mammifères, les Oiseaux et les Vertébrés inférieurs.

Il apparaît sous la forme d'un large réseau à petites mailles dans les couches profondes de la sclérotique du *Lapin*, du *Chien*, du *Bœuf*, de la *Brebis*, de la *Chèvre*. En dedans de lui se voient le ligament pectiné et les espaces de Fontana. La limite antérieure correspond à l'insertion de l'iris : la postérieure, à celle du muscle ciliaire. Chez les Ruminants où les espaces de Fontana sont très développés et où l'insertion du muscle ciliaire est reportée notablement en arrière, le plexus acquiert une grande largeur, et on ne le voit bien qu'après injection des vaisseaux et décoloration des nombreuses cellules pigmentaires qui l'entourent. Sa forme est circulaire même sur les globes à cornée fortement ovale.

Une disposition analogue du plexus veineux existe chez le *Porc*, le *Chat*, le *Cobaye*, le *Cheval* et beaucoup d'autres Mammifères (LACBER). Les veines tendent à se rapprocher les unes des autres à mesure que le corps ciliaire augmente de volume et finalement on a la disposition ramassée que présentent l'Homme et les Singes.

La paroi de ces veines est extrêmement mince et se compose d'une simple assise endothéliale. Les émissaires qui se jettent dans les veines émanées du muscle, s'entourent, au contraire, d'une membrane élastique et d'une faible couche musculaire.

Chez quelques Mammifères, le *Chien* en particulier, la sclérotique renferme dans sa partie antérieure un réseau de larges vaisseaux veineux qui communiquent avec le cercle de Schlemm. Situé superficiellement, on reconnaît ce réseau à l'œil nu sur l'animal vivant. Il se déverse par deux groupes de vaisseaux situés en haut et en bas, dans le méridien vertical du globe. Chaque groupe comprend trois veines dont la médiane se rend aux veines orbitaires, les latérales aux vortiqueuses. Ce plexus reçoit des anastomoses de la choroïde et du corps ciliaire (VIRCHOW).

OISEAUX. — Chez la *Poule* le cercle veineux est représenté par un vaisseau veineux unique sur une partie du contour, divisé en petits vaisseaux anastomosés, sur l'autre partie. Il atteint 1 millimètre de diamètre. L'injection directe ou indirecte, par les vaisseaux, se fait facilement et il se remplit de sang lorsqu'on laisse l'animal, après la mort, suspendu pendant quelque temps, la tête en bas. Le cercle communique en arrière avec les veines vortiqueuses par l'intermédiaire des veines ciliaires.

Le plexus veineux est très uniformément répandu chez les Oiseaux. Les veines qui le composent sont séparées des espaces de FONTANA par une plaque de tissu trabéculaire garnie de cellules endothéliales et dont l'épaisseur varie avec les espèces. Entre les veines se voit la coupe d'un vaisseau artériel qui est lui-même une portion d'un plexus artériel circulaire dont la disposition est mal connue. Le déversement du sang se fait en avant et en arrière, vers la choroïde.

Chez les autres Vertébrés on retrouve le cercle veineux composé soit d'un vaisseau unique, soit de plusieurs petites veines. Les rapports avec le ligament pectiné restent les mêmes. Chez les Poissons on le trouve habituellement rempli de sang. Le déversement se fait en *arrière*, dans les veines choroïdiennes, chez les Poissons, les Amphibiens, les Reptiles. Les Lacertiliens ont une voie d'écoulement antérieure et postérieure. Chez l'*Alligator* la voie antérieure est même la plus importante.

ORGANES DÉVELOPPÉS AU NIVEAU DE LA FENTE OCULAIRE EMBRYONNAIRE

(PEIGNE DES OISEAUX. — CÔNE DES REPTILES. — REPLI FALCIFORME DES POISSONS)

La vésicule optique secondaire présente dans sa partie inférieure une ouverture qui, par rapprochement de ses bords, constituera la fente oculaire. Cette fente donne accès dans la cavité vitréenne à une anse vasculaire à direction antéro-postérieure. L'anse se compose d'une artère afférente qui se ramifie en un réseau capillaire et de ce dernier naît une veine qui sort de la cavité oculaire dans la région correspondant au corps ciliaire.

De cette anse vasculaire primitive naîtront : l'artère hyaloïdienne et l'artère centrale de la rétine des Mammifères, les vaisseaux de l'hyaloïde des

Amphibiens, Reptiles et Poissons ; enfin ceux qui formeront le peigne des Oiseaux, le cône des Reptiles, le repli falciforme des Poissons.

Ce système vasculaire de la fente oculaire ou des *vaisseaux intérieurs*, ne peut entrer en rapport avec le système des vaisseaux *extérieurs* que dans le champ de la fente oculaire et au niveau de la face antérieure du cristallin. Les anastomoses permanentes qui naissent dans le champ de la fente oculaire constituent les vaisseaux cilio-rétiniens de l'Homme et des Mammifères à l'entrée du nerf optique.

Le système de la fente oculaire ou des vaisseaux *intérieurs* comprend des vaisseaux *permanents* et des vaisseaux *destinés à disparaître* au terme de l'évolution embryonnaire.

Les vaisseaux destinés à disparaître sont l'artère hyaloïdienne des Mammifères ainsi que les vaisseaux qui se rendent à la capsule du cristallin. Les vaisseaux permanents sont les vaisseaux de la rétine des Mammifères, les vaisseaux de l'hyaloïde et de la rétine, du peigne et des formations analogues chez les autres Vertébrés.

Les vaisseaux permanents se divisent en *superficiels* et *profonds*. Les premiers sont les vaisseaux rétiniens des Mammifères et ceux de l'hyaloïde des Amphibiens, Reptiles, Poissons. Les seconds alimentent le peigne des Oiseaux et les formations qui s'en rapprochent : cône des Reptiles, repli falciforme des Poissons.

Chez les Vertébrés autres que les Mammifères la rétine est, à peu d'exceptions près, dépourvue de vaisseaux. Les Oiseaux et la plupart des Reptiles, sont, de plus, privés d'un réseau hyaloïdien nourricier du corps vitré. Aussi voit-on se développer chez eux des organes vasculaires homologues qui portent le nom de *peigne* chez les Oiseaux et de *cône* chez les Reptiles.

Peigne des oiseaux. — Le peigne est un organe membraneux, couvert d'un

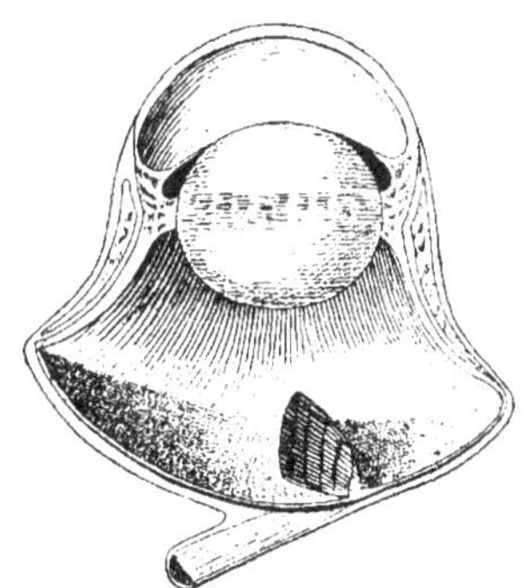

Fig. 531.
OEil de Grand-Duc avec peigne
Le côté nasal est à gauche. (SOEMMERING.)

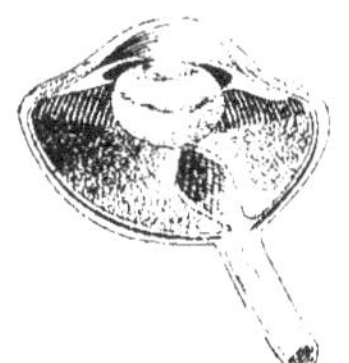

Fig. 532.
OEil du Cygne. Peigne.
(LEUCKART.)

pigment noir, et attaché sur le nerf optique à partir duquel il s'avance dans le corps vitré à une distance variable. Cet organe, étudié et décrit pour la première fois par Perrault, en 1676, reçut plus tard le nom qu'il porte. Les auteurs allemands le désignent encore par le terme d'*éventail* (*Fächer*). Cet organe ne manque que chez l'*Aptéryx*. — Sauf chez l'Autruche où il a la forme d'une bourse conique insérée sur le nerf optique et séparée en deux par une sorte de cloison blanche, le peigne représente une lame triangulaire ou rectangulaire pigmentée, insérée sur le nerf optique et dont le plan serait dirigé en bas et en dehors, c'est-à-dire dans la direction même de la fente oculaire. Il n'atteint généralement pas le segment intercalaire de la sclérotique et ce n'est qu'exceptionnellement, comme chez l'*Oie*, le *Cygne*, la *Cigogne*, etc., qu'il arrive à toucher le cristallin et même à lui adhérer. Le

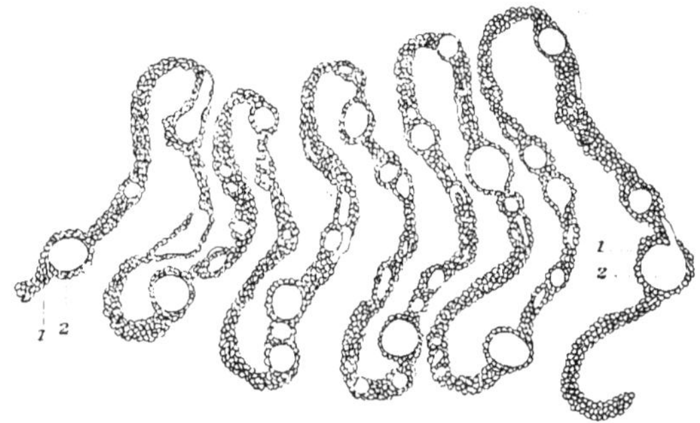

Fig. 533.
Coupe transversale d'une portion du peigne de la Cigogne (grossi). (Carrière.)

peigne est constitué par une lame repliée sur elle-même et offrant, sur une coupe transversale, l'aspect en zigzag d'une collerette (fig. 533). Le nombre de plis varie entre 5 et 30, en moyenne 16 (Rapaces, Gallinacés, etc.). Le terme de *peigne* n'est donc pas exact puisqu'il n'y a pas de dents séparées.

Chez le *Hibou* la longueur du peigne mesure 5 millimètres à la base et 4 millimètres de hauteur ; chez la *Cigogne* on trouve 13 millimètres pour la longueur de base et 7 millimètres pour la hauteur.

Le peigne est un organe essentiellement vasculaire. Il se compose d'un lacis de vaisseaux capillaires de dimensions inégales, disposés en deux ou trois plans superposés et dont les mailles peuvent varier de forme et de dimensions. Chez l'Oie les vaisseaux sont presque tous dirigés parallèlement entre eux ; les anastomoses sont assez rares, et les mailles acquièrent une grande longueur (Beauregard). Le tissu conjonctif rare, qui sert de soutien, contient du pigment libre. L'organe tout entier est enfermé dans une enveloppe endothéliale.

Le sang du peigne provient de la branche externe de la carotide interne, qui, immédiatement après sa sortie du temporal, forme le volumineux *réseau admirable ophtalmique*. De ce dernier naissent l'artère palpébrale inférieure, l'artère ethmoïdale et l'artère ophtalmique. Celle-ci forme au côté externe du nerf optique le *réseau admirable du peigne*. Les vaisseaux qui s'en détachent, traversent la sclérotique et se réunissent en un tronc unique qui correspond à l'artère centrale de la rétine des Mammifères. Ce tronc s'étend à la base du peigne et il s'en détache des vaisseaux ascendants qui pénètrent dans ce dernier et forment un volumineux réseau capillaire. Le sang veineux est repris par une grosse veine choroïdienne qui perfore la sclérotique à peu près vers le milieu du peigne. A noter qu'il se fait au niveau de la fente oculaire des anastomoses variables avec le réseau des artères ciliaires postérieures.

D'après BEAUREGARD, le peigne serait une production de la choroïde avec laquelle il est en rapport chez l'embryon. Il apparaît dès le quatrième jour chez l'embryon de *Poule*.

La fente oculaire primitive au niveau de laquelle se développe le peigne, ne disparaît pas complètement chez la *Poule*. Elle est souvent indiquée encore chez l'animal adulte par une ligne claire et on peut lui distinguer trois portions : la première qui correspond au peigne ; la seconde qui s'étend jusqu'au corps ciliaire et est remplie par du tissu conjonctif ; enfin la troisième, qui est représentée par un trou dans la portion ciliaire de la rétine. Par ce trou passe un vaisseau qui est le vestige de l'extrémité distale de l'anse vasculaire primitive dont nous avons signalé l'existence chez l'embryon. Le trajet de l'anse embryonnaire a donc pu être reconstitué dans l'œil adulte.

Rôle du peigne. — Ce rôle a été interprété de diverses façons : on a considéré en particulier le peigne comme un organe érectile capable de déplacer le cristallin et de modifier l'adaptation de l'œil. BEAUREGARD, se servant de l'ophtalmoscope, constata des déplacements, des vibrations rapides en rapport avec les mouvements de la membrane nictitante. Mais il remarqua surtout que le peigne est disposé pour arrêter les rayons venant d'en avant et d'en haut, c'est-à-dire ceux qui peuvent atteindre simultanément les deux yeux. En les arrêtant, le peigne supprime momentanément l'usage de la vision binoculaire, condition nécessaire à l'exercice le plus parfait de la vision monoculaire.

Le peigne servirait aussi d'écran destiné à défendre la rétine contre les rayons du soleil. L'observation des attitudes de la tête d'une *Poule* exposée au soleil serait favorable à cette supposition, de même que le minime développement de cet organe chez les Oiseaux de nuit.

Enfin une hypothèse qui paraît très plausible, attribue au peigne le rôle d'un organe de nutrition du corps vitré et en fait un pendant du corps ciliaire. Il pourrait servir aussi d'organe d'excrétion chargé de maintenir la tension intra-oculaire.

D'après ZIEM, le peigne doit être considéré comme un organe érectile dont le volume peut varier dans des limites assez étendues. A l'état de distension, il pourrait recouvrir partiellement le cristallin et masquer l'orifice pupillaire. En dehors de sa fonction d'organe de nutrition, il jouerait le rôle d'un diaphragme accessoire réglant l'entrée des rayons lumineux dans le fond d'œil.

Cone des Reptiles. — La formation correspondante au peigne des Oiseaux a, chez les Lézards, l'aspect d'un cylindre ou d'un cône pigmenté dont la hauteur est égale à environ quatre fois la largeur. Le cône s'insère par sa base sur l'entrée du nerf optique. Il fait défaut chez un certain nombre de Lacertiliens, l'*Hatteria*, par exemple, où il est remplacé par une excavation ; mais on le rencontre chez l'*Orvet*, le *Caméléon*. Le *Varan* possède sur sa papille une petite masse feutrée légèrement saillante et l'*Iguane* deux petits feuillets qui rappellent le peigne des Oiseaux. Dans les yeux du *Trachysaurus* et du *Lygosoma*, deux Lézards australiens, on trouverait, s'étendant du nerf optique jusqu'au pourtour du cristallin, un réseau de vaisseaux qui rappelle le processus falciforme des Poissons.

La structure du cône est caverneuse : au centre s'élève un large vaisseau qui s'entoure d'une enveloppe de capillaires. Sa fonction doit être analogue à celle des procès ciliaires.

Les *Ophidiens* dont le corps vitré possède une enveloppe vasculaire, manquent généralement de cône. Pourtant ce dernier se rencontre chez le *Boa* et la *Vipère*. Enfin il se présente sous forme d'une masse feutrée noire sur le nerf optique des Crocodiliens, et d'une masse blanchâtre analogue chez les Chéloniens.

Processus falciforme des Poissons.

— Sur le trajet de la fente oculaire s'élève une lame conjonctive qui se dresse à une faible hauteur dans la masse du corps vitré. Elle s'étend depuis l'entrée du nerf optique jusqu'à peu de distance en arrière de l'iris. Arrivée en ce point elle se relève brusquement en forme de pointe couronnée par une extrémité renflée, généralement conique, à laquelle on donne le nom de *campanule de Haller*. Par son extrémité libre, la campanule s'insère sur la portion inféro-interne du bord équatorial du cristallin.

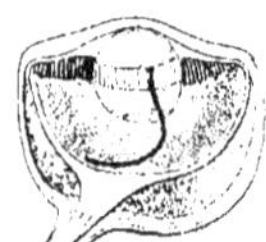

Fig. 534.

OEil d'un Poisson (Brochet). (LEUCKART.)

L'espace compris entre la sclérotique et la rétine est occupé par la glande choroïdienne. Le processus falciforme est indiqué par la ligne noire.

La couleur du processus est brune ou noire ; celle de la campanule habituellement noire.

A la base du processus, dans le sens de son axe, courent deux vaisseaux, une artère et une veine qui vont se résoudre en capillaires dans la campanule. Ils sont accompagnés d'un filet nerveux dont l'extrémité s'épanouit également dans la campanule par un bouquet de fibrilles.

Dans l'intérieur de la campanule on reconnaît un faisceau de fibres musculaires lisses dirigé suivant l'axe du cône qui représente la gaine d'un muscle. Les fibres s'insèrent sur la paroi interne du cône ; leur autre extrémité va s'attacher, par l'intermédiaire d'un court tendon, à la membrane du cristallin, au niveau de son équateur. La gaine conjonctive de la campanule doit donc être considérée comme le prolongement du tissu conjonctif de revêtement du processus falciforme et, chez le *Saumon*, on voit même les fibres musculaires s'enfoncer dans l'extrémité antérieure du processus.

Le muscle de la campanule, dont la nature a été reconnue par LEYDIG, est destiné à attirer en arrière la lentille et à modifier l'adaptation de l'œil. C'est le *muscle de l'accommodation* des Poissons.

La hauteur du processus falciforme est assez variable; chez les Acanthoptérygiens il est si bas qu'il dépasse à peine le niveau de la rétine. Chez les Salmonides son extrémité distale se relève beaucoup; plus rarement l'inverse a lieu. Enfin quelquefois, comme chez les Cyprins, l'*Hippocampe*, l'extrémité antérieure seule est développée et l'arrière est raccourci.

Le tissu qui constitue le processus est difficile à caractériser. Comme le bord supérieur et les côtés du processus adhèrent au corps vitré, on peut dire qu'il s'agit d'un intermédiaire entre le tissu conjonctif et le tissu de l'humeur vitrée (VIRCHOW). A sa surface on trouve souvent un revêtement de cellules pigmentées. A l'intérieur se voit parfois un réseau vasculaire propre qui est un homologue de l'artère du corps vitré des Cyprins. Comme ce réseau est indépendant de la choroïde, il semble bien que le processus doive être considéré comme le produit d'une inclusion d'un tissu distinct, peut-être du tissu de soutien du nerf optique.

Sur l'origine du muscle rétracteur du cristallin, NUSSBAUM a émis l'opinion qu'il pourrait avoir une origine épithéliale, au même titre que le dilatateur de la pupille chez les Vertébrés supérieurs.

Le procès falciforme fait défaut chez les Sélaciens, l'œil de ces animaux étant d'une organisation beaucoup plus élevée que celui des Poissons. Il se trouve d'une façon très constante chez ces derniers, du moins chez tous ceux qui sont dépourvus d'un réseau vasculaire hyaloïdien. L'exception des Pleuronectes pourvus d'un

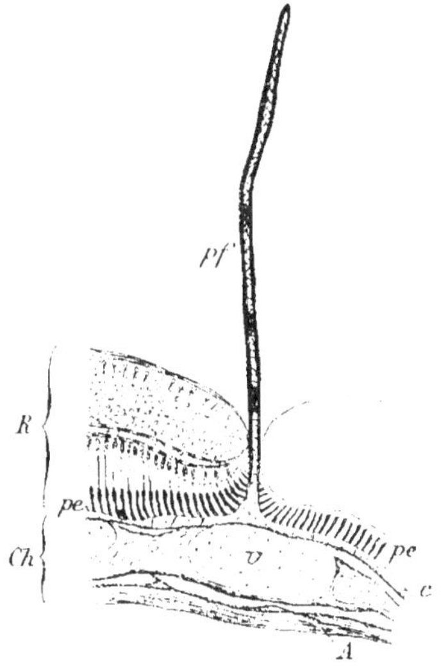

Fig. 535.

Coupe transversale de la rétine et du processus falciforme du Brochet. (CARRIÈRE.)

R, rétine avec son épithélium pigmenté *pe*. *ch*, choroïde avec la couche chorio-capillaire *c*. — *v*, coupe de gros vaisseaux. — Au-dessous des gros vaisseaux se voit la tunique argentine. *pf*, coupe du processus falciforme. — Hauteur du processus : 1 millimètre.

réseau hyaloïdien incomplet et d'un processus falciforme, ne peut guère être invoquée à l'encontre de cette règle.

Le *muscle de la campanule*, dont la véritable nature a été reconnue par LEYDIG, est destiné à attirer en arrière la lentille et à modifier l'adaptation de l'œil. On lui a aussi donné le nom de *rétracteur* du cristallin.

Il importe de remarquer que le sens de la traction exercée par le muscle sur l'équateur du cristallin dépend de la direction du corps du muscle et de son tendon. L'insertion fixe du muscle se trouve en bas, en dehors et en arrière par rapport à l'équateur cristallinien; son tendon s'insère sur l'équateur de la lentille en un point situé en dedans (au côté nasal) du plan vertical antéro-postérieur passant par cette lentille.

La contraction du muscle aura pour effet d'attirer ce point : 1° en arrière ; 2° vers la tempe ; 3° en bas ; 4° elle imprimera à la lentille une rotation légère autour de son axe antéro-postérieur, le méridien vertical s'inclinant vers le plan médian de la tête.

La lentille étant fixée solidement par l'intermédiaire d'une bandelette fibreuse (le ligament suspenseur) à un point de la couronne ciliaire diamétralement opposé à l'insertion du muscle accommodateur sur l'équateur cristallinien, il en résulte que la contraction du muscle aura pour effet d'attirer la lentille en *arrière* et en *dehors* (vers la tempe). Le déplacement en *bas* sera empêché par le ligament suspenseur. Quant au mouvement de rotation autour de l'axe antéro-postérieur, il est très minime. (BEER) (fig. 536).

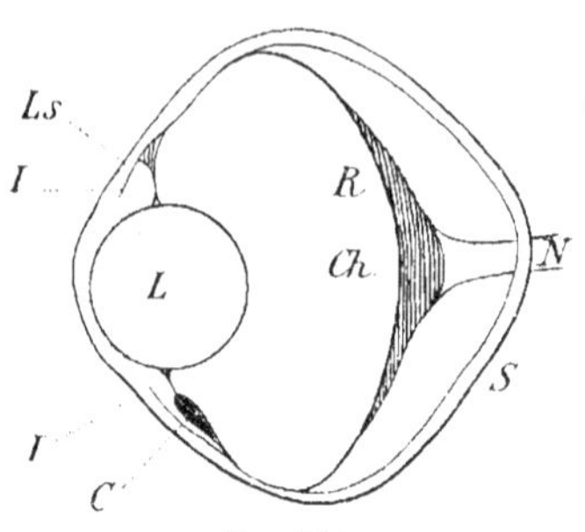

Fig. 536.

Coupe verticale d'un œil congelé de Lophius piscatorius (BEER).

I, iris. — L, cristallin. — Ls, ligament suspenseur. — N, nerf optique. — R, rétine. — S, sclérotique. — Ch, glande choroïdienne. La choroïde est séparée de la sclérotique par un large espace lymphatique.

L'ACCOMMODATION DE L'ŒIL DES POISSONS

La découverte du muscle lisse de la campanule, par LEYDIG, en 1852, inspira immédiatement l'idée que ce muscle pouvait avoir une influence sur l'adaptation de l'œil. MANZ conclut de ses recherches anatomiques que le cristallin sphérique, solidement retenu en haut par son ligament suspenseur et sollicité en bas par la contraction du muscle campanulaire, devait tendre à s'aplatir, par conséquent la réfraction de l'œil devait diminuer. L'œil étant supposé adapté statiquement pour des objets rapprochés, accommodait pour recevoir une image nette des objets éloignés.

Cette hypothèse n'était contrôlée par aucune vérification directe sur l'œil vivant. PLATEAU admit que les conditions de la vision devaient être les mêmes pour un œil placé dans l'air ou dans l'eau ; puis il observa directement, au travers d'une fenêtre pratiquée au fond de l'œil, l'image rétinienne. L'œil et l'objet étant placés dans l'eau, il trouva que l'œil des Poissons était myope de 16 à 17 dioptries. Mais l'expérience ainsi faite sur un œil cadavérique, comportait vraiment trop de causes d'erreur.

BEAUREGARD examinant des yeux de Poissons à l'image renversée, dans l'air, ne put constater aucun mouvement de la campanule ; de plus, la présence du ligament suspenseur lui parut rendre impossible tout déplacement de la lentille dans le sens de l'action du muscle.

HIRSCHBERG par le procédé à l'image droite, détermina le premier la réfraction chez le Poisson vivant. Il trouva dans l'air une myopie de 30 à 40 dioptries.chez le Brochet, et pensa que, dans l'eau, l'œil devait être sensiblement emmétrope ; de plus la réfraction devrait augmenter pour la vision de près, par suite du rapprochement du cristallin de la cornée.

Beer a fait une étude complète de la question et a démontré que l'œil du Poisson est naturellement myope, c'est-à-dire adapté pour des objets rapprochés, et qu'il s'adapte pour les objets éloignés par rapprochement du cristallin du fond de l'œil.

L'animal curarisé est examiné dans une cuve de verre, sous l'eau, par le procédé de l'image droite ou par la skiascopie. On trouve ainsi une myopie variant entre 3 et 12 dioptries, alors que, dans l'air, celle-ci varie entre 40 et 90 dioptries.

L'existence d'une réfraction dynamique avait été révélée au cours des expériences précédentes par des variations qui atteignaient plusieurs dioptries chez le même animal. L'excitation électrique de l'œil donna le même résultat. On constata sous son influence une diminution de la réfraction. De plus l'examen des images fournies par la cristalloïde antérieure permit de constater que la courbure du cristallin ne variait pas.

L'extrémité libre d'une aiguille enfoncée au travers de la cornée dans le cristallin d'un œil fraîchement énucléé, se déplace quand on faradise le globe. Normalement le cristallin sphérique se trouve en contact avec la face postérieure de la cornée. L'iris, à peine mobile, ne le recouvre que partiellement et une portion du bord interne de la lentille peut être aperçue directement du dehors. (La rétine du Poisson reçoit donc de la lumière qui n'a pas traversé le cristallin).

Au cours de l'excitation électrique on voit le cristallin se porter vers le bord temporal de l'œil.

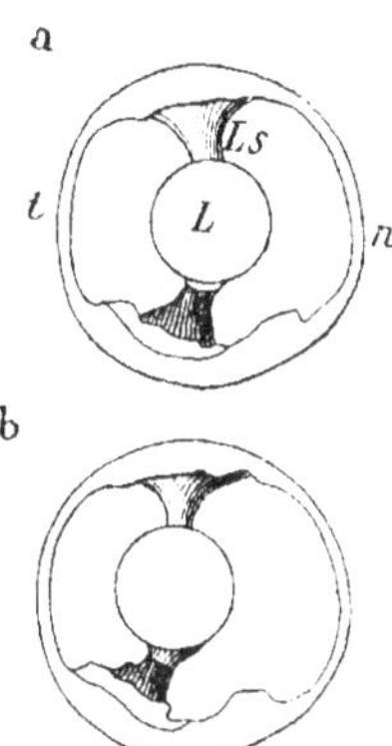

Fig. 557.

Appareil accommodateur du Labrus festivus (Beer).

Œil droit. La cornée et l'iris ont été enlevés. On voit en Ls le ligament suspenseur du cristallin ; en L le cristallin. La campanule est représentée par la masse triangulaire noire, en bas. L'œil a est au repos. — t, côté temporal, — n, côté nasal.

Dans l'œil b le muscle est excité électriquement. Le cristallin ne s'abaisse pas, mais se porte vers le côté temporal t. Le déplacement en arrière n'est pas visible sur la figure.

En même temps il s'éloigne de la cornée, ce que l'on constate en regardant l'œil obliquement. Le déplacement latéral est très apparent chez le *Labrus*. le *Serranus*, *Pagellus*, chez les Gobiidés et les Blenniidés. Il se fait rapidement chez les Labridés, Percidés, Sparidés, Blennidés ; plus lent chez les Gobiidés, quelques Pleuronectes. l'*Uranoscopus*, il est très lent chez les Pediculates, le *Lophius* chez qui il s'écoule quelquefois quatre secondes avant que la rétraction de la lentille soit complète.

Enfin la section de la campanule est suivie de la disparition de tout déplacement de la lentille.

Influence de l'iris. — L'iris des Poissons est à peu près immobile et lorsque l'excitation électrique est suffisante pour amener du rétrécissement pupillaire, elle est souvent insuffisante pour amener une modification de la réfraction statique. De plus, le mouvement de l'iris retarde souvent sur celui du muscle rétracteur de la lentille. Enfin, après section de ce dernier muscle, la contraction provoquée de l'iris n'amène aucun changement dans la réfraction.

Le déplacement de l'image rétinienne a été constaté par BEER au cours de l'excitation faradique du muscle rétracteur. Cette image peut être observée directement en regardant au travers de la portion de pupille dégarnie de cristallin. Sitôt que le muscle se contracte, on voit l'image d'une source de lumière se déplacer au fond de l'œil. Peut-être l'animal utilise-t-il ce phénomène dans l'appréciation des distances.

L'amplitude de l'accommodation, a été mesurée chez quelques Poissons (*Labrus, Chrysophrys, Scorpæna, Blennius*). Elle a varié entre 4 et 10 dioptries.

CHAPITRE VII

CORPS VITRÉ

La substance gélatineuse du corps vitré paraît avoir une structure fibreuse, contrairement à l'opinion des anciens anatomistes qui la considéraient comme formée par un système de tentes avec interposition d'une partie liquide. Le canal hyaloïdien qui va de la papille au cristallin paraît n'avoir pour paroi qu'un tissu plus condensé que le tissu que l'on trouve ailleurs. Ce canal qui est traversé chez le fœtus par l'artère hyaloïdienne, conserve chez le *Cheval*, le *Veau*, le *Porc*, des débris de ce vaisseau pendant un certain temps après la naissance.

Dans toute l'étendue de la rétine, le corps vitré adhère fortement à la membrane hyaloïde ; mais il contracte encore dans la portion extra-rétinienne de la cavité oculaire des adhérences avec le corps ciliaire et avec la papille du nerf optique. Le processus falciforme des Poissons, le peigne des Oiseaux peuvent être rapprochés de cette dernière insertion ; ici comme là, il y a continuité de tissu entre le vitré et la paroi conjonctive ou épithéliale à laquelle il adhère et il est facile de s'assurer de l'intimité de l'adhérence qui en résulte en examinant un corps vitré frais ou fixé.

Les éléments cellulaires qu'on rencontre dans le corps vitré se distinguent en cellules migratrices et cellules fixes.

Les premières comprennent des leucocytes et les clasmatocytes de Ranvier.

A la périphérie du corps vitré des Poissons, on trouve une couche de cellules conjonctives plates absolument typiques. Ramifiés chez les Cyprins, ces éléments manquent de prolongements chez les Labrides. Ces cellules ne se voient que chez les Poissons dont le corps vitré possède des vaisseaux. Chez les Pleuronectes elles n'existent qu'au niveau de la portion du corps vitré recouverte par ces derniers. Cependant chez l'*Acipenser*, Virchow a vu de ces cellules indépendamment de la présence de vaisseaux. Très nombreuses chez l'*Anguille*, elles sont peu distinctes chez la *Grenouille*, mais apparaissent nettement chez les Reptiles. La présence habituelle de vaisseaux au voisinage de ces éléments ne permet guère de considérer ces derniers comme des cellules propres au corps vitré. Beauregard signale la présence de nombreux éléments embryoplastiques dans les portions antérieures du corps vitré et ce fait a été confirmé par Retzius.

RÉSEAUX VASCULAIRES DE LA CAVITÉ HYALOÏDIENNE

Les vaisseaux du corps vitré constituent avec ceux de la rétine et avec ceux qui entourent le cristallin chez l'embryon de Mammifère, un système séparé que l'on peut désigner du nom de *vaisseaux intérieurs* de l'œil (Virchow), par opposition au système des *vaisseaux extérieurs* que nous avons étudié à propos de la circulation dans le tractus uvéal.

Nous avons vu (page 836 : Organes développés au niveau de la fente oculaire embryonnaire) que ce système a pour origine une anse vasculaire à direction antéro-postérieure qui s'engage au travers de la fente oculaire embryonnaire jusque dans la cavité vitréenne. De cette anse primitive dérivent : 1° des vaisseaux superficiels qui alimentent la rétine des Mammifères et l'hyaloïde des Amphibiens, des Reptiles et des Poissons dépourvus de repli falciforme ; 2° des vaisseaux profonds qui forment le peigne des Oiseaux et ses homologues, et le repli falciforme des Poissons.

Ce groupe de vaisseaux profonds se rencontre surtout chez les animaux dépourvus de vaisseaux superficiels, et ils sont chargés de suppléer ces derniers dans le rôle de nourriciers du corps vitré et de la rétine (Beauregard).

Nous avons décrit les organes dérivés du groupe des vaisseaux profonds (peigne, cône, processus falciforme). Il nous faut revenir maintenant sur les vaisseaux superficiels permanents. Ces derniers constituent le *réseau rétinien* des Mammifères, le *réseau hyaloïdien* des Amphibies, Reptiles et Poissons.

Vaisseaux rétiniens des Mammifères. — La rétine possède une circulation propre, indépendante de celle du nerf optique dont la nutrition est assurée par les vaisseaux des gaines. Nous avons signalé les anastomoses qui s'établissent à l'extrémité postérieure de la fente oculaire entre le réseau intérieur de l'œil et le réseau extérieur, soit entre l'artère centrale de la rétine et les vaisseaux ciliaires postérieurs. Ces anastomoses peuvent prendre une importance considérable, au point que chez les Carnivores, par exemple, la plus grande partie du sang rétinien a une origine ciliaire.

Dans l'impossibilité où l'on est actuellement de faire le départ de ce qui revient à l'un et à l'autre système, la classification des Vertébrés supérieurs suivant les conditions de leur circulation rétinienne se fondera principalement sur l'extension que le réseau circulatoire a pris dans la membrane, celle-ci pouvant être pénétrée de vaisseaux sur toute son étendue, en être dépourvue partiellement ou même en manquer totalement.

En se fondant sur les résultats de l'examen ophtalmoscopique d'un grand nombre d'animaux, Lindsay Johnson a établi quatre types de circulation rétinienne :

1er *Type* : Euangiotique. Circulation très développée avec artère et veine centrales bien accusées, s'étendant à la rétine entière.

2e *Type* : Angiotique. Circulation moyennement développée. Beaucoup de vaisseaux émergent au pourtour de la papille. La plus grande partie de la rétine est vascularisée.

3ᵉ *Type* : Pseudangiotique. Vaisseaux rétiniens rares, courts, très minces.

4ᵉ *Type* : Anangiotique. Pas de vaisseaux visibles à l'ophtalmoscope.

Le défaut de cette classification est de mélanger dans les types 1 et 2 des rétines dont la circulation est due uniquement à l'artère centrale ou pour la plus grande part aux vaisseaux ciliaires. Dans ce cas l'artère centrale a fourni la seule artère hyaloïde fœtale, puis a disparu.

En ne considérant que l'étendue de rétine irriguée, LEBER a donné la classification suivante, que nous adopterons :

1° Rétines à vascularisation totale (holangiques).

2° Rétines à circulation partielle, mais bien appréciable (mérangiques).

3° Rétines à circulation développée seulement sur la papille et au pourtour immédiat de cette dernière (paurangiques).

4° Rétines totalement dépourvues de vaisseaux, au moins à l'examen ophtalmoscopique (anangiques).

A. RÉTINES A VASCULARISATION TOTALE. — *a*. Les vaisseaux centraux émergent au centre de la papille ; il y a quelquefois de petits troncs vasculaires au voisinage : Primates, quelques Insectivores (*Hérisson*, *Taupe*), une partie des Carnivores : *Chien*, etc. ; les Ruminants ; le *Porc* ; les Rongeurs : *Souris*, *Alactaya* ; *Didelphis* et *Dasyurus*.

b. Les vaisseaux émergent au bord de la papille et peuvent avoir une origine ciliaire : le reste des Carnivores : Félins, etc. ; les Pinnipèdes ; les Rongeurs (Sciurides).

Chez le *Chien* les vaisseaux centraux pénètrent dans le nerf optique à 2 millimètres en arrière du globe. Les artères sortent séparées ; les veines s'anastomosent sur la papille. A la périphérie, les veines ne s'anastomosent pas ; mais elles sont réunies par un réseau circulaire très marqué chez le *Bœuf*, la *Brebis*. Chez le *Bœuf* les capillaires forment trois réseaux superposés dans la couche des cellules ganglionnaires, la couche spongieuse et la couche des grains internes.

Chez le *Chat*, les vaisseaux pénètrent au pourtour de la papille et ont une origine ciliaire. Les capillaires ne dépassent pas la couche ganglionnaire. La région maculaire ne reçoit que des capillaires.

Chez la *Marmotte* et l'*Écureuil*, la papille a une forme très allongée. Les vaisseaux sortent au niveau des deux extrémités.

Chez les Cétacés il y a un réseau artériel admirable, d'origine ciliaire, dans l'intervalle des gaines du nerf optique. L'artère centrale en dérive.

B. RÉTINES A CIRCULATION PARTIELLE. — Type spécial à une partie des Rongeurs : Léporides, Myoxides. La portion de rétine munie de fibres à double contour, qui entoure la papille, est seule vascularisée.

Chez le *Lapin*, l'artère centrale vient de l'ophtalmique interne, et pénètre dans le nerf près de son entrée dans la sclérotique. La papille reçoit des vaisseaux ciliaires : il y a des anastomoses à ce niveau entre les capillaires choroïdiens et rétiniens.

Les vaisseaux rétiniens sont séparés de la rétine par la membrane limitante ; leurs capillaires s'arrêtent dans la couche des fibres nerveuses.

C. Rétines a circulation développée seulement au pourtour de la papille ou a circulation nulle. — Au type circulatoire très réduit répondent quelques Chéiroptères, le *Cheval*, le *Tapir*, l'*Éléphant*; quelques Rongeurs : le *Castor*, le *Chinchilla*, le *Cobaye* ; les Octodontidés, les Dasyproctydés ; le *Myrmecophage* (Edentés); la plupart des Marsupiaux sauf *Didelphis* et *Dasyurus*.

Sont privées de circulation, les rétines de *Rhinocéros, Hystrix, Dasypus, Bradypus,* et de l'*Echidna.*

La circulation du *Cheval* est analogue à celle du *Lapin* ; elle s'étend transversalement à 5-6 millimètres de distance de la papille ; en hauteur, elle atteint 2-3 millimètres. Il y a des anastomoses cilio-rétiniennes ainsi qu'avec les vaisseaux des gaines. D'après Bach, il n'y aurait même pas de vaisseaux centraux. Les capillaires s'arrêtent dans la couche des fibres nerveuses.

Chez l'*Éléphant*, les vaisseaux rétiniens dérivent des vaisseaux des gaines, des vaisseaux ciliaires postérieurs et de ceux de la choroïde.

Chez certains Rongeurs, l'*Agouti* entre autres, on voit sur la papille une formation rappelant le Peigne des Oiseaux ou plutôt le cône des Reptiles. Certains Macropodidés, le *Kanguroo*, entre autres, portent sur la papille un organe analogue.

On rencontre des restes de l'artère hyaloïdienne chez des Cavidés, des Rongeurs, etc.

Enfin il n'y a pas de rapport étroit entre la vascularisation et la persistance de la gaine de myéline autour des fibres rétiniennes.

Réseau hyaloïdien des Reptiles, des Amphibiens, et des Poissons. — Nous n'avons pas à nous occuper ici des Oiseaux qui ne possèdent ni vaisseaux rétiniens ni vaisseaux hyaloïdiens. Le Peigne chez eux joue probablement le rôle d'un appareil sécréteur de l'humeur vitrée. Les vaisseaux qui le constituent s'anastomosent avec le système des vaisseaux ciliaires. Le réseau hyaloïdien se limitant chez les Oiseaux à l'organe du peigne, il n'y a pas chez l'embryon de capsule vasculaire du cristallin.

Reptiles. — Les Lacertiliens et les Chéloniens manquent, comme les Oiseaux, de réseau rétinien et hyaloïdien.

Les Ophidiens possèdent à la surface du corps vitré un riche réseau vasculaire. Aussi leur cône se réduit-il à une sorte de *coussin* papillaire.

Chez la *Couleuvre à collier* l'artère hyaloïdienne est fournie par les ciliaires. Pénétrant à travers la sclérotique de bas en haut, elle passe au-devant de la papille où elle se divise. Le réseau capillaire très serré qu'elle donne, recouvre toute la surface du corps vitré jusqu'à l'ora serrata. La veine hyaloïdienne constitue dans la portion antérieure de l'œil un vaisseau circulaire ; puis elle s'étend d'avant en arrière, jusqu'à la papille au-dessous de laquelle elle sort de l'œil.

AMPHIBIENS. — Les Urodèles n'ont pas de vaisseaux intra-oculaires, tandis que les Anoures possèdent autour du vitré un réseau bien fourni, visible à l'ophtalmoscope. Le grossissement considérable de l'image permet même de distinguer le déplacement des globules sanguins. L'artère et la veine hyaloïdiennes atteignent l'hyaloïde au voisinage du corps ciliaire. D'après DE WAELE, ceci s'expliquerait par ce fait qu'au cours de l'occlusion de la fente oculaire ces vaisseaux seraient refoulés en avant.

L'artère, divisée en deux branches, forme d'abord un cercle vasculaire antérieur, près de l'ora serrata. Les gaines péri-vasculaires de ces vaisseaux possèdent des cellules musculaires spéciales, en forme de cercles entourant le vaisseau. Cette disposition se retrouve également chez les Poissons.

POISSONS. — Les vaisseaux hyaloïdiens ne se rencontrent que chez les Poissons, mais non chez tous. Ils font défaut chez tous les Poissons cartilagineux. La *Myxine* possède une petite anse hyaloïdienne dans son corps vitré.

Ces vaisseaux existent chez quelques Percidés (la *Perche fluviatile* exceptée), les Scorpaena, Blennius. Ils manquent chez le *Saumon*, le *Brochet*, la *Morue*, en dehors de la période embryonnaire.

L'entrée des vaisseaux hyaloïdiens dans l'œil a lieu : en avant et en bas, près de l'ora serrata (Ganoïdes osseux) ; au travers de la papille (*Anguille*) ; enfin séparément, l'artère entrant par la papille, la veine sortant près de l'ora serrata.

Au côté ventral de la choroïde, dans l'échancrure de la glande choroïdienne, on voit chez les Cyprins, un réseau admirable dépendant des vaisseaux hyaloïdiens. On lui donne le nom de *corps lenticulaire*.

CHAPITRE VIII

CRISTALLIN ET ACCOMMODATION

Le cristallin existe dans toutes les classes de Vertébrés. Dans l'œil des Poissons il est seul chargé de la production des images sur la rétine, tandis que dans les yeux des animaux aériens, le rôle de la cornée dépasse habituellement de beaucoup celui de la lentille.

Le cristallin repose en arrière dans la fossette hyaloïdienne ; en avant, il est partiellement recouvert par l'iris et il est en contact avec l'humeur aqueuse. La zonule de Zinn le rattache au tractus uvéal.

Forme et situation. — La forme se rapproche de celle de la sphère chez les Poissons, les Amphibiens, les Chéloniens et les Reptiles ; néanmoins on peut constater chez ces animaux un léger aplatissement de la face antérieure, tandis que le contraire s'observe chez le *Caméléon*, la *Couleuvre*, la *Vipère* (Rabl). Le cristallin tend à prendre une forme lenticulaire chez les Oiseaux et les Mammifères, sauf pourtant chez ceux de ces animaux qui vivent dans l'eau (Cétacés, *Phoque*, *Loutre*, Oiseaux aquatiques). La courbure des faces reste également très prononcée chez les Carnassiers. Les Herbivores et surtout les Primates, ont un cristallin aplati. Chez l'Homme même, l'axe antéro-postérieur de la lentille mesure moins de la moitié du diamètre.

La courbure des faces est habituellement inégale. Chez les Félins c'est la face antérieure qui possède le plus petit rayon ; mais en général c'est le type bien connu chez l'Homme, avec courbure accentuée de la face postérieure, qui prédomine.

L'éloignement de la lentille de la cornée, ou la profondeur de la chambre antérieure, varie beaucoup. Chez les Poissons, les Amphibiens, le cristallin sphérique est presque au contact de la cornée. Il s'en éloigne au contraire, beaucoup chez les Oiseaux, surtout les Rapaces, où l'intervalle peut atteindre 8 millimètres ; celui-ci n'excède guère 5 millimètres chez les plus grands Mammifères et ne tombe pas au-dessous de 2 millimètres.

La cavité vitréenne est également très peu profonde chez les Poissons : 3 à 4 millimètres chez la *Raie* et le *Requin*, autant chez le *Brochet*, 1 chez la *Grenouille*, 5 chez le *Crocodile*. Elle atteint au contraire, chez les Animaux à sang chaud, une profondeur considérable proportionnellement à la longueur de l'axe antéro-postérieur du bulbe : 16 millimètres chez l'*Aigle*, 4 à 5 chez les Rongeurs ; 8 à 9 chez les grands Carnassiers, 17 chez le *Bœuf* et 19 chez le *Cheval*.

Volume. — Le volume du cristallin présente des variations considérables. Il est très gros chez les Poissons et représente chez le *Cablian* une sphère de 15 millimètres de diamètre. Le petit *Gecko* possède un cristallin six fois plus volumineux que celui du *Lézard*. Chez la *Baleine* le cristallin mesure 13 millimètres d'épaisseur pour un diamètre de 16, ce qui est peu, quand on considère que l'œil tout entier mesure 12 centimètres de largeur et 7 cent. 5 de longueur.

Chez les Mammifères, les cristallins relativement les plus gros se voient chez le *Rat*, la *Souris* ; viennent ensuite le *Lièvre*, le *Lapin* dont la lentille

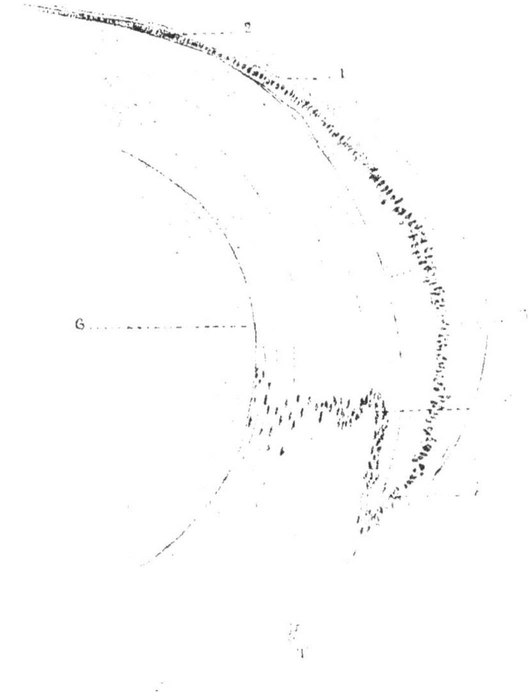

Fig. 558.
Zone équatoriale de transition du cristallin des Oiseaux et des Reptiles.

dépasse en grosseur celle du *Porc*. Il en est de même également du cristallin du *Chat*. Les cristallins les plus petits se rencontrent chez les Primates et en particulier chez l'Homme.

Comparativement au volume du globe, EMMERT a trouvé les rapports suivants pour le volume du *cristallin*. *Cheval* 6 p. 100 ; *Bœuf* 7 p. 100 : *Veau* 5,5 p. 100 ; *Mouton* 7,6 p. 100 ; *Porc* 8 p. 100 ; *Chien* 7,7 p. 100 ; *Chat* 10 p. 100 ; *Lapin* 8 p. 100 ; *Homme* 4,2 p. 100.

La *chambre antérieure* représente environ 5,4 p. 100 du volume de l'œil chez le *Cheval*, le *Bœuf*, la *Vache* ; 4,9 chez le *Veau* ; 6,4 chez le *Mouton* ;

3,6 chez le *Porc* ; 7,7 chez le *Chien* ; 13 chez le *Chat* ; 9 chez le *Lapin* ; 5 chez l'*Homme*.

On voit que chez le *Chien* et le *Lapin* le volume du cristallin et celui de l'humeur aqueuse réunis, représentent 17 p. 100 du volume de l'œil ; chez le *Chat* 23 p. 100 et seulement 10 p. 100 chez l'*Homme*.

L'indice de réfraction du cristallin est très élevé chez les Poissons et dépasse celui du verre (1,6). On sait que les cristallins de Poissons forment une masse sèche et dure. De consistance beaucoup plus molle chez les Oiseaux, la lentille se prête facilement aux modifications de courbure que lui imprime le puissant appareil d'accommodation que renferme l'œil de l'Oiseau. Chez les Mammifères et chez l'Homme cet indice est de 1,40 environ.

Structure. — On sait que la masse du cristallin embryonnaire se forme aux dépens des cellules épithéliales qui garnissent la face interne de la cristalloïde postérieure.

Vers le milieu de la cristalloïde antérieure l'épithélium est disposé en couche mince ; il s'épaissit, au contraire, à mesure que l'on se rapproche de la zone équatoriale où les cellules s'allongent pour former la *zone radiée* particulière aux Oiseaux et aux Reptiles.

Chez la *Couleuvre* et la *Vipère* la couche épithéliale possède sa plus grande épaisseur au centre de la membrane ; la hauteur des cellules diminue à mesure qu'on se rapproche des bords.

La zone radiée atteint son plus haut degré de développement chez les Sauriens, le *Caméléon* en particulier. Chez ce dernier, la zone radiée s'étend presque jusqu'au centre de la lentille et sur les bords ses fibres ont pris d'un demi-millimètre de longueur. La zone est très développée chez les Oiseaux Rapaces diurnes, et, en général, chez tous les Oiseaux à vol rapide : *Hirondelle*, etc. ; très peu, au contraire, chez les Oiseaux de nuit. Peu apparente chez les Chéloniens, elle fait complètement défaut chez les Ophidiens.

Le rôle de la zone radiée serait de permettre les modifications rapides de courbure de la lentille (RABL).

La masse du cristallin est constituée par des assises concentriques de fibres munies chacune d'un noyau ; ce dernier est surtout apparent dans les couches équatoriales, les dernières formées. Les fibres sont constituées par

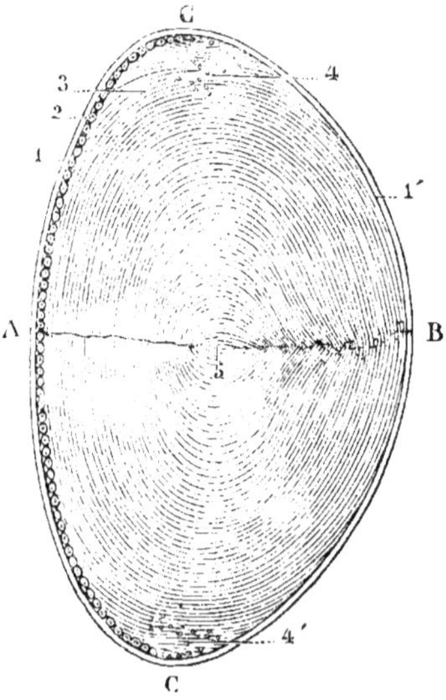

Fig. 539.

Section méridienne du cristallin (BABUCHIN).

A, face antérieure. — B, face postérieure. — C, équateur. — 1, cristalloïde antérieure. — 1', cristalloïde postérieure. — 2, couche épithéliale. — 3, masse des fibres cristalliniennes. — 4, noyau des fibres disposées en S dans la région équatoriale. — 5, noyau.

de longs rubans aplatis, de section hexagonale, dont les dimensions varient
non seulement d'un animal à l'autre, mais même dans les différentes couches
de la même lentille. En général, cependant, on
peut dire qu'elles vont en s'aplatissant à mesure que l'on descend l'échelle animale.

Chez les Oiseaux l'apparence rubanée est
très manifeste ; elle est tellement marquée chez
les Poissons qu'on a peine à reconnaître les
contours de chaque fibre. Sur une coupe menée
dans le plan de l'équateur de la lentille, ces
rubans se superposent en forme de piles limitées à droite et à gauche par un bord en zigzag
et les piles voisines adhèrent les unes aux
autres par engrènement réciproque (fig. 540).

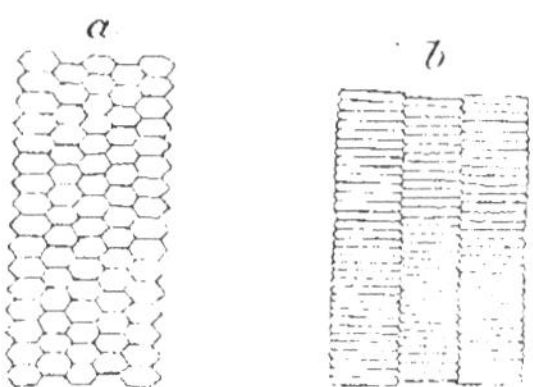

Fig. 540.

Section transversale des fibres
cristalliniennes. Lucesvart.

Du Veau (a) et de la Poule (b).

Il n'est pas rare de constater des irrégularités de forme touchant un certain
nombre des éléments de ces piles, d'où l'on peut conclure que les fibres cristalliniennes sont des éléments plastiques et déformables par les pressions
latérales qu'ils supportent. Enfin on voit quelquefois ces piles de fibres se
bifurquer et former deux colonnes séparées. RABL.

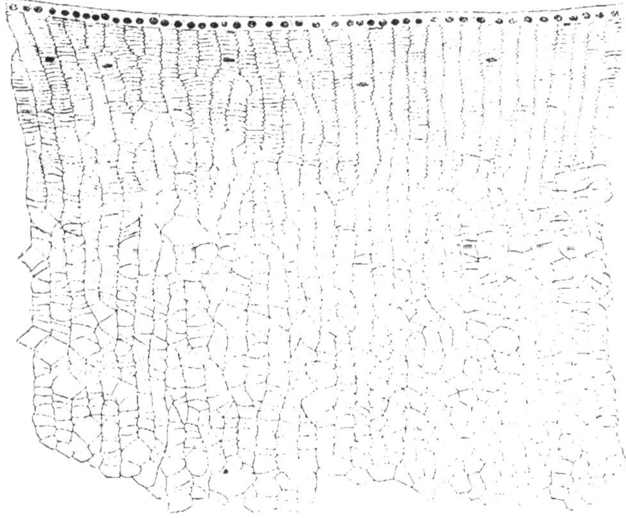

Fig. 541.

Fibres cristalliniennes de l'Homme adulte (RABL).

Arrangement des fibres cristalliniennes. — Sur des coupes méridiennes
de la lentille il semble que celle-ci soit constituée par des couches de fibres
superposées concentriquement à la manière des feuillets d'un oignon. Cette
supposition est confirmée en apparence, par la décomposition en feuillets
d'un cristallin desséché ou durci par des réactifs chimiques. Mais cet aspect

ne se retrouve pas sur les coupes menées parallèlement au plan équatorial. Ici les fibres se disposent en lamelles radiées dont l'assemblage rappelle la structure d'une orange. Pour s'en rendre compte, il faut considérer que les cellules épithéliales de la portion antérieure de la capsule, se disposent au voisinage du bord équatorial en rangées à direction méridienne. De l'extrémité postérieure de chaque rangée cellulaire se détachent les fibres cristalliniennes en voie d'allongement, les fibres les plus anciennement formées se trouvant recouvertes par les plus nouvelles. L'ensemble de ces fibres superposées, forme une lamelle radiée. Les lamelles sont d'autant plus larges qu'on les considère dans une portion plus périphérique de la lentille et, parallèlement, la largeur des fibres constituantes augmente. Les lamelles enveloppantes ainsi formées, constituent la masse principale de la lentille. Au centre se trouvent les fibres issues de l'épithélium tapissant au début la cristalloïde postérieure ; ces éléments n'ont pas de direction fixe.

La disposition en lamelles radiées explique l'apparition sur les cristallins macérés de stries allant du centre à la périphérie. L'interprétation de ces stries est impossible si l'on admet la structure en lamelles concentriques acceptée jusqu'ici.

Le nombre des lamelles radiées superposées est d'autant plus considérable que l'animal est plus âgé ; il dépend aussi surtout des espèces considérées. Chez les Sélaciens, RABL a compté jusqu'à 3.880 lamelles radiaires dans un cristallin. Ce chiffre s'abaisse à 100 et 200 chez le *Triton*, la *Salamandre*. Chez les Oiseaux il est de 300 à 800 en moyenne. Il y en a 4.300 environ chez le *Cheval*, 2.444 chez le *Lapin*, environ 3.000 chez le *Chien*, 646 chez la *Souris*, 1.750 chez le *Macaque*, 1.474 chez l'*Enfant* et 2.258 chez l'*Homme adulte*.

Les fibres cristalliniennes des couches périphériques s'étendent en direction méridienne d'un pôle cristallinien à l'autre chez un certain nombre d'animaux, Oiseaux, Lézards, Amphibiens, Poissons. Mais, en général, les extrémités des fibres aboutissent non à un point central, mais à une *ligne suturale* dont la direction, chez la plupart des Poissons, est croisée à 90° sur les faces antérieure et postérieure de la lentille. On constate en même temps qu'une libre partie de la portion moyenne de la ligne suturale (horizontale) postérieure, aboutit au niveau de l'extrémité de la ligne suturale (verticale) antérieure. Il en est ainsi également chez certains Reptiles (*Gecko, Crocodile*) et chez des Mammifères (*Dauphin, Lièvre*). Mais habituellement les lignes suturales ont une forme bifurquée et figurent même des étoiles à quatre branches (*Baleine, Phoque, Ours*).

RABL distingue quatre formes primitives de cristallins chez les Vertébrés. *Première forme :* Les deux faces sont très courbées ; l'épithélium s'étend plus ou moins loin en arrière de l'équateur ; ses cellules sont minces en avant, épaisses en arrière. (Cristallin des Poissons, des larves d'Amphibiens.)

La *deuxième forme* comprend des cristallins dont les deux faces ont une courbure inégale. L'épithélium s'arrête dans la région équatoriale ; il a même structure que dans la forme précédente. (Amphibiens, Mammifères, quelques Ophidiens.)

Troisième forme : Les deux faces sont inégalement courbes ; la limite de l'épithélium se trouve reportée très loin en arrière de l'équateur et il existe une zone radiée. (La plupart des Reptiles ; tous les Oiseaux.)

Quatrième forme : Le cristallin est sphérique. La limite de l'épithélium se trouve au niveau de l'équateur ; mais, contrairement à ce qui se voit dans les trois premières formes, ce sont les cellules épithéliales antérieures qui possèdent la plus grande hauteur (*Couleuvre, Vipère*).

Régénération du cristallin. — La *régénération du cristallin*, après extraction, n'a jamais été observée chez les Vertébrés supérieurs. Cependant on sait que les plaies faites à la lentille du *Lapin*, des *Poissons*, se ferment sans laisser de traces.

Chez le *Triton*, la régénération de l'œil tout entier aurait été observée par Bonnet dès 1779 ; la régénération du cristallin s'obtient très facilement chez les larves de *Salamandre* (Brachet et Benoît, Fischel). Après extraction de la lentille on voit les cellules de la couche épithéliale postérieure de l'iris, au voisinage du bord pupillaire, entrer en prolifération. Il se forme une vésicule dont la paroi est formée par une assise cellulaire unique. Cette vésicule se sépare de la couche productrice par étranglement de son pédicule. Les cellules d'un côté s'allongent comme dans l'intérieur de la vésicule cristallinienne dérivée de l'ectoderme et forment la masse de la néo-lentille. Le processus de la régénération se fait donc ici aux dépens d'éléments provenant de la vésicule optique qui est elle-même un dérivé de l'ectoderme.

Ligament suspenseur du cristallin. — Sauf chez les Poissons, le ligament suspenseur ou *zonule* de Zinn est formé par un ensemble de filaments qui se rendent du corps ciliaire à l'équateur cristallinien chez l'Homme et les Singes. Le pourtour de la lentille présente une série de crêtes séparées par des dépressions et les fibres zonulaires s'insèrent sur ces crêtes.

Entre l'ora serrata et le bord du cristallin, la membrane hyaloïde est renforcée par les fibres radiées de la zonule de Zinn. Ces fibres sont très apparentes chez les Oiseaux.

Chez les Poissons les fibres zonulaires sont ramassées en une bandelette de forme rectangulaire qui rattache le bord supérieur du cristallin à la périphérie de la rétine et s'oppose au déplacement vers le bas de la lentille sous l'influence de la contraction du muscle de la campanule.

Les fibres de la zonule aussi bien chez les Mammifères que chez les Oiseaux paraissent se développer aux dépens des éléments de soutien de la rétine ciliaire (fibres de Muller). Chez le *Bœuf*, le *Cheval*, la *Poule*, l'extrémité périphérique de ces fibres se confond avec la membrane vitreuse de la choroïde. De là les fibres passent dans l'intervalle des cellules épithéliales ciliaires pour se rendre au cristallin. Rabl et Tornatola considèrent les filaments qui composent la zonule comme un produit de sécrétion de l'épithélium du corps ciliaire.

Leur surface d'insertion postérieure, sur la rétine ciliaire, se fait toujours sur la portion plane, à partir de l'ora serrata. Aucune ne provient du corps vitré. Sur leur trajet d'arrière en avant, ces fibres sont renforcées par des fibres émanées du fond des vallons ciliaires. Les faces latérales et les crêtes des procès ciliaires en sont dépourvues (Schoen, Terrien).

L'ACCOMMODATION DE L'ŒIL DANS LA SÉRIE ANIMALE

Les Mammifères, en dehors de l'Homme et des Singes, paraissent ne jouir que d'un pouvoir accommodateur très faible. Il en est ainsi du *Lapin*, du *Cheval*, du *Chien*, du *Chat*. Chez ces animaux, après l'instillation d'ésérine ou d'atropine, la réfraction reste la même. Chez le *Singe*, Barrett a trouvé 4 à 5 dioptries de myopie par l'effet de l'accommodation volontaire et même davantage au moyen de l'excitation électrique.

En excitant directement par un courant électrique la région ciliaire, Hesse et Heine n'obtinrent aucune modification de la réfraction chez le *Lapin*. Sur le *Chat*, celle-ci s'éleva de 1 dioptrie ; chez le *Chien* de 2,5 à 3,5 dioptries et chez le *Macaque*, de 10 à 42 dioptries.

Le mécanisme de l'accommodation chez les Mammifères ne diffère pas de celui qui existe chez l'Homme et ne nécessite pas une étude spéciale de notre part.

Nous avons étudié avec détails ce mécanisme dans l'œil des Oiseaux et des Poissons. Il nous reste à passer en revue les notions acquises sur l'accommodation des Reptiles et des Amphibiens.

Reptiles. — Les Reptiles examinés dans l'air et les Tortues marines plongées dans l'eau, ont une réfraction hypermétropique ou emmétropique. La plupart des Reptiles accommodent à courte distance. De même que chez l'Homme, la courbure du cristallin augmente chez les *Lézards*, les *Tortues*, les *Crocodiles*, tandis qu'elle ne se modifie pas chez les *Serpents*. Le cristallin est poussé en avant par le corps vitré et celui-ci est lui-même comprimé par l'effet de la contraction d'un muscle circulaire situé au niveau de la racine de l'iris. C'est le seul cas où l'iris joue un rôle dans l'acte de l'accommodation.

L'amplitude de l'accommodation est assez considérable chez les Reptiles, surtout chez ceux qui mènent une existence amphibie. Elle est, au contraire, faible chez ceux dont la vie est nocturne.

Amphibiens. — Chez les Amphibiens, Beer a pu constater un léger degré d'accommodation chez les *Crapauds* et les *Salamandres*, tandis que les *Grenouilles* en sont dépourvues. De même que chez tous les autres Vertébrés, à l'exception des Poissons, l'œil est adapté pour l'infini et accommode pour la vision à courte distance ; mais la courbure du cristallin ne change pas. C'est le cristallin lui-même qui est déplacé et qui s'éloigne de la rétine. Le mécanisme est le suivant : le muscle ciliaire comprime le corps vitré et celui-ci à son tour chasse la lentille en avant. Pendant ce temps l'humeur aqueuse s'accumule à la périphérie de la chambre antérieure et déprime légèrement l'iris vers la profondeur. Le mouvement accommodateur s'effectue lentement. L'ouverture du segment postérieur du globe le supprime complètement.

La réfraction statique de la plupart des Amphibiens correspond à l'emmétropie ou à une myopie légère. Il en est ainsi chez les *Grenouilles* tenues dans l'air et chez les *Salamandres* plongées dans l'eau. Naturellement les Grenouilles tenues sous l'eau, sont rendues fortement hypermétropes, tandis que les Salamandres mises dans l'air deviennent fortement myopes.

Les Amphibiens dépourvus d'accommodation sont d'habitude des animaux nocturnes et possèdent une pupille fortement contractile. L'accommodation leur serait, sans doute, à l'obscurité de peu d'utilité. A la lumière du jour l'étroitesse du trou pupillaire, peut, dans une certaine mesure, remplacer l'accommodation en augmentant la netteté des images.

CHAPITRE IX

STRUCTURE COMPARÉE DE LA RÉTINE

La rétine représente l'expansion intra-oculaire du nerf optique. Chez tous les Vertébrés elle apparaît comme une membrane mince, entièrement transparente qui tapisse la surface antérieure de la choroïde et s'étend en avant jusqu'au niveau de la portion intercalaire de l'enveloppe scléraie. L'étendue de la membrane variera donc avec les espèces animales. Que l'on considère le globe oculaire d'un Poisson où la rétine s'étend en avant jusqu'à l'équateur du cristallin, d'un Oiseau, où elle est séparée de celui-ci par toute la largeur de l'anneau intercalaire, on remarquera une différence considérable. Même chez les Mammifères cette différence est encore très apparente : chez le *Cheval*, le bord antérieur de la membrane nerveuse est limité par un plan transversal qui couperait le globe oculaire à l'union du tiers antérieur avec les deux tiers postérieurs ; au contraire chez les Carnivores, ce plan passerait beaucoup plus en arrière, presque à l'union des deux tiers antérieurs avec le tiers postérieur.

L'étude que nous allons faire de la rétine des Vertébrés nous montrera des variations nombreuses dans la morphologie de la membrane, variétés portant sur la forme et les dimensions, la proportion relative des éléments percepteurs de la lumière, des cônes et des bâtonnets ; sur la présence ou l'absence de l'area et de la fovea ; sur l'apparition de ces couches spéciales qui donnent à la rétine des Poissons une physionomie si particulière, etc. Mais, en réalité, il ne s'agit là que de différences dans le degré d'évolution d'éléments qui se retrouvent dans toutes les rétines, à quelque classe que l'animal appartienne. Elles répondent, sans aucun doute à des nécessités physiologiques dont la nature nous échappe, mais elles restent d'ordre secondaire et l'on peut dire, avec KRAUSE, que la rétine possède une structure essentiellement la même chez tous les Vertébrés.

RÉTINE DES POISSONS

Épithélium pigmenté. — Les cellules entourent les cônes et les bâtonnets d'un long chevelu chargé de grains de fuscine.

Chez quelques Poissons, en particulier la *Brême*, les deux tiers supérieurs de la rétine donnent un reflet blanc brillant dû à la présence dans les cellules épithéliales de petits cristaux réfléchissants de guanine. Ces cristaux sont mélangés avec une petite quantité de grains de fuscine ; on les rencontre dans la masse du protoplasma cellulaire, ainsi que dans ses prolongements.

Tant que l'animal est maintenu à l'obscurité, les grains de fuscine restent cantonnés dans les parties supérieures de la cellule. La lumière amène au contraire une migration de ce pigment dans les franges protoplasmiques qui engainent les bâtonnets.

Ces cristaux donnent à la portion du fond d'œil qu'ils occupent un reflet brillant qui rappelle celui du tapis choroïdien des Mammifères et, par analogie, on a donné à cette formation le nom de *tapis rétinien* des Poissons.

Si l'on éclaire le fond d'œil d'un Poisson muni du tapis et tenu à l'obscurité, on perçoit d'abord une lueur rouge due à la présence de pourpre dans les bâtonnets. Celui-ci se détruisant à la lumière, la lueur rouge fait place à une teinte blanche éclatante due à la réflexion de la lumière par les cristaux de guanine.

Bâtonnets et cônes. — Cette couche présente chez les Poissons une épaisseur qui représente dans les parties centrales plus du tiers, presque la moitié de l'épaisseur de la rétine.

Les *bâtonnets* sont très grêles et contrastent fortement avec le volume des cônes. Leur segment interne au lieu d'avoir une largeur égale ou légèrement supérieure à celle des éléments correspondants dans la rétine humaine, s'étire en un mince filament terminé à la partie supérieure par un renflement conique désigné du nom d'ellipsoïde et qui s'articule avec le segment externe à une hauteur qui varie avec les espèces examinées.

Chez le *Brochet* celle-ci correspond à peu près à la jonction du tiers inférieur avec le tiers moyen du cône voisin. Les bâtonnets du *Brochet* atteignent 174 μ de longueur (HANNOVER).

On sait que seuls les bâtonnets des Poissons, des Amphibiens et des Oiseaux possèdent un ellipsoïde.

Au-dessous de la limitante le filament qui continue le bâtonnet porte un grain situé à une hauteur variable dans la couche granuleuse externe, et se termine enfin par un bouton.

Le pourpre rétinien qui imprègne le bâtonnet des Poissons a une teinte plus violette que chez les autres Vertébrés.

Les *cônes* sont très volumineux, quelquefois gigantesques comme chez la *Perche* (fig. 543). Ils s'associent souvent pour former des cônes doubles soudés au niveau du segment interne. Le noyau des cônes est quelquefois situé à la face externe de la membrane limitante ou engagé dans un orifice de cette membrane.

La base du cône (myoïde) est extensible chez certaines espèces (*Perche, Brème, Gardon*). Elle s'allonge dans l'obscurité et se rétracte à la lumière (ENGELMANN) en s'enveloppant de pigment qui descend dans l'épaisseur des franges protoplasmiques de l'épithélium. Les cônes à base étirée dans l'obscurité prennent l'aspect de baguettes de tambour.

La forme du cône est cylindroïde allongée (*Perche, Brochet*), avec un pied rétréci, ou ovoïde (certains Cyprins).

Les cônes sont rares et difficiles à voir dans la rétine de l'*Anguille* : leurs grains sont situés au-dessus de la limitante externe (KRAUSE).

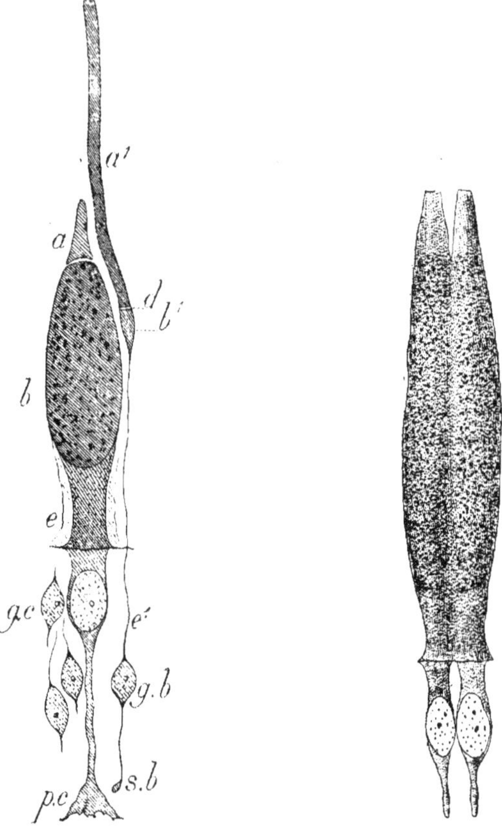

Fig. 542.   Fig. 543.

Cônes et bâtonnets de la Perche (GREEF).

Fig. 542. — Une cellule à cône et une cellule à bâtonnet.

a, segment externe du cône. — b, ellipsoïde. — c, myoïde. — p.c, pied du cône. — a', segment externe du bâtonnet. — d, disque intermédiaire. — b', ellipsoïde. — c', fibre du bâtonnet. — g.b, grain. — s.b, sphérule terminale.

Fig. 543. — Cône double géant.

Les segments externes sont interrompus accidentellement.

Chez les Ganoïdes (*Esturgeon*) les cônes portent dans l'intérieur de leur ellipsoïde, vers l'extrémité distale de ce dernier, une goutte graisseuse incolore analogue à celle que nous trouverons chez les Oiseaux.

Couche des corps des cellules visuelles. — Chez la *Lamproie fluviatile* les corps des cellules visuelles sont tous semblables entre eux, bien que les uns répondent à des cônes, et les autres à des bâtonnets. Ils sont disposés sur une seule rangée et sortent, comme des bouquets de fibres courtes, des entonnoirs formés de distance en distance par les fibres de soutien (RENAUT).

En général les grains de cônes sont situés au voisinage de la limitante, au-dessus et au-dessous.

Les grains de bâtonnets se rangent en plusieurs assises ; leur dimension est inférieure à celle des précédents.

La couche des grains externes des Poissons est aussi développée que celle

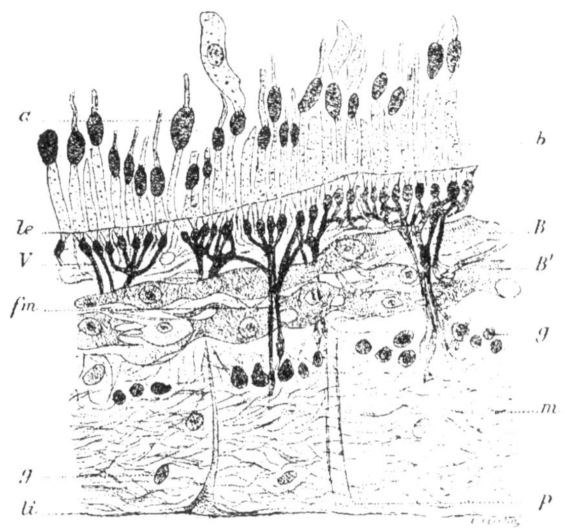

Fig. 544.

Rétine de la grande Lamproie fluviatile (RENAUT).

a, b, cônes et bâtonnets. — *le*, limitante externe. — *r*, cellules visuelles formant des sortes de bouquets dans l'écart des fibres de Müller, disposées en arcades, — *fm*, arcades formées par les fibres de Müller, et soutenant le plexus basal qui règne sous les pieds arqués des cellules visuelles. — B, rangée externe des cellules géantes du ganglion horizontal ; elles ont des prolongements plats qui s'accolent de façon à simuler une membrane continue. — B', rangée interne des cellules géantes du ganglion horizontal, beaucoup plus rameuses ; entre leurs prolongements passent les gerbes des cellules de soutien. — *g, g*, grains. — *m*, plexus cérébral. — *li*, limitante interne. — *p*, pieds en entonnoir des fibres de Müller.

Dans cette rétine le plexus cérébral arrive au contact de la limitante interne. La couche des fibres nerveuses est reportée en dehors, entre le plexus cérébral et les grains internes. Les cellules ganglionnaires sont disposées en rangée dans l'épaisseur du plexus cérébral, au voisinage de la limitante interne.

des Mammifères. Elle l'emporte de beaucoup sur celle des Amphibiens, des Reptiles et des Oiseaux, ce qui est en rapport avec le grand nombre de bâtonnets que l'on trouve dans ces dernières classes. L'*Esturgeon* fait encore ici exception à la règle : sa rétine ne possède que deux rangées de grains externes. De plus on trouve chez les Ganoïdes des massues de LANDOLT qui font défaut dans la couche des grains externes des autres Poissons.

Couche plexiforme externe. — Elle montre deux zones : la zone *profonde* constituée par les pieds des cônes, les panaches supérieurs de certaines bipolaires et les arborisations terminales des fibrilles nerveuses ascendantes ; la zone *superficielle* formée par la réunion de la plupart des sphérules terminales des bâtonnets et les prolongements ascendants de certaines bipolaires géantes. Il faut encore y joindre les expansions provenant des cellules horizontales sous-jacentes.

A la surface de la couche plexiforme externe se trouve, chez les Ganoïdes une couche de cellules *subépithéliales* (Dogiel, Schiefferdecker). Ces éléments se retrouvent en abondance chez les Batraciens et les Reptiles.

Couches des cellules horizontales.— Peu apparente chez l'Homme, elle prend, au contraire, chez les Poissons une importance considérable (fig. 545). Les cellules nerveuses qui la composent, de dimensions colossales, sont disposées sur trois rangées séparées l'une de l'autre par un entrelacs de fibres et

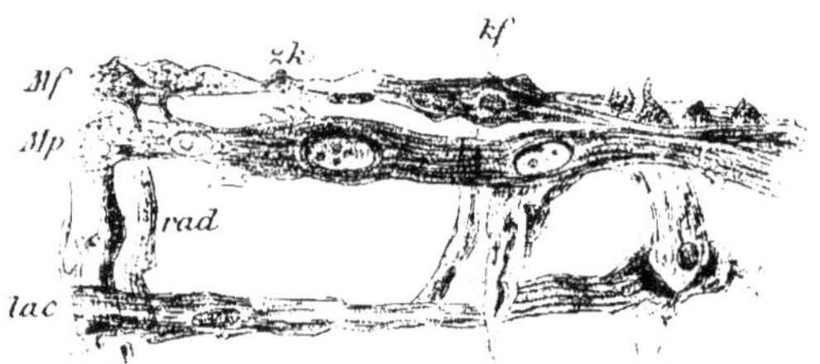

Fig. 545.

Les trois assises de cellules horizontales de la rétine du Brochet. (Krause.)

zk, terminaison des fibres de cônes. — *Mf*, membrane fenêtrée avec un noyau cellulaire *kf*. — *Mp*, membrane perforée. — *rad*, fibres de Müller. — *lac*, couche lacunaire. (Acide osmique, coloration ordinaire.)

de prolongements nerveux. Ces cellules remplissent à peu près la moitié externe de la zone des grains internes.

Cajal les divise en : *a*) éléments *horizontaux externes ; b*) éléments *horizontaux intermédiaires* et *c*) éléments *horizontaux internes.*

a) Les cellules *horizontales externes* sont disposées en une rangée très serrée placée immédiatement au-dessous de la zone plexiforme externe. Elles correspondent à la *membrana fenestrata* de Krause, aux cellules concentriques intermédiaires de Schiefferdecker. Elles envoient des expansions courtes dans la couche plexiforme externe et un prolongement cylindre-axile horizontal qui se termine probablement par une ramification variqueuse dans la zone plexiforme.

b) Les cellules *horizontales intermédiaires* sont disposées en couches presque continues en dessous des précédentes auxquelles elles se rattachent par leurs propriétés morphologiques. Leur corps est plus aplati que celui des cellules précédentes. Le chromate d'argent montre leurs ramifications courtes passant entre les cellules horizontales externes se dirigeant vers la couche plexiforme externe, et semblant se mettre en contact avec les sphères terminales des bâtonnets. Elles envoient également latéralement un prolongement cylindre-axile.

Ces cellules correspondent à la *membrana perforata* de Krause. Dans leurs interstices passent les prolongements périphériques des bipolaires.

c) *Cellules horizontales internes.* — Ce sont des corpuscules très-longs,

fort épais, placés horizontalement au-dessus de la couche des cellules bipolaires. Leur corps en forme de fuseau, émet par ses extrémités opposées
deux expansions larges, horizontales, qui s'étendent sur une grande étendue.
L'un d'eux, après un parcours très long, prend l'aspect d'un cylindre-axe se
rapprochant progressivement de la zone plexiforme externe où il semble
aboutir (CAJAL). L'aspect de cette couche parsemée de vacuoles claires et traversées par des fibres horizontales, lui a fait donner par KRAUSE le nom de

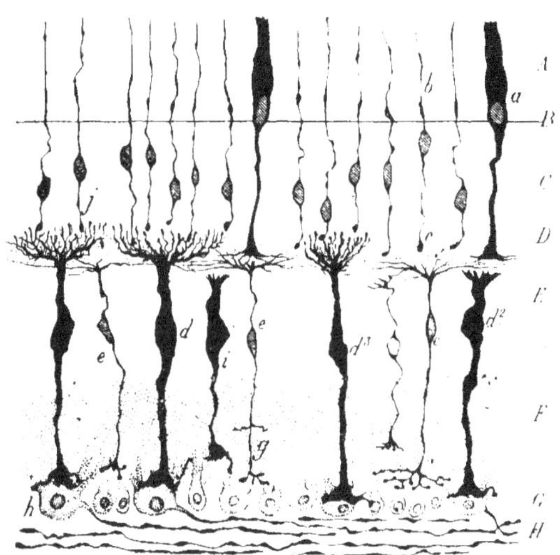

Fig. 546.

Rétine de Box Salpa (sorte de Perche). Les éléments radiaux sont seuls imprégnés
par le chromate d'argent. (CAJAL.)

Les bipolaires *géantes* d s'articulent avec les bâtonnets ; les *petites* bipolaires avec les cônes.

stratum lacunosum; mais c'est SCHIEFFERDECKER qui a reconnu qu'il s'agissait
réellement d'une couche cellulaire à éléments fusiformes.

Les trois rangées de cellules horizontales que nous venons de décrire ne
représentent pas une disposition particulière aux Poissons ; elles se trouvent
plus ou moins modifiées, chez tous les Vertébrés. Cependant ce sont les
Mammifères qui, à ce point de vue, se rapprochent le plus des Poissons. La
difficulté principale concerne la détermination des éléments qui dans la rétine
des Mammifères, représentent les cellules fusiformes des Poissons. (CAJAL.)

Les corpuscules horizontaux jouent probablement le rôle d'éléments d'association transversale des cellules visuelles.

Couche des cellules bipolaires. — Les grains internes sont éparpillés dans
les intervalles du stratum lacunosum dont ils ne remplissent pas la lumière.
Ils constituent une zone serrée située au-dessus des spongioblastes et possèdent un prolongement ascendant et un autre descendant.

On distingue des bipolaires *géantes* dont les panaches ascendants se ter-

minent librement entre les sphérules des bâtonnets et le prolongement inférieur va s'appliquer à la surface des cellules ganglionnaires, et des bipolaires
petites dont le prolongement supérieur s'articule avec les pieds des cônes
et l'inférieur se résout en arborisation libre dans les divers étages de la
couche plexiforme interne.

Il existe encore au voisinage de la couche des spongioblastes des cellules
de petite taille à fines ramifications ascendantes et descendantes, qui paraissent êtres destinées aux cônes.

Couche des spongioblastes ou des cellules amacrines. — Leur disposition
ne présente rien de particulier chez les Poissons ainsi que la couche *plexiforme interne*. Nous en dirons autant de la couche des *cellules ganglionnaires*, de la couche des fibres du *nerf optique* et des fibres de soutènement
ou de MÜLLER.

La rétine des Poissons ne paraît pas posséder d'*area*.

Chez les Poissons du genre *Argyropelecus* dont les bulbes oculaires sont
dirigés parallèlement en avant et immobiles, la portion de rétine la plus voisine de la cloison interoculaire se sépare du reste de la rétine sous forme de
deux bandes qui constituent une rétine accessoire chargée de recevoir les
impressions émanées des portions latérales du champ visuel.

En résumé, les caractéristiques de la rétine des Poissons peuvent s'énoncer
ainsi : Développement considérable des bâtonnets et des cônes. Dimensions
remarquables des éléments d'association qui constituent les couches de
cellules horizontales. Forme particulière des bipolaires destinées aux cônes
et aux bâtonnets.

RÉTINE DES BATRACIENS

Épithélium pigmenté. — Chez la *Grenouille* la partie supérieure, incolore,
des cellules contient des gouttes graisseuses, rares au centre de la rétine,
plus nombreuses à la périphérie. On y trouve également des corps colloïdes,
plus ou moins réguliers, d'aspect cireux, dits corps aleuronoïdes.

Les franges pigmentaires descendent jusqu'à la limitante externe chez les
Grenouilles exposées à une vive lumière. À l'obscurité elles ne dépassent pas
le tiers supérieur des bâtonnets.

Bâtonnets et cônes. — La *Grenouille* possède des bâtonnets violet-rouge
et vert d'herbe. Les premiers ont 54 μ de longueur en moyenne. Les verts
ont 34 μ environ et sont beaucoup moins nombreux que les rouges. Ces
deux variétés de bâtonnets se trouvent chez le *Pélobate*, le *Crapaud*, la *Hyla
arborea*, le *Triton*, mais non chez la *Salamandre*. Cette dernière ainsi que
le *Triton* a des bâtonnets très courts (32 μ) et épais.

Le pourpre rétinien est très apparent dans le segment externe des bâtonnets de la *Grenouille* ; il fait toujours défaut dans les cônes. Les volumineux
bâtonnets du *Triton* sont légèrement teintés de rose, tandis que ceux de la
Salamandre présentent une forte coloration rouge.

Les cônes, chez la *Grenouille*, sont de trois sortes : 1° simples avec une sphère huileuse au niveau de leur extrémité ; ce sont les plus nombreux et ils n'ont que 20 μ de longueur ; 2° simples sans gouttes huileuses. Les uns et les autres se contractent à la lumière en l'espace de cinq minutes et s'allongent à l'obscurité (fig. 547) ; 3° les cônes doubles dans lesquels l'un des éléments

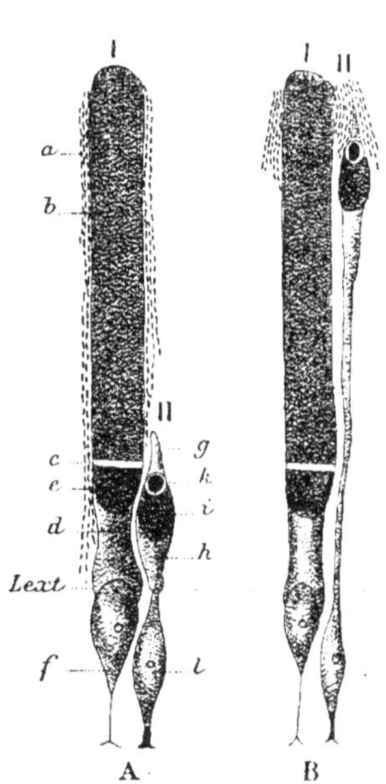

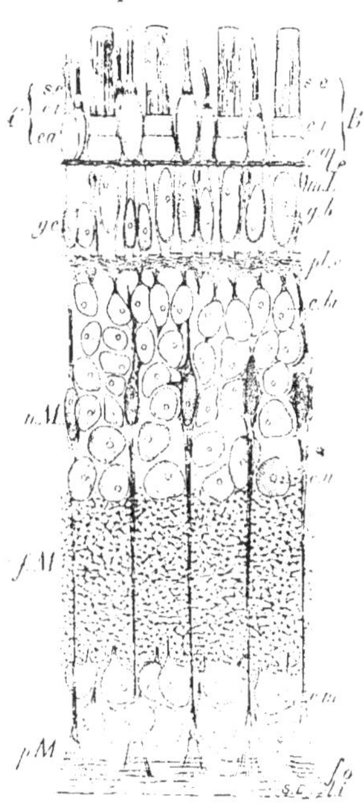

Fig. 547.

Franges pigmentaires, bâtonnets et cônes de la Grenouille. Gross. 1000. (GREEF.)

A, grenouille insolée. Les franges pigmentaires *a* descendent jusqu'à la limitante externe.

I. Bâtonnet. — *b*, segment externe. — *c*, disque intermédiaire clair. — *d*, segment interne avec *e* son ellipsoïde. — *f*, grain du bâtonnet.

II. Cônes. — *g*, segment externe. — *h*, segment interne. — *i*, ellipsoïde de cône. — *k*, sphère huileuse. — *l*, grain du cône.

B, grenouille tenue à l'obscurité. Les franges pigmentaires s'arrêtent au niveau du segment externe des bâtonnets. Le segment interne du cône s'est énormément allongé.

Fig. 548.

Rétine de Triton crêté. (RANVIER.)

B, bâtonnet très volumineux comprenant un segment externe, *se*, un corps intercalaire (ellipsoïde), *ce*, un corps accessoire *ca*. — *c*, cône comprenant également un segment externe, un corps intercalaire, un corps accessoire. — *Le*, limitante externe. — *mL*, massue de Landolt. — *gb*, grain de bâtonnet et son noyau. — *gc*, grain de cône et son noyau. — *pl. e*, couche plexiforme externe. — *cbi*, cellules bipolaires. — *cu*, cellules unipolaires (spongioblastes, amacrines). Au-dessous se trouve la couche plexiforme externe, traversée par les fibres de Müller (*M*. — *nM*, noyau de fibre de Müller. — *cm*, cellules multipolaires. — *fo*, fibres du nerf optique. — *Li*, limitante interne.

l'emporte en dimensions sur l'autre. Le premier seul possède un globe huileux. Les cônes sont extrêmement petits chez le *Crapaud* (9 μ). Ils sont simples ou doubles et ne possèdent pas de boules graisseuses. Il en est de même chez la *Salamandre*.

Couche des cellules visuelles. — Elle se compose de deux assises seulement de cellules chez la *Grenouille*, la *Hyla*, une seule chez le *Crapaud*, le *Triton*. Les grains des cônes occupent généralement la couche la plus profonde, à l'inverse de ce que l'on voit chez les Poissons et les autres Vertébrés ; ils y sont juxtaposés aux grains des bâtonnets verts.

L'extrémité inférieure des prolongements descendants des *bâtonnets* et des *cônes* se termine par une petite masse protoplasmique d'où émane un bouquet de fibrilles.

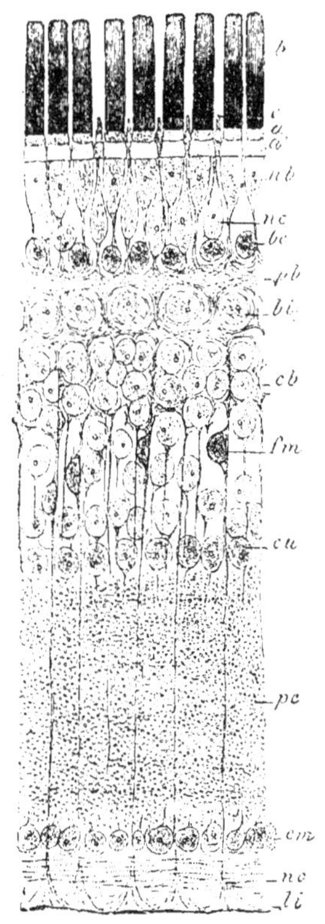

Fig. 549.
Rétine d'un Crapaud (Pélobate brun). (RANVIER.)

b, segment externe du bâtonnet. — *a*, corps intercalaire ou ellipsoïde. — *a'*, corps accessoire. — *c*, cône. — *nb*, noyau de cellule à bâtonnet. — *nc*, noyau de cellule à cône. — *be*, cellules basales externes. — *pb*, plexus basal. — *bi*, cellules basales internes ou cellules horizontales. — *cb*, cellules bipolaires. — *fm*, noyau des fibres de Müller. — *cu*, cellules unipolaires, amacrines. — *pc*, plexus cérébral. — *cm*, cellules multipolaires. — *no*, couche des fibres optiques. — *li*, limitante interne.

À la base de la couche des cellules visuelles se voient des éléments très petits chez la Grenouille. Ce sont les cellules basales de RANVIER. On les considère comme des bipolaires déplacées. Leur filament ascendant est une véritable massue de LANDOLT qui se termine librement au niveau de la limitante externe.

Au-dessous du *plexus basal*, on trouve chez la *Grenouille* deux assises de *cellules horizontales*. L'assise externe se compose d'éléments plus petits que ceux de l'assise interne. Les premiers correspondent à la *membrana fenestrata* de KRAUSE, aux cellules basales interstitielles décrites par RANVIER chez le *Pelobate brun*. Les cellules horizontales internes correspondent à la *membrana perforata* de KRAUSE, aux cellules *basales internes* de RANVIER.

La plus grande partie de la couche des *cellules bipolaires* est formée par les bipolaires *petites* ou *internes*. Du panache ascendant de ces dernières se détache, chez le *Triton* et la *Salamandre*, le filament ascendant dénommé massue de LANDOLT et qui va se terminer dans l'épaisseur de la limitante externe.

Les fibres du *nerf optique* forment au niveau de la papille une sorte de chiasma signalé par NICATI. Il n'est pas certain que quelques-unes de ces fibres se rendent aux cellules amacrines pour constituer des voies conductrices centrifuges.

Il existe dans la rétine de la *Grenouille* une *area centrale* située à 1 millimètre au-dessus de l'entrée du nerf optique. Le Crapaud possède une area allongée et chez la Salamandre on trouverait une fovea.

Morphologiquement la rétine des Batraciens est caractérisée par des bâtonnets épais et longs, par des cônes simples ou doubles très courts, souvent munis d'une boule huileuse ; les cellules visuelles forment une assise simple ou double ; la couche des cellules horizontales est peu apparente. Le plexus cérébral forme une couche épaisse.

RÉTINE DES REPTILES

Les *bâtonnets* font à peu près défaut dans la rétine des Reptiles, sauf chez le *Crocodile* où ils ne manquent qu'au niveau de la fossette centrale et chez le *Gecko* où Ranvier a décrit des bâtonnets doubles.

Les *cônes* sont simples ou doubles et portent habituellement une goutte huileuse à l'extrémité du segment interne : à l'exception du *Crocodile* chez qui elles sont incolores et de la *Couleuvre* où elles manquent, les gouttes ont une coloration orangée, vert jaune ou bleuâtre. Il en est ainsi des Lacertiliens, des Chéloniens, de l'*Alligator*, du *Caméléon*. Le cône accessoire ne montre pas de goutte huileuse.

Tous les cônes sont courts (longueur 23 μ) épais, et possèdent un segment externe très fin, de forme conique et de très faible longueur.

La couche des *cellules visuelles* chez le *Lézard* se compose de trois rangées d'éléments. Les rangées externe et moyenne appartiennent aux cônes : la rangée interne aux cellules bipolaires déplacées.

Dans la couche *plexiforme externe* se voient bien les pieds des cônes. Cette couche est très mince. Les cellules horizontales se colorent très difficilement.

Les *cellules bipolaires* forment 7 ou 8 assises où les petites bipolaires dominent. On y a trouvé des massues de Landolt (Greeff). Dans la rétine du *Caméléon* les bipolaires sont obliques, et de même chez le *Gecko*.

Les *cellules amacrines* sont volumineuses, quelques-unes géantes. Dans le plexus cérébral apparaissent, avec les colorations ordinaires, cinq à six bandes foncées superposées.

Les cellules ganglionnaires sont très nombreuses : enfin les pieds des cellules de soutien sont fortement épaissis au niveau de la limitante interne.

Une area centrale a été trouvée chez le *Lézard*, au-dessus de l'entrée du nerf optique, chez le *Caméléon*, la *Tortue*, le *Crocodile*, la *Couleuvre*. L'*Alligator*, possède une area en forme de bande transversale dans la moitié supérieure de la rétine. L'épithélium rétinien contient à ce niveau des cristaux de guanine formant tapis. Au niveau de l'area les cônes s'allongent et prennent un aspect bacilloïde.

La rétine des Reptiles est remarquable par ses cônes épais et courts. En

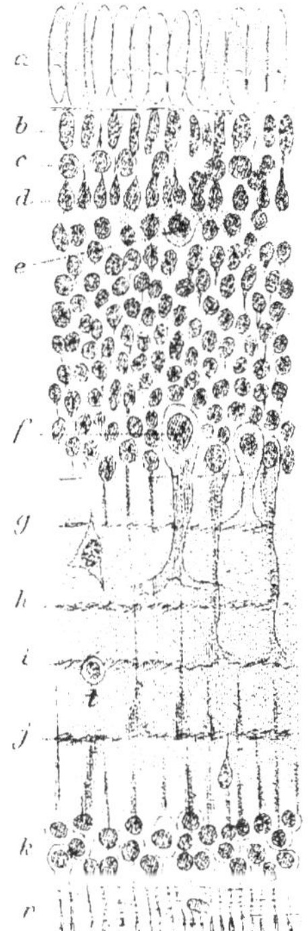

Fig. 550.

Rétine du Lézard. Coloration par le carmin aluné. (Cajal.)

a, couche des cônes. — *b*, noyaux des cônes. — *c*, noyaux des cellules bipolaires déplacées. — *d*, renflements basilaires des cônes. — *e*, cellule horizontale en brosse. — *f*, cellule amacrine géante. — *g*, *h*, *i*, *j*, étages de la zone plexiforme paraissant plus granuleux que le reste de la couche. — *k*, *l*, noyaux appartenant probablement à des cellules amacrines déplacées.

outre elle manque de bâtonnets. En corrélation avec la présence unique des cônes il faut noter l'abondance de cellules bipolaires et l'épaisseur assez considérable de la couche des fibres du nerf optique.

Si l'on admet avec M. Schultze que les bâtonnets servent uniquement à la perception quantitative de la lumière, ce qui expliquerait qu'on les rencontre à l'exclusion des cônes chez les Oiseaux nocturnes, on éprouve un certain embarras à expliquer que des animaux dont la vie est particulièrement nocturne, comme les Reptiles, ne possèdent que des cônes. (Krause).

RÉTINE DES OISEAUX

L'*épithélium pigmenté* forme des franges qui, sous l'influence de la lumière, descendent jusqu'à la limitante externe. Dans l'obscurité elles ne dépassent pas, chez le *Pigeon*, le milieu des cônes et des bâtonnets.

Les bâtonnets ainsi que les cônes sont minces. Leur longueur est de 25 à 30 μ en moyenne. Les bâtonnets possèdent un corps lenticulaire bien apparent ; le segment externe est imprégné de pourpre rétinien bien visible chez la *Buse*. Le segment interne est long et mince. Leur nombre est très inférieur à celui des cônes, sauf chez les Oiseaux nocturnes.

Le pourpre rétinien fait défaut, d'après Kühne, dans les bâtonnets et les cônes de la *Poule*, du *Pigeon*. Il existe en grande quantité, au contraire, dans le segment externe des bâtonnets de la *Chouette* ; tandis que les cônes en sont dépourvus.

Les cônes ont des dimensions variables et sont simples ou doubles. Ils portent à l'extrémité du segment interne une boule colorée, huileuse, qui fait défaut à l'intérieur des cônes accessoires. Sur une rétine fraîche examinée à plat, la face externe tournée en haut, les boules apparaissent immédiatement avec des nuances variées. Waelchli en distingue quatre variétés : les boules rouges disséminées dans toute la rétine ; les boules orangées ou jaunes, dont la répartition est la même ; les boules jaune verdâtre que l'on rencontre à la périphérie ; enfin des boules incolores disséminées un peu partout. L'acide osmique colore toutes ces boules en noir. La coloration des boules est particulièrement intense dans la région maculaire.

Chez quelques Oiseaux, le *Pigeon*, entre autres, les boules rouges sont plus nombreuses dans une portion correspondant au quadrant supéro-externe de la rétine, que dans le reste de la membrane. Cette portion présente un état particulier qui lui a fait donner le nom de « champ rouge ». Chez la *Poule*, la portion de rétine correspondante apparaît jaune.

La hauteur à laquelle se rencontrent les boules varie avec chaque nuance. Les boules vertes sont situées le plus près de la surface externe de la rétine ; les rouges viennent après, puis les jaunes et enfin les boules incolores.

Dans l'étendue du champ rouge les boules vertes sont plus rapprochées de la surface interne, et leurs dimensions ont en même temps diminué.

M. Schultze avait admis que les Oiseaux nocturnes ne possèdent pas de cônes ; de plus, dans les cônes des Oiseaux diurnes il avait considéré les boules huileuses colorées comme des organes d'absorption des radiations chromatiques correspondant aux trois couleurs fondamentales de la théorie de Young-Helmholtz. La fonction séparée des cônes et des bâtonnets ressortait de là avec évidence.

Mais les recherches ultérieures de Krause ont montré que l'on aperçoit à la surface de la rétine du *Hibou* environ 11.000 gouttes huileuses correspondant à autant de cônes, par millimètre carré, autant que chez le *Faucon* et l'*Hirondelle*. L'erreur de Schultze, qui avait laissé échapper les cônes, peut s'expliquer ainsi : les Oiseaux de nuit possèdent des bâtonnets fort longs dont l'extrémité externe, en se recourbant, peut masquer les boules huileuses lorsqu'on se contente d'un examen à plat de la surface externe de la rétine.

L'examen chimique des boules colorées contenues dans les cônes des Oiseaux, a été fait par Kühne. Une centaine de rétines de Poule furent épuisées par l'alcool, l'éther. La matière grasse, colorée en rouge, donna avec la soude un savon dont on put extraire par l'éther de pétrole un colorant vert, par l'éther sulfurique, une matière orangée ; enfin par l'essence de térébenthine un colorant rose foncé, ce dernier seul insoluble dans le sulfure de carbone. Kühne a donné à ces pigments les noms de *chlorophane*, de *xanthophane* et de *rhodophane*.

Plusieurs milliers de rétines de Grenouille traitées par le même procédé, ne fournirent qu'une matière grasse, de teinte jaune, la *lipochrine*, identique avec la graisse abdominale de cet animal. Les boules jaunes, que l'on rencontre dans l'épithélium pigmenté rétinien de la *Grenouile*, n'ont donc aucun rapport avec le xanthophane des Oiseaux.

Les *cellules visuelles* de bâtonnets sont situées au-dessous des cellules de cônes ; celles-ci ont souvent une fibre descendante à direction oblique et même horizontale.

Les *cellules bipolaires* sont très nombreuses, particularité que nous avons constatée déjà dans la rétine des Reptiles et qui est caractéristique des rétines contenant beaucoup de cônes.

La *couche plexiforme* interne montre une striation en forme de bandes transversales analogue à celle des Reptiles.

Les *cellules ganglionnaires* sont disposées en couche unique au-dessus

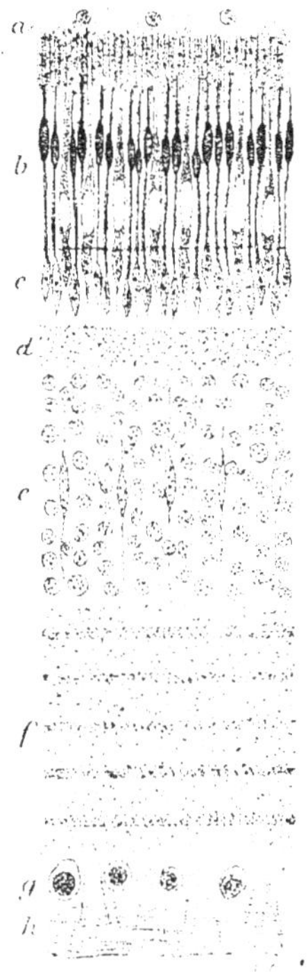

Fig. 351.

Rétine du Pigeon. Gross. 100. (Greeff.)

a, épithélium pigmenté avec ses longues franges. — *b*, bâtonnets et cônes. Les cônes portent des gouttes huileuses noircies par l'acide osmique et situées à des hauteurs variables. — *c*, couche des grains externes. — *d*, couche plexiforme externe. — *e*, couche des grains internes beaucoup plus développée que celle des grains externes. Dans la couche des grains internes se voient les noyaux allongés des fibres de soutien. — *f*, couche plexiforme interne divisée en bandes transversales correspondant à autant d'étages. — *g*, cellules ganglionnaires. — *h*, fibres nerveuses.

de la couche des *fibres nerveuses* qui présente une épaisseur considérable. Ses fibres sont épaisses et noircissent par l'osmium.

L'area se rencontre dans la rétine d'un grand nombre d'Oiseaux en général sous forme de traînée qui s'étend transversalement au-dessus de la papille. On peut y rencontrer une ou plusieurs foveas munies de cônes plus ou moins allongés (CHIEVITZ) (fig. 554).

Chez la *Grive*, le *Chardonneret*, la fovea est située au-dessus de l'extrémité supérieure du peigne; elle a la forme d'un sillon profond de 0,2 millimètre.

La rétine avoisinante est épaissie en forme d'area ovalaire.

La *Corneille* possède une fovea très développée qui rappelle la fovea humaine.

Les Oiseaux nocturnes ont seulement une fovea latérale signalée par H. MÜLLER et située chez le *Hibou* à 3 millimètres environ au-dessus et en dehors de la papille et à 5 millimètres de distance de la portion ciliaire de la rétine.

Parmi les Rapaces, la *Buse* possède deux foveas, une centrale et une périphérique, dans la portion de rétine correspondant au champ rouge du *Pigeon*. La seconde fovea sert à la vision binoculaire.

RÉTINE DES MAMMIFÈRES

La rétine des Mammifères se rattache intimement à celle des **Vertébrés** inférieurs. Même les modifications qu'on pouvait considérer, après un examen peu approfondi, comme particulières à l'Homme et aux Mammifères, telle que la ténuité et le nombre extraordinaire des bâtonnets, la terminaison inférieure de ceux-ci par une sphérule sans filaments basilaires, l'étendue, relativement considérable de la couche des grains externes, etc., tous ces caractères se retrouvent à peu près avec les mêmes détails chez les Oiseaux nocturnes et les Téléostéens (CAJAL). A l'étage le plus inférieur de la Classe des Mammifères la transition avec les Oiseaux est établie par les *Marsupiaux* et les *Monotrèmes*. Ces quadrupèdes possèdent des cônes munis à l'extrémité du segment interne de gouttes huileuses colorées. On les trouve chez l'*Ornithorynque* entourés chacun de 3 à 4 bâtonnets.

La couche des *cellules visuelles* comprend 4 à 5 assises, ainsi que la couche des *bipolaires*.

RONGEURS. — Les bâtonnets du *Lapin* sont extrêmement petits (longueur 3 µ). A chaque cellule épithéliale pigmentée correspondent 16 à 20 cônes et environ 100 bâtonnets.

Les grains de cône siègent au-dessous de la limitante externe; puis viennent dix couches de grains de bâtonnets. Il n'y a guère que quatre assises de bipolaires; les autres assises appartiendraient aux amacrines.

L'area se trouve au-dessous des expansions latérales des fibres nerveuses

venant de la papille. Elle a une direction transversale et mesure 4 millimètres de largeur. On la reconnaît à sa teinte pourpre sur l'œil fraîchement
énucléé.

Dans le territoire de l'area les bâtonnets sont plus longs qu'ailleurs ; les
cellules ganglionnaires forment 2 à 3 assises, les bipolaires 3 à 4, les grains
externes, 8 à 10.

Cobaye. — Les segments externes des bâtonnets mesurent 14 μ de longueur. Les cônes sont rares ; mais existent, bien qu'il s'agisse d'un animal à
vie nocturne.

Rat. — Les segments externes des bâtonnets sont très fins, très longs et
fortement teintés par le pourpre. Les cônes existent, aussi bien que chez la
Souris. En raison du grand nombre de bâtonnets, les grains externes sont
très multipliés. L'area fait défaut.

Rétine des Mammifères domestiques. — *Rétine du Cheval.* — C'est de toutes
les rétines la plus étendue ; mais elle frappe par sa très faible épaisseur. Les
cellules de la couche ganglionnaire sont très écartées les unes des autres,
même dans les portions moyennes de la membrane. La couche plexiforme
interne est très mince ; la couche des grains internes se réduit à une ou deux
assises de cellules et les cellules amacrines font défaut ; l'épaisseur de la
couche plexiforme externe atteint à peine 8 μ. Les grains externes sont plus
petits et beaucoup moins nombreux que chez les autres animaux domestiques. Les cônes et bâtonnets forment une couche moins épaisse que celle
de l'Homme. La hauteur des cônes dépasse cependant celle des mêmes éléments chez le *Bœuf* et le *Porc*. Au lieu d'avoir comme ces derniers la forme
d'une bouteille, ils ressemblent, avec leur segment interne grêle, à un épi de
maïs. Leur longueur est de 18 μ ; celle des bâtonnets de 28 μ dans les parties
moyennes de la membrane.

Il existe une area centrale (Voir : Area).

Rétine des Ruminants. — Les fibres nerveuses sont disposées en faisceaux
séparés. Dans la couche des grains internes les petites cellules amacrines,
sont très nombreuses. Les cônes ont la forme de bouteilles allongées. Chez le
Bœuf les éléments des trois couches cellulaires de la rétine sont moins nombreux que chez le *Mouton* et la *Chèvre*. Les cellules visuelles surtout sont
bien représentées chez ces derniers et reposent sur une épaisse couche de
fibres de HENLE. Les cônes sont minces et longs, en nombre à peu près égal
aux bâtonnets. Chez la *Chèvre* les petites amacrines sont bien plus nombreuses que chez le *Mouton*. La papille du *Bœuf* porte souvent des débris
d'artère hyaloïdienne.

Rétine du Porc (fig. 552). — La couche plexiforme interne est particulièrement développée ; les couches de cellules bipolaires ont une épaisseur totale à
peu près égale à celle des grains externes. Ces derniers ne forment pas plus
de 3 ou 4 assises, ce qui s'explique par l'abondance des cônes. Ceux-ci sont
extrêmement nombreux ; leur segment interne contient au voisinage de la
base un corps chromatophile et représente peut-être l'ellipsoïde. Les bâton-

nets sont plus chargés de pourpre dans la moitié inférieure que dans le reste de la rétine. — Il n'existerait pas d'area d'après CHIEVITZ.

Rétine du Chien. — Les couches plexiformes sont très minces, tandis que les grains sont très nombreux dans la couche externe ; la couche de HENLE très apparente. Les cônes, plus courts que les bâtonnets ont une disposition en palissade très marquée. Les fibres radiées, par contre, sont rares.

Sur le tapis se trouve une area dirigée transversalement en dehors de la papille, et courant sur la limite du tapis, au-dessus du vaisseau horizontal externe. Elle a une forme arrondie et son existence ne peut être constatée qu'au microscope. La rétine du Chien a beaucoup d'analogie avec celle du Chat.

Rétine du Chat. — Elle est caractérisée par le nombre énorme des cellules visuelles et une épaisse couche de fibres de HENLE.

Les cônes sont disposés en palissade comme chez le Chien ; mais leur longueur égale presque celle des bâtonnets. Ces derniers sont grêles et très nombreux comme chez tous les Animaux nocturnes (longueur des bâtonnets : 29 à 34 μ).

La papille porte des restes d'artère hyaloïdienne souvent assez considérables. On peut les considérer comme un rudiment du peigne des Sauropsidés. Une area de 1,2 millimètre de diamètre se trouve dans la région du tapis, à 2 millimètres 5 en dehors de la papille.

D'après ZÜRN, chez le *Cheval,* les Ruminants, le *Porc,* la portion temporale de la rétine est munie d'appareils percepteurs et conducteurs beaucoup mieux développés que dans la portion nasale et au centre. En avant la transition avec la portion ciliaire se fait graduellement chez le *Cheval* et le *Bœuf,* assez brusquement chez le *Chien.* Nulle part on ne voit d'Ora serrata bien dessinée comme chez l'Homme.

CHEIROPTÈRES. — Comme on peut s'y attendre, ces animaux nocturnes ont des bâtonnets longs et fins (40 μ, dont 30 μ pour le segment externe). C'est là le caractère distinctif des rétines des Nocturnes, et non l'absence de cônes (KRAUSE). Les cônes sont aussi nombreux chez la Chauve-Souris que chez les autres Mammifères ; ils sont également longs et minces.

Le pourpre rétinien est très apparent.

L'area existe en même temps qu'une fovea dans laquelle les cellules ganglionnaires et les fibres nerveuses font défaut.

SINGES. — Déjà certains Catarrhiniens ont une rétine semblable à la rétine

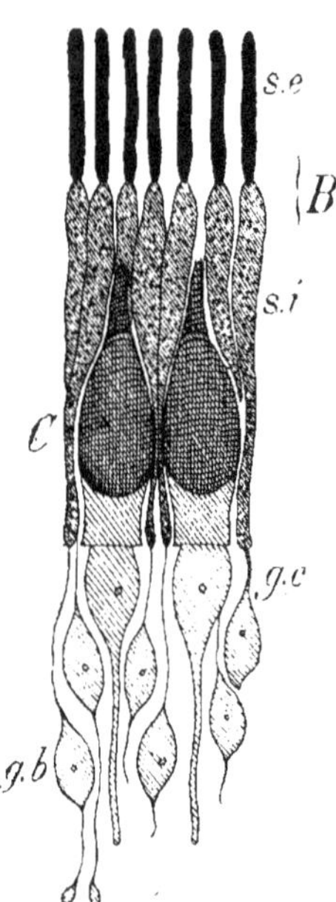

Fig. 552.

Cellules visuelles à bâtonnets et à cônes du Porc. (GREEF.)

B, bâtonnet avec le segment externe. s.e, le segment interne, s.i. — Les cônes sont épais et enfouis profondément entre les bâtonnets.

humaine et munie d'une macula jaunâtre avec une fossette centrale. Chez les Platyrhiniens la macula paraît faire défaut.

Chez le Cercopithèque les bâtonnets ont 33 μ de longueur et les cônes 26 μ.

Area centrale de la rétine. — L'area représente une portion épaissie de la rétine où la disposition des éléments rappelle celle que l'on observe au niveau de la tache jaune de l'Homme. Il y a donc multiplication des cellules ganglionnaires ainsi que des grains et en même temps accroissement des dimensions des éléments récepteurs, cônes et bâtonnets.

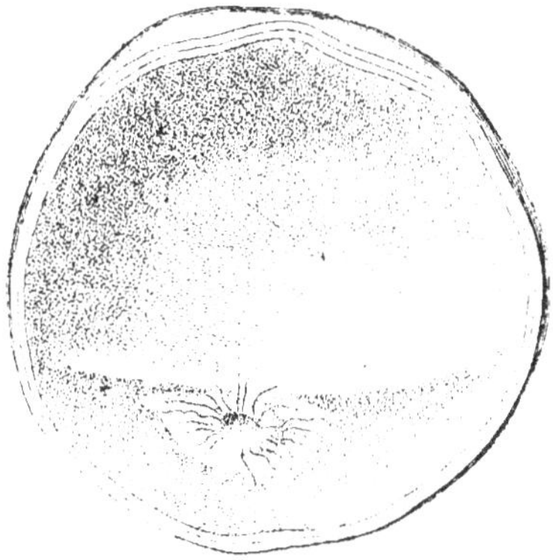

La *forme* est variable. Tantôt elle donne l'aspect d'une strie claire, transversale qui peut diviser la rétine en deux moitiés inégales (*Crocodile*); tantôt elle se réduit à une ou plusieurs taches arrondies. C'est le cas le plus fréquent.

La fovea qui caractérise l'area de l'Homme et des Singes, peut exister simultanément avec l'area; mais elle est très inconstante et peut se trouver ou faire défaut chez des espèces très voisines.

L'area se rencontre dans toutes les classes de Vertébrés et on peut admettre que sa présence est de règle.

Fig. 553.

Cheval Fond de l'œil droit, montrant la papille avec la portion de rétine vascularisée. Au-dessus de la papille, l'area se voit sous forme de bande claire transversale. Elle borde inférieurement la région munie du tapis (Chievitz).

Elle a été trouvée constamment chez les Oiseaux et les Reptiles et elle porte habituellement une ou plusieurs foveas; par contre elle fait défaut à certains groupes de Mammifères et d'Amphibiens (Insectivores, *Rat*, *Salamandre*, *Triton*). On la trouve chez le *Cheval*, le *Porc*, le *Bœuf*, le *Mouton*, le *Chien*, le *Chat*, le *Lapin*, la *Poule*, le *Pigeon*, le *Canard*, l'*Oie*.

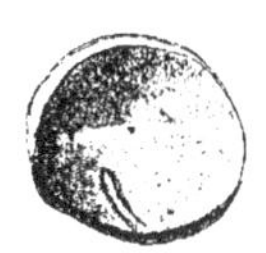

Fig. 554.

Hirondelle. Fond de l'œil droit. Au-dessus du Peigne se voit une Area transversale portant deux foveas (Chievitz).

L'area est loin de siéger toujours au centre de la rétine. Chez certains Oiseaux, les *Hiboux* entre autres, elle peut se trouver au voisinage de la périphérie rétinienne. On la voit en dehors de la papille (*Homme*), au-dessus (*Tortue*), au-dessous (*Renard*).

L'area en forme de bande s'étend transversalement au-dessus de la papille chez le *Cheval*; au-dessous de la papille, chez le *Lièvre*.

Lorsqu'il existe un tapis, l'area occupe toujours une portion de ce dernier. Chez les Animaux dont la rétine est munie d'un arbre circulatoire (Mammifères) les vaisseaux de gros calibres passent toujours à quelque distance de l'area en lui envoyant des branches de petit calibre (*Homme, Bœuf, Chameau*, etc.) : ou bien l'area est située en dehors de la portion vascularisée de la rétine (*Cheval*).

Chez le *Cheval* (fig. 553), le *Bœuf*, le *Porc*, l'aire centrale a la forme d'une traînée qui sert à la vision monoculaire. Les cellules du ganglion optique, les bipolaires sont fortement augmentées en nombre à ce niveau.

Tous les Mammifères domestiques possèdent une area centrale ronde qui sert dans la vision binoculaire. Dans l'étendue de cette dernière les cellules ganglionnaires forment plusieurs assises et le nombre des bipolaires est très augmenté. Par contre le chiffre des cônes augmente aux dépens de celui des bâtonnets. Ces derniers disparaissent même complètement, comme dans la fovea de l'Homme, dans l'area de certaines races de Chiens doués d'une vue très perçante, et la membrane limitante externe se déprime vers le dedans de l'œil. Chez les races dont la vision est moins bonne, l'area centrale est peu marquée.

Le *Chat* possède une fovea externe qui siège vers le milieu de l'area et en ce point le nombre des cellules visuelles est diminué de moitié. Le *Chat* est le seul Mammifère domestique pourvu d'une fovea véritable (ZÜRN).

Vaisseaux de la rétine. — La circulation de la rétine a été étudiée au chapitre : Réseaux vasculaires de la cavité hyaloïdienne.

CHAPITRE X

ASPECT OPHTALMOSCOPIQUE DU FOND DE L'ŒIL
DANS LES DIFFÉRENTES CLASSES D'ANIMAUX

Poissons. — Beauregard a fait une étude approfondie de ce sujet et après lui Beer.

Le Poisson peut être examiné hors de l'eau, après immobilisation complète. Pour entretenir la vie on lui fait arriver dans la bouche un courant d'eau qui s'écoule dans les branchies.

L'examen se fait à l'image renversée ou à l'image droite ; dans ce dernier cas on obtient un grossissement suffisant pour distinguer la mosaïque des cônes.

Suivant que le repli falciforme est plus ou moins développé, l'aspect de la papille diffère. Chez les Poissons où ce repli n'est pas visible, la papille apparaît plus ou moins arrondie (Cyprins, *Carpe*) et de son milieu émergent des vaisseaux qui vont en divergeant. Chez les autres, la papille possède une forme allongée correspondant à la saillie du repli. Ainsi chez la *Perche* on aperçoit dans la partie inférieure de l'œil une longue bande blanche qui, partant de l'entrée du nerf optique, se dirige en bas et en avant. Le milieu de la bande est pigmenté. Chez le *Labre* (Vieille) on distingue de nombreux vaisseaux partant du nerf optique dont l'entrée est pigmentée. Les vaisseaux sont situés dans l'hyaloïde où leur trajet est marqué par une teinte opaline qui suit chaque branche vasculaire. L'une de ces branches se perd dans un tapis rouge éclatant.

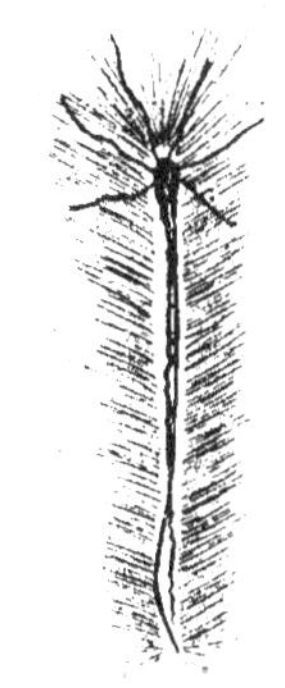

Fig. 555.

Image ophtalmoscopique du fond de l'œil d'un Poisson *Gadus Merlangus*). On voit la papille, le repli falciforme et le réseau vasculaire hyaloïdien (Beauregard.

Batraciens. — Chignet, en 1866, aperçut le premier à l'ophtalmoscope le riche réseau hyaloïdien de la *Grenouille*. Il put même distinguer la circulation des globules sanguins. Berlin, en 1872, montrait que les vaisseaux qui forment le réseau hyaloïdien ne sortent pas de la papille, l'artère pénétrant dans l'œil au niveau de l'insertion du droit supérieur.

La papille se distingue seulement par une teinte laiteuse.

OISEAUX. — A l'éclairage direct, en bas et en dehors, on aperçoit, chez la *Poule*, une masse noire, de forme variable, qui est le peigne. Lorsqu'on est placé de façon à n'éclairer que le bord libre de l'organe, on aperçoit une bande longitudinale à bords ondulés. Si on éclaire la base du peigne, la papille apparaît comme une bande d'un blanc éclatant dont les bords sont garnis de noir. Le milieu est occupé par un ou deux vaisseaux sinueux. En outre le peigne se déplace fréquemment par des mouvements saccadés dans la masse du vitré. Ces mouvements sont dus aux contractions des muscles externes du globe (BEAUREGARD).

MAMMIFÈRES. — D'après JOHNSON, chez les animaux privés de tapis, c'est le pigment de la choroïde qui donne au fond de l'œil sa coloration. Lorsqu'il existe un tapis celluleux (Carnivores), la coloration est donnée par l'épithélium pigmenté de la rétine. Enfin, chez les Ongulés le tapis fibreux et la coloration du pigment rétinien interviennent pour donner au fond d'œil sa teinte spéciale.

L'auteur distingue trois variétés de coloration :

1° Le fond d'œil rouge plus ou moins nuancé de brun ou de gris. On le rencontre chez presque tous les Primates, quelques Insectivores, quelques Carnivores ; le *Chameau*, le *Porc*, le *Rhinocéros*, parmi les Ongulés ; chez presque tous les Rongeurs, les Édentés, les Marsupiaux :

2° Le fond d'œil jaune, chez les Chéiroptères, quelques Félins ; le *Tapir* et l'*Éléphant* ; le *Pteromys* :

3° Le fond d'œil vert, chez les Carnivores et les Sélénodontes, à l'exception de la *Chèvre* et du *Chameau*.

Les *fibres à myéline* au pourtour de la papille se voient

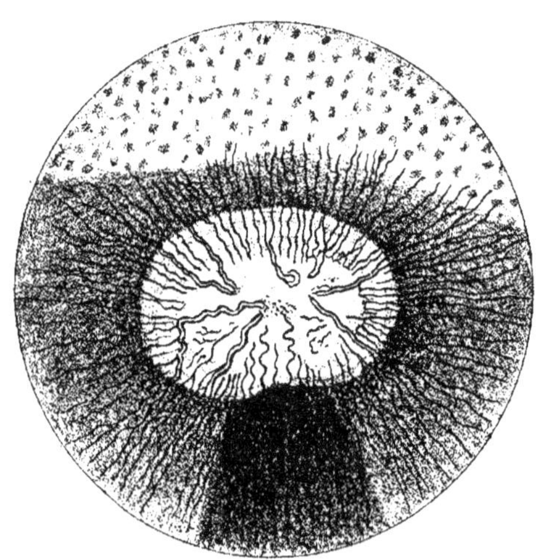

Fig. 556.

Fond d'œil du Cheval vu à l'ophtalmoscope. La portion supérieure est bleu verdâtre (tapis clair) avec quelques taches violacées. La portion inférieure correspond au tapis sombre : sa teinte est rouge sombre. Directement en bas se voit un espace trapézoïde foncé où il n'y a jamais de vaisseaux (NICOLAS et FROMAGET).

surtout chez les Rongeurs, les Marsupiaux ; l'*excavation papillaire*, chez tous les Félins, beaucoup de Carnassiers, quelques Rongeurs.

L'artère hyaloïde persistante est un organe normal chez tous les Ruminants et beaucoup de Rongeurs. Chez ces derniers aussi on trouve fréquemment des rudiments de *Peigne* au voisinage de la papille. Beaucoup de Mammifères présentent un aspect analogue au colobome de la papille. Chez les

Galagos et les *Loris* (Prosimiens nocturnes), se voient des formations pigmentées rappelant la rétinite pigmentaire.

On voit distinctement les vaisseaux choroïdiens chez le *Gibbon*, le *Kanguroo*. Une pigmentation pointillée apparaît chez certains Félins et chez des Lémuriens.

La *papille optique* est habituellement arrondie; mais elle apparaît en forme de baguette, chez le *Loup*, le *Renard*, le *Chacal*. Elle est ovalaire à grand axe horizontal chez la plupart des Artiodactyles, le *Cheval* (fig. 556); ronde, chez la *Chèvre*, le *Lama*, le *Chameau*, le *Tapir*, le *Rhinocéros*; en forme de bandelette allongée chez l'*Écureuil*. Sa teinte, rosée chez l'*Homme*, les *Singes*, les Artiodactyles, paraît noire ou verte chez les Galogos et les Loris; toute blanche chez la *Chauve-Souris*, les Lémuriens, Rongeurs, Édentés et Marsupiaux; rouge chez les Équidés. Les Carnivores ont des papilles grises, brunes, rouges ou blanches.

Distribution des vaisseaux dans le fond d'œil des animaux domestiques. — Le réseau vasculaire rétinien le mieux fourni se trouve chez l'*Homme*; viennent ensuite les Carnivores (*Chien* et *Chat*), les Ruminants (*Veau* et *Mouton*), le *Porc* et le *Rat*. Une petite portion seulement de la rétine est munie de vaisseaux chez le *Cheval* et le *Lapin*. Chez ce dernier les vaisseaux s'étendent surtout dans le sens horizontal.

En raison de la situation de la papille dans l'hémisphère inférieur, les vaisseaux ascendants sont particulièrement développés chez les Ruminants et le *Porc*, tandis que chez le *Cheval* et le *Lapin* les vaisseaux principaux ont tous sensiblement le même calibre. Les vaisseaux veineux et artériels communiquent par l'intermédiaire d'un réseau capillaire; mais il y a des anastomoses directes, qui se voient bien chez le *Mouton* (BRUNS).

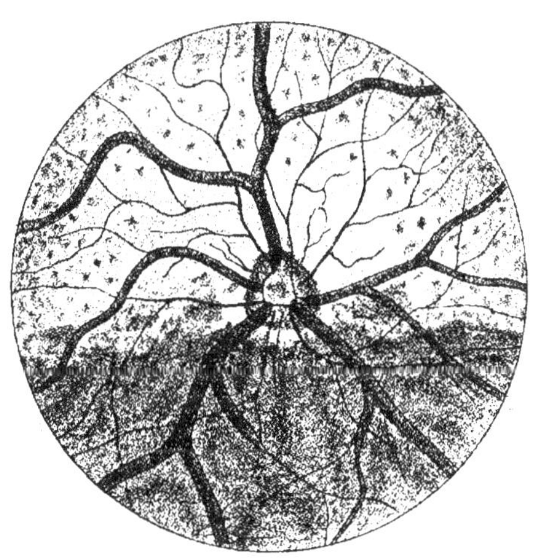

Fig. 557.

Fond d'œil de Chien. La papille est triangulaire. La portion supérieure de la rétine est vert jaunâtre; la portion inférieure rouge sombre (d'après NICOLAS et FROMAGET).

Fond d'œil du Chien. — Nous choisirons comme type le fond d'œil d'un Carnivore, le *Chien* (fig. 557.)

La papille est située à peu près dans le plan du méridien vertical du globe, à 2 millimètres au-dessous du méridien horizontal. De forme ovalaire ou triangulaire, sa surface est plane, sa coloration jaune pâle, blanche, bleuâtre, ou même foncée. De son centre, parfois aussi du bord, émergent trois ou quatre artères accompagnées de leurs veines et quelques petites branches artérielles et veineuses. Les troncs veineux sont souvent réunis sur la papille par des anastomoses. On a alors l'aspect d'un anneau ordinairement ouvert du côté ventro-oral. Les artères pénètrent dans le nerf optique à 1 ou 2 millimètres en arrière de la sclérotique. Le réseau circulatoire de la rétine est alimenté pour une certaine part chez le Chien par les vaisseaux ciliaires postérieurs. Tandis que chez les Ruminants, le *Porc*, etc., on ne compte que deux ou trois artères ciliaires courtes postérieures, celles-ci sont au contraire, très nombreuses ici. Elles pénètrent dans la sclérotique au pourtour du nerf optique et détachent vers la papille une branche qui s'anastomose avec les vaisseaux centraux et finalement va se perdre dans la rétine.

CHAPITRE XI

NERF OPTIQUE ET CHIASMA

Chez tous les Vertébrés le nerf optique a la forme d'un cordon qui s'étend depuis le trou optique jusqu'à l'hémisphère postérieur du globe où son expansion forme la rétine.

Chez les Oiseaux dont le globe oculaire se déplace très peu, le nerf est représenté par un cordon presque rectiligne ; tandis que chez les Animaux à yeux très mobiles, tels que les grands Mammifères, le nerf a une forme flexueuse, contournée même, qui lui permet de suivre sans tiraillement les déplacements de l'hémisphère postérieur. Sa *grosseur* peut atteindre 8 millimètres chez la *Baleine* ; elle varie du reste avec le volume du globe.

Dans l'orbite des Poissons le nerf est accompagné par une sorte de baguette cartilagineuse qui s'étend du fond orbitaire jusqu'à la sclérotique avec laquelle elle s'articule chez les Raies et les Requins.

Enveloppes. — La dure-mère forme au nerf optique une gaine externe épaisse, en continuité d'un côté avec la sclérotique et, de l'autre, près du trou optique, avec le périoste orbitaire. Les couches externes de la gaine durale sont formées d'assises longitudinales de fibres conjonctives mélangées de vaisseaux, tandis que dans les couches internes prédominent les trousseaux conjonctifs à direction circulaire. La couche externe peut prendre un développement extrême chez les grands Mammifères, tels que la *Baleine*, l'*Éléphant* et aussi chez l'*Esturgeon*. Chez la Baleine, l'épaisseur de la gaine externe du nerf atteint presque celle de la sclérotique dont l'épaisseur est sensiblement égale à la longueur de l'axe antéro-postérieur de la cavité oculaire. Entre la couche interne et la couche externe de la gaine durale se développe un espace en forme de fente qui peut atteindre plusieurs millimètres de longeur et qui se prolonge dans l'intérieur de la paroi sclérale où il s'élargit latéralement. Dans son intérieur on trouve un tissu mou composé de graisse et de pelotons vasculaires. Ces derniers se composent de branches fournies par les artères ciliaires postérieures qui vont se ramifiant d'abord ; puis se réunissent à nouveau avant de pénétrer dans la choroïde. La lumière de ces vaisseaux est large, dépourvue de fibres musculaires ; on est ici en présence d'un *réseau admirable* qui a pour but de ralentir le courant sanguin avant son entrée dans l'œil et d'abaisser la pression intra-vasculaire très considérable en ce point en raison de la brièveté du cou de l'animal. Il y a là une certaine analogie avec la glande choroïdienne des Poissons osseux et l'on retrouve chez l'*Éléphant* un système d'anastomoses des vaisseaux artériels en arrière du globe qui paraît avoir la même destination (SCHWALBE).

La couche circulaire interne de la gaine durale est unie à l'enveloppe pie-mérienne par des tractus que l'on peut isoler chez les Mammifères et les Oiseaux, et qui constituent le prolongement de l'arachnoïde cranienne.

La gaine *pie-mérienne* forme la névrilemme du nerf optique. Les cloisons multiples qu'elle envoie dans la profondeur divisent le nerf en faisceaux anastomosés les uns avec les autres. C'est là le type bien connu chez les Mammifères. Les Oiseaux présentent une particularité : au côté interne du nerf les cloisons pie-mériennes pénètrent perpendiculairement dans la substance du nerf, et ne s'anastomosent qu'après avoir atteint environ la moitié de l'épaisseur du cordon. Des cloisons perpendiculaires analogues, mais très courtes, existent quelquefois aussi au côté externe. Il résulte que le nerf prend un aspect feuilleté surtout marqué au côté interne.

Au point de pénétration dans la sclérotique ces feuillets s'enfoncent dans la membrane sclérale par une série de trous assez larges qui correspondent à la lame *criblée* des Mammifères.

Variations des éléments de soutien à l'intérieur du nerf optique.

— Chez les Mammifères les plus élevés et l'Homme, le nerf optique est cloisonné par des bandes conjonctives émanées des enveloppes du nerf, et qui servent de support aux vaisseaux.

Les faisceaux nerveux sont pénétrés, en outre, par un réseau névroglique qui sert d'isolateur aux fibres nerveuses qu'il sépare les unes des autres.

Suivant les classes et les ordres d'animaux que l'on examine, on trouve des différences très grandes dans la distribution des cloisons conjonctives.

En général, plus un animal occupe une place élevée dans l'échelle, plus les cloisons de son nerf optique sont multipliées et mieux les faisceaux nerveux sont isolés les uns des autres (DEYL). Ainsi, en admettant qu'il existe de 800 (SCHWALBE) à 1200 (DEYL) faisceaux nerveux isolés dans le nerf optique de l'*Homme*, on n'en trouve plus que 300 chez l'*Orang-Outang* et le *Cercopithèque*.

Mais il existe des exceptions, notamment chez les Poissons, qui ne permettent pas de donner une valeur absolue à la règle formulée par DEYL.

L'étude comparée des formations névrogliques, très bien faite par STUDNIZKA, a conduit à des résultats intéressants en particulier chez les Vertébrés inférieurs.

Lamproie. (Petromyzon Planeri) (fig. 538). On trouve ici une formation singulière dont l'embryologie donne l'explication. Chez l'adulte le nerf est entouré par une enveloppe fibreuse mince doublée intérieurement par un prolongement de la pie-mère ; mais l'axe du nerf est occupé par un épais cordon cellulaire constitué par des cellules épendimaires fusiformes, à grand axe transversal. Les extrémités de ces cellules émettent de fins prolongements qui se dirigent vers l'enveloppe externe et séparent les fibres nerveuses ambiantes par autant de cloisons qui les divisent en faisceaux longitudinaux. Ces cellules ont les caractères de cellules-araignées et elles représentent un prolongement des cellules épendymaires qui mettent en continuité la membrane rétinienne avec l'épendyme ventriculaire sus-optique. C'est autour de cette tige comme conducteur, que les fibres nerveuses se groupent pour atteindre la rétine (STUDNIZKA).

POISSONS. — Sur une coupe transversale du nerf optique du *Brochet*, le nerf apparaît entouré d'une gaine fibreuse épaisse, de la face interne de laquelle se détachent de très minces cloisons conjonctives qui servent de support à des vaisseaux. Le réseau que forment ces cloisons est bien visible sur les coupes à la périphérie du cordon nerveux : mais il devient beaucoup moins distinct au centre. Il n'y a donc pas à proprement parler de division en faisceaux de la masse des cylindres-axe.

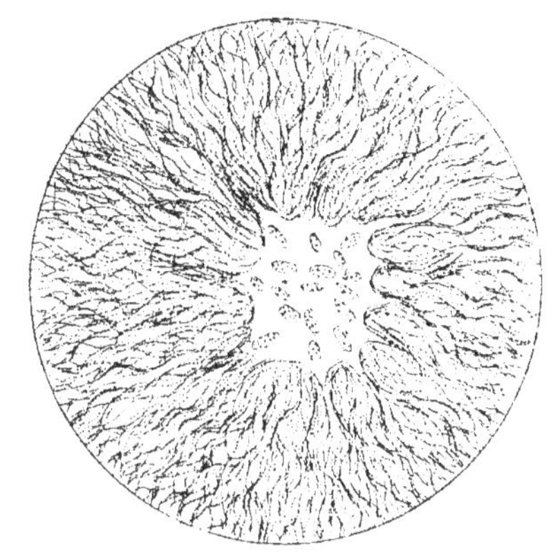

Fig. 558.

Section transversale du nerf optique de la Lamproie (GREEF).

Au centre on voit un cordon de cellules névrogliques dont le grand axe est dirigé transversalement. Ces cellules émettent dans la direction de la gaine de tus prolongements radiés. Gross. 240.

Plus souvent on voit se détacher de la paroi interne de l'enveloppe des colonnes conjonctives dont le nombre varie avec les espèces (*Esturgeon, Perche, Gardon, Carpe, Tanche*) et qui en s'enfonçant dans la masse nerveuse sans la traverser complètement, lui donnent sur la coupe, l'aspect d'une bande d'étoffe plusieurs fois repliée sur elle-même.

Le cloisonnement complet représente un degré de perfection plus élevé (DEYL). Chez l'*Anguille*, le nerf est divisé en deux faisceaux par une cloison allant d'une paroi de l'enveloppe à l'autre. De cette cloison maîtresse partent de petits prolongements qui s'enfoncent dans la masse nerveuse sans la séparer en faisceaux complètement isolés. A un degré plus élevé, ces cloisons complètes se multiplient au niveau de l'extrémité inférieure du nerf (*Silures*). Chez les Dipnoïques, intermédiaires entre les Poissons et les Amphibiens, le cloisonnement est très avancé.

AMPHIBIENS. — Chez les larves de *Triton*, de *Salamandre* on retrouve. mais déjeté à la périphérie. le cordon cellulaire embryonnaire que nous avons trouvé en situation axiale chez la *Lamproie*. Chez l'adulte on retrouve dans le nerf plusieurs traînées de cellules névrogliques. Il n'y a pas formation de faisceaux nerveux séparés par des cloisons complètes.

REPTILES. — La gouttière primitive embryonnaire s'étend chez les *Tortues* sur toute la longueur du nerf optique. Le tissu conjonctif pénètre tout le long de cette fissure et amène au nerf les vaisseaux. Sur la section transversale du nerf apparaissent de nombreuses cellules névrogliques.

Chez les Sauriens le nerf se montre cloisonné par des traînées anastomosées de cellules gliales. L'aspect rappelle celui des Mammifères. Le nerf optique des Ophidiens est décomposé en faisceaux parallèles par des traînées conjonctives issues de la pie-mère enveloppante. La section de ces faisceaux représente une série de polygones juxtaposés, et au centre de chaque polygone se voit un gros noyau névroglique relié à la périphérie par des fibrilles rectilignes radiées. L'ensemble de la surface de section donne un curieux aspect de mosaïque ou de carrelage (GREEF).

Oiseaux. — On trouve chez eux soit la disposition décrite chez les Poissons (*Brochet*), soit des cloisons conjonctives.

Mammifères. — Les cloisons conjonctives sont constantes ; mais plus ou moins complètes, surtout au centre du nerf, suivant le degré de l'échelle qu'occupe l'animal examiné. Chaque faisceau nerveux est subdivisé à son tour par des traînées de cellules névrogliques qui rappellent le réseau décrit chez les Sauriens.

Enfin chez l'Homme les éléments névrogliques se rencontrent principalement à la surface des faisceaux nerveux entourés par des cloisons conjonctives complètes.

CHIASMA OPTIQUE

L'entre-croisement des fibres optiques est un phénomène général à tous les Vertébrés.

Cet entre-croisement peut se faire dans l'épaisseur de la paroi du troisième ventricule, comme chez le *Pétromyzon*, ou bien dans le *chiasma* proprement dit que l'on peut considérer comme une portion du cerveau en raison de la présence de la commissure postérieure, étrangère à l'appareil visuel, et très développée chez les Poissons et les Amphibiens.

Chez les Poissons osseux les nerfs unis par le névrilemme, passent simplement l'un au-dessus de l'autre ; ou bien, comme chez le *Hareng*, l'un des deux nerfs traverse l'autre par une sorte de boutonnière.

Chez les Sélaciens, les Dipnoïques et les Ganoïdes, chaque nerf se divise en plusieurs faisceaux qui s'entre-croisent avec les faisceaux opposés comme feraient les doigts des deux mains.

Chez les Amphibiens, les Reptiles et les Oiseaux chaque nerf se divise en feuillets transversaux superposés qui s'entre-croisent successivement avec ceux du côté opposé. Chaque feuillet est formé de faisceaux entourés d'une gaine épaisse de névrilemme en continuité avec les gaines que nous avons décrites dans l'intérieur du nerf optique. L'adjonction de ces gaines épaisses aux faisceaux, donne au chiasma des Oiseaux et des Amphibiens un volume et une cohésion remarquables.

Chez les Mammifères, au contraire, les faisceaux nerveux sont dépourvus

de ces enveloppes conjonctives, et la détermination de leur parcours devient
extrêmement difficile. On ne voit pas non plus ici de division en feuillets ; la

masse nerveuse se divise d'emblée en faisceaux étroits qui, en
se croisant, donnent l'aspect d'un
tissu natté, avec de nombreuses
assises superposées.

On voit qu'à mesure que l'on
s'élève dans l'échelle des Vertébrés, les nerfs optiques ont une
tendance à se diviser en faisceaux
de plus en plus fins et ce sont
ces faisceaux ainsi réduits à un
petit nombre de fibrilles, qui
s'entre-croiseront avec ceux du
côté opposé. On conçoit que le
problème de l'entre-croisement

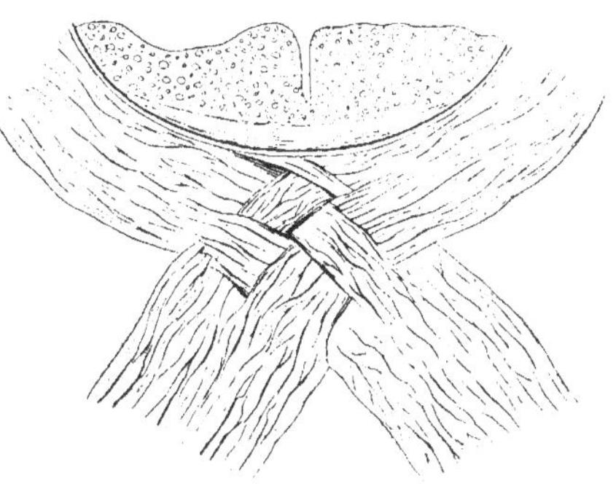

Fig. 559.
Chiasma optique d'un Oiseau (Michel).

complet ou incomplet dans l'épaisseur du chiasma soit resté longtemps
insoluble par les moyens dont disposait l'Anatomie pure.

Après Singer et Münzer, et à l'aide des méthodes de Golgi et d'Ehrlich,
Cajal a étudié le trajet des fibres optiques chez les Vertébrés inférieurs.

Les Téléostéens présentent un entre-croisement total. Les fibres nerveuses,

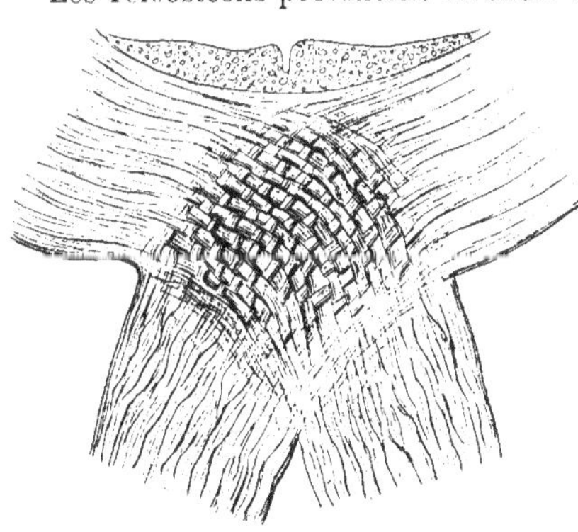

Fig. 560.
Chiasma optique d'un Mammifère (Michel).

très différentes de grosseur, ne
montrent pas de divisions. Il en
est de même chez les Batraciens,
les Reptiles, les Oiseaux. L'examen du chiasma de ces derniers
ne montre ni bifurcations de
fibres, ni fibres commissurales
allant d'une rétine à l'autre.

Chez la *Souris* et le *Lapin*,
un très petit nombre de fibres
échappent à la décussation ; mais
l'existence de ces fibres est certaine et elles se voient en grand
nombre dans le chiasma du *Chat*
où Nicati a pu les suivre déjà en

1878. Ces fibres suivent le bord latéral du nerf optique et passent le long du
bord externe du chiasma pour gagner la partie antérieure du tractus optique.
Des fibres bifurquées se voient dans le chiasma du *Lapin* et du *Chat* ; les deux
branches se rendent chacune dans un tractus optique différent. Chez l'embryon de *Mouton*, Koelliker a pu constater le passage direct de fibres dans la
bandelette du même côté ; de même chez le *Veau* et le *Porc*. La vieille hypothèse de la décussation partielle au niveau du chiasma peut donc être considérée comme anatomiquement démontrée chez les Vertébrés supérieurs.

CHAPITRE XII

CENTRES NERVEUX VISUELS

Morphologie des centres nerveux visuels, chez les Vertébrés inférieurs. — L'encéphale se compose primitivement de trois renflements auxquels on donne le nom de vésicules cérébrales primitives *antérieure, moyenne, postérieure*. La cavité de ces vésicules correspond aux futurs ventricules et se continue avec le canal central de la moelle.

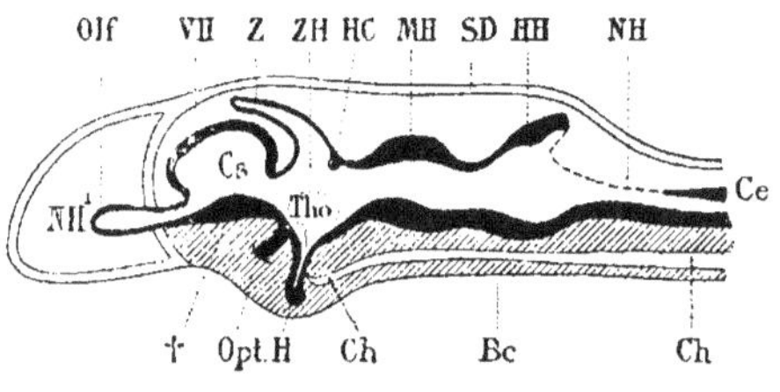

Fig. 561.

Coupe antéro-postérieure idéale du crâne et de l'encéphale d'un embryon de Vertébré
(d'après Huxley et Wiedersheim).

Bc. base du crâne. — Ch, corde dorsale. — SD, voûte du crâne. — NH fosse nasale. — VII, cerveau antérieur secondaire, avec le corps strié Cs en bas ; le lobe olfactif, olf. en avant. — ZH, cerveau intermédiaire (cerveau antérieur primaire) qui se continue en dessus avec la glande pinéale, Z. en dessous avec l'infundibulum I, et l'hypophyse H. En avant s'est développé le nerf optique (Opt) et, dans la paroi latérale, la couche optique (Tho). — Hc, commissure postérieure. — MH, cerveau moyen. — HH, cerveau postérieur. — NH, arrière-cerveau. — Ce. canal central.

Par suite de la division de la vésicule primitive antérieure et de la vésicule primitive postérieure, le nombre des vésicules est porté à *cinq*, qui prennent les noms de Cerveau antérieur secondaire ou Cerveau proprement dit (*Télencéphale*) ; de Cerveau intermédiaire (*Thalamencéphale*) ; de Cerveau moyen (*Mésencéphale*) ; de Cerveau postérieur secondaire (*Cervelet* ou *Métencéphale*) ; d'Arrière-Cerveau (*Myélencéphale* ou *Moelle allongée*).

Du Télencéphale dérivent les lobes olfactifs : sa paroi basilaire épaissie forme le *corps strié*, ganglion basilaire volumineux qui fait saillie dans la cavité du ventricule ; la partie supérieure nommée pallium ou manteau, donnera naissance aux hémisphères cérébraux. Ceux-ci sont d'abord représentés par une simple couche épithéliale (Poissons) : chez tous les autres Vertébrés on y trouve du tissu nerveux composé de substance grise et de voies de conduction. En se développant en arrière les hémisphères arrivent à recouvrir toutes les autres parties de l'encéphale. Déjà chez les Oiseaux l'expérimentation a permis de localiser dans les hémisphères un centre visuel et la situation de celui-ci s'est précisée chez les Mammifères au niveau de l'extrémité du lobe occipital.

Du cerveau intermédiaire naissent les *couches optiques :* de sa base partent deux prolongements creux qui forment les *vésicules optiques primitives :* enfin de sa voûte dérive la glande *pinéale* que nous avons étudiée au chapitre Ier.

Le cerveau moyen donne naissance à la région des *tubercules quadrijumeaux* des Mammifères, ainsi qu'aux pédoncules cérébraux. Chez les Vertébrés inférieurs, ceux-ci se réduisent à deux gros tubercules, dits *tubercules bijumeaux* ou *lobes optiques.*

POISSONS. — Chez les Cyclostomes le *pallium,* qui représente les hémisphères cérébraux, est réduit à une couche de cellules épithéliales, et le cerveau antérieur à son ganglion basilaire (corps strié) et au lobe olfactif. Le cerveau intermédiaire devient apparent au niveau de la face supérieure de l'encéphale ; le mésencéphale est volumineux et présente un orifice qui donne accès dans le troisième ventricule.

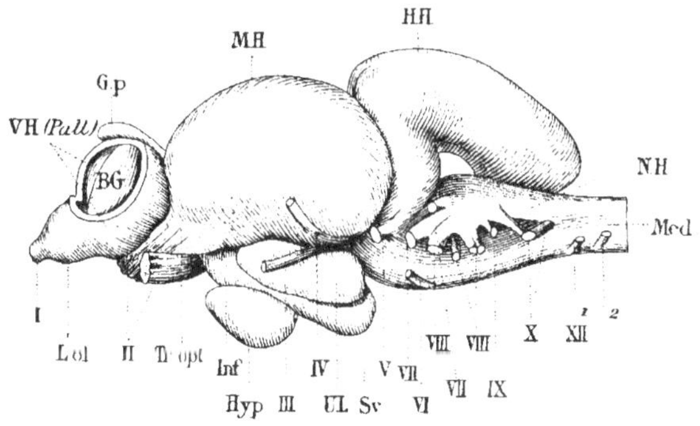

Fig. 562.

Encéphale de Téléostéen (Saumon), vu par sa face latérale (WIEDERSHEIM).

VH, cerveau antérieur. — P*all.* manteau représentant l'hémisphère cérébral. — BG, ganglion basilaire (corps strié). — L.*ol,* lobe olfactif. — G*p,* glande pinéale. — II. nerfs optiques entre-croisés. — *Tr. opt.* bandelette optique. — MH, cerveau moyen (lobe optique). — HH. cerveau postérieur. — *Inf.,* infundibulum. — *Hyp.,* hypophyse. — U*l,* lobes inférieurs. — S*v,* sac vasculaire. — III. IV, VI. troisième, quatrième, sixième paires.

Chez les Téléostéens le pallium est également épithélial. A la base du cerveau antérieur sont situées des masses nerveuses volumineuses B G qui correspondent probablement au segment externe du noyau lenticulaire et au noyau caudé des Vertébrés supérieurs. De ces parties basilaires du cerveau antérieur, réunies par la commissure antérieure, partent des faisceaux de fibres à myéline (pédoncules cérébraux) qui se rendent à la moelle épinière à travers le cerveau intermédiaire et le cerveau moyen. Le cerveau intermédiaire est refoulé profondément entre le cerveau antérieur et le cerveau moyen. Ce dernier est toujours très développé et présente à sa face supérieure un sillon antéro-postérieur qui le divise en deux lobes (lobes optiques).

Chez les Sélaciens, le cerveau antérieur se distingue par son volume considérable. Il est formé par une masse nerveuse, tandis que chez les Ganoïdes on retrouve le type épithélial des Téléostéens.

AMPHIBIENS. — Le cerveau antérieur se compose d'une couche externe fibreuse et d'une couche interne renfermant de nombreuses cellules. Le ganglion *basilaire* est peu développé. Les hémisphères sont presque cylindriques réunies partiellement par une masse fibreuse correspondant au corps calleux et à la commissure antérieure des Mammifères.

Le cerveau intermédiaire est très apparent chez les Urodèles. Le cerveau moyen composé de deux lobes nettement séparés du cerveau intermédiaire chez les Anoures, est en même temps très volumineux (*Grenouille*).

En général le cerveau intermédiaire et le cerveau moyen présentent une complication inférieure à celle des parties similaires des Poissons. Les Amphibiens sont, du reste, de tous les Vertébrés ceux dont l'encéphale possède la conformation la plus simple et les Urodèles en présentent le degré le plus inférieur.

REPTILES. — La région dorsale des hémisphères cérébraux est composée ici, pour la première fois, de trois couches et caractérisée par des cellules pyramidales auxquelles sont dévolues, chez toutes les formes supérieures jusqu'à l'Homme, les fonctions psychiques. Chez les Crocodiliens et chez les Chéloniens les hémisphères portent en arrière une sorte de tubérosité descendante que l'on peut comparer au lobe temporal des Mammifères.

Chez les Reptiles il existe un système de fibres commissurales correspondant à la voûte à trois piliers. En outre un second système de fibres réunit des parties dorsales de l'écorce avec des parties situées en arrière et en bas ; dans son trajet il passe dans la paroi interne des hémisphères, puis au-dessous des pédoncules cérébraux et se termine probablement dans les couches optiques ; ce système correspond au faisceau de la cloison sagittale très développé chez les Oiseaux.

Le cerveau intermédiaire est toujours profondément enfoncé et à peine visible à la face supérieure. L'épiphyse qui s'en détache, a conservé chez certains Sauriens (*Hatteria*) le rôle primitif d'organe visuel impair (Voir Chap. I⁽ᵉʳ⁾).

Les deux couches optiques sont souvent réunies par une commissure médiane ; elles sont toujours bien développées.

Le cerveau moyen se compose de deux lobes optiques auxquels viennent quelquefois s'ajouter, chez l'Orvet, par exemple, deux renflements situés en bas et en arrière, à la face externe des bandelettes optiques. Il en résulte une certaine ressemblance avec les tubercules quadrijumeaux des Mammifères, mais ces renflements ne se développent pas aux dépens du cerveau moyen. On doit les considérer comme des masses ganglionnaires surajoutées aux lobes optiques.

Oiseaux. — Les hémisphères cérébraux sont volumineux ; mais l'accroissement constaté revient bien plus au corps strié qu'aux couches corticales. Seule la commissure antérieure relie ensemble les lobes antérieurs. Le système de fibres d'association entre l'écorce des hémisphères et les couches optiques, connu sous le nom de faisceau de la cloison sagittale, est bien indiqué ici. Il passe dans la paroi interne des hémisphères, puis au-dessus des pédoncules cérébraux.

Le cerveau intermédiaire (couche optique) est profondément enfoui entre le cerveau moyen et le cerveau antérieur. Ce dernier s'étend souvent au loin

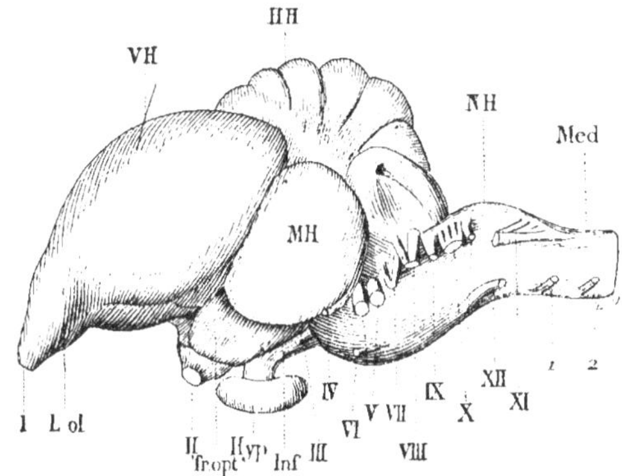

Fig. 563.

Encéphale d'un Oiseau (Pigeon) vu par sa face latérale) (Wiedersheim).

VH, cerveau antérieur. — MH, cerveau moyen (lobes optiques). — HH, cerveau postérieur (cervelet). — à XII, nerfs craniens. — II, chiasma. — Tr. opt., bandelette optique. — Inf., infundibulum. — Hyp., hypophyse.

en arrière, au point de recouvrir chez certaines espèces le lobe optique (M H, fig. 563) et de former une sorte de lobe temporal (*Perroquet*).

Le cerveau moyen se compose de deux lobes ovoïdes déjetés en bas au voisinage du chiasma, en sorte que la bandelette optique est très courte. A la face externe de cette dernière se voit un petit renflement qui correspond au tubercule quadrijumeau des Mammifères. Les deux lobes optiques sont réunis par une commissure qui passe en pont au-dessus de l'aqueduc de Sylvius.

STRUCTURE DU CERVEAU MOYEN ET DU CERVEAU INTERMÉDIAIRE
CHEZ LES VERTÉBRÉS INFÉRIEURS

Cerveau moyen. — Nous avons vu que le cerveau moyen constitué principalement par les deux lobes optiques adossés au niveau de la ligne médiane, représentait chez les Poissons la plus grosse partie de l'encéphale (fig. 562). Chez les Poissons chaque lobe a la forme d'une grosse vésicule creusée d'une cavité qui représente un élargissement de l'aqueduc de Sylvius. Cette cavité se réduit à l'état de fente chez les Oiseaux. Au-dessous des deux lobes, les nerfs optiques, totalement entre-croisés, réunissent leurs fibres dans une épaisse et courte bandelette dont la plus grosse partie va se perdre sur la convexité de la paroi vésiculaire à laquelle on a donné le nom de *Tectum* ou Toit. Le tectum, outre les fibres optiques dirigées de bas en haut et d'arrière en avant à sa surface, contient encore des fibres d'association qui réunissent les divers points de sa propre surface. Il reçoit un faisceau du Thala-

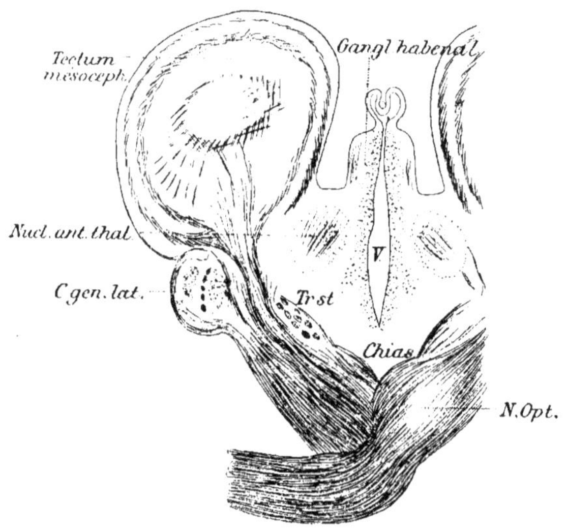

Fig. 564.

Coupe frontale des lobes optiques (tubercules bijumeaux, cerveau moyen) et du thalamus (couche optique, cerveau intermédiaire) d'un Poisson (Rhodeus amarus) (EDINGER).

La coupe passe par le chiasma. Les tubercules bijumeaux forment deux globes creux volumineux. À leur surface, dans le tectum, se termine la majeure partie des fibres venues du chiasma. Une portion de ces dernières se rend : en dehors, au corps genouillé externe ; en dedans, à la substance grise du thalamus.

Sur une coupe passant en arrière de celle-ci, le thalamus aurait disparu et les lobes optiques ne seraient plus séparés à leur base que par la cavité ventriculaire.

mus situé au-dessous et en dedans de lui. Chez les Oiseaux et les Mammifères, enfin, il est relié à l'écorce cérébrale.

Dans la partie postérieure du tectum est logé un noyau gris que l'on retrouve chez tous les Vertébrés : c'est le *corps quadrijumeau postérieur*. Chez les Mammifères ce noyau s'isole de l'antérieur dont il égale presque le volume. La partie antérieure du tectum renferme un noyau, dit *noyau prétectal*, qui n'a pas été retrouvé chez les Mammifères.

La *base* du cerveau moyen est formée :

a. Par les faisceaux des fibres émanées du cerveau antérieur et du cerveau intermédiaire. Une partie de ces fibres s'arrête ici : les autres continuent leur route dans la direction de la moelle allongée, *faisceau longitudinal postérieur ou dorsal*. Enfin les fibres émanées du toit convergent également vers la base.

b. Par des amas de substance grise qui envoient des faisceaux de fibres en arrière, vers le cervelet (*faisceau longitudinal postérieur*) ou en bas. Ces derniers faisceaux représentent les origines de la *troisième* et de la *quatrième paires*.

De plus, il s'y ajoute un amas de substance grise très développée chez les Poissons, qui fait saillie dans la cavité ventriculaire et prend le nom de *noyau latéral* du mésencéphale. Ce noyau envoie vers l'arrière un épais faisceau de fibres, le faisceau longitudinal latéral, que l'on peut suivre jusque dans la moelle allongée où il se termine au voisinage du noyau de l'acoustique.

Commissure postérieure. — Elle unit d'un côté à l'autre l'extrémité antérieure des masses grises basilaires du cerveau moyen. Ses fibres courent transversalement à la limite du cerveau moyen et du cerveau intermédiaire et unissent ensemble les noyaux gris; peut-être aussi se fait-il ici un entre-croisement partiel des faisceaux longitudinaux postérieurs.

Les faisceaux longitudinaux de fibres qui parcourent la base du cerveau moyen, doivent être assimilés à la *calotte* des Mammifères. Chez ces derniers seulement on voit apparaître de gros tractus qui unissent les hémisphères à la moelle et qui constituent le *pied* du pédoncule cérébral.

Cerveau intermédiaire. (Il porte encore les noms de THALAMUS, de couche optique). — On le rencontre à l'état de plus grande simplicité chez les Amphibiens où il représente un corps allongé, pair, à section ovoïde, interposé entre le cerveau antérieur et les lobes. Les deux thalamus sont séparés l'un de l'autre par le ventricule moyen.

Le bord supérieur de chaque thalamus se continue avec la masse grise, paire, dite ganglion de l'*habénule* ou *epithalamus* qu'une commissure unit transversalement en donnant passage à des fibres émanées de la région olfactive.

Entre la commissure de l'habénule et la commissure postérieure qui termine le cerveau moyen, se détache de la paroi supérieure du ventricule la tige épiphysaire qui porte l'organe pinéal. La base du thalamus repose sur deux masses grises plus ou moins indépendantes de lui, auxquelles on donne le nom d'*hypothalamus*.

La lame qui unit inférieurement les deux thalamus se déprime en avant du chiasma pour former le récessus préoptique. En arrière, elle donne naissance à l'entonnoir *hypophysaire*, et au sac vasculaire qui est annexé à ce dernier chez les Poissons.

Les *masses ganglionnaires propres* au thalamus sont peu importantes chez les Batraciens et chez les Poissons. L'accroissement excessif du cerveau moyen des Poissons a pour effet de rejeter les masses grises thalamiques en bas et en dehors où elles forment les lobes inférieurs visibles à la base du cerveau.

Mais la structure se complique beaucoup chez les Sauriens et surtout chez les Oiseaux. Chez les Sauriens, on voit apparaître dans chaque thalamus un noyau gris supérieur (*noyau rond*), un inférieur (*noyau à grandes cellules*), enfin un *noyau unissant* qui établit un pont étroit entre les deux couches optiques (commissure molle des Mammifères).

Chez les Oiseaux, on voit s'ajouter aux noyaux précédents un volumineux noyau central (*noyau intercalaire*), qui s'insinue entre deux faisceaux de fibres à trajet ascendant, qui se rendent au corps strié.

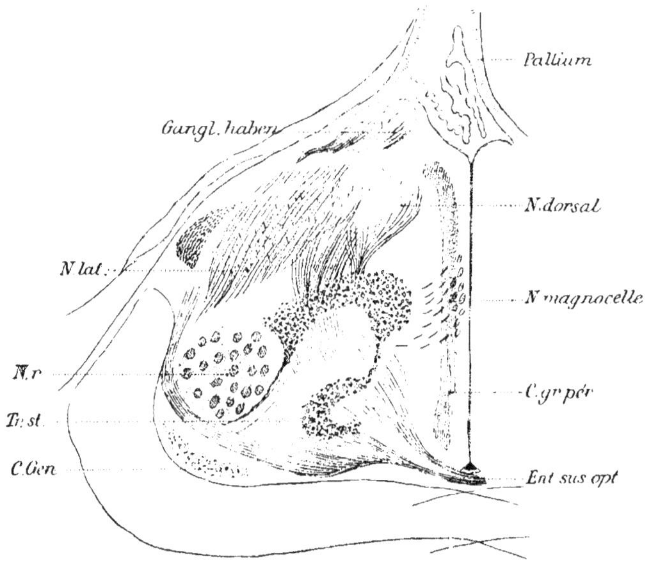

Fig. 565.
Coupe frontale de la couche optique d'un Oiseau (Poule) (d'après Edinger).

Deux faisceaux se remarquent encore particulièrement dans la couche optique des Oiseaux : la commissure sus-optique, située immédiatement au-dessus du chiasma, et un faisceau qui peut être suivi jusqu'à l'écorce cérébrale.

Corps genouillé externe. — La face externe de chaque couche optique est recouverte presque tout entière par les fibres optiques allant de la bandelette aux tubercules bijumeaux.

Entre le thalamus et cette couche de fibres se voit une masse grise très volumineuse chez les Oiseaux, mais que l'on retrouve chez tous les Vertébrés, le *corps genouillé externe*, terminaison de nombreuses fibres optiques. On y rencontre des cellules pyramidales à double panache de dendrites. En connexion avec le panache profond, se voit un tractus nerveux dont la destination est inconnue.

Chez tous les Vertébrés, le corps genouillé reçoit des fibres optiques. A partir des Oiseaux, il devient le point de départ de fibres ascendantes qui se rendent à l'écorce et qui sont constantes chez tous les Mammifères.

Structure du lobe optique des Vertébrés inférieurs. — Nous devons aux frères Cajal, à van Gehuchten, Kölliker et Ris, des études approfondies sur ce sujet.

Chez l'embryon de Poulet du dix-huitième au vingtième jour de l'incubation, le lobe optique représente une masse creusée d'une cavité centrale. La

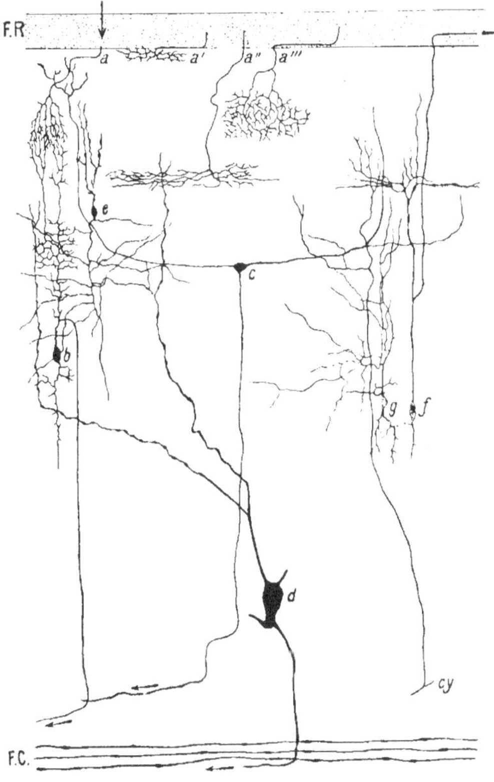

Fig. 566.

Quelques éléments du lobe optique de l'embryon de poulet. Méthode de Golgi.
(Van Gehuchten).

FR, la couche des fibres rétiniennes à la surface du lobe optique avec leurs arborisations terminales *a*, *a'*, *a" a'''*. — *b*, une cellule à cylindre-axe centripète allant se mêler à la couche des fibres centrales FC (équivalant aux fibres de la radiation optique de l'homme). — *c*, une autre cellule à cylindre-axe centripète, à prolongements protoplasmiques très divergents. — *d*, une troisième cellule à cylindre-axe centripète mise en rapport avec les arborisations terminales des fibres rétiniennes *a*, *a'*, *a"*, par l'intermédiaire d'une cellule à cylindre-axe court *e* (cellule intercalaire). *Appareil centrifuge* composé de *f*, une cellule à cylindre-axe dirigé vers la rétine. — *g*, une cellule à cylindre-axe court ascendant muni de nombreuses collatérales.

portion supérieure de la voûte dans laquelle viennent se terminer les fibres du nerf optique, a reçu le nom de *toit optique*. Il est limité en dehors par une couche de fibres nerveuses émanées de la bandelette optique qui vient s'y terminer après un trajet très court. Le procédé de coloration de la myéline de Weigert montre ici une succession plus ou moins régulière de zones d'étendue variable, les unes riches en fibres à myéline, les autres composées surtout de cellules nerveuses : enfin, certaines ont un aspect finement granuleux. La couche la plus profonde montre de nombreuses fibres nerveuses et est doublée du côté de la cavité du lobe par l'épithélium épendymaire.

Les appréciations des auteurs varient beaucoup sur le nombre des couches qui composent le toit optique. STIEDA en comptait treize, CAJAL quinze ; KÖLLIKER cinq. VAN GEHUCHTEN n'en distingue que trois qu'il divise en :

a) Couche externe formée principalement par la terminaison des fibres du nerf optique ;

b) Couche moyenne de substance grise, presque exclusivement constituée par des cellules nerveuses ;

c) Couche interne de substance blanche où l'on trouve des fibres nerveuses qui se dirigent vers les centres supérieurs, corticaux.

A la couche périphérique se rapportent la couche des fibres nerveuses FR, ou fibres rétiniennes, et la zone occupée par les ramifications de ces dernières. On y trouve un grand nombre de cellules de types divers.

La couche moyenne de substance grise est la plus épaisse de toutes. Elle est formée en grande partie de cellules nerveuses dont le prolongement cylindraxile va devenir ou bien une fibre nerveuse de la couche interne (FC), véritable fibre optique centrale, ou bien une fibre nerveuse périphérique allant se terminer dans les couches profondes de la rétine. Ces cellules sont de véritables centres optiques et constituent la couche des cellules nerveuses optiques.

La couche blanche interne forme environ le tiers interne du toit optique. Elle est formée dans la plus grande partie de sa masse, par des fibres nerveuses qui ne sont que les prolongements cylindraxiles des cellules nerveuses optiques. Ces fibres se rendent à l'écorce des hémisphères.

La figure schématique (566) montre *à gauche* un groupe de cellules optiques *c*, *b*, *d*, *e*, recevant l'ébranlement nerveux venant de la rétine par les fibres de la couche FR et le transmettant aux centres corticaux par les fibres de la couche FC, et de leurs expansions *a'*, *a''*, *a'''*. Le groupe de cellules *g*, *f*, au côté droit de la figure, transmet au contraire à la rétine des excitations venues des cellules optiques. La double voie, ascendante et descendante, entre la rétine et les centres optiques primaires, se trouve ainsi réalisée chez les Oiseaux.

PEDRO RAMON Y CAJAL a trouvé des dispositions analogues chez les Reptiles, les Batraciens et les Poissons.

Origines du nerf optique. — Les nerfs optiques des Vertébrés inférieurs ont un volume très considérable relativement à celui de l'encéphale ; aussi le mésencéphale auquel ils aboutissent présente chez les Poissons surtout, des dimensions souvent extraordinaires (fig. 562). L'entre-croisement des fibres optiques paraît être le plus souvent total. L'entre-croisement partiel n'a été démontré avec certitude que chez les Mammifères.

A partir du chiasma les fibres suivent un trajet ascendant, recouvrent la face externe de la couche optique où un grand nombre d'entre elles vont se jeter dans le corps genouillé externe. Sans avoir presque rien perdu de sa puissance, la bandelette s'étale en remontant encore sur le toit du cerveau moyen où nous avons étudié et leur terminaison et la naissance de fibres nouvelles à trajet descendant vers la rétine.

Au niveau du tectum nous avons vu que d'après P. Cajal, les terminaisons de ces fibres sont mises en rapport de contact avec les faisceaux sensitifs qui se dirigent vers le cerveau postérieur de la moelle et on voit même inversement des fibres de cette dernière origine se jeter dans les couches des éléments optiques.

On pourrait expliquer ainsi peut-être le phénomène du raccourcissement des cônes et des bâtonnets rétiniens étudié par Engelmann et van Genderen Stort, chez les Animaux dont les yeux étaient masqués et dont le corps était exposé à la lumière solaire.

Chez les Vertébrés inférieurs jusqu'aux Mammifères, on voit les fibres optiques se terminer pour la plus grande part dans le toit du cerveau moyen et pour une petite part dans le corps genouillé. A partir des Mammifères les fibres d'origine mésencéphalique le cèdent en nombre à celles qui émanent du corps genouillé et peut être d'autres sources mal connues encore, mais que l'on a découvertes chez les Poissons, les Reptiles et les Oiseaux : le ganglion ectomamillaire et le ganglion isthmique (Edinger).

Les déductions tirées de l'examen anatomique ont reçu chez les Poissons une vérification expérimentale. A la suite de l'énucléation d'un globe oculaire chez la Carpe, Krause a vu la dégénérescence atteindre la majeure partie des fibres du lobe optique, à l'exception cependant d'une portion évaluée au dixième de la masse totale. Ces dernières ont une direction descendante, du cerveau vers la rétine.

Oiseaux. — Après la section du nerf optique, les cellules de la troisième couche du lobe optique, qui sont les cellules d'origine des éléments centrifuges du nerf optique, subissent la dégénérescence de Nissl. Simultanément, la dégénérescence wallérienne atteint les fibres centripètes, celles qui vont de la rétine au lobe optique ou tubercule bijumeau et qui forment à ce dernier un revêtement de substance blanche.

Par ce procédé, Perlia s'est assuré de l'existence d'un faisceau de fibres optiques qui s'étend le long du bord supéro-interne de chaque corps bijumeau, se dirige d'avant en arrière en passant au voisinage des noyaux d'origine de la 3ᵉ paire. Après avoir donné des ramifications à ces noyaux, le faisceau se termine dans un noyau gris situé au côté externe du noyau du pathétique. La rétine se trouve donc reliée directement par ce faisceau avec les noyaux des oculo-moteurs.

Les fibres pupillaires ne suivent pas le même trajet que les fibres visuelles et ne passent pas dans le lobe optique. Si l'on détruit ce dernier, la pupille de l'œil du côté opposé, devenu aveugle, continue à se contracter sous l'influence de la lumière. Ces fibres se séparent donc de la bandelette immédiatement.

au-dessus du chiasma et pénètrent directement dans la paroi du troisième ventricule pour gagner les noyaux de la 3ᵉ paire (BECHTEREW).

MAMMIFÈRES. — Chez les Mammifères inférieurs comme le *Lapin*, l'entrecroisement des fibres optiques dans le chiasma est presque total. Un très faible faisceau continue directement sa route vers la bandelette dans l'épaisseur de laquelle ses fibres s'éparpillent pour aller se terminer dans le corps genouillé externe et dans la couche optique, à l'exclusion du tubercule quadrijumeau.

Les fibres croisées se rendent à la couche optique, au corps genouillé externe et au tubercule quadrijumeau antérieur.

Le tubercule quadrijumeau antérieur ne reçoit donc que des fibres optiques croisées qui se terminent dans la couche moyenne de substance blanche de ce tubercule.

Après destruction du tubercule quadrijumeau antérieur, on ne rencontre pas de fibres dégénérées dans les bandelettes optiques, d'où la conclusion que les fibres qui se rendent au tubercule ont une direction centripète et que cette masse grise joue simplement le rôle de centre réflexe pour la transmission aux autres parties du névraxe des diverses excitations venues de la rétine.

Cette transmission se fait dans trois directions différentes : 1° par le faisceau tecto-bulbaire prédorsal (faisceau longitudinal prédorsal) l'impression de la lumière peut être transmise jusque dans la substance réticulaire de la moelle allongée, au niveau du territoire compris entre le noyau du nerf acoustique et le noyau de l'hypoglosse. De ce faisceau se détachent de nombreuses collatéralales qui se rendent aux noyaux des 3ᵉ, 4ᵉ et 6ᵉ paires.

Cette connexion explique les mouvements réflexes des muscles de l'œil à la suite des impressions lumineuses.

Ce même faisceau tecto-bulbaire abandonne des collatérales aux cellules du noyau rouge ; de là l'impression peut être transmise par le faisceau rubro-spinal jusqu'aux cellules de la corne antérieure de la moelle épinière et ensuite à tous les muscles du corps.

De cette façon s'expliquent les mouvements réflexes des membres et du tronc survenant à la suite d'une impressions lumineuse.

2° Par le faisceau tecto-protubérantiel qui prend son origine dans le tubercule quadrijumeau antérieur, l'excitation lumineuse sera conduite dans les masses grises de la protubérance annulaire situées près des voies pyramidales motrices. Les cylindraxes des cellules qui forment ces masses, entrent pour la plus grande part dans la constitution du *pédoncule cérébelleux moyen*. Les impressions transmises par cette voie seront utilisées pour la coordination des mouvements du corps, la conservation de l'équilibre sans l'intermédiaire de la volonté :

3° Par les *voies courtes* du tubercule quadrijumeau antérieur, l'excitation lumineuse peut être transmise vers les diverses parties de la substance réticulaire de la calotte du cerveau moyen et de la protubérance annulaire : (PAVLOW).

Après l'énucléation d'un œil chez le *Lapin,* le volume du tubercule quadrijumeau antérieur du côté opposé se réduit beaucoup, bien plus que chez le *Chien,* le *Chat,* l'*Homme.* Ces éminences jouent chez les Mammifères inférieurs, en regard du corps genouillé externe, le principal rôle dans la vision, ainsi que les lobes optiques chez les Oiseaux et les Poissons (STEINER, EDINGER).

Chez les Mammifères plus élevés, au contraire, la grande masse des fibres optiques se rend au corps genouillé externe et au pulvinar qui atteint seulement chez les Primates le haut degré de développement que nous lui connaissons chez l'Homme.

D'après MONAKOW voici quelles sont les altérations que subissent après énucléation des deux yeux, les centres optiques primaires chez le *Chien :* les tubercules quadrijumeaux antérieurs ont perdu leur couche de substance blanche superficielle composée de fibres rétiniennes ; mais les cellules nerveuses ne semblent pas avoir subi de réduction, à l'inverse de ce qui s'observe chez le *Lapin* dans les mêmes circonstances. Chez le *Chat* et chez l'*Homme* au contraire, l'atrophie est aussi peu accentuée que chez le *Chien.*

Dans les corps genouillés externes on constate, au contraire, une atrophie considérable de la substance grise et il en est de même dans le pulvinar. La concordance est, ici encore, parfaite avec les constatations qui ont été faites chez l'Homme.

CENTRES VISUELS CORTICAUX

Parmi les Vertébrés inférieurs, les POISSONS OSSEUX ne possèdent pas d'écorce cérébrale. Le cerveau antérieur se compose d'un pallium ou manteau épithélial et d'un ganglion basilaire homologue du corps strié. La terminaison antérieure de l'appareil optique se trouve dans le cerveau moyen et dans le cerveau intermédiaire.

Aux cellules épithéliales viennent s'ajouter dans le pallium des AMPHIBIENS et des REPTILES, des éléments nerveux.

Mais ici, comme chez les Poissons, le rudiment de l'écorce cérébrale n'est guère relié qu'à l'appareil olfactif, et l'on peut dire que la pensée a commencé dans la série animale par l'élaboration des perceptions olfactives.

Tout au plus peut-on admettre avec EDINGER, chez les Reptiles, l'existence d'un faisceau cortical allant au toit du cerveau moyen, terminaison du nerf optique.

Le lobe optique ou tubercule bijumeau, paraît être l'organe central de la vision. Si l'on supprime les hémisphères cérébraux chez la Grenouille, l'animal continue de se mouvoir spontanément. Une fois remis du traumatisme opératoire, il évite les obstacles, prend sa nourriture et peut même attraper des mouches (SCHRADER). Ce n'est qu'après destruction de la couche optique (thalamus) et surtout du corps bijumeau, que l'animal perd la faculté de se conduire et présente des troubles de sensibilité graves. Il en est de même chez les Reptiles.

On voit que chez les Vertébrés inférieurs c'est le tubercule bijumeau ou lobe optique qui assume presque à lui seul les fonctions d'organe central de la vision. Son volume est en raison inverse de celui de l'écorce cérébrale.

A mesure que celle-ci se développe, le lobe optique se réduit davantage et il finit par prendre, chez les Mammifères, le rôle modeste de tubercule quadrijumeau antérieur, centre de réflexion vers les muscles oculaires des excitations venues de la rétine.

En somme, chez les Vertébrés inférieurs, la voie optique n'est constituée que par deux neurones : la cellule bipolaire de la rétine et la cellule ganglionnaire dont le cylindraxe, formant le nerf optique, s'arborise dans le lobe optique à proximité des dendrites des cellules de ce centre. C'est à ce niveau que le courant centripète se convertit en courant centrifuge ou réflexomoteur.

OISEAUX. — FLOURENS admettait que l'ablation de l'écorce cérébrale chez le Pigeon était suivie de cécité. Les expériences de MUSEHOLD, répétées par BLASCHKO ont également montré que l'ablation d'une portion étendue de l'écorce a pour effet de diminuer beaucoup la vision, mais sans amener de cécité complète.

SCHRADER arriva à un résultat analogue. Après quelques jours de repos, le *Pigeon* privé de ses hémisphères était capable de circuler à l'intérieur du laboratoire sans se heurter aux obstacles et même de voler d'un point à un autre.

MUNK se rangea à l'opinion de FLOURENS et admit l'existence d'un centre cortical visuel chez les Oiseaux. STEINER mit le fait hors de doute en provoquant par l'excitation des lobes postérieurs du Pigeon des mouvements associés des yeux et de la tête, ainsi que des mouvements pupillaires croisés. On peut donc dire que chez le Pigeon, comme chez les Mammifères, chaque hémisphère cérébral est en rapport avec les deux rétines.

MAMMIFÈRES. *Chien*. — Pendant longtemps les physiologistes ont été divisés sur la question de l'existence même d'un centre cortical visuel. La question peut actuellement être considérée comme résolue. Aussi bien chez le *Chien*, le *Chat*, le *Singe*, que chez l'*Homme* une certaine portion des hémisphères, celle qui avoisine le pôle occipital, est particulièrement destinée à l'élaboration des perceptions visuelles. MUNK avait localisé le centre dans la zone A, de la deuxième circonvolution parallèle (fig. 567) Après l'ablation de cette portion de l'écorce, l'auteur avait constaté une cécité durable de l'œil du côté opposé. GOLTZ soutenait la thèse opposée et prétendait que l'extirpation des lobes occipitaux, y compris le centre A, n'empêchait pas les animaux de se conduire et d'éviter les obstacles.

Ces expériences ont été reprises par VITZOU. Elles sont confirmatives des idées de MUNK et peuvent se résumer ainsi :

L'ablation totale, soit d'un hémisphère cérébral, soit d'un seul lobe occipital chez le chien, produit une hémianopsie bilatérale homonyme per-

manente, correspondant aux trois quarts internes de la rétine de l'œil opposé
à la lésion, et au quart externe de la rétine de l'œil du même côté.

Les trois quarts environ des fibres partant des lobes occipitaux se rendent
à la rétine du côté opposé. Le faisceau direct contient un quart de la masse
totale des fibres.

L'ablation totale et simultanée du tiers postérieur des première, deuxième
et troisième circonvolutions parallèles, est suivie de cécité immédiate, complète et permanente des deux yeux. Les sens de l'ouïe et du tact acquièrent
alors un développement considérable pour suppléer dans une certaine mesure
le sens de la vue pendant la marche.

L'ablation soit des lobes frontaux, soit des gyrus sigmoïdes, n'amène pas,
après guérison des plaies opératoires, des troubles fonctionnels permanents
de la vue.

Pour le *Singe*, dès 1878 Munk avait constaté très nettement la nature
hémiopique du trouble visuel produit par l'extirpation d'un lobe occipital et
il opposait des faits probants qui allaient à l'encontre des idées de Ferrier.
Les nombreuses expériences de contrôle instituées depuis cette époque, n'ont
fait que confirmer les données précédentes. Si l'on a soin d'extirper en même
temps que la convexité, les portions inférieures de l'écorce des deux lobes
occipitaux, l'animal est rendu complètement et définitivement aveugle.

La relation entre les noyaux gris des centres optiques primaires et la portion de l'écorce occipitale considérée par Munk comme le siège de la sphère
visuelle, a été vérifiée expérimentalement par Monakow chez le *Lapin*, le
Chat et le *Chien*.

L'ablation de l'écorce occipitale d'un côté a été suivie chez les animaux
jeunes de l'atrophie du corps genouillé externe, du pulvinar et du tubercule
quadrijumeau antérieur.

L'extirpation bilatérale de l'écorce occipitale en arrière du sillon pariéto-
occipital détermine chez le *Singe* la dégénération secondaire des corps
genouillés externes, des pulvinars. Les corps genouillés ne contiennent plus
trace d'éléments cellulaires ; enfin les tubercules quadrijumeaux antérieurs
subissent également une atrophie partielle.

PHÉNOMÈNES OCULO-MOTEURS PROVOQUÉS
PAR L'EXCITATION DU CERVEAU

Expérimentalement on peut produire des mouvements conjugués des
yeux en excitant les régions suivantes : certaines portions de l'aire motrice
des Mammifères ; l'aire visuelle ; le cervelet ; les canaux semi-circulaires.

Les recherches de Munk et de Steiner ont montré que chez les Animaux,
les centres corticaux visuels sont directement excitables et que l'on obtient
ainsi des mouvements combinés des yeux et de la tête analogues à ceux qui
se produisent chez l'Homme lorsque l'attention est sollicitée par un objet
lumineux apparaissant à la périphérie du champ visuel.

Poissons. — L'excitation de la voûte du cerveau moyen avec un courant électrique faible, provoque des mouvements de l'œil du côté opposé ; ces mouvements peuvent être obtenus encore après ablation de la voûte du lobe bijumeau. L'œil du même côté n'est affecté que si l'intensité du courant est augmentée.

Batraciens. — L'excitation de la même région chez la *Grenouille* produit régulièrement des mouvements de rétraction de l'œil du côté opposé ; quelquefois il s'y joint des mouvements de roue.

Oiseaux. — Les électrodes étant placées sur la portion moyenne de l'écorce du cerveau d'un *Pigeon*, on voit se produire d'abord du myosis de l'œil opposé suivi de mouvements alternatifs de fermeture puis d'ouverture de la fente palpébrale ; ensuite les deux globes se dévient du côté opposé au lobe cérébral excité. Ce mouvement simultané des deux globes est constant ; jamais il ne se borne à un seul œil, bien qu'il soit admis que l'entre-croisement chiasmatique du nerf optique est total chez les Oiseaux.

En déplaçant les électrodes, on peut déterminer des mouvements associés obliques, en haut et en bas.

La portion de l'écorce excitable s'étend à la surface entière de l'écorce, à l'exception de deux bandes étroites limitant cette surface en avant et en arrière, c'est-à-dire à l'exception de la portion antérieure du lobe frontal et de la portion postérieure du lobe occipital.

Si l'on cesse de maintenir la tête de l'Oiseau, la déviation des yeux s'accompagne d'un mouvement de torsion du cou vers le côté opposé, au point que le bec peut venir au contact du dos. Ces mouvements associés de la tête sont déterminés uniquement par l'excitation de régions reliées à l'appareil moteur des yeux et on ne voit pas apparaître simultanément des mouvements des membres. Il s'agit donc bien de mouvements associés à ceux des muscles oculaires.

Mammifères. — Sur le cerveau du *Lapin*, en arrière d'une ligne allant de la scissure de Sylvius à la scissure interhémisphérique, l'écorce se montre excitable par des courants faibles, et on obtient constamment une déviation conjuguée des yeux vers le côté opposé, en même temps qu'une rotation de la tête. On peut obtenir, avec des courants plus faibles, des mouvements analogues, mais accompagnés de contractions musculaires du tronc et des membres, en excitant la portion de l'écorce située en avant de la ligne indiquée. Ces deux territoires sont cependant complètement indépendants, comme le démontre une incision profonde pratiquée suivant la ligne de démarcation.

Chez le *Chien* et le *Singe*, l'excitation de la sphère visuelle provoque les mêmes mouvements associés des yeux et de la tête et les deux territoires, antérieur et postérieur, se retrouvent comme chez le Lapin.

La surface de chaque hémisphère cérébral située en arrière du sillon crucial se décompose chez le *Chien* en circonvolutions allongées d'avant en arrière dans leur portion antérieure, recourbées vers le bas et l'arrière, dans leur portion postérieure. On désigne par les chiffres I, II, III celles où l'expérimentation, depuis Hitzig, Ferrier et Munk, a permis de localiser la sphère visuelle. La circonvolution II se divise en arrière en deux portions, II₁ et II₂. On considère le tiers postérieur de ces trois circonvolutions comme homologue au lobe occipital du *Singe*.

D'après Obregia, l'excitation électrique donne les résultats suivants : Portion descendante postérieure de II₁ déviation conjuguée des yeux vers le côté opposé et en haut, avec élévation des paupières. — Portion descendante de II₂ et I, même résultat, mais un peu moins prononcé. Si l'on descend davantage à l'arrière, le résultat obtenu est nul.

Aux environs du cercle A₁ l'élévation des yeux diminue. Au milieu de A₁, les yeux se dirigent droit en avant ou convergent légèrement. Lorsque l'animal est réveillé du sommeil anesthésique et qu'il fixe un objet, l'excitation de A₁ ne modifie pas la direction du regard ; lorsque, au contraire, le regard est vague, la convergence apparaît en même temps qu'une dilatation pupillaire et une élévation des paupières fugaces. Tous ces phénomènes s'observent chez l'animal intact, lorsqu'on sollicite son attention.

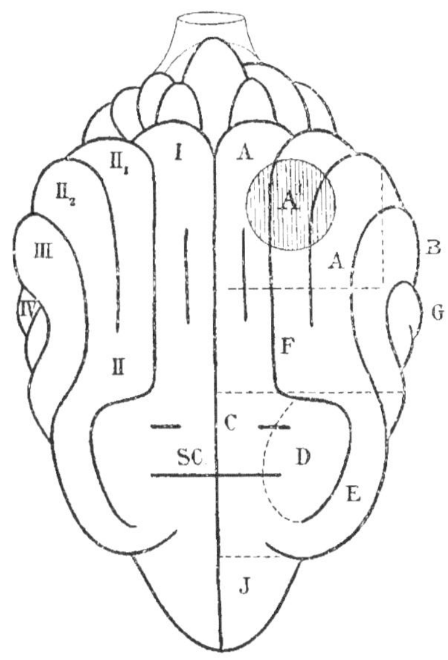

Fig. 567.

Face supérieure du cerveau du chien: d'après Munk, avec les circonvolutions I, II, III.

La circonvolution II se divise en deux portions II₁ et II₂.

A, sphère visuelle. — D, centre du membre antérieur. — C, centre du membre postérieur. — E, centre des mouvements de la tête. — F, mouvements des yeux. G, mouvements de l'oreille. — H, mouvements de la nuque. — I, mouvements du tronc.

L'excitation des régions situées en avant de A₁ provoque de la déviation conjuguée vers le côté opposé et *en bas* ; l'abaissement augmente à mesure qu'on s'éloigne de A₁. Quand le regard est vague, l'excitation en avant de A₁ amène de la convergence vers le bas.

L'excitation de la circonvolution III ne modifie pas la direction du regard, mais la pupille se dilate.

L'excitation portée dans l'aire de F produit l'ouverture ou la fermeture de l'œil du côté opposé, suivant le point touché, en même temps que de la mydriase.

Il y a donc une différence très grande entre les mouvements provoqués par l'excitation de l'aire qui entoure A₁ et celle de F. L'excitation autour de A₁ amène des mouvements qui sont comparables aux mouvements intentionnels d'un animal qui fixe un objet. On peut en conclure que la portion postérieure de l'aire dont A_1 est le centre est reliée avec les éléments récepteurs de la moitié inférieure de la rétine, et que la portion antérieure de cette aire est reliée aux éléments de la moitié supérieure. La région A_1 elle-même serait reliée avec la macula. Ces données expérimentales concordent bien avec les résultats obtenus par le moyen de l'ablation de la zone A_1 dont Munk a fait le siège de la vision maculaire.

L'argument, invoqué par Goltz, que l'animal privé de ses hémisphères, en particulier de leur portion occipitale, cligne des paupières quand on projette dans ses yeux une lumière vive et détourne la tête, ne saurait infirmer les conclusions qui découlent des observations précédentes. Il suffit d'admettre dans les ganglions gris de la base des centres réflexes définitifs assurant la protection de l'œil, en dehors de toute perception corticale. Il en est de même pour la conservation du réflexe pupillaire. On sait, du reste, que chez l'Homme, certains cas d'amaurose corticale complète s'accompagnent de photophobie. Il n'y a donc aucune raison pour admettre chez les Mammifères supérieurs une certaine suppléance des fonctions de l'écorce dans les ganglions de la base.

Parallèlement avec ces mouvements des globes oculaires que détermine l'excitation des zones visuelles de l'écorce, on obtient des mouvements du pavillon de l'oreille du côté opposé en excitant la surface du lobe temporal siège probable de l'audition. L'expérience réussit chez le Chien et chez le Lapin.

Le Singe (*Orang*) possède d'après Horsley et Beevor, à l'extrémité antérieure de la troisième circonvolution frontale un centre dont l'excitation produit la déviation conjuguée des yeux. Un autre centre pour les mouvements de la tête et des paupières se trouve vers la portion moyenne de la frontale ascendante.

La sphère visuelle est également reliée par des conducteurs indépendants avec les noyaux moteurs.

Schäfer a montré que l'excitation de la face interne du lobe occipital, dans sa région moyenne, produit la déviation latérale conjuguée des yeux. L'excitation faite à la partie supérieure du lobe occipital, dévie les yeux en bas ; l'excitation de la partie inférieure les dévie en haut. Bechterew a vu des faits analogues en excitant les parties antérieure et postérieure du même lobe ; mais la déviation des yeux se faisait dans des directions obliques.

On peut conclure de ces faits que de chaque sphère visuelle partent des fibres spéciales qui portent aux centres optiques primaires des excitations destinées aux muscles moteurs des yeux en même temps qu'aux muscles moteurs de la tête.

Ces fibres existent certainement chez tous les Vertébrés, bien que chez les Poissons et les Batraciens la complication des mouvements soit infiniment moindre que chez les Oiseaux et les Mammifères.

La constatation des mouvements des yeux et de la tête à la suite de l'excitation de l'écorce cérébrale chez les Oiseaux, fournit un argument de plus à ceux qui admettent l'existence d'une sphère visuelle corticale chez ces animaux conformément aux idées de Flourens et de Munk.

CHAPITRE XIII

LA VISION CHEZ LES VERTÉBRÉS

L'acuité visuelle. — Si l'on s'en rapportait à une observation superficielle, on pourrait croire que les animaux sont doués à un haut degré de cette faculté de séparation de deux points voisins que l'on désigne du nom d'acuité visuelle. On sait que chez l'Homme la vision des formes n'existe vraiment qu'au niveau de la fovea et dans son entourage immédiat. Pour un écart de 10° par rapport au point fixé, l'acuité tombe à $\frac{7}{100}$ de la normale ; à 35° d'écart, la vision est réduite à la perception des doigts de la main ; à 45°, les objets sont perçus très vaguement. Par contre nous apprécions parfaitement le *déplacement* d'un point lumineux dans toute l'étendue de notre champ visuel, et cela aussi bien au centre qu'à la périphérie. La vision fovéale nous sert donc à distinguer les détails des objets ; la vision excentrique sert à l'orientation à la régulation de nos mouvements parmi les objets environnants.

Seuls parmi les Vertébrés, les Singes supérieurs et les Oiseaux paraissent jouir d'une acuité visuelle comparable à celle de l'Homme et l'on sait que chez les uns et les autres on trouve en même temps qu'une fovea bien développée, un appareil accommodateur puissant. Pour citer quelques exemples, nous rappellerons que les Singes fixent binoculairement de près de très petits objets. Les Oiseaux granivores découvrent à courte distance un grain de millet et le saisissent du bec. L'*Épervier* qui plane dans les airs, reconnaît une *Souris* ou un *Perdreau* à une distance invraisemblable. A la vérité on peut supposer que le Rapace est averti de la présence d'une proie par les déplacements que celle-ci exécute sur le sol. Mais il ne faut pas oublier qu'à la distance où se trouve souvent l'Oiseau, le corps d'une *Souris* apparaît tout au plus comme un très petit point gris.

Les Carnivores viennent ensuite ; mais chez eux l'acuité visuelle, aussi bien que l'accommodation du reste, sont faibles. Il existe bien une portion de rétine qui rappelle la macula humaine ; mais la fovea fait défaut. Ces animaux sont guidés surtout par les déplacements des objets. Le *Chat* fixe immédiatement une *Souris* qui vient d'apparaître dans son champ visuel. Il est difficile de dire avec quelle netteté il en distingue les détails ; mais nous sommes mieux renseignés pour le *Chien*. Il est d'observation courante que le *Chien* voit mal ; qu'il ne connaît pas son maître à la distance de quelques pas lorsque celui-ci évite de faire des mouvements révélateurs et qu'il a soin de se tenir sous le vent de l'animal.

Les Solipèdes, les Ruminants et les Rongeurs sont encore plus mal partagés que les Carnivores. Ils distinguent grossièrement par la vue des objets qui leurs servent de nourriture ; mais ces objets échappent au contrôle des yeux sitôt que l'animal approche d'eux sa bouche et ce sont alors les sensations tactiles fournies par les lèvres qui servent de guides.

Ceux qui ont pratiqué la chasse au bois savent que le *Chevreuil*, le *Lièvre*, s'approchent souvent très près d'un chasseur qui a soin de rester parfaitement immobile et qui s'est placé sous le vent. Mais au moindre mouvement, sa présence est reconnue, et l'animal détale.

On remarquera que les yeux de ces animaux sont à peu près immobiles et qu'ils sont dépourvus d'accommodation.

Les Vertébrés inférieurs tels que les Reptiles, les Batraciens, les Poissons paraissent être guidés surtout par les mouvements que font leurs proies. La *Grenouille*, le *Serpent*, ne saisissent l'animal qui lui sert de nourriture que pour autant que celui-ci se meuve. Un Poisson dans l'eau peut être approché lentement jusqu'à être touché ; mais le moindre mouvement brusque le fait fuir.

Deux arguments plaident cependant en faveur d'un certain degré d'acuité visuelle chez les Poissons : d'abord on constate chez eux un degré souvent élevé d'accommodation ; ensuite, dans la pêche dite « à la mouche », les pêcheurs se servent de mouches artificielles très variées de forme et aussi de couleur. Mais il n'est pas certain cependant que ces objets soient perçus plutôt par leurs détails visuels que par leur forme et par les mouvements qu'on leur fait exécuter (NUEL).

Le champ visuel. — Rappelons que chez l'Homme le champ visuel monoculaire atteint environ $160°$ ($100°$ en dehors : $60°$ en dedans dans le méridien horizontal). Lorsque les axes visuels sont dirigés parallèlement en avant, le champ visuel binoculaire atteint $2 \times 60° = 120°$. Comme chaque œil pris isolément, voit encore de $40°$ plus loin dans le sens temporal, le champ visuel total atteint environ $200°$.

Il y a lieu d'abord d'étudier les *rapports* du développement de la membrane cornéenne avec l'étendue du champ visuel monoculaire. La cornée présente, en effet, chez les animaux une grandeur qui dépasse de beaucoup celle de la cornée humaine. L'angle correspondant à la surface de cette membrane est de $80°$ environ chez l'Homme ; il s'élève à $85°$-$90°$ chez les Singes, $100°$ chez les Carnivores, $105°$ à $130°$ chez les Rongeurs. Mais l'examen direct, l'œil étant énucléé, des images qui se peignent sur le fond de l'œil, a montré qu'aussi bien chez le Lapin que chez l'Homme, la portion du champ visuel embrassée par des yeux en apparence si différents, est sensiblement la même. L'augmentation de la surface cornéenne n'a probablement d'autre avantage que celui d'augmenter l'éclairage de l'image périphérique.

La différence principale qui sépare l'œil des Animaux de celui de l'Homme est due à l'augmentation de grandeur de l'angle γ. Dans l'espèce humaine l'axe visuel perce la cornée à 5° en dedans de son centre. Chez les Singes supérieurs il en est à peu près de même; mais on voit cet angle augmenter à mesure que l'on descend l'échelle animale. Il est de 15° chez les Lémuriens, de 20° à 26° chez les Carnivores, et il varie entre 50° et 65° chez les Herbivores.

On comprend que l'accroissement de cet angle ait pour effet de contrebalancer dans une certaine mesure l'augmentation de la divergence des axes orbitaires et en même temps des globes oculaires. Les animaux continuent donc à voir binoculairement. Le *Lion*, par exemple, semble avoir un champ visuel binoculaire atteignant 120°.

A mesure que la divergence des globes oculaires augmente, le champ visuel s'étend de plus en plus vers l'arrière et la portion commune antérieure se réduit proportionnellement. L'*Éléphant* paraît avoir un champ visuel monoculaire égal à 190°. Les deux yeux embrasseraient simultanément un espace de 313°, dont 67° appartiendraient au champ binoculaire.

Chez les Rongeurs, les champs visuels s'étendent fortement dans le sens temporal. Le *Lapin albinos* paraît posséder un champ visuel binoculaire antérieur atteignant à peine 20°; mais en arrière, les limites des deux champs visuels arrivent à se toucher et même à se recouvrir, en sorte qu'il existe peut-être chez cet animal un champ visuel binoculaire postérieur (GROSSMANN et MEYERHAUSEN).

L'estimation des distances. — BERLIN a fait remarquer qu'en raison du grand écartement de leurs yeux, le *Cheval* et les grands Mammifères sont mieux partagés que l'Homme pour l'appréciation de la position d'objets vus binoculairement. En fixant alternativement des objets placés à des distances variées, ces animaux doivent déplacer leurs lignes de regard suivant des angles plus grands que ne le fait l'Homme, et ces angles sont sensiblement proportionnels à la grandeur de la ligne de base.

Il est probable que les sensations musculaires que l'animal perçoit à la suite de ces mouvements sont pour lui une source de renseignements que l'Homme, ne possède pas au même degré. Ainsi s'explique l'étonnante précision du saut du *Chamois*, du *Cheval*. Il est à remarquer que ces animaux ont un appareil d'accommodation très peu perfectionné et ne peuvent guère utiliser des sensations musculaires fournies par leur appareil ciliaire.

Chez les Oiseaux l'écartement des yeux est faible et leurs mouvements sont bornés. Les yeux des *Hiboux*, placés l'un à côté de l'autre, sont à peu près immobiles. Sauf chez ces derniers, la vision binoculaire est certainement exceptionnelle dans cette classe d'animaux. Tout le monde a vu des oiseaux tourner la tête dans différentes directions afin de placer sur la ligne de regard d'un de leurs yeux les objets qui les intéressaient. Ainsi réduite habituellement à un œil, la vision ne possède pas moins chez ces animaux une étonnante précision, que l'on considère l'oiseau de proie qui, du haut de l'air, se jette sur sa victime ou le petit oiseau qui voltige sur les buissons. Il est impossible d'admettre que l'animal utilise les notions fournies par le déplacement apparent des objets dans l'espace et par les changements de perspective ; l'écartement de ses yeux est trop faible pour cela. Par contre il paraît vraisemblable que les contractions de son appareil accommodateur, puissantes et rapides, lui sont d'un grand secours par les sensations musculaires qu'elles éveillent dans le sensorium. Par là les muscles intra-oculaires suppléeraient dans une certaine mesure les muscles extrinsèques et la convergence. Nous pouvons difficilement nous rendre compte de l'importance de ces sensations. Notre appareil musculaire ciliaire lisse a besoin d'une seconde de temps pour faire varier l'adaptation de l'œil sur un parcours de 30 centimètres, entre deux points situés l'un à 43 centimètres de distance, l'autre à 13 centimètres de l'œil. Que l'on compare ce mouvement d'adaptation avec celui que fait une hirondelle happant en plein vol un insecte dans l'air et l'on se rendra compte de la perfection qu'atteint le mécanisme accommodateur chez les Oiseaux.

La perception des couleurs. — Il est très difficile de savoir si les Animaux distinguent les couleurs qualitativement, c'est-à-dire possèdent un sens chromatique, ou s'ils ne sont impressionnés que par des différences quantitatives de lumière.

Un argument de grand poids en faveur de l'existence du sens chromatique peut être tiré de l'existence d'une adaptation des animaux au milieu coloré qui les entoure (mimétisme) dans le but de se soustraire à la vue de leurs ennemis (Poissons, Oiseaux). Les vives couleurs dont se parent beaucoup de mâles d'Oiseaux ne peuvent également guère s'interpréter autrement que comme un moyen de séduction vis-à-vis des femelles. Enfin, certaines couleurs, comme le rouge, paraissent exercer une influence excitante sur certains animaux, éveiller la colère, etc.

Graber a fait des expériences très nombreuses portant sur toutes les classes d'animaux. Sur cinquante animaux examinés, quarante montrèrent une préférence marquée pour certaines couleurs. Dix seulement restèrent indifférents et parmi ces derniers : le *Chat*, le *Cobaye*, le *Lapin*, le *Pigeon*, la *Poule*, le *Perroquet* et la *Tortue*. Le *Porc* préfère le bleu et le vert ; le *Chien*, le bleu. Parmi les Oiseaux, trois paraissaient aimer le bleu ; deux le rouge. La *Grenouille* est séduite par le rouge ; le *Crapaud* le déteste. Beaucoup, d'animaux n'ont pas de préférence marquée pour telle ou telle couleur ; mais en général la lumière contenant beaucoup de rayons violets et surtout ultra-violets, paraît produire une sensation agréable. Les animaux qui aiment l'éclairage intense, aiment également le bleu. C'est le cas des Mammifères et de beaucoup d'Oiseaux ; les autres préfèrent le rouge.

D'après Graber, il est donc tout à fait faux de dire que le sens chromatique chez l'Homme est une acquisition due au perfectionnement progressif de notre espèce, alors que déjà le *Porc* et le *Chien* savent distinguer le bleu du rouge.

CHAPITRE XIV

APPAREIL MOTEUR DU BULBE OCULAIRE

Muscles droits. — Les muscles *droits*, au nombre de quatre, sont disposés en forme d'entonnoir à l'arrière du bulbe. Leur insertion postérieure se fait en général au pourtour du trou orbitaire qui livre passage au nerf optique. Chez les Poissons, cependant, ce trou étant reporté très avant dans la cavité orbitaire, les muscles s'insèrent en arrière et en dehors, souvent au fond d'un canal dit canal sphénoïdal qui s'étend au-dessous de le base du crâne. L'axe de l'entonnoir musculaire fait alors un angle très ouvert avec l'axe antéro-postérieur du globe.

Les muscles moteurs de l'œil sont, en général, mieux développés chez les Poissons dont la tête est à peu près immobile, que chez les Oiseaux. Chez le *Brochet*, le *Scombre*, les Cyprins, le canal sphénoïdal qui reçoit les muscles, s'étend quelquefois jusqu'à l'occipital. Par contre le canal est à peine indiqué chez la *Morue*, le *Silure*.

La figure 568 montre que l'insertion des muscles dont l'axe rencontre celui du globe sous un angle très ouvert, se fait sur l'hémisphère postérieur. Il en est ainsi du droit antérieur ; tandis que le droit externe qui se réfléchit sur le bord orbitaire, s'insère au voisinage de la cornée.

Le canal sphénoïdal n'est pas particulier aux Poissons. Il existe également chez certains Sauriens et Crocodiliens.

Les Raies et les Squales ont une cavité orbitaire large et profonde. Le globe est porté par une tige cartilagineuse, évasée en forme de pavillon à l'avant, et les muscles s'insèrent par leur extrémité postérieure sur le pied de la tige.

Sauf chez les Sélaciens dont les muscles peuvent avoir une longueur égale à trois fois la longueur du globe oculaire, la longueur des muscles droits ne dépasse guère le double de la profondeur du globe et elle n'atteint même pas ce chiffre chez les Oiseaux dont les muscles sont particulièrement courts et grêles. Nous en dirons autant des Reptiles et des Batraciens. Chez tous ces animaux les mouvements du globe sont très limités, souvent presque nuls.

Muscles obliques. — Les muscles obliques se rencontrent chez la généralité des Vertébrés. Chez les Mammifères, à l'exception des Cétacés, leur insertion postérieure est différente pour l'oblique supérieur et pour l'inférieur. L'oblique supérieur prend son insertion en arrière au voisinage des muscles droits et son tendon se réfléchit sur une poulie attachée au rebord supéro-interne de l'orbite, avant de gagner le globe. L'oblique inférieur s'attache, au contraire, par son insertion fixe, en arrière de la portion inféro-interne du pourtour orbiaire. Mais chez le plus grand nombre des Vertébrés les deux muscles possèdent une insertion très voisine au côté interne de l'orbite et entourent symétriquement l'équateur du bulbe oculaire.

L'insertion mobile de ces muscles se fait habituellement à côté et un peu en arrière de celle des muscles droits supérieur et externe. Chez les Poissons, cependant, les obliques s'insèrent en avant de ces derniers muscles. Chez les Oiseaux l'oblique inférieur passe en dehors du droit externe.

Il en est de même chez l'*Éléphant* et le *Chimpanzé*. Chez le *Tigre* le tendon des deux obliques se bifurque; l'une des portions passe en dedans, l'autre en dehors des deux muscles droits; chez le *Lion*, la bifurcation ne porte que sur le tendon du grand oblique. Chez la *Tortue* c'est ce muscle lui-même qui devient bifide, tandis que l'oblique inférieur passe au travers d'une boutonnière que lui offre le droit inférieur (LEUCKART).

Chez les carnivores, tels que le *Chien*, les obliques jouent surtout le rôle de rotateurs. Il semble aussi que leur contraction simultanée ait pour effet de porter le globe en avant et de faire saillir la cornée entre les paupières.

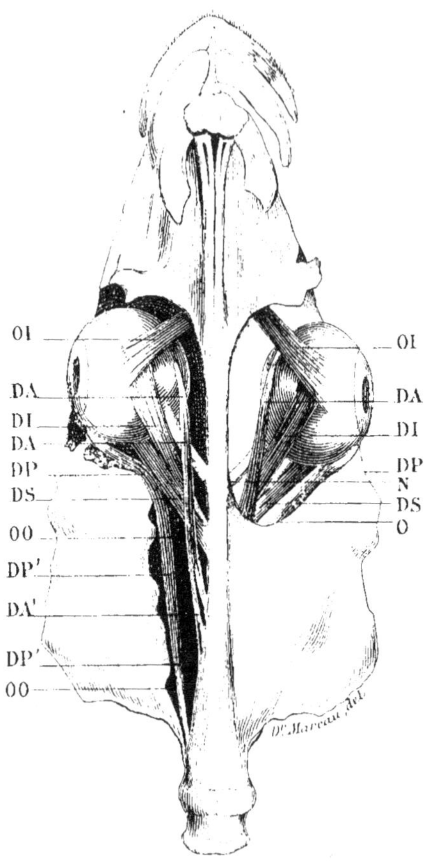

Fig. 568.

Muscles de l'œil du Maquereau (Scomber).

DA, DA', muscle droit antérieur (correspondant au muscle droit interne de l'homme). — DP, DP', muscle droit postérieur (droit externe de l'homme). — DI, droit inférieur. — DS, droit supérieur. — O, orifice du canal sphénoïdal. Le muscle droit postérieur se réfléchit sur cet orifice. Le canal sphénoïdal est ouvert à gauche OO, la paroi inféro-externe étant enlevée. Ce canal se prolonge jusqu'à l'articulation occipito-vertébrale et loge tous les muscles droits. — N, nerf optique. Les muscles droits, notamment le muscle droit antérieur, forment avec l'axe antéro-postérieur du globe un angle plus ouvert que les muscles obliques (MORAIS).

Muscle rétracteur du globe. — Ce muscle n'existe ni chez l'Homme ni chez les Singes dont l'orbite est fermée au côté externe par une paroi osseuse. Son plus haut développement est atteint chez les Mammifères inférieurs : Édentés, Rongeurs, Insectivores. Il a une grande ressemblance avec les muscles droits et s'insère en arrière à côté de l'entrée du nerf optique. Ses quatre chefs partent de là en divergeant pour s'insérer sur la sclérotique en arrière et en dedans des droits correspondants. Telle est la disposition chez les Carnivores. Chez les Herbivores, où le rétracteur est particulièrement puissant, les quatre portions se touchent et se confondent par les

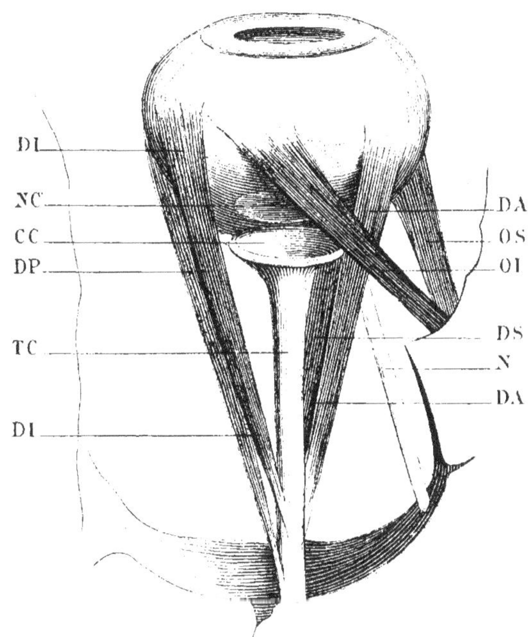

Fig. 569.
Muscles de l'œil d'un Squale (Requin).

DA, muscle droit antérieur. — DP, droit postérieur. — DI, droit inférieur. - DS, droit supérieur. — Tous les muscles s'insèrent sur la tige cartilagineuse. — OI, oblique inférieur. — OS, oblique supérieur. — TC, tige cartilagineuse avec sa cupule CC qui reçoit le globe au niveau du tubercule cartilagineux NC. — N, nerf optique. (MOTAIS.)

bords. Il en résulte un véritable entonnoir dont le pourtour présente quatre languettes qui vont s'attacher au globe dans l'intervalle des muscles droits. Chez les Cétacés, le *Rhinocéros*, l'entonnoir est divisé en deux moitiés, supérieure et inférieure.

En dehors des Mammifères, le rétracteur ne se rencontre que chez les Chéloniens, les Crocodiliens, les Sauriens, et les Batraciens anoures. — Ce muscle est innervé par l'oculo-moteur externe.

Muscles carré et pyramidal. — Chez les Oiseaux, les Sauriens, les Crocodiliens et les Chéloniens on trouve deux muscles dont la contraction a pour effet d'attirer la membrane nictitante vers la cornée.

C'est chez les Oiseaux rapaces que cet appareil musculaire atteint son plus haut degré de perfectionnement.

Chez la *Buse*, le carré a la forme d'un muscle plat appliqué sur la moitié supérieure du fond de l'œil. Par son bord antérieur le muscle s'insère sur le bord supérieur de ce fond, au-dessous des muscles droit supérieur et grand oblique. De là ses fibres se dirigent d'avant en arrière pour se terminer sur une bande fibreuse courbe, à concavité inférieure et tournée du côté du nerf optique. La bande fibreuse n'est pas pleine ; dans son épaisseur est creusé un canal destiné à laisser passer le tendon filiforme du muscle pyramidal dont il nous reste à parler. La surface du muscle pyramidal a la forme d'un triangle dont la base s'insère, par son extrémité fixe sur la sclérotique, au voisinage du bord interne du muscle droit inférieur.

Le corps du muscle dirigé de bas en haut, s'effile rapidement en pointe qui se continue avec un tendon filiforme très long. Ce tendon s'engage à la manière d'une tringle courbe de rideau dans la coulisse que lui offre la bande fibreuse du muscle carré. Après avoir contourné à quelque distance le nerf optique, le tendon sort de son canal, se dirige de haut en bas pour atteindre le bord inférieur du fond de l'œil (on sait que l'œil des Rapaces possède un fond peu courbe raccordé avec une sorte d'entonnoir qui porte la cornée en avant). Arrivé en ce point, le tendon grêle se dirige d'arrière en avant en longeant la partie inféro-externe du bulbe oculaire, entre les muscles droit inférieur et droit externe. Enfin il atteint la paupière inférieure au niveau de laquelle il se réfléchit en dedans pour s'insérer à la base de la membrane nictitante. On comprend que le raccourcissement du muscle pyramidal aura pour effet d'attirer cette membrane en dedans sur la cornée.

Le muscle carré joue ici le rôle d'un tenseur chargé d'attirer en haut le tendon du muscle pyramidal, ce qui équivaut à un raccourcissement de ce dernier. De plus, en bridant le tendon, il empêche ce dernier de presser sur le nerf optique.

La contraction de ces muscles se fait brusquement et l'attraction de la nictitante est presque instantanée. Le mouvement de retrait de la membrane est dû à l'élasticité du tissu conjonctif qui sert de support à la nictitante.

La *Tortue* possède un appareil musculaire, analogue, mais moins bien développé. Le muscle carré, beaucoup plus grêle et plus long que chez les Oiseaux, s'insère par son extrémité inférieure, sur une portion de l'hémisphère postérieur du bulbe oculaire comprise entre le nerf optique, le droit inférieur et le droit interne. De là il se dirige en haut et en dehors en passant au-dessus du nerf optique et se divise en deux portions dont l'une s'attache sur la sclérotique au niveau du bord externe du droit supérieur, et l'autre, continuant son trajet en haut et en dehors, va s'attacher, au niveau du fornix externe, à la paupière inférieure.

L'anse musculaire comprise entre les deux surfaces d'attache de ce muscle à la sclérotique, donne passage au muscle pyramidal. Celui-ci s'insère sur l'hémisphère postérieur du globe, en dedans du nerf optique. De là il se dirige en dehors, s'engage dans l'anse comprise entre la sclérotique et le carré, contourne le nerf optique, se dirige ensuite de haut en bas pour gagner le bord externe du droit inférieur qu'il suit d'arrière en avant jusqu'à sa terminaison, par un court tendon, à la base de la nictitante.

On voit que la coulisse que le carré offre au tendon du pyramidal chez les Oiseaux, est remplacée ici par une anse. Au niveau de cette anse les deux muscles échangent de nombreuses anastomoses.

Ainsi que le droit externe et le rétracteur, les muscles carré et pyramidal sont innervés par la sixième paire.

Batraciens. — Il n'y a pas d'appareil moteur spécial pour la nictitante. Celle-ci s'étend transversalement en bas et en arrière de la paupière inférieure; ses deux extrémités se continuent, de chaque côté du globe, par une bande fibreuse reliée en arrière avec le muscle rétracteur. La contraction de ce dernier aura pour effet de faire remonter la nictitante sur la cornée en même temps qu'elle déterminera un mouvement d'abaissement de l'hémisphère antérieur du globe.

Mammifères. — Le muscle rétracteur n'est plus relié à la nictitante par une bande fibreuse; néanmoins sa contraction a pour effet de projeter la troisième paupière vers le haut, sur la cornée.

La nictitante possède, à cet effet, un cartilage dont la concavité se moule sur la portion du globe correspondant au cul-de-sac conjonctival interne. Par son bord postérieur le cartilage plonge à une certaine profondeur dans l'orbite, entre le globe oculaire et la paroi orbitaire interne; il est de plus épaissi à ce niveau par l'adjonction de tissu conjonctif feutré.

Lorsque le globe est attiré en arrière par le rétracteur, il chasse en avant le cartilage et la troisième paupière vient recouvrir la cornée. Le mouvement de retrait est dû à l'arrêt de la contraction musculaire et à l'élasticité des tissus.

Certains Squales possèdent une troisième paupière. Ses mouvements sont dus à la contraction des muscles lisses contenus dans la membrane orbitaire et dans la conjonctive.

Capsule de Ténon. — Son étude comparée a été faite dans le tome premier de cet ouvrage, page 154, et dans ce volume par M. Motais.

Membrane nictitante ou troisième paupière. — Elle représente un repli de la conjonctive situé en arrière des paupières et au côté interne de l'œil d'où elle s'étend souvent dans le cul-de-sac conjonctival inférieur. Au côté interne la cavité conjonctivale s'approfondit en un cul-de-sac pour recevoir la nictitante; chez l'Homme et chez les Singes qui manquent de muscle rétracteur, elle est représentée par l'organe rudimentaire connu sous le nom de repli semi-lunaire, enfin elle atteint son développement le plus parfait chez les Oiseaux et les Batraciens anoures, chez qui son étendue est suffisante pour recouvrir la surface externe du globe tout entier. Ensuite, viennent les Rep-

bivores puis en dernier lieu, les Carnivores et les Marsupiaux. Les Insectivores, les Rongeurs et les Édentés sont de tous les plus mal partagés. Parmi les Animaux marins, on ne trouve que les Sélaciens qui en soient munis.

Structure. — La nictante se compose d'un repli conjonctival renfermant dans son intérieur du tissu conjonctif et élastique, des fibres lisses et enfin, des vaisseaux et des nerfs. Chez les Mammifères on trouve, en outre, une plaque de cartilage hyalin munie souvent d'un prolongement épais qui plonge en arrière à une certaine distance dans l'orbite. Chez les Singes ce cartilage se réduit à une plaque de 10 millimètres de longueur sur 5 de largeur (*Chimpanzé*).

Chez les Sauriens le cartilage est remplacé par une plaque fibreuse rappelant le tarse des Mammifères et chez les Tortues par une plaque écailleuse.

La muqueuse qui revêt la troisième paupière contient souvent du pigment particulièrement accumulé au voisinage du bord libre, et, chez la *Grenouille* des glandes analogues à celles de la peau.

Chez les Squales sa surface est épaisse, chagrinée comme le reste de la peau, tandis que chez les Oiseaux et la Grenouille, la membrane est mince et transparente.

Rôle de la nictitante. — Par son bord externe mince et concave, la troisième paupière s'applique exactement sur la cornée qu'elle balaie de dedans en dehors. En même temps elle la protège contre les violences extérieures.

NERFS MOTEURS DE L'ŒIL

Oculo-moteur commun. — Ce nerf existe chez tous les Vertébrés à partir de la Myxine. Son émergence est située au côté ventral du cerveau moyen. Sa terminaison dans les muscles de l'œil semble indiquer un rôle purement moteur. Cependant chez les Sélaciens on trouve dans son intérieur des cellules ganglionnaires ; il en est de même chez les Amphibiens et quelques Sauropsidés, tandis que chez d'autres ces cellules sont incluses dans un tronc ciliaire émané de la troisième paire. Enfin chez les Mammifères apparaît le ganglion ciliaire auquel ce nerf fournit la racine grosse et courte.

L'oculo-moteur innerve tous les muscles oculaires à l'exception de l'oblique supérieur et du droit externe.

Pathétique. — L'origine apparente se trouve sur la face postérieure du cerveau moyen bien que l'origine réelle se trouve en arrière de celle de l'oculo-moteur et il en résulte pour ce nerf une certaine analogie avec les nerfs sensitifs spinaux. Le pathétique possède simultanément des fibres sensitives et motrices chez les Ganoïdes, les Sélaciens et les Anoures. Chez ces derniers même il envoie des branches à la conjonctive et chez les Urodèles ce nerf est remplacé quelquefois par un rameau de la branche ophtalmique du trijumeau.

Les anastomoses entre la pathétique et le trijumeau sont variables. Les deux nerfs quittent souvent le crâne par le même orifice. Il existe aussi quelquefois des anastomoses avec la sixième paire.

Oculo-moteur externe. — Son origine apparente se trouve très loin en arrière, à la face inférieure de la moelle allongée. Chez la Lamproie, son origine réelle se confond avec celle du trijumeau.

La sixième paire, chez le plus grand nombre des Vertébrés, sort du crâne isolément, ou bien elle se réunit à la deuxième et à la troisième branche du trijumeau. Quelquefois elle va se perdre dans le ganglion de Gasser et on la retrouve plus loin quittant la branche ophtalmique pour se rendre au muscle droit externe (Batraciens Anoures).

Seuls avec la Lamproie, parmi les Vertébrés, les Dipneustes ne possèdent ni trochléateur, ni abducteur. Outre le droit externe, la sixième paire innerve le muscle rétracteur du globe et les muscles moteurs de la troisième paupière chez les Reptiles et les Oiseaux.

CHAPITRE XV

PAUPIÈRES, CONJONCTIVE, ET LEURS ANNEXES

PAUPIÈRES

La troisième paupière a été étudiée au chapitre précédent (voir page 909).

Poissons. — Les voiles palpébraux se trouvent à l'état rudimentaire chez les Sélaciens et paraissent ne jouir que de très faibles mouvements bien qu'on y trouve des fibres lisses. La peau qui les recouvre ne se différencie pas du revêtement cutané général.

Les Poissons osseux montrent cependant quelquefois au pourtour du globe une sorte de bourrelet dermique accompagné de quelques plis du tégument au voisinage immédiat du globe. Chez certains Poissons (*Trigla, Serranus*) les plis n'apparaissent qu'au pourtour de la moitié supérieure du globe; chez d'autres (*Cottus, Orthagoriscus*), ils se prolongent autour de la demi-circonférence inférieure. On n'a jamais pu y constater la présence de fibres musculaires.

La membrane qui recouvre ces plis a les caractères de la peau et non ceux d'une muqueuse.

Parmi les Reptiles, les Chéloniens ont des paupières épaisses et bien peu mobiles. La paupière supérieure se réduit en général à une bande rigide envahie par des formations osseuses ; seule l'inférieure est mince et peut se déplacer. Dans l'épaisseur des paupières se voient de larges espaces lymphatiques qui donnent à l'organe une consistance spongieuse. La paupière inférieure très développée des Lézards possède un tarse fibreux recouvert d'une peau très mince et lisse. Peau et cartilage deviennent transparents chez l'*Orvet* de sorte que l'animal peut voir à travers ses paupières closes. D'autres Lézards, les *Geckos* ont également la paupière inférieure transparente, mais soudée avec la supérieure, comme les Ophidiens.

Chez les Ophidiens la paupière inférieure devenue transparente, forme une sorte de coque qui recouvre la cornée et se soude par son bord avec la paupière supérieure. La coque se compose de tissu conjonctif en continuité avec le derme voisin et d'un revêtement épithélial; la face postérieure est tapissée par une couche d'épithélium plat.

Chez les Batraciens (*Grenouilles*) et les Oiseaux, la paupière supérieure est également peu développée ; mais sa structure ne diffère pas de celle de l'inférieure. La peau est ici mince et souple.

La paupière inférieure contient vers son milieu, chez les Oiseaux un tarse fibreux en forme d'ovale à grand axe horizontal et semblable à celui des Mammifères. Très apparent chez les Rapaces et les Gallinacés, il parait manquer chez les *Perroquets*.

MAMMIFÈRES. — Les paupières sont très mobiles. Chez les représentants supérieurs de la Classe on y trouve un tarse analogue à celui de l'Homme ; mais déjà chez le *Chien* le tissu fibreux, dont le tarse est formé, a perdu beaucoup de son épaisseur.

Chez l'Homme les paupières sont garnies de cils sur leurs bords. Le *Chien*, le *Porc* possèdent en plus des poils, souvent assez longs, qui ressemblent à des cils. Aux cils sont annexées des glandes sébacées et quelquefois des glandes sudoripares; ils font défaut chez les Cétacés, les Félins, etc.

En dehors des Mammifères, des organes analogues aux cils se retrouvent chez des Oiseaux, l'*Autruche*, le *Vautour*, etc., sous forme de petites plumes. Ces dernières se voient du reste souvent disséminées sur la surface même des paupières. Inversement, chez les Perroquets entre autres, on voit des paupières complètement nues.

Muscles moteurs des Paupières. — L'*Orbiculaire des paupières* est un muscle très constant chez les Vertébrés. Il ne manque guère que chez les Squales, les Batraciens, les Ophidiens.

Chez les Mammifères ses fibres circulaires couvrent toute la surface des paupières. Il en est de même chez le *Caméléon*. Souvent la moitié supérieure est moins bien développée ou bien ses fibres ne s'étendent pas au delà du bord libre des paupières.

Chez le *Chien*, l'orbiculaire s'insère au niveau de la paroi orbitaire interne. Il est beaucoup plus développé dans sa moitié supérieure que dans l'inférieure et ne présente pas de subdivision en portions palpébrale et orbitaire.

Le *releveur de la paupière supérieure* est représenté chez tous les Mammifères, à l'exception des Cétacés. Chez les Herbivores le *muscle malaire externe* joue, en plus, le rôle d'abaisseur de la paupière inférieure. Chez le *Dauphin* le releveur a la forme d'un muscle plat qui s'insère en arrière au pourtour du trou optique, entoure le globe à la façon d'un entonnoir, pour se terminer en avant dans l'épaisseur des deux paupières.

Chez les Oiseaux et les Reptiles le releveur de la paupière supérieure et l'abaisseur de la paupière inférieure constituent un groupe de muscles insérés au fond de l'orbite, et en raison de l'importance prise ici par la paupière inférieure, l'abaisseur a une puissance supérieure au releveur.

Chez les Batraciens anoures le releveur se compose de fibres qui se portent sur le globe oculaire et de fibres qui se terminent dans la paupière supérieure. Il n'y a pas d'orbiculaire.

APPAREILS GLANDULAIRES ANNEXÉS AUX PAUPIÈRES ET A LA CONJONCTIVE

Les Mammifères possèdent un groupe de glandes à sécrétion grasse à la base de la nictitante, dans l'angle compris entre celle-ci et le globe. Ces glandes correspondent à la *caroncule lacrymale*.

La glande lacrymale est plus volumineuse chez l'Homme que chez la plupart des Mammifères. Elle siège toujours au côté externe, entre le droit supérieur et le droit externe. Chez le *Lièvre*, les Ophidiens, les Chéloniens, cette glande est située en dehors de l'orbite, et descend au-dessous de l'arcade zygomatique. Son volume augmente beaucoup et, chez la *Tortue de mer* son volume peut dépasser trois fois celui du globe oculaire. La structure acineuse habituelle fait place ici à un agrégat de tubes ramifiés et très volumineux (PILLIET). Les autres Chéloniens et les Reptiles en général n'ont, au contraire, qu'une glande peu importante.

Les Cétacés et les Pinnipèdes possèdent une glande lacrymale au côté externe et une glande de Harder au côté interne. Le produit de sécrétion lacrymale est gras, analogue à la sécrétion meibomienne des Mammifères terrestres.

Il est à remarquer que les glandes de Méibomius font défaut chez ces animaux, de même que les tarses, les cils et les glandes sudoripares. Par contre, la face interne des paupières est couverte de nombreuses glandes isolées.

La glande lacrymale se compose quelquefois de deux ou trois masses séparées auxquelles peuvent s'ajouter des groupes d'acini isolés.

Appareil excréteur des larmes. — Il se compose chez les Mammifères supérieurs du sac lacrymal et du canal nasal qui débouche au-dessous du cornet inférieur. Les points lacrymaux, avec leurs papilles, siègent en avant de la caroncule et représentent les orifices des canalicules qui aboutissent au sac lacrymal. Chez le *Lapin*, le *Lièvre*, on trouve à leur place une fente béante à bords garnis de cartilage.

Le conduit lacrymo-nasal du *Cheval* a, d'après KITT, une longueur de 25 à 26 centimètres ; les canalicules lacrymaux ont deux centimètres. Le sac lacrymal est entouré par un lacis veineux caverneux et sa muqueuse est couverte de nombreuses formations folliculaires. L'orifice inférieur du canal se trouve à la limite de la peau et de la muqueuse nasale ; son diamètre est de 3 à 4 millimètres. Le canal présente sur son trajet plusieurs dilatations qui peuvent atteindre une largeur de 1 à 2 centimètres ; tandis que le calibre est ailleurs réduit à 3-4 millimètres.

Le conduit a une structure analogue chez le bœuf. Le sac lacrymal a 5 à 8 millimètres de diamètre.

Chez le *Chien*, les points lacrymaux de contour habituellement elliptique, sont bien visibles des deux côtés de la caroncule. Ils s'élargissent vers leur point de réunion. Le sac lacrymal, peu apparent, repose sur l'os lacrymal.

Le canal nasal membraneux présente deux variétés : tantôt il est long et s'ouvre dans la paroi externe de la narine ; tantôt il est court et débouche au niveau de la face externe du cornet inférieur. Dans ce dernier cas son orifice est situé à peu près à l'extrémité du canal nasal osseux. Les deux variétés peuvent se rencontrer chez le même animal.

Lorsque la glande lacrymale est peu volumineuse, l'appareil excréteur interne peut manquer. Il en est ainsi chez l'*Éléphant*, dont la glande lacrymale a le volume d'un pois, chez le *Phoque* et chez les *Cétacés*.

Les Oiseaux possèdent à l'angle externe de l'œil deux fentes larges placées l'une au-dessus de l'autre. Le canal nasal est très élargi dans sa portion supérieure. Il en est de même chez les Reptiles et même chez les Ophidiens où le canal nasal communique avec l'espace compris entre le globe et la capsule transparente qui recouvre ce dernier en avant.

Glande de Harder. — À l'angle supéro-interne de l'œil se trouve la *glande de Harder* ou glande profonde de la troisième paupière dont le canal excréteur débouche au-dessous de la nictitante. Chez le *Chien* elle est volumineuse, rougeâtre et s'enfonce profondément dans le cul-de-sac inférieur. Elle fait défaut chez l'*Homme*, le *Singe*, les *Cétacés*, les *Tortues*, les *Ophidiens*, les *Squales*. Habituellement elle adhère au prolongement que le cartilage de la troisième paupière envoie dans la profondeur. Sa couleur est jaunâtre ; le produit sécrété, est épais. Le volume de cette glande dépasse le plus souvent celui de la glande lacrymale.

Par sa structure, la glande de *Harder* appartient au type tubulo-alvéolaire et elle est entourée par une sorte de sinus sanguin. Les cellules glandulaires contiennent beaucoup de gouttes graisseuses et leur limite est mal indiquée.

Outre la glande *profonde* précédente, on rencontre chez tous les Mammifères domestiques à la surface de la troisième paupière une glande muqueuse dite glande superficielle de la nictitante.

Glandes de Meibomius. — Les Mammifères sont également seuls à posséder des glandes de Meibomius. Leur existence est douteuse chez les Oiseaux.

La forme de ces glandes varie suivant les espèces : tubuleuses et très courtes chez le *Porc*, en grappe chez le *Chien*, etc. Elles ne sont pas toujours situées dans l'épaisseur du tarse ; ainsi chez le *Porc* elles siègent à la face antérieure, entourées d'une couche conjonctive lâche.

Ces glandes manquent chez le *Chameau*. Elles sont remplacées par un amas de glandes sébacées contenues dans la caroncule lacrymale. Le volume de cette dernière est tel qu'elle remplit complètement l'angle interne de l'orbite.

L'existence des glandes de Moll au niveau du bord des paupières a été vérifiée par Tartuferi chez le *Bœuf*, le *Chat*, la *Martre*, le *Mouton*, le *Chien*, le *Cheval*, le *Porc* et la *Chauve-Souris*. Elles font défaut chez le *Rat*, le *Lièvre*, le *Lapin*, le *Dauphin*.

Conjonctive des Mammifères. — La conjonctive présente habituellement un aspect velouté bien marqué chez le *Bœuf*, le *Mouton*, le *Chien*, le *Porc*; moins apparent chez le *Chat*. La conjonctive tarsienne du *Cheval* est souvent couverte, au voisinage du bord supérieur du tarse, de véritables papilles.

La transition entre l'épiderme et l'épithélium conjonctival se fait progressivement vers la base des glandes de Méibomius. Les cellules sont basses chez les Ruminants, chez le *Porc*, nettement cylindriques chez le *Cheval*, le *Chien* et le *Chat*. Les cellules caliciformes sont particulièrement abondantes chez le *Chat* et le *Chien*. Des amas leucocytaires se voient chez le *Bœuf*, le *Cheval*, le *Porc*, dans le stroma de la muqueuse. On n'y trouve pas les glandes alvéolaires de Krause, tubulo-alvéolaires de Waldeyer, ni celles décrites par Manz.

Les fibres élastiques se voient en grande abondance dans le chorion de la muqueuse du *Cheval*, du *Chat*, du *Chien*, du *Bœuf*.

Sauf chez les Félins, on trouve souvent dans le cul-de-sac conjonctival des Mammifères, particulièrement au niveau de l'angle interne chez le *Porc* et le *Chien*, des formations folliculaires qui peuvent s'étendre jusqu'au bord cornéen. Comme elles manquent chez les animaux jeunes, on peut les considérer comme des productions pathologiques.

CHAPITRE XVI

LA DIOPTRIQUE OCULAIRE CHEZ LES VERTÉBRÉS[1]

LA CORNÉE. — L'ASYMÉTRIE DE LA CORNÉE ET LA FORME DE LA PUPILLE. — LES INDICES DE RÉFRACTION DES MILIEUX DE L'ŒIL. — LOI DE VARIATION DE L'INDICE DU CRISTALLIN DE LA SURFACE AU CENTRE. — FORME ET VOLUME DU CRISTALLIN. — DIOPTRIQUE DU CRISTALLIN. — L'ŒIL DE LA BALEINE. — LA POSITION DES POINTS CARDINAUX. — LA GRANDEUR DES IMAGES RÉTINIENNES.

L'étude comparée des yeux des Vertébrés a été poussée assez loin, spécialement par MATTHIESSEN et ses élèves. Nous ne donnons ici qu'un aperçu des principaux résultats obtenus par eux, mais le lecteur, désirant approfondir la question, trouvera à la fin du chapitre les indications bibliographiques nécessaires.

Il convient de remarquer que les mesures effectuées sur les yeux des Animaux n'ont pu porter sur un très grand nombre d'individus et que, par suite, les nombres donnés ici n'ont naturellement pas une précision comparable à celle qui est atteinte pour l'œil de l'Homme.

La cornée. — C'est grâce à l'action combinée de la cornée et du cristallin que les rayons lumineux pénétrant dans l'œil convergent sur la rétine, mais le rôle optique de la cornée et celui du cristallin ne prennent pas chez tous les Animaux la même importance relative. Chez l'Homme, chez les Singes et chez les Oiseaux, l'action réfringente de la cornée est prédominante ; c'est le contraire chez les autres Mammifères et chez les Poissons. Le tableau I donne les distances focales respectives de la cornée et du cristallin, et leur rapport.

TABLEAU I

OEil	DISTANCE FOCALE DE LA CORNÉE φ millimètres.	DISTANCE FOCALE DU CRISTALLIN φ_1 millimètres.	$\dfrac{\varphi_1}{\varphi}$
Homme	31,2	49,2	1,60
Corbeau	25,8	36,7	1,42
Cheval.	78,8	64,4	0,82
Chien	33,8	22,9	0,60
Baleine[2] (hors de l'eau)	314,3	40,5	0,13
Carpe —	38,0	6,6	0,17

[1] Ce chapitre a été rédigé en collaboration avec le Dr Marcel Dufour.
[2] La Baleine dont il est question dans ce chapitre est *Balænoptera Sibbaldii*.

Chez le Poisson d'eau douce, la cornée agit comme une lentille faiblement convergente, et chez le Poisson de mer comme une lentille faiblement divergente : pratiquement cette action de la cornée peut être complètement négligée tant que l'animal est dans l'eau : cela tient à ce que les indices de la cornée et de l'humeur aqueuse sont très voisins de celui de l'eau. Quand le Poisson a la tête hors de l'eau, la cornée, placée entre l'air et l'humeur aqueuse, réfracte plus énergiquement les rayons lumineux et si, dans l'eau, l'œil était emmétrope, il devient myope dès qu'il en sort. A ce point de vue, le passage de l'eau dans l'air équivaut grossièrement à l'adjonction d'une lentille convergente plan convexe, d'indice égal à celui de l'humeur aqueuse 1,337 et de rayon égal au rayon de courbure r de la cornée. L'inverse de la distance focale de cette lentille est $\dfrac{1.337 - 1}{r}$. La myopie du Poisson sorti de l'eau sera donc d'autant plus forte que r sera plus petit, c'est-à-dire que la cornée sera plus bombée : si r est exprimé en mètres, cette myopie évaluée en dioptries sera $\dfrac{0.337}{r}$ D.

Pour une cornée ayant un rayon de $10^{mm} = 0^m,01$ (*Labrax Lupus*), on aurait : $\dfrac{0.337}{0.01} = 33,7^D$.

Pour une cornée de 4 millimètres de rayon (*Raja asterias*), on aurait : $\dfrac{0.337}{0.004} = 84^D$.

Pour une cornée de 2 millimètres de rayon (*Torpedo marmorata, Solea vulgaris*), on aurait : $\dfrac{0.337}{0.002} = 168^D$.

On ferait de même le calcul approximatif de l'hypermétropie acquise par l'œil emmétrope d'un Animal terrestre quand il est plongé dans l'eau.

Si un Poisson, emmétrope dans l'eau de mer, passe dans l'eau douce, il devient myope puisque l'eau douce a un indice de réfraction inférieur à celui de l'eau de mer et de l'humeur aqueuse ; le passage de l'eau de mer dans l'eau douce équivaut à peu près au point de vue optique à l'adjonction d'une lentille convergente plan convexe, ayant pour rayon de courbure le rayon de courbure de la cornée, et pour indice le rapport des indices de l'humeur aqueuse et de l'eau douce soit $\dfrac{1,337}{1,334}$ ou 1,002. L'action de cette lentille serait très faible à moins que la cornée ne soit très bombée : pour $r = 10^{mm}$ on aurait $\dfrac{0.002}{0,010} = 0^D,2$; pour $r = 2^{mm}$ on aurait $\dfrac{0.002}{0.002} = 1^D$.

La même raison fait qu'une dissymétrie dans la courbure des différents méridiens de la cornée a bien moins d'importance quand l'œil est dans l'eau que quand il est dans l'air. Des Animaux qui, dans l'eau, ne sont pas sensiblement astigmates, le deviennent d'une façon très notable quand ils ont la cornée baignée par l'air : nous examinerons plus loin le cas de la Baleine.

L'asymétrie de la cornée et la forme de la pupille. — Chez beaucoup d'Animaux la pupille n'est pas ronde, mais présente une forme ovalaire plus ou moins allongée : elle est comparable à une fente plutôt qu'à un diaphragme circulaire. On sait d'ailleurs que l'emploi d'une fente sténopéique peut servir à corriger l'astigmatisme. Comme chez un grand nombre d'Animaux la cornée possède un astigmatisme de courbure notable. Wolfskehl a pensé que la pupille ovale jouait un rôle analogue à celui de la fente sténopéique et les mesures qu'il fit sur des yeux de Chat semblèrent confirmer cette opinion. On peut dire que la direction du grand axe de la pupille ovale est généralement de nature à corriger l'astigmatisme cornéen, mais ce n'est pas là une loi bien stricte.

Matthiessen a fait remarquer que la direction de la pupille paraît avoir une relation importante avec les habitudes de l'Animal. « A la pupille allongée horizontalement que nous voyons chez les Herbivores, nous pouvons rattacher l'idée d'un naturel paisible et inoffensif, tandis qu'à la pupille allongée verticalement des bêtes de proie (Chats, Renards, Lynx, Hiboux, Crocodiles, Requins) qui vont doucement et en épiant autour d'elles, s'attache l'idée de ruse et d'habileté. Les Animaux à pupille horizontale (par exemple le Cheval ou le Bœuf dans une prairie) ont surtout besoin d'un champ visuel horizontal étendu ; aux autres il faut plutôt un champ visuel vertical et une pupille à grand axe vertical. Les Chats guettent les Oiseaux dans les buissons ; les Hiboux épient d'en haut les Souris. Quoique le Brochet ait biologiquement et morphologiquement une certaine parenté avec le Crocodile, sa pupille est horizontale : le champ de ses rapines est horizontal. La structure massive des grands Cétacés ne leur permet pas de tourner la tête, et, comme le champ visuel de la Baleine s'étend surtout dans l'horizontale à la surface de l'eau, il lui faut une pupille allongée horizontalement [1]. On pourrait donc dire en renversant la proposition de Wolfskehl : chez la Baleine, l'asymétrie de la cornée sert à corriger l'action de la pupille ovale. »

La pupille est un diaphragme situé immédiatement devant le cristallin, et cette place semble être optiquement la seule rationnelle pour la qualité et la luminosité des images rétiniennes ; elle paraît en rapport avec la courbure elliptique de la cornée.

Les indices de réfraction des milieux de l'œil. — Bien des méthodes ont été proposées pour la mesure des indices de réfraction des milieux de l'œil : les données les plus précises sont fournies par l'appareil à réflexion totale de Abbe, qui permet de déterminer l'indice correspondant à la lumière jaune du sodium (raie D du spectre), et à une température déterminée.

Le résultat important de ces mesures est que *les indices des divers milieux sont sensiblement les mêmes pour les différents Animaux.*

L'indice de la cornée est environ 1,377 ; celui de l'humeur aqueuse 1,337 ; celui du corps vitré 1,335 ; celui de la capsule cristallinienne 1,365 ; celui de la couche externe du cristallin 1,385 ; les variations d'un Animal à l'autre ne portant que sur la troisième décimale.

L'indice de réfraction du cristallin augmente à partir de la couche cor-

---

[1] Les axes de la pupille de la Baleine ont 17 millimètres (axe horizontal) et 12 millimètres (axe vertical).

ticale, où il a presque la même valeur 1.385 chez tous les Animaux, jusqu'au centre où il varie beaucoup avec les espèces.

En désignant par N_m l'indice central et N_1 l'indice cortical, on peut écrire

$$N_m = N_1 (1 + \zeta)$$

La quantité ζ, qui a reçu le nom d'*incrément* représente le quotient de la différence entre l'indice central et l'indice cortical divisée par l'indice cortical :

$$\zeta = \frac{N_m - N_1}{N_1}$$

La différence entre l'indice central et l'indice cortical est plus grande chez les Poissons que chez les Mammifères, et, à cet égard le cristallin de la Baleine se rapproche de celui des Poissons.

Le Tableau II donne les valeurs de l'indice central du cristallin N_m et celle de l'incrément ζ chez divers Animaux.

TABLEAU II

CRISTALLIN	INDICE CENTRAL N_m	INCRÉMENT ζ
Homme.	1,4107	0.02
Cheval	1,4458	0,0412
Chien	1,4475	0,0472
Lapin	1,4484	0,0439
Baleine.	1,4751	0,0635
Carpe	1,5089	0,0903

Loi de variation de l'indice du cristallin de la surface au Centre. — Les mesures effectuées jusqu'ici ont montré que *les indices des couches profondes du cristallin des Mammifères et des Poissons varient suivant une loi simple*, qui ne s'étend pas aux yeux des Oiseaux, à cause de leur constitution histologique un peu différente. Les valeurs de l'indice prises en des points exactement repérés sur une droite passant par le centre peuvent être figurées graphiquement par une courbe dont le point le plus élevé correspond au centre. Cette courbe des indices est bien représentée algébriquement par l'équation d'une parabole du second degré au voisinage de son sommet, de sorte que l'on peut écrire la formule

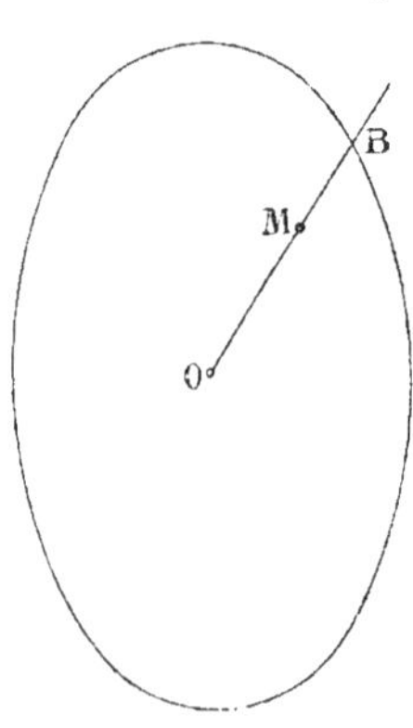

Fig. 570.

$$n = N_1 \left[1 + \zeta \left(1 - \frac{y^2}{b^2} \right) \right]$$

où n désigne l'indice de réfraction en un point situé à une distance $y = OM$ du centre, et $b = OB$ la longueur interceptée entre le centre et la surface du cristallin sur la droite passant par le centre et par le point considéré (fig. 570).

Matthiessen a donné de cette formule plusieurs sortes de preuves :

1° Les mesures d'indice effectuées directement conduisent à l'adoption de cette formule parabolique.

2° Des expériences ont été faites sur des milieux artificiels de constitution analogue, sur des masses sphériques ou cylindriques de gélatine, plongées dans l'eau assez longtemps pour que les couches externes deviennent plus riches en eau et par suite prennent un indice de réfraction moindre que les couches centrales : les variations d'indice y suivent également la loi parabolique.

3° *Si l'on suppose la loi exacte,* le calcul conduit aux résultats suivants :

α. Les valeurs *calculées* pour l'indice moyen *s'accordent* bien avec les valeurs de cet indice moyen *mesuré* directement.

β. Le cristallin des Poissons placé dans les milieux de l'œil est complètement aplanétique malgré sa forme sphérique et la large ouverture pupillaire ;

γ. Si des constantes géométriques et physiques (c'est-à-dire de la position des surfaces dirimantes et des valeurs d'indice) de chaque œil on déduit la position à donner à la rétine, on trouve qu'elle correspond bien à sa position réelle.

On peut considérer ces trois résultats de calcul comme constituant autant de preuves analytiques de l'exactitude de la formule de Matthiessen.

Cette formule $n = N_1 \left[1 + \zeta \left(1 - \frac{y^2}{b^2} \right) \right]$ montre immédiatement que n reste constant en même temps que $\frac{y}{b}$, c'est-à-dire géométriquement que *les couches de même indice sont semblables et homothétiquement distribuées autour du centre*, proposition très importante pour la théorie dioptrique du cristallin.

Forme et volume du cristallin. — *Les yeux des Poissons et des Batraciens ont un cristallin presque sphérique ; chez les Mammifères et les Oiseaux, le cristallin est plus ou moins aplati, et ses deux faces sont inégalement bombées, la face postérieure étant généralement la plus courbe.* Ce n'est que chez certains Carnivores (les Chats, entre autres) que le contraire se trouve réalisé. Le cristallin non sphérique est une surface de révolution, même pour les yeux dont les globes ont des diamètres très différents dans les différentes directions, par exemple chez la Baleine dont les diamètres oculaires horizontal, vertical et sagittal ont respectivement 145 millimètres, 129 millimètres et 107 millimètres. Cependant, Koschel a signalé que, pour certains Animaux domestiques, le diamètre vertical est inférieur de $\frac{1}{20}$ au diamètre horizontal.

Le rapport entre le *volume* du cristallin et la *capacité* de l'œil aphaque est très variable dans la série animale. Le tableau III indique ces quantités et leur rapport.

TABLEAU III

OEil.	Volume du cristallin en centimètres cubes.	Capacité intérieure en centimètres cubes.	Rapport	Observateur
Homme.	0,25	4,5	18	Emmert
Cheval	3,29	40	12,1	Matthiessen
Chien.	0,5	4,1	8,2	Emmert
Lapin.	0,25	2,5	10	—
Baleine	5,01	123	24,6	Matthiessen

Dans la plupart des cas, les couches distinctes qui forment le cristallin sont semblables et homothétiquement distribuées autour du centre. Mais des mesures très précises de Mönnich sur des yeux de Bœuf ont montré qu'au voisinage du centre, dans la direction de l'axe, la courbure est un peu plus forte que la loi d'homothétie ne le voudrait. Quant à savoir si ces couches de niveau sont des couches de même indice, seul l'emploi du réfractomètre peut trancher la question : il montre seulement pour la zone diamétrale un petit écart qui semble correspondre à la constitution histologique.

Dioptrique du cristallin. — Le cristallin est donc un milieu optique hétérogène *anisotrope* où la loi de variation continue de l'indice est connue. Il y avait lieu d'étudier analytiquement la dioptrique d'un tel système : c'est une branche à part de l'optique mathématique. Dans un milieu anisotrope, la lumière ne se propage pas en ligne droite, mais en ligne courbe. Si les couches d'égal indice sont des sphères concentriques, comme chez les Poissons, le problème est analogue à celui de la réfraction atmosphérique traité par Laplace ; depuis les travaux de Maxwell il est connu en optique sous le nom de *fish's eye problem*. Le cas plus général, où les couches de même indice sont semblables et homothétiquement distribuées par rapport au centre du cristallin, a été étudié par Matthiessen. Cet auteur a établi les équations différentielles qui régissent la propagation des rayons lumineux dans un milieu ainsi constitué, et, par leur intégration, démontré deux propositions fondamentales, que Helmholtz avait trouvées par induction :

1° Les distances focales du cristallin sont plus petites qu'elles ne le seraient si toute la masse avait l'indice du noyau.

L'indice total N est donné par la formule $N = N_1 (1 + 2 \zeta)$ et l'indice central par $N_m = N_1 (1 + \zeta)$; en d'autres termes, la différence entre l'indice total et l'indice central est égale à la différence entre l'indice central et l'indice cortical, car

$$N - N_m = N_1 \zeta = N_m - N_1$$

2° La distance entre les deux points principaux est pour le cristallin plus petite que pour une lentille homogène de même forme, dont l'indice serait égal à celui du noyau.

Dans le cas de l'immersion dans un liquide, la distance des points principaux d'une lentille homogène est trois fois plus grande que celle du cristallin ; de même, pour l'immersion dans les milieux de l'œil.

L'œil de la Baleine. — Matthiessen et ses élèves ont étudié l'œil d'un grand nombre de Vertébrés ; nous nous bornerons à donner ici des indications concernant l'œil de *Balænoptera Sibbaldii*. Cette baleine a de 27 à 30 mètres de long, et son œil, qui a le plus gros globe, a aussi la plus grande capacité intérieure, 123 centimètres cubes, et le plus gros cristallin 5 centimètres cubes. L'œil ressemble beaucoup à celui des Poissons : le cristallin est très voisin de la cornée (2^{mm}), la surface rétinienne est sphérique et presque concentrique au noyau du cristallin ; la moitié antérieure de l'œil est fortement aplatie. Mais l'indice du cristallin est moindre que chez les Poissons, le cristallin est aplati comme celui des Mammifères terrestres, et sa face antérieure est moins bombée que sa face postérieure. Le rayon de courbure du méridien horizontal de la face antérieure de la cornée à son sommet est 62 millimètres, celui du méridien vertical 37 millimètres ; pour la face postérieure, ces rayons de courbure sont respectivement 24 millimètres et 21 millimètres. L'épaisseur de la cornée en son milieu est de 2 millimètres.

Cette asymétrie de la cornée n'a pas d'importance quand l'œil de la baleine est sous l'eau : il a alors une légère hypermétropie de $0^{D},44$ que peut corriger une légère accommodation. Mais quand l'œil est hors de l'eau, il est astigmate et myope, le méridien vertical ayant une myopie de $- 7^{D},55$, le méridien horizontal, une myopie de $- 3^{D},65$: l'œil présente donc un astigmatisme de $+ 3^{D}.90$ *selon la règle*. L'astigmatisme de la cornée, étant équivalent à celui d'une lentille ayant tourné autour d'un axe horizontal, pourrait être corrigé par une rotation du cristallin autour d'un axe vertical, ou par une contraction asymétrique du muscle ciliaire, mais ces deux procédés entraîneraient une augmentation de la myopie. Les muscles de l'œil étant chez la Baleine très puissants, la pression latérale exercée par eux offrirait une possibilité d'accommodation. Peut-être se produit-il également un déplacement de la rétine sous l'influence des variations de volume de la choroïde très épaisse chez ces Animaux.

La position des points cardinaux. — Après avoir étudié séparément les divers éléments de l'œil, nous allons comparer la position des points cardinaux chez quelques types d'Animaux. Désignons par H le milieu de l'intervalle des points principaux et par K le milieu de celui des points nodaux. Soient respectivement S_1 S_2 S_3 et R les points où l'axe de l'œil rencontre la face antérieure de la cornée, les faces antérieure et postérieure du cristallin et la rétine ; soit M le centre du cristallin.

Le tableau IV fixe la position relative de ces différents points chez quelques types d'Animaux.

TABLEAU IV

ŒIL	S_1S_2	S_1H	S_1M	S_1K	S_1S_3	S_1R	$\dfrac{S_3R}{S_1S_2}$
Homme . . .	0,69	0,37	1	1,37	1,38	4,48	4,3
Herbivores . .	0,51	0,57	1	1,25	1,60	3,26	3.19
Carnivores . .	0,55	0,52	1	1,02	1.46	2,42	1,80

TABLEAU V

ŒIL	K_bR millimètres.	S_1R millimètres.	$\dfrac{S_1R}{K_bR}$
Homme.	16,10	23,30	1,45
Cheval	28.46	44,75	1,57
Chien.	12,61	21,25	1,70
Lapin.	9,19	15,00	1,63
Corbeau.	12.43	18,50	1,49
Carpe.	6,00	9,50	1,58
Baleine (sous l'eau) . . .	39,78	53	1,33
— (sur l'eau)	32,92	53	1,61

Les images rétiniennes d'un même objet vu du même endroit par deux yeux différents sont proportionnelles aux nombres K_bR ; pour avoir le rapport des grandeurs des images rétiniennes, il suffit donc de prendre le rapport des valeurs K_bR. On trouve ainsi, par exemple, que la Baleine, qui a les plus grande images rétiniennes, les a **2,57** fois plus grandes que celles de l'homme en longueur, et 6,6 fois plus grandes en surface. Le tableau montre aussi que c'est pour l'œil des Cétacés que le rapport $\dfrac{S_1R}{K_bR}$ est le plus petit, c'est-à-dire que le rapport de la grandeur des images rétiniennes à la longueur de l'œil est le plus grand.

ŒIL	S_1S_2	S_1H	S_1M	S_1K	S_1S_3	S_1R	$\dfrac{S_3R}{S_1S_2}$
Poissons . . .	0,19	1.00	1	1,00	1,81	3,08	—
Oiseaux . . .	0,51	0,33	1	1,14	1,49	3,57	4,09

Ce tableau est emprunté à MATTHIESSEN qui a choisi pour chaque œil comme unité de longueur la distance S_1M du sommet de la cornée au centre du cristallin de sorte que tous les nombres de la troisième colonne sont égaux à l'unité. Les nombres qui figurent dans les autres colonnes sauf la dernière sont donc les rapports des diverses longueurs marquées en tête à la longueur S_1M. Enfin les nombres de la dernière colonne sont les rapports des profondeurs, sur l'axe de l'œil, du corps vitré et de la chambre antérieure.

Nous avons pensé qu'il serait intéressant de traduire ces résultats un peu abstraits par la représentation graphique, et nous avons obtenu les schémas suivants en choisissant l'échelle de chacun d'eux de façon à donner à tous les yeux la même longueur S_1R (fig. 571).

La simple inspection de ces graphiques montre immédiatement que c'est chez l'Homme que le corps vitré a la plus grande épaisseur proportionnellement à la longueur de l'œil, et chez les Poissons que la chambre antérieure est la plus réduite. C'est chez l'Homme que le cristallin est le plus mince, chez les Poissons qu'il est le plus épais. Chez l'Homme et chez les Oiseaux le point à égale distance des points principaux est dans la chambre antérieure ; pour les Carnivores il est encore dans la chambre antérieure mais tout près du cristallin ; pour les Herbivores il est dans la partie antérieure du cristallin, et

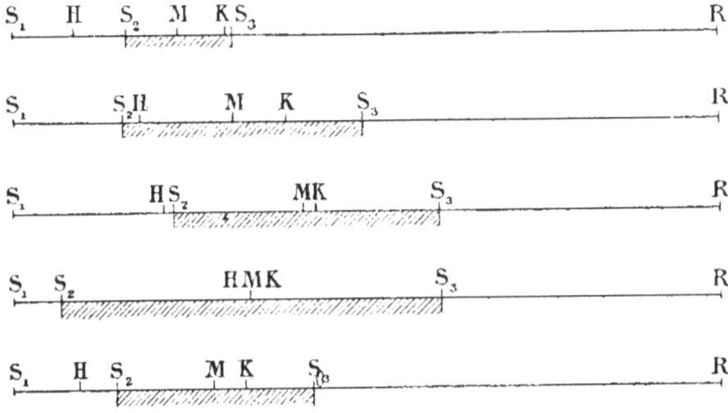

Fig. 571.

Situation des points principaux, des points nodaux, et longueur antéro-postérieur des milieux de l'œil de différents vertébrés (chambre antérieure, cristallin, corps vitré). La longueur antéro-postérieure du globe est supposée égale pour tous les yeux.

1, homme. — 2, herbivores. — 3, carnivores. — 4, poissons. — 5, oiseaux.

pour les Poissons au centre du cristallin. Le point à égale distance des points nodaux est toujours dans le cristallin : très voisin de son pôle postérieur chez l'Homme il se rapproche beaucoup du centre cristallinien chez les Carnivores et il l'atteint chez les Poissons.

Chez les Poissons le centre du cristallin sphérique est à la fois le milieu des points nodaux et le milieu des points principaux. Comme, dans tout système centré, la distance des points principaux est égale à la distance des points nodaux et que les deux points nodaux sont placés de même façon par rapport aux points principaux correspondants, on voit que les points principaux et les points nodaux sont confondus. Il en résulte l'égalité des deux distances focales de l'œil. Ceci ne doit pas nous surprendre puisque, la cornée n'ayant pas d'action sensible, l'œil schématique des Poissons se réduit au cristallin placé entre deux milieux d'indices sensiblement égaux.

Grandeur des images rétiniennes. — La grandeur de l'image rétinienne d'un objet donné est proportionnelle à la distance de la rétine au second point nodal de l'œil. Le tableau 5 donne les valeurs de cette distance K_2R pour l'œil de quelques Animaux. Il donne aussi la longueur de l'œil S_1R et le rapport de ces deux longueurs $\dfrac{S_1R}{K_2R}$: ce rapport ne varie pas beaucoup d'une espèce à l'autre, on peut donc dire en gros que la grandeur de l'image rétinienne augmente avec la longueur de l'œil.

BIBLIOGRAPHIE DE L'ANATOMIE ET DE LA PHYSIOLOGIE
COMPARÉES

ŒIL PINÉAL. TUNICIERS. AMPHIOXUS.

AHLBORN. Untersuchungen über das Gehirn der Petromyzon. *Zeit. f. Wiss. Zool.*, 1883.
— Ueber die Bedeutung der Zirbeldrüse. *Zeit. f. w. Zool.*, 40, 1884.
BEARD. The Parietal Eye of the Cyclostome Fishes. *Quart. Journ. of Micr. Sc.*, 1888.
BÉRANECK. Das Parietalauge der Rept. *Ien. Zeitschr.*, vol. XXI et *Anat. Anz.*, 1893.
DUVAL (M.) ET KALT. Yeux pinéaux multiples chez l'Orvet. *Bull. Soc. de Biologie*, février 1889.
DE GRAAF. Zur Anatomie und Entwickelung der Epiphyse bei Amphibien und Reptilien.
     Zool. Anz., 1886 et *Liège*, 1886.
HESSE. Die Sehorgane des Amphioxus.. *Zeitschr. f. wiss. Zool.*, vol. LXIII, 1898.
KOWALEWSKY. Studien uber die Entwicklung der einfachen Ascidien. *Arch. f. mikr. Anat.*,
     vol. VII, 1871.
KUPFFER. Zur Entwicklung der einfachen Ascidien. *Arch. f. mikr. Anat.*, vol. VIII, 1872.
LEYDIG. Die Arten der Saurier, 1872.
OWSJANNIKOW. Ueber das dritte Auge von Petromyzon. *Mém. Acad. imp. de Saint-Pétersbourg*,
     VIIe série, t. XXXVI.
RABL-RÜCKHARD. Zur Deutung und Entwickelung der Gehirns, der Knochenfische. *Arch. f.*
     Anat. und Physiol., 1882.
— Zur Deutung der Zirbeldrüse. *Zool. Anzeiger*, juin, 1886.
B. SPENCER. Pineal Eye in Lacertilia. *Quarterly Journ. New Series*, 27, 1887.
STUDNICKA. Sur les organes pariétaux de Pétromyzon. *Prague*, 1893.
VIRCHOW. Ueber die Netzhaut von Hatteria. *Arch. f. Anat. u. Physiol.*, partie Physiol., 1901.

ORBITE

BÜRKARD. Ueber die Periorbita der Wirbelthiere und ihre muskulosen Elemente. *Arch. f.*
     Anat. u. Physiol. supplément, 1902.
HOLT. On the recessus orbitalis. *Proceed. Zool. Society. London*, 1894.
KOSCHEL. Ueber Form, Lage, etc., der Orbita, des Bulbus und der Kristallinse unserer
     Hausthiere. *Zeitschr. f. vergl. Augenh.*, 1883.
LANG. Ueber die Membrana orbitalis der Säugethiere. *Thèse d'Iéna*, 1893.
NUSSBAUM. Zur Anatomie der Orbita. *Verh. Anat. Gesellsch. Halle*, 1902.
VIRCHOW. Ueber Tenonschen Raum. u. Tenonsche Capsel. *Abhandl. Preuss. Akad. Wis.*
     sensch., 1902. Anal. in *Nagel Jahresber.*

GLOBE OCULAIRE

BERGER. Beiträge zur Anatomie des Fischauges. *Zool. Anz.*, 1881.
BRAUER. Ueber einige von der Valdivia expedition gesammelten Tiefseefische u. ihre Augen.
     Sitzungsb. Gesell. Naturw. Marburg, 1901 et *Nagel Jahresb.*, 1902, p. 48.
DESFOSSES. Etude de l'œil du Protée. *Arch. d'Opht.*, 1882.
EMMERT. Untersuchungen uber Grössen und Gewichtsverhältnisse des Augapfels unserer
     Hausthiere u. seiner Bestandtheile. *Zeitschr. f. vergl. Augenheilkunde*, 1886.
GAUPP. Anatomie des Frosches, 1896.
HANKE. Das rudimentäre Auge der Europäischen Blindmaus (œil de la Taupe). *Graefe's*
     Arch., 51.
HESS. *Beschreibung des Auges von Talpa europaea und von Proteus Anguineus. Graefe's*
     Arch., vol. XXXV.
KOHL. Rudimentaere Wirbelthieraugen. *Biblioth. Zoologica.* Parties II et III, vol. 5, 1893-1895.
KOSCHEL. Ueber Form, Lage und Groessenverhältnisse der orbita, des Bulbus und der
     Kristallinse unserer Hausthiere. *Zeitschr. f. vergl. Augenheilkunde*, 1883.
LAUBER. Beiträge zur Anatomie des vorderen Augenabschnittes der Wirbelthiere. *Anatom-*
     Hefte, 18, 1901.

LEUCKART. *Græfe et Sœmisch*, 1re édit.
LEYDIG. Die Augenänliche Organe der Fische. *Bonn*. 1881. Analysé in *Nagel*.
MATTHIESSEN. Unters. über den Aplanatismus und die Periscopie der Krystallinsen in den Augen der Fische. *Arch. f. ges. Physiol.*, 21 vol.
 — Physicalisch. optisch. Bau des Auges der Cetaceen u. der Fische, *id.*, 38 vol.
 — Die neueren Fortschritte in unserer Kenntniss von dem optischen Bau des Auges der Wirbelthiere. *Beitr. zur Psychologie u. Physiol. der Sinnesorgane.*, 1891.
PHILIPPEAUX. Reproduction de l'œil chez la Salamandre aquatique. *Gaz. Méd. Paris*, 1880.
PÜTTER. Das Auge der Wassersäugethiere. *Diss. Breslau*. 1901.
USSOW. Bau der augenähnlichen Flecken einiger Knochenfische. *Bull. Soc. Natural de Moscou*, 1879.
VIRCHOW. Vergl. Anat. des Auges. *Habilit Schrift. Berlin*, 1882.
 — Das Wirbelthierauge. 58e *Congrès des Medecins et Natural. Allemands. Strasbourg*, 1885.
WAELE (DE). Recherches sur l'Anat. comp. de l'œil des Vertébrés. *Internat. monatschr. f. Anat. u. Physiol.*, 19, 1902.
ZIGENHAGEN. Anat. des Fischauges. *Thèse de Berlin*, 1895.

CORNÉE. — SCLÉROTIQUE

BALLOWITZ. Zur Kenntniss der Hornhautzellen des Menschen u. der Wirbelthiere. *Arch. de Græfe*, vol. XLIX. 1899.
EMERY. La cornea dei pesci ossei. *Giornale Sc. naturali ed econ.* 1878.
LEBER. *Traité de Græfe et Sœmisch.* 2e édit. 1re part., 2e vol., chap. II. p. 77.
RANVIER. Anatomie générale. 1881 (Cornée).
SMIRNOW. Ueber die Zellen der Descemetischen Haut bei Vögeln. *Arch. internat. d'Anat. et Physiol.*, 1890.
ZELINKA. Die Nerven der Cornea der Knochenfische. *Arch. f. mikr. Anat.*, 21. 1882.

IRIS. — CHOROÏDE. — CORPS CILIAIRE. — VAISSEAUX. — CORPS VITRÉ

ANGELUCCI. Ueber Entwicklung und Bau des vorderen Uvealtractus der Vertebrata. *Arch. f. mikr. Anat.*, vol. XIX. 1881.
BACH. Ueber die Gefässe des Pferdeauges. *Wartzburger Sitzungsberichte.* 1893 et *Arch. f. wiss. u. prakt. Tierheilkunde*, 1894.
BEAUREGARD. Recherches sur les réseaux vasculaires de la chambre postérieure de l'œil des vertébrés. *Ann. sc. nat.*, 6e série, Zool. 1876.
 — Etude du corps vitré *Journ. de l'Anat.*, 1880.
BEER. Studien über die Accommodation des Vogelauges. *Arch. de Pfluger*, vol. LIII, 1892.
 — Studien über die Accommodation des Fischauges. *ibid.*, vol. LVIII, 1894.
 — Studien über die Accommodation der Reptilien. *ibid.*, vol. LXIX. 1898.
BERGER. Beiträge zur Anatomie des Fischauges. *Zool. Anz.*, n° 83. 1881.
CANFIELD. Ueber den Bader Vogeliris. *Diss. Berlin*, 1886. *Arch. f. mikr. Anat.*, 28.
DENISSENKO. Bau u. Funktion des Kammes der Vögel. *Arch. f. mikr. Anat.*, vol. XIX. 1881.
 — Ueber den Bau u. die Bedeutung der Chorioidealdruse im Auge einiger Fischarten. *Micnel's Jahresber.*, vol. XXIII. 1881.
DOSTOIEWSKY. Bau des Corpus ciliare u. Iris von Säugetieren. *Arch. f. mikr. Anat.*, 28.
DOGIEL. Muscles de l'iris des Oiseaux. *Arch. f. mikr. Anat.*, 1886, 27.
DURAND. Disposition et développement des muscles de l'iris des oiseaux. *Journal de l'Anat.*, 1893.
EVERBUSCH. Vergl. Studien über d. feineren Bau der Iris. *Zeitschr. f. Augenh.*, 1882. et *Congrès de Heidelberg*, 1883.
GEHBERG. Ueber die Nerven der Iris und des Ciliarkörpers bei Vögeln. *Intern. Monatsch. f. Anat. u. Phys.*, 1883.
GRYNFELTT. Le muscle dilatateur de la pupille chez les mammifères. *Ann. d'Ocul.*, 1899. et *Thèse de Montpellier*.
HELFREICH. Aderhautgefässe des Kaninchens. *Græfes Arch. f. Opht.*, 28, 1882.
KOGANEÏ. Ueber den Bau der Iris des Menschen u. der Wirbelthiere. *Arch. f. mikr. Anat.* 1885, 25.

Koster. Veines ciliaires antér. du lapin. *Græfe's Arch. f. Opht.*, vol. XLVIII.

Lauber. Beiträge z. anat. des vorderen Augenabschnittes der Wirbelthieren. *Anatomische Hefte.* vol. XVIII, 1901.

Leber. *Græfe et Sæmisch. Handbuch.* 2º édit., 1ʳ° partie, 2ᵉ volume.

Leuckart. *Græfe et Sæmisch*, 1ʳ° édition, 1876, vol. II.

Lenhossek. Die Entwickelung des Glasskörpers. *Leipzig*, 1903.

Muller (H.). Ueber den Accommodations apparat der Vögel. *Hinterlassene Schriften.*

Munk. Ueber das Tapetum der Saügethieren. *Arch. f. Anat. u. Phys.* (Phys.) 1883.

Nussbaum. Die Entwickelung der Binnenmuskeln des Auges der Wirbelthieren. *Arch. mikr. Anat.*, vol. LIX.

Pée (van). Origine du corps vitré. *Arch. de Biologie*, t. XIX.

Philippeaux. Régénération de l'humeur vitrée (lapins, cobayes). *Gaz. médic. de Paris*, 1879.

Preusse. Tapetum der Haussäugethiere. *Arch. f. Thierheilk.* vol. 8, p. 264.

Rabl. Origine du corps vitré. *Anat. Anz.* 22, 1903.

Retzius. Bau des Glaskörpers u. Zonula Zinnii. *Biol. Untersuch. N. F.*, VI. 1894.

Steinach. Unters. zur vergleich. Physiologie der Iris. *Arch. f. Gesam. Physiol.*, 47, B.

Schwalbe. Ueber den feineren Bau der Chorioidea des Menschen, nebst Beiträgen zur pathologischen u. vergleich. Anatomie. *Arch. de Græfe*, vol. 22, 2, 1876.

Tornatola. Sull. orig. del vitreo. *Lavori Clin. oculist. Napoli*, 31.

Tourneux. Contribution à l'étude du tapis chez les mammifères. *Journal Anat. et Phys.*, 1878.

Trautvetter. Ueber den Nerf der Accommodation. *Arch. f. Opht.*, vol. XII, 1866.

Versari. Morphologie des vaisseaux artériels de l'œil de l'homme et des autres mammifères. *Arch. ital. de Biol.*, t. XXXIII.

Virchow (A.). Fächer, Zapfen, Leiste, Polster, Gefässe im Glaskœrperraum von Wirbelthieren. *Anat. Hefte*, vol. X. 1900.

— Ueber die Gefässe der Chorioidea des Kaninchens. *Verh. med. Gesell.* Wurzbourg, 1880.

— Augengefässe der Ringelnatter, *id.*, 1883.

— Augengefässe der Carnivoren. *Verh. physiol. Ges. Berlin*, 1888.

— Augengefässe der Selachier, *id.*, 1889 et *Arch. f. Anat. u. Physiol.*, 1890.

— Mittheilungen zur vergl. Anat. des Wirbelthierauges. *Naturforscher Verein, Strasbourg*, 1885.

— Ueber die Form der Falten des corpus ciliare bei Saügethieren. *Morphol. Jahresb*, 11, 1885.

— Ueber die verschied Formen der ligam. pect. iridis. *Arch. f. Physiol.*, 1885.

Wagenmann. *Arch. de Græfe*, 36, 4, 1890.

Wolfskehl. Ueber Astigmatismus und die Bedeutung der spaltförmigen Pupille. *Zeitschr. f. vergl. Augenh.*, 1882.

Wurdinger. Vergl. Anat. des Ciliarmuskels *Zeitschr. f. vergl. Augenh.*, 1886.

Ziem. Ueber das Schwellgewebe des Auges. *Arch. f. path. Anat. u. Physiol.*, vol. CXXVI, p. 167.

CRISTALLIN ET ACCOMMODATION

Beer. Die Accomodation des Vogelauges. *Arch. f. die ges. Physiol.*, vol. LIII, 1893.

— Die Accom. des Fischauges, *id.*, vol. LVIII, 1894.

— Die Accom. bei den Reptilien, *id.*, vol. LXIX, 1898.

— Die Accom. bei den Amphibien, *id.* vol. LXXIII, 1898.

Brachet et Benoit. Régénération du cristallin chez les amphibiens urodèles, *Bibliogr. anat.*, t. VII, 1899.

Emmert. Untersuch. uber Grössen und Gewichtsverhältnisse des Augapfels. *Zeitsch. f. vergl. Augenh.*, 1886.

Fischel. Ueber die Regeneration der Linse. *Anat. Hefte.* 2 Abth., vol. X, 1900.

Heine. Physiologisch anatomisch Unters. über die Akkomod des Vogelauges. *Arch. de Græfe*, 45, 1898.

Henle. Zur Anatomie der Kristallinse. *Abh. der Gesell. d. Wissensch. zu Göttingen.*, vol. XXIII, 1878.

Rabl. Ueber den Bau und die Entwickelung der Linse. *Leipzig*, 1900, et *Zeitschr. f. wiss. Zool.*, vol. 63, 65, 67. Nagel, 1900, p. 38.

RITTER. Ueber die Ringwulst. der Vogellinse. *Arch. f. Augenh.*, vol. XL, 1900.
— Kernzone der Linse der Gangvögel, *id.*, vol. XLI.
SCHOEN. Zonula u. Ora serrata. *Anat. Anz.*, vol. X, 1895.
TERRIEN. La structure de la rétine ciliaire. *Arch. d'Opht.*, 1898.

RÉTINE

ABELSDORF. Physiologische Beobachtungen am Auge der Krokodile. *Arch. f. Anat. u. Physiol.*, 1898.
— Ueber Sehpurpur und Augenhintergrund bei den Fischen .*Arch. f. Anat. u. Phys.*, 1896. (Physiol.)
BIAGI. La fovea central della retine nei Lofobranchi, 1899.
BOUIN. Contribution à l'étude du ganglion moyen de la rétine chez les oiseaux. *Journ. de l'anat. et de la physiol.*, 1897.
BRUNS. Vergl. Studien über d. Blutgefässsystem der Netzhaut. *Zeitschr. f. vergl. Augenh.*, 1882.
CHIEVITZ. Ueber das Vorkommen der Area centralis Retinæ in den vier höcheren Wirbelthier-Klassen. *Arch. f. Anat. u. Physiol.*, 1891.
DOGIEL. Die Retina der Ganoïden, *Arch. f. mikr. Anat.*, 1883.
— Ueber das Verhalten der nervösen Elemente in der Retina der Ganoïden, Reptilien, Vögel und Säugetiere. *Anat. Anzeiger*, 1888.
— *Idem*, der Amphibien, *ibid.* p. 342.
ENGELMANN. Bewegungen der Zapfen und des Pigment der Netzhaut unter dem Einfluss des Lichtes und des Nervensystems. *Arch. f. ges. Physiol.*, 35, 1885.
GREEF. Mikroskopische Anatomie des Sehnerven u. der Netzhaut. *Græfe-Sæmisch.*, 2e édit., 1900.
HANNOVER. La rétine de l'homme et des vertébrés, 1876.
HULKE. A contribut to the Amphibian and Reptilian Retina. *London ophtalmic. Hosp. reports*, 1864, vol. 4.
— Note on the anatomy of the Phocæna. *Journ. of Anat. and Physiol.*, 1867.
HOSCH. Bau der Säugetiernetzhaut. *Arch. f. Opht.*, 41, 1895.
JOHNSON. Comparativ. Anat. of Mammalian Eye (Examen ophtalmoscopique). *Transact. Royal Society. London*, 1901.
KALLIUS. Untersuch. uber die Retina der Säugethiere. *Anat. Hefte*, 1894.
KRAUSE. Die Retina. *Internat. Monatschrift f. Anat. u. Physiol.*, 1884, 1886, 1888, 1892, 1893, 1894, 1895.
KÜHNE. Ueber den Sehpurpur *Unters. aus dem Physiol. Instit. zu Heidelberg*, 1877 et 1882, II.
LANDOLT. Beitr. zur Anat. der Retina vom Frosch. Salamander und Triton. *Max Schultze's Archiv.*, 1870.
LANGERHANS. Unters. über Petromyzon Planeri. *Fribourg en Br.*, 1873.
LINDSAY JOHNSON. Comparative Anatomy of the mammal eye. *Phil. Transact. Londres*, 1901.
LEBER. Die circulations und Ernährungs-verhältnisse des Auges. *Græfe et Sæmisch*, 2e édit.
NEUMAYER. Der feinere Bau der Selachier. Retina. *Arch. f. mikr. Anat.*, 48. p. 83, 1896.
NUSSBAUM. Die Pars ciliaris Retinæ des Vogelauges. *Arch. f. mikr. Anat.*, vol. LVII, 1900.
PERGENS. Action de la lumière sur la rétine. *Travail de l'Institut Solvay, Bruxelles.* 1896.
PINES. Untersuch. über den Bau der Retina mit Weigert's Neurogliamethode. *Zeitschr. f. Augenheilk.*, II, 1899.
RAMON Y CAJAL. Morphologia y connexiones de los elementos nerviosos de la retina de las aves. *Rev. trimestr. de Histol.* Mai 1888 et *Anat. Anzeiger*, n° 4, 1889. En outre : *Anat. Soc. espan. d'hist. nat.*, 1896.
— La retina de los Teleosteos. *Soc. espagn. d'hist. nat.*, 1892.
— La rétine des vertébrés. *La Cellule*, t. IX, 1893.
— Les nouvelles idées sur la structure du système nerveux. *Paris*, 1894.
— Nouvelles contrib. à l'étude histol. de la rétine et à la question des anastom. des prolongements protoplasmiques. *Journal de l'Anat. et de la Physiol.*, 1896.
RANVIER. Traité technique d'histologie, 1882, et *Arch. d'Opht.*, 1882.

REICH. Zur Histologie der Hechtretina. *Arch. f. Opht.*, 1874, 20.
RITTER. Zur Histol. der Zapfen der Fischretina. *Intern. Monatschr. f. Anat. u. Physiol.*, 1891, 8.
— Studien zur Stäbchenschicht der Vögel. Internat. *Monats. f. Anat. u. Physiol.*, 1891, 8.
RENAUT. Traité d'histologie, t. II, 1899.
RETZIUS. Zur Kenntniss der Retina der Selachier. *Upsal*, 1896.
SANTI-SIRENA. Ganglienzelle und Radialfasern an der Retina des Pferdes u. des australischen Wallfisches. *Verh. d. phys. med. Gesellschaft in Wurzburg*, 1871.
SCHIEFFERDECKER. Studien zur vergleichenden Histol. der Retina. *Arch. f. mikr. Anat.*, 28, 1886.
SCHIRMER. Ueber die Function der amakrinen Zellen in der Retina. *Ophl. Gesellsch. zu Heidelberg*, 1897.
M. SCHULTZE. Retina. *Strickers Handbuch*, 1871.
— Retina der Neunaugen. *Niederrheinische Gesellsch. f. Natur. u. Heilk.*, 1871.
— Netzhaut von Nyctipithecus felinus, *ibid.*, 1872.
— Netzhaut des Störes, *ibid.* 1872.
TERRIEN. Recherches sur l'Anat. de la rétine ciliaire. *Thèse de Paris*, 1898.
VAN GENDEREN STORT. Ueber Form u. Ortsveränderungen der Netzhautelemente üb. Einfluss von Licht u. Dunkel. *Arch. f. Opht.*, 33, 1887.
WAELCHLI. Zur Topog. der gefärbten Kugeln der Vogelnetzhaut. *Arch. f. Opht.*, 29, 1883.
ZÜRN. Vergleich. histol. Untersuch. über Retina u. Area centralis der Haussäugethiere, *Arch. f. Anat. u. Physiol.* Supplément, 1902.

FOND DE L'ŒIL VU A L'OPHTALMOSCOPE

BEAUREGARD. Réseaux vasculaires de la chambre postérieure. *Ann. Sc. Nat. Zool.*, 1876.
BEER. Accommodation des Fischauges. *Arch. de Pflüger*, vol. LIII, 1892.
BERLIN. Der normale Augenhintergrund des Pferdes. *Zeitschr. f. vergl. Augenheilkunde*, 1882.
NICOLAS ET FROMAGET. Ophtalmoscopie vétérinaire. *Paris*, 1898.
JOHNSON. Comparativ. Anatomy of Mammalian Eye. *Transact. Royal. Soc. London*, 1901.

NERF OPTIQUE ET CHIASMA

DEXL. Vergleich. Anat. des Sehnerven. *Bull. internat. de l'Acad. des Sc. de l'empereur Fr. Joseph*, 1895.
FRITZ. Ueber die Structur des Chiasma nervorum optic. bei Amphibien. *Jenaische Zeitschr. f. naturwiss.*, vol. XXXIII, 1899.
GRAEFE. Traité de Graefe et Sæmisch, 2e édition.
HOFFMANN. Zur vergl. Anat. der lamina cribrosa. *Arch. de Græfe*, 29, 1883.
KRAUSE. Experiment. Untersuch. über die Sehbahnen des Goldkarpfens (Cyprinus auratus). *Arch. f. mikr. Anat.*, vol. 51, p. 820.
KŒLLIKER. Zur Anat. des Chiasma opticum. *Festschr. phys.-med. Gesellsch. Wurzburg*, 1899 et *Anatom. Hefte*, vol. 10, 1900.
V. MICHEL. Die Sehnervendegeneration u. Sehnervenkreuzung. *Wurzburg*, 1887.
RAMON Y CAJAL. La structure du chiasma optique avec une théorie générale de l'entre-croisement des voies nerveuses, 1899.
STUDNICKA. Untersuch. uber den Bau der Sehnerven der Wirbelth. *Jen. Zeitsch. f. Naturw.*, 31, 1898.
SINGER ET MUNZER. Beitr. zur Kenntn der Sehnervenkreuzung. *Denkschr. der mathem. naturwiss.* Classe der Akad. der Wiss. *Vienne*, 1888.

CENTRES NERVEUX VISUELS

BELLONCI. Les lobes optiques des oiseaux. *Archives ital. de Biol.*, 1883.
— Ueber die centrale Endigung der nervus opticus bei Vertebraten. *Zeitschr. f. Wissent. Zool.*, 47, 1888 (et Nagel 1880-1888).

Blaschko. Das Sehcentrum. bei Fröschen. *Thèse de Berlin.* 1880.

Drexler. Untersuchungen über den Faserverlauf im Chiasma des Pferdes und über den binocularen Sehact dieser Tiere. *Arbeiten aus den Institut f. Anat. u. Phys. des central-nerven system*, 1897.

Edinger. Die Entwicklung der Gehirnbahnen in der Thierreihe. *Deutsche Med. Wochenschr.*, 1897. No 39.

Engelmann. Bewegungen der Zapfen und Pigmentzellen der Netzhaut. etc. *Arch. f. ges. Physiol.*, 1885.

Fritsch. Untersuch. über den feineren Bau des Fischgehirns, mit Rücksichtigung der Homologien bei andern Wirbelthierklassen. *Berlin*, 1878.

Fusari. Ueber die feinere Anatomie des Gehirnes der Teleostier. *Internat. Monatsch. f. Anat. u. Phys.*, 1887.

Jelgersma. Die sensibl. u. sensorisch. Nervenbahn. u. Centren. *Neurol. Centralbl.*, 1895 et 1898.

Krause. Experimentelle Untersuchungen über die Sehbahnen des Goldkarpfens. *Arch. f. mikr. Anat.*, vol. 51, 1898.

Munk. Ueber die centralen Organen für das Sehen u. Hören bei den Wirbelthieren. *C. R. Acad. des Sciences de Prusse.* 1889.

Munk. Uber die Function der Grosshirnrinde, *Berlin* 1890, et *Beiträge zur Wiss. Medicin,* 1890.

Mayser. Vergl. anat. Studien über das Gehirn der Knochenfische. *Zeits. f. W. Zool.*, 36, 1881.

Monakow (von). *Arch. f. Psych. u. Nervenkrank*, 1888, 1892. 1895.

Obrégia. *Arch. f. Anat. u. Phys.*, 1890.

Pavlov. Les connexions centrales du nerf optique chez le lapin. Le névraxe, 1900.

Perlia. Ueber ein neues Optikuscentrum beim Huhne. *Arch de Graefe*, 35, 1889.

Rabl-Ruckhard. Deutung u. Entwickelung des Gehirns der Knochenfische. *Arch. f. Anat. u. Phys.*, 1882. 1883.

— Das Central nervensystem des Alligators. *Zeitsch. f. W. Zool.*, 30, 1878.

Ramon (P.). Invest. de histol. compar. en los centros opticos der los vertebrados. *Th. de Madrid*, 1890.

Ramon y Cajal. Sur la structure fine du lobe optique des oiseaux et sur l'origine réelle des nerfs optiques. *Internat. Monatsschr. f. Anat und Physiol.*, vol. VIII, 1891.

Ris. Ueber den Bau des lobus opticus der Vögel. *Ach. f. mikr. Anat.*, vol. LIII, 1898.

Schrader. Zur Physiol des Froschgehirns. *Arch. f. ges. Phys.*, 1887. — 1888 (Oiseaux).

— Ueber die Stellung des Grossgehirns im Reflexmechanismus. etc. *Leipzig.* 1891.

— Vergl. Physiol. des Grosshirns. Aus dem physiol. Institut der Univers. *Strasbourg.* 1890.

Schuldin. Lobi optici der Vögel. *Zool. Anzeiger.* 1883

Soury. Le système nerveux central. *Paris*, 1899, 2 vol. et Article *Cerveau* du *Dict. de Physiol. de Richet.*

Steiner. Die Functionen des centralnervensystemes u. ihre Phylogenese. IIe partie. Die Fische. *Brunswick.* 1888.

— Sinnesphären u. Bewegungen. *Pflugers Archiv.* 1891.

Tartuferi. Sull'anatom. minuta dell'eminenze bigemini anteriori delle scimmie. *Rivista experimentale di Freniatria.* 1879.

— Studio comparat. dell tratto ottico et dei corpi geniculati nel uomo e nei mammiferi. *Turin*, 1881.

Virzou. Effets de l'ablation totale des lobes occipitaux sur la vision chez le chien. *Arch. de physiol.*, 1893.

VISION

Berlin. Ueber die Schätzung der Entfernungen bei Thieren. *Zeitsch. f. vergl. Augenh*, 1891, vol. VII.

Graber. Grundlinien zur Erforschung des Helligkeits-und Farbensinnes der Tiere. *Leipzig.* 1884.

Grossmann et Meyerhausen. Zur Lehre vom Gesichtsfelde bei Saugethieren *Graefes Arch.* 23, fasc. 3, 1877.

Nagel. Der Farbensinn der Tiere. *Wiesbaden.* Bergmann, 1901.

Nuel. La Vision. *Paris*, Doin, 1904.

MUSCLES DU GLOBE

Corning. Ueber die vergleichende Anatomie der Augenmuskulatur. *Morphol. Jahrb.* vol. XXIX. 1900.

Harman. The palpebral and oculomotor apparatus in fishes. *Journal of Anat. and. Physiol.,* vol. XIV. 1899.

Klodt. Zur vergl. Anat. der Lidmusculatur. *Arch. f. mikr. Anat.,* 41. 1893.

Motais. Recherches sur l'anatomie humaine et l'anatomie comparée de l'appareil moteur de l'œil. *Arch. d'Opht.,* 1883.

Ottley. Attachment of the eye-muscles in mammals Quadrumana. *Proceed Zool. Society of London,* 1879.

NERFS OCULO-MOTEURS

Brandis. Unters über das Gehirn der Vögel. Trigeminus und Augenmuskelnerven. *Arch. f. mikr. Anat.,* 44. 1895.

Schneider. Augenmuskelnerven der Ganoiden. *Ienaer Zeitsch. f. Naturw.* 1881.

Szakall. Ueber das Ganglion ciliare bei unseren Hausthieren. *Arch. f. wiss u. prakt. Heilkunde,* vol. XXVIII. 1902.

CONJONCTIVE. — GLANDES DES PAUPIÈRES. — VOIES LACRYMALES

Dogiel. Die Nervenendigungen in der Tränendrüse der Säugethiere. *Arch. f. mikr. Anat.,* 42. 1893.

Fumagalli. Sulla distribuzione dei nervi nelle palpebre del coniglio. *Archivio per le sc. medich,* 22, 1898.

— Anatomie des dritten Augenlids. *Internat Monatsch. f. Anat.,* 1899.

Hoffmann. Thränenwege der Vögel und Reptilien. *Zeitschr. f. Naturwiss.* 1882.

Kitt. Anat. u. Phys. der Tränenwege des Pferdes u. des Rindes. *Zeitsch. f. vergl. Augenh.,* 1883.

Legal et Born. Die Nasenhöhlen u. der Tränennasengang. der anmioten Wirbelthieren. *Morphol. Jahrb.* 8. 1882.

Leod. Structure de la gl. de Harder chez le Canard. *Bull. Acad. Belgique.* 1879.

— Squelette cartilag. de la glande de H. du Mouton. *Soc. méd. de Gand.* 1879.

Lor. Les glandes de l'Orbite et une gl. lacrym. méconnue chez le Lapin. *Journ. de l'Anat. et Phys.,* 1898.

Peters. Beitrag zur Kenntniss der Harderschen Drüse. *Arch. f. mikr. Anat.,* 36, 1890.

Pilliet. Glande de Harder du Chameau. *Bull. soc. Zool. de France.* 1885.

— Glande lacrymale d'une Tortue géante. *Bull. soc. Zool. de France.* 1885.

Pütter. Das Auge der Wassersäugethiere. *Diss. Breslau,* 1902.

Ricchiardi. Sulle glandule di Meibomio. *Academia dei Lincei,* 1877.

Sardeman. Die Thränendrüse, 1884. Extraits in *Zool. Anz.*

Stewart. On the lacrymal gland of the common turtle. *Monthly Micr. Journ.,* 1877.

Tartuferi. Le glandule di Moll studiate nel uomo ed altri mammiferi. *Archiv. delle scienz. medich.,* 1879.

Walzberg. Bau der Thränenwege der Haussäugethiere u. des Menschen. *Rostock,* 1876.

Wendt. Ueber die Hardersche Drüse der Saugethiere. *Thèse de Saint-Pétersbourg,* 1877.

DIOPTRIQUE OCULAIRE COMPARÉE

Bler. Accommodation des Vogelauges. *Pflüger's Arch. für gesammte Physiologie,* t. LIII. 1893.

— Accommodation des Fischauges. *Pflüger's Arch. f. ges. Phys.,* LVIII, 1894.

Gullin. Ueber den physikalisch-optischen Bau des Pferdeauges. *Zeitschrift für vergleichende Augenheilkunde,* 1882.

— Ueber ablenkenden Linsenastigmatismus und seinen Einfluss auf das Empfinden von Bewegungen. *Wiesbaden,* 1887.

Chardonnet. Pénétration des rayons astigmiques dans l'œil de l'Homme et des Animaux vertébrés. *C. R. XCVII. Journal de Physique.* II.

EMMERT. Grössen und Gewichtsverhältnisse des Augapfels unserer Haustiere. *Zeitschrift für vergleichende Augenheilk.*, IV, 1886.

HELMHOLTZ. Physiologische Optik.

HIRSCHBERG. Zur Dioptrik und Ophtalmoscopie der Fisch- und Amphibien-augen. *Arch. f. Anat. und Physiol.*, 1882 (Phys. Abt.).

KLINGBERG. Beiträge zur Dioptrik der Augen einiger Haustiere. *Programm Güstrow*. 1888.
— Ueber den physikalisch-optischen Bau des Auges der Hauskatze. *Arch. d. Freunde d. Naturgesch. in Mecklemburg*, XLIi, 1888.
— Beitrage zur Dioptrik der Augen einiger Haustiere. *Progr. Güstrow*. 1889.

KOSCHEL. Ueber Form., Lage., und Grossenverhältnisse der Orbite, des Bulbus, und der Krystallinse unserer Haustiere. *Zeitschr. f. vergleich. Augenheilk*. II, 1883.

LISTING. Beitrag zur physiolog. Optik. *Göttingen*. 1845.

MATTHIESSEN. *v. Graefe's Arch. für. Ophtalm*. XXII, 1876.
— Grundriss der Dioptrik geschichteter Linsen-Systeme. Math. Einl. in die Dioptrik des menschlichen Auges, *Leipzig*, 1877.
— Die diff. Gleich. der Dioptr. der geschicht. Krystallinsen, *Pflüger's Arch. f. d. ges. Physiol*. XIX, 1879, et in *Handbuch der Augenheilk v. Graefe und Saemisch*. VI.
— *Schlömilch's Zeitschr*. XXIV. 1879.
— Untersuchungen über den Aplan. und die Periskopie der Krystallinse in den Augen der Fische. *Arch. f. d. ges. Physiol.*, XX, XXI, 1880.
— Neue Untersuch. über den Aplan. und die Periskopie der Krystallinse des Fischauges. *Arch. f. d. ges. Physiol.*, XXV, 1881.
— Zur Integr. der diff. Gleichungen in der Dioptrik continuirlich geschichteten kugelförmig. Krystallinse der Fische. *Schlömilch's Zeitschr. f. Math. und Physik*, XXVI, 1881; XXVIII. 1883.
— Ueber den physikalisch optischen Bau des Aug. von Felis Leo fem. *Pflüger's Arch.*, XXXV, 1884.
— Ueber das Gesetz der Zunahme der Brechungs indice innerhalb der Krystallinsen der Saügetiere und Fische. *Graefe's Arch.*. XXI, 1885.
— Ueber Begriff und Auswertung der sogenannten Totalindex der Krystallinse. *Pflüger's Arch*. XXXVI. 1885.
— Ueber den physikalisch-optischen Bau des Auges der Vögel. *Pflüger's Arch*. XXXVIII, 1886.
— Ueber den physikalisch-optischen Bau des Auges der Cetaceen und Fische *Pflüger's Arch*. XXXVIII et XXXIX. 1886.
— *Exner's Repert. Phys.*, XXII. XXIV et XXV.
— Ueber ein merkwürdiges optisches Problem von Maxwell. *Exner's Rep. Physik*, XXIV. 1888.
— Ueber den physik. optischen Bau des Auges von Cervus Alces mas. *Pflüger's Arch*. XL, 1887.
— Beiträge zur Dioptrik der Krystallinse. *Zeitschr. f. vergl. Augenheilk*. 1887.
— In Nagel's Anomalien der Refraction und Accommodation des Auges.
— *Pflüger's Arch. f. Physiol*. XLII. 1891.
— Die neue Fortschritte in unserer Kenntniss von dem optischen Baue des Auges der Wirbeltiere in *Beiträge zur Psychol. und Physiol. der Sinnesorgane* als Festgruss für Helmholtz von A König.

MAXWELL. *Cambridge and Dublin Math. Journ.*, IX.

MÖNNICH. Ueber den physikalisch-optischen Bau des Rindauges. *Zeitschr. f. vergl. Augenheilk*. 1883 (Separat. Abdruck).
— Neue Untersuchungen über das Lichtbrechungs-vermögen der geschichteten Krystallinse der Vertebraten. *Pflügers Arch*. XL. 1887.

NUEL. Dioptrique oculaire, in *Dictionnaire de physiologie de Ch. Richet*.

REICH. *Arch. f. Ophtalm.*, XX, 1874.

SCHWARZ. Ueber das Gesetz der Quellung von Leimcylindern. *Exner's Repert. d. Physik*, XXI, 1883.

WOINOW. *Klin. Monatsblätter f. d. ges. Augenheilkunde*. XII. 1874.

WOLFSKEHL. Ueber Astigmatismus in Tieraugen und die Bedeutung der spaltförmigen Pupille. *Zeitsch. f. vergl. Augenheilk.*, I, 1882.

ZEHENDER. *Klin. Monatsbl. f. Ophtl.*, 1888.

ÉTUDE ANTHROPOLOGIQUE DE L'ŒIL

Par M. KALT (de Paris).

Dans l'étude que nous allons faire nous passerons successivement en revue les sujets suivants : l'Orbite, les Paupières, le Globe oculaire, la Cornée et la Conjonctive, l'Iris, la Réfraction et l'Acuité visuelle ; enfin la Pathologie comparée.

Nous suivrons de près au cours de cet exposé l'excellent livre de TOPINARD, et la Thèse de FROEHLICHER.

Orbite. — *L'intervalle* des orbites varie entre 21 et 28 millimètres. Il est de 21,6 chez les Parisiens, 25 chez les Hollandais, 28 chez les Auvergnats. Il tombe à 17 chez les Esquimaux, 13 chez les Javanais, et se maintient aux alentours de 22 chez les Chinois, les Nègres, les Australiens.

La profondeur égale à 50 millimètres pour les Parisiens, s'élève à 57 millimètres chez les Esquimaux, chiffre maximum observé.

Angle naso-malaire. — Le plan de la base de chaque orbite n'est pas perpendiculaire au plan médian antéro-postérieur de la face. Le bord externe de l'ouverture orbitaire fuit vers l'arrière par rapport au bord interne. L'angle compris entre les deux plans porte le nom d'angle naso-malaire de FLOWER ; il est plus ouvert dans les races jaunes. On trouve ainsi :

Européens	134°
Nègres d'Afrique	134°
Chinois	142°
Esquimaux	144°

Cette particularité tient surtout à l'enfoncement de la partie nasale intermédiaire aux deux orbites, au défaut de saillie des bosses frontales et des arcades sourcilières ; enfin à la proéminence des os malaires très développés dans les races jaunes.

Direction du grand axe orbitaire. — Cet axe, chez beaucoup d'animaux est dirigé transversalement en dehors et même quelquefois un peu en arrière (yeux latéraux). Chez certains Singes les deux grands axes peuvent avoir une direction convergente en avant. Parallèles chez l'enfant, ils divergent toujours chez l'homme adulte, la divergence variant entre 3 degrés (Esquimaux) et 20 degrés (Croates).

Indice orbitaire. — Il exprime le rapport entre l'axe vertical et l'axe transversal de l'ouverture orbitaire dont la forme est généralement ovalaire. Lorsque le grand axe de l'ovale est dirigé verticalement, on dit que l'orbite est *mégasème* (à grand indice) ; dans le cas contraire, on le dit *microsème* (à petit indice) ; entre les deux il y a l'orbite *mésosème*. Le rapport entre la hauteur et la largeur de l'ouverture orbitaire correspond à l'indice. Celui-ci varie entre 93 et 78.

Au type mégasème se rapportent les races jaunes à arcades sourcilières et sinus frontaux peu développés, tandis que les Mélanésiens sont très microsèmes (ovale à grand axe transversal).

Parmi les Européens on trouve deux groupes mésosèmes avoisinant les mégasèmes ; ce sont les Anglais et les Hollandais d'une part, et de l'autre le groupe dit méditerranéen, dans lequel se rangent les Egyptiens, les Kabyles, les Arabes et les Etrusques. Les races préhistoriques de France sont microsèmes (Cro-Magnon; etc.). Les autres Européens sont mésosèmes.

L'indice orbitaire varie au cours de l'existence d'un même individu : chez le fœtus l'orbite est à peu près ronde ; l'indice est de 100. Dans la période de l'enfance, l'indice diminue, tombe à 94, puis 90. Chez l'adulte on trouve 88. La mégasémie est toujours plus accusée chez la femme que chez l'homme.

Aire de l'ouverture orbitaire. — La plus grande moyenne est fournie par les Esquimaux (1456 millimètres carrés) ; le minimum est offert par les Parias de Calcutta (1095) ; l'écart est donc d'un tiers.

Profondeur orbitaire. — Le maximum se trouve chez les Esquimaux (57 millimètres). On trouve 55 chez les Chinois ; 50 chez les Parisiens ; 49,8 chez les Hollandais.

Paupières. — *Ouverture palpébrale.* — Il y a deux principaux types d'yeux au sens commun de ce mot : l'œil européen et l'œil mongol. Dans l'œil européen, bien connu, on trouve des différences individuelles portant sur l'ouverture plus ou moins grande de la fente palpébrale, sur la longueur de cette fente et enfin même sur sa direction qui peut quelquefois rappeler celle du type mongol.

Les yeux mongols sont petits, écartés l'un de l'autre ; l'ouverture palpébrale a la forme d'un triangle scalène à sommet très émoussé. Sa direction est oblique en haut et en dehors. La hauteur de cette fente est environ deux fois moins grande que celle de l'œil du blanc. Les deux commissures, l'interne et l'externe sont mal délimitées : l'interne est cachée par une bride cutanée verticale rappelant l'épicanthus ; l'externe va en s'effilant. Les deux paupières ont l'air boursouflé, et la supérieure semble dédoublée transversalement. Cet aspect rappelle celui de l'anasarque.

La petitesse de l'œil est le premier et le plus répandu des caractères de l'œil mongol. Il atteint un degré extraordinaire dans quelques cas, l'œil semble cligner en permanence et fuir la lumière, et, pour en reconnaître la couleur il faut écarter les paupières.

L'expression de malice et d'ironie qui résulte de la petitesse et du clignotement de l'œil mongol, est bien connue.

L'obliquité de la fente palpébrale ne constitue qu'un caractère secondaire de cet œil, car elle manque assez souvent et on la rencontre ailleurs que dans la race jaune.

Pour l'expliquer, on a invoqué le développement exagéré de la pommette chez les Jaunes ; celui-ci aurait pour effet d'élever la commissure externe. On a signalé aussi l'obliquité de l'axe orbitaire dont l'extrémité antérieure est relevée vers le haut ; mais il est démontré que cette obliquité est toujours inférieure, et non supérieure, dans toutes les races humaines.

Le boursouflement porte surtout sur la peau qui avoisine le bord libre de la paupière supérieure et qui paraît retomber sur ce bord en le masquant.

La bride qui borde de chaque côté le grand angle de l'œil et simule un épicanthus, est en continuité avec le sillon transversal qui divise en deux parties la paupière supérieure. Elle se recourbe à la hauteur du point lacrymal supérieur et descend verticalement pour s'effacer insensiblement au niveau de la paupière inférieure. La portion courbe du pli est élargie et masque partiellement la caroncule lacrymale. Cette bride constituerait, suivant METSCHNIKOFF, le reliquat d'un état fœtal. Il est certain, en effet, qu'elle est fréquente chez les enfants d'Européens à leur naissance et on la voit s'effacer avec le temps.

L'étroitesse de la fente des paupières s'expliquerait également par un arrêt de développement. Les paupières soudées pendant la vie intra-utérine, se sépareraient plus tardivement ici que dans les autres races, et la fente ne prendrait pas l'ampleur qu'on lui trouve chez les Blancs.

L'obliquité de la fente palpébrale se rencontre en Europe. En Bavière, on la trouverait une à deux fois sur 100 personnes. En France, c'est en Auvergne et dans la Lozère qu'elle est le plus fréquente. FROEHLICHER, dans un bourg de 500 habitants au voisinage d'Arles, a rencontré plus de 15 individus qui présentaient cette particularité.

Les Lapons présentent souvent une obliquité inverse de la fente palpébrale, le grand axe de celle-ci se dirigeant en bas et en dehors.

Enfin dans l'Amérique centrale, au Mexique, on voit des paupières inférieures dont le bord concave laisse à découvert au milieu, au-dessous de la cornée, une large bande de sclérotique.

Globe de l'œil. — L'œil mongol présente cette particularité que le globe paraît être situé à fleur de tête. Les Nègres ont également les yeux très saillants. Chez eux, la sclérotique a une teinte jaunâtre spéciale que l'on rencontre d'ailleurs également chez certains Européens très bruns. Les uns et les autres portent souvent des plaques pigmentaires de la sclérotique principalement au voisinage du limbe cornéen.

Cornée et conjonctive. — Les Javanais et les Nègres montrent au niveau du bord cornéen supérieur une opacité de forme semi-lunaire qui simule le gérontoxon : quelquefois l'opacité fait tout le tour de la membrane. Il s'agit là probablement d'une extension en avant de la sclérotique plus grande que dans les races blanches. Parallèlement avec cette opacité on note également dans la conjonctive l'existence très fréquente de taches noirâtres, au voisinage du limbe cornéen chez les races très pigmentées. Cette disposition est comparable en tous points avec celle qui s'observe chez le chien, le lapin et beaucoup de singes. Lorsque l'anneau pigmentaire est complet, on peut croire au premier abord à un agrandissement du diamètre cornéen.

On trouve, du reste, chez les Nègres, des taches plus petites, n'excédant pas 1 millimètre de diamètre, disséminées à la surface de la conjonctive bulbaire.

Steiner décrit également ces taches chez les Malais. Il les a trouvées sur toute la surface conjonctivale, même sur la conjonctive palpébrale. Ces taches sont tantôt d'un noir saturé, tantôt brunes et à contour diffus. Leur forme est irrégulière et leur dimension va de la largeur d'une tête d'épingle à celle d'un pois ; quelquefois elles se réduisent à de simples points ou à des traînées sombres, en particulier à la surface du tarse.

Le pigment occupe des situations variées. On le trouve à l'intérieur des cellules épithéliales, dans les couches profondes du revêtement. Les cellules prennent alors une forme étoilée particulière et leurs prolongements se soudent avec ceux des cellules voisines pour former un réseau pigmenté.

On rencontre aussi du pigment libre dans les intervalles des cellules épithéliales.

Un certain nombre de taches noires de la conjonctive sont produites par des accumulations de pigment libre dans le tissu conjonctif de la muqueuse. Exceptionnellement la mélanine se dépose à l'intérieur des cellules conjonctives étoilées.

L'intensité de la pigmentation conjonctivale s'accroît dans la portion de muqueuse exposée à la lumière, lorsqu'il existe un ectropion. Il en est de même lorsque la membrane est irritée chroniquement, par le trachome par exemple.

La pigmentation de la conjonctive est tout à fait analogue à celle du revêtement cutané général. Dans ce dernier on rencontre fréquemment, chez les Malais, des accumulations pigmentaires qui peuvent figurer de véritables dessins.

Cartilage du repli semi-lunaire. — Giacomini a trouvé dans le repli semi-lunaire de deux femmes d'Abyssinie, la mère et la fille, des plaques cartilagineuses larges de 5 millimètres, épaisses de 2 à 3 millimètres. Ces dimensions sont comparables à celles des plaques analogues que l'on trouve chez l'orang, le cercopithèque et le cynocéphale. Chez l'homme blanc, un cartilage rudimentaire ne se rencontre guère qu'une fois sur 85 individus. Cette proportion est beaucoup plus élevée chez les Nègres.

Couleur de l'iris. — Dans la coloration de l'iris trois éléments peuvent entrer en jeu : l'uvée, l'épaisseur du tissu irien, les granulations pigmentaires qui le recouvrent. Le rôle de l'urée paraît être négatif quant à la production de la couleur. La lumière qui se joue dans un tissu irien peu pigmenté provoque le phénomène de la cérulescence ; l'iris paraît bleu. Là où le pigment parenchymateux est abondant, l'iris paraît brun.

On peut diviser les individus de *race blanche* en quatre groupes d'après la couleur de leurs cheveux et de leurs yeux : les blonds, les roux, les châtains et les bruns. Dans les races jaune et noire, les cheveux et les yeux sont toujours noirs.

Un fait domine l'hérédité de la coloration : le type brun a une forte tendance à se transmettre par la coloration des cheveux, tandis que le type blond se transmet par celle des yeux.

Le type *blond* avec peau rosée et iris bleu se rencontre dans toute l'Europe, même parmi les peuples les plus bruns. Il est caractéristique de l'Irlande et de l'Écosse, et prédomine en Norvège, Danemark, Hollande et Belgique.

Dans l'Allemagne du Nord on trouve un quart de blonds purs parmi les enfants.

Le type blond se retrouve, en moindre quantité, dans la Haute-Italie, dans le pays basque, en Andalousie, au Maroc, chez les Touaregs, en Algérie. Il est rare en Tunisie et on n'en trouve que des traces en Syrie, au Caucase, dans le Turkestan.

Le type *roux*, caractéristique des Finnois, est constitué par des yeux gris ou verts, des cheveux roux ardents ou jaune rougeâtre, châtain cendré sale.

Il se trouve partout, mais surtout en Allemagne et en Angleterre. Il est rare en France.

Le type *châtain* est mal caractérisé : il se reconnaît surtout par exclusion des autres et tend à envahir les pays où dominent les bruns. Les iris sont ici plutôt verdâtres, gris ou marrons.

Les yeux bruns, les cheveux noirs caractérisent le type *brun*. Il existe à l'état de pureté presque absolu chez les Aïnos du Japon, les Dzouganes de l'Asie centrale, les Arabes, les Marocains, les Tunisiens, les Juifs africains, les Corses, les Sardes, les Maltais, les Italiens, les Hispano-Portugais, les Basques, les Tziganes. On le retrouve à Bristol, dans le Hainaut, à Ostende, jusqu'à Boulogne. En Allemagne une traînée de bruns s'étend du Lech à la Leitha, à travers la Bavière et l'Autriche.

La France se divise en deux zones : l'une au nord est relativement blonde ; l'autre, au sud-ouest, est relativement brune. La séparation est donnée par une ligne allant de la Savoie à l'extrémité du Finistère.

De la zone blonde se détachent deux poussées de départements qui descendent vers le sud et pénètrent dans la zone brune : la première comprend l'Isère, la Drôme, le Vaucluse ; la seconde par le Loiret, le Cher et la Creuse, atteint le massif central.

Dans la zone blonde du nord-est, les plus blonds se répartissent en trois masses : 1° les départements du Nord jusqu'à la Manche ; 2° le groupe champenois, des Ardennes à la Haute-Marne ; 3° le groupe frontière allant de l'Alsace-Lorraine au Jura et à l'Ain.

Dans la zone brune du sud-ouest on rencontre également trois groupes de bruns plus foncés : 1° le groupe ligure allant des Alpes-Maritimes aux Bouches-du-Rhône, avec la Corse ; 2° le groupe pyrénéen, avec prolongement vers le Cantal et le Puy-de-Dôme ; 3° le groupe vendéen.

Enfin dans l'Ain, la Haute-Vienne, les Côtes-du-Nord, la Charente-Inférieure, on est plus ou moins brun par les cheveux et plus ou moins blond, au contraire, par les yeux.

Albinos. — L'albinisme est plutôt un état pathologique. Les sujets qui en sont atteints sont habituellement faibles, chétifs.

L'iris des albinos est souvent très mince ; on rencontre de la polycorie et des restes de membrane pupillaire. Il ne s'agit donc pas ici d'une exagération du type blond, mais d'une malformation.

Rétine. — Chez les races très pigmentées (race jaune, race noire), le fond d'œil apparaît extrêmement sombre à l'examen ophtalmoscopique. Cet aspect est dû à l'accroissement considérable de la quantité de pigment contenu dans les cellules de l'épithélium rétinien. Aussi n'aperçoit-on jamais dans ces yeux de vaisseaux choroïdiens.

L'exagération du reflet pupillaire reconnaît la même cause.

Variations de la région maculaire. — On trouverait, d'après Fritsch, des différences assez notables dans la région maculaire des différentes races humaines. Ainsi chez les Berbères du nord de l'Afrique, le contour de la fovea est net et le fond uni comme chez les Anthropoïdes. Les Soudanais ont également une fovea très peu profonde, à bords fuyants.

L'excavation très peu marquée chez les Egypto-Arabes, s'accuse, au contraire, fortement chez les Européens.

Les fibres nerveuses à double contour apparaissent au voisinage de la pupille avec une fréquence marquée chez les Nègres.

Acuité visuelle. — La vision paraît être en général, bonne chez les races inférieures. Souvent elle dépasse l'unité.

Chez les Hawaïens, observés par Seggel, celle-ci s'élevait presque au double et la réfraction était emmétropique. Chez des Lapons le même auteur faisait des constatations semblables. Sur 15 individus, 8 avaient une acuité supérieure à la normale, 3 une acuité normale, 4 une acuité inférieure explicable par de l'hypermétropie ou des taies. Le sens chromatique était normal.

Chez les naturels de Torres-Strait, Rivers trouva très souvent de l'hypermétropie ; une fois seulement une myopie de 3 dioptries et une fois de l'astigmatisme. L'acuité visuelle de ces populations est plutôt faible et ne dépasse guère 1/2.

Anomalies de réfraction. — C'est parmi les brachycéphales au front élevé que se recrutent surtout les hypermétropes. Les myopes de degré élevé appartiennent plus particulièrement au type dolychocéphale avec visage large, front bas. Il semble, d'après STILLING que la voûte orbitaire descende chez eux, écrase le globe et l'allonge d'avant en arrière.

En France, DEVOT et BOUDIN, NIMIER ont étudié le mode de répartition des myopes. D'après ce dernier les 25 départements les plus riches en myopes se groupent les uns dans le sud et surtout le sud-ouest, les autres dans le nord et le nord-est.

Le groupe du sud est limité au nord par la Durance, le Tarn, la Gironde, vaste région jadis principalement occupée par les descendants des Ligures et par les Aquitains de race ibérienne.

Le groupe du nord correspond à la Gaule-Belgique, jadis peuplée en partie de Belges et de Franks d'origine germanique et à la Normandie où s'est introduit l'élément scandinave.

Les descendants des Celtes occupent un rang très inférieur dans la statistique de la myopie fournie par le service du recrutement. C'est ainsi que pour les départements armorico-bretons (peuplés de Celtes), le nombre des exemptés pour myopie n'est que de 151 pour 100.000. La proportion est de 189 pour 100.000 dans les départements celtiques du centre; enfin elle s'élève à 391 dans ceux belges-normands, et à 517 dans les départements aquitains-ligures du midi de la France.

L'*astigmatisme*, on l'a remarqué depuis longtemps, se rencontre surtout chez les individus atteints d'asymétrie cranienne. Lorsque le crâne présente d'un côté un aplatissement manifeste, il est commun de voir l'œil du même côté présenter une déformation de même sens.

JAVAL a attiré l'attention sur la fréquence de l'astigmatisme dans la race juive. Il a remarqué, de plus, que ce défaut est généralement de signe inverse, le méridien horizontal présentant la courbure la plus forte.

On en a conclu, un peu vite peut-être, qu'il y aurait une relation entre ce défaut de conformation oculaire et la direction des caractères de l'écriture hébraïque dont les pleins sont allongés transversalement.

Maladies spéciales à certaines races. — Deux affections paraissent avoir avec la race un rapport à peu près certain. Ce sont le glaucome et le trachome.

Le *glaucome* est rare chez les Arabes, les Indiens. Il est fréquent au contraire, chez les Nègres, et il semble que cette affection ait une prédilection pour les yeux bruns. Les Israélites ont encore ici le fâcheux privilège de fournir une proportion de glaucomateux deux fois et demie plus élevée que les Chrétiens. DE WECKER trouve 20 Israélites sur 100 glaucomateux à sa clinique et l'hérédité du glaucome dans les familles juives lui paraît très manifeste.

Trachome. — Les Nègres paraissent jouir vis-à-vis de cette maladie d'une immunité presque complète. La remarque en a été faite aux États-Unis; mais la règle paraît être moins absolue pour les Nègres Soudanais.

La race Celte, suivant CHIBRET, présenterait une grande résistance à cette maladie. On ne voit pas dans les pays habités par les Celtes ces grandes épidémies de trachome qui ont désolé les régions occupées par les Belges et les Germains.

L'enquête faite partout où la race celte s'est étendue : France, Bavière, Wurtemberg, Belgique, Savoie, Piémont, Asie Mineure, a montré que dans les agglomérations de descendants des Celtes, le trachome est rare. CHIBRET cite des cas de familles de paysans auvergnats, vivant dans une malpropreté absolue, au milieu d'émanations ammoniacales irritantes, et où le trachome est inconnu. En Belgique le trachome représente environ la dixième partie des affections oculaires; dans les Ardennes, au contraire, on n'en rencontre presque pas. Il en est de même dans la partie celtique de la Bavière où le trachome autochtone n'existe pour ainsi dire pas.

D'après VON MILLINGEN, à Constantinople ce sont surtout les Grecs et les Arméniens qui sont touchés. La proportion du trachome serait de 15 p. 100 des affections oculaires.

BIBLIOGRAPHIE DE L'ÉTUDE ANTHROPOLOGIQUE DE L'OEIL

ABELSDORFF. Augenbefunde bei Malayen, Mongolen, Negern. *Soc. opht. de Heidelberg*, 1898.
ANDREE. Ueber den Farbensinn der Naturvölker. *Zeitschr. f. Ethnologie*, 1878.
A. BERTILLON. La couleur de l'iris. *Paris*, Masson, 1886.
BIETTI. Su alc. particolarita di conformazione dell'occhio et sulla funzione visiva in varie razze umane. *Annali di Ottalm.* XXVII, 1898.
CHASTANG. La Corée et le Coréen. *Arch. de Méd. navale.* 1896.
CHIBRET. Répartition géograph. du trachome. *Congrès d'Ophl. de Berlin*, 1890.
FRITSCH. Rassenunterschiede der mensch. Netzhaut. *Berlin*. 1901.
FROEHLICHER. Considérations sur l'œil en anthropologie. *Thèse de Montpellier*, 1893.
GIACOMINI. Annotazione sopra l'Anat. del Negro. *Acad. di Torino*, 1878.
HARREAUX. Etude de l'iris au point de vue anthropologique. *Bull. Soc. d'Anthrop. de Paris.* 1894.
INOUYE. Ueber die eigentümliche Farbe des Augenhintergrundes der Mongolischen Race. *Centralbl. f. prakt. Augenh.*, 1896.
JAVAL. Sur l'astigmatisme. *Bull. Soc. d'Anthrop.*, 1877.
NIMIER. Répartition géographique de la myopie en France. *Bull. Soc. Ophl. de Paris*, 1892.
PAPILLAUT. Quelques lois touchant la croissance et la beauté du visage humain. *Soc. d'Anthrop.*, t. X, 1899.
PERGENS. Les yeux et les fonctions visuelles des Congolais. *Janus*, 2ᵉ Année, 1898.
RIVERS. Reports of the Cambridge anthrop. expedit. to Towes Straits, vol. II. *Cambridge University Press*, 1902.
SEGGEL. Mittheilung über die Augen der Lappländer. — Die Augen der Hawaier, anal. in *Nagel*, 1894.
STEINER. Vorkommen von Pigment in der Conjunctiva der Malayer. Analyse in *Nagels. Jauresbericht*, 1894.
TOPINARD. Eléments d'Anthropologie générale, 1885.
DE WECKER. Sur l'astigmatisme dans ses rapports avec la conformation du crâne. *Bull. Soc. Anthrop.*, 1869.

TABLE DES MATIÈRES

PHYSIOLOGIE GÉNÉRALE DE L'OEIL

CHAPITRE I. — Fonctions nutritives. 2

CHAPITRE II. — Fonctions motrices. 67
    I. Mouvements de l'œil : rôle des mouvements iridiens 67
    II. Mouvements du tractus uvéal antérieur pendant l'accommodation. 95

CHAPITRE III. — Fonction spécifique, sensibilité oculaire 106
    I. Fonction spécifique 106
    II. Sensibilité oculaire ou sensibilité générale de l'œil. 136

DÉTERMINATION DE LA TENSION DE L'OEIL, OPHTALMOTONOMÉTRIE. 60

EMBRYOLOGIE DE L'OEIL

Vésicule oculaire primitive. 143
Cristallin 162
Rétine 170
Nerf optique 182
Corps vitré. Hyaloïde. Zonule de Zinn 189
Tractus uvéal. 204
Sclérotique et cornée 213
Circulation. 220
Paupières. 231
Appareil lacrymal 234
Orbite. 239
Muscle de l'œil 240
Nerfs de l'orbite et ganglion ciliaire 244
Encéphale. 249
Bibliographie de l'embryologie de l'œil. 254

ÉLÉMENTS DE TÉRATOLOGIE DE L'OEIL

I. — COLOBOMES DE L'OEIL

A. — APERÇU HISTORIQUE 267

B. — CLINIQUE. 270

    1° Colobome typique de l'iris. 270
    2° Colobome atypique de l'iris. 273
    3° Colobome typique de la rétine et de la choroïde (syn. colobome du plancher,
        rétino-choroïdien, « choroïdien » typique. (Annexe : Observ. I, II.). 278
    4° Colobome dit du nerf ou « de la gaine du nerf » optique. Colobome à l'entrée
        du nerf optique. (Annexe : Observ. I, II.) 284
    5° Cône sous-papillaire ou inférieur. (Annexe : Observ. I, II, III, IV.). 288

6° Colobome atypique de la rétine et de la choroïde. 294
7° Colobome central (Annexe : Observ. I, II, III) 298
8° Colobome du cristallin 304

C. — ANATOMIE PATHOLOGIQUE. 308

1° Colobome typique de l'iris. 308
2° Colobome du corps ciliaire. 309
3° Colobome typique de la rétine et de la choroïde 311
4° α) Colobome à l'entrée du nerf optique. 319
   β) Cône inférieur. 327
5° Colobome central et colobome choroïdien atypique (anatomie pathologique et
   pathogénie) 329
6° Colobome de la zonule de Zinn. 334
7° Colobome du corps vitré 334

D. — PATHOGÉNIE. 335

1° Colobome typique. 335
2° Colobome du cristallin. 344

Observations :

I.   Colobome de la gaine du nerf optique et du plancher chez un anencéphale. 345
II. Microphtalmos avec colobome de l'iris, colobome du plancher, plis réti-
     niens intra-oculaires, cône ou travée mésodermique (kyste coloboma-
     teux). 351
III. Microphtalmos avec colobome de l'iris, du cristallin, du plancher oculaire
     et de la gaine du nerf optique, etc. 361

II. — ANOMALIES DE LA CORNÉE ET DE LA CONJONCTIVE

Opacités congénitales de la cornée. 364
Opacités partielles. 365
Kératite parenchymateuse 367
Hydrophtalmie 368
Angiome de la conjonctive 372
Mélanose congénitale. 372
   —   de la conjonctive 373
   —   de la cornée 373
   —   de la sclérotique 374
Annexe : nerf optique pigmenté 374

III. — ANOMALIES DE L'IRIS

Membrane pupillaire persistante. 376
Aniridie. 383
Corectopie. 389
Polycorie 396
Anomalies du bord pupillaire. 398
Corps pigmentés libres de la chambre antérieure. 398
Kystes congénitaux de la chambre antérieure. 399
Albinisme congénital. 400
Achromasie circonscrite, vitiligo de l'iris 402
Hétérochromie 402
Taches pigmentées ou nævi de l'iris (Observ. I, II, III) 403
Lettres et chiffres de l'iris. 403

IV. — ANOMALIES DU SYSTÈME VASCULAIRE

Artère hyaloïdienne persistante et canal de Cloquet. 407
Anses prépapillaires des artères rétiniennes. 424
Persistance des vaisseaux fœtaux du corps vitré 425

Vaisseaux cilio-rétiniens. α) artères, β) veines 425-427
Tortuosité des vaisseaux et pseudo-névrite. 427
Vaisseaux vorticineux postérieurs 429

V. — ANOMALIES DU NERF OPTIQUE, DE LA PAPILLE, DE LA RÉTINE, DE LA MACULA ET DE LA CHOROÏDE

Anomalies de la papille 430
Aplasie du nerf optique 431
Anomalie congénitale de la macula 434
Fibres myéliniques de la rétine 434
Absence de choroïde 436
Angiome de la choroïde 437

VI. — ANOMALIES BULBAIRES ET PALPÉBRALES [1]

Cryptophtalmie. Ankylo-symblépharon. 437
Ankyloblépharon filiforme congénital 444
Anophtalmie 445
Microphtalmie 453
Microphtalmie et kyste colobomateux 458
Annexe : obs. I, II, III 465
Cyclopie 473
Annexe : observations résumées. I à XIII 476

VII. — ANOMALIES DES PAUPIÈRES ET DE LA CONJONCTIVE

Colobome palpébral. Observ. I, p. 500, observ. II, p. 506. 497
Dermoïdes et lipodermiques. 512
Lipome sous-conjonctival 521
Ptosis 522
Epicanthus 525
Ablépharie, microblépharie 528
Distichiasis 529
Entropion, Ectropion 530
Conjonctive en tablier 531
Éléphantiasis congénitale des paupières 531
Observ. I à VI 536

VIII. — ANOMALIES DE L'APPAREIL LACRYMAL

Dacryocystite congénitale 541
Fistule du sac 543
Fistule lacrymale vraie 543
Atrésie des points lacrymaux 544
Absence des points lacrymaux 544
Points et canalicules surnuméraires 544
Aplasie et agénésie de l'appareil lacrymal 545
α) Absence de l'os lacrymal 545
β) Absence de la glande lacrymale 545
γ) Absence du sac lacrymal et des conduits lacrymaux 545

IX. — ANOMALIES DE L'ORBITE

Kystes dermoïdes circumbulbaires 547
Encéphalocèles de l'orbite 553
« Méningo-encéphalocèle du globe oculaire 561
Tératomes de l'orbite 565
Annexe. L'œil dans les tumeurs tératoïdes 567

[1] Les cataractes congénitales seront traitées au chapitre de la Pathologie du Cristallin.

X. — ÉTIOLOGIE GÉNÉRALE DES MALFORMATIONS DE L'ŒIL 571

XI. — BIBLIOGRAPHIE 578

ANATOMIE ET PHYSIOLOGIE COMPARÉE DE L'APPAREIL MOTEUR OCULAIRE

Chapitre I. — Orbite et muscles. 611
  Poisssons. 611
    A. Téléostéens. Poissons osseux. 611
    B. Chondroptérygiens ou poissons cartilagineux. sous-ordre des plagios-
      tomes. 620
  Batraciens et reptiles 624
  Oiseaux. 634
  Mammifères. 638
Chapitre II. — De l'aponévrose commune des muscles de l'orbite (capsule de Ténon)
  dans la série des vertébrés. 660
  Considérations générales. 660
  Poissons. 662
  Amphibiens et reptiles. 664
  Oiseaux 664
  Mammifères. 665
Chapitre III. — Considérations générales sur l'anatomie et la physiologie de l'appa-
  reil musculaire de l'œil des vertébrés 670
  Appareil moteur du globe. 670
  Appareil musculaire protecteur. 677
  Équilibre du globe oculaire des vertébrés. 681
  Mouvements de rotation du globe 682

ANATOMIE ET PHYSIOLOGIE COMPARÉE DE L'APPAREIL OCULAIRE

Considérations générales 685

Première partie. — INVERTÉBRÉS

Chapitre I. — Protozoaires. Cœlentérés. Échinodermes. 690
  Bibliographie 695
Chapitre II. — Organes visuels des vers. 697
  Bibliographie 710
Chapitre III. — Organes visuels des mollusques 712
  Bibliographie 736
Chapitre IV. — Organes visuels des arthropodes. 737
  Ocelles des insectes 743
  Yeux latéraux composés des insectes. 747
  Organes visuels des crustacés 755
Chapitre V. — Physiologie de l'œil des arthropodes 765
  Expériences sur la vision chez les arthropodes 770
  Inconvénients et avantages de l'œil composé. 773
Chapitre VI. — Classification des yeux des invertébrés. 775
  Bibliographie 777

Deuxième partie. — VERTÉBRÉS

Chapitre I. — Organes visuels des vertébrés. 777
  Œil pinéal. 780
  Œil impair des Tuniciers 783

Organes visuels de l'amphioxus 784
Organes oculiformes des poissons 784
Développement des yeux latéraux 785

Chapitre II. — Cavité orbitaire. 787

Chapitre III. — Bulbe oculaire. 791
Yeux rudimentaires 795

Chapitre IV. — Sclérotique 790

Chapitre V. — Cornée 803

Chapitre VI. — Tractus uvéal. 807
Choroïde. 807
Corps ciliaire 813
Iris 822
Pupille 825
Ligament pectiné. Espaces de Fontana 827
Circulation du tractus uvéal 833
Cercle veineux de Schlemm. 835
Organes développés au niveau de la fente oculaire embryonnaire . . . 836
L'accommodation de l'œil des poissons 842

Chapitre VII. — Corps vitré 845
Réseaux vasculaires de la cavité hyaloïdienne. 846

Chapitre VIII. — Cristallin et accommodation. 850
L'accommodation de l'œil dans la série animale 856

Chapitre IX. — Structure comparée de la rétine 858
Rétine des poissons 864
Rétine des batraciens. 864
Rétine des reptiles. 867
Rétine des oiseaux. 868
Rétine des mammifères 870

Chapitre X. — Aspect ophtalmoscopique du fond de l'œil dans les différentes classes
d'animaux. 875

Chapitre XI. — Nerf optique et chiasma 879
Chiasma optique. 882

Chapitre XII. — Centres nerveux visuels 884
Structure du cerveau moyen et du cerveau intermédiaire chez les vertébrés infé-
rieurs 887
Centres visuels corticaux. 895
Phénomènes oculo-moteurs provoqués par l'excitation du cerveau . . . 897

Chapitre XIII. — La vision chez les vertébrés 901

Chapitre XIV. — Appareil moteur du bulbe oculaire 905
Nerfs moteurs de l'œil 910

Chapitre XV. — Paupières. conjonctive et leurs annexes 912
Paupières 912
Appareils glandulaires annexés aux paupières et à la conjonctive 914

Chapitre XVI. — La dioptrique oculaire chez les vertébrés 947
Bibliographie 926

ÉTUDE ANTHROPOLOGIQUE DE L'ŒIL

Bibliographie 942

ÉVREUX. IMPRIMERIE DE CHARLES HÉRISSEY